北京大学药学教材

天然药物化学

Natural Medicinal Chemistry

主　编　赵玉英
副主编　屠鹏飞　杨秀伟
编　委　（以姓氏笔画为序）
叶　敏　白焱晶　李　军　杨秀伟
张庆英　林文翰　果德安　赵玉英
姜　勇　徐岷涓　梁　鸿　屠鹏飞
程　伟

北京大学医学出版社

TIANRAN YAOWU HUAXUE

图书在版编目（CIP）数据

天然药物化学/赵玉英主编. —北京：北京大学医学出版社，2012.3

ISBN 978-7-81116-716-0

Ⅰ. ①天… Ⅱ. ①赵… Ⅲ. ①生物药－药物化学－医学院校－教材 Ⅳ. ①R284

中国版本图书馆 CIP 数据核字（2009）第 215878 号

天然药物化学

主　　编：赵玉英
出版发行：北京大学医学出版社（电话：010-82802230）
地　　址：（100191）北京市海淀区学院路 38 号　北京大学医学部院内
网　　址：http://www.pumpress.com.cn
E - mail：booksale@bjmu.edu.cn
印　　刷：北京瑞达方舟印务有限公司
经　　销：新华书店
责任编辑：张彩虹　刘　燕　李　娜　　**责任校对**：金彤文　　**责任印制**：苗　旺
开　　本：787mm×1092mm　1/16　**印张**：53.5　**字数**：1394 千字
版　　次：2012 年 3 月第 1 版　2012 年 3 月第 1 次印刷
书　　号：ISBN 978-7-81116-716-0
定　　价：85.00 元

序

保健和医药事业的发展是提高全民健康水平、国家生产力和全球竞争力以及保证社会安定和国家安全的重要组成部分。目前，市场经济、资本全球化和世界性技术与资源的竞争，原料药基地全球大转移造成环境污染的转嫁等等不但对我国制药业影响巨大，而且成为影响可持续性发展的重大问题。加以人口老龄化、东西部差别、城乡差别、农村城市化、城市流动人口增长等等一系列社会问题使药品的开发与使用是否得当又成为关系着进入小康社会的重要问题。SARS 的爆发以及目前国际形势还提示我们必须对防范突发性卫生事件作充分准备，提示我们要把药物当作特殊商品和战略物资。如何解决这些问题，把它们变成全国医药事业大发展的机会，关键在于提高从事医药事业人员的教育，提高认识水平，提高专业水平，以提高我国医药的综合国际竞争力。为了这个目的，在培养医药专业人员方面要采取不同层次并行的策略。6 年制药学专业目的是培养研究开发有国际竞争力药物的人才，因此，要加强基础、加强科研能力的培养、加强思维能力训练、加强服务意识。为了这个目标，作为一种尝试，北京大学药学院组织编写了这一套 6 年制药学专业的教材。一方面供学生学习；另一方面也是向医药界征求意见。我想，科学在发展，事业在前进，当前世界上科学热点不断涌现，新药研究技术不停地更新。但是反观近年来新药研究的历史，可见昨日的时尚今日或许已经淡化，明天的新思路正在不被人注意的地方萌芽。虽然我们的这套教材将会不断修订更新，以适应形势的发展，但是加强基本理论、基本知识和基本技能的训练是我们最重要的原则，我们相信受到良好的基础训练的学生能够在新情况下，应付新的挑战。希望肩负未来医药事业的发展责任的医药工作者在我们这里成长。

中国科学院院士　王夔

前　言

本书是北京大学药学院天然药物学系从事该学科教学的教师在多年进行本科和硕士生教学工作的基础上为六年制药学专业学生编写的。与一般四年制药学专业使用的教材相比，本教材主要有以下不同：因为甾体皂苷和三萜皂苷的物理化学性质、提取分离方法及生物活性极其相似，为学生学习和教师教学方便，将之合并为“皂苷”一章；为使六年制学生对天然产物的研究概况有比较深入、系统和广泛的了解，主要增加了以下内容：天然产物的生物转化、天然产物的体内代谢、鞣质、动物药成分、海洋天然产物、天然活性成分研究与药物发现。另外，在化合物提取分离和结构鉴定等方面也增加了一些新的进展。

本书编者为北京大学药学院天然药物学系的教师，他们长期工作在教学和科研一线，在天然药物化学领域具有丰富的经验。由于时间关系及编写者水平有限，不当和错误之处敬请广大师生和同行批评指正。

编者

2011 年 9 月

目　录

第一章　总　论

第一节　绪　论

天然药物化学（Natural Medicial Chemistry）是运用现代科学理论和方法研究天然药物资源中化学成分的一门学科。主要研究内容为天然药物资源中化学成分的结构及其分类、生物合成途径、物理和化学性质、提取和分离方法、结构测定方法、生物活性以及天然药物的研究与开发等。

天然药物来源于植物、动物和矿物，以植物来源为主。我国幅员辽阔，地理环境复杂，孕育了丰富的植物、动物资源。据不完全统计，我国有高等植物三万余种，脊椎动物六千余种、无脊椎动物五万余种、昆虫十五万种。丰富的天然资源为我国天然药物化学研究和创新药物的发现提供了得天独厚的条件。

具有中医药理论指导和数千年临床用药实践的中药更是我国独具优势和特色的天然药物。现存最早的本草著作、出版于公元前 1 世纪西汉末年的《神农本草经》共收载了 365 种中药，后又经唐、宋、元、明、清各代药学家的完善形成了浩瀚的文献资源。明代李时珍所著《本草纲目》（1590—1596 年）收载中药 1892 种，堪称药学巨著，并被译成英、日、德、法等多种语言文字，成为世界性的重要药学文献之一。由国家中医药管理局组织编写、1999 年出版的《中华本草》收载中药 8980 种。据普查，我国现有中草药资源 12807 种，其中药用植物 11146 种，药用动物 1581 种，包括中药八千余种，藏药、蒙药、维药、傣药等民族药物三千余种，还有其他民族药物。这些中草药大多具有明显的疗效和较高的安全性，是我国天然药物化学研究的主要对象。

海洋生物资源非常丰富，是天然药物的重要来源。据初步估计，世界海洋中有动物五十多万种，植物一万多种，包括海绵、海藻、珊瑚等，其中一些海洋生物已作为常用中药长期使用，如昆布、海马、海龙、珍珠等。随着天然药物研究的发展，海洋生物将成为天然药物化学研究的重要资源。

随着科学技术的发展，现代生物技术在天然药物的研究中已显示出较好的发展前景。目前生物技术在天然药物研究中的应用主要有如下内容：①通过细胞培养，采用多倍体培育、转基因、脱毒等技术培育药用植物优良品种。②采用试管苗大规模培养技术进行药用植物快速繁殖，特别适用于珍稀濒危植物的快速繁殖。③采用植物培养体系生产次生代谢产物，包括植物细胞悬浮培养、毛状根培养等，如采用紫草悬浮培养生产紫草素，人参毛状根培养生产人参皂苷等。④采用植物、动物细胞或微生物培养体系，对天然产物进行生物转化，为活性成分筛选获得更多的天然产物。⑤采用生物培养体系进行天然产物生物合成途径及其调控研究。

以上所涉及天然药物资源中的化学成分按其结构分类主要包括生物碱、黄酮、甾体、萜、苯丙素、醌、蛋白质、多肽和糖类化合物等。

各类成分由于结构不同，其理化性质、提取分离方法及结构测定方法也不同。现代提取分离技术（特别是色谱技术）和结构鉴定技术（尤其是二维核磁共振技术）的迅速发展及近年来联用技术（如 $LC\text{-}MS^n$，LC-NMR，LC-NMR-MS）的发展，解决了天然产物难分离和分离过程中微量活性化合物可能丢失的难题，从而建立了天然产物高效、快速、微量的分离和分析方法，大大促进了天然药物化学的飞速发展，越来越多的天然药物资源中的化学成分被发现，甚至一些天然药物资源中的微量和结构复杂成分也得以被分离并确定结构。

高通量药物筛选的基本特征是微量、快速地对大规模样品进行自动化生物活性筛选，主要应用分子、细胞水平的药物活性筛选方法，功能基因组、蛋白质组和生物信息学等多种药理筛选模型的建立，实现一物多筛，从而可最大限度地发现有潜在生物活性的天然产物。活性作用机制筛选有两种模式：一是直接检测化合物对生物大分子，如受体、酶、离子通道、抗体等的结合及作用；二是检测化合物作用于细胞后基因表达的变化。高通量活性筛选方法的建立使越来越多的天然活性成分被发现。

紫杉醇是一个典型的例子。自 1971 年美国总统尼克松宣布向癌症开战以来，美国政府已耗资几百亿美元，其间数以万计的化合物被筛选，但一直没找到理想的抗癌药物。经过多年努力，发现了一个较好的抗癌活性物质紫杉醇。紫杉醇是继抗癌药物阿霉素及顺铂后最热点的新抗癌药，被认为是抗癌制剂中的“今日之星”，被誉为 20 世纪 90 年代国际抗肿瘤药研究一大成就。

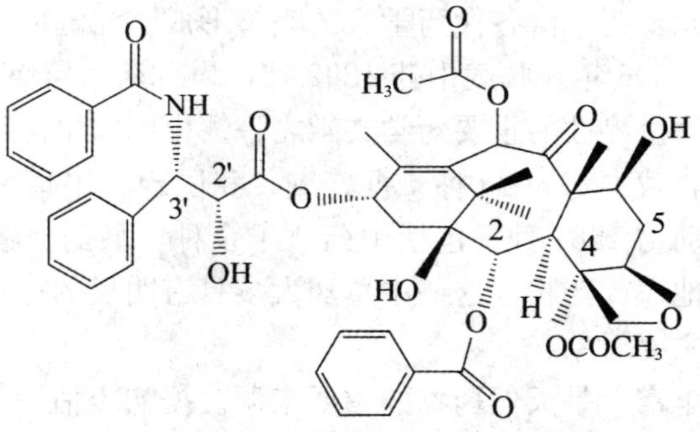

紫杉醇

紫杉醇是从短叶红豆杉（*Taxus brevifolia*）树皮中分离得到的一种二萜类化合物。实际上早在 1856 年 Lucas 就从浆果红豆杉（*Taxus baccalata*）分离得到了碱性物质 Taxine，但直到 20 世纪 60 年代由于分离和波谱技术的发展，该方面的工作才得以全面开展。由于发现其抗癌机制与其他抗癌药不同，才引起人们的极大兴趣和重视，1977 年被确定为候选药物并开始进行临床前实验，1980—1990 年开始进行紫杉醇制剂、毒理、Ⅰ～Ⅲ期临床研究，1992 年底美国食品药品管理局（FDA）终于批准紫杉醇上市，商品名为 Taxol，历经了 100 多年（1856—1992）。

世界范围内应用的植物药和我国应用的中草药是药物的重要组成部分。自古以来，人类在与疾病作斗争的过程中经过大量的实践，积累了丰富的治病经验，中草药在中医理论的指导下，为几千年来中华民族的繁衍昌盛作出了巨大贡献，是中华民族文化的瑰宝。

植物药和中草药之所以可以防病治病，是因为其中含有的有效成分，或称为活性成分，如黄连能用于治疗痢疾，是因为其中含有效成分小檗碱；植物药萝芙木可以降低血压，是因为其中含有降压成分利血平；中药穿心莲有抗炎等活性，是因为其中含有萜类成分穿心莲内酯；中药葛根有治疗心血管疾病的作用，是因为其中含有黄酮类成分葛根素。

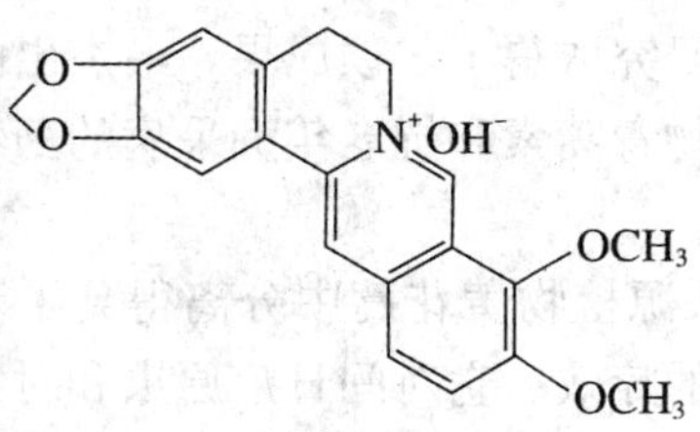

小檗碱

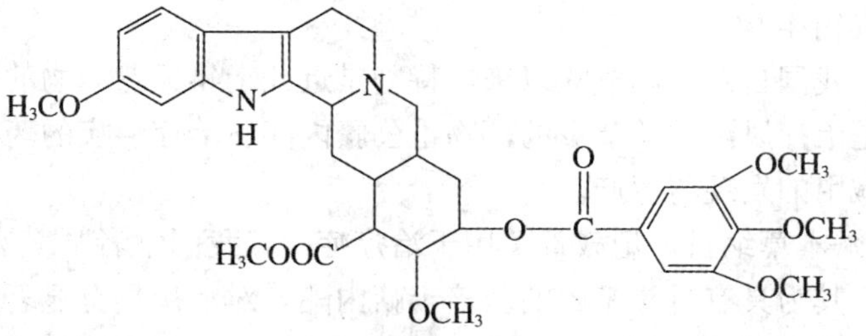

利血平

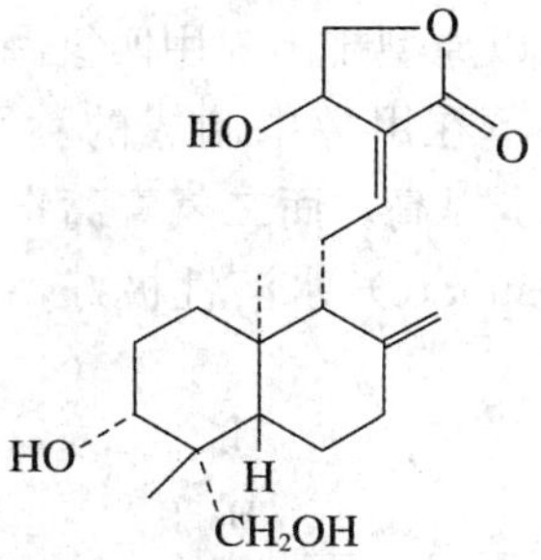

穿心莲内酯

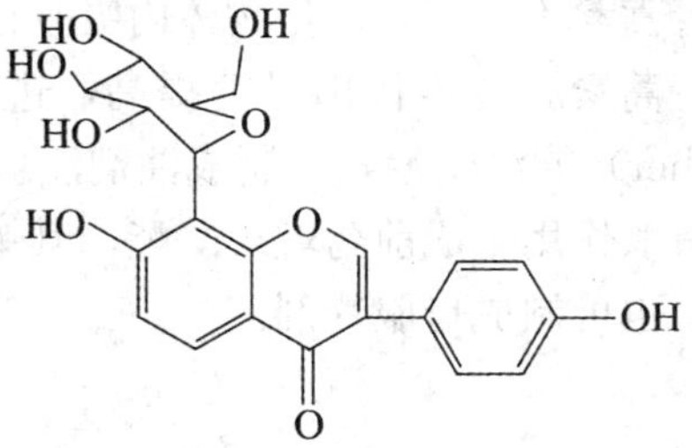

葛根素

药物的发展历史表明天然产物是正在应用或发展中的大量药物的基础，天然药物是药物的重要组成部分。在现代药物研究中，几乎每次具有轰动效应的药物的出现都伴随着一种或一类新型天然产物的发现，许多已用于临床的天然药物和将要用的天然产物的相关研究仍然十分活跃。对鸦片镇痛活性成分的研究发现了吗啡。1805 年德国的药剂师塞脱纳（Serturner）从鸦片中用酸提取相关物质，经氨水沉淀、纯化得到吗啡结晶，从此植物有效成分的提取工作立刻开展起来。以后相继有三十多种重要的有效成分用这种方法被分离。法国药剂师 1819 年分离得到马钱子碱、番木鳖碱，1820 年从金鸡纳树皮中分离得到奎宁和辛可宁等，从秋水仙种子中得到秋水仙碱。其间德国药剂师麦伊斯纳（Meissner）将从植物中得到的弱碱性成分命名为生物碱（alkaloids）。1870—1896 年山德森（Sanderson）等均注意到青霉素对细菌的拮抗作用，对青霉菌中抗菌成分进行研究得到了青霉素。苏格兰人亚历山大·弗莱明（A. Fleming）是一个敏锐的观察者，1928 年他对之进行了深入研究，他将真菌的孢子进行单独培养，其长得很快，由白毛团变为暗绿色。该真菌为青霉菌属，所以他将其命名为青霉素，并发表了许多论文，但没能应用于临床。10 年之后，钱恩（E. B. Chain）和弗洛利（H. W. Florey）等继续研究解决了青霉素对热、空气极不稳定和收率低等问题，后来发现用发霉甜瓜得到的真菌产生的青霉素收率高 50 倍，并于 1940—1944 年将其成功地用于临床，历经近 80 年，1945 年弗莱明、弗洛利和钱恩 3 个人获得诺贝尔生理学或医学奖。解热镇痛药阿司匹林是首先发现于一种杨树中的水杨酸乙酰化物，能抑制血小板聚集，降低血小板黏附率，阻止血栓形成，现用于防治冠脉和脑血管栓塞性疾病。降压药利血平首先来自萝芙木。对牛胰腺分泌物中化学成分的研究获得了胰岛素，适用于 1 型糖尿病患者。

文献报道，1983—1994 年新批准的药物中天然药物占 44%，1994 年应用的抗癌药物中天然药物占 62%，1983—1994 年批准的抗感染药物中天然药物占 63%。最新报道，1981—2002 年全球上市的 1000 多种药物中，61%来自天然产物或其衍生物。1940 年至 2006 年 6 月，世界范围内出现的抗癌新药物中，73%来源于非合成药，47%是天然产物或其衍生物。

我国自新中国成立以来，特别是近几十年天然产物的研究取得了丰硕成果，最杰出的成果是治疗风湿性关节炎的药物雷公藤内酯、治疗疟疾的药物青蒿素和抗老年痴呆病的药物石杉碱甲的发现与生产。

《本草纲目》记载青蒿用于治疗疟疾，我国学者从其来源植物黄花蒿中分离得到了青蒿素。其为具有过氧基团的新倍半萜内酯，对疟疾具有显著的疗效。它对间日疟原虫和对氯喹敏感及对氯喹耐药的恶性疟原虫均有效果，已成为国际公认的迄今最好的抗疟药。

青蒿素不溶于水，生物体内吸收很差，口服后绝大部分以原型排出。用四氢硼钠还原成二氢青蒿素后抗疟作用显著提高，进一步在酸性催化条件下在甲醇中制成的蒿甲醚（artemether）能溶于油，可制成油剂注射液，生物利用度进一步提高。而二氢青蒿素与琥珀酸酐或酰氯作用生成前药琥珀酸酯，其钠盐青蒿琥珀钠（artesunate）水溶性极好，可制成粉针剂，也可制成口服片剂。

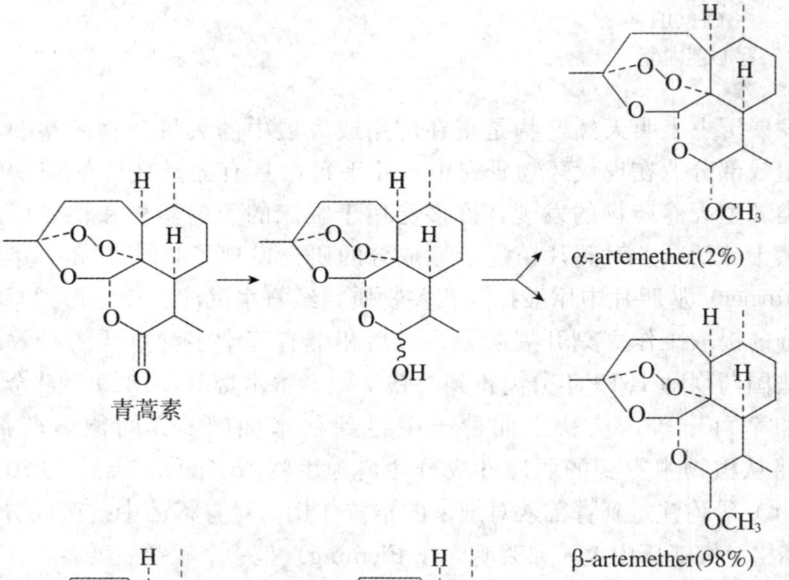

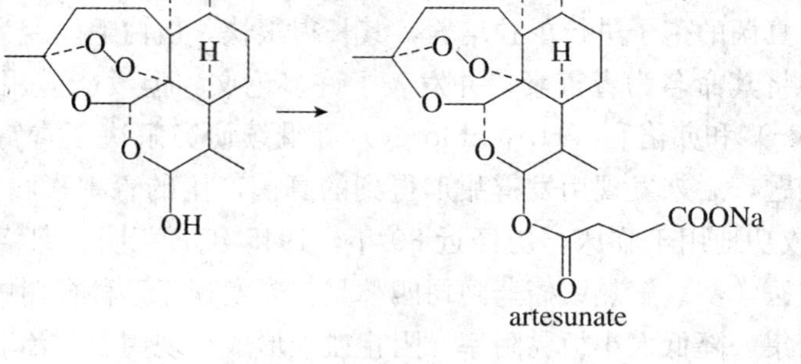

几个世纪以来，中国部分地区的老年人用石松的叶子制成茶叶来改善记忆力。在 20 世纪 80 年代初，中国的科学家从这种中草药中分离到石杉碱甲（huperzine A），它是一种有效、可逆、有选择性的乙酰胆碱酯酶抑制剂。石杉碱甲用于治疗阿尔茨海默病等与胆

碱能有关的神经退行性疾病，能有效改善阿尔茨海默病患者的记忆力，比现在市场上用于治疗阿尔茨海默病的药物具有更强的选择性和较低的毒性。石杉碱甲为新型吡啶酮类生物碱，已用于临床改善老年性记忆障碍，是我国自行研发的新药，由于其天然含量低，已对其进行了全合成。

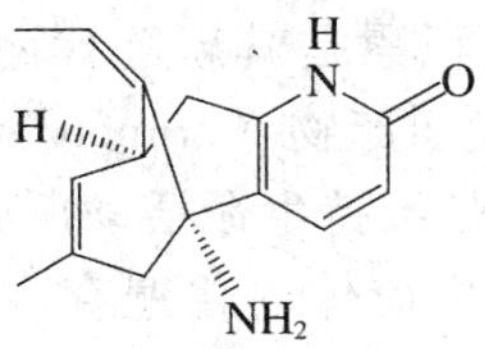

石杉碱甲

随着现代社会的发展、全球生存环境的变化和社会人口的老龄化，人类的疾病谱发生了很大的变化，很多疑难病、慢性病及老年病如癌症、神经退行性疾病、心脑血管疾病、糖尿病、乙型肝炎和焦虑症等发病率不断上升。这些疾病严重威胁着人类健康和社会发展，因此针对这些疾病研究并发现活性先导化合物已迫在眉睫。从天然资源中寻找具有显著生物活性及结构新颖的天然产物仍然是国际上发现活性先导化合物的主要途径之一。我国拥有丰富的天然药物资源，中草药在预防和治疗慢性病、疑难病及老年病方面尤有特长，这为从天然资源中快速发现具有防治该类疾病的天然活性成分奠定了基础。

天然药物化学一般的研究过程如下：

1. 根据研究目的调查天然药物应用概况并查阅大量文献，选择长期临床应用确有疗效的单方或复方以及经药理活性筛选表明活性好的植物或动物为研究目标。

2. 对所用材料的基源（动、植物的学名）、产地、药用部位、采集时间与方法等进行考察，系统查阅所用材料所属科属的文献资料，充分了解有关该植物或动物的国内外化学成分及生物活性研究现状。

3. 根据该种植物或动物及其所在科属植物或动物所含的化学成分的理化性质设计提取分离方法和活性研究方法。如果是中药，按照其功能主治及临床功效选择合适的药理实验模型。如果不是中药，可以根据该属植物民间药用情况选择药理实验模型。

4. 采集药材，将药材粉碎，按照设计的方法对药材进行提取，对提取物进行药理活性筛选。

5. 在药理活性实验结果指导下，对活性部位进行化学成分分离，确定活性成分，并鉴定活性成分的结构。

6. 对活性成分进行作用机制研究，同时以活性成分为先导化合物进行药物结构修饰，研究结构和活性的关系，以期找到活性更好、毒副作用更小的化合物。

天然药物化学除了以上所述的研究内容，特别是从天然药物资源中发现活性成分，研究和开发新的天然药物外，同时在如何继承和发扬中医药学理论，研究中医药防病治病的原理，改变中药炮制方法和剂型，提高其疗效及扩大药物资源等方面都将起到重要的作用。另外，在农业、食品和日用化工等行业中也特别需要天然药物化学的知识和研究方法。

回顾天然药物发展的进程，硕果累累，让我们继续努力，为之进一步发展做出应有的贡献。

第二节　生物合成

一、概述

动植物体内化学成分的生成与积累是其新陈代谢活动的结果。生物体的代谢产物（metabolite）可分为两类，即初生代谢产物（primary metabolites）和次生代谢产物（secondary metabolites）。初生代谢产物是维持生命活动所必需的物质，如糖类、蛋白质、氨基酸、核酸、普通的脂肪酸等，在生命体内普遍存在。次生代谢产物多为分子量低于1000的小分子化合物，结构类型多种多样，常见的有生物碱、甾体、萜类、酚类、苷类等。很多次生代谢产物对人体表现出各种药理活性，已经成为现代药物发现的重要来源。通常所称的天然产物（natural products）一般即是指次生代谢产物，它们也是天然药物化学的主要研究对象。

在过去的几十年中，天然药物化学研究取得了长足的进步，发现了大量结构各异的天然产物。早期的药物化学家仅热衷于阐明天然产物的化学结构，并把它们按照来源、药理活性或结构特征进行归类。但随着研究的逐步深入以及资料的不断积累，人们发现亲缘关系相近的物种往往产生结构类似的代谢产物，而从同一种植物中亦常分离出一系列具有相同的基本骨架但取代基有所差异的同类化合物，由此逐渐认识到天然产物在动植物体内的合成并非偶然，而是遵循着特定的规律。对这些规律的研究即是生物合成。简而言之，生物合成（biosynthesis）是研究次生代谢产物的体内合成途径，阐明从生源合成前体经一系列中间体直至形成最终产物的过程，也包括对催化酶的研究。生源（biogenesis）是对生物合成前体（precursor）的研究，侧重于阐明参与生物合成初始阶段的结构单元（building block）。现代研究已经证明，天然产物是生源合成前体经体内各种酶的催化作用在不同合成阶段的产物。同系列化合物的产生是由于合成途径的最后几个步骤有所差异所致；亲缘关系相近的植物由于具有类似的生物合成途径，其次生代谢产物也表现出不同程度的相似性。开展次生代谢产物的生源及生物合成研究，对于了解天然产物在生物体内的合成规律，从而人为地干预甚至控制合成过程，最终提高目标化合物的产量或者生产结构新颖的化合物，都具有重要的意义。

在生源与生物合成研究的早期阶段，科学家们提出了很多假说，其中有的已被证明是正确的。如 Wallach 和 Ruzicka 很早就发现萜类化合物是由一个共同的“异戊烯单元”（isoprene unit）所组成；Winterstein 和 Trier 在前人工作的基础上提出了生物碱是由 α-氨基酸形成的假说，后来被他人用实验方法证实。迄今已有多类次生代谢物的生物合成途径基本得以阐明，其中一些前体和中间体也被鉴定。常见次生代谢产物的主要代谢途径如图 1-1 所示。从图 1-1 可以看出，大多数次生代谢物起源于有限的几种前体。这些前体是连接次生代谢与初生代谢的纽带，在初生代谢中也起着重要的作用。例如，乙酸以其巯酯- 乙酰辅酶 A（acetyl CoA）（图 1-2）的形式，在次生代谢产物的合成过程中具有枢纽位置。在细胞中乙酰辅酶 A 由丙酮酸或脂肪酸合成，也可直接由乙酸乙酯与辅酶 A 在三磷腺苷（ATP）的作用下形成。

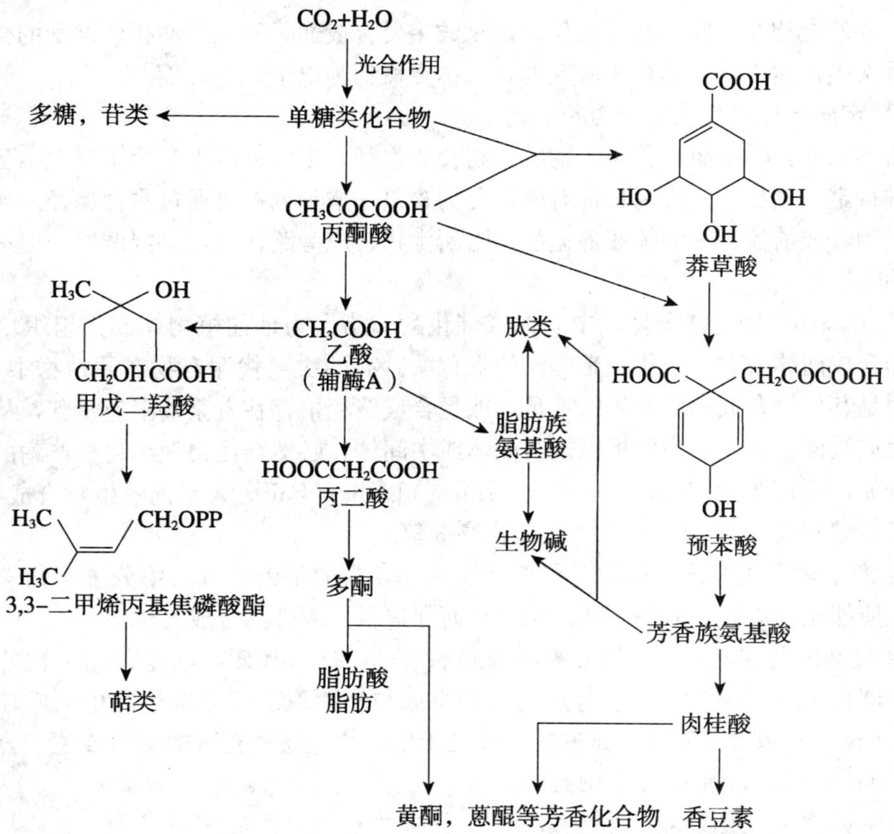

图 1-1　次生代谢的主要途径

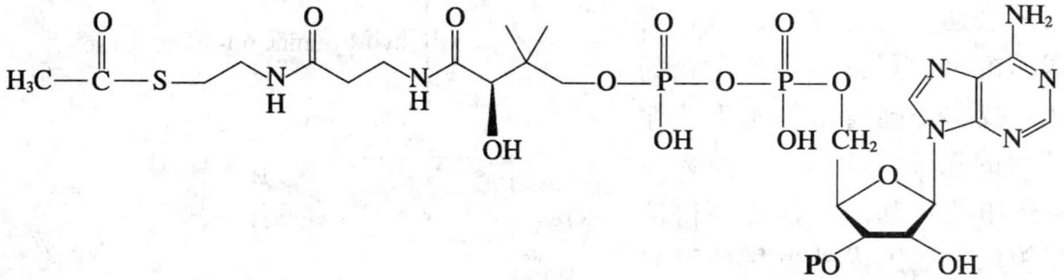

图 1-2　乙酰辅酶 A 的结构

由乙酸可以合成甲戊二羟酸（mevalonic acid，MVA，亦称甲瓦龙酸），甲戊二羟酸再经 3，3-二甲基烯丙基焦磷酸酯（dimethylallyl diphosphate，DMAPP）和异戊烯基焦磷酸酯(*iso*-pentenyl diphosphate，IPP）等中间体最终形成萜类化合物。莽草酸由糖衍生而来，进而合成一系列芳香族化合物。很多含氮有机化合物（如生物碱）则以氨基酸作为重要的前体。有些次生代谢产物具有混合生源合成途径，如黄酮类化合物是由多酮和肉桂酸（莽草酸途径）衍生而来。

过去通常把天然产物按照结构式或生物来源进行分类，如脂肪酸、萜类、糖类、生物碱、真菌代谢物等。生物合成体系则按照合成途径对次生代谢产物进行分类。两者之间有一定的交叉，但随着生物合成研究的逐渐深入，现已能把常见的各类天然产物以合理的方式进行系统化并使之相互关联。有关次生代谢物的主要合成途径将在后文作较详细的介绍。

开展次生代谢产物生物合成研究的意义主要概括为以下几个方面。

（一）定向调控次生代谢产物的合成

植物学家和化学家研究药用植物的生物合成途径，很大程度上是为了对次生代谢物的生物合成进行定向调控，以提高目标有效成分的含量。这种调控可通过多种途径来实现，如人为添加生物合成前体、中间体或催化酶；阻断生物合成旁路；通过基因调控，促进生物合成关键酶的表达等。

1. 人为添加生物合成前体、中间体或催化酶　指人为地往植物体或其组织培养体系中添加生物合成前体或中间产物或是必需的催化酶。有的次生代谢产物在原植物中含量很低，主要原因是其生物合成前体的供应不足，或是合成路径中存在着某些限速步骤，从而导致中间体的生成缓慢。若能人为地提供这些前体或中间体，必然会使得最终目标产物的含量大幅提高。例如，给萝芙木 *Rauvolfia verticillata*（Lour.）Baill. 人工饲喂生物合成前体 L-色氨酸，可使蛇根碱（serpentine）的含量提高 3 倍。

2. 阻断生物合成旁路　对于不利于有效成分合成的基因，可采用分子生物学手段抑制其表达，使催化合成旁路的酶受到抑制，从而促进目标成分的合成。

3. 通过基因调控，促进生物合成关键酶的表达　次生代谢产物是药用植物特殊分化细胞在酶的催化作用下经多步反应合成的，其生成与积累取决于合成途径中的限速酶（rate-limiting enzyme）或称关键酶。这些酶往往处于生物合成途径支路的叉口或位于合成路径的下游，它们的功能受到基因的调控。因此，在掌握次生代谢产物生物合成途径分子机制的基础上，把药用植物某种有效成分生物合成中的某个关键酶基因利用重组技术导入该种植物，调节基因的表达和关键酶的合成，可提高转基因植物中目标次生代谢物的含量。这一技术是随着植物次生代谢关键酶基因的克隆（cloning）而兴起的，也是药用植物基因工程开展得最多的研究领域，在国内外虽只处于起步阶段，但已取得了快速的进展。如 Hashimoto 等成功克隆出莨菪碱-6β-羟化酶（hyoscyamine 6β-hydroxylase）。该酶是莨菪烷类生物碱生物合成途径中催化莨菪碱（hyoscyamine）合成 6β-OH 莨菪碱，再经环氧化作用合成东莨菪碱（scopolamine）的关键酶（图 1-3）。东莨菪碱在植物中含量较低，但药用价值大。Hashimoto 等将 6β-羟化酶基因转移到富含莨菪碱的莨菪毛状根中并成功表达。经测定，转基因的毛状根中东莨菪碱的含量增加了 5 倍。

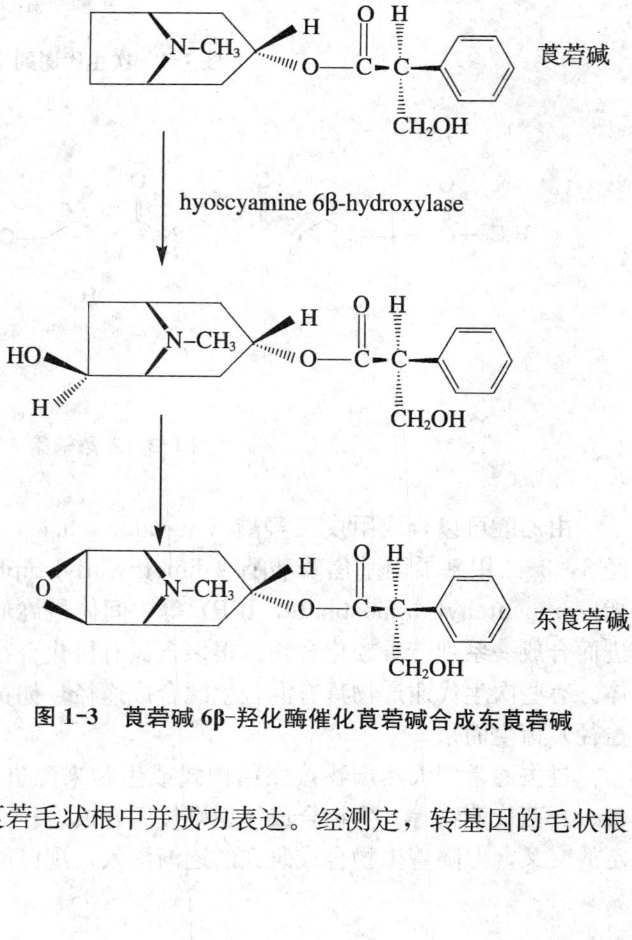

图 1-3　莨菪碱 6β-羟化酶催化莨菪碱合成东莨菪碱

除对原植物进行转基因操作以外，还可将催化酶基因转至大肠杆菌、酵母菌等载体中大量表达，所得的酶可体外催化反应底物生成所需的目标产物。例如，青蒿素（artemisinin）是我国黄花蒿 *Artemisia annua* L.（中药名称为青蒿）的主要有效成分，对治疗疟疾，尤其是恶性疟疾和脑型疟疾具有良好的疗效。由于黄花蒿的资源有限，加之其分子结构复杂难以人工合成，因此采用基因工程技术生产青蒿素具有重要意义。研究表明，由生源合成前体 FPP（法尼基焦磷酸）只需经 AMDS 及 CYP71AV1 两种酶的催化即可合成重要的中间产物青蒿酸（artemisinic acid）（图 1-4）。目前已成功地将这两种酶转入酵母菌中表达，发酵液中青蒿酸的产量可达 100mg/L。把青蒿酸加入黄花蒿的毛状根培养体系则可大幅提高终产物青蒿素的产率[1]。

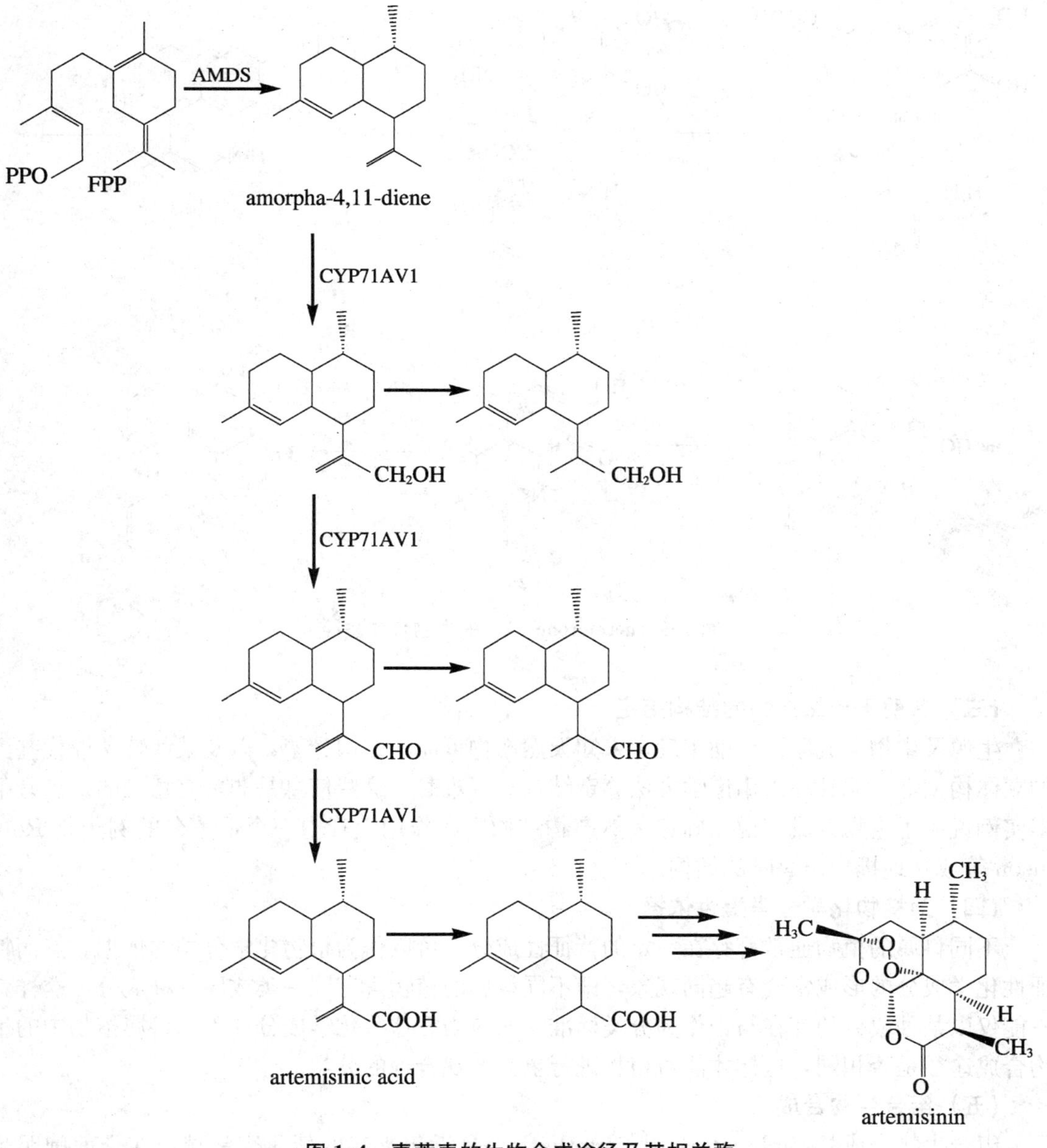

图 1-4　青蒿素的生物合成途径及其相关酶

（二）为天然产物的仿生合成提供思路

在一个天然产物的体内生物合成途径被阐明后，按照其生源合成途径，模仿生物合成步骤对其进行化学合成的方法称为仿生合成（biomimetic synthesis）。天然产物由于结构复杂，其化学全合成通常是一项非常艰巨的工作，往往包含了众多的合成步骤，而且产率极低。如抗癌药物紫杉醇虽然实现了人工全合成，但步骤繁多，产率低，不具有实际应用价值。如果能够仿照生物合成途径选择合适的前体和路线，将大大提高全合成的成功率和效率。

例如，德国科学家Steglich等人从真菌*Lactarius necator*的子实体中分离出异喹啉类生物碱necatorone，并仿照其体内生物合成前体以较少的步骤成功地合成了其类似物10-deoxynectorone（图1-5，图1-6）。

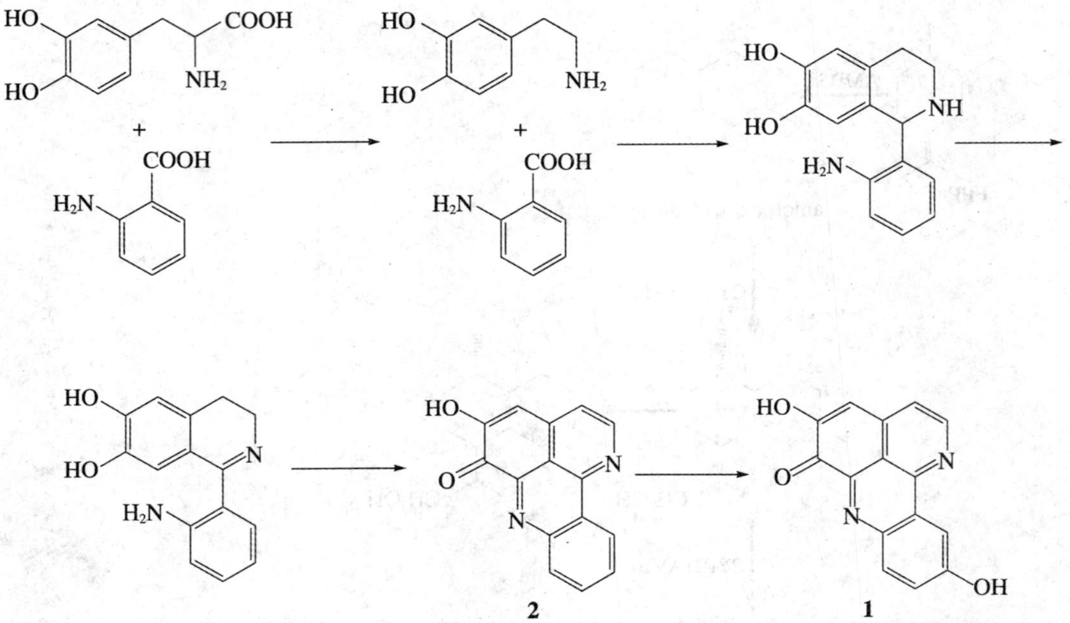

图1-5 necatorone（1）的生物合成途径

（三）有助于天然产物的结构鉴定

生源及生物合成假说有助于确定未知天然产物可能的结构骨架，以及某些特殊取代基团的立体构型等。尤其在采用谱学方法鉴定结构有困难时，这些信息是非常有意义的。已有很多实例说明了生物合成假说在确定天然产物结构中的作用，其中一个最著名的例子是Robinson等成功地推导出吗啡的结构。

（四）为植物化学分类提供依据

不同科属的植物通常都存在一定的特征性成分，可以作为植物化学分类的依据。然而特征性化学成分的形成常会有趋同现象，即不同科属的植物含有同一类或同一种成分，这样就不能仅以某种成分的存在与否作为分类标准，而应当看这些化学成分在不同科属植物中的生物合成途径是否相同，这样才能对植物进行更为客观合理的分类。

（五）组合生物合成

组合生物合成（combinatorial biosynthesis）是近年兴起的新研究领域，在全面阐明生物体的生物合成路径及合成酶功能的基础上，把来自不同生物体的生物合成基因根据一定的

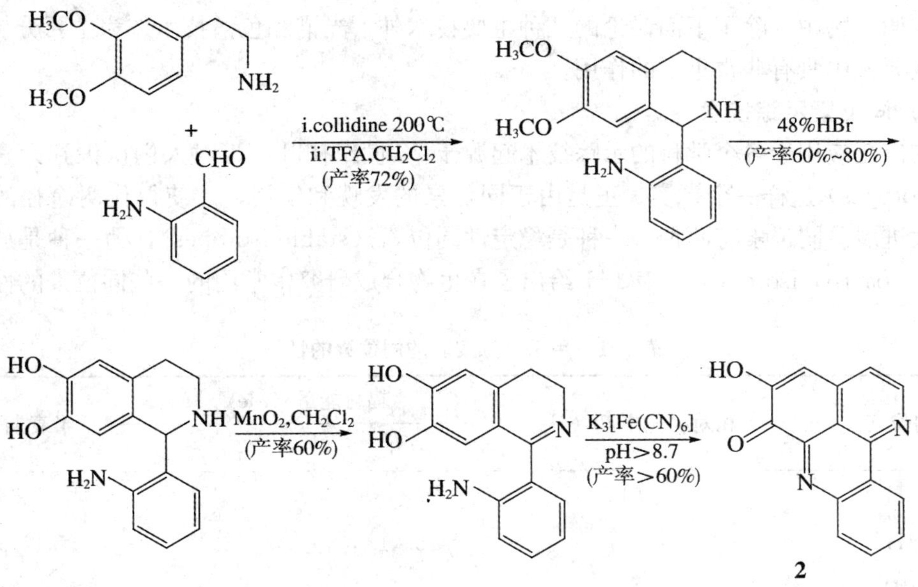

图 1-6 10-deoxynectorone的仿生合成

方式组装到新的载体中进行表达，从而合成自然界无法生成的新化合物。组合生物合成研究结合分子生物学及天然产物化学手段，可以人为地合成目标产物，从而改变目前天然产物的发现仅限于提取分离的局面，将为新型天然药物的发现带来新的发展动力[2]。

活性天然产物的生物合成，尤其是其定向调控的应用前景无疑是极为广阔且诱人的。但是应该看到，这些研究都是建立在深入、全面地阐明天然产物生物合成路径的基础之上的。由于生命体的生物合成是一个非常庞杂的体系，合成路径与产物多种多样，而且很多产物及其催化酶的含量均很低，造成了实验研究的极大困难。目前对细菌等低等生物的生物合成研究较多，而对高等植物则相对薄弱得多。近年来，人们逐渐认识到次生代谢调控是解决药用植物资源匮乏、提高活性天然产物含量的切实可行的基本途径，对于紫杉醇（taxol）、长春花碱（vinblastine）等具有显著生理活性且自然丰度低的天然产物的研究尤为重要。生物合成研究正受到越来越多的关注与重视，特别是现代分离分析技术、组织培养技术以及分子生物学方法的发展为生物合成研究提供了更为有利的条件。迄今为止，多种天然产物的合成前体及主要合成途径已经得以基本阐明。科学家正在努力探索生物合成途径中各种中间产物及其催化酶和基因之间的复杂关系，以便人为地控制和调节这些化学成分的产生。

二、生物合成研究的基本方法

在几百万年的进化过程中，生物体逐渐形成了合成各种代谢产物的本领，这就促使化学家们极力想了解这些生物体是如何合成和降解这些分子的。阐明生物合成途径是一项艰苦但令人振奋的研究。起初，科学家仅仅是根据一些偶然的发现来推测前体和中间产物，但由于生物合成过程复杂，步骤多，中间体浓度低，检测手段相对落后等原因，次生代谢物的生物合成研究一直进展缓慢。直到开始使用遗传缺陷性生物体（突变系，mutant）和同位素标记化合物，生物合成研究才取得了突破性进展。

生物合成研究的主要方法通常是首先根据植物化学成分的研究结果和现存的理论提出一个假设，饲喂假设前体到生物体内进行代谢，然后分离代谢产物，分析饲喂的前体是否已经结合到代谢产物中。除了下面讨论的几种主要技术外，光谱和色谱技术作为主要分析手段在生物合成研究中具有非常重要的作用。

（一）同位素示踪技术

现在广泛应用于各个学科的示踪技术起源于20世纪初叶，当时人们认识到元素具有同位素（isotopes）这样一个事实。正是由于同位素的发现和使用，才使得代谢途径的研究获得了巨大进展。同位素有两种，一种是稳定性同位素（stable isotopes），另一种是放射性同位素（radioactive isotopes）。表1-1给出了在生物合成研究中常用的一些同位素的性质。

表1-1　用于示踪实验的同位素的性质

同位素	相对自然丰度（%）	辐射能量（MeV）		半衰期（$t_{1/2}$）
		β	γ	
^{2}H	0.015			稳定
^{3}H		0.018		12.5年
^{13}C	1.1			稳定
^{14}C		0.155		5700年
^{15}N	0.37			稳定
^{18}O	0.20			稳定
^{24}Na		1.39	1.38	14.9小时
^{42}K		3.6	1.5	12.4小时
^{35}S		0.167		87.1天
^{32}P		1.718		14.3天

1. 放射性同位素（radioactive isotopes）　在生物合成研究中，最常使用的放射性同位素是^{3}H和^{14}C，两者的半衰期分别为12.5年和5700年。放射性同位素通常用液体闪烁计数器（liquid scitillation counter）检测，灵敏度很高，因此在生物合成研究中应用十分广泛，但放射性对人体有辐射伤害是其主要缺点。

应用放射性同位素研究植物次生代谢生物合成途径的通常做法是把被研究的化学成分的假设前体进行同位素标记，然后饲喂到植物体或植物组织培养体系中，经过一定时间的培养之后，分离纯化该化学成分，并测定其放射性。有时仅凭产物的放射性并不足以推断合成途径，因为饲喂的前体可能参与植物的普遍代谢，从而偶然地分布到各种类型的产物中去。在这种情况下，还需对产物进行降解，然后测定降解后碎片的放射性以确定饲喂的化合物是否是真正的前体物质。采用双标记或三标记方法可以获得更多的信息，即使用不同的同位素或同一种同位素在不同的位置进行标记。诺贝尔奖金获得者Bloch和Cornforth等人早期曾应用降解代谢产物并测定碎片的方法成功地阐明了胆固醇的生物合成途径及其标记类型（图1-7）。

如果已知几个相关化合物的结构，但不清楚它们在生物合成途径中的先后顺序，也可以用同位素标记法予以确定。饲喂标记前体并经过一定时间的培养之后，分离并鉴定产物，首先出现同位素标记的化合物在合成途径中次序在前，而后出现的次序靠后。用这种方法确定

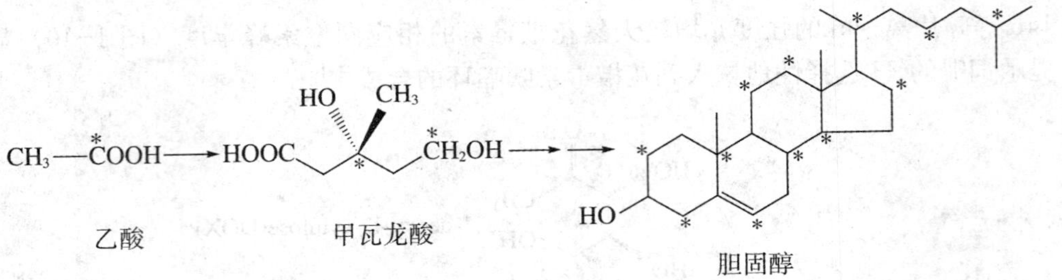

图 1-7　胆固醇的生物合成途径

了吗啡生物碱的合成顺序。放射性首先出现在蒂巴因（thebaine）中，然后是可待因（codeine），最后是吗啡（morphine）（图 1-8）。该结果表明，甲基化并不像人们预料的那样处于合成途径的最后步骤。

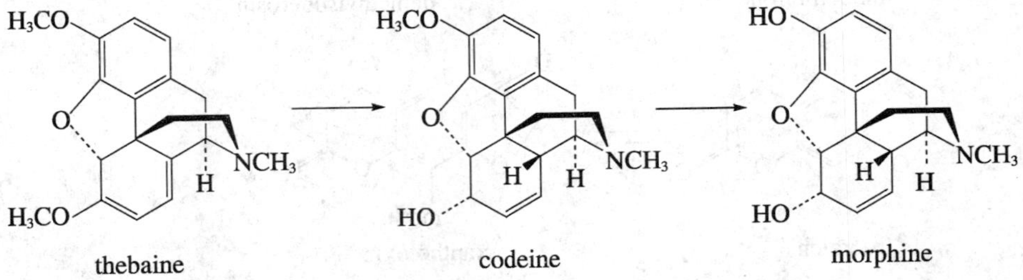

图 1-8　吗啡生物碱的生物合成途径

2. 稳定性同位素（stable isotopes）　与放射性同位素相比，稳定性同位素可以获得更多的信息，但测定方法（MS 和 NMR）的灵敏度不及放射性的测定，因此使用稳定性同位素标记要求前体和产物都有足够的量。这样有时会干扰生物体的正常代谢，导致错误的结论。这一点与放射性标记不同，放射性同位素标记的前体几乎是痕量的。

稳定性同位素的优点是使用安全，对人体无损害，因此不需要特殊的实验室和设备。另外可以用高丰度的标记物（接近 100%），两个或更多的标记原子在同一前体分子中，以便作精细分析。生物合成研究中最常用的稳定性同位素有 ^{2}H（自然丰度 0.015%）和 ^{13}C（自然丰度 1.1%），可以采用放射性同位素标记化合物同样的研究方法将稳定性同位素标记的前体化合物饲喂到生物体内，经过一定时间的代谢后分离纯化目的代谢产物，然后应用质谱（MS）或核磁共振谱（NMR）进行检测，推测该化合物的前体和生物合成途径。^{2}H 可以用质谱检测，如有一个 ^{2}H 结合到分子中，则会出现 M+1 峰。此外，还可根据 ^{1}H-NMR 谱中特征信号的消失，或直接测定 ^{2}H-NMR 谱来推断分子中 ^{2}H 的结合情况。^{13}C 亦可用 MS 检测，产生 M+1 峰。采用 ^{13}C-NMR 谱检测能得到更多准确的信息，但至少需要毫克级的样品量。近年随着 GC-MS、HPLC-MS 等分离和检测技术的发展，有时不必分离得到单体化合物即可获得大量结构信息，为生物合成研究提供了极大的便利。

Stanjek 等采用 ^{2}H 标记的方法，证明了 *Apium graveolens* 的香豆素类成分花椒毒素（xanthotoxin）的呋喃环结构来源于 1-deoxy-D-xylulose（DOX）（图 1-9）。给分离培养的 *A. graveolens* 新鲜叶片饲喂 [5，5-$^{2}H_2$]-DOX 并培养数天，叶片提取后经 GC-MS 分析，发现花椒毒素表现出明显的 $[M+1]^+$ 峰 *m/z* 217。此外，*m/z* 202、*m/z* 189、*m/z* 174、

m/z 146 等碎片离子峰的强度亦均较天然花椒毒素的相应同位素峰丰度（图 1-10）显著增强，提示饲喂的^{2}H 选择性地掺入到花椒毒素呋喃环的合成中[3]。

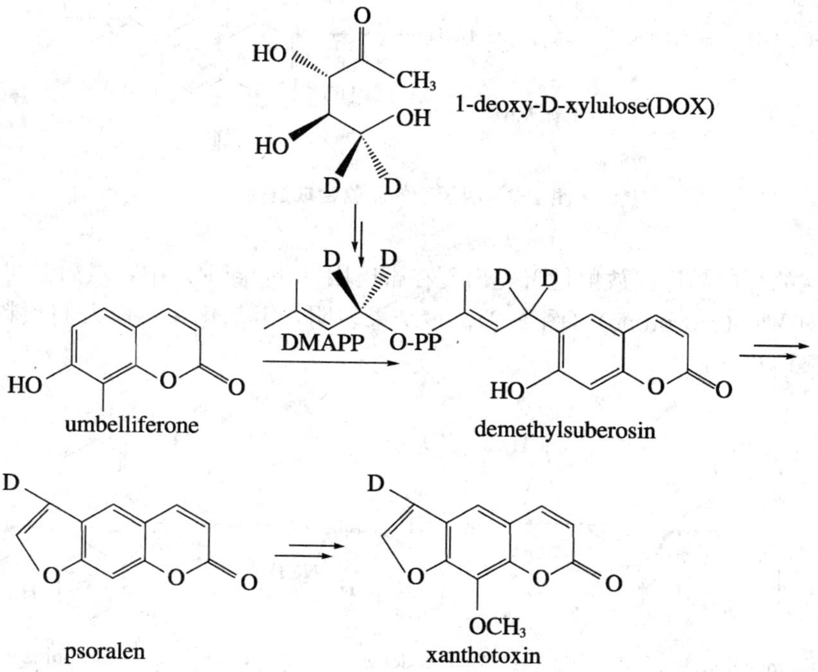

图 1-9 *Apium graveolens* 中花椒毒素的生物合成路径

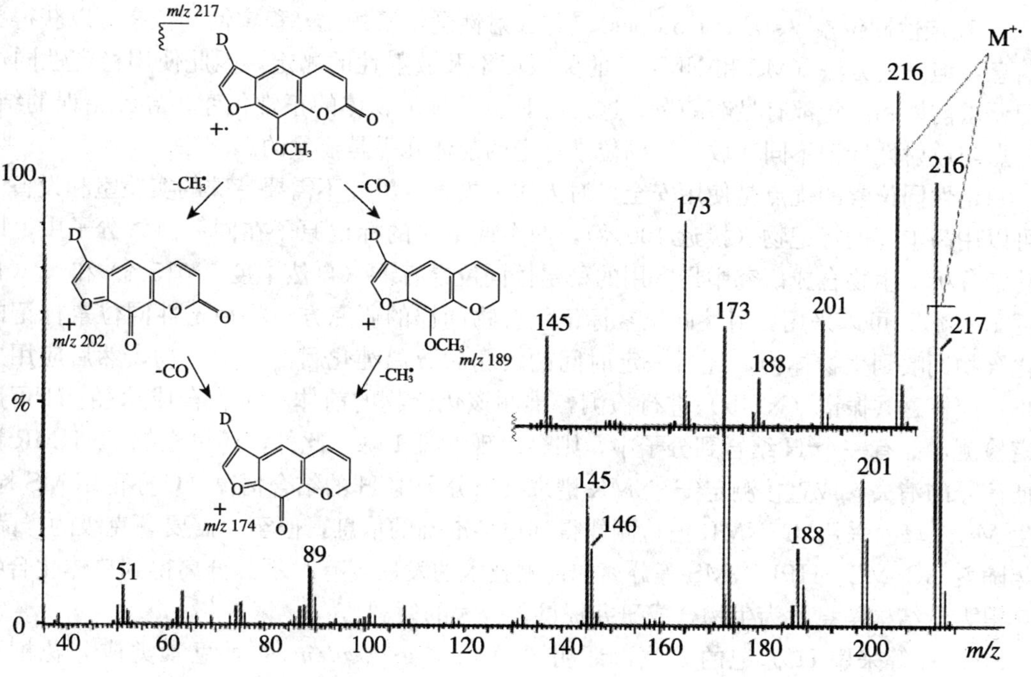

图 1-10 ^{2}H 标记 DOX 饲喂实验所得 xanthotoxin-*d* 的 MS 图谱及其裂解途径

（二）分离器官和组织

从植物体分离出器官或组织后进行培养可以消除来自植物其他部分的干扰。这种方法不仅可以用于饲喂标记化合物的实验，还可以测定特殊化合物的合成部位。采用这种方法证明了许多茄科植物中的托品类生物碱是在其根中形成的。

这种技术的延伸即是植物组织培养。组织培养具有条件易于控制、不受季节限制和可重复等特点，与整体植物或器官相比，在生物合成的研究方面有着更广泛的适用性。

（三）突变系和生物合成抑制剂的使用

突变系（mutant）是研究次生代谢物生物合成途径非常有效的手段。目前已经建立了许多缺乏某种特定酶的微生物突变体系。由于缺乏某种催化酶，突变体在某一特殊阶段的代谢将被阻断，从而导致被阻断步骤之前的中间体大量积累。其生长的正常维持需要加入阻断后的另一种中间体化合物。如图 1-11 所示，假定某次生代谢产物 D 在未作基因改造的野生型菌株（wild type）中的生物合成途径为 A→B→C→D，如果 B→C 的转化因缺乏相应的催化酶被阻断，中间体 B 将积累，可以从这个阻断突变系中把 B 分离出来，然后鉴定其化学结构。另外一个突变系中 C→D 的转化被阻断，则 C 会积累，同样可以把 C 从该体系中分离出来并测定其结构。在突变系 1 中，通常需要饲喂化合物 C 或 D 才能维持生物体的正常生长，在突变系 2 中，加入 D 才可维持其正常生长。通过以上研究再结合同位素示踪技术通常可以阐明次生代谢物的生物合成途径。

野生型	A⟶B⟶C⟶D	D 积累
突变系 1	A⟶B—×→C⟶D	B 积累
突变系 2	A⟶B⟶C—×→D	C 积累

图 1-11　生物合成途径示意图

生物合成途径中某一特定生物合成抑制剂（biosynthetic inhibitor）的使用也可以使受抑制步骤之前的中间体积累，产生与突变系类似的效果。目前，真菌中麦角固醇生物合成抑制剂的研究已取得重要进展并已开发出数种抗真菌药物。对于高等植物而言，寻找某种酶的特异性抑制剂往往有一定的难度，一些非特异性的酶抑制剂在生物合成研究中亦有广泛的应用。如 Neau 等给银杏 *Ginkgo biloba* L. 的幼苗饲喂 P_{450} 酶抑制剂 tetcyclacis，可使根中脱氢松香烷（dehydroabietane）的含量提高 41 倍，而银杏内酯 A（ginkgolide A）的合成则受到明显的抑制，提示 dehydroabietane 是银杏内酯 A 的主要合成前体（图 1-12）。

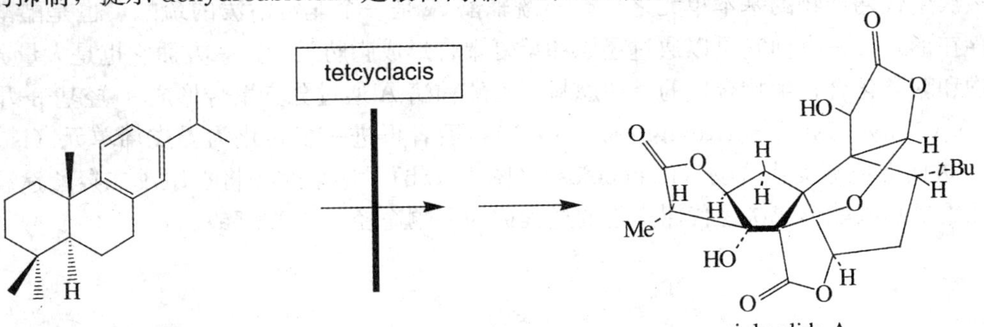

dehydroabietane　　　　ginkgolide A

图 1-12　tetcyclacis 抑制银杏内酯 A（ginkgolide A）的生物合成

（四）催化酶及其相关基因的研究

生物合成途径中的各步反应是通过相应的催化酶来实现的，因此催化酶的研究也是生物合成的重要内容。通过分离得到纯化的酶，可以了解该酶的一系列动力学参数及其底物特异性。酶不一定要很纯，有时经过简单分离的粗酶制剂也可以获得有用的结果。

基因（gene）是控制催化酶合成的遗传因子，阐明生物合成途径最有力的证据是克隆其相应催化酶的基因。目前，基因克隆（gene cloning）是生物合成研究的热点。由于分子生物学的发展，现已能从植物中特异性地提取并克隆某一催化酶的基因，测定其核苷酸序列，并在大肠埃希菌或酵母中建立其高效表达体系。功能性表达（functional expression）产生的酶可与生物合成底物进行体外催化试验，以确定是否能得到预期的反应产物。目前已克隆了许多重要天然产物的生物合成关键酶基因，尤以萜类环化酶（terpene cyclase，terpene synthase）、P_{450}依赖的羟化酶以及酰基转移酶等的研究最多。最近从黄花蒿（*Artemisia annua* L.）中克隆得到一种倍半萜环化酶 amorpha-4，11-diene synthase，可催化法尼基焦磷酸酯 FPP 生成 amorpha-4，11-diene。这是青蒿素（artemisinin）生物合成途径的第一个关键步骤，形成了 amorphane 型倍半萜的基本骨架。

三、基本生源生物合成途径

（一）莽草酸（shikimic acid）途径

莽草酸是日本学者 1885 年从八角属植物 *Illicium religiosum* 的果实中分离得到的。当时并未认识到它是一个普遍存在且非常重要的化合物。经过很多人研究证明它是植物和微生物中芳香氨基酸 L-苯丙氨酸、L-酪氨酸或 L-色氨酸生物合成的一个关键中间体，这三个芳香氨基酸本身又是许多重要次生代谢物的前体。通过莽草酸到芳香族氨基酸再进一步合成其他次生代谢产物的生物合成途径叫莽草酸途径（图 1-13）。

莽草酸在体内由 4-磷酸赤藓糖和磷酸烯醇式丙酮酸生成。这两种化合物是糖类代谢的产物，在高等植物和藻类光合作用的碳同化循环中起着关键作用，因此莽草酸途径是很重要的生物合成途径。经由莽草酸途径可以合成芳香族氨基酸、生物碱、香豆素、木脂素、黄酮类化合物的 B 环部分等次生代谢物。

例如，具有抗菌、消炎和抗病毒作用的萘醌类化合物紫草素（shikonin），是由莽草酸途径合成的。紫草素的生物合成途径如图 1-14 所示。

（二）多酮（polyketides）途径

乙酰辅酶 A（acetyl coenzyme A）在天然产物的生物合成中占有非常重要的地位，是构成许多次生代谢产物的基本单元之一。乙酰辅酶 A 是一个非常活泼的巯酯，也是醋酸在体内的存在形式，一方面它可以通过还原和反复聚合形成脂肪酸，另一方面它也是大量芳香族化合物和萜类化合物生物合成的最初原料。乙酰辅酶 A 通过分支聚合形成 β-羟基-β-甲谷酰-辅酶 A（β-hydroxy-β-methylglutanyl CoA），后者再进一步转化为异戊烯单元（isoprene unit），进而形成萜类化合物（terpenoids）（图 1-15b），这条途径将在甲戊二羟酸途径中介绍。凡重复醋酸酯形成次生代谢产物的过程称为多酮途径（图 1-15a）。

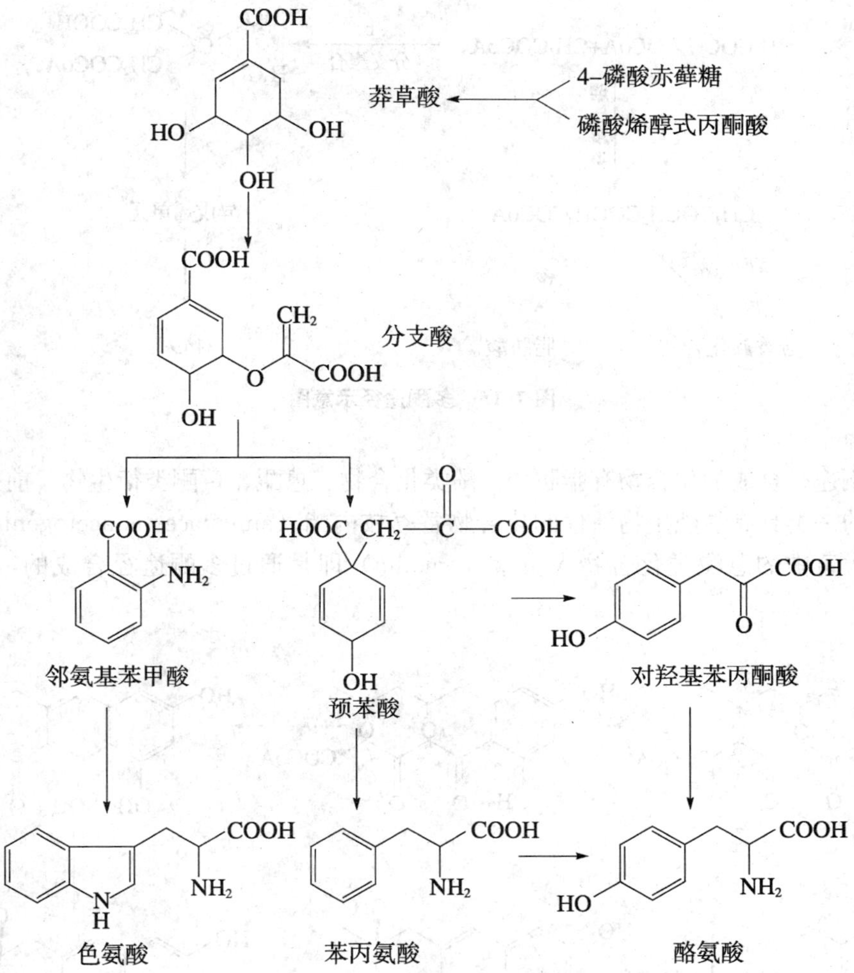

图 1-13　莽草酸生物合成途径

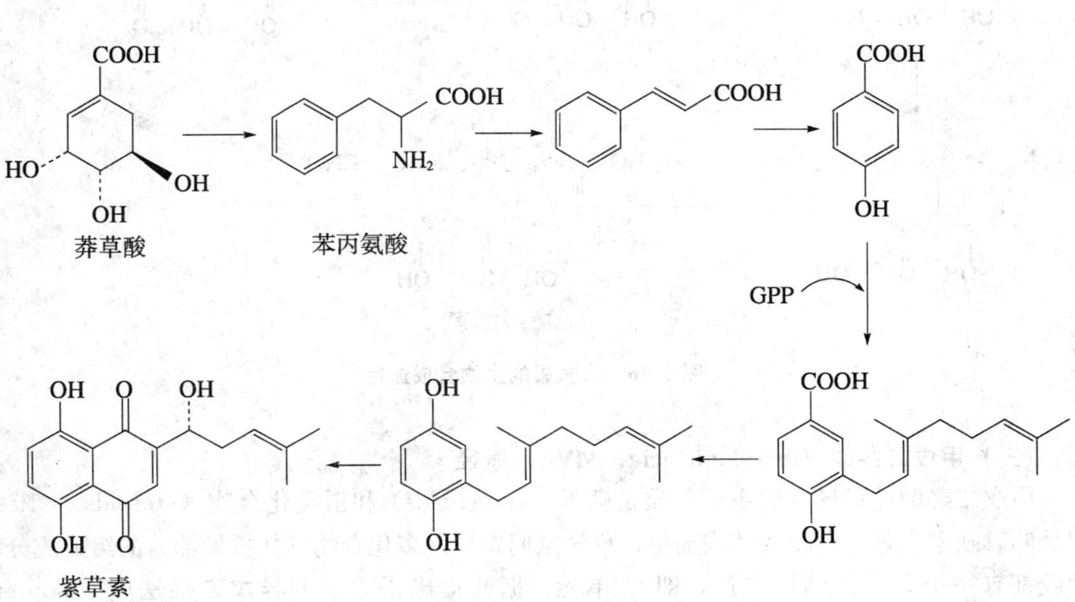

图 1-14　紫草素的生物合成途径

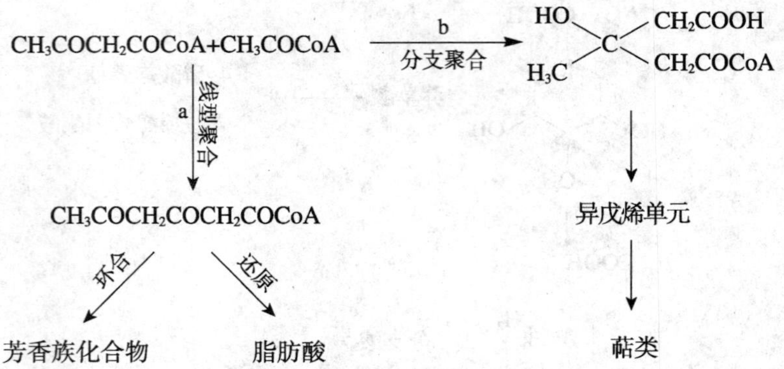

图 1-15　多酮途径示意图

由多酮途径合成的化合物有脂肪酸、酚类化合物、蒽醌、黄酮类衍生物、前列腺素以及最近发现的一类具有强烈生物活性的化合物番荔枝内酯（annonaceous acetogenins）等。例如，中药大黄中的蒽醌类化合物大黄素（emodin）即是通过多酮途径合成的，如图 1-16 所示。

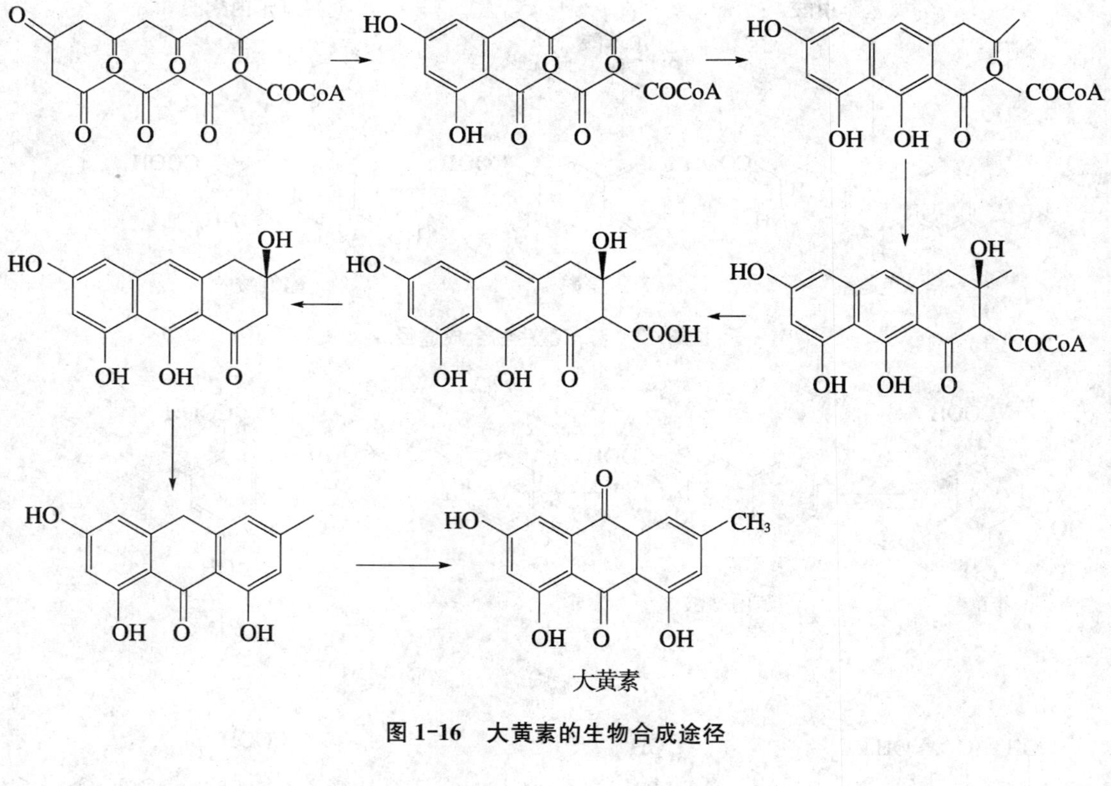

图 1-16　大黄素的生物合成途径

（三）甲戊二羟酸（mevalonic acid，MVA）途径

甲戊二羟酸途径形成的主要物质是萜类（terpenoids）和甾类化合物（steroids）。19 世纪后叶，随着大量化合物的结构确定，科学家们发现许多化合物（如挥发油）的组成成分和橡胶都有一个共同的结构单位，即 C_5 单元。据此提出了著名的异戊二烯法则（isoprene rule），即这些化合物是由异戊二烯首尾相连形成的。这样可以把许多表面看起来结构并不

相关的化合物联系起来，但仍不能解释那些不规则萜类成分的生源与生物合成。后来 Ruzicka 在 1953 年又提出了"生源的异戊二烯法则"（biogenetic isoprene rule），即萜类是由 C_5 单元（类异戊二烯）集合而成。经过 Block、Lynen、Cornforth 和 Pojak 等人的开拓性研究工作，阐明了甲戊二羟酸（MVA）的生物合成途径以及它转化为生源异戊二烯的过程，又进一步了解了掺入异戊二烯的全部机制。这是生物合成研究的重大进展，Block、Lynen 和 Cornforth 三人也因为这方面的出色贡献分别获得了诺贝尔奖。

在此生物合成途径中，甲戊二羟酸经焦磷酸化和脱羧作用形成 C_5 单元异戊烯基焦磷酸（isopentenyl diphosphate，IPP）。IPP 作为"活化"的异戊二烯单元与其异构体 3，3-二甲基烯丙基焦磷酸（dimethylallyl diphosphate，DMAPP）经头尾缩合生成 C_{10} 的牻牛儿苗基焦磷酸（geranyl diphosphate，GPP），GPP 再加上第二个 IPP 单元形成 C_{15} 的法尼基焦磷酸（farnesyl diphosphate，FPP），加上第三个 IPP 单元即形成 C_{20} 的牻牛儿苗基牻牛儿苗基焦磷酸（geranylgeranyl diphosphate，GGPP）。由此即可形成单萜、倍半萜、二萜、三萜、四萜、甾体等化合物（图 1-17）。

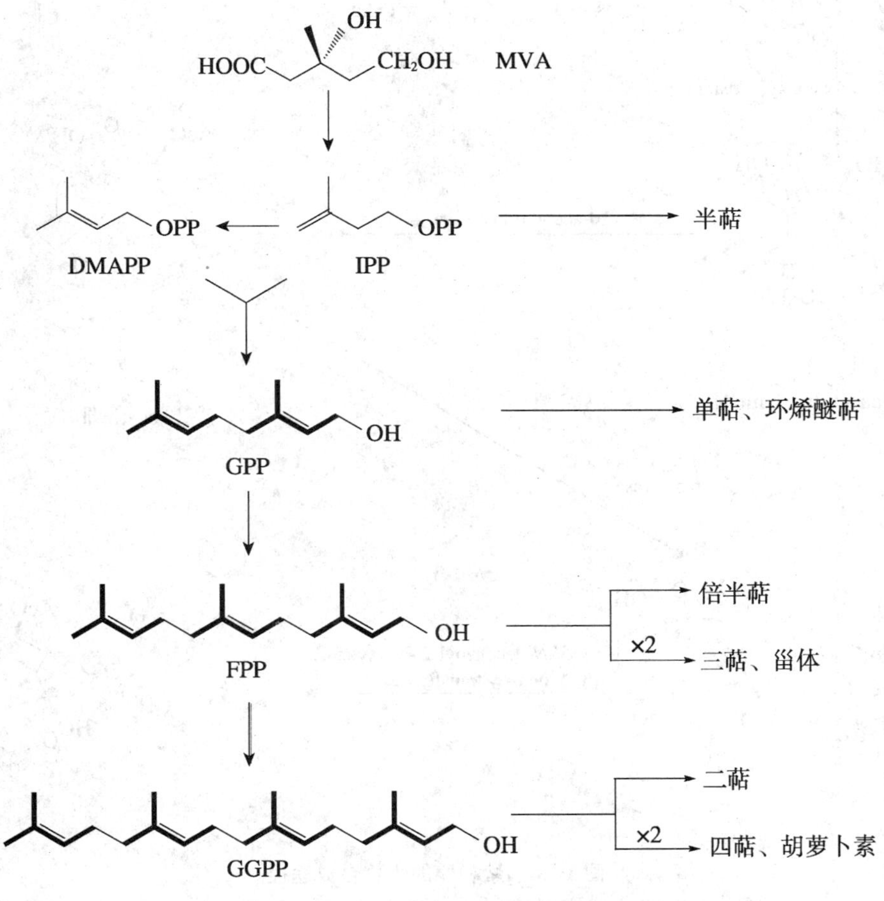

图 1-17　甲戊二羟酸途径合成萜类化合物示意图

萜类化合物多数具有显著的生物活性，有些已被开发成药物广泛用于临床。如我国自行研制开发的抗疟药物青蒿素为倍半萜，著名的抗癌药物紫杉醇（taxol）及银杏叶治疗心血管疾病的有效成分银杏内酯均为二萜类化合物。

Croteau 等从太平洋红豆杉（*Taxus brevifolia* Nutt.）中分离出催化 GGPP 环合成紫杉醇基本骨架的紫杉二烯环化酶（taxadiene cyclase），后又得到一系列参与紫杉醇（taxol）生物合成的羟化酶和酰基转移酶，测定了其基因序列并完成体外功能表达，从而基本阐明了紫杉醇生物合成的主要途径（图 1-18），为采用基因工程技术提高红豆杉中紫杉醇的含量提供了可能[4]。紫杉醇是目前生物合成途径研究得最为清楚的活性天然产物之一。

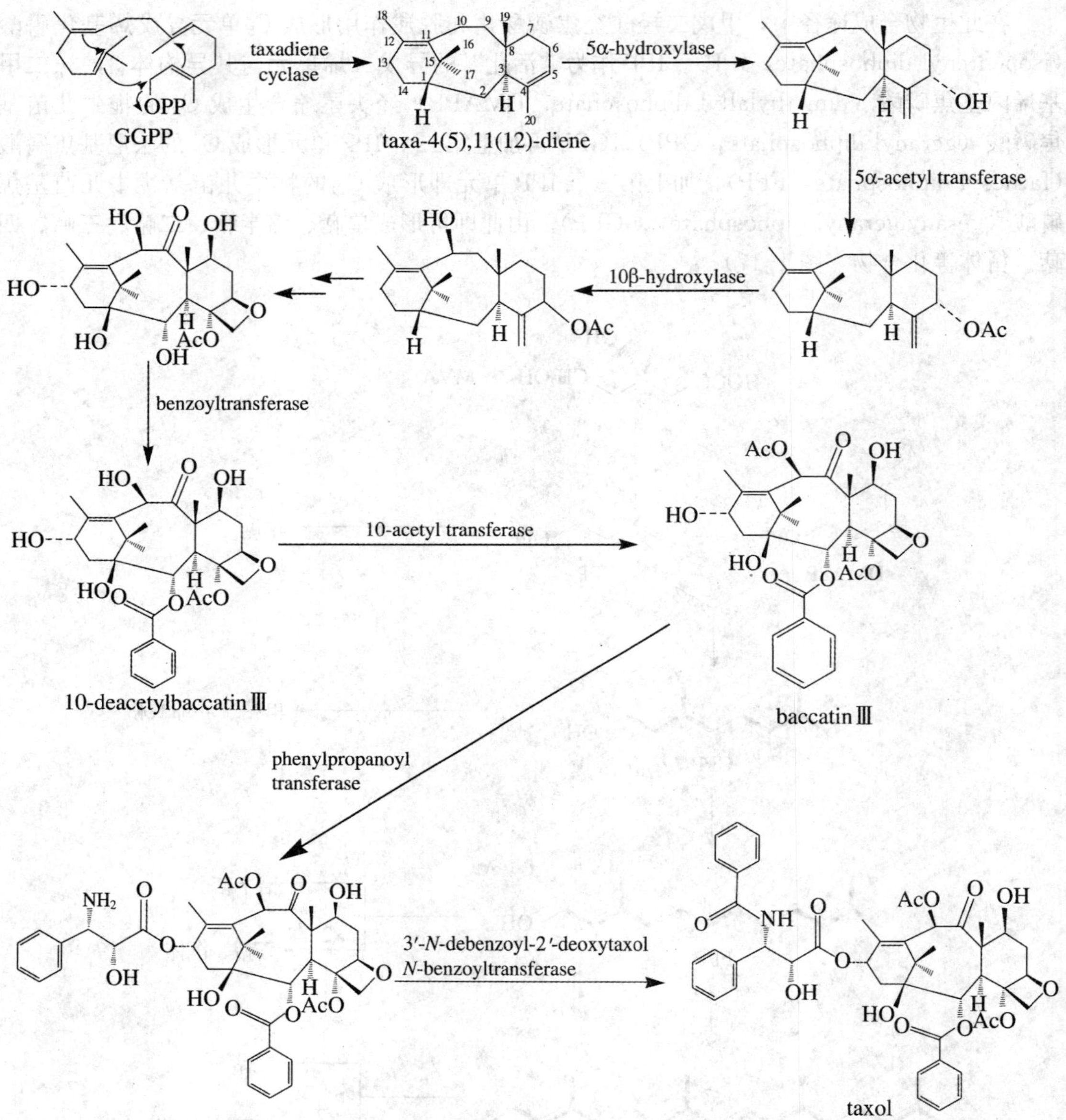

图 1-18　紫杉醇的生物合成途径

参考文献

[1] Qingping Zeng, Frank Qiu, Ling Yuan. Production of artemisinin by genetically-modified mocrobes. Biotechnol Lett, 2008, 30: 581-592.

[2] Hui Zhou, Xinkai Xie, Yi Tang. Engineering natural Products using Combinatorial biosynhesis and biocatalysis. Curr Opin Biotechnol, 2008, 19:590-596.
[3] Volker Stanjek, Jorn Piel, Wilhelm Boland. Biosynthesis of furanocoumarins: mevalonate-independent prenylation of umbelliferone in *Apium graveolens* (Apiaceae). Phytochemistry, 1999, 50:1141-1146.
[4] Daniela Hampel, Christopher J. D. Mau, Rodney B. Croteau. Taxol biosynthesis: identification and characterization of two acetyl CoA: taxoid-O-acetyl transferases that divert pathway flux away from taxol production. Arch. Biochem Bophys, 2009, 487:91-97.

(赵玉英　果德安　叶　敏)

第二章 天然药物成分提取、分离及结构鉴定方法

天然药物所含化学成分结构类型复杂，除了在有机化学中介绍的脂肪烃、醇、醛和酸，小分子芳香族化合物，糖、氨基酸、多肽、蛋白质、核酸等，还有结构相对复杂的生物碱、萜、黄酮、香豆素、木脂素、皂苷、多糖等类成分，除了个别成分外一般含量较低。为了寻找新的药用资源以及新的药物用途、开发利用有社会效益和对国民经济有价值的资源，有必要从天然药物的组成成分中，提取分离活性好的化合物，鉴定其结构，研究活性成分的结构与药效之间的关系，为新药研究提供科学依据。因此，活性成分的提取、分离和结构鉴定是天然药物化学这门学科的主要研究内容。

在对天然药物成分进行提取分离之前，要特别注意所用药材基原的鉴定，确保所用药材准确无误，并需留样保存。如果是采集的药材，需详细记录采集人的姓名、采集地点、采集时间、鉴定人及标本存放地点。如果是购买的药材，需详细记录购买地点（某地商品）、野生或栽培情况以及鉴定人。

确定药材后，要查阅有关文献资料，对所要研究的天然药物以及同属动植物的研究概况有所了解，以借鉴前人的经验。

在研究中一般常用的方法是根据各成分的理化性质（极性、稳定性、酸碱性等）的差异，选择不同极性的溶剂进行提取，然后将提取物分成几个部分，配合生物检测确定有效部位。对有效部位联合应用多种色谱分离技术，结合简便有效的化学检识、薄层色谱或生物检测技术追踪分离得到有效成分。

第一节 天然药物成分的提取方法

提取是指采用适当的溶剂将植物中的化学成分从植物组织中溶解出来。提取方法的选择原则是保证将所需的成分提取完全，尽量减少其他成分的溶出，从而简化分离过程。天然药物成分提取方法主要有下列几种：

一、溶剂提取法

常用的溶剂极性差别很大，例如甲醇和乙醇分子小，其羟基与水分子结构相似，可与水任意混合，亲水性比较强，而石油醚和苯则极性很小，属于亲脂性溶剂。天然药物中各类成分极性不同，应采用不同极性的溶剂对天然药物中不同极性的成分进行提取。

对于已知的、结构和性质明确的成分，可以根据成分的性质选择合适的溶剂进行提取。例如用石油醚提取脂类成分和脂溶性植物色素，用水提取植物多糖和蛋白质，用热水提取芦丁（rutin）等。

对于未知结构和性质的成分，通用方法是由低极性溶剂到高极性溶剂分步提取，依次得到极性增大的成分。

（一）常用溶剂及其极性

实验室提取常用溶剂如下，其亲脂性由大到小（极性由小到大）的顺序依次为：石油醚（p. ether）和已烷（hexane）、四氯化碳（CCl_4）、甲苯（toluene）和苯（C_6H_6）、乙醚（Et_2O）、二氯甲烷（CH_2Cl_2）、三氯甲烷（$CHCl_3$）、乙酸乙酯（EtOAc）、正丁醇（*n*-BuOH）、丙酮（Me_2CO）、乙醇（EtOH）和甲醇（MeOH）、水（H_2O）。

（二）溶剂的选择

溶剂提取法是利用相似相溶的原理，即极性化合物易溶于极性溶剂，非极性化合物易溶于非极性溶剂，因此一般提取顺序是用石油醚、汽油或苯提取脂溶性较大的叶绿素、油脂和蜡等成分；用乙醚、三氯甲烷或乙酸乙酯等提取树脂及一些极性基团较少的成分，如甾类、萜类成分和游离生物碱、有机酸、各种苷元等；用乙醇或甲醇提取极性成分，如苷类等；最后用水提取水溶性成分，如生物碱盐、氨基酸、糖类、蛋白质、无机盐等。由于植物成分复杂，各成分之间有助溶作用，会将溶解度不同的各种成分一起提取出来，因此会带来较多的杂质。

在所有溶剂中，水的成本最低，也最安全。因此工业提取芦丁、甘草酸等均采用水为溶剂。酸性、碱性化合物一般在植物体中以盐的形式存在，较易溶于水，例如草麻黄（*Ephedra sinica* Stapf.）用水煎煮得到麻黄碱（ephedrine）；苷类成分分子中有糖基，溶于水，例如甘草（*Glycyrrhiza uralensis* Fisch.）根粉用水煎煮得到皂苷成分甘草酸（glycyrrhizic acid），槐花米用水煎煮得到黄酮苷成分芦丁。用水提取的缺点是提取液中水溶性杂质较多，如无机盐、糖、蛋白质、氨基酸、鞣质等，给后期的分离工作带来很大难度。

由于天然药物中含有的成分多为脂溶性比较强的成分，如甾类、萜类、黄酮、蒽醌、木脂素苷元和游离生物碱等，因此实验室经常采用有机溶剂提取。如用二氯甲烷从红辣椒干粉中提取四萜类色素辣椒红素（capsorubin）和辣椒黄素（capsanthin）混合物。最常用的有机溶剂是乙醇或甲醇，其具有低毒、价廉、沸点适中、便于回收利用、对植物细胞穿透能力强等优点。除了蛋白质、部分多糖外，大多数天然药物成分都能用乙醇提取，如用90%乙醇从穿心莲（*Andrographis paniculata* Nees）中提取具有抗炎作用的二萜类成分穿心莲内酯（andrographolide）。

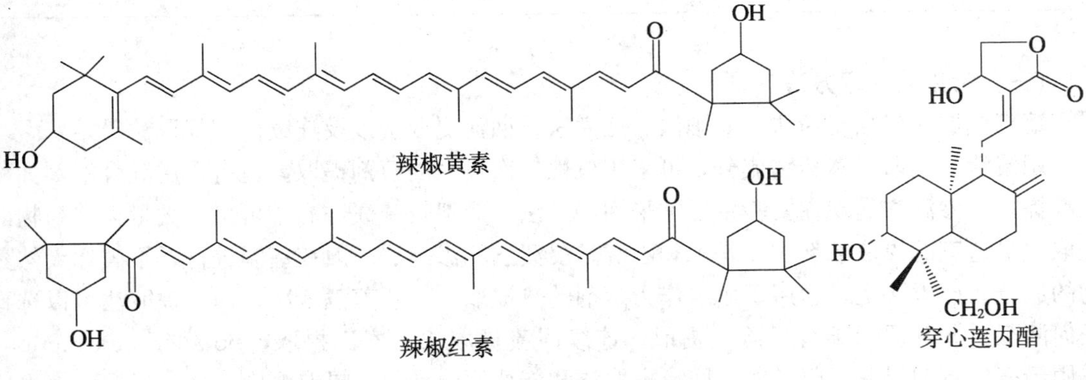

辣椒黄素　辣椒红素　穿心莲内酯

如果天然药物有效成分是酸性或碱性化合物，可以在药材粉末中加入适量酸或碱，使该类成分充分游离，再用有机溶剂提取。例如将斑蝥（*Mylabris cichorii* L.）虫体粉碎，加浓盐酸使斑蝥酸盐变为斑蝥酸，过滤，取酸液加丙酮（或三氯甲烷）冷浸，回收溶剂后析出具有抗癌活性的单萜成分斑蝥素（cantharidin）；将颠茄（*Atropa belladonna* L.）粉与石灰拌匀，使生物碱阿托品（atropin）游离，用苯回流提取。

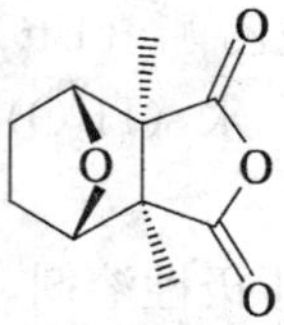

斑蝥素

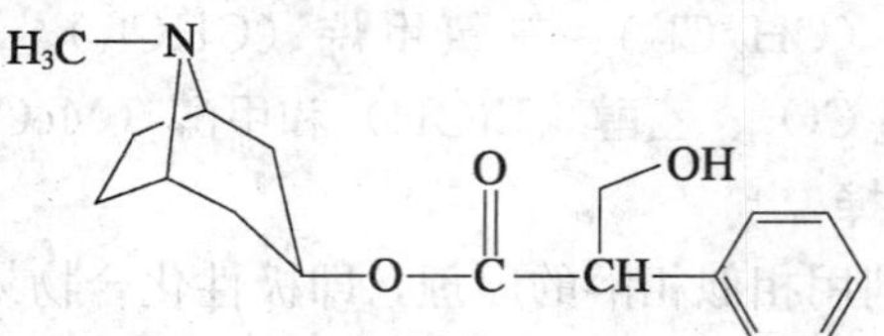

阿托品

常用溶剂及其适合提取的化学成分类型和优缺点见表 2-1。

表 2-1　常用溶剂及其特点

溶剂	提取成分类型	优点	缺点
水	无机盐、糖、蛋白质、氨基酸、有机酸盐、生物碱盐、苷类	经济、安全、无毒	含杂质多，不宜纯化；加热时与淀粉成糊，难过滤；体积大；沸点高，不易浓缩，容易发霉
甲醇、乙醇	除蛋白质、多糖以外的各类成分	较便宜，易得，分子小，兼有一定的亲水性和亲脂性，对植物细胞渗透能力强	易燃；甲醇对视力有一定毒性
正丁醇	皂苷等苷类成分	选择性强，可除去亲水性杂质	价格较贵；多数易燃，特别是乙醚；有些毒性大，如三氯甲烷、苯等；多数只适合实验室使用，不适合工业生产使用
乙酸乙酯	苷元或单糖苷		
三氯甲烷、二氯甲烷	游离生物碱		
乙醚、苯、甲苯	游离黄酮、香豆素、蒽醌、甾类、萜类、挥发油等		
石油醚	脱脂（脂类、亲脂性色素、树脂）、挥发油		

（三）常用的提取方法

溶剂提取法包括浸渍法、渗漉法、煎煮法、回流提取法以及连续回流提取法等。

用浸渍法提取天然药物成分，可采用极性依次增大的溶剂提取，也可采用混合溶剂如稀乙醇提取。渗漉法是现在实验室经常采用的方法，效率较浸渍法高，可用于大量天然药物的提取，最适宜的提取溶剂主要是水和乙醇。浸渍法和渗漉法一般在室温进行，不破坏天然药物的成分。煎煮法主要适用于用水作为溶剂的热提取，一般煎煮 3 次。回流提取法可以选择任何溶剂，尤其适用于有机溶剂提取。连续回流提取法（索氏提取，Soxhlet's extraction）适用于有机溶剂提取。煎煮法、回流提取法和连续回流提取法提取温度较高，提取效率也比较高，但杂质较多，另外加热时间长，有时会破坏天然药物中的成分，因此在不确定天然药物中的成分结构类型时，最好采用室温或短时间加热提取方法。

二、水蒸气蒸馏法

有些小分子成分如游离苯醌、萘醌、麻黄碱、烟碱、槟榔碱以及挥发油等具有挥发性，在100℃时有一定的蒸气压，当药材和水加热沸腾时，该类成分可以随水蒸气一起蒸馏出来，冷却后不溶或微溶于水，可以与水分开，因此，该类成分可以用水蒸气蒸馏的方法提取。例如用水蒸气蒸馏法从大蒜中提取抗菌有效成分大蒜素（allicin），从丁香（*Eugenia caryophyllata* Thunb.）的花蕾中提取丁香挥发油，从樟木中提取樟脑油等。用这种方法提取得到的成分杂质较少。

三、升华法

天然药物中有些化学成分具有升华性，例如有些小分子游离苯醌、萘醌、蒽醌等，可以用升华法提取。《本草纲目》中用升华法从樟木中提取樟脑（camphor）是世界上较早应用升华方法提取药材有效成分的记载。工业生产上利用升华罐加热茶叶，连接冷凝罐可以直接得到咖啡因；粗制樟脑用升华法可以得到精制樟脑；混有杂质的苯甲酸经升华法可以得到苯甲酸纯品。用这种方法得到的成分纯度较高。

升华操作中要求样品要干燥，用中草药或提取物为原料时，要求颗粒应很细才有利于操作。升华过程中，温度要加以控制，以免因过快升温造成某些成分被破坏。

四、提取方法进展

（一）超临界流体萃取技术[1]

超临界流体萃取（supercritical fluid extraction，SFE）是用超临界流体作为萃取剂进行萃取的技术。以水为例，只要水的温度达到374.4℃或以上，无论压力有多高，水分子之间的距离可能会变得很小，水蒸气的密度可能会变得很大甚至与液态的水接近，但是水不会变成液态，这个温度称为水的临界温度（374.4℃），与临界温度相对应的压力称为水的临界压力（22.2mPa）。任何化学性质稳定（指在达到临界温度不会分解为其他物质）的物质，都有固定的临界点：包括临界温度（T_c）和临界压力（P_c）。只要温度超过临界温度，压力超过临界压力，形成既非液体、又非气体的单一相态，称为超临界流体（supercritical fluid，SCF）。超临界流体具有气体、液体双重性，其密度、介电常数与液体接近，同时又具有气体的扩散性能（扩散系数与气体相近），因此超临界流体不仅具有液体溶剂较强的萃取能力，而且有与气体相近的高渗透能力和低黏度，同时表面张力为零，可以很快地进出被萃取的微小结构中。

超临界流体萃取技术就是控制体系的温度和压力使达到超临界状态，超临界流体对物质的溶解度很大，能迅速将所需要的物质转移到超临界流体中去。然后将其放到低压或常温分离器中，超临界流体变成气体状态回收，提取出的物质沉降在分离器的底部从而达到分离的目的，提取过程示意图见图2-1。

常用的超临界流体有二氧化碳、氨、甲醇、乙醇、乙烷、丙烷等，在天然药物成分提取中最常用的是二氧化碳。因为二氧化碳具有下列优点：①临界温度为31.3℃，接近室温，在此温度提取不会破坏天然药物的成分；②临界压力在73个大气压，易于操作；③安全、不燃烧及化学惰性，不污染环境和产品；④可防止被提取物氧化；⑤无毒；⑥价廉易得。

超临界二氧化碳的溶解性能相当于正己烷，适合非极性物质的萃取，例如挥发油等，如

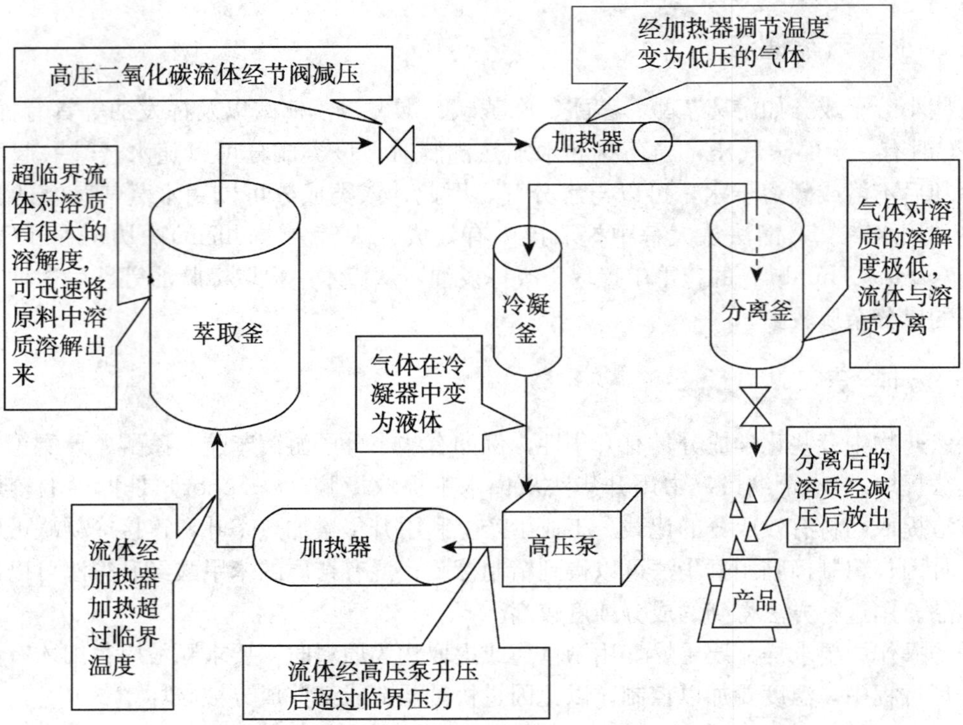

图 2-1　常规超临界二氧化碳提取过程示意图

果提取黄酮、生物碱等极性不太强的成分，可以加入少量的有机溶剂作为夹带剂，如水、乙醇、丙酮等，以增加二氧化碳的极性。提取强极性成分如蛋白质等，可以把萃取剂扩展到水溶液体系，加入全聚醚碳酸铵（PFPE）。

目前实验室和工业上利用超临界流体提取方法提取天然药物成分，最适合的一类成分是挥发油，如用超临界 CO_2 萃取当归中藁苯内酯。此外，还应用在生物碱、萜、黄酮、醌、苯丙素以及多糖和皂苷等类成分的提取，如用不同浓度乙醇作夹带剂，超临界 CO_2 萃取藏药雪灵芝中的总皂苷和多糖。

（二）超声提取法[2]

超声提取（ultrasonic extraction）的基本原理是利用超声产生的强烈振动破坏植物药材的细胞膜，超声产生的空化作用使得植物细胞周围形成微流，有利于溶剂渗透到植物细胞中，超声波使提取液不断震荡，加速有效成分的溶出和扩散，大大缩短了提取时间。由于超声振动是物理过程，而且提取温度较低，所以天然药物成分不会发生变化。超声提取与传统的回流提取、渗漉提取法等比较，具有提取速度快、时间短、收率高、无需加热等优点，作为中药分析的供试样品处理手段，已经广泛应用于皂苷、黄酮、生物碱等类成分的提取。

（三）微波辅助提取法[3]

微波辅助提取（microwave-assisted extraction，MAE）是指使用合适的溶剂在微波提取器中从天然药物中提取各种化学成分的技术和方法。其原理是在微波场中，利用不同结构的物质吸收微波能力的差异，使得天然药物中某些成分被选择性加热，从体系中分离，进入到介电常数较小、微波吸收能力相对差的提取溶剂中。此法具有快速高效、高度选择性、质量稳定等特点。如用微波辅助提取鹰爪豆碱及其代谢产物，可将产率从传统提取法的 52%

提高到 80%，且省时、省溶剂。

（四）加压液体提取

加压液体提取（pressurized liquid extraction，PLE）也称加压溶剂提取（pressurized solvent extraction，PSE）或加速溶剂提取（accelerated solvent extraction，ASE），是在特制的密闭容器内，通过升高压力使提取溶剂的沸点升高，使得提取过程在高于正常溶剂沸点的温度而溶剂仍维持液体状态的情况下进行。加压溶剂提取法具有快速、节约溶剂、高效以及重现性好等优点，广泛应用于天然药物成分的提取。

加压溶剂提取法提高提取效率的主要原因有：①升高温度，升高温度能增加溶剂的溶解性能，可以加快分子扩散的速度，从而加速整个提取过程，升高温度还可以降低溶剂的黏度和表面张力，使溶剂的渗透性更好；②高压作用，高压可以保证提取溶剂在高于其沸点的温度下仍保持液体状态，高压能增加溶剂对药材细胞的穿透力，高压还可以缩短溶剂在提取管中的填充时间。如应用加压溶剂提取法从 *Lysimachia clethroide* 提取 5 个黄酮类成分。

第二节　天然药物成分分离、纯化方法

从天然药物中提取得到的提取物，一般是很多成分组成的混合物，需要进行分离、纯化，才能得到单一的化学成分。分离、纯化方法很多，下面分别介绍。

一、一般的分离和纯化方法

（一）溶剂法

天然药物中含有的成分类型很多，同类成分由于结构中极性基团的多少及取代位置不同使得不同成分之间极性差别也很大，因此可以根据相似相溶的原理，用极性递增的溶剂依次提取，分别得到极性依次增强的成分。例如将药材用乙醇提取，得到总提取物浸膏，然后将浸膏依次用石油醚、乙醚、三氯甲烷、乙酸乙酯、丙酮、乙醇和水提取，或者选择其中的三种或四种不同极性的溶剂提取。

除了用上述方法将总提取物分成几个部分外，也可以利用不同化合物在一种溶剂中溶解度不同进行分离，如汉防己中的两种生物碱汉防己甲素（tetrandrine）和汉防己乙素（fangchinoline）结构非常相似，但汉防己甲素比汉防己乙素多了一个甲氧基，少了一个羟基，两者在苯中的溶解度不同，将混合物用苯处理，汉防己甲素溶于苯，汉防己乙素则不溶。

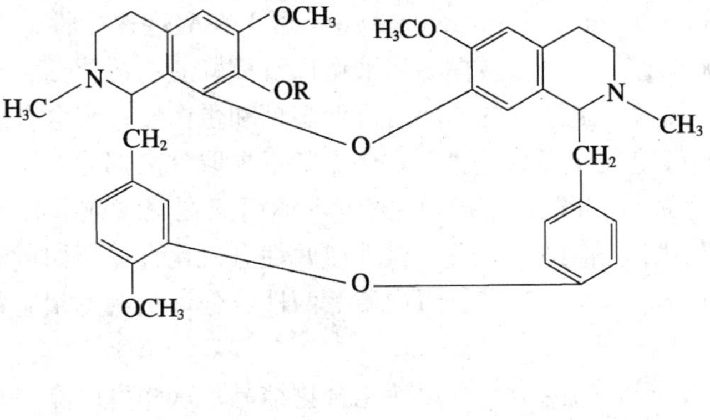

汉防己甲素　R=CH_3
汉防己乙素　R=H

（二）两相溶剂萃取法

萃取法是利用混合物中各成分在两种互不相溶的溶剂中分配系数不同而达到分离的方法。萃取时各成分在两相溶剂中的分配系数相差越大，分离效率越高。萃取溶剂的选择与药用部位和有效成分的结构类型有关，如叶类药材含有叶绿素较多，可以将乙醇提取物浸膏悬浮在水中，选择石油醚萃取脱叶绿素；如果提取游离黄酮类成分，将乙醇提取物浸膏悬浮在水中，用乙酸乙酯萃取即可；如果提取皂苷类成分，可用乙醇或稀乙醇提取，将浓缩后的水溶液依次用三氯甲烷、乙酸乙酯萃取，除去亲脂性杂质，再选择正丁醇萃取可得到皂苷类成分。如果药材化学成分类型不清楚，经常将总提取物的水浓缩液，选择几种不同极性且与水不相混溶的有机溶剂，如石油醚、乙醚或三氯甲烷、乙酸乙酯、正丁醇等依次进行萃取，得到极性不同的几个部分。

（三）酸碱法

总提取物用酸（一般用1%～2%盐酸）或碱（一般用0.1mol/L氢氧化钠）处理，可以分为三部分：溶于酸的是碱性成分（如生物碱），溶于碱的是酸性成分（如黄酮、蒽醌等），酸碱不溶的是中性成分。还可以利用待分离化合物的酸性或碱性强弱不同进行分离，如结构不同的黄酮类成分酸性强弱不同，结构不同的生物碱碱性强弱也不同，可以利用不同pH溶液梯度萃取达到分离的目的。详见黄酮、蒽醌和生物碱分离实例。

（四）沉淀法

在混合物水或稀醇溶液中加入某些沉淀剂使一些成分沉淀析出，达到与其他成分分离的目的。沉淀的可以是有效成分，也可以是杂质。

1\. 铅盐沉淀法　最常用的沉淀剂是中性及碱式醋酸铅。中性醋酸铅在水或稀醇溶液中可与某些酸性或酚性成分结合形成沉淀，如有机酸、蛋白质、氨基酸、鞣质、黏液质、酸性皂苷、树脂、有邻二酚羟基的黄酮及酸性多糖等。碱式醋酸铅沉淀的范围更广，除了可以被中性醋酸铅沉淀的成分外，还可以沉淀中性成分，如中性皂苷、一般的黄酮、中性多糖及一些生物碱等。通常的方法是在天然药物水或醇提取液中加入醋酸铅浓溶液，静置后滤出沉淀，于滤液中加入碱式醋酸铅饱和溶液至不再产生沉淀为止，这样得到醋酸铅沉淀物、碱式醋酸铅沉淀物和溶液三部分。分别将铅盐沉淀悬浮于有机溶剂中，通入硫化氢气体，使铅盐沉淀分解并转化为不溶性的硫化铅沉淀，溶液中即为被纯化的成分。

2\. 试剂沉淀法　有些类型的化学成分会与特殊的试剂产生沉淀反应，如胆固醇与皂苷生成沉淀；某些生物碱沉淀试剂（如苦味酸等）可与生物碱生成不溶性复盐沉淀，如水溶性的季铵生物碱很难用萃取的方法纯化，但可与雷氏铵盐生成生物碱雷氏盐沉淀；硫酸铵可以沉淀酸性皂苷；氢氧化钡沉淀中性皂苷；季铵氢氧化物如CTA-OH（cetyl trimethyl ammonium hydroxide）以及CP-OH（cetylpyridium hydroxide）可以在酸性、中性、微碱性、碱性中分级沉淀不同的多糖；咖啡碱、明胶、蛋白质溶液可以沉淀鞣质；氯化钙、石灰可以沉淀有机酸等；水提取浓缩液中加入一定浓度的乙醇可沉淀多糖和蛋白质；将含有皂苷的醇溶液加入丙酮、乙酸乙酯或乙醚可使皂苷沉淀析出，实例见各章提取分离部分。

3\. 酸碱沉淀法　利用某些成分在酸（或碱）中溶解，继而又在碱（或酸）中生成沉淀的性质达到分离的方法。主要用于分离纯化酸性、碱性或两性有机化合物，如黄酮、蒽醌等酚酸性成分，生物碱等碱性成分，以及氨基酸、蛋白质等两性成分，实例见相应各章。

（五）结晶与重结晶法

大部分天然产物是固态，选择合适的溶剂可以使化合物结晶，这样可以测定其熔点，有利于结构鉴定。结晶法是利用混合物中各成分在溶剂中溶解度不同达到分离的方法。该混合物必须是经过其他方法处理后以其中一个成分为主，如果杂质太多，则很难析出结晶。

（六）盐析法

在天然药物提取液中，加入无机盐（常用氯化钠、硫酸钠、硫酸镁、硫酸铵等）使达到一定浓度或饱和，可以使某些成分在水中溶解度降低而沉淀析出，从而与水溶性大的成分分离。例如自三颗针中用0.2%硫酸溶液提取生物碱，提取液加石灰粉调pH 9～11，滤液加氯化钠，放置析出小檗碱盐酸盐。

（七）分馏法

有些天然药物成分常温下是液态，可以利用混合物中各成分的沸点不同进行分离，例如减压分离挥发油成分，一般在35～70℃/10mmHg蒸馏出来的是单萜烯类化合物，在70～100℃/10mmHg蒸馏出来的是含氧的单萜化合物，在更高温度蒸馏出来的是倍半萜烯及其含氧化合物。毒芹总碱中的生物碱有毒芹碱（coniine）和羟基毒芹碱（pseudoconhydrine），前者沸点为166～167℃，后者沸点为226℃，利用常压或减压分馏的方法可以进行分离。

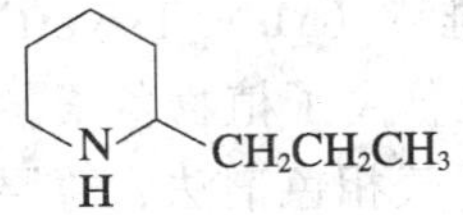

毒芹碱

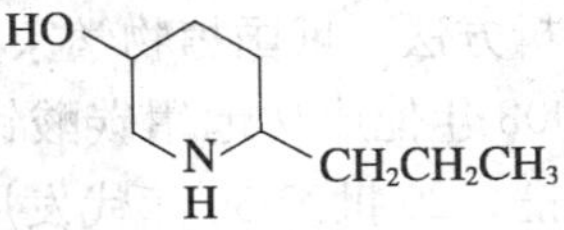

羟基毒芹碱

（八）吸附法

吸附法是利用吸附剂对混合物中各成分吸附能力不同进行分离。可以用吸附剂吸附杂质，也可以吸附有效成分。常用的吸附剂有氧化铝、硅胶、硅藻土、氧化镁、活性炭等。如日本学者将20ml乌龙茶汁通过填充有30g硅藻土的吸附柱，再用150ml二氯甲烷洗脱可以得到纯的咖啡因，另外也可以将乌龙茶汁通过填充有活性炭的吸附柱，用70%醋酸洗脱得到纯的咖啡因。纯化皂苷时可采用在皂苷甲醇溶液中加入新煅烧过的氧化镁吸附糖、鞣质、色素等杂质，也可以在皂苷水溶液中加入大孔吸附树脂吸附皂苷，除去水溶性杂质，然后再用不同浓度的醇洗脱得到皂苷。

（九）制备衍生物法

一些结构特别相似的化合物，分离困难时，可以制成衍生物再分离，分离后再还原。要特别注意制成的衍生物最好可以还原到原来的形式。

常利用制备衍生物法分离的天然产物如含糖多的皂苷可以制成乙酰化物分离；用Girard试剂使酮类化合物生成水溶性腙与其他脂溶性成分分离；游离生物碱可以制成水溶性盐与其他脂溶性成分分离等。

（十）膜分离技术

膜分离技术是现代分离技术领域中先进的技术之一，利用小分子物质在溶液中可以通过具有一定孔径的膜，而大分子物质不能通过的性质达到分离的目的。使用的膜有超滤膜、微孔滤膜、半透膜、反渗透膜等，可以在原生物体系环境下实现物质分离，高效浓缩富集产物，有效去除杂质。

实验室经常使用的透析膜有动物性膜、火棉胶膜、羊皮纸膜（硫酸纸膜）、再生纤维纸膜、玻璃纸膜或蛋白胶膜等。以半透膜为例，分离的关键是选择合适的半透膜，也就是合适的孔径，使小分子成分（无机盐、单糖、双糖）透过半透膜，大分子物质（蛋白质、多肽、多糖）不能透过半透膜而留在膜内。

超滤技术是指常温下以一定压力和流量，利用不对称微孔结构和半透膜分离介质并以错流方式进行过滤，使溶剂及小分子物质通过，高分子物质和微粒子如蛋白质、水溶性高聚物、细菌等被滤膜阻留，从而达到分离、纯化、浓缩的新型膜分离技术，能够分离分子量为1千到1百万的物质。使用不同的超滤膜如醋酸纤维、磺化聚砜、聚砜、聚砜酰胺、聚丙烯腈，能够对分子量为5千、2万、3万、7万的不同物质进行选择性截留。如以1万～3万分子量超滤膜制备注射用水、输液及中药注射液，以5万～7万分子量超滤膜制备口服液和固体制剂。

二、色谱法[4]

色谱法又称层析法或层离法，是一种使不同分子相互分离的过程，当混合样品被导入一固定相的支持体中，另一流体（流动相）通过时，由于样品各组分与固定相和流动相相互作用的大小不同，使各组分通过固定相支持体的速率不同而得到分离。色谱法是目前使用最广泛和最有效的分离、分析方法。俄国植物学家茨维特（M. S. Tswett）最早提出色谱（chromatogram）的概念，1903年他成功地用碳酸钙柱分离了植物色素。20世纪30—40年代发展了柱分配色谱、纸色谱；20世纪50年代发展了气相色谱法、薄层色谱法；20世纪60年代发展了凝胶色谱法及高效液相色谱法，高效液相色谱在分离速度及分辨率上较经典的液相柱色谱有很大提高，另外高效液相色谱仪可配以紫外、蒸发光散射、荧光等多种检测器，可用于各种类型化合物的分析、制备；20世纪70年代发展了高效毛细管气相色谱法；20世纪80年代发展了毛细管电泳和电色谱；之后又发展了高效液相色谱与质谱、核磁共振仪联机使用，更加大了高效液相色谱的应用范围和效能。由于使用高效液相色谱制备化合物成本较高，所以一般先使用传统的溶剂分离等方法以及常压柱色谱分离纯化，对于难分离、含量较低的成分最后再用制备或半制备高效液相色谱进行分离。

（一）色谱法的分类

色谱分类方法很多，根据分离操作方法不同分为薄层色谱（thin layer chromatography，TLC）、纸色谱（paper chromatography，PC）和柱色谱（column chromatography，CC）。薄层色谱是将固定相涂布在玻璃板或铝箔上，纸色谱是将固定相吸附在经过特殊处理的纸上，柱色谱是将固定相填充在玻璃柱或不锈钢柱内，当柱内径小于0.5 mm甚至到几十微米时，则变成毛细管柱色谱（capillary column chromatography）。根据分离原理不同分为吸附色谱（adsorption chromatography）、分配色谱（partition chromatography）、离子交换色谱（ion exchange chromatography）、凝胶过滤色谱（gel filtration chromatography）和亲和色谱（affinity chromatography）等。

色谱法是分离和鉴定化合物的有效方法，特别是当应用传统的溶剂法等不能很好分离化合物时，应用各种色谱技术能够达到很好分离化合物的目的。下面根据分离化合物的原理不同，介绍几种常用的色谱分离方法。

（二）吸附色谱

吸附色谱是利用固体吸附剂对混合物中不同组分的吸附能力不同而使其分离的一种色谱方法。常用的吸附剂有硅胶、氧化铝、活性炭、聚酰胺和硅藻土等。适合分离分子量中等（分子量<1000）的样品，不适合分离高分子量样品如蛋白质、多糖或离子型化合物。吸附

色谱的分离效果决定于吸附剂、洗脱剂和被分离化合物的性质。

吸附剂的性质与选择是吸附色谱中的关键所在。一般对吸附剂的要求是有较大的表面积与足够的吸附能力；对不同的化学成分有不同的吸附能力；与溶剂（用来溶解样品的溶剂）、洗脱剂（用来洗脱吸附柱的溶剂）及样品中各成分不起化学反应；在所用的溶剂及洗脱剂中不溶解；颗粒均匀，在操作过程中不会破裂。另外，吸附剂必须具有一定的活度，活度太高或太低都不能使混合物中各组分得到有效的分离。吸附色谱的分离效果又与洗脱剂和被分离化合物的性质有关，下面介绍常用的吸附剂以及相关的影响因素。

1. 硅胶（silica gel） 色谱硅胶为多孔结构，具有（—Si—O—Si—）的交链结构，表面有很多硅醇基团（—Si—OH），能吸着很多水分，该水分几乎成游离状态存在，因此当加热至100℃左右能可逆地被除去。

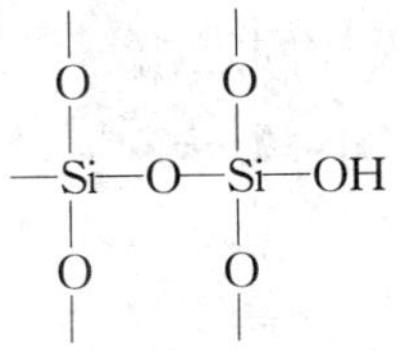

硅胶结构

硅胶是一种极性吸附剂，其吸附能力与硅醇基的数目及含水量有关，硅醇基的数目越多，硅胶的吸附能力越强，硅胶的吸附力随着含水量增加而降低，当硅胶含水量>17%时，不再有吸附作用，只能作为分配色谱的载体。因此硅胶在使用前最好加热至100～110℃活化以除去水分子。此外，硅胶的表面积、表面结构、微孔体积以及微孔半径均影响色谱分离的效果。

硅胶主要是通过硅醇基与极性或不饱和分子相互作用，同时有弱的非特异性吸附。硅胶有弱酸性，与碱性化合物容易产生化学吸附。硅胶色谱适用范围广，可分离非极性、极性化合物，如挥发油、萜类、甾体、生物碱、强心苷、皂苷、蒽醌、黄酮等。

利用硅胶色谱分离化合物时，化合物的极性越大，吸附力越强。化合物极性大小与分子中基团的极性大小有关，天然药物中常见基团的极性由大到小的顺序为：羧基> 羟基 > 氨基> 酯基> 醛基> 酮基>醚> 烯基> 烷基。分子中极性基团越多，化合物的极性越大；极性基团数目相同的同系物，碳原子数目越多，化合物的极性越小。因此理论上只要化合物结构有差别，就可以用硅胶色谱分离。

利用硅胶色谱分离化合物，选择洗脱溶剂时要考虑被分离物质的极性。当被分离物质为弱极性成分，一般选择弱极性溶剂；当被分离物质为强极性成分，则需选择强极性溶剂。常用溶剂极性由大到小顺序为：水>甲醇或乙醇>丙酮>乙酸乙酯>三氯甲烷>乙醚>苯>己烷。一般分离化合物时，经常选择混合溶剂作为流动相，混合溶剂常常是极性溶剂和非极性溶剂按照不同比例进行混合，硅胶色谱常用的溶剂系统有石油醚-乙酸乙酯、三氯甲烷-甲醇等。

用硝酸银溶液处理过的硅胶对不饱和烃类化合物有很好的分离效果，一般双键越多，吸附能力越强；双键数目相同时，顺式双键比反式双键容易与银络合而被吸附，双键在末端时，容易与银络合而被吸附。

2. 聚酰胺（polyamide） 聚酰胺是内酰胺的多聚体，为白色多孔非晶形粉末。由于结构中有丰富的酰胺键，可与酚类、醌类、硝基化合物等形成分子间氢键而被吸附，从而与不能形成分子间氢键的化合物分离。

$$\left[-\underset{\underset{\displaystyle O}{\|}}{C}-NH(CH_2)_5- \right]_n$$

聚酰胺的吸附能力与被分离化合物的性质以及溶剂有关。被分离化合物中能形成氢键的酚羟基、羧基或羰基等基团越多，吸附力越强；芳香核以及共轭双键越多吸附力越强；易形成分子内氢键的化合物吸附力较弱。从聚酰胺柱上洗脱被吸附的化合物是通过溶剂分子取代被吸附化合物而实现的，即溶剂分子与聚酰胺形成新的氢键代替原来的化合物与聚酰胺间的氢键，一般常用的洗脱剂是在水中递增甲醇、乙醇或丙酮的含水溶剂。由于聚酰胺结构中既有极性的酰胺键又有非极性的脂肪链，因此在不同类型的溶剂中聚酰胺具有“双重色谱”的性能。当用含水极性溶剂为移动相时（如甲醇-水、乙醇-水或丙酮-水等），聚酰胺作为非极性固定相，其色谱行为类似反相分配色谱，黄酮苷比黄酮苷元先洗脱。当用非极性溶剂（如三氯甲烷-甲醇）为移动相时，聚酰胺作为极性固定相，其色谱行为类似正相分配色谱，苷元比苷容易洗脱。聚酰胺色谱最适合分离黄酮、醌类等成分，也可分离萜类、甾体、生物碱及糖类[5]。

3. 氧化铝（Al_2O_3）　氧化铝是氢氧化铝在高温（600℃）脱水制得，具有微碱性，适合分离中性或碱性化合物，如生物碱等，不适合分离醛、酮、酯和内酯等成分，因为有时碱性氧化铝可与上述成分发生反应，如异构化和氧化反应等。目前除了分离生物碱外，很少用氧化铝分离其他类型化合物，基本上用硅胶代替，但是氧化铝吸附树脂、叶绿素及其他杂质能力比硅胶强，常用其预处理提取物以除去杂质。氧化铝的活度与含水量关系极大，一般在使用前需要在 200 ℃左右加热 4～6 小时活化得Ⅰ～Ⅱ级氧化铝，测定活度，根据实际需要加入一定量的水以降低活度，一般色谱用Ⅲ级，因为活度过高会降低吸附的选择性。

氧化铝是极性吸附剂，利用氧化铝色谱分离化合物，考虑的影响因素同硅胶色谱，氧化铝对极性大的化合物吸附力大，溶剂极性越大则洗脱力越强。

4. 活性炭　活性炭色谱是分离水溶性成分的主要方法之一。活性炭以木屑为原料高温炭化而成，通常呈粉末状或颗粒状。粉末状活性炭颗粒极细、吸附力强，但流速慢，色谱过程中需加压或减压操作，因此色谱用活性炭通常选择颗粒状的，易于控制流速。活性炭对芳香族化合物的吸附力大于脂肪族化合物，对大分子化合物的吸附力大于小分子化合物，对极性基团（如—COOH、—NH_2、—OH 等）多的化合物吸附力大于极性基团少的化合物，因此可用于分离芳香族化合物与脂肪族化合物、氨基酸与肽、单糖与多糖等。活性炭的吸附作用在水溶液中最强，在有机溶剂中最弱，因此水的洗脱能力最弱，有机溶剂的洗脱能力最强，常用的洗脱剂是乙醇-水，随着乙醇浓度递增洗脱力增加，有时也用稀甲醇、稀丙酮、稀乙酸溶液洗脱。使用前应先将活性炭于 120 ℃加热 4～5 小时以除去所吸附的气体。

5. 大孔吸附树脂　大孔吸附树脂（macroporous adsorption resin）是一种不含离子交换基团的、具有大孔结构的高分子吸附剂，依靠其与被吸附分子之间的范德华力，通过巨大的比表面积进行物理吸附。大孔吸附树脂主要以苯乙烯为原料，二乙烯苯为交联剂，加入一定比例的致孔剂聚合而成，分为非极性吸附树脂、中极性吸附树脂和强极性吸附树脂。非极性吸附树脂由苯乙烯和二乙烯苯缩合而成，具有比较大的孔，洗脱性良好，适用于较大分子物质的吸附。中极性吸附树脂含酯基，表面兼有疏水和亲水两部分，既可吸附非极性物质又可吸附极性物质，如天津海光化工有限公司生产的 D-101 系列产品，罗门哈斯（Rohmhaas）生产的 Amberlite XAD 16 等系列产品，日本三菱化学（Mitsubishi Chemical）生产的 Di-

aion HP 20、SP825 等系列产品，适合分离极性适中的成分，如黄酮、皂苷等。极性与强极性吸附树脂含酰胺基、氰基、酚羟基等极性基团，适用于从非极性体系中分离极性物质。罗门哈斯生产的 Amberlite FP 系列产品具有脱色和去盐的功能。北京化工七厂生产的 R-A 型大孔吸附树脂，是在致孔剂存在下以苯乙烯、二乙烯苯为主体与极性单体共聚后得到的大孔吸附树脂，对弱极性成分吸附强，可用于吸附叶绿素等色素。大孔吸附树脂理化性质稳定，耐酸、碱，能多次吸附，可再生反复使用。一般将混合物的水溶液经过树脂后，依次以水、10%～100%甲醇（体积分数）、乙醇或者丙酮等进行梯度洗脱。再生时用甲醇或丙酮浸泡洗涤，必要时用 1mol/L 盐酸或氢氧化钠溶液浸泡，然后用蒸馏水洗涤至中性，浸泡在甲醇或乙醇中备用。

（三）分配色谱

分配色谱是利用混合物中不同组分在两种互不相溶的溶剂中的分配系数不同进行分离的。分配系数 K＝固定相中化合物浓度/流动相中化合物浓度。分配色谱一般是用一种多孔物质吸附一种溶剂，这种多孔物质称为支持剂（或载体），被吸附的溶剂在分离过程中始终固定在支持剂上，称为固定相（stationary phase）。用另一种溶剂进行洗脱，该溶剂在分离过程中始终是移动的，称为流动相（mobile phase）。根据固定相和流动相的极性大小，将分配色谱分为正相分配色谱和反相分配色谱。

1. 正相分配色谱（normal phase partition chromatography） 固定相为极性溶剂，流动相为非极性溶剂，称为正相分配色谱。常用的支持剂有硅胶（含水超过 17%）、硅藻土、纤维粉等。常用的固定相有水、甲酰胺等。常用的流动相有水饱和正丁醇、正丁醇-醋酸-水、三氯甲烷-甲醇-水等。

2. 反相分配色谱（reverse phase partition chromatography） 流动相的极性大于固定相极性时称为反相分配色谱。当一些天然产物在正相分配色谱中由于分配系数太小不能被分离时，可采用反相分配色谱，即固定相为非极性溶剂，流动相为极性溶剂。反相分配色谱最早是用硅油、液体石蜡等作为固定相，以极性大的溶剂作为流动相，后发展为将载体（支持剂）的亲水性基团（—OH）酯化，即将固定相固定在载体上制成键合相硅胶。硅胶表面的硅醇基能与各种醇如氯乙醇、正辛醇、聚乙二醇等在一定温度下加热脱水形成单分子键合固定相（Si—O—C 型），或与不同长度的烷基（如十八烷基）三氯硅烷聚合形成交联网状结构的烷基化学键合相（Si—O—Si—C 型），或与各种有机胺反应生成具有 Si—O—Si≡N 键的各种不同极性基团的化学键合相。这些键合相硅胶可以提高分离选择性，普遍应用于高效液相色谱。最常用的键合相硅胶（反相硅胶）有 RP-2、RP-8 和 RP-18，即硅胶表面分别键合了乙基（$—C_2H_5$）、辛基（$—C_8H_{17}$）和十八烷基（$—C_{18}H_{37}$）。反相分配色谱常用不同比例的甲醇-水、乙醇-水或乙腈-水作为流动相。根据键合相硅胶的粒度，可用于常压至高压的各种液相色谱分离，常压分离一般使用 75～120 μm 粒度范围的键合相硅胶。

3. 逆流分配色谱（counter-current distribution，CCD） 用液液分配方法分离化合物常需几十次甚至上百次萃取，用常规的分液漏斗不能满足需要，所以出现了 CCD 法，其为一种多次、连续的液-液萃取过程，是用多根萃取管代替分液漏斗组成的串联仪。如用三氯甲烷从川楝树皮的水浸液中萃取川楝素（toosendanin）即是采用该种方法。

4. 液滴逆流色谱（droplet counter-current chromatography，DCCC） 原理同两相溶剂萃取法，由于 CCD 法用多根萃取管振摇，萃取管容易破裂，所以发展了 DCCC 法。DCCC 法使用的仪器是将几百至上千根内径为 2.0～10.0mm 的分配萃取管串连在一起。将固定相溶液充满萃取管，通过加压使流动相成液滴状通过固定相，使溶质在两相间连续分配萃取，达到分离的效果。避免了用固体作为支持剂而存在的不同程度的不可逆吸附而造成的样品的变性或损失。适用于亲水性成分的分离，例如皂苷、生物碱、酸性化合物、蛋白质、多肽、氨基酸及糖类等。适合液滴逆流色谱的溶剂系统要考虑溶质在两相间的分配系数以及是否能在短时间内分配成两相，并可生成有效的液滴，常用的溶剂系统有：正丁醇-醋酸-水（4∶1∶5）以及不同比例的三氯甲烷-甲醇-水等。由于移动相形成液滴，在细的分配萃取管中与固定相有效地接触、摩擦，不断形成新的表面，促进溶质在两相溶剂中的分配，因此分离效果比逆流分配法好。与制备型 HPLC 相比，采用 DCCC 法溶剂消耗量较小，分离样品量较大，如采用内径 3.4mm 的仪器能一次分离 6.4g 提取物样品，采用内径10mm的大内径管柱能分离 16g 样品，但是缺点是分离时间过长，分辨率较低，且事前需要花费较多时间选择合适的分离溶剂系统。例如用 DCCC 法一次分离 *Tecoma stans* 提取物 130mg，流动相为三氯甲烷-甲醇-水（7∶13∶8）上层，经 6h 分离得到 27mg 纯的槲皮素-3-*O*-葡萄糖苷。

5. 高速逆流色谱（high speed counter-current chromatography，HSCCC）[6]　由于 DCCC法操作时间长，又出现了耐用且分离时间短的 HSCCC 法。HSCCC 法是美国国立健康研究所 Ito 博士研制开发的。将几百米长的聚四氟乙烯管螺旋缠绕构成分离管柱，管柱绕公转轴公转，同时自转作行星式运动。在螺旋空管中注入互不混溶的两相溶剂，其中一相作为固定相，同时不断由恒流泵注入另一相（流动相），由于行星运动产生的离心力场使固定相保留在螺旋管内，利用恒流泵连续输入流动相，流动相则不断穿透固定相，利用螺旋管方向性与高速行星式运动相结合，产生的一种独特的流体动力学现象，使两相溶剂在螺旋管中实现高效接触、混合、分配和传递，随流动相进入螺旋柱的溶质在两相之间反复分配，按分配系数的次序依次洗脱，其原理见图 2-2。由于高速逆流色谱没有固定相填充，克服了固定相载体带来的样品吸附、损失、污染和峰形拖尾等缺点，具有无不可逆吸附、回收率高、操作简便等特点，在天然产物分离中应用非常广泛。

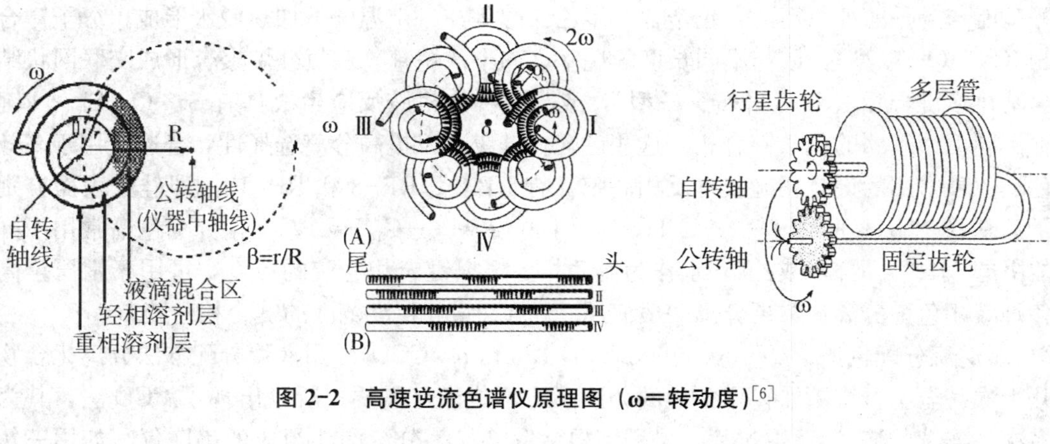

图 2-2　高速逆流色谱仪原理图（ω=转动度）[6]

正确选择溶剂体系是 HSCCC 法成功分离的关键，通常溶剂体系分三类：亲水体系，由极性小的非水相与水相组成，两相极性相差很大；亲油体系，由高极性的非水相与水相组成，两相极性相差不大；还有一类介于两者之间，为中间体系。选择溶剂体系遵循的两个原则是：①溶剂体系的分层时间小于 30s；②目标样品的分配系数接近 1，容量因子大于 1.5.

比较经典的溶剂体系有正己烷-乙酸乙酯-正丁醇-甲醇-水和三氯甲烷-甲醇-水体系，对于未知样品的分离，可以先采用正己烷-乙酸乙酯-甲醇-水（1：1：1：1）或三氯甲烷-甲醇-水（10：3：7）尝试，再根据目标组分的分配系数调整溶剂组成，如可用乙醇代替甲醇增加体系的疏水性，加入盐（乙酸铵等）或酸（三氟乙酸或乙酸）增加体系亲水性。如用超临界CO_2法提取 *Patrinia villosa* Juss. 中的黄酮类成分，用正己烷-乙酸乙酯-甲醇-水（5：6：6：6 *V/V*）系统经 HSCCC 分离得到 3 个黄酮类化合物。甘草（*Glycyrrhiza uralensis* Risch.）提取物粗品（80mg）用 HSCCC 法（正己烷-乙酸乙酯-甲醇-乙腈-水＝2：2：1：0.6：2 *V/V*）一步分离得到甘草素（13.8mg，纯度 98.9%）和异甘草素（8.5mg，纯度 98.3%）。

（四）离子交换色谱

离子交换色谱是利用不同组分对离子交换剂亲和力不同进行分离。离子交换剂是一种不溶性的高分子化合物，在水溶液中能与溶液中的阳离子或阴离子进行离子交换，这种交换是可逆的。

$$R^-A^+ + B^+ \rightleftharpoons R^-B^+ + A^+$$

最常用的离子交换剂是离子交换树脂，是一种合成的高分子化合物，呈球形或无定型粒状，分为两大类，即阳离子交换树脂与阴离子交换树脂。阳离子交换树脂有强酸型（$—SO_3H$）和弱酸型（$—COOH$，$—PO_3H$）；阴离子交换树脂也分为强碱型［季铵基$—N^+(CH_3)_3X^-$，$—N^+(CH_3)_2(C_2H_4OH)X^-$］和弱碱型（伯胺、仲胺、叔胺基），其结构示意图见图2-3。

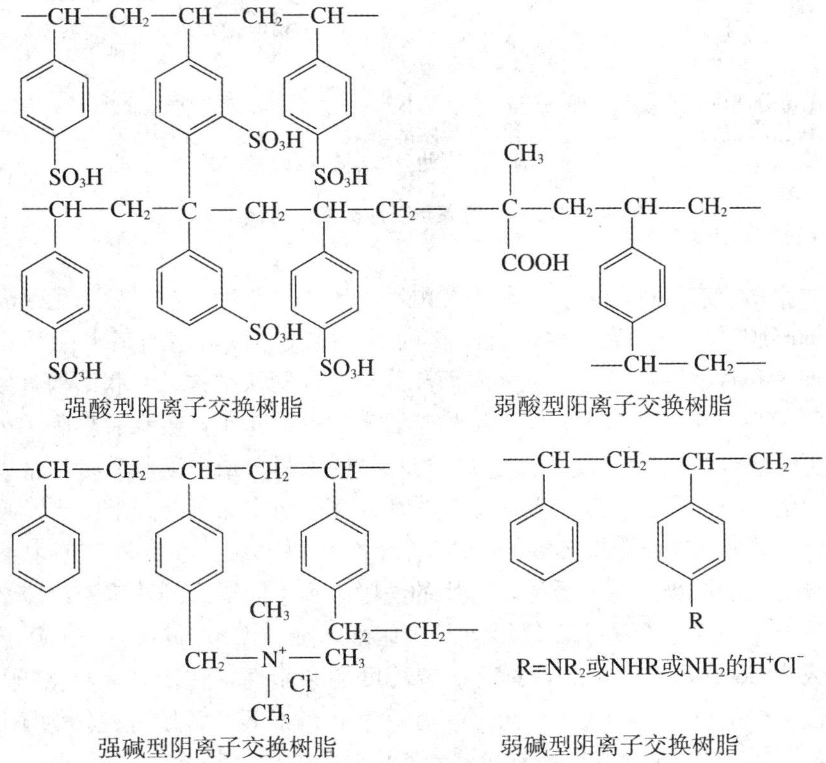

图 2-3 离子交换树脂结构示意图

混合物的样品溶液（以离子形式存在）通过离子交换树脂柱，混合物中的离子交换在树脂上，然后调整洗脱液至适当的 pH，使组分中不同成分有的以离子型、有的以游离型存在，游离型存在的成分不被树脂吸附，用可溶溶剂洗脱，达到分离的目的。离子交换树脂色谱适用于分离生物碱（阳离子）、氨基酸（酸性、碱性）、有机酸和酸性多糖等成分。对于中性糖，可以在硼酸溶液中形成糖的硼酸络离子（阴离子）进行分离。

还有一种是螯合性离子交换树脂（chelate ion exchanger），主要是选择性吸附一些金属离子，如南开大学化工厂生产的 D190 大孔苯乙烯系巯基树脂，专门用于除汞；D401 大孔苯乙烯系螯合性树脂，可选择性吸附二价金属离子。

（五）凝胶过滤色谱

凝胶过滤色谱又称分子排阻色谱（molecular exclusion chromatography）或凝胶渗透色谱（gel permeation chromatography）。凝胶是一种具有许多孔隙的网状结构的有机高聚物，吸水膨胀后产生许多网眼，当混合物溶液经过凝胶时，比孔隙小的分子可以自由进入凝胶颗粒内部，比孔隙大的分子则不能进入，以一定的溶剂洗脱该色谱柱时，大分子成分很容易被洗脱，小分子成分由于向孔隙内扩散或移动最后被洗脱（图 2-4）。由于洗脱顺序主要是按照分子量大小，所以又称分子筛（molecular sieves）。

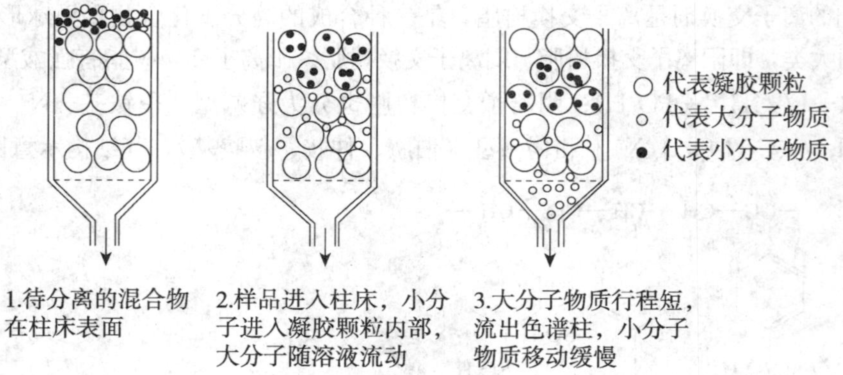

图 2-4　葡聚糖凝胶分离示意图

凝胶种类很多，有葡聚糖凝胶、聚丙烯酰胺凝胶、琼脂糖凝胶、聚苯乙烯凝胶等，最常用的是葡聚糖凝胶。凝胶分为亲水性凝胶和疏水性凝胶。最常用的亲水性凝胶是葡聚糖凝胶，是由葡聚糖和甘油基通过醚桥相交联而成的多孔性网状结构，交联结构直接影响凝胶网状结构中孔隙大小，交联度越大，网状结构越紧密，孔隙越小，吸水时膨胀越小。交联度不同直接影响可分离成分的分子大小，交联度可用“吸水量”或“膨胀质量”来表示，即每克干凝胶所吸收的水分质量。G 代表葡聚糖凝胶，后面的数字表示凝胶的吸水量乘以 10 的值，如 G-25 的吸水量为 2.5 ml/g。Sephadex G 在水中可以膨胀，在有机溶剂中不膨胀，适合分离亲水性成分，如多糖、蛋白质等，常用的洗脱剂为不同浓度的盐溶液。疏水性凝胶是在交联葡聚糖分子中引入一个基团，以增大其亲脂性，如在 Sephadex G-25 分子上引入羟丙基成醚链即成为 Sephadex LH-20，具有一定程度的亲脂性，在许多有机溶剂中可以膨胀，可用于亲脂性成分的分离，如黄酮、蒽醌、香豆素和色素等，常用洗脱剂为不同比例的醇-水、丙酮-水等系统，洗脱剂的选择应和被分离化合物的极性相近。

（六）亲和色谱[7]

亲和色谱是依据蛋白质等大分子能够通过范德华力、疏水力、空间和静电相互作用，与固定于基质的配位体特异、可逆地结合在一起的特性，从复杂的生物样品中分离得到所需要的目标产物的一种色谱方法，是基于生物大分子与配位体之间的生物学特异性而不是物理-化学性质，因此具有选择性强、纯化效率高等优点。用亲和色谱法分离生物大分子主要考虑两方面因素：基质和配位体。

对基质的要求是表面积大；基质颗粒为均匀的球形，有一定的机械硬度和化学稳定性；非特异性吸附弱；抗生物降解；有一定粒度；可直接或通过间隔臂与配位体连接而功能化。常见的基质有三种：①以琼脂糖为代表的多糖类软胶，如 Sepharose CL-4B、CL-6B 等，不易吸附敏感生物大分子，也不使其变形，pH 适用范围比较广，亲和容量高，价格便宜，缺点是质软，不耐压，较低 pH 范围内易降解。②控制孔径的多孔玻璃，特点是不溶解，几乎不受洗脱液、压力、流速、pH 和离子强度变化的影响，缺点是非特异性吸附较强。③硅胶，机械强度高，有很好的流体动力学性质和化学稳定性，不溶于有机溶剂，无生物降解，孔径和形状容易控制，价廉。Bjorklund 等以硅胶为基质纯化了有治疗作用的蛋白-溶血酶。硅胶的缺点是非特异性吸附强。有报道用高分子涂层硅胶代替一般硅胶，如 Lakhiari 等用表面包敷一层葡聚糖的大孔硅胶作基质，连接 *N*-乙酰神经氨酸，分离得到高纯度的胰岛素。基质的结合容量与其表面积成正比，因此直径 1～3μm 的硅胶和有机聚合物的无孔微粒的表面积大，刚性好，结合容量高，Lee 等以平均直径 1.4μm 的无孔硅球作基质，分离纯化了人免疫球蛋白 IgG。

亲和色谱法是利用蛋白质和配位体之间的选择性亲和相互作用分离的，因此配位体是分离能否成功的关键。一般配位体是选择那些与互补溶质（被分离的蛋白）有天然配对倾向的物质，如抗原、抗体、植物凝集素或酶抑制剂等，应该具有高的选择性。常见的配位体有四种：①生物来源的配位体，优点是高选择性，如以鸡卵类黏蛋白为配位体分离胰蛋白酶，以蛋白 A 为配位体分离人 IgG，把双链 DNA 接到纤维素上纯化链霉菌脱氧核糖核酸酶。②人工合成的亲和配位体，以 CI Reactive Blue 两类染料应用最广，这类配位体能模拟酶的核苷酸连接位点，其发色团 Cibacron Blue F3G-A 与基质偶联后可以对许多生物大分子显示亲和性，已广泛应用于纯化脱氢酶、激酶、氧化酶、蛋白酶、核酸酶、转移酶、连接酶和许多血液蛋白质。③以金属离子的螯合物作为配位体，广泛应用于基因重组技术产生的含有色氨酸和组氨酸残基的蛋白质和多肽的分离纯化。常用的金属有 Cu^{2+}、Zn^{2+}、Co^{2+}、Ni^{2+} 等，将其固定在固定相上，在高 pH 下吸附蛋白质，低 pH 下被洗脱，例如将 Cu^{2+} 螯合物配位体接于纤维素基质，分离得到高纯度的人生长激素。④小分子氨基酸，如用赖氨酸、精氨酸、色氨酸、组氨酸等作亲和配位体纯化蛋白质。

（七）电泳

电泳（electrophoresis）是利用混合物中各组分所带电荷性质、电荷数量以及分子质量不同，在同一电场作用下，各组分发生迁移的方向和速度不同而达到分离的目的。1930 年 Tiselius 最早应用电泳技术成功地将人血清中的蛋白质分为 5 个主要组分，奠定了蛋白质化学的基础，因此 Tiselius 荣获了 1948 年诺贝尔化学奖。

在电泳过程中产生的焦耳热引起溶液对流，扰乱区带，降低电泳的分辨率。为了解决上述问题，相继发展了多种支持物电泳，常用的有纸电泳、琼脂糖凝胶电泳和丙烯酰胺凝胶电泳等。支持物不仅起到了抗对流作用，而且琼脂糖凝胶和聚丙烯酰胺凝胶还起到分子筛作用，因此支持物电泳具有很高的分辨率。主要用于生物碱、有机酸、氨基酸、蛋白质、糖类等的分离。

可以利用纸电泳结果判断氨基酸的酸碱性，也可以判断有些成分是否可以用离子交换色谱分离，并可作为选择离子树脂的参考。用聚丙烯酰胺凝胶电泳可以按等电点不同分离蛋白质，测等电点鉴定蛋白质，也可以用已知分子量的蛋白质或多肽作为标准物质，各蛋白质的移动距离与分子量的对数作图作出标准曲线，以测定未知蛋白质的分子量。

1984 年 Terabe 等建立了分离电中性有机化合物的毛细管电泳（capillary electrophoresis，CE）方法——胶束电动色谱，此后相继出现了毛细管凝胶电泳、毛细管离子电泳、毛细管电泳手性分离等技术。

（八）色谱分离常用仪器介绍

自从茨维特提出经典液相色谱法后，从 20 世纪 30—90 年代色谱技术及仪器迅速发展，下面介绍一些常用的分离用的仪器。

1．中压液相色谱（medium pressure liquid chromatography，MPLC） MPLC 具有快速、高效、制备量分离复杂成分等特点，分离度明显高于常压或低压柱色谱，由于 MPLC 的吸附剂可以采用常规的颗粒度较小的薄层色谱用吸附剂（10～40μm），可以使用分析纯试剂，成本较低，可以自由选择不同规格的色谱柱及填料，可以分离高达数十克样品，解决了 HPLC 虽然分离度高但填料昂贵，不适于大规模制备的问题。

2．高效液相色谱（high performance liquid chromatography，HPLC） HPLC 和经典液相色谱法没有本质的区别，HPLC 按被分离化合物在两相分离过程的物理化学原理也分为吸附色谱、分配色谱、离子交换色谱、体积排阻色谱和亲和色谱等。但由于采用了新型高压输液泵、高灵敏度检测器和高效微粒固定相，因而在分析速度、分离效能、检测灵敏度和操作自动化方面都可以与气相色谱法相媲美，并保持了经典液相色谱对样品适用范围广、可供选择的流动相种类多和便于制备等优点。

HPLC 主要由高压输液泵、色谱柱、检测器（detector）等组成，其中色谱柱决定分离效果，而检测器是分离的眼睛，可直接显示分离的效果。下面简单介绍 HPLC 常用的色谱柱填料和检测器。

（1）色谱柱填料[8] 反相液相色谱［指使用十八烷（C-18）或辛烷（C-8）键合硅胶或其他无机氧化物基质上的固定相］在全世界范围内占全部液相色谱的 75%，特别是在各个领域日常分析所使用的色谱柱大多为 ODS（C-18）柱。虽然开发出各种新型基质，如有机高分子、石墨化碳、氧化铝、氧化钛和氧化锆等，但在反相液相色谱中使用最多的，主要还是以硅胶作基质的固定相。全世界有 600 多种品牌的类似固定相，由于硅胶类型不同、剩余硅羟基多少不同、孔径不同、配基和配基量不同，造成分离效果的显著差异。反相色谱填料突出的问题之一是对碱性物质的吸附，由此而造成峰形不对称、保留值不稳定等。下面是解决这一问题的主要方法，在实际应用过程中根据待分离化合物的性质选择合适的色谱柱。

①提纯硅胶：常用硅胶表面含有 10^{-6}g/g 的微量金属杂质，其存在会使得硅胶表面硅羟基酸性增强，在键合 C-18 前使用酸洗的方法可部分除去这些金属杂质。

②硅胶封端：把 C-18 反应到硅胶表面后，再利用硅烷化方法使小分子的氯硅烷和尚未完全反应的硅羟基进行反应，使之成为不能和碱性化合物作用的硅醚。

③用空间阻碍掩蔽硅羟基：在键合到硅胶表面上的十八烷基上引入异丙基或异丁基，形成一个大的阻挡基团，可以较好地掩蔽硅羟基，可用于碱性物质的分离。

④在烷基链中嵌入极性基团，如氨基、酰胺基、羟基或酯基。这种固定相可以使用含水比例很高，甚至完全用纯水的流动相。

⑤双齿键合固定相：使用具有两个反应基团的硅烷化试剂和硅胶表面上的硅羟基反应，形成双齿型烷基链。这一固定相在酸性和中等 pH 条件下有很好的稳定性，在分析碱性化合物时它的 pH 要小于所用流动相的 pH，使其处于非解离状态，不易与残留的硅羟基作用。

⑥在制备硅胶时在其表面首先覆盖一层有机硅氧烷，再连接烷基链。这种填料和一般硅胶相比减少了硅羟基的数量，减少了吸附性。这种固定相很稳定，可以在 pH 12 的流动相中使用。

⑦水平聚合反相色谱固定相：使用长链和短链硅烷的混合物，形成高密度的烷基链，水平聚合是指有大量的 Si—O—Si 桥和硅胶表面平行。

（2）检测器[9]

①紫外吸收检测器（ultraviolet absorption detector，UVD）：紫外吸收检测器简称紫外检测器，是液相色谱应用最广泛的检测器，具有以下特点：灵敏度高，噪声低；对流动相基本无影响，属于化合物性能检测器；对于无紫外吸收的物质如饱和烃及有关衍生物无响应；需选用无紫外吸收的溶剂作流动相；属于浓度敏感型检测器，可以进行定量；属于非破坏型检测器，可以用于制备色谱。

紫外吸收检测器分为固定波长、可变波长和二极管阵列检测三种类型。固定波长紫外吸收检测器由低压汞灯提供固定波长 $\lambda=254$nm（或 $\lambda=280$ nm）的紫外光；可变波长紫外吸收检测器采用氘灯作光源，波长在 190～600nm 范围内可连续调节，有时为了评价色谱峰纯度、重叠色谱峰的定量以及去除干扰等选择双波长检测，即在同一检测池上允许两波长同时检测以得到更多的信息；二极管阵列检测器（diode-array detector，DAD）采用钨灯与氘灯组合光源，可同时检测 190～600nm 的全部紫外线和可见光的波长范围内的信号。二极管阵列检测器的主要特点是用光电二极管阵列同时接受来自检测池的全光谱透过光，可以同时得到多个波长的色谱图；可以在色谱分离期间，快速扫描每个色谱峰的紫外-可见吸收光谱，计算出最大吸收波长；可以选择整个波长范围检测，一次进样可检测所有组分。

利用二极管阵列检测器可以进行紫外检测器无法进行的工作，如：对色谱峰进行准确定位，检测器自动采集色谱峰峰顶的紫外光谱图，将其与计算机存储的谱库中的光谱图作对比，进行计算机谱库检索；检测色谱峰纯度，色谱峰不同部位（峰前沿、峰顶点、峰后沿）的紫外光谱归一化是最常用的方法；另外对于纯化合物，在一个波长下的摩尔吸光系数应当正比于另一个波长下的摩尔吸光系数，即两个波长下的吸光值比应为常数，可以测定色谱峰各点的吸光度比，如果为一常数则该峰是纯化合物。

②示差折光检测器（differential refractive index detector，DRD）：示差折光检测器是通过连续监测参比池和测量池中溶液的折射率之差来测定样品浓度，即示差折光检测器的响应信号与化合物的浓度呈正比，属于浓度型检测器。只要样品与溶剂有差别，几乎所有的物质都可以进行检测，是通用型检测器。

示差折光检测器的特点：①检测的是柱流出液折射率的变化，因为每种物质都有各自的折射率，所以对所有物质都有响应，检测范围广。对于没有紫外吸收的物质，如高分子化合物、糖类、脂肪烷烃等都能检测；如果流动相紫外吸收本底大，不适于紫外吸收检测的也可以用示差折光检测器。②检测灵敏度较低，适用于对灵敏度要求不很高的分析、分离。③对温度和压力变化很敏感，因此要求工作温度和压力恒定。④由于不同溶剂折射率有差别，不同溶液的折射率随混合比变化较大，因此该检测器不适于梯度洗脱，如果需要使用混合溶剂作流动相，混合溶剂应该人工配制，放在溶剂贮槽中使用，不能用泵自动混合。

③电导检测器（electrical conductivity detector，ECD）：电导检测器是一种选择性检测器，用于检测阳离子或阴离子，在离子色谱中广泛应用，由于电导率随温度变化，测量时保持恒温，不适用于梯度洗脱。

④蒸发激光散射检测器（evaporation laser spurt detector，ELSD）：检测系统由一个激光光源和一个光电二极管检测器构成，色谱柱后流出物被高速载气喷成雾状液滴，流动相不断蒸发，混合物形成不挥发的微小颗粒而被载带通过检测系统。属于通用型质量检测器，可用于梯度洗脱。

⑤荧光检测器（fluorescence detector，FD）：荧光检测器是利用某些溶质在受紫外光激发后，能发射可见光（荧光）的性质进行检测的，具有高灵敏度和高选择性，对不产生荧光的物质，可使其与荧光试剂反应，制成可发生荧光的衍生物再进行测定。

⑥手性检测器：对于手性化合物的分离，可以用常规的色谱柱分离，采用手性检测器检测。最常用的是旋光检测器和圆二色检测器。

旋光检测器（polarimetric detector）：以二极管激光器做光源，当有旋光活性的样品通过检测器时，产生色谱信号，测得的旋光度与手性化合物分子关系如下：

$$\alpha = [\alpha]\ cl$$

α 为测得的对映体旋光度，$[\alpha]$ 为手性化合物的比旋度，c 为手性化合物的浓度，l 为检测池光程长度。旋光度与对映体浓度呈正比。

旋光检测器的特点：大多数色谱溶剂无旋光，在选择溶剂方面无限制；只对旋光性化合物有响应，无旋光的成分无干扰。

圆二色检测器（circular dichroism detector，CD）：当旋光活性物质含有生色团，吸收紫外光时，对左、右圆偏振光的吸收能力不同，叠加产生的偏振光是椭圆偏振光，称为圆二色性。圆二色检测器的响应信号正比于旋光物质对左、右圆偏振光的吸收差。常用于生物大分子蛋白质、核酸、糖等的分离鉴定。

常用检测器性能对比见表 2-2。

表 2-2 常用检测器性能对比

检测器类型	检测限/g	测量的物理原理	适用范围
示差折光检测器	7×10^{-8}	被测物与流动相的折射率不同	普遍适用
旋光检测器	5×10^{-5}	左、右圆偏振光在被测物介质中的折射率不同	具有可测旋光活性的手性分子
紫外吸收检测器	10^{-10}	被测物对紫外线有吸收	具有紫外发色团的分子
圆二色检测器	$9\times10^{-9}\sim2\times10^{-5}$	被测物对紫外圆偏振光的吸收不同	同时具有旋光活性和紫外发色团的分子

除了上面介绍的常用检测器外，检测具有电化学活性的物质可以用电化学检测器（安培检测器）；检测具有放射性的物质可以用放射性检测器等。

3. 色谱联用新技术　为了在高效液相色谱一次分离检测中得到更多、更准确的信息，可以采用 HPLC 联用技术，比较有用的是 HPLC 与质谱仪的联用和 HPLC 与核磁共振仪联用技术。

（1）色谱仪与质谱仪联用[10]　色谱-质谱联用技术结合了色谱对复杂成分的高分离能力与质谱独特的选择性、灵敏度、分子量及结构信息。主要有气相色谱-质谱联用（GC-MS）和高效液相色谱-质谱联用（LC-MS）。GC-MS 技术比较成熟，适于易挥发、半挥发性且高温稳定的有机小分子化合物的分析，如天然药物中挥发油的组成测定等。LC-MS 则大大拓宽了分离范围，适用于测定亲水性强、热不稳定化合物及生物大分子等。

液相色谱与质谱联用，特别是与串联质谱（MS/MS）联用，能够提供准确的化合物分子量以及碎片结构信息，对于无共价键、无官能团的化合物也可以完成分析测定。LC-MS 可对复杂样品进行实时分析，即使在 HPLC 难分离的情况下，只要通过 MS^1 及 MS^2 对目标化合物进行中性碎片扫描，即可发现并突出混合物中的目标化合物，显著提高信噪比。因此在药物体内代谢以及中药复杂体系的分析中应用越来越多。

（2）液相色谱仪与红外光谱仪联用（LC-IR）　几乎没有两种物质有完全相同的红外光谱，基于此，色谱仪与傅里叶变换红外光谱仪（FTIR）联用可在得到色谱图的同时监测每个色谱峰的完整红外光谱。

（3）液相色谱仪与核磁共振仪联用（LC-NMR）　与其他检测器相比，核磁共振仪测出的化学位移和偶合常数能提供丰富的关于样品分子中每个氢原子的化学环境的结构信息。由于相关技术的发展（如磁场强度不断提高，氘锁通道性能改善，可以不用或少用氘代试剂，抑制溶剂峰方面也有很大进展，专为 LC-NMR 联用设计了流动液槽探头等），LC-NMR 联用为分析复杂混合物提供了经济、有效的方法，特别是分析中药以及中药复方成分。

第三节　天然药物化学成分的鉴定方法

从天然药物中分离得到化学成分后，首先需要鉴定化合物的纯度，一般选择三个薄层色谱条件进行鉴定，均为单一斑点，或者经 HPLC 鉴定，在几个波长以及流动相下均是一个对称的峰，证明是单一化合物。然后需要测定物理常数如熔点、旋光等。

如果是已知成分，在有对照品时，与对照品比较，薄层色谱 Rf 值（三个以上色谱条件）、熔点以及红外光谱完全一致，则可以确定其结构。在没有对照品时，需要测定一些必要的物理常数和光谱数据，如红外光谱、紫外光谱、核磁共振氢谱、碳谱或质谱等，与文献数据对照，一致即可。

如果是未知物，则需要测定物理常数，用元素分析或质谱等方法确定分子式、分子量，用定性反应等方法确定结构类型、功能基等，最后结合波谱分析鉴定结构，常用的波谱方法简单介绍如下。

一、红外光谱[11]

红外光谱（infrared，IR）是有机分子吸收红外光后产生化学键振动而形成的吸收光谱，测定范围一般是 4000～625cm^{-1}，属于中红外区，又分为两个区域：4000～1000 cm^{-1}官能团区内的吸收峰为化合物中各个键的伸缩和弯曲振动，为双原子构成的官能团的特征吸收，用于判断分子中特征官能团的存在；1500～625cm^{-1}指纹区的吸收峰大多是整个分子中多个原子间键的复杂振动，可以得到官能团周围环境的信息，用于化合物的鉴定。除光学异构体外，任何两个不同的化合物都具有不同的红外光谱。红外光谱具有样品适应范围广的特点，液态、气态、固态都能应用，无机、有机、高分子化合物都可以检测，仪器结构简单，测试迅速，操作方便，重复性好。实例见图 2-5。

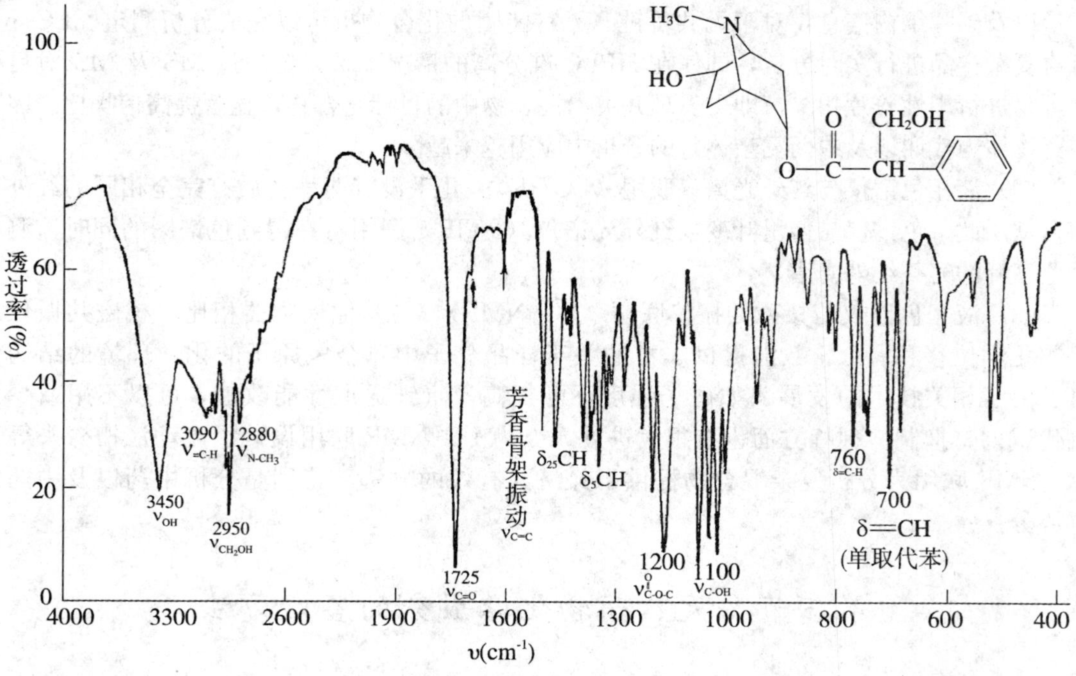

图 2-5　消旋山莨菪碱红外光谱图

红外光谱主要用于鉴别羰基、羟基与胺基、烷烃、芳环、烯烃及炔烃等基团，下面介绍常见功能基的红外特征。

1. 羟基　醇、酚、糖和苷分子中均有羟基，因此有 O—H 键的伸缩振动（ν_{OH}）、O—H 键的弯曲振动（δ_{OH}）和 C—O 键的伸缩振动（ν_{C-OH}）等特征峰。比较重要的是 O—H 键的伸缩振动（ν_{OH}）：自由—OH 在 3670～3580 cm^{-1}，分子间缔合羟基在 3550～3200 cm^{-1}，分子内缔合羟基在 3200～2500 cm^{-1}。

2. 胺类化合物　胺类化合物在红外光谱中有特征峰：N—H 键伸缩振动（ν_{NH}）（3500～3300 cm^{-1}）；N—H 键弯曲振动（δ_{NH}）和 N—O 键的伸缩振动（ν_{N-OH}）等特征峰。

3. 烷烃　烷烃的特征峰为甲基（—CH_3）、亚甲基（—CH_2—）和次甲基（—CHR_2—）的伸缩振动和弯曲振动吸收峰，主要出现在四个区内，其中Ⅰ区（2970～2840 cm^{-1}）的碳氢键伸缩振动是判断烷烃取代的主要数据。

4. 烯烃　由于天然化合物结构十分复杂，双键所处环境差异很大，因此吸收峰的位置及相对强度随化学键的改变而产生明显的变动，如 C＝C 伸缩振动（$\nu_{C=C}$）在 1680～1600 cm^{-1}，多数在 1650 cm^{-1} 附近有尖锐峰；C＝N 伸缩振动（$\nu_{C=N}$）在 1690～1590 cm^{-1}；凡是未全部取代的双键在 3080～3020 cm^{-1} 有＝C—H 伸缩振动（$\nu_{=C-H}$）。

可以利用＝C—H 伸缩振动的细微差别判断开链烯和环烯；开链烯中双取代烯是顺式还是反式，三取代烯以及四取代烯等；环烯是环内烯还是环外烯、共轭环烯等。

5. 羰基　含羰基官能团的化合物在天然产物中比较多见，如黄酮、香豆素和醌类等，羰基的伸缩振动峰位置互不相同，与周围环境密切相关，其中最主要的影响因素是电性因素和立体因素。羰基的伸缩振动（$\nu_{C=O}$）极强，在 1870～1600cm^{-1} 范围内，为酮类化合物的特征峰，其具体峰位与开链酮、环酮（环大小）、是否与双键（或其他基团）共轭等有直接关系。羰基碳如连接电负性强的基团（如 Cl、OR 等），由于吸电子诱导效应，羰基的电荷移向取代基，C＝O键缩短，力常数增加，$\nu_{C=O}$波数升高；电负性比氧弱的原子，孤电子对连接在羰基碳上，通过 p-π 共轭转移到羰基氧上，C＝O趋于单键性质，力常数降低，$\nu_{C=O}$ 波数降低。如：酰氯（$\nu_{C=O}$：1820 cm^{-1}）、酸酐（$\nu_{C=O}$：1790 cm^{-1}）、芳香酯（$\nu_{C=O}$：1750 cm^{-1}）、脂肪酯（$\nu_{C=O}$：1740 cm^{-1}）、羧酸（$\nu_{C=O}$：1710 cm^{-1}）、酰胺（$\nu_{C=O}$：1680 cm^{-1}）、羧酸盐（$\nu_{C=O}$：1600 cm^{-1}）。因此可以根据羰基的伸缩振动峰位置初步判断化合物类型。

6. 芳香化合物　苯及其衍生物在红外光谱中的特征峰主要来源于苯环的＝C—H 伸缩振动和弯曲振动以及苯环骨架振动。苯环的＝C—H 伸缩振动（$\nu_{=C-H}$）为 3125～3030cm^{-1}，可借 3000 cm^{-1} 为分界线区别芳香化合物和烷烃化合物。苯环 C＝C 伸缩振动（$\nu_{C=C}$）为 1600～1450 cm^{-1}，出现 2～4 个强弱不等且尖锐的吸收峰，分两组，第一组以 1600 cm^{-1} 为主，1580 cm^{-1} 为辅，第二组以 1500 cm^{-1} 为主，1450 cm^{-1} 为辅。可利用此组峰区别芳香化合物与烯烃类化合物。

二、紫外光谱[12]

紫外光谱（ultraviolet，UV）是由分子中电子的跃迁引起的，是有机分子吸收紫外光（200～400nm）后产生电子振动而形成的吸收光谱，从紫外光谱可以获得有关分子中共轭体系的存在、共轭链的长短及取代基对生色团的影响等信息，从而有助于鉴定分子的基本结构类型或某些生色团的特征，实例见图 2-6。

1. C＝C　简单的双键，紫外吸收不明显，只有四取代并同时桥联两个环的双键才能以末端吸收辨别，如甾体 $\Delta^{8(14)}$ 双键吸收带在 204nm。

2. 共轭双烯　常见的链状双烯基本吸收为 217nm，同环双烯为 253nm，异环双烯为 214nm。共轭双烯化合物的吸收峰位与两个双键所处的位置（链状、同环、异环）以及双键上取代烷基数目有关。在基本吸收峰基础上，增加一个共轭双键加 30nm，双键上增加一个烷基加 5nm，增加一个环外双键加 5nm，此外如果有其他生色团如 NR_2、OR、SR 等也相应加60nm、6nm、30nm 等。

3. 芳香化合物　苯环基本吸收为 200～204nm，在苯环上有取代基时，吸收峰红移，如果取代基是烷基，红移效应不大，如果取代基有非共用电子或 π 电子的基因，红移效应很大，如 $CH_3 < Cl < Br < OH < OCH_3 < NH_2 < O^-$。紫外光谱在黄酮类化合物结构鉴定中应用较多，详见“黄酮”一章。

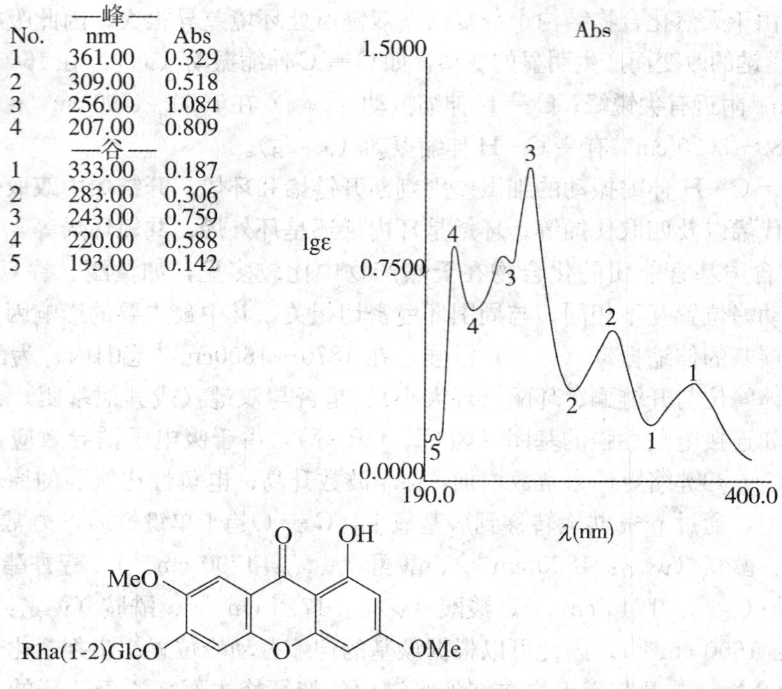

图 2-6　紫外光谱图

三、核磁共振谱[13,14]

核磁共振（nuclear magnetic resonance，NMR）是一种物理方法，检测的是组成有机化合物分子的原子核的性质及其与周围化学环境的相互作用，包含了详尽的有机化合物分子结构的信息。在天然药物化学成分结构鉴定中常用的有核磁共振氢谱、碳谱以及二维谱。

（一）核磁共振氢谱

核磁共振氢谱（proton nuclear magnetic resonance，^1H-NMR）是有机分子中各质子在外加磁场中受照射频率作用所产生的不同的共振频率。比较重要的常数有化学位移值与偶合常数。

1. 化学位移值　某一种核（例如氢原子核）由于所处的化学环境不同，核的共振频率也可能不同，因而它们的谱线出现在谱图的不同位置上，这种现象称为化学位移（chemical shift）。一般以四甲基硅烷（tetramethyl silane，TMS）为内标，测定各质子共振频率与它的相对距离，该相对值称为化学位移值，用 δ 表示。核磁共振测定离不开溶剂，固体样品必须用溶剂溶解，配成溶液才能测定；液体样品也需用溶剂稀释，以减少溶质分子间的相互作用。由于相对样品（1～20mg）来说，溶剂的量很大（约 0.5ml），溶剂中氢原子的信号峰会非常高，影响样品信号峰，因此除四氯化碳外，均使用氘代溶剂。选择氘代溶剂的两个重要的因素是样品的溶解度以及氘代溶剂中微量氢的化学位移位置。下面为常用氘代有机溶剂中微量氢的^1H-NMR 化学位移值（表 2-3），有时溶剂或样品中含有的微量水会出现很大的信号峰，影响结构解析，因此测定化合物^1H-NMR 谱必须保证样品和溶剂干燥。

表 2-3　常用氘代溶剂[1]H-NMR 化学位移（TMS 为内标）

溶剂	δ_H	溶剂	δ_H
四甲基硅 TMS	0.00	氘代三氯甲烷 $CDCl_3$	7.26
氘代丙酮 $(CD_3)_2CO$	~2.05（H_2O：2.8）	氘代吡啶 pyridine-d_5	7.19，7.56，8.71（H_2O：5.0）
氘代二甲基亚砜 DMSO-d_6	~2.50（H_2O：3.3）	四氯化碳 CCl_4	无
氘代甲醇 CD_3OD	~3.30（OH：4.9）		

不同化学环境的质子化学位移值不同，因此可根据[1]H 化学位移值推测质子的化学环境，实例见图 2-7。各种常见取代基团质子的[1]H-NMR 谱中化学位移规律如下。

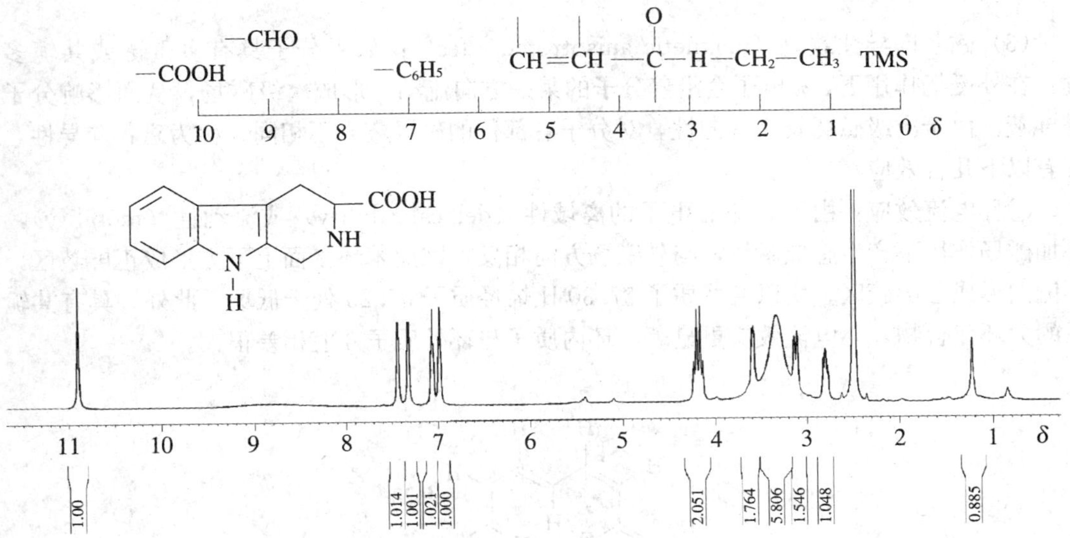

图 2-7　Jiudaialkaloid 的[1]H-NMR 谱

影响质子化学位移值的主要因素如下。

（1）诱导效应（inductive effect）：诱导效应指某基团如果与电负性较强的基团连接，由于电负性较强基团的拉电子作用，使得该基团周围的电子密度下降，核的磁屏蔽减少，谱线向低场方向移动。表 2-4 中甲基由于连接拉电子基团 O、Cl、N，δ 值向低场位移。

表 2-4　诱导效应

化合物	电负性 *Ex*	δ（H）
CH_3C	2.50	0.77~1.88
CH_3O	3.52	3.24~4.02
CH_3Cl	3.32	3.05
CH_3N	3.09	2.12~3.10

（2）共轭效应（conjugate effect）：共轭效应是指在具有多重键或共轭多重键的分子体

系中，由于π电子的转移导致某基团电子密度和磁屏蔽发生了改变。表2-5中—OH由于参与共轭而向低场位移。

表2-5　共轭效应

化合物	δ（OH）	效应
R—OH	1.4～5.3	诱导
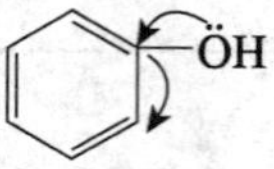	3.8～6.5	诱导＋弱共轭
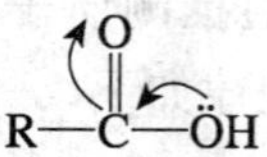	9.3～12.4	诱导＋强共轭

（3）磁各向异性效应（magnetic anisotropic effect）：如果分子具有多重键或共轭多重键，在外磁场作用下，π电子会沿着分子的某一方向流动，形成次级磁场，从而影响分子的磁屏蔽，由于次级磁场具有方向性，对分子各部位的磁屏蔽亦不相同，称为磁各向异性，主要有以下几种效应。

①环电流效应：由于苯环π电子的离域性（delocalizability）或流动性（mobility），在外加磁场作用下产生感应磁场，与外磁场方向相反，因此苯环平面上下方形成正屏蔽区，苯环侧面形成去屏蔽区。所以芳烃质子δ7.30比烯烃质子δ5.25处于低场。此外，具有共轭体系的大环化合物，环电流效应更显著，环内质子与环外质子δ值相差很大。

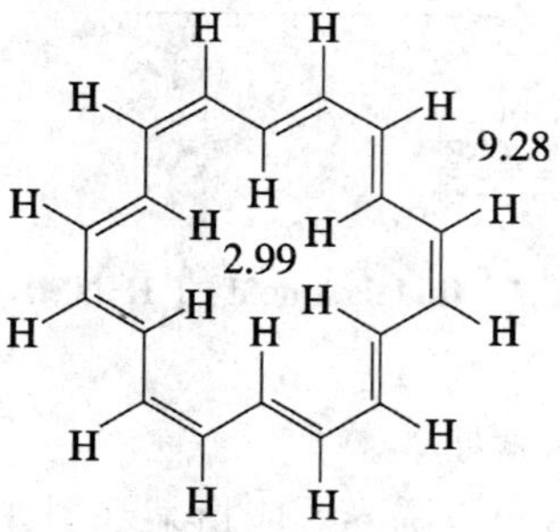

②双键和羰基的屏蔽：双键和羰基的磁屏蔽与苯环相似，烯质子位于去屏蔽区，所以δ值比烷烃大δ4左右，但其去屏蔽作用不及芳烃，δ值比芳烃小。醛基质子位于去屏蔽区，因此δ值（9.2～10.5）出现在低场。

③炔烃的屏蔽：炔烃的屏蔽与烯烃不同，在磁场作用下，π电子绕C≡C键转动，结果在叁键的两端出现正屏蔽区，上下则是去屏蔽区，乙炔质子位于正屏蔽区，δ值（1.8）出现在高场。

（4）范德华效应（Van der Waal's effect）：两个原子相互靠近时，由于受到范德华力的作用，电子云相互排斥，导致原子周围的电子密度降低，屏蔽减少，δ值向低场移动。

（5）氢键效应（effect of hydrogen bond）：形成氢键的质子由于受到两个拉电子基团的作用（诱导效应），δ值出现在较低场。

（6）溶剂效应（solvent effect）：各种溶剂对化学位移均有影响（溶剂效应），情况复杂。因此测定核磁共振谱时，要注意以下几点：①应尽可能使用与文献报道相同的溶剂。②尽可能使用浓度相同或相近的溶液，因为浓度不同，溶剂效应一般也不同；在测试灵敏度许可的前提下，尽量使用稀溶液，以减少溶质间的相互作用。③除非必要，尽量不使用具有多重键的溶剂，如苯、吡啶、丙酮、二甲基亚砜等。

2. 偶合常数（coupling constant） 由于核自旋之间的相互作用，导致 NMR 谱线的分裂，称为自旋偶合（spin-spin coupling），裂距 J 称为偶合常数，单位为赫兹（Hz）。天然产物中常见化合物的偶合常数如下。

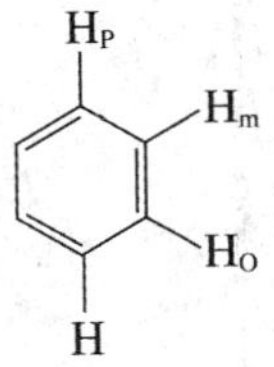

J_O=6.0~10.0 Hz 邻位质子
J_m=1.0~3.0 Hz 间位质子
J_p=0~1.0 Hz 对位质子

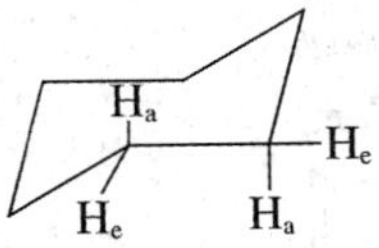

Jaa=6.0~14.0 Hz
Jae=0~5.0 Hz

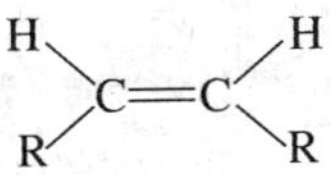

$J_{顺}$=6.0~12.0 Hz
$J_{反}$=12.0~18.0 Hz

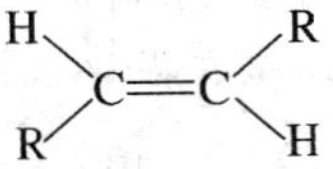

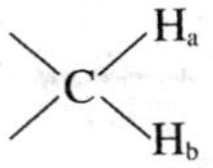

Jab=12.0~18.0 Hz

3. NOE 效应（nuclear overhauser effect） 当两个质子在空间非常接近时，对其中一个质子做饱和照射时另一个质子的信号强度会增加，这种现象称为 NOE 效应。在^{1}H-NMR 实验中，通过照射一个质子信号，其空间相邻的质子信号强度会增加，与该两个质子间相隔的键数无关，通过 NOE 效应可以帮助确定分子的相对构型以及构象。在^{13}C-NMR 实验中，NOE 效应能够增加与 H 相连的 C 原子的信号强度。实例见 NOESY 谱部分。

（二）核磁共振碳谱（carbon nuclear magnetic resonance）

1. ^{13}C-NMR 谱 碳是组成有机物骨架的最重要元素，因此从核磁共振碳谱可以获得有关有机物骨架的最直接信息。一般天然产物的碳化学位移在 δ0～200，是氢核的 20 倍，碳谱提供的信息比氢谱要丰富很多。但是由于自然界中碳元素绝大部分是自旋 I 为零的^{12}C（约占 98.9%），观察不到其核磁共振信号，只能观察到同位素^{13}C，其天然丰度只占 1.1%，^{13}C 的磁旋比 γ 是^{1}H 的 1/4，磁共振的灵敏度与 γ^3 成正比，因此^{13}C 观测灵敏度只有^{1}H 的 1/5700，用一般的方法很难记录其信号。在脉冲傅立叶变换核磁共振仪器出现后，^{13}C-NMR才得到了广泛应用。

现在常用的^{13}C-NMR 实际是全去偶谱，碳的化学位移直接反映了碳核外围电子分布以及对碳核屏蔽的影响，其中包括有关分子构型和构象等多方面信息。通常用 TMS 的碳信号为标准，有时工作中也经常以各种氘代溶剂为标准。下面为常用氘代有机溶剂的碳化学位移值（表 2-6）。

表 2-6 常用氘代溶剂^{13}C-NMR 化学位移（TMS 为内标）

溶剂	δ_C	溶剂	δ_C
四甲基硅 TMS	0	氘代三氯甲烷 $CDCl_3$	77.0
氘代丙酮 $(CD_3)_2CO$	28.1，204.4	四氯化碳 CCl_4	95.4
氘代二甲基亚砜 DMSO-d_6	39.6	氘代吡啶 pyridine-d_5	122.4，134.4，148.7
氘代甲醇 CD_3OD	47.1	氘代苯 benzene-d_6	127.9
氘代三氟乙酸 CD_3COOD	28.1，176.6	CS_2	192.8

从 TMS 向低场方向的信号依次为烷烃、取代烷烃、烯烃及芳香族化合物、酮及醛的信号，实例见图 2-8。常见基团碳化学位移值范围见表 2-7。

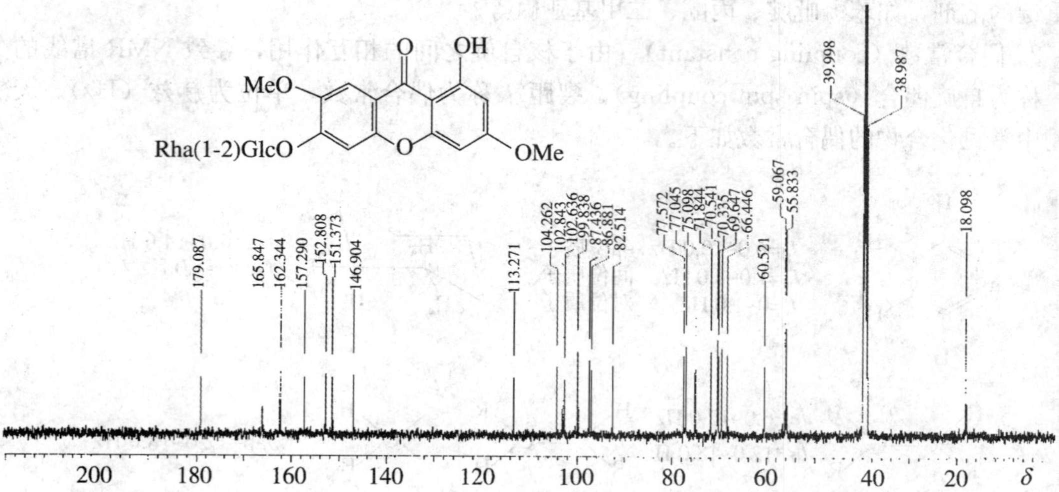

图 2-8　polygalaxanthone Ⅳ 的 ^{13}C-NMR 谱

表 2-7　常见基团 ^{13}C-NMR 化学位移范围（以 TMS 为标准）

基团	δ_C	基团	δ_C
—CH_3 伯碳	0～30	Ar（无取代芳碳）	110～135
>CH—（叔碳）	31～60	Ar-y（取代芳碳）	123～167
>C<（季碳）	36～70	—COOR（酯）	155～175
CH_3—O—	40～60	—CONHR（酰胺）	158～180
—CH_2—O—	40～70	—COOH	158～185
>CH—O—	60～76	—CHO	175～205
—C≡C—	70～100	α、β-不饱和醛	175～196
>C=C<	110～150	α、β-不饱和酮	180～213

2. DEPT（distortionless enhancement by polarization transfer）谱　在观测不同原子的核磁共振信号时，如照射 ^{1}H 核，将产生 NOE 效应从而使观测核的信号强度增强，DEPT 就是利用这个原理通过极化转移检测增强的 ^{13}C 信号。DEPT 通过改变对 ^{1}H 核的第 3 个脉冲宽度（θ°），使设定分别为 45°、90°和 135°来区别碳原子的种类，通过处理谱图分别得到只有甲基（CH_3）、亚甲基（CH_2）和次甲基（CH）信号的图谱，实例见图 2-9 飞廉碱 A（crispine A）的 DEPT 谱。

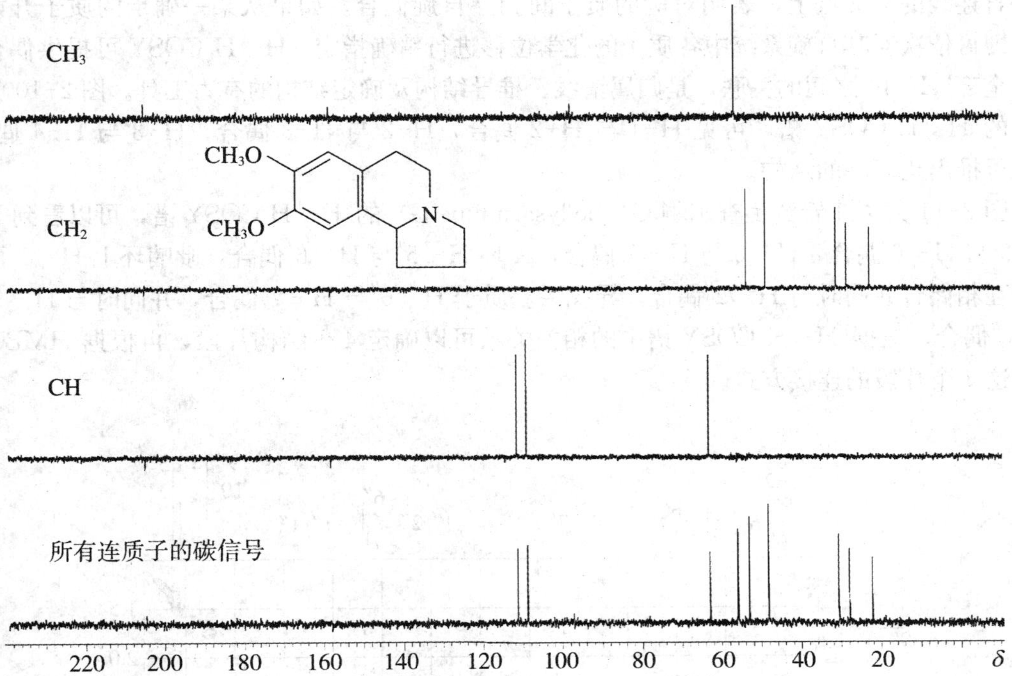

图 2-9 飞廉碱 A 的 DEPT 谱

（三）二维核磁共振谱（2D-NMR）

2D-NMR 是由普通一维谱衍生的实验技术，引入第二维后，减少了谱线的拥挤和重叠，提供了核之间相互关系的新信息，增加了确定结构的信息，有利于对复杂谱图的解析。

2D-NMR 大致可分为三类：二维分解谱，二维相关谱及多量子二维谱。其中二维分解谱也称为 2D-J 分解谱，只是把 J 分开表示，并未增加新的信息。

1. 最基本的二维相关谱　二维相关谱表示具有一定化学位移的核信号之间有联系，如果谱中出现一个交叉峰，意味着两个核有偶合，提供了新的信息，因此比 2D-J 分解谱更重要。二维相关谱分为同核相关谱（homonuclear correlation spectroscopy）和异核相关谱（heteronuclear correlation spectroscopy）。同核相关谱检测的是同种核间的偶合作用，最常用的有 $^1H-^1H$ COSY 和 NOESY 谱，异核相关谱检测的是异种核之间的偶合关系，最常用的是 $^{13}C-^1H$ COSY，下面介绍常见的二维相关谱。

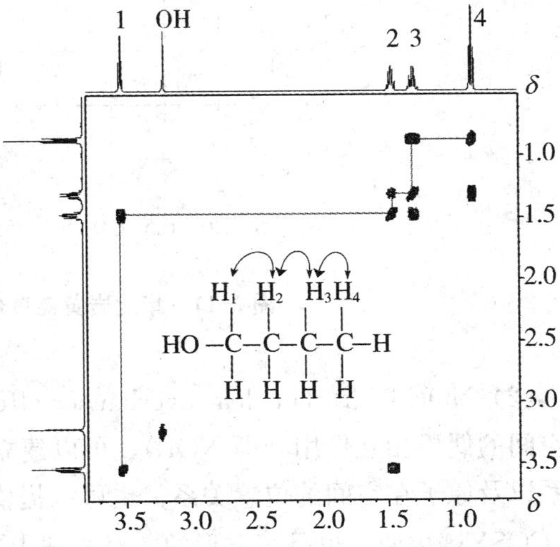

图 2-10 正丁醇的 $^1H-^1H$ COSY 谱

(1) $^1H-^1H$ COSY 谱　$^1H-^1H$ COSY 指同一自旋偶合体系里质子之间的偶合相关，两个频率轴都以质子的化学位移作图，因此谱图是方形对称的，对角线上出现的是一维

^{1}H-NMR 的投影，对角线以外信号称为交叉峰或相关信号，处于两个轴上质子信号的水平和垂直连线的交叉点上，表明对应的质子间相互自旋偶合。如果从某一确定的质子开始分析，即可依次对其自旋系统中各质子的化学位移进行精确指定。^{1}H-^{1}H COSY 可提供偶合系统中全部^{1}H-^{1}H 之间的关联，是归属谱线、推导结构及确定结构的有力工具。图 2-10 为正丁醇的^{1}H-^{1}H COSY 谱，可见 H-1 与 H-2 偶合，H-2 与 H-3 偶合，H-3 与 H-4 偶合，由此可推出正丁醇的结构。

图 2-11 为华北岩黄芪查尔酮 G（hedysarumine G）的^{1}H-^{1}H COSY 谱，可以看到 B 环 H－5 与 H－6 偶合，H－6 与 H－2 偶合，A 环 H－5′与 H－6′偶合，吡喃环上 H－1″两个质子互相偶合并同时与 H－2″偶合，异戊烯基质子 H－6″与 H－7″偶合，并同时与 H－9″和 H-10″偶合，根据^{1}H-^{1}H COSY 谱中的相关关系可以确定 4 个结构片段，再根据 HMBC 谱确定这 4 个片段的连接方式。

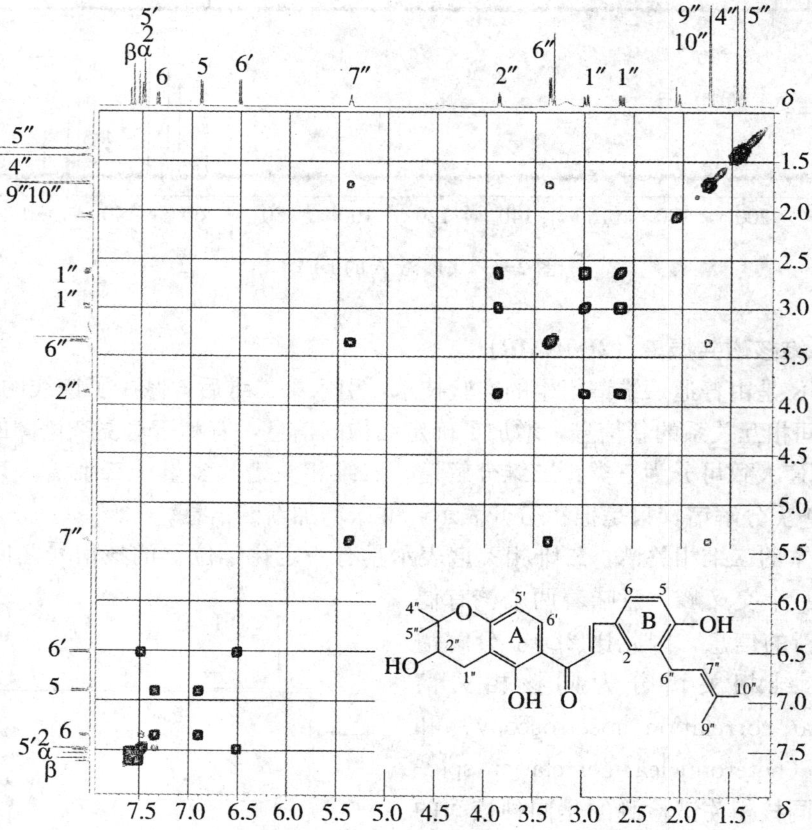

图 2-11　华北岩黄芪查尔酮 G 的^{1}H-^{1}H COSY 谱图

（2）NOESY 谱（nuclear overhauser effect spectroscopy）　NOESY 是检测质子之间通过空间的偶极相互作用（即 NOE），可以建立核与核（通常 0.2～0.4nm）通过空间的相关关系以及原子在空间的位置关系，也可以提供有关分子的立体化学信息。NOESY 谱与^{1}H-^{1}H COSY谱相似，也是正方形的，对角线上有对角峰，对角线外显示相关峰，相关峰揭示的是质子与质子间在空间的相互接近关系。可以通过解析 NOESY 谱，将分子中的原子或结构片段通过空间连接起来，当用$^{1}H-^{1}H$ COSY 谱解析结构遇到困难时（如相邻质子间二面角接近 90°，偶合常数接近 0 或受季碳原子阻隔），NOESY 谱常能提供有用的信息，是对通过键连接谱图的有力补充。

图 2-12 中 polygalaxanthone Ⅳ的 3 位甲氧基质子与 H-2 和 H-4 质子相关，7 位甲氧基质子与 H－8 相关，糖上端基质子与 H－5 相关，确定两个甲氧基分别连接在 3 位和 7 位，糖连接在 6 位。

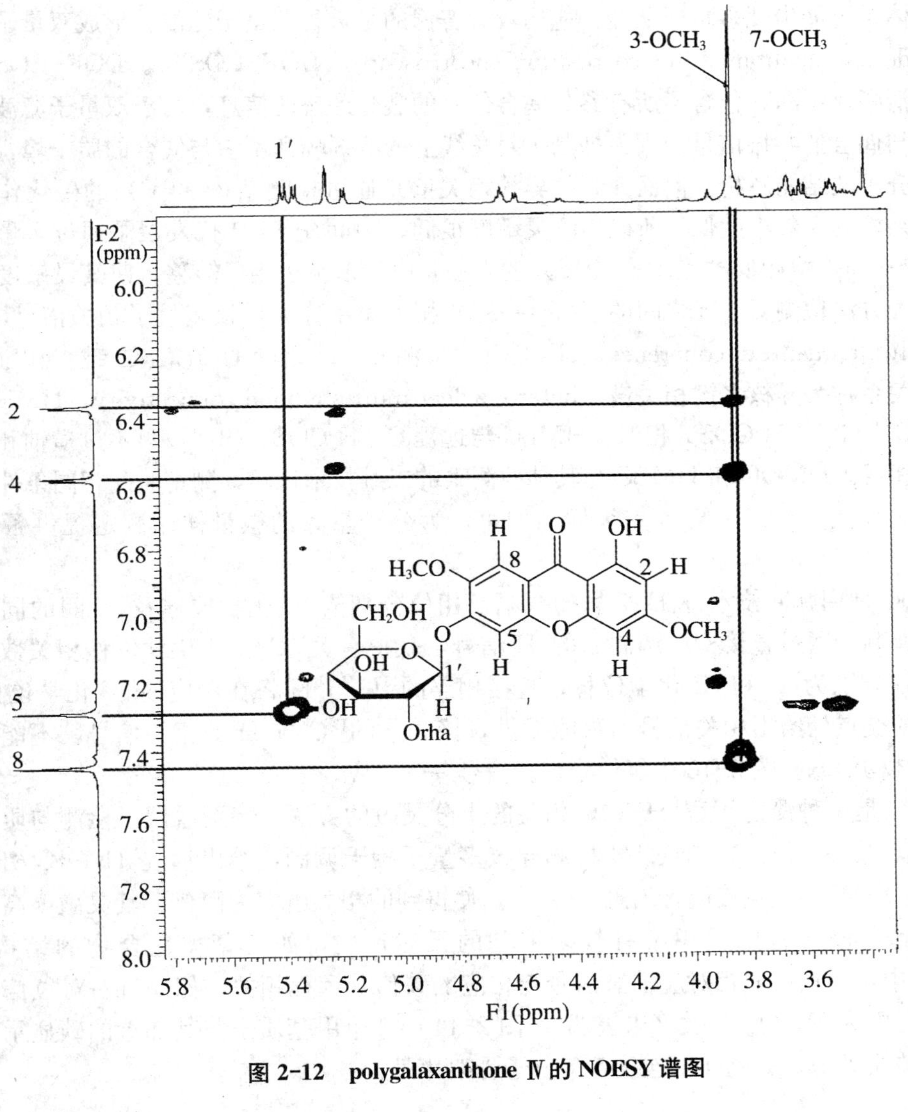

图 2-12　polygalaxanthone Ⅳ的 NOESY 谱图

（3）C—H COSY 谱　C—H COSY 是指直接键连的 C—H 间的偶合相关，一般谱图中 X 轴为^{13}C 化学位移，Y 轴为^{1}H 化学位移，没有对角峰，交叉峰出现在相应的^{13}C 和^{1}H 信号的垂直和水平连线的交叉点上。一般有机化合物可通过解析$^{1}H—^{1}H$ COSY 谱归属^{1}H 信号，再通过 C—H COSY 谱归属与^{1}H 信号相连的^{13}C 信号。复杂化合物最好先用 DEPT 谱确定碳信号的种类，再应用 C—H COSY 谱归属^{13}C 信号。现在多用 HMQC 代替。

(4) 远程 C-H 相关谱（long range $^{1}H—^{13}C$ COSY） 远程 C—H 相关谱提供二键（$^{1}H—C—^{13}C$）或大于二键（主要是三键$^{1}H—C—C—^{13}C$）的 C—H 相关信息，建立 C—C 间的关联，甚至越过氧、氮或其他原子的官能团间的关联，成为推导结构、归属同碳质子以及解决由于屏蔽效应难以解释的季碳归属问题的强有力工具。现在多用 HMBC 代替。

2. 改良的二维相关谱

(1) 多量子二维谱 普通 NMR 是研究单量子跃迁，在偶极相互作用及其他作用的影响下，自旋体系可能出现多量子跃迁，应用较为普遍的是进行双量子滤波，形成双量子滤波的相关谱（double quantam filter correlation spectroscopy，DQF-COSY）。DQF-COSY 谱图的特点是清晰、干净，包含了所有参与偶合信号的裂分形态的信息，由于双量子滤波消除了所有不参与偶合的共振信号，大大抑制了对角线上的溶剂峰和不参与偶合的质子峰，特别有利于复杂分子的结构解析。前面介绍的异核相关谱是通过检测杂核（^{13}C）的磁化作用进行的，由于杂核的天然丰度低，所以检测灵敏度很低。20 世纪 80 年代发展了通过多量子相干检测^{1}H 核来间接检测低磁旋比核（^{13}C）的方法，由于多量子相干转移，使其灵敏度大大提高。用这种方法检测 C—H 之间的$^{1}J_{CH}$（一键）相关关系称为异核多量子相关谱（heteronuclear multiple quantum coherence，HMQC），检测 C—H 之间的$^{2}J_{CH}$（二键）和$^{3}J_{CH}$（三键）相关关系称为异核多键相关谱（heteronuclear multiple bond connectivity，HMBC）。实际上 HMQC 与 C—H COSY 相似，HMBC 与远程 C—H COSY 相似，只不过横轴和竖轴的数据恰好相反。HMQC 和 HMBC 与其他检测碳的二维技术比较，测定时间相同条件下需要的样品量大大减少，只需要毫克级样品即可，为分子量大的微量样品测定提供了广阔的前景。

HMQC 是用脉冲技术将^{1}H 信号的振幅及相位分别依^{13}C 化学位移及^{1}H 间的同核标量偶合信息调制，通过直接检测调制后的^{1}H 信号，获得有关$^{13}C—^{1}H$ 化学位移相关数据。其谱图两个轴分别为^{1}H 和^{13}C 化学位移，直接相连的^{13}C 与^{1}H 将在对应的^{13}C 化学位移与^{1}H 化学位移的交点处给出相关信号，只能提供直接相连的^{13}C 与^{1}H 的相关信号，不能得到有关季碳的结构信息。图 2-13 中氢信号与碳信号一一对应。

HMBC 是一种测定远程$^{1}H—^{13}C$ 相关的十分灵敏的方法，特别适用于检测与质子有远程偶合的碳（$^{2}J_{CH}$，$^{3}J_{CH}$）。通过^{1}H 检测异核多量子相干调制，给出远程$^{1}H—^{13}C$ 相关信息（$^{2}J_{CH}$，$^{3}J_{CH}$），抑制了直接偶合信息（$^{1}J_{CH}$），使得到的相关谱大为简化，其灵敏度高于一般的 COSY 谱。该法特别适用于有较多甲基的天然产物，如三萜类化合物的结构鉴定。HMBC 谱中每个点代表相对应的氢信号与相应的碳信号远程相关，如果有一对氢信号与碳信号对应，则为 HMQC 相关（未去偶）。图 2-14 中 3 个甲基质子与其邻近的碳显示了清楚的远程相关交叉峰，据此即可连接各个分子骨架片段。

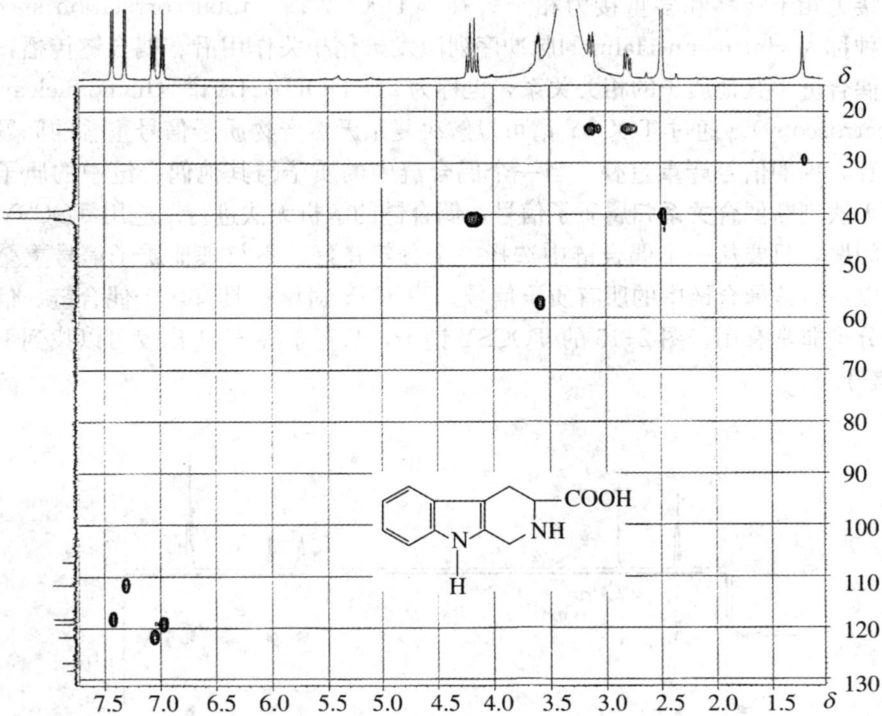

图 2-13 Jiudaialkaloid 的 HMQC 谱

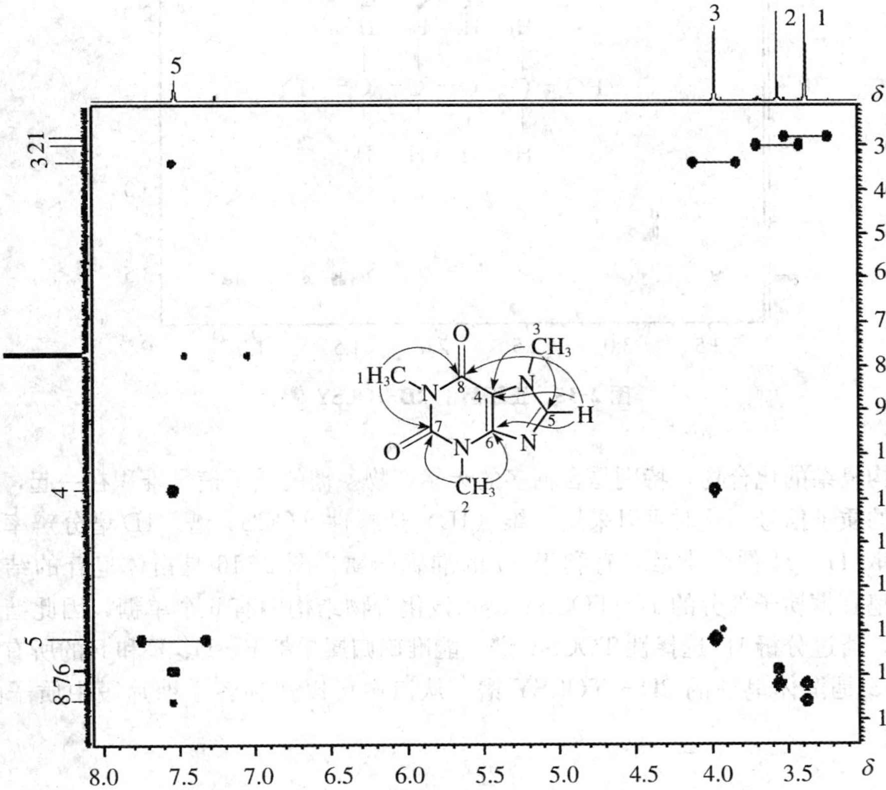

图 2-14 咖啡因的 HMBC 谱

(2) 接力相干转移和多重接力相干转移　TOCSY 谱（total correlation spectroscopy）是使用一种称为 Hattmann-Hahn 的脉冲序列激发磁化相关作用沿着偶合链传播，从而得到该质子与偶合链中其他质子的相关关系，也称为 2D-HOHAHA 谱（homonuclear Hartman-Hahn spectroscopy）。通过 TOCSY 谱可以解决复杂天然产物质子信号重叠的问题，如含有多个糖的苷，糖的信号严重重叠。当一个偶合链中的质子与其他偶合链中的质子信号重叠时，由于无法判断偶合关系归属质子信号，偶合链的解析无法进行。应用 TOCSY 实验可以解决此种问题，只要从一个偶合链中选择一个分辨良好、不与其他质子信号重叠的信号开始，就可以解析该偶合链中的所有质子信号。TOCSY 对解析具有多个偶合链、信号重叠严重的复杂分子非常有用。图 2-15 的 TOCSY 谱中，从正丁醇 H-1 出发可以找到 H-2、H-3 和 H-4 信号。

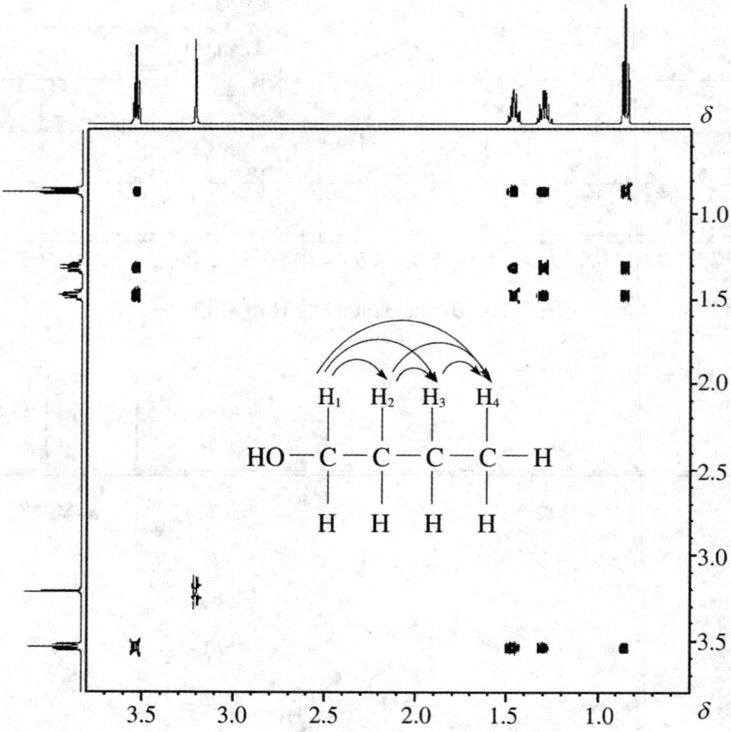

图 2-15　正丁醇的 2D-TOCSY

对于结构复杂的化合物，特别是含糖多的天然产物，糖的质子信号堆积在一起，很难归属每个糖上的质子信号，这时可以采用一维（1D）选择性 TOCSY 谱。1D 谱分辨率高，有利于准确读取 $^1H-^1H$ 偶合常数，有利于 ^1H 的准确归属。图 2-16 是甾体皂苷的结构。图 2-17是甾体皂苷糖质子部分的 1D-TOCSY 谱，该化合物结构中有 6 个单糖，因此糖质子信号非常拥挤，通过分析 1D 选择性 TOCSY 谱，能准确归属单糖 B、D、E 和 F 的所有质子信号。图 2 - 18 是甾体皂苷的 2D - TOCSY 谱，从谱中可以找到各个糖片段中质子的全相关点。

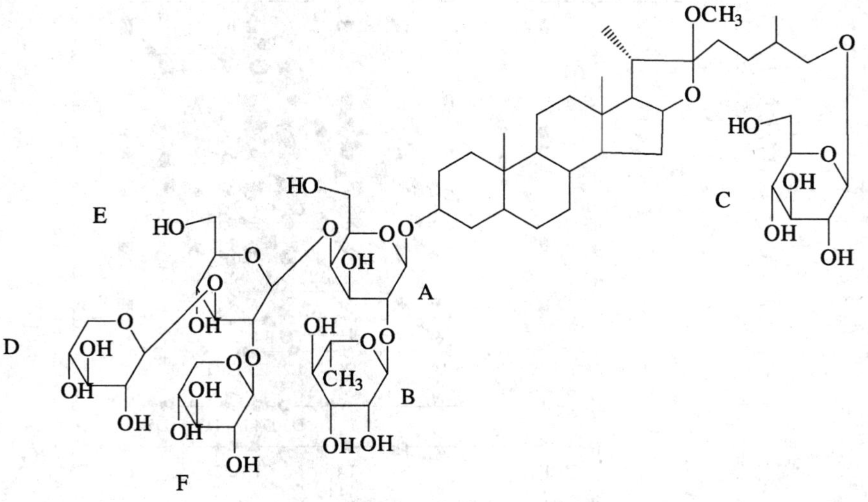

图 2-16　甾体皂苷的结构

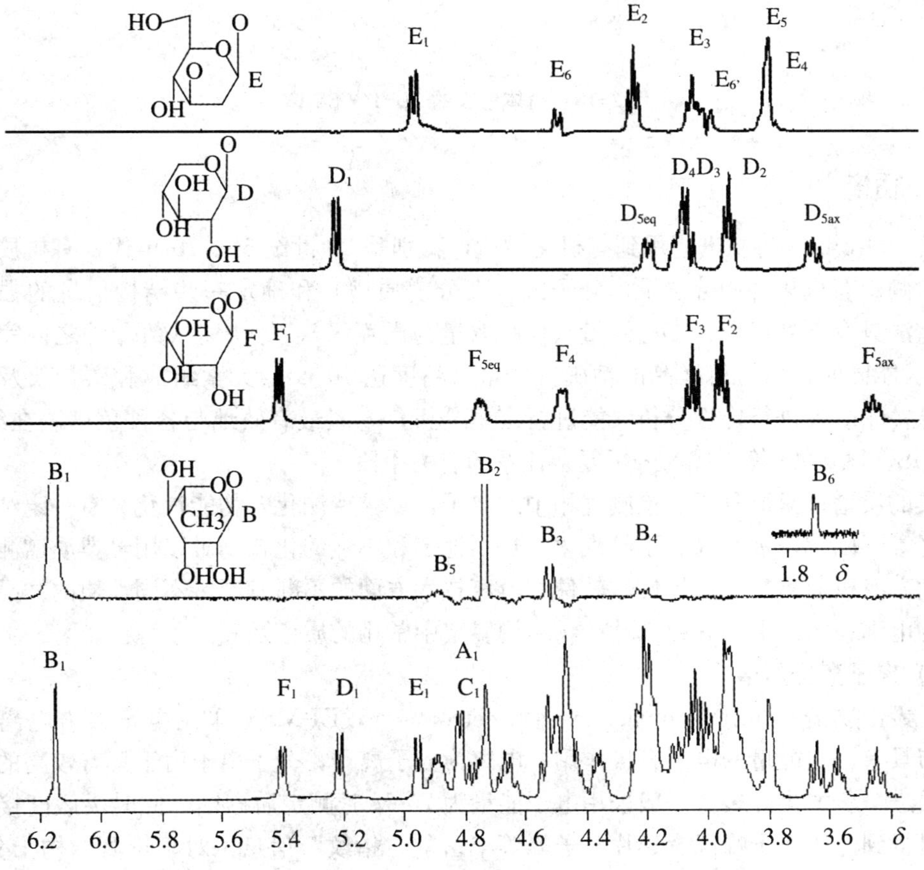

图 2-17　甾体皂苷的 1D-TOCSY 谱

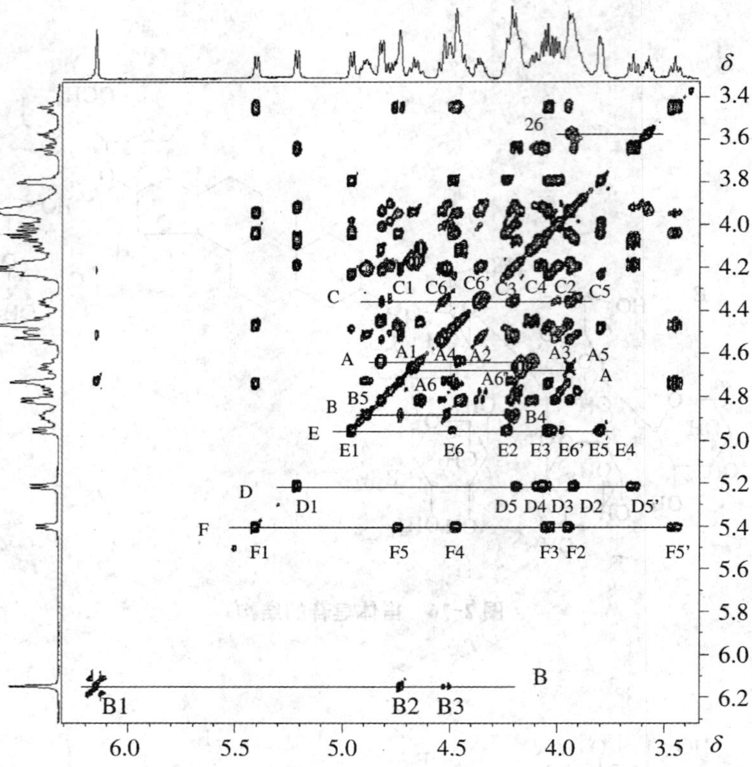

图 2-18　甾体皂苷的 2D-TOCSY 谱

四、质谱[15]

自从 R. Conrad 将质谱应用到有机化学后，特别是 20 世纪 50—70 年代，有机质谱迅速发展成为测定有机化合物分子量、分子式（高分辨质谱）和确定一些结构信息的强有力工具。质谱法具有下列优点：①超微量（样品取量为微克级）；②快速（数分钟之内完成一次测试）；③能同时提供有机样品的精确分子量（精度达 10^{-4}）、元素组成和碳骨架及官能团结构信息；④既能进行定性分析又能进行定量分析；⑤能最有效地与各种色谱法在线联用，如 GC/MS、LC/MS 等，成为分析复杂体系的有力手段。

经典的质谱仪只能分析、检测气相中的离子，要求待测化合物能汽化、有一定纯度、热稳定性好等，因此，极性高、不易汽化、热不稳定和不纯的化合物难以用经典质谱测定，近年来，随着有机质谱在质谱硬件、软件、电离技术方面的不断发展，不同性质的样品可以选择不同的电离技术。下面介绍天然产物结构鉴定中常用的质谱及其离子源。

（一）电子轰击质谱

电子轰击质谱（electro impact mass spectrometry，EI-MS）采用电子轰击电离，即样品分子与具有一定能量的电子直接作用，电离为分子离子，分子离子由于具有较高的热力学能，从而进一步发生碎裂。一般采用电子能量为 70eV 时测定质谱图，此时灵敏度接近最大值，可以得到分子离子峰以及碎片离子峰等丰富的“指纹”信息，对于推测结构十分有用。但是由于分子离子进一步裂解，使得一些化合物的分子离子信号变得很弱，甚至检测不到。因此电子轰击质谱适用于测定容易汽化、受热结构稳定的样品，图 2－19 为黄酮苷元芹菜素的 EI-MS 谱。

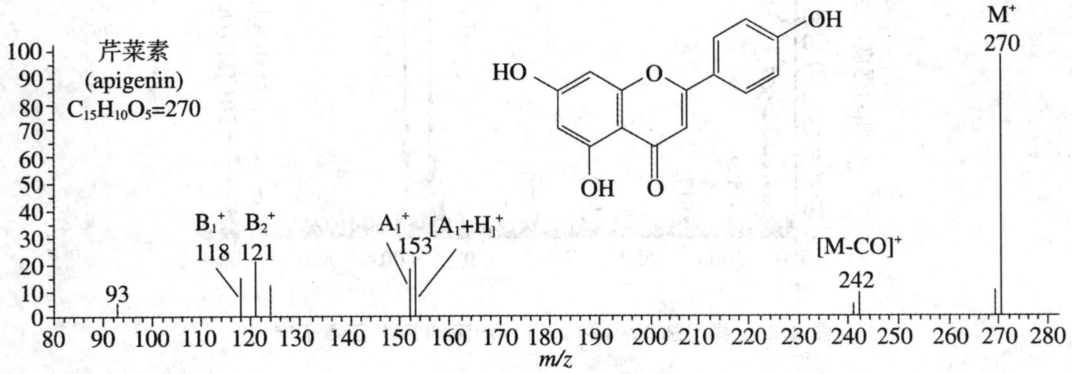

图 2-19　芹菜素的 EI-MS 谱[16]

（二）化学电离质谱

化学电离质谱（chemical ionization mass spectrometry，CI-MS）通过引入大量的试剂气体，试剂气体分子被电子轰击电离后因离子-分子反应产生一些活性反应离子，这些离子再与样品分子发生离子-分子反应，使样品分子实现电离。化学电离可以使用多种单一或混合的试剂气体，最常用的有甲烷以及一些惰性气体（如 N_2、CO、Ar 等）。由于样品分子不直接与电离电子作用，因此可以得到很强的分子离子峰，但由于样品分子电离后热力学能相对较低，碎裂反应减少，因此比 EI-MS 的碎片离子峰少，提供的信息也少。

（三）快原子轰击质谱

快原子轰击质谱（fast atom bombardment mass spectrometry，FAB-MS）是 M. Barber 在 1981 年开发的一种原子轰击技术，利用氩、氙等中性高速原子轰击样品溶液，使测试样品离子化。由于样品溶解于低挥发性的液体基质（如甲醇和甘油等）中，溶剂化作用使电荷分散，降低离解所需要的能量，并能不断地将离子带到表面，使离子的解吸均匀而持久、分子离子的寿命延长，从而容易捕获得到分子离子和主要碎片的信息并能生成几乎等量的正离子和负离子。根据样品的性质选择合适的基质是 FAB-MS 测定的关键环节，理想的基质必须蒸气压低，同时是被分析样品的良好溶剂，最常用的基质是甘油。如果样品在基质中的溶解度小，可预先用能与基质互溶的溶剂（如甲醇、乙腈、H_2O、DMSO、DMF 等）溶解，然后再与基质混匀。FAB-MS 更适用于高极性化合物分析，应用范围更广泛。

FAB-MS 电离的主要反应是形成 $[M+H]^+$ 离子，簇合离子如 $[2M+H]^+$、加合离子如 $[M+G+H]^+$（G=基质分子），以及相应的裂解产物如 $[2M+H-H_2O]^+$，$[M+G+H-H_2O]^+$ 等。FAB-MS 谱中往往出现碱金属加合离子峰。如果在离子源样品探头尖端同时加入样品溶液和 NaCl、LiCl 溶液，谱图上将出现一对准分子离子峰 $[M+Na]^+$ 和 $[M+Li]^+$，两者质量差 $\Delta m=16$，碎片离子不会产生加合离子，可利用这一对加合离子辨认混合物中各组分和准分子离子峰（图 2-20）。

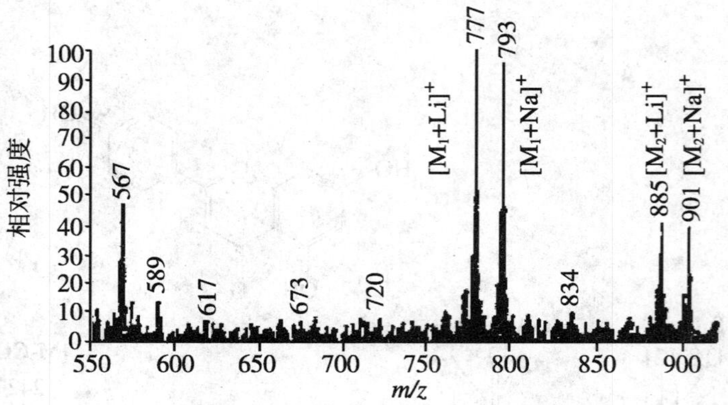

图 2-20　样品加 NaCl 和 LiCl 水溶液的 FAB 正离子谱[15]

在苷类化合物的 FAB-MS 上 M^+ 及 $[M+H]^+$ 为基峰，此外还会出现糖的碎片峰，因此对确定糖的连接顺序提供了重要的信息。一般情况下，六碳糖会有减 163 碎片，6-去氧六碳糖有减 147 碎片，五碳糖有减 133 碎片，可以根据 FAB-MS 给出的分子离子峰以及碎片峰确定末端糖的结构以及糖连接的顺序。如图 2-21 所示，糖苷化合物给出准分子离子峰 *m/z*：877 $[M+Na]^+$，855 $[M+H]^+$ 以及顺序减掉糖基的碎片峰 721 $[M\text{-}rib]^+$，575 $[M\text{-}rib\text{-}rha]^+$，413 $[M\text{-}rib\text{-}rha\text{-}glc]^+$ 以及苷元峰 397。

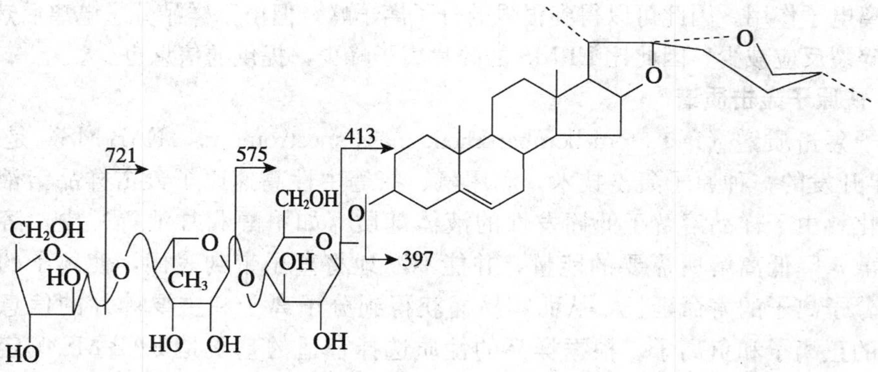

糖苷 I　分子量:854

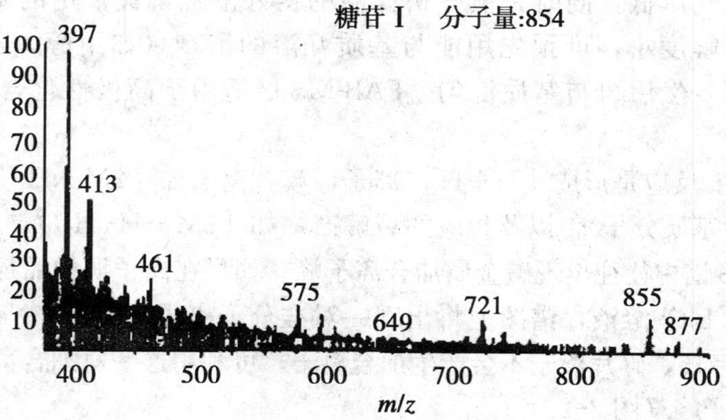

图 2-21　糖苷 I 的 FAB-MS[15]

（四）电喷雾电离质谱

电喷雾电离质谱（electro spray ionization mass spectrometry，ESI-MS）采用的电喷雾电离是一种使用强静电场的电离技术，内衬弹性石英管的不锈钢毛细管（内径 0.1～0.15nm），加以 3～5kV 的正电压，与相距 1cm 接地的反电极形成强静电场，被分析样品溶液从毛细管流出时在电场作用下形成高度荷电的雾状小液滴，液滴在向质量分析器移动过程中，因溶剂挥发逐渐缩小，最后发生裂分，产生单个多电荷离子，出现多电荷峰，与传统质谱相比扩大了检测的分子质量范围，同时提高了灵敏度。另外，用 ESI-MS 方法产生一系列的多电荷峰，可以得到准确的分子量，此外还可与 HPLC 和高效毛细管电泳相连进行分析。

ESI-MS 既可分析大分子也可分析小分子。对于分子量在 1000 以下的小分子，会产生 $[M+H]^+$ 或 $[M-H]^-$ 离子，选择相应的正离子或负离子模式检测，就可以得到分子量。

一般蛋白质分子量较大，在 ESI-MS 中生成一系列多电荷离子，通过数据处理系统能够得到分子量。利用 ESI-MS 还可以测定蛋白质酶解后的质量肽谱，分析肽序列；测定蛋白质降解产物以及代谢产物；测定配基结合键；分析肽的合成产物，指导纯化过程；研究非共价蛋白复合物（包括蛋白质与肽的复合物，蛋白质与金属离子的复合物，蛋白质与核酸的复合物以及亚蛋白质结构之间的结合）；测定寡核苷酸分子量；通过分析电荷状态分布和应用 H/D 交换技术，阐明蛋白质的折叠过程。

利用 ESI-MS^n 技术分析准分子离子峰的子离子扫描图中的子离子峰，可以判断碳苷类化合物连接的糖的情况[17]。

（五）飞行时间质谱[18]

基质辅助激光解析电离飞行时间质谱（matrix-assisted laser desorption ionization time of flight mass spectrometry，MALDI-TOF-MS）简称飞行时间质谱，采用两极加速技术或者离子反射技术，使得质量相同而动能略有不同的离子可以同时到达检测器，提高检测灵敏度。自 1987 年 Karas 等首次以烟酸为基体分析水苏糖（一种植物化学四糖）以来，MALDI-TOF-MS 已用于游离多糖、环糊精、糖肽、糖脂、糖蛋白、黏多糖、鞘脂等多种糖类化合物的分析。MALDI-TOF-MS 分析糖类具有灵敏、快速，对杂质的包容性强，分析质量范围大，尤其是能对未衍生化糖类进行直接分析等优点。糖肽和糖蛋白都含有游离氨基，能很好地质子化，样品离子信号比多糖强（多糖通常需要加入钠盐离子化）。糖肽谱图中，$[M+H]^+$/ $[M+Na]^+$ 离子强度的比值随分子中肽比例的增大而增大。

使用合适的基体或基体添加剂，可以有效解吸电离样品分子以及改善结晶状况和改善样品分布的均匀性、增强质谱信号、增加其重复性、延长样品出峰时间，增加质量分析范围，从而提高分析灵敏度、分辨率、重复性等。文献报道 MALDI-TOF-MS 适于分析各种不同糖类物质的基体有 30 多种。

图 2-22 是合欢皂苷 J_{12}（Julibroside J_{12}）的 MALDI-TOF-MS，给出准分子离子峰 m/z 2251 $[M+K+H]^+$，2235 $[M+Na+H]^+$，与分子式 $C_{104}H_{165}NO_{49}$ 一致。

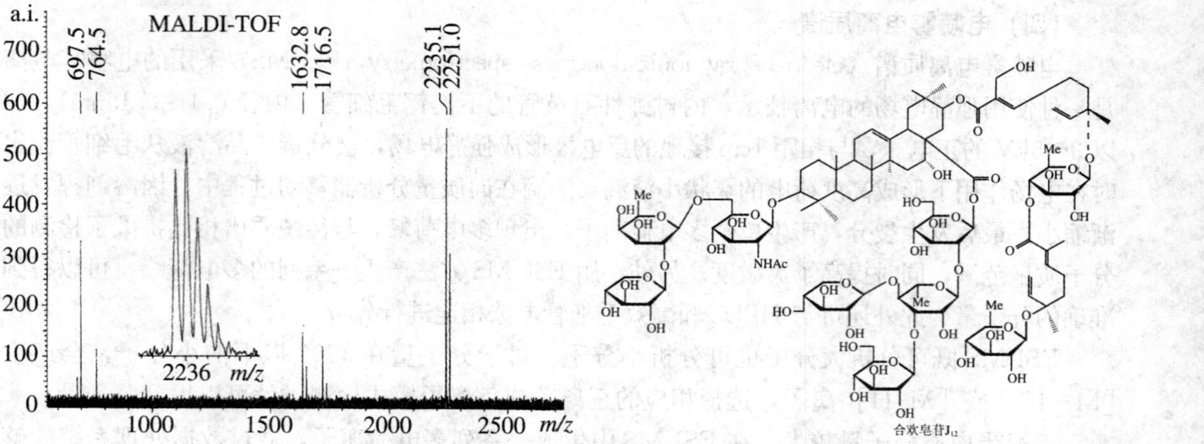

图 2-22　合欢皂苷 J_{12} 的 MALDI-TOF-MS

（六）场解吸质谱

场解吸质谱（field desorption mass spectrometry，FD-MS）是一种温和的离子化技术，样品不需直接气化，而是与附着于进样器先端的盐溶液中的金属离子同时解吸，通过去溶剂化（desolvation）和热离子化（thermal ionization）作用而形成质子化的分子离子［M＋H］$^+$和与金属离子加合的分子离子如［M＋Na］$^+$等，以及少数的主要碎片离子（图 2-23）。

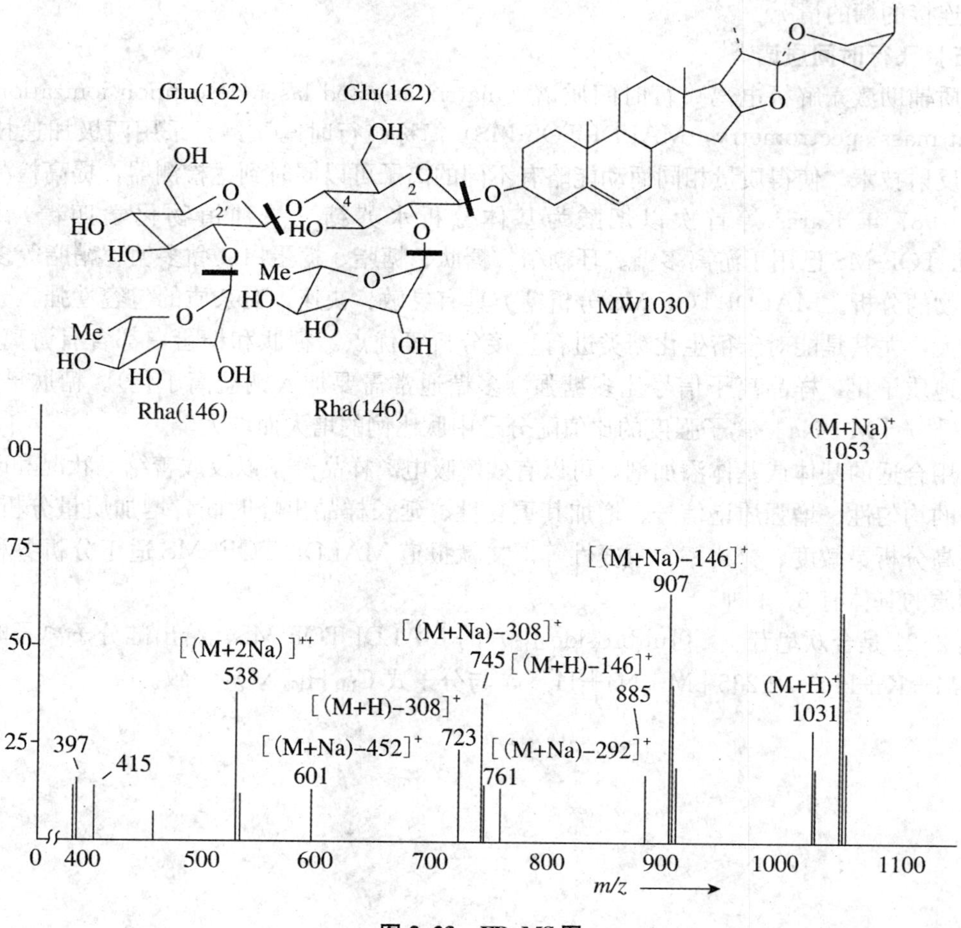

图 2-23　FD-MS 图

（七）质谱解析过程中的注意事项

一般情况下，只要样品所产生的分子离子足够稳定，能正常到达检测器，则质谱图中的分子离子峰的质量数即是分子量，但有时确认分子离子峰会遇到困难，需要进行分析。

1. 分子离子不够稳定，在质谱图上不出现分子离子峰。各类化合物在 EI-MS 上 M^+ 的稳定性次序大致为：芳香环（包括芳香杂环）＞脂环＞硫醚、硫酮＞共轭烯＞直链烷烃＞酰胺＞酮＞醛＞胺＞脂＞醚＞羧酸＞支链烃＞腈＞伯醇＞仲醇＞叔醇＞缩醛。胺、醇等化合物的 EI-MS 中往往见不到分子离子峰。

2. 有时在质谱中不形成分子离子而形成加合离子，如 FAB-MS 中形成 $[M+H]^+$ 的准分子离子（quasimolecular ion），这样质量数减去 1 才是样品的分子量；在负离子 FAB-MS 中形成 $[M-H]^-$ 的准分子离子，测得的质量数加 1 才是分子量；在 FAB-MS 中有时可能出现金属加合离子如 $[M+Na]^+$ 等。

3. 质谱中有时出现多电荷离子，此时实际分子量应该是质谱表观分子量的 n 倍，n 为电荷数。

要判断质谱中高质量区的离子峰是否是分子离子峰可考虑以下因素：

（1）看是否符合氮素规则：天然产物主要由 C、H、O、N 等元素组成。凡不含氮原子或含偶数氮原子的分子，其分子量必为偶数；含奇数氮原子的分子，其分子量必为奇数。

（2）看丢失是否合理：分子离子峰的质量数与其相邻的次一个峰质量数之差 Δm 是丢失碎片的质量。如 $\Delta m=15$ 为丢失甲基的峰 $[M-CH_3]^+$，$\Delta m=17$ 为丢失羟基的峰 $[M-OH]^+$，$\Delta m=18$ 为丢失水分子的峰 $[M-H_2O]^+$，$\Delta m=30$ 为丢失 CH_2O 或 NO 的峰 $[M-CH_2O]^+$、$[M-NO]^+$ 等，这些丢失是合理的。

（3）注意加合离子峰：某些化合物（如醚、酯、胺、酰胺、腈、氨基酸酯和胺醇等）的 EI-MS 上分子离子峰很弱，或基本不出现，而 $[M+H]^+$ 峰却相当明显。

在 FAB-MS 中，金属离子与有机物结合所形成的加合离子有很强的丰度，可用来判断分子离子。常用的金属离子是 K^+、Na^+ 和 Li^+。如果在样品中混入 NaCl 和 LiCl，会产生一对 $[M+Na]^+$ 和 $[M+Li]^+$ 加合离子，两者质量差 $\Delta m=16$。另外，糖苷的负离子 FAB-MS 中 $[M-H]^-$ 准分子离子的丰度比相应正离子 FAB-MS 中 $[M+H]^+$ 准分子离子的丰度要强。

五、圆二色谱

按照 Fresnel 的假说，平面偏振光可以分解为两个周期和振幅相同、方向相反（左、右）的圆偏振光，而这两个圆偏振光还可以组成原来的平面偏振光。在具有旋光性的物体中，由于左旋和右旋圆偏振光的传播速度不同，导致了平面偏振光平面的旋转。当平面偏振光在一个旋光性的物体中传播时，除了两个圆偏振光的速度不同外，这两个圆偏振光被吸收的程度也不相等，称为圆二色性（circular dichroism，CD）。如果在一定的波长范围内（200～700nm），用左旋和右旋圆偏振光的吸收系数差 $\Delta\varepsilon$ 或摩尔椭圆度 $[\theta]$ 的连续变化对波长作图，得到该有机化合物的圆二色谱（CD 谱），呈现峰的为正性圆二色谱，出现谷的为负性圆二色谱。谱线的正性和负性、旋光谱和圆二色谱是一致的。呈钟形的 CD 谱图简单，容易分析，特别是对于复杂的化合物，谱形简单的 CD 光谱用得更多。CD 谱常用于研究手性小分子天然药物以及大分子糖类、多肽、蛋白质、核酸等的立体结构。如利用 CD 谱确定单萜和木脂素的绝对构型[19]，19-去甲基-克罗烷型二萜的绝对构型[20]，研究多糖（寡糖）的一级结构以及构象[21]。

图 2-24 是 19-去甲基-克罗烷二萜（nor-neo-clerodane）的 CD 谱，19-去甲基- 克罗烷二萜 C-6 和 C-10 的立体构型可以用 CD 谱确定：H-6α、H-10α 型化合物在 225 nm 左右出现一强负 Cotton 信号；H-6β、H-10β 型化合物在 230 nm 左右出现强正 Cotton 信号；H-6α、H-10β 型化合物在 250nm 左右观察到正 Cotton 信号，在 215 nm 左右出现负 Cotton 信号。

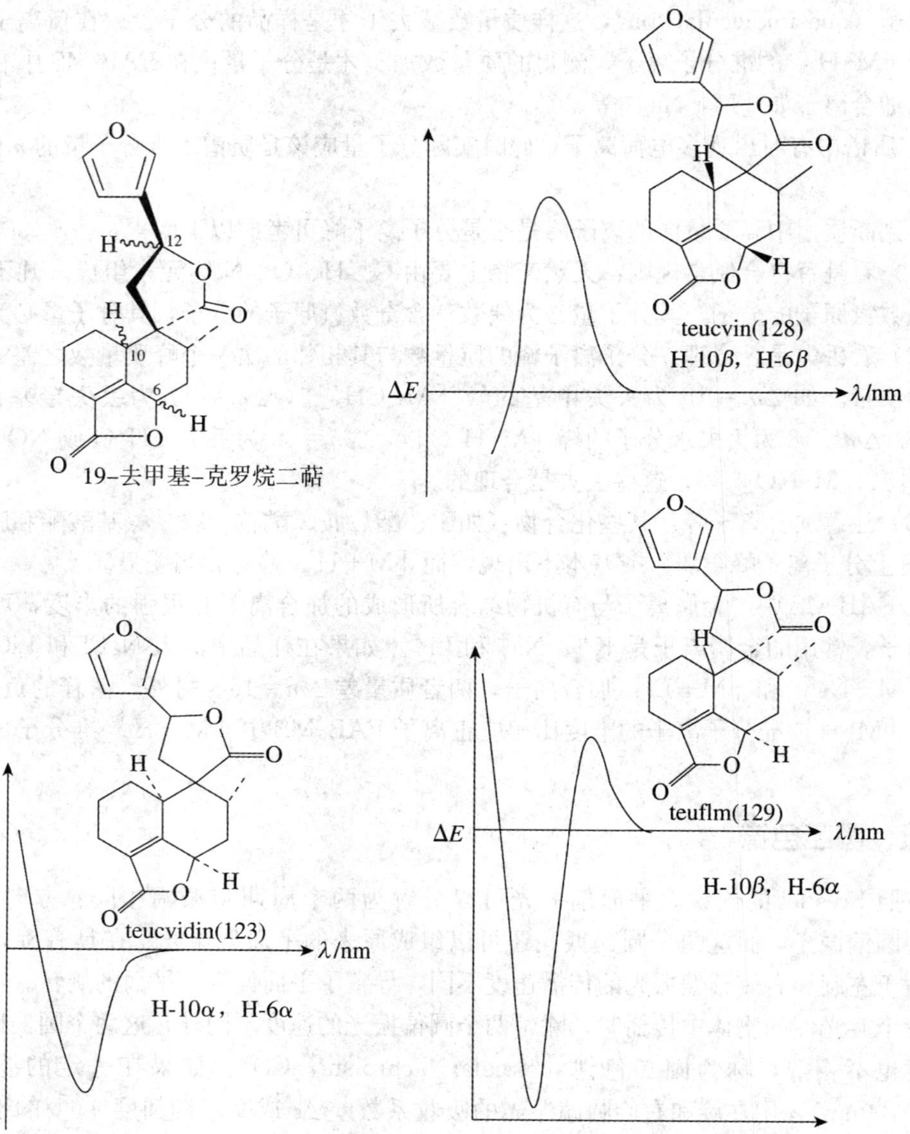

图 2-24　19-去甲基-克罗烷二萜的 CD 谱[20]

六、单晶 X 线衍射（X-ray diffraction method）[22]

X 线为短波长电磁波。当 X 线照射在被测样品上时，因光的干涉作用而产生衍射效应。单晶体是指样品中所含分子（原子或离子）在三维空间中呈规则、周期排列的一种固体状态。纯度较高的化学成分在合适的溶剂系统中经重结晶可得到适合 X 线衍射使用的单晶样品，其大小为 0.5mm 左右。X 线照射单晶样品产生衍射效应，将所得到的衍射信息用计算机进行数据处理，再还原为分子中原子的排列关系，形成以确定规律分布在空间的衍射图像，衍射点的数目依据化合物分子量大小（药物小分子、生物大分子、复合物等）和分子的排列规律（对称性）而异。它不仅能提供准确的分子相对或绝对构型，而且对分子的构象（及差向异构），成键原子间的键长、键角、扭角、二面角，分子平面性，分子内氢键与分子间氢键分布，晶态下分子的排列规律（即晶型），溶剂分子的分布与数目等均可提供准确、定量、可靠的信息，极大地缩短确定正确结构所需的时间。

天然药物结构鉴定中单晶 X 线衍射分析具有以下特点：①只需要一颗单晶体（1/4～1/6mg），因此可进行微量化学成分的结构鉴定。②对药物中的共晶（最简单的例子是药物分子与溶剂或结晶水分子以共晶方式存在）样品可以给出准确、定量的分析结果。③可获得药物分子的绝对构型，特别是全新骨架类型的天然药物成分的绝对构型（如青蒿素）。④从单晶 X 线衍射分析所得分子的立体结构中，可以准确地计算出被测化合物的构象信息，即组成药物分子骨架各环的船或椅式构象、环与环间的顺反联接方式、环自身的平面性质、环与环间的扭转角、侧链的相对取向位置、大环构象等。⑤可以准确地计算出药物分子的氢键、盐键、配位键的成键方式和数值。⑥可以确定天然药物中水溶性大分子（蛋白质、多肽、多糖类等）的准确三维结构。我国晶体学家早在 20 世纪 70 年代就完成了结晶猪胰岛素的 X 线晶体结构测定工作。

利用单晶 X 线衍射测定药物分子绝对构型常用以下几种方法：①含重原子的分子，利用分子中所含重原子的 X 线反常散射（色散）效应，准确测定分子构型。②不含重原子的分子，利用非重原子 C、O 的反常散射效应，因为 C、O、N 原子的反常散射效应弱，故在 X 线衍射实验中需要采用 CuKα 辐射，以准确地测量反常散射点对的衍射数据，如青蒿素的分子绝对构型测定。③对于非新骨架的分子，根据文献或波谱数据，可以确定其局部取代基的构型，以此为参照，确定分子绝对构型。④在进行天然药物样品的重结晶过程中，选择引入手性试剂（如 *D* 或 *L*-酒石酸等）形成共晶的单晶体，从单晶 X 线衍射分析所得共晶组分的立体结构图中，以手性试剂的已知构型为参照，即可获得待测分子的绝对构型。

单晶 X 线衍射分析测试结果重复性好，再现性强，减少人为因素的影响，是目前世界上普遍接受的一种物理分析技术和测试手段。但有些化合物难获得单晶。

实例：经 1D 和 2D NMR 数据分析确定 rohitukine 平面结构，哌啶环上有两个手性中心，为了确定该化合物的立体构型，制备对溴苯甲酸衍生物 4-bromobenzoyl-rohitukine，培养单晶进行 X 线衍射分析，确定衍生物绝对构型，由此确定 rohitukine 的立体构型[23]（图 2-25）。

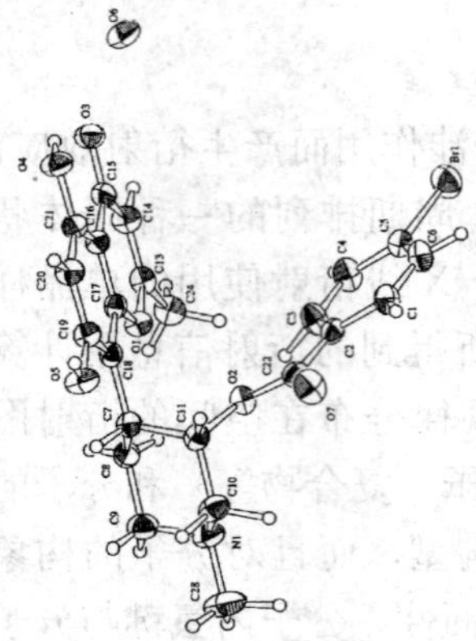

4-bromobenzoyl-rohitukine的X-ray图

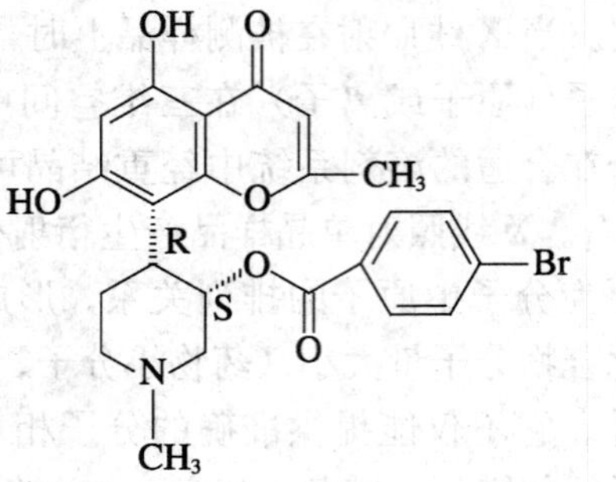

4-bromobenzoyl-rohitukine的绝对构型

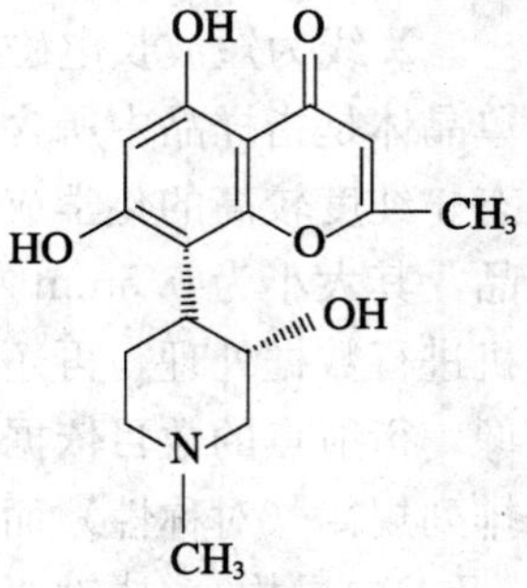

rohitukine的绝对构型

图 2-25　rohitukine 的 X-线衍射分析[23]

参考文献

1. 李卫民，等．中药现代化与超临界流体萃取技术．北京：中国医药科技出版社，2002：93
2. 张晓东，等．时珍国医国药，2004，15(12)：861
3. 刘川生，等．中国天然药物，2003，1(3)：187
4. 汪正范．色谱定性与定量，北京：化学工业出版社，2002
5. 徐任生主编．天然产物化学．第 2 版．北京：科学出版社，2004
6. Ito，Y．J Chromatogr A，2005，1065：145
7. 苗奕，等．国外医学药学分册，1999，26(1)：41-44
8. 傅若农．国外分析仪器，2001，2：1
9. 张晓彤，云自厚著．液相色谱检测方法．北京：化学工业出版社，2001
10. 方晓明．现代仪器，2002，3：1
11. 谢晶曦编著．红外光谱在有机化学和药物化学中的应用．科学出版社，1987
12. 黄量，于德泉编著．紫外光谱在有机化学中的应用(上册)．科学出版社，1988
13. 杨文火，等．核磁共振原理及其在结构化学中的应用．福州：福建科学技术出版社，1994
14. 姚新生，等．超导核磁共振波谱分析．中国医药科技出版社，1991：126，129
15. 陈耀祖，涂亚平等．有机质谱原理及应用．科学出版社，2001
16. 丛浦珠，苏克曼主编．分析化学手册第九分册．第 2 版．北京：化学工业出版社，2000：728
17. 乔善义，等．中国天然药物，2003，1(2)：120
18. 张东娣，等．分析测试学报，2005，24(1)：129
19. 糜竞芳，等．药学学报，1994，29(10)：758
20. 谢宁，等．中国药科大学学报，1995，26(3)：144
21. 段金友，等．天然产物研究与开发，2004，16(1)：71
22. 吕扬，等．现代仪器，2004，3：6
23. Yang D H，*et al*．Chin Chem Lett，2003，14(7)：720

（梁　鸿）

第三章 糖和苷

核酸（nucleic acid）、蛋白质（proteins）、糖类（saccharides，sugars）和脂质（lipids）是生命存在的四大类物质。糖类又称“碳水化合物”。100 多年前，德国科学家 Fischer E. 就已开始了糖的研究，糖类的生命科学几乎与蛋白质的生命科学同时诞生。但是，糖类的研究成果远远落后于蛋白质和核酸的研究成果，其原因之一是过去认为糖类在生物体内的作用主要是能量资源（糖原、淀粉等）或作为结构材料（纤维素等）或许多类化合物生物合成的前体。与核苷酸和氨基酸不同，核苷酸和氨基酸只能以一种途径相互连接，而单糖可以在多个羟基上以两种可能的构型连接成寡糖和多糖。因此，四种不同的核苷酸或氨基酸连接只能形成 24 种不同的四核苷酸或四肽，但四种不同的单糖在理论上可形成 35 560 种四糖。结构多样性带来的复杂性给糖类化学家的工作造成巨大的困难，这是糖类的研究成果远远落后于蛋白质和核酸研究成果的又一原因。也正因为糖类结构的多样性，使我们相信糖类在生命复杂体系中的作用具有复杂性和定向性及序列性。近年发现糖及其缀合物是细胞识别的主要标记物，在细胞间物质运输、信号转导、免疫功能调节等方面都有相当重要的作用。不仅是糖类，糖与蛋白质形成的糖蛋白、糖与苷元（配基）形成的苷（glycosides）在生命活动中和以此为原料的药物及营养物中都有相当重要的作用。因此，糖组学（glycomics）正在形成。

第一节 糖的结构及分类

所谓糖是指多羟基的醛、酮和经氧化或还原等产生的衍生物及其它们的聚合体。糖类化合物包括单糖（monosaccharides）及其衍生物、低聚糖（oligosaccharides）、多糖（polysaccharides）、复合碳水化合物（complex carbohydrates）。迄今已发现的单糖有 200 多种，但常见的单糖和组成复合碳水化合物中的单糖只有十几种。

一、单糖

单糖及其衍生物由碳、氢、氧三种元素组成，氨基糖还含有氮元素。单糖分为醛糖（aldoses）和酮糖（ketoses），天然的单糖以醛糖居多。根据单糖的碳原子个数，可将单糖分为三碳至八碳糖；亦根据环的大小，将五元环的糖称为呋喃型糖（furanose），将六元环的糖称为吡喃型糖（pyranose）。单糖衍生物根据单糖分子中羟基的取代情况分为氨基糖、去氧糖、糖醛酸、糖磷酸酯等，根据生源关系由单糖醛酮基还原得到的糖醇亦归类为单糖衍生物。

单糖的醛基或酮基与该糖中羟基反应可形成半缩醛（hemi-acetal）或半缩酮（hemi-ketone）。单糖的结构最初用 Fischer 投影式表示，为直链结构表示法；后来发现单糖在水溶液中其醛基或酮基通常很少以游离状态存在，而主要以分子内半缩醛的环状形式存在，因此，又出现了 Haworth 透视式表示法。现以天然单糖中最具代表性的葡萄糖为例说明单糖的结构。

（一）单糖的绝对构型

大多数单糖都有旋光性，存在两个对映体，分别标记为 D 和 L。一般将单糖 Fischer 投影式中与羰基（醛基或酮基）最远的不对称性碳原子的构型规定为整个糖分子的绝对构型。根据 Fischer-Rosanoff 规定，与（+）-D-甘油醛［(+)-D-glyceraldehyde］对应的单糖称为 D 型，与（-）-L-甘油醛［(-)-D-glyceraldehyde］对应的单糖称为 L 型。换言之，与羰基最远的不对称碳原子上的羟基朝右的为 D 型，朝左的为 L 型。天然 D 型单糖有葡萄糖（glucose）、岩藻糖（fucose）、鸡纳糖（6-deoxy-D-glucose）、果糖（fructose）、甘露糖（mannose）、半乳糖（galactose）、木糖（xylose）等及其衍生物；天然 L 型单糖有鼠李糖（rhamnose）、阿拉伯糖（arabinose）等及其衍生物。

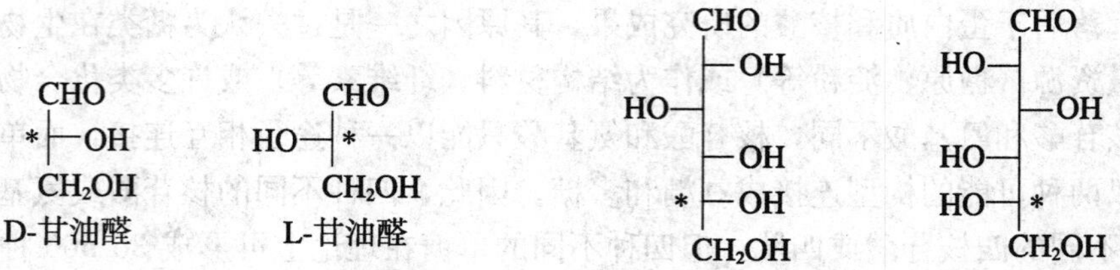

D-甘油醛　L-甘油醛　D-葡萄糖　L-葡萄糖

（二）单糖的 Fischer 投影式和 Haworth 透视式

以 D-葡萄糖为例说明两种投影式表示法的关系。将 Fischer 投影式的第五碳原子旋转 120°，然后，向右倾倒 90°，环合所得环状结构即为 Haworth 透视式。使用 Haworth 透视式可以说明官能团的相对位置，但并不能说明单糖的绝对立体化学。

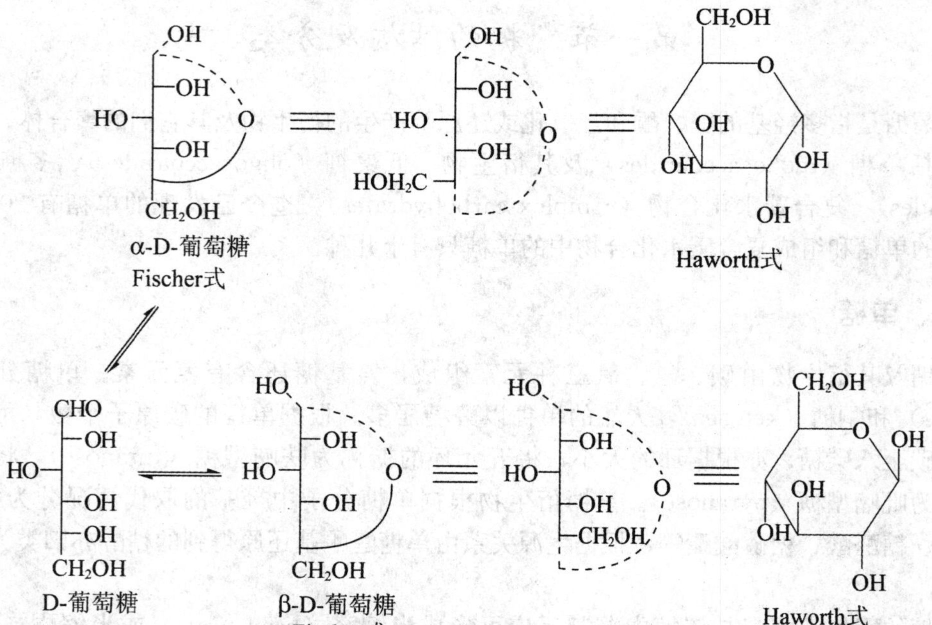

（三）单糖环状结构的立体化学

1. 构型（configuration）　构型是由于化合物中不对称性所产生的立体化学现象，是由于一个不对称中心上几个不同的原子或基团所具有的特定排列方式。例如碳原子是四价的，如果在一个碳原子上连接四个不同的原子或基团，则这个碳原子具有不对称性或具有手性，被称为不对称性碳或手性碳。甘油醛分子结构中的C-2原子上连接一个醛基、一个羟甲基、一个羟基和一个氢原子，这个C-2原子为不对称性碳。甘油醛具有D-和L-两种立体异构体。单糖中不对称的碳原子较多，立体异构体应有2^n个。链状葡萄糖分子结构中存在四个不对称性碳原子，如果把1个或多个这些碳原子上所连接的—H和—OH倒转，就可以形成又一个新的糖。以己糖为例，具有$2^4=16$个立体异构体，相当于D-型和L-型各8个不同的糖。单糖成环后形成一个新的不对称性碳原子，称为端基碳原子或异构碳原子（anomeric carbon），生成一对差向异构体（anomer），有α-、β-两种构型，如下图所示。在Fischer投影式中，C-1-OH与原C-5-OH（六碳糖）或C-4-OH（五碳糖），顺式的为α-构型，反式的为β-构型。所以，α、β是C-1与C-5的相对构型。在Haworth透视式中，C-1-OH与C-5（或C-4）上取代基（C-6或C-5）之间，在异侧的为α-型，在同侧的为β-型。α-L-糖和β-D-糖的端基碳原子的绝对构型是相同的。

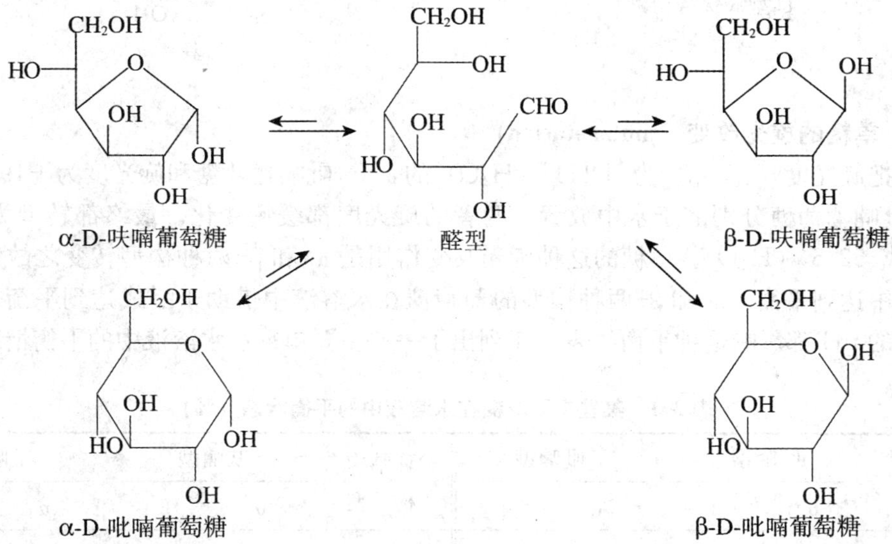

2. 构象（conformation） 构象是因为分子中单键旋转而导致分子中各个基团或原子具有特定的相对位置而引起的，通常与分子的不对称性无关。如丁烷因中间两个碳原子间单键旋转，两个甲基的相对位置发生改变，图示如下。

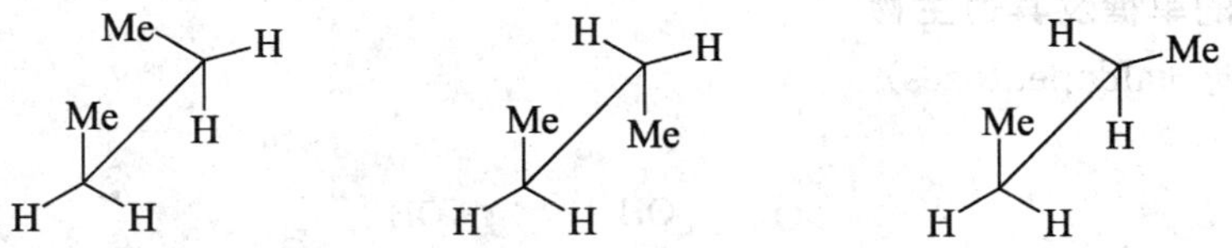

单糖既有构型问题也有构象问题。戊糖和己糖在分子内形成半缩醛后，成为稳定的五元环或六元环，有椅式（chair form）、船式（boat form）或信封式（envelope form）等空间构象。吡喃糖在溶液或固体状态时以椅式构象为优势构象。单糖有两种椅式构象，以2、3、5四个C、O原子构成的平面为准，C-4位于面上、C-1位于面下的称为$^4C_1$构象，简称C1，此处的“C”代表椅式；C-1位于面上、C-4位于面下的称为$^1C_4$构象，简称1C。D-吡喃型单糖取$^4C_1$构象时，端基碳-OH为平伏键（e）的是β-型，为竖键（a）的是α-型。

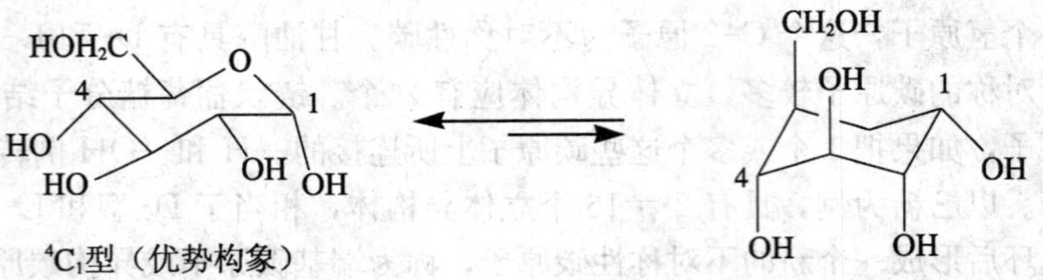

$^4C_1$型（优势构象）α-D-glc　　$^1C_4$型

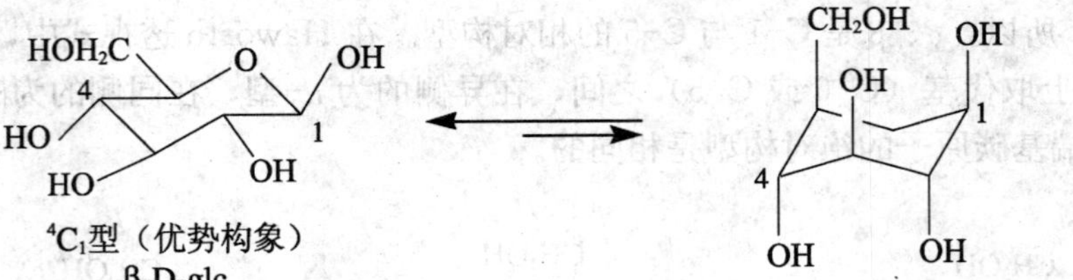

$^4C_1$型（优势构象）β-D-glc　　$^1C_4$型

（四）单糖的旋光改变（mutarotation）

如果把旋光度（$[\alpha]_D$）为 +111°（H_2O）的 α-D-吡喃葡萄糖和旋光度为+19°（H_2O）的 β-D-吡喃葡萄糖分别溶于水中放置，两者的旋光度都缓慢变化，最终都转型为+52.5°（H_2O）或-52.5°（H_2O）。单糖的这种旋光改变作用是 α-和 β-两种构型转变之故，两者最终在溶液中达到平衡。α-和 β-两种构型的葡萄糖在水溶液中借助于醛式达到平衡，溶剂种类和溶液的 pH 都影响这种平衡。表 3-1 列出了一些主要单糖在水溶液中的平衡情况[1]。

表 3-1　某些主要单糖在水溶液中的平衡状态（%）

环结构构型	呋喃型		吡喃型		环结构构型	呋喃型		吡喃型	
	α	β	α	β		α	β	α	β
葡萄糖	—	—	36	64	木糖	—	—	37	63
麦芽糖	—	—	68	32	阿拉伯糖	α+β=3		63	34
半乳糖	—	—	36	64	核糖	6	18	20	56

（五）主要的单糖及其衍生物

1. 五碳醛糖（aldopentoses）

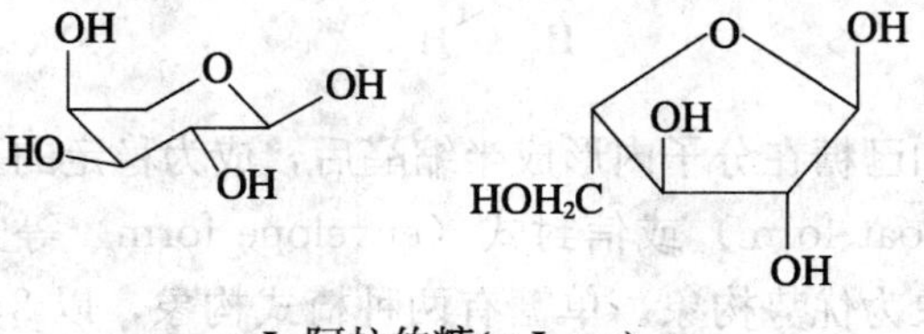

α-L-阿拉伯糖(α-L-ara)

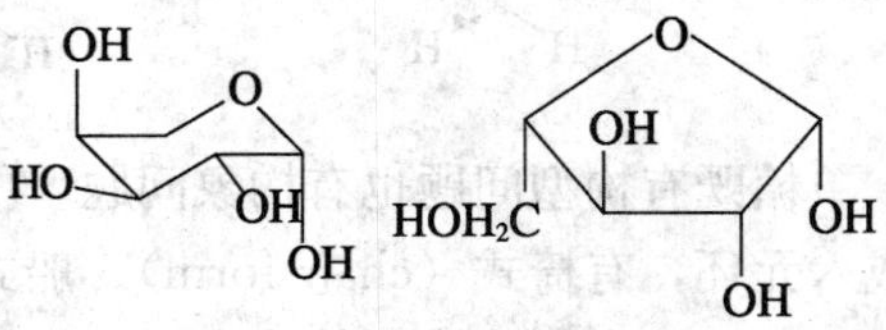

β-L-阿拉伯糖(β-L-ara)

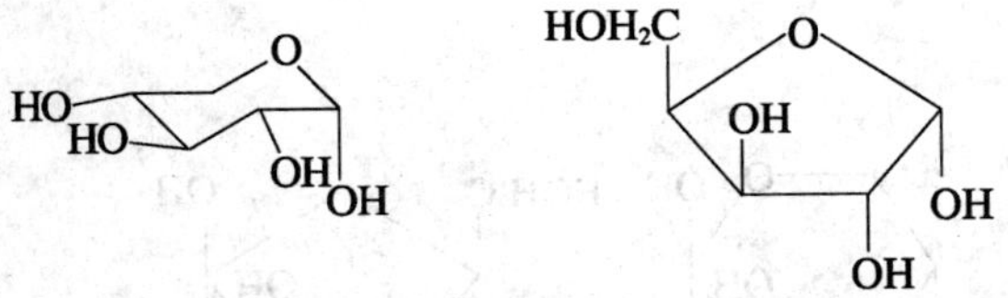

α-D-木糖(α-D-xyl)

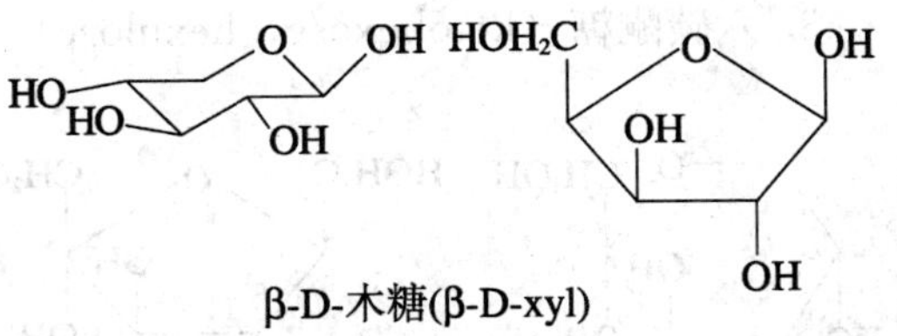

β-D-木糖(β-D-xyl)

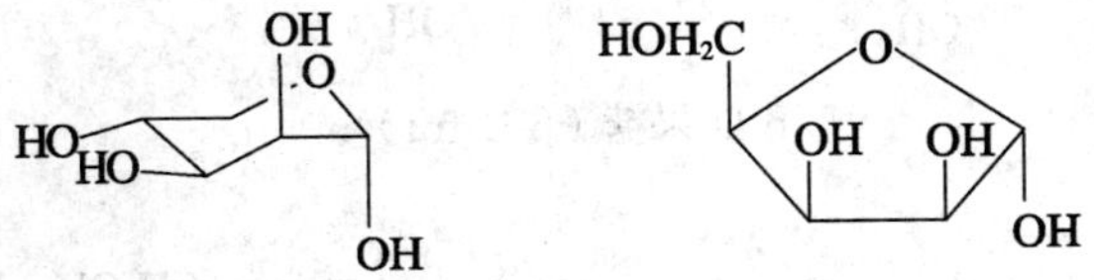

α-D-来苏糖

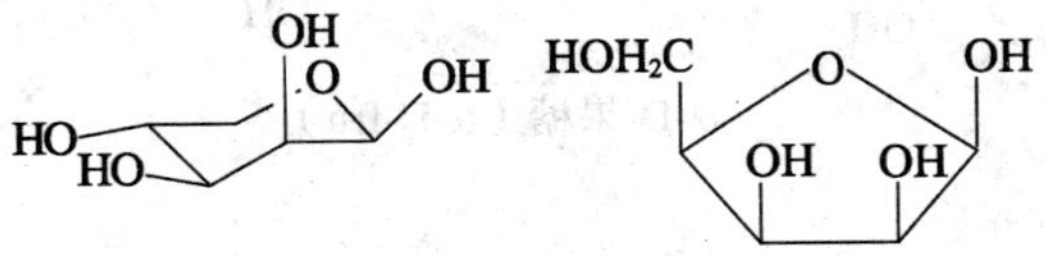

β-D-来苏糖

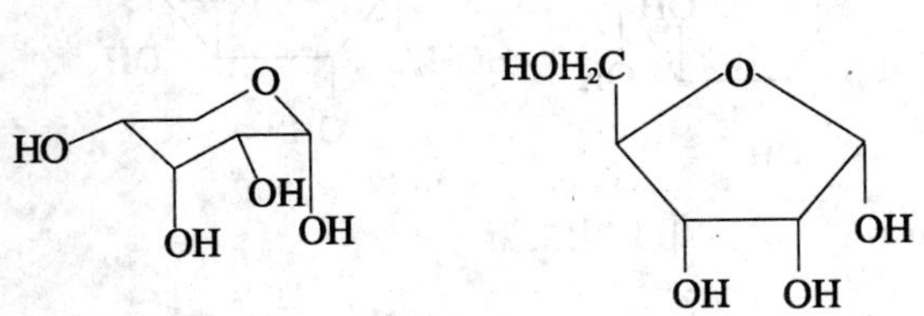

α-D-核糖(α-D-rib)

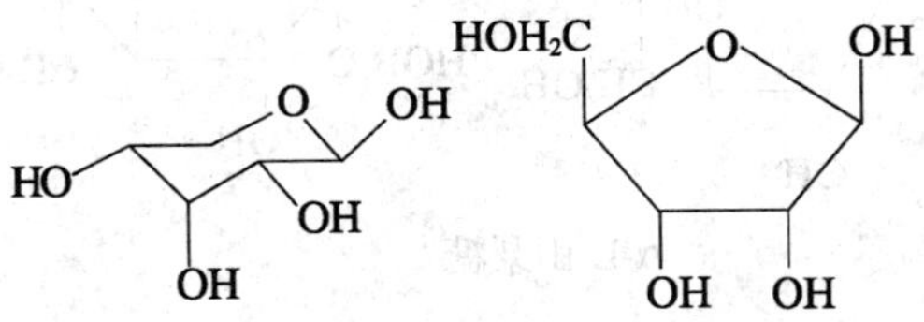

β-D-核糖(β-D-rib)

2. 六碳醛糖（aldohexoses）

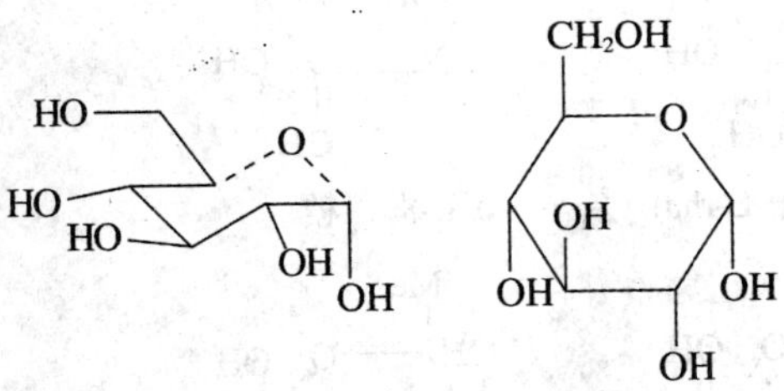

α-D-葡萄糖(α-D-glc)

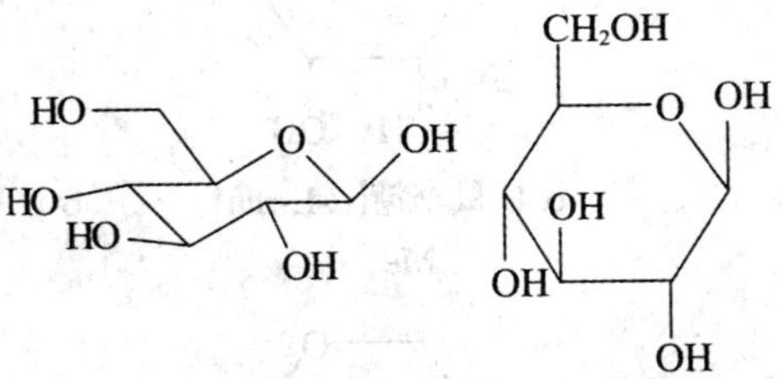

β-D-葡萄糖(β-D-glc)

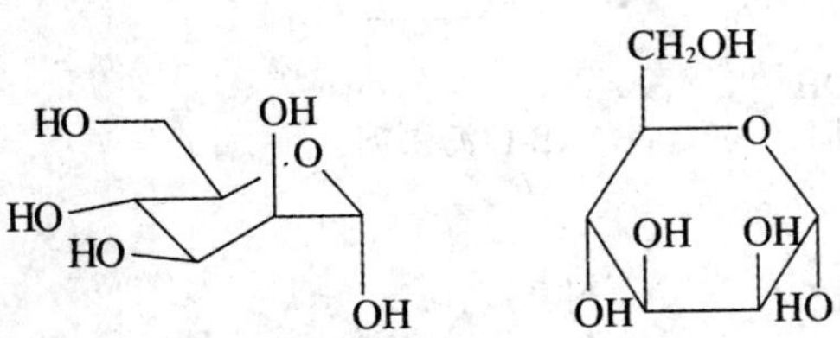

α-D-甘露糖(α-D-man)

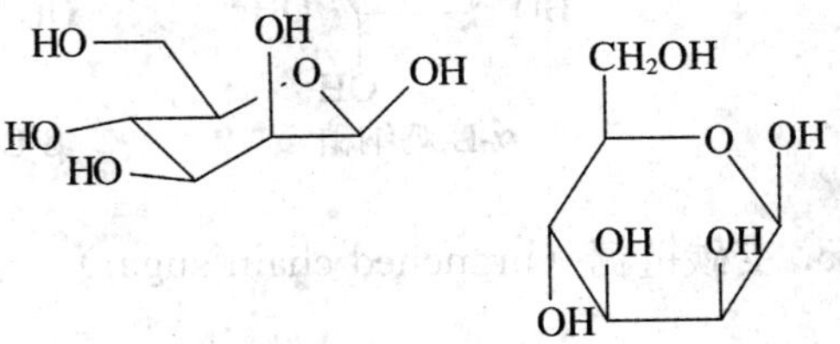

β-D-甘露糖(β-D-man)

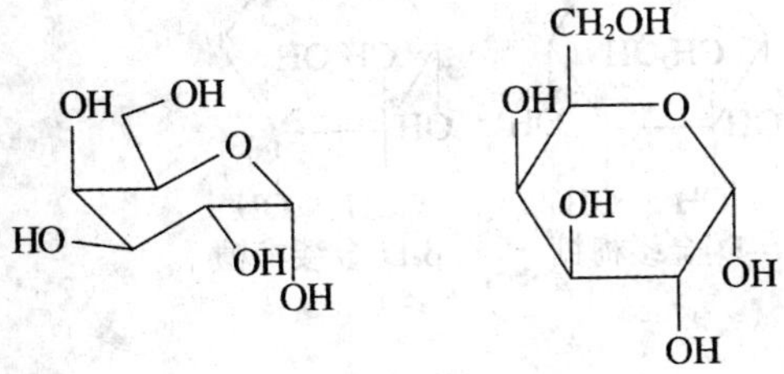

α-D-半乳糖(α-D-gal)

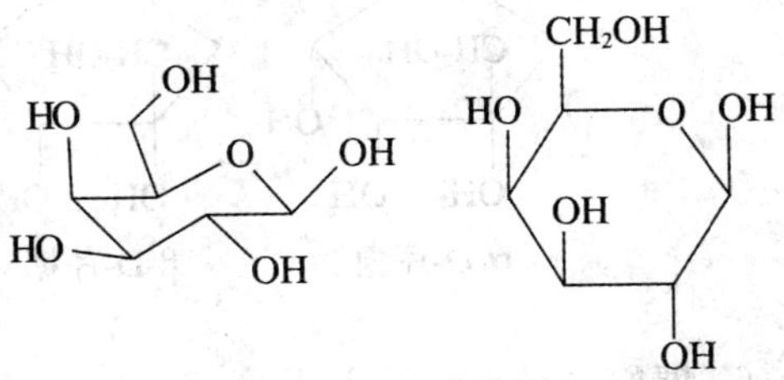

β-D-半乳糖(β-D-gal)

3．六碳酮糖（ketohexose，hexulose）

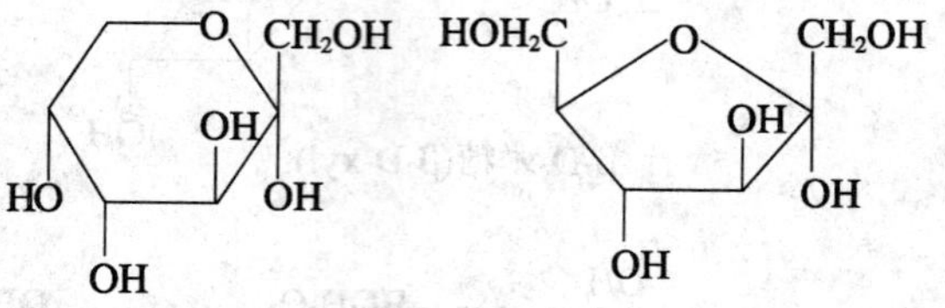

α-D-果糖（α-D-fru）

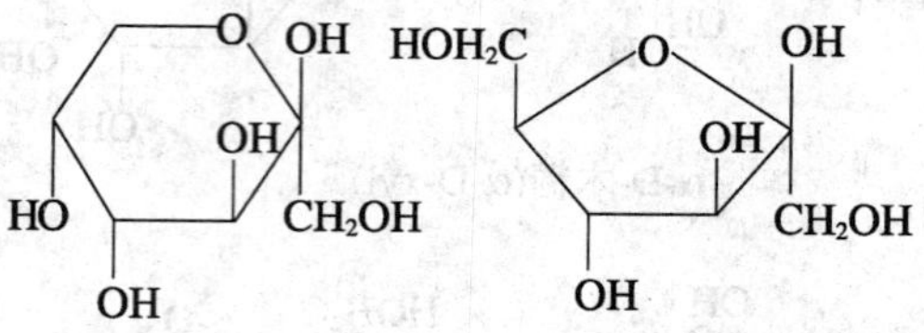

β-D-果糖（β-D-fru）

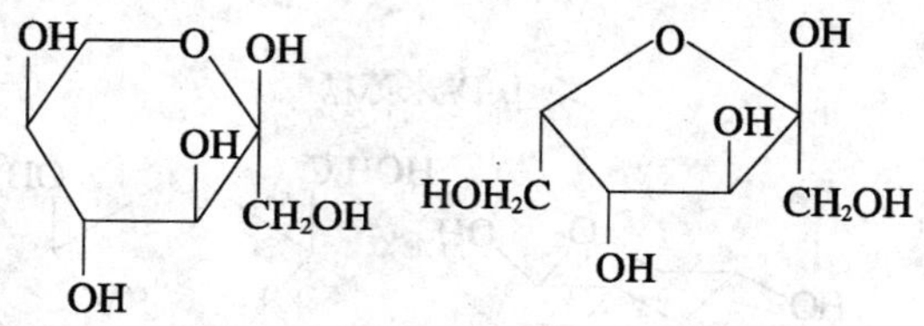

α-L-山梨糖

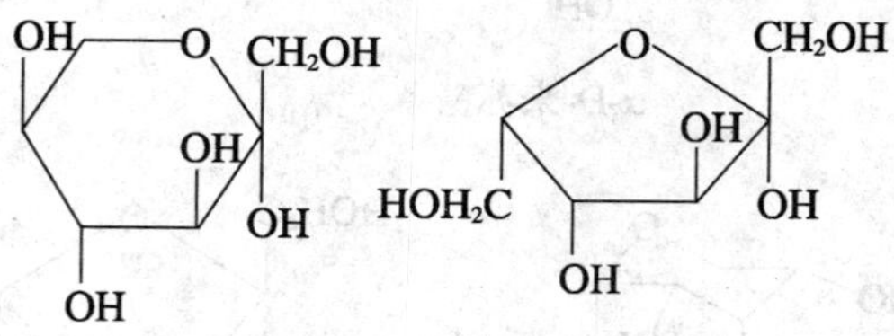

β-L-山梨糖

4．甲基五碳醛糖（methylated aldopentoses）

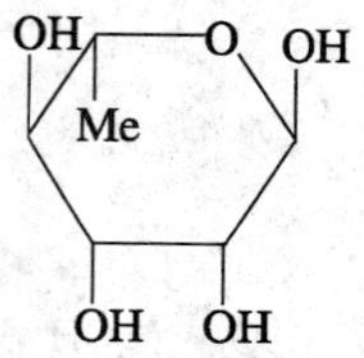

α-L-鼠李糖(α-L-rha)

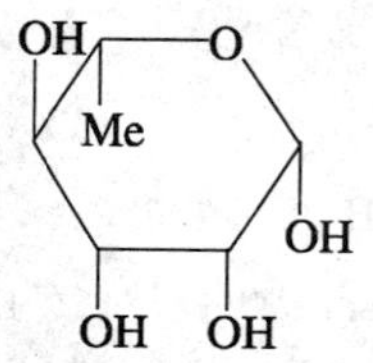

β-L-鼠李糖(β-L-rha)

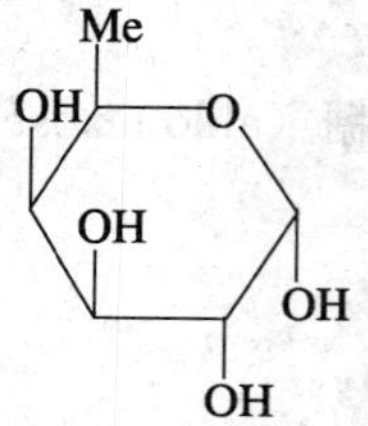

α-L-海藻糖

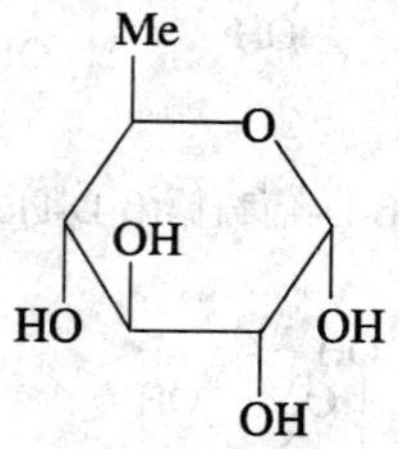

α-L-鸡纳糖

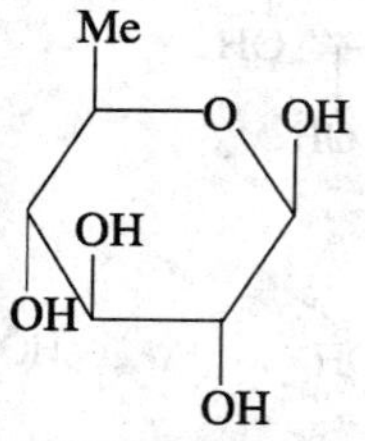

β-L-鸡纳糖

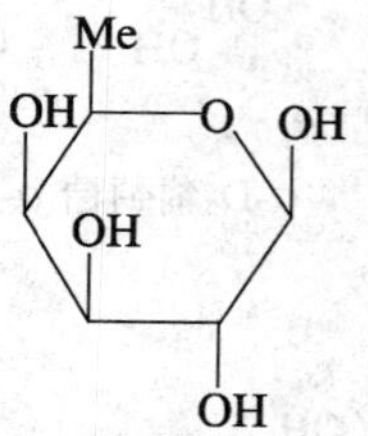

β-L-海藻糖

5．支碳链糖（branched chain sugar）

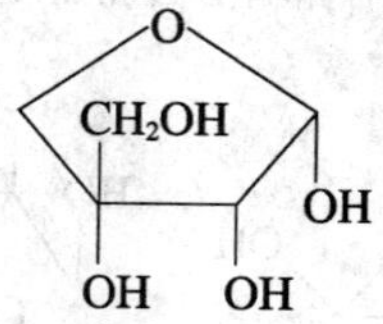

α-D-芹糖

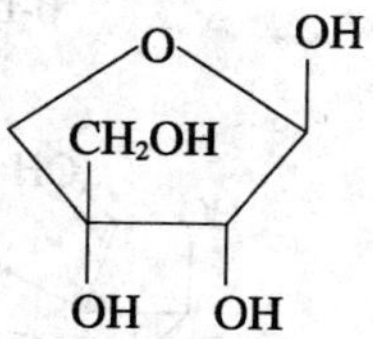

β-D-芹糖

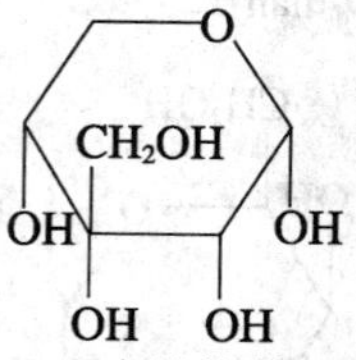

α-D-金缕梅糖

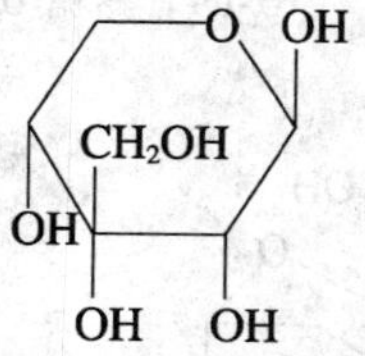

β-D-金缕梅糖

6．糖醇（sugar alcohol）

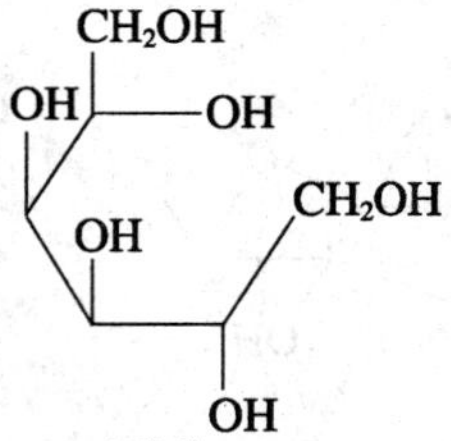

卫矛醇

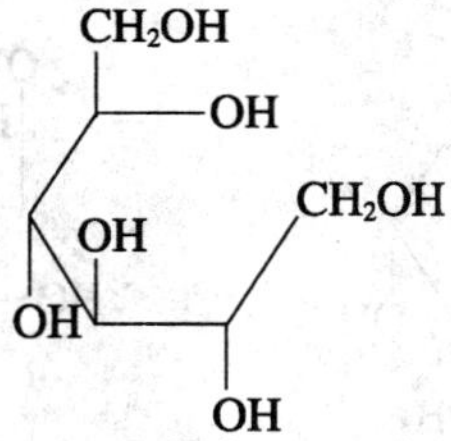

D-山梨醇

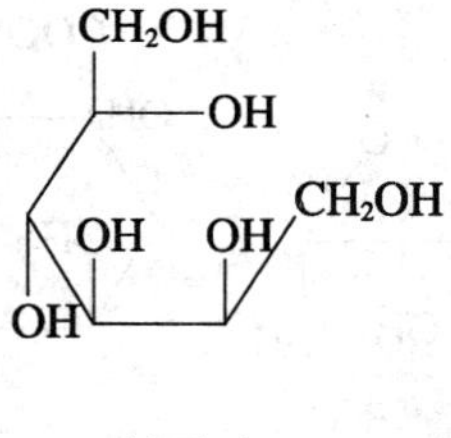

D-甘露醇

7. 氨基糖（amino sugars）

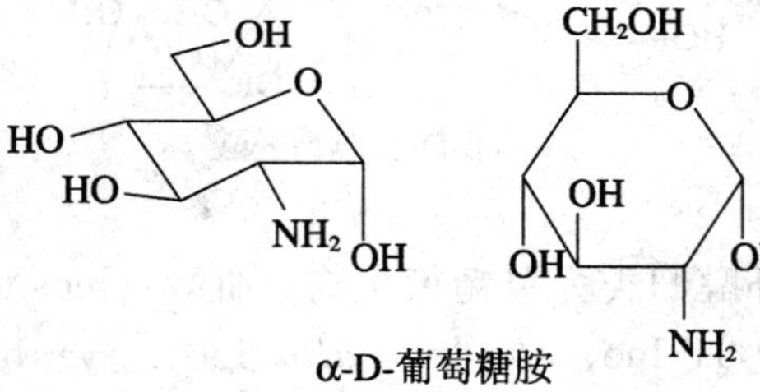

α-D-葡萄糖胺

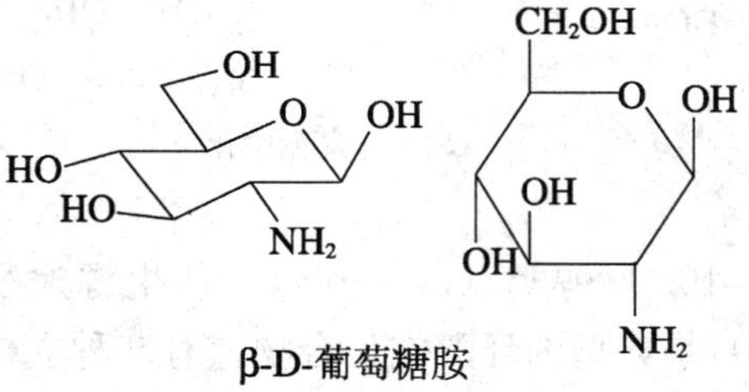

β-D-葡萄糖胺

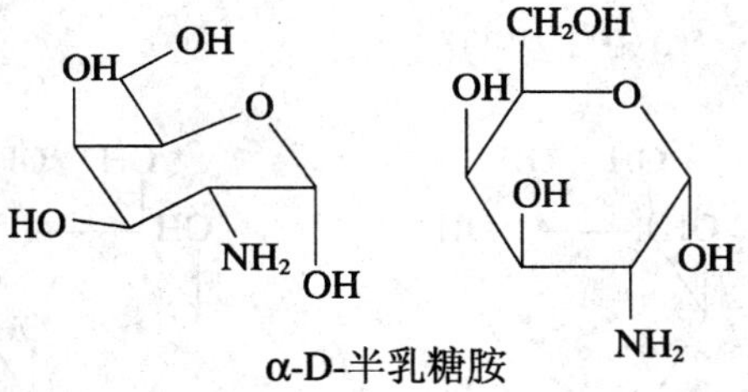

α-D-半乳糖胺

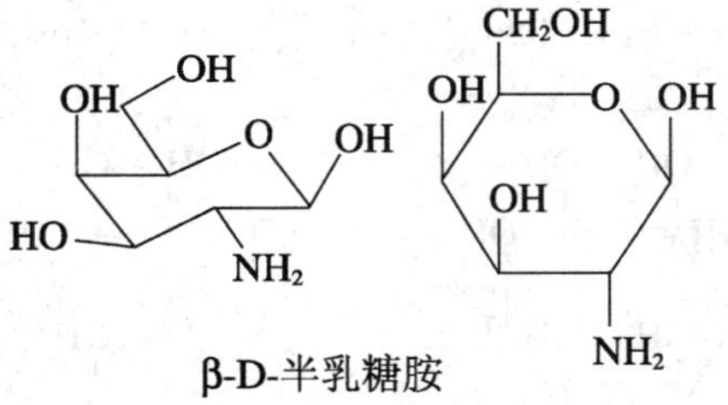

β-D-半乳糖胺

8. 去氧糖（deoxysugars）

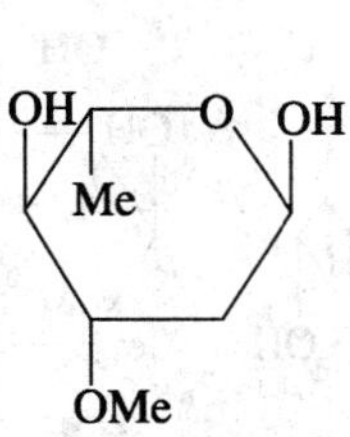

L-夹竹桃糖

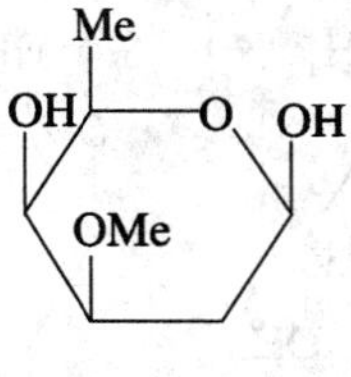

D-2-脱氧毛地黄糖

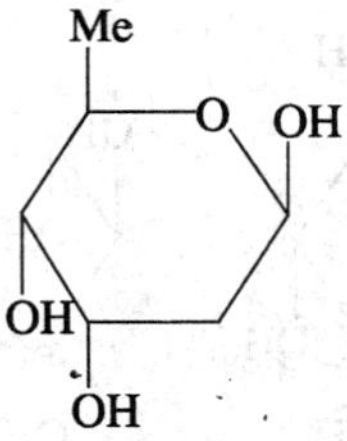

D-毛地黄毒糖

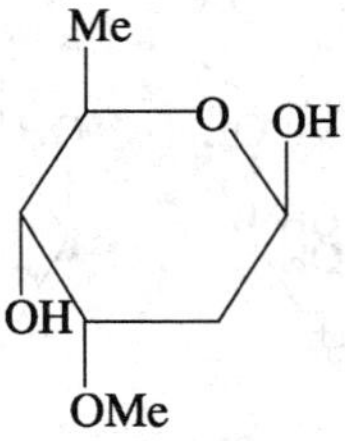

D-加拿大麻糖

9. 糖醛酸（uronic acids）

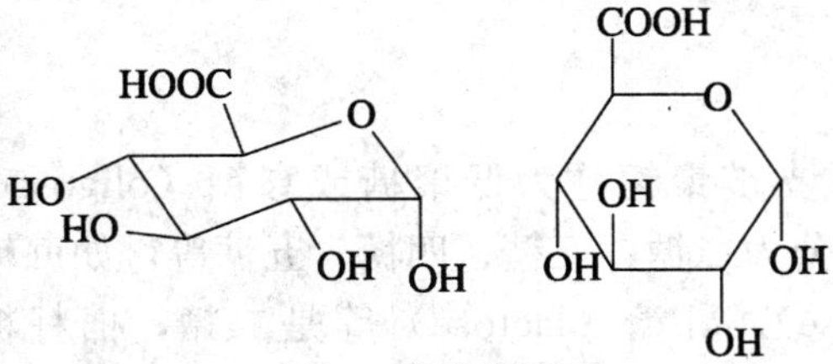

α-D-葡萄糖醛酸

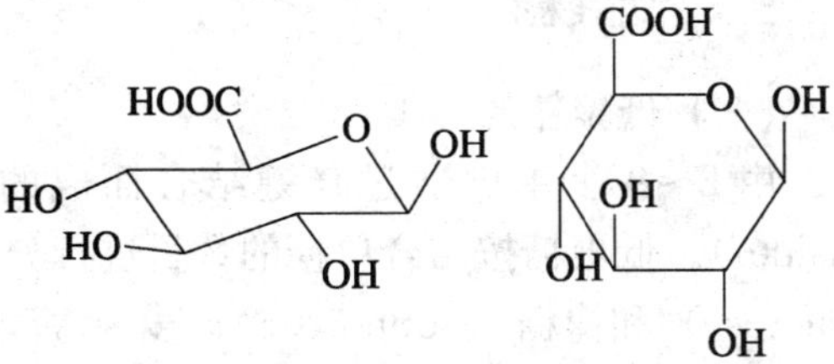

β-D-葡萄糖醛酸

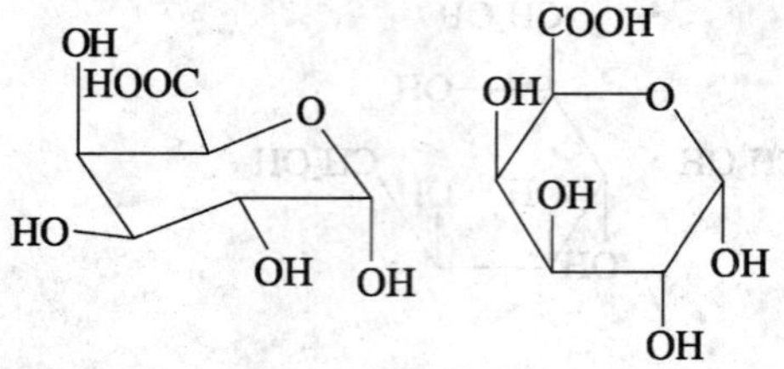

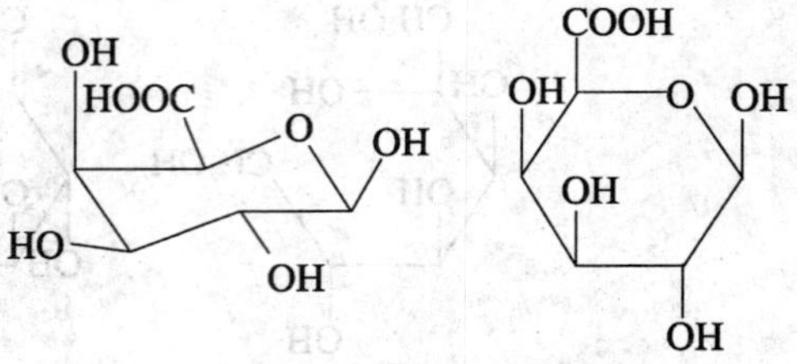

α-D-半乳糖醛酸　　　　β-D-半乳糖醛酸

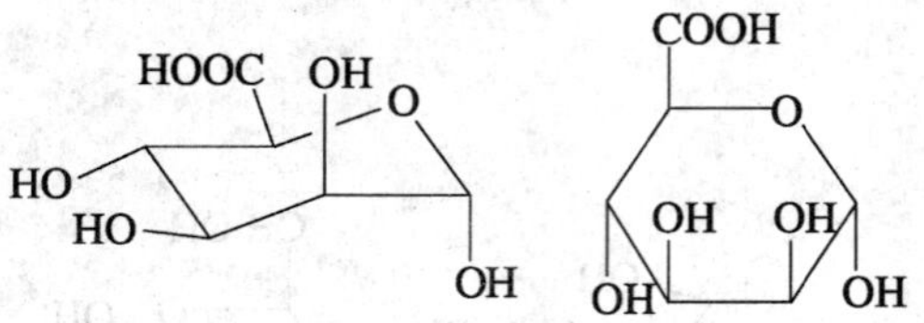

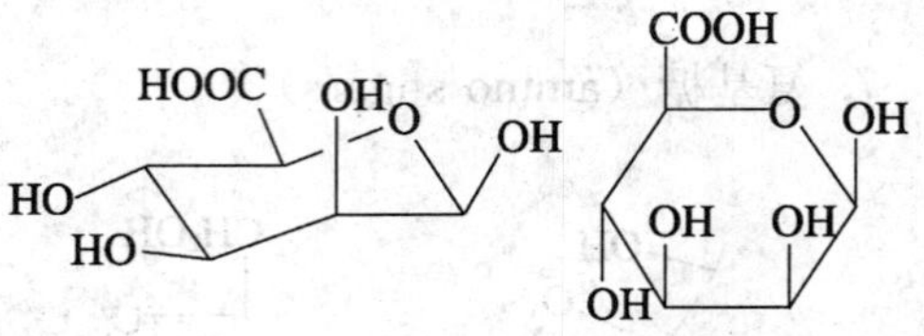

α-D-甘露糖醛酸　　　　β-D-甘露糖醛酸

10. 环醇类（cyclitols）　从生源途径考虑，环醇归类为单糖衍生物。肌醇（inositol，Ino）是典型的环醇类化合物，有 9 种立体异构体［*cis*-Ino、*epi*-Ino、*allo*-Ino、*myo*-Ino、*muco*-Ino、*neo*-Ino、*scyllo*-Ino、D（+）-Ino、L（-）-Ino］，但天然的肌醇只有 5 种［*myo*-Ino、D（+）-Ino、L（-）-Ino、*muco*-Ino、*scyllo*-Ino］。

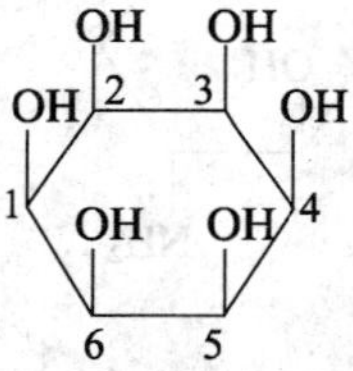

cis-Ino

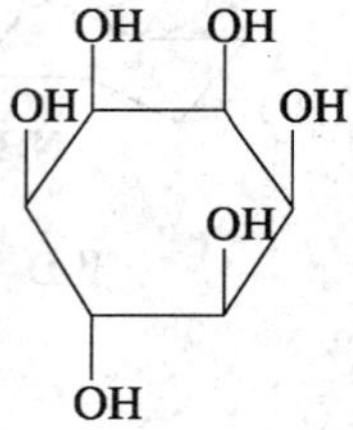

epi-Ino

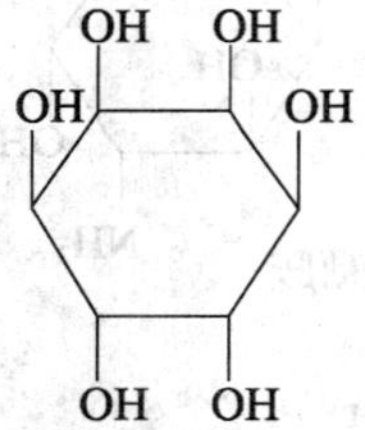

allo-Ino

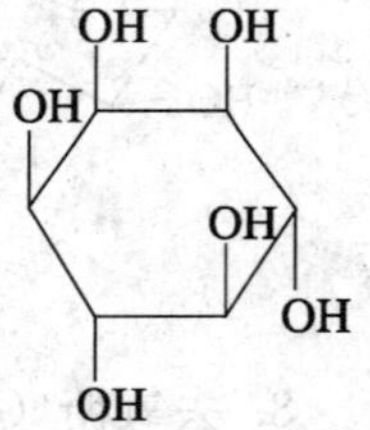

myo-Ino

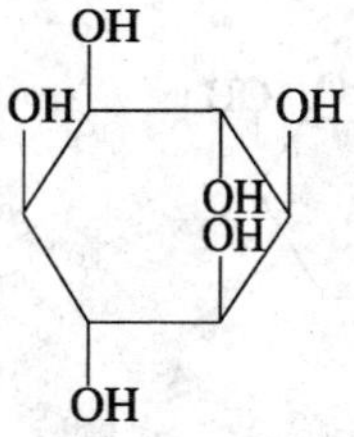

muco-Ino

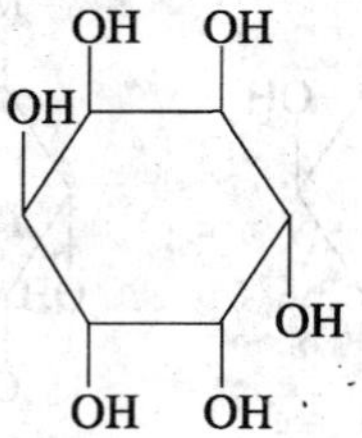

neo-Ino

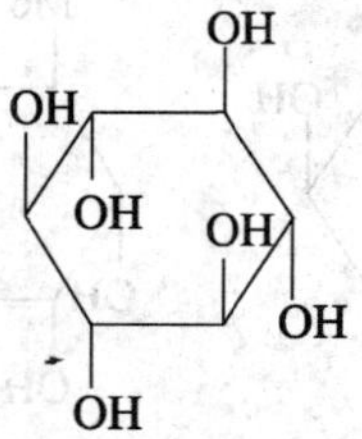

scyllo-Ino

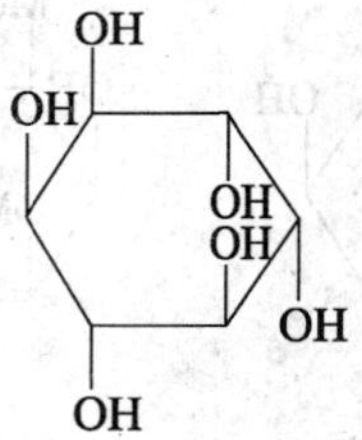

D(+)-Ino

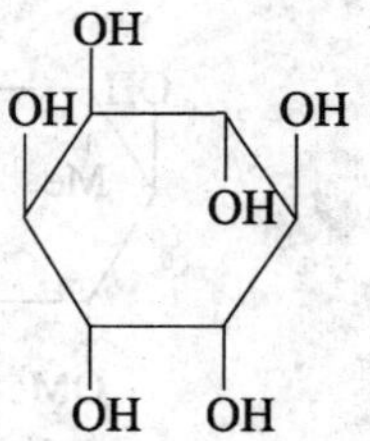

L(-)-Ino

二、低聚糖

（一）低聚糖的分类

由 2～9 个单糖通过苷键结合而成的直链或支链聚糖称为低聚糖或寡糖（oligosaccharides）。低聚糖按结合单糖的数目进行分类，可分为二糖、三糖、四糖、五糖等，如蔗糖（sucrose）和槐糖（sophorose）、麦芽糖（maltose）、乳糖（lactose）等是二糖，棉籽糖（raffinose）是三糖，水苏糖（stachyose）是四糖。

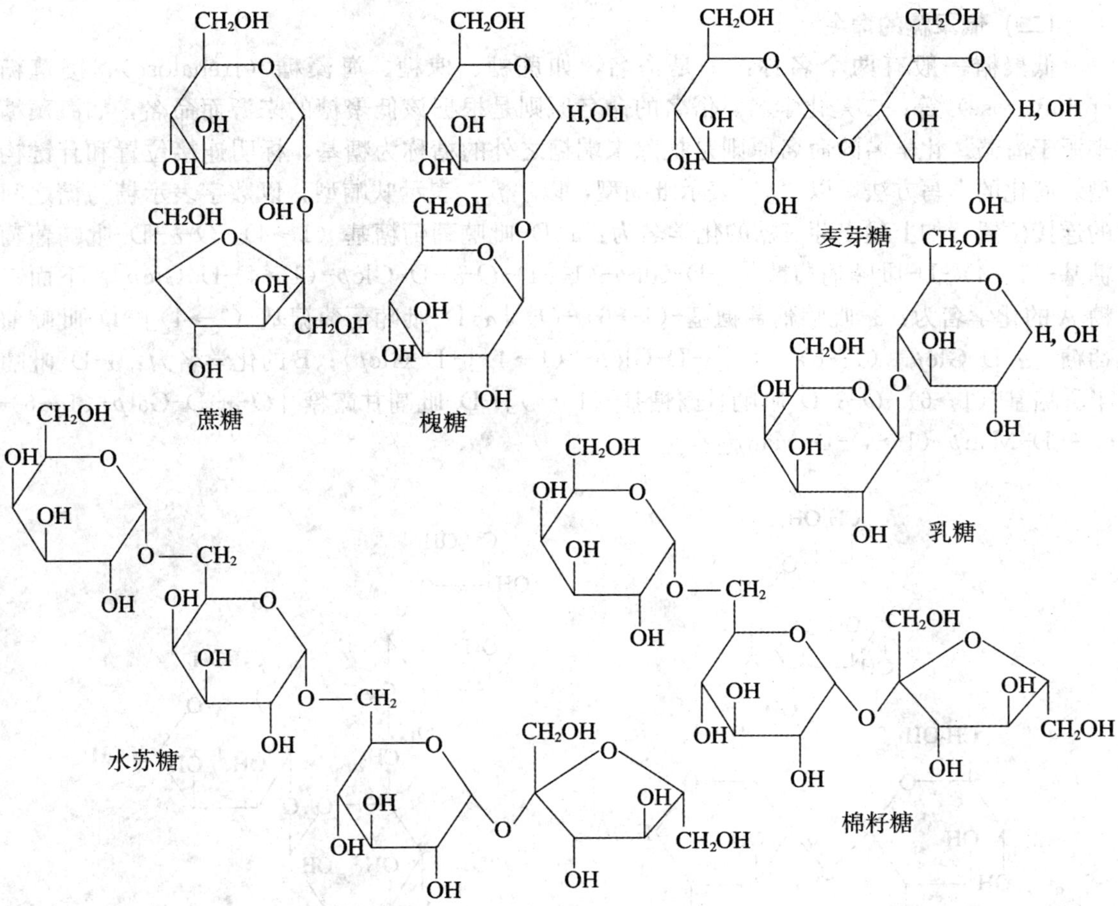

低聚糖按有无游离的醛或酮基（或端基碳上有无游离的羟基）进行分类，可分为还原性糖和非还原性糖。如槐糖是D-葡萄糖1β→2-D-葡萄糖，即一个葡萄糖的端基羟基与另一个葡萄糖的C-2羟基脱水缩合而成，一个葡萄糖残基的端基碳上有游离的羟基，有还原性，因此，槐糖是还原性低聚糖。α-麦芽糖与D-葡萄糖缩合而成的麦芽三糖有端基羟基，也是还原性低聚糖。蔗糖是D-葡萄糖1α→ 2β-D-果糖，两者相互通过端基羟基脱水缩合而成，端基碳上无游离的羟基。因此，蔗糖是非还原性糖。

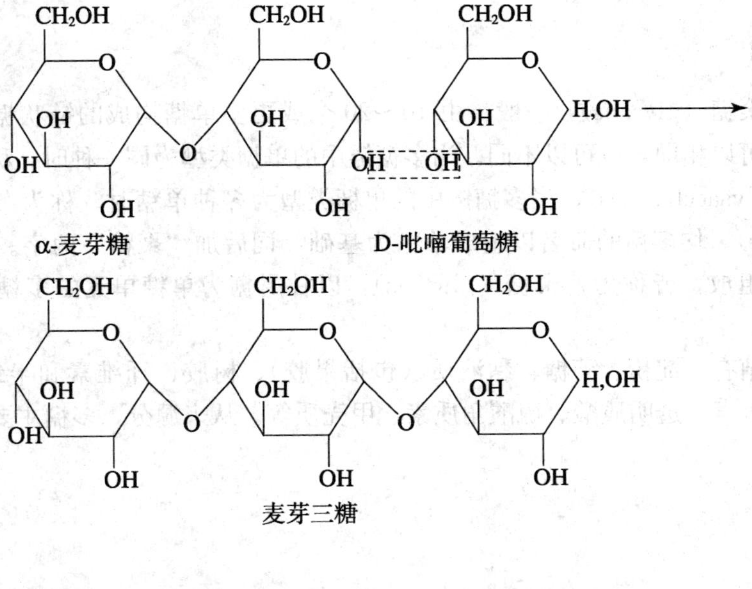

（二）低聚糖的命名

低聚糖一般有两个名称：一是俗名，如蔗糖、槐糖、海藻糖（trehalose）、樱草糖（primverose）等；二是化学名。俗名的命名原则是根据该低聚糖的来源而命名，如海藻糖来源于海藻。化学名的命名原则是把除末端糖之外的糖称为糖基，标明连接位置和苷键构型。简化的书写方法，以"*p*"表示吡喃型，以"*f*"表示呋喃型，以数字表示糖与糖之间的连接位置。如上述麦芽三糖的化学名为：*α*-D-吡喃葡萄糖基-(1→4) -*O*-*α* -D-吡喃葡萄糖基-(1→4) -D-吡喃葡萄糖［α-D-Glc*p*-(1→4)-*O*-*α* -D-Glc*p*-(1→4)-D-Glc*p*］。下面三糖 A 的化学名为：*α*-吡喃葡萄糖基-(1→6) -*O*-［*α*-D-吡喃葡萄糖基-(1→4)］-D-吡喃葡萄糖｛*α*-D-Glc*p*- (1→6) -*O*-［α-D-Glc*p*- (1→4)］-D-Glc*p*｝；B 的化学名为：*α*-D-吡喃半乳糖基-(1→6) -*O*-*β*-D-吡喃甘露糖基-(1→4)］-D-吡喃甘露糖［*O*-*α* -D-Gal*p*-(1→6)-*O*-*β*-D-Man*p*-(1→4)-D-Man*p*］。

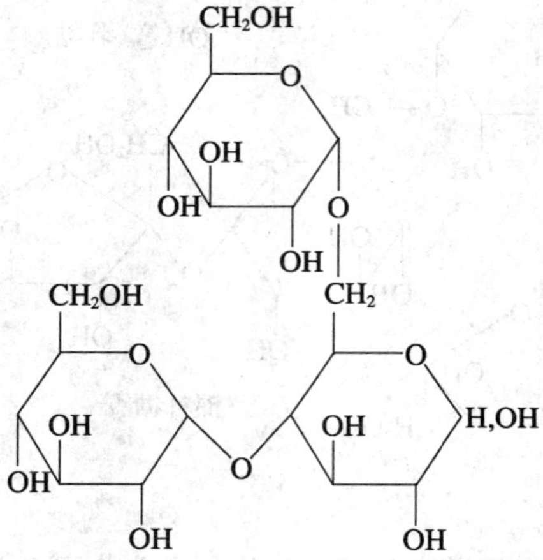

A

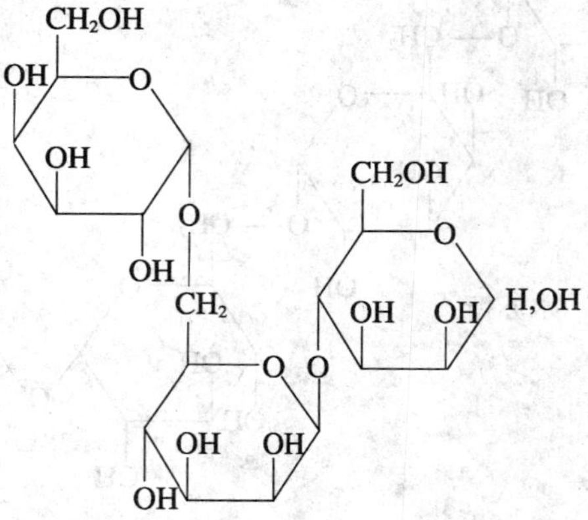

B

上述单糖、二糖或三糖等的 α-或 β-构型十分重要，它们对多糖的三维结构和性质影响较大。

单糖数目大于三糖的低聚糖在自然界较少存在，常通过糖链的还原端与蛋白质结合为糖蛋白或与不同的苷元结合为苷。

三、多糖

多糖也称聚糖（glycans），一般将由 10～20 个或更多单糖构成的链状糖称为多糖。多糖链中的单糖可以相同，也可以不同。当多糖链中的单糖类型为同一种时，称为均多糖或同多糖（homopolysaccharides）；当多糖链中的单糖类型为多种单糖时，称为杂多糖（heteropolysaccharides）。均多糖的命名以组成单糖为基础，词后加"聚糖"两字。如淀粉和纤维素皆由葡萄糖组成，皆称为葡聚糖（glucans），以甘露糖为单糖单元的多糖称为甘露聚糖（mannans）。

典型的多糖有：淀粉、菊糖、黏液质（包括果胶）、树胶、纤维素和半纤维素、糖原、肝素、硫酸软骨素、透明质酸、硫酸角质素、甲壳质等。从来源分，多糖主要来源于植物和动物。

（一）植物多糖

1. 淀粉（starch） 是葡萄糖的高聚物，约有 20%直链淀粉（糖淀粉，amylose）和 80%支链淀粉（胶淀粉，amylopectin）组成。直链淀粉是 1α→4 连接的 D-吡喃葡聚糖，在植物体内由淀粉合成酶专一性合成，聚合度通常在 300～350，有的可达 1000。从任何淀粉原料得到的直链淀粉其大小与分子结构都具有异质性，重均分子量达 10^6，个别的短链型直链淀粉平均分子量仅为 10^4。也有的大的直链淀粉分子中有很少比例的 1α→6 连接的 D-吡喃葡萄糖，其方式与支链淀粉酷似，但量少。与支链淀粉相比，直链淀粉不易与外部溶剂水分子接触，在水中的溶解度较低，但可溶于热水而呈澄明溶液。支链淀粉主链也是 1α→4 连接的 D-吡喃葡聚糖，但有 1α→6 的分支链，平均支链长为 25 个葡萄糖单位，聚合度在 3000 左右，重均分子量达 10^6～10^7。支链淀粉分子中支化点之间的距离一般为 4～60 个葡萄糖残基。迄今得到的支链淀粉结构中，没有一个是相同的，这与蛋白质和核酸的情况截然不同。支链淀粉的 1α→6 分支链是在 Q 酶催化下形成的。Q 酶首先将直链淀粉的非还原性端的一段断裂，然后将此断裂段直链以 1α→6 连接到余下的一段上去，形成了分支。实际上，支链淀粉是在淀粉合成酶和 Q 酶共同催化下形成的。由于支链淀粉具有高度分支的开链结构，容易与外部溶剂水分子接触，在水中的溶解度比直链淀粉高，溶于热水而呈现黏胶状。直链淀粉和支链淀粉都不溶于冷水和有机溶剂；在淀粉的水溶液中加入乙醇可沉出淀粉，加入碱式醋酸铅也能产生白色沉淀。

淀粉分子呈螺旋状结构，每一螺环由 6 个葡萄糖组成。碘分子和离子恰可进入螺环通道内与淀粉形成有色包结物，其颜色与淀粉的聚合度有关。聚合度 4～6 不呈现颜色，12～18 呈现红色，19～50 呈现紫色或紫蓝色，50 以上呈现蓝色。通过颜色反应的观察，可了解淀粉的水解程度。直链淀粉的聚合度在 300～350，与碘反应产生蓝色包结物。支链淀粉虽然聚合度更高，但螺旋结构的通道在分支的地方被截断，支链的平均聚合度在 20～25，与碘反应产生紫红色包结物。淀粉是制备葡萄糖的重要原料。

2. 果聚糖（fructosan） 果聚糖在高等植物和微生物中皆有存在。最初在菊科植物根中发现的菊淀粉（inulin）就是果聚糖的一种，为贮藏多糖类，1811 年由 Thompson 命名，此后发现菊淀粉也存在于桔梗科等植物根中。菊淀粉由 35 个 D-果糖以 2β→1 连接而成，以D-葡萄糖残基结尾，分子量约 5000，结构见右图。菊淀粉由于在生物体内的不可降解性以及可为肾小球滤过但又不被肾小管再吸收的特性，已用于测定肾的清除率。广泛存在于草本植物茎叶中的 Levans 也是果聚糖，D-果糖以 2β→6 连接而成，且有 2β→1 分支，聚合度在 20～50，也以 D-葡萄糖残基结尾。

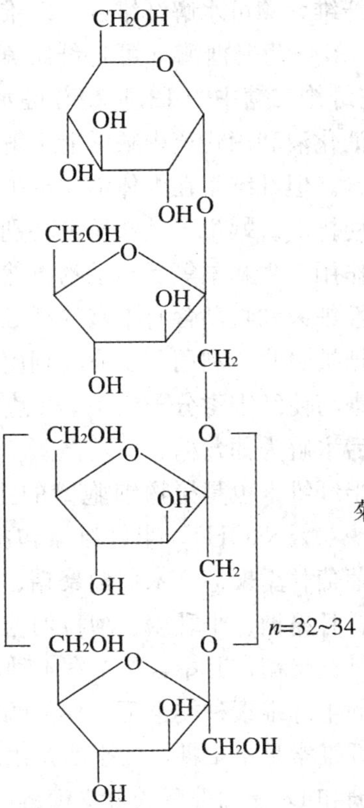

菊淀粉

3. 纤维素（cellulose）和半纤维素（hemicellulose） 纤维素是植物细胞壁的主要成分之一，与半纤维素和木质素（lignin）共同组成植物的支持组织。纤维素分子是由约几千个β-D-葡萄糖残基以1,4-苷键形式结合而成的直链多糖，聚合度在3000～5000，葡萄糖残基单位沿着链上下交替。葡萄糖单元的羟基直接参与分子内和分子间的氢键，使纤维素分子彼此间紧靠着排成一条线。因此，纤维素具有一定的机械强度和刚性，且是直的。由于分子内键合能力极强，使得纤维素既不溶于水也不溶于碱液，但纤维素可溶于氢氧化铜铵溶液中成为复合物。

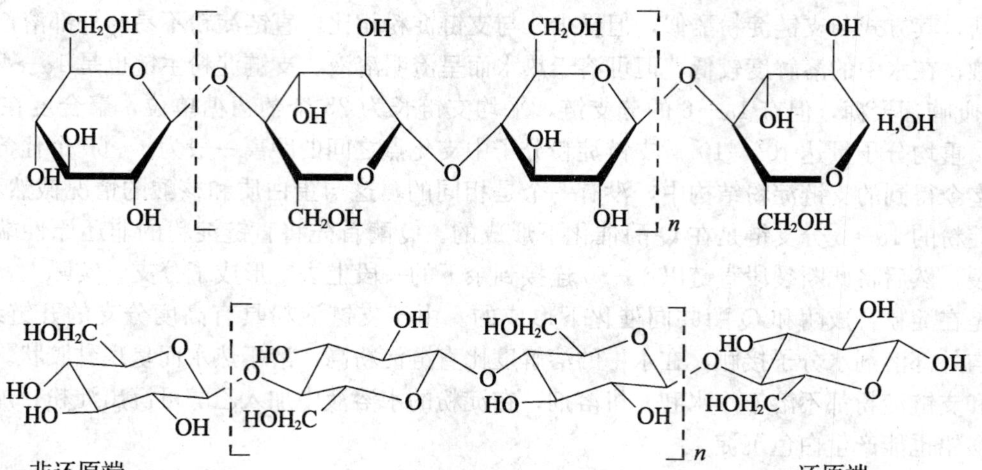

非还原端　　　　还原端

β-D-Glc*p*-［(1→4)-β-D-Glc*p*-(1→4)-β-D-Glc*p*$]_n$-(1→4)-β-D-Glc*p*-β-D-纤维二糖残基

纤维素酶可水解纤维素。纤维素酶有三种：内切1β,4-葡聚糖酶（底物为结晶纤维素）、外切1β,4-葡聚糖酶（可将纤维素的非还原端的D-葡萄糖残基逐个切下）和纤维二糖酶（可将纤维二糖中的1β,4-糖苷键水解而产生D-葡萄糖），纤维二糖酶也称β-葡萄糖苷酶。人体消化液和消化道中缺乏能水解纤维素的1β,4-糖苷键的酶，因此，人体不能消化和利用纤维素。但纤维素在人体消化道中可刺激和促进胃肠道的蠕动，有利于其他食物的消化吸收和粪便排泄。蜗牛、某些昆虫特别是白蚁体内含有并能分泌纤维素酶，所以它们对木材具有蛀蚀作用。牛和羊等反刍动物虽然消化液中也不含消化纤维素的酶，但其肠道存在的大量非致病性细菌和真菌含有丰富的纤维素酶，能帮助水解食草中的纤维素，从而产生大量的D-葡萄糖被吸收、利用。工业上利用微生物的纤维素酶分解纤维素制备葡萄糖。水解过程是：纤维素酶使纤维素分子的1β→4连接键水解，产生纤维素二糖，后者在纤维素二糖酶的作用下最后水解为葡萄糖。

半纤维素也是植物细胞壁的主要成分之一，为酸性多糖；不溶于水，但溶于稀碱液（2%～20%NaOH）。半纤维素包括多种聚糖，如木聚糖、阿拉伯木聚糖、葡萄甘露聚糖、半乳葡萄甘露聚糖、木葡萄聚糖、β-D-葡萄聚糖（1→3）和（1→4）等。这些聚糖分别以木糖、甘露糖、半乳糖、阿拉伯糖为主要成分，但也含有少量其他的糖。所以，大多数半纤维素是杂聚糖，其中含有2～4种，有时多至5～6种不同的糖。实际上，不同的植物种类所含的半纤维素种类也不一样。阔叶树种木质部、细胞壁和禾本科植物（如稻草和砻糠）中的半纤维素是木聚糖，几乎都是由木糖组成，主链以1β→4连接，在C-2或C-3上有L-阿拉伯糖和D-葡萄糖醛酸分支糖链。用木聚糖半纤维素可制造糠醛。针叶树种木质部和细胞壁中的半纤维素是甘露聚糖，主链以1β→4 D-甘露糖链接，在C-6上有末端为D-半乳糖的分支糖链。植物种子中以D-木葡萄聚糖为主，以β-（1→4）键合的D-呋喃葡萄糖残基组成主链，连接α-D-吡喃木糖残基作为侧链。

4. 树胶（plant gum） 是一类具有分支结构的杂多糖，分子中均含有D-半乳糖醛酸或D-葡萄糖醛酸，羧基多与钠、钾、镁等结合成盐的状态而存在。组成树胶的多糖链中尚有L-阿拉伯糖、D-半乳糖、D-甘露糖、L-鼠李糖、D-木糖等。由于分子主链长、且有分支，所以遇水能膨胀或胶溶成胶体溶液。阿拉伯胶即是具有分支结构的树胶，主链由D-半乳糖1β→3连接而成，支链由L-阿拉伯糖、L-鼠李糖、D-葡萄糖醛酸组成，分支处于主链C-6上。将阿拉伯树胶溶液酸化后可沉淀出酸性多糖，该酸性多糖称为阿拉伯酸（arabic acid）。

某些植物在受伤处有树胶溢出，遇空气逐渐干燥而形成无定形、质脆、透明或半透明的固体。有些植物已成为医药工业用树胶的资源，如漆树科、豆科、梧桐科、芸香科、蔷薇科、使君子科植物等，中药乳香、没药、阿魏、西黄芪胶树、阿拉伯胶树等都含有大量的树胶。胶可用作乳化剂、混悬剂等。树胶对人和动物肠内微生态的平衡亦有重要作用。

5. 黏液质（mucilage） 是一类黏多糖，与树胶的区别是在物理性状上主要表现为：黏液质在水中的溶解度和黏性与树胶相反。不同动、植物的黏多糖结构不同，中药玉竹中的玉竹黏多糖（odoratan）组成为D-果糖：D-甘露糖：D-葡萄糖：D-半乳糖醛酸（6：3：1：1.5）。植物果胶（pectin）是一类典型的黏液质，琼脂和海藻酸钠也是常见的黏液质。果胶存在于植物薄壁细胞中，主要是由D-半乳糖醛酸以1α→4连接成直链，亦常含有其他的糖类成分，如L-阿拉伯糖、D-半乳糖、L-鼠李糖、D-木糖和D-葡萄糖等。L-鼠李糖存在于多聚半乳糖醛酸的直链中，其他的糖则存在于侧链中。一部分半乳糖醛酸的羧基形成甲酯，平均每四个半乳糖醛酸中有一个被甲酯化的羧基，其余羧基多与钙或镁结合成盐而存在。形成甲酯的称为果胶酯酸（pectinic acid），未形成甲酯的称为果胶酸（pectic acid）。果胶酯酸和果胶酸皆可溶于水而形成胶体溶液。此外，还有不溶于水的果胶，称为原果胶物质，其结构还不清楚。它们既可能是由多条果胶酯酸的链结合在一起，也可能是由果胶与细胞壁的其他成分如半纤维素等以共价键结合。果胶的平均分子量在15万～30万。

高等植物和微生物含有多种能水解果胶的果胶酶。包括果胶解聚酶和果胶酯酶。前者可使多聚半乳糖醛酸链断裂，主要产生单体、二聚物、三聚物或三者的混合物。果胶解聚酶又分为果胶水解酶和果胶裂解酶，果胶水解酶可水解多聚半乳糖醛酸的1α→4连接键。

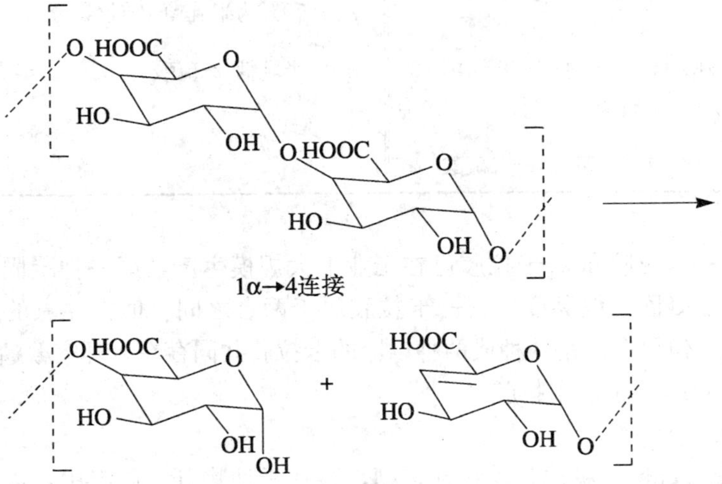

果胶裂解酶主要存在于微生物中，使多聚半乳糖醛酸裂解（参见上图）。由果胶解聚酶分解果胶生成的主要产物是单体、二聚物、三聚物或其混合物。果胶酯酶的作用是使果胶的甲酯分解而产生甲醇：果胶→果胶酸＋甲醇。

海藻中富含琼脂（agar）。琼脂是混合物，在低浓度可形成冻胶。琼脂组成物中有琼脂多糖（agarose）、琼脂黏胶（agaropectin）和含有半乳糖基上键合硫酸基的多糖，琼脂多糖所占比例最高。琼脂多糖是含 1→3 连接 β-D-半乳糖基和 1→4 连接 3,6-脱水-α-L-半乳糖的一种中性多糖，两者比率相等，在长链中相间排列、连接，在溶液中以双螺旋线形式存在。琼脂黏胶是一种在琼脂多糖的一些半乳糖基上连接 D-葡萄糖醛酸基和丙酮酸乙缩醛基的多糖。

干燥的黏液质为白色粉末，不溶于有机溶剂，但有很强的吸湿性，在水中能迅速膨胀、溶解而形成黏稠的胶浆。

果胶在植物界普遍存在，有一定的生物学活性。传统中药人参含有的果胶是一类酸性杂多糖混合物，其组成物之一的 SA 由半乳糖、阿拉伯糖、鼠李糖等中性糖组成，其摩尔比为 4.7：2.6：1.0，此外尚含有 26％的半乳糖醛酸。人参果胶对小鼠移植性肉瘤 S_{180} 的生长具有抑制作用。果胶一般都有抗菌活性，对人以及动物肠内微生态平衡具有调节作用。

6. 卡拉胶（carageenans） 卡拉胶是从红藻中得到的红藻胶的一种，实质上为硫酸酯多糖，它与琼胶一样，也是半乳糖和半乳糖衍生物构成的长链结构多糖，即在卡拉胶 1→3 连接的 A 部分和 1→4 连接的 B 部分都是 D 型的半乳糖或其衍生物。由于红藻的种类、生长环境、藻体的世代以及采集季节等的不同，其所含卡拉胶的类型和数量也不尽相同。按照卡拉胶的分子组成和结构，可将卡拉胶分为 7 种类型（表 3-2）。

表 3-2　不同类型卡拉胶的组成

种类	1→3 连接的 A	1→4 连接的 B	种类	1→3 连接的 A	1→4 连接的 B
κ	半乳糖-4-硫酸	3,6-内醚-半乳糖	θ	30％为半乳糖，70％为半乳糖-2-硫酸	3,6-内醚-半乳糖-2-硫酸
μ	半乳糖-4-硫酸	半乳糖-6-硫酸	λ	30％为半乳糖，70％为半乳糖-2-硫酸	半乳糖-2,6-二硫酸
τ	半乳糖-4-硫酸	3,6-内醚-半乳糖-2-硫酸	ε	半乳糖-2-硫酸	半乳糖-2-硫酸
y	半乳糖-4-硫酸	半乳糖-2,6-二硫酸			

κ-卡拉胶、τ-卡拉胶和 λ-卡拉胶已在工业上大规模生产，第一种凝固性能最好，但黏度小；第三种不能凝固，但黏度大；τ-卡拉胶居于两者之间。值得注意的是：有的红藻只含有一种卡拉胶，但更多的是两种或两种以上的卡拉胶共同存在。耳突麒麟菜或配子体世代的交叉菜胶基本上只含有 κ-卡拉胶。

（二）动物多糖

1. 糖原（glycogan） 糖原是动物性多糖，存在于动物肝、肌肉中，以肝含量最高，约占肝重量的5%；肌肉次之，约占肌肉重量的0.5%。但在许多真菌、细菌或酵母中也发现了糖原。在某些植物中也发现了类糖原物质，如甜玉米中。实际上，糖原是动物体内葡萄糖的储存形式，需要时随时降解供能。糖原是葡聚糖，以1α→4连接键连接而成主链的，且有葡萄糖1α→6分支链，聚合度较高，分支较多，支化点的距离比支链淀粉小，平均支链长12～18个葡萄糖单位。萃取出的糖原一般是多分散性的，重均分子量在10^8以上。根据电镜观察，肝糖原有所谓β-颗粒和α-颗粒之分，它们的分子量都可达10^9。β-颗粒的单一分子的分子量可达（1～2）$\times 10^7$。

2. 肝素（heparins） 肝素是一种混合的、高度硫酸酯化的右旋多糖，归类为葡萄糖胺聚糖，其分子量为5000～15 000，由两种二糖单元A和B组成。A部分由L-艾度糖醛酸（iduronic acid，IdUA）通过1α→4与葡萄糖胺（GlcN）相连，B部分由D-葡萄糖醛酸（GlcUA）通过1β→4与葡萄糖胺相连，葡萄糖胺的2，6位均成硫酸酯。而且，肝素的糖链上常常键合丝氨酸（serine）或短肽。硫酸残基是肝素发挥生物活性作用的必需残基。肝素抗凝血作用的强弱与其分子量有关，当分子量低于5000时，作用并不明显；分子量超过12 000时，凝血强度也就不再随聚合度增加而发生明显的变化。肝素普遍存在于哺乳动物的各种组织和体液中，尤以肺、脾、肝、肌肉中含量最高，每千克牛肌肉约含0.6g的肝素；心、肾、胸腺及血液中含量少些。肝素的部分结构如下：

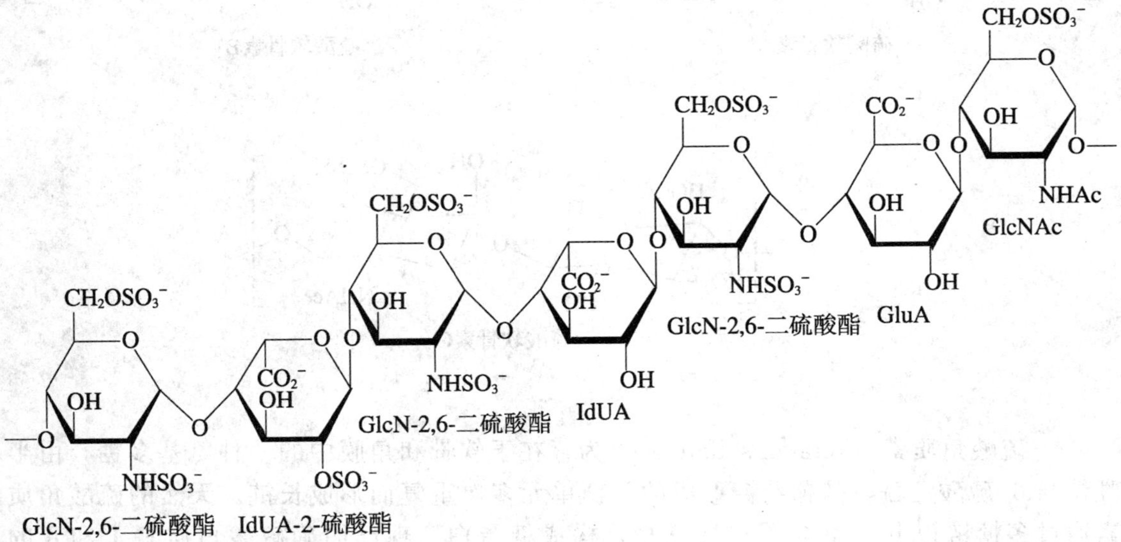

3. 硫酸软骨素（chondroitin sulfate） 硫酸软骨素也是动物性多糖，具有保持动物组织水分和弹性的作用。硫酸软骨素不是游离的多糖，而是以蛋白聚糖复合物的形式出现。它有数种，带有特殊的多糖顺序，通过多糖链的还原端以共价键与蛋白质连接，该多肽称为核心蛋白。

$\xrightarrow{1\beta\to 4}$ GluA $\xrightarrow{1\beta\to 3}$ GalNAc $\xrightarrow{1\beta\to 4}$ GluA $\xrightarrow{1\beta\to 3}$ Gal $\xrightarrow{1\beta\to 3}$ Gal $\xrightarrow{1\beta\to 4}$ Xyl $\xrightarrow{\beta}$ Ser

（GalNAc：4 或 6-Sulfate）

硫酸软骨素中有重复的双糖单位，由 D-葡萄糖醛酸与 2-乙酰胺基-2-脱氧-D-半乳糖组成，两者皆为 β-D 构型并具有吡喃环。软骨素有数种，其中的 A、B、C 结构已经清楚。软骨素 A 是软骨的主要成分，是由 D-葡萄糖醛酸 1β→3 和乙酰胺基 D-半乳糖 1β→4 相间连接而成的直链分子，半乳糖胺的 4-C-OH 被硫酸酯化。软骨素 B 由半乳糖胺和 L-伊杜糖醛酸组成双糖重复单位。软骨素 C 也是由 D-葡萄糖醛酸 1β→3 和乙酰胺基 D-半乳糖1β→4相间连接而成的直链分子，但半乳糖胺的 6-C-OH 被硫酸酯化。动物种类不同，所含软骨素种类亦不一样。人软骨中主要为 4-硫酸酯，鲨鱼软骨中的硫酸酯含量高，牛鼻中的硫酸酯约相当于 40 个重复二糖单元，分子量可达 20 000。天然的硫酸软骨素具有螺旋结构。

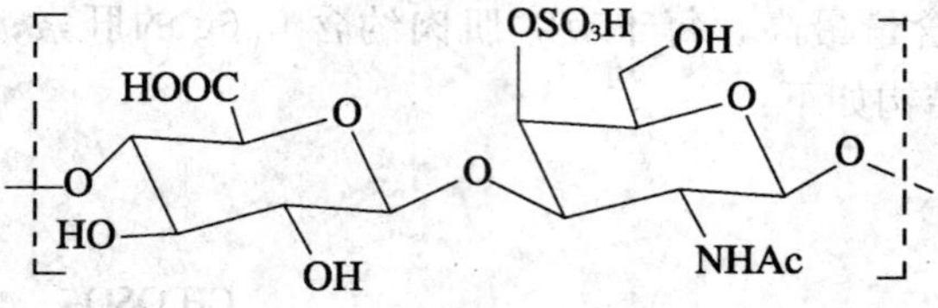

硫酸软骨素A

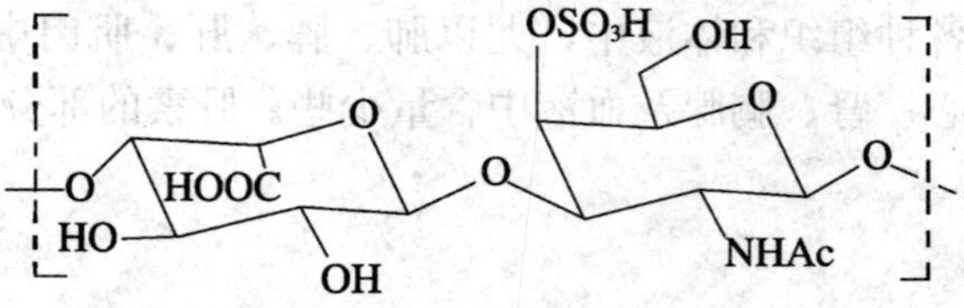

硫酸软骨素B

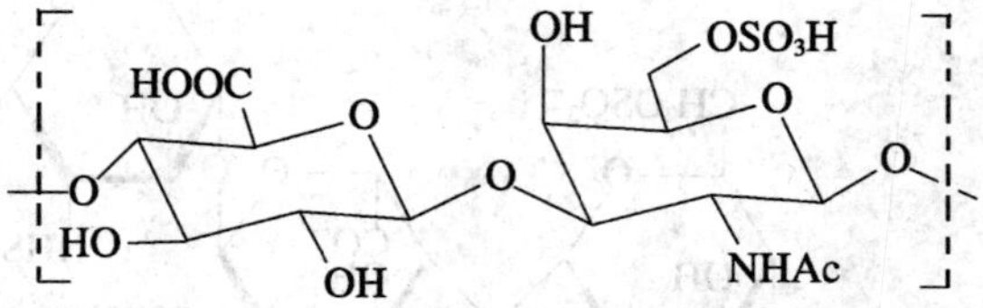

硫酸软骨素C

4. 硫酸角质素（keratan sulfates） 为存在于软骨和角膜中的一种氨基多糖，由半乳糖与 6-硫酸乙酰氨基葡萄糖形成的二糖单元多次重复而形成长链。天然的硫酸角质素通过多糖链以共价键与蛋白质连接，构成糖蛋白。现已明确硫酸角质素Ⅰ和Ⅱ的结构。

硫酸角质素Ⅰ：

$\xrightarrow{1\beta\to 4}$ GlcNAc $\xrightarrow{1\beta\to 3}$ Gal $\xrightarrow{1\beta\to 4}$ GlcNAc $\xrightarrow{1\beta\to 3}$ Gal $\xrightarrow{\text{GlcNAc, man}}$ GlcNAc $\xrightarrow{\beta}$ Asn

（第二个 GlcNAc：6-Sulfate；第二个 Gal：6-Sulfate）

硫酸角质素Ⅱ

$\xrightarrow{1\beta\to4}$GlcNAc$\xrightarrow{1\beta\to3}$Gal$\xrightarrow{1\beta\to4}$GlcNAc(6-Sulfate)$\xrightarrow{1\beta\to3}$Gal(6-Sulfate)$\xrightarrow{1\to6}$GalNAc(Gal-NeuAc)$\xrightarrow{\alpha}$Thr（Ser）

5. 硫酸皮肤素（dermatan sulfates） 为存在于动物皮肤、肌腱、动脉壁等部位的糖蛋白。硫酸皮肤素与硫酸软骨素类似，但结构中的部分葡萄糖醛酸（GluA）被艾杜糖醛酸(IdUA)代替，且艾杜糖醛酸处于链的中间位置。尽管来源于不同组织的硫酸皮肤素结构稍有不同，葡萄糖醛酸比例不一，但都有艾杜糖醛酸和葡萄糖醛酸单元。

$\xrightarrow{1\beta\to4}$IdUA(2-Sulfate)$\xrightarrow{1\alpha\to3}$GalNAc(4-Sulfate)$\xrightarrow{1\beta\to4}$Glu A$\xrightarrow{1\beta\to3}$GalNAc$\xrightarrow{1\beta\to4}$Glu A$\xrightarrow{1\beta\to3}Gal\xrightarrow{1\beta\to3}$

Gal$\xrightarrow{1\beta\to4}$Xyl$\xrightarrow{\beta}$Ser

6. 透明质酸（hyaluronic acid，mucinase） 为存在于眼球玻璃体、关节液和皮肤中的由葡萄糖醛酸和*N*-乙酰氨基葡萄糖双糖结构单元通过糖苷键重复连接而成的直链高分子黏多糖。

$\xrightarrow{1\beta\to4}$Glu A$\xrightarrow{1\beta\to3}$GlcNAc$\xrightarrow{1\beta\to4}$Glu A$\xrightarrow{1\beta\to3}$GlcNAc$\xrightarrow{1\beta\to4}$

当组织中透明质酸的浓度高于1mg/ml时，就产生分子折叠而形成连续的三维网络。透明质酸的分子量在几十万到几百万之间。直链轴上单糖之间产生氢键缔合，使得其分子在空间上呈刚性螺旋柱形。柱的内侧存在大量的羟基而产生强亲水性，使得亲和吸附的水分约为透明质酸本身质量的1000倍。由于这些水分在柱内侧固定不动且不易流失，因此，透明质酸是理想的保水剂。透明质酸是目前自然界中所发现的保湿性最好的物质，又称“天然保湿因子”。

透明质酸生物相容性好，在眼科手术中被广泛应用。如眼球晶体移植手术、视网膜剥离手术、开放性玻璃体切除手术、眼角膜修复手术、抗青光眼手术等。透明质酸是目前眼科黏性手术中理想和唯一可用的材料。由于透明质酸可维持胶体渗透压和通过排阻效应影响生物高分子的溶解度、空间构型、化学平衡和系统的渗透压及阻力效应等，故可作为隐形眼镜的保湿剂。此外，透明质酸对创伤愈合有促进作用。

透明质酸的生产，可从鸡冠中获得；也可通过微生物发酵法获得。

7. 甲壳素（chitin） 甲壳素广泛存在于节肢动物（如虾、蟹）的壳和真菌细胞（如硅藻）中，是地球上最丰富的有机物之一。其化学名为β（1→4）聚-α-乙酰胺基-α-脱氧-D-葡萄糖，分子式为（$C_8H_{13}NO_5$）$_n$，分子量在10^6左右。甲壳素不溶于水、乙醇、乙醚和稀酸稀碱，但可溶于无水甲酸、浓矿酸、六氟异丙醇、六氟丙酮、氯醇等。

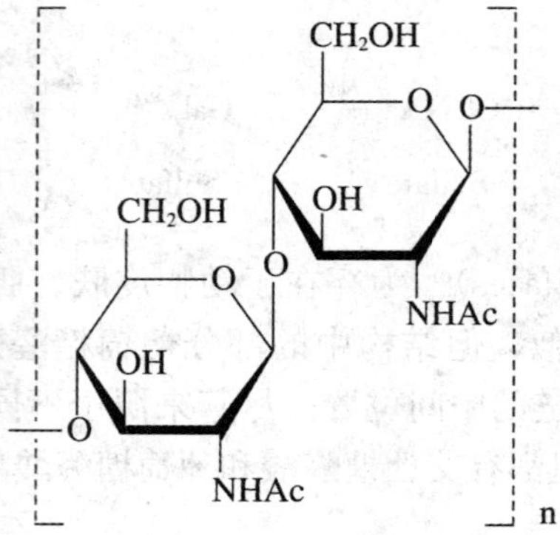

甲壳素

甲壳素的水解产物是2-氨基-D-葡萄糖，因此，甲壳素是生产2-氨基-D-葡萄糖的重要原料。甲壳素经碱解之后可脱去乙酰基，其产物的分子量在5000～8000。

壳二糖（chitinbiose）是由两分子2-乙酰氨基-2-D-脱氧葡萄糖借β-1,4-糖苷键连接而成的二糖，有三个同质异晶体，分别称为α-壳二糖、β-壳二糖和γ-壳二糖。α-壳二糖的两个糖是按反平行方式排列的，β-壳二糖的两个糖是按平行方式排列的，γ-壳二糖的两个糖一上一下。在甲壳类外壳中，α-壳二糖最丰富，γ-壳二糖存在于甲虫的茧中。但在乌贼体中，三种壳二糖都存在。

甲壳素在自然界很少单独存在，多与蛋白质结合。甲壳素的生产主要是以虾、蟹的壳为原料，经化学手段精制而得。在自然界，甲壳素的年生物合成量超过千亿吨。甲壳素与生物体有良好的亲和性，由于在体内可被分解吸收，已被用做手术线和人造皮肤及缓释微型胶囊。在食品工业上，甲壳素被用于降低人工合成色素的毒性，沉淀去除内毒素。在日用化工上，可作为化妆品和护发素的添加剂，保护皮肤、固定发型。在农业上，以甲壳素为原料可制造无公害薄膜，在土壤中可降解，不污染环境。

第二节　糖的提取、纯化和分离

一、单糖和低聚糖的提取、纯化和分离

（一）单糖和低聚糖的提取

单糖和小分子低聚糖因羟基多，具有极性大、易溶于水、难溶于低极性有机溶剂的特性，因此，常用水或在中性条件下用50％乙醇或80％乙醇水溶液，在70～80℃下回流提取。提取时可用生物材料量的5、10、20或30倍量的溶剂进行提取。根类、根茎类、种子类和肉质类生物材料因淀粉等多糖或脂肪较多，为防止提取液黏稠而不易过滤，可采用高倍量溶剂进行提取。花和茎叶类或壳类生物材料可采用低倍量溶剂进行提取。也可将生物材料先粉碎后用乙醚或石油醚脱脂，再用上述溶剂进行提取。

（二）单糖和低聚糖的纯化和分离

采用上述溶剂提取的单糖和低聚糖提取液中往往还含有蛋白质、黏液质等杂质，需要进一步除去。一般的方法是将上述提取液在40～50℃下减压浓缩至适当体积，用中性醋酸铅沉淀蛋白质，加入碱性醋酸铅也可沉淀淀粉。去除杂质后提取液中的铅离子可通过H_2S除去，或加入适量石灰水，使黏液质中的羧基与钙形成沉淀性钙盐，过滤、去除沉淀。然后，

将处理的提取液进一步浓缩至黏稠状，加入甲醇或乙醇温浸，过滤去除不溶物（如无机盐或残留的多糖、蛋白质等），醇液经活性炭脱色、浓缩、冷却、滴加乙醚，析出结晶。游离单糖或小分子寡糖也可以在提取后用吸附色谱法或离子交换法进行纯化。

上述单糖和小分子低聚糖的提取、纯化和分离的具体程序可参考下述实例。

1. 地黄中八种糖的提取、分离和纯化[2]　将鲜地黄根 100g 用乙醇 300 ml 或水 200 ml 加热提取，将提取液合并、浓缩至 100 ml 后过 Dowex 50W（H^+）×8 树脂，用 200 ml 水洗脱。吸附在柱上的物质继续用 1 mol/L NH_4OH 洗脱，得含氨基酸、葡萄糖胺的组分。将水洗脱液再过 Dowex 2（OH^-）×8 树脂，用 300 ml 水洗脱，得洗脱液（中性部分）。将中性部分经预先用 15%醋酸处理过的活性炭柱，依次用水和 5%、10%、15%、25%乙醇洗脱，分别得到单糖类纯品 D-葡萄糖、D-半乳糖、D-果糖，双糖类纯品蔗糖，三糖类纯品棉籽糖、甘露三糖，四糖类纯品水苏糖，五糖类纯品毛蕊糖（verbascose）。

2. 海藻、海带中甘露醇的提取、纯化和分离　将海藻或海带用 20 倍量蒸馏水在室温浸泡 2～3 h，滤取浸泡液，用 30%NaOH 调 pH 10～11，静置 8 h，去除沉淀（含多糖类黏性物）。将上清液用 1∶1 H_2SO_4 中和至 pH 6～7，去除胶状物，得到中性提取液。将中性提取液减压浓缩至甘露醇含量在 30%以上，去除沉淀，冷却至 60～70℃后趁热加入 2 倍量的 95%乙醇、混匀，冷却至室温、滤取沉淀。将沉淀物悬浮在 8 倍量的 94%乙醇中，搅拌回流 30 min 后冷却过夜、离心，得纯度为 70%～80%的粗甘露醇。将此粗甘露醇再次悬浮在 8 倍量的 94%乙醇中，搅拌回流 30 min 后冷却过夜、离心，得纯度大于 90%的甘露醇。然后，将此甘露醇溶于适量蒸馏水中，加入 1/8～1/10 活性炭并于 80℃保温 0.5 h，滤取上清液，冷却至室温，得精品甘露醇结晶（纯度为 98%以上）。

二、多糖的提取、纯化和分离

多糖的种类较多，性质各异，尤其是糖蛋白，提取方法稍有不同。但通常在提取多糖时一般先需要脱脂，以便使多糖释放出来。

（一）多糖提取的前处理

一般将植物性原料粉碎，用甲醇或等量的乙醇-乙醚混合液浸泡，加热搅拌 1～3 h，弃去上清液。动物性原料可改用丙酮脱脂，也起到脱水的作用。此外，也可用石油醚脱脂。

（二）多糖的提取

1. 易溶于温水、难溶于冷水和乙醇的多糖的提取　有些种类的多糖易溶于温水，难溶于冷水和乙醇，对于含有该性质多糖的生物材料可先用冷水浸润，然后用热水提取，必要时可加温至 80～90℃搅拌提取。将提取液冷却至室温后用正丁醇-三氯甲烷混合液或三氯醋酸处理，以除去杂蛋白。然后，将除去杂蛋白的上清液透析、乙醇沉淀，得多糖。

2. 难溶于冷水、热水，可溶于稀碱液的多糖的提取　将含有该性质多糖的生物材料用冷水浸润，然后用 0.5 mol/L NaOH 提取，用盐酸中和提取液、浓缩、乙醇沉淀，得多糖。由于难溶于冷水和热水、可溶于稀碱液的多糖多为木聚糖和半乳聚糖，可在提取液中加入硼砂以形成多糖的硼酸络合物，促使多糖大量沉淀析出。此法所得多糖较纯。

3. 黏多糖的提取　多数黏多糖分子中结合有蛋白质而形成糖复合物存在于生物组织中，断裂糖和蛋白质结合键使多糖释放出来是提取该类多糖时要考虑的。常用的断裂法有碱解法和酶解法。

碱解法有保护黏多糖分子中硫酸基不被水解的特点，同时针对多糖与蛋白质结合的糖肽键对碱不稳定，可较好地释放出黏多糖。用碱液处理时，将生物材料在 40℃以下用 0.5 mol/L NaOH 提取，用盐酸中和提取液、透析，用高岭土、硅酸铝或其他吸附剂去除杂蛋白，用乙醇沉出黏多糖。但用碱液处理时需注意，如果硫酸基与邻羟基处于反式结构或硫酸基在C-3或 C-6 时，易发生脱硫作用。

酶解法常用的酶为蛋白酶，水解温和，不易破坏黏多糖分子。但蛋白酶水解作用广泛，专一性低，往往不能断裂糖肽键及其附近的肽键。因此，酶解法和碱解法配合应用才能得到比较好的效果。采用酶解法时，酶解液中的杂蛋白可用三氯醋酸法、磷钼酸-磷钨酸沉淀法、高岭土吸附法、Sevag 法、三氟三氯乙烷法、等电点法等去除，再通过透析、乙醇沉淀等得到粗品黏多糖。

（三）多糖的纯化和分离

按上述方法得到的多糖提取物，既含有多糖混合物也含有其他杂质。实际上粗多糖是分子质量极不均匀的混合物，需要进行分离和纯化才能得到纯多糖混合物或单体多糖。常用的多糖分离和纯化的方法有：乙醇沉淀法、分级沉淀法、季铵碱盐络合法、金属离子络合法、盐析法、离子交换色谱法、凝胶过滤法和区带电泳法等。

1. 乙醇沉淀法　是分离和纯化多糖最常用的方法。其原理是利用多糖在水或热水中溶解、在乙醇中不溶解或溶解度很低，将多糖从水溶液中沉淀析出。多糖在水溶液中的浓度随多糖种类不同而异，黏多糖以 1%～2%浓度为佳。加入的乙醇要充分过量，一般为水溶液的 3～5 倍（V/V）。此外，在溶液中加入适量的醋酸铵、醋酸钠、醋酸钾或氯化钠等盐，其沉淀效果更佳，盐的浓度以不超过 5%为宜。常用的盐为醋酸盐，它有在乙醇中的溶解度大、即使在乙醇过量的情况下也不会与多糖共沉淀的优点。残存在多糖中的盐可通过反复乙醇沉淀或超滤法、分子筛法脱盐。分子筛法脱盐常用葡聚糖凝胶（Sephadex G），如 Sephadex G-10 或 Sephadex G-15。

具体方法：在多糖水提取物中加入 3～5 倍量 95%乙醇，搅拌数小时，沉淀过夜。离心或滤取沉淀，用无水乙醇、丙酮或乙醚反复洗沉淀以脱水，真空干燥后即得疏散粉末状多糖。如果必要，将上清液浓缩，再加入 3～5 倍量 95%乙醇，搅拌数小时，沉淀过夜。依上法操作得多糖。此过程根据实际需要，也可反复数次。

2. 分级沉淀法　是根据不同多糖在不同溶剂（如乙醇、甲醇、丙酮等）或不同浓度溶剂（如 30%、50%、70%乙醇等）中或不同 pH、不同温度下的溶解度不同而逐级将不同多糖（如分子量不同、酸碱度不同等）从总多糖中分离出来的方法。在多糖溶液中如有 Ca^{2+}、Zn^{2+} 等二价金属离子存在的条件下，分离效果更好。

具体方法：用热水提取多糖，浓缩至适当体积，用 95%乙醇使浓缩液中的乙醇含量达到 30%，充分搅拌，在一定温度（室温或低温）下放置至不再有沉淀析出（通常静置过夜），离心或滤取沉淀，得第一部分多糖；在上清液中再加入 95%乙醇，使上清液中的乙醇含量达到 50%，在一定温度、一定时间下放置至不再有沉淀析出，离心或滤取沉淀，得第二部分多糖；在第二次上清液中再加入 95%乙醇，使上清液中的乙醇含量达到 70%，在一定温度、一定时间下放置不再有沉淀析出，离心或滤取沉淀，得第三部分多糖。乙醇的浓度设计要根据具体情况，通过预实验来决定。用 95%乙醇调节多糖水提取液中的乙醇浓度，以调至 70%为宜。如果需要更高的乙醇浓度，一般将含醇的多糖水溶液减压浓缩至干膏，并将其再次溶解在适量水中，用 95%乙醇或无水乙醇调节至所需浓度。然后用无水乙醇、丙酮或乙醚反复洗沉淀的多糖以脱水，真空干燥后即得疏散粉末状多糖。

pH 梯度沉淀多糖或不同盐浓度下盐析或不同温度下沉淀多糖的原理亦然，通常用盐酸或氢氧化钠浓溶液调节。如果制定工业化生产工艺，需进行正交试验，以保证工艺科学。

3. 季铵碱盐沉淀法　季铵碱盐是一类乳化剂，可与酸性多糖形成沉淀，用硼酸缓冲液调节 pH，可沉淀带不同羧基数目的多糖。此法常用来分级分离酸性多糖或从稀溶液中回收酸性多糖。常用的季铵碱盐有溴代十六烷基三甲铵（CTAB）和十六烷基盐酸吡啶（CPC）。多糖季铵碱盐络合物可溶于盐溶液或有机溶剂中，且在不同盐溶液中溶解度不同，利用这一特性，可实现多糖的分级。季铵碱盐可通过透析法除去。

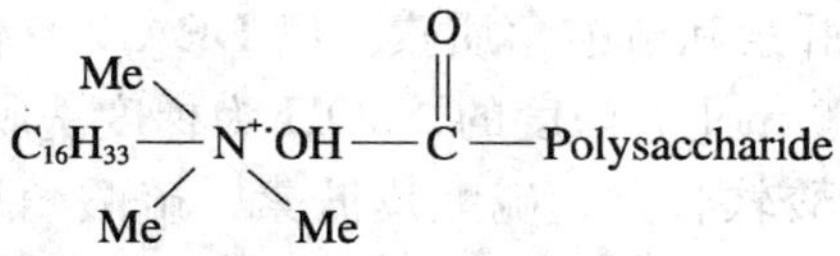

CTAB的结构

CTAB 或 CPC 与酸性多糖形成的络合物在低离子强度的水溶液中不溶解，在高离子强度条件下可以解离、溶解、释放出多糖。使此类络合物溶解度发生明显改变时的无机盐浓度（临界盐浓度）主要取决于聚阴离子的电荷密度。以黏多糖为例，黏多糖的硫酸化程度影响聚阴离子的电荷密度，根据其临界盐浓度之差异，可以将黏多糖分为不同的组，如表 3-3 所示。如果降低 pH，可有效地抑制羧基的电离和增强硫酸黏多糖的选择性沉淀。使用季铵碱盐作为沉淀剂，既可用单一季铵碱盐，也可用混合季铵碱盐（如 Arguad 16、Cetavlon 等）。此外，季铵碱盐的沉淀能力还与烷基链中亚甲基的数目有关。如果用季铵碱盐沉淀法沉淀中性多糖，首先应将多糖转化为负离子，然后使其与季铵碱盐发生沉淀反应。一般将多糖转化为硼酸盐络合物或在 pH>9 的条件下沉淀。

表 3-3　用季铵碱盐分级分离黏多糖[3]

	组别	阴离子化基团/单糖残基	硫酸基 / 羧基
1	透明质酸 软骨素	0.5	0
2	硫酸软骨素 硫酸乙酰肝素	1.0	1.0
3	肝素	1.5 ～ 2.0	2.0 ～ 3.0

4. 金属离子络合法　该法是根据多糖能与金属离子形成沉淀性络合物，同时该络合物又能在适当溶液中分解而释放出多糖的原理设计的。常用的金属络合剂有：斐林试剂、氯化铜、氢氧化钡、醋酸铅等。所得多糖-金属络合物沉淀经水洗后放入 5%无机酸乙醇溶液中或在其水溶液中通入 H_2S 进行分解。

5. 盐析法　实际上，盐析法是分级沉淀法的一种，是根据不同多糖在不同盐浓度中溶解度不同的性质实现逐步沉淀不同的多糖。常用的盐析剂有 NaCl、KCl、$(NH_4)_2SO_4$ 等，以 $(NH_4)_2SO_4$ 为最常用。

6. 离子交换色谱法　离子交换法适用于分离各种酸性、中性多糖和黏多糖（有糖醛酸基团和硫酸基团等），可用阴离子交换剂交换吸附，用适当的洗脱剂（如不同浓度的缓冲液）

交换被吸附的多糖，使酸性不同的多糖依次洗脱，得到纯多糖，达到分离的目的。吸附样品时可应用低盐浓度溶液，洗脱样品时以逐步提高盐浓度（梯度或分步阶梯洗脱）为宜。常用的阴离子交换剂有 Dowex-1×2（国产牌号为强碱 201×1～24）、二乙氨基乙基纤维素（diethylaminoethyl，DEAE）-C、DEAE-葡聚糖凝胶（Sephadex）A-25、DEAE-trisacry M、表氯乙醇-三乙醇胺（epichlorohydrin-triethanolamine，ECTEOLA）-纤维素等。分离硫酸酯多糖时，利用多糖的羧基和硫酸基的取向、类型和数量的差异，用不同离子强度的 NaCl 溶液洗脱，得到带不同电荷的多糖。如利用 Dowex-1 × 2 为交换吸附剂，分别用 0.5、1.25、1.5、2.0、3.0 mol/L 浓度的 NaOH 进行梯度洗脱，可成功地纯化出透明质酸、硫酸乙酰肝素、硫酸软骨素、肝素和硫酸角质素。以 DEAE-Sephadex A-25 为交换吸附剂，分别以 0.5、1.25、1.5、2.0 mol/L 浓度的 NaOH 为梯度洗脱剂，可成功地依次纯化出透明质酸、硫酸乙酰肝素、硫酸软骨素、硫酸皮肤素、硫酸角质素和肝素。以 DEAE-Trisacry M 为交换吸附剂，以 50 mmol/L PBS、0.125、0.25、0.5 和 1.0 mol/L NaCl 溶液梯度洗脱马铃薯细胞壁多糖，得到不同的多糖，50 mmol/L PBS 洗脱部分为含阿拉伯糖和半乳糖的多糖[4,5]。

7. 凝胶过滤法　该法使用的固相载体或分离介质是一些多孔性或网状结构的物质。当含有不同分子大小的多糖混合物流经这一介质时，可以将多糖混合物中的各组分或不同分子按大小进行分离，从而达到把分子大小不同的物质分开的目的。因此，该法有分子筛性质，也称为分子筛色谱。纯化和分离多糖常用的凝胶有：葡聚糖凝胶、聚丙烯酰胺凝胶（Bio-gel-p）、琼脂糖凝胶（Sepharose）、Sephacryl 凝胶等。

8. 超滤法　超滤法是膜分离技术之一，它以特殊的超滤膜为分离介质，以膜两侧的压力差为推动力，将不同分子量的物质进行选择性分离。分离原理也可理解为筛分原理，但有些情况下受到粒子荷电性与荷电膜相互作用的影响。超滤法可分离分子量为 500～1 000 000 的可溶性大分子物质，其对应的孔径为 1～20 nm（0.001～0.02 μm）。因此，多糖分子质量极不均匀的混合物可用超滤法纯化和分离，差异越大，分离效果越好。超滤法特别适合于多糖大分子的分级分离。

第三节　糖的结构鉴定

一、单糖的结构研究

从天然产物中得到的单糖绝大多数是结构已知的单糖，一般将样品与标准品进行比较研究即可确定其结构。比较研究的常用方法有：①纸色谱法；②薄层色谱法；③气相色谱法；④质谱法等。

（一）单糖的纸色谱分析

由于单糖是多羟基类化合物，因此，纸色谱法是已知单糖结构鉴定最常用的方法之一，它有简单、易行和价廉等特点。进行纸色谱分析时，将样品与单糖的标准样品共纸色谱展开，根据斑点的 Rf 值确定单糖的种类。由于单糖纸色谱研究的历史比较悠久，不同单糖的纸色谱分析可参见有关书籍[6]。以下按显色剂不同介绍几种常见单糖的纸色谱分析。

1. 硝酸银显色剂

（1）显色剂组成：

A：16%硝酸银水溶液：丙酮（1∶9，V/V）。

B：1%NaOH 乙醇溶液（W/V）。

C：6 mol/L NH_4OH。

（2）显色方法：从层析槽中取出展开的色谱纸，吹干；喷试剂 A，室温风干；再将色谱纸浸入试剂 B 中，显色；取出显色的色谱纸，用试剂 C 洗去色谱纸上的氧化银后用水冲洗，风干。如果有棕黑色斑点出现，示还原糖。根据斑点的 Rf 值确定单糖的种类。结果如表 3-4 所示。本法的检出限量为 20 μg。

表 3-4　某些常见单糖的纸色谱分析结果

展开剂	分离的单糖
EtOAc∶吡啶∶H_2O=2∶1∶2（V/V） EtOAc∶AcOH∶H_2O=3∶1∶3（V/V）	木糖、阿拉伯糖、甘露糖、半乳糖、葡萄糖
苯甲醇∶AcOH∶H_2O=3∶1∶3（V/V，下层）	庚酮糖
n-BuOH∶吡啶∶H_2O=9∶5∶8	半乳糖、葡萄糖
n-BuOH∶EtOH∶H_2O=10∶1∶2（V/V）	果糖、葡萄糖
n-BuOH∶AcOH∶H_2O=4∶1∶5（V/V）	葡萄糖、半乳糖、甘露糖等 阿拉伯糖、木糖等
n-BuOH∶吡啶∶H_2O=6∶4∶3（V/V）	鼠李糖、岩藻糖、半乳糖、甘露糖、葡萄糖
乙酸丁酯∶AcOH∶H_2O=3∶2∶1（V/V）	中性糖
n-BuOH∶EtOH∶H_2O=4∶1∶1（V/V）	戊糖

2. 过碘酸-联苯胺显色剂

（1）显色剂组成：

A：0.01 mol/L 过碘酸钾水溶液（加热溶解）。

B：0.1 mol/L 联苯胺的 50%乙醇溶液 10 ml，加丙酮 2 ml，加 0.2 mol/L 盐酸 1 ml。

（2）显色方法：从层析槽中取出展开的色谱纸，吹干；喷试剂 A 后放入 30℃温箱中氧化 6 min，再喷试剂 B，在蓝色背景上显白色斑点。具有邻羟基的化合物均呈阳性反应。

3. 联苯胺显色剂

（1）显色剂组成：

A：0.5 g 联苯胺溶解在 5 ml 冰醋酸中。

B：4 g 三氯醋酸溶解在 5 ml 水中。

C：90 ml 丙酮。

（2）显色方法：从层析槽中取出展开的色谱纸，浸入试剂 A、B、C 混合液中。取出风干，在 100℃加热 5 min，显色。

联苯胺显色剂对还原糖有特异性阳性反应。岩藻糖、葡萄糖醛酸都对联苯胺显色剂呈阳性反应，尤其对葡萄糖特别敏感，但对果糖不敏感。

糖对显色剂的敏感性不一样，一种显色剂不能对所有的糖都产生阳性反应。实际上，硫酸试剂对糖具有广泛的显色性，但糖的纸色谱的最大缺点是不能使用硫酸试剂。有些试剂对纸有破坏作用，因此，纸本身的脆弱性限制了显色剂的应用。

（二）单糖的薄层色谱分析

单糖的薄层色谱分析主要是硅胶薄层色谱分析，亦是鉴别单糖的主要方法之一。但由于糖的极性较大，展开后往往产生拖尾现象，尤其对 Rf 值接近的单糖的鉴别，效果较差。因此，单糖的薄层色谱没有纸色谱常用。但对于天然产物中苷的糖链水解产物中单糖的鉴别还是十分重要的。因为组成苷糖链的单糖种类较少，单糖与单糖之间的差别较大，容易区分。同时，酸（盐酸）水解反应可在硅胶薄层板上进行，然后进行薄层色谱分析，简化了酸水解分析单糖的程序。

硅胶薄层色谱用于分析常见单糖的条件和结果[7]，如表 3-5 所列。

常用的显色剂有：

（1）5%～50%硫酸水或乙醇溶液：喷雾后在 130℃显色 10 min，糖呈现黄-棕-黑色。

（2）茴香醛-硫酸试剂：喷雾后在 100～105℃显色至斑点出现，不同糖显不同颜色。

（3）α-萘酚-硫酸试剂：喷雾后在 100℃显色 3～6 min，多数糖呈现蓝色斑点；鼠李糖呈橙色，可在室温稳定呈色 2～3 天。

（4）1，3-二羟基萘酚-磷酸试剂：喷雾后在 105℃显色 5～10 min，酮糖呈现红色斑点，醛糖呈现淡蓝色斑点。

（5）双甲酮-磷酸试剂：喷雾后在 110℃显色 15～20 min，仅酮糖呈现暗绿灰色斑点。

（6）3,5-二氨基苯甲酸-磷酸试剂：喷雾后在 100℃显色 15 min，2-去氧糖在日光下呈现棕色斑点，在紫外光下呈现黄绿色荧光。

（7）对硝基苯胺-过碘酸试剂：喷雾后去氧糖呈现黄色斑点，在紫外光下呈现强荧光。如果再喷 5%NaOH 的甲醇溶液，则转变为绿色。

单糖的其他显色剂可参阅有关书籍[8]。

表 3-5　天然常见单糖的硅胶薄层色谱行为

吸附剂	1	2	2	3	4	5
展开剂 Rf 值 糖	正丁醇 4 丙酮 5 水 1	丁酮 6 乙酸 1 水 3	乙酸乙酯 12 甲醇 3 乙酸 3 水 2	正丁醇 2 乙醇 1 水 1	氯仿 6 甲醇 4	正丁醇 7 乙酸乙酯 20 异丙醇 12 乙酸 7 水 6
L-阿拉伯糖	0.20	0.51	0.32	0.40	0.28	0.45
D-核糖	—	0.61	0.50	0.39	0.09	0.47
D-木糖	0.27	0.50	0.34	0.41	0.22	0.54
D-半乳糖	0.12	0.47	0.32	0.40	0.17	0.40
D-葡萄糖	0.13	0.47	0.28	0.41	0.29	0.46
D-甘露糖	0.19	0.57	0.41	0.45	0.23	0.60
D-果糖	—	0.53	0.28	—	—	—
D-鼠李糖	0.49	0.53	0.57	0.43	0.50	0.60
D-岩藻糖	0.30	0.66	0.49	0.39	0.49	0.50
L-山梨糖	—	0.58	0.43	0.30	0.06	0.46

1. 硅胶 KSK，0.3mol/L 磷酸氢二钠溶液。
2. 硅胶 Merck，0.1mol/L 亚硫酸氢钠溶液，110～120℃，1h，0.25 mm 厚薄层。
3. 硅胶（无黏合剂）Fluka，0.03M 硼酸溶液，110℃，1h，0.3 mm 厚薄层。
4. 硅胶 G　Fluka，0.03M 硼酸溶液，110℃，1h，0.35 mm 厚薄层。
5. 硅胶 G　Merck，0.1M 亚硫酸氢钠溶液，110～120℃，1h，0.25 mm 厚薄层。

（三）单糖的高效液相色谱分析

1. 色谱柱和检测器　单糖的高效液相色谱（HPLC）分析始于20世纪70年代，迄今已成为常量和微量单糖重要的分离分析方法之一。由于单糖的极性和物理方法检测性等方面的问题，其HPLC分析的关键在于固定相和检测器的选择。通常所用的固定相为化学键合、离子交换树脂或凝胶固定相。在化学键合固定相中应用比较多、分离效果比较理想的是胺基键合固定相（如Amino-Sil-X-1和LiChrosorb NH_2及YWG-NH_2等），以乙腈-水或乙腈-甲醇-水（参考比例为16∶2∶1，V/V，如果为中性糖或氨基糖，可适当降低乙腈的量。流速：2 ml/min）为流动相。ODS C_{18}也是常用化学键合固定相之一，但容易产生拖尾现象，峰形不呈正态分布，分离、分析效果远不如胺基键合固定相柱。在离子交换树脂固定相中，以大孔球形苯乙烯-二乙烯基苯共聚物为填料的Polyspher CH PB［磺化的聚苯乙烯二乙烯基苯阳离子交换树脂（Pb^{2+}型，Merck产品）］柱和Polyspher CH CA［磺化的聚苯乙烯二乙烯基苯阳离子交换树脂（Ca^{2+}型，Merck产品）］柱是较理想的色谱柱。分离葡萄糖、阿拉伯糖、甘露糖、半乳糖和木糖等时都可用水作为固定相。在凝胶固定相中，TSKgel G-Oligo-PW、TSKgel G-2500PW_{XL}和TSKgel G-2000PW已应用于单糖的分离和分析。

单糖HPLC分析常用的检测器是示差折射检测器，但示差折射检测器易受流速、压力、组分改变的影响，没有紫外吸收或荧光吸收检测器的灵敏度高。因此，常规的分析策略是要求选择的高效输液泵应具有无脉冲和精确计量的流速控制系统。尽管如此，示差折射检测器在单糖HPLC分析上还是受到了限制。由于单糖仅在188 nm有最大吸收，而在常用紫外区域和可见光区域无吸收、且无荧光，因此，将单糖在柱前或柱后制备成各种对紫外敏感或具有荧光衍生物的柱前或柱后衍生化法成为单糖HPLC分析的发展方法。

近年来成型的蒸发光散射检测器（ELSD）在单糖HPLC分析上得到了应有的重视。ELSD的检测有三个阶段：样品的雾化、蒸发、检测。HPLC色谱柱流出的单糖通过针头式的细管进入雾化器，在细导管的尾部与气体混合喷成均匀的雾滴。雾滴通过加热漂移管，流动相被蒸发，溶质颗粒形成细薄雾在检测池中发生散射，经光电倍增管放大成信号输出、记录。由于ELSD避开了单糖无紫外或荧光吸收的缺点，使检测灵敏度大大提高。凡挥发性低于流动相挥发性的单糖都可用ELSD检测。

2. 柱前或柱后衍生物的制备　单糖的柱前或柱后衍生物制备方法较多，比较理想的方法是糖肟全苯甲酸酯衍生物法。该方法是糖与盐酸羟胺反应生成糖肟，然后苯甲酰化，生成全苯甲酸酯的紫外标记的糖肟。该衍生物在254 nm紫外区域有吸收，可用紫外检测器检测，其灵敏度是示差折射检测器的500～1000倍。

糖肟全苯甲酸酯衍生物法的优点是：①抑制异构体产生。单糖端基异构化作用会形成复杂的平衡体系，如果把单糖直接进行苯甲酰化制备紫外标记衍生物将导致一糖多峰。糖与羟胺反应生成糖肟再苯甲酰化而得到全苯甲酸酯就能避免一糖多峰的出现。②适用于分离和测定生物样品中的微量糖。③灵敏度高。④对于分离度不好的单糖，衍生化后可改善分离度。

（四）单糖的气相色谱分析

气相色谱（GC）法分析单糖的优点是定性分析和定量分析可同时进行，且具有选择性强、分辨率和灵敏度高、分析速度快的特点。缺点是需要将单糖制成挥发性、对热较稳定的衍生物再进行分析，因为单糖本身没有气相色谱分析所要求的挥发性。此外，由于单糖结构的异构化，在某些单糖衍生物制备过程中会产生衍生物的异构体，在色谱分析时出现一糖多峰的现象，影响组分的分离和定量。因此，在复杂组分分析时，衍生物制备是实现单糖理想分析的关键问题。常制备的衍生物有：糖的三甲基硅醚衍生物、糖肟的三甲基硅醚衍生物、糖腈乙酸酯衍生物、糖醇乙酸酯衍生物、三氟乙酸酯衍生物等。糖的硅醚衍生物具有挥发性好、制备简便、反应迅速的优点，适宜于结晶糖样和组分简单糖样的测定。因此，三甲基硅醚衍生物又是上述方法中最常用的方法。三甲基硅醚衍生物测定结晶糖样时往往可以得到单峰，但测定糖浆或非结晶糖样时会产生异构峰，影响定性和定量分析。三氟乙酸酯衍生物法需要的糖量少，适宜于微量分析。

气相色谱-质谱（GC-MS）联机技术的发展，给单糖的分析带来了革命性的变化。由于单糖酰化衍生物在气相色谱上能够实现良好分离，气相色谱与质谱联机，从气相色谱分离的单糖酰化衍生物按先后顺序进入质谱的离子室进行质谱（EI 或 CI 源）分析。这样，根据标准单糖酰化衍生物的质谱图或从质谱图库中进行检索，可达到鉴定单糖的目的。

（五）单糖的离子色谱法分析

单糖的离子色谱法是根据糖的弱酸性和电化学活性，以阴离子交换色谱分离单糖、脉冲安培检测器检测，同时定性、定量分析单糖。单糖的离子色谱法的最低检出量小于10^{-9}mol，测定分子量可达 3500 以上。特点是方法简单，样品不需柱前或柱后衍生化，实用性强。

单糖离子色谱法分析效果取决于糖的离子化程度和检测器检测能力。中性糖分子在强碱性溶液（pH ＝ 12～14）中可部分或全部离子化。因此，当将中性糖样品用阴离子交换色谱柱色谱、以强碱性 NaOH 溶液洗脱时，离子化的糖与阴离子交换剂交换，从而使不同的单糖达到分离。单糖的 pK_a 值越大，离子化程度越低，保留时间越短。因此，其洗脱顺序主要与单糖的 pK_a 值有关。而 pK_a 值由糖的羟基数目和活泼性决定。C-1 羟基活泼性最强，其他位置的羟基在低浓度 NaOH 溶液中的活泼性顺序为：C-1 羟基＞C-2 羟基＞C-6 羟基＞C-3 羟基＞C-4 羟基。利用这些特性，尽管单糖的结构十分相似也能够分离。此外，由于 OAc^- 是一个比 OH^- 更强的洗脱离子，所以，不同比例的 NaOH 和 NaOAc 的混合液常作为梯度洗脱流动相。

作为检测器，单糖离子色谱法使用的是电化学检测器（脉冲安培检测器）。因为糖分子在碱性溶液中是电化学活泼性物质，在外加电压下其分子在电极表面发生氧化反应，这在客观上为糖的脉冲安培检测器使用创造了条件。

用 Dionex 公司生产的 4500i 型离子色谱仪、Dionex CarboPac™ PA1（4×250 mm）阴离子色谱柱、PAD-Ⅱ型脉冲安培检测器，以 10 mmol/L NaOH-水为梯度洗脱剂，可以分离岩藻糖、鼠李糖、阿拉伯糖、半乳糖、葡萄糖、木糖和甘露糖等中性糖。

（六）单糖的质谱分析

由于单糖的难挥发性和高极性，历史上单糖的质谱分析是将单糖制备成甲基化或乙酰化衍生物，再进行 EI-MS 测定，且已积累了丰富的经验，根据碎片断裂行为进行糖的结构鉴定。近十年来，发展了许多质谱软电离技术，为糖的结构鉴定提供了有力的工具。这些软电离技术包括：电子喷雾电离质谱（electrospray ionization mass spectrometry，ESI-MS）、基质辅助激光解吸电离飞行时间质谱（matrix assisted laser desorption ionization - time of flight mass spectrometry，MALDI-TOFMS）、快原子轰击质谱（fast atom bombardment mass spectrometry，FAB-MS）、离子喷雾质谱（ion spray mass spectrometry，IS-MS）、热喷雾质谱（thermospray mass spectrometry，TS-MS）、粒子束质谱（particle beam mass spectrometry，PB-MS）、二次离子质谱（secondary ion mass spectrometry，SI-MS）、场解吸质谱（field desorption mass spectrometry，FD-MS）等。常用的 HR（高分辨）-ESI-MS、

HR-MALDI-TOFMS、HR-FAB-MS和HR-SI-MS可以给出糖的分子组成。但由于它们提供的碎片信息较少，经验积累不够，在糖的精细结构解析上有一定的局限性。

由于电子喷雾电离质谱的出现，尤其它可接受液体样品的特性，使单糖的分析实现了高效液相色谱-质谱（LC-MS）联机分析。此技术不仅可测出多糖的组成和单糖的种类（标准样品对照），而且可测定单糖之间的摩尔比，是一种非常有发展前景的单糖分析方法。

（七）单糖的核磁共振波谱（NMR）分析

核磁共振波谱（NMR）已成为测定单糖结构的最重要工具之一，不但表现在未知结构的单糖上，而且在已知单糖结构对比鉴定上也表现出非凡的能力。但在与文献值对比鉴定时，要注意测定所用溶剂不同，其化学位移值（δ）也不一样。通常单糖的NMR数据是以重水（D_2O）为溶剂测定，少数也用氘代甲醇（CD_3OD）、氘代二甲基亚砜（DMSO-d_6）、氘代吡啶（Py-d_5）等。外标物质有TMS、二甲基硅戊烷磺酸钠（DDS），内标物质有CD_3-OD、DMSO-d_6、氘代丙酮［$(CD_3)_2O$］、二氧六环、四氘代三甲基硅烷丙酸钠（TSP）等。

1. 单糖的^{1}H-NMR分析　单糖由于糖环上多数质子的化学环境比较相近，这些质子的^{1}HNMR信号分布在一个很小的范围内。H-2～H-5出现在δ 3.2～4.2，峰与峰多有重叠，裂分情况很难归属。由于端基质子和大多数六碳糖的羟甲基（—CH_2OH）或甲基的特殊性，它们的^{1}H-NMR信号清晰可辨。一般端基质子信号出现在δ 4.3～5.5，羟甲基出现在δ 3.6～3.9，甲基出现在δ 1.3附近。糖的^{1}H-NMR信号常以这些特殊的信号为起点，^{1}H-^{1}H COSY、TOCSY、同核全相关谱（H-OHAHA）、接力相关谱（RELAY）、NOESY提供的信息进行H-2～H-5的信号归属。由于糖环上的^{13}C-NMR信号比^{1}H-NMR信号容易辨认，又常根据HMQC或HSQC来确认或归属^{1}H-NMR信号。糖的端基质子所处的状态可根据H-1和H-2的偶合常数来决定。少数单糖没有端基质子，如D-神经氨酸。某些常见单糖的^{1}H-NMR数据如表3-6所列。

由于溶解性的原因，糖的^{1}H-NMR波谱是以D_2O为溶剂测定的，往往在波谱图上出现一个HDO残峰，恰好与端基质子信号重叠，影响其波谱的解析。解决HDO残峰的方法，一是选择质量好的D_2O溶剂，同时尽量增加所测样品的浓度，以尽量减小HDO残峰的强度。二是采用变温技术，使HDO残峰向高场或低场位移，以尽量减小信号峰的重叠性。一般HDO残峰随温度而改变共振频率Δδ 0.01/K。温度升高，化学位移向高场移动。三是在D_2O中加1滴三氟醋酸，使HDO残峰发生顺磁位移，一般在70～90℃下测定，HDO残峰较尖，易于解析。

由于^{1}H-NMR解析糖的结构比较困难，现对^{1}H-NMR在糖上的应用的报道日渐减少，取而代之的是^{13}C-NMR。

表3-6　某些常见单糖的^{1}H-NMR数据[9]（δ）

单糖名称	H-1	H-2	H-3	H-4	H-5	H-6
β-D-葡萄糖	4.64	3.25	3.50	3.42	3.46	3.72，3.90
α-D-葡萄糖	5.23	3.54	3.72	3.42	3.84	3.76，3.84
β-D-半乳糖	4.53	3.45	3.59	3.89	3.65	3.64，3.72
α-D-半乳糖	5.22	3.78	3.81	3.95	4.03	3.69，3.69
β-D-甘露糖	4.89	3.95	3.66	3.60	3.38	3.75，3.91

续表

单糖名称	H-1	H-2	H-3	H-4	H-5	H-6
α-D-甘露糖	5.18	3.94	3.86	3.68	3.82	3.74，3.84
β-L-鼠李糖	4.85	3.93	3.59	3.38	3.39	1.30
α-L-鼠李糖	5.12	3.92	3.81	3.45	3.86	1.28
β-L-岩藻糖	4.55	3.46	3.63	3.74	3.79	1.26
α-L-岩藻糖	5.20	3.77	3.86	3.81	4.20	1.21

2. 单糖的^{13}C-NMR分析　与^{1}H-NMR比较，^{13}C-NMR的化学位移范围相当宽，可达220个度量单位；分辨率高，碳与碳信号之间很少有重叠；能确定糖环各碳的位置，且能区别糖分子的构型和构象。因此，^{13}C-NMR是确定单糖结构最有力的工具之一。如β-D-葡萄糖、β-D-半乳糖、β-D-甘露糖的端基碳质子的化学位移分别为δ 4.64、4.53、4.89，相差很小，很难区别；而它们相应的端基碳的化学位移分别为δ 97.4、98.0、95.2，容易相互区分。α-D-葡萄糖、α-D-半乳糖、α-D-甘露糖的端基碳质子的化学位移分别为δ 5.23、5.22、5.18，相差很小，更难区别；而它们相应的端基碳的化学位移分别为δ 93.6、93.8、95.5，比较容易相互区分。通过端基碳化学位移就更容易区分α-和β-构型了。一些单糖的^{13}C-NMR数据如表3-7所列。

表3-7　某些常见单糖的^{13}C-NMR数据（δ）

单　糖	α-吡喃糖						β-吡喃糖					
	C-1	C-2	C-3	C-4	C-5	C-6	C-1	C-2	C-3	C-4	C-5	C-6
D-葡萄糖	93.6	73.2	74.5	71.4	73.0	62.3	97.4	75.9	77.5	71.3	77.4	62.5
D-半乳糖	93.8	70.0	70.8	70.9	72.0	62.8	98.0	73.6	74.4	70.4	76.6	62.6
D-甘露糖	95.5	72.3	71.9	68.5	73.9	62.6	95.2	72.8	74.8	68.3	77.6	62.6
D-阿拉伯糖	97.4	69.7	73.6	73.1	67.5	—	93.3	69.8	69.9	69.3	63.8	—
D-木糖	92.3	71.6	73.0	69.5	61.0	—	96.7	74.1	75.9	69.3	65.2	—
D-果糖	65.9	99.1	70.9	71.3	62.0	61.9	64.7	99.1	68.4	70.5	70.0	64.1
D-核糖	96.3	72.8	72.0	70.0	65.7	—	96.6	73.8	71.7	70.0	65.7	—
D-塔格糖	64.8	99.0	70.7	71.8	67.2	63.1	64.4	99.1	64.6	70.1	70.7	61.0
D-塔罗糖	94.0	70.5	65.0	69.4	70.9	61.4	93.5	71.3	68.2	68.4	75.2	61.1
D-来苏糖	94.8	71.2	71.7	68.8	64.4	—	94.9	71.1	73.8	67.9	65.3	—
D-阿洛糖	93.1	67.6	72.2	66.7	67.5	61.4	93.7	71.8	71.7	67.4	74.1	61.8
L-山梨糖	64.5	98.6	71.4	74.8	70.3	62.7	64.6	99.5	70.2	73.6	71.1	59.8
L-鼠李糖	95.0	71.9	71.1	73.3	69.4	18.0	94.6	72.4	73.8	72.9	73.0	18.0
L-岩藻糖	93.8	69.8	71.0	73.5	67.8	17.2	97.8	71.1	74.6	73.1	72.3	17.2

二、低聚糖和多糖的结构研究

低聚糖介于单糖和多糖之间，多与苷元结合成苷存在，其结构研究将在第四节苷类中详细介绍。

（一）多糖的分析

1. 多糖的纯度检查　经过各种柱色谱等方法纯化的所谓纯品多糖往往是一定分子质量范围内的均一组分，表现为微观不均一性，纯度仅代表相似链长的平均分布。为了进行后续的结构鉴定，必须首先搞清某种多糖的均一性。常用的多糖纯度检查法有电泳法、HPLC（凝胶）法、比旋光度法、超离心法等。

（1）电泳法：多糖在电场作用下，如果所带电荷和分子大小及形状不同，它们的运动距离就不相同。均一组分多糖有相同的电泳速度，染色后呈现单一区带。非均一多糖组分中的各多糖有各自的电泳速度，染色后呈现相应的多条区带。因此，可用电泳法检查多糖的均一性。中性多糖不带电荷，但与硼砂结合可形成带电荷的复合物，从而也可通过电泳法检查其均一性。常用的电泳法有聚丙烯酰胺凝胶电泳法、醋酸纤维薄膜电泳法、高压电泳法、纸电泳等。

聚丙烯酰胺凝胶电泳法是利用人工合成的凝胶作为支持介质的区带电泳法。聚丙烯酰胺凝胶是丙烯酰胺与 N，N'-亚甲基双丙烯酰胺的共聚物。由于其孔径较小，具有明显的分子筛效应，能使小分子多糖得到很好的分离。这种分子筛效应虽然使被分离多糖的分离速度降低，但却增加了对具有相似电荷密度的多糖的分辨率。聚丙烯酰胺凝胶电泳法把电荷效应和分子筛效应有机地结合在一起，大大提高了分辨能力，是目前应用最为广泛的凝胶电泳方法之一。其特点有：有对抗电流的作用；样品不易扩散；凝胶浓度可控，按照需要制成不同孔径的凝胶（因为其孔径大小、范围由单体和交联共聚单体的浓度和聚合程度决定，这些参数可以调节）。该方法又可分为圆盘电泳法、平板电泳法和毛细管硅胶电泳法（capillary gel electrophoresis，EGE），各有特点和用途。

醋酸纤维薄膜电泳法是以醋酸纤维薄膜作为支持介质的区带电泳法，与聚丙烯酰胺凝胶电泳法比较，具有设备简单、操作方便、重现性好等特点，但分辨率没有聚丙烯酰胺凝胶电泳法高。

（2）HPLC（凝胶）法：凝胶是一类分离多糖效果较好的 HPLC 法固定相，其粒度大小和分布、孔径的大小和分布、孔容、孔的形态、表面的光滑度等物理因素都影响其分离度。由于影响因素的多样性，商品 HPLC 凝胶柱有各种规格可供选用，为多糖组分均一性的检测创造了条件。在凝胶色谱柱上，通常较大的多糖分子流出快，较小的多糖分子流出慢。据此可检测多糖组分的均一性。但也要注意，由于多糖分子量较大、扩散系数小、传质阻力大，因此，HPLC 色谱峰谱带有时有展宽的现象。

（3）比旋光度法：各种多糖皆有其一定的比旋光度。把多糖样品制备成半饱和溶液，然后用不同浓度的乙醇分别沉淀，测定其沉淀的比旋光度。如果各部分沉淀的比旋光度值相同，表明该多糖为均一组分。一般的做法是将待测多糖样品溶于水中，在电磁搅拌器搅拌下滴加乙醇，使多糖水溶液中的乙醇达 20%，至沉淀完全后离心得沉淀；在搅拌下向上清液中滴加乙醇，使上清液中的乙醇达 40%，至沉淀完全后离心得沉淀。将前后两次沉淀分别干燥后定量溶于水中，在相同条件下测定其比旋光度，并与沉淀前的多糖样品在相同浓度下的水溶液中测定的比旋光度进行比较。

（4）超离心法：微粒在离心力场中的沉降速度与微粒密度、大小、形状等有关。如果某一多糖在不同的离心力场下、在所有时间点均形成单一区带，证明该多糖分子具有相同的沉降速度，亦即该多糖是均一组分。

2. 多糖分子量的测定方法

（1）分子量计算原则：天然多糖分子中，分子量的分布是很宽的，它们是具有多分散性的聚合物。对线型均多糖来说，其平均链长（average chain length，C. L.）可从式"C. L. =平均分子量/单糖残基的质量"求出。通过"计算"在溶液中还原性或非还原性端基数目测定链长，可以直接计算出数均分子量。对于在支链型多糖中单位链平均链长（在支链点之间的平均长度）来说，可通过从分子中支化点数目或非还原端数目来计算。因为非还原端的数目等于支链化点的数目，支链化点或还原端的平均密度在一个样品中可通过甲基化或水解法测定，有时也可通过高碘酸盐氧化求出。单位链的平均长度（C. L.）可由式"C. L. =溶液中聚合物的浓度/在同一溶液中支链点的浓度"求出。

（2）应用凝胶色谱法测定分子量：应用凝胶色谱法测定分子量是目前通行的方法之一。它有操作简单、仪器简单、消耗样品少、样品可以回收等特点。该方法的测定原理是依据不同分子量的物质在凝胶的分离范围内，其洗脱体积 V_e 和分配系数 K_d 值随分子量增加而下降。对于一个特定的测定体系（凝胶柱），待测定物质的洗脱体积与分子量的关系为：

$$V_e = -K\lg M + C$$

式中，K 为直线方程的斜率，C 为外推截距，两者均为常数。物质的洗脱体积与分子量呈负相关。

分子量的测定方法有两种：

①求解法：首先要求出上述方程中的两个常数 K 和 C。先以两个已知分子量的多糖在特定测定体系下过柱。设它们的分子量分别为 M_1 和 M_2，洗脱体积分别为 V_{e_1} 和 V_{e_2}，解方程组：

$$V_{e_1} = -K\lg M_1 + C$$
$$V_{e_2} = -K\lg M_2 + C$$

求得 K 和 C 以后，将任何一个待测多糖的 V_e 值代入方程即可计算出其分子量。

②标准曲线法：对于一个特定的测定体系，先以三个以上的已知分子量的标准多糖过柱，测定各自的 V_e 值。以 V_e 值为纵坐标、$\lg M$ 值为横坐标制作标准曲线。在同一个测定体系测定未知多糖的 V_e 值便可由标准曲线求得分子量。

在标准曲线法中，目前已有配套标准多糖系列产品出售。

实际测定时，一般较常用的是 Sephadex G-75 或 Sephadex G-200。将充分溶胀的交联葡聚糖 Sephadex G-75 或 Sephadex G-200 湿法装柱，用一定离子强度的 NaCl 溶液平衡后将各种不同的已知分子量的多糖分别上柱，用同一离子强度的 NaCl 溶液洗脱，分别收集，以苯酚-硫酸为试剂检测，分别求出洗脱体积。取标准的蓝葡聚糖（分子量大于 200 万）溶液上同一凝胶柱，求出柱的空体积 V_0，依据 V_e/V_0 和 $\lg M$ 之间的直线关系制作标准曲线。在同一个测定体系测定未知多糖的 V_0 值便可由标准曲线上 V_e/V_0 值求得分子量。

（3）应用质谱法测定分子量：质谱法测定多糖的分子量具有快速、灵敏、样品用量少等特点。在上述单糖的质谱分析中所述的质谱软电离技术更适合多糖分子量的测定。其中，

ESI-MS 和 MALDI-TOF-MS 是目前测定效果较好的两种方法，特点是分子离子稳定、不易裂解，灵敏度和准确度都较高。但也要注意，多糖的分子量只代表相似链长的平均分布，用不同方法所测的分子量可能不同，即使是同一多糖，它的数均分子量和重均分子量也会有一定的差异。

此外，光散射法、超离心法、黏度法、渗透压法、蒸气压法、端基法等也用于多糖分子量的测定。

（二）多糖的一级结构研究

多糖的一级结构研究包括糖的组成、相邻糖的连接方式、端基碳构型、糖链有无分支及其分支的位置、单糖的排列顺序和糖链的长短。

1. 多糖中糖基的组成分析

（1）酸水解：进行多糖中糖基的组成分析，必须先将多糖水解成单糖，同时也可避免多糖中含有单糖夹杂物而造成测定误差。多糖水解常用硫酸，也可用盐酸（如糖蛋白）、三氟乙酸等。所使用的浓度、反应温度和时间要视具体的反应来决定。含有糖醛酸的聚合物不易被酸水解，可先将这些糖醛酸残基还原为中性糖残基再进行酸水解。从糖蛋白水解后释放的氨基酸，降解时可以将它们包裹在阳离子交换树脂中进行保护，再将此混合物水解。然后将氨基酸从树脂混合物中洗脱出进行测定。多糖样品也可在不同浓度的酸中进行水解。即使在水解过程中有的单糖被破坏，也可从其比例上来估测。

多糖酸水解时，一般取多糖样品 20 mg，加 0.5～1 mol/L H_2SO_4溶液 2 ml，充 N_2除氧封管，在 100℃水解 11 h，水解液用 $BaCO_3$中和，离心过滤，取滤液或将滤液蒸干至固体再进行单糖分析。如果用三氟乙酸水解，多在 110℃封管反应。对于单糖的分析可按上述的纸色谱、薄层色谱、离子色谱、HPLC、GC、GC-MS 联机、LC-MS 联机等方法进行分析。

单糖的 LC-MS 联机分析和单糖酰化衍生物的 GC-MS 联机分析不仅可测出多糖的组成和单糖的种类（标准样品对照），而且可测定单糖之间的摩尔比，是一种非常有发展前景的单糖分析方法。

对于多糖中单糖的定量组成分析来说，酸水解是否完全十分重要。多糖水解的难易程度与其糖链中单糖的性质、单糖环的类型和糖苷键的构型等有关，其水解的相对速率在数值上可表明糖苷键的强弱。通常己聚糖用 1 mol/L H_2SO_4 在 100℃水解 4～6 h，戊聚糖用 0.25 mol/L H_2SO_4在 70℃水解 8 h，氨基葡聚糖用 4 mol/L 盐酸在 100℃水解 9 h。对于结合呋喃糖和脱氧糖残基的一般是弱糖苷键，如核糖和果糖及芹糖在自然界以呋喃型糖苷存在于多糖的分子链中，极易水解。对于阿拉伯糖和半乳糖，吡喃型和呋喃型都存在，呋喃阿拉伯糖部分极易水解，要严格控制水解条件，防止发生降解反应。岩藻糖、鼠李糖等 6-脱氧己糖的糖苷键的水解速率是相应己糖的 5 倍。此外，脱氧基团靠近半缩醛碳原子的糖苷键和 3,6-二脱氧吡喃己糖等都易被酸所水解。3-脱氧-D-甘露辛酮糖酸和神经氨酸以及 3,6-脱水吡喃半乳糖等的糖苷键也较易被酸水解。由糖醛酸残基连接的和 2-氨基-2-脱氧己糖残基连接的糖苷键阻抗酸水解，含有孤立的糖醛酸的多糖往往水解产物中有很多相应的醛二糖醛酸（aldobiouronic acids）。对于这类糖苷键，需要选择专一性酶水解。

控制多糖水解条件，既可得到单糖也可得到寡糖或两者兼有。将水解后的低聚糖分级分离进行结构研究，有助于多糖结构的阐明。如果测定了低聚糖的结构，就能揭示由一定的低聚糖作为重复结构单元有序排列组成的多糖的全部结构。如果低聚糖碎片结构不同，配合高分辨 NMR 波谱技术，如 HMBC 等，可测定糖残基排列顺序，揭示多糖的全部结构[10,11]。

在酸水解过程中，像 *N*-乙酰基或硫酸酯基等基团可能从单体上分解下来，一般要单独测定。

糖蛋白中蛋白质的分析按蛋白质分析进行。

（2）酶水解：如果已获知多糖中有关单糖性质的某些信息，可用糖苷酶使多糖或多糖复合物水解。糖苷酶有很强的专一性。目前已分离得到的糖苷酶有十几种，可分为外切糖苷酶和内切糖苷酶。外切糖苷酶专一性水解糖链非还原端单糖，从切下单糖的种类可确定糖与糖链的连接位点和端基碳的构型。内切糖苷酶专一性水解糖链内某种糖苷键，从而使多糖降解为寡糖片段。目前，糖苷酶已成为测定糖链顺序和结构分析的重要手段之一，尤其与仪器分析结合，带动了糖序列仪的开发，且已成为结构规律较明确的低聚糖链分析的有力工具。

（3）甲醇解（methanolysis）：借助甲醇（甲醇和氯化氢的甲醇分解法）分解多糖，释放出的还原性基团被保护生成甲基糖苷，糖醛酸和神经氨酸衍生物的羧基转化为甲基酯。将其三甲基硅醚化或三氟乙酰化后进行 GC 分析，对多糖或糖蛋白中一般存在的中性、酸性和碱性糖类可同时进行测定。但需注意，中性糖、己糖醛酸、乙酰胺脱氧己糖和 *N*-乙酰神经氨酸通过甲醇解作用所释放出的单糖的稳定性与水解条件有关。了解其与甲醇解条件的关系，对防止在甲醇解过程中降解破坏、避免在推测糖链中单糖比例时造成误差等具有十分重要的意义。用 1 mol/L 盐酸-甲醇进行甲醇解，在 85℃加热 24 h，所有单糖都稳定；在 100℃加热 24 h，己糖醛酸降解约 9%，其他单糖基本不变。用 2 mol/L 盐酸-甲醇进行甲醇解，在 85℃加热 24 h，己糖醛酸降解约 3%，其他单糖基本不变；在 100℃加热 24 h，戊糖醛酸和己糖醛酸降解较多，但 *N*-乙酰神经氨酸略有降解，己糖、脱氧己糖、乙酰胺脱氧己糖稳定。如果继续增高盐酸浓度，所有单糖都有不同程度的降解。防止单糖降解的有效方法之一，是在蒸发盐酸-甲醇液之前进行中和[12,13]。

（4）乙酰解（acetolysis）：多糖的乙酰解，即在醋酸、醋酐和硫酸混合液中使多糖水解为乙酰化低聚糖的反应。这种方法曾作为无机酸水解的辅助方法，因为酸水解和乙酰解两种反应断裂糖苷键的相对速率有时相反。如在多糖中，1→6 糖苷键比 1→4、1→3、1→2 糖苷键优先发生乙酰解，而 1→6 糖苷键的酸水解比 1→4 糖苷键迟后发生[14]。通过温和乙酰解断裂 1→6 糖苷键，得到不同的低聚糖链，然后进行连接，推测多糖的结构。葡聚糖的乙酰解作用可产生全乙酰化的单糖、二糖和三糖，其产率较高[15]。在多糖的乙酰解过程中，往往出现端基碳异构化现象。这种作用很重要，它可以受电负性取代基的阻碍。在含有 1→6 糖苷键的多糖中，乙酰解作用常产生最稳定的 α-构象，约占平衡混合物的 90%以上。

（5）甲基化：多糖的甲基化是将多糖的全部游离羟基转变为稳定性很强的甲醚，然后通过酸水解得到部分甲基化的单糖后，再将后者转变为相应的糖醇乙酸酯，通过 GC（标准品对照法）或 GC-MS（标准谱库检索法）分析，确定各种单糖残基的种类和相对含量，据此推断糖的连接和分支情况，了解重复单元中含糖残基的数目和种类。多糖首先甲基化的目的是保护游离羟基以免在后续乙酰化过程中将游离羟基（非成苷键羟基）乙酰化，甲基化后水解、再将甲基化单糖乙酰化，是为了标识多糖分子中成苷键的羟基。如果其单糖衍生物分子上有一个乙酰基，表示这个单糖位于主链或分支链的末端，有一个糖苷键，乙酰基的结合位点是成苷键的位点；如果有两个乙酰基，表明该单糖在多糖分子中有两个成苷键，乙酰基的结合位点是成苷键的位点；依此类推。通过多糖甲基化作用研究多糖结构的优点是条件温和、糖环的结构不受影响。但是，按一般方法进行甲基化作用，在操作过程中每一单糖衍生物可能产生 α、β 两种异构体，所以在分析时要特别注意。如果采用三乙硅烷和 Me_3SiO_3-

SCF_3或$BF_3 \cdot Et_2O$作催化剂对甲基化多糖进行还原性裂解，然后直接用醋酐对降解产物进行乙酰化，可同时测定糖环的形式和连接的位置。而且，该法对部分糖苷键有一定的专一性，对多糖结构解析有很大帮助[16]。多糖中含有的糖醛酸残基的甲基化与中性糖不同，如果按常法在强碱性条件下进行，糖醛酸残基由于羧基的诱导效应将发生β-消除，不利于其甲基化。此种情况下，可将糖醛酸制成铊盐再甲基化，也可将糖醛酸还原。对于不溶于水的多糖样品，先甲基化，然后用氢化铝锂将羧基形成的甲酯还原为甲醚[17]；对于溶于水的多糖样品，先用碳二亚胺-硼氢化钠还原[18]。

（6）过碘酸盐氧化反应：过碘酸盐可氧化邻二元醇或邻三元醇。多糖的非末端的1→2或1→4糖苷键与邻二元醇类似，被过碘酸盐氧化使糖环开裂而产生2分子醛并消耗1分子过碘酸盐。非末端的1→3糖苷键或C-2和C-4有分支的多糖不被过碘酸盐氧化开裂。非还原末端或非末端的1→6糖苷键与邻三元醇类似，被过碘酸盐氧化使糖环开裂而产生1分子甲酸、消耗2分子过碘酸盐。糖残基中不同邻羟基的氧化断裂难易不同，顺式邻羟基比反式邻羟基容易氧化。如果将反应保持在低温操作，反应产物二醛类碎片不会在初级反应中分解。因此，将多糖氧化后定量测定过碘酸盐的消耗、甲酸的生成和剩余糖的比例，可确定多糖中各种单糖的键型和比例。用过碘酸盐氧化多糖时，一般在pH 3～5的水溶液中，并在暗处进行。pH过低，导致酸水解；pH过高，导致无选择性氧化。

2. 糖链有无分支及其分支位置的确定　根据实践经验，多糖水溶液在玻璃片上的物理性质可作为判断某多糖是线型还是分支型的依据之一。将多糖的水溶液摊放在玻璃片上，干燥成膜。薄膜质脆者可能为具有分支链的多糖，薄膜质强韧者可能是线型的多糖。

通过多糖的甲基化衍生物制备及其水解产物分析，可判断某多糖是线型还是分支型。如果多糖的甲基化衍生物在继后的水解过程中糖基不会降解或脱甲基，这种方法是很有效的。

对于线型的聚糖来说，甲基化作用不会发生在糖苷键或形成环结构的羟基上。因此，水解产物中的2,3,4,6-四-*O*-甲基糖来自非还原端，C-1有*O*-甲基的四-*O*-甲基糖来自还原端；C-1有游离羟基的三-*O*-甲基糖来自糖链中间的任何一个糖基。也就是说，如果某多糖甲基化衍生物的酸水解产物中有这些糖基甲基化衍生物存在，就可判断该多糖为线型聚糖，如图3-1所示。

对于分支型的聚糖来说，甲基化作用也不会发生在糖苷键或形成环结构的羟基上。因此，水解产物中除也有来自非还原端的2,3,4,6-四-*O*-甲基糖和来自还原端C-1有*O*-甲基的四-*O*-甲基糖外，同时，还伴有来自分支点的双-*O*-甲基糖。这是判断分支型多糖的重要标志，如图3-2所示。

从图3-2所示多糖甲基化衍生物的水解产物来看，在非还原链端所产生的吡喃甘露糖与吡喃半乳糖中，只有吡喃型的甘露糖才能产生2,3,4,6-四-*O*-甲基甘露糖，只有吡喃型的半乳糖才能产生2,3,4,6-四-*O*-甲基半乳糖。2,3,6-三-*O*-甲基葡萄糖和2,3-二-*O*-甲基甘露糖分别来自主链的葡萄糖残基和甘露糖残基。从2，3-二-*O*-甲基甘露糖的存在可判断分支点在主链的甘露糖残基上。因为如果分支点不在甘露糖残基上，酸水解产物中应有三-*O*-甲基甘露糖残基存在。

图3-1和图3-2中的甲基化糖可通过进一步衍生化或通过GC-MS等方法来确定。如果通过色谱柱等方法获得一定量的纯品水解产物，也可通过NMR等方法来确定，但比较烦琐。

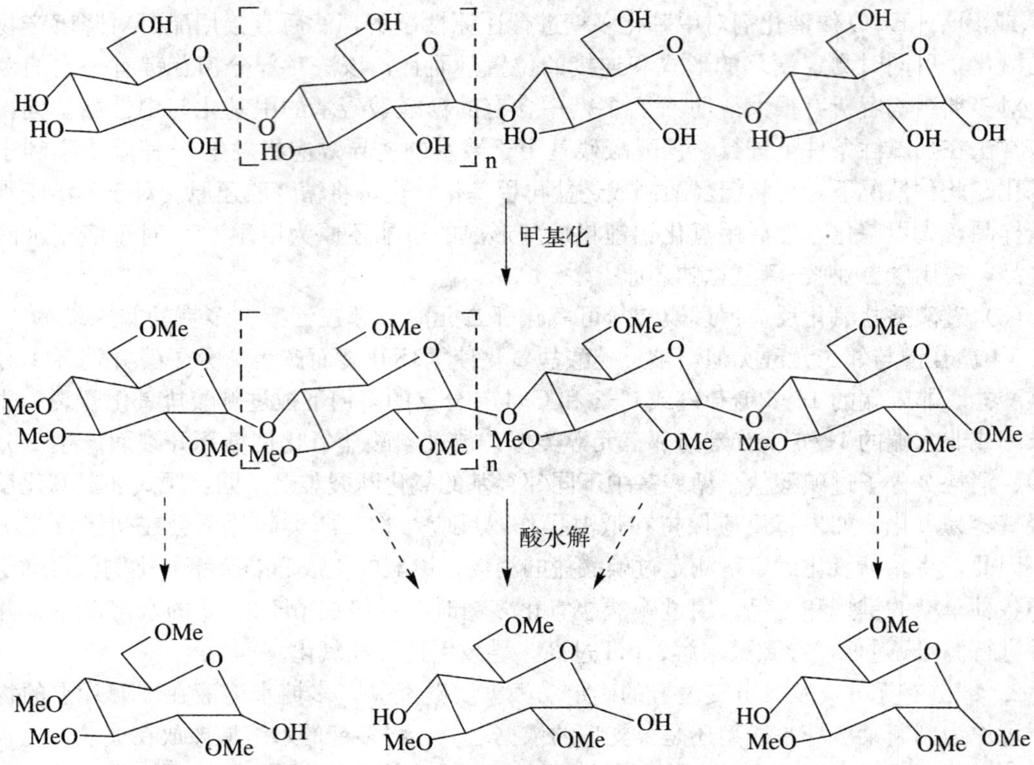

图 3-1　线型多糖甲基化衍生物的酸水解产物

3. 相邻糖基连接方式的确定　明确了多糖中糖基的组成和有无分支，接下来要解决的问题是确定相邻糖基的连接方式。

(1) 部分酸水解和选择性水解：该法是确定多糖中相邻糖残基的常用方法。多糖通过部分酸水解或选择性水解可断裂为较小片段，这些较小片段的基本结构常有代表性。同时由于其分子量较原多糖小，也便于进行各种分析。一般的做法是将部分水解的片段（或低聚糖）进行分级，然后鉴定。如水解产物中有龙胆二糖、龙胆三糖等，证明该多糖中有 1β→6 糖苷键；如水解产物中有昆布二糖、纤维二糖等，证明该多糖中有 1β→3 糖苷键或 1β→4 糖苷键。控制酸的浓度、水解时间和温度可有效地达到多糖部分酸水解的目的。实践中发现，呋喃糖残基比吡喃糖残基易于水解，所以呋喃己糖或戊糖在杂多糖或低聚糖轻微水解中易于先水解下来。此外，多糖中的 1→4 糖苷键比 1→6 糖苷键对酸水解不稳定，易于水解；呋喃糖类和脱氧糖类糖苷键更不稳定。但糖醛酸类或 2-氨基糖类的糖苷键则较为稳定。有关多糖的选择性水解，目前已发现有一些专一性的酶类，可以使多糖类的内部糖苷键水解，也已用于多糖的部分水解。一般来说，一种酶只能使 α-或 β-糖苷键水解，不能使两者都水解。

(2) Smith 降解：Smith 降解（Smith degradation）是将高碘酸氧化产物还原后进行酸水解或部分酸水解。由于糖基之间缩合位置不同，其氧化产物也不尽相同。如果将氧化产物用硼氢化钾或硼氢化钠还原成稳定的多羟基化合物再进行酸水解，通过纸色谱或 GC、GC-MS 分析可鉴定水解产物，由水解产物可以推断糖苷键的位置。现以葡聚糖为例说明 Smith 降解法在糖苷键确立上的应用。葡聚糖经 Smith 降解的产物随糖苷键不同而不同，特征性的降

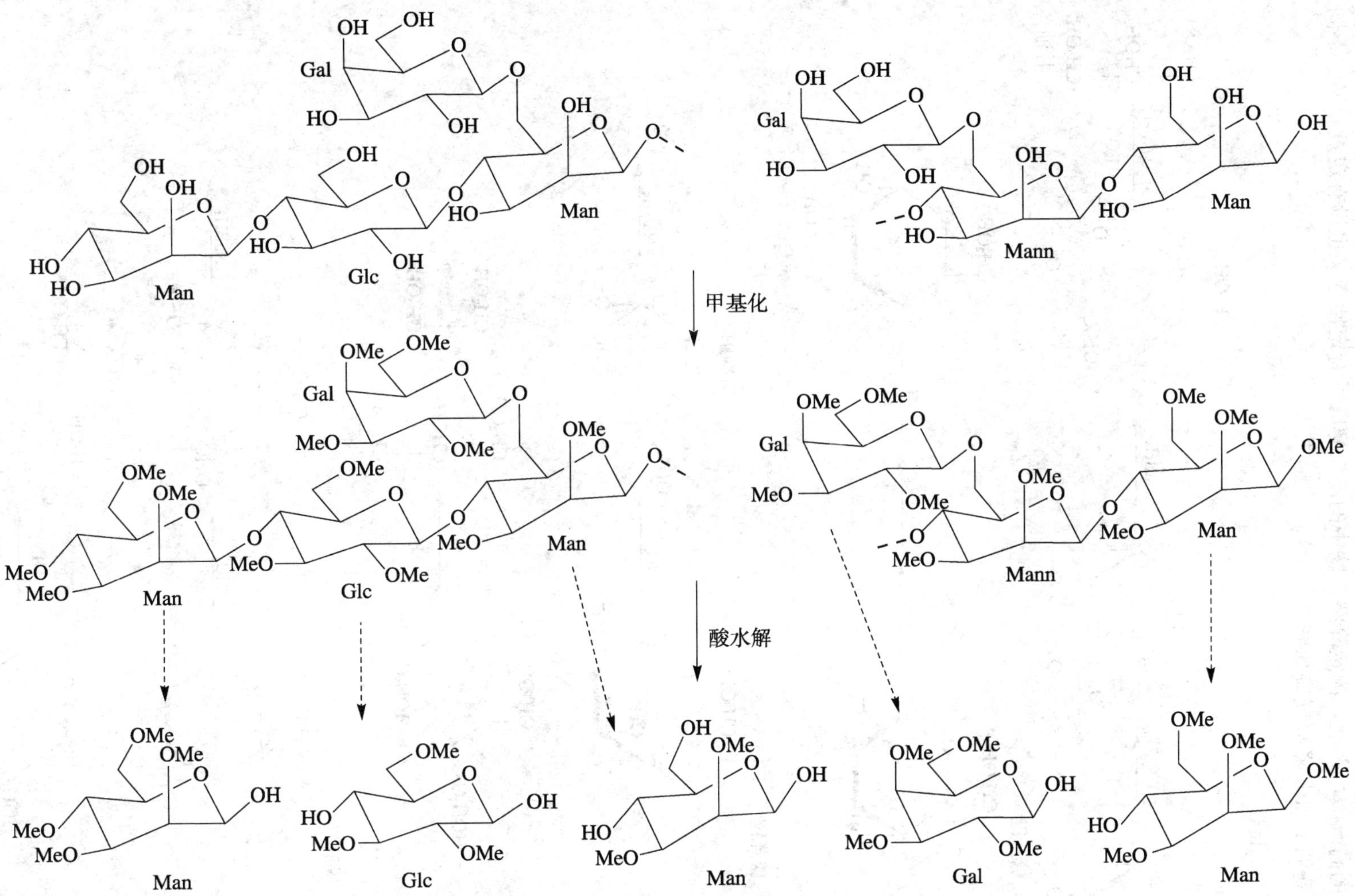

图 3-2　分支型多糖甲基化衍生物的酸水解产物

解产物有甘油、赤藓醇、葡萄糖和乙二醇。由于在进行 Smith 降解实验时需要加入乙二醇以破坏剩余的高碘酸，因此，测定降解产物中的乙二醇既没有定性意义也没有定量意义。不同糖苷键多糖的 Smith 降解反应如图 3-3。

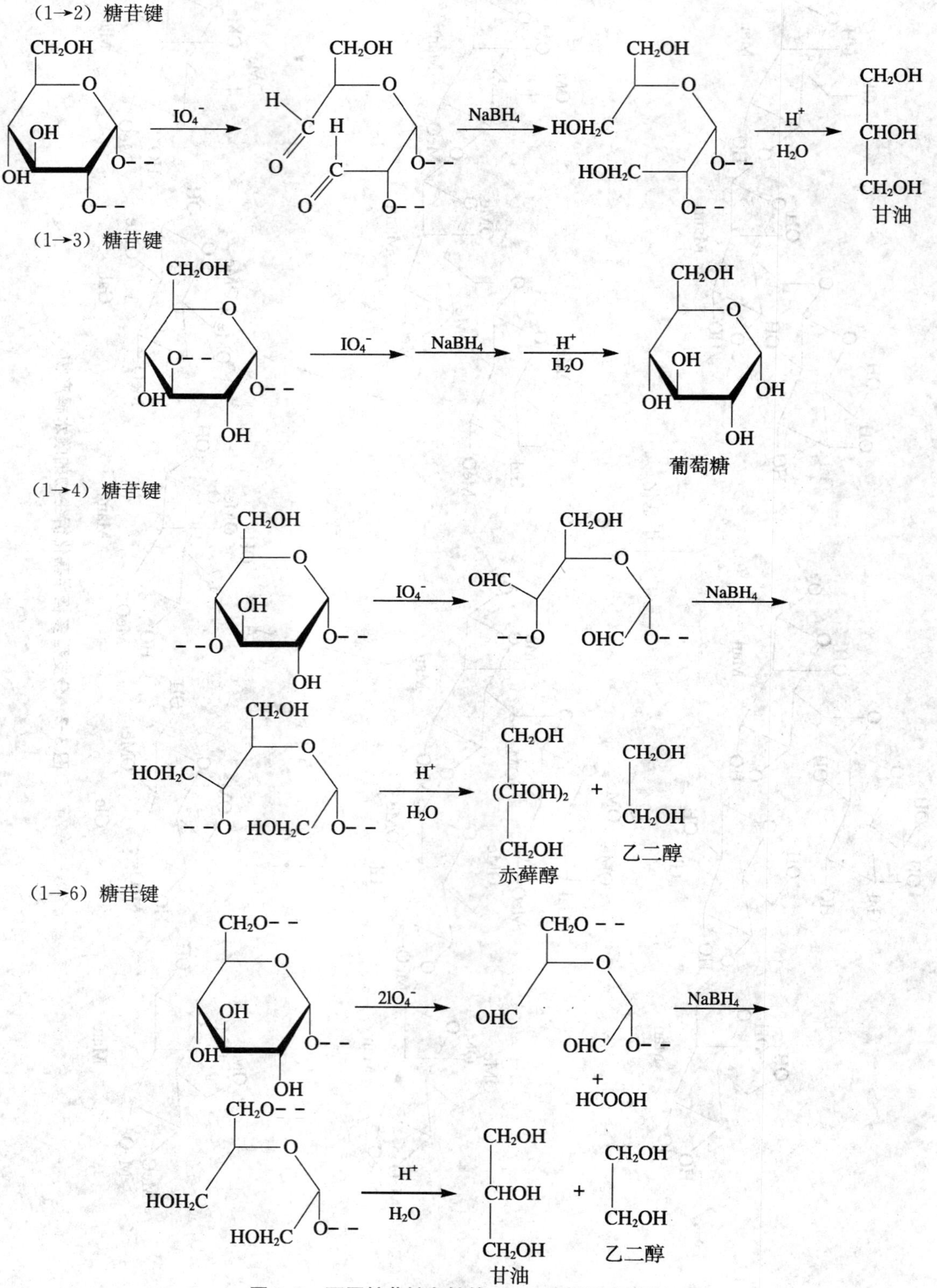

图 3-3　不同糖苷键多糖的 Smith 降解反应产物

从图 3-3 可以看出，（1→2）糖苷键和（1→6）糖苷键结合的多糖经 Smith 降解都能生成甘油，但（1→2）糖苷键结合的多糖其 Smith 降解不产生甲酸，借此可以相互区别。

此外，亦可对高碘酸氧化的产物还原后进行温和的部分酸水解，仅使乙醛缩醛键断裂。分析未被高碘酸氧化破坏的多糖或低聚糖片段，使原多糖结构的分析简单化。

总之，在多糖的 Smith 降解反应中，多糖氧化产生的二醛类可以用氢硼化钠或硼氢化钾还原为醇，后者对中等酸水解十分敏感。如果在强酸条件下水解，对于（1→4）连接的吡喃糖残基结合的多糖来说，会释放出四碳糖；对于（1→6）连接的吡喃糖残基的多糖来说，会释放出三碳化合物（甘油）。借此结果，可以判断（1→4）糖苷键和（1→6）糖苷键。

（3）NMR 技术中的 HMBC 方法用于相邻糖基的连接方式的确定：HMBC 方法是目前确定相邻糖基的连接方式的最常用方法，是一种对多糖或低聚糖分子的无创伤性分析方法，将在后面详细介绍。

4. 端基碳构型的确定　目前用于端基碳构型确定的方法主要有糖苷酶水解法、NMR 法、红外光谱（IR）法和拉曼光谱法。

（1）糖苷酶水解法：糖苷酶对于糖苷键的水解具有构型专一性。原则上讲，α-糖苷酶仅水解 α-糖苷键，β-糖苷酶仅水解 β-糖苷键。但 α-糖苷酶或 β-糖苷酶也不是都能水解所有的 α- 糖苷键或 β- 糖苷键，各自有其特异性。如 α- 岩藻糖苷酶仅作用于 α- 连接的岩藻糖苷键；β- 甘露糖苷酶只作用于 β- 甘露糖苷键；芥子苷酶（myrosinse）专属性水解芥子苷；麦芽糖酶（maltase）能选择性水解 α- 葡萄糖苷键；苦杏仁苷酶（emulsin）能水解 β- 葡萄糖苷键，但专属性较低。因此，利用糖苷酶的构型特异性水解多糖，可对端基碳构型进行确定。

（2）NMR 法：NMR 法是目前确定端基碳构型的最简单的方法。由于端基碳的 H-1 和 H-2 两个质子间的两面角不同，其偶合常数也不同。因此，可通过 H-1 和 H-2 的偶合常数鉴别端基碳构型。对于吡喃型葡萄糖和半乳糖来说，β-构型端基碳的 H-1 和 H-2 两个质子间的两面角接近 180°，它们的 $J_{1,2}$ 约为 8.0Hz；α-构型端基碳的 H-1 和 H-2 两个质子间的两面角接近 60°，它们的 $J_{1,2}$ 约为 4.0Hz。据此可鉴定端基碳构型。但是，对于吡喃型甘露糖和鼠李糖来说，α-或 β-构型端基碳的 H-1 和 H-2 两个质子间的两面角皆接近 60°，α-构型端基碳的 H-1 和 H-2 的 $J_{1,2}$ 约为 1.6Hz；β-构型端基碳的 H-1 和 H-2 的 $J_{1,2}$ 约为 0.8Hz，对鉴定它们的端基碳意义不大。为此，近年来应用端基碳的 $^1J_{C\text{-}H}$ 值来确定端基碳的构型日渐增多。如 α-甘露糖的 $^1J_{C\text{-}H}$ 值约为 170Hz；β-甘露糖的 $^1J_{C\text{-}H}$ 值约为 160Hz。葡萄糖和半乳糖的 $^1J_{C\text{-}H}$ 值，β-型为 158～162 Hz，α-型为 169～171 Hz。

（3）IR 法：IR 是吸收光谱，在中红外波段（ν：4000～200 cm^{-1}）。当极性基团的振动和分子的不对称性振动使分子偶极矩变化时发生红外吸收。因此，IR 适用于研究异原子的极性键及分子的振动。糖的端基碳构型是由端基碳的 C—H 变角振动引起的，β-异构体的 C—H 取直立键，在 891±7 cm^{-1} 处有一个吸收峰；α-异构体的 C—H 取平伏键，在 844±8 cm^{-1} 处有一个吸收峰，借此可以相互区别。但是，像海藻糖、阿洛糖、异阿洛糖的 α-型和 β-型同时存在时就很难以此来判断。

（4）拉曼光谱法：拉曼光谱是散射光谱，在可见波段。当非极性基团的振动和分子的对称性振动使分子的极化率变化时产生拉曼散射。因此，拉曼光谱适用于研究同原子的非极性键及分子的振动。拉曼光谱在糖的端基碳构型研究上的应用较少。对于 $^4C_1$（D）-构型拉曼光谱异构碳来说，α-D-端基碳谱带在 865～837 cm^{-1}；β-D-端基碳谱带在 905～887 cm^{-1}。

对于 α-构型的 C-1 端基碳的 C—H 形变振动来说，D-麦芽糖拉曼光谱谱带在 848 cm^{-1}，直链淀粉在 840 cm^{-1}，支链淀粉在 850 cm^{-1}，糖原在 840 cm^{-1}，葡聚糖在 844 cm^{-1}。对于 β-构型的 C-1 端基碳来说，β-D-麦芽糖拉曼光谱谱带在 905 cm^{-1}。

5. 吡喃环和呋喃环的确定　将多糖的全甲基化衍生物的水解产物与标准品对照或通过 GC、GC-MS 等分析，可以确定组成多糖的单糖残基，当然也就确定了这些单糖是吡喃糖还是呋喃糖。但 IR 法确定糖环是吡喃糖还是呋喃糖，有简单、易行的特点。

D-吡喃葡萄糖环的非对称伸缩振动引起的 C—O—C 骨架振动吸收峰在 920 cm^{-1}，且α-D-吡喃葡萄糖的强，β-D-吡喃葡萄糖的弱。D-吡喃葡萄糖环的对称伸缩振动吸收峰在 770 cm^{-1}附近。在多糖里，这些吸收峰的数值由于糖残基之间的结合键不同而受到影响，如 α-D-（1→4）糖苷键和 α-D-（1→3）糖苷键与 α-D-（1→4）糖苷键交替存在时，随着聚合度的增加，吸收峰向高波数移动。但大部分具有 α-D-（1→6）糖苷键的多糖，如葡聚糖和异麦芽糖则没有明显的移动。

在呋喃环中，环是对称的，C—H 键在环的上下任何一个方向都是相同的，因此，α-和 β-的吸收峰基本没有差异。呋喃糖的 IR 中，对称伸缩振动引起的 937 cm^{-1}吸收峰，亚甲基的横向振动引起的 877 cm^{-1}吸收峰，C—H 变角振动引起的 818 cm^{-1}吸收峰是呋喃糖的特征吸收峰，可借此与吡喃糖相区别。

在某些情况下，Smith 降解法可以得到能判别吡喃环与呋喃环的产物。

6. 糖链的长短和单糖排列顺序的确定　根据上述的高碘酸盐氧化法，通过测定所产生的甲酸和甲醛的量可以测定单位链的平均长度。例如，某一多糖的吡喃糖链是按 1→2，1→3 或 1→4 连接的，通过高碘酸盐氧化可得到一分子的甲醛和三分子的甲酸。如果是按 1→6 连接的吡喃糖型多糖，可得到大量的甲酸，却不会得到甲醛。

参照图 3-1 所示机制，由 2,3,4,6-四-*O*-甲基葡萄糖（从非还原链端算起）相对比例，可以估测平均链长。参照图 3-2 所示机制，由四-*O*-甲基或双-*O*-甲基单糖与三-*O*-甲基单糖的比例可以估测支链型单糖单位链的平均长度。

多糖中单糖排列顺序的确定往往需要采用综合的方法，即各种方法的相互配合使用才能作出正确的判断。参照图 3-2 甲基化产物分析，可为多糖中单糖排列顺序的确定提供有用的信息。如 2,3,4,6-四-*O*-甲基-D-葡萄糖（不计 C-1-OMe）可以来自吡喃型葡萄糖单位的一个链的非还原端，2,3,6-三-*O*-甲基可以来自链内的呋喃糖的连接（1→5）或是吡喃葡萄糖的连接。对于具有（1→6）糖苷键的已糖的鉴定，可确定多糖分子中是否有吡喃糖存在。假设有已知专一性的纯酶可以使低聚糖水解，也可用来测定低聚糖的顺序与构型。低聚糖还原端的糖可以通过还原与水解检验释放的糖醇进行鉴定。如果不是还原端，可先甲基化，鉴定在已糖的非还原端的四甲基衍生物。

将多糖控制性酸水解可得到片段更短的低聚糖，如二糖、三糖，乃至四糖，可与已知二糖、三糖、四糖等比较进行鉴定，然后进行对接。如果这种办法不可能得出结果时，可考虑用质谱法求出这些糖的结构。

对于某些多糖的测序是很复杂的，如图 3-2 所示的多糖。从甲基化研究，了解到在它的非还原糖链端有吡喃甘露糖和吡喃半乳糖，在链内有葡萄糖和甘露糖。部分酸水解可得到有关类型的双糖和三糖类，这表示全部糖类都是属于吡喃型的；其中半乳糖常是以链 1α→6 结合在甘露糖残基上；半乳糖是以 1β→4 结合在葡萄糖和甘露糖单位上。检验更大的低聚糖将揭示出它们中的葡萄糖和甘露糖是分布在主链中或是成为带半乳糖的甘露糖单位。使用特异性的酶类能使甘露糖残基或葡萄糖残基和甘露糖残基的 1β→4 糖苷键水解，及其他能使半乳糖中的 α-键的特异性酶水解将可证实聚合物中糖苷键的构型。图 3-2 代表的多糖还原和水解后可得甘露醇，这是甘露糖的醇类，说明在聚合物分子的还原端上还有甘露糖单位。科学家们在糖结构研究的实践中也认识到，在某些情况下，Smith 降解法可以得到能判别吡喃环与呋喃环的产物。而在其他情况下，又可得出有关支化点的有用信息。如果进行连续的 Smith 降解（经第一次 Smith 降解的未氧化产物，在第二次中氧化，如此类推）可得出有关多糖结构的更多信息。

外切糖苷酶和内切糖苷酶也是糖链测序中常用的工具。外切糖苷酶主要针对非还原端单糖及其糖苷键的构型，也就是说，用外切糖苷酶可释放低聚糖或糖蛋白非还原端的单糖，将其逐个切下。

同时，NMR 技术中的 $^1H-^1H$ COSY、TOCSY、HOHAHA、RELAY、NOESY 等是目前糖链测序中最常用的方法，其应用将在本章第四节中介绍。

在多糖结构研究上，也有一些“简化”的规律，即在均多糖类中很少发现有两种不同类型的键。即使是杂多糖类，一个类型的糖每次也只能以同一方式在分子中连接单体。此外，假设有两个类型的单糖存在于一个多糖中，它们一般是按常规方法排列的。在复合的支链型杂多糖中，存在于主链的常常是已糖与糖醛酸类，而戊糖则可能发现在侧链中；像唾液酸（sialic acid）那样的糖蛋白中，戊糖一般是存在于键的非还原端。

此外，在估测单糖单位链长度时也要注意，在多糖所谓分子中的分子并不是都等同的。这些分子的分布可能有不同，其中的葡萄糖含量在主链中分布是不同的，其中半乳糖残基的分布也有不同。这些聚合物的结构只是它们分子的“平均”结构。

7. 多糖中乙酰基的定位　乙酰基在天然多糖中广泛存在，与多糖的理化性质和生物活性有密切关系。因此，多糖中乙酰基的定位是多糖结构研究中的一个重要方面。多糖中乙酰基的定位是利用甲基乙烯醚将多糖结构上的游离羟基保护起来，再行脱乙酰基作用，使结合的羟基游离。然后，再使游离的羟基甲基化，去除保护基团、完全水解，利用 GC-MS 等方法检测水解单糖衍生物。水解单糖衍生物上的甲基位置即是原多糖中乙酰基的位置。多糖中乙酰基定位的程序如图 3-4 所示。

综上所述，我们可以使用种种多糖的结构分析方法，来研究很复杂的多糖类的一级结构。

（三）多糖的三维立体结构

在多糖链中，由于有可以自由旋转的构象角，因此，可具有各种各样的构象，形成稳定的三维立体结构。实际上，多糖的三维立体结构是多糖呈现各种生物活性所必需的。研究多糖的三维立体结构，主要解决两个问题：多糖残基环的构象，是船型或椅型，或其他形式；相邻环的相对取向，也就是多糖链的折叠定向。

以自然界最为常见的葡萄糖为例，环形结构为吡喃环，有椅式和船式两种构象，椅式比船式稳定得多，如图 3-5 所示。环碳上的 10 个取代的原子团按空间位置可分为几乎垂直于环平面的直立键（a）和几乎平行于环平面的平伏键（e）。平伏键取代基团因为与其他取代基团之间立体障碍较少，所以，平伏键取代是能量较低的状态，这对于大的取代基团来说十分重要。就葡萄糖的椅式构象来说，有 α-D-葡萄糖和 β-D-葡萄糖，比—H 大的—OH 和 $-CH_2OH$ 基团都是在平伏键的位置，如图 3-6 所示。

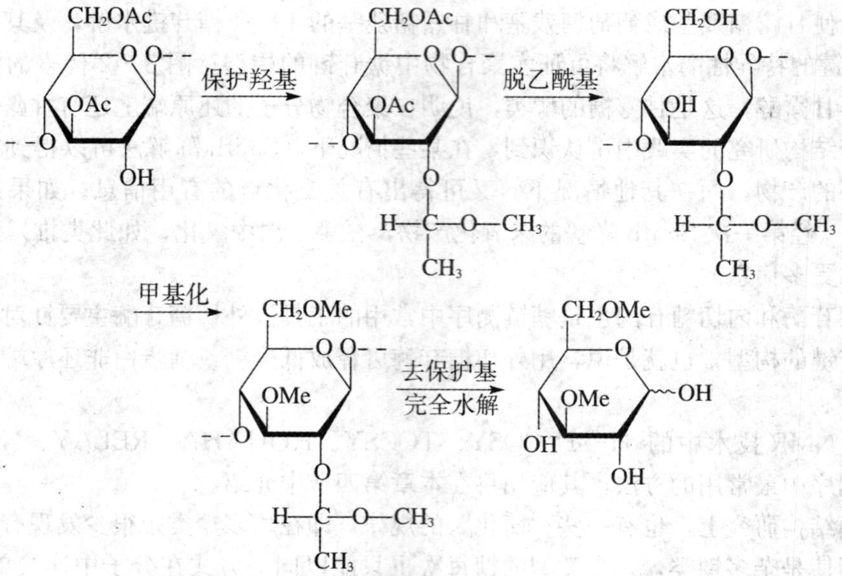

图 3-4 多糖中乙酰基定位的程序

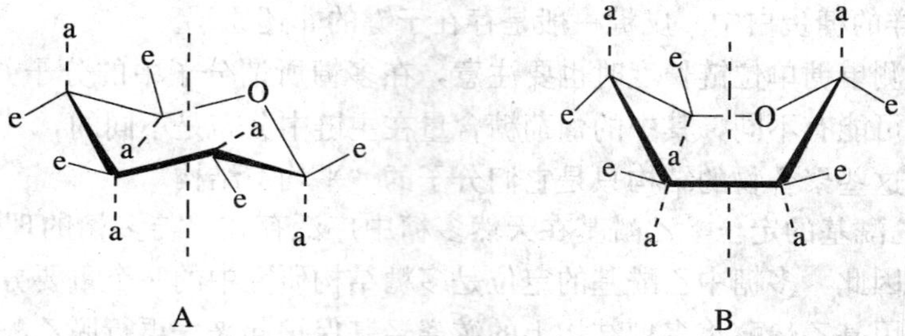

图 3-5 吡喃糖的椅式（A）和船式（B）折叠构象

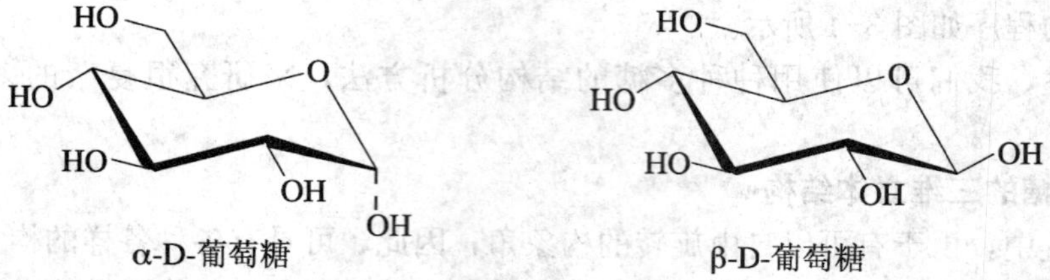

α-D-葡萄糖　　　　β-D-葡萄糖

图 3-6 α-D-葡萄糖和 β-D-葡萄糖

多糖中的单糖残基单元是以刚性的环式存在于自然界的，如 D-葡萄糖以椅式的吡喃环形式存在。在多糖链中，1,4-糖苷键有两个可以自由旋转的扭角 φ 和 ψ；1，6-糖苷键有三个可以自由旋转的扭角 φ、ψ 和 ω[19]，如图 3-7 所示。

由于糖苷酯键的类型和糖环上取代基团等不同，多糖的构象也不同。β-1，4-糖苷酯键连接的 β-D-葡萄糖多聚物可以形成直链，每个葡萄糖残基单元相对于前一个翻转了 180°，如纤维素等。α-1，4-糖苷酯键连接的 α-D-葡萄糖多聚物由于空间障碍，多糖链自然地发生转弯，只能形成支链，而不能形成直链。这些成果的取得有赖于晶体 X 衍射技术在多糖

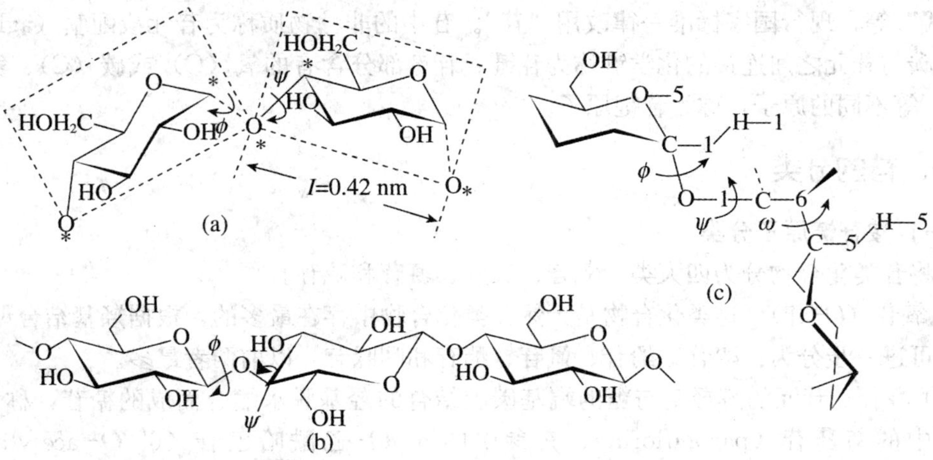

图 3-7 多糖链的构象角

(a)、(b)、(c) 分别为以 α-1，4-，β-1，4-以及 α-1，6-糖苷键相连接的 D-葡萄糖聚合体

结构研究上的应用[19]。由于多糖不容易结晶，多数样品具有多分散性，分子的大小程度悬殊，所以适用于 X 衍射结晶学分析的样品很难得到。但许多单一的和低聚的糖类都已能得到晶体，且从多糖水解下的低聚糖又与原多糖重复片段有非常好的相关性。因此，从低聚糖的晶体 X 衍射结果推断多糖的结构给 X 衍射晶体学技术在多糖结构研究上的应用提供了新的机遇。大量研究结果表明，多糖中的单糖残基大多属于 D-已糖型，都具有 C_1 构象，而且多糖中的单糖残基的构象与结晶的低聚糖相类似。从低聚糖与多糖的 NMR 比较，可看出它们的甲基或乙酰基衍生物也是如此。一般来说，低聚糖结晶多属于椅式构象，在溶液中的多糖也是属于这种构象。

关于多糖分子中链折叠的信息，是较易获得的，可用电镜法研究某些固体多糖分子的大小程度，同时也会发现这些大分子不是扭曲的。有些多糖，可以拉成纤维状，提供作为 X 射线结晶学方法中使用的眼。但即或这样，还是难于提供一个多糖链段三维结构分析所需的衍射参数。这就要寻找一种代表性的模拟物，即根据类似的低聚糖的已知结构，再从模拟物与试验（多糖）的图样比较，最终得出多糖的结构。

对许多种类的多糖来说，目前已测出其“单元结构”的晶体大小。对于多糖类纤维，一般认为其分子的长轴与纤维延伸方向是一致的。从其衍射图形可以得出这些多糖链中重复单元的距离。根据其距离可以得知有些多糖构成单元是二糖（如硫酸软骨素）或四糖（如肝素）；也有些种类的构成单元可能是螺旋结构的一个段（如直链淀粉）。

迄今的许多研究业已证明，在固态时，多数多糖的糖苷链属于螺旋结构，有些还是很复杂的螺旋结构。这些螺旋结构可以被单糖残基与直接螺旋上方的第二螺旋残基的糖苷链间的氢键所稳定。像直链淀粉那样的多糖复合物，它们自身反复折叠可以形成结晶型螺旋，其片层是取向于片层垂直面而成的螺旋。

第四节　苷　类

苷类（glycosides）是由糖或糖的衍生物的端基碳原子上结合的羟基与非糖物质的羟基、

羧基、氨基、巯基或活泼质子等不同基团缩合脱水而形成的一类化学物质的总称，也称配糖体、“甙”等，现行国家标准一律改用“苷”。苷中的非糖物质称为苷元或配基（aglycone），糖端基碳与苷元之间连接的化学键称为苷键。苷键部分含有的氧（O）或碳（C）、氮（N）、硫（S）等不同的原子，称为苷键原子。

一、苷的分类

（一）按苷键原子分类

可将苷类化合物分为四大类：氧苷、碳苷、氮苷和硫苷。

1. 氧苷（*O*-苷） 这类化合物是天然苷类化合物中存在最多的，根据羟基结合母核的不同，又可进一步分为：醇苷、酚苷、氰苷、酯苷和吲哚苷，以前两者最多。

（1）醇苷 苷元的醇羟基与糖的端基碳上结合的羟基脱水缩合而成的糖苷，称为醇苷。如芍药中的芍药苷（paeoniflorin）、玄参中的 6′-*O*-乙酰哈巴苷（6′-*O*-acetylharpagoside）[20]、人参茎叶中的人参皂苷-Rg_6（ginsenoside-Rg_6）[21]、人参果中的异人参皂苷-Rh_3（isoginsenoside-Rh_3）、卷丹中的卷丹皂苷 A（lililancifoloside A）[22]，亚麻中的裂环异落叶松脂素双糖苷（secoisolariciresinol diglucoside）[23]，骆驼刺中的丁香亭-3-*O*-β-D-葡萄糖苷（syringetin-3-*O*-β-D-glucoside）[24]、蚊母树苷［（2*S*，3*S*)-glucodistylin］等。

（2）酚苷 苷元分子中的酚羟基与糖的端基碳上结合的羟基脱水缩合而成的糖苷，称为酚苷。天然的酚苷在数量上仅次于醇苷。黄酮苷、蒽醌苷、萘醌苷、香豆素苷、苯酚苷、木脂素苷等多为酚苷，以黄酮苷分布量大而广。如秦岭大黄中的大黄酚-8-*O*-β-D-(6′-*O*-丙二酸单酰基）吡喃葡萄糖苷［chrysophanol 8-*O*-β-D-(6′-*O*-malonyl) glucopyranoside］[25]、宽叶羌活和狭叶羌活中的佛手酚-*O*-β-D-吡喃葡萄糖苷［bergaptol-*O*-(-D-glucopyranoside］[26,27]、何首乌中的 2,3,5,4′-四羟基芪 2-*O*-β-D-吡喃葡萄糖苷（2,3,5,4′-tetrahydroxystilbene 2-*O*-β-D-glucopyranoside）[28]等。

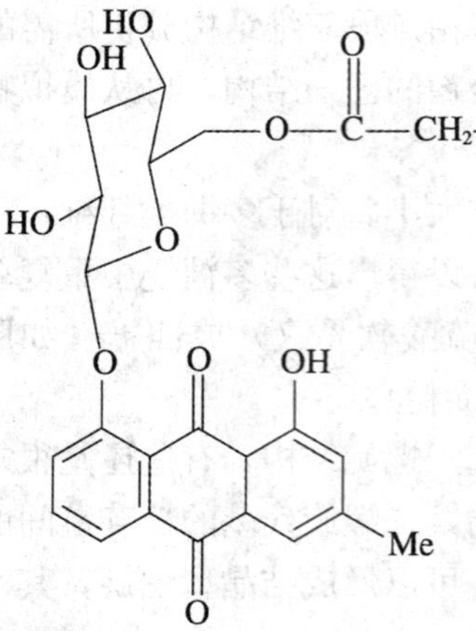

chrysophanol 8-*O*-β-D-(6'-*O*-malonyl)glucopyranoside

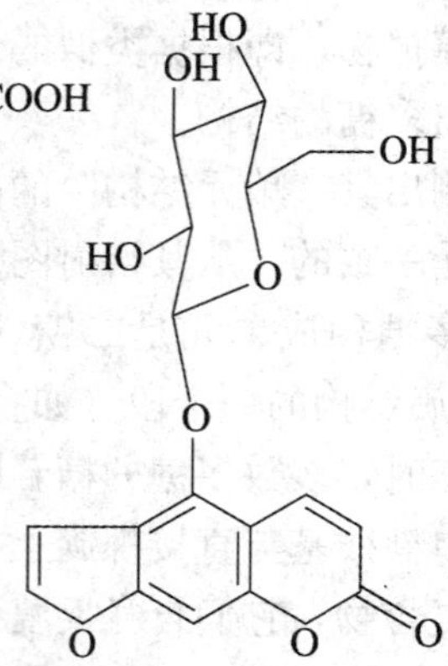

bergaptol-*O*-β-D-glucopyranoside

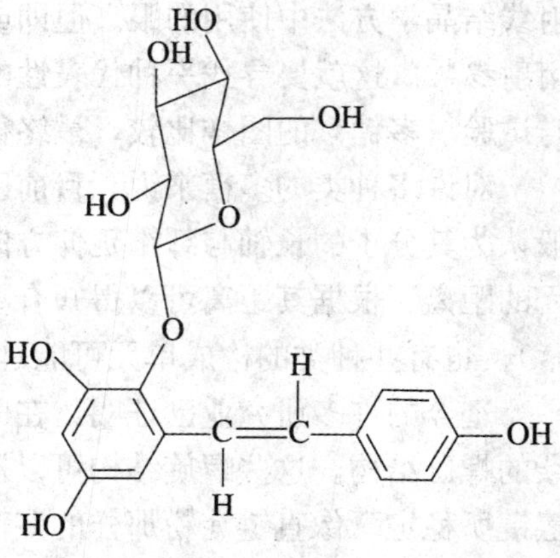

2,3,5,4'-tetrahydroxystilbene-2-*O*-β-D-glucopyranoside

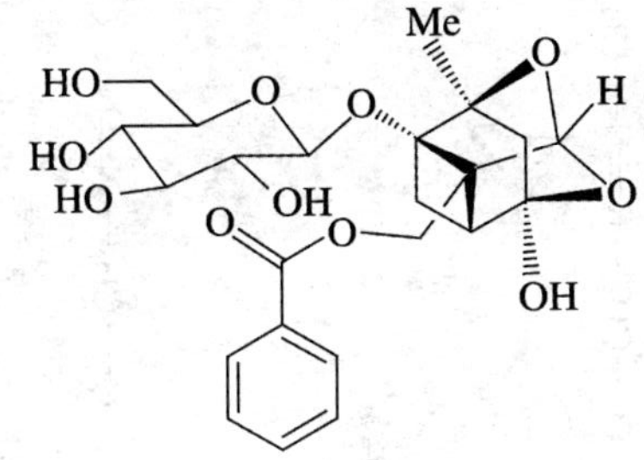

芍药苷

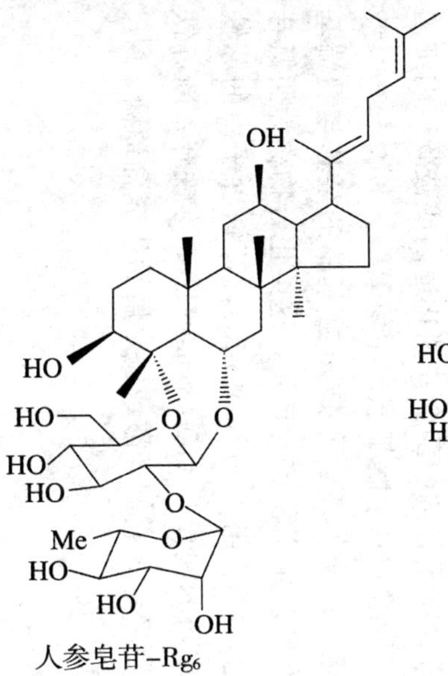

人参皂苷-Rg_6

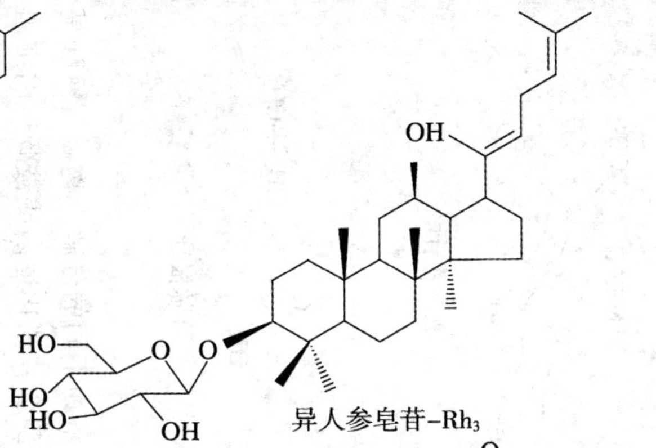

异人参皂苷-Rh_3

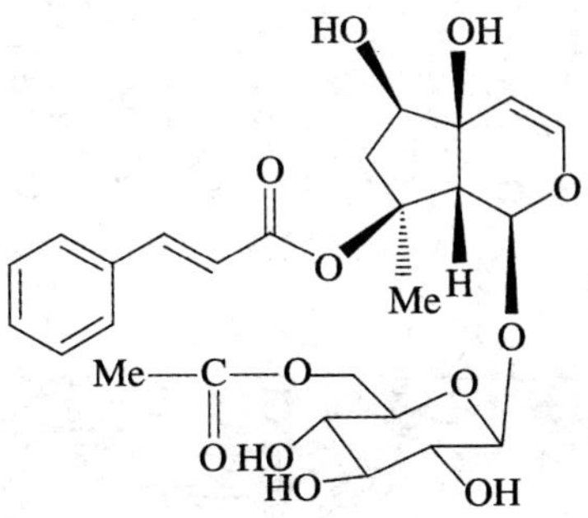

6'-乙酰基哈巴苷

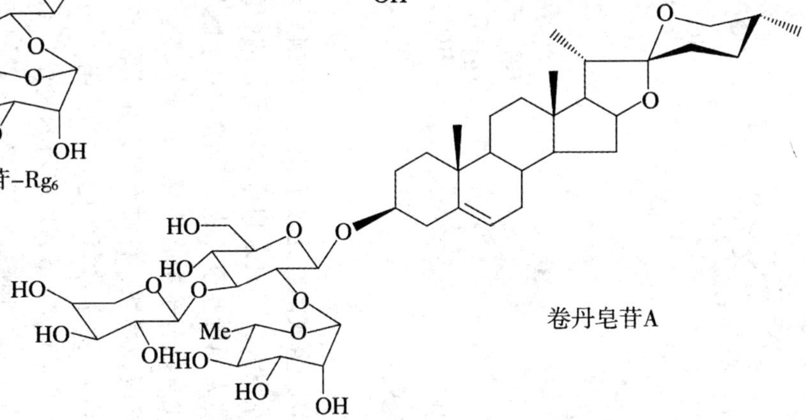

卷丹皂苷A

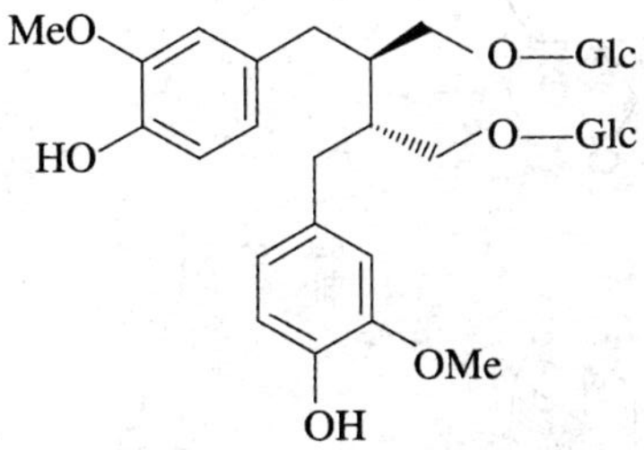

secoisolariciresinol diglucoside

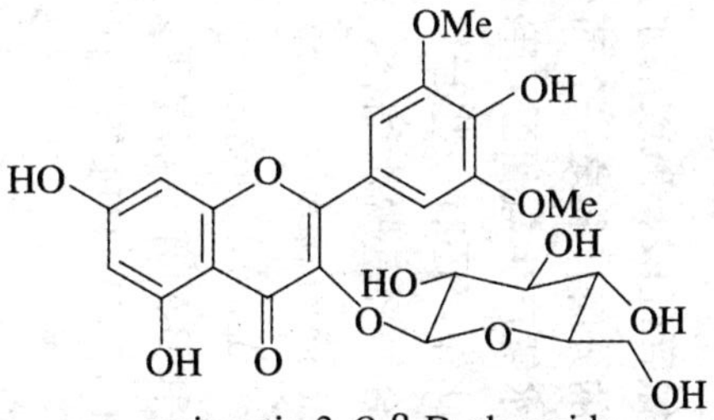

syringetin 3-*O*-β-D-glucoside

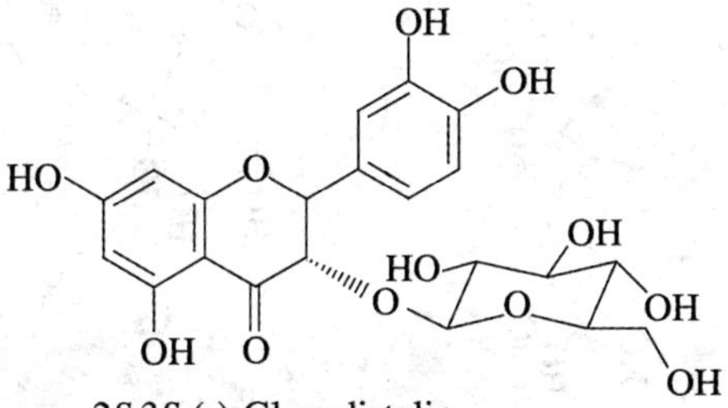

2*S*,3*S*-(-)-Glucodistylin

（3）氰苷（cyanogenic glycoside） α-羟基腈的羟基与糖的端基碳结合的羟基脱水缩合而成的糖苷，称为氰苷。氰苷的种类不多，但分布很广。如苦杏仁中的苦杏仁苷（amygdalin）、亚麻种子中的亚麻氰苷（linamanin）、野樱桃皮中的野樱苷（prunasin）、百脉根茎中的百脉根苷（lotaustralin）等都属于氰苷。

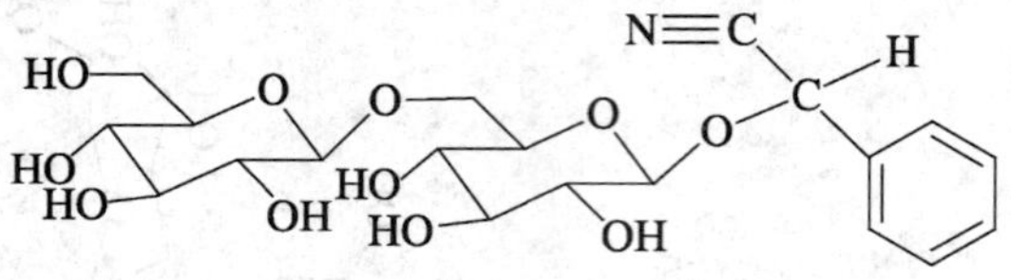
苦杏仁苷

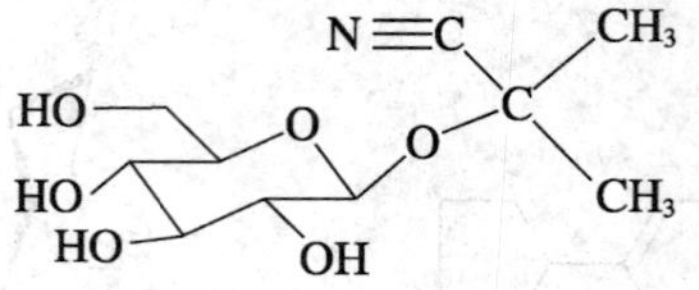
亚麻氰苷

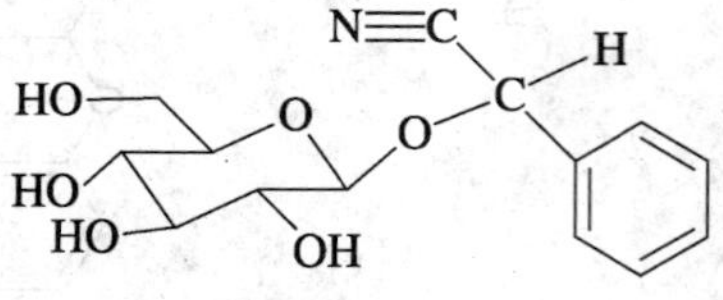
野樱苷

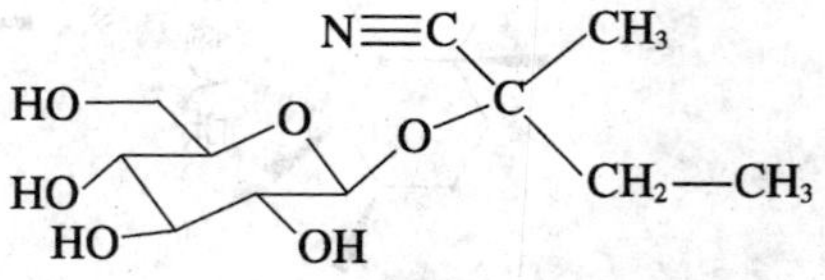
百脉根苷

氰苷经酸、碱或酶水解后生成的苷元极不稳定，立刻分解为不同的分解产物，氢氰酸是常见的分解产物之一，毒性很大。尤其是口服含有氰苷的中药会在消化道内或被肠道内细菌的酶水解产生氢氰酸，致使人中毒甚至死亡。稀酸和酶水解都能产生氢氰酸。

此外，还有一些苷类化合物分子中含有氰基或类氰基，不是 α-羟基腈的羟基与糖端基碳结合的羟基脱水缩合，经酶或稀酸、稀碱水解产生不稳定的苷元，这类化合物称为假氰苷（pseudocyanogenic glycoside）。如垂盆草中的垂盆草苷（sarmentosin），苏铁种子中的苏铁苷（cycasin）、新苏铁苷 A（neocycasin A）和新苏铁苷 B（neocycasin B）。苏铁苷、新苏铁苷 A 和 B 的苷元都是甲基氧化偶氮甲醇，很不稳定。它们经酸或酶水解后生成葡萄糖、N_2、HCHO、CH_3OH 等，而稀碱水解则有氢氰酸生成。

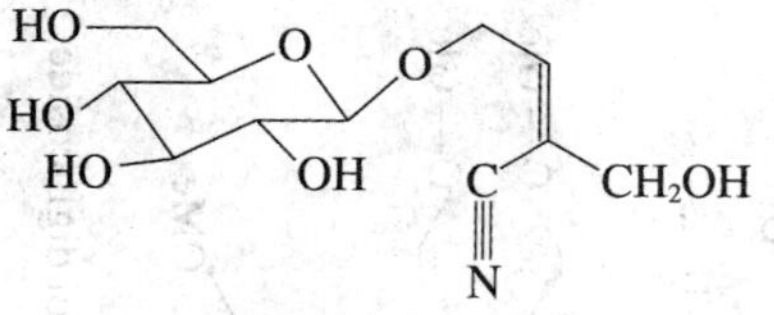
垂盆草苷

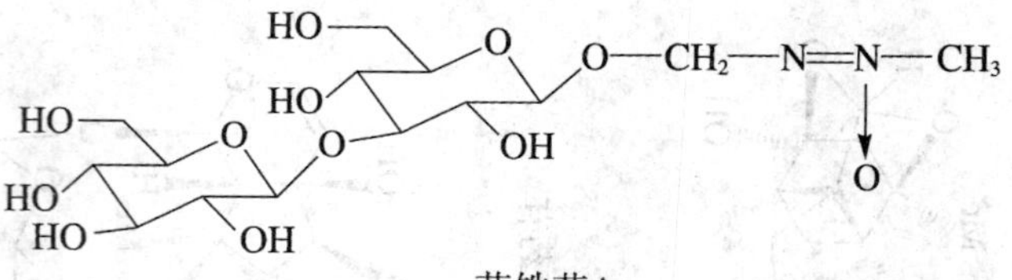
苏铁苷A

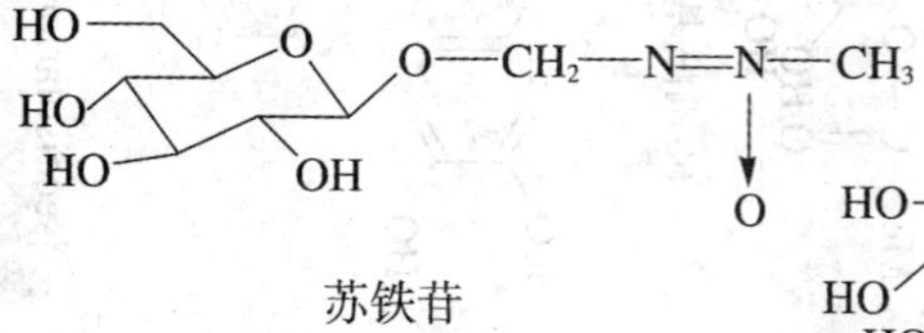
苏铁苷

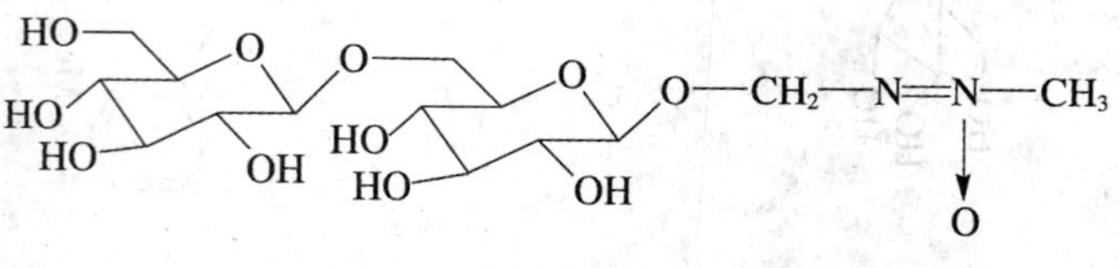
苏铁苷B

（4）酯苷 苷元以羧基与糖端基碳结合的羟基脱水缩合而成的糖苷，称为酯苷。酯苷的苷键既有缩醛的性质，也有酯的性质，容易被稀酸或稀碱水解。萜酸，如二萜酸和三萜酸等都有可能形成酯苷，如中药土槿皮中的抗菌成分二萜酯苷类的土槿酸（pseudolaric acid）A葡萄糖苷和土槿酸B葡萄糖苷[29]，人参（*Panax ginseng* C. A. Mey.）根中的人参皂苷-Ri（ginsenoside-Ri）[30]、卵叶银莲花（*Anemone begoniifolia* Levl. et Vant）全草中的卵叶银莲花苷（begoniifolide）A[31]等。

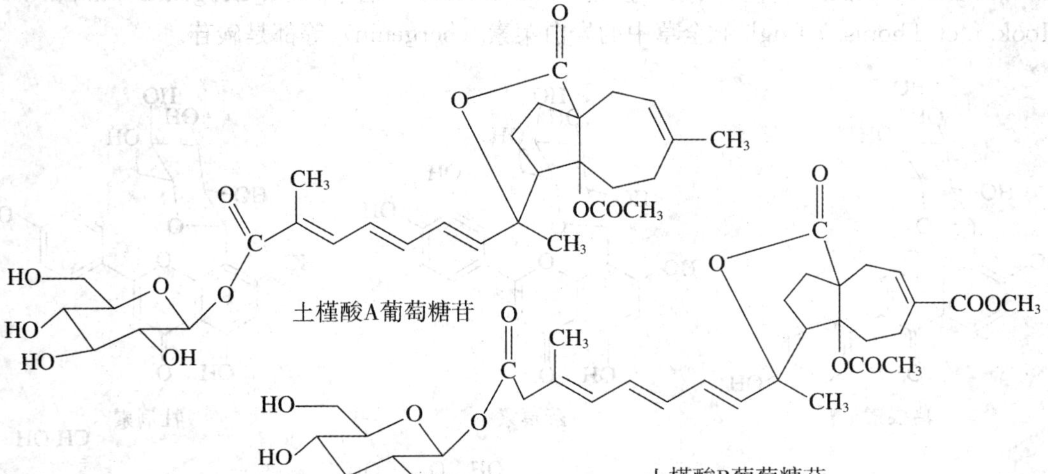

土槿酸A葡萄糖苷　　土槿酸B葡萄糖苷

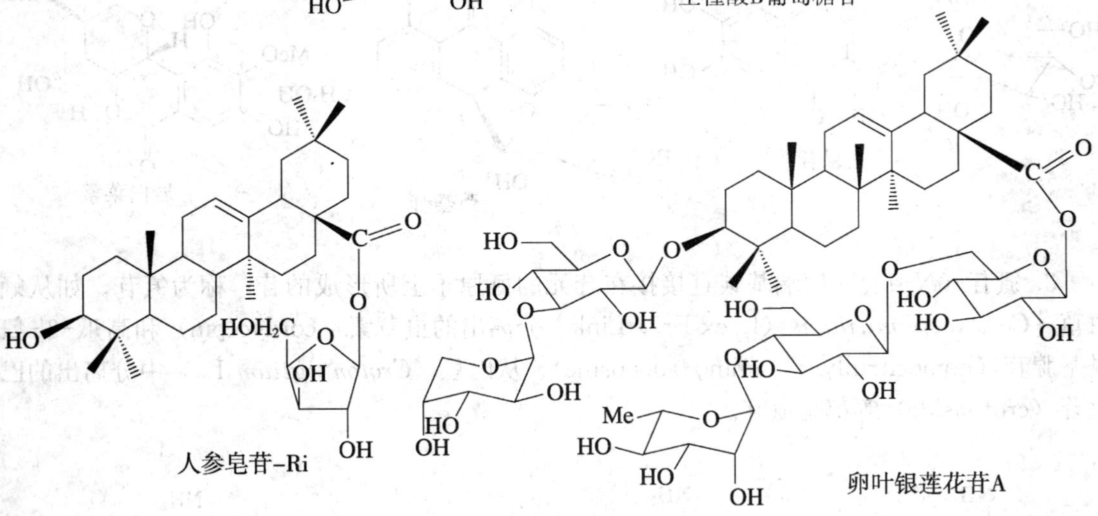

人参皂苷-Ri　　卵叶银莲花苷A

（5）吲哚苷　吲哚母核上的羟基与糖端基碳结合的羟基脱水缩合而成的糖苷，称为吲哚苷。这类化合物在自然界中分布不多，如蝶形花科槐蓝属（*Indigofera*）植物和蓼蓝（*Polygonum tinctorium* Ait.）中的靛苷（indicum）即属吲哚苷。靛苷在酸的作用下水解为无色的靛醇（indoxyl），后者易氧化为暗蓝色的靛蓝（indigo）。

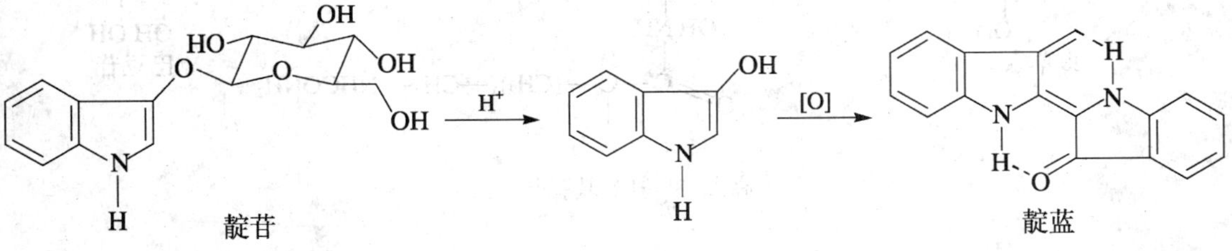

靛苷　　靛蓝

2. 碳苷（C-苷） 由糖基端基碳直接接在苷元的碳原子上所形成的苷，称为碳苷。碳苷在天然界的分布很窄，而且苷元类型较少，常以黄酮、呫酮、蒽酮、没食子酸等为苷元，尤以黄酮最多。中药葛根中的葛根素（puerarin）、金莲花（*Trollius chinensis* Bge. 的花）中的荭草苷（orientin）和牡荆素（vitexin）[32]、知母（*Anemarrhena asphodeloides* Bunge）中的芒果苷（mangiferin）、库拉索芦荟（*Aloe vera* L.）叶和蜈蚣掌（*Aloe arborescens* var. *natalensis* Berger）叶中的芦荟苷（barbaloin）、岩白菜［*Bergenia purpurascens*（Hook. f. et Thoms.）Engl.］全草中的岩白菜素（bergenin）等都是碳苷。

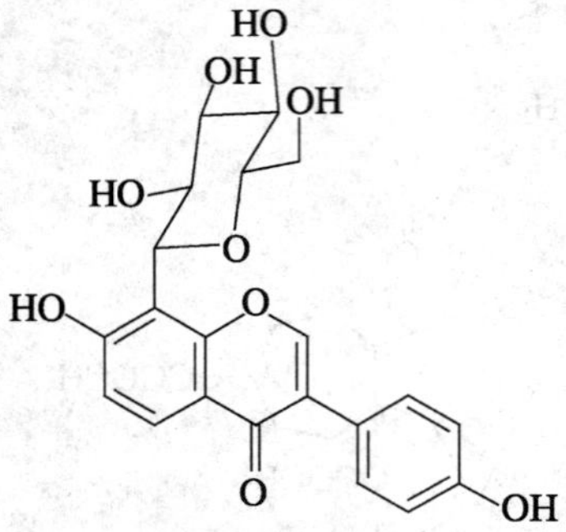

葛根素

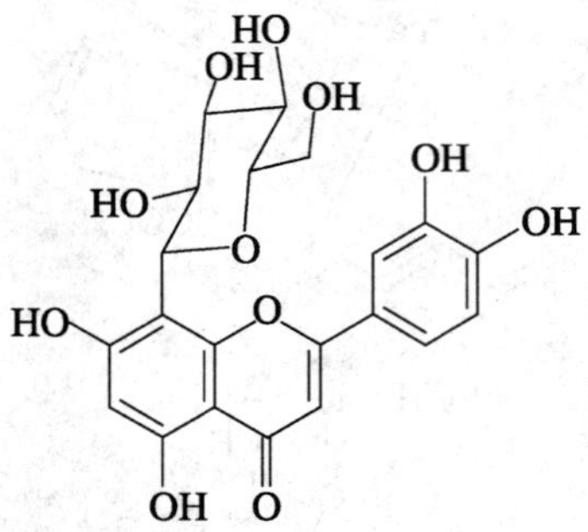

荭草素

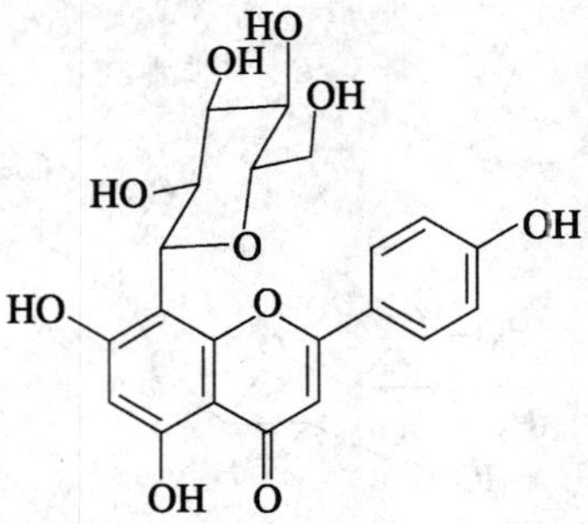

牡荆素

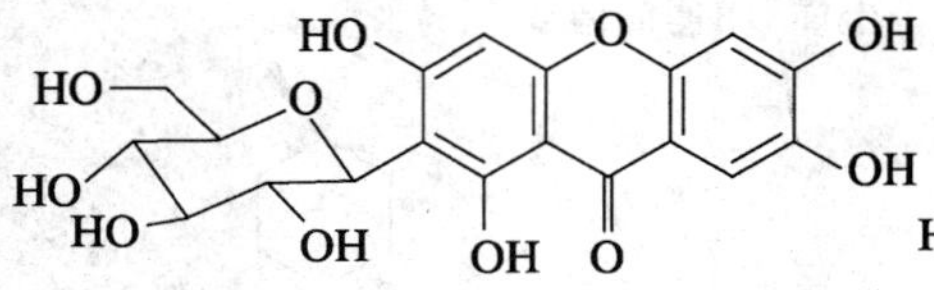

芒果苷

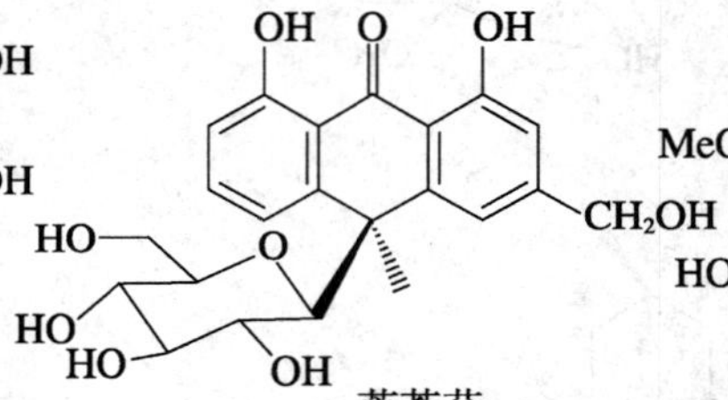

芦荟苷

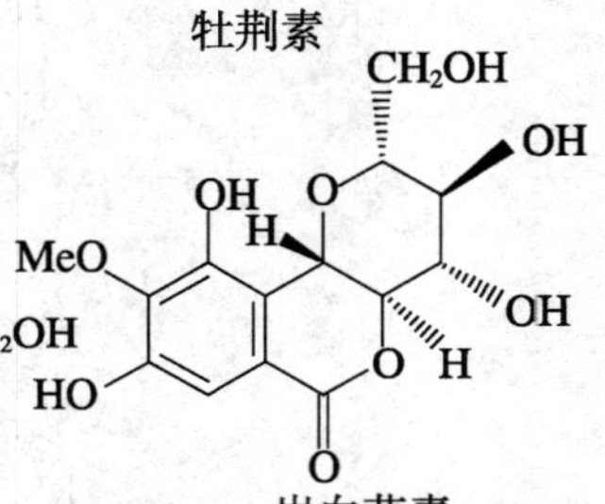

岩白菜素

3. 氮苷（N-苷） 糖端基碳直接接在苷元的氮原子上所形成的苷，称为氮苷。如从蛹虫草［*Cordyceps militaris*（L. ex Fr.）Link］分离出的虫草素（cordycepin）和高瓜-3′-氨酰基腺苷（homocitrullyl-3′-amino-adenosine）、从巴豆（*Croton tiglium* L.）中分离出的巴豆苷（crotonside）等都是氮苷。

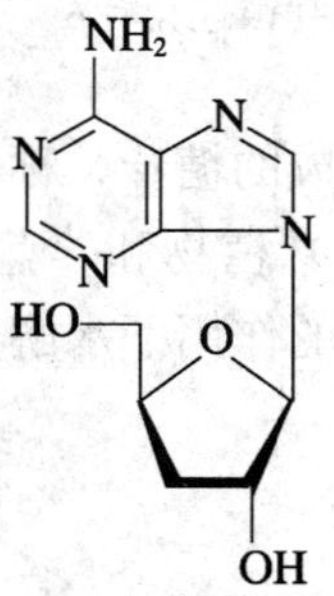

虫草素

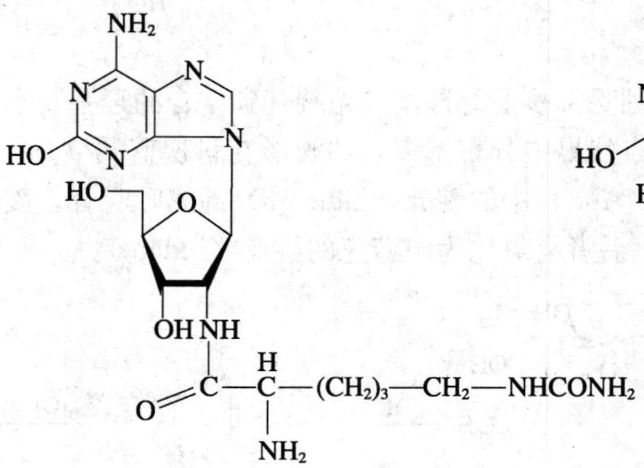

高瓜-3'-氨酰基腺苷

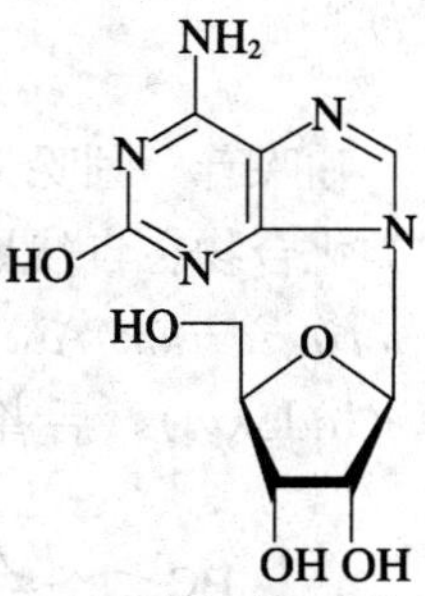

巴豆苷

4. 硫苷（*S*-苷） 糖端基碳直接接在苷元的硫原子上所形成的苷，称为硫苷。如从萝卜中分离出的萝卜苷（glucoraphenin）和从黑芥子［*Brassia nigra*（L.）Koch］中分离出的黑芥子苷（sinigrin）。

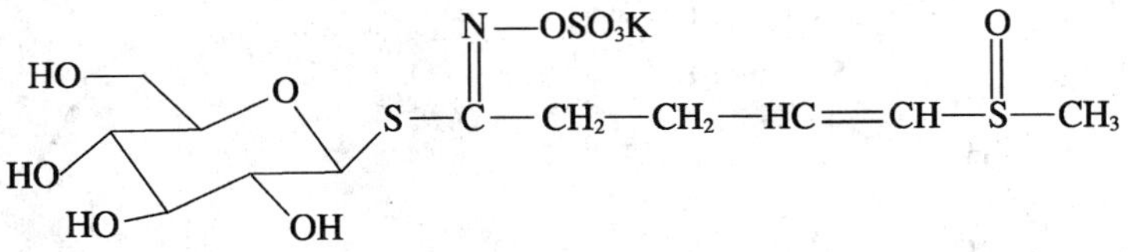

萝卜苷

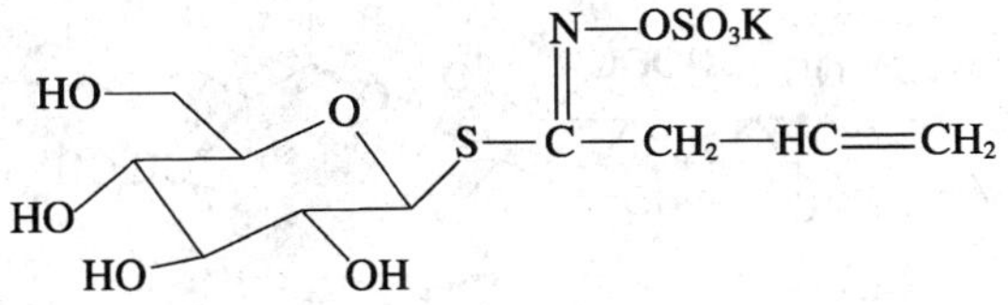

黑芥子苷

（二）按苷元结构类型分类

凡具有羟基、羧基、氨基、巯基或活泼质子等的苯乙醇、苯丙素、香豆素、木脂素、黄酮、醌、萜、内酯、甾体、生物碱等都可能成为苷元，与糖或糖的衍生物结合成苷。从红景天（*Rhodiola rosea* L.）根茎分离出的红景天苷（rhodioloside）是苯乙醇苷，从半夏（*Pinellia ternata*）块茎分离出的 sachaliside 1（4-羟基苯丙烯基-*O*-β-D-吡喃葡萄糖苷）是苯丙素苷，从宽叶羌活和狭叶羌活根茎分离出的佛手酚-*O*-β-D-吡喃葡萄糖苷是香豆素苷，从牛蒡子（*Arctium lappa* L.）果实分离出的牛蒡子苷（arctiin）是木脂素苷，从黄芩分离出的黄芩苷（baicalin）是黄酮苷，从秦岭大黄和何首乌分离出的大黄素苷是蒽醌苷，从芍药根分离出的芍药苷是单萜苷，从甜叶菊分离出的甜叶菊苷（stevioside）是二萜苷，从娑罗子分离出的七叶树皂苷Ⅰa[33]是三萜皂苷，从海星（*Echinaster sepositus*）分离出的海星环苷是甾体皂苷，从吗啡的人体代谢产物中分离出的吗啡 6-*O*-β-D-吡喃葡萄糖醛酸苷和吗啡 3-*O*-β-D-吡喃葡萄糖醛酸苷是生物碱苷（参见第十五章），等等。

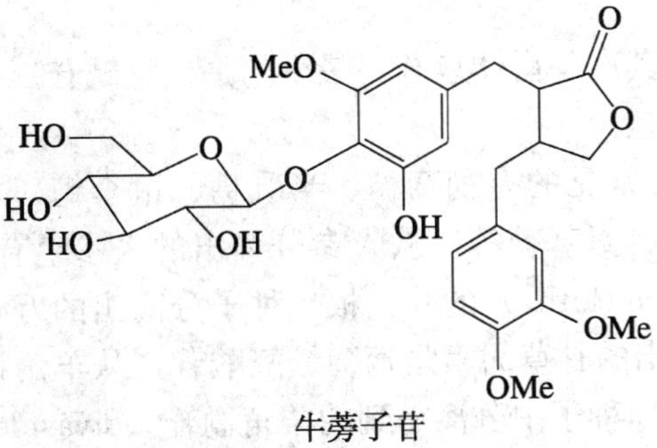

牛蒡子苷

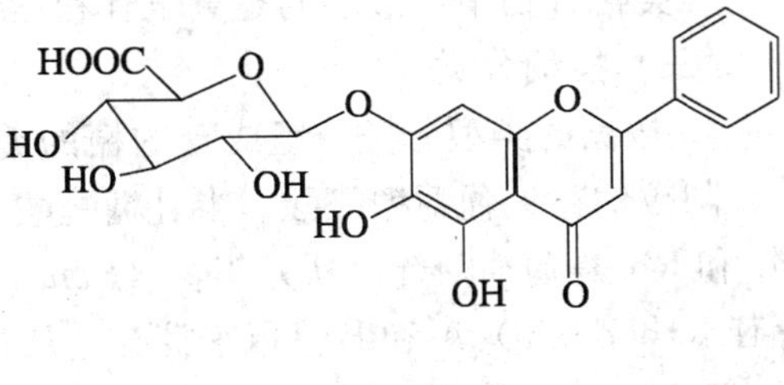

黄芩苷

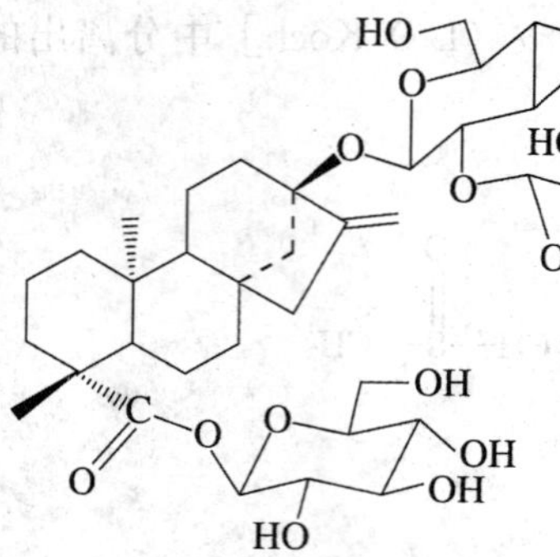

甜叶菊苷

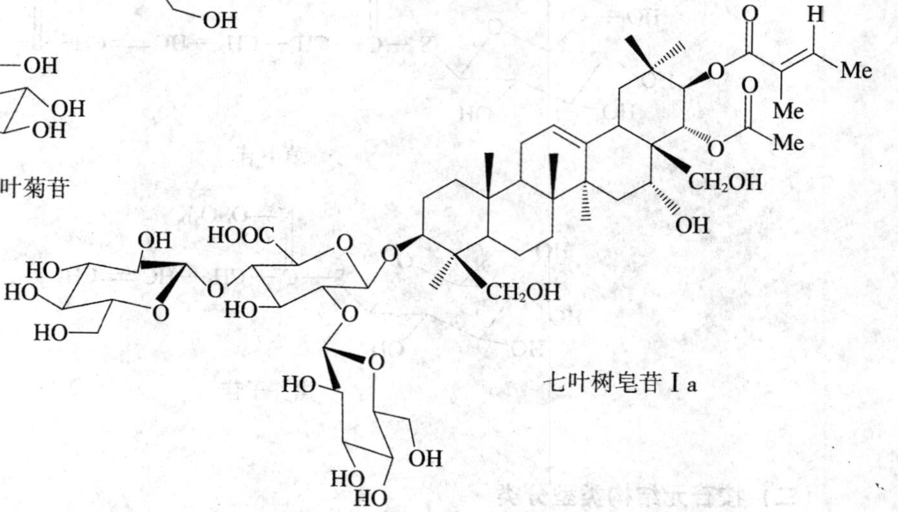

七叶树皂苷Ⅰa

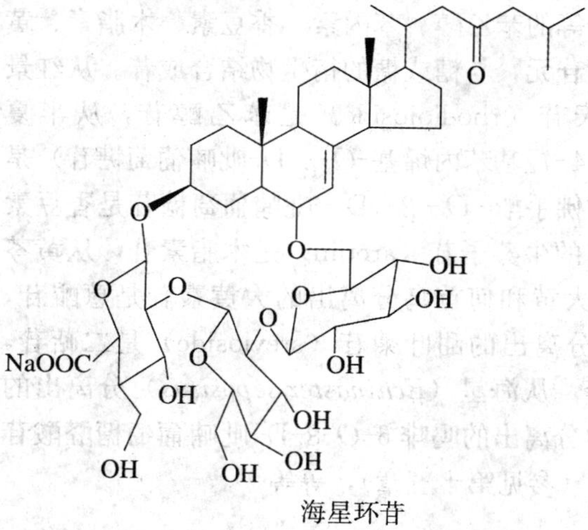

海星环苷

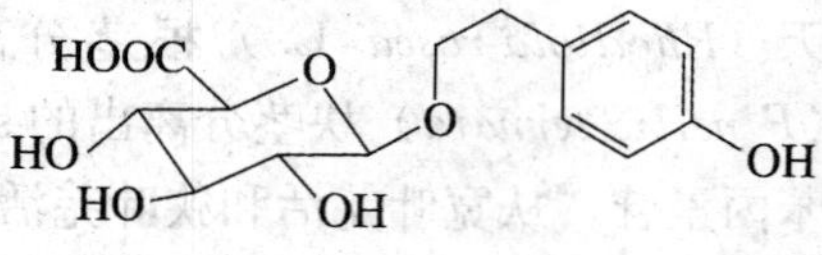

红景天苷

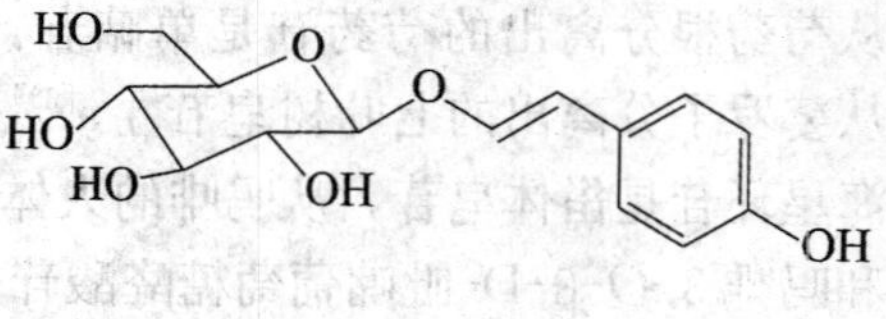

sachaliside 1

苷类化合物中，最多的是黄酮苷和三萜皂苷，其次是甾体皂苷，最少的是生物碱苷。

（三）按糖分类

1. 按糖的类型分类　组成苷的糖的类型较多，常见的有葡萄糖、半乳糖、鼠李糖、木糖、阿拉伯糖、葡萄糖醛酸、半乳糖醛酸、去氧糖、氨基糖等。从人参分离出的人参皂苷-Rh_1和Rh_2是葡萄糖苷，从万年青（*Rohdea japonica* Roth.）的叶、根、种子分离出的万年青苷（rhodexin）A和B是鼠李糖苷，从甘草分离出的甘草甜素是葡萄糖醛酸苷，从羊角拗［*Strophanthus divaricatus*（Lour.）Hook. et Arn.］种子中分离得到的羊角拗苷（divaside）是2-去氧糖苷。

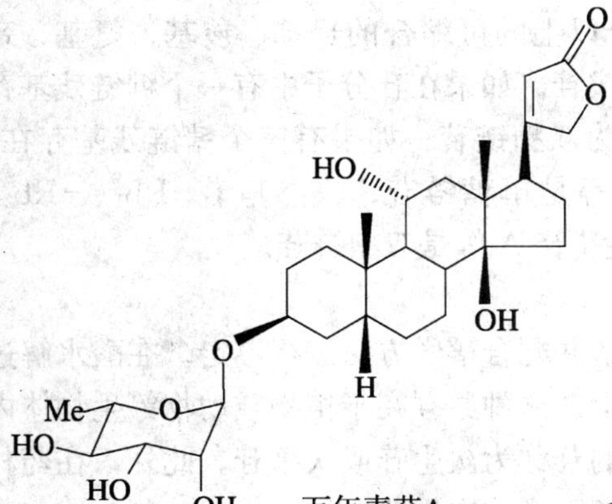

万年青苷A

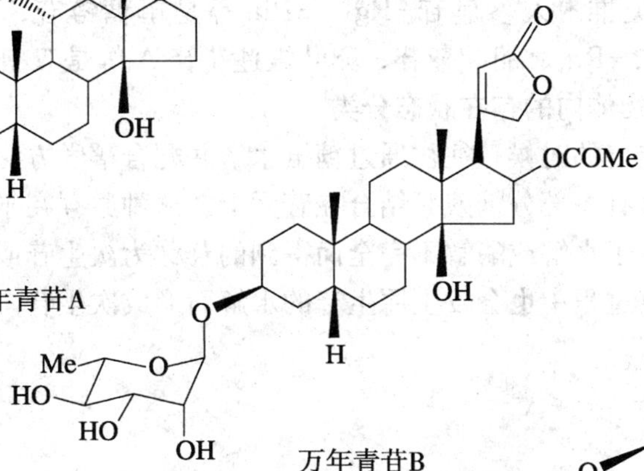

万年青苷B

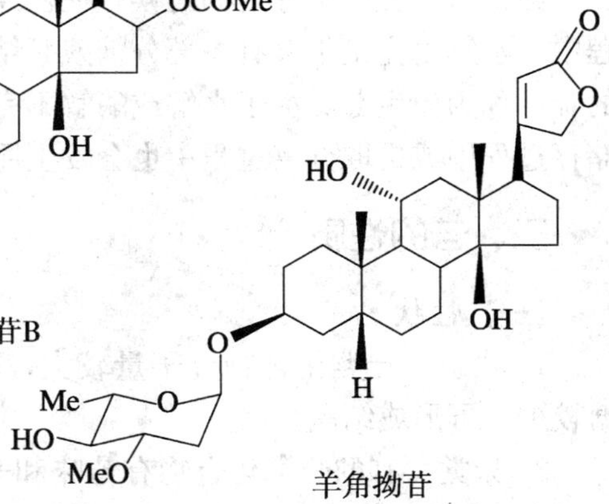

羊角拗苷

2. 按连接单糖的数目分类　苷中一个糖链上更多的情况下是同时连有几个糖，这些糖的种类既可以相同，也可以不同。连接两个单糖残基的苷称为双糖苷，连接三个单糖残基的苷称为三糖苷，连接四个单糖残基的苷称为四糖苷，依此类推。如人参皂苷-Rg_6（ginsenoside-Rg_6）[21]和人参皂苷-Rg_2（ginsenoside-Rg_2）[34]是双糖苷，七叶树皂苷-Ⅰa（escin-Ⅰa）[35]和卷丹皂苷 A[22,36]等是三糖苷，卵叶银莲花苷 A[31]是四糖苷，等等。

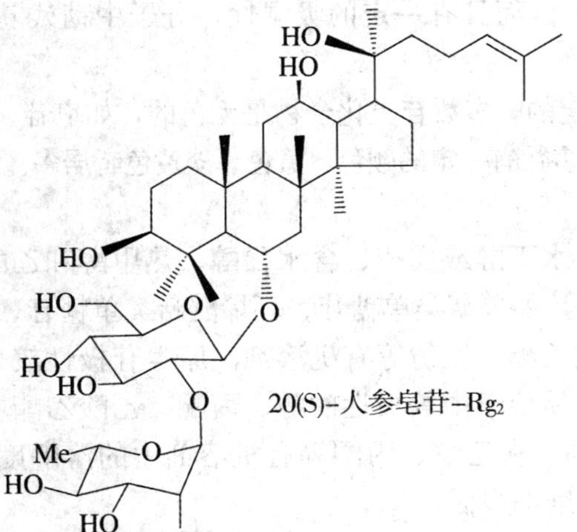

20(S)-人参皂苷-Rg_2

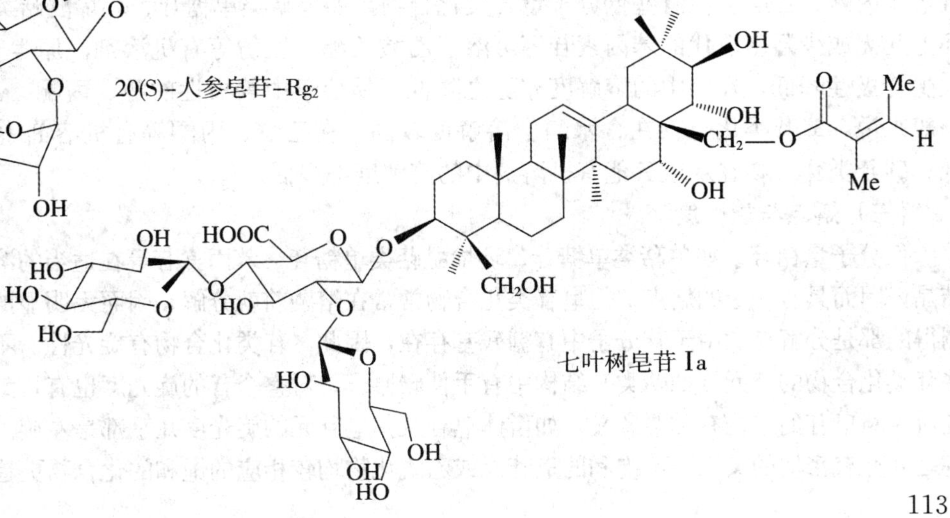

七叶树皂苷Ⅰa

3. 按糖链的数目分类　如果苷元有两个或两个以上的可缩合的羟基、羧基、氨基、巯基或活泼质子等，它们与糖或其衍生物都有可能形成苷。如果在苷分子中有一个糖链残基存在，称为单糖链苷；如果有两个糖链残基存在，称为双糖链苷；如果有三个糖链残基存在，称为三糖链苷，依此类推。人参皂苷-Rg_2、-Rh_1 等是单糖链苷；人参皂苷-Rb_1、-Rb_2、-Rc、-Rd、-Rh_2、-Re、-Rg_1、甜叶菊苷、卵叶银莲花苷 A 等是双糖链苷。

（四）按苷类在植物体内的存在状态分类

在进行苷类结构鉴定的时候，往往通过糖链水解并配合谱学方法进行鉴定。在酸水解过程中，水解不完全仍会有一部分糖残基结合在苷元上。这种原存在于植物或动物等生物体内的苷，称为原生苷。由于水解或酶解不完全而得到的苷称为次生苷或次级苷。此外，在药材储存过程中或提取分离过程中也会发生原生苷的水解而形成次生苷。

二、苷的性质

（一）性状

1. 状态　苷类化合物分子量较大，不易结晶，大多为粉末状固体；有的分子量较小、糖较少，可形成结晶。

2. 味觉　有的苷类化合物有苦味和辛辣味，对人体各部位的黏膜有较强的刺激性，尤以对鼻内黏膜最为敏感，如皂苷。苷类化合物的味觉不但与苷元有关，与整个苷分子也有关。如橙皮苷是橙皮素-7-*O*-芸香糖苷，无味；新橙皮苷是橙皮素-7-*O*-新橙皮糖苷，有苦味；新橙皮苷的苷元开环并氢化形成的双氢查耳酮新橙皮糖苷，有甜味，其甜度是糖精的20倍。甜叶菊中的二萜糖苷甜叶菊苷（rebaudioside）和罗汉果中的三萜糖苷罗汉果苷Ⅴ（mogroside　Ⅴ）的甜度是蔗糖的300倍。人参中的三萜皂苷有苦味。但除三萜皂苷和甾体皂苷外，绝大多数苷类化合物是无味的。

3. 吸湿性　苷类化合物分子中具有糖残基，因而具有一定的吸湿性，分子中糖残基越多，吸湿性越大，保存时应干燥放置。

4. 颜色　苷类化合物的颜色是由苷元结构决定的。多数苷类化合物是无色的，如皂苷、强心苷等，但有些苷有颜色，如黄酮苷类化合物绝大多数有一定的颜色，黄色、淡黄色者居多。

（二）溶解性

大多数苷类化合物极性较大，易溶于水、含水丁醇或戊醇、含水稀醇、热甲醇和乙醇；难溶于丙酮、乙醚。但有些低分子量苷类化合物，如单萜类单糖苷、环烯醚萜类单糖苷、苯环上几无或少羟基取代的苯丙素苷等可溶于乙酸乙酯、氯仿等有机溶剂。原生苷极性较大，次生苷极性降低，在水中的溶解度亦随之降低，易溶于中等极性的醇、丙酮、乙酸乙酯中。一般来说，氧苷类化合物在含水醇中溶解度较高，在乙醚、丙酮等有机溶剂中的溶解度较低；碳苷类化合物在水或其他有机溶剂中的溶解度都很低。

（三）熔点与旋光度

低分子量糖苷，如单萜类单糖苷、环烯醚萜类单糖苷、苯丙素苷等在适当的溶剂中可形成结晶，因而具有一定的熔点，但皂苷类化合物常常在熔融前就分解，因而无明显的熔点，一般测得的都是分解点。由于苷分子中有糖残基存在，因此，苷类化合物有旋光性。不但如此，有些苷类化合物的苷元（如萜类）结构中有手性碳原子，对整个苷的旋光度也有贡献。测定旋光度对判断皂苷的结构有重要意义，如甾体皂苷及其皂苷元的旋光度几乎都是左旋。旋光度与双键之间亦有密切的关系，不饱和的皂苷元或乙酰化物均较相应的饱和的化合物更趋向左旋。

三、苷的提取、纯化和分离

（一）苷的提取纯化

1. 溶剂法　由于大多数苷类化合物极性较大，易溶于水、乙醇和甲醇等，因此，苷的提取常采用水、含水乙醇、乙醇或甲醇等作为溶剂进行提取，提取液经适当浓缩，即可用石油醚、环己烷或己烷直接进行萃取以去除脂溶性杂质。然后将残余提取液浓缩至干，用适量水定容，依次用水饱和的乙酸乙酯或氯仿、水饱和的正丁醇萃取。乙酸乙酯萃取物中含有如单萜类单糖苷、环烯醚萜类单糖苷、苯环上几无或少羟基取代的苯丙素苷等低分子量苷类化合物和苷元。正丁醇萃取物中含有极性较大的皂苷等苷类化合物，残余水层中含有比正丁醇萃取物中极性更大的苷类化合物。乙酸乙酯萃取物、正丁醇萃取物和残余水层中所含主要苷类化合物各有特点，但要注意由于是液-液分配萃取，会有相同苷类化合物的交叉存在。如果苷类化合物的水提取液经适当浓缩后直接用环己烷或己烷萃取可能会出现沉淀，可先将苷类化合物的水提取液浓缩至干，用甲醇溶解，然后用环己烷或己烷萃取以去除脂溶性杂质。再将萃取后的残余甲醇层浓缩至干、溶于水中，依次用水饱和的乙酸乙酯或三氯甲烷、水饱和的正丁醇萃取。

2. 丙酮或乙醚沉淀法　由于大多数苷类化合物不溶于丙酮和乙醚，可将药材的甲醇提取液经浓缩至适量后加入适量丙酮或乙醚沉淀出苷类化合物，得总苷类化合物。但要注意此法沉淀不完全，有苷类化合物损失。

系统溶剂处理法流程如图 3-8 所示。

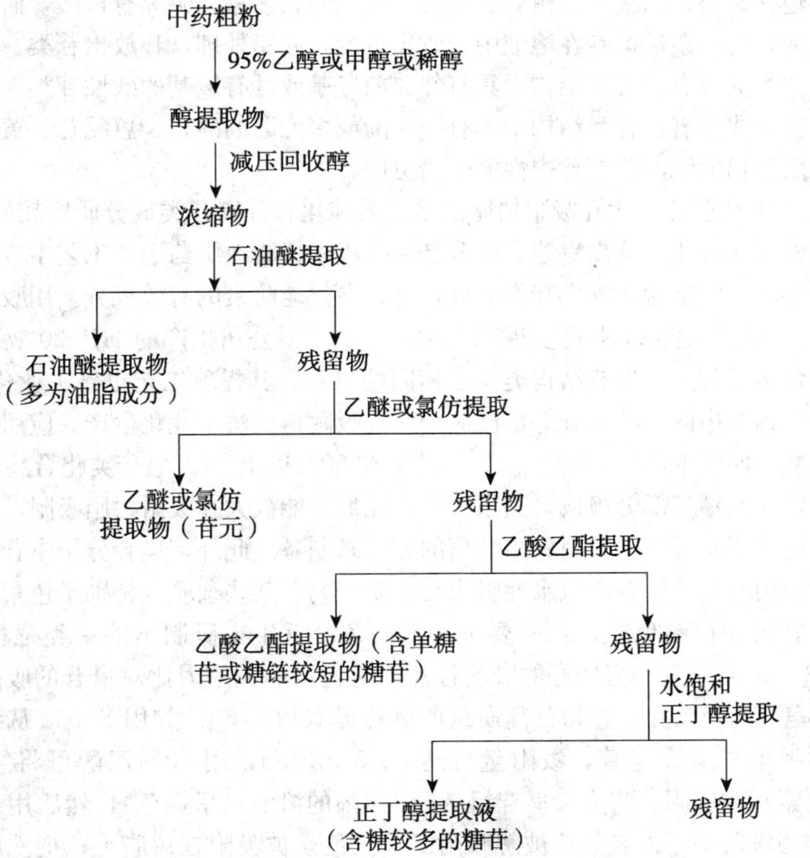

图 3-8　苷类化合物系统溶剂法纯化分离流程图

苷类化合物类型较多，不仅表现在苷元类型上，而且表现在糖链上所连接的糖的种类和数目上，导致苷类化合物在不同溶剂中的溶解度差异较大，很难用一个通用的方法进行提取和处理。因此，要通过文献检索或预实验结果选取适当的方法。此外，某类苷的水解酶往往与其苷同存于同一药材的不同细胞或细胞器中，因此，在潮湿的空气中碾碎药材或用水浸泡（25～37℃）或药材粉末时会使水解酶渗溢出并与其苷接触，发生水解反应而产生次生苷或苷元。因此，要采取适当的方法抑制或破坏酶的活性，以获得原生苷。常采用的方法有：①将干燥药材粗粉用沸水、甲醇或60%以上浓度的乙醇为溶剂进行提取；②在干燥药材粗粉中加入一定量的碳酸钙混匀后用沸水提取；③将新鲜药材迅速干燥（但要避免高温处理），放置在恒温、恒湿环境中储存，以备提取；④用适量酸或碱处理药材（切勿使浓度过高，防止苷键水解）。但还需注意水解产生的次生苷或苷元也可能是原生苷或苷元，有时原生苷和次生苷是很难判别的。如人参皂苷-Rh_2是人参皂苷-Rb_1、-Rb_2、-Rc和-Rd的次生苷，原人参二醇（protopanaxadiol）是它们的共同苷元，这些化合物在原药材中也存在，因此，原生苷和次生苷或原生苷元难以判断。简单的判别方法是将药材的水提取或乙醇提取的总苷与用正丁醇直接从药材提取的总苷在相同条件下进行高效液相色谱分析，根据样品原生苷和“次生苷”量的比值来判断。如果两种方法制得的总苷的原生苷和“次生苷”量的比值相同或接近，提示没有发生原生苷向“次生苷”的转化。

3. 铅盐法　该法实际上是去除总苷提取物中杂质的方法。常用的铅盐为中性醋酸铅和碱性醋酸铅。具体的方法有两种：①沉淀杂质：苷类留存在水或稀乙醇溶液中。能够被铅盐去除的杂质包括树脂、黏液质、树胶、鞣质、蛋白质、多糖、游离有机酸，而苷类则留在溶液中，②沉淀苷类：杂质留存在溶液中。收集沉淀，脱铅处理，释放出苷类。能够被中性醋酸铅沉淀的苷类成分有：苷元结构中具有邻二酚羟基或具有羧基的酸性苷类。能够被碱性醋酸铅沉淀的苷类成分有：苷元结构中具有一元酚或多元酚的酚苷、蒽醌苷、黄酮苷、中性皂苷等。碱性醋酸铅的沉淀范围比中性醋酸铅更广。

4. 大孔吸附树脂法　大孔吸附树脂法是目前纯化和分离苷类成分研究较好的方法之一。应用大孔吸附树脂纯化、分离皂苷类成分是大孔吸附树脂在中药生产工艺中应用最成功的例子之一。人参茎、叶富含人参皂苷类成分，是人参抗老防衰的有效成分。用吸附树脂从人参茎、叶中提取人参皂苷的工艺已实现工业化，日本三菱公司生产的HP-20效果较好。绞股蓝茎、叶也含多种与人参皂苷结构类似或相同的皂苷，其提取工艺也已工业化。西洋参茎、叶皂苷及甜叶菊叶中的甜叶菊苷等也已应用大孔吸附树脂法工业化生产。应用AB-8吸附树脂纯化甘草酸，回收率高达70%～80%，纯度在90%以上[37]。皂苷类化合物由亲脂性的苷元部分与亲水性的糖基部分组成，其亲脂性苷元部分能被大孔吸附树脂吸附，因此，皂苷类化合物非常适于用水提取、吸附树脂分离的方式来制备。此外，皂苷分子中苷元部分少有活性基团，只能用非极性树脂以疏水性吸附与杂质分离。某些杂质（特别是色素类）也会被吸附，皂苷提取物往往颜色较深，需要进一步脱色。近年来研制出的一类强极性吸附树脂ADS-7和S-038对皂苷类有较好的吸附性能，对色素的吸附力比对皂苷的吸附力更强，可在洗脱时将皂苷与色素分离，得到高质量的皂苷提取物[38～40]。如用S-038从绞股蓝茎叶水提取溶液中吸附绞股蓝皂苷，吸附量可达65.5 mg/ml，用70%乙醇可将绞股蓝洗脱下来[38]，而色素仍被吸附。将人参皂苷粗品配成4%的溶液（呈棕色），然后用ADS-7吸附、用70%乙醇为洗脱剂，人参皂苷被解吸附下来，色素被吸附在树脂上；把洗脱液蒸干，得到白色或微黄色的人参皂苷，产品质量极佳。ADS-7和S-038起到了吸附与脱色双重作用，使工艺变得简单。应用 ADS-7 制备萜苷类化合物芍药苷也获得了成功，其含量可达 65%以上，分离效果远远超过普通吸附树脂。

酚苷类化合物天麻苷[41]的分离也获得成功。

大孔吸附树脂法在黄酮苷类成分的纯化和分离上的应用也十分成功。银杏叶主要含有黄酮苷和萜内酯两大类成分，药品标准规定其制剂含黄酮类≥24%，萜内酯含量≥6%。应用 D-140 大孔吸附树脂提取的银杏黄酮的平均收率为 3.54%，纯度为 24.54%[42]，已用于工业化生产。其他的研究表明：吸附树脂 Amberlite XAD-7、Duolite S-761 和 ADS-17 对银杏黄酮和内酯都有很好的吸附性能，但它们在性能上有很大的差别，其产品质量差别也大。黄酮苷结构的特点是含多个酚羟基，酚羟基能与羰基形成氢键，因此增加了对树脂的吸附选择性；萜内酯只能与含有羟基的基团形成氢键。Amberlite XAD-7 含有酯基，对黄酮苷的吸附性很好，可达到标准（>30%）；但对萜内酯的吸附性不好，内酯的含量难以达到要求。Duolite S-761 对黄酮苷和萜内酯的吸附性比较均衡，可以得到复合标准的提取物，但两类成分的含量都不太高。ADS-17 则能够制备符合标准要求的提取物。ADS-17 的优点是不需分步洗脱就可得到含量较高的提取物，且黄酮苷和萜内酯的含量比例可在 24%～45%和 6%～10%之间任意调节。如果想分离银杏黄酮和萜内酯，可使用吸附树脂 ADS-F8。ADS-F8 具有酰胺基团，可选择性吸附黄酮类化合物，而对银杏萜内酯吸附性很弱。通过该种吸附树脂的分离，银杏黄酮苷的含量可达 60%～65%，萜内酯的含量可达 25%～30%。应用大孔吸附树脂法制备黄酮苷的例子较多，如：毛冬青根、山楂（ADS-17）、葛根（DAS-201）、黄芩根（DA-201）、苦荞麦、沙棘（ADS-302） 等所含有的黄酮苷类成分都曾用大孔树脂法制备，且取得了较好的效果。栀子苷（AB-8 和 ADS-5）等都可用大孔吸附树脂制备出纯度较高的产品。但是，在实际操作中往往会由于样品在水溶液中的溶解度较差而影响其效果或应用。

采用大孔吸附树脂法分离和纯化苷类成分的方法：常将天然药物的甲醇或乙醇提取物溶于水，直接进行大孔吸附树脂柱色谱分离。先用水洗去糖分，继后用不同浓度的甲醇或乙醇水溶液洗脱得到不同组分的苷类成分混合物，达到初步分离的目的。然后结合硅胶柱色谱或高效液相法进一步分离纯化，得到单体苷类成分。

近年来，国内开发出天然澄清剂，将其加在苷类中药水提取液中，对胶体不稳定成分的一步清除率达到 70%左右，二步清除率达到 90%以上。而且，澄清剂对中药中的皂苷类、黄酮苷类等无影响。用澄清剂处理后的样品再用大孔吸附树脂纯化，效果将会更佳。

（二）苷的分离

苷的分离一般应用柱色谱法，主要有常压硅胶柱色谱法、反相硅胶柱色谱法、聚酰胺柱色谱法和葡聚糖凝胶柱色谱法。

1. 硅胶柱色谱法　正相硅胶柱色谱法适合于分离和纯化糖链较小的苷类成分，如单糖苷和二糖苷等。对于糖链较长或多糖链苷类成分，反相硅胶柱色谱处理法的效果更佳。常用的反相硅胶柱色谱的吸附剂有 Rp-2、Rp-5、Rp-8 和 Rp-18 等，常用的洗脱剂为水-醇或乙腈-水的混合溶剂。使用 Rp-18 吸附剂时，由于其吸附力较强，需要用含水比例较小的洗脱剂系统，如 MeOH：H_2O=9：1 或 4：1 等。

2. 高压反相硅胶柱色谱法　该法是在常压反相硅胶柱色谱法基础上用颗粒细且均匀的硅胶，加高压以取得更好分离和纯化效果的方法。常通过高效液相色谱法来实现，以甲醇-水或乙腈-水等系统为流动相分离和纯化苷类成分可得到良好的效果。

3. 聚酰胺柱色谱法　该法对于苷元结构中含有酚羟基或芳香化的苷类成分纯化和分

离的效果最好。如黄酮苷、蒽醌苷和木脂素苷等，其苷元结构中的酚羟基、羧基、羰基或胺基等可与聚酰胺形成氢键缔合而产生吸附作用。由苷元结构中的酚羟基数目和苷元的芳香化程度和苷中糖的数目等决定吸附力的强弱，在适当的洗脱剂下，只要混合苷类化合物分子结构中的这些因素有别，就可利用聚酰胺柱色谱法将它们分离和纯化。此外，也可利用聚酰胺柱色谱法将适宜的苷类成分吸附在聚酰胺柱上，先洗脱杂质，再洗脱苷类成分，以达到去除杂质、纯化苷类化合物的目的。需要注意的是，聚酰胺柱色谱法具有“双重色谱”的性质。即：采用不同浓度的醇-水系统洗脱时，一般先洗脱出的是苷，苷元最后被洗脱出；采用像 $CHCl_3$-MeOH 那样的非极性洗脱剂时，一般先洗脱出的是苷元，后洗脱出来的是苷。

4. 葡聚糖凝胶柱色谱法　该法对于苷类化合物的分离和纯化来说，主要起到分子筛的作用，如 Sephadex G-25 等。但如果在葡聚糖凝胶分子上引入亲脂性的羟丙基基团（Sephadex LH-20）时，也具有亲脂性吸附的性质，在许多有机溶剂中也能膨胀，因而 Sephadex LH-20 扩大了葡聚糖凝胶柱色谱法的应用范围。采用 Sephadex LH-20 为吸附剂、甲醇为洗脱剂分离和纯化黄酮苷类化合物时，三糖苷、二糖苷、单糖苷依次被洗脱下来。

采用上述单一柱色谱法纯化、分离多组分混合苷类成分时往往得不到预期的效果，此时要考虑多种方法交叉应用，相互配合。不同苷类化合物和其苷元的提取、分离和纯化方法详见后续相关章节。

第五节　苷的结构鉴定

一、组成苷的苷元（配基）的结构确定

（一）水解产物已知苷元的鉴定

在后续的各有关章节中对天然化合物的结构类型做了详尽叙述，它们都有可能成为苷元。通常将苷用酸或酶水解后分离和纯化出苷元，与已知苷元对照品或其文献中的物理常数、谱学数据进行比较，以鉴定其结构。

（二）水解产物未知苷元的鉴定

如果水解产物的苷元结构是未知的，可通过测定其熔点、比旋度、质谱、红外吸收光谱、紫外吸收光谱、核磁共振波谱等来确定结构。

对于在水解过程中可能发生结构转化的苷元，要首先对原生苷进行核磁共振波谱（或其他谱学）测定，然后将苷元的核磁共振波谱等数据与原生苷进行比较，以判断苷元是否发生结构转化。

二、苷中单糖种类的确定

苷中单糖种类的确定，首先是将苷用酸或酶水解，按本章第三节“糖的结构研究”中“单糖的结构研究”所述方法进行测定。

有时不经水解，也可对苷中单糖进行鉴定，NMR 法是目前最成功的方法。单糖苷中糖残基的鉴定主要是将单糖残基的 ^1H-NMR、^{13}C-NMR 数据与相应的单糖甲苷的数据进行比较而达到鉴定单糖残基的目的。表 3-8 和表 3-9 给出了常见单糖甲苷的 ^1H-NMR 和 ^{13}C-NMR 数据，可供参考。

表 3-8　常见单糖甲苷的^{1}H-NMR 数据（δ）

糖（苷）	H-1	H-2	H-3	H-4	H-5	H-6
甲基 β-D-葡萄糖苷[9]	4.27	3.15	3.38	3.27	3.36	3.82，3.62
甲基 α-D-葡萄糖苷[9]	4.70	3.46	3.56	3.29	3.54	3.77，3.66
甲基 β-D-半乳糖苷[9]	4.20	3.39	3.53	3.81	3.57	3.69，3.74
甲基 α-D-半乳糖苷[9]	4.73	3.72	3.68	3.86	3.78	3.67，3.61
甲基 β-D-甘露糖苷[9]	4.47	3.88	3.53	3.46	3.27	3.83，3.63
甲基 α-D-甘露糖苷[9]	4.66	3.82	3.65	3.53	3.51	3.79，3.65
甲基 β-D-鼠李糖苷[9]	4.16	3.74	3.72	3.89	3.55，3.77	—
甲基 α-D-鼠李糖苷[9]	4.52	3.43	3.57	3.85	3.82，3.57	—
甲基 β-L-木糖苷[9]	4.21	3.14	3.33	3.51	3.88，3.21	—
甲基 α-D-木糖苷[9]	4.67	3.44	3.53	3.47	3.59，3.39	—
甲基 α-D-芹糖苷[43]	5.01（4.9）	4.02		3.62；3.62	3.91（10.4）；4.06	3.45（OMe）
甲基 β-D-芹糖苷[43]	4.99（3.7）	3.95		3.66；3.66	3.91（10.4）；4.06	3.46（OMe）

表 3-9　常见单糖甲苷的^{13}C-NMR 数据（δ）

糖（苷）	C-1	C-2	C-3	C-4	C-5	C-6	OMe
甲基 β-D-吡喃葡萄糖苷[44]	103.4	73.4	75.2	70.0	75.2	61.4	57.5
甲基 α-D-吡喃葡萄糖苷[44]	99.6	71.9	73.6	70.1	71.6	61.2	55.3
甲基 β-D-吡喃半乳糖苷[45]	103.9	70.8	72.9	68.8	75.2	61.1	57.3
甲基 α-D-吡喃半乳糖苷[45]	99.5	69.0	68.3	69.3	70.8	61.3	55.2
甲基 β-D-吡喃鼠李糖苷[9]	102.4	71.8	74.1	73.4	73.4	17.9	
甲基 α-D-吡喃鼠李糖苷[9]	102.1	71.2	71.5	73.3	69.5	17.9	
甲基 β-D-吡喃甘露糖苷[46]	101.3	70.6	73.3	67.1	76.6	61.4	56.9
甲基 α-D-吡喃甘露糖苷[46]	101.9	71.2	71.8	68.0	73.7	62.1	55.9
甲基 β-D-呋喃甘露糖苷[47]	103.6	73.1	71.2	80.7	71.0	64.4	56.8
甲基 α-D-呋喃甘露糖苷[47]	109.7	77.9	72.5	80.5	70.6	64.5	57.2
甲基 β-D-吡喃阿洛糖苷[48]	101.9	72.2	71.4	68.0	74.8	62.2	58.0
甲基 α-D-吡喃阿洛糖苷[48]	100.0	68.3	72.1	68.0	67.3	61.7	56.3
甲基 α-D-吡喃山梨糖苷[49]	61.2	100.9	72.0	74.5	70.1	63.0	49.2
甲基 β-D-呋喃山梨糖苷[49]	57.7	109.9	80.3	77.2	83.4	62.1	49.4
甲基 α-D-呋喃山梨糖苷[49]	60.7	104.2	80.0	76.5	78.8	61.6	49.9
甲基 β-L-呋糖苷[9]	97.2	72.7	73.9	72.4	71.6	16.3	
甲基 α-D-呋糖苷[9]	93.1	69.1	70.3	72.8	67.1	16.3	
甲基 β-D-吡喃果糖苷[49]	61.8	101.4	69.3	70.5	70.0	64.7	49.3

续表

糖（苷）	C-1	C-2	C-3	C-4	C-5	C-6	OMe
甲基 β-D-呋喃果糖苷[49]	60.0	104.7	77.7	75.9	82.1	63.6	49.8
甲基 α-D-呋喃果糖苷[49]	58.7	109.1	81.0	78.2	84.0	62.1	49.1
甲基 β-D-吡喃阿拉伯糖苷[48]	101.0	69.4	69.9	70.0	63.8		56.3
甲基 α-D-吡喃阿拉伯糖苷[48]	105.1	71.8	73.4	69.4	67.3		58.1
甲基 β-D-呋喃阿拉伯糖苷[48]	103.1	77.4	75.7	82.9	62.4		56.3
甲基 α-D-呋喃阿拉伯糖苷[48]	109.2	81.8	77.5	84.9	62.4		56.0
甲基 β-D-吡喃木糖苷[46]	105.1	74.0	76.9	70.4	66.3		58.3
甲基 α-D-吡喃木糖苷[46]	100.6	72.3	74.3	70.4	62.0		56.0
甲基 β-D-呋喃木糖苷[47]	109.7	81.0	76.0	83.6	62.2		56.4
甲基 α-D-呋喃木糖苷[47]	103.0	77.8	76.2	79.3	61.6		56.7
甲基 α-D-芹糖苷[43]	104.0	72.5	77.7	74.4	65.2		56.2
甲基 β-D-芹糖苷[43]	110.2	77.3	80.1	74.3	64.3		56.8

三、苷中糖数目的确定

（一）水解后，分析水解液

1. 将糖苷的水解母液用适当方法处理，经 PC 或 TLC 展开、显色，双光束扫描法测定斑点浓度，根据标准曲线法计算各单糖的含量，确定各单糖的分子比，推测组成苷的糖残基的数目。

2. 将糖苷的水解母液用适当方法处理，经 HPLC（最好用离子色谱法）定量分析，根据被分析单糖的峰高或峰面积，用标准曲线计算各单糖的含量，确定各单糖的分子比，推测组成苷的糖残基的数目。如果采用 LC-MS 法分析苷的水解母液，可实现苷中单糖种类和数目的同时分析。定量分析时，标准曲线是必要的。因为不同单糖的检测响应值是不一样的，应用归一化法算得的各单糖的分子比往往与实际有误差。

3. 将原生苷全甲基化或乙酰化后水解，应用 PC 或 TLC、HPLC 进行定量分析，根据被分析单糖甲基化或乙酰化衍生物的峰高或峰面积，用标准曲线计算各单糖的含量，确定各单糖的分子比，推测组成苷的糖残基的数目。

（二）质谱法

1. 将糖苷的水解母液用适当方法处理，得到全甲基化或全乙酰化、硅烷化等衍生物，经 GC-MS 或 LC-MS 分析，根据被分析单糖的峰高或峰面积，用标准曲线计算各单糖的含量，确定各单糖的分子比，推测组成苷的糖残基的数目。GC-MS 法分析苷的水解产物单糖甲基化或乙酰化衍生物可实现苷中单糖种类和数目的同时分析。定量分析时，标准曲线是必要的。因为不同单糖甲基化或乙酰化衍生物的检测响应值是不一样的，应用归一化法算得的各单糖甲基化或乙酰化衍生物的分子比往往与实际有误差。

2. 结合苷中单糖种类的测定结果，利用质谱法测定苷和苷元的分子量，计算其差值，推算组成苷的糖残基的数目。

（三）^{1}H-NMR 法

1. 利用苷的^{1}H-NMR 谱，根据出现的糖端基质子的信号数目来确定糖残基的数目。

2. 如果苷中糖端基质子的信号数目不易分辨，可将苷衍生化为全甲基化物或全乙酰化物，根据在^{1}H-NMR 谱中出现的甲氧基或乙酰氧基的信号数目来确定糖残基的数目。但要注意，苷元结构上的羟基或羧基也可能被甲基化或乙酰化，分析时要剔除。

（四）^{13}C-NMR 法

1. 利用苷的^{13}C-NMR 谱，根据出现的糖端基碳的信号数目来确定糖残基的数目。

2. 利用苷的^{13}C-NMR 谱，根据出现的苷分子的总碳信号数目与苷元碳信号数目的差值来推断苷中糖残基的数目。但要注意，糖端基碳的信号（一般在 δ 90～112）和糖环碳的信号（一般在 δ 60～83）分布比较窄，对于多单糖残基的糖链来说，往往有信号重叠现象，同时由于碳谱定量性的不准确性，碳信号数目的计算比较困难。

四、苷元与糖键合位置的确定

（一）已知结构苷元对照法

如果苷元结构是已知的，将苷和苷元的波谱数据如紫外吸收光谱或核磁共振波谱进行比较，可推断苷元与糖键合位置。如山柰苷中糖结合位置的确定。

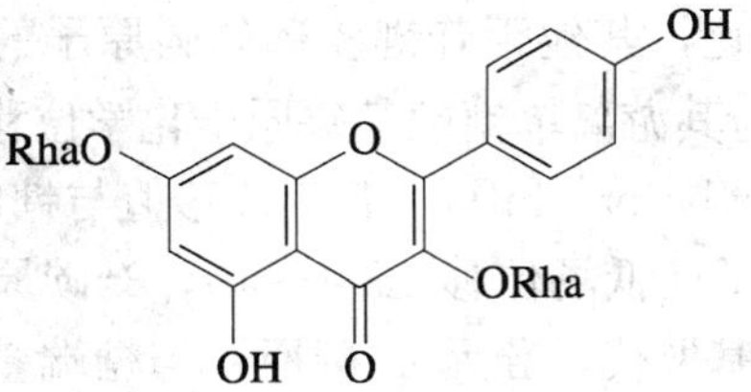

山柰苷

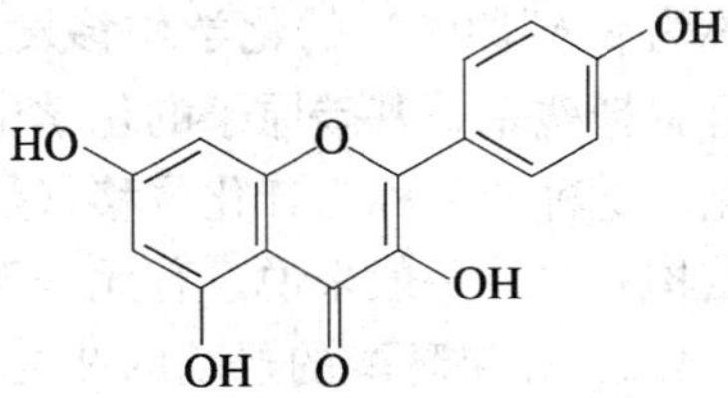

山柰苷元

由酸水解得知，山柰苷中有鼠李糖基。将“山柰苷元/MeOH”紫外吸收光谱与“山柰苷/MeOH”紫外吸收光谱比较，带Ⅰ由 367 nm 位移至 345 nm，向紫位移 22 nm，说明鼠李糖基结合在 C-3 羟基上。由“山柰苷/NaOAc”紫外吸收光谱与“山柰苷元/NaOAc”紫外吸收光谱的比较，山柰苷的带Ⅱ无变化，说明 C-7 羟基也苷化了。因此，山柰苷分子中有两个糖苷键，两个鼠李糖基分别与 C-3 羟基和 C-7 羟基成苷。这些方法为经典的苷元与糖键合位置确定法。

（二）衍生化-水解法

当苷元母核中有多个位点可能成苷时，将苷全甲基化或全乙酰化然后水解（或甲醇解），分析甲基化或乙酰化苷元的结构，确定苷键位置。仍以山柰苷为例，如图 3-9 所示。

首先将山柰苷经酸水解，鉴定出鼠李糖。山柰苷全乙酰化物的水解产物与 $AlCl_3$ 乙醇溶液呈黄色反应，其 2%二氯氧锆甲醇溶液也呈黄色，且在反应液中尽管加入 2%枸橼酸甲醇溶液颜色也不消退。由此推断鼠李糖基结合在 C-3 羟基上。如果结合在 C-5 羟基上，游离的 C-5 羟基也与 $AlCl_3$ 乙醇溶液呈黄色反应、与 2%二氯氧锆甲醇溶液也呈黄色，但在后者反应液中加入 2%枸橼酸甲醇溶液则颜色显著消退。此外，水解产物/NaOAc 紫外吸收光谱的带Ⅱ显著变化，说明水解产物的 C-7 羟基为游离状态，山柰苷的 C-7 羟基苷化了。

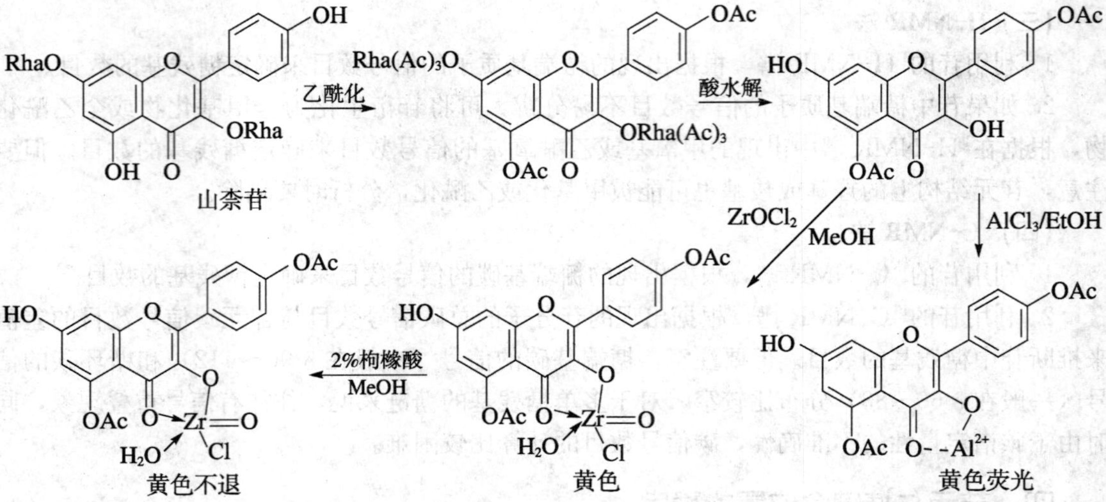

图 3-9　山柰苷全乙酰化物的水解产物及颜色反应

(三) NMR 法

NMR 法是目前确定苷元与糖之间键合位置的最有效方法。在^{13}C-NMR 谱中，由于苷元羟基与糖端基羟基缩合脱水成苷而使成苷碳原子（一般称为 α-碳原子）和与其相邻的碳原子（一般称为 β-碳原子）的化学位移发生变化，其他距苷键较远的碳原子的化学位移几乎不变。而且，糖残基端基碳原子的化学位移与其游离单糖端基碳原子化学位移比较，也发生了显著变化，这种变化称为苷化位移（glycosylation shift）。苷化位移值与糖的种类无关，而与苷元的结构有关。一般来说，苷元 α-碳原子向低场位移 Δδ 4～10，β-碳原子向高场位移 Δδ-0.9～-4.6；如果环醇的羟基的 β 位有烷基取代，苷元 α-碳原子与糖端基碳原子的苷化位移值与苷元的 α-碳原子的手性、糖端基碳原子的手性都有关系。当苷元 α-碳原子和糖端基碳原子的手性不同时，则苷元 α-碳原子和糖端基碳原子的苷化位移值比苷元为 β 位无烷基取代的环醇相应碳的苷元位移值大约 Δδ 3.5[50]。如果苷元为链状结构时，糖残基的端基碳原子的苷化位移值随着苷元为伯、仲、叔基而递减，苷元的 α-碳原子和 β-碳原子的化学位移值变化不大。

当糖与羧基形成酯苷键时，羰基碳向高场位移；酚羟基的苷化可引起苷元 α-碳原子向高场位移，β-碳原子向低场位移。

因此，根据苷的^{13}C-NMR 谱信号特征性变化，可以判断苷元与糖键合的位置。

1D NMR 技术确定单糖苷中单糖残基与苷元的键合位置显示出了一定的优越性，根据苷化位移规律即可完成鉴定。但对于具有低聚糖链的糖苷来说就受到了限制。究竟哪个单糖残基直接与苷元脱水缩合而成糖苷键？2D NMR 技术中，NOE、^{1}H-^{1}H COSY、HMBC 和 TOCSY 等技术的相继问世，为确定苷元与糖键合位置提供了有力的工具。如卷丹皂苷 A 的苷元与糖键合位置的确定[22,36]。

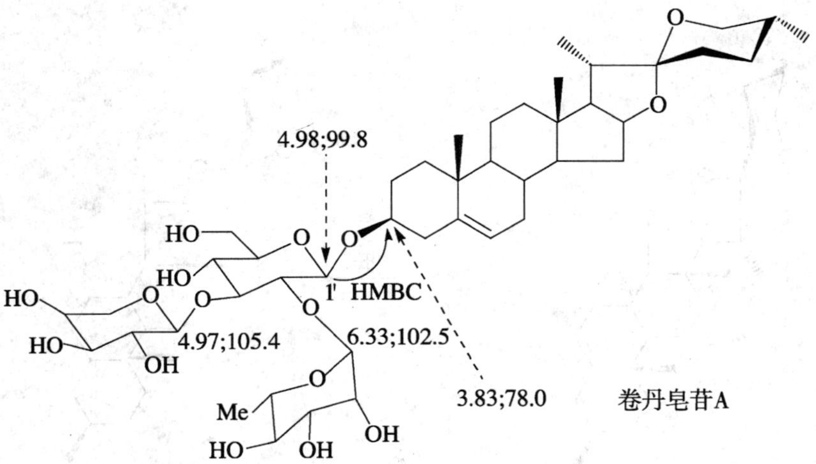

卷丹皂苷A

卷丹皂苷 A 的苷元为薯蓣皂苷元（diosgenin），在其 1D ^{1}H-和^{13}C-NMR 谱中，可观察到 δ 3.83（1H，m）和 78.0（d）信号；三个糖残基端基质子和碳信号，分别为 δ 4.97（1H，d，J=7.5Hz）、4.98（1H，d，J=7.0Hz）、6.33（1H，br s）和 99.8（d）、102.5（d）、105.4（d）。根据文献报道确定 δ 3.83（m）为薯蓣皂苷元的 H-3。因此，以 δ 3.83（m）为起点，卷丹皂苷 A 的 HMQC 谱，证明 δ 78.0（d）为苷元 C-3 信号；δ 4.97 与 δ 105.4相关、δ 4.98 与 δ 99.8 相关、δ 6.33 与 δ 102.5 相关。分析其 HMBC 谱，δ_C 99.8 与 δ_H 3.83 有相关，从而确定与苷元相连的糖基端基质子与碳信号分别为 δ_H 4.98 和 δ_C 99.8 号。δ_H 4.97 与 δ_C 105.4 和 δ_H 6.33 与 δ_C 102.5 分别是不与苷元直接键合的另外两个糖基的端基质子和碳原子信号。因此，确定卷丹皂苷 A 的糖链与苷元的 C-3 羟基缩合脱水形成苷键。同时，在卷丹皂苷 A 的 NOE 和^{1}H-^{1}H COSY 谱中，观察到 δ_H 3.83 与 δ_H 4.98 有 NOE 效应和^{1}H - ^{1}H COSY 关系，亦证明糖链与苷元的 C - 3 羟基缩合脱水形成苷键，3 - H 和 1′-H 均为 α 构型。

五、苷中糖与糖键合位置的确定

经典的方法是采用化学分析法和配合 GC 技术等；现代的方法是采用 NMR 波谱法。

（一）化学分析法

将苷全甲基化，然后用 6%～9%盐酸的甲醇溶液进行甲醇解，分析其产物，游离羟基的位点就是苷键的位点，最末端的一定是全甲基化的单糖，例示如图 3-10。

甲醇解产物Ⅰ是苷元（伴有甲基化产物），Ⅱ、Ⅲ和Ⅳ是甲基化单糖。甲醇解产物的鉴定可通过 TLC 或 GC、HPLC 等，并与标准品对照。随着 GC-MS、LC-MS 的完善，可通过谱图检索和对比进行甲醇解产物的鉴定。

在苷中糖与糖键合位置确定中，常用的甲基化反应有四种，各有优缺点，可根据实际情况加以选择，如表 3-10。

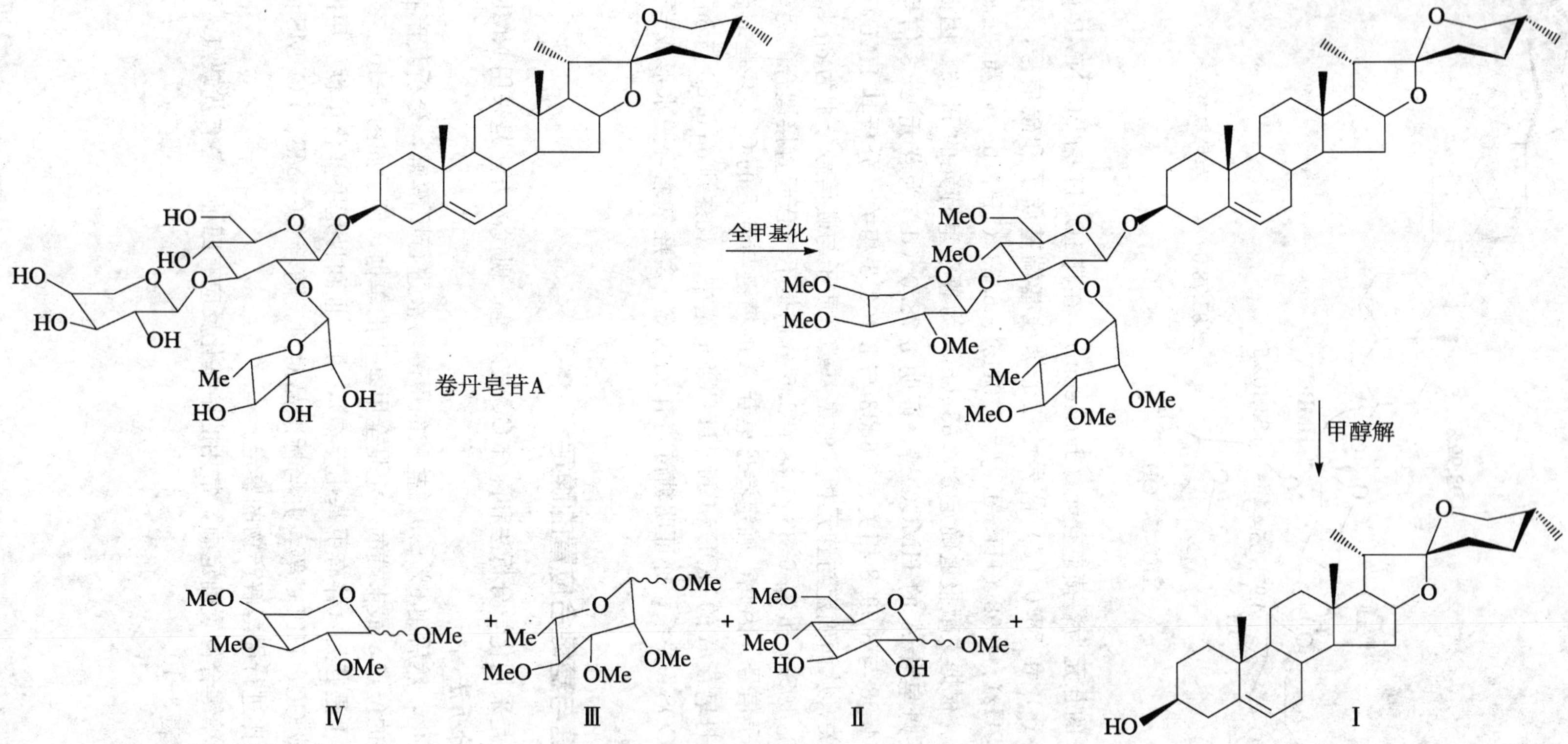

图 3-10　苷的甲醇解过程

表 3-10 苷糖链甲基化的常用方法及其优缺点比较

方法	反应机制和适用范围	优缺点
Kuhn 改良法	在样品的二甲基甲酰胺溶液中加入碘甲烷和氧化银或硫酸二甲酯及氢氧化钡（或氧化钡），在搅拌下进行	优点：操作简单 缺点：反应缓慢
Hakomari 法	在样品的二甲基亚砜溶液中加入氢化钠和碘甲烷进行反应。在反应过程中，二甲基亚砜和氢化钠首先生成甲基亚磺酰负碳离子，它具有强脱质子作用，使苷分子中糖上的醇羟基脱氢，使甲基化反应完全。二甲基亚砜仅起到催化作用	优点：反应迅速、完全，可在室温进行，不需特殊设备 缺点：不适用于分子中有酯键的苷类，因二甲基亚砜和氢化钠都呈碱性，易使酯键碱解
Purdie 法	在样品的丙酮或四氢吡喃溶液中加入碘甲烷和氧化银，使醇羟基甲基化	优点：操作简单 缺点：氧化银具有氧化性，不适用于还原糖的甲基化，仅适用于苷的甲基化
Haworth 法	在样品的硫酸二甲酯和氢氧化钠（或碳酸钠、碳酸钾）溶液中进行	优点：操作简单 缺点：一次性甲基化不完全需多次、反复进行

（二）NMR 分析法

该法是将苷与相应单糖、二糖、三糖及低聚糖的^{13}C-NMR 数据进行比较，根据苷化位移规律确定苷中单糖残基的键合位置。糖环上不同位置的碳原子发生苷化后，无论是二糖、三糖或低聚糖，只要取代基的结构相同，它们向低场的位移值也大体相同。一般来说，糖环上哪个碳原子上发生苷化，哪个碳原子的化学位移值就有较大的变化。如果 C-2、C-3 和 C-4没有发生苷化，它们的化学位移值一般在 δ70～80；如果出现约 δ 80 以上的信号，提示 C-2、C-3 和 C-4 中的某个碳原子上发生了取代。如果 C-6 没有发生苷化，化学位移值一般出现在 δ 59～64，发生取代后出现在 δ 65～70。因此，在分析糖链结构中糖基结合位置时，要首先观察 δ 78～90 以及 δ 65～70 是否有^{13}C-NMR 信号出现，借以判断苷化情况。图 3-11 是^{13}C-NMR 法在皂苷的糖链中糖基与糖基键合位置确定上的应用。与苷元直接结合的β-D-吡喃葡萄糖（Ⅰ），当其 C-2 羟基与 α-L-吡喃鼠李糖基成苷后，C-1 的化学位移几乎没有变化，C-2 位移至 δ 77.9，向低场位移了 Δδ 2.0，C-3 向低场位移了 Δδ 2.1，其他碳原子的化学位移几乎没有变化（Ⅱ）。在当 C-3 羟基与 α-L-吡喃阿拉伯糖基成苷后，C-1 的化学位移几乎没有变化，C-3 向低场位移了 Δδ 8.5，C-4 向高场位移了 Δδ-2.1（Ⅲ）。据此规律，可以判断糖残基与糖残基的键合位置。在没有已知参照物的情况下，可参考文献中已报道类似糖链结构的数据。但需要注意的是：在不同溶剂中所测得的数据会有不同，要尽量查找在同一种溶剂中所测得的数据进行比较。文献[51]收集了某些低聚糖的^{13}C-NMR 数据，对分析糖链中糖基的连接会有很大的帮助。

此外，在苷的糖链中也常有葡萄糖醛酸基存在。此时，α-碳原子向低场位移 Δδ 7～11，β-碳原子的位移则有两种情况：当为横键时，向高场位移 Δδ 1～2；当为竖键时，向高场位移 Δδ 4～5；γ-碳原子不受影响。其他取代基的化学位移也有一定的规律：—OMe：δ 52～60；—OCOMe：δ 165～174（C=O）和 δ 19～20（Me）；—NCOMe：δ 175～177（C=O）和 δ 22～24（Me）。

同判断苷元与糖键合位置一样，2D NMR 技术（NOE、$^{1}H-^{1}H$ COSY、HMBC 和 TOCSY 等）为确定苷中糖残基与糖残基连接位点的确定提供了有力的工具。

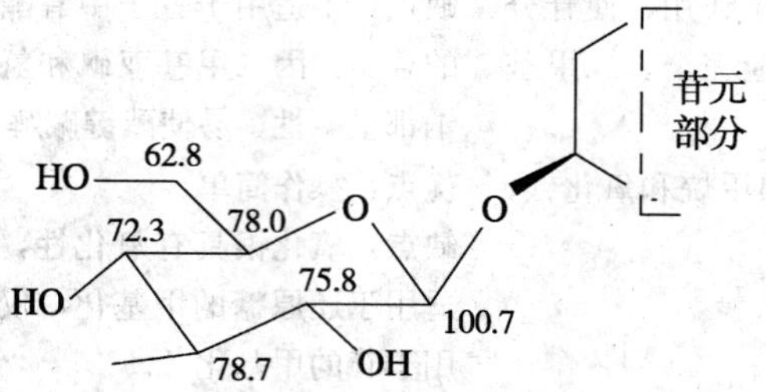

Ⅰ

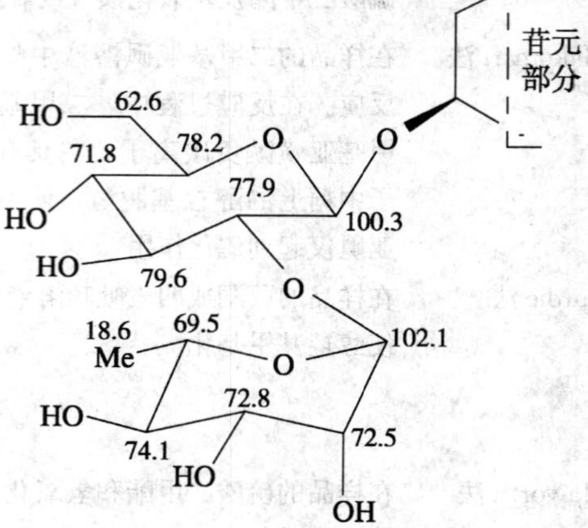

Ⅱ

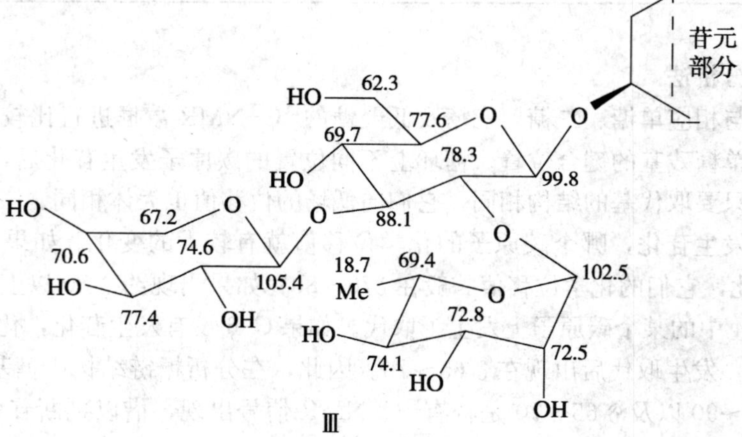

Ⅲ

图 3-11 ^{13}C-NMR 法在糖残基与糖残基键合位置确定上的应用

（三）质谱分析法

尽管近年开发出许多质谱学方法（如 FAB-MS、ESI-MS 和 MALDI- TOF-MS 等），它们测得的分子离子稳定、不易裂解，灵敏度和准确度都较高，但它们给出的离子碎片较少，因此，所提供的信息就比较少。传统的质谱分析法中，EI-MS、CI-MS 和 FD-MS 仍是苷中糖与糖键合位置确定的主要方法之一。

图 3-12 是质谱法在箭根薯皂苷（taccaoside）和盾叶皂苷 A（zingiberenin A）糖链中糖残基与糖残基结合位点测定上的应用。首先分别将箭根薯皂苷和盾叶皂苷 A 制成全乙酰化物，再进行 MS 测定。根据碎片的质量大小和碎片的进一步裂解规律，可以推断糖残基与糖残基结合位点。

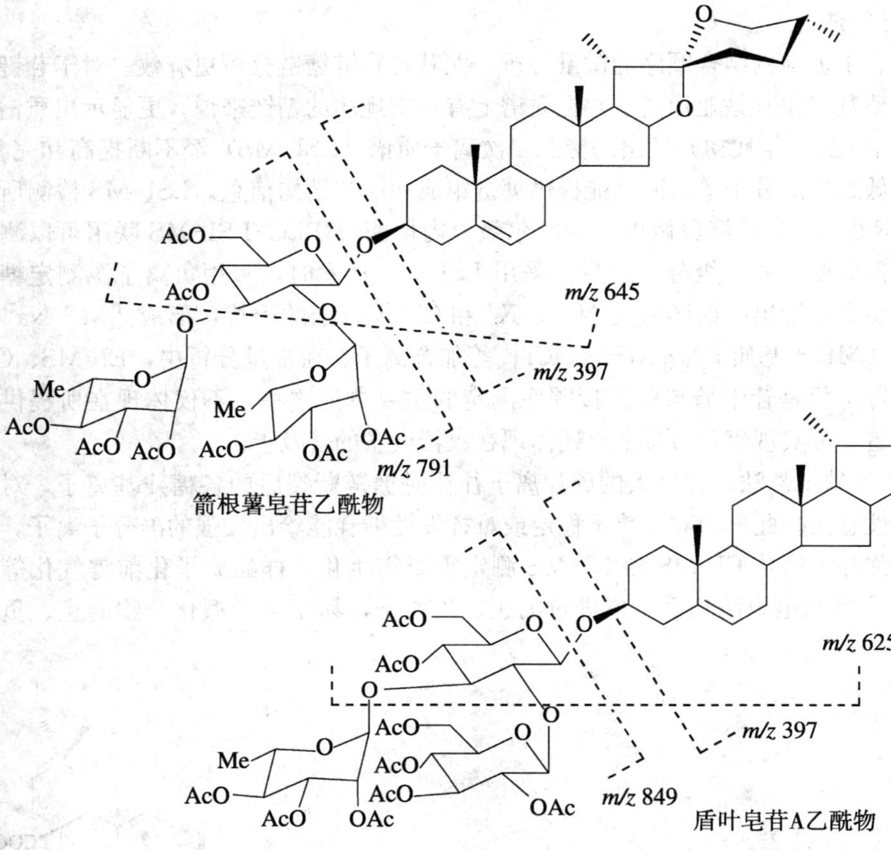

图 3-12　箭根薯皂苷和盾叶皂苷 A 的质谱分析

六、苷中糖与糖连接顺序的确定

（一）已知物对比法

天然糖苷类化合物的糖链都比较短，根据其物理常数和谱学数据对比，即可确定苷中糖与糖键合顺序。

（二）化学分析法

该法是经典的苷中糖与糖连接顺序的确定法，主要包括温和酸水解法、酶解法、乙酰解法、碱水解法等，具体做法可参见本章第三节“低聚糖和多糖的结构研究”中所述。原则上，是将糖链水解成较小片断的低聚糖进行分析（包括与已知物进行比较）和组装，借以推测整个糖链的结构。如图 3-10 全甲基化后甲醇解产物的分析，一般全甲基化糖甲苷应是处于末端的糖，具有两个或两个以上游离羟基的水解产物（甲基化糖，可通过 GC-MS分析确定）应是位于分支点上的糖。利用苷的乙酰解有目的地断裂一部分苷键而保留另一部分苷键，分析水解产物中的乙酰化低聚糖，可以推测位于糖链内的糖与糖的结合顺序。总之，采用化学分析法或化学分析法配合谱学法解析苷中糖与糖结合顺序比较繁杂，需要损耗一定量的样品且不能回收，不适宜于微量分析，是一种分子创伤性分析方法。

（三）质谱分析法

该法可实现苷中糖与糖结合顺序的微量分析，尤其对直链糖链分析更有效。对于苷键断裂后所形成的糖残基（尤其是亚稳离子）在质谱上有一定规律的糖链来说，更显示出质谱分析法的威力。20 世纪 80 年代初开发出的液态二次离子质谱（LSI-MS）经不断提高和完善，不仅能测定完整低聚糖的分子量，而且能提供糖链组成和序列结构信息。LSI-MS 检测所需样品量仅为 NMR 的 1%，检测灵敏度为纳摩尔级，内切酶-HPLC-LSI-MS 联用可以测定微量级的、完整低聚糖链的一级分子结构。采用 LSI-MS 技术时，多用负离子源测定糖链衍生物，因为正源离子给出的谱图易受 Na^+、K^+ 和 Cl^- 等离子的干扰，形成［M+Na］$^+$、［M+2Na-H］$^+$、［MH+基质］$^+$、［MH+HCl］$^+$ 等加合离子。在常量分析中，EI-MS、CI-MS 和FD-MS实际上仍是苷中糖与糖连接顺序测定的主要方法之一，不仅体现在所提供的离子碎片信息丰富、可实现碎片对接上，还体现在仪器设备的普及上。

采用 FAB-MS 软电离法，强度大的碎片离子往往是糖链断裂后的各糖残基离子，对于序列分析有决定性意义。此外，对于热不稳定或难挥发性糖苷能给出较强的准分子离子，易于确定分子量，弥补了糖苷 EI-MS 和 CI-MS 测定需要衍生化、样品离子化前需气化等缺点。同时，FAB-MS 软电离法几乎生成等量的正、负离子，易于离子型化合物的正、负离子测定。

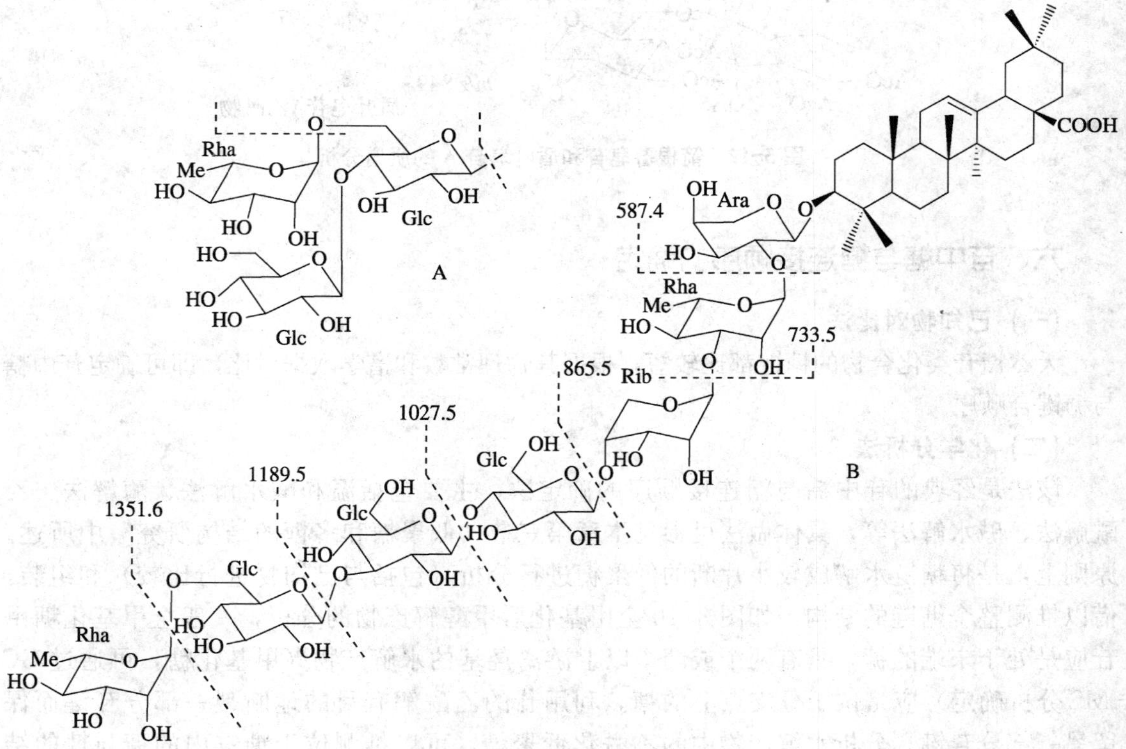

图 3-13　苷中糖基与糖基连接顺序的 FAB-MS 测定

图 3-13B 是齐墩果酸 3-*O*-七糖苷的糖基与糖基连接顺序的 FAB-MS 测定结果。通过分析碎片确定糖基连接。对于具有支链糖链糖苷（图 3-13 的 A 部分）的糖基与糖基连接顺序亦可通过 FAB-MS 碎片的分析确定。

（四）NMR 分析法

该法中常用的方法有 TOCSY、HSQC（HMQC）、HMBC 和自旋-弛豫时间（T_1）法。TOCSY 技术可以测定分子中所有相互偶合氢，这对于糖残基与糖残基连接顺序的测定非常有力。作为原则，以糖残基端基氢的信号（容易辨认）为起点，“接力”式寻找同一糖环上的所有氢，即 $H_1 \rightarrow H_2 \rightarrow H_3 \rightarrow H_4 \rightarrow H_5$（$\rightarrow H_6$）。同理可以找到糖链中各单糖残基的所有氢的信号，逐一进行标记。但 TOCSY 对于被氧或氮等杂原子切断的 H-H 偶合系统却无能为力。应用 TOCSY 技术确定的 $H_1 \rightarrow H_2 \rightarrow H_3 \rightarrow H_4 \rightarrow H_5$（$\rightarrow H_6$）信号，用 HSQC 或 HMQC 技术确认与这些氢直接相连的碳原子，即 $H_1 \rightarrow C_1$ 或 $C_1 \rightarrow H_1$，$H_2 \rightarrow C_2$ 或 $C_2 \rightarrow H_2$，$H_3 \rightarrow C_3$ 或 $C_3 \rightarrow H_3$，$H_4 \rightarrow C_4$ 或 $C_4 \rightarrow H_4$，$H_5 \rightarrow C_5$ 或 $C_5 \rightarrow H_5$，$H_6 \rightarrow C_6$ 或 $C_6 \rightarrow H_6$。这样，应用 HSQC 或 HMQC 技术就确定了苷中各糖残基的所有碳和氢的信号。HMBC 测定分子中远程（通常指三键内）氢碳连接关系，它对于确定被氧或氮等杂原子切断的 C—H 偶合系统非常奏效。这对于确定糖苷键连接位置非常有用。因此，以糖残基端基氢的信号为起点，可以寻找到直接相连的另一糖残基上的相关碳，两个两个直接相连的糖残基的组合，最终得到苷中糖残基与糖残基的连接顺序。例示如图 3-14。

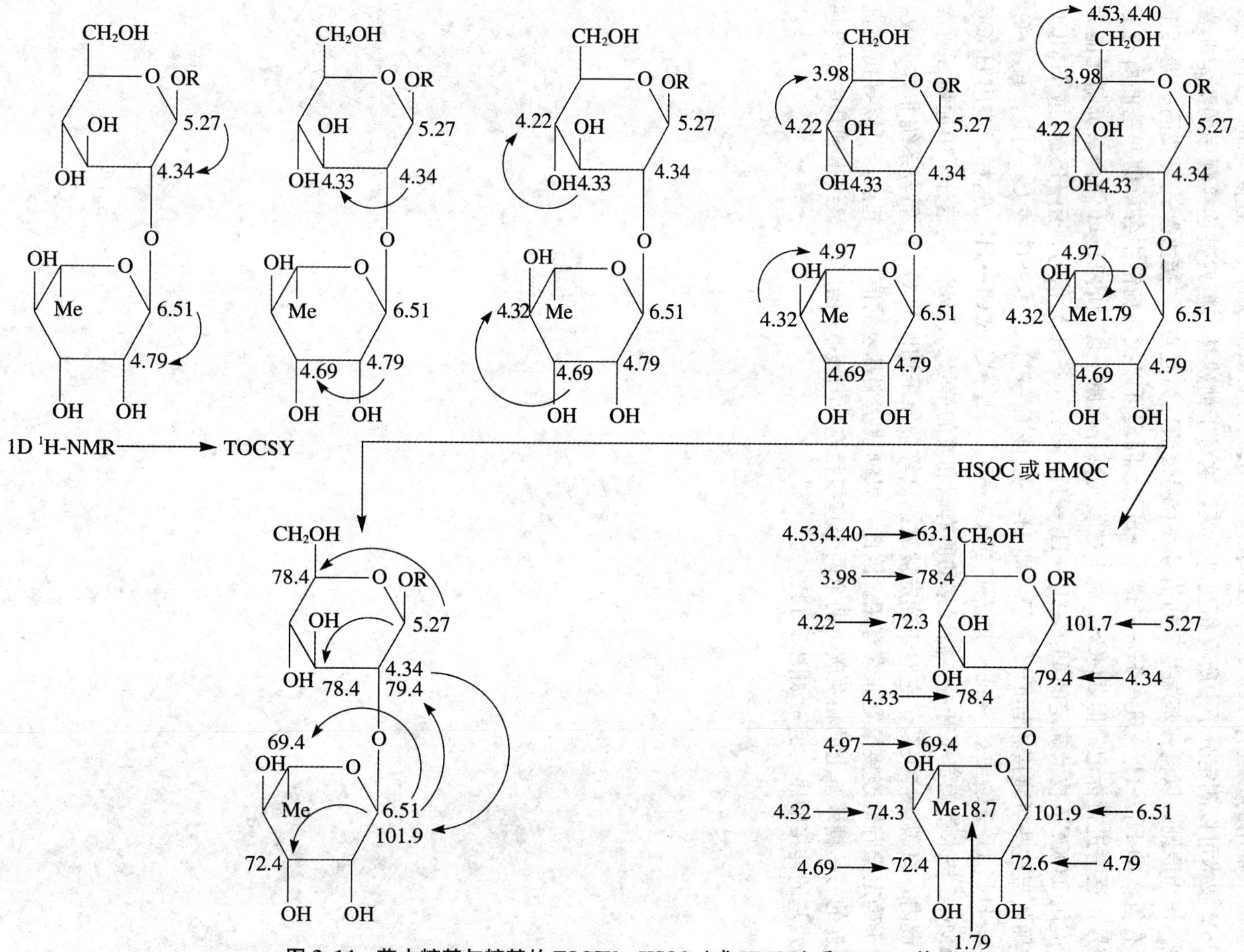

图 3-14　苷中糖基与糖基的 TOCSY、HSQC（或 HMQC）和 HMBC 关系

图 3-15 是甾体皂苷分支糖链的 HMBC 测定结果，各单糖基的结合顺序得到了确定。

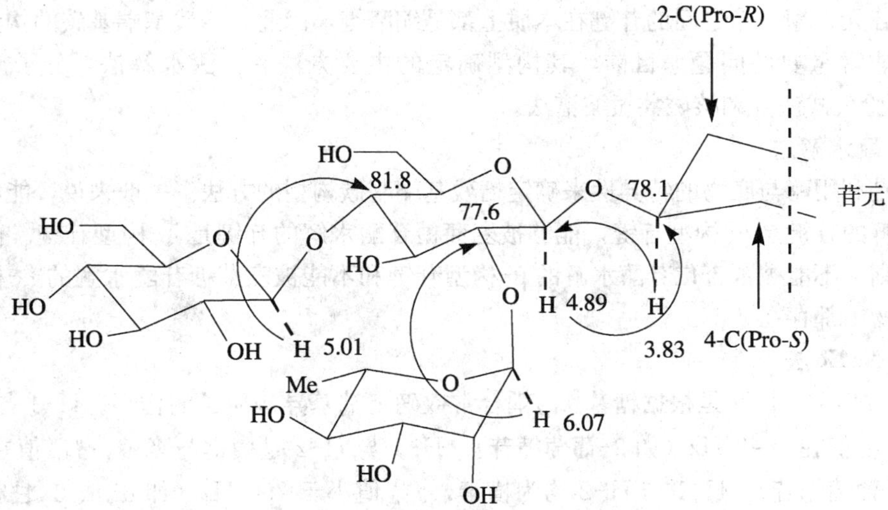

图 3-15　苷的分支糖链中单糖残基结合顺序的 HMBC 测定结果

自旋-弛豫时间（T）是结构研究中常用的一个参数，是核自旋系统从非平衡态恢复到平衡态的弛豫过程所需要的时间。弛豫时间分为纵向弛豫时间（T_1）和横向弛豫时间（T_2）。一般来说，苷的糖链中组成糖基的 NT_1（此处的 N 代表碳上连接质子的数目，T_1 值与直接连接质子的数目成反比，即含质子多的碳 T_1 小，含质子少的碳 T_1 大，不含质子的季碳 T_1 最大）值随着糖链距离的增加而增大，越靠近末端的糖基其 NT_1 值越大，但同一糖环上各碳的 NT_1 值基本相同，这一点很重要，可以根据 NT_1 值进行归类，然后进行先后排序。

图 3-16 是 K-毒毛旋花苷（K-strophanthoside）的结构和弛豫时间值。

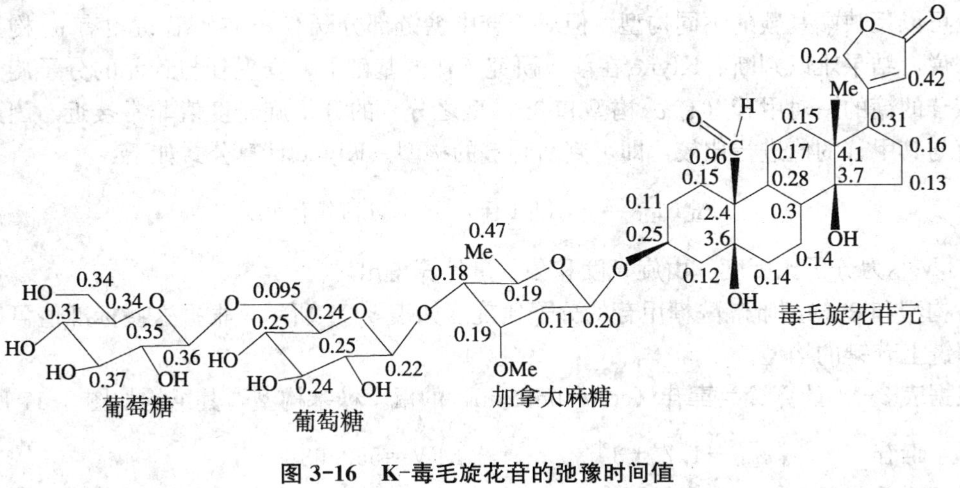

图 3-16　K-毒毛旋花苷的弛豫时间值

末端葡萄糖的平均 NT_1 值为 0.34，中间葡萄糖的平均 NT_1 值为 0.24，与毒毛旋花苷元直接连接的加拿大麻糖的平均 NT_1 值为 0.30。

七、苷键立体构型的确定

糖与苷元、糖与糖之间的苷键在本质上都是缩醛键，因此，糖残基端基碳的构型是苷结构解析中非常重要的问题。目前，其构型确定的主要方法有：酶水解法、分子旋光差法（Klyne 经验公式法）和核磁共振波谱法。

（一）酶水解法

该法是利用酶与底物的特异性来确定糖残基端基碳构型的方法。一般来说，能够被苦杏仁苷酶水解的苷键是β-构型苷键，能够被麦芽糖苷酶水解的苷键是α-构型苷键。但这只是一般性规则，不能被苦杏仁苷酶水解的β-构型苷键和不能被麦芽糖苷酶水解的α-构型苷键在天然产物中都存在。

（二）NMR 法

1. ^{1}H-NMR　该法是根据糖基 $J_{1,2}$ 耦合常数确定端基异构质子的构型。H-1 与 H-2 均为竖键，$J_{1,2}$ 值在 7～8 Hz（如β-葡萄糖苷）；H-1 与 H-2 是横键与竖键，$J_{1,2}$ 值在 4～4.5 Hz（如α-葡萄糖苷）；H-1 与 H-2 均为横键，$J_{1,2}$ 值小于 2.0 Hz（如α-或β-甘露糖苷）。但是，黄酮碳苷β-D-葡萄糖基的 $J_{1,2}$ 值有的在 8～10 Hz。

2. ^{13}C-NMR　该法是根据糖基异构碳的化学位移确定端基异构碳的构型。异构碳是β-构型的，C-1 化学位移高于α-构型的，如表 3-9。但是，此规律不适用于鼠李糖和甘露糖，它们α-和β-构型的 C-1 化学位移几乎在同一共振位置。近年来，用异构碳的 $^1J_{CH}$ 值确定异构碳构型的日渐增多，有较可靠的鉴定意义，如α-甘露糖苷异构碳的 $^1J_{CH}$ 值约为 170 Hz，β-甘露糖苷异构碳的 $^1J_{CH}$ 值约为 160 Hz；半乳糖苷和葡萄糖苷异构碳的 $^1J_{CH}$ 值，β-型在 158-162 Hz，α- 型在 169～171 Hz。

（三）Klyne 经验公式法

分子旋光度是一个分子内所有旋光性的加权，因此，由分子中糖残基端基碳不同构型所引起的旋光性对整个分子旋光性的贡献是很大的，只要苷元本身的旋光性不大，分子旋光度基本上可以反映端基碳的不同构型。但对于苷中糖链部分既有β-构型苷键也有α-构型苷键的苷来说，结果难以判断。Klyne 在前人研究工作的基础上，发现苷与苷元的分子旋光差与组成该苷的糖的一对甲苷（有α-构型和β-构型之分）的分子旋光度值非常接近。因此，将其差值与其甲苷的值进行比较，即可判断苷键的构型。Klyne 计算公式如下：

$$\Delta[M]_D = [M]_D(\text{苷}) - [M]_D(\text{苷元})$$

式中，$[M]_D$ 为分子比旋度（由旋光度和分子量计算得出）。

α-构型和β-构型吡喃醛糖甲苷的分子比旋度如表 3-11 所示，根据这些标准值可以推断苷中糖链上苷键的构型。

根据表 3-11 计算铃兰毒苷（convallatoxin）的鼠李糖基构型，其结构如图 3-17 所示。

铃兰毒苷　$[\alpha]_D -1.7° \pm 3°$[9]　MW＝550.63

毒毛旋花苷元　$[\alpha]_D +44.0°$[9]　MW＝404.49

$[M]_D(\text{苷}) = -1.7° \times 550.63 \div 100 = -9.36°$

$[M]_D(\text{苷元}) = +44.0° \times 404.49 \div 100 = +177.9°$

$\Delta[M]_D = [M]_D(\text{苷}) - [M]_D(\text{苷元}) = -9.36° - (+177.9°) = -168.5°$

这个值与表 3-11 中 α-L-鼠李糖甲苷的相近。因此，铃兰毒苷的鼠李糖残基为 α-L-鼠李糖基。

表 3-11　α-构型和 β-构型吡喃醛糖甲苷的分子比旋度*

名称	游离糖	甲苷	名称	游离糖	甲苷
α-D-葡萄糖	＋201.6	＋309.0	α-D-来苏糖	＋8.4	＋97.5
β-D-葡萄糖	＋33.7	－66.0	β-D-来苏糖	－109.0	－210.3
α-D-半乳糖	＋271.5	＋380.0	α-D-木糖	＋141.0	＋253.0
β-D-半乳糖	＋95.0	0	β-D-木糖	－27.9	－108.0
α-D-甘露糖	＋52.8	＋154.0	α-D-阿拉伯糖	－116.0	－28.0
β-D-甘露糖	－30.6	－135.0	β-D-阿拉伯糖	－286.0	＋403.0
α-L-鼠李糖	－15.7	－111.4			
β-L-鼠李糖	＋63.0	＋170.0			

* 在 $CaCl_2$ 溶液中测定。

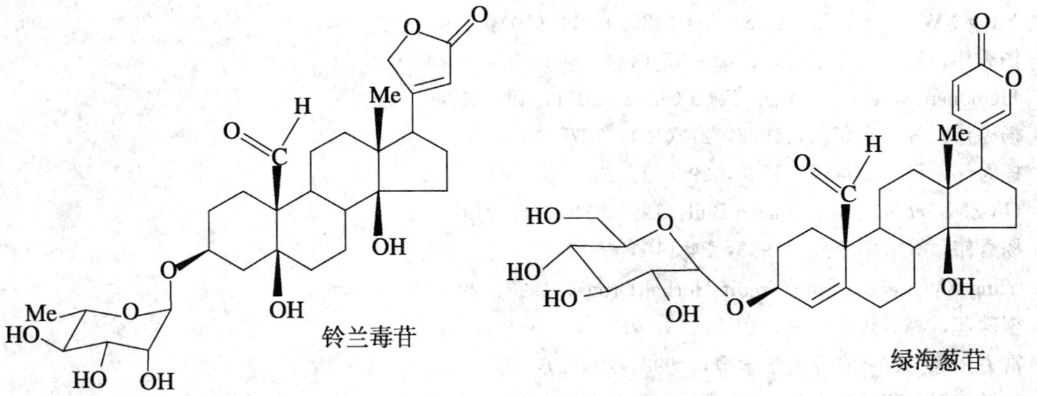

图 3-17　铃兰毒苷和绿海葱苷的结构

根据表 3-11 计算绿海葱苷（scilliglaucoside）的葡萄糖基构型，其结构如图 3-17 所示。

绿海葱苷　　$[\alpha]_D$＋106.0°[9]　　MW＝560

毒毛旋花苷元　$[\alpha]_D$＋49.5°[9]　　MW＝398

$[M]_D$(苷)＝106.0°×560÷100＝＋593.6°

$[M]_D$(苷元)＝＋49.5°×398÷100＝＋197.0°

$\Delta[M]_D$＝$[M]_D$(苷)－$[M]_D$(苷元)＝593.6°－197.0°＝＋396.6°

这个值与表 3-11 中 α-D-葡萄糖甲苷的相近。因此，绿海葱苷的葡萄糖基为 α-D-葡萄糖基。

参考文献

1. 三橋博，等编集．天然物化学．东京：南江堂株式会社．1985：57

2. Tomoda M，*et al*. Chem Pharm Bull，1971，19：1455
3. 吴梧桐主编．生物制药工艺学．北京：中国医药科技出版社．1993：387
4. Ring S. G. *et al*. Phytochemistry，1978，17：745
5. Ring S. G. *et al*. Phytochemistry，1981，20：2511
6. 林启寿编著．纸上色谱及其在中草药分析中的应用．北京：科学出版社．1983
7. 中国医学科学院药物研究所编著．薄层层离及其在中草药分析中的应用．北京：科学出版社．1978：426
8. 杨秀伟，等编著．中药成分的代谢分析．北京：中国医药科技出版社．2003：附录篇
9. 肖崇厚主编．中药化学．上海：上海科学技术出版社．2002：180，335，336
10. Sorum U，*et al*. Carbohydr Res. 1998，306（1-2）：305
11. Van Casteren WH，*et al*. Carbohydrate Research，2000，324（3）：170
12. Chambers RE，*et al*. Biochem J，1971，125（4）：1009
13. Clamp JR，*et al*. Methods of biochemical Analysis. 1971，19：220
14. Saito H，*et al*. Agric. Biol. Chem.，1970，34：1683
15. Takeo K，*et al*. Carbohydrate Res，1983，113：281
16. 董群，等．天然产物研究与开发，1995，7（2）：60
17. Somme R. Carbohydr Res，1985，137：167
18. Taylor RL，*et al*. Biochem，1972，11（8）：1383
19. 卢光莹，等编著．生物大分子晶体学基础．北京：北京大学出版社，1995：199
20. 邹臣亭，等．中草药，2000，31（4）：241
21. Yang XW，*et al*. Chin Chem Lett，2000，11（10）：909
22. 杨秀伟，等．药学学报，2002，37（11）：863
23. Heinonen S，*et al*. J Agric Food Chem，2001，49：3178
24. 杨秀伟，等．中草药，1996，27（12）：707
25. 杨秀伟，等．中草药，1998，29（5）：289
26. Gu ZM，*et al*. Chem Pharm Bull，1990，38（9）：2498
27. 杨秀伟，等．中草药，1993，24（10）：506
28. Yang XW，*et al*. Chin Tradit Herbal Drugs，1998，29（1）：5
29. 李珠莲，等．化学学报，1985，43：786
30. 富力，等．吉林农业大学学报，1998，20（2）：30
31. 廖循，等．药学学报，2000，35（11）：821
32. 康少文，等．中草药，1984，15（6）：7
33. Yang XW，*et al*. J Nat Prod，1999，62：1510
34. 杨秀伟．波谱学杂志，2000，17（1）：9
35. Zhao J，*et al*. Chin Chem Lett，1999，10（9）：767
36. 杨秀伟，等．波谱学杂志，2002，19（3）：301
37. 冯福盛，等．天然产物研究与开发，10（1）：60
38. 马建标，等．离子交换与吸附，1993，9（2）：174
39. 马建标，等．高分子学报，1991，6：693
40. 史作清，等．中国食品添加剂，1995，2：18
41. 萧伟祥，等．天然产物研究与开发，1999，11（6）：44
42. 何琦，等．天然产物研究与开发，2001，13（1）：56
43. Ishii T，et al. Carbohydrate Research，1998，313：189
44. Perlin AS，et al. Can J Chem，1970，48：2599
45. Breitmaier E，et al. Tetrahedron，1973，29，3845

46. Gorin PAG，et al. Can J Chem，1975，53：1212
47. Ritchie RGS，et al. Can J Chem，1975，53：1424
48. Bock K，et al. Adv Carbohydr Chem Biochem，1983，41：27
49. Angyal SJ，et al. Aust J Chem，1976，29：1249
50. 姚新生主编．天然药物化学．北京：人民卫生出版社，2001：89
51. 张惟杰主编．糖复合物生化研究技术．杭州：浙江大学出版社，1994：328-339

（杨秀伟）

第四章　苯丙素类化合物

苯丙素类化合物（phenylpropanoids）是含有一个或几个 C_6-C_3 单位结构的一类化合物，在苯环上常有不同的取代基，如羟基、烷氧基等。从植物生理学上讲，这类化合物与植物生长调节和抗御病害侵袭有关；从组成上讲，这类化合物包括简单苯丙素类（苯丙烯、苯丙醇、苯丙醛、苯丙酸及其缩酯）、香豆素、木脂素、木质素和黄酮；从生源上讲，这类化合物来源于醋酸或苯丙氨酸（酪氨酸），酪氨酸脱氨生成桂皮酸衍生物。这个途径是天然芳香族化合物生物合成上共有的途径，如图 4-1 所示。

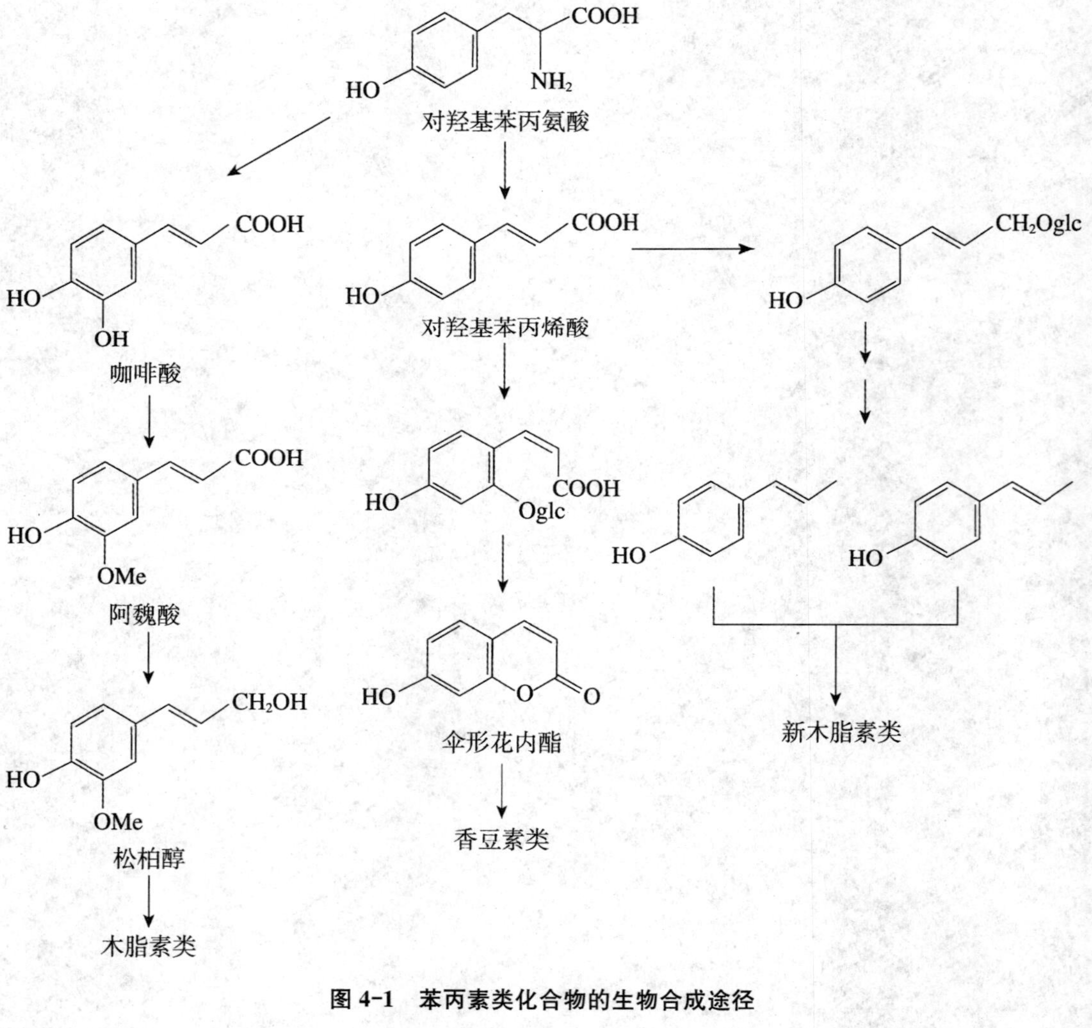

图 4-1　苯丙素类化合物的生物合成途径

第一节　简单苯丙素类化合物

一、结构与分类

这类天然化合物包括苯丙烯、苯丙醇、苯丙醛、苯丙酸及缩酯、苯丙素苷等，其结构以含有一个 C_6-C_3 单位为特征。

（一）苯丙烯类

苯丙烯类（phenylpropene）是本类化合物中最简单的化合物，在同一植物中烯丙基苯（allylbenzene）和丙烯基苯（propenylbenzene）一对异构体往往共存。由于在生物合成中本类化合物的前体葡萄糖苷在脱葡萄糖基时有利于烯丙基苯生成，所以天然产物中烯丙基苯多于丙烯基苯。中药肉豆蔻（*Myristica fragrans* Houtt. 的干燥种仁）富含该类化合物，包括烯丙基苯类的肉豆蔻醚（myristicin）、黄樟醚（safrole）、榄香脂素（elemicin）、丁香酚（eugenol）、芹菜脑（apiole）、蒌叶酚（chavibetol）、甲基丁香酚（methyleugenol）和丙烯基苯类的异丁香酚（isoeugenol）等。中药八角茴香（*Illicium verum* Hook. f. 果实）油中含有的大茴香醚（anethole）、细辛［北细辛 *Asarum heterotropoides* Fr. Schmidt var. *mandshuricum*（Maxim.）Kitagawa 和汉城细辛 *A. sieboldii* Miq. var. *seoulense* Nakai 全草］油中的α－细辛醚（α－asarone）和β－细辛醚（β－asarone）、杜衡（*Asarum forbesii* Maxim. 全草）油中的异甲基丁香酚（isomethyleugenol）等为丙烯基苯类化合物。

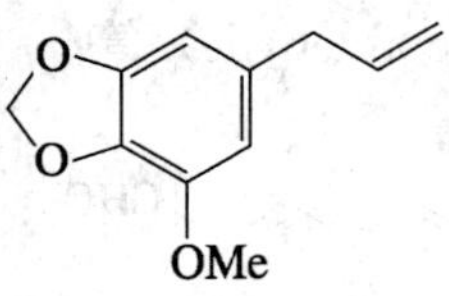

肉豆蔻醚

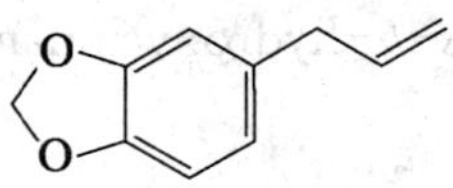

黄樟醚

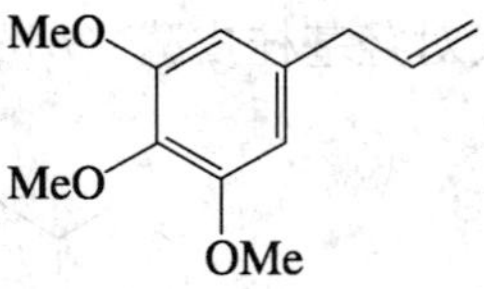

榄香脂素

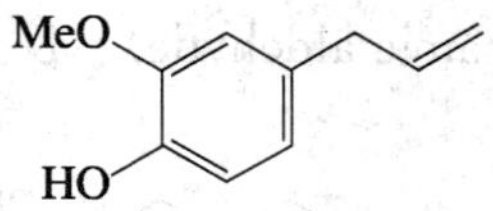

丁香酚

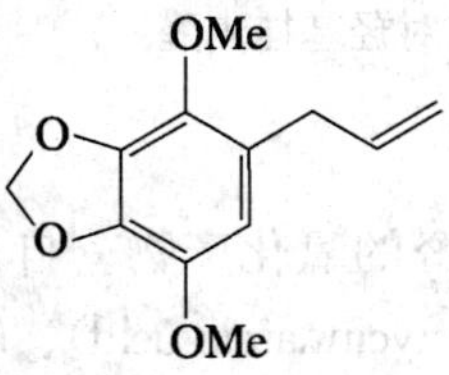

芹菜脑

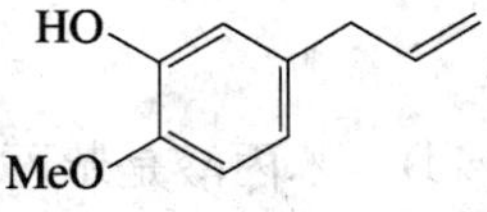

蒌叶酚

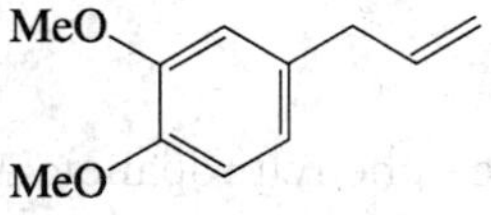

甲基丁香酚

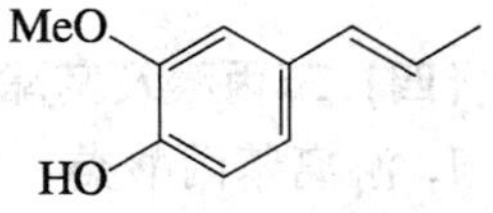

异丁香酚

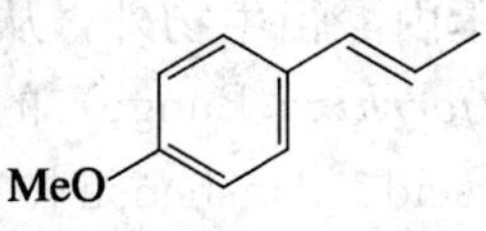

大茴香醚

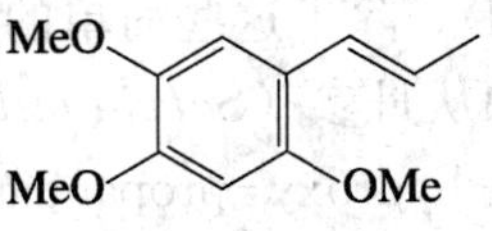

α－细辛醚

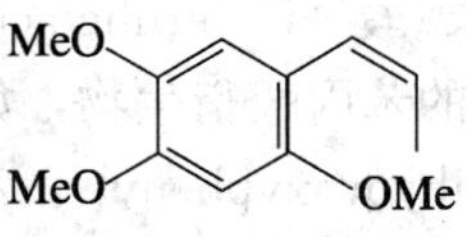

β－细辛醚

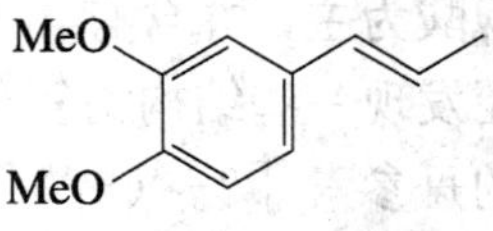

异甲基丁香酚

（二）苯丙醇类

苯丙醇类（phenylpropanol）是苯丙烯的氧化产物或苯丙醛的还原产物。桂皮醇（cinnamyl alcohol）是本类化合物的典型代表。松柏醇（coniferyl alcohol）、丁香苷元（syringenin）和二氢松柏醇（dihydroconiferyl alcohol）等都属于苯丙醇类化合物。中药肉豆蔻中的3-（3-甲氧基-4,5-亚甲二氧苯基）-2-（*E*）-丙烯-1-醇［3-（3-methoxy-4,5-methylenedioxy- phenyl）-2-（*E*）-propen-1-ol，MMPP］和3-（3,4,5-三甲氧基苯基）-2-（*E*）-丙烯-1-醇［3-（3,4,5-trimethoxyphenyl）-2-（*E*）-propen-1-ol，TMPP］[1]等也都属于苯丙醇类化合物。

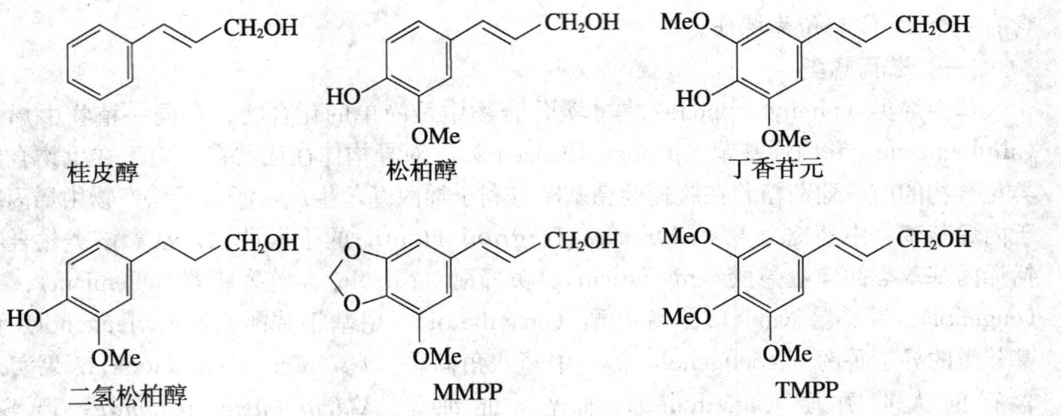

（三）苯丙醛类

苯丙醛类（phenylpropanal）化合物是苯丙醇的氧化产物或苯丙酸的还原产物。桂皮醛（cinnamic aldehyde）是本类代表性化合物。其他还有顺式对羟基桂皮醛（*cis-p*-hydroxycinnamic aldehyde）、反式对羟基桂皮醛（*trans-p*-hydroxycinnamic aldehyde）等。

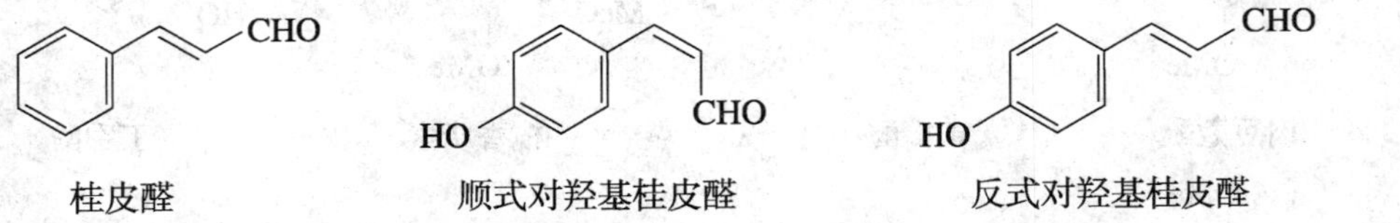

（四）苯丙酸及其酯类

1. 游离苯丙酸类（free phenylpropanoic acid） 苯丙酸是苯丙醛的氧化产物。自然界中存在的苯丙酸类化合物主要有反式对羟基桂皮酸（*trans-p*-hydroxycinnamic acid）、咖啡酸（caffeic acid）、阿魏酸（ferulic acid）和芥子酸（sinapic acid）。中药升麻［兴安升麻 *Cimicifuga dahurica*（Turcz.）Maxim. 的根茎］中含有的阿魏酸有顺式和反式两种异构体，以反式阿魏酸为主，并含有异阿魏酸（isoferulic acid）。除了这些简单的苯丙酸衍生物外，从中药中还发现一些结构稍复杂的苯丙酸衍生物，如从丹参（*Salvia miltiorrhiza* Bunge）的根分离的丹参素［3-（3,4-dihydroxyphenyl）-2-hydroxy-propanoic acid，danshensu］、芸香（*Ruta graveolens* L.）中的芸香酸（graveolenic acid）[3]、毛蕊芸香（*Eriostemon obovalis* A. Cunn.）中的毛蕊芸香酸（eriostemonic acid）[4]、欧洲野樱桃（*Prunus cerasus* L.）中的2-羟基-3-（邻羟基苯基）苯丙酸［2-hydroxy-3-（*O*-hydroxyphenyl）propanoic acid，HHPP］[5]等。

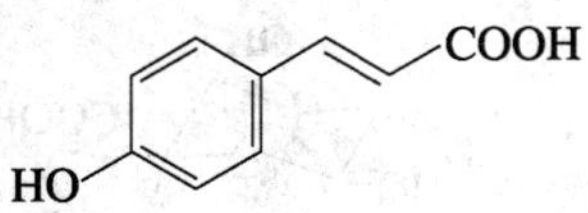

反式对羟基桂皮酸

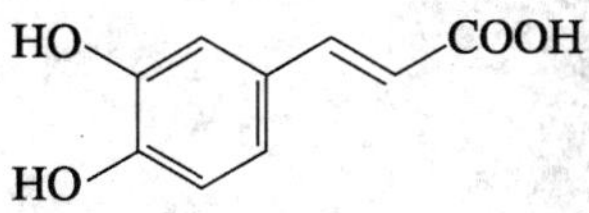

咖啡酸

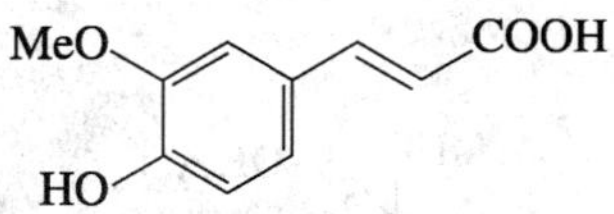

阿魏酸

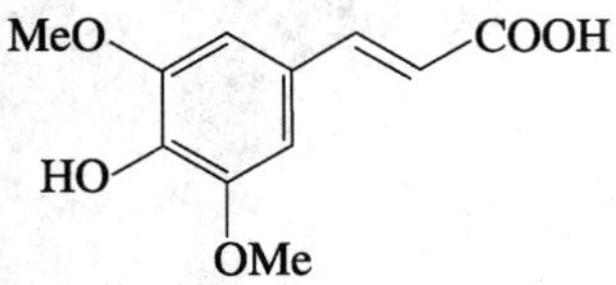

芥子酸

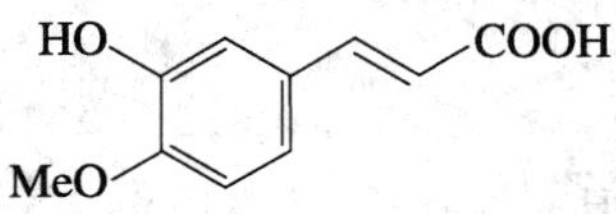

异阿魏酸

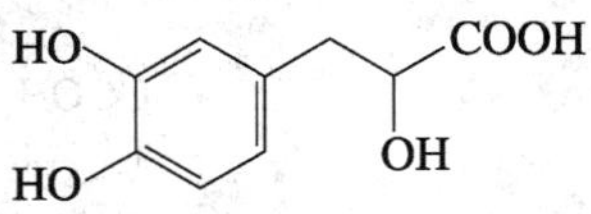

丹参素

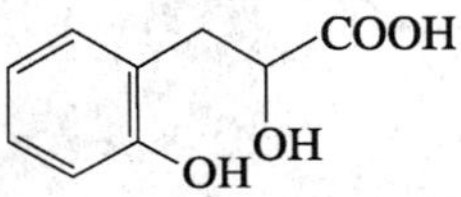

HHPP

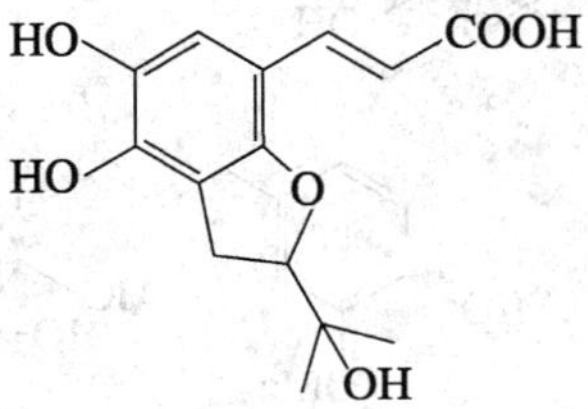

芸香酸

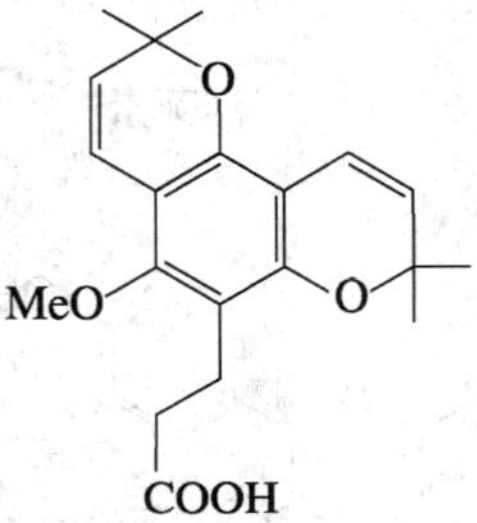

毛蕊芸香酸

2. 苯丙酸酯类（phenylpropanoic acid ether）

（1）简单苯丙酸酯类　在天然产物中，现已发现许多以成酯状态存在的苯丙酸，酯配基多种多样。如从野山楂（*Crataegus cuneata* Sieb. et Zucc.）果实等分离的绿原酸（chlorogenic acid）[6]，从无梗接骨木［*Sambucus sieboldiana*（Miq.）Blume］叶分离的绿原酸甲酯（methylchlorogenate），贯叶连翘（*Hypericum perforatum* L.）和欧洲李（*Prunus domestica* L.）中的新绿原酸（neochlorogenic acid）和隐绿原酸（cryptochlorogenic acid）[7,8]，洋蓟（*Cynara scolymus* L.）中的洋蓟素（cynatin）、宽叶羌活（*Notopterygium forbesii* Boiss.）根茎中的6′-氧-反式阿魏酰基紫花前胡苷［6′-*O*-（*trans*-feruloyl）nodakenin］[9]，旋叶香青［*Anaphalis contorta*（D. Don）Hook. f.］花中的tiliroside。绿原酸的酯配基是奎宁酸，6′-氧-反式阿魏酰基紫花前胡苷的酯配基是香豆素苷，tiliroside的酯配基是黄酮苷。

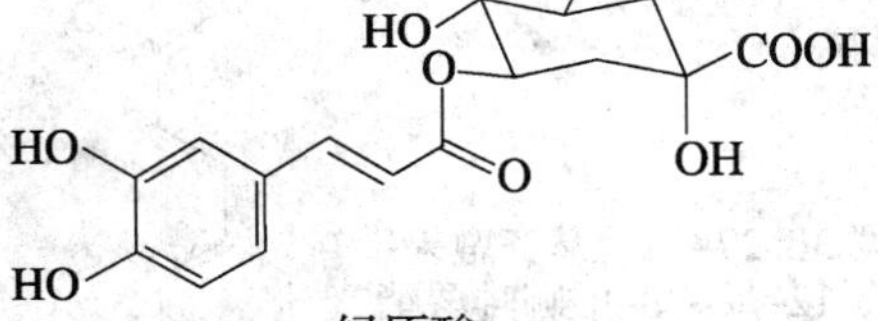

绿原酸

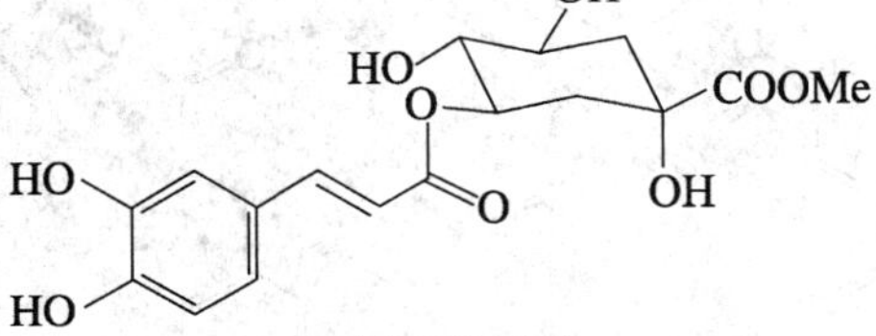

绿原酸甲酯

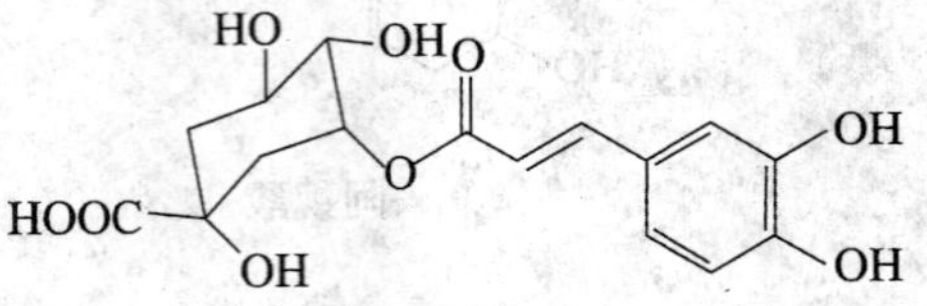

新绿原酸

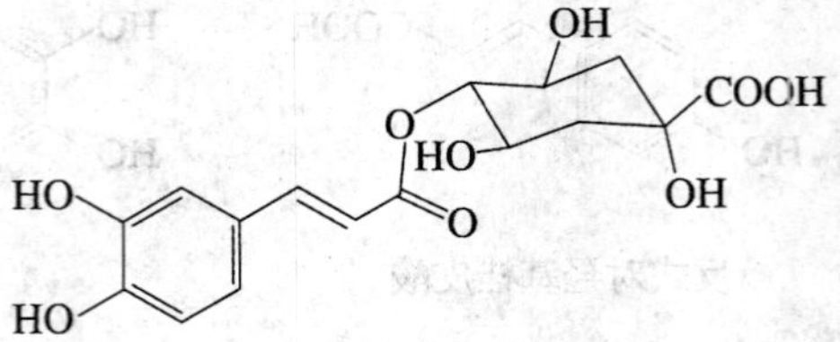

隐绿原酸

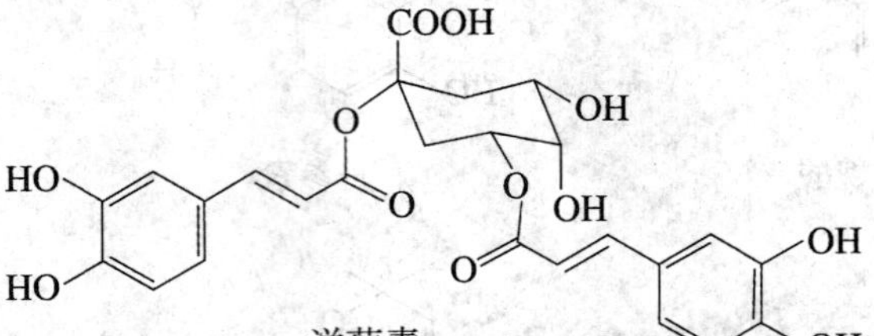

洋蓟素

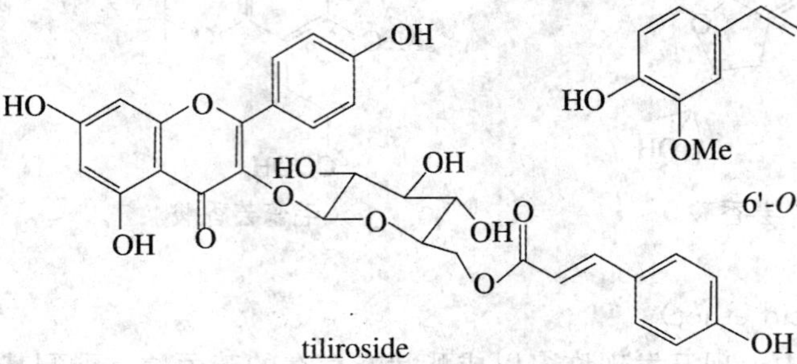

tiliroside

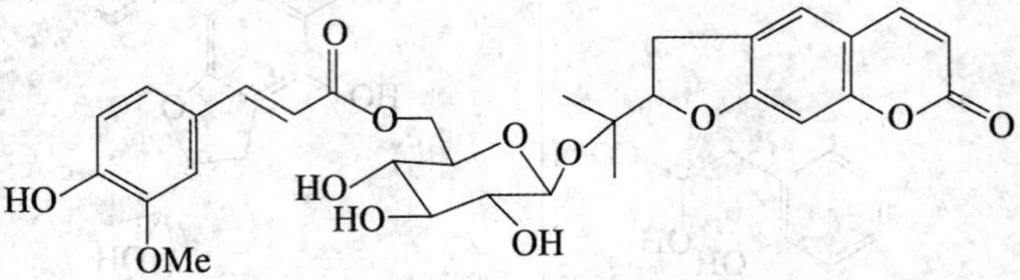

6'-*O*-反式阿魏酰基紫花前胡苷

此外，亦发现了以三萜类结构单元为酯配基的苯丙酸衍生物，如从金刚篡（*Euphorbia antiquorum* L. 乳汁）分离的大戟醇 3-*O*-桂皮酸酯（euphol 3-*O*-cinnamate）和金刚篡醇 A（antiquol A）[10]，从马尾松（*Rhoiptelea chiliantha*）分离得到的 3β，27-二羟基齐墩果-12-烯-28-酸咖啡酸酯（3β,27-dihydroxyolean-12-en-28-oic acid caffeate）[11]。

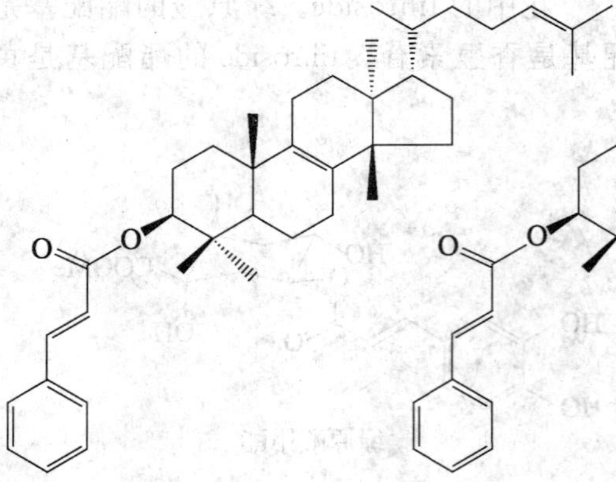

大戟醇3-*O*-桂皮酸酯

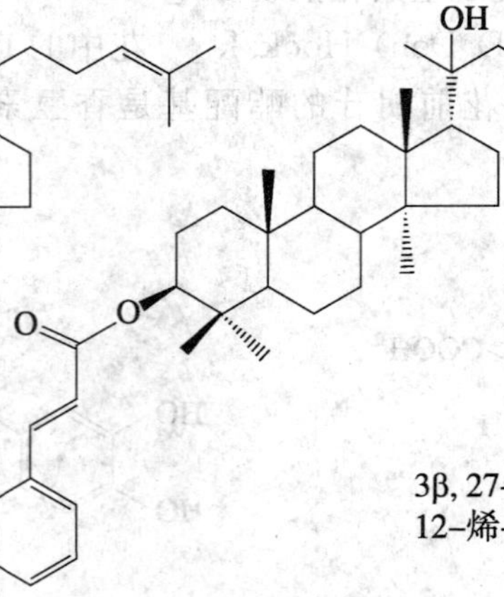

金刚篡醇A

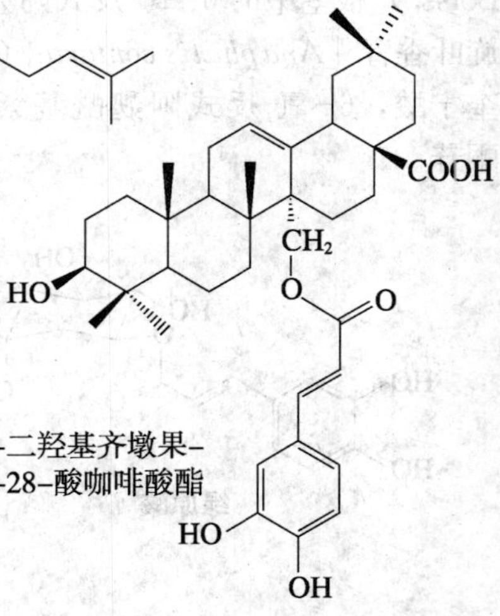

3β, 27-二羟基齐墩果-12-烯-28-酸咖啡酸酯

有的苯丙素结构单元结合在皂苷的糖链上。如从伞花冬青［*Ilex godajam*（Colebr.）

Wall. 地上部分］分离得到的伞花冬青皂苷（godoside）A[12]。

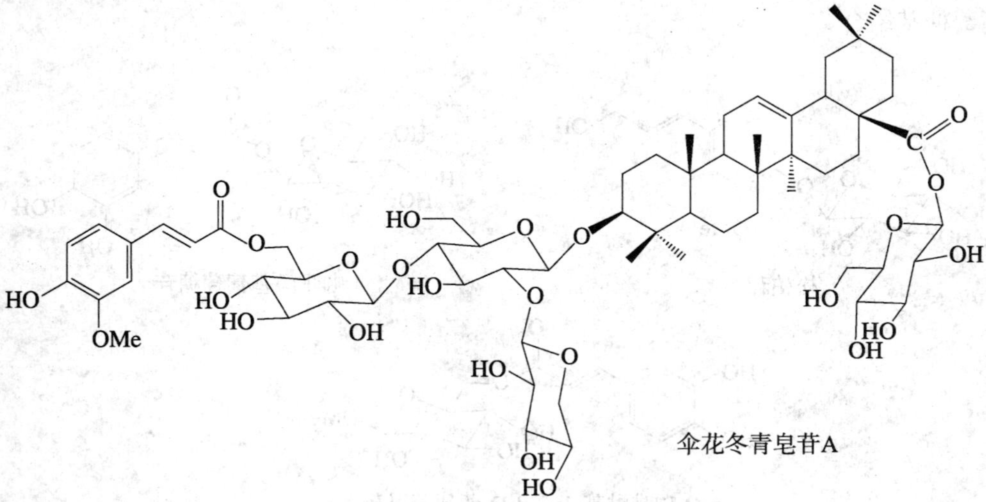

伞花冬青皂苷A

（2）聚合苯丙酸酯类　在天然化合物中，还发现了许多在同一分子结构中结合几个苯丙酸结构单元的化合物。如丹参根中的丹参酸（salvianic acid）甲、乙和丙，基及树（*Ehretia microphylla*）中的迷迭香酸（rosmarinic acid）。丹参酸乙分子结构中有 4 个咖啡酸结构单元，丹参酸丙和迷迭香酸分子结构中分别有 2 个咖啡酸结构单元。

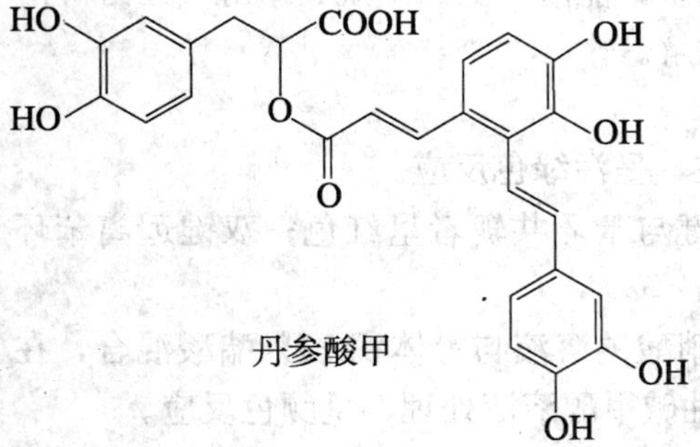

丹参酸甲

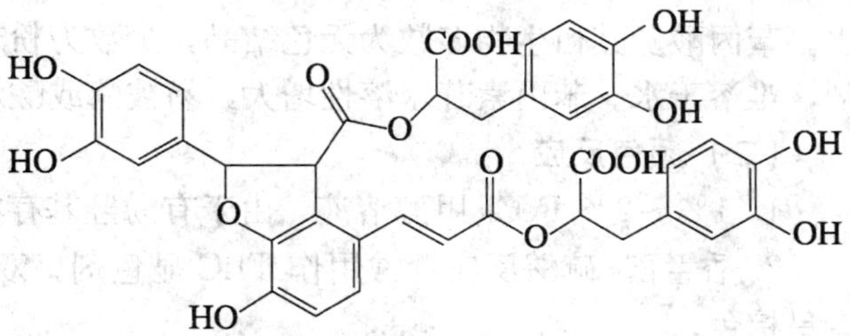

丹参酸乙

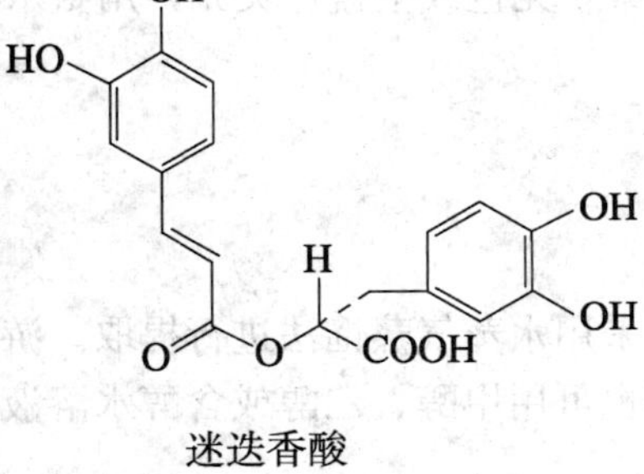

迷迭香酸

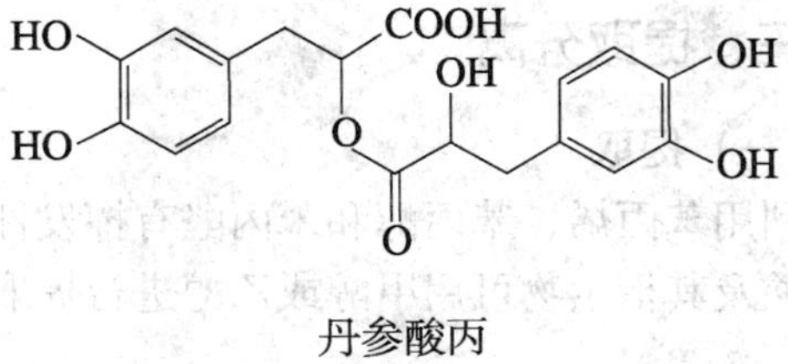

丹参酸丙

（五）苯丙素苷类

天然简单苯丙素类衍生物有的还以苷存在，可以形成酚苷，亦可以形成酯苷。日本蛇菰（*Balanophora japonica*）中存在的松柏苷（coniferin）为酚苷，咖啡酰基葡萄糖苷为酯苷[13]，从紫萼路边青（*Geum rivale* L.）分离的 6-*O*-咖啡酰基-1-*O*-β-D-葡萄糖甲苷（1-

O-methyl-6-*O*-caffeoyl-β-D-glucopyranoside）为醇苷[14]，其中的咖啡酰基则是以酯的形式与葡萄糖基结合。

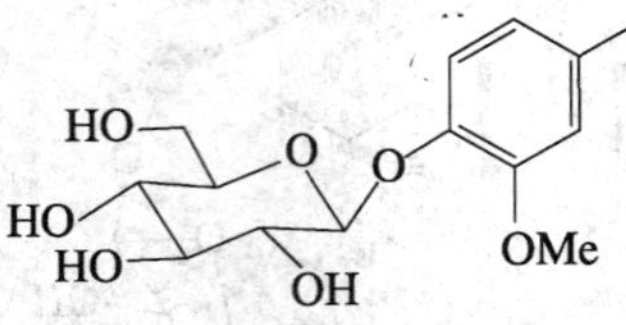

松柏苷

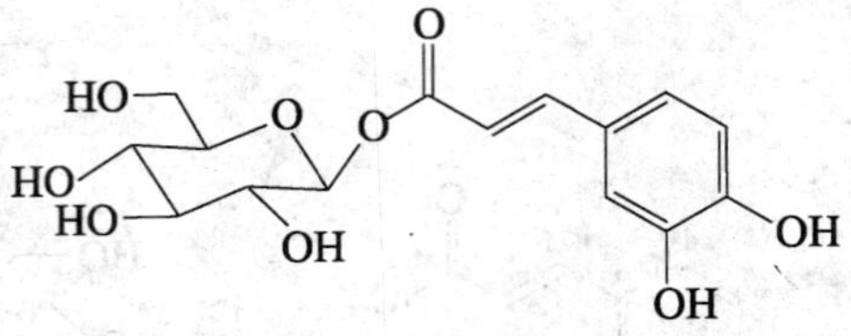

咖啡酰基葡萄糖苷

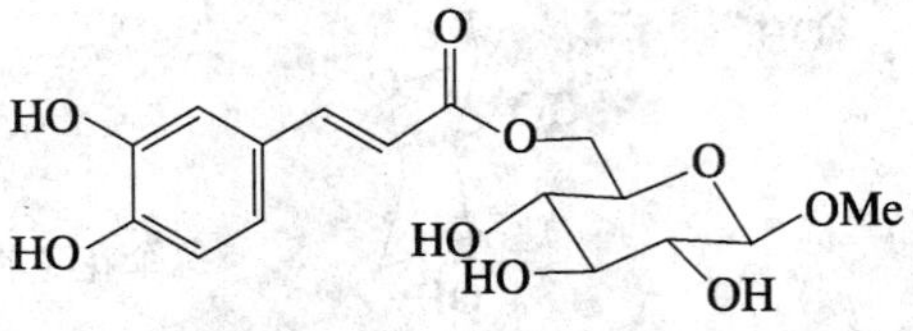

6-*O*-咖啡酰基-1-*O*-β-D-葡萄糖甲苷

二、理化性质

（一）性状

多数游离的苯丙烯、苯丙醇和苯丙醛为淡黄色油状物，有挥发性，常与其他挥发油一起被蒸馏出。可溶于乙醚、苯、三氯甲烷、乙酸乙酯、甲醇；难溶于乙醇或含水乙醇；不溶于水。苯丙酸及其衍生物多数为无色结晶，少数为粉末状，能溶于三氯甲烷、甲醇、乙醇等溶剂，难溶于水。苯丙素苷水溶性增大，易被酶或酸水解。

（二）颜色反应

1. 1%～2% $FeCl_3$甲醇溶液　由于有酚羟基存在，呈污绿色反应。

2. 香兰醛-硫酸反应　常用作 TLC 显色剂，双键与苯环共轭者呈红色；双键远离苯环者呈棕色。

3. 亚硝酸钠-醋酸溶液（Gepfner 试剂）　1%亚硝酸钠溶液与等体积 10%醋酸混合，在 TLC 板上喷雾后在空气中干燥，再用 0.5 mol/L 苛性碱甲醇溶液处理，呈颜色反应。

4. Millon 试剂　也是 TLC 显色剂，在紫外光下观察，无色或呈蓝色荧光，用氨水处理后呈蓝色或绿色荧光。

三、提取分离

（一）提取

利用苯丙烯、苯丙醇和苯丙醛有挥发性的特点，可采用水蒸气蒸馏法进行提取。游离的苯丙酸及其衍生物可用甲醇或乙醇进行提取。苯丙素苷也可用甲醇、乙醇或含醇水溶液进行提取。

（二）分离

苯丙烯、苯丙醇和苯丙醛常与其他挥发油混溶在一起，极性低，多采用正相硅胶柱色谱进行分离、精制。石油醚、己烷、环己烷、三氯甲烷、乙酸乙酯或其混合溶剂是常用的洗脱剂。苯丙酸类及其衍生物常与其他酚酸、游离鞣质、黄酮苷等一起被提取，分离、精制有一定困难，常需反复经纤维素、硅胶、聚酰胺、葡聚糖凝胶 LH-20 等分离、精制才能被纯化。如果采用硅胶柱色谱，有时需要在洗脱剂中加入微量的甲酸或醋酸。

四、结构鉴定

（一）红外吸收光谱（IR）

具有苯环的特征性吸收。单取代者在～900，770～730，710～690 cm^{-1}；邻二取代者在770～735 cm^{-1}；间二取代者在900～860，865～810，810～750，725～680 cm^{-1}；1，3，5-三取代者在900～860，860～800，730～690 cm^{-1}；1,2,3-三取代者在800～770，720～685，780～760 cm^{-1}。

（二）紫外吸收光谱（UV）

在中性溶液中，苯丙酸与其苷或酯的紫外吸收光谱相似，醋酸钠可使谱带向紫位移，乙醇钠可使谱带向红位移；有丙烯基苯结构的苯丙素类，顺式的立体障碍较大，双键与苯环不易同平面，其最大吸收波长相对在波长较短处出现。在碱性溶液中，苯丙酸与其酯的紫外吸收光谱差异较大。常见苯丙酸及其酯的紫外吸收光谱如表4-1所示。

表4-1　苯丙酸及其酯的紫外吸收光谱峰[15]

化合物	λ（MeOH，nm）	化合物	λ（MeOH，nm）
邻羟基桂皮酸	214，273，325	1-咖啡酰基奎宁酸	245，327
间羟基桂皮酸	214，232，276，312sh	4-咖啡酰基奎宁酸	246，328
对羟基桂皮酸	210，223，293sh，302sh，310	3-阿魏酰基奎宁酸	325
咖啡酸	217，240，297，325	3-异阿魏酰基奎宁酸	326
阿魏酸	217，233，297sh，320	1-阿魏酰基葡萄糖	327，329
异阿魏酸	217，240，292，322	对羟基桂皮酰基鼠李糖	229，312
绿原酸	240，325	1-咖啡酰基葡萄糖	247，332
新绿原酸	245，328		

（三）核磁共振谱

1. ^{1}H NMR　典型的苯丙素类化合物有两组^{1}H NMR信号峰，分别来源于苯环和侧链。丙烯基苯结构中双键，反式由于H-8受苯环去屏蔽影响较大，信号在较低场出现，偶合常数也较大，一般J=16.0 Hz左右；顺式的偶合常数一般J=8.0 Hz左右，偶见J=13.0 Hz左右。图4-2是某些较典型的苯丙素类［肉豆蔻醚、丁香酚、3-（3-甲氧基-4，5-亚甲二氧苯基）-2-（*E*）-丙烯-1-醇、阿魏酸和6-*O*-咖啡酰基-1-*O*-β-D-葡萄糖甲苷[14]］的^{1}H NMR数据。

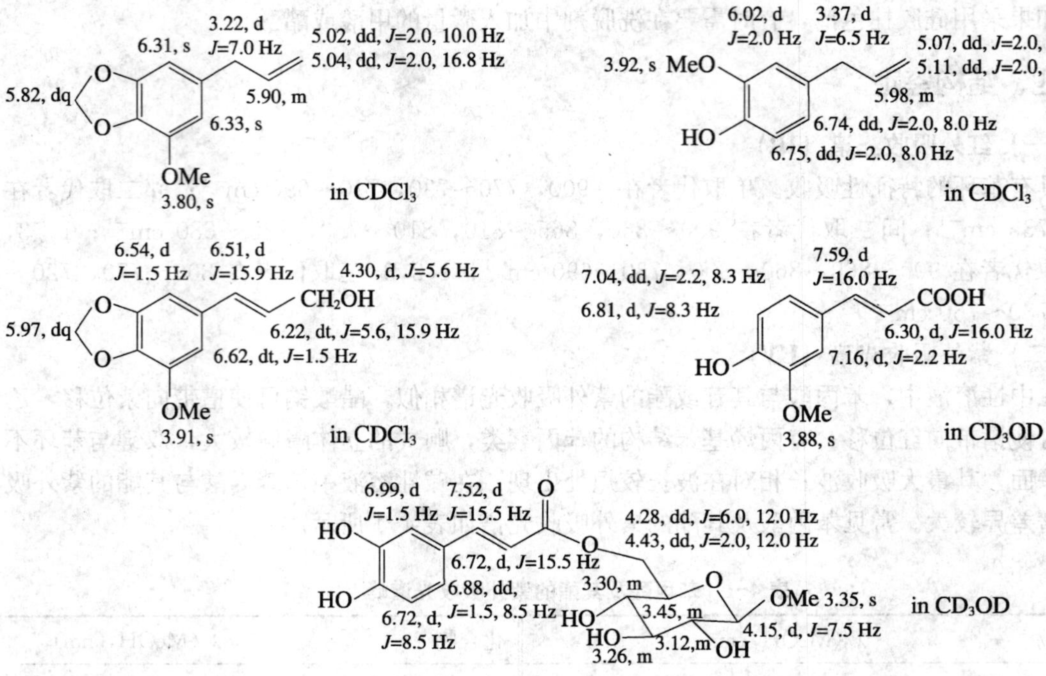

图 4-2 较典型的苯丙素类的^{1}H NMR 数据

2. ^{13}C NMR 简单的苯丙素类及其苷通过测定其^{1}H NMR 谱并配合质谱即可确定结构，但对于复杂的苯丙素类及其苷的结构确定，^{13}C NMR 谱是必要的。图 4-3 是某些比较典型的苯丙素类［肉豆蔻醚、丁香酚、3-（3-甲氧基-4，5-亚甲二氧苯基）-2-（*E*）-丙烯-1-醇、阿魏酸和 6-*O*-咖啡酰基-1-*O*-β-D-葡萄糖甲苷[14]］的^{13}C NMR 数据。

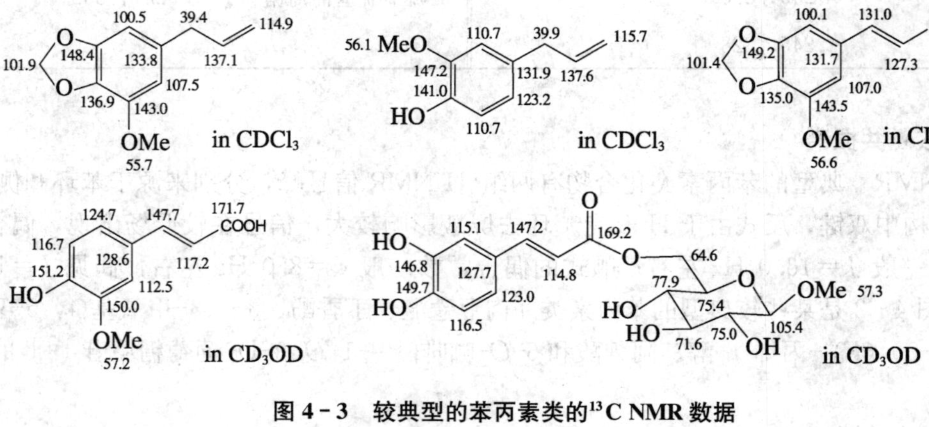

图 4-3 较典型的苯丙素类的^{13}C NMR 数据

（四）质谱（MS）

在 EI-MS 中，苯丙烯和苯丙醛类大多具有较强的分子离子峰，为基峰。图 4-4 是黄樟醚的 EI-MS 图，分子离子峰［M^+］＝162 为基峰，裂解碎片峰主要有 *m/z* 135［M-CH_2CH］$^+$、121［M-CH_2CH-CH_2］$^+$、91［M-CH_2CH-CH_2-OCH_2］$^+$和 77［C_6H_5］$^+$。

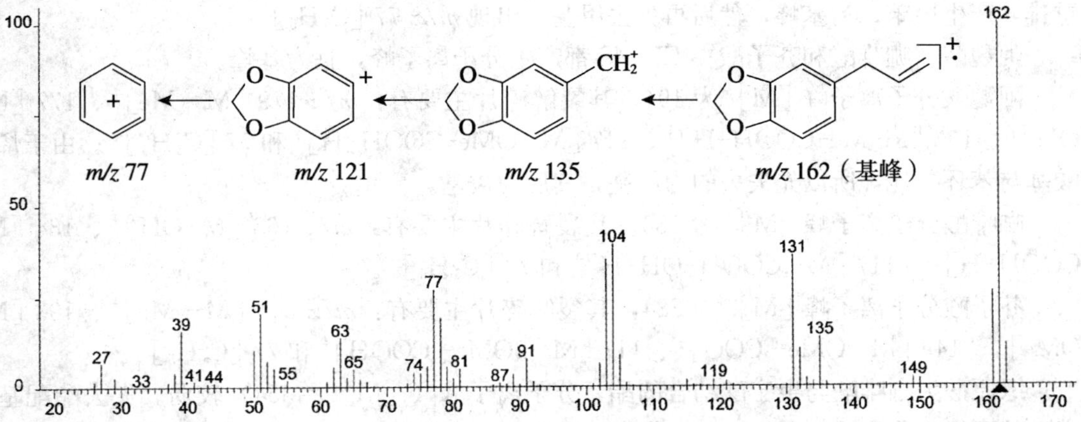

图 4-4　黄樟醚的 EI-MS 图及其裂解碎片

肉豆蔻醚虽然与黄樟醚分子结构中都有烯丙基，但前者分子结构中结合有甲氧基，可失去甲氧基，如图 4-5，分子离子峰 [M^+] = 192 为基峰，裂解碎片主要有 m/z 177 [$M-CH_3$]$^+$、161 [$M-OCH_3$]$^+$、119 [$M-OCH_3-CH_2CH-CH_2-H$]$^+$ 和 77 [C_6H_5]$^+$。

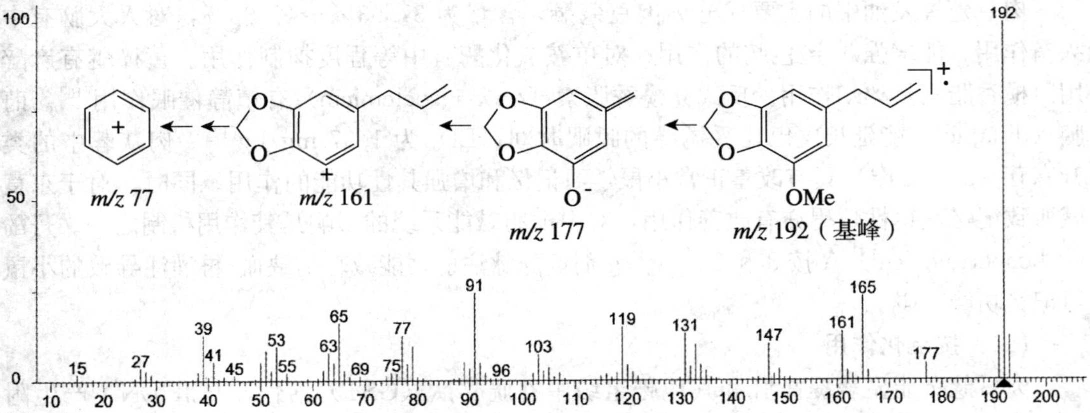

图 4-5　肉豆蔻醚的 EI-MS 及其裂解碎片

榄香脂素的裂解碎片主要有：m/z 208 [M]$^+$、193 [$M-CH_3$]$^+$、177 [$M-OCH_3$]$^+$、150 [$M-OCH_3-CH_2CH$]$^+$、135 [$M-OCH_3-CH_2CH-CH_2-H$]$^+$、105 [$M-2OCH_3-CH_2CH-CH_2$]$^+$、91 [$M-2OCH_3-CH_2CH-CH_2-CH_3+H$]$^+$ 和 77 [C_6H_5]$^+$。

丁香酚的裂解碎片主要有：m/z 164 [M]$^+$、149 [$M-CH_3$]$^+$、133 [$M-OCH_3$]$^+$、91 [$M-OCH_3-CH_2CH-CH_2-H$]$^+$ 和 77 [C_6H_5]$^+$。

异甲基丁香酚的裂解碎片主要有：m/z 178 [M]$^+$、163 [$M-CH_3$]$^+$、147 [$M-OCH_3$]$^+$、116 [$M-2OCH_3$]$^+$ 和 77 [C_6H_5]$^+$。

以上这些化合物的分子离子峰为基峰，侧链不与苯环共轭，易于失去；最易失去的为母核上的甲氧基；侧链与苯环共轭，很难失去。

桂皮醇分子离子峰 [M]$^+$ 为 134，裂解途径是：m/z 103 [$M-CH_2OH$]$^+$。侧链裂解、

重排，产生甲苯，为基峰，然后再失去甲基，出现 *m/z* 77 $[C_6H_5]^+$。

阿魏酸、咖啡酸和芥子酸在 EI-MS 都产生分子离子峰，且为基峰。

阿魏酸分子离子峰 $[M]^+$ 为 194，其裂解碎片主要有：*m/z* 179 $[M-Me]^+$、177 $[M-OH]^+$、133 $[M-Me-COOH-H]^+$、117 $[M-OMe-COOH-H]^+$ 和 77 $[C_6H_5]^+$。由于烯丙酸基与苯环共轭，所以先失去的为甲基，其后为羧基。

咖啡酸分子离子峰 $[M]^+$ 为 180，其裂解碎片主要有：*m/z* 163 $[M-OH]^+$、134 $[M-COOH-H]^+$、117 $[M-COOH-OH-H]^+$ 和 77 $[C_6H_5]^+$。

芥子酸分子离子峰 $[M]^+$ 为 224，其裂解碎片主要有：*m/z* 209 $[M-Me]^+$、193 $[M-OMe]^+$、149 $[M-OMe-COO]^+$、117 $[M-2OMe-COOH]^+$ 和 77 $[C_6H_5]^+$。

绿原酸为咖啡酸与奎宁酸结合的酯，分子离子峰（$[M]^+=354$）较弱。失去酯配基奎宁酸基而得亚稳离子 *m/z* 180（咖啡酸），继续失水得基峰 *m/z* 163；或失去酯配基奎宁酸和 CO 而得次亚稳离子 *m/z* 134。

苯丙素苷类化合物采用 EI-MS 较难得到分子离子峰，因此，常采用 FAB-MS 或 ESI-TOF-MS 方法进行测定。

五、生物活性

（一）对神经系统的作用

肉豆蔻挥发油中的主要成分为肉豆蔻醚，含量为 37.63%～47.06%，对人大脑有中度兴奋作用；能增强 5-羟色胺的作用；对单胺氧化酶有中等程度抑制作用。黄樟醚有麻醉作用。榄香脂素具致幻作用。反式异榄香脂素（*trans*-isoelemicin）有镇静催眠作用[16]。莳萝脑（dillapiol）能延长戊巴比妥诱导的睡眠时间，ED_{50} 为 1.57 mg/kg[17]。肉苁蓉中的类叶升麻苷（acetoside）具有改善正常小鼠学习记忆和增强其性功能的作用。同时，对于东莨菪碱所致记忆获得性障碍亦有改善作用，对中枢胆碱能系统的影响是其作用机制之一。丹酚酸（lithospermic acid）A 按 3 和 10 mg/kg 剂量静脉注射，能减轻脑缺血-再灌注导致的小鼠学习记忆功能障碍。

（二）抗氧化作用

肉豆蔻醚能显著提高肝和其他靶组织中谷胱甘肽（GST）活性，与肝 DNA 产生附加物。丁香酚、异丁香酚、异甲基丁香酚、MMPP、TMPP、绿原酸、新绿原酸和隐绿原酸都具有较强的抗氧化活性[6,8]。肉苁蓉中的苯丙素苷亦有较强的抗氧化活性。

丹酚酸甲和乙对 Vc-NADPH 或 Fe^{2+}-半胱氨酸诱导的大鼠脑、肝、肾等脏器微粒体的脂质过氧化呈抑制作用，对氧自由基所致大鼠心脏和肝微粒体损伤有保护作用，能捕捉中性粒细胞释放的氧自由基[18,19]，逆转氧自由基致心肌细胞膜钾通道的抑制作用，保护离体大鼠心肌缺血-再灌注损伤[20,21]。3,5-二咖啡酰鸡纳酸（3,5-dicaffeoylquinic acid）[22]，车前苷（plantainoside）A、B、D，蒲包花苷，米团花苷（leucosceptoside），异毛蕊花苷（iso-verbascoside），2′-乙酰洋丁香苷（2′-acetylacteoside）[23]，松果菊苷（echinacoside）[24]、水苏苷（stachysoside）C[25] 和毛蕊花苷（verbascoside）[26] 等对微粒体脂质过氧化皆有抑制作用。

（三）抗血小板凝聚作用

咖啡酸、阿魏酸、芥子酸、对羟基桂皮酸、咖啡酸甲酯、丹酚酸丙[27]、3,4-二咖啡酰鸡纳酸[28]、3,5-二咖啡酰鸡纳酸[29]、荷包花苷[30]、车前苷 B、木赛苷（mussatioside）I[31]

等具有抗血小板凝聚活性。

（四）抗菌、抗炎作用

绿原酸、γ-细辛醚、对羟基肉桂酸、凌霄花苷（campneoside）Ⅰ[32]、大车前苷（plantamajoside）[33]、悬垂连翘苷（suspensaside）[34]连翘苷（forsythiaside）[35]等有抗菌作用。

咖啡酸甲酯、丹酚酸A、海力可苷（hellicoside）、大车前苷和异毛蕊花苷等可抑制5-脂氧酶活性，其IC_{50}分别为0.48、0.38、0.316、0.737和0.092 μmol/L。大车前苷对花生四烯酸所致小鼠耳肿胀亦具有一定程度的抑制作用；3,5-二咖啡酰鸡纳酸在体外试验中具有显著的抗炎作用[36]；松柏苷和咖啡酰基葡萄糖苷有抗组胺释放活性。

（五）抗病毒作用

3，4-二咖啡酰鸡纳酸和3，5-二咖啡酰鸡纳酸对HIV-1整合酶活性有抑制作用；珠子草苷（niruriside）是HIV-REV蛋白/PRE RNA特异性抑制剂[37]。

（六）抗肿瘤作用

分别按100 mg/kg剂量给S-180荷瘤ICR小鼠腹腔注射咖啡酸甲酯和阿魏酸甲酯，它们对肿瘤生长的抑制率分别为41.2%和44.4%[38]。某些苯丙素苷类化合物对肝癌SMMC-7721、肺腺癌L342和胃腺癌MGC细胞生长具有抑制作用，其IC_{50}：异毛蕊花苷分别为98.0、95.6、91.5 μg/ml[39]，肉苁蓉苷（cistanoside）D分别为267.8±12.6、289.4±14.6、256.7±11.2 μg/ml[40]，松果菊苷分别为98.4、105.4、102.3 μg/ml[41]，毛蕊花苷分别为102.0、96.8、94.5 μg/ml[42]，且毛蕊花苷对大鼠肝癌dRLh-84、S-180、P388和HeLa肿瘤细胞的细胞毒IC_{50}分别为99.3、47.0、350.0和12.5 μmol/L。

（七）对酶活性的抑制作用

某些苯丙素苷类化合物对醛糖还原酶活性具有抑制作用，丹酚酸A的IC_{50}为9.80 nmol/L[43]，丹酚酸B的IC_{50}为2.81 μmol/L[44]；3，5-二咖啡酰鸡纳酸和海力可苷对大鼠晶状体醛糖还原酶活性抑制作用的IC_{50}分别为0.46和926.00 μmol/L[29,45]。海力可苷、大车前苷、悬垂连翘苷和青连翘苷等对cAMP磷酸二酯酶活性亦有抑制作用，IC_{50}分别为169、160、183和110 μmol/L。

（八）其他作用

洋蓟素有利胆保肝作用；迷迭香酸有止泻作用；绿原酸尚具有利胆作用。

第二节　香豆素

香豆素（coumarin）是邻羟基桂皮酸的内酯，都具有苯骈α-吡喃酮母核基本骨架，大部分在7位有羟基。目前从自然界分离得到的香豆素类化合物已超过1000种，它们广泛分布在植物界，特别是高等植物中，如伞形科（Umbelliferae）、芸香科（Rutaceae）、豆科（Leguminosae）、菊科（Compositae）；少数发现于动物和微生物，如从发光真菌（*Armillarialla tabescens*）分离的亮菌素类等。

通过对熏衣草（*Lavandula officinalis*）的示踪实验发现，葡萄糖、苯丙氨酸、肉桂酸能有效地掺入香豆素和7-甲氧基香豆素（herniarin）；邻-香豆酸和邻-香豆基葡萄糖苷能选择性掺入7-甲氧基香豆素中。然而，对-香豆酸和2-葡萄糖基氧代-4-甲氧基香豆酸能选择性掺入7-甲氧基香豆素（图4-6）。7-甲氧基香豆素，第一步是桂皮酸的对位羟基化作用，而香豆素，第一步是邻-羟基化作用。同时也发现在完整的细胞中，7-甲氧基主要是作为苷的形式存在。

某些香豆素的生物合成路线如图 4-6 和图 4-7 所示。

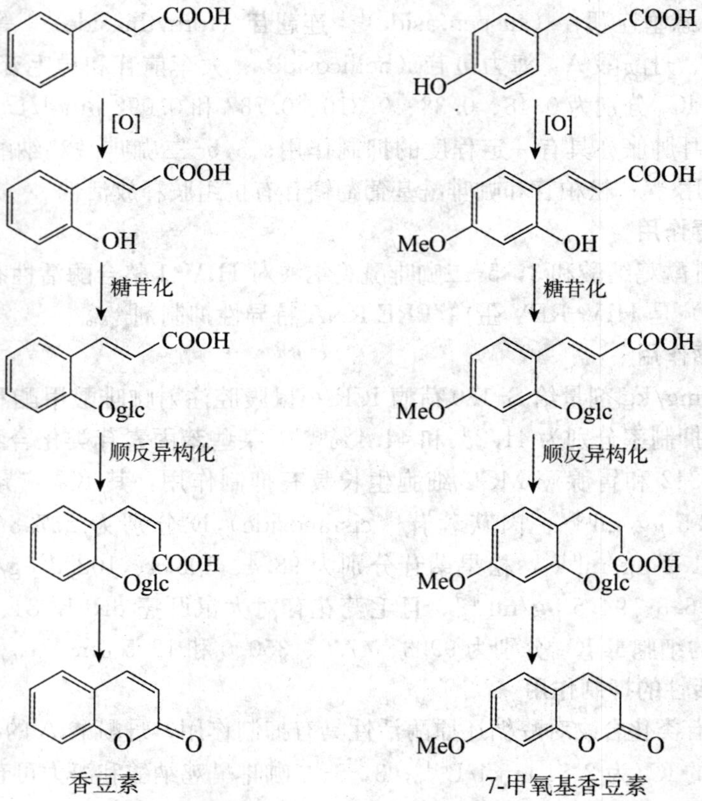

图 4-6　香豆素类化合物的生物合成

从一系列的呋喃香豆素的研究得知，呋喃环的二碳链来自异戊烯，通过断裂三碳碎片而形成（图 4-7）。

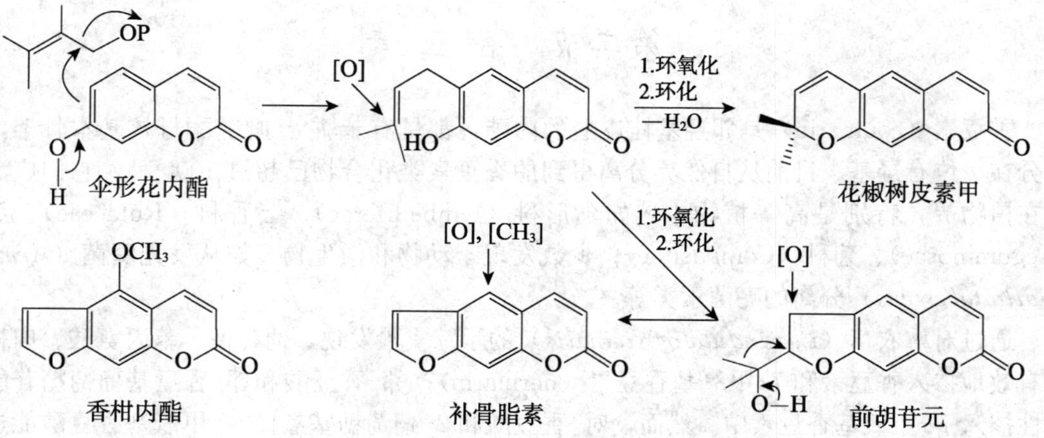

图 4-7　呋喃香豆素类化合物的生物合成

邻-羟基化作用是生物合成呋喃香豆素类化合物的重要步骤。在霉菌和高等植物中香豆素的合成路线亦不尽相同（图 4-8）。

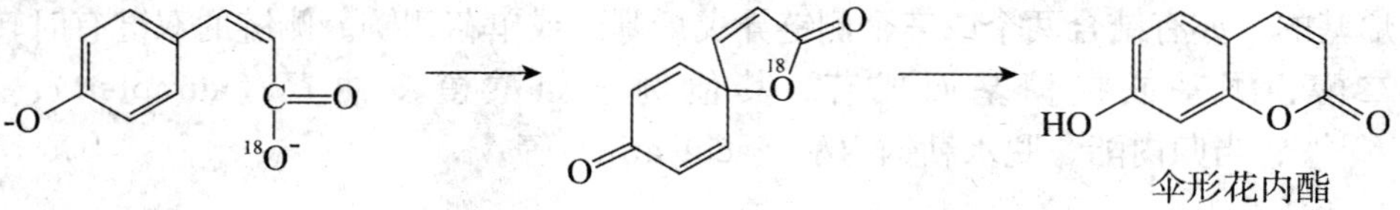

伞形花内酯

图 4-8　香豆素的碳链来源（^{18}O 示踪试验）

一、结构与分类

香豆素类化合物的基本结构是苯骈 α-吡喃酮，根据其骨架结构的变化，分为香豆素（coumarins）、异香豆素类（isocoumarins）、聚合香豆素类（meric coumarins）和其他香豆素类。

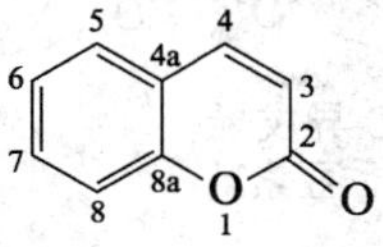

苯骈α-吡喃酮（2*H*-1-benzopyran-2-one）

（一）香豆素

由于香豆素类母核上常有羟基、烷氧基、苯基、异戊烯基等取代，后者的活泼双键又可与邻酚羟基环合成呋喃或吡喃结构，因此，又将香豆素分为简单香豆素类（simple coumarins）、呋喃香豆素类（furanocoumarins）和吡喃香豆素类（pyranocoumarins）。

1. 简单香豆素类　只在苯环有取代基的香豆素才被归类于简单香豆素。伞形花内酯（umbelliferone）是这类香豆素化合物。另外，在 C-5、C-6、C-8 多有羟基、甲氧基、亚甲二氧基和异戊烯基等含氧官能团，如茵陈素（scoparone）、茵芋苷、甲氧基欧芹酚（osthole）、当归醇 A、东莨菪素（scopoletin）等。

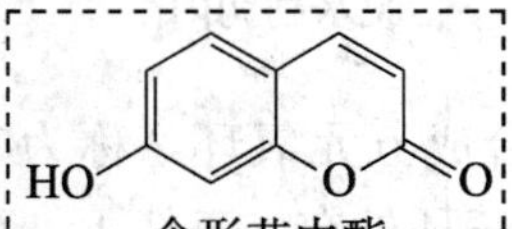

伞形花内酯

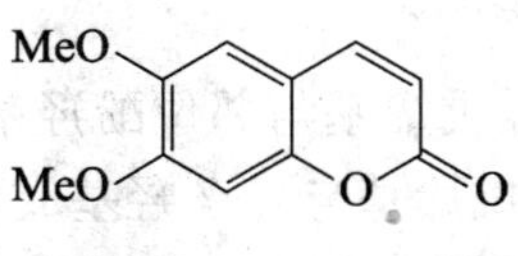

茵陈素

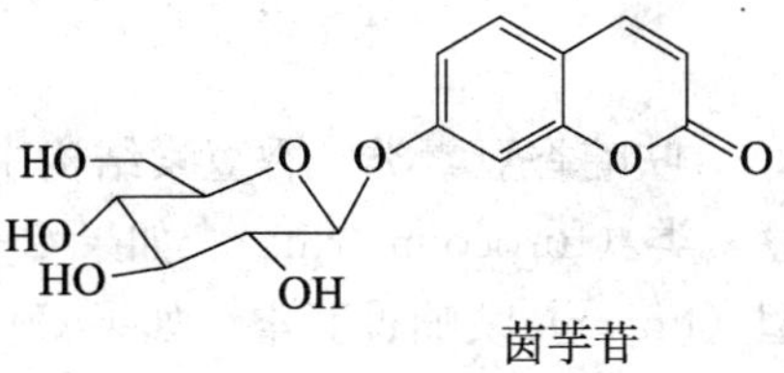

茵芋苷

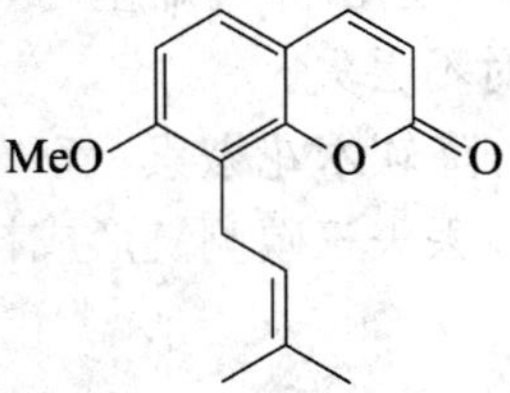

甲氧基欧芹酚

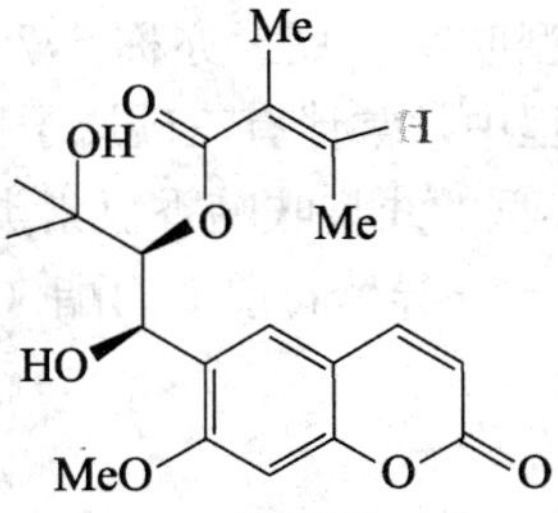

当归醇A

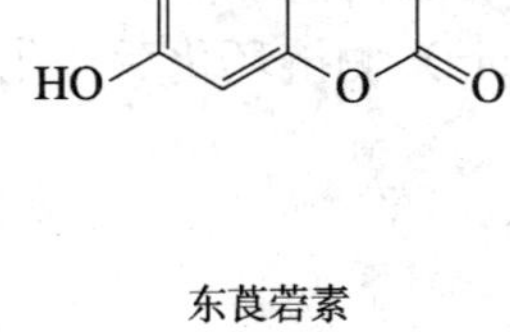

东莨菪素

从生物合成途径分析，由于C-6和C-8负电性较高，易于烷基化。因此，天然简单香豆素类的异戊烯基多在C-6和C-8出现，有时也在C-3位上出现，呈C—C键结合。如甲氧基欧芹酚、当归内酯（angelicone）、albumin[46]等。而且，同一母体上，亦有结合一个侧链异戊烯基的，亦有结合两个或三个侧链异戊烯基的或单萜侧链。侧链的双键有时转换成环醇、邻二醇、酮基或接糖基而成苷。其他例子如酸橙皮油素（aurapten）、木桔素（marmin）[47]、当归内酯、脱水勒钩内酯（aculeatin）等。

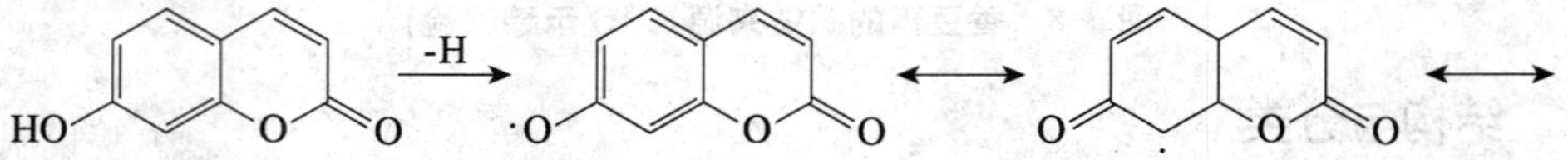

伞形花内酯　7-*O*-异戊烯基香豆素　8-C-异戊烯基香豆素

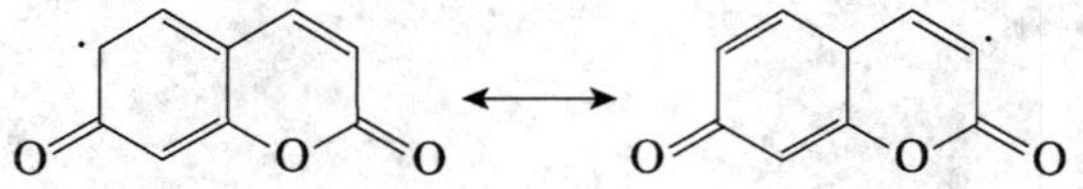

6-C-异戊烯基香豆素　3-C-异戊烯基香豆素

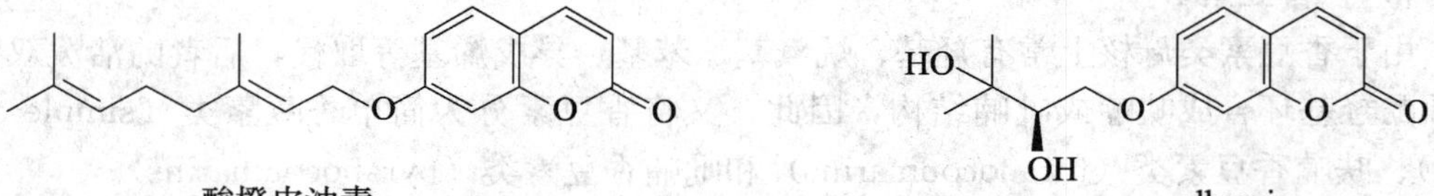

酸橙皮油素　albumin

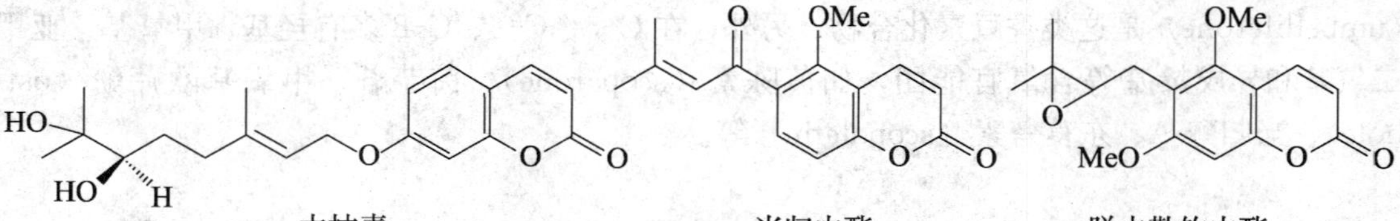

木桔素　当归内酯　脱水勒钩内酯

2. 呋喃香豆素类　香豆素结构中的异戊烯基与邻位酚羟基环合成五元氧环，称为呋喃香豆素类（furocoumarins）。如果C-6异戊烯基与C-7羟基成环，三环处在一直线上，称为线型（linear）呋喃香豆素。如果C-8异戊烯基与C-7羟基成环，处在一折角线上，称为角型（angular）呋喃香豆素。

（1）线型呋喃香豆素类　线型呋喃香豆素亦称6,7-呋喃骈香豆素，由异戊烯基与邻位酚羟基环化而成。成环的环化过程中常常伴有三碳原子丢失，或有时不丢失。

补骨脂内酯（psoralen）是典型的线型呋喃香豆素类化合物。7-降软木花椒素（7-nor-suberosin）侧链环化后转化为（+）-异紫花前胡内酯（marmesin），丢失三碳侧链形成补骨脂内酯。

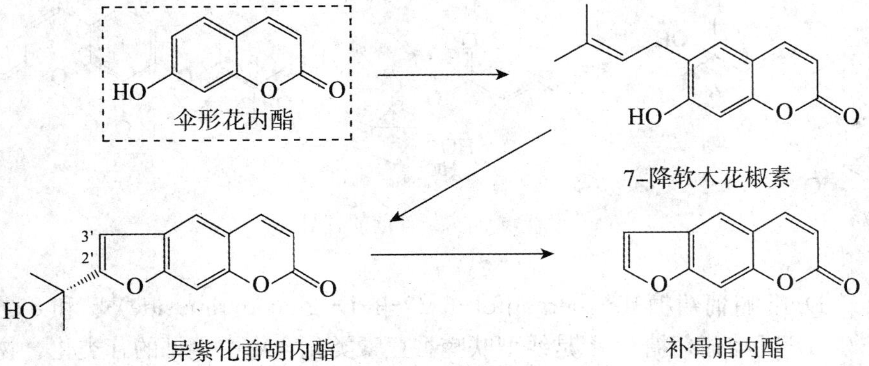

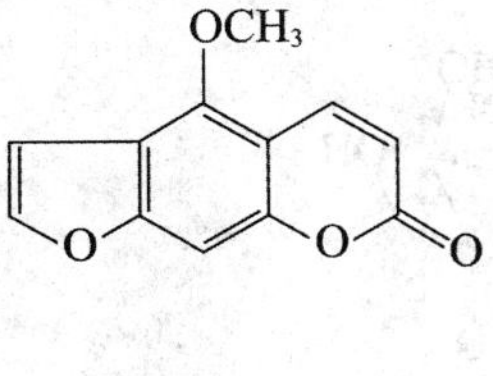

香柑内酯

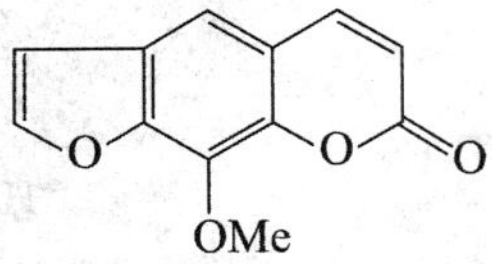

花椒毒内酯

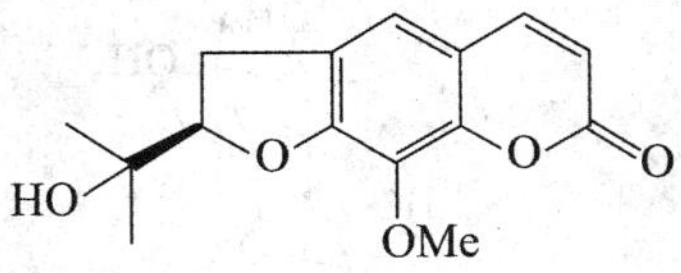

紫花前胡内酯

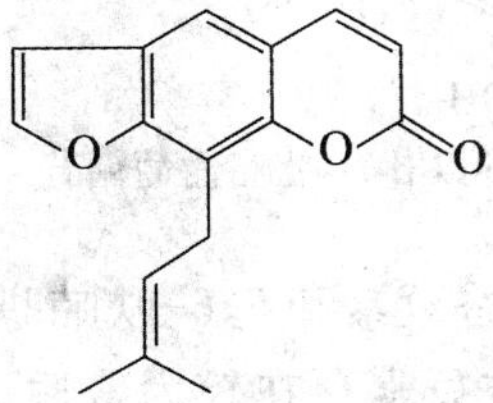

欧前胡内酯

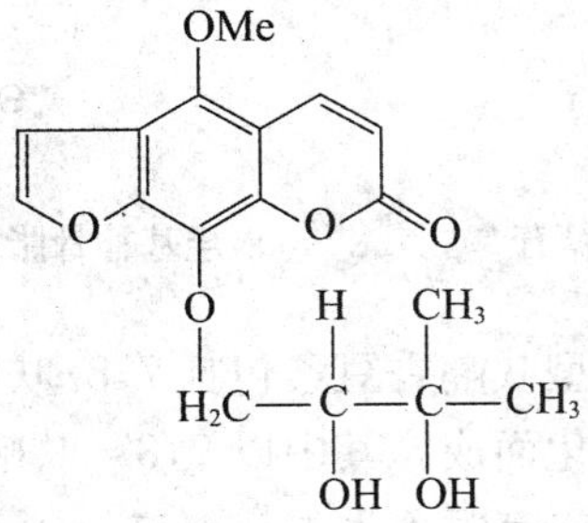

白当归素

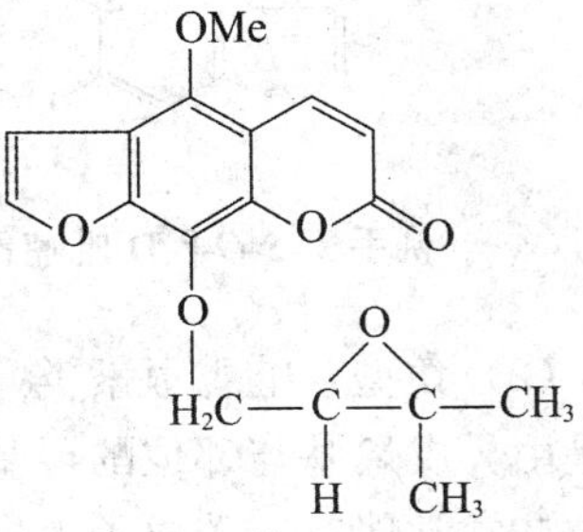

白当归脑

本类化合物中常见的有：香柑内酯（bergapten）、花椒毒内酯（xanthotoxin）、紫花前胡内酯（nodakenetin）、欧前胡内酯（imperatorin）、白当归素（byak-angelicin）、白当归脑等。羌活间烯醇（notopterol）、羌活邻烯醇（notoptol）、6′-反式阿魏酰基紫花前胡苷［6′-*O*-(*trans*-feruloyl) nodakenin］[48-50]也已从宽叶羌活（*Notopterygium forbesii*）和狭叶羌活（*N. incisum*）的地下部分得到。前胡苷（decuroside）Ⅵ从紫花前胡[51]（*Peucedanum decursivum*）的根分离得到。

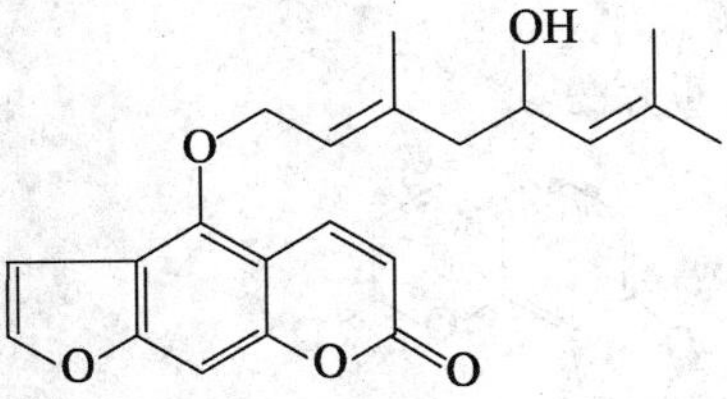

羌活间烯醇

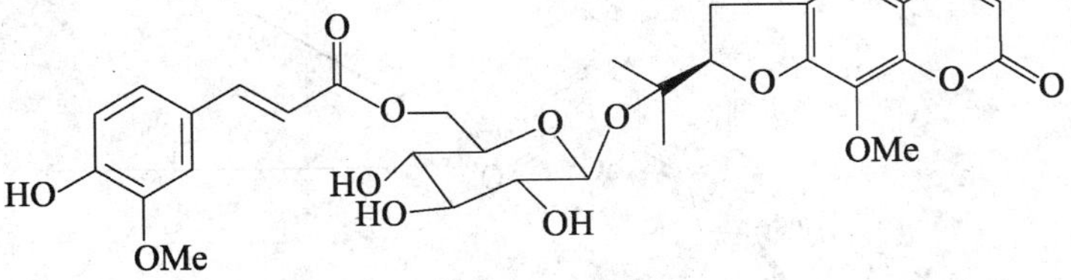

6′-*O*-反式阿魏酰基紫花前胡苷

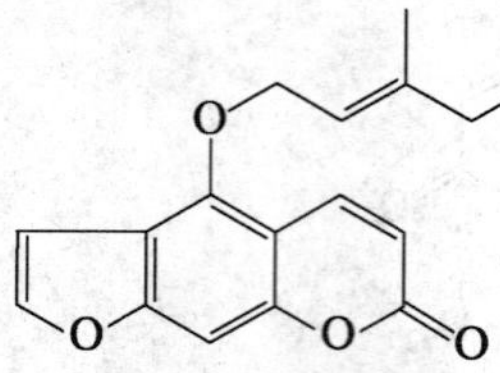
羌活邻烯醇

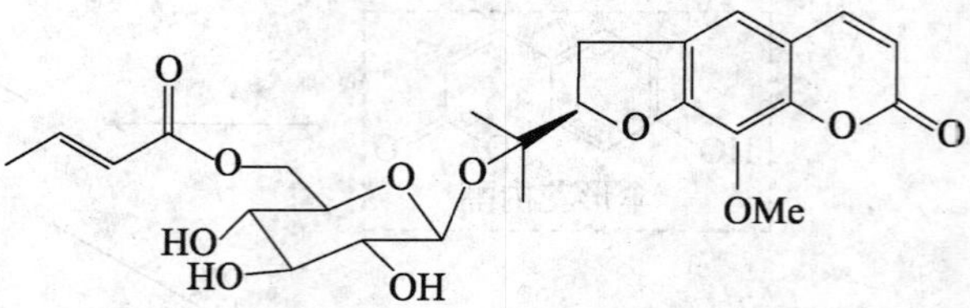
前胡苷Ⅵ

佛手酚-5-*O*-β-D-吡喃葡萄糖苷（bergaptol-6-*O*-β-D-glucopyranoside）[48]和8-羟基补骨脂内酯-5-*O*-β- D-吡喃葡萄糖苷[52]是线型呋喃香豆素类化合物中少见的苷类化合物。

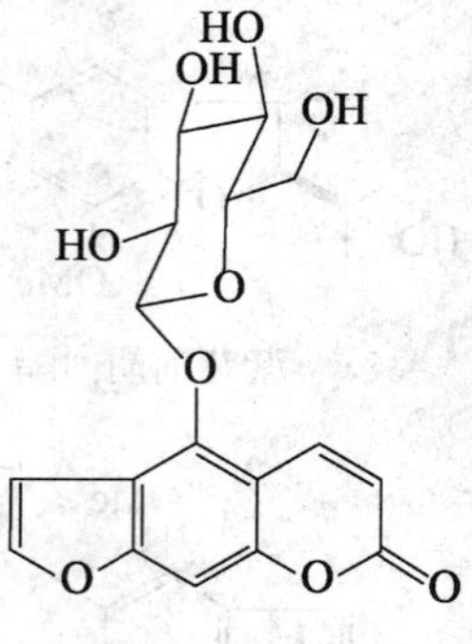
佛手酚-5-*O*-β-D-吡喃葡萄糖苷

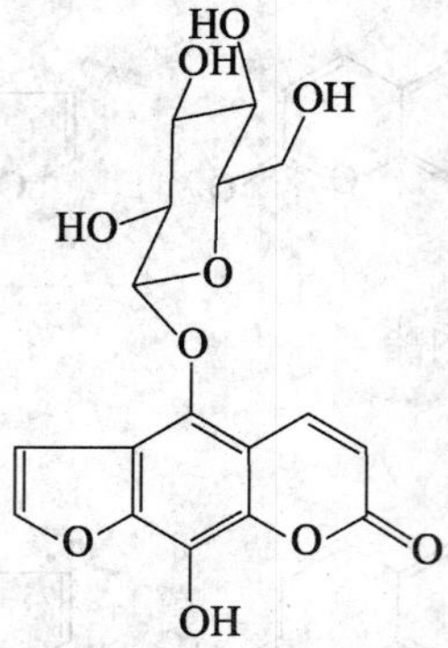
8-羟基补骨脂内酯-5-*O*-β-D-吡喃葡萄糖苷

（2）角型呋喃香豆素类　角型呋喃香豆素包括7,8-呋喃骈香豆素和5,6-呋喃骈香豆素，也是由异戊烯基与邻位酚羟基环化而成，其中以7,8-呋喃骈香豆素存在较为普遍。成环过程中亦常常伴有三碳原子丢失，或有时不丢失。如二氢山芹醇（哥伦比亚苷配基，columbianetin）和白芷素（异补骨脂内酯，isopsoralen）。

常见的本类化合物有异香柑内酯（isobergapten）、茴芹内酯、蛇床定（cnidiadin）、异食用当归素（isoedultin）、元当归素（archangelicin）和川白芷素（angenomalin）等。

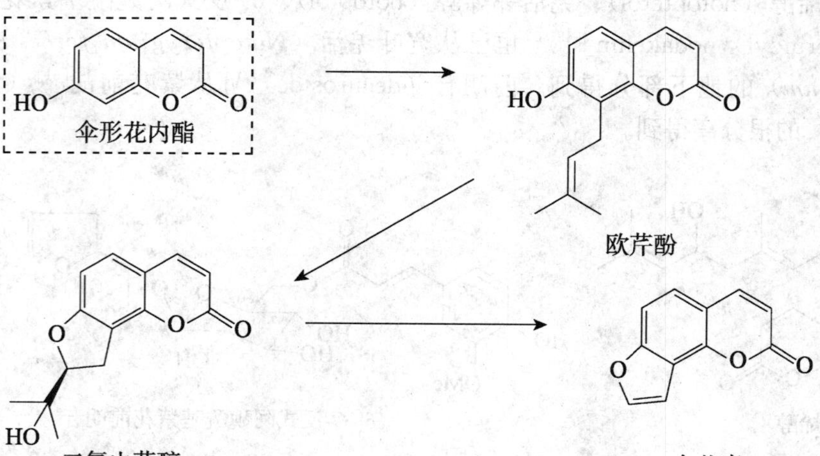

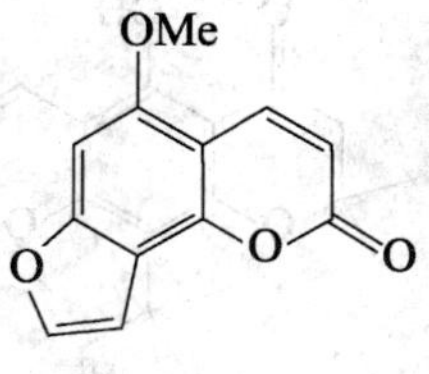

异香柑内酯

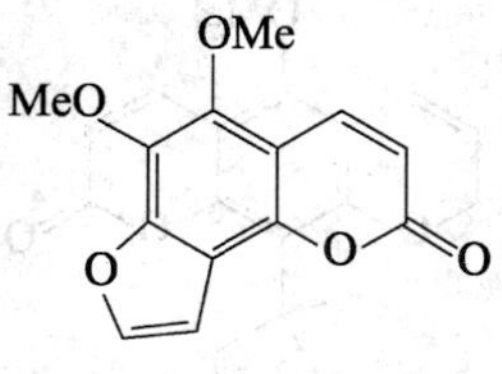

茴芹内酯

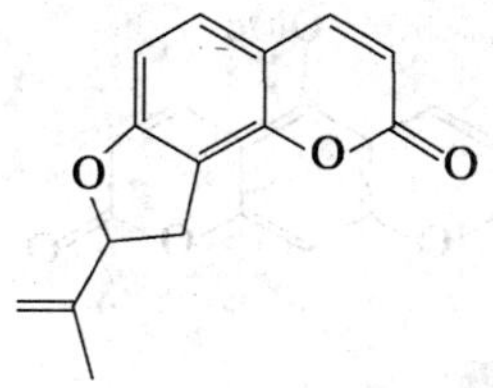

川白芷素

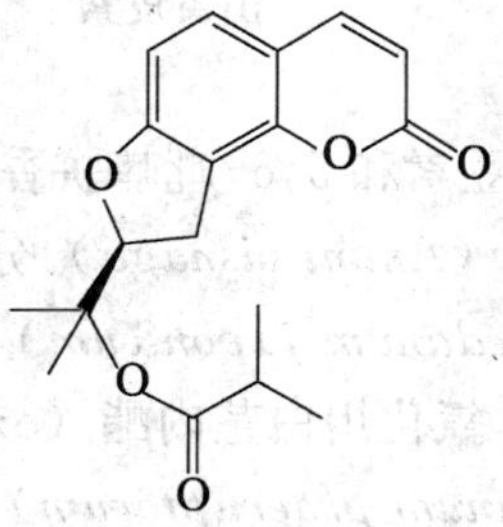

蛇床定

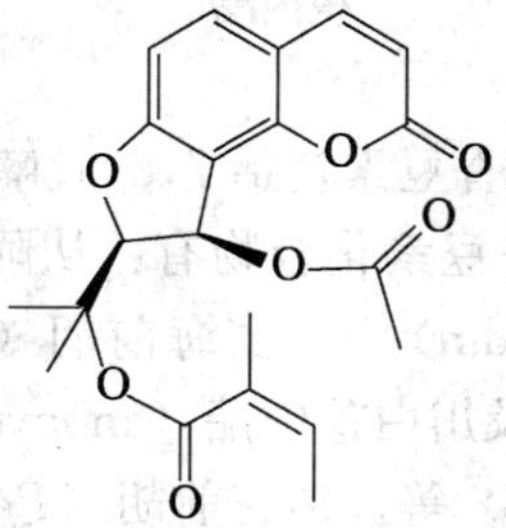

异食用当归素

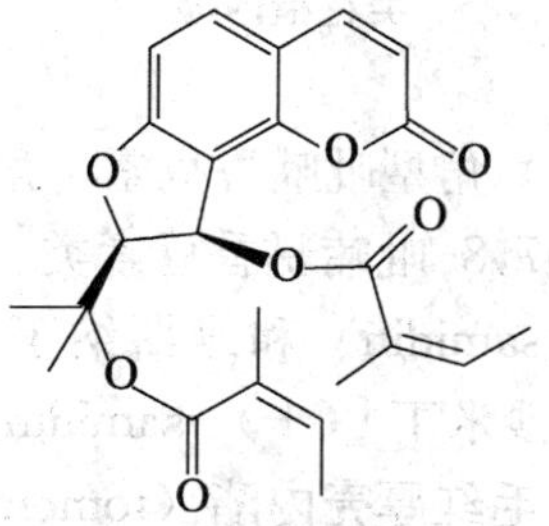

元当归素

3. 吡喃香豆素类　香豆素母核的 C-6 或 C-8 取代异戊烯基与邻位酚羟基环合成 2,2-二甲基-α-吡喃环结构，则形成吡喃香豆素类。与呋喃香豆素一样，吡喃香豆素亦可分为线型吡喃香豆素和角型吡喃香豆素。线型或角型吡喃香豆素在由异戊烯基与邻位酚羟基成环过程中常常不伴有三碳原子丢失，这一点与线型或角型呋喃香豆素不同。

(1) 线型吡喃香豆素类　线型吡喃香豆素亦称 6,7-吡喃骈香豆素，如花椒内酯、鲁望桔内酯（luvangatin）、Pd-C-Ⅱ[53]、美花椒内酯（xanthotoxyletin）、枳内酯（poncitrin）、山黄皮素（clausenidin）等。

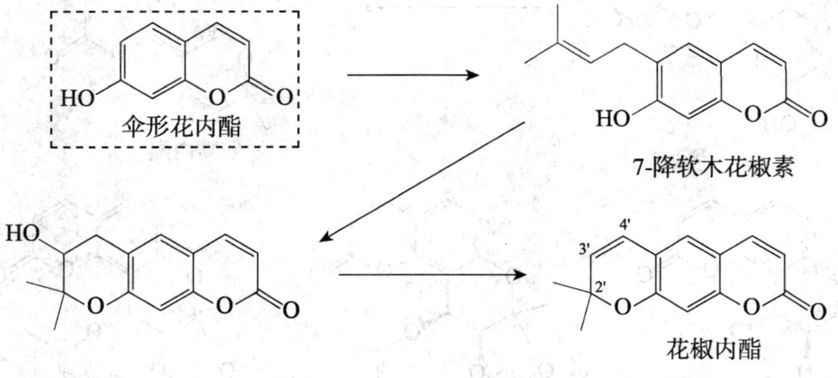

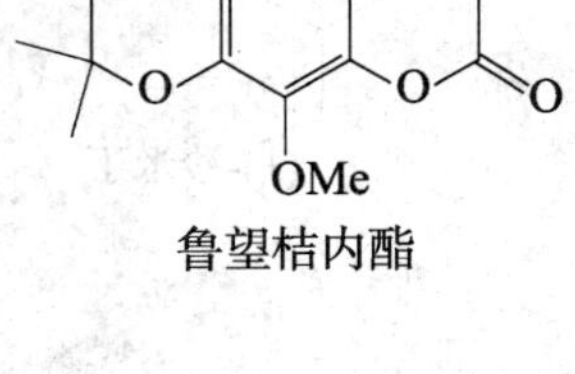

鲁望桔内酯

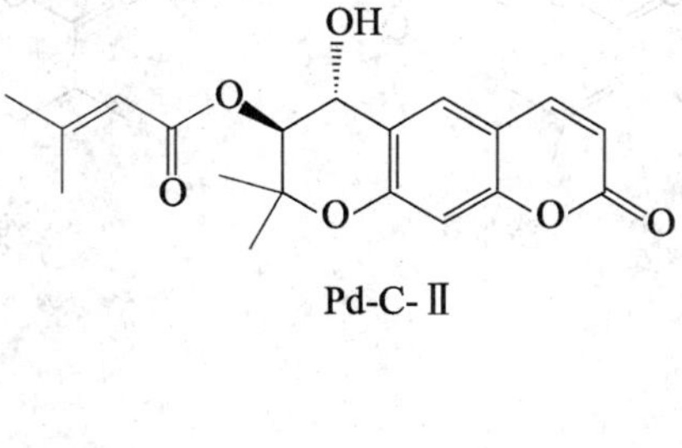

Pd-C-Ⅱ

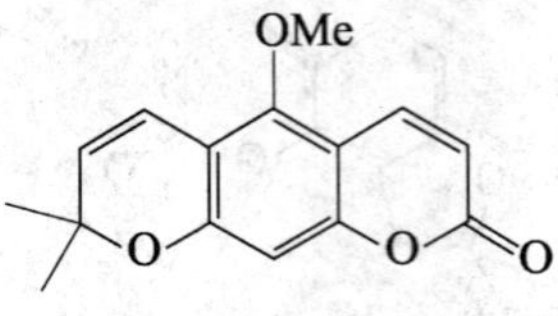

美花椒内酯

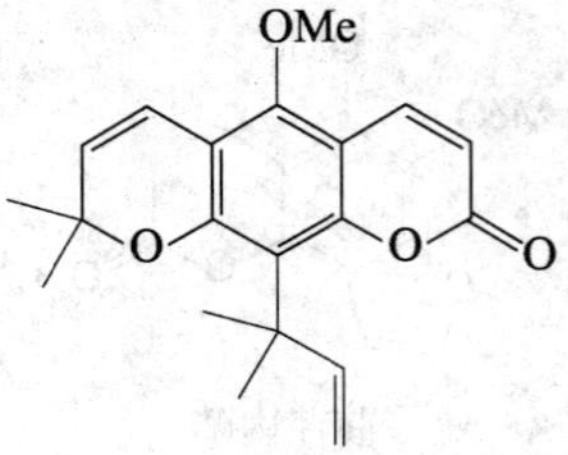

枳内酯

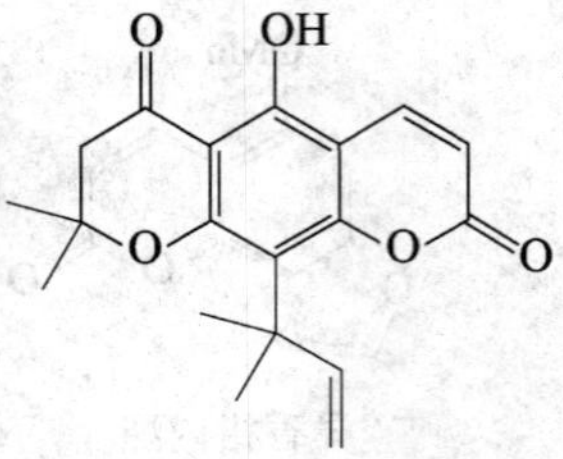

山黄皮素

（2）角型吡喃香豆素　角型吡喃香豆素包括7,8-吡喃骈香豆素和5,6-吡喃骈香豆素。

①7,8-吡喃骈香豆素类　本类香豆素化合物有：从阿米芹（*Ammi visnaga*）分离的沙米丁（samidin）和维斯纳丁（visnadin）[54]，滨海前胡（*Peucedanum japonicum*）根中的（+）-沙米丁［（+）-samidin］[55]以及川白芷内酯（anomalin）、氧化川白芷内酯（oxyanomalin）、毛红厚壳内酯（tomentolide B）等。白花前胡（*Peucedanum praeruptorum*）根中的白花前胡素（praeruptorin）E、田野邪蒿（*Seseli campestre*）根中的田野邪蒿醇（campestrol）和田野邪蒿酮醇（campestrinol）[54]等也是7,8-吡喃骈香豆素。

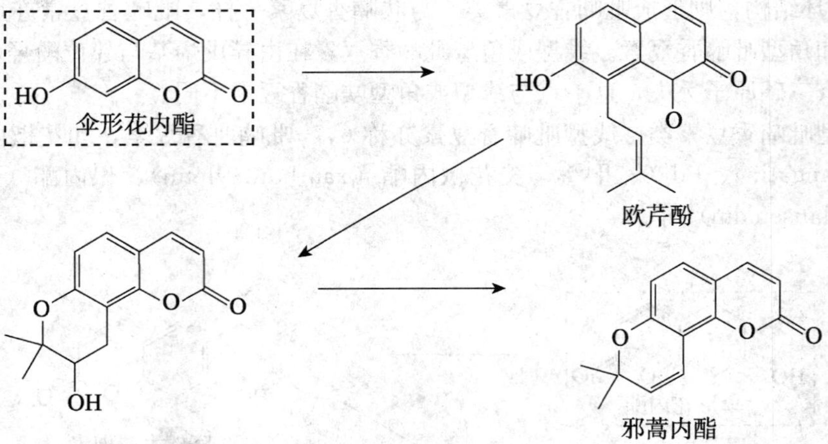

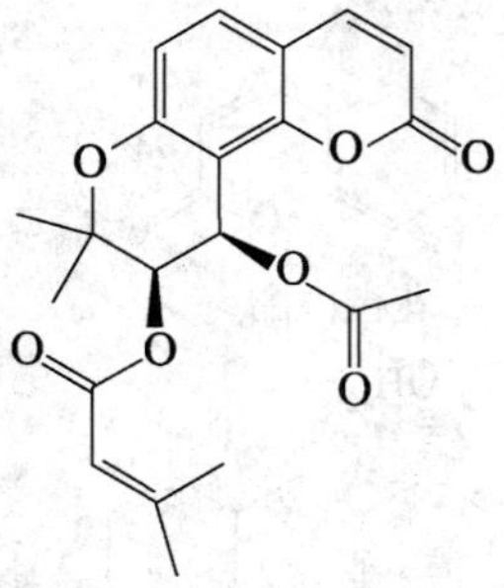

沙米丁

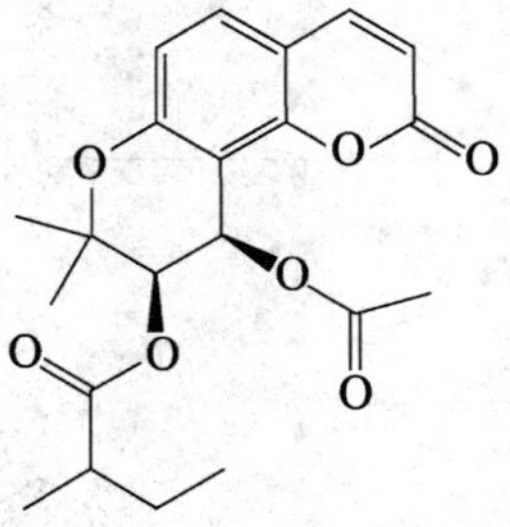

维斯纳丁

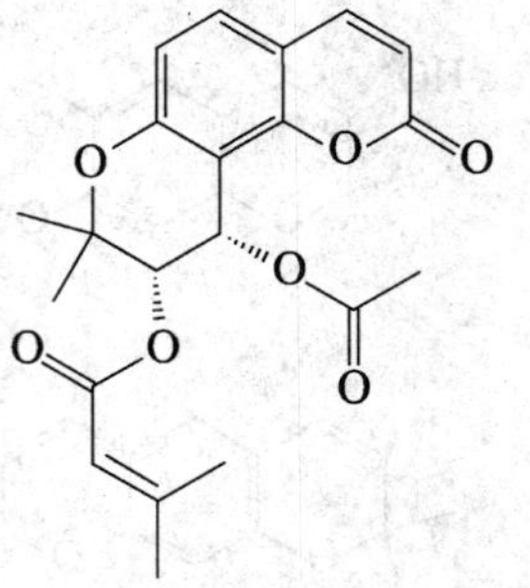

(+)-沙米丁

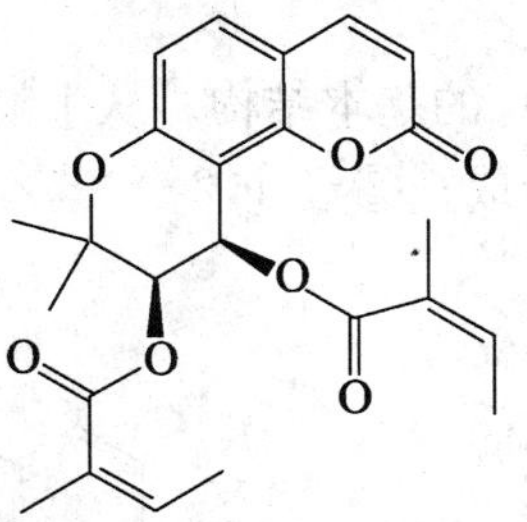

川白芷内酯

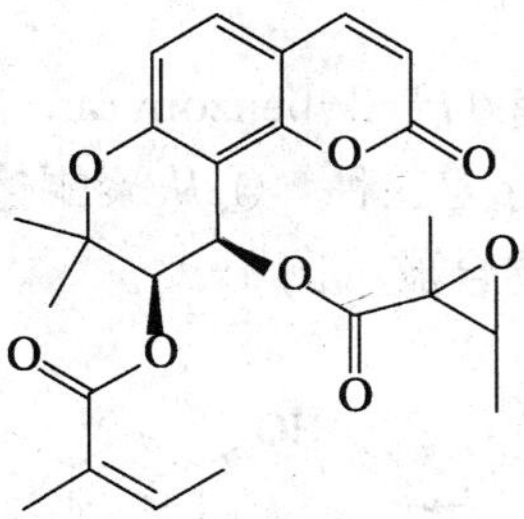

氧化川白芷内酯

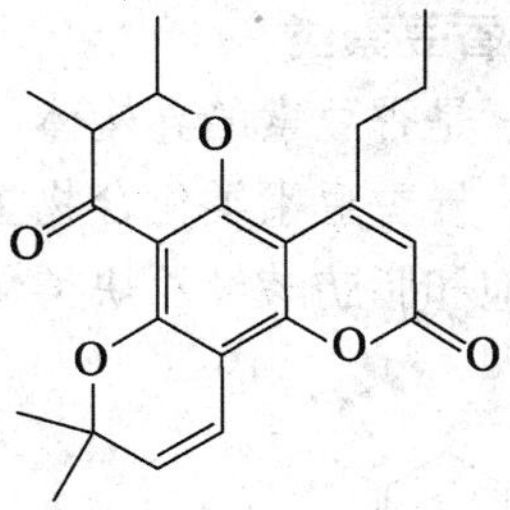

毛红厚壳内酯B

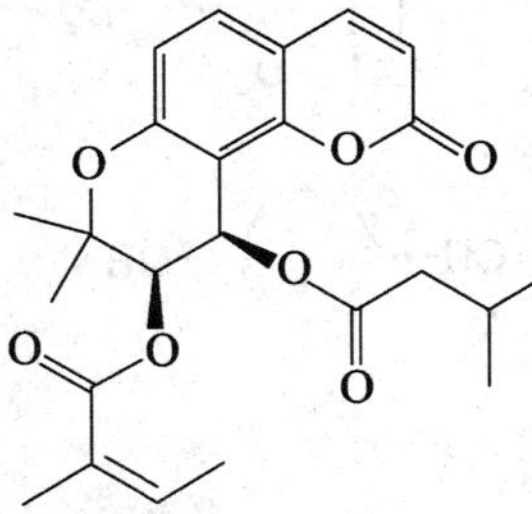

白花前胡素E

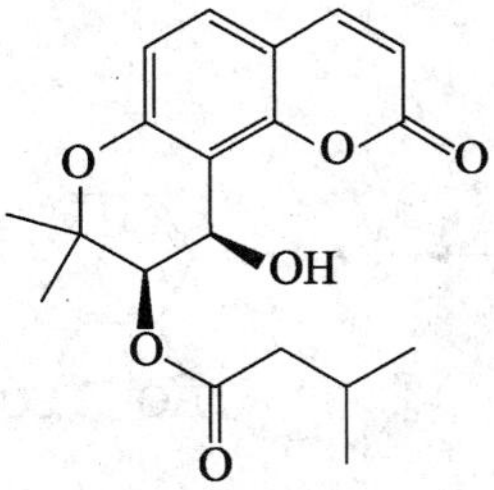

田野邪蒿醇

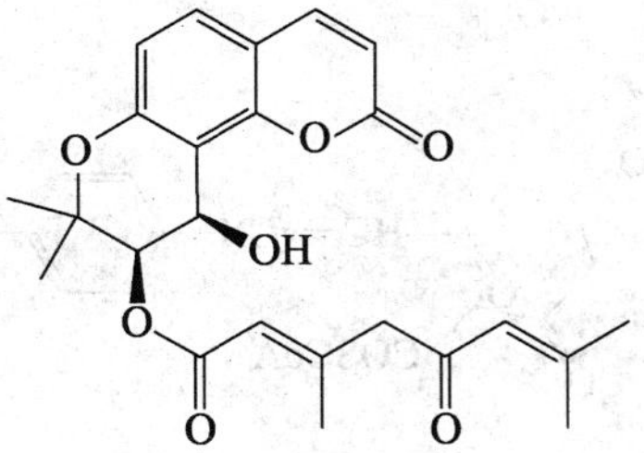

田野邪蒿酮醇

②5,6-吡喃骈香豆素类　5,6-吡喃骈香豆素在自然界存在较少。本类化合物有：海棠果内酯（callophylloide)、红厚壳内酯（inophyllolide)、长心圆形胡桐内酯 A（cordatolide A)、长心圆形胡桐内酯 B（cordatolide B）和长圆胡桐内酯（oblongulide)[56] 等。也可将长心圆形胡桐内酯 A、长心圆形胡桐内酯 B 和长圆胡桐内酯归类为其他类型的香豆素类化合物。

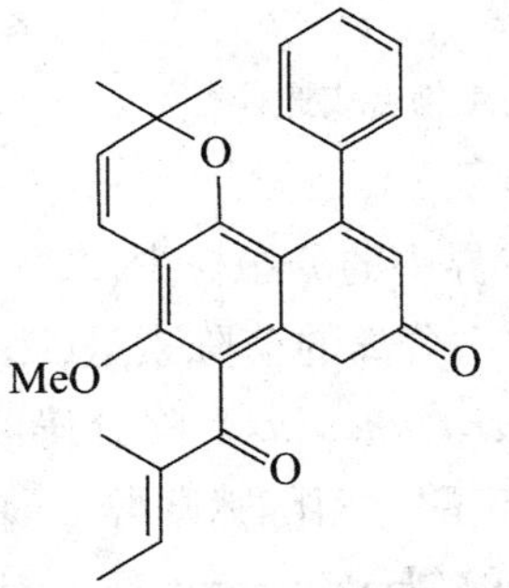

海棠果内酯

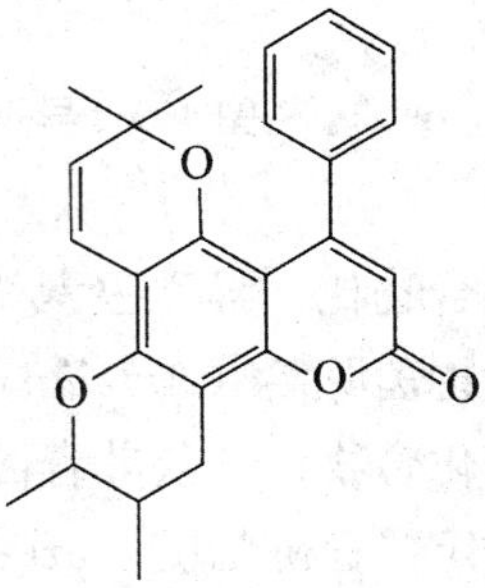

红厚壳内酯

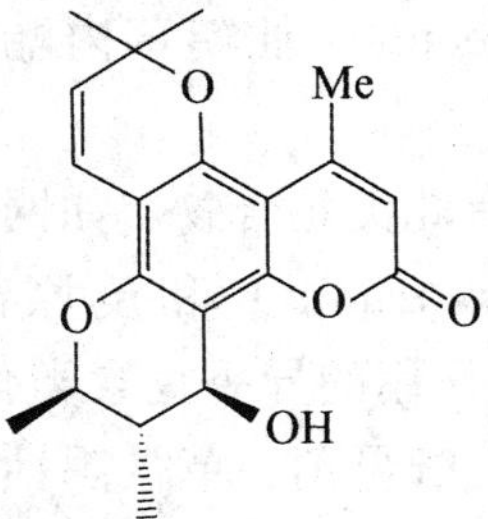

长心圆形胡桐内酯A

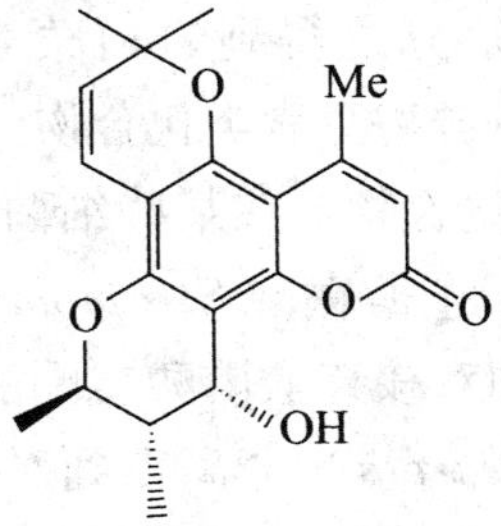

长心圆形胡桐内酯B

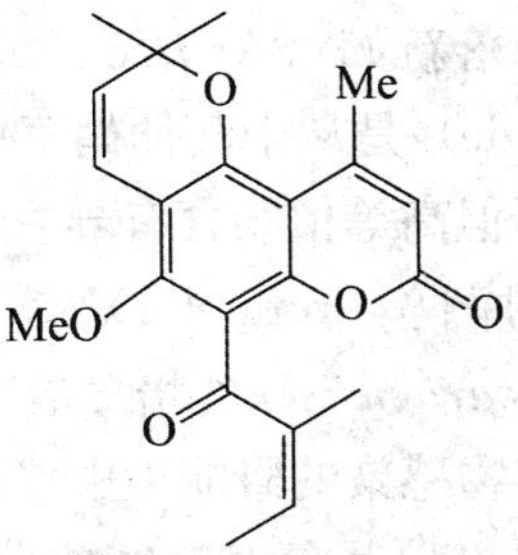

长圆胡桐内酯

（二）异香豆素类

异香豆素是香豆素的异构体，具有 1*H*-2-benzopyran-1-one 的基本结构。从生物合成的途径分类，异香豆素类化合物主要分为三种：①从聚酮途径合成；②经 1,2-二苯乙烯合成；③从不饱和脂肪酸经乙炔类化合物合成（图 4-9）。

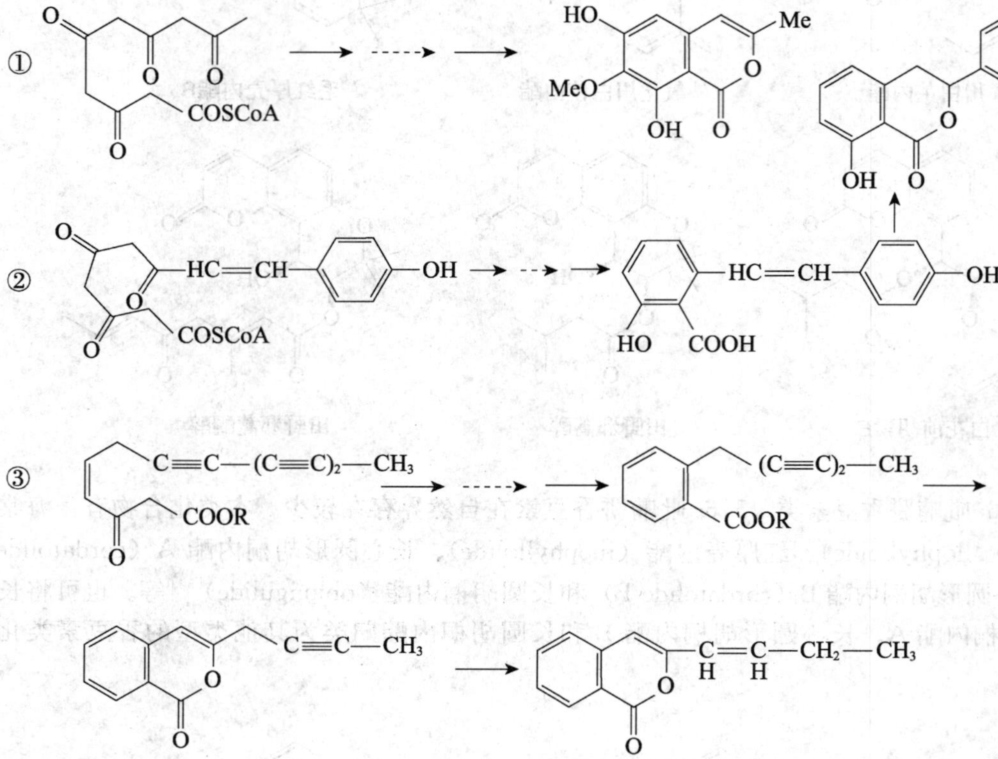

图 4-9　异香豆素类化合物的生物合成途径

与香豆素类化合物比，异香豆素类化合物在自然界中的分布极少。

从菊科药用植物茵陈蒿（*Artemisia capillaris*）中分离的茵陈素（capillarin，茵陈炔内酯）是异香豆素类化合物；从狭叶青蒿（*Artemisia dracunculus*）除分得茵陈素外，尚分离得到异香豆素蛔蒿定（茵陈嘧啶，artemidin）、蛔蒿定醇（茵陈咪啶醇，artemidinol）、8-羟基蛔蒿定（8-hydroxyartemidin）；从有甜味的毛绣球（*Hydrangea serrata*）叶分离得到异香豆素叶甜素（phyllodulcin）的 8-*O*-β-葡萄糖苷以及绣球酚（八仙花酚，hydrangenol）；从童氏落新妇（*Astilbe thunbergii*）分离得到岩白菜素（bergenin）。仙鹤草内酯（agrimonolide）是从中药仙鹤草分离出的异香豆素类化合物。

不但高等植物含有异香豆素类化合物，在某些细菌中亦含有此类化合物。如网状菌醇（赖蒂库醇，reticulol）是从红网链霉菌（*Streptomyces rubreticulae*）和茂原链霉菌（*S. mobaraensis*）的培养液中得到的对核苷酸磷酸二酯酶有抑制作用的异香豆素类化合物。从微生物感染的野胡萝卜（*Daucus carota*）分离得到对丝状菌、酵母菌、革兰阴性菌有抑制作用的 6-甲氧基蜂蜜曲菌素（6-methoxymelein），从引起苹果腐烂的病原菌（角状腐皮壳菌 *Valsa ceratosperma*）和杏萎凋病菌（扁桃壳梭孢菌，*Fusicoccum amygdali*）分离得到5-甲氧基麦莱素（5-methoxymelein）。

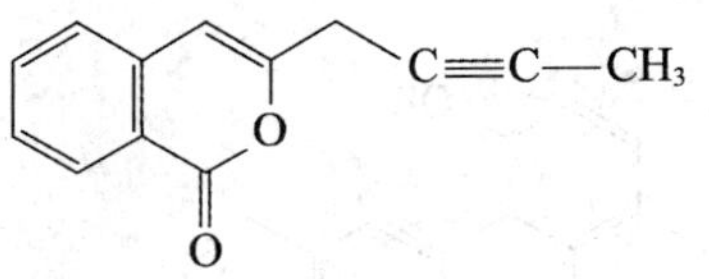

茵陈炔内酯

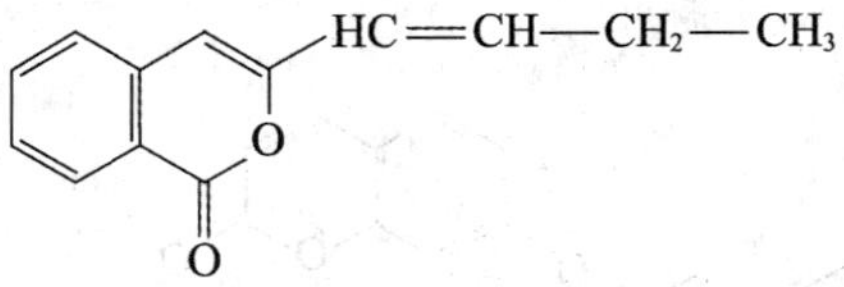

蛔蒿定

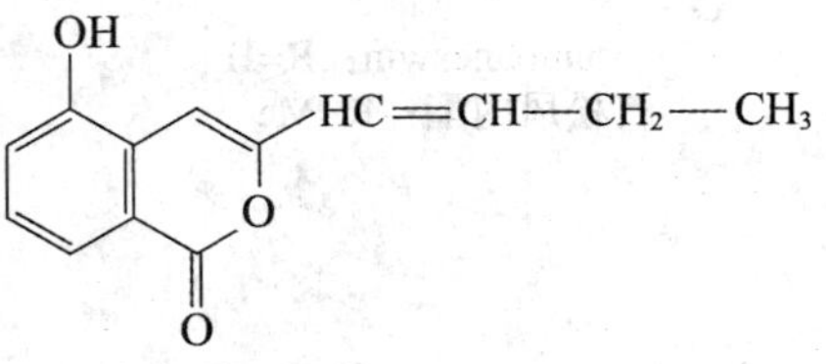

蛔蒿定醇

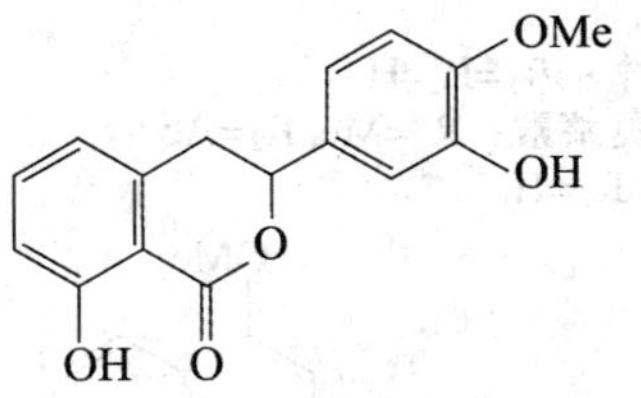

异香豆素叶甜素

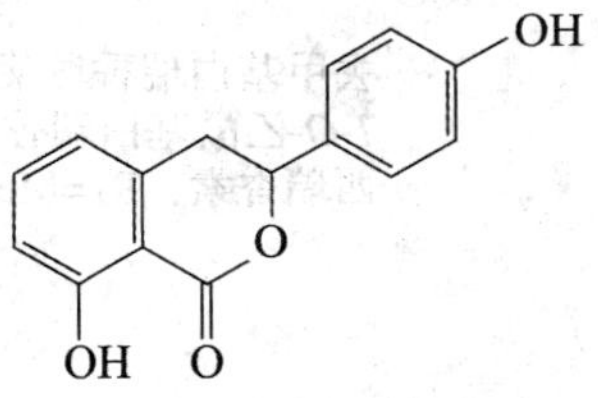

绣球酚

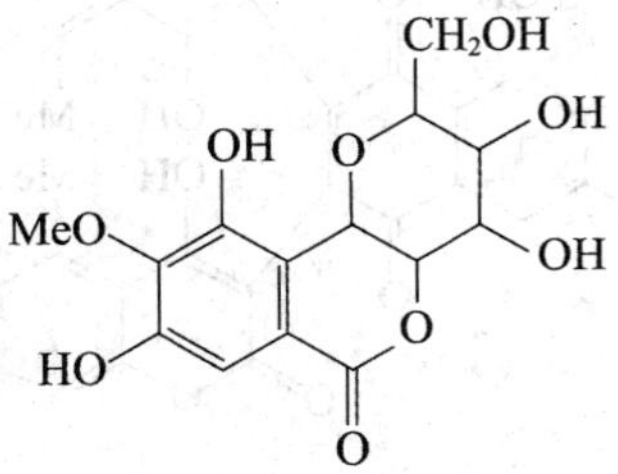

岩白莱素

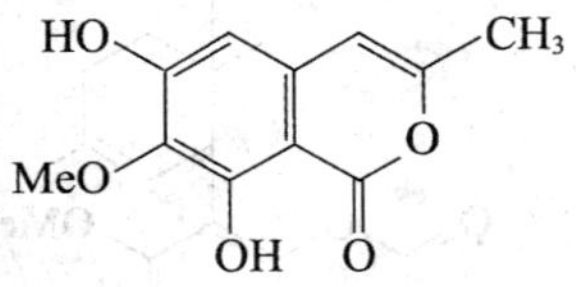

网状菌醇

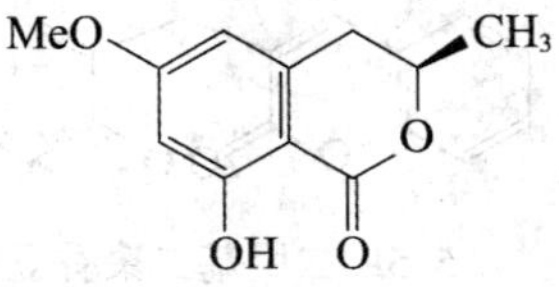

6-甲氧基蜂蜜曲菌素

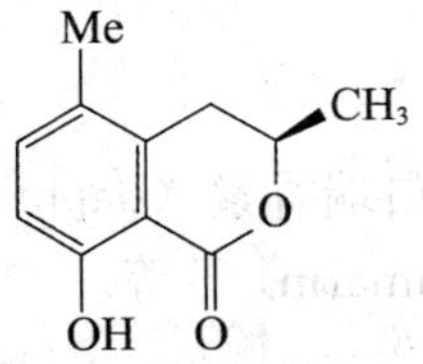

5-甲基蜂蜜曲菌素

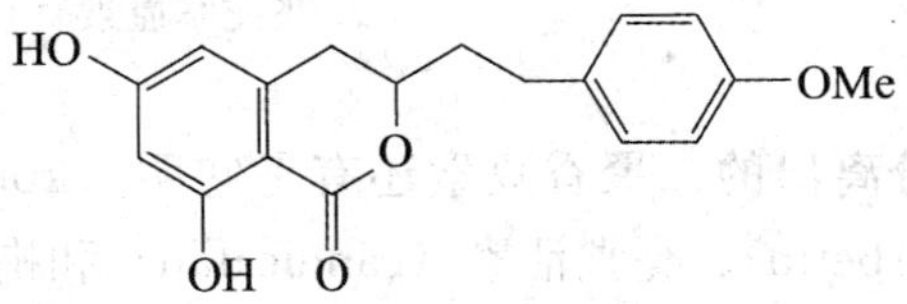

仙鹤草内酯

（三）聚合香豆素类

聚合香豆素类化合物又可分为二聚香豆素类（biscoumarins，dimeric coumarins）和多聚香豆素类（polymeric coumarins）。

1. 二聚香豆素类　二聚香豆素在自然界的存在较少，主要分布在植物和微生物中。去甲基白瑞香奥莱素（demethyldaphnoretin）[57]是从白花欧瑞香（*Daphne gnidiodes*）中分离得到的。7-*O*-乙酰基白瑞香奥莱素（7-*O*-acetyldaphnoretin）[58]则得自庭园结香（*Edgeworthia gardneri*），现已能够人工合成白瑞香奥莱素甲醚。bhubaneswin 是从松风草（*Boenninghausenia albiflora*）分离得到的双香醇（bicoumol）的单甲醚，而该植物中尚含有松风内酯（matsukaze-lactone）[59]。长绵毛大丁草（*Gerbera lanunginosa*）含有的5,5′-二甲基二聚香豆醇（5,5′- dimethyldi- coumarol）现已能够人工合成[60]。从飞龙掌血（*Toddalia asiatica*）分离的飞龙掌血素（toddasin）和从九里香（*Murraya exotica*）分离的九里香内酯（mexolide）系同一化合物[61]。从伊斯梅利亚柿（*Diospyros ismailii*）茎皮分离出的二聚香豆素——伊斯梅利亚柿素（ismailin）则是通过胡桃醌（juglone）架桥连接起来的[62]。瑞香狼毒（*Stellera chamaejasme*）中的西瑞香素（daphnoretin）亦是二聚香豆素[63]。

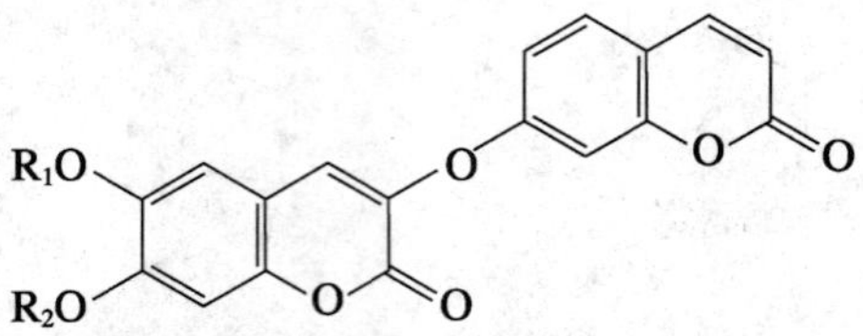

去甲基白瑞香奥莱素：$R_1=R_2=H$
7-*O*-乙酰基白瑞香奥莱素：$R_1=Me, R_2=Ac$
西瑞香素：$R_1=Me, R_2=H$

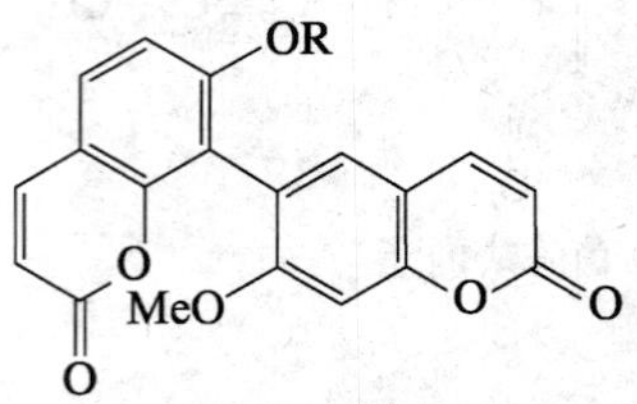

bhubaneswin：R=H
松风内酯：R=Me

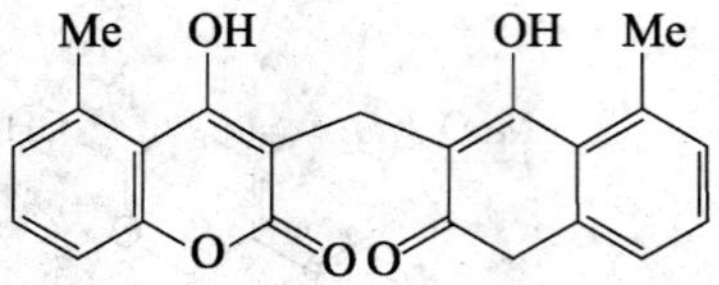

5, 5′-二甲基二聚香豆醇

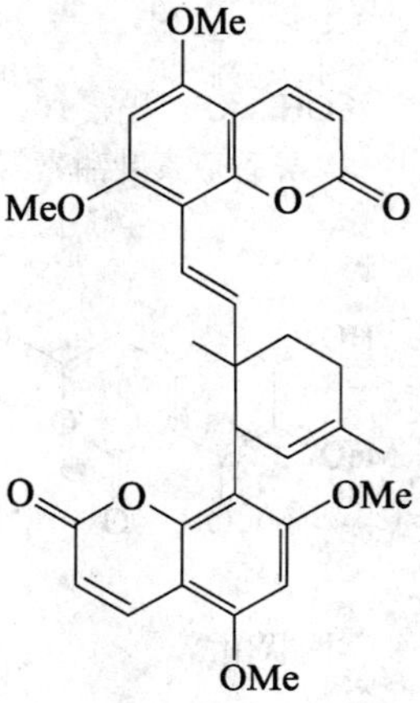

飞龙掌血素

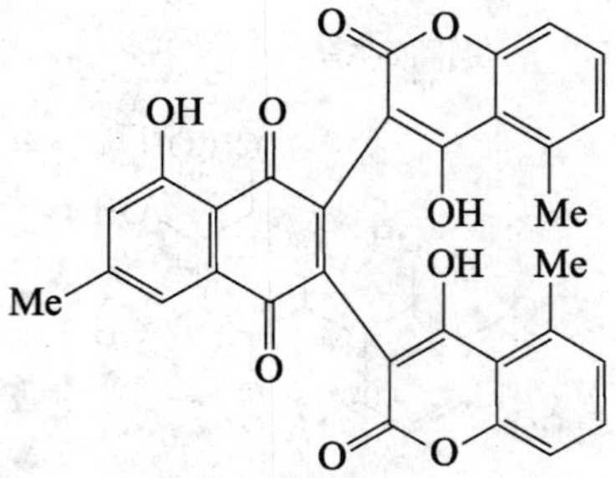

伊斯梅利亚柿素

从高等植物分离出的二聚香豆素还有考它明（kotamin）、双白瑞香素（daphnoretin）、随子续素（euphorbetin）、亮独活素（candicanin）和枸桔素（citrumarin）B等。

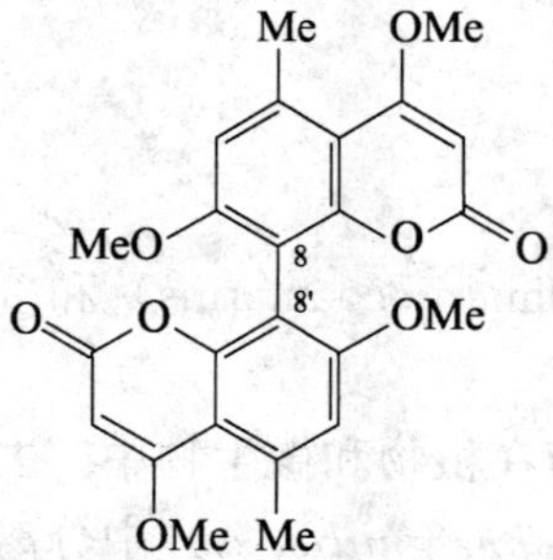

考它明

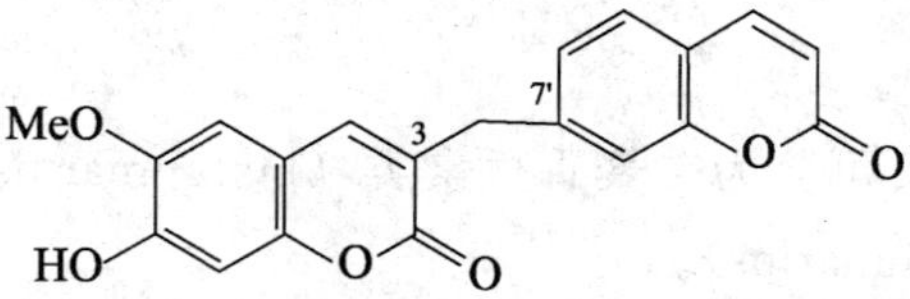

双白瑞香素

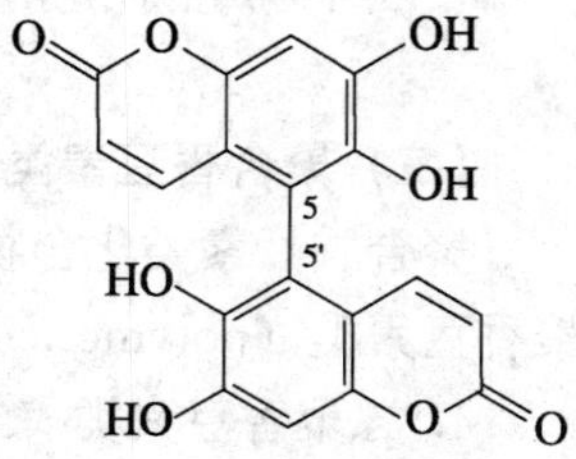

随子续素

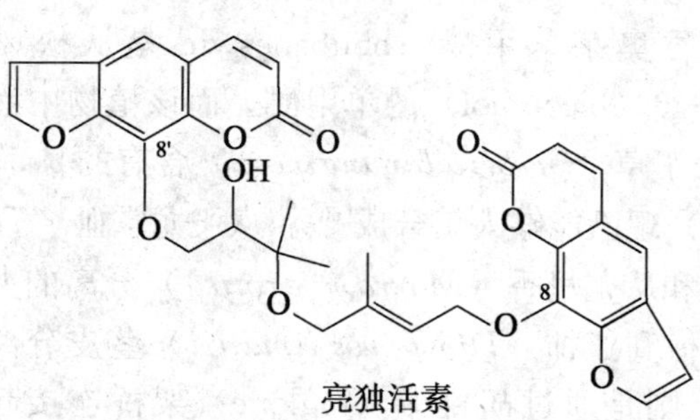

亮独活素

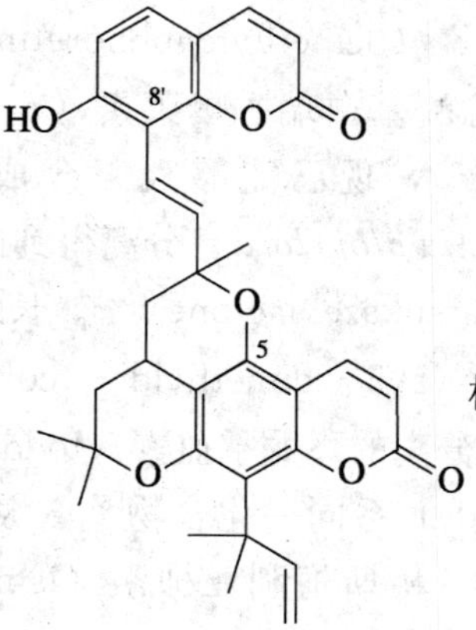

枸桔素B

白云花（*Heracleum rapula*）根中的走马芹内酯（moellendorffiline）、rivulobirin A 和 B[52]也是二聚香豆素类化合物。

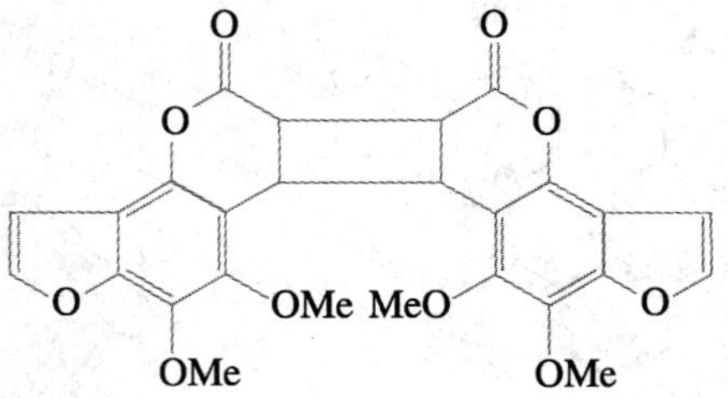

走马芹内酯

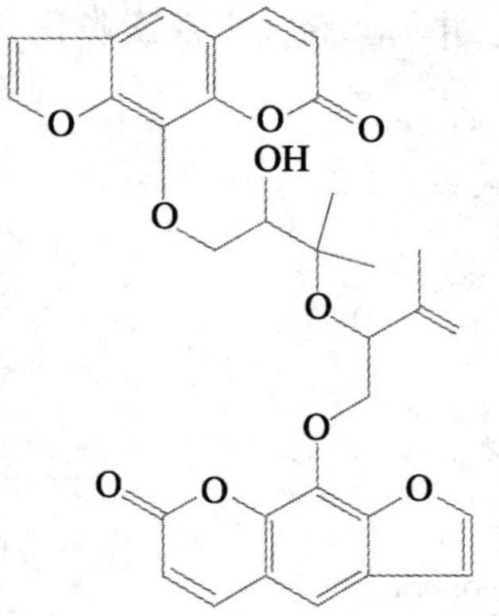

rivulobirin A

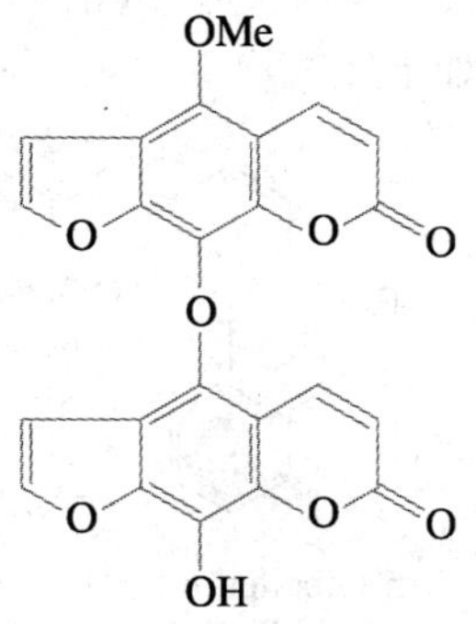

rivulobirin B

霉菌类的荒漠翅孢霉（*Emericella desertorum*）含有的翅孢霉素（desertorin）A、B 和 C 是二聚香豆素[64]。ipomopsin 是从 *Ipomopsis aggregata* 分离的第一个特殊二聚香豆素新成员，它的一个芳香环连接到另一个内酯环碳上[65]。另外，eriocephaloside 亦可归类于二聚香豆素类（furanobiscoumarins），其为一个结构单元的芳香环通过氧键和碳键与另一个结构单元的内酯环碳相结合[66]。

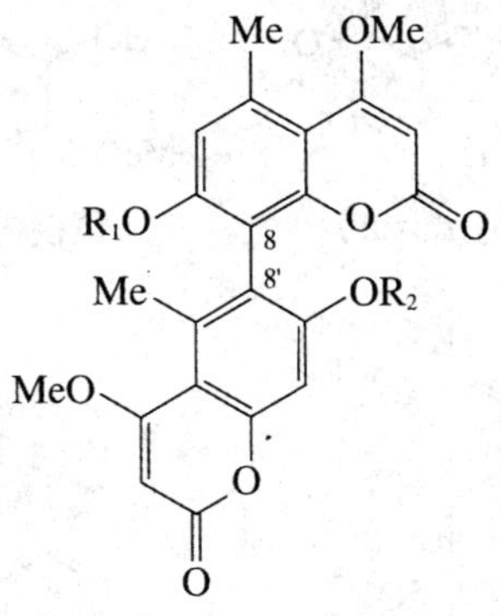

desertorin A: $R_1=R_2=H$
desertorin B: $R_1=H$, $R_2=Me$
desertorin C: $R_1=Me$, $R_2=H$

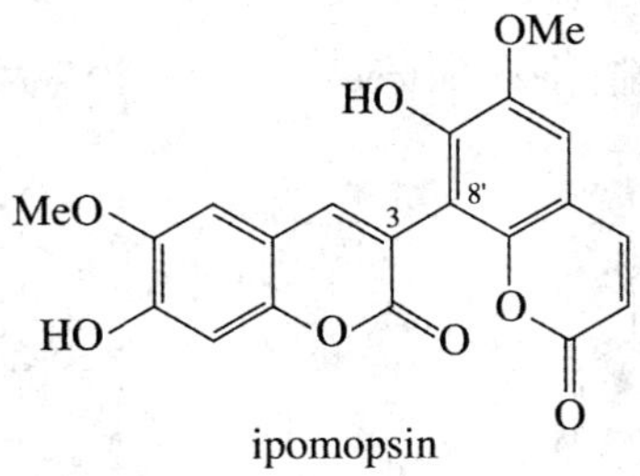

ipomopsin

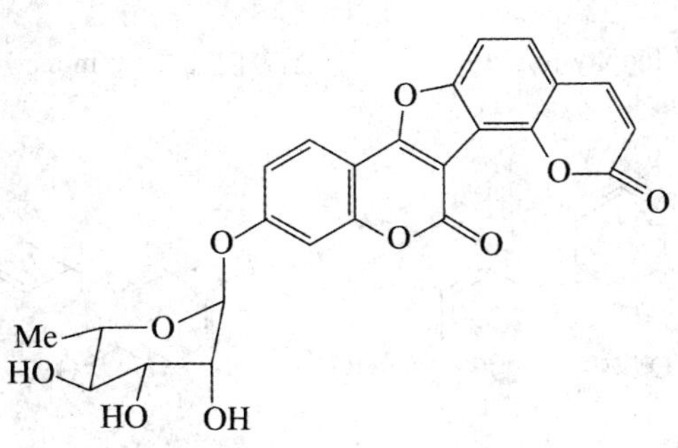

eriocephaloside

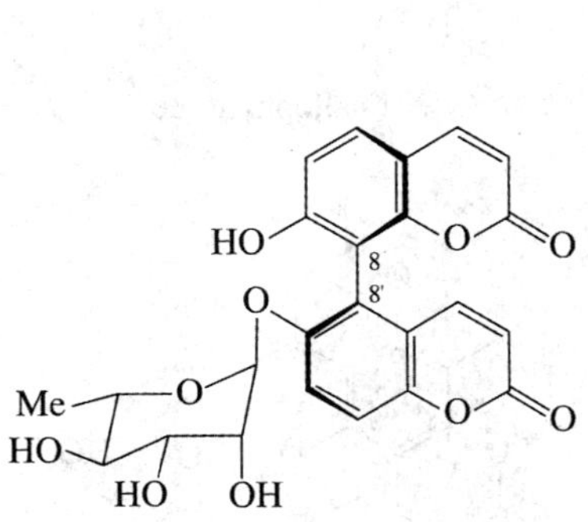

edgeworoside

2. 多聚香豆素类　天然多聚香豆素类化合物极其罕见。三聚香豆素类伞形花内酯素（triumbelletin，wikstrosin）及其鼠李糖苷已从欧瑞香（*Daphne mezereum*）分离[67]。从结香（*Edgeworthia chrysantha*）也分离鉴定了以伞形花内酯素为苷元的三聚体香豆素类化合物 edgeworoside A 和 B[68]，并与二聚体香豆素类化合物 edgeworoside C 相伴存在（化学结构如上图）。

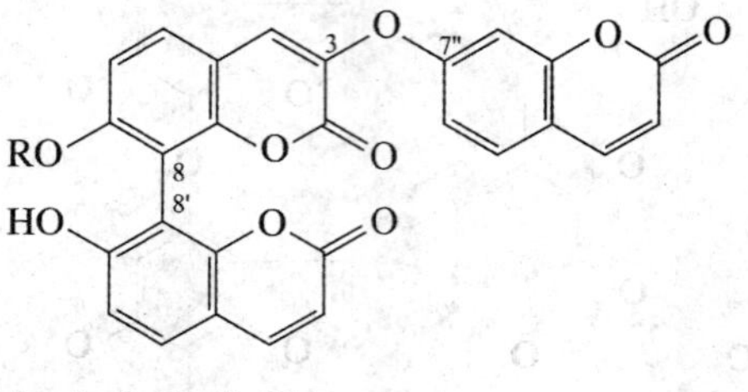

triumbelletin: R=H
triumbelletin 7-*O*-α-L-rhamnopyranoside:
R=α-L-rhamnopyranosyl

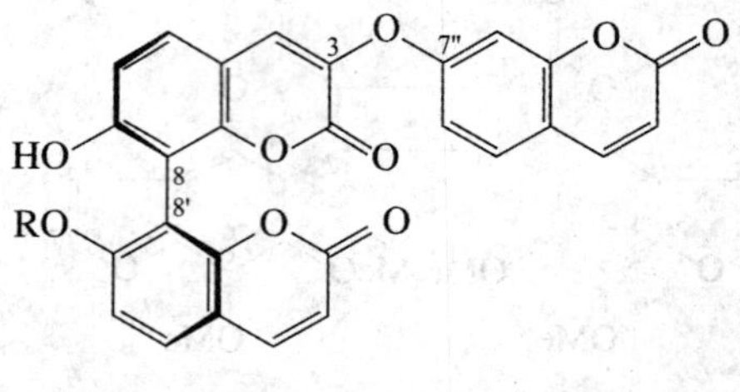

edgeworoside A: R=α-L-rhamnopyranosyl
edgeworoside B: R=β-D-apiofuranosyl

（四）其他香豆素类

主要指 α-吡喃酮环上有取代基的香豆素。C-3 和 C-4 上常有苯基、羟基、异戊烯基及其他取代基，如蟛蜞菊内酯、angustifolin[69]等。

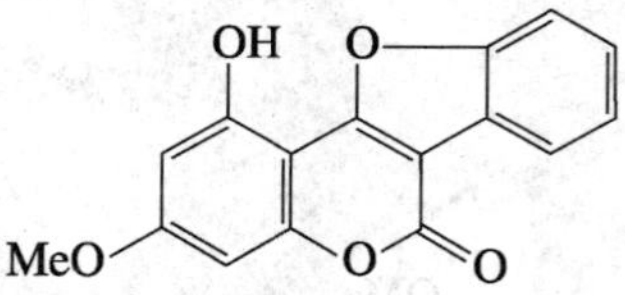

蟛蜞菊内酯（wedelactone）

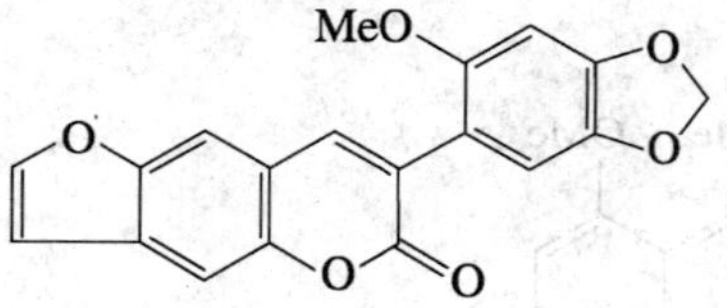

沙葛内酯（pachyrrhizin）

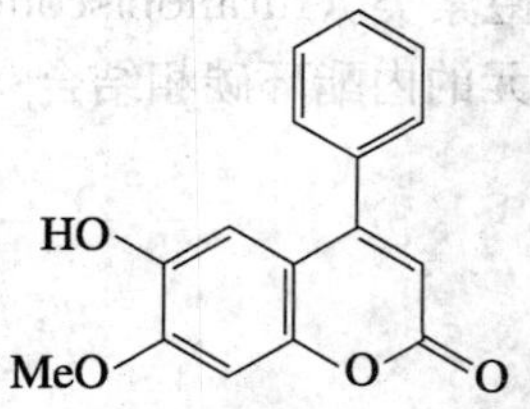

黄檀内酯（dalbergin）

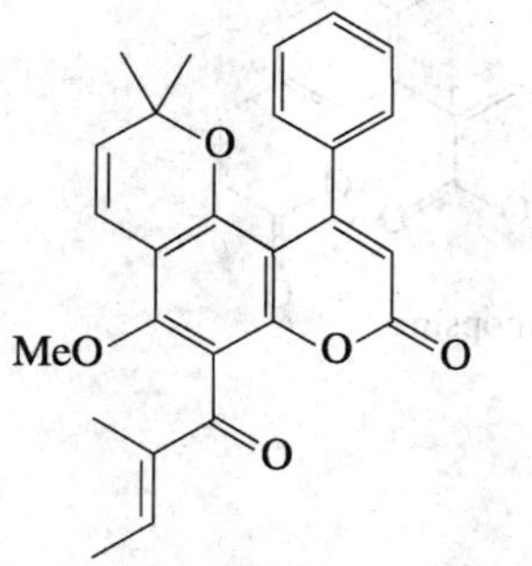

海棠果内酯（callophylloide）

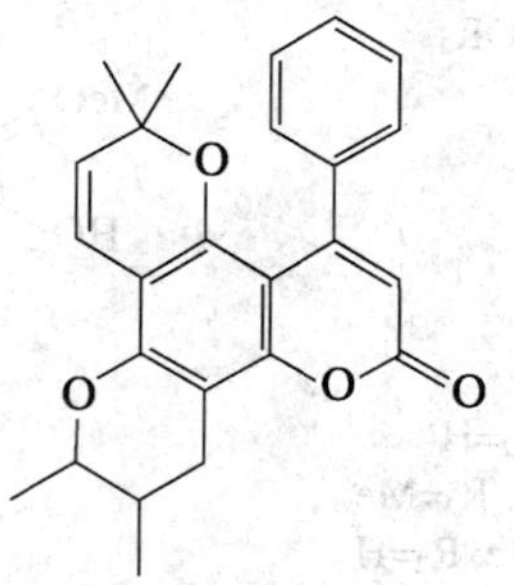

红厚壳内酯（inophyllolide）

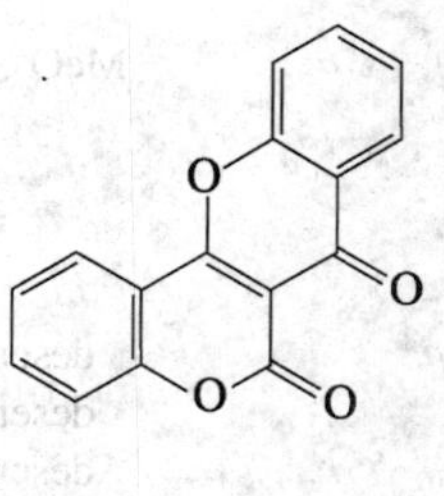

远志内酯（frutinone）A

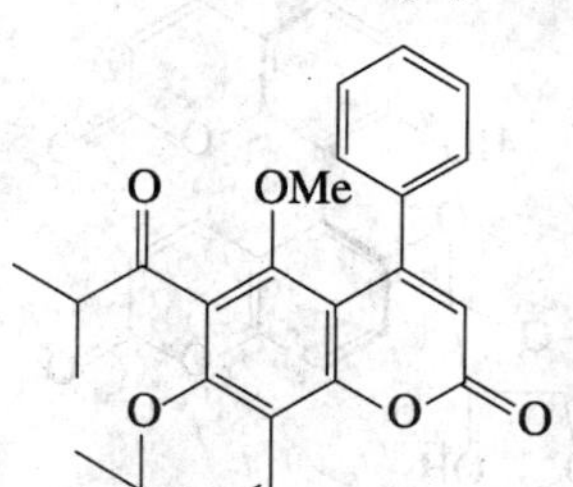

铁力木内酯（mesuarin）

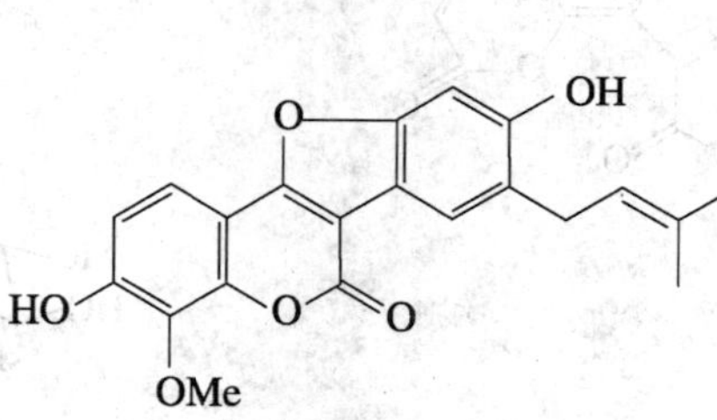

块根葛内酯（puerarostan）

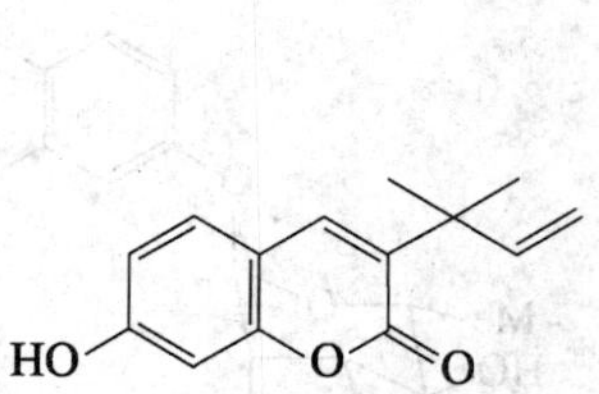

angustifolin

也可将红厚壳内酯和海棠果内酯归类为5,6-吡喃骈香豆素类化合物，铁力木内酯归类为7,8-吡喃骈香豆素类化合物。

二、理化性质

（一）性状和溶解性

90%以上的天然香豆素类化合物在C-7位有含氧基团取代，分子中的羟基多数是酚性羟基，具有一定的酸性，能与苛性碱类结合生成盐，因而加强了化合物的极性。羟基数目的多少及其结合位置对化合物的酸性强弱都有影响。绝大多数天然存在的游离香豆素类化合物在水中溶解度很小，而在有机溶剂中易溶，尤其在二甲基亚砜中。而香豆素苷在水中溶解度稍大。

表4-2　游离香豆素和香豆素苷的性状和溶解性比较

理化性质	游离香豆素	香豆素苷
性状	多数为结晶，有香味，小分子有挥发性，可随水蒸气蒸馏或可升华	多数无味、无挥发性、无升华性
溶解性	易溶于甲醇、乙醇、三氯甲烷、乙醚；能溶于沸水，难溶于冷水	溶于水、甲醇、乙醇；难溶于乙醚等极性小的有机溶剂

（二）内酯性质和碱水解反应

香豆素的内酯环在冷时多不显酸碱性，但在氢氧化钠溶液中加热时，内酯环被皂化，生成强极性的羧酸盐类，再遇酸时又析出环合的内酯衍生物。这是香豆素α-吡喃酮环的α,β-不饱和内酯特有的性质。在短时间内、温和的条件下开环生成的是顺式邻羟基桂皮酸；如果长时间碱处理或紫外线照射，则转为稳定的反式邻羟基桂皮酸。此种情况下即使酸化，也不再发生内酯化环合（图4-10）。

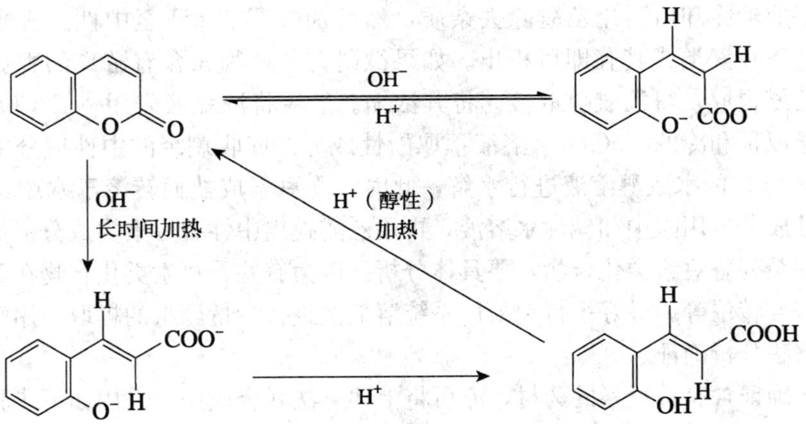

图4-10　香豆素类化合物在酸、碱溶液中的转化

香豆素母核取代基的多少和取代位置对内酯环碱水解反应和酸化闭环有较大的影响。7-氧代香豆素由于其供电子共轭效应使羰基碳难以接受OH^-的亲核反应，因此，这类衍生物较难水解。

C-8取代基的适当位置有羰基、双键或环氧结构时，能与水解新生成的酚羟基缩合或环化，阻碍内酯的恢复。此外，在早期结构鉴定或复杂结构的鉴定中还需应用一些化学反应。

三、香豆素及其苷的提取分离

（一）真空升华或蒸馏法

某些香豆素类化合物具有升华的性质，因此，可利用此性质把其与不能升华的物质分开。利用水蒸气蒸馏法把易挥发性小分子香豆素与不挥发性物质分开是较早采用的分离挥发性香豆素的方法。这种方法尽管现在仍在沿用，但要格外注意有许多香豆素类化合物在高温下会降解。因此，对于制得的总挥发性香豆素呈现的药理活性要具体分析，是否是由于分解产物所致。

（二）溶剂法

从植物中提取香豆素类化合物时采用系统溶剂法较好。用石油醚或已烷、苯、乙醚、乙酸乙酯、丙酮、甲醇依次提取，将各提取液分别浓缩到一定浓度后，可能会有结晶析出。如乔木来源的药材（如秦皮）含有香豆素，但不含有油状物成分，故从其粗提取物易于得到结晶。但这样析出的结晶往往不纯，可进一步通过重结晶得纯品。如果各提取液被浓缩仍没有结晶析出，可结合其他方法进一步分离后再用结晶或重结晶进行纯化。但在植物中含有的香豆素常为混合物，通过上述方法得到的各提取液往往有油状物成分存在，给后续分离纯化带来了许多困难。所以，首先除去油脂亦是很重要的方法之一。在长期的实践中，发现首先将欲研究药材用热水提取，然后再将提取液浓缩，将得到的残渣溶于甲醇中，用正已烷或环已烷萃取，以除去叶绿素、蜡质、长链脂肪醇或一些油状物质。回收甲醇后，将残渣溶于热水中并放冷至室温，依次用乙醚和乙酸乙酯萃取。各萃取液分步浓缩后放置一定时间时获得结晶，或结合其他方法进一步分离后再用结晶或重结晶方法纯化。

（三）酸碱分离法

由于香豆素类可溶于热碱液中，加酸又析出，故可用0.5%NaOH水溶液（或醇溶液）加热提取。提取液冷却后再用乙醚除去杂质，然后加酸调节pH至中性。适当浓缩后再酸化，则游离的香豆素类或其苷即可析出。如果欲研究的植物只含有游离的香豆素，不含有苷，可先用乙醚提取，得乙醚提取液，将其浓缩。然后将浓缩液先用$NaHCO_3$水溶液萃取酸性成分，再以稀和冷的NaOH水溶液萃取酚性成分。回收剩余的中性成分中的乙醚，用NaOH（或KOH）的水或醇溶液进行水解，此时，香豆素成盐而转溶于水中，用乙醚提取不水解的中性成分。用酸中和碱性水溶液，再用乙醚提出中性香豆素类成分。如果采用这种方法分离出一系列香豆素类化合物，要具体分析。因为有些香豆素类化合物在碱液中易降解或侧链取代基会转位等。最好平行地采用系统溶剂法进行少量药材的提取，用高效液相色谱法或薄层色谱法分析确证。

对于预试确证含有香豆素的药材，亦可将上述三法联合应用，采用如下步骤分离、纯化（图4-11）。

（四）色谱法

应用水蒸气蒸馏法或系统溶剂法分得的香豆素类化合物往往是混合物，要得到纯品还要经过各种各样的色谱法进行精制。由于香豆素类化合物对酸、碱的敏感性，层析时首选中性氧化铝较适宜；其次是酸性氧化铝或硅胶等；慎用碱性氧化铝。碱性氧化铝会破坏香豆素的

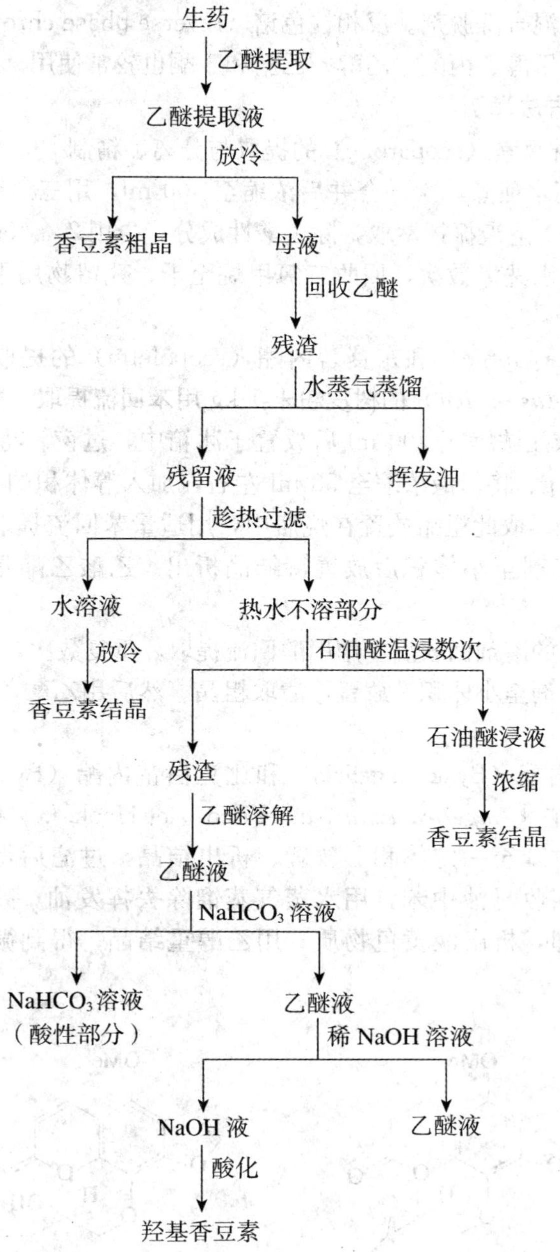

图 4-11　生药中香豆素类化合物提取、分离、纯化流程图

邻二醇取代基而引起分子重排，硅胶的酸性在不同程度上会带来一些副作用。

对于某些极性大的香豆素衍生物现采用葡聚糖凝胶（Sephadex）G-25 得到了较好的分离效果，现已广泛应用。分离香豆素苷类化合物较早是采用活性炭-硅藻土混合物或聚酰胺色谱。现多采用 Sephadex G-25 或 Sephadex LH-20 来分离香豆素苷。

除常规的柱色谱法外，制备性薄层色谱、气相色谱、高效液相色谱、逆流分溶法都已用来分离、制备香豆素及其苷类化合物。其中，又以高效液相色谱法应用最广，效果最好。

同其他类型的化合物一样，应用色谱法分离香豆素及其苷类的常用溶剂，正相柱色谱（normal phase chromatography）时多采用环己烷或己烷、苯、三氯甲烷、乙酸乙酯和甲醇等。多数情况下是应用混合洗脱剂。反相柱色谱（reverse phase chromatography）时多采用与水按不同比例混合的甲醇、丙酮，乙醇、乙腈和丁酮也较常使用。

（五）提取、分离方法举例

1. 6,7-二甲氧基香豆素（scoparone）的提取与分离、精制[70]　取茵陈（*Artemisia capollaris*）花蕾 400 g 用水煎煮 3 次，合并后浓缩至 400 ml，用三氯甲烷提取。将三氯甲烷提取液先以 5% $NaHCO_3$溶液振摇萃取，除去酸性成分；再用 2% NaOH 振摇萃取，除去酚性成分。三氯甲烷层用水洗涤数次，回收三氯甲烷至干，残留物用甲醇重结晶，得到 6，7-二甲氧基香豆素。

2. 佛手柑内酯（bergapten）和东莨菪内酯（scopoletin）的提取与分离、精制[71]　取假鹊肾树（*Pseudostreblus indica*）的树皮粉末 1 kg 用苯回流提取 5 次，每次 4h。合并苯提取液、过滤，在 60℃减压浓缩至 200 ml 后放置于冰箱中，过夜。将析出的黄色沉淀抽滤，得粗香豆素混合物 5.8 g。将母液浓缩至 50 ml 左右，加入等体积的石油醚搅拌、放置，得混合香豆素粗品 10.2 g。取此粗品放置在烧瓶中，用适量苯回流提取 5 次，每次 1h，合并苯提取液，减压回收溶剂至小体积后放置待结晶析出。乙酸乙酯重结晶，得佛手柑内酯精品。

重结晶后所剩母液的溶剂回收后，用甲醇回流提取，重复数次，提尽香豆素。合并提取液，减压回收一部分溶剂至小体积，放置，滤取粗晶。然后用乙酸乙酯-甲醇混合溶剂重结晶，得东莨菪内酯。

3. 脱水比克白芷内酯（Byak-angelicin）和比克白芷内酯（Byak-angelicol）的提取与分离、精制[72]　取白芷［*Angelica adhurica*（Fisch.）et Hook. f.］根粗粉装入逆流浸出灌中用苯回流提取。回收苯至一定体积、放置、析出结晶，过滤后得淡黄色鳞片状的脱水比克白芷内酯结晶。回收母液中苯，用水蒸气蒸馏除去挥发油，残留物用热水溶解、过滤。将得到的滤液冷却，析出淡黄色物质。用乙醇重结晶，得到微黄色针状的比克白芷内酯。

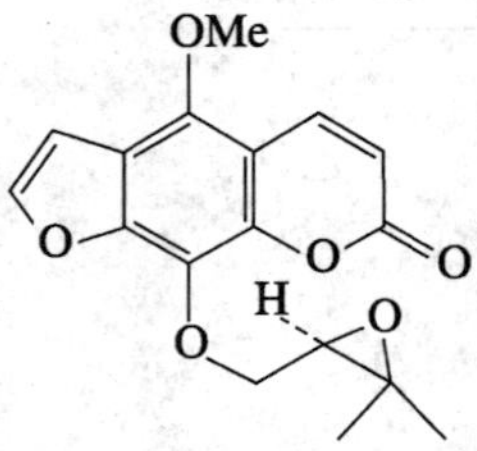

脱水比克白芷内酯

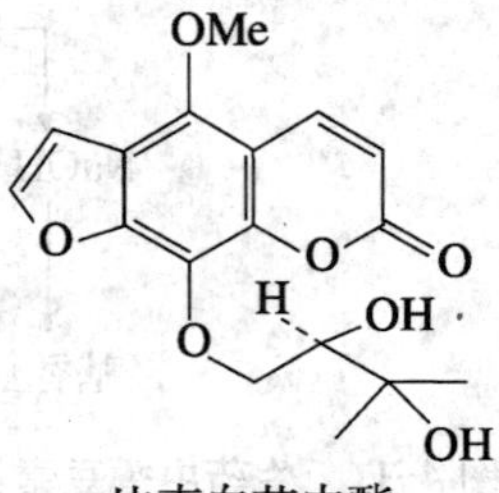

比克白芷内酯

4. 宽叶羌活中香豆素的提取与分离[48-50]

（图 4-12）流程最初采用将样品溶解在 90%甲醇水溶液中，以使提取物中脂溶性和水溶性化合物都能够溶解。如果直接采用将样品溶解在水中再用己烷萃取，萃取液为悬浮液，有大量颗粒状物存在，萃取不完全。按此流程用己烷萃取出脂溶性强的物质后，将残留物再溶解在水中，依次用乙酸乙酯（或苯、三氯甲烷）、正丁醇萃取，分离效果更佳。

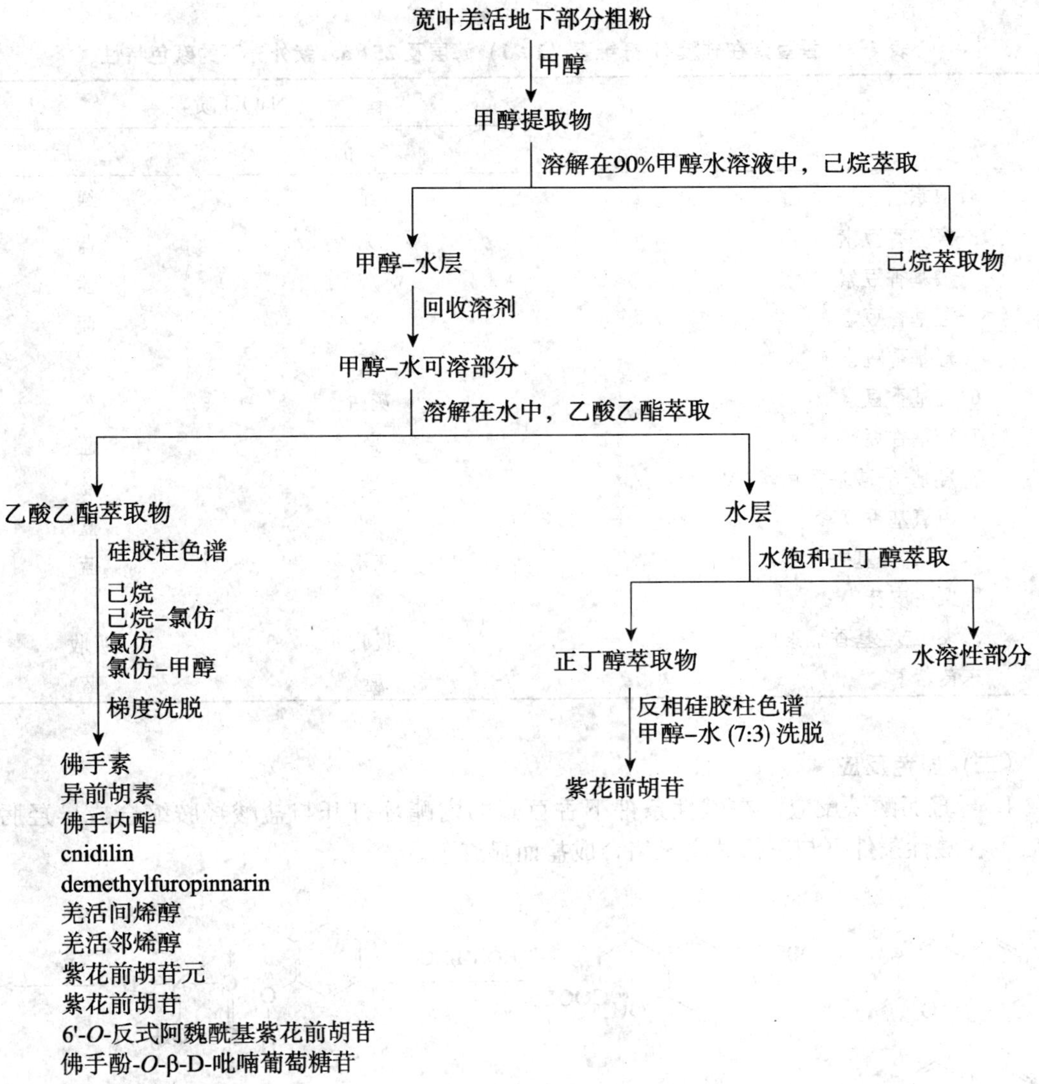

图 4-12　宽叶羌活中香豆素类化合物的提取与分离流程图

四、检识方法

(一) 荧光

香豆素母核本身无荧光，而羟基香豆素在紫外光下多显出蓝色荧光，在碱溶液中更显著。香豆素类荧光与分子中取代基的种类和位置有关。一般在 C-7 位引入羟基即有强烈的蓝色荧光，加碱后可变为绿色荧光。但在 C-8 位再引入一个羟基，则荧光减至极弱甚至消失。呋喃香豆素多显蓝色至褐色荧光，但较弱，如表 4-3 所示。可利用香豆素类化合物的荧光性质推测其种类。

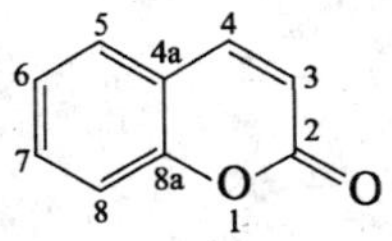

表 4-3　香豆素在硅胶 G-纤维素（1∶1）薄层及 254 nm 紫外光下的颜色特性

	NaOH 喷雾	
	之 前	之 后
香豆素	无	绿
3-羟基香豆素	无	蓝
3-羧基香豆素	灰	蓝
4-羟基香豆素	灰	蓝
5-羟基香豆素	灰	棕
6-羟基香豆素	灰白	黄
7-羟基香豆素	蓝	蓝
7-羟基-3-羧基香豆素	紫	蓝
8-甲氧基香豆素	紫	蓝
6，7-二羟基香豆素 马栗树皮苷	灰褐	蓝
7，8-二羟基香豆素 东莨菪素	吸收蓝	吸收蓝

（二）显色反应

1. 异羟肟酸铁反应　在碱性条件下香豆素的内酯环打开与盐酸羟胺缩合成异羟肟酸，然后再在酸性条件下与三价铁离子络合成盐而显红色。

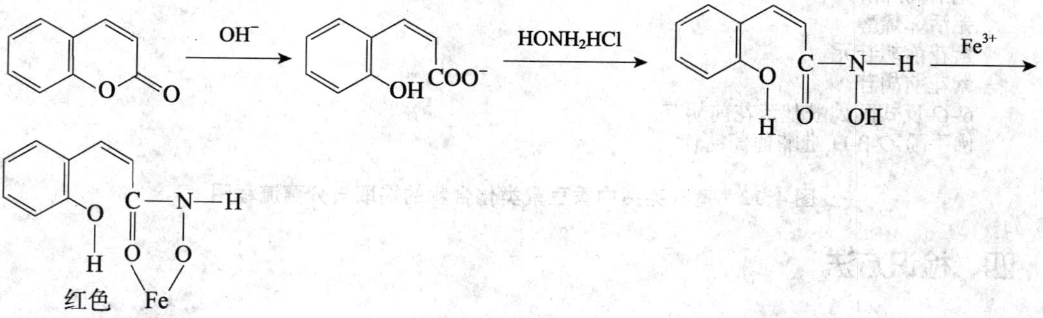

2. 三氯化铁反应　具有酚羟基的香豆素类可与三氯化铁试剂产生颜色反应。

3. Gibbs 反应　Gibbs 试剂是 2,6-二氯（溴）苯醌氯亚胺，在弱碱性条件下与酚羟基对位的活泼氢缩合成蓝色的化合物。如果酚羟基对位无活泼氢而有其他取代基存在，则此反应为阴性，如 7-羟基香豆素为阴性反应。如果判断 C-6 位有无取代基存在，可先将香豆素内酯环水解生成一个新的酚羟基，再与 Gibbs 试剂反应，如果为阴性反应，说明 C-6 位有取代基存在。

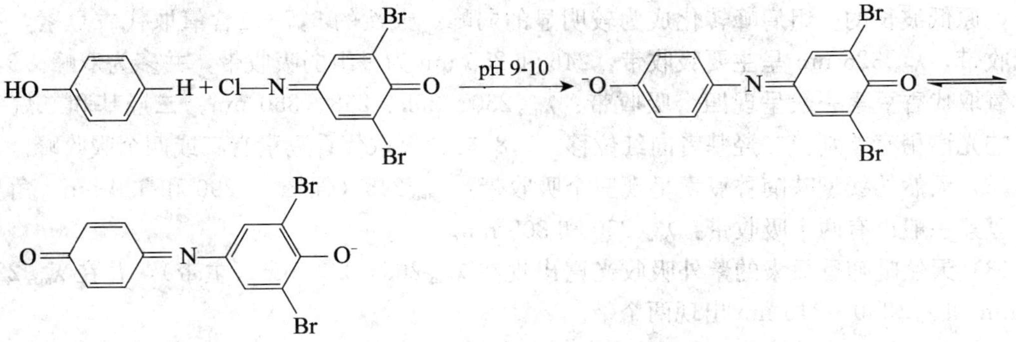

蓝色

4. Emerson 反应　Emerson 试剂组成为氨基安替比林和铁氰化钾。它可与酚羟基对位的活泼氢缩合成红色的化合物。与 Gibbs 试剂一样，可用来判断酚羟基对位有无取代基存在。同时，也可利用这个反应判断活泼氢对位是否有游离的酚羟基存在。

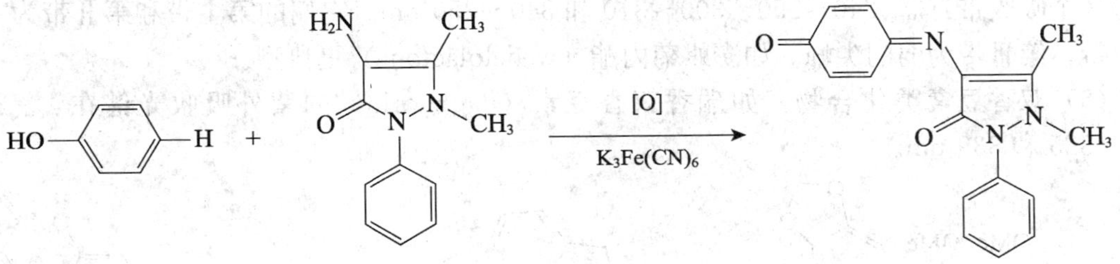

红色

5. 醋酸铅反应　香豆素或其苷类的水溶液，加入醋酸铅溶液后产生黄色沉淀。

五、结构鉴定

（一）荧光吸收光谱（FL）法

香豆素类化合物多具有荧光，在碱液中荧光尤为显著，荧光的有无和强弱与其结构中取代基的种类和位置有关。香豆素母核无荧光，呋喃香豆素和异呋喃香豆素多带黄绿色荧光。7-羟基香豆素有强烈荧光；若引入第二个羟基，荧光减弱；如在 C-8 位引入羟基，则几乎没有荧光（如白瑞香素）。导入非羟基取代基也将减弱荧光。荧光的强弱、颜色等与结构的关系目前尚不清楚，但是，对于推断取代基的位置还是有一定帮助的。

（二）紫外吸收光谱（UV）法

1. 紫外吸收光谱

(1) 香豆素类化合物的紫外吸收在 300 nm 处有最大吸收，此与 α-吡喃酮相似。无任何取代香豆素的紫外吸收光谱呈两个主要吸收带，即Ⅰ：275 nm 和Ⅱ：312 nm。引入羟基、甲氧基、烷基等取代基，特别是在 C-6 或 C-7 引入上述取代基，主要吸收峰皆向红位移，有时几乎合并成一单峰。相同位置的取代基对紫外吸收的影响与其定位效应一致，其顺序为：

羟基＞甲氧基＞甲基＞乙酰氧基

伞形花内酯是 7-羟基香豆素，由于电子效应的结果，使两个吸收带合并为一个 λ_{max} 323 nm，并在 250 nm 有一个不明显的肩峰。7-羟基被甲基化或烷基化，仍呈现 λ_{max} 323 nm 的主要吸收带，原低波长的一组肩峰转化成为较明显的弱峰。天然的5,7-二含氧取代香豆素，有两组吸收带，λ_{max}326 nm呈主要吸收带，246和255 nm为一组弱吸收带，并多为双峰。6，7-二含氧取代香豆素一般呈现四个吸收带：λ_{max}230、255、298、350 nm。二羟基和二烷氧基取代的光谱稍有差别。二羟基者向红位移。7,8-二含氧取代香豆素有三或四个吸收峰。

（2）天然的线型呋喃香豆素呈现三个吸收带：λ_{max}245（强峰）、290和320 nm。角型呋喃香豆素一般也有两个吸收带：λ_{max}250和305 nm。

（3）天然吡喃香豆素的紫外吸收光谱出现在λ_{max}265～280 nm（主带），并在λ_{max}220～230 nm和λ_{max}330～340 nm出现两个带。

（4）天然的4-烷基或4-苯基香豆素除含有5,7-二氧取代基外，有时亦含有酰基。4-烷基或4-苯基-6-酰基香豆素衍生物一般有3个吸收带：λ_{max}220～235、280～285（主带）、325～335 nm。4-烷基或苯基-8-酰基香豆素也有3个吸收带：λ_{max}220～225（主带）、289～295和320～332 nm。3-苯基-4-羟基香豆素衍生物（如得鲁斯宁，derrusnin）有3个吸收带：λ_{max}243、287和335（主带）nm。3-苯基-4-含氧取代基（除羟基外），如拟雌内酯类有3个吸收带：λ_{max}240～250、300～310和340～350 nm。它们的第Ⅰ带和第Ⅱ带为主要吸收带，第Ⅲ带为弱的尖峰。如蟛蜞菊内酯（wedelolactone）更典型。

（5）双香豆素类化合物，如瑞香双香豆素（daphnorin）的紫外吸收光谱在λ_{max}224、260、325和339 nm。

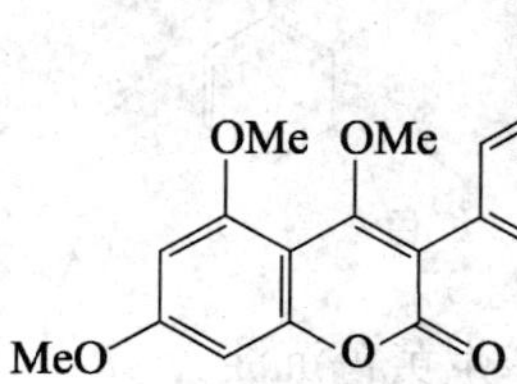

得鲁斯宁

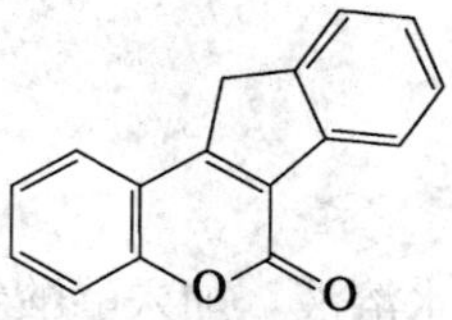

蟛蜞菊内酯

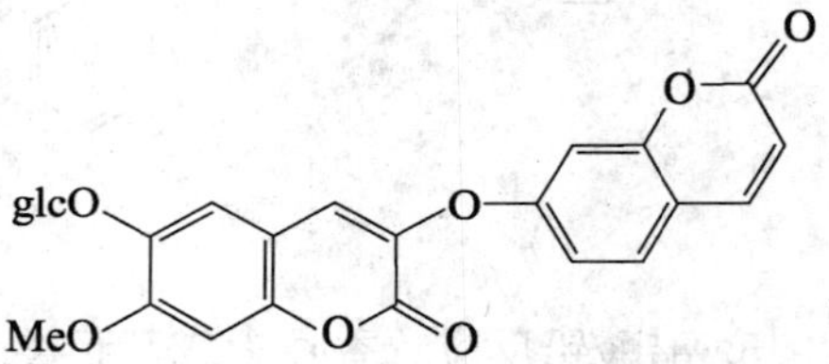

瑞香双香豆素

（6）异香豆素类化合物的紫外吸收光谱出现苯环的细微结构峰（图4-13）。

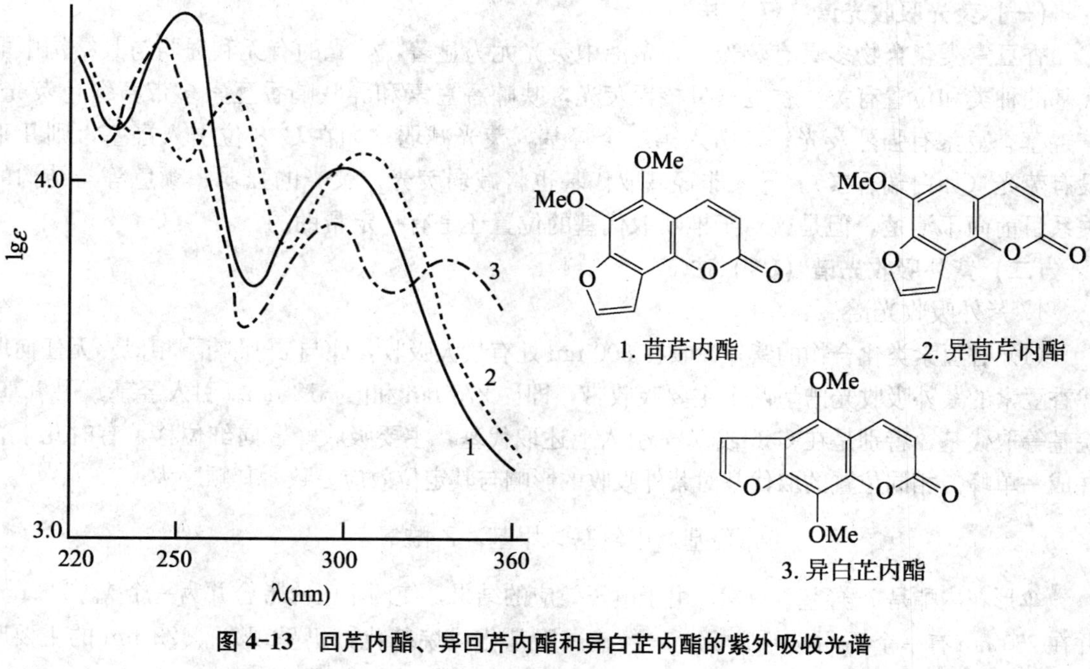

图4-13　回芹内酯、异回芹内酯和异白芷内酯的紫外吸收光谱

2. 位移试剂在香豆素类化合物结构鉴定中的应用

（1）乙酰化试剂　香豆素分子中的羟基被乙酰化后紫外吸收光谱带向短波位移，对光谱的形状无大的影响。配合其他光谱可推测羟基的结合位置。

（2）硼酸试剂　香豆素分子中有邻位羟基存在的情况下，可与硼酸络合，使其长波峰向红位移。据此可推测香豆素分子中是否有邻羟基存在。

（3）碱试剂　大部分香豆素衍生物分子中有酚羟基，与 NaOH 作用使吸收峰向红位移。特别是长波长的移动更显著。据此可推测分子中是否有游离的酚羟基。

（4）乙酸钠试剂　乙酸钠可与 7-羟基香豆素作用，使其紫外吸收光谱，特别是长波峰向红位移。据此可推测分子中是否有 7-羟基或 7-羟基是否呈游离状态。

（三）红外吸收光谱（IR）法

香豆素类化合物的红外吸收光谱显示有显著的 α-吡喃酮的吸收峰 1745～1715 cm^{-1}（C═O）及 1645～1625 cm^{-1}芳香环共轭双键的吸收峰和 3600～3200 cm^{-1}羟基吸收峰。无论简单香豆素还是呋喃或吡喃香豆素，根据其红外光谱特性可推测苯环的取代模式。红外光谱可用于区别香豆素和异香豆素。

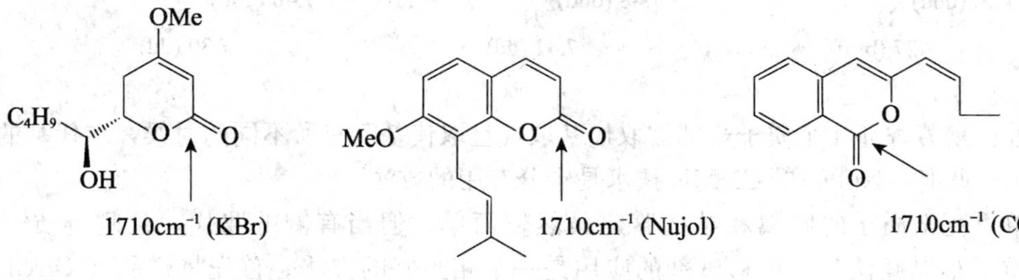

1710cm^{-1} (KBr)　　1710cm^{-1} (Nujol)　　1710cm^{-1} (CCl_4)

（四）磁共振波谱（NMR）法

迄今为止，在所有香豆素类化合物结构的谱学鉴定中，NMR 波谱法是最成功而又经济的方法之一，现已成为常规方法。

1. ^{1}H NMR　简单香豆素类化合物的^{1}H NMR 光谱比较简单，根据谱图信号的化学位移和信号峰的裂分模式（峰型和偶合常数）即可确定取代模式。香豆素环质子受内酯环羰基吸电子共轭效应，H-3、H-6 和 H-8 信号在较高场，H-4、H-5 和 H-7 在较低场。7 位含氧取代基的导入使质子裂分更加简单化。如伞形花内酯，即 7-羟基香豆素的 H-3 和 H-4 分别出现在 δ 6.17 和 7.66，双峰，偶合常数 J=9.8 Hz。此时，H - 3 受 7 - OH 屏蔽效应的影响，与无取代香豆素相比向高场位移了约 Δδ 0.17。H-5 和 H-6 分别出现在 δ7.33 和 6.80，双峰，J=9.3 Hz。在低分辨的^{1}H NMR 波谱仪上，H-5 呈双峰，而在高分辨^{1}H NMR 波谱仪上尚观察到 H-5 与 H-8（δ 6.79）的对位偶合裂分现象，使 H-5 呈双峰-双峰（dd）。此外，尚能观察到 H-6 与 H-8 的间位偶合现象，偶合常数 J =2.0 Hz。

在 5,7-二氧代香豆素除观察到 H-3 和 H-4 一对双峰外，尚能观察到 H-6 和 H-8 间位偶合裂分的双峰。当 H-6 或 H-8 之一被取代，另一质子为单峰（s）。如果 H-3 或 H-4 之一被取代，转为单峰信号。

对于 7-氧代和 6-烷基取代的香豆素（包括线型的呋喃和吡喃香豆素）和 7-氧代、8-烷基取代的香豆素（包括角型的呋喃和吡喃香豆素），可以利用其余 2 个芳香质子信号加以区分。7-氧代和 6-烷基取代时，H-5 和 H-8 信号皆为单峰或分别为偶合常数小于 1.0 Hz

的双峰；7－氧代和8－烷基取代时，H－5和H－6信号皆为偶合常数为8.5 Hz左右的双峰。

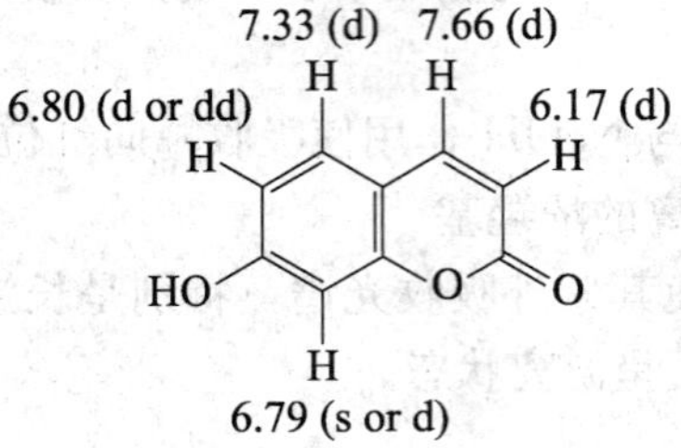

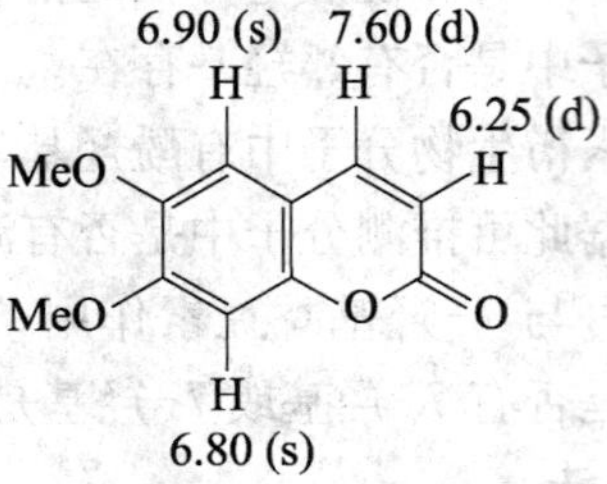

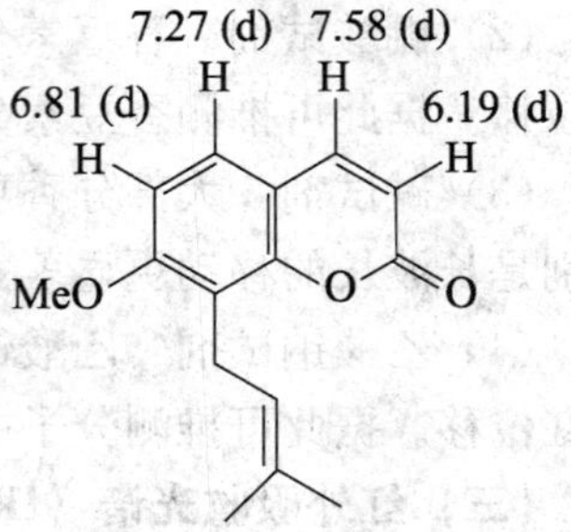

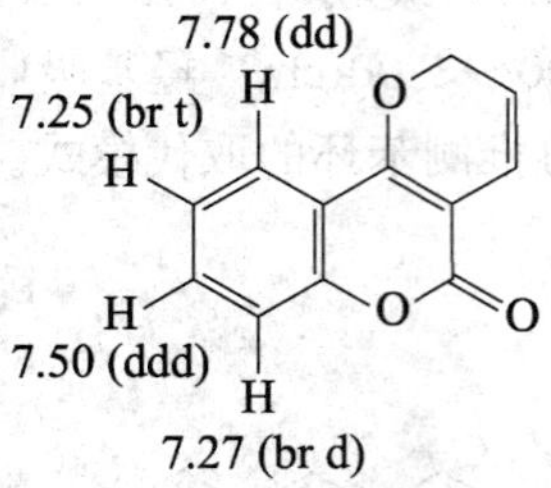

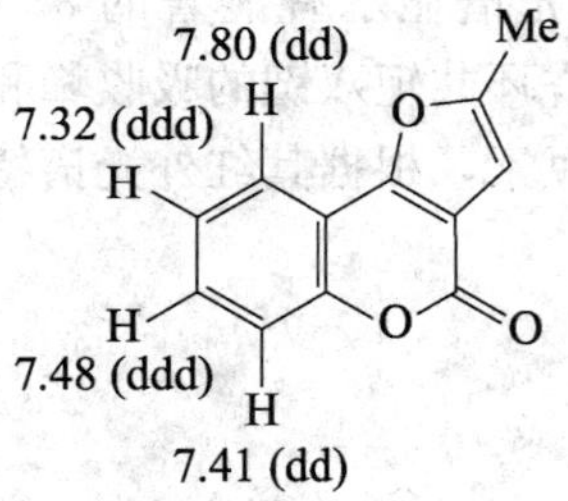

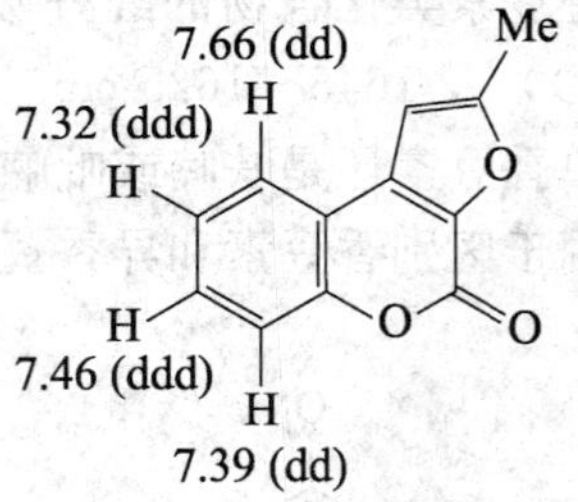

当香豆素芳香环4个质子全部被取代基取代且取代基又有所不同的时候，取代基的定位是困难的。此时，NOE和^{13}CNMR技术是十分有用的方法。

简单香豆素质子的归属和结构鉴定虽然较简单，但当有侧链取代，且侧链质子信号与母核质子难以确认时，位移试剂的应用是一个相当好的方法。首先将样品在$CDCl_3$中测定，然后，再在其中加入苯。苯能使芳香质子和甲氧基质子向高场位移。与母核中内酯羰基越近，芳香质子位移就越大。C-4、C-5或C-7位结合甲氧基时，它们能与母核的内酯羰基共轭。由于母核的内酯羰基能降低氧原子上的电子密度，结果造成与苯的络合作用加强，增加屏蔽效应就强。而C-6和C-8的甲氧基则相反。一般来说，苯与甲氧基的络合需要甲氧基的邻位有未被取代的质子，以减小空间隙碍。Eu（fod）$_3$也是较常用的位移试剂，可与内酯羰基的氧络合在环的平面上，向H-3一边。这一络合作用对母核上质子的影响有如下顺序：

$$H\text{-}3 \geqslant H\text{-}4 \sim H\text{-}8 > H\text{-}5 \sim H\text{-}7 \sim H\text{-}6$$

如果C-3有较大的基团取代时，则有如下的顺序：

$$H\text{-}4 > H\text{-}5 > H\text{-}8 > H\text{-}6$$

2. ^{13}C NMR　简单香豆素的9个碳原子处于不同的化学环境，在旋转过程中对于外加磁场的抵抗各异，具有不同程度的共振。因此，在^{13}C NMR谱中清晰可见9个碳原子吸收峰。在$CDCl_3$溶液中测定获得的化学位移：δ 160.4（C-2）、116.4（C-3）、143.6（C-4）、128.1（C-5）、124.4（C-6）、131.8（C-7）、116.4（C-8）、153.9（C-9）和118.8（C-10）。结构中引入羟基、甲氧基、苯基和烷基等取代基对各碳的化学位移有不同程度的影响。

C-2羰基在简单香豆素中处于最低场，一般在δ 159～164。C-3引入羟基使C-2羰基向高场位移Δδ1.1左右。而其他位置上取代基的引入使C－2羰基向低场位移Δδ 0.1～2。

C－9（C－8a）由于处于 α-吡喃环杂原子氧的邻位，使其化学位移一般出现在 δ 149～154。在 C-6 和 C-8 引入羟基会使向高场位移 Δδ 7～11；C-6，7-二羟基或 C-7，8-二羟基取代基的引入，使其向高场位移；但 C-7 甲基、C-7 羟基或 C-7 甲氧基的引入使其向低场位移 Δδ 0.8～2.5。C-3 处于 2-羰基的邻位，导入羟基或甲氧基，C-3 向低场位移 Δδ 26 左右，C-4 则向高场位移 Δδ 29 左右。而如果 C-4 导入羟基或甲氧基，C-4 本身向低场位移 Δδ 22～40，C-3 则向高场位移 Δδ 22～28。

无论芳香或吡喃酮环上发生什么样式取代，也无论这种取代发生后芳香环或吡喃酮环碳化学位移如何变化，C-4 羟基的引入使 C-4 的化学位移较 C-2 处于较低场[73]，为 δ 162～181。C-4 的低场化学位移如果只用烯醇型很难解释，但如果考虑到如图 4-14 的互变性质就使问题简单化了。

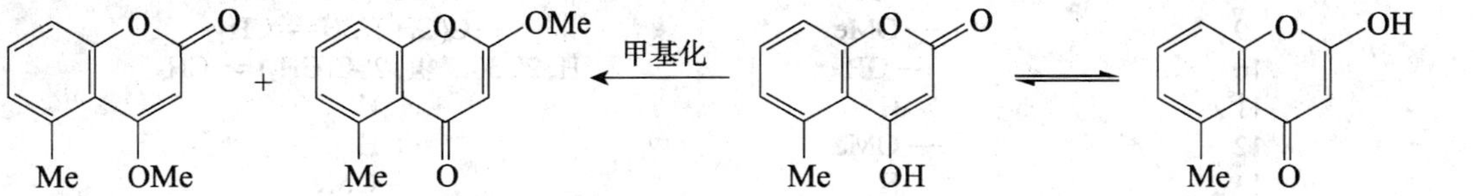

图 4-14　4-羟基香豆素的互变平衡

C-6,7 或 C-8 位取代 C-4 羟基香豆素取代效应在 Δδ 7.8～9.9，与单取代香豆素效应基本一致。单取代 C－5 甲基香豆素的取代效应为 Δδ 8.2。当 C－4 羟基导入后，提高到 Δδ 15 左右，C-4 向低场位移 Δδ 2～5。说明 C-4 羟基与 C-5 甲基存在较大的互相影响。实际上，C-4 位导入羟基主要对吡喃环上各碳的化学位移发生影响，导入含氧的取代基主要是对 C-5 有影响，大约向高场位移 Δδ 5。

一般来说，在香豆素的苯环上引入吸电子的羟基，C-α 向低场位移 Δδ 29～30；C-β 向高场位移 Δδ 11～16；C-γ 虽向低场位移，但影响极小。在香豆素母核苯环引入甲基，C-α 向低场位移 Δδ 5～12，C-β 和 C-γ 受影响较小。

如果香豆素的酚羟基与糖基结合成苷，则苷元的 C-α 向高场位移 Δδ 0.6～1.3，C-β 向低场位移 Δδ 0.5～1.5。如果酚羟基不是苷化而是乙酰化，同样 C-α 向高场位移，C-β 向低场位移。

在线型呋喃香豆素中，C-5 位引入甲氧基等使 C-4 向高场位移 Δδ 4.6～6.0。一般来说，C-5 氧取代基对 C-4 和 C-3′有明显的 γ 效应；对 C-8 和 C-2′呈 δ 效应；对 C-6 和C-10（或 C－4a）呈明显的 β 效应；而对 C－3 几乎无影响。

通过比较 C-4 和 C-3 共振可建立 γ 抗磁性取代诱导的化学位移变化情况。图 4-15 所示香豆素类化合物的 ^{13}C NMR 化学位移如表 4-4 所示。

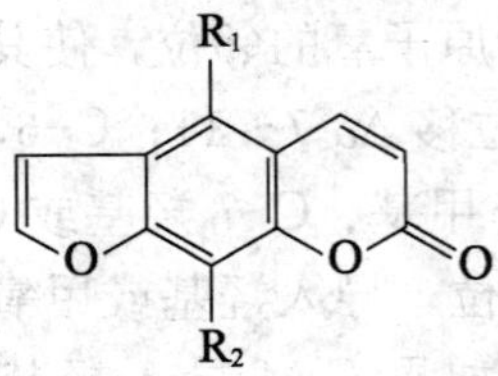

	R_1	R_2
1	$-OCH_2CH(OH)C(CH_3)_2Cl$	H
2	$-OCH_2CH(OH)C(CH_3)_2OCH_3$	H
3	$-OCH_2CH(OAc)C(CH_3)_2Cl$	H
4	$-OCH_2CH(OAc)C(CH_3)_2OAc$	H
5	$-OCH_2CH(OH)C(CH_3)=CH_2$	H
6	H	$-OCH_2CH(OH)C(CH_3)=CH_2$
7	H	$-OCH_2COCH(CH_3)_2$
8	$-OH$	$-C(CH_3)_2CH=CH_2$
9	$-OMe$	$-C(CH_3)_2CH=CH_2$
10	$-OH$	H, 2′, 3′-二氢, 2′-$C(CH_3)=CH_2$
11	H	H
12	$-OMe$	H
13	H	$-OMe$
14	H	H, 2′, 3′-二氢, 2′-$C(CH_3)=CH_2$

图 4-15a　香豆素类化合物 1～14 的结构

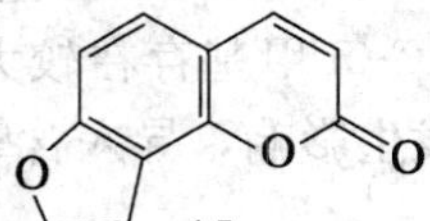

15

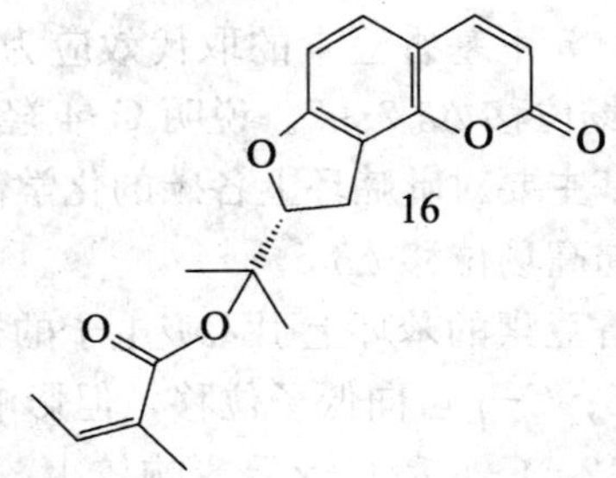

16

图 4-15b　香豆素类化合物 15 和 16 的结构

表 4-4a　某些香豆素类化合物（1～8）的碳谱数据

C	1	2	3	4	5	6	7	8
2	161.2	161.2	161.1	160.8	161.1	161.2	160.0	162.3
3	112.5	112.7	113.1	113.2	112.9	114.4	113.3	109.9
4	139.0	139.4	138.9	139.0	139.2	144.9	144.3	140.5
5	148.8	148.8	148.3	148.9	148.4	115.7	114.8	146.0
6	113.8	113.4	113.7	113.2	114.2	126.8	126.0	113.5
7	158.8	158.1	150.1	158.1	158.0	148.7	146.6	156.1
8	94.3	94.4	94.5	94.5	94.7	132.4	131.2	111.4
9	152.7	152.5	152.6	152.3	152.6	143.1	142.7	150.2
10	107.5	107.2	106.8	106.9	107.3	116.9	116.5	104.6

续表

C	1	2	3	4	5	6	7	8
2′	145.5	145.0	145.2	145.2	145.2	147.4	146.6	143.4
3′	104.5	104.9	104.7	104.7	104.7	107.5	106.8	103.2
1″	73.8	74.2	77.0	71.4	75.6	74.8	75.3	40.6
2″	77.0	76.4	72.0	76.4	74.2	77.5	171.1	147.7
3″	71.2	75.6	67.5	81.1	143.3	144.0	36.9	109.5
4″	29.0	20.8	30.0	23.1	113.5	113.1	17.9	28.7
5″	28.2	20.6	29.0	22.4	18.7	18.8	17.9	28.7
OMe	—	49.2	—	—	—	—	—	—
C=O (Ac)	—	—	170.1	170.2	—	—	—	—
	—	—	—	169.6	—	—	—	—
Me (Ac)	—	—	20.8	22.3	—	—	—	—
		—	—	20.9	—	—	—	—

表 4-4b 某些香豆素类化合物（9～16）的碳谱数据

C	9	10	11	12	13	14	15	16
2	160.7	161.3	160.1	161.2	160.3	162.0	160.2	161.0
3	112.3	110.2	113.9	112.5	114.7	111.8	114.5	112.1
4	139.4	139.8	144.8	139.2	144.5	143.6	144.5	144.1
5	142.6	151.2	120.5	149.6	112.9	123.4	123.9	128.9
6	115.0	109.0	124.5	112.7	126.1	125.5	108.8	106.7
7	156.7	165.2	161.7	158.4	147.7	162.0	157.3	163.9
8	114.2	90.6	101.3	93.8	132.8	97.5	116.9	113.0
9	150.8	157.9	151.4	152.7	143.0	155.3	148.5	151.3
10	107.8	104.4	115.2	106.4	116.5	111.6	113.5	113.5
2′	144.2	88.1	147.7	144.8	146.6	87.8	145.9	89.3
3′	104.1	32.0	106.6	105.0	106.7	33.4	104.0	27.6
1″	41.1	144.7	—	—	—	142.8	—	82.0
2″	147.6	112.5	—	—	—	112.6	—	22.3
3″	110.1	17.1	—	—	—	17.1	—	21.3
4″	28.9	—	—	—	—	—	—	—
5″	28.9	—	—	—	—	—	—	—
OMe	60.8	—	—	60.6	61.2	—	—	—

* 化合物 16：167.1（C-1‴）；128.6（C-2‴）；137.7（C-3‴）；15.6（C-4‴）；20.5（C-5‴）

** 表中数据根据 DEPT 和 ^{13}C-^{1}H COSY 归属。

在图 4-15 和表 4-4 的化合物 1～5、8、9、10 和 12 与化合物 11 比较，C-5 有含氧取代基取代时，C－4 向高场位移 Δδ5.5 左右，C－3′（γ 效应）向高场位移 Δδ 1.7；因 C－2

产生抗磁性δ效应，C-2′向高场位移 $\Delta\delta$ 2.5；C-8 向高场位移 $\Delta\delta$ 7.0（δ效应）；C-3 向高场位移 $\Delta\delta$ 0.8；因产生抗磁性的β效应，C-6 向高场位移 $\Delta\delta$ 11.0；C-10（或 C-4a）向高场位移 $\Delta\delta$ 8.0。当把 2′，3′-二氢衍生物 10 和 14 比较后发现亦有类似的效应，如表 4-5，可能是由于在手性中心有不同的立体化学效应之故。

表 4-5　C-5 氧取代香豆素的β、γ和δ效应

	β	β	γ	γ	δ	δ	δ
	C-6	C-10	C-4	C-3′	C-3	C-8	C-2′
1 *vs* 11	−10.75	−7.68	−5.79	−2.15	−1.41	−6.99	−2.25
2 *vs* 11	−11.08	−7.99	−5.43	−1.72	−1.22	−6.95	−2.74
3 *vs* 11	−10.82	−8.39	−5.93	−1.70	−0.77	−6.80	−2.52
4 *vs* 11	−11.32	−8.28	−5.84	−1.93	−0.73	−6.79	−2.54
5 *vs* 11	−10.35	−7.86	−5.64	−1.87	−0.96	−6.58	−2.55
8 *vs* 11	−11.04	−10.59	−4.28	−3.43	−4.10	—	−4.32
9 *vs* 11	−9.50	−7.42	−5.44	−2.55	−1.56	—	−3.51
12 *vs* 11	−11.84	−8.22	−5.53	−1.59	−1.40	−7.51	−2.94
10 *vs* 14	−16.55	−7.25	−3.81	−1.39	−1.64	−6.90	−0.28

应用上述γ和δ效应，能够容易地区别线型呋喃香豆素 C-5 或 C-8 含氧取代。同时也能扩展到区别线型呋喃香豆素 C-5 氧代、C-8 烷基取代或 C-5 烷基取代、C-8 氧代以及扩展到 C-5 氧代的线型或角型呋喃香豆素的区别，如化合物 15 和 16，C-3′和 C-8 分别呈γ和δ效应，分别被屏蔽约 $\Delta\delta$ 1.7 和约 $\Delta\delta$ 7.0（表 4－6）。当香豆素难以推断是线型或角型时，可采用此规则来进行判断。

表 4-6　C-5 氧取代线型和角型呋喃香豆素的γ和δ效应的改变

	γ（C-3′）	δ（C-8）	结论
1 *vs* 11	−2.15	−6.99	线型
1 *vs* 15	+0.45	−3.15	
2 *vs* 11	−1.72	−6.95	线型
2 *vs* 15	+0.88	−3.48	
3 *vs* 11	−1.70	−6.80	线型
3 *vs* 15	+0.68	−3.22	
4 *vs* 11	−1.93	−6.79	线型
4 *vs* 15	+0.67	−3.73	
5 *vs* 11	−1.87	−6.58	线型
5 *vs* 15	+0.73	−2.75	
12 *vs* 11	−1.59	−7.51	线型
12 *vs* 15	+1.01	−4.24	
10 *vs* 14	−1.39	−6.90	线型
10 *vs* 16	+4.40	−4.02	

在解析稍复杂结构的香豆素时，^{13}C NMR 谱显示了它的优越性。某些复杂结构香豆素和双香豆素类化合物西瑞香素、异西瑞香素[63]的碳谱数据如图 4-16 所示。

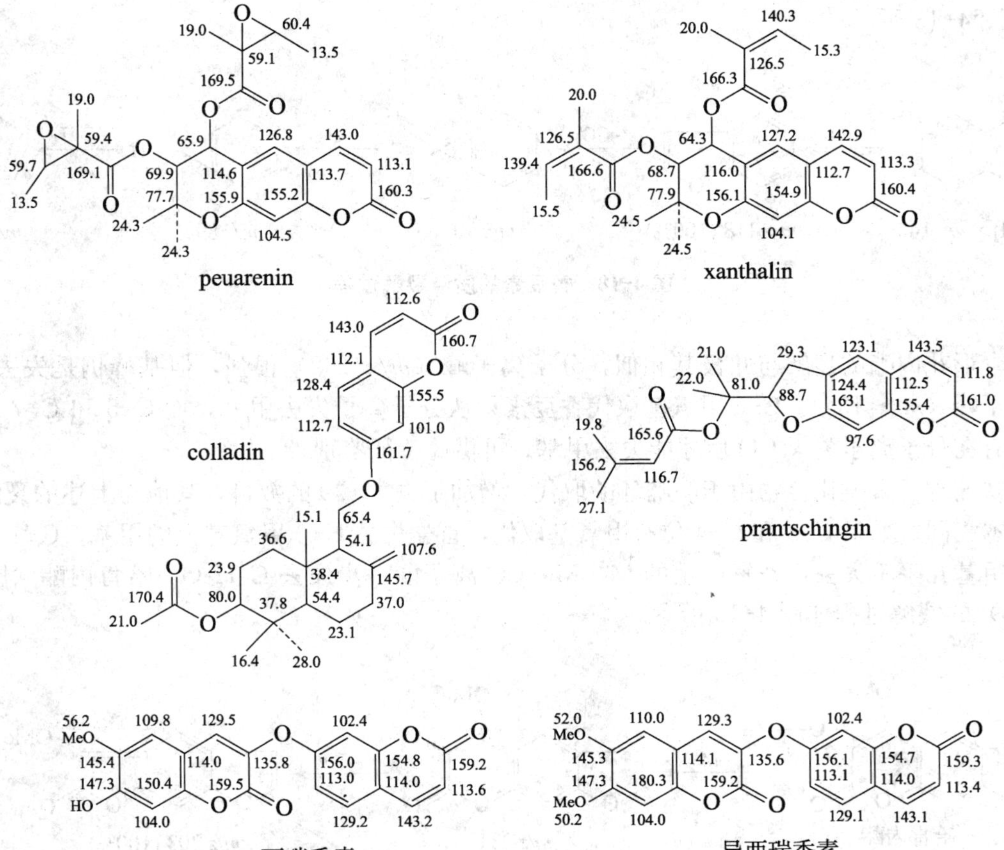

图 4-16　某些香豆素和双香豆素的结构与碳谱数据

异香豆素类化合物与上述香豆素类化合物相比，^{13}C NMR 波谱发生了较大的变化，其碳谱数据如图 4-17 所示。

在测定香豆素类化合物^{13}C NMR 波谱时，常采用的溶剂有：$CDCl_3$、DMSO－d_6、CD_3OD等，它们所引起的化学位移差在±Δδ 1 左右。

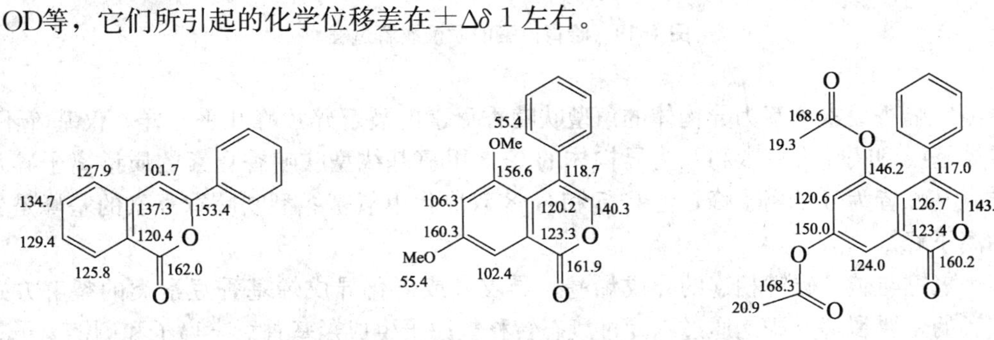

图 4-17　某些异香豆素的结构与碳谱数据

（五）质谱法

简单取代的香豆素类化合物主要裂解方式是失去功能基和连续失去 CO。如无任何取代的香豆素分子离子峰（*m/z* 146）虽很强，但基峰是脱 CO 的离子峰（*m/z* 118）。其裂解过程如图 4-18 所示。

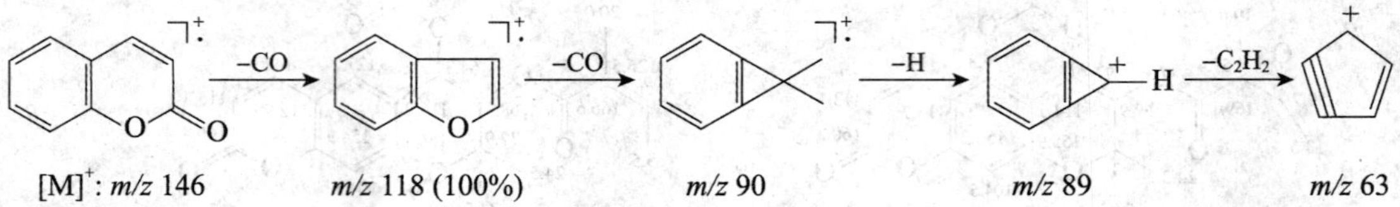

图 4-18　香豆素的质谱裂解过程

伞形花内酯的裂解与此极其相似，分子离子峰（*m/z* 162）很强，但基峰仍是失去 CO 的离子峰（*m/z* 134）。C-6 甲氧基取代香豆素易从分子离子失去甲基，而 C-5 和 C-7 甲氧基只有在分子离子失去 CO 后才能失去甲基。可借此特征鉴别。

呋喃香豆素类化合物由于呋喃环的取代，增加了失去 CO 的数目，其他与上述的裂解方式基本相同。如果 C-3 和 C-4 位有甲氧基取代，首先失去 C-3 甲氧基上的甲基，C-4 甲氧基的甲基几乎不失去，裂解产生的 M^+-Me-CO 离子能一步失去 C_2H_3O。哈肯内酯（halkendin）的裂解过程如图 4-19 所示。

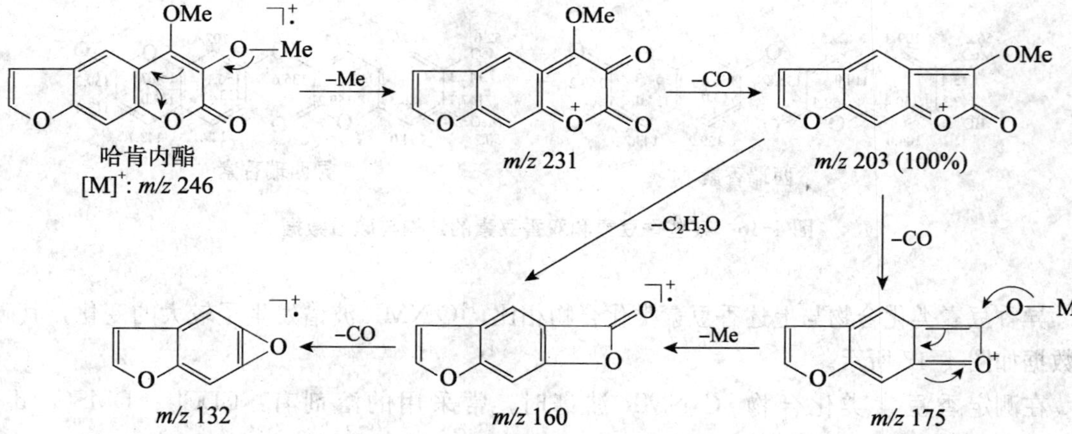

图 4-19　哈肯内酯的质谱裂解过程

线型呋喃香豆素和互为异构体的角型呋喃香豆素的裂解碎片峰几乎一样，仅基峰不同。C-5 甲氧基线型呋喃香豆素和互为异构体的 C-8 甲氧基线型呋喃香豆素的质谱离子碎片几乎一样，基峰皆为分子离子峰，但 C-5 和 C-8 双取代甲氧基线型呋喃香豆素的基峰是失去甲基的离子峰。

碳—氧键与碳—碳键相连的异戊烯基、异戊基或氧化异戊烯基香豆素类的裂解方式不同。前者的主要裂解方式是通过六元过渡态转移氢原子生成羟基香豆素离子和侧链离子。而后者不能通过六元过渡态转移氢原子生成羟基香豆素离子和完整的侧链离子，裂解方式比较复杂。异戊烯基的邻位有甲氧基存在时，易产生 $[M\text{-}OMe]^+$ 和 $[M\text{-}Me]^+$ 离子。而环氧异戊烯基取代一般出现［M-MeCO］$^+$离子和［M-CHO］$^+$离子。具有羰基侧链的香豆素，如果侧链没有其他双键，则可进行麦氏重排裂解；如果有双键则主要是进行羰基的 α-裂解。羟基取代的饱和侧链也是以 α-裂解为主。具有末端双键侧链的香豆素类［M-Me］$^+$离子峰很强，［M-CH_2=CH］$^+$离子峰较弱，同时也有重排侧链后的［M-C_4H_7］$^+$离子峰。多取代香豆素类，有 *O*-异戊烯基侧链结合香豆素的特征是［M-C_3H_7］$^+$、［M-C_4H_7］$^+$（苄基裂解）和［M-C_4H_8］$^+$；*O*-异戊酰基侧链的特征是 α-裂解失去烷基部分；C-4 烷基取代没有特殊影响[74]。有 *C*-异戊烯基侧链结合的香豆素，如蛇床子素（欧芹酚甲醚，osthole），既可先失去甲基，亦可先进行异戊烯基侧链重排。这类化合物母核的裂解一般在侧链裂解之后进行。图 4-20 是花椒醇的裂解方式；图 4-21 是 7-异戊烯氧基-8-异戊基香豆素、欧前胡素（imperatorin）和蛇床子素的裂解方式。

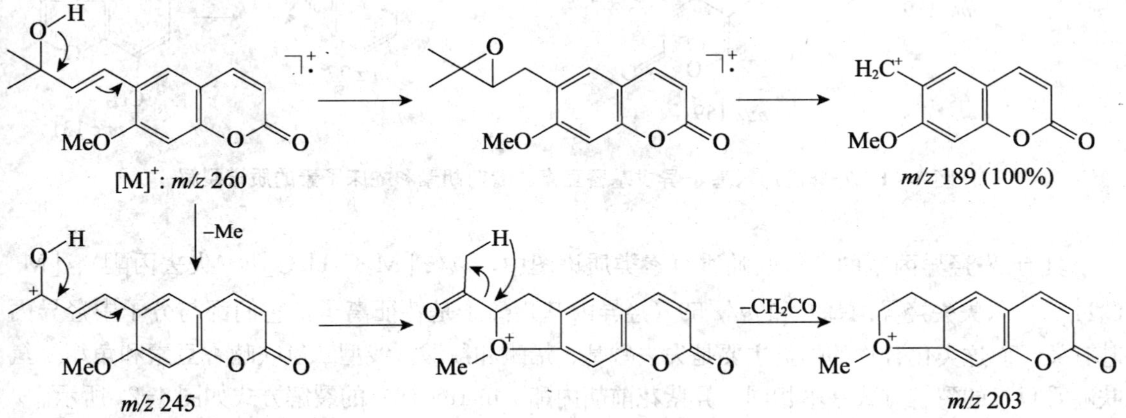

图 4-20　花椒醇的质谱裂解

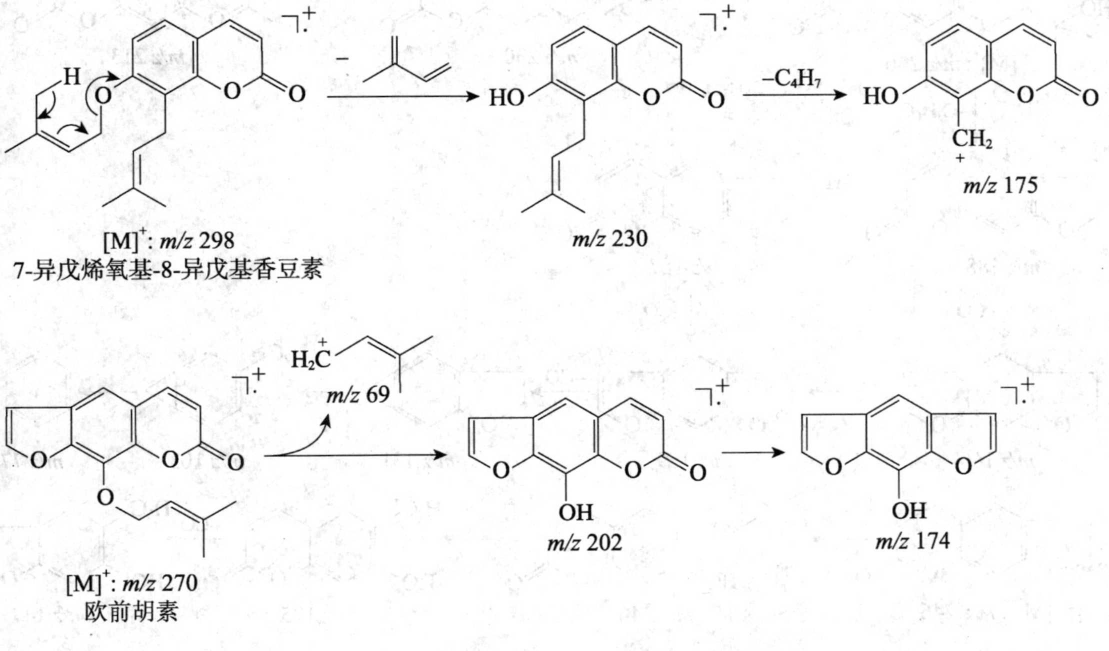

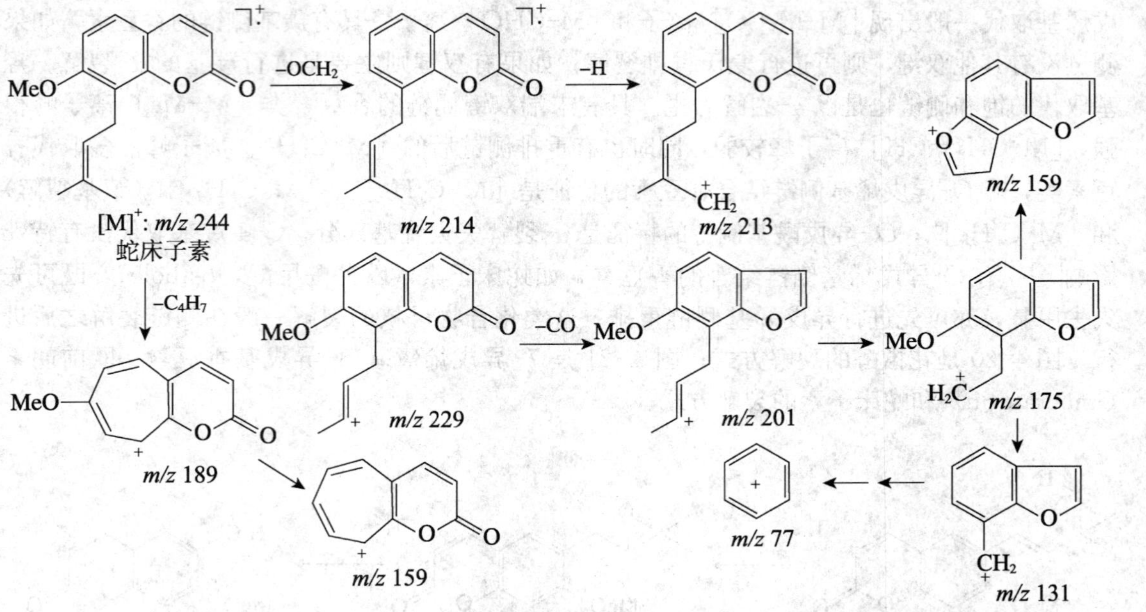

图 4-21　7-异戊烯氧基-8-异戊基香豆素、欧前胡素和蛇床子素的质谱裂解

具有 2′-羟异丙基的二氢呋喃香豆素类质谱图中，m/z $[M-C_3H_6O]^+$（失去丙酮）、$[M-C_3H_7O]^+$（失去羟异丙基）和 m/z 59（羟异丙基）离子是特征离子，它们都与分子中羟异丙基有关。而这类化合物的酯类主要是失去酰基、烯酮和羧酸。线型二氢呋喃香豆素和角型二氢呋喃香豆素的裂解方式基本相同。异紫花前胡内酯（marmesin）的裂解方式如图 4-22 所示。

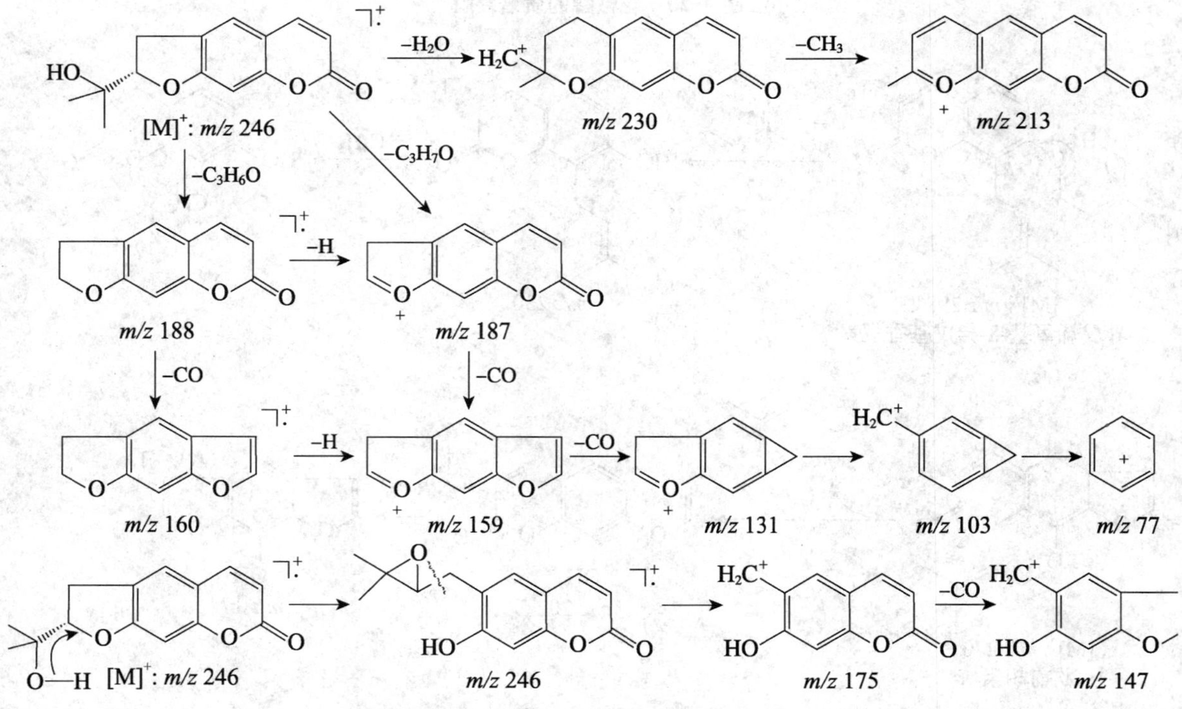

图 4-22　异紫花前胡内酯的质谱裂解

偕二甲基色烯香豆素的主要裂解方式是失去甲基。偕二甲基色烷香豆素在二氢吡喃环上有羟基或酰氧基（酯）等含氧取代基，当为羟基取代时，失水生成色烯系统，然后按照色烯香豆素类的裂解方式进行裂解。色烷上有一或两个酰氧基时，易失去羧酸生成色烯系统，再按色烯香豆素类的裂解方式进行裂解，酰基离子也是特征离子，如花椒内酯（xanthyletin）的裂解（图 4－23）。

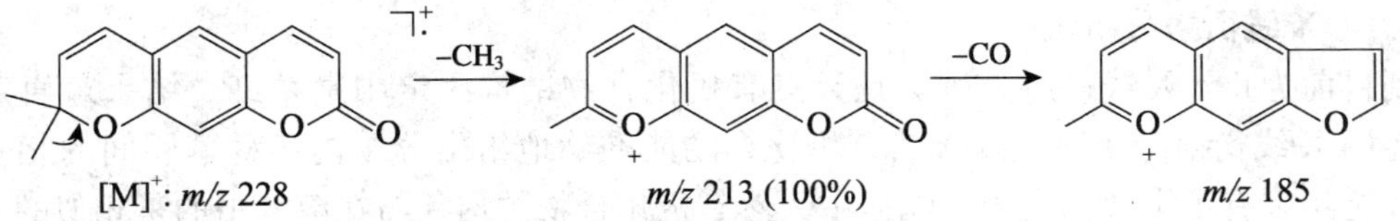

图 4-23　花椒内酯的质谱裂解

简单双香豆素类化合物的主要裂解方式与简单香豆素类基本一致，连接两部分的化学键也能裂解。图 4-24 是异西瑞香香豆素的裂解方式[63]。

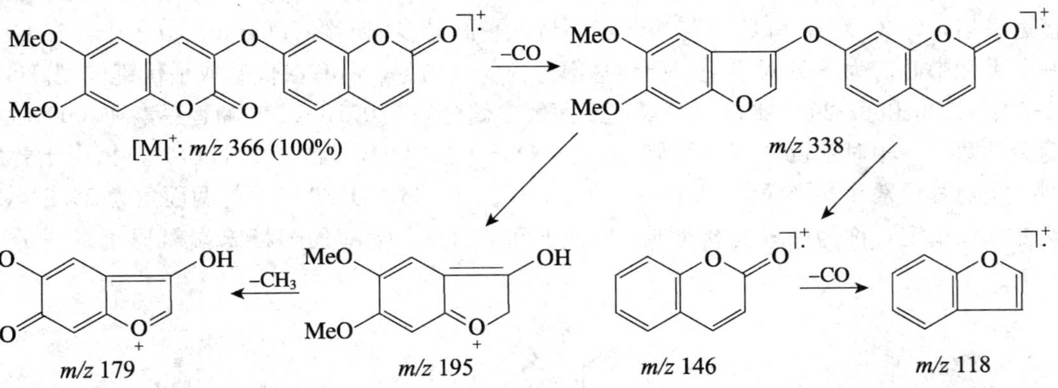

图 4-24　异西瑞香香豆素的质谱裂解

异香豆素与香豆素有类似的裂解方式（图 4-25 岩白菜素的裂解），但二氢异香豆素则不同。二氢异香豆素有明显的失水峰和很强的 RDA 裂解产物峰，利用质谱可较容易地区别它们。

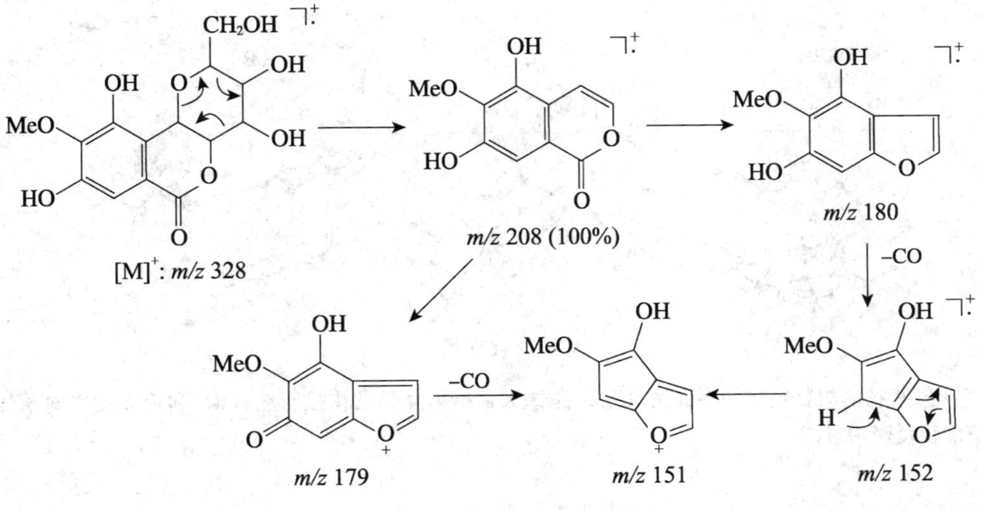

图 4-25　岩白菜素的质谱裂解

总之，简单香豆素的主要裂解方式是由分子离子连续失去 CO，直至将分子中的氧原子全部失掉为止。有酚羟基的化合物不仅能失去 CO，还能失去甲酰基，即具有酚类的裂解特征。有甲氧基取代的，首先是失去甲基，再失去 CO。但甲氧基取代位置不同，失去的难易程度也不同。具有醚键连接的异戊烯基呋喃香豆素，通常是由侧链转移氢原子到醚氧原子上，同时失去偶数质量的侧链部分，并在母核上形成酚性羟基。具有碳—碳键连接的异戊烯基呋喃香豆素主要是异戊烯基侧链的裂解。

（六）X 线衍射分析法

到目前为止，X 线衍射分析法是天然有机化合物结构测定中最精细、结果最直观的方法。经用 X 线衍射分析研究的天然有机化合物能准确地给出分子内各种基团间的相互空间关系。近年来有不少数据表明，晶体中天然有机化合物的构象与在溶液中的是相似的，肯定了晶态构象与它的生物功能可以联系。这一点非常重要，否则晶态构象的测定对于分子生物学家来说就没有多大意义。但是，由于 X 线衍射分析需要特定的大型仪器，价格昂贵，分子结构比较简单的化合物基本不用。图 4-26 是异紫花前胡苷的晶体 X 线衍射图[75]，可供参考。异紫花前胡苷分子由两部分组成：呋喃香豆素和 β-D-吡喃葡萄糖。呋喃香豆素缩合环接近平坦，C-2、C-7 和 C-8 与缩合三环最优平面最多偏离约 0.01nm。分子中，在 C-2 有一个手性中心，为 *S* 绝对构型。糖残基部分为椅式构型，所有取代基取平伏键构型。C-20、C-22、C-26 和 O-29 共平面，与最优平面最多偏离约 0.001nm。呋喃香豆素和 β-D-吡喃葡萄糖基两部分相对定位体现在扭转角 $C_{15}-O_{18}-C_{19}-O_{29}$，为 $-102.1(1)^\circ$，相当于背斜构型。呋喃香豆素和共平面葡萄糖环 C-20、C-22、C-26、O-29 平面的两面角为 $59.61(5)^\circ$。此种构型稳定，称为"外异构效应"。分子间靠 β-D-吡喃葡萄糖末端氧原子形成分子间氢键。

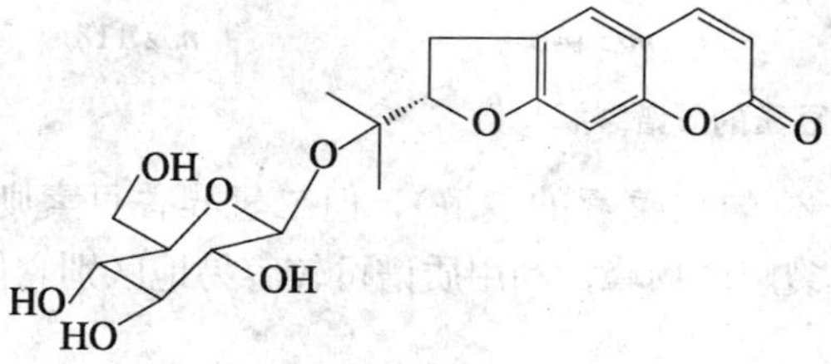

（A）

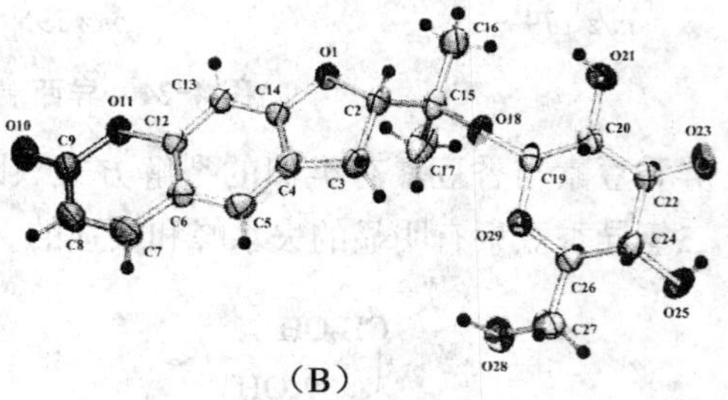

（B）

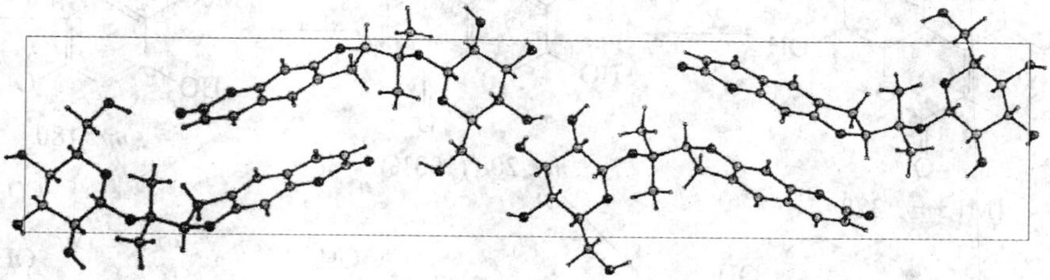

（C）

图 4-26　异紫花前胡苷结构的平面图（A）、晶体 X 线衍射立体结构投影图（B）和沿 *b* 轴方向单位晶胞的分子堆积投影图（C）

（七）化学降解

通过化学降解方法提供的信息，根据逆降解途径推测化合物的结构是最初有机化学家们采用的方法。但由于降解反应有需要样品量大和原样品不能回收等缺点，这种方法不适合天然有机化合物，特别是微量天然有机化合物的结构鉴定。在区别香豆素和色原酮基本骨架结构时曾应用了碱降解法。在碱水解的同时，加入 MeI 或 Me_2SO_4 等甲基化试剂使水解生成的酚羟基醚化以阻碍内酯的恢复，最后生成邻甲氧基苯乙酮衍生物。

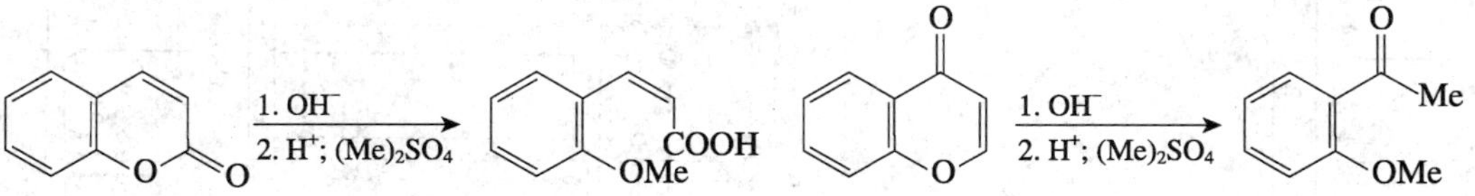

香豆素　　邻甲氧基桂皮酸　　色原酮　　邻甲氧基苯乙酮

六、结构解析实例

6′-*O*-反式阿魏酰基紫花前胡苷（简称 TFNS）的结构解析[76]

6′-*O*-反式阿魏酰基紫花前胡苷是从中药宽叶羌活（*Notopterygium forbesii*）和狭叶羌活（*N. incisum*）的地下部分得到的。无色针晶（$MeOH-H_2O$），mp 138～140℃；$[\alpha]_D$＋49.8°（*c* 0.5，$EtOH-H_2O$ = 1∶1）；FAB-MS（negative）：*m/z* 583 $[M-1]^-$、245、227、193；$IR\nu_{max}$（KBr）：3375，1710，1620，1590，1565，1505 cm^{-1}；$UV\lambda_{max}$（MeOH）（lgε）：327（2.84），298（sh），248（sh），226（2.51），219（2.45），204（2.91）nm；^1H NMR（270 MHz，CD_3OD）δ：1.21（3H，s），1.41（3H，s），3.18（1H，dd，*J*＝7.8，9.0 Hz），3.26（2H，d，*J*＝8.8 Hz），3.28（1H，t，*J*＝9.0 Hz），3.42（1H，t，*J*＝9.0 Hz），3.61（1H，ddd，*J*＝2.3，8.0，9.0 Hz），3.80（3H，s），4.35（1H，dd，*J*＝8.0，11.8 Hz），4.49（1H，dd，*J*＝ 2.3，11.8 Hz），4.62（1H，d，*J*＝7.8 Hz），4.97（1H，t，*J*＝8.8 Hz），6.09（1H，d，*J*＝ 9.3 Hz），6.17（1H，d，*J*＝16.1 Hz），6.52（1H，s），7.17（1H，s），6.68（1H，d，*J*＝8.1 Hz），6.79（1H，dd，*J*＝2.0，8.1 Hz），6.89（1H，d，*J*＝2.0 Hz），7.46（1H，d，*J*＝16.1 Hz），7.60（1H，d，*J*＝9.3 Hz）。^{13}C NMR 和 DEPT（67.5 MHz，DMSO-d_6）δ：166.4 s，162.9 s，160.4 s，154.9 s，149.3 s，147.8 d，145.0 s，144.5 d，125.3 s，125.2 s，125.2 d，124.0 d，115.3 d，114.1 d，112.3 d，111.2 s，111.0 d，97.1 d，96.8 d，89.6 d，77.2 d，77.2 s，76.6 d，73.4 d，70.5 d，63.7 t，55.6 q，29.2 t，23.0 q，20.9 q。

结构确定过程如下：

分析 UV 光谱，在 327、298 和 248nm 有最大吸收，推测 TFNS 可能为线型呋喃香豆素，$IR\nu_{max}$（KBr）：1710 cm^{-1}（吡喃酮羰基伸缩振动），1620、1590、1565、1505 cm^{-1}（芳香环吸收带）。将 TFNS 的^1H NMR 波谱图（图 4－27）与最简单的香豆素 7－羟基伞形花内酯的^1H NMR 波谱图进行比较，两者都显示 H-3 的信号峰 δ 6.09（1H，d，*J*＝9.3 Hz，H-3）和 H-4 的信号峰 δ 7.60（1H，d，*J*＝9.3 Hz，H-4）。在^{13}C NMR 谱中，其 C-2、C-3 和 C-4 的化学位移分别为 160.4（s）、112.3（d）和 144.5（d），进一步证明 TFNS 为香豆素类化合物。

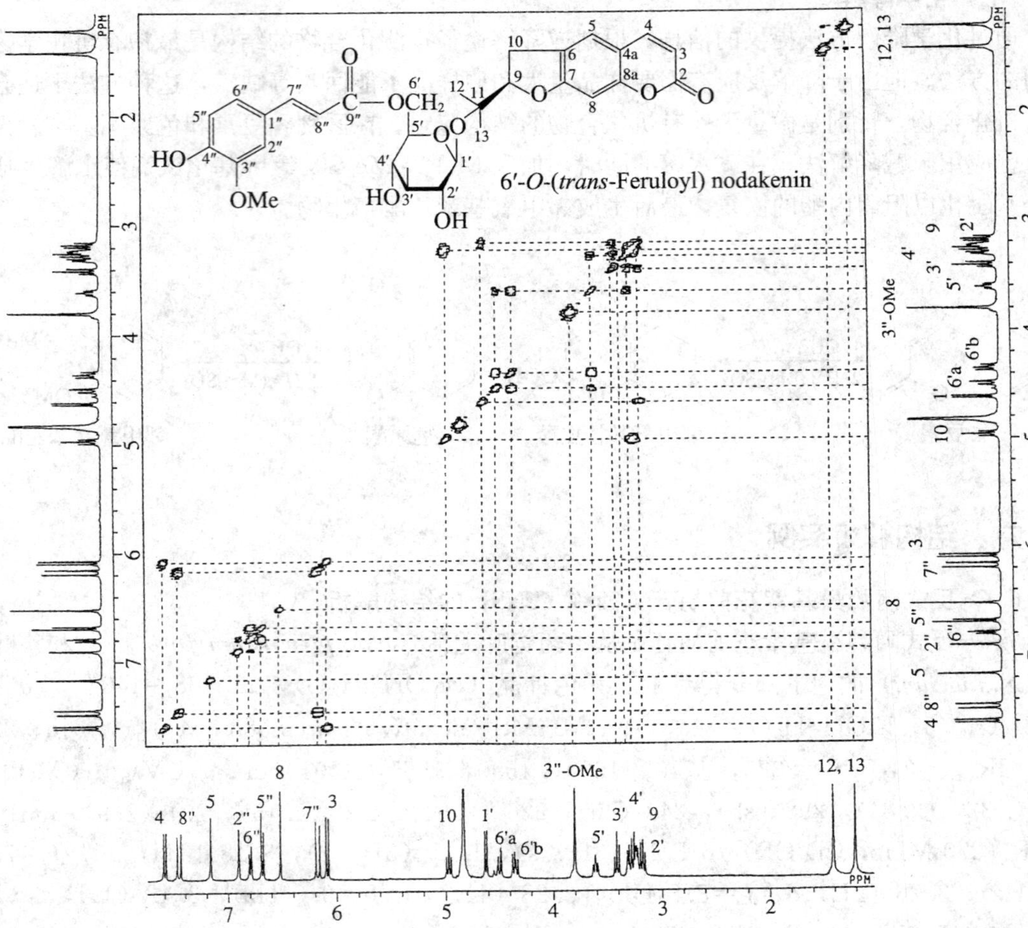

图 4-27　6′-O-反式阿魏酰基紫花前胡苷的^1H-^1H COSY 谱

TFNS与线型二氢呋喃香豆素紫花前胡苷元（nodakenetin）（图 4-28 和 4-29）的^1H NMR 波谱图和^{13}C NMR 波谱图进行比较，发现 TFNS具有与紫花前胡苷元部分相同的信号。

但是，TFNS的^1H和^{13}C NMR 波谱尚显示有葡萄糖基存在：δ_H4.62（1H，d，J=7.8 Hz，glc-H-1），3.18（1H，dd，J=7.8，9.0 Hz，glc-H-2），3.42（1H，t，J=9.0 Hz，glc-H-3），3.28（1H，t，J=9.0 Hz，glc-H-4），3.61（1H，ddd，J=2.3，8.0，9.0 Hz，glc-H-5），4.35（1H，dd，J=8.0，11.8 Hz，glc-Ha-6），4.49（1H，dd，J=2.3，11.8 Hz，glc-Hb-6）；δ_C97.1 d（glc-C-1），73.4 d（glc-C-2），76.6 d（glc-C-3），70.5 d（glc-C-4），77.2 d（glc-C-5），63.7 t（glc-C-6）。由于葡萄糖基的端基质子偶合常数 J=7.8 Hz，说明该糖基为β-D-葡萄糖基。因此，进一步将 TFNS 的^1H NMR 波谱图和^{13}C NMR 波谱图与紫花前胡苷（nodakenin）的^1H NMR 波谱图和^{13}C NMR 波谱图（图 4-30 和图 4-31）比较，发现 TFNS具有与紫花前胡苷相同的数据。但 TFNS葡萄糖基 C-6 的化学位移向低场位移了 Δδ 2.5，且还多余一组苯丙酰结构的信号。推测葡萄糖基的 C-6 可能结合了其他取代基。为了确证葡萄糖基的游离羟基的数目，将

TFNS全乙酰化，得到四乙酰化物，其^{1}H NMR波谱和^{13}C NMR波谱如图4-32和图4-33所示。

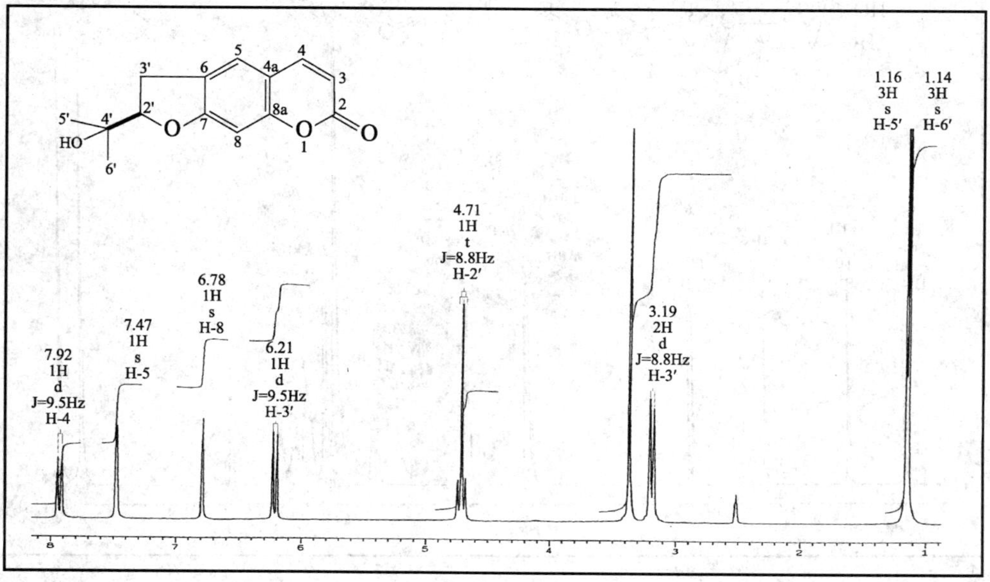

图 4-28　紫花前胡苷元的^{1}H NMR波谱图

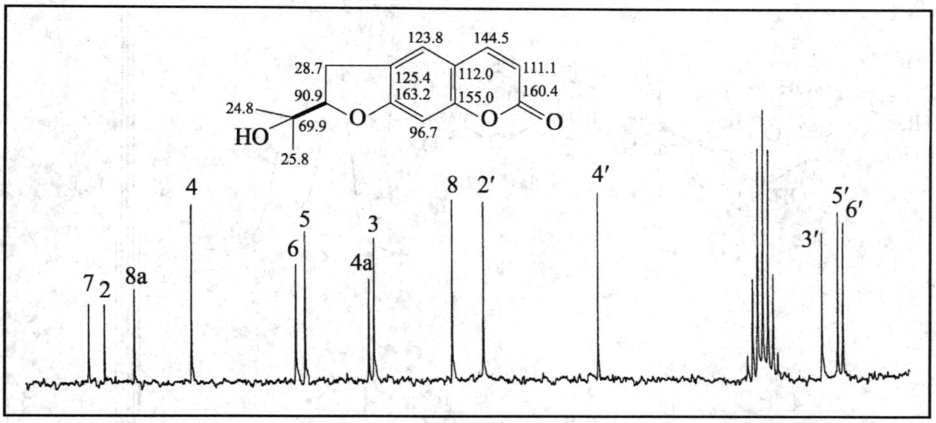

图 4-29　紫花前胡苷元的^{13}C NMR波谱图

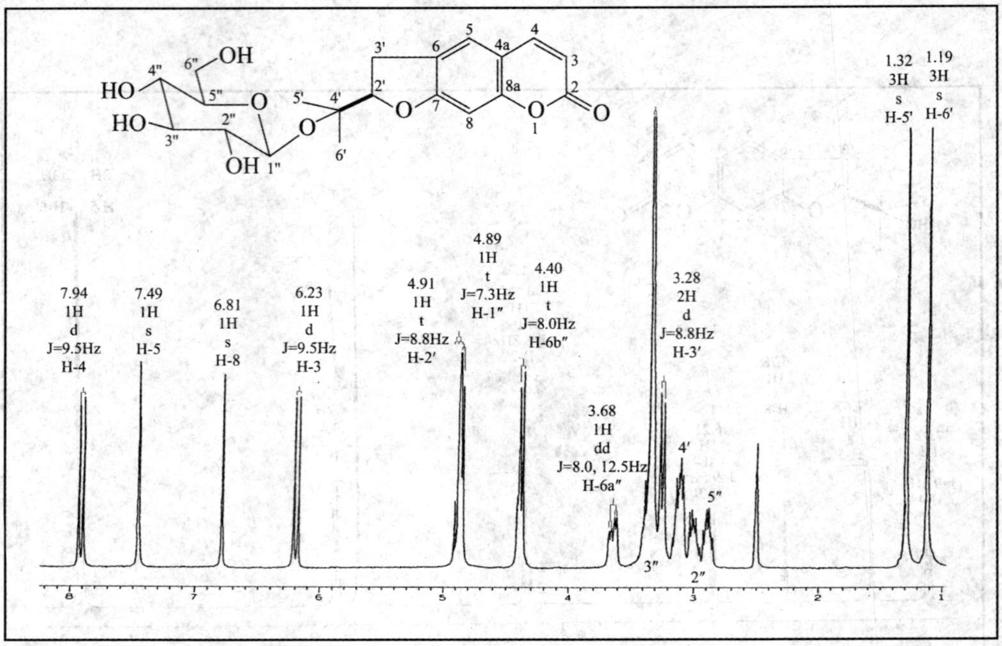

图 4-30 紫花前胡苷的¹H NMR 波谱图

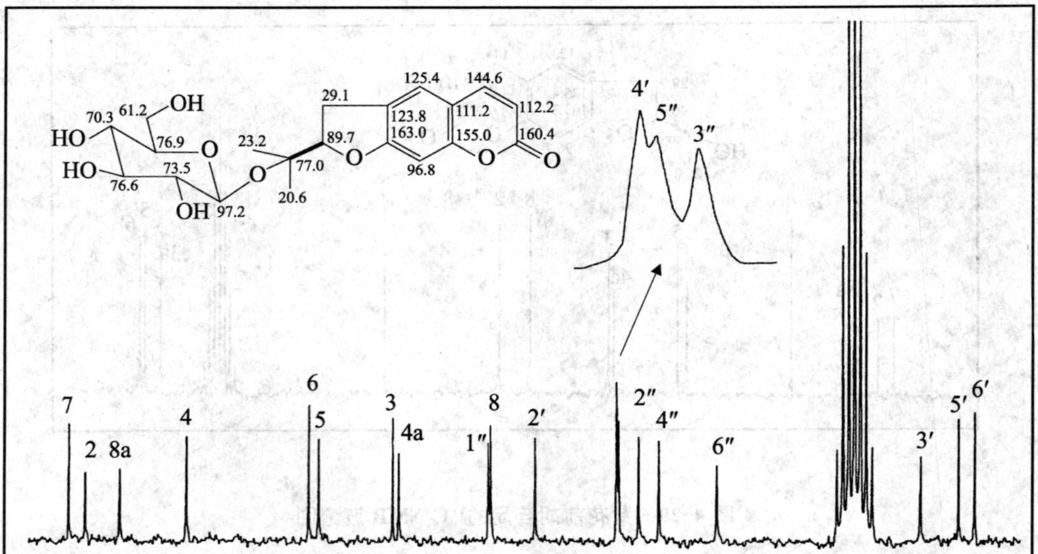

图 4-31 紫花前胡苷的¹³C NMR 波谱图

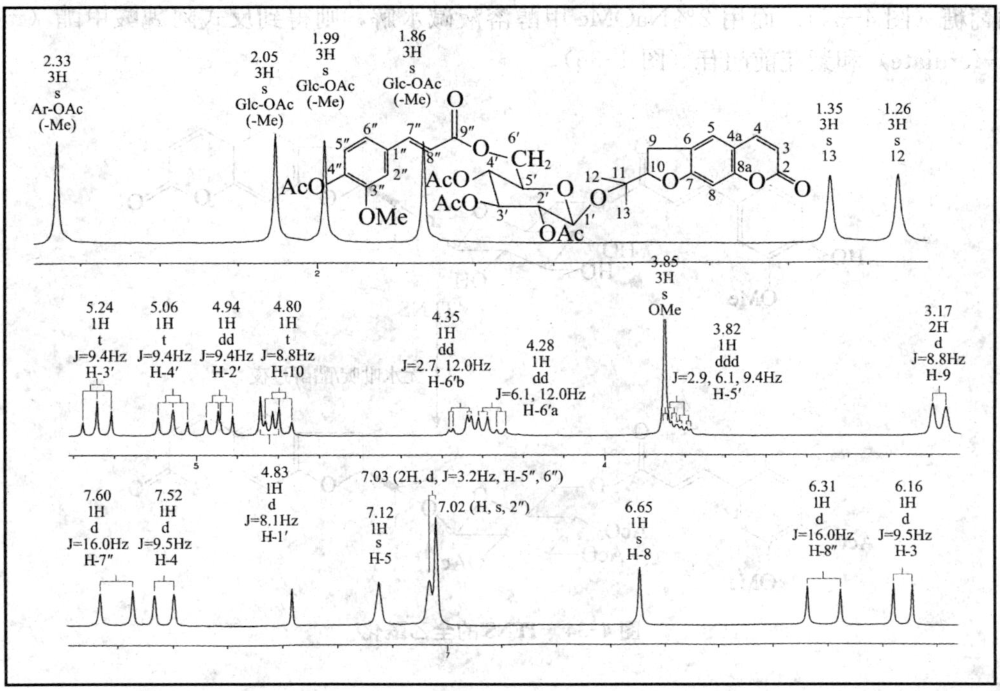

图 4-32　TFNS 四乙酰化物¹H NMR 波谱图

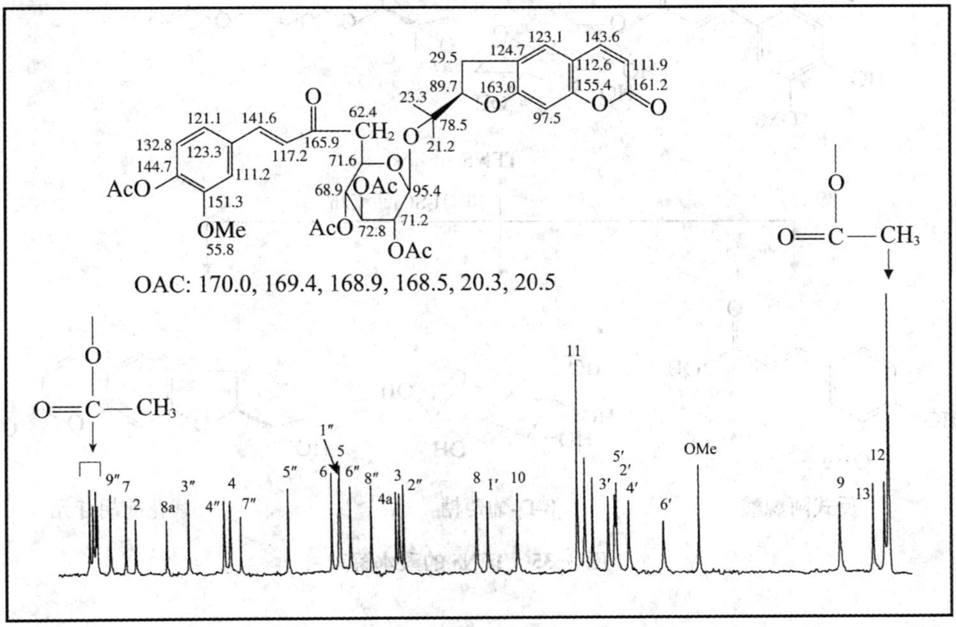

图 4-33　TFNS 四乙酰化物¹³C NMR 波谱图

在 TFNS 四乙酰化物（图 4-34）中，δ 1.86（3H，s)、1.99（3H，s）和 2.05（3H，s）归属于醇性乙酰基的甲基，δ 2.33（3H，s）归属于酚性乙酰基的甲基。因此，TFNS 的葡萄糖基的游离羟基数目为 3，说明葡萄糖基的 C-6 确实结合了其他取代基。

将 TFNS 用 10％H_2SO_4水解，得到反式阿魏酸（*trans*-ferulic acid)、紫花前胡苷元和

D-葡萄糖（图 4-35）。而用 2%NaOMe 甲醇溶液碱水解，则得到反式阿魏酸甲酯（methyl *trans*-ferulate）和紫花前胡苷（图 4-36）。

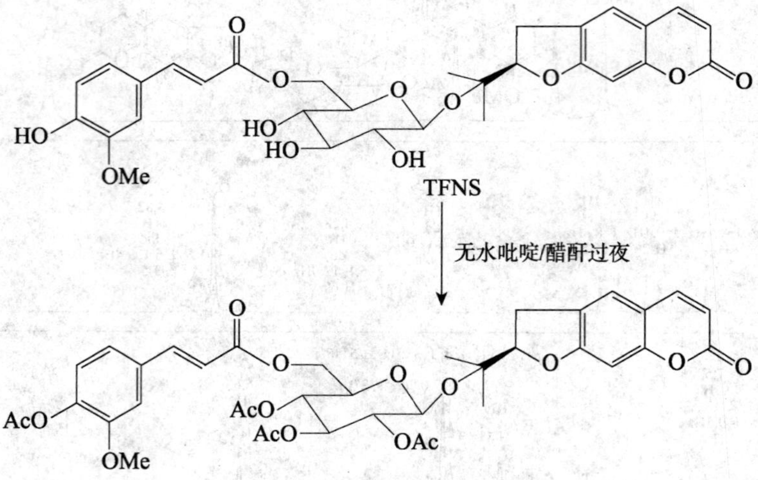

图 4-34　TFNS 的全乙酰化

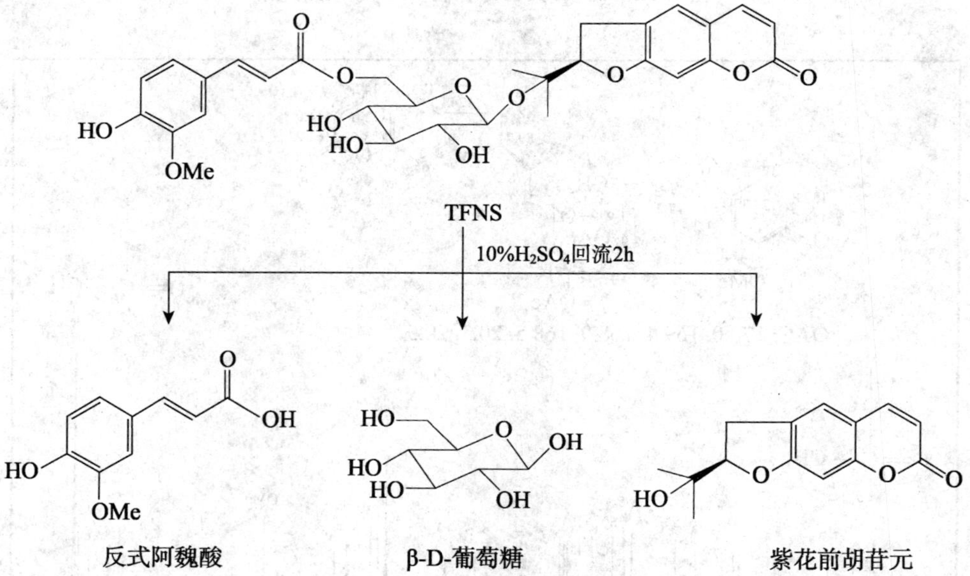

图 4-35　TFNS 的酸水解

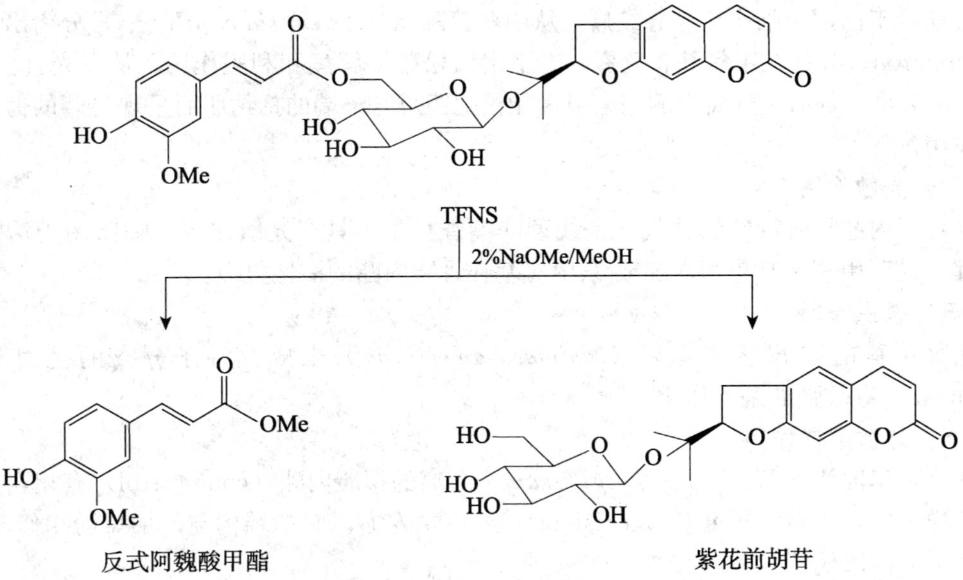

图 4-36　TFNS 的碱水解

综合上述分析，确定 TFNS 为 6′-*O*-反式阿魏酰基紫花前胡苷（图 4-27）。

七、定量分析方法

香豆素类化合物的定量分析方法有：薄层上重氮化比色法、紫外分光光度法、荧光分光光度法、高效液相色谱（HPLC）法[48]、极谱法[77]、气相色谱法和薄层色谱法[78]等，现采用 HPLC 方法最多。

天然药物化学成分的分离和结构确定，是进行其质量控制（定量分析）和制订化学成分指纹谱的基础。在此基础上，配合药效学研究，能够正确评价其质量。

八、生物活性、用途和毒性

（一）抗菌作用[79]

香豆素类化合物有较强的抗菌活性。如中药秦皮的七叶内酯及其苷是治疗痢疾的抗菌性有效成分；微生物来源的新生霉素（novobiocin）和 coumerungin 亦是香豆素类化合物，有相当强的抗菌活性，而且前者从胆汁排泄后再被吸收（存在肝-肠循环），不由尿中排泄，从而维持一定的血药浓度；氨基香豆素类有抗结核分枝杆菌的作用；补骨脂内酯衍生物也有抗结核分枝杆菌的作用。

（二）抗凝血作用

腐败的牧草（紫苜蓿 *Medicago sativa* 和黄花草木犀 *Melilotus officinalis*）产生的双香豆素紫苜蓿酚（dicoumarol）有抑制维生素 K 的作用。因此，牛、羊食用后常导致出血致死。临床上，将其作为血液凝固抑制剂用于预防和治疗血栓症。此外，海棠果内酯亦有较强的抗凝血作用。

（三）平滑肌松弛作用

从凯刺（*Ammi visnage*）果实分离出的沙米丁（samidin）、二氢沙米丁（dihydrosamidin）、维斯纳丁（visnadin）等是 7,8-吡喃骈香豆素，其中二氢沙米丁有扩张冠状动脉的作用，维斯纳丁已用于临床治疗心绞痛。从中药茵陈蒿（*Artemisia capillaris*）分离出的茵陈素（scoparon，6,7-二甲氧基香豆素）有平滑肌松弛、解痉和利胆作用。从发光真菌（*Armillarialla tabescens*）分离出的亮菌甲素能松弛胆总管末端的括约肌而呈现显著的促进胆汁分泌作用。

（四）光敏作用

补骨脂内酯具有特殊的香气，是线型呋喃香豆素，具有光敏作用。临床用于治疗白斑病。其中，5-甲氧基补骨脂内酯或8-甲氧基补骨脂内酯的活性更强。

（五）杀虫作用

从藤黄科的美州曼密苹果（*Mammea americana*）未成熟种子分离的曼密苹果素（mammein）有较强的杀虫作用。

（六）雌激素样作用

从草莓车轴草（*Trifolium fragiferum*）分离的拟雌内酯（coumestrol）有相当显著的雌激素样活性，比金雀异黄素（genistein）强30倍左右。它的结构与已烯雌酚相似，4′,7-二羟基是活性取代基。

（七）细胞毒作用和抗癌活性

有许多香豆素类化合物有细胞毒活性，如花椒内酯。西瑞香素（daphnoretin）对艾氏腹水癌有抑制作用。

（八）香料

香豆素类化合物可用作香料，尤其是作为香烟香料。

（九）植物激素样活性

植物体内低浓度的香豆素有刺激植物发芽和生长的作用，高浓度时抑制植物发芽和生长。

（十）毒性

许多研究表明：香豆素类化合物对肝有一定的毒性。这种毒性有的是化合物本身的直接作用，有的是肝对其代谢后产生的代谢产物的作用。并且，这种毒性随着取代基的变化或双键饱和而降低，其毒性强弱顺序为：香豆素＞6-氯代＞6-甲基＞6-氨基＞2-硫代＞3，4-二羟基＞7-乙氧基-4-甲基＞4-甲基香豆素。

黄曲霉菌（*Aspergillus flavus*）中有一群肝毒性成分，称为黄曲霉素（aflatoxin），有较强的致癌毒性。从其分离出的成分包括：黄曲霉素 B_1、B_2、G_1 和 G_2，其含量比为 40∶1∶50∶1。通过毒理学研究证明，黄曲霉素 B_1 只是在分子中的孤立双键被氧化成中间体2,3-环氧化物后才有强烈的致癌作用，黄曲霉素 B_1 本身无致癌作用。

第三节　木脂素

木脂素（lignan）是一类由两分子苯丙素（即 C_6-C_3 单体）聚合而成的天然化合物，由于它较广泛地存在于植物的木部和树脂中，或开始析出时呈树脂状，故称为木脂素。

生物合成途径为2分子 C_6-C_3 单体通过氧化偶合得到木脂素（图4-37）。

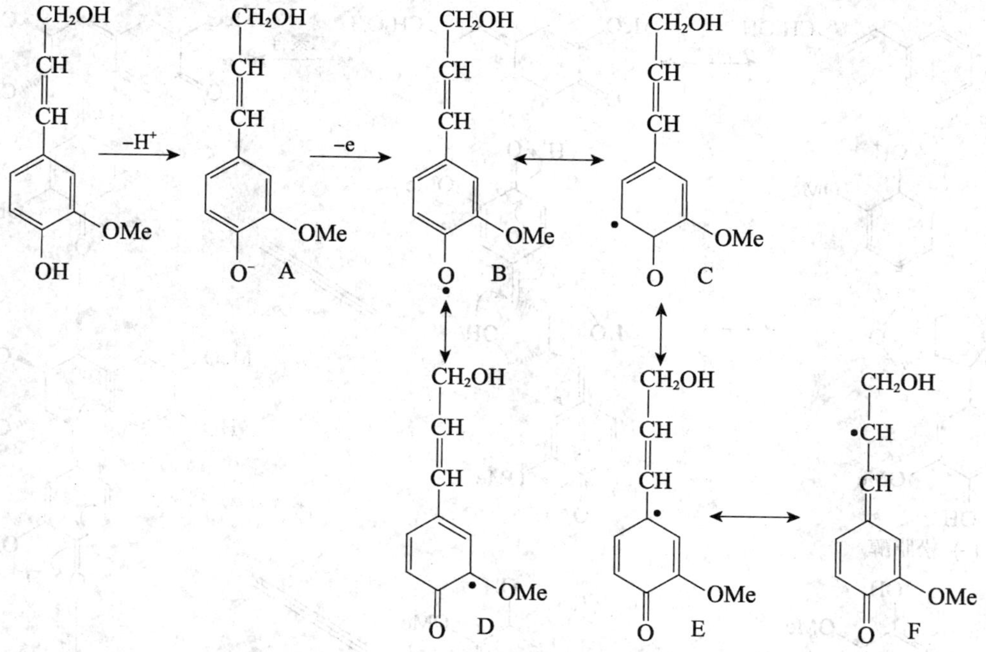

图 4-37　木脂素类化合物形成的初级阶段

C_6-C_3单元氧化偶合是从松柏醇开始的（图 4-37），为初级阶段，十分重要。醇解离生成的阴离子由过氧化物酶氧化，生成中性自由基 B。B 的共振形式有 C、D、E、F 等。2 分子 B 自由基偶合产生过氧化物。B～F 自由基按照各种方式偶合，产生木脂素。F 自由基不稳定，易引起聚合。2 分子中性 F 自由基偶合（图 4-38、图 4-39），即 C_6-C_3的 C-8 位（也称β位）与其他 C_6-C_3的 C-8′位（也称β′位）偶合产生木脂素类化合物。如果以其他 C-C 形式偶合，但分子中有 C－8 与 C－8′结合，亦称木脂素。

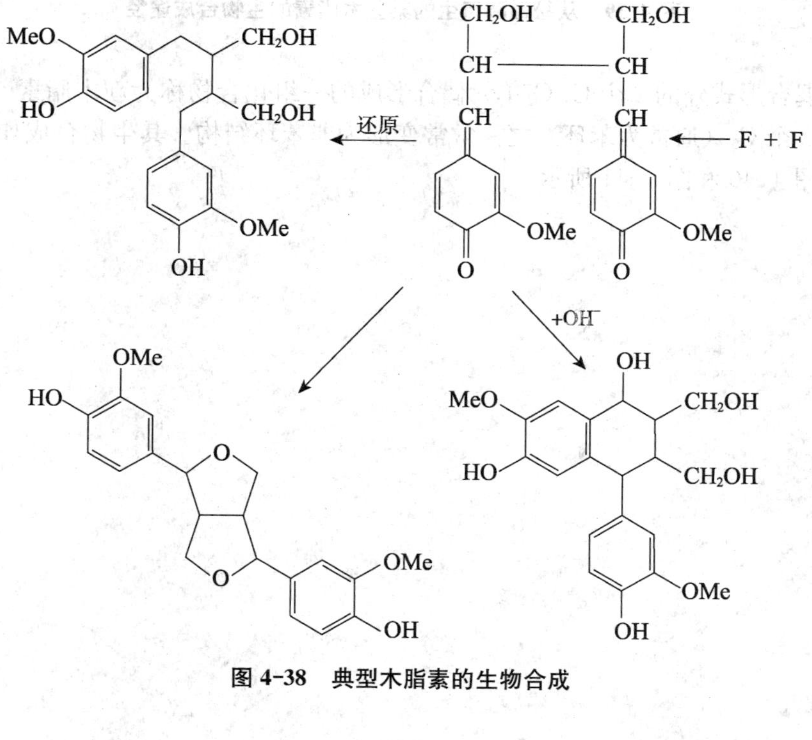

图 4-38　典型木脂素的生物合成

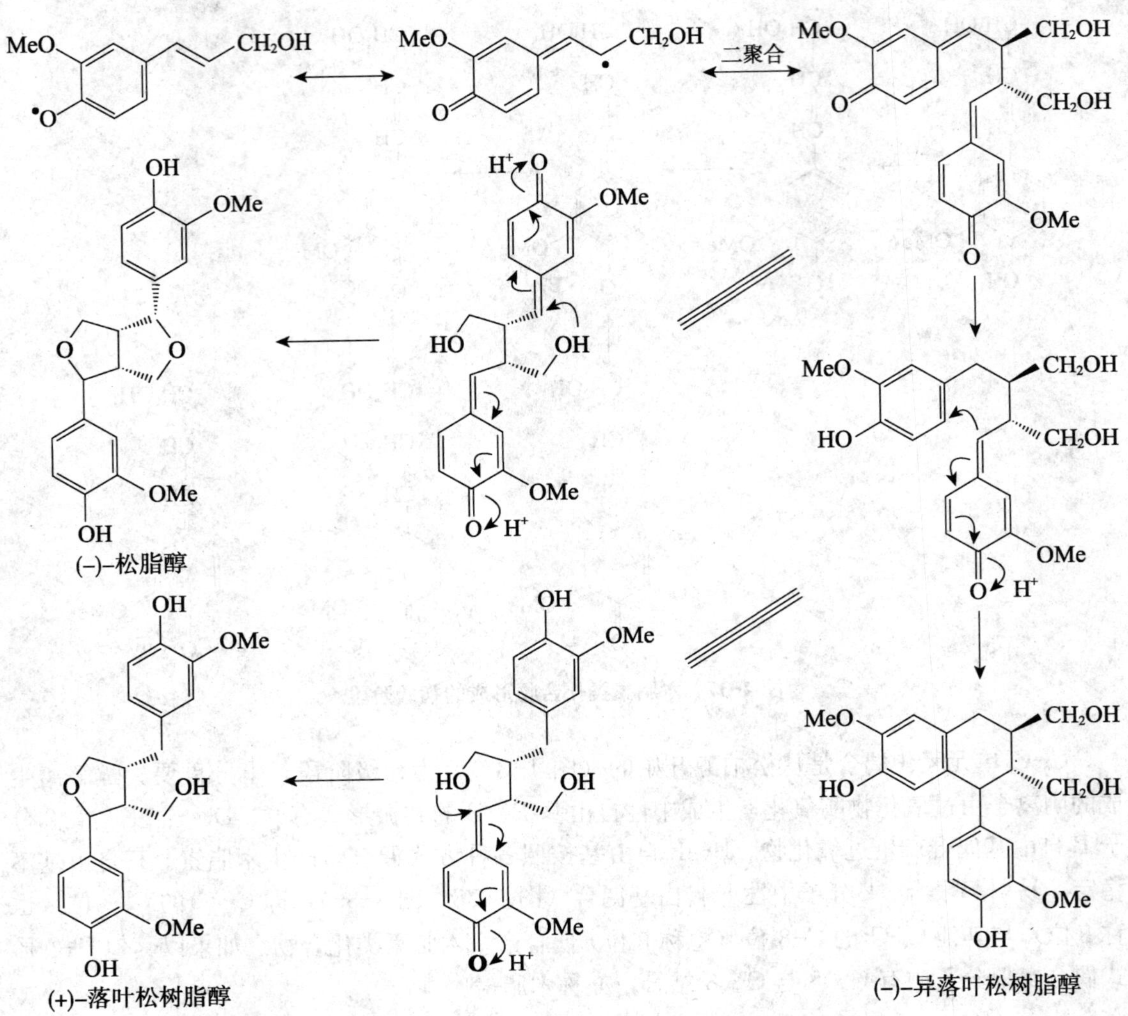

图 4-39　从松柏醇衍生的某些木脂素的生物合成途径

除上述偶合形式外的 2 个 C_6-C_3 单元偶合形成的一组化合物称为新木脂素（neolignan）。这组化合物 2 个 C_6（通常为苯环）之一常常变形为非苯环结构。其生物合成如 E 和 F 偶合的情形，如图 4-40 和图 4-41 所示。

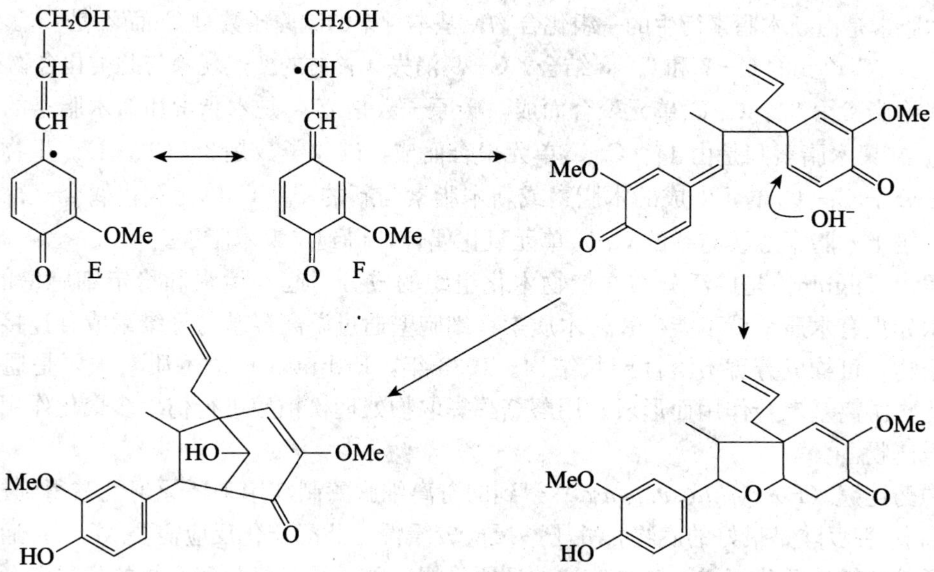

图 4-40　新木脂素的生物合成途径

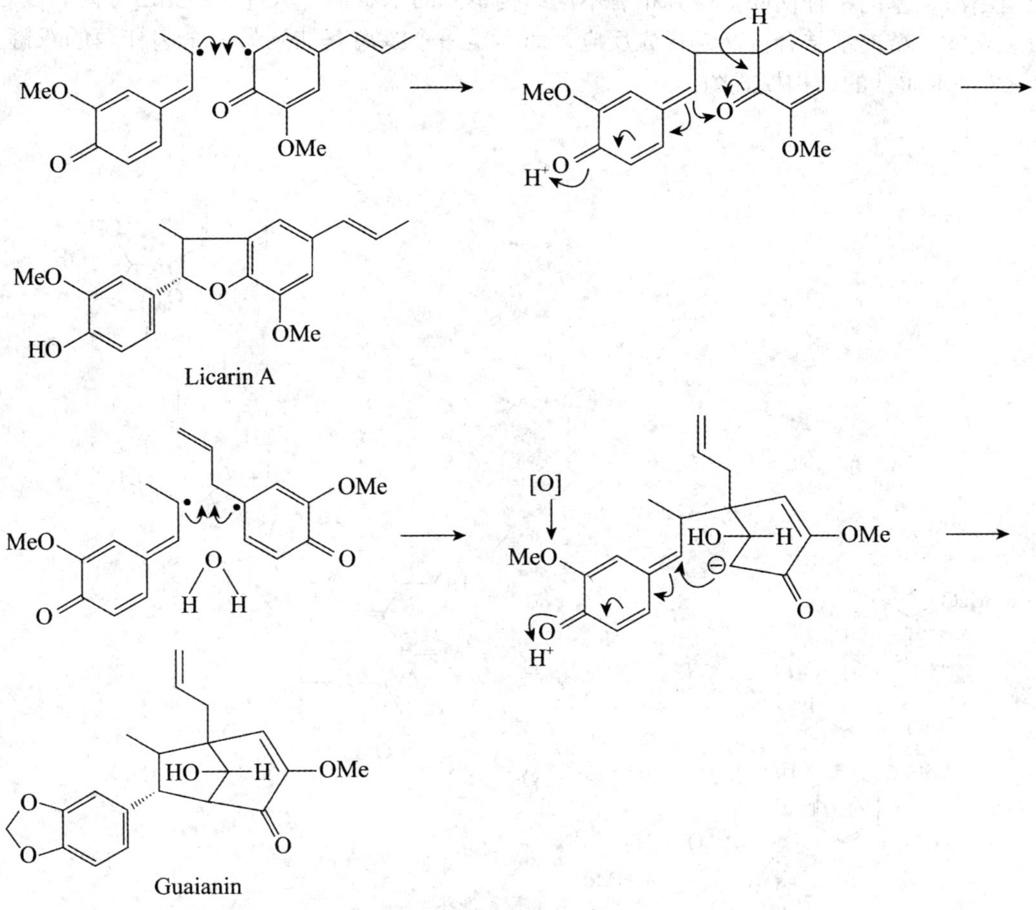

图 4-41　从丁香酚和异丁香酚衍生的新木脂素的生物合成途径

降木脂素是由新木脂素衍生的一组化合物，基本骨架的碳原子数是C_{17}而不是C_{18}。在生物合成上，C_6-C_3单元的C－7和C－8′结合，C－9′消失。杉材的变黑现象与此类化合物有关。

倍半木脂素由3个C_6-C_3单元聚合而成，碳原子数是27，是木脂素和新木脂素的1.5倍（9×3)。二聚木脂素则是由4个C_6-C_3单元聚合而成，碳原子数是36（9×4)。生物合成途径为由2分子C_6-C_3单元生成的木脂素或新木脂素与新的C_6-C_3单元氧化偶合，得到倍半木脂素。倍半木脂素继续与新的C_6-C_3单元氧化偶合，得到二聚木脂素。

木质素（lignin）是广泛分布在植物木化组织的成分，起到增强和稳定细胞壁的作用，高大树木如没有木质素就不能生长。木质素在细胞壁通过游离羟基与纤维素成苷连接。木质素是多聚物，可构成芳香不溶性网状结构。1933年，Erdtman报道木质素主要是通过松柏醇的氧化、游离基聚合作用而形成。用蘑菇酶提取物处理松柏醇进行仿生多聚化作用可得到木质素样产物。

从中药连翘（*Forsythia suspensa*）得到的游离细胞酶制剂用来还原阿魏酸得到松柏醇。阿魏酸和*p*-香豆酸是最好的底物，芥子酸反应较缓慢。此酶催化反应需要Mg^{2+}。通过烯丙基或丙烯基侧链磷酸化可进一步加速这种还原作用。随后是酚氧化酶介导的从酚酯到苯氧基的自由基氧化作用。应用磁共振能够预测活性部位。这是被称之为酚氧化作用的一般类型的例子。游离基在某些部位能够成对，如果能首先认识到在多聚过程中某些前体物的存在，就可以阻断游离基的某种偶联，得到稍有不同结构单元的木质素。从自然界业已分离和鉴定了大量二聚物，游离基结合可能是优先反应，而不是一个游离基加到另一个肉桂醇的双键上。图4-42是木质素的结构模式图。

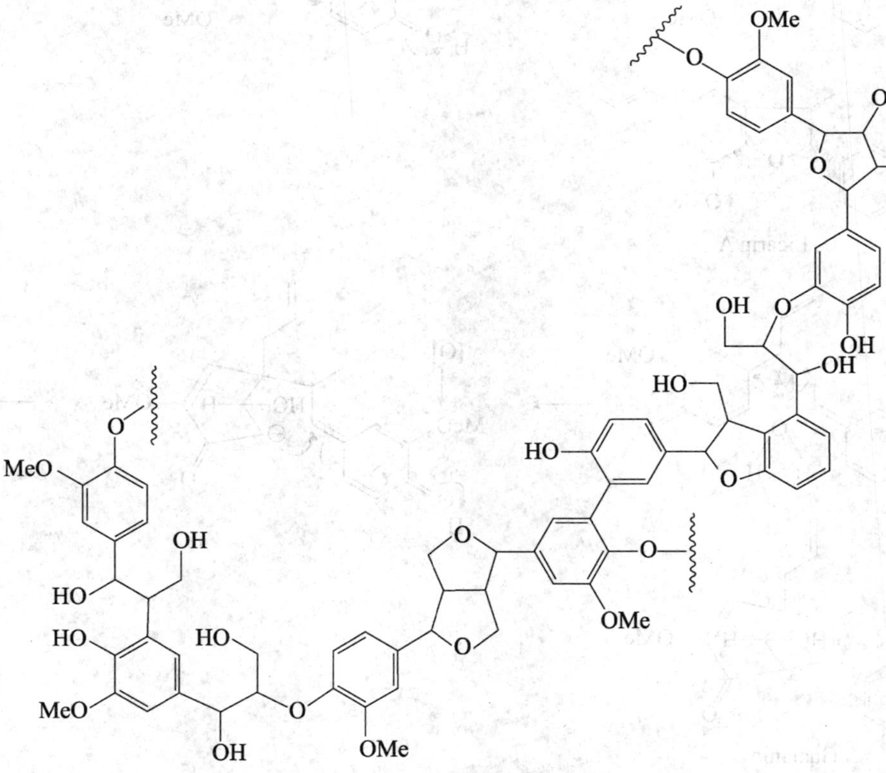

图4-42　木质素结构模式图

一、结构与分类

组成木脂素的 C_6-C_3 单元有 5 种：①桂皮酸；②桂皮醛；③桂皮醇；④丙烯苯；⑤烯丙苯。木脂素的分类比较混乱，由于新型木脂素不断被发现，人们又将传统意义上的木脂素分为木脂素类（lignans）和新木脂素类（neolignans）。由 C_6-C_3 单元侧链上 β-碳原子相互连接而成的木脂素称为木脂素类；由其他位置碳相互连接而成的木脂素称为新木脂素类。新的分类是将由 γ-氧化型苯丙素生成的木脂素称为木脂素类；由 γ-非氧化型苯丙素生成的木脂素称为新木脂素类。本书按木脂素的基本结构和缩合进行分类。

（一）木脂素类

根据自由基偶合形式产生的基本骨架结构，可将木脂素类分为 8 种类型：

1. 简单木脂素类（simple lignans） 由一分子 C_6-C_3 单元的 C-8 与另一分子 C_6-C_3 单元的 C-8′缩合形成的木脂素归于此类。如从肉豆蔻假种皮中分离得到的 2,3-二甲基-1,4-二-(3,4-亚甲二氧苯基）丁烷-1-醇［2,3-dimethyl-1,4-bis-（3,4-methylenedioxyphenyl）butan-1-ol，DBMPB］[1] 和从珠子草分离得到的叶下珠脂素（phyllanthin）等。

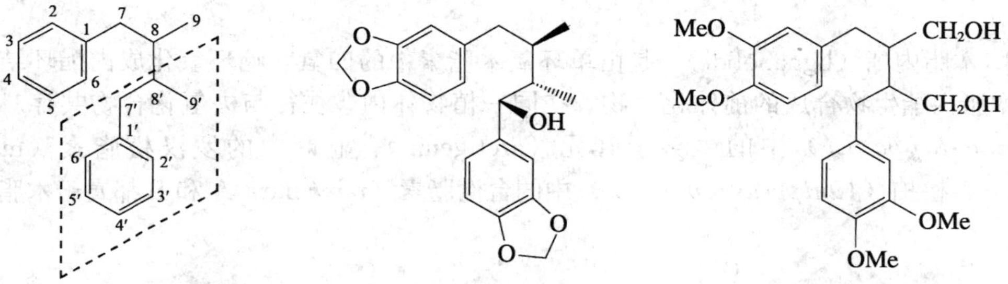

DBMPB　　叶下珠脂素

2. 单环氧木脂素（monoepoxylignan） 有两分子 C_6-C_3 单元，除 C-8 和 C-8′缩合外，还有 C-7-O-C-7′、C-9-O-C-9′、C-7-O-C-9′等形成呋喃或四氢呋喃环氧结构。如翼梗五味子（*Schisandra henryi* Clarke）中的恩施脂素、荜澄茄（*Piper cubeba* L.）中的荜澄脂素（cubebin）、亚麻（*Linum usitatissimum* L.）中的落叶松脂素（lariciresinol）[80] 等。

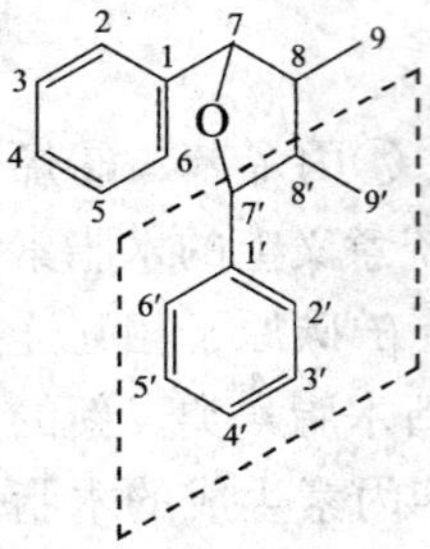

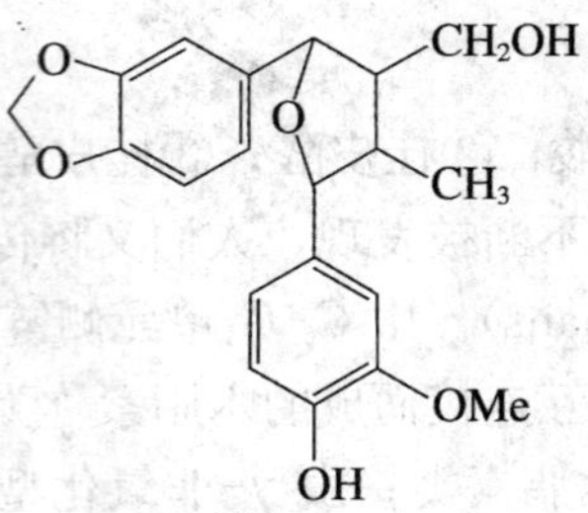

恩施脂素

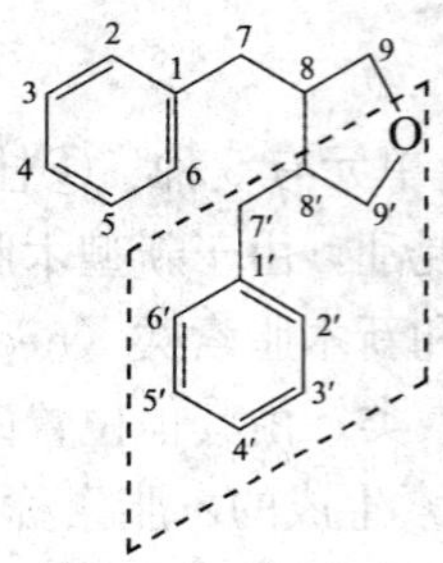

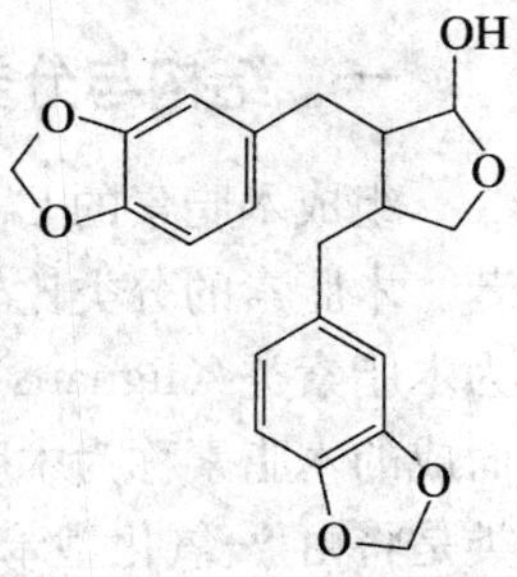

荜澄脂素

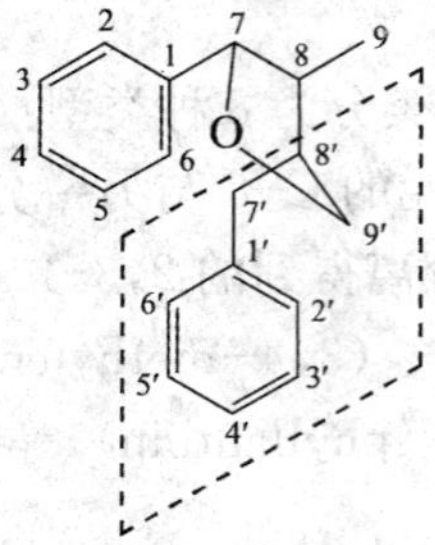

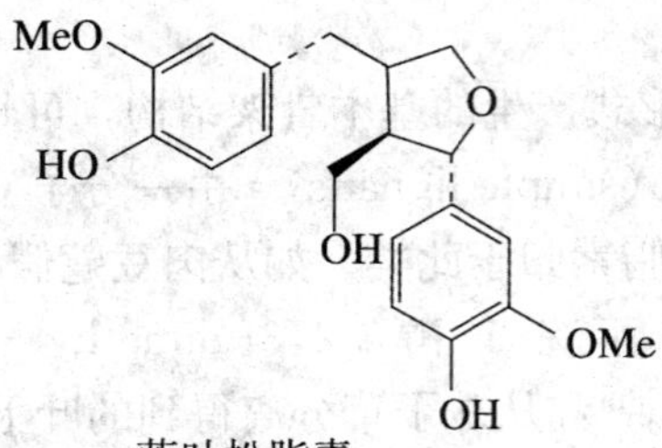

落叶松脂素

3. 木脂内酯（lignanolide） 是由单环氧木脂素中的四氢呋喃环氧化成内酯环结构，其为环木脂内酯生物合成的前体化合物。在同一植物体内，往往与去氢化合物共存。牛蒡子（*Arctium lappa* L.）中的牛蒡子苷元（arctigenin）、亚麻中的罗汉松脂素（matairesinol）[80]、桧柏（*Juniperus sabina* L.）中的台湾脂素（taiwanin）A 和 B 都属于木脂内酯。

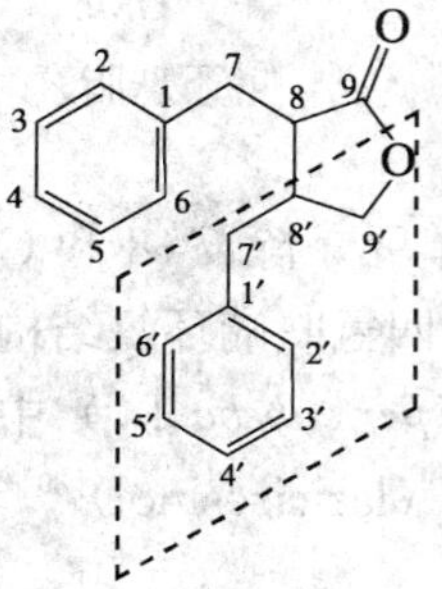

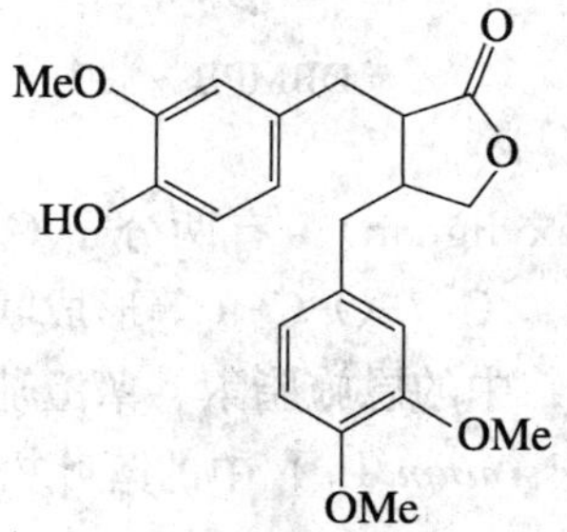

牛蒡子苷元

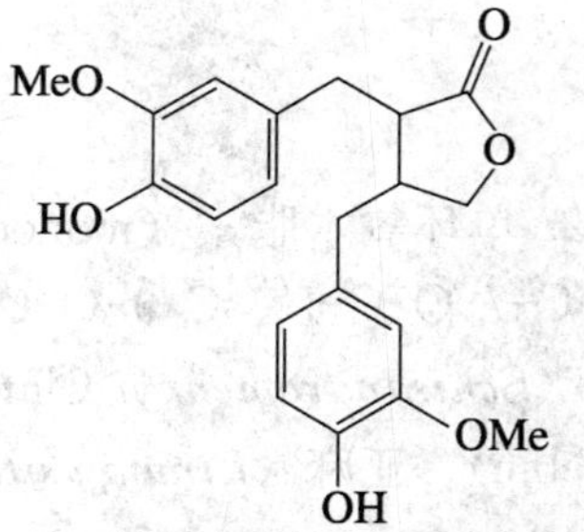

罗汉松脂素

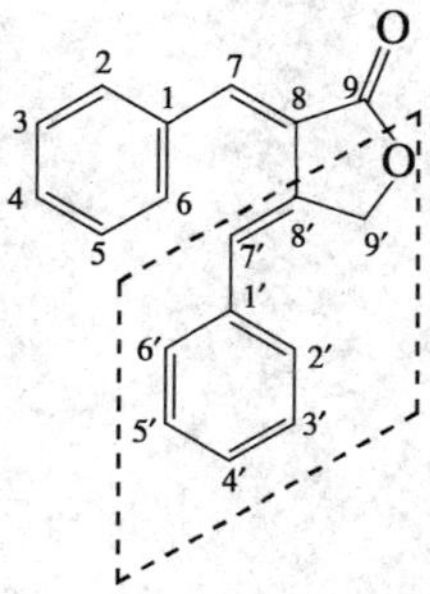

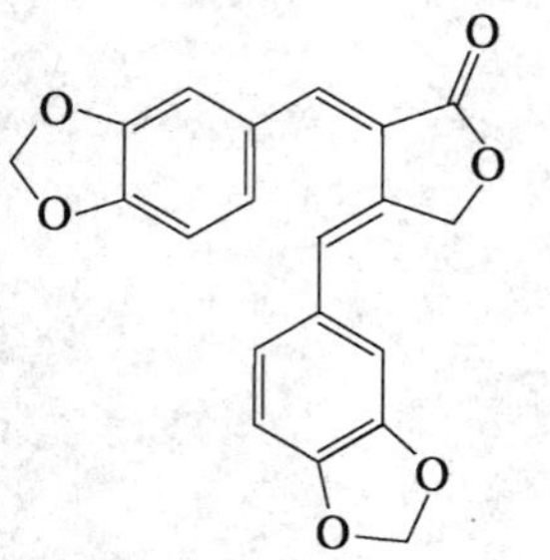

台湾脂素A

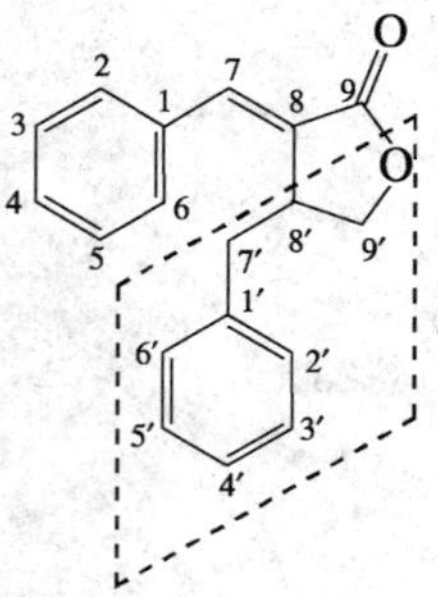

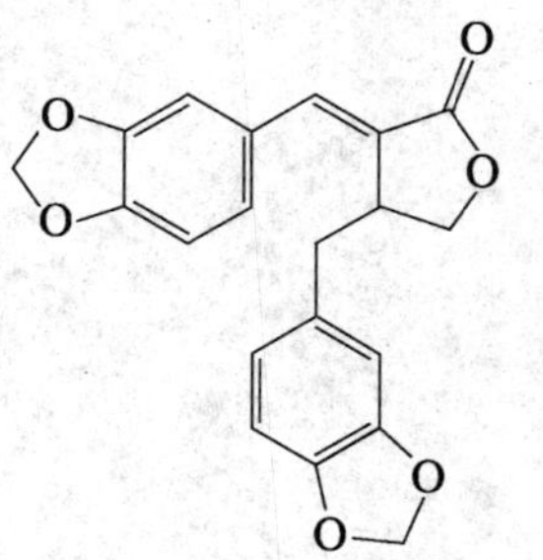

台湾脂素B

4. 环木脂素（cyclolignan） 由简单木脂素环合而来。自然界中有苯代四氢萘、苯代二氢萘和苯代萘，而以苯代四氢萘居多。中国紫杉和亚麻中的异紫杉脂素（isotaxiresinol），松藤（*Schisandra nigra* Max.）中的黑五味子单体苷（schizandriside），奥托肉豆蔻（*Myristica otoba*）中的异肉豆蔻脂素（isootobain）、加乐加廷（galcatin）、去氧鬼臼毒脂素葡萄糖酯苷、去氢肉豆蔻脂素（dehydrootobain）、去氢表加尔巴新（dehydroepigalbacin）、索马榆脂酸（thomasic acid）等都属于这个类型。

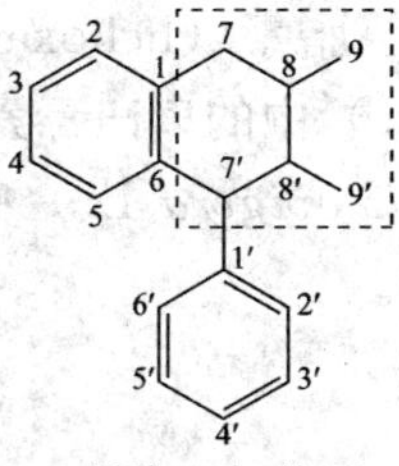
苯代四氢萘型

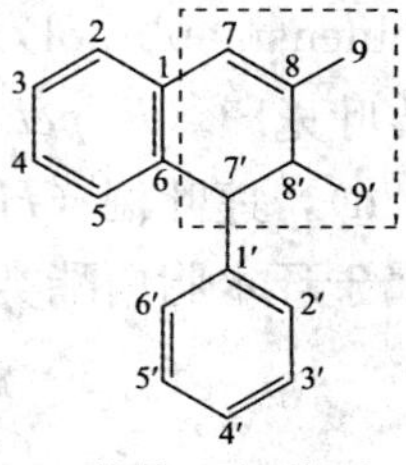
苯代二氢萘型

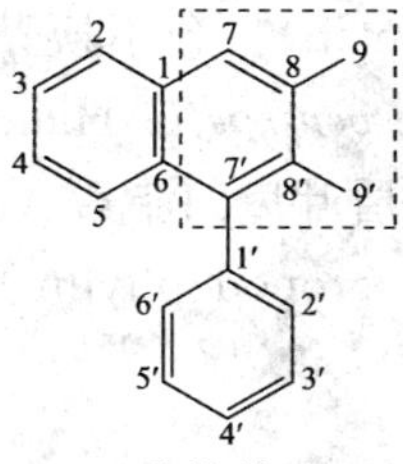
苯代萘型

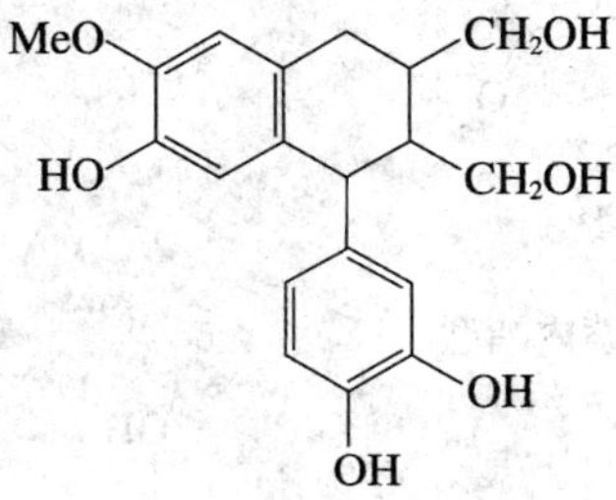
异紫杉脂素

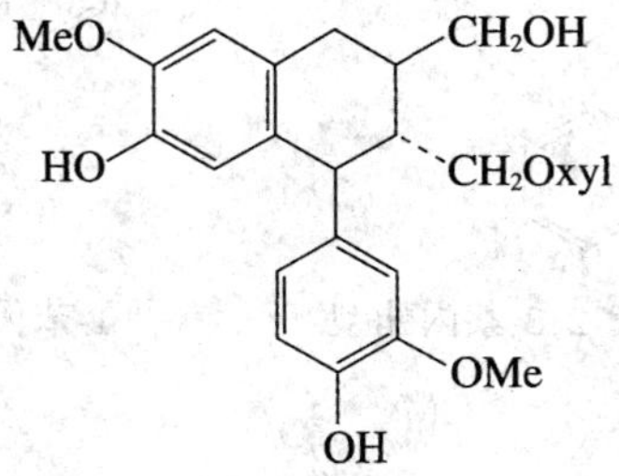
五味子脂苷

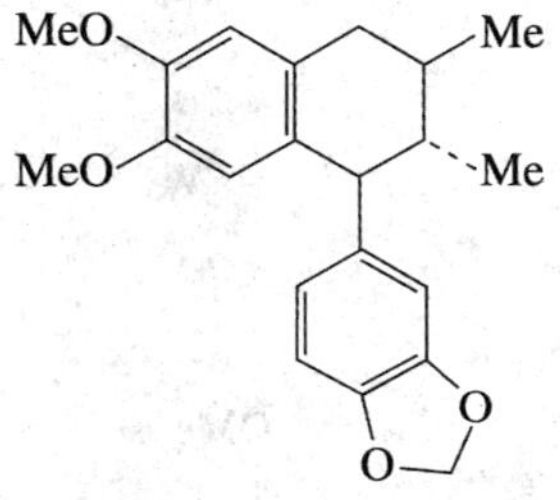
异肉豆蔻脂素

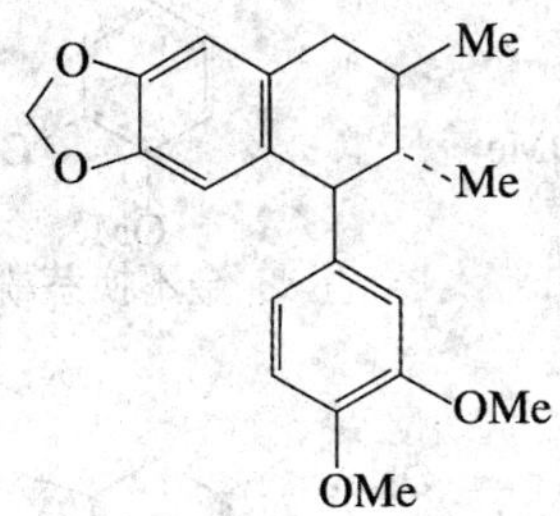
加乐加廷

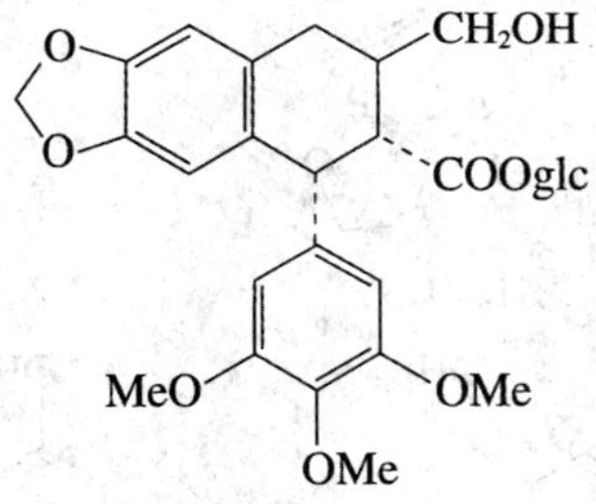
去氧鬼臼毒脂素葡萄糖酯苷

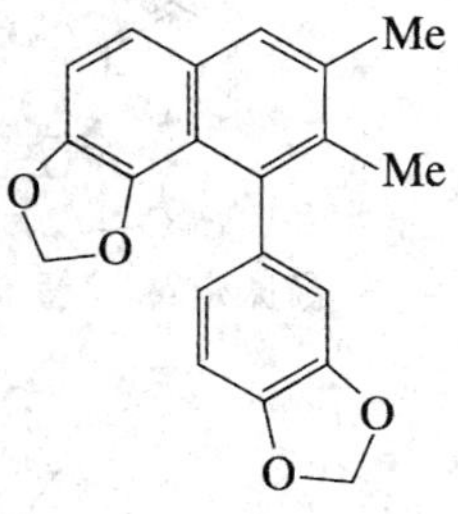
去氢肉豆蔻脂素

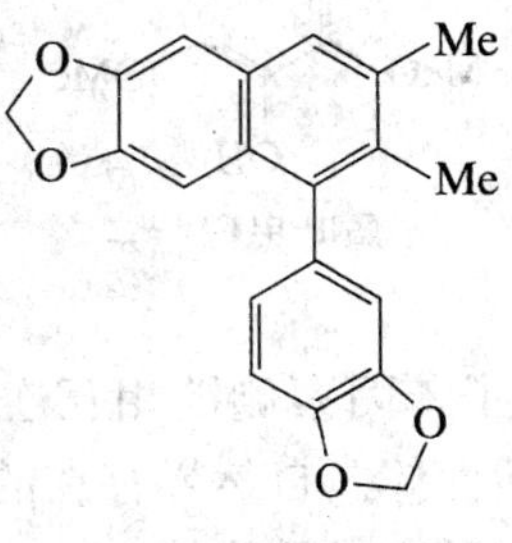
去氢表加尔巴新

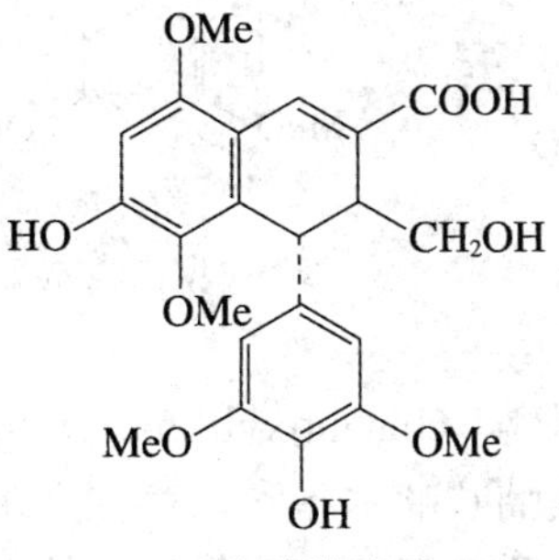
索马榆脂酸

5. 环木脂内酯（cyclolignolide） 为环木脂素的 9-9′缩合形成内酯的衍生物。内酯环合方向有上向和下向区别。上向的称为 4-苯代-2,3-萘内酯；下向的称为 1-苯代-2,3-萘内酯，当环木脂素中的侧链 γ- 碳原子被氧化成醇或酸时，可能是环木脂内酯生物合成的前体物。有时 4-苯代-2,3-萘内酯型和 1-苯代-2,3-萘内酯型同时存在。中药爵床（*Justicia procumbens* L.）中的爵床定（justicidin）A 和 C，金不换（*Polygala chinensis* L.）中的金不换素（chinensin）、金不换萘酚（chinensinaphthol）、赛菊芋脂素（helioxanthin），鬼臼（*Podophyllum versipelle* Hance）和盾叶鬼臼（*P. peltatum* L.）中的鬼臼毒素（podophyllotoxin）和 α-盾叶鬼臼脂素（α-peltatin），莲叶桐（*Hernandia ovigera* L.）中的去氧鬼柏苦素（desoxypicropodophyllin）等都属于环木脂内酯类化合物。

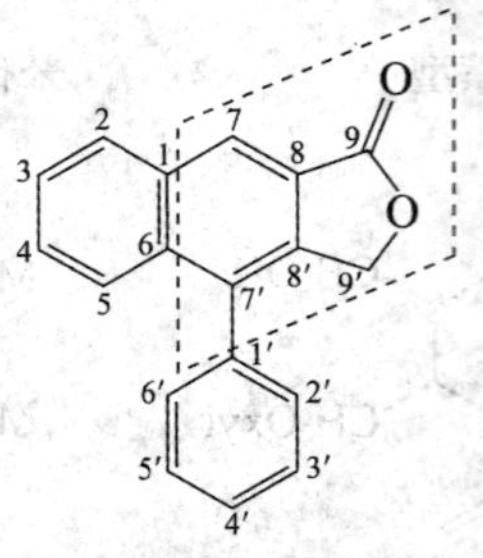

4-苯代-2,3-萘内酯型

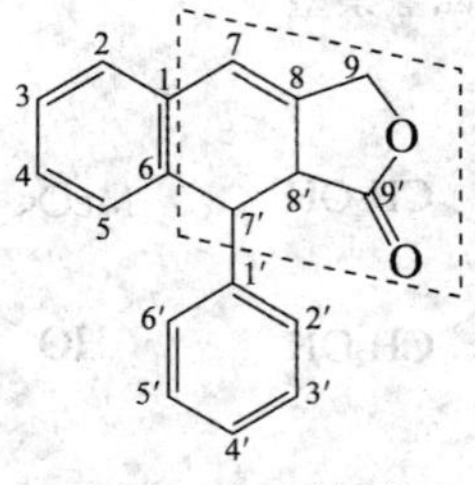

1-苯代-2,3-萘内酯型

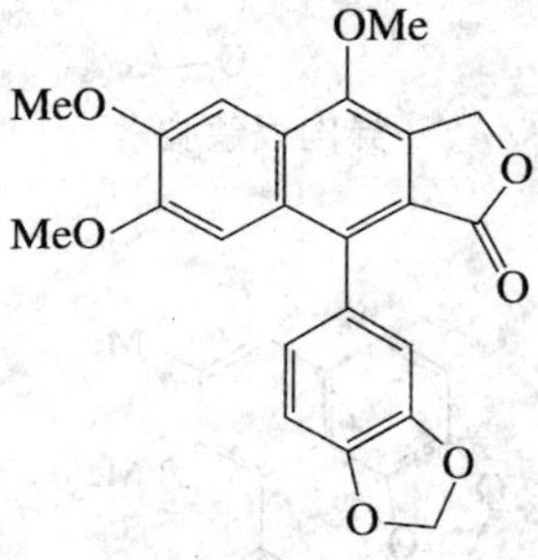

爵床定A

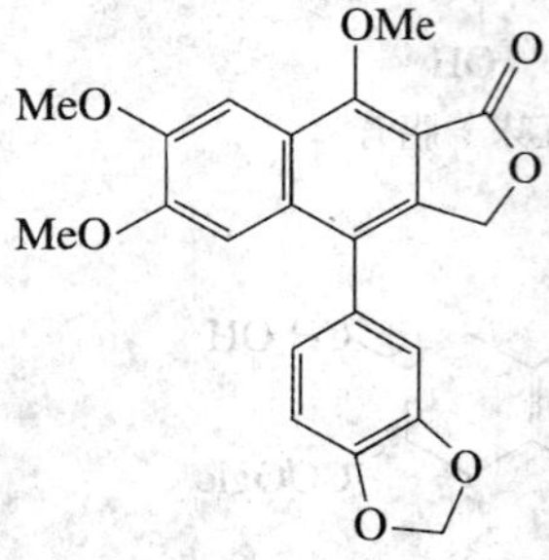

爵床定C

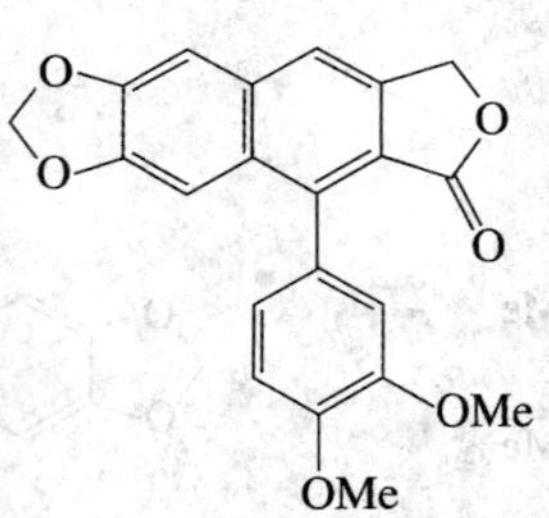

金不换素

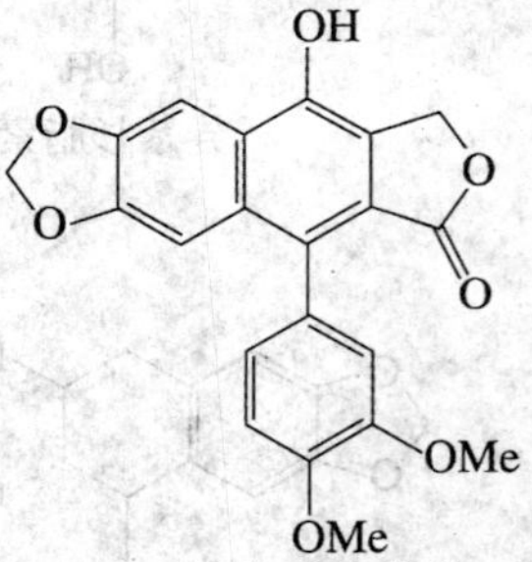

金不换萘酚

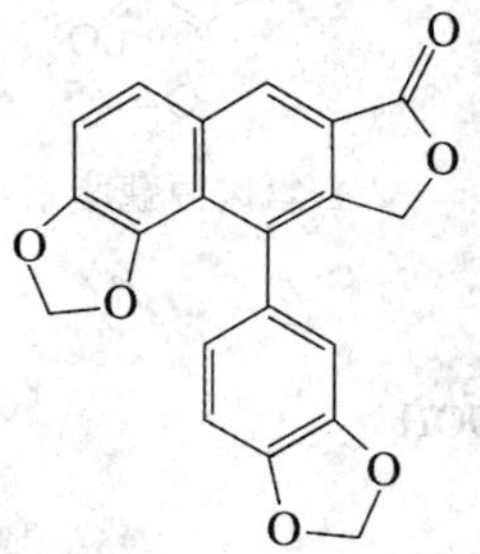

赛菊芋脂素

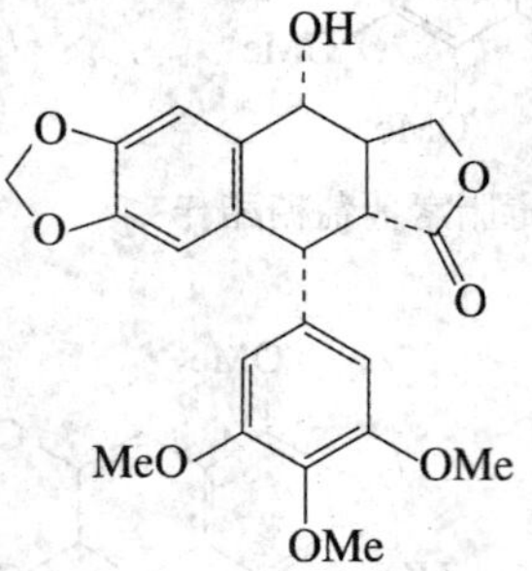

鬼臼毒素

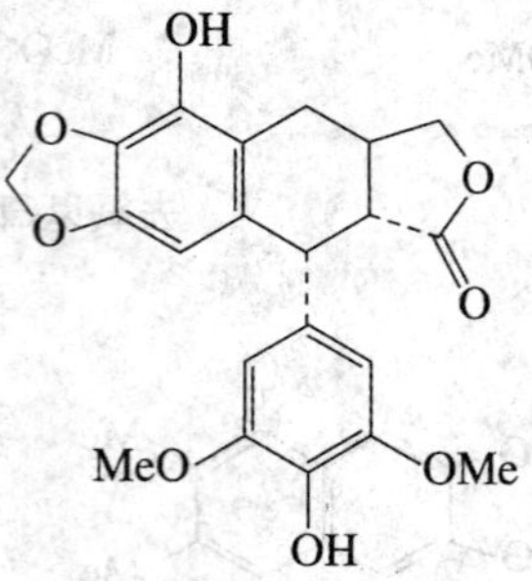

α-盾叶鬼臼脂素

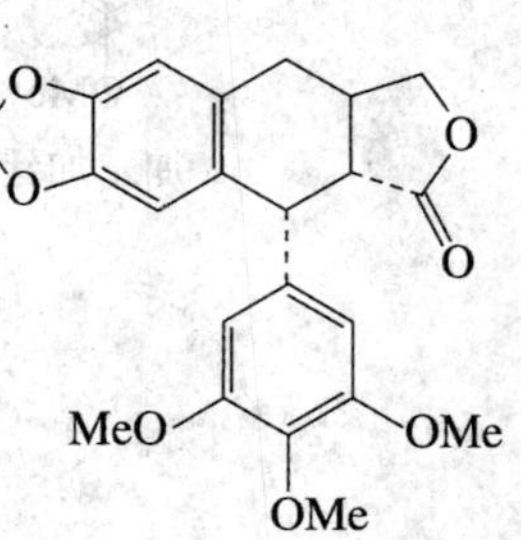

去氧鬼柏苦素

6. 双环氧木脂素（bisepoxylignans） 由两分子苯丙素侧链相互连接形成两个环氧结构的木脂素，亦称呋喃呋喃木脂素，存在许多光学活性体。自然界存在的这类木脂素结构中都具有顺式连接的双骈四氢呋喃环，常见的有以下四种光学异构体。

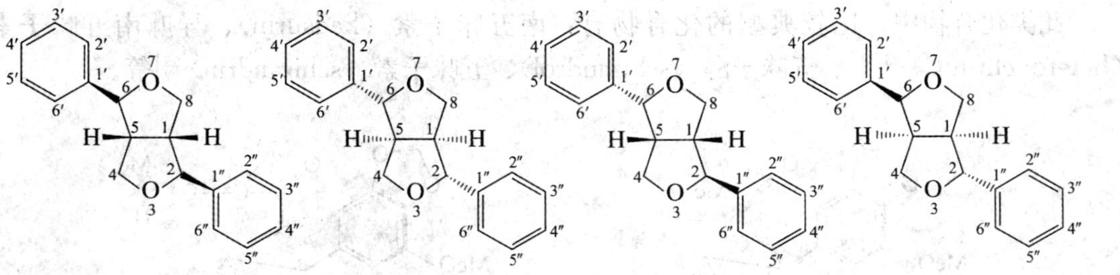

许多中药都含有这类化合物。如亚麻和玉兰（*Magnolia denudata* Desr.）[81]中的松脂醇（pinoresinol），连翘［*Forsythia suspense*（Thunb.）Vahl］中的连翘脂素（phillygenol）、刺五加［*Acanthopanax senticosus*（Rupr. et Maxim.）Harms］、丁香中的丁香脂素（syringaresinol）、细辛［*Asarum heterotropoides* Fr. var. *mandshuricum*（Maxim.）Kitag.］中的 *l*-细辛脂素（*l*-asarinin）等都是双环氧木脂素。在芳香性植物中多含有这类化合物。

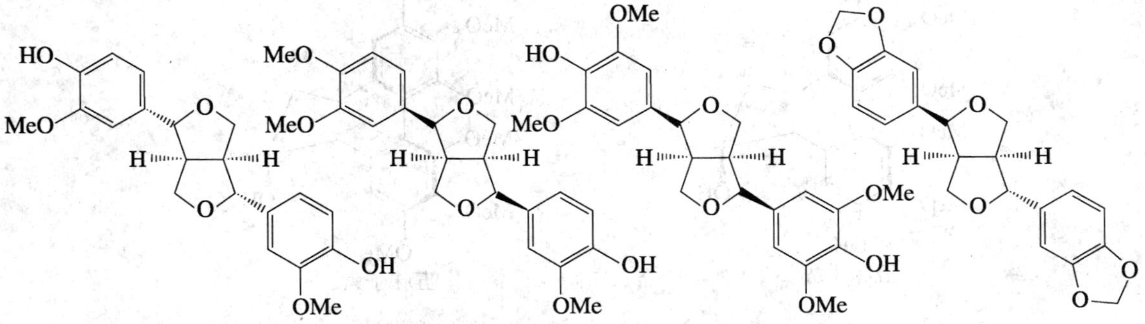

松脂醇　　连翘脂素　　丁香脂素　　*l*-细辛脂素

7. 联苯环辛烯型木脂素（dibenzocyclooctadiene lignans）　这类木脂素的结构中既有联苯的结构，又具有联苯与侧链环合成的八元环状结构。由于其组成的单元苯丙素的侧链 γ-碳原子未被氧化，也有将其分类为新木脂素类的。这类木脂素比较集中地分布在五味子科植物中，少量分布在其他植物中。五味子（*Schisandra chinensis*）、华中五味子（*S. sphenanthera*）、红花五味子（*S. rubriflora*）、毛叶五味子（*S. pubescens*）、兴安五味子（*S. incarnata*）、翼梗五味子（*S. henryi*）、中华五味子（*S. propinque*）、异叶南五味子（*Kadsura heteroclita* 茎）等植物都含有大量的联苯环辛烯型木脂素。以这类木脂素在立体结构上进行分类[82]，可分为：①联苯构型为 *R* 型，八元环构象为扭船椅式；②联苯构型为 *S* 型，八元环构象为扭船椅式；③联苯构型为 *S* 型，八元环构象为扭船式。

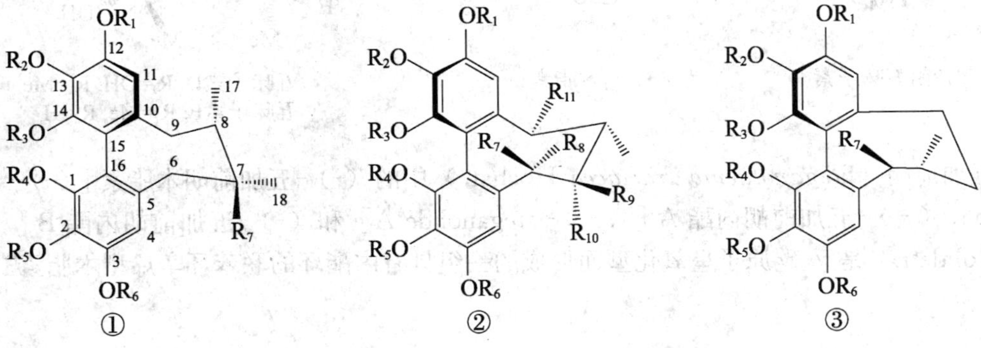

①　②　③

此类化合物中，比较典型的化合物有：南五味子素（kadsurin）、异叶南五味子素C（hetero-clitin C）[83,84]、五味子醇（schizandrol）、五味子素（schizandrin）[85]等。

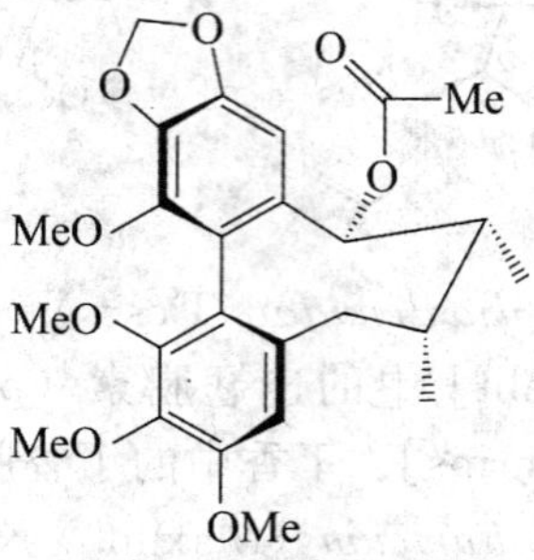

南五味子素

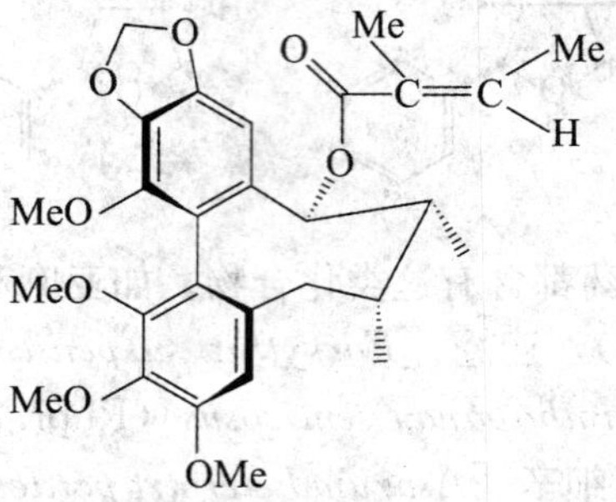

异味南五味子素C

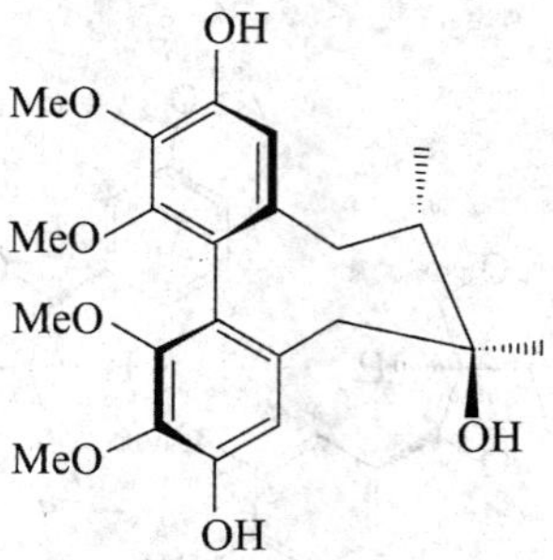

五味子醇

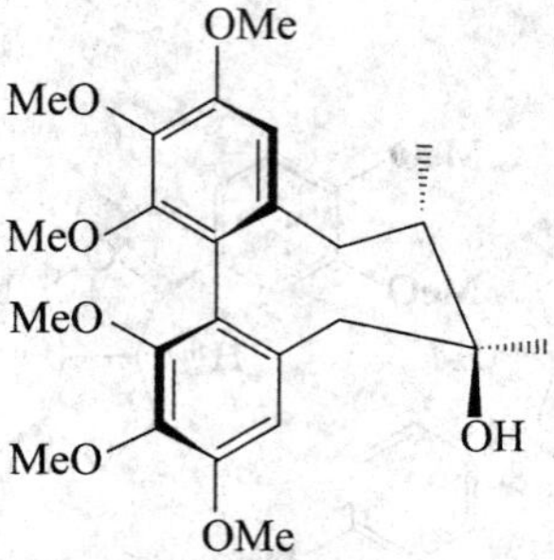

五味子素

新南五味子素（neokadsuranin）[86]和新木脂素1（neolignan 1）[87]等是在八元环内由氧桥形成的四氢呋喃联苯环辛烯型木脂素。其他结构，如五味子素（gomisin）D和E在苯环与八元环之间形成大环。

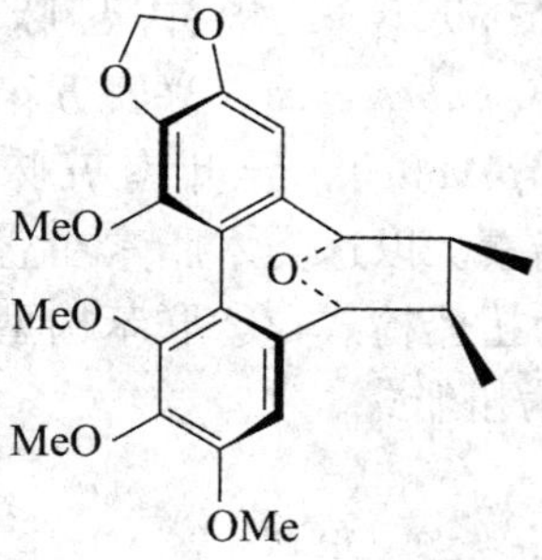

新南五味子素

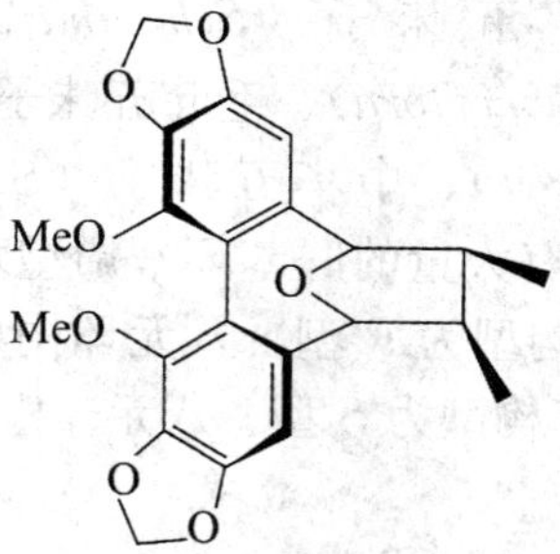

新木脂素1

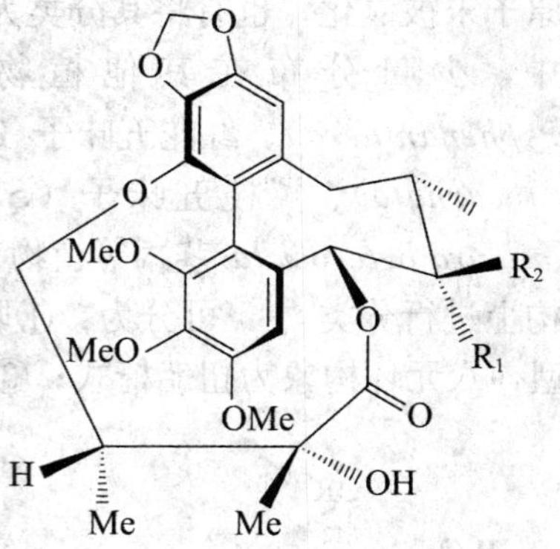

五味子素D: R_1=OH, R_2=Me
五味子素E: R_1=Me, R_2=H

五加前胡（*Steganotaenia araliacea* Hochst.）中的（-）-五加前胡木脂素［（-）-steganangin］、（+）-五加前胡内酯A［（+）-steganolide A］和（-）-五加前胡内酯B［（-）-steganolide B］是γ-碳原子呈氧化型而形成的一组具有内酯环的联苯环辛烯型木脂素[88]。

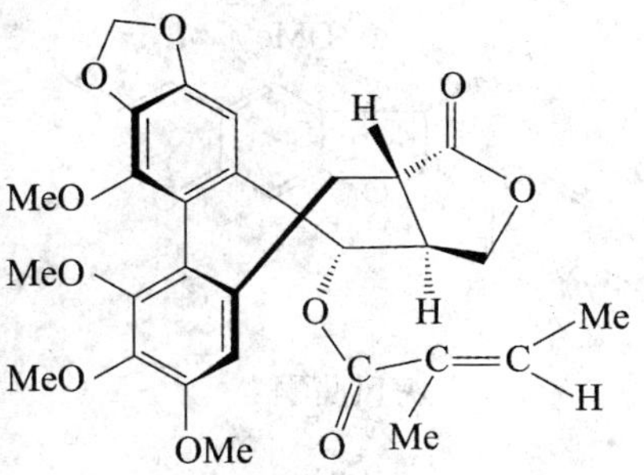

(+)-五加前胡木脂素

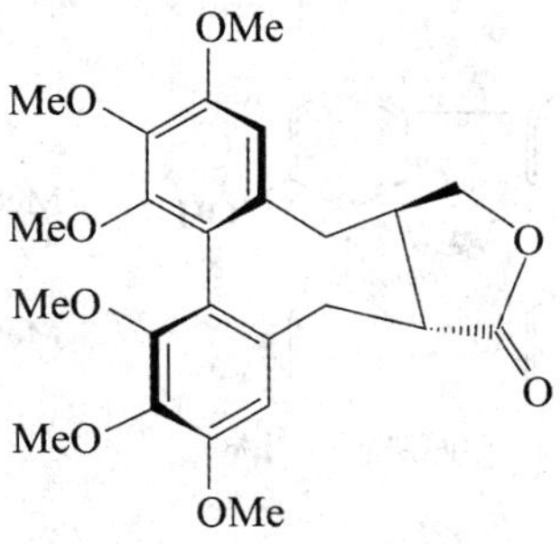

(+)-五加前胡内酯A

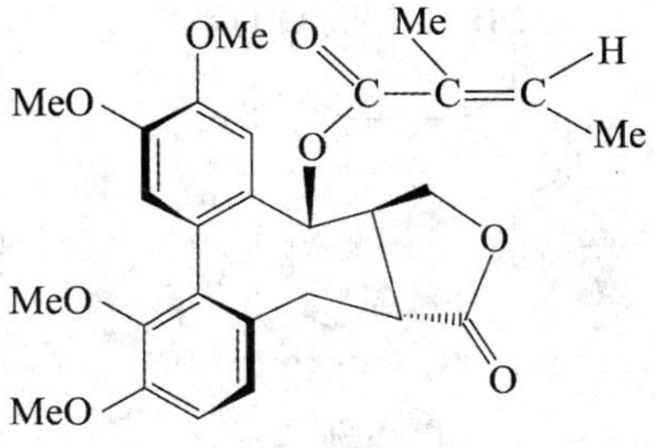

(−)-五加前胡内酯B

异叶南五味子茎中的异叶南五味子素（heteroclitin）D 和 G[83,89]、厚叶五味子（*Kadsura coccinea*）中的南五味子木脂素 B（kadsulignan B）[90]和内南五味子（*Kadsura interior*）茎中的内南五味子素 D（interiorin D）[91]等是在联苯的其中一个苯基发生变形而形成的一组联苯环辛烯型木脂素，也称为螺环衍生物木脂素。内南五味子素（interiorin）、内南五味子素 B（interiorin B）、内南五味子素 C（interiorin C）、异内南五味子素（isointeriorin）等也都属于螺环衍生物木脂素，也称为螺旋二烯酮类新木脂素。

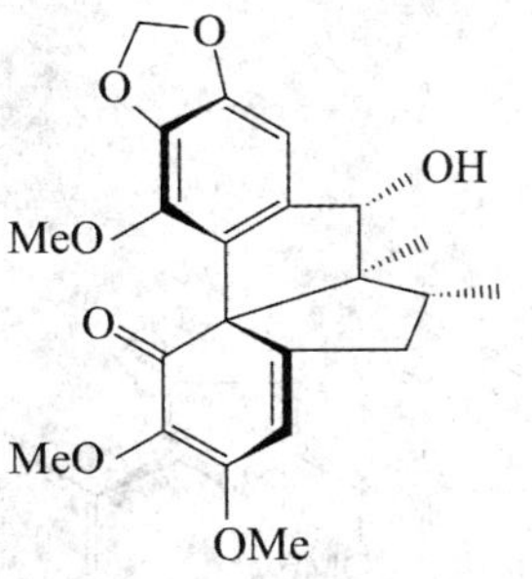

异味南五味子素G

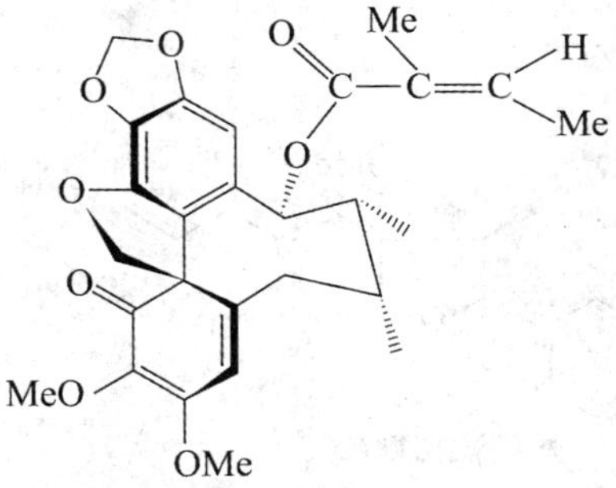

异味南五味子素D

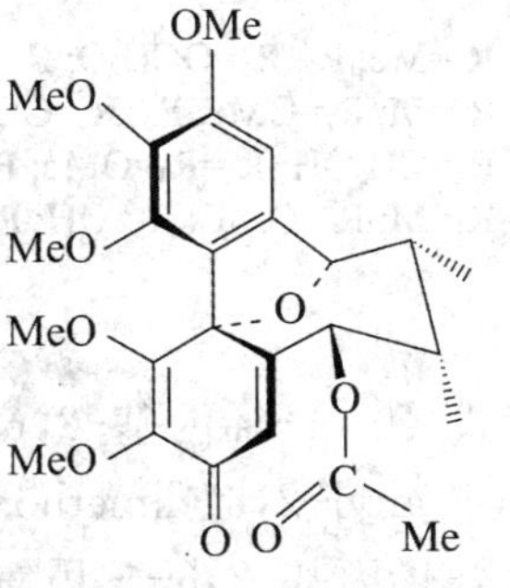

南五味子木脂素B

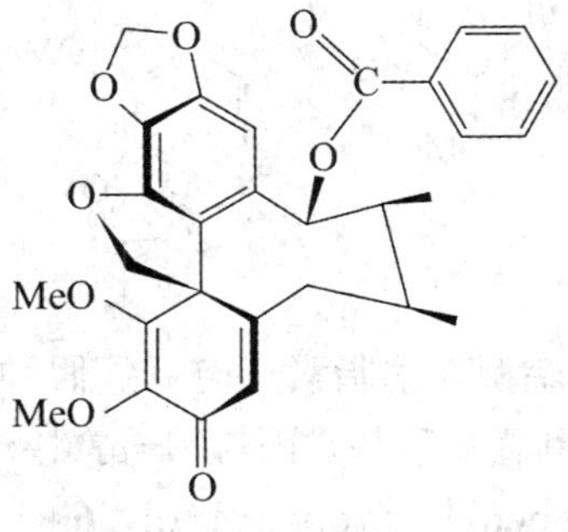

内南五味子素D

（二）新木脂素（neolignans）

在本组木脂素中两个苯丙素连接的位置常常是由苯环与侧链相连接，或者通过氧键连接，侧链 γ-碳原子多为未被氧化型。新木脂素结构各异，又分为以下几类。

1. 厚朴酚型新木脂素　本组亦称联苯类新木脂素。如厚朴（*Magnolia officinalis*）中的厚朴酚（magnolol）以及和厚朴酚（honokiol）是两分子苯丙素的两个苯环 3-3′直接连接而成。

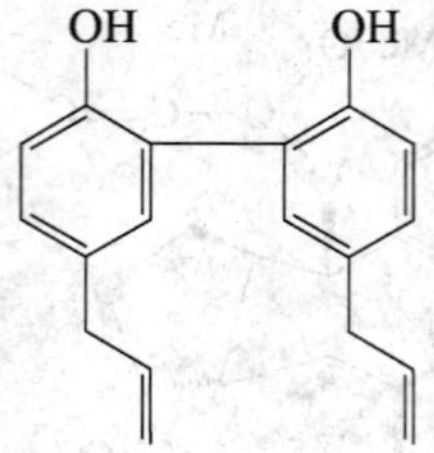

厚朴酚

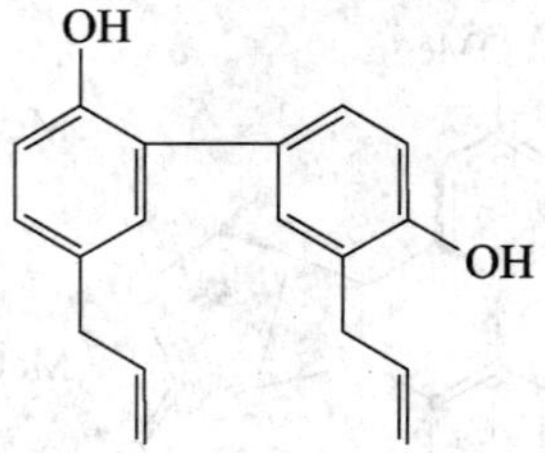

和厚朴酚

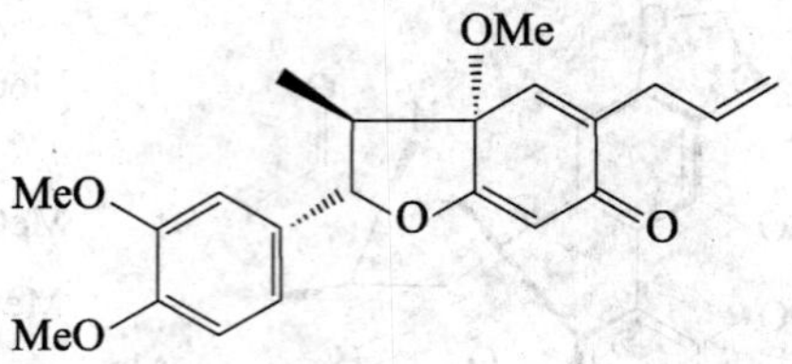

海风藤酮

2. 苯骈呋喃型新木脂素　本组包括苯骈呋喃及其二氢、四氢和六氢衍生物，如海风藤（*Piper kadsura*）中的海风藤酮（kadsurenone）[92]，中药肉豆蔻假种皮中的反式-2,3-二氢-7-甲氧基-3-甲基-2-（3,4-亚甲二氧苯基）-5-［1-（*E*）-丙烯基］苯骈呋喃｛*trans*-2,3-dihydro-7-methoxy-3-methyl-2-（3,4- methylenedioxyphenyl）-5-［1-（*E*）-propenyl］benzofuran，**1**｝、反式-2,3-二氢-7-甲氧基-2-（3-甲氧基-4,5-亚甲二氧苯基）-3-甲基-5-［1-（*E*）-丙烯基］苯骈呋喃｛*trans*-2，3-dihydro-7-methoxy-2-（3-methoxy -4,5-methylenedioxyphenyl）-3-methyl-5-［1-（E）- propenyl］benzofuran，**2**｝、肉豆蔻醇-C（Fragransol-C，**3**）、去氢二异丁香酚（dehydrodiisoeugenol，**4**）和肉豆蔻醇- D（fragransol-D，**5**）[2]等。

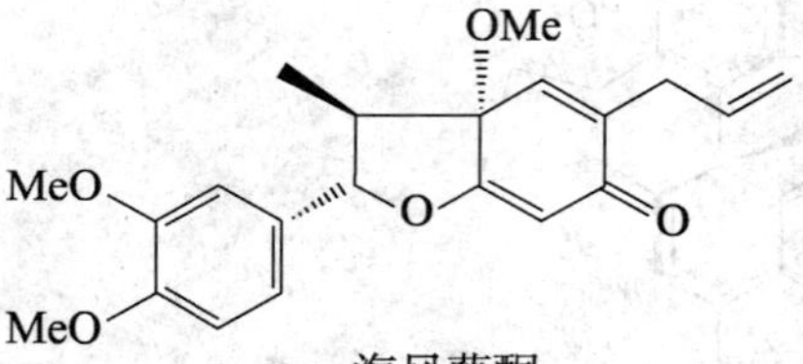

海风藤酮

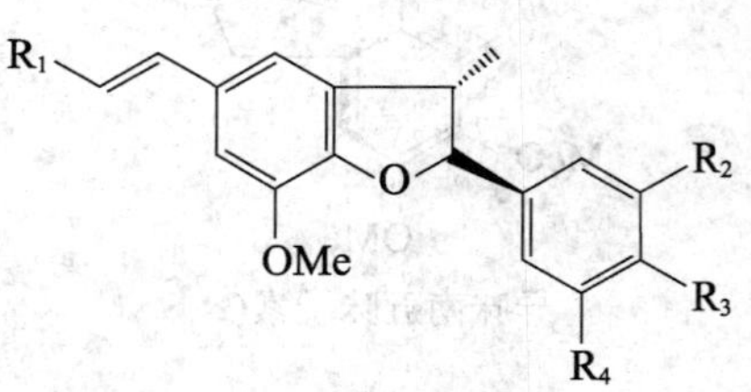

1: R_1=Me; R_2, R_3=OCH_2O; R_4=H
2: R_1=M; R_2=OMe; R_3, R_4=OCH_2O
3: R_1=CH_2OH; R_2=R_3=OMe; R_4=H
4: R_1=M; R_2=OME; R_3=OH; R_4=H

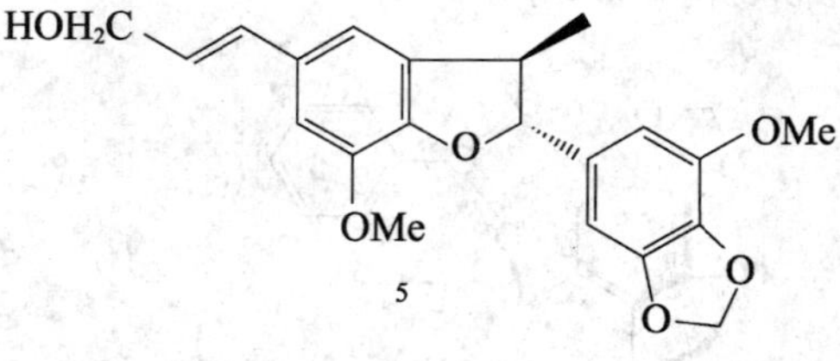

5

3. 苯氧基丙烷型新木脂素　肉豆蔻假种皮中的赤式-2-(4-烯丙基-2,6-二甲氧基苯氧基)-1-(3,4-二甲氧基苯基) 丙烷-1-醇［*erythro*-2-(4-allyl-2,6-dimethoxyphenoxy)-1-(3,4-dimethoxyphenyl) propan-1-ol，**6**］、赤式-2-（4-烯丙基-2,6-二甲氧基苯氧基）-1-(3,4,5-三甲氧基苯基）丙烷-1-醇［*erythro*-2-（4-allyl-2,6- dimethoxyphenoxy）-1-(3,4,5-trimethoxyphenyl) propan-1-ol，**7**］、赤式-2-（4-烯丙基-2,6-二甲氧基苯氧基）-1-（3,4,5-三甲氧基苯基）丙烷-1,3-二醇［*erythro*-2-（4-allyl-2,6-dimethoxyphenoxy）-1-（3,4,5-trimethoxyphenyl）propan-1,3-diol，**8**］、豆蔻醇-B（myristicanol-B，**9**）和豆蔻醇-A（myristicanol-A，**10**）[2]等归类于苯氧基丙烷型新木脂素。

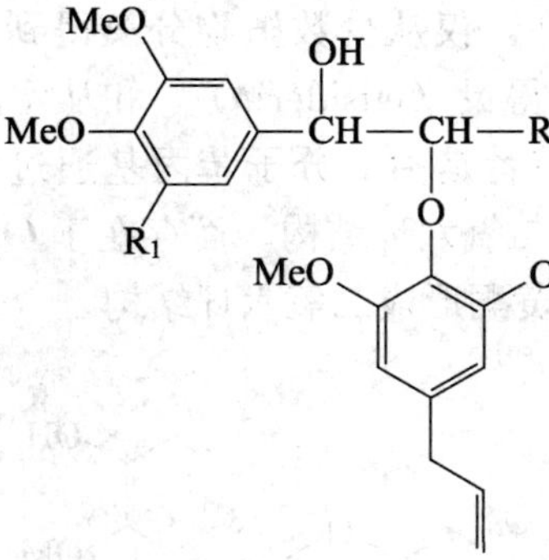

6: R_1=H, R_2=Me
7: R_1=OMe, R_2=Me
8: R_1=H, R_2=CH_2OH

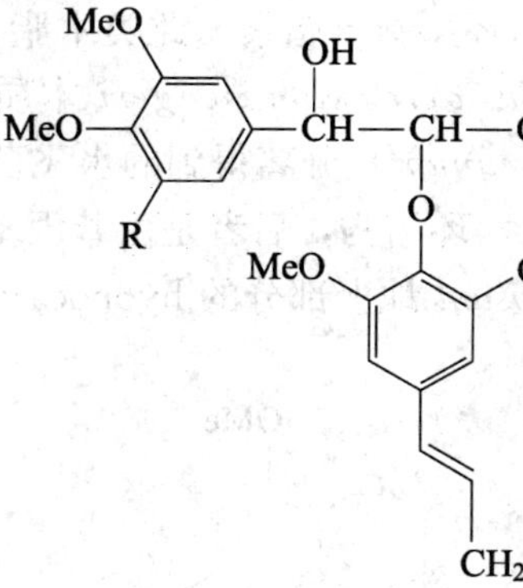

9: R=H
10: R=OMe

4. 双环［3，2，1］辛烷型新木脂素　这类化合物广泛存在于胡椒属（*Piper*）植物中。其结构中桥环的取向与其抑制 PAF 活性有重要关系[92]。如桥环为外向的风藤素（kadsurenin）I 活性比桥环为内向的风藤素 G 的活性弱 10 倍。同样，桥环为内向的风藤素 H 的活性（IC_{50} =1.8×10^{7} mol/L）比桥环为外向的风藤素 J 的活性（IC_{50} =1.0×10^{6} mol/L）强约 10 倍。以下是从风藤（*Piper kadsura*）地上部分分离得到的风藤素 A、B、D、G、H、I、J 的结构。

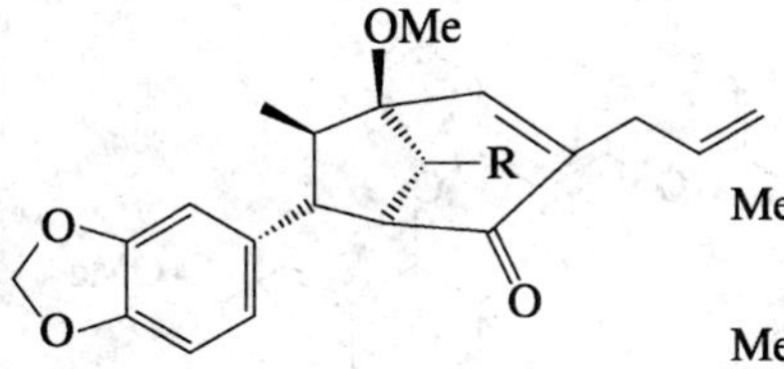

风藤素A：R=OAc
风藤素B：R=OH

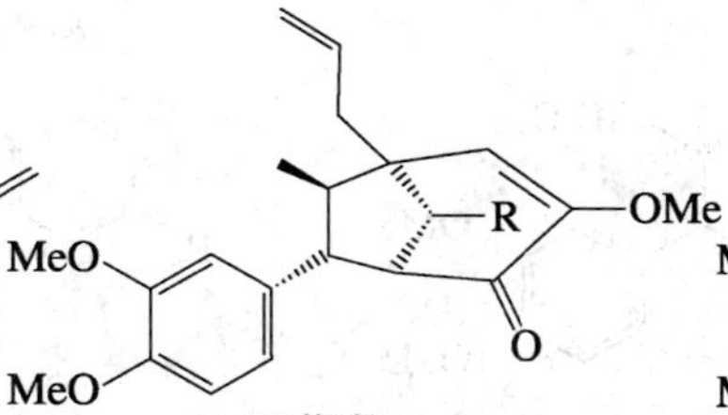

风藤素D：R=O
风藤素G：R=OH
风藤素H：R=OAc

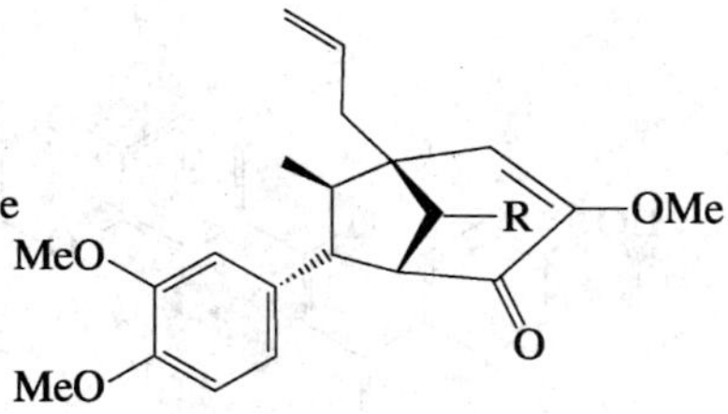

风藤素I：R=OH
风藤素J：R=OAc

5. 8-*O*-4′新木脂素和 8-3′新木脂素　本组天然化合物稀少，仅从少数植物分离得到。如樟叶胡椒（*Piper polysyphorum*）地上部分中含有的樟叶素（polysyphorin）、山蒟素（hancinone）B 和右旋剑叶木姜子素 D［（+）-lancifolin D］[92]。

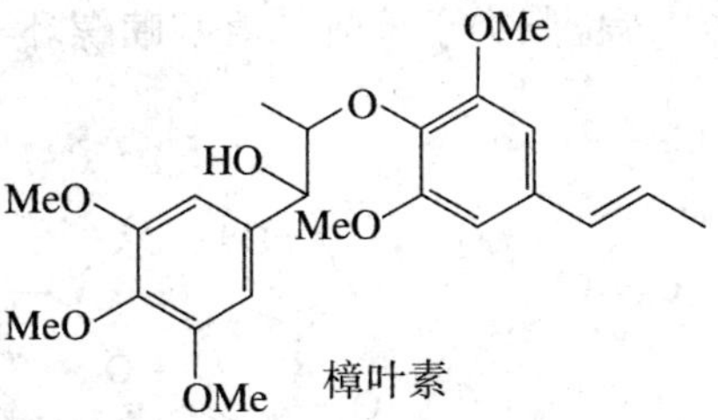

樟叶素

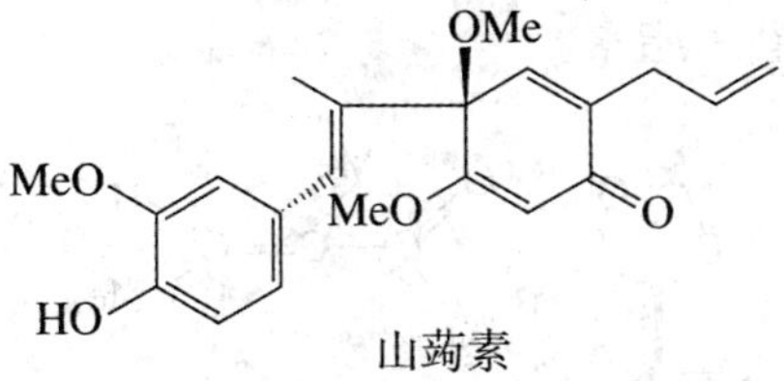

山蒟素

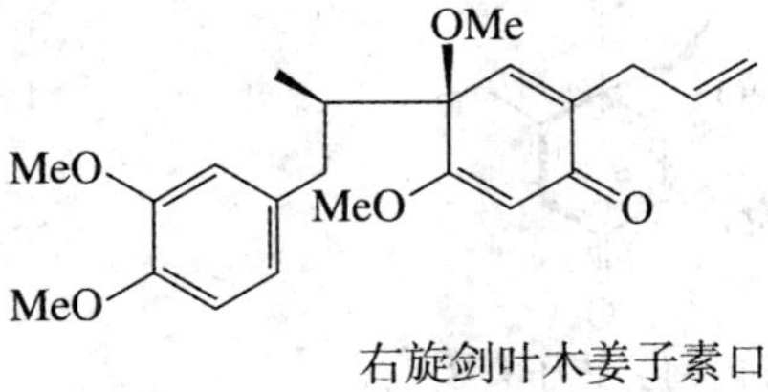

右旋剑叶木姜子素口

6. 二氧六环型新木脂素　此类木脂素在自然界少有存在，仅从少数植物分离得到。如从樟科植物 *Eusideroxylon zwageri* 木质部分离得到的优西得灵（eusiderin）[93] 和从水飞蓟（*Silybum marianum*）分离得到的水飞蓟素（silymarin）。前者是由 2 分子苯丙基通过氧桥连结形成二氧六环结构，后者是由苯丙基和二氢黄酮醇形成二氧六环结构。而存在于 *Onopordon corymbosum* 地上部分的 hydnocarpin[94] 则是苯丙基和黄酮形成二氧六环结构。

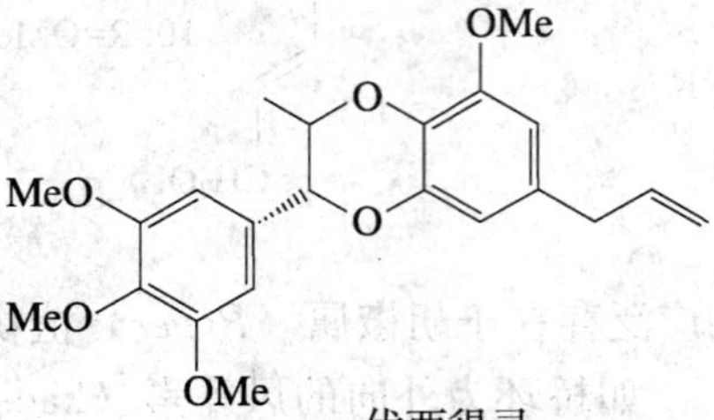

优西得灵

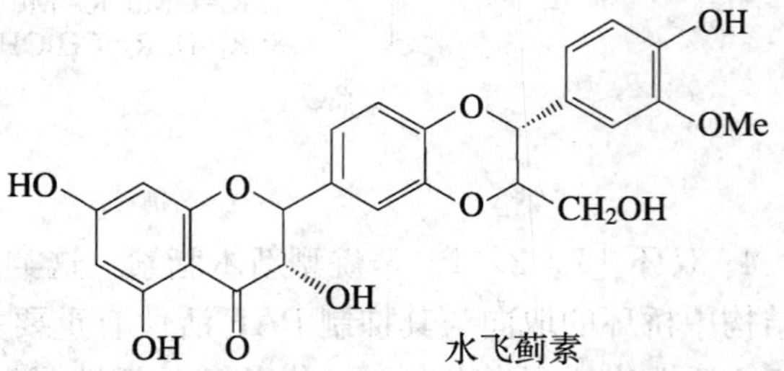

水飞蓟素

普梭草（*Psorospermum febrifugum*）根中的腺脂素（cadensin）D（1）、F（2）、G（3）和异腺脂素（isocadensin）D（4）及 6-羟基腺脂素 F（5）[95] 为屾酮二氧六环型新木脂素，具有抗肿瘤活性。

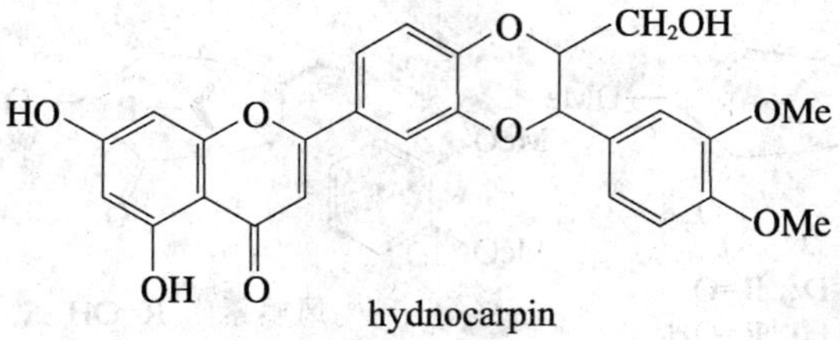

hydnocarpin

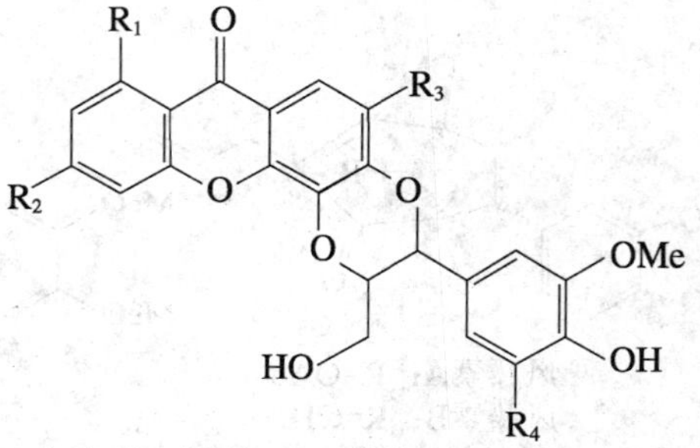

1: $R_1=R_2=H, R_3=R_4=OMe$
2: $R_1=R_3=R_4=OMe, R_2=H$
3: $R_1=R_2=OH, R_3=H, R_4=OMe$
4: $R_1=R_3=OMe, R_2=R_4=H$
5: $R_1=R_3=R_4=OMe, R_2=OH$

7. 苯骈二氢呋喃螺环-α-二烯酮新木脂素　上述内南五味子素 D 以及内南五味子素（interiorin）、内南五味子素 B 和 C、异内南五味子素[91] 等也归类于苯骈二氢呋喃螺环-α-二烯酮新木脂素。

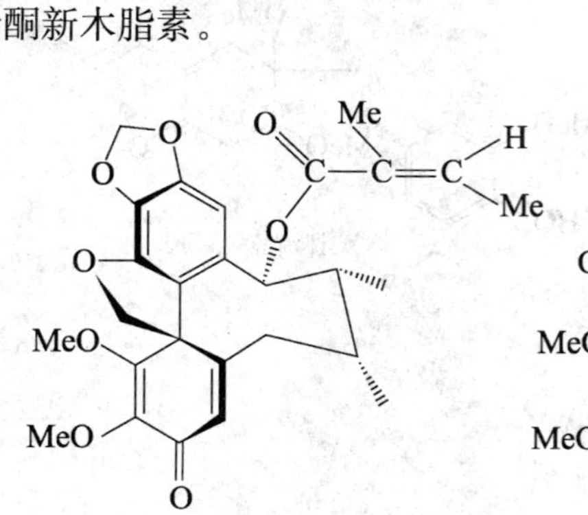

内南五味子素

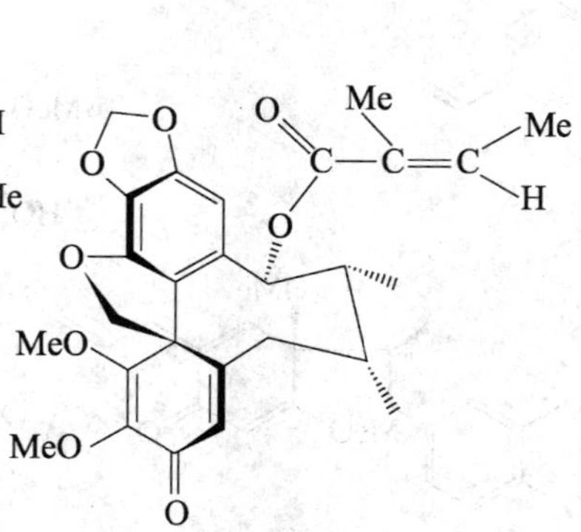

内南五味子素B

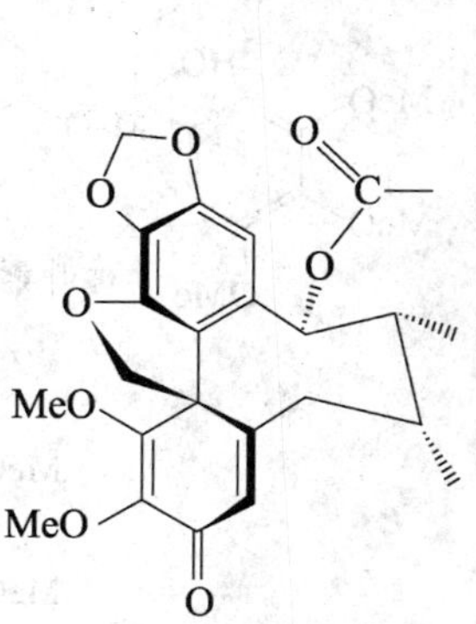

内南五味子素C

8. 四环体系螺环新木脂素　上述内南五味子素、异叶南五味子素 G 和南五味子木脂素 B 等也归类于四环体系螺环新木脂素。

（三）降木脂素（norlignans）

降木脂素实际上是新木脂素衍生物，往往与木脂素和新木脂素伴生，主要分布在松柏目的杉科（Taxodiaceae）、柏科（Cupressaceae）、南美杉科（Araucariaceae）等。杉材变黑与柳杉树脂酚（sugiresinol）有关；柏木变色与异扁柏脂酚（hinokiresinol）有关。柳杉树脂酚和异扁柏脂酚都属于降木脂素类化合物。从黄叶樟（*Licaria chrysophylla*）分离出的苯骈二氧杉烷（benzodioxane）[96]也归类为降木脂素。

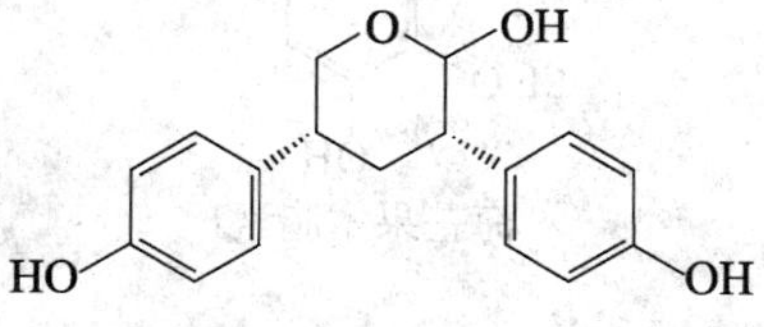
柳杉树脂酚

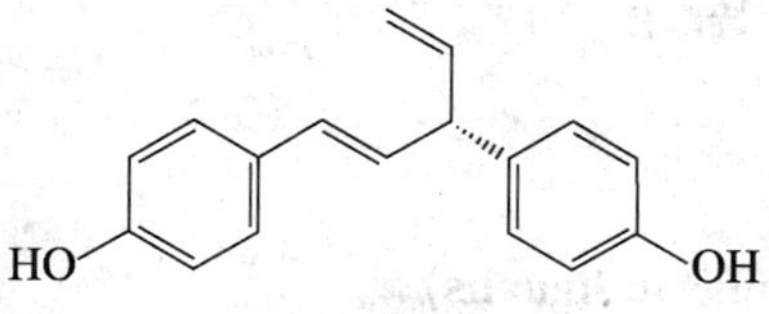
异扁柏脂酚

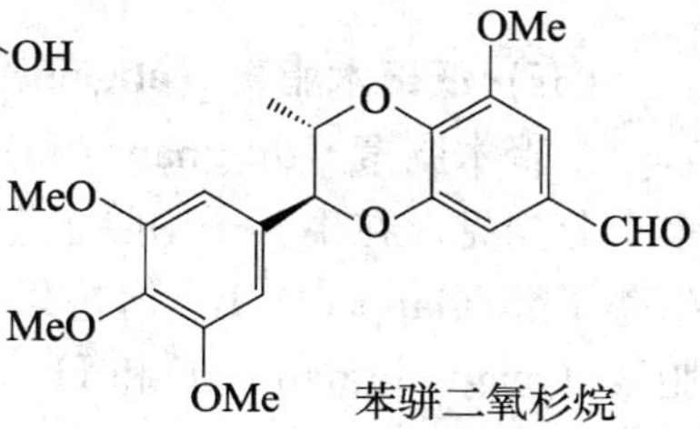
苯骈二氧杉烷

（四）倍半木脂素（sesquilignans）

自然界的倍半木脂素很少见，较早从牛蒡子（*Arctium lappa*）分离的牛蒡子醇（lappaol）A 和 C 属于倍半木脂素。由于分离技术的进步，许多新的倍半木脂素被发现。从大花八角（*Illicium macranthum*）分离的大花八角脂醇（macranthol）[97]、从日本山樱桃（*Prunus jamasakura*）分离的二氢醉鱼草烯醇（dihydrobuddlenol）B[98]、从海芒果（*Cerbera manghas*）分离的海芒果木脂素（cerberalignan）J[99]等都是倍半木脂素。其他的新倍半木脂素也已从多果牛蒡（*Arctium fructus*）[100]中分离得到。

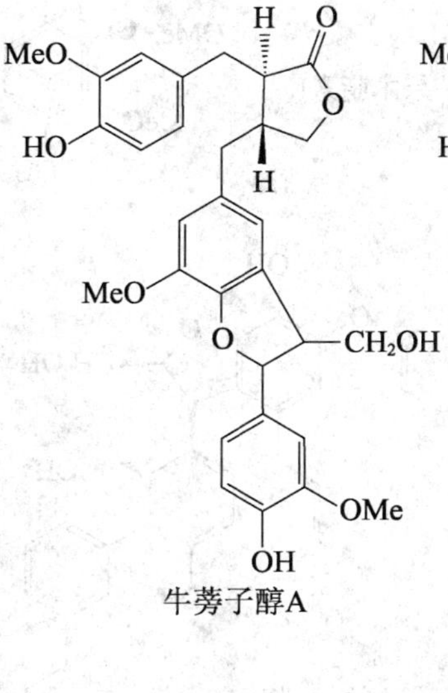
牛蒡子醇A

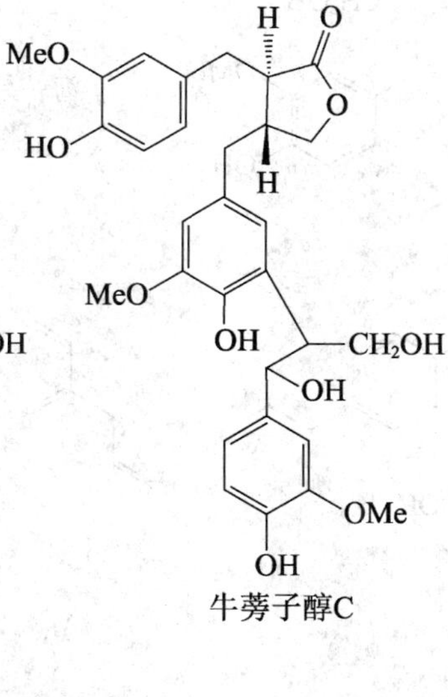
牛蒡子醇C

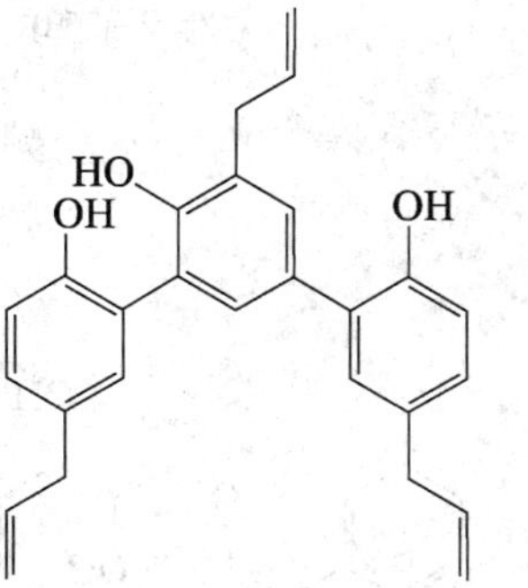
大花八角脂醇

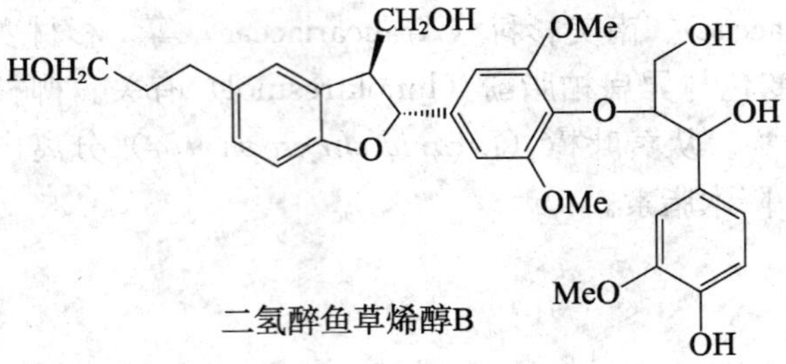

二氢醉鱼草烯醇B

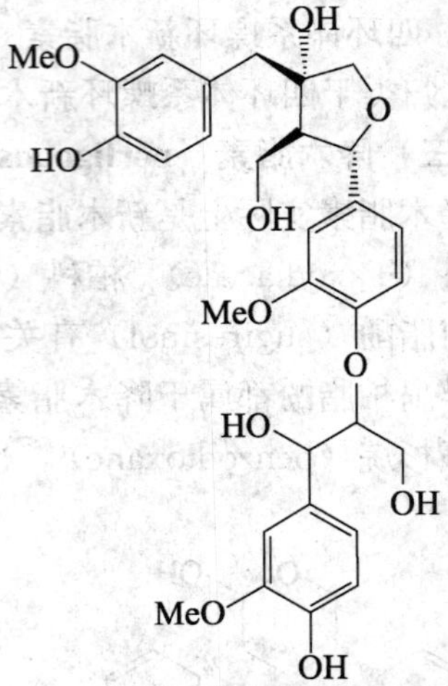

海芒果木脂素J

（五）低聚木脂素（oligomeric lignans）

二聚木脂素（dilignan）和三聚木脂素（trilignan）在自然界都已被发现，而四聚木脂素十分少见。在牛蒡子中除了上述分离的倍半木脂素外，尚分离得到共存的二聚木脂素。如牛蒡子醇（lappaol）F、海芒果中的海芒果木脂素（cerberalignan）K[99]、厚朴中的厚朴木脂素（magnolignans）F 和 H[101]也是二聚木脂素类化合物。海芒果木脂素多为二倍半木脂素化合物。

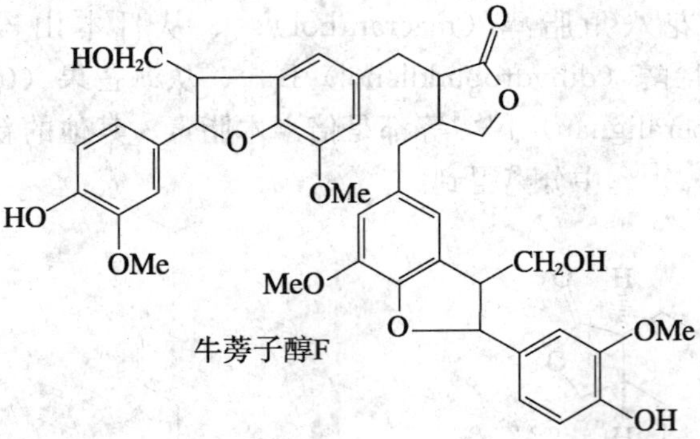

牛蒡子醇F

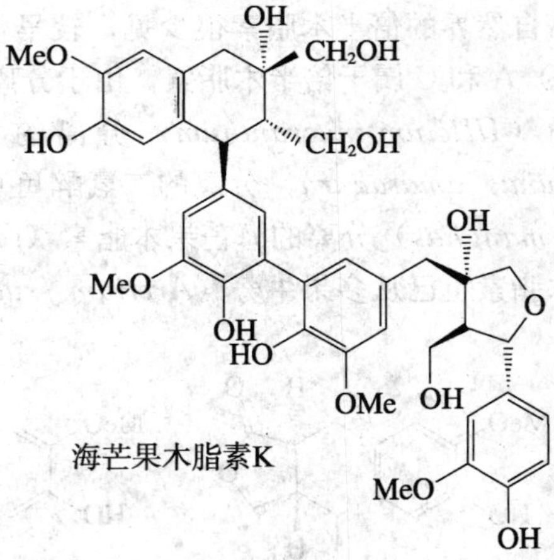

海芒果木脂素K

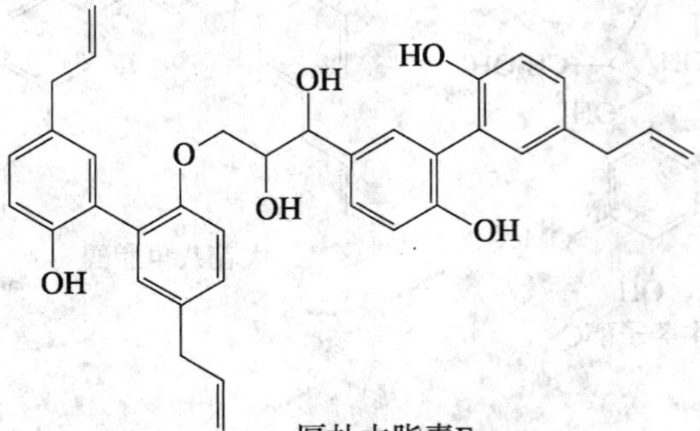

厚朴木脂素F

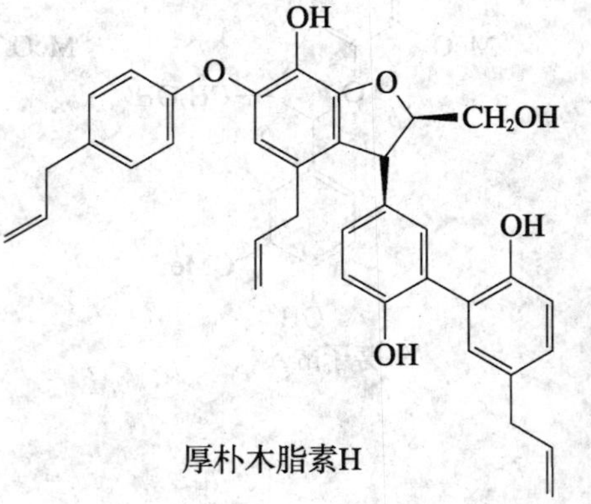

厚朴木脂素H

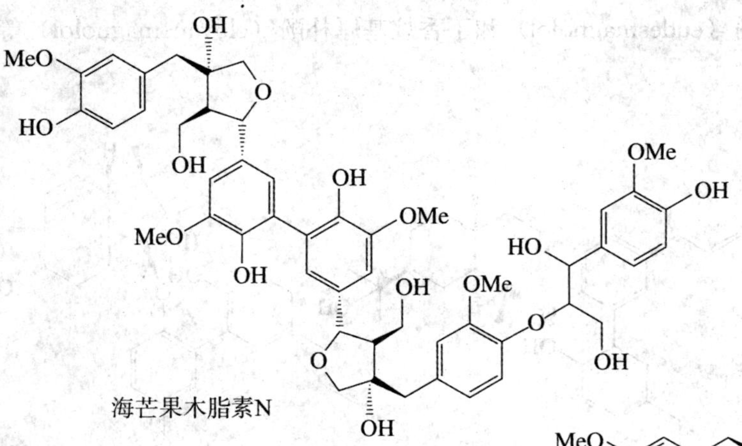

海芒果木脂素N

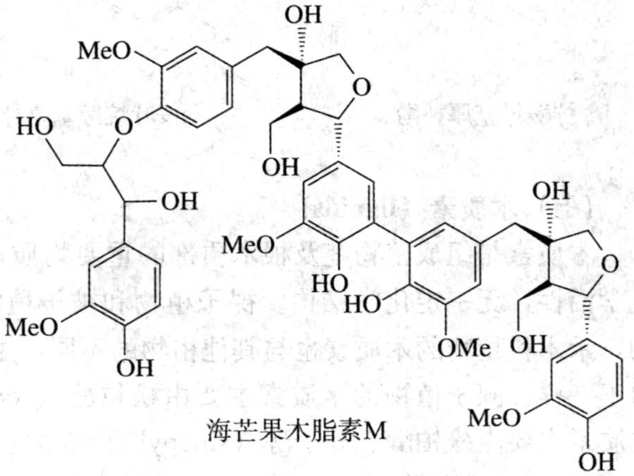

海芒果木脂素M

日本厚朴（*Magnolia obovata*）的主要化学成分是木脂素，其中的厚朴脂宁（magnolianin)[72]为三聚体木脂素。

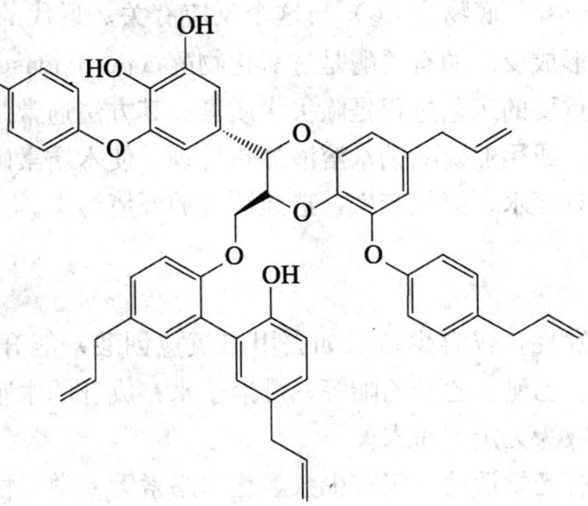

厚朴脂宁

（六）萜-新木脂素（terpene neolignans）

萜与新木脂素结合的一类化合物称为萜-新木脂素，亦称杂木脂素（hetero-lignans）。厚朴[102,103]和日本厚朴[104-106]中萜-新木脂素与新木脂素共生。柠檬烯基厚朴酚（piperitylmagnolol)、桉叶烷醇基厚朴酚（eudesmagnolol）和丁香烷基厚朴酚（clovanemagnolol）等归类为萜-新木脂素。

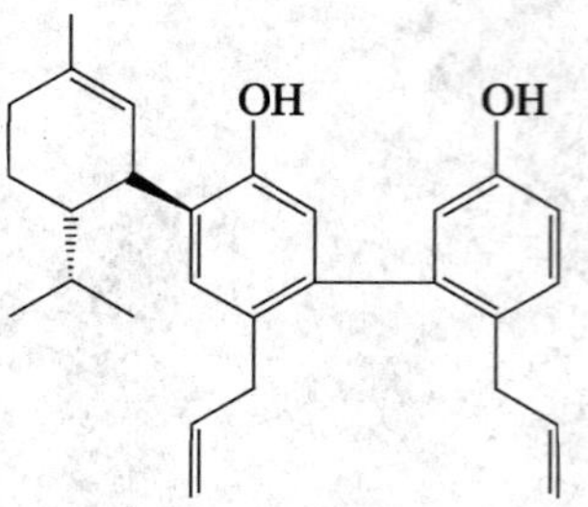

柠檬烯基厚朴酚

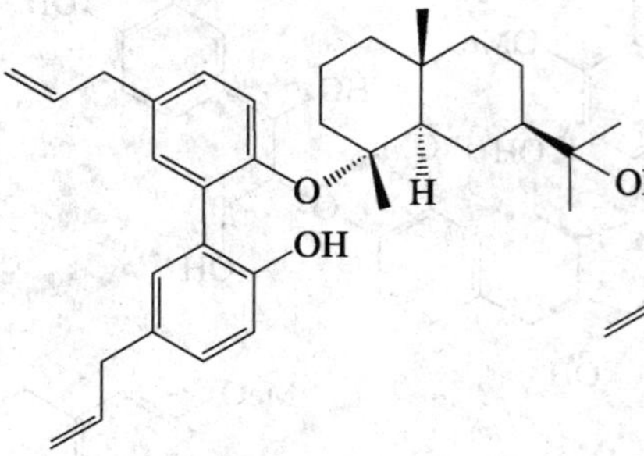

桉叶烷醇基厚朴酚

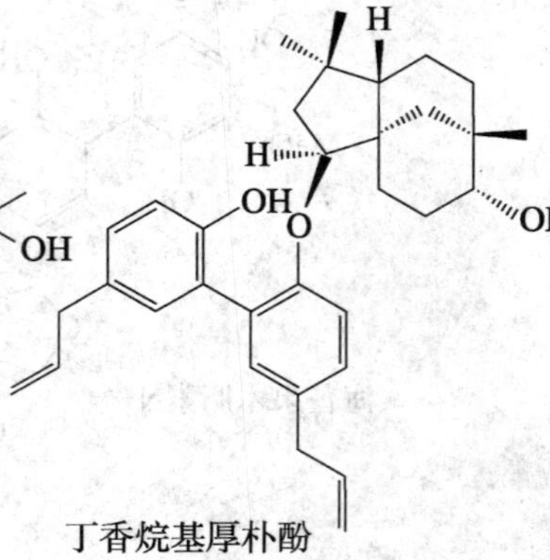

丁香烷基厚朴酚

（七）木质素（lignins）

木质素是组成植物茎及根木质部的重要物质，木材的 20%～30%是木质素。木质素无光学活性，无一定化学结构。裸子植物和被子植物的木质素有相当大的差别，同是被子植物，禾木科植物的木质素也与其他植物的不同，主要表现为其生物合成最初使用的 C_6-C_3 原料不一样。裸子植物的木质素主要由松柏醇（coniferyl alcohol）聚合而成，禾木科植物的木质素主要由松柏醇、芥子醇（sinapyl alcohol）、对-香豆醇（*p*-coumaryl alcohol）聚合而成，其中对-香豆酸（*p*-coumaric acid）占 5%～10%，以酯键形式结合。其他被子植物的木质素主要由松柏醇、芥子醇聚合而成。无论哪种形式聚合的木质素，都有若干的糖成醚键结合在木质素分子中。

在氧化聚合过程中，首先是形成二聚体，然后是三聚体、多聚体等，最后形成木质素。较早就发现漆酶（laccase，底物为 O_2）与这个反应有关。近代的研究又揭示出高等植物细胞壁参与木质素分子形成反应的有关酶是过氧化物酶（peroxidase，底物是 H_2O_2）。

在造纸工业上最重要的工艺过程是除去木质素。其方法通常是在氢氧化钠水溶液中高温处理，使木质素分解。或用亚硫酸钠水溶液加热处理，使木质素磺化后变成可溶性物质。但无论哪一种方法，都有废水、废气产生，造成严重的环境污染。

二、理化性质

多数木脂素无挥发性，仅有少数（如去甲二氢愈创酸）能升华。游离的木脂素亲脂性强，能溶于三氯甲烷、乙醚、乙酸乙酯等，难溶于水；成苷的木脂素水溶性增大。多数木脂素有一定的晶形，少数为无定型粉末。

大多数木脂素都有光学活性，仅有少数氢化木脂素无光学活性。木脂素遇酸或碱容易发生异构化，引起旋光活性的改变。矿酸不仅能使木脂素构型发生变化，而且还能引起某些木脂素的基本结构发生重排，光照也能使木脂素发生氧化环合等反应而引起重排。木脂素光学活性的改变会影响其生理活性。

木脂素分子中常见的功能基有醇羟基、酚羟基、甲氧基、亚甲二氧基、羧基、内酯环等，因此其也具有这些功能基所具有的化学性质。

三、提取和分离

游离的木脂素是亲脂性的，易溶于氯仿、乙酸乙酯、乙醚等溶剂中，在苯、石油醚中溶解度较小。一般将含有木脂素的药材先用乙醇或丙酮提取，浓缩后所得浸膏再用石油醚、乙醚溶解，经过多次溶出，容易得到纯品。木脂素在植物体内常常与大量树脂状物共存，本身在溶剂处理过程中亦容易树脂化，这是分离纯化的难点之一。木脂素苷类可按苷类通法进行提取分离。具有内酯环结构的木脂素可用碱液提取，使其成为钠盐而与其他亲脂性成分分离。此法不宜用于具有旋光活性的木脂素的分离，因为可能产生异构化而失去生物活性。

上述方法简单、易行，但结构类似的木脂素往往还需要进一步采用色谱方法进行分离。常用的色谱方法有常压柱色谱、制备性薄层色谱、高效液相柱色谱、低压柱色谱等。常用的吸附剂有硅胶、中性氧化铝等，洗脱剂中含有一定比例的三氯甲烷分离效果较好。

【提取、分离方法举例】

1. 异叶南五味子（*Kadsura heteroclita*）茎中木脂素的提取和分离[83,89] 提取和分离流程如图 4-43 所示，其结构如图 4-44 所示，异叶南五味子素 G 的结构见“结构与分类”项。

2. 肉豆蔻（*Myristica fragrans*）假种皮中木脂素的提取和分离[1,2] 化合物 1～10 的结构见本章第三节“新木脂素”项下，提取、纯化流程如图 4-45 所示。

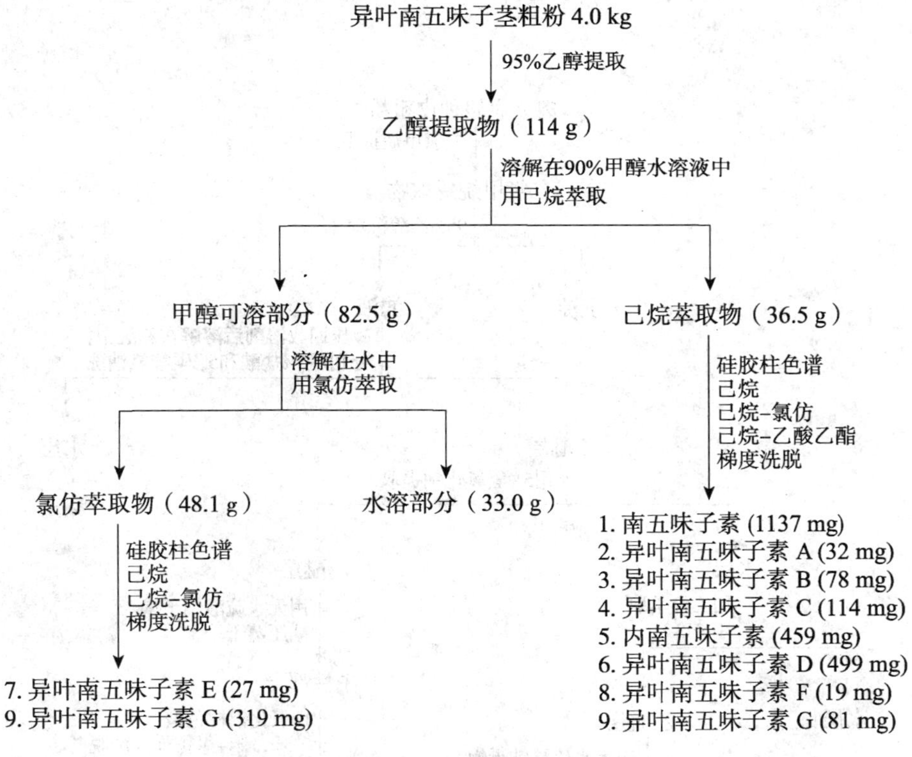

图 4-43　异叶南五味子茎中木脂素的提取、分离和纯化

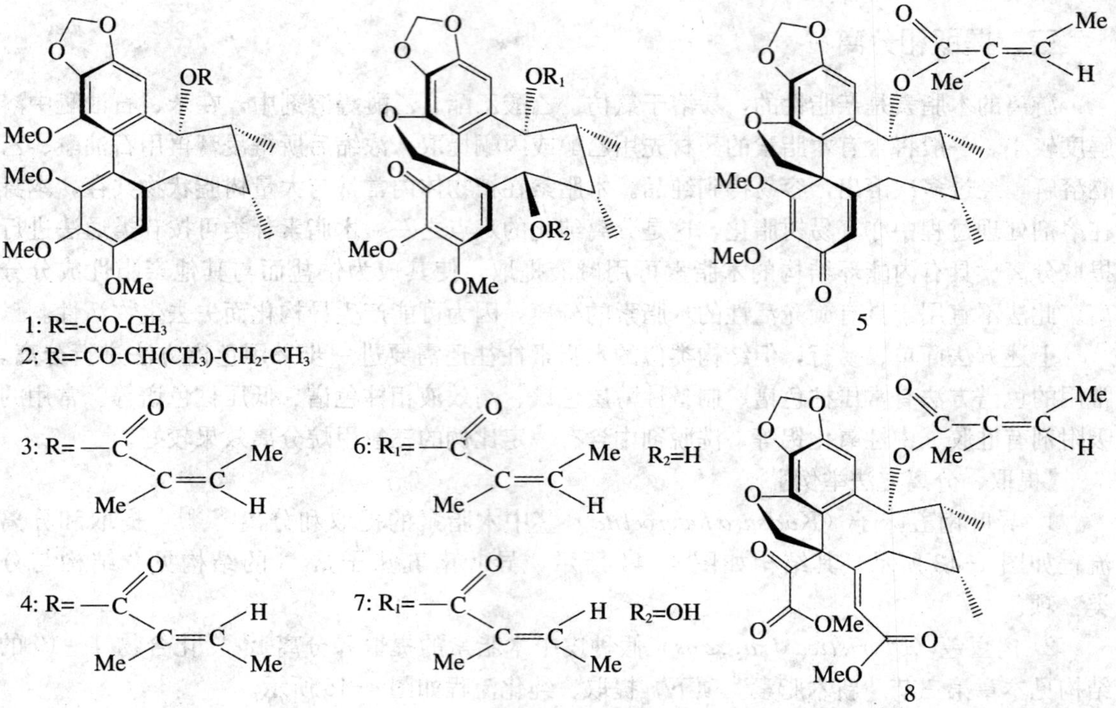

图 4-44　异叶南五味子茎中木脂素的结构

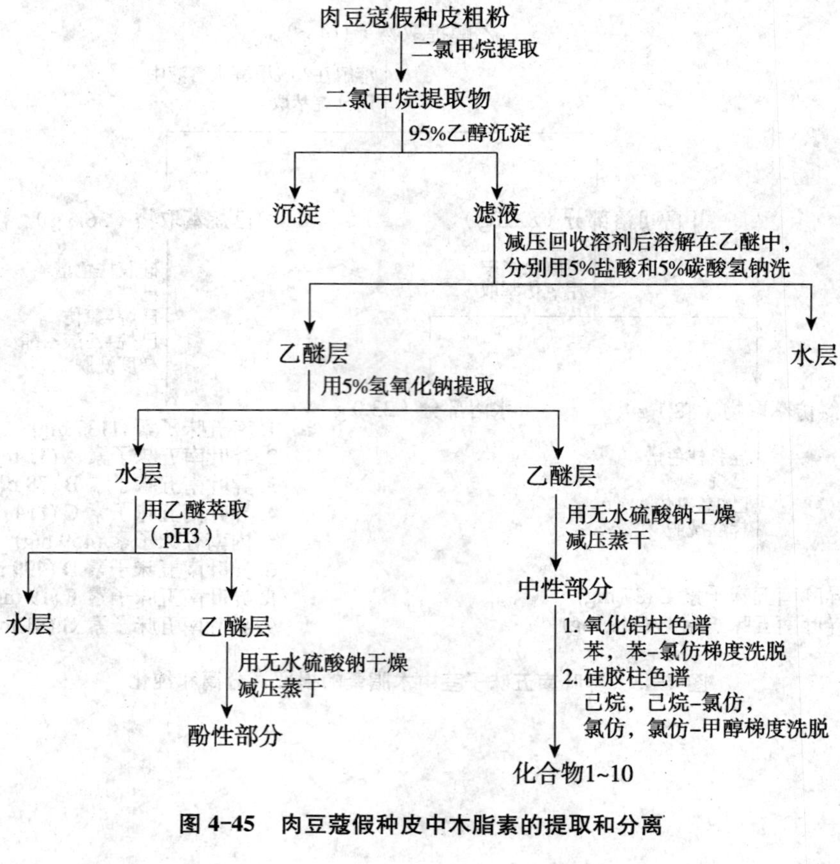

图 4-45　肉豆蔻假种皮中木脂素的提取和分离

四、检识方法

1. 三氯化铁反应　具有酚羟基的木脂素类化合物可与三氯化铁试剂产生墨绿色颜色反应。

2. Gibbs 反应　在弱碱性条件下 Gibbs 试剂［2,6-二氯（溴）苯醌氯亚胺］可与酚羟基对位的活泼氢缩合成蓝色的化合物。如果酚羟基对位无活泼氢而有其他取代基存在，则此反应为阴性。试验时，于薄层喷雾新鲜配制 0.4% 2,6-二氯（溴）苯醌氯亚胺甲醇溶液，然后再喷雾 10%碳酸钠水溶液或将薄层色谱板放置于 25%氢氧化钠蒸汽器皿中。反应机制参见本章第二节“香豆素”中“四、检识方法”项下。

3. Emerson 反应　具有酚羟基的木脂素类化合物，如果酚羟基对位有活泼氢存在，可与 Emerson 试剂（氨基安替比林和铁氰化钾）缩合成红色的化合物。如果酚羟基对位无活泼氢存在，该反应为阴性。与 Gibbs 试剂一样，Emerson 反应可用来判断酚羟基对位有无取代基存在。同时，也可利用这个反应判断活泼氢对位是否有游离的酚羟基存在。反应机制参见本章第二节“香豆素”中“四、检识方法”项下。

4. Labat 或 Ecgrine（变色酸-浓硫酸）试剂　具有亚甲二氧基的木脂素类化合物可与 Labat 或 Ecgrine 试剂反应生成有色物质。

5. 碘蒸气　将展开的薄层色谱用碘蒸气熏，应呈黄棕色或在紫外灯下观察荧光；或挥散碘后再喷雾 10%硫酸，在 100℃加热后观察斑点。

6. 三氯化锑试剂　在薄层色谱板喷雾该试剂后 100℃加热 10 min，在紫外灯下观察。

严格讲，没有特异性的显色剂可用来检识木脂素类化合物，除上述显色检识方法外，薄层检识最常用的是于紫外吸收光下进行判别木脂素的存在和分离效果。

五、结构鉴定

（一）IR 光谱

木脂素的结构中常有羟基、甲氧基、亚甲二氧基、内酯环、芳香环等存在，因此，这些基团呈现的 IR 吸收峰都能出现，可作为推测其结构中有无这些基团存在的依据。

（二）UV 光谱

1. 木脂素类化合物的紫外吸收光谱比较典型，最典型的吸收峰有三个：210、230 和 280 nm，表 4-7 给出了典型木脂素的紫外吸收光谱数据。

把具有游离酚羟基的木脂素的紫外吸收光谱与其羟基完全醚化的木脂素的紫外吸收光谱进行比较后发现它们的区别是很小的。此种情况下，可在测定样品溶液中加入少量氢氧化钠溶液，根据紫外光谱的变化来加以区别。

2. 联苯环辛二烯类木脂素有三个吸收带：λ_{max}216～220，248～257，280～292 nm，起源于联苯生色体系。像五味子酯 A 和五味子素 O 的苯甲酸酯等苯甲酰基木脂素，其吸收带略向红位移，但峰型保持不变。新南五味子素由于八元环中氧桥的存在使联苯夹角由原来的 73°变为 45°，在 288 nm 的吸收强度增加且峰型有一定的变化。具有苯骈二氢呋喃螺环-α-二烯骨架的木脂素在 330 nm 呈现 α,β-不饱和酮的吸收带，如表 4-7。

表 4-7　典型木脂素的紫外吸收光谱数据

	化合物	λ (nm) (ε, 10^{-3})
1	愈创木酚（guaiacol）	277 (2.73)，289
2	二甲氧基苯（dimethoxybenzene）	274 (3.92)
3	三甲氧基苯（trimethoxybenzene）	267 (0.69)
4	鬼臼毒素（podophyllotoxin）	236 (13.6)，292 (4.88)
5	β-盾叶鬼臼脂素（β-peltatin）	276 (1.77)
6	α-铁杉脂素（α-conidendrin）	227 (15.9)，283 (7.07)
7	二甲基环橄榄树脂素（dimethylcyclo-olivil）	230 (17.6)，283 (7.10)
8	芝麻脂素（sesamin）	238 (12.7)，287 (10.1)

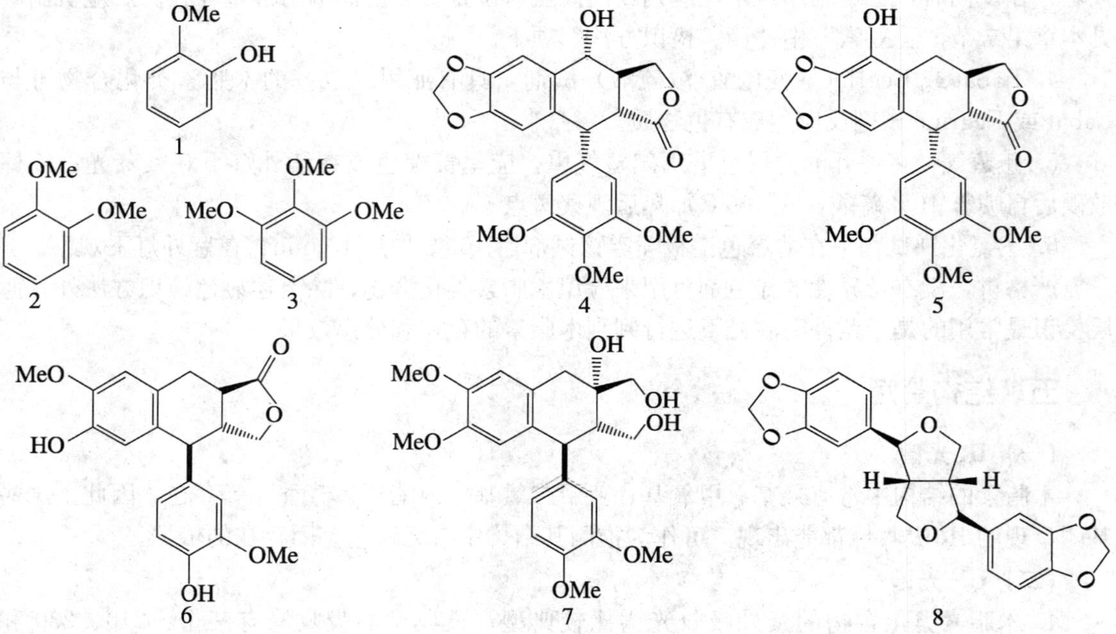

表 4-8　联苯环二烯类木脂素的紫外吸收光谱数据（乙醇）[82]

	化合物	λ (nm) (ε, 10^{-3})
1	去氧五味子素（deoxyschisandrin）	218 (4.80)，248 (4.27)，280 (3.68)
2	五味子素（schisandrin）	217 (4.72)，251 (4.26)，280 (3.63)
3	五味子酯甲（schisantherin A）	223 (4.81)，257 (4.20)，292 (3.83)
4	五味子酯乙（schisantherin B）	217 (4.74)，255 (4.14)，297 (3.71)
5	比南卡苏灵 A (binankadsurin A)	216 (4.63)，255 (4.01)，280 (3.56)
6	比南卡苏灵 A 苯甲酸酯（benzoylbinankadsurin A）	222 (4.84)，255 (4.21)，280 (3.80)
7	五味子素 D (gomisin D)	216 (4.57)，256 (3.94)，294 (3.68)

续表

	化合物	λ（nm）（ε，10^{-3}）
8	五味子素 O（gomisin O）	214（4.60），253（3.93），282（3.54）
9	红花五味子酯（rubschisantherin）	215（4.73），250（3.95），285（3.55）
10	当归酰基五味子素 R（angeloylgomisin R）	218（4.72），255（4.32），280（3.72）
11	五味子素 H（gomisin H）	219（64.6），248（20.9），285（4.5）
12	南五味子素（kadsurin）	219（4.44），254（3.83），278（3.26）
13	异叶南五味子素 A（heteroclitin A）	218（4.49），254（3.88），278（3.41）
14	异叶南五味子素 B（heteroclitin B）	219（4.75），255（4.08），280（3.48）
15	异叶南五味子素 C（heteroclitin C）	218（4.60），254（3.91），278（3.38）

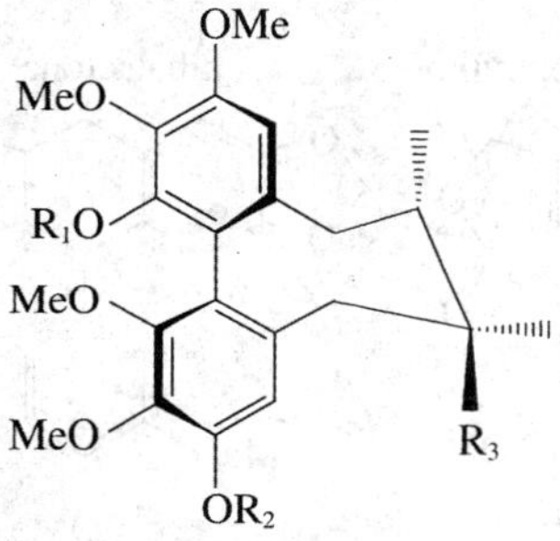

1: R_1=R_2=Me, R_3=H
2: R_1=R_2=Me, R_3=OH
11: R_1=R_2=H, R_3=OH

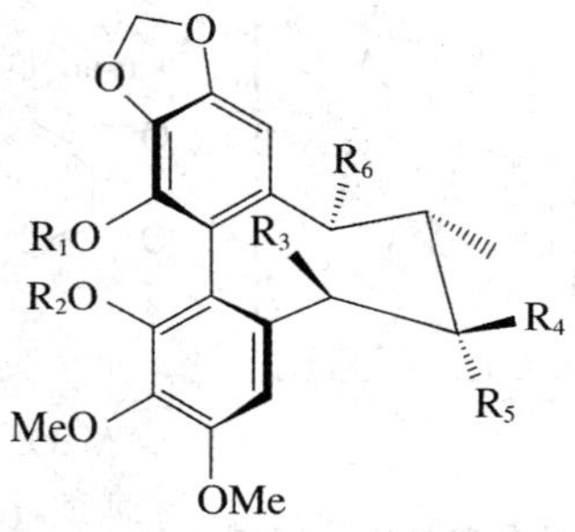

3: R_1=R_2=R_4=Me, R_3=OBz, R_5=OH, R_6=H
4: R_1=R_2=R_4=Me, R_3=OAng, R_5=OH, R_6=H
5: R_1=R_5=Me, R_2=R_3=R_4=H, R_6=OH
6: R_1=Me, R_2=R_3=R_4=H, R_5=Me, R_6=OBz
7: R_2=R_4=Me, R_5=OH, R_6=H
R_1, R_3=$CH_2CH(CH_3)C(CH_3)(OH)COO$

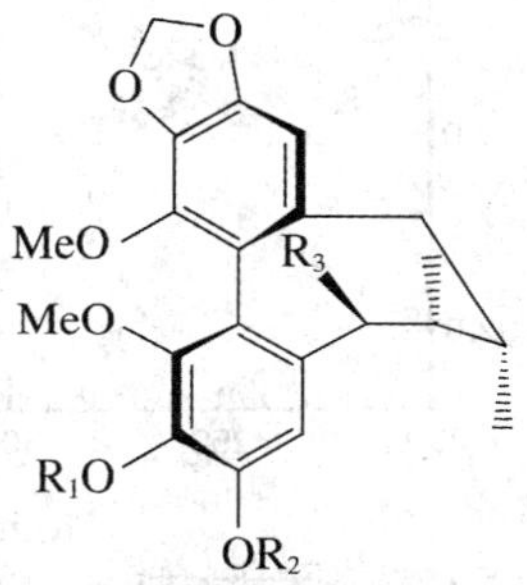

8: R_1=R_2=Me, R_3=H
9: R_1=R_2=Me, R_3=OAc
10: R_1R_2=CH_2, R_3=OAng

南五味子素，异叶南五味子素 A、B 和 C 的结构见前“联苯环辛烯型木脂素”项下。

3. 芳基萘（arylnaphthalene） 木脂素有相当强的紫外吸收，如去氢脱水鬼臼毒素（dehydroanhydropodophyllotoxin）在 258 nm（55.0）、310 nm（10.5）、350 nm（5.7）有最大吸收；去氢愈创木脂酸（dehydroguaiaretic acid）在 237 nm（102）、284 nm（13.8）、314 nm（4.16）、329 nm（5.5）有最大吸收。其光谱不但具有萘木脂素的特性，而且也具有去氢化的苯代四氢萘的特性。根据紫外吸收光谱可以确定苯代二氢萘型木脂素的 B 环双键的位置。如脱水苦鬼臼脂素（apopicro podophyllin）由于 B 环双键位置不同，有 α-、β-和γ-三种异构体，其结构和紫外吸收光谱如图 4-46[88]所示。β-脱水苦鬼臼脂素的 B 环双键由于与两个苯环皆不共轭，其紫外吸收光谱 λ_{max} 290 nm（lg ε，3.66）与鬼臼毒素（podophyllotoxin）类似，只有 α，β-不饱和内酯结构的短波长处的吸收强度增加。α-异构体与 β-异构体相比，吸收峰红移至 λ_{max} 311 nm（lg ε，3.88），γ-异构体的吸收峰红移更明显，出现在 λ_{max} 350 nm（lg ε，4.10），符合共轭系统增长引起红移的效应。对于 B 环芳香化的苯代萘型去氢鬼臼毒素 λ_{max} nm（lg ε）：226（4.49）、263（4.62）、323（4.02）、356（3.72），其紫外吸收光谱与萘甲酸相似。因此，根据它们的紫外吸收光谱可区别苯代四氢萘、苯代二氢萘和苯代萘类型木脂素。

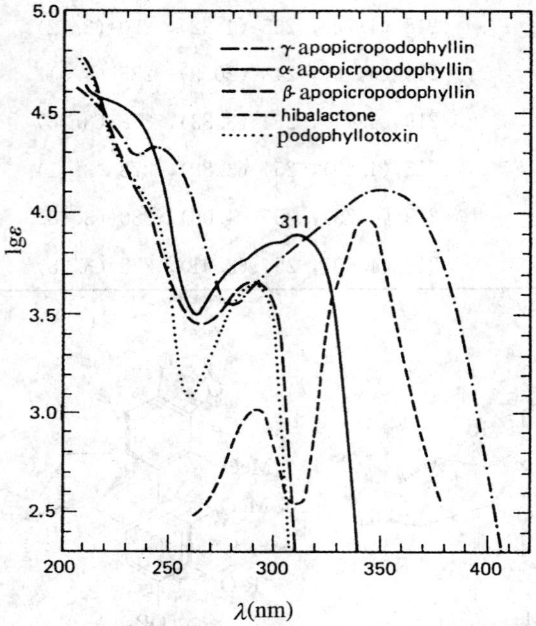

图 4-46　芳基萘型木脂素类化合物的紫外吸收光谱

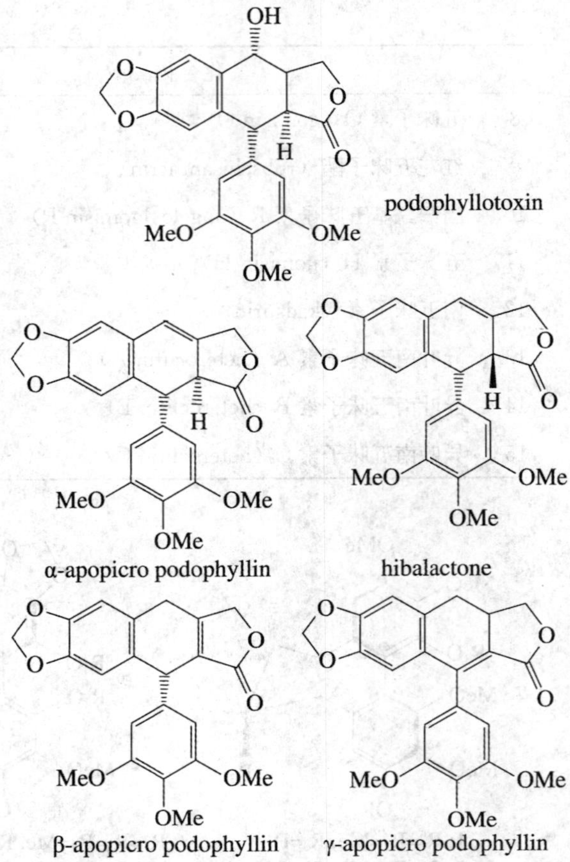

（三）MS[74]

1. 简单木脂素类中具有 2,3-二苄基丁烷类结构的化合物的主要离子起源于两个苄基裂解。当两个芳环的取代基相同时，得到的是相同质荷比的苄基离子；两个苄基的取代不同时，得到两个质荷比不同的苄基离子。如珠子草素（niranthin）的质谱裂解如下：

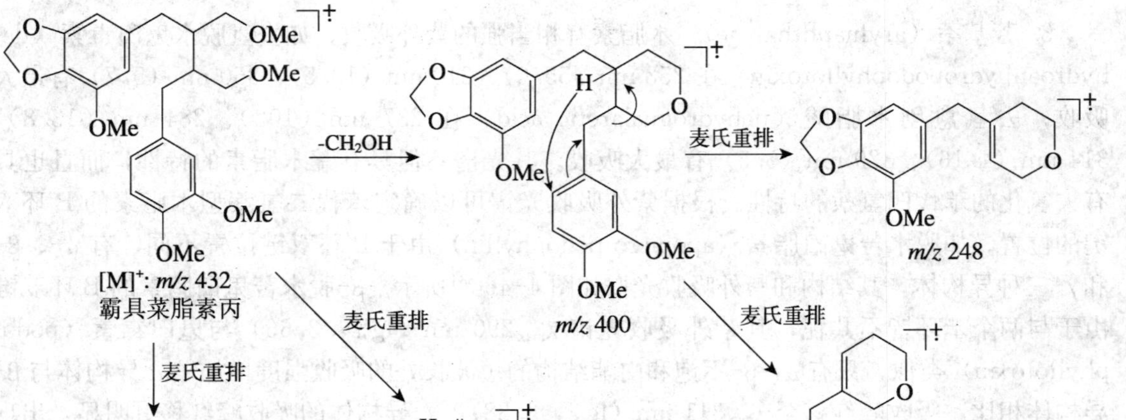

2. 4-苯代四氢萘类木脂素，一般分子离子峰都很强，多为基峰。2,3-二苄基丁内酯类木脂素的裂解方式与2,3-二苄基丁烷类化合物的类似，主要离子来自分子离子的两个苄基裂解。4-苯代四氢萘骈丁内酯类木脂素具有四环系统，分子离子峰很强，一般为基峰，其他离子较弱或很弱，如α-盾叶鬼臼脂素（α-peltatin）的质谱裂解。

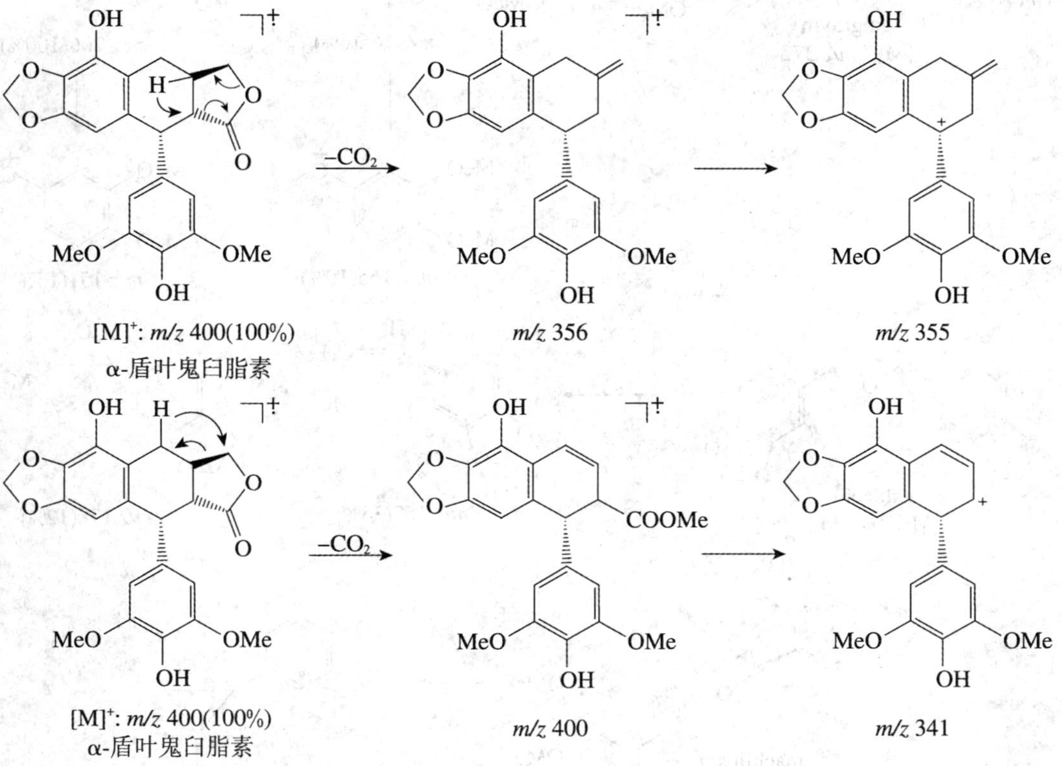

3. 双环氧木脂素、四氢呋喃木脂素的取代苯基常有不同的构型，因而立体异构体较多。但由于裂解主要发生在四氢呋喃环部分，立体异构体的影响不大，所以，用质谱不易区分立体异构体。此外，许多该类化合物的苯环有不同的取代基，四氢呋喃环也有1～2个含氧取代基，如羟基或甲氧基等，这些差别易于用质谱辨别。这组化合物有共同的裂解方式，许多典型离子在结构测定方面有一定意义。

4. 联苯环辛二烯木脂素骨架较稳定，因此，分子离子峰都很强，根据取代基的位置和结构特点，其裂解有几种方式[82]。

5. 四氢呋喃类木脂素最易发生断裂的是醇羟基衍生的醚键。毗连苯自由基或离子的氧代取代基容易消除，产生典型的碎片离子。

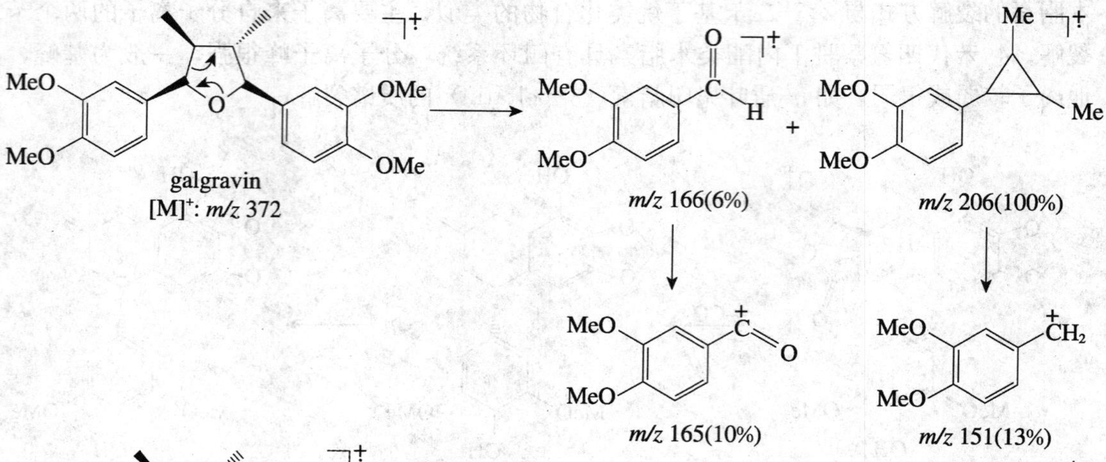

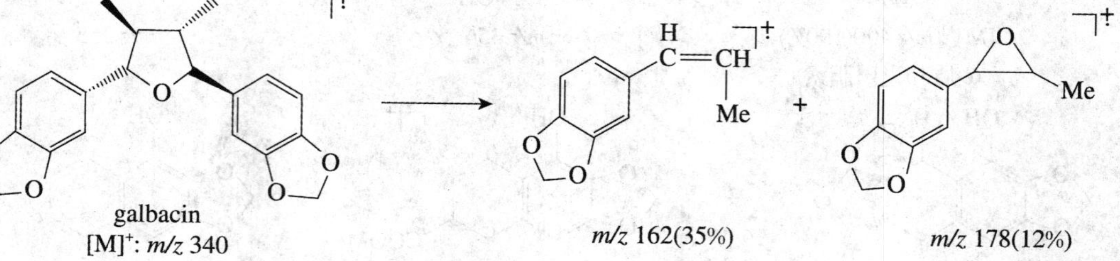

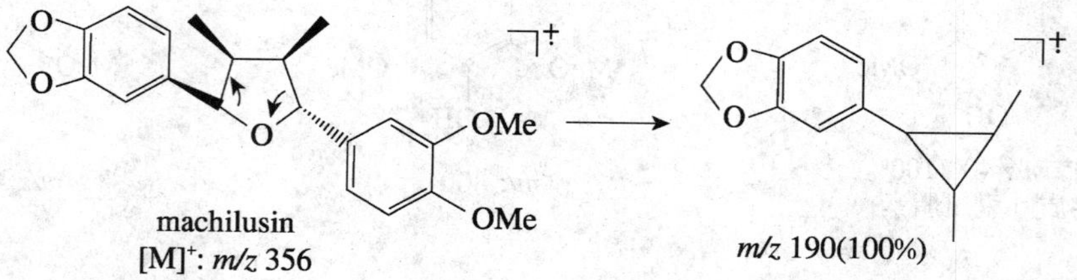

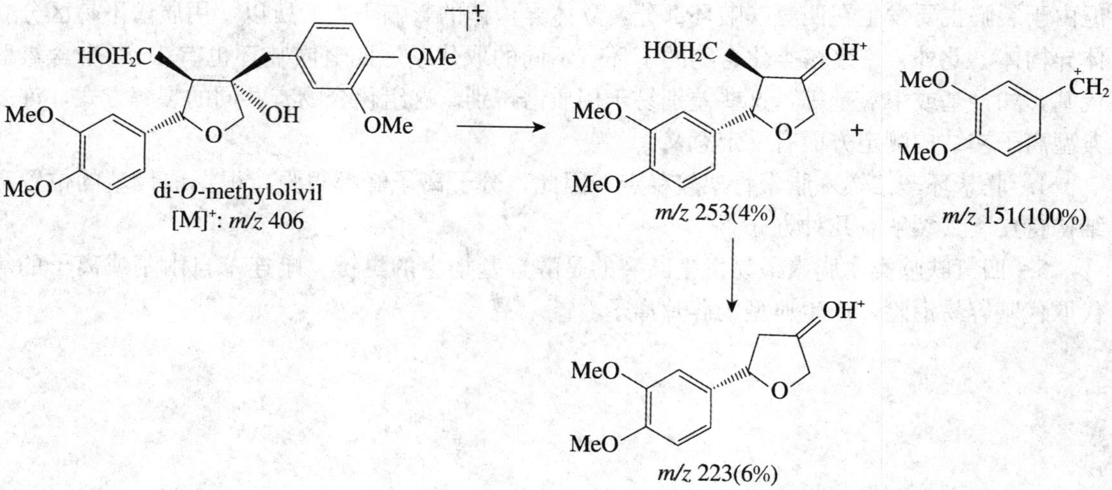

对于木脂素糖苷类化合物来说，CI-MS、FAB-MS 和 ESI-MS 都是比较适用的质谱方法。

（四）NMR

核磁共振波谱是木脂素类化合物结构鉴定中最有力的工具之一。

1. ^{1}H NMR

（1）芳香质子及其取代质子　3,4-二氧取代是木脂素类化合物中最常见的取代模式，芳氢出现在典型的芳香性质子化学位移范围，如表 4-9 所示。

表 4-9　木脂素类化合物质子的典型化学位移（δ）

质子类型	化学位移	质子类型	化学位移
Ar—H	6.5～7.2	Ar—O—CH3	3.8～4.1
═C—H	6.6～7.5	Ar—CH_2—OH	3.4～3.6
O—CH_2—O	ca. 6.0	Ar—CH_2—OC═O	3.8～4.1
Ar—C（OAc）—H	5.7～6.0	Ar—CH_2—R	2.2～2.7
Ar—C（OH）—H	4.4～4.9	—CH—CO_2R	2.6～3.2
Ar—O—H	3.4～4.5	R—CH—	1.7～2.1
Ar—C（Ar）—H	3.8～4.6	R—CH_3	0.9

游离酚羟基在常温时以 $CDCl_3$ 为溶剂测定时呈宽峰，为 δ 3.5～4.5，氢键的形成或加入极性溶剂（如氘代丙酮）都将影响其化学位移。加入 D_2O 可使其消失。当与 D_2O 加热一段时间，酚羟基邻位的质子也会与 D_2O 交换，使该质子信号消失。酚羟基乙酰后，乙酰甲基约出现在 δ 2.0，并使邻位质子去屏蔽。醇羟基可能出现在 δ 9.0 左右，亦可能通过分子内交换而消失。

（2）具有二苯基丁烷结构单元的简单木脂素和具有二苯基丁内酯结构单元的木脂内酯这类化合物的末端甲基质子一般出现在 δ 0.8（J=6 Hz）、苄基质子出现在 δ 2.2～2.7，内酯脂肪族质子的化学位移如表 4-10 所示。

表 4-10　内酯脂肪族质子的化学位移（δ）

		反式	顺式
苄基	$7'\alpha$	2.50	2.33
	$7'\beta$	2.61	2.95
苄基	7α	2.91	2.76
	7β	3.00	3.25
	C-8′	2.49	2.66
	C-8	2.59	3.07
内酯	$9'\alpha$	3.87	4.04
	$9'\beta$	4.14	4.06

二苯基丁内酯类木脂素的优势构型如下：

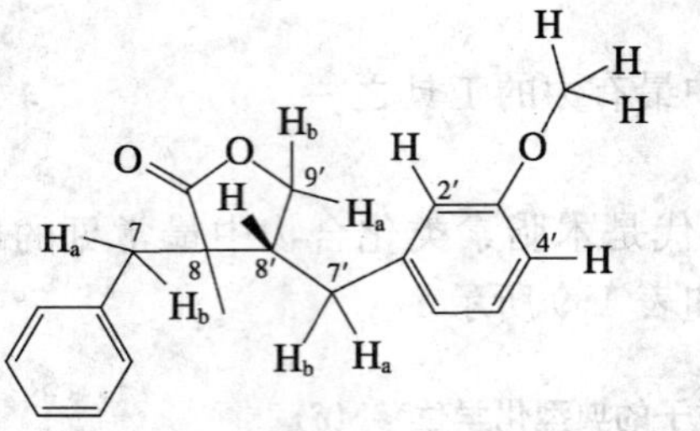

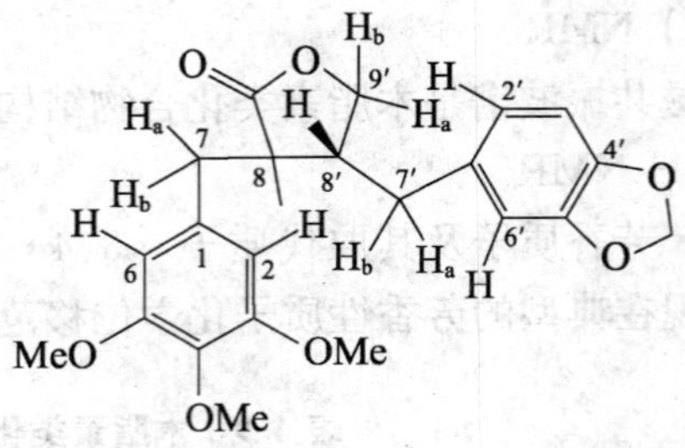

(3) 7,7′-单环氧木脂素　本组化合物的典型结构如下图所示，其^{1}H NMR 波谱数据如表 4-11 所示。

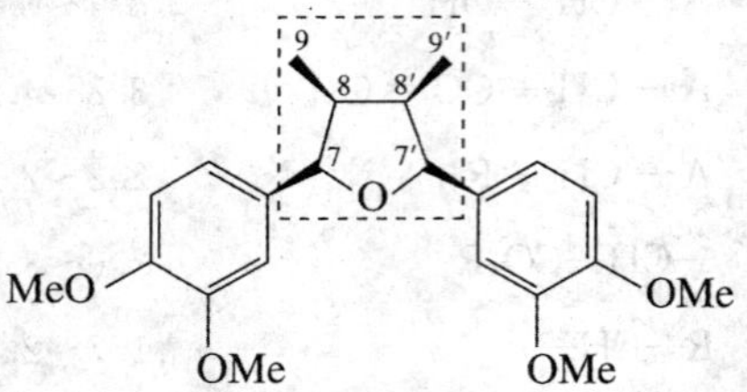

四氢呋喃愈创木素B
cis-cis-cis
1

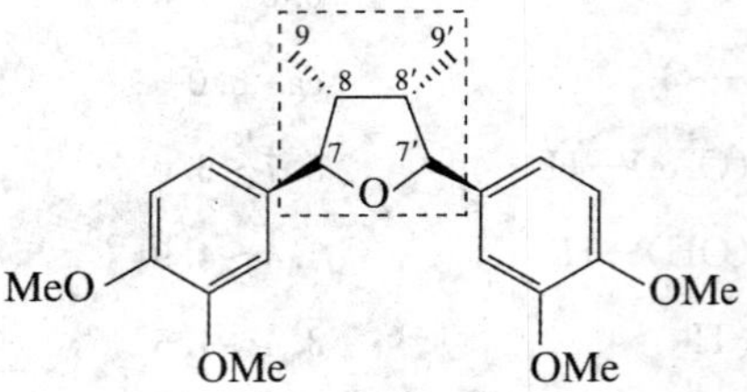

galgravin
trans-cis-trans
2

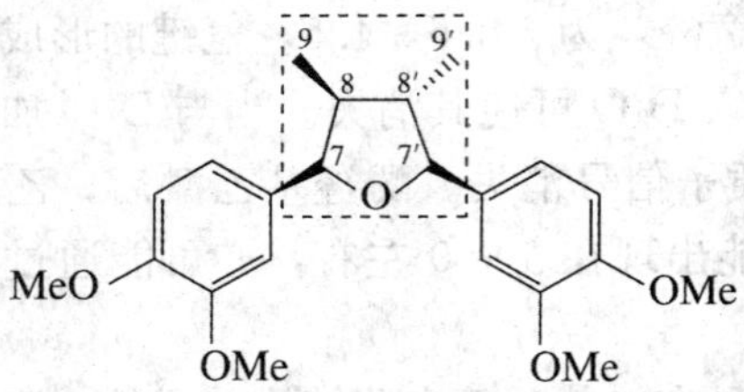

(+)-veraguensin
cis-trans-trans
3

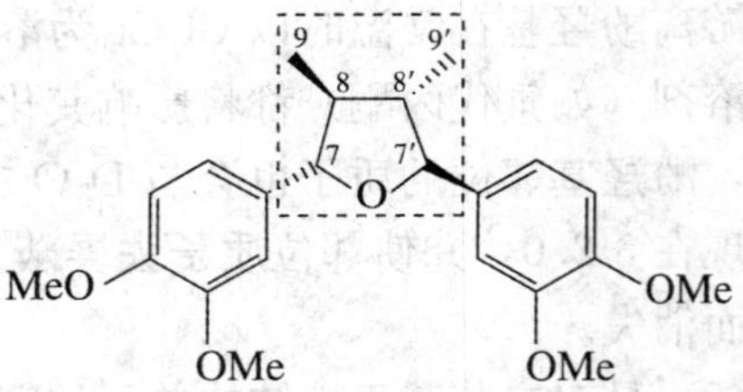

(+)-galbelgin
trans-trans-trans
4

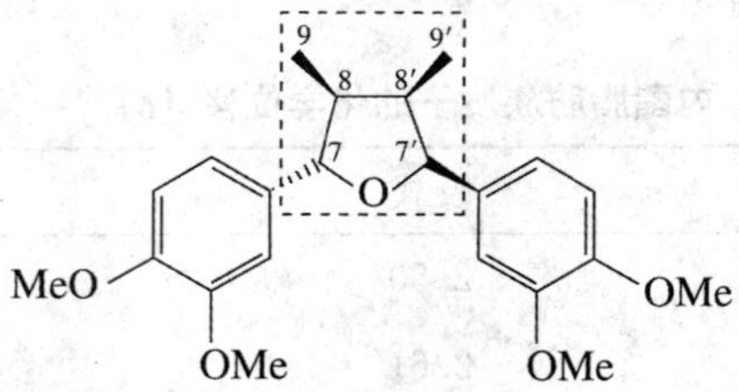

(+)-chicanine
cis-cis-trans
5

表 4-11　7,7′-环氧木脂素的^{1}H NMR 数据 (δ)

H	异构体				
	1	2	3	4	5
9′-Me	0.55 d	1.08 d	0.67 d	1.00 d	0.60 d
9-Me			1.07 d		1.02 d
8, 8′-H	2.60 m	2.36 m	1.60～2.50 m	1.70 m	2.50 m
7′-H	4.95 d	4.55 d	5.11 d	4.60 d	5.46 d
7-H			4.43 d		4.66 d

（4）联苯环辛二烯型木脂素　八元环为扭船椅式构象而无含氧基团、联苯为 *R* 构型、C-7和 C-8 两个甲基为顺式时（如表 4-8 中的去氧五味子素、五味子素和五味子素 H），C-7 甲基 δ 0.73～0.80，d，*J*＝7.0 Hz 左右；C-8 甲基 *δ* 0.94～1.25，d，*J*＝7.0 Hz 左右，容易识别。八元环为扭船椅式构象而无含氧基团、联苯为 *S* 构型、C-7 和 C-8 两个甲基为顺式时［如五味子素 J 和（-）-五味子素 K_1］，C-7 和 C-8 两个甲基的化学位移也分别为 δ 0.73～0.80 和 0.94～1.25，d，*J*＝7.0 Hz 左右，也容易识别。八元环构象为扭船式、两个甲基分别为伪直立和伪平展键时，化学位移值基本没有差异。新南五味子素（neokadsuranin）[86]的 C-6 和 C-9 间的氧桥使 C-7 和 C-8 上的两个甲基为顺式平展键，化学位移值相同 *δ* 1.03。比南卡苏灵 A 苯甲酸酯（表 4-8）中直立键的 C-8 甲基受到 C-6 苯甲酰基的去屏蔽，化学位移为 *δ* 1.20。八元环为扭船椅式构象而有含氧基团、联苯为 *S* 构型、C-7 和 C-8 两个甲基为顺式的南五味子素，异叶南五味子素 A、B 和 C 的 C-7 和 C-8 两个甲基的化学位移分别为 *δ* 0.92～0.99 和 1.04～1.08，d，*J*＝6.8～7.1 Hz。芳环上的甲氧基一般出现在 *δ* 4.00～3.95，但当 C-1 和 C-14 上的甲氧基邻位有另一甲氧基时，其化学位移值为 δ 3.55～3.65，如（-）-五味子素 K_1［（-）-gomisin K_1］、（＋）-五味子素 K_2［（＋）-gomisin K_2］和去氧-（＋）-五味子素 K_3［deoxy-（＋）-gomisin K_3］[107]。

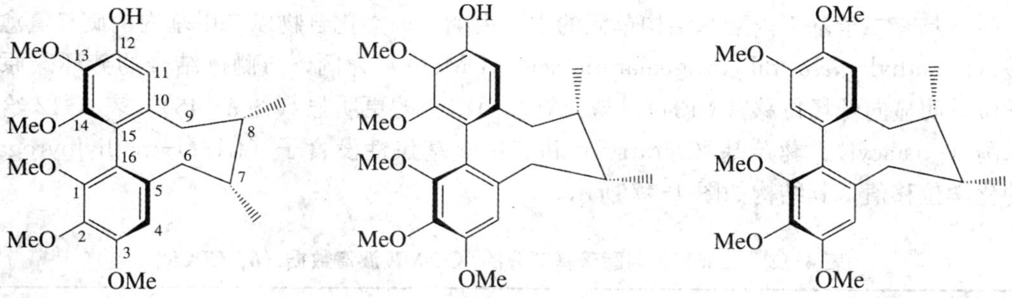

(-)-gomisin K_1　　(+)-gomisin K_2　　deoxy-(+)-gomisin K_3

H-4 和 H-11 的化学位移值与芳香环上取代基的种类和位置有关。与亚甲二氧基相邻的芳香质子化学位移为 *δ* 6.43～6.5，与甲氧基相邻的芳香质子化学位移为 *δ* 6.50～6.57，偶见 *δ* 6.80。当甲氧基被羟基取代时，邻位氢向低场位移、对位氢向高场位移。

（5）具有苯氧基丙烷结构单元的木脂素　本组化合物在 ^{1}H NMR 图上可见明显的、来源于苯基的芳香质子和甲氧基信号以及烯丙基（$—CH_2—CH═CH_2$）或丙烯基（$—CH═CH—CH_3$）或丙烯醇（$—CH═CH—CH_2OH$）信号。烯丙基出现在 *δ* 3.37（2H，d，*J*＝7.0 Hz，H_2-α′）、5.98（1H，m，H-β′）、5.11（1H，dd，*J*＝2.0，8.0Hz，H_a-γ′）和 5.15（1H，dd，*J*＝2.0，16.8Hz，H_b-γ′）；反式丙烯基出现在 *δ* 6.36（1H，dd，*J*＝1.5，15.8 Hz，H-α′）、6.15（1H，dq，*J*＝6.6，15.8 Hz，H-β′）和 1.88（3H，dd，*J*＝1.5，6.6 Hz，H_3-γ′）；反式丙烯醇出现在 *δ* 6.58（1H，d，*J*＝15.9 Hz，H-α′）、6.33（1H，dt，*J*＝5.6，15.9 Hz，H-β′）和 4.32（2H，d，*J*＝6.3 Hz，H_2-γ′）。这些信号在 1D NMR 波谱上即可识别。但 1，2-丙二醇母体由于存在两个手性碳原子，需要认真分析。下图是 2-(4-烯丙基-2，6-二甲氧基苯氧基)-1-(4 羟基-3，5-二甲氧基苯基) 丙烷-1-醇［2-(4-allyl-2，6-dimethoxyphenoxy)-1-(4-hydroxy-3，5-dimethoxyphenyl) propan-1-ol，ADHDP］的结构，有苏式（*threo*）和赤式（*erythro*）两种。

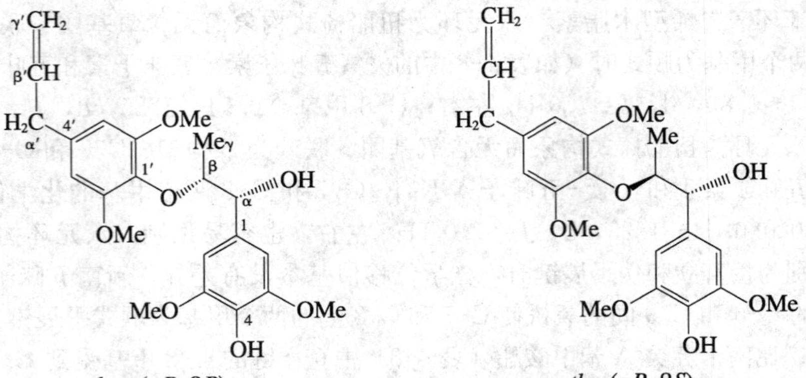

苏式 ADHDP 的 H-α、H-β 和 H-γ 及 C-α-OH 分别出现在 δ 4.79（1H，d，J=8.5 Hz）、4.32（1H，ddd，J=2.5，6.5，12.9 Hz）和 1.12（3H，d，J=6.5Hz）及 4.16（1H，br s）。赤式 ADHDP 的 H-α、H-β 和 H-γ 分别出现在 δ 4.79（1H，br s）、4.33（1H，ddd，J=2.5，6.0，12.9 Hz，H-β）和 1.12（3H，d，J=6.0 Hz）及 4.22（1H，br s）。两者的化学位移值完全相同，唯有 H-α 的偶合常数不同。借此可以进行相互区别。

2. ^{13}C NMR

（1）具有二苄基丁内酯基结构单元的木脂内酯　该类化合物以二甲基内消旋二氢愈创木脂酸（dimethyl-*meso*-dihydroguaiaretic acid，DMDA）为例，与侧链结合的芳环碳原子的化学位移明显向低场位移（δ 134）；与含氧基团结合的更明显（约 δ 148）。表 4-12 给出愈创木酚（guaiacyl）、藜芦基（veratryl）和三甲氧基焦性没食子（tri-*O*-methylpyrogallyl）基的化学位移值，其结构如图 4-47 所示。

表 4-12　二苄基丁内酯苯基部分的 ^{13}C NMR 波谱数据（δ，$CDCl_3$）

C	环 A	环 B，R=H	环 B，R=OMe
1	130.4	129.5	133.6
2	111.4	111.2	105.5
3	146.6（OMe）	144.5（OMe）	153.2（OMe）
4	147.8（OH）	146.7（OMe）	136.7（OMe）
5	114.1	111.7	153.2（OMe）
6	122.0	120.5	105.5

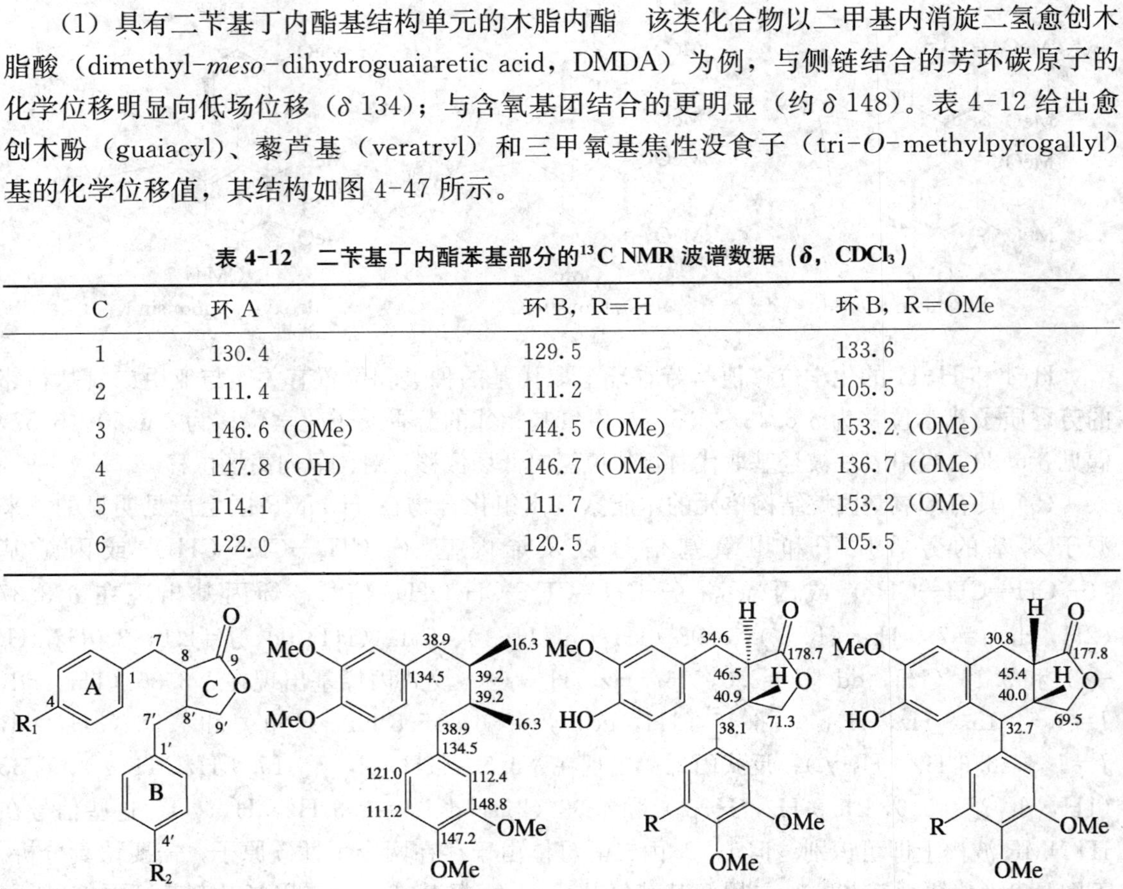

图 4-47　二苄基丁烷和二苄基丁内酯的结构及 ^{13}C NMR 数据

二苄基丁烷与二苄基丁内酯比较，后者 C-7 的化学位移向高场位移，而 C-8 向低场位移。在二苄基丁内酯，H-8 和 H-8′为反式或为顺式，主要影响 C-7 的化学位移。如果甲氧基邻位有一个或两侧邻位均为芳氢，甲氧基碳的化学位移约为 δ 55；如果邻位皆为四级碳，甲氧基碳的化学位移值约为 δ 60，这些规律有利于甲氧基的定位。

(2) 单环氧木脂素

①9,9′-环氧木脂素：这组化合物并不多，包括抗肿瘤药（-）-反式裂榄素［（-）-*trans*-burseran］和（-）-荜澄茄素［(-)-cubebin］。应用立体选择性合成方法分别合成了顺式和反式裂榄素，从而对其碳信号进行了归属，如表 4-13。

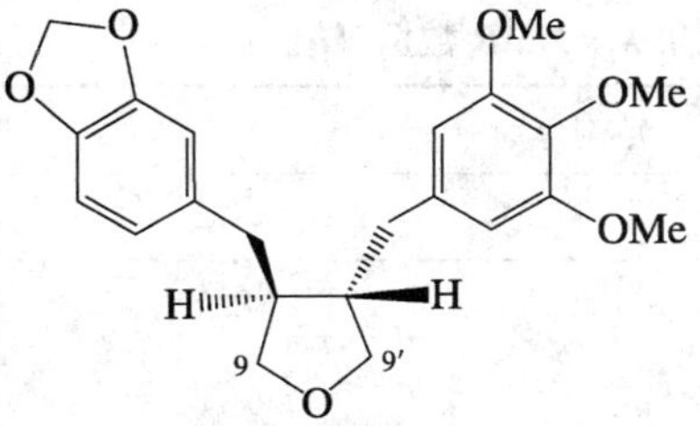

(-)-反式裂榄素

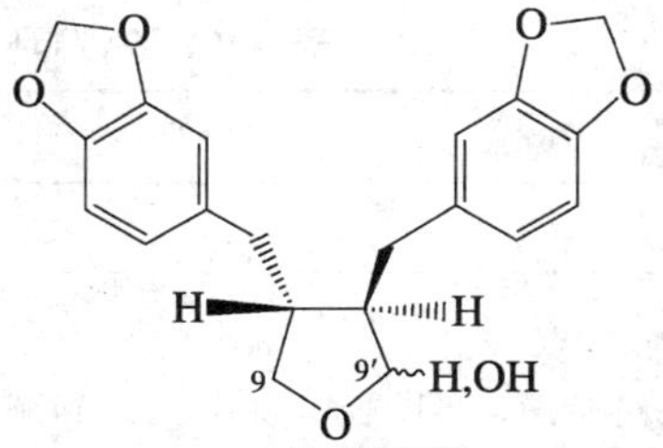

(-)-荜澄茄素

表 4-13　裂榄素的^{13}C NMR 数据（δ）

C	*cis*	*trans*
9	72.0 (t)	73.2 (t)
9′	71.9 (t)	73.2 (t)
8	43.8 (d)	46.6 (d)
8′	43.6 (d)	46.3 (d)
7	33.9 (t)	39.9 (t)
7′	33.4 (t)	39.2 (t)

②7,7′-环氧木脂素：这组木脂素的 7,7′-环氧环可能有 6 种非对应异构体，其碳谱数据如表 4-14 所示。

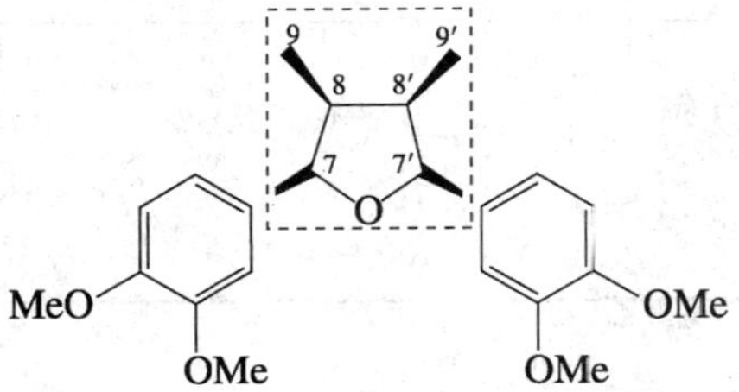

四氢呋喃愈创木素B

cis-cis-cis

1

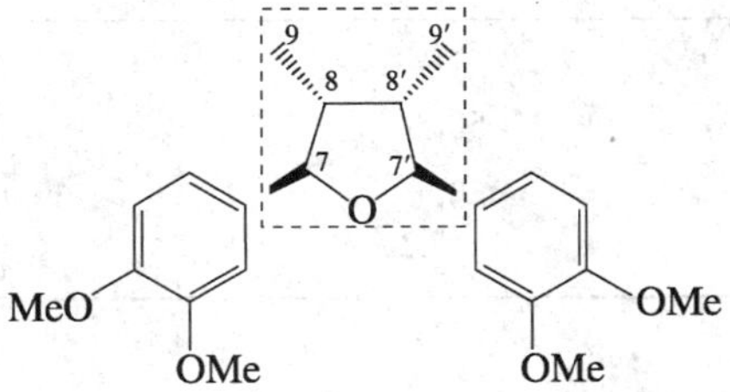

galgravin

trans-cis-trans

2

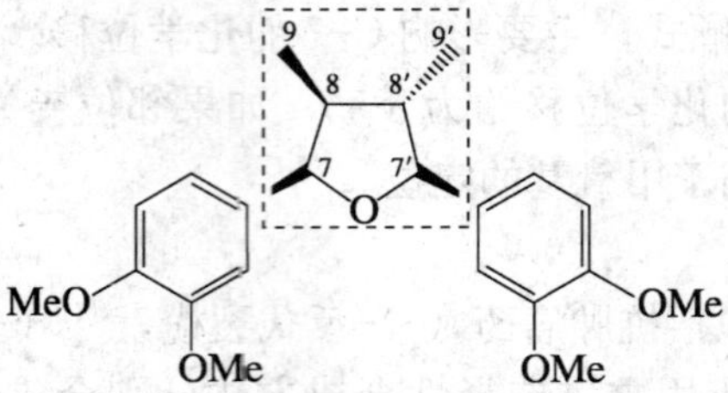

(+)-veraguensin
cis-trans-trans
3

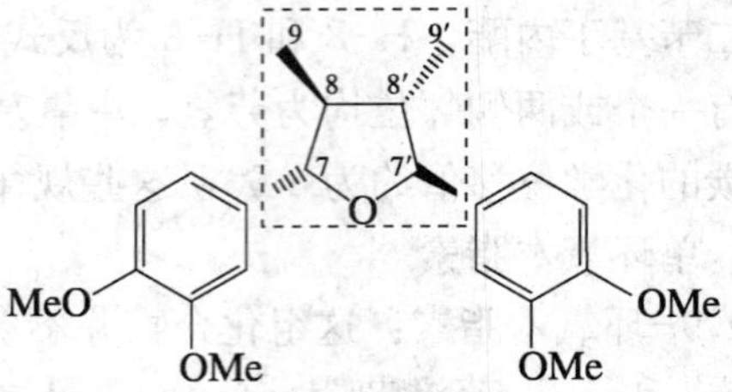

(-)-galbelgin
trans-trans-trans
4

表 4-14　7,7′-环氧木脂素的^{13}C-NMR 数据（δ）

C	异构体				
	1	2	3	4	芳环
7	82.4	87.1	87.1	88.1	146.4
8	41.2	44.3	45.9	50.9	117.4
8′	41.2	44.3	47.8	50.9	117.4
7′	82.4	87.1	82.8	88.1	146.4

③双环氧木脂素：对于双环氧木脂素类化合物来说，^{1}H-NMR 谱是其结构鉴定的有力工具之一，但对于它们的呋喃环羟基化衍生物，^{13}C-NMR 谱和 NOE 也是重要的。现以松脂酚（pinoresinol）为例，列表说明（表 4-15）。

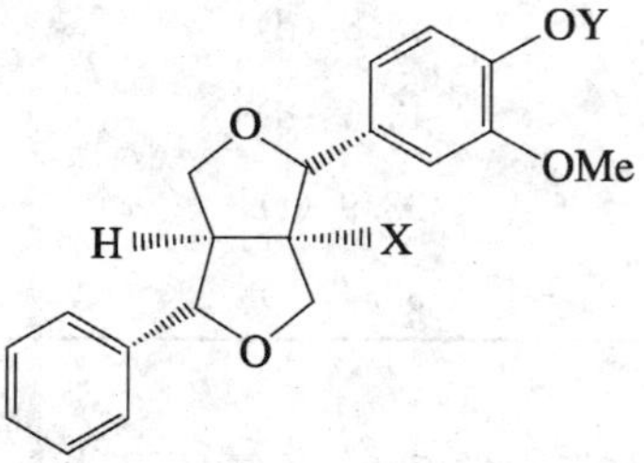

表 4-15　松脂酚及其衍生物的^{13}C-NMR 数据（δ）

C	X=Y=H（松脂酚）	X=OH，Y=H	X=H，Y=Me	X=OH，Y=Me
7	85.2	87.1	85.0	86.9
8	53.6	91.0	53.7	91.0
8′	53.6	60.8	53.7	60.8
9	70.9	74.7	71.0	74.7

④联苯环辛二烯木脂素：这类木脂素结构鉴定的难点是八元环信号的归属，联苯取代基易于识别。现将某些重要和有一定特点的这类木脂素的八元环碳信号（以 $CDCl_3$ 为溶剂）的归属列于图 4-48。

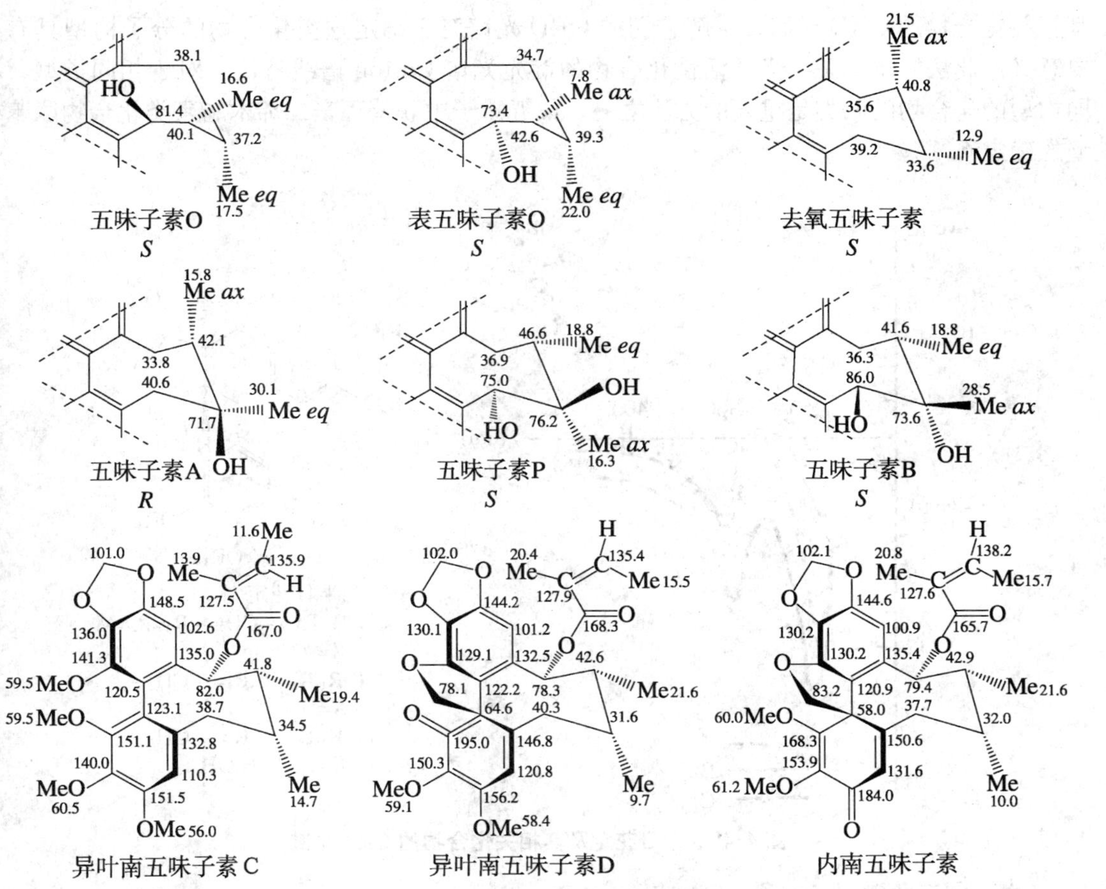

图 4-48　某些联苯环辛二烯木脂素的^{13}C - NMR 数据

一般八元环为扭船椅式构象的联苯环辛二烯木脂素，平展键甲基出现在低场（约 δ 21.7～22.0）；直立键甲基出现在高场（δ 12.0～13.0）。八元环为扭船式构象的联苯环辛二烯木脂素，7-Me 和 8-Me 两个甲基的化学位移基本相同（δ 16.0～18.0）。C-7 和 C-8 较易从^{13}C NMR 信号上加以区别（但有时根据^{1}H - NMR 信号难以区别）。变形联苯环辛二烯木脂素，如异叶南五味子素 D、E 和 G 的 C-1 为酮基，内南五味子素 C-4 为酮基，7-Me 出现在更高场（δ 9.7～10.0）。苯环上结合的甲氧基碳的化学位移为 δ 56～61.2，其化学位移有一定规律。

如果甲氧基结合的芳环碳的邻位有一个或两侧邻位均为芳氢，甲氧基碳的化学位移约为 δ 55；如果邻位皆为四级碳，甲氧基碳的化学位移值约为 δ 60。这些规律有利于芳环甲氧基的定位。甲氧基被亚甲二氧基取代后，相邻的质子化芳碳的化学位移向高场位移约 Δδ 4.0；但如果被羟基或乙酰基取代，则分别向低场位移约 Δδ 3.0 和 10。这些规律有利于联苯环辛二烯木脂素类化合物非对映异构体结构确定和芳环取代基的定位。

（五）旋光光谱

大多数天然木脂素类化合物都具有光学活性，能使偏振光的偏振平面发生旋转，呈现特征的旋光光谱（optical rotatory dispersion，ORD）。应用旋光光谱提供的 Cotton 谱线信息，可以判断木脂素类化合物分子的构型。如八元环为扭船椅式构象、联苯为 *S* 构型的环辛二烯木脂素在 296 nm 左右显负的 Cotton 效应，而八元环为扭船椅式构象、联苯为 *R* 构型的环辛二烯木脂素在 296 nm 左右显正的 Cotton 效应。图 4-49 是半日花定（helianthoidin）及其相关化合物的ORD光谱，了解它们的ORD光谱对于确定这类化合物的分子构型具有重要意义。此法简单，总结光学活性化合物的旋光光谱Cotton谱线特征，对于相同类型、不同构型的化合物的归类是重要的方法之一。如五味子中联苯环辛二烯木脂素类化合物联苯构型的确定[82,88]。

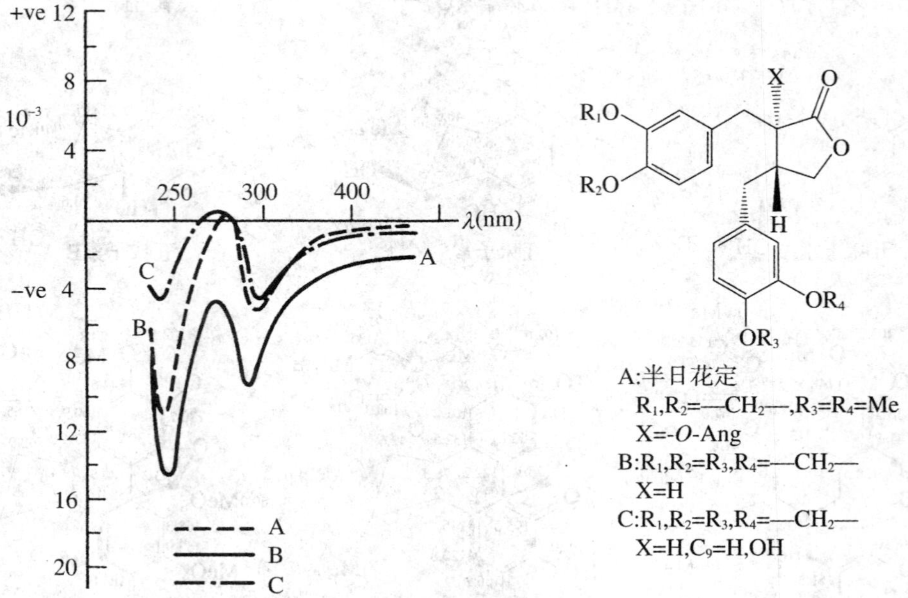

图 4-49　半日花定及其相关化合物的ORD光谱

（六）圆二色谱（circular dichroism，CD）

ORD和CD都是由于分子不对称性对光的作用而显示出有关光学活性的两种表现。因此，从ORD和CD的特征，应当可以得出相同的立体化学结构。但是，当分子的UV光谱呈现较多的吸收带，ORD谱具有复合Cotton效应时，分析往往比较困难。在这种情况下，CD谱往往能够分辨相应于每个吸收峰的λ_{max}和Cotton效应的正负性，从而可以推断各个"发色团"所处的立体化学环境。图4-50是联苯环辛二烯木脂素类化合物五味子素A（gomisin A）、五味子素（schizandrin）、五味子素B（gomisin B）和五味子素D（gomisin D）的CD光谱。经单晶X射线衍射证明五味子酯甲八元环为扭船椅式构象、联苯为*S*构型，其旋光光谱在296 nm显负Cotton效应曲线；五味子醇乙为八元环扭船椅式构象、联苯为*R*构型，其旋光光谱在296 nm显正Cotton效应曲线。前者的圆二色谱在223 nm显正Cotton效应曲线，在242 nm显负Cotton效应曲线。后者在222 nm显负Cotton效应曲线，在253 nm显正Cotton效应曲线。通过这些事实，证明了联苯环辛二烯类木脂素的联苯构型与Cotton效应曲线之间的关系。因此，根据图4-50所示的曲线可确定相似化合物的绝对构型。

从图4-50的CD 光谱可得知，五味子素A和五味子素的CD谱与五味子醇乙相似，所以为*R*构型，五味子素B和五味子素D及其衍生物的联苯的CD谱与五味子酯甲相似，所以为*S*构型。单晶X射线衍射分析证明五味子素D联苯的两面角为73°[108]。

图4-51是双环氧木脂素episesartemin A、epieudesmin、epiashantin和（+）-芝麻脂素（sesamin）的CD光谱。芳环的取代基发生变化，则影响其CD光谱。但对于具有同样绝对构型的化合物来说，CD光谱总的趋势是一样的。

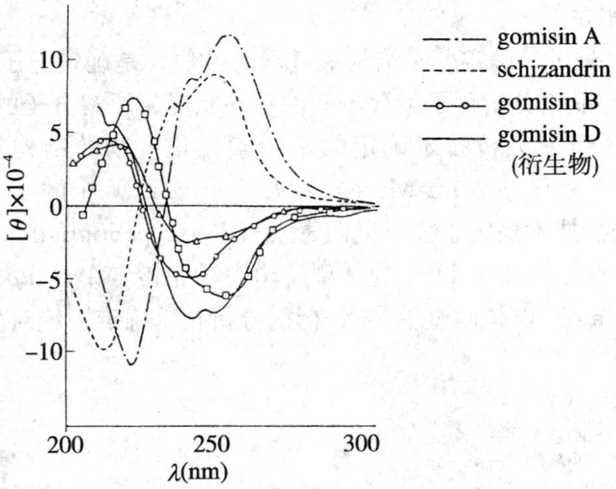

图 4-50　联苯环辛二烯木脂素类化合物的 CD 光谱

(+)-芝麻脂素有等量的两个位于平展键的 3,4-亚甲基二氧苯基，其他三个化合物虽然取代基各不相同，CD 光谱曲线类似。但是，位于直立-平展键取代的 3-甲氧基-4,5-亚甲基二氧苯基（episesartemin A）和 3,4,5-三甲氧基苯基（epiashantin）化合物有三个分离度较好的 Cotton 效应曲线峰。

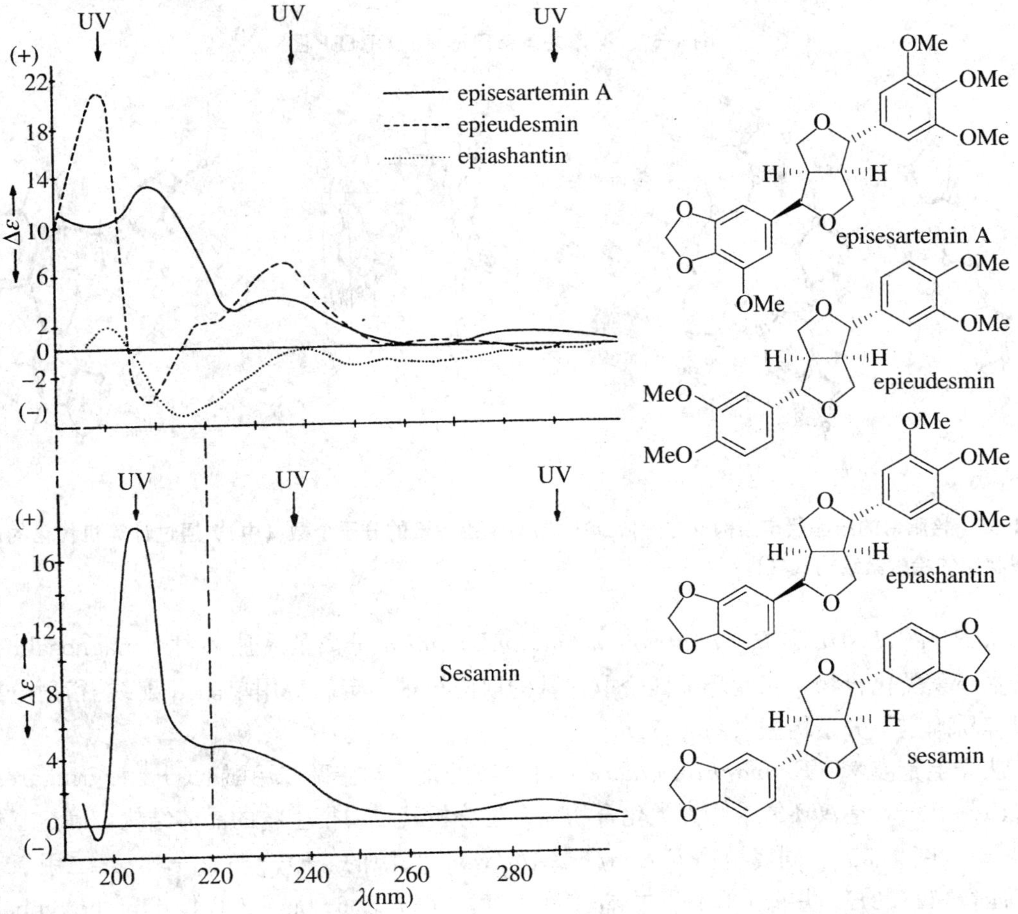

图 4-51　某些双环氧木脂素的 CD 光谱

（七）单晶 X-衍射法

单晶 X 射线-衍射分析是确定分子结构最直观的方法，是确定分子绝对构型最好的方法之一。同时，通过单位晶格分析可了解分子间的存在状况、了解分子的键长和键角。

应用单晶 X 射线-衍射分析技术确定的木脂素类化合物的结构较多。在研究莲叶桐（*Hernandia ovigera* L. ＝*H. peltata* Meissn＝*H. Sonora* L.）中的 4-芳基四氢化萘类木脂素时用单晶 X-衍射分析技术确定了去氧鬼臼毒素（desoxypodophyllotoxin）的绝对构型[109]（图 4-52），H-2 为 α 型，H-3 和 H-4 为 β 型。印度马兜铃（*Aristolochia indica* L.）中的毒性成分桧脂素（savinin）也是通过单晶 X-衍射分析技术确定了绝对构型[110]（图 4-53）。

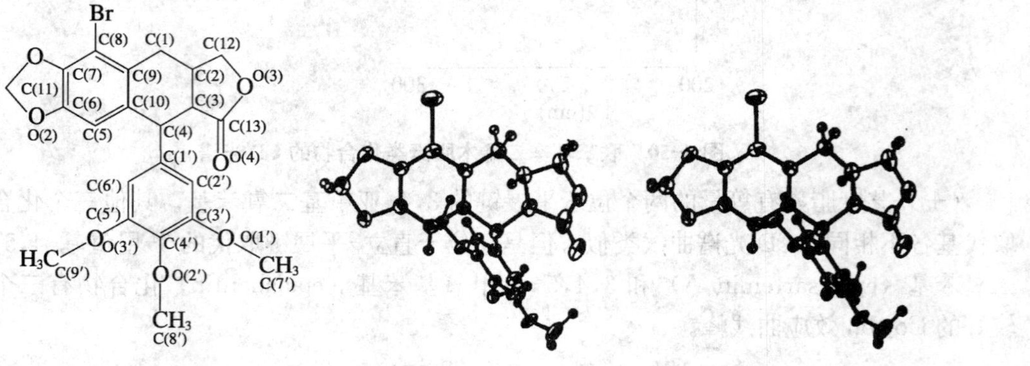

图 4-52　8-溴去氧鬼臼毒素的 ORTEP 图

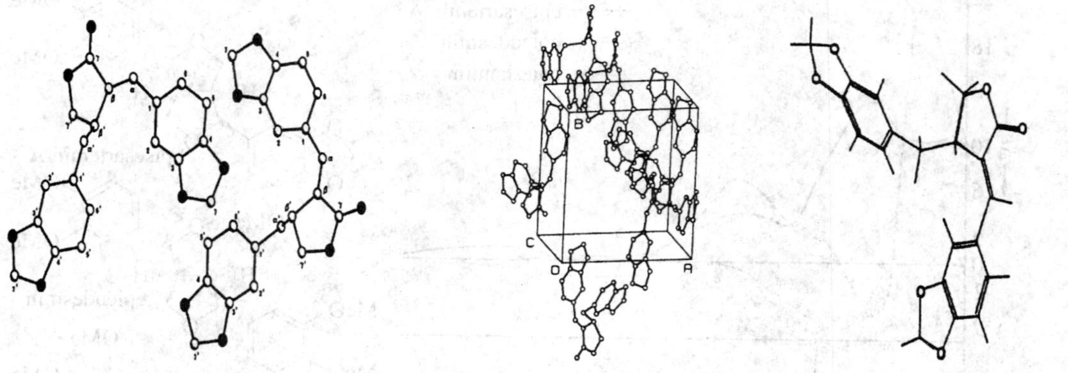

左　　中　　右

图 4-53　桧脂素的结晶状态结构（左图），单位晶格中桧脂素的分子个数（中），通过计算机优化的最低能量状态的桧脂素结构（右）

从 *Piper clustii* 和 *P. sumatranum* var. *andamanica* 分离的木脂沙林（magnosalin）[111]是新木脂素类化合物，四元环上四个取代基的取向很难确定。应用单晶 X 射线-衍射分析技术很容易确定了分子构型（图 4-54）。

从光毛荒漠木（*Eremophila glabra*）叶分离的丁香树脂酚二甲醚［（＋）-syringaresinol dimethy ether］是双环氧木脂素类化合物。通过分析其二溴衍生物的晶体结构，确定了绝对构型[112]（图 4-55）。同属植物 *Eremophila dalyana* 来源的（-）-3，6-二-（3，4-二甲氧基苯基）四氢-1*H*，3*H*-呋喃［3，4c］呋喃-1，4-二醇［(-)-3，6-bis-（3，4-dimethoxyphenyl) tetrahydro-1*H*，3*H*-furo ［3，4c］furan-1，4-diol］[113]也是通过晶体 X 射线-衍射分析技术确

定了分子构型（图 4-56）的。

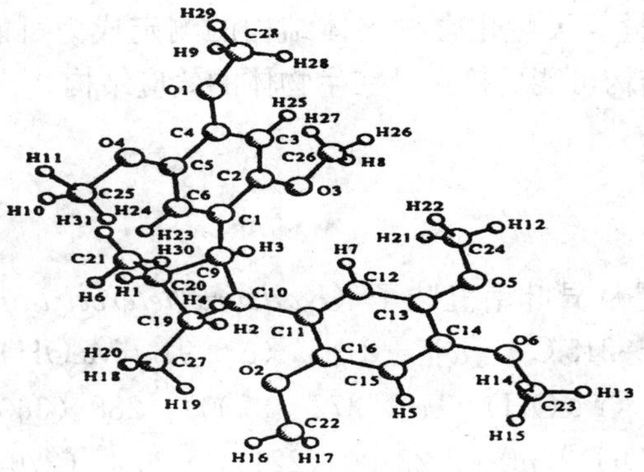

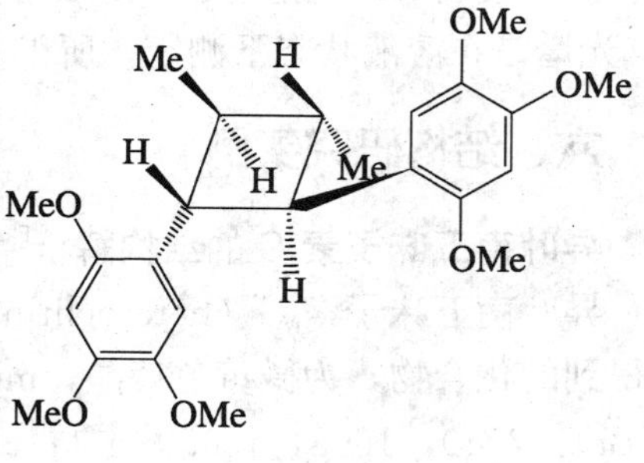

木脂沙林

图 4-54　木脂沙林的 ORTEP 图

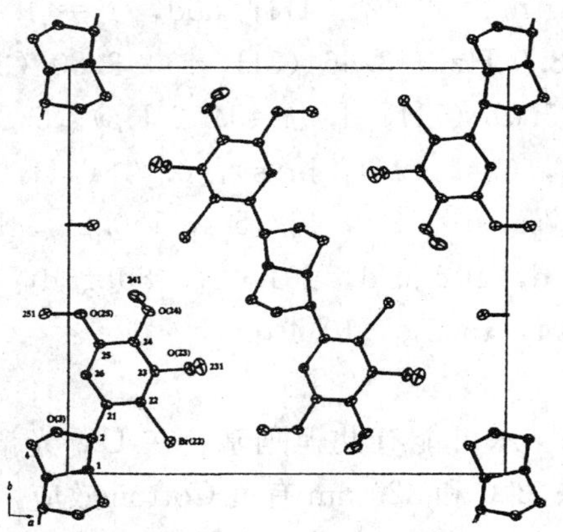

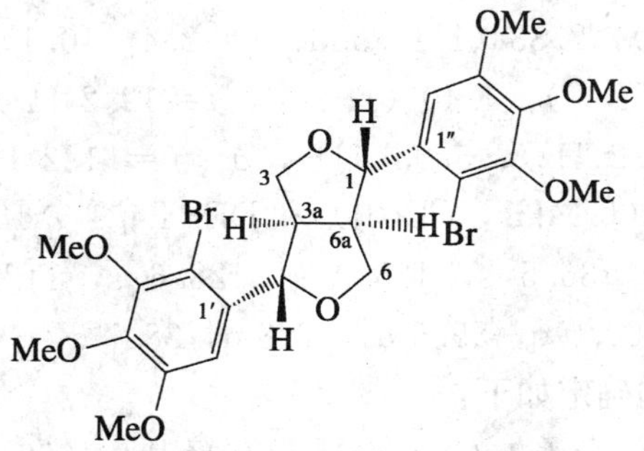

(+)-syringaresinol dimethyl ether

图 4-55　丁香树脂酚二甲醚单位晶胞分子

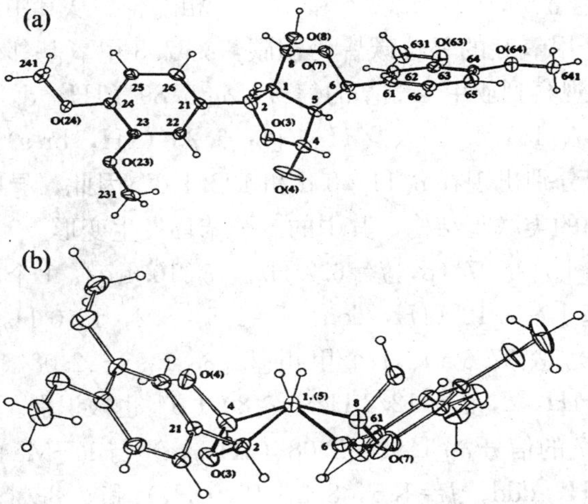

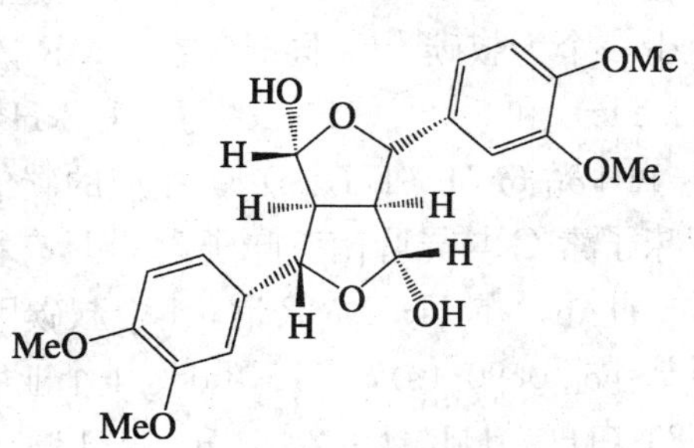

(-)-3,6-bis-(3,4-dimethoxyphenyl)tetrahydro-1*H*,3*H*-furo[3,4c]furan-1,4-diol

图 4-56　(-)-3,6-二-(3,4-二甲氧基苯基) 四氢-1*H*,3*H*-呋喃［3,4c］呋喃-1,4-二醇的 ORTEP 图

总之，总结各类手性化合物的单晶X射线-衍射所得分子构型结果，并与其CD光谱关联，可以得到其CD光谱规律。后者的测定由于样品用量少、可以回收、不需要标准品对照等优点，使得CD光谱对于不易结晶、微量等天然化合物立体结构的测定成为可能。尤其CD光谱是在溶液状态下测定，所得立体结构可能更接近其在生物体的效应结构。

六、结构研究实例

异叶南五味子素G的结构解析[84]

异叶南五味子素G（heteroclitin G）是从异叶南五味子（*Kadsura heteroclita*）茎皮分离得到的化合物，为微黄色棱晶，mp 214～215℃；$[\alpha]_D$＋21.5°（*c* 0.91，MeOH）；IRν_{max}（KBr）：3340，1662，1605 cm^{-1}；UVλ_{max}（MeOH）（ε）：372（5700），288（3600），222（51500）nm；CD（*c* 2.0×10^{-4} g/ml，MeOH）（nm）：-23400（221），- 2000（270），-9400（320），＋5200（376）；EI-MS：*m/z*400 $[M]^+$，HR-MS：实测值 *m/z* 400.1368 $[M]^+$，计算值 *m/z* 400.1369 $[C_{22}H_{24}O_7]$；^{1}H NMR（400 MHz，$CDCl_3$）：δ 0.90（3H，s），0.97（3H，d，*J*＝6.7 Hz），1.98～2.08（1H，m），2.12（1H，ddd，*J*＝1.5，8.2，18.0 Hz），2.83（1H，ddd，*J*＝2.4，10.1，18.0 Hz），3.66（3H，s），3.80（3H，s），4.07（3H，s），4.40（1H，d，*J*＝12.2 Hz），5.07（1H，d，*J*＝12.2 Hz），5.89（1H，d，*J*＝1.2 Hz），5.93（1H，d，*J*＝ 1.2 Hz），6.23（1H，br s），6.74（1H，s）；^{13}C NMR（100 MHz，$CDCl_3$）和DEPT谱：δ 192.7 s，163.2 s，157.5 s，150.2 s，142.4 s，140.1 s，136.5 s，135.9 s，128.6 s，112.8 d，102.1 d，101.4 t，80.1 d，75.3 s，61.8 s，60.0 q，59.6 q，57.8 q，38.7 d，37.6 t，15.8 q，10.4 q。

结构确定如下：

在IR光谱，3340 cm^{-1}示有羟基，1662 cm^{-1}示可能有共轭酮基。在UV光谱，222、288和372 nm呈现最大吸收；在CD光谱，221、270和320 nm有负Cotton效应，376 nm有正Cotton效应（图4-57）。这些信息证明异叶南五味子素G与异叶南五味子素D及其类似物一样，是有S构象的类联苯基环辛二烯木脂素类化合物[114,115]。

^{1}H－NMR谱示有3个甲氧基，δ 3.66（3H，s）、3.80（3H，s）和4.07（3H，s），恰好与^{13}C－NMR谱给出的3个甲氧基信号δ 60.0 q、59.6 q和57.8 q相吻合。从其中的两个化学位移为δ 60.0和59.6，说明这两个甲氧基的邻位碳皆为季碳，δ 57.8甲氧基邻位碳至少一个为叔碳[76]。同时，在NMR谱亦观察到亚甲二氧基的信号：δ_H 5.89（1H，d，*J*＝1.2 Hz）和5.93（1H，d，*J*＝1.2 Hz）；δ_C 101.4 t；以及H-4［δ_H 6.23（1H，br s）］和H-11［δ_H 6.74（1H，s）］，相应的碳信号分别出现在δ_C112.8 d和102.1 d。因此，异叶南五味子素G与异叶南五味子素D具有相同的类联苯结构，其中的一个苯环发生变形。

此外，在^{1}H－NMR谱，1个叔碳甲基［δ_H 0.97（d，*J*＝6.7 Hz），δ_C 10.4 q］、1个季碳甲基［δ_H 0.90（s），δ_C15.8 q］、1个亚甲基［δ_H 2.12（1H，ddd，*J*＝1.5，8.2，18.0 Hz）和2.83（1H，ddd，*J*＝2.4，10.1，18.0 Hz），δ_C 37.6 t］、1个甲川基［δ_H 1.98～2.08（1H，m），δ_C38.7 d］、1个氧代甲川基［δ_H4.40（1H，d，*J*＝ 12.2 Hz），δ_C80.1 d］也被识别。

^{1}H-^{1}H COSY谱（图4-58）显示H-7的信号δ_H 1.98～2.08（1H，m）与17-Me的信号δ_H 0.90（s）、H－6的信号δ_H 2.12（1H，ddd，*J*＝1.5，8.2，18.0 Hz）和2.83（1H，ddd，*J*＝2.4，10.1，18.0 Hz）相关。而且，H-6的信号与H-4的信号δ_H 6.23（1H，br s）亦相关。

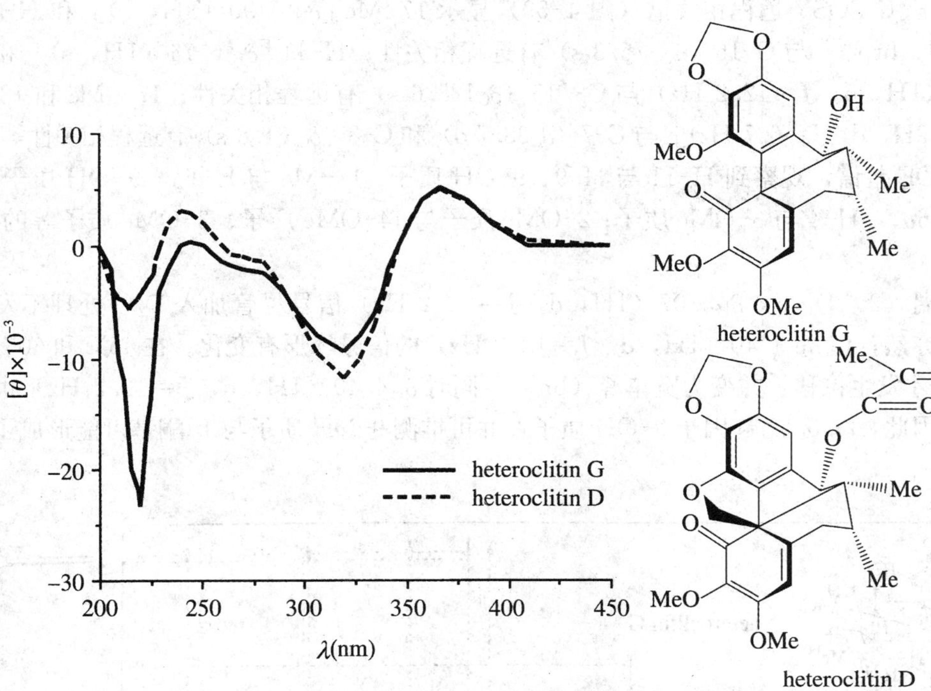

图 4-57　异叶南五味子素 G 和 D 的 CD 光谱

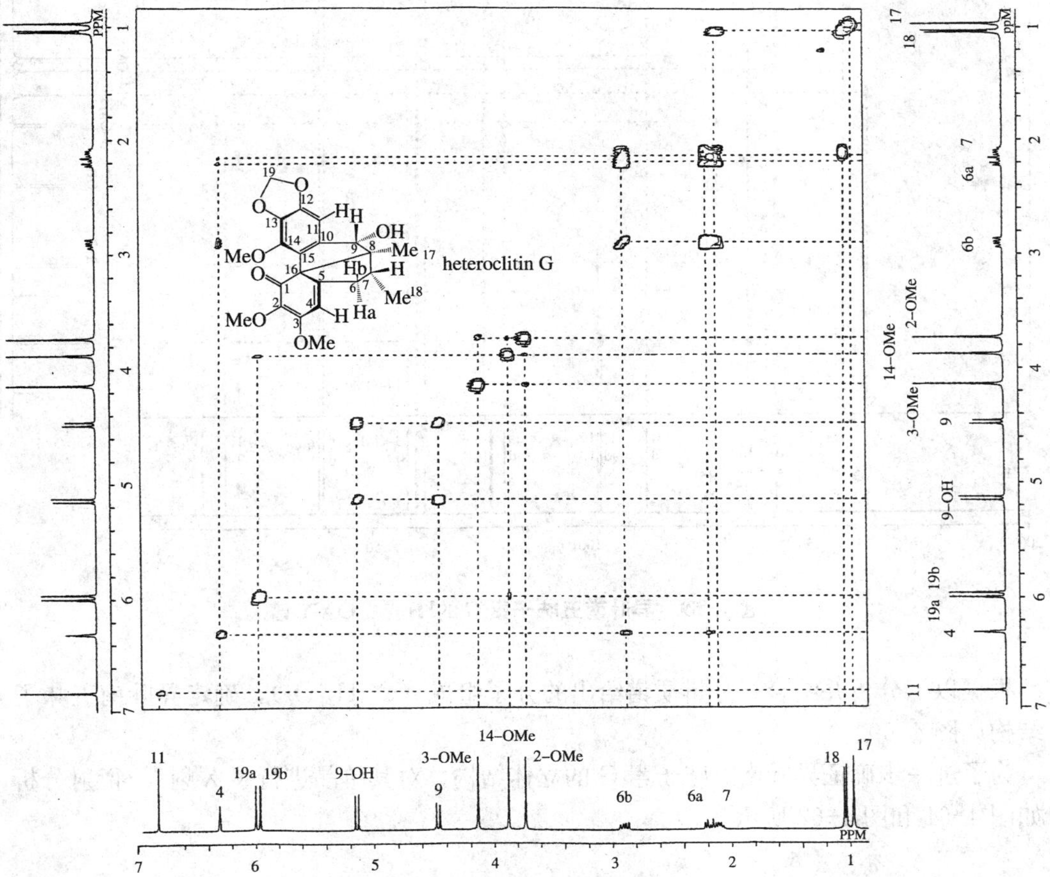

图 4-58　异叶南五味子素 G 的 $^{1}H-^{1}H$ COSY 谱

在$^{1}H-^{13}C$ COSY 远程相关谱（图 4-59）显示 17-Me［δ_H 0.90（3H，s）］和 H-4［δ_H 6.23（1H，br s）］与 C-16（δ_C 75.3 s）有远程相关性；H-11［δ_H 6.74（1H，s）］和 H-9［δ_H4.40（1H，d，J=12.2 Hz）与 C-15（δ_C128.6 s）有远程相关性；17-Me 和 18-Me［δ_H0.97（3H，d，J=6.7 Hz）］与 C-7（δ_C38.7 d）和 C-8（δ_C 61.8 s）有远程相关性等。

在 NOE 差谱，观察到 H-11 与 H-9、9-OH 质子；17-Me 与 H-6α、9-OH 质子；18-Me 与 H-6α； H-4 与 3-OMe 质子；2-OMe 质子与 14-OMe 质子、3-OMe 质子等的 NOE 效应。

在室温（25℃）下，δ_H5.07（1H，d，J=12.2 Hz）信号尽管加入 D_2O 处理不发生变化，37℃亦然；但 δ_H 4.40（1H，d，J=12.2 Hz）的信号峰形有变化。在 45℃和 60℃，δ_H 5.07 信号才发生位移，并变为宽单峰（br s）。同时 δ_H4.40（1H，d，J=12.2 Hz）也变为宽单峰。因此，δ_H 5.07 起因于 9-OH 质子，并可推测 9-OH 质子与 1-酮基可能形成了分子内氢键。

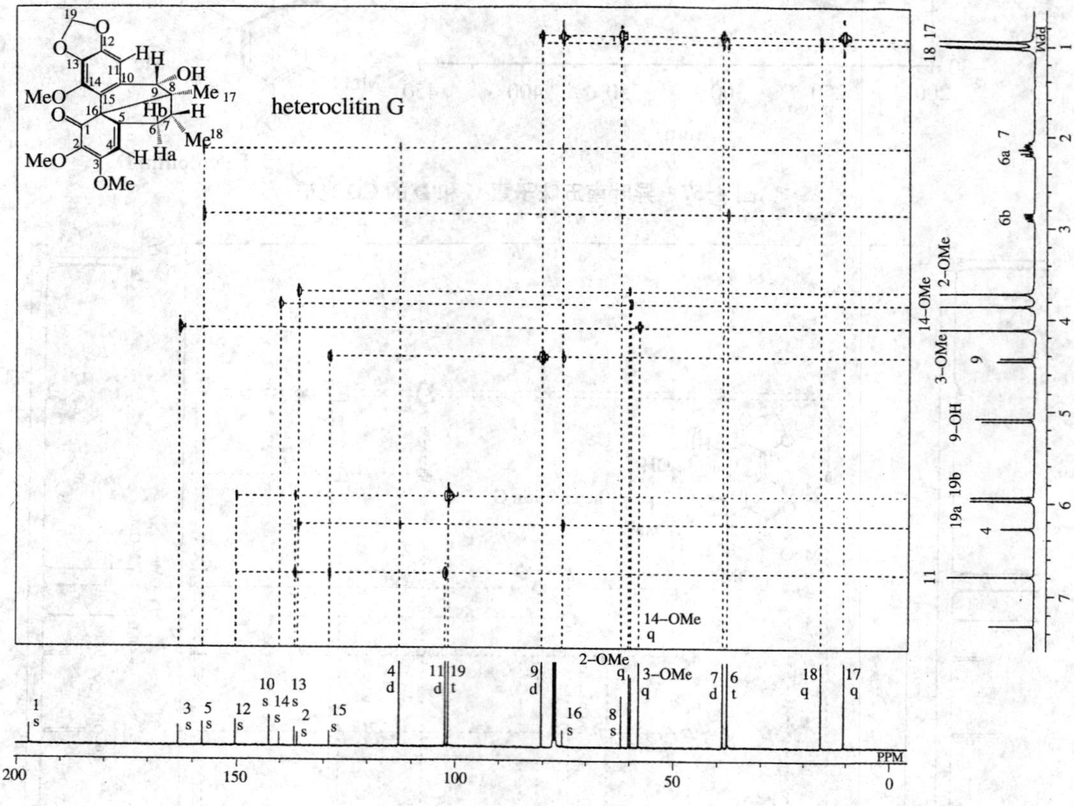

图 4-59 异叶南五味子素 G 的$^{1}H-^{13}C$ COSY 谱

根据以上分析并结合高分辨质谱给出的分子组成（$C_{22}H_{24}O_7$），确定异叶南五味子素 G 的结构如图 4-60。

为了进一步确证异叶南五味子素 G 的立体结构，对其单晶进行了 X 射线-衍射分析，结果如图 4-61 和图 4-62 所示。

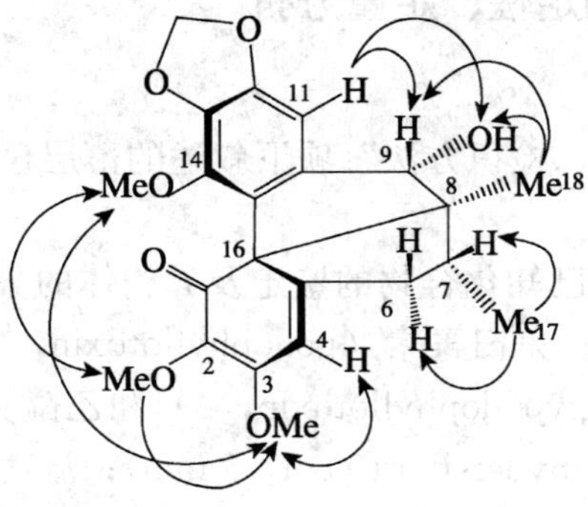

图 4-60　异叶南五味子素 G 的 NOE

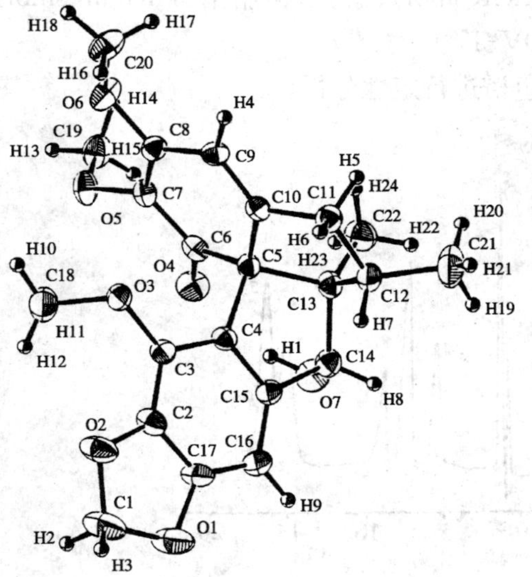

图 4-61　标有原子记号的异叶南五味子素 G ORTEP 透视图

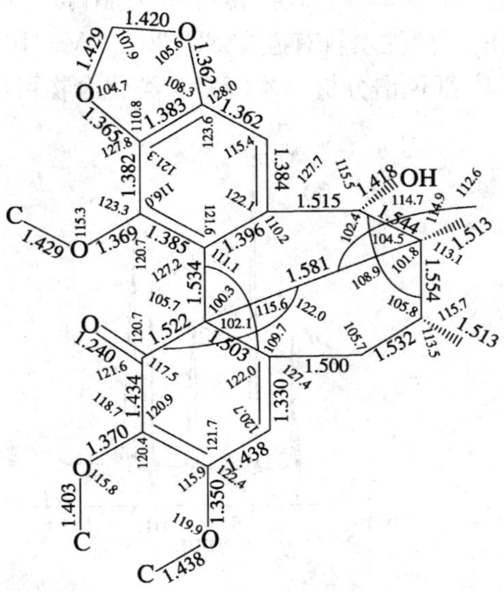

图 4-62　异叶南五味子素 G 的键长和键角

在单位晶格里，含有 4 个独立的分子，各个分子基本上以单量体的形式存在。分子内的氢键结合［O4…O7 = 2.782（4），O4…H1=1.95（5）Å，O4…H1—O7 = 155（5）Å］。相邻分子的 O2 与 H15—C19，O2…H15=2.48Å，O2…C19=3.284（5）Å。此外，非氢原子间键长和键角如图 4-50 所示。C（5）—C（6）和 C（5）—C（10）的键长分别为 1.522 和 1.503Å，此与通常的芳香性化合物的键长相比稍长些，可能与 O（4）之间 π—π 共轭效应有关。芳香环的原子间平均键长为 C—C=1.382Å，C（6）—O（4）的键长为 1.240Å，C（5）—C（13）的键长为 1.581Å。

综上分析，确定异叶南五味子素 G 是类联苯构型为 S 构象的环辛二烯木脂素类化合物，其结构如图 4-60 所示。

七、木脂素类化合物的定性、定量分析

（一）定性分析

1. 薄层色谱分析　按“四、检识方法”项下叙述的薄层色谱方法与已知对照品进行共薄层定位分析。

2. HPLC 法分析　适用于已知化合物的鉴定及异构体的分离鉴别。如应用此法分析鬼臼苦素（picropodophyllin，1）、鬼臼毒素（podophyllotoxin，2）、鬼臼酮（podophyllotoxone，3）、去氧鬼臼毒素（deoxypodophyllotoxin，4）和乙酰鬼臼毒素（acetylpodophyllotoxin，5）。柱的填料为：ODS-hypersil（10 cm×5 mm）；流动相：(a) 乙腈-水（40∶60）；(b) 甲醇-水（1∶1）；流速：1ml/min；检测波长为 280 nm。HPLC 色谱如图 4-63 所示。

3. GC 法分析　适用于某些易挥发性或不易挥发但其衍生物易挥发性的木脂素。如松脂酚（pinoresinol）、裂异落叶松树脂醇（secoisolariciresinol）、乌台树脂酚（matairesinol）。常用的 GC 柱填料有硅醚 SE-30、OV-210、3%OV-1 等。

4. 纸色谱分析　木脂素苷类化合物可应用纸色谱进行定性分析。

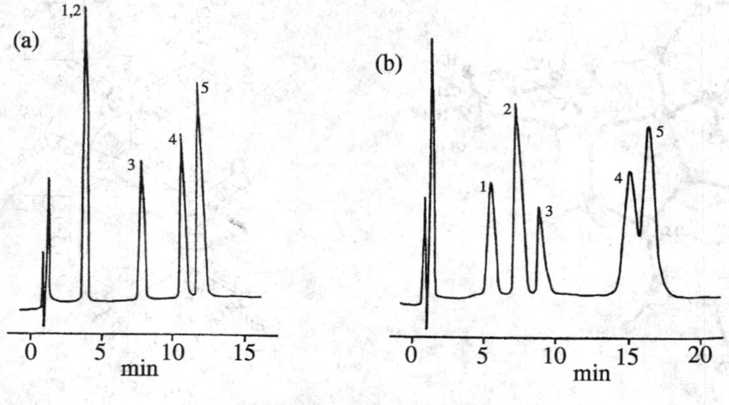

图 4-63　鬼臼毒素及其衍生物的 HPLC 色谱图

1：鬼臼苦素　2：鬼臼毒素　3：鬼臼酮　4：去氧鬼臼毒素　5：乙酰鬼臼毒素

（二）含量测定

木脂素类化合物的含量测定方法主要采用双光束薄层色谱扫描法、分光光度法、重量法、GC 法以及 HPLC 法。其中，HPLC 法应用最普遍，精度亦高。

应用 HPLC 法测定木脂素化合物含量的例子较多。由于该类化合物具有较理想的紫外吸收区域，避免了末端吸收对定量分析准确性的干扰。同时，由于木脂素类化合物结构的特殊性，立体异构体较多，在高压下进行色谱分离，分离度较佳，更显示出 HPLC 法在木脂素类化合物含量测定上的适用性和优越性。如应用 HPLC 法定量分析北五味子中联苯环辛二烯木脂素的含量[116]。柱的填料：μBondapak C_{18}；流动相（梯度洗脱）：乙腈-甲醇-水［(11∶11∶16，10 min) → (1∶1∶1)］；紫外检测波长：254 nm；流速：1 ml/min。HPLC 色谱如图 4-64 所示。五味子素 A、去氧五味子素和五味子素 C 的加样回收率分别达 96.9%、102.2%和 98.7%，定量分析效果较佳。

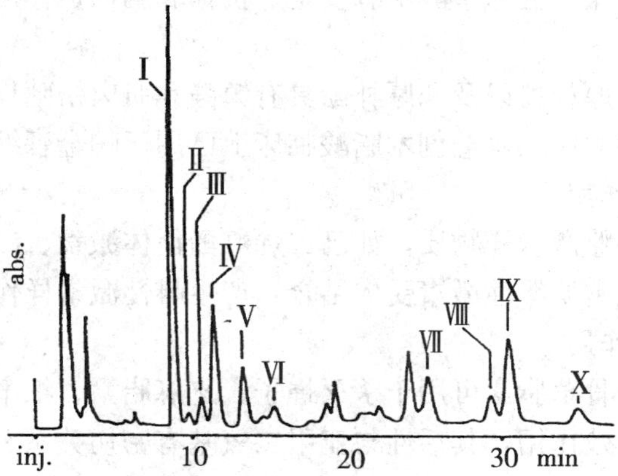

图 4-64 北五味子中木脂素的 HPLC 色谱图

Ⅰ：五味子素 Ⅱ：五味子素 D Ⅲ：五味子素 J Ⅳ：五味子素 A Ⅴ：当归酰基五味子素 H Ⅵ：五味子素 G Ⅶ：去氧五味子素 Ⅷ：（±）-γ-五味子素 Ⅸ：五味子素 N Ⅹ：五味子素 C

八、生物活性、用途和毒性

（一）血小板活化因子（PAF）受体结合抑制活性[92]

存在于海风藤、山蒟、樟叶胡椒、石南藤中的新木脂素，如双环辛烷类、8-*O*-4′和 8-3′三种新木脂素有 PAF 受体结合拮抗活性。其中，双环辛烷类的活性强度与已知的强活性先导化合物海风藤酮类似，但其结构比海风藤酮更稳定。应用^{1}H-PAF 受体结合实验进一步证明新木脂素结构中的桥环、芳香环和甲基的空间取向与活性有密切关系，而结构中呋喃环是否存在与 PAF 受体结合拮抗活性无明显关系。

（二）抗肿瘤活性[117]

鬼臼和八角莲等植物的树脂中含有大量的木脂素类化合物，如鬼臼毒素抑制微管聚合，从而抑制细胞分裂。1969 年以前进行临床研究时发现鬼臼毒素具有严重的毒副作用，限制了其临床应用。后来，科学家们以鬼臼毒素为先导化合物，半合成了两个鬼臼毒素衍生物，分别命名为依托泊苷（etoposide）和替尼泊苷（teniposide）。前者简称为 VP-16，后者简称为 VM-26。它们具有显著的抗肿瘤活性，对实体肿瘤尤其是小细胞肺癌有很好的疗效，且毒副作用低。其作用靶点是 DNA 拓扑异构酶Ⅱ（DNA topoisomerase Ⅱ），作用机制是干扰 DNA 拓扑异构酶Ⅱ的 DNA 断裂重新连接反应（breakage-reunion reaction）。

（三）保护肝的作用

五味子种仁中含有大量的联苯环辛二烯类木脂素，现已分离并鉴定五十余种该类化合物。它们具有抗肝细胞损伤、抗氧化、诱导细胞色素 P_{450} 药物代谢酶活性、促进肝蛋白质和糖原合成。以联苯环辛二烯类木脂素为先导合成的联苯双酯（4，4′-二甲氧基-5，6，5′，6′-双亚甲二氧基-2，2′-二氧基羰基联苯）已在临床上用于肝炎的治疗。

（四）抑制 cAMP 磷酸二酯酶活性

某些二苄基丁内酯和双环氧木脂素具有抑制 cAMP 磷酸二酯酶活性的作用。非环的、呋喃及呋喃呋喃木脂素还作用于 cAMP 代谢。

（五）对中枢神经系统的作用

五味子种仁中的联苯环辛二烯类木脂素五味子醇甲（schizandrol A）和五味子醇乙对中

枢神经系统有明显的作用。五味子醇甲有安定、抗惊和脑保护作用。这些作用与脑内多巴胺神经递质有一定关系。

厚朴中的新木脂素厚朴酚以及和厚朴酚具有镇静和肌肉松弛作用。

非环型木脂素，如去甲二氢愈创木脂酸临床上已用于帕金森综合征的治疗。

（六）雌性激素样作用

内酯木脂素与某些雌激素样物质，如已二烯雌酚甾体激素、二乙基已烯雌酚等具有类似的结构，能够与子宫细胞质雌性激素受体结合，产生雌性激素样作用。

（七）杀虫和增效作用

木脂素类的乙酰透骨草脂素可用于杀灭蝇子；芝麻脂素、细辛脂素、扁柏脂素等本身无杀虫作用，但有杀虫增效作用，其活性与亚甲二氧基有密切关系。

（八）毒性

芳代萘型环木脂内酯，如爵床脂素 A 和 B、山荷叶素等均有毒鱼作用，但对昆虫和高等动物毒性不大。

在木脂素类化合物毒性方面最引人注意的是鬼臼毒素[117]。含有鬼臼毒素的植物药是盾叶鬼臼（*Podophyllum peltatum* L.，亦称北美鬼臼、足叶草、盾鬼臼），尤以根和根茎中含量最丰富。1820—1940 年的美国药典均收载了盾叶鬼臼入药，由于它严重的胃肠道毒副作用，1940 年从美国药典剔除。鬼臼毒素在毒性剂量下从黏膜表面吸收，产生恶心、呕吐、腹泻，随后有谵妄、昏呆和昏迷。小鼠口服鬼臼毒素的 LD_{50} 为 90 mg/kg，腹腔注射的 LD_{50} 为 5～30 mg/kg。小鼠腹腔注射鬼臼毒素葡萄糖苷的 LD_{50} 大于 200 mg/kg。

某些木脂素类化合物经过体内代谢，也可能产生毒性物质。如中药肉豆蔻木脂素（myrislignan）经过大鼠肝药物代谢酶代谢产生的 1′-羟基化代谢产物可能是潜在的毒性物质[118]。

参考文献

1. Hattori M，*et al*. Chem Pharm Bull，1988，36（2）：648
2. Hattori M，*et al*. Phytother Res，1993，7：395
3. 张德成，等．上海第一医学院学报，1980，7：384
4. Gray AI，*et al*. Phytochemistry，1978，17：845
5. Wang HB，*et al*. J Nat Prod，1999，62（1）：86
6. Takeoka GR，*et al*. J Agric Food Chem，2003，51（2）：496
7. Jurgenliemk G，*et al*. Planta Med，2002，68（1）：88
8. Nakatani N，*et al*. J Agric Food Chem，2000，48（11）：5512
9. 杨秀伟，等．中国药学杂志，1994，29（3）：141
10. Gewali MB，*et al*. Phytochemistry，1990，29（5）：1625
11. Jiang ZH，*et al*. Phytochemistry，1995，40（4）：1223
12. Ouyang MA，*et al*. J Asian Nat Prod Res，2002，4（1）：25
13. Hirai Y，*et al*. Shoyakugaku Zasshi，1983，37：374
14. Ming DS，*et al*. J Asian Nat Prod Res，2002，4（3）：217
15. 姚新生主编．天然药物化学．3 版．北京：人民卫生出版社．2001：108
16. Achenbach H，*et al*. Phytochemistry，1992，31（12）：4263
17. Orjala J，*et al*. Planta Med，1993，59（6）：546

18. 黄诒森，等，药学学报，1992，27（2）：96
19. 李静，等，药学学报，1993，28（7）：543
20. Lin TJ，*et al*. Biochem Pharmacol，1996，51（9）：1237
21. 杜冠华，等，药学学报，1995，30（10）：731
22. Ohnishi M，*et al*. Phytochemistry，1994，36（3）：579
23. Kobayashi H，*et al*. Chem Pharm Bull，1984，32（10）：3880
24. Jil J，*et al*. Planta Med，1992，58（4）：315
25. Yamahara J，*et al*. Yakugaku Zasshi，1990，110（12）：932
26. Li J，*et al*. Planta Med，1993，59（4）：315
27. Zhang HJ，*et al*. Planta Med，1994，60（1）：70
28. 秦文娟，等．中草药，1988，19（11）：486
29. Terashima S，*et al*. Chem Pharm Bull，1991，39（12）：3346
30. Capasso A，*et al*. Planta Med，1993，59（4）：337
31. Cano E，*et al*. Planta Med，1990，56（1）：24
32. Nishibe S，*et al*. Phytochemistry，1993，46（3）：330
33. Shoyama Y，*et al*. Phytochemistry，1986，25（7）：1633
34. Kitagawa S，*et al*. Yakugaku Zasshi，1987，107（4）：274
35. 匡海学，等．中药通报，1988，13（7）：416
36. Ohnishi M，*et al*. Phytochemistry，1994，36（3）：579
37. Qian-Cutrone J，*et al*. J Nat Prod，1996，59（2）：1996
38. Inayama S，*et al*. Chem Pharm Bull，1984，32（3）：1135
39. 李忌，等．中国药理学报，1992，13（5）：427
40. 李忌，等．中国中药杂志，1995，30（5）：269
41. Sasaki H，*et al*. Planta Med，1989，55（5）：458
42. Kimura Y，*et al*. Planta Med，1987，53（2）：148
43. 杜冠华，等，药学学报，1995，30（8）：561
44. Kasimu R，*et al*. Chem Pharm Bull，1998，46（3）：500
45. Ravn H，*et al*. Phytochemistry，1990，29（11）：3627
46. Gray A. I. Phytochemistry，1981，20：1711
47. Yang XW，*et al*. J Chin Pharm Sci，1996，5（2）：68
48. Gu ZM，*et al*. Chem Pharm Bull，1990，38（9）：2498
49. 杨秀伟，等．中草药，1993，24（10）：507
50. 杨秀伟，等．中国药学杂志，1994，29（3）：141
51. Yao NH，*et al*. J Asian Nat Prod Res，2001，3（1）：1
52. Niu X M，*et al*. J Asian Nat Prod Res，2002，4（1）：33
53. Sakakibara I. *et al*. Planta Med，1982，44：199
54. Murray RDH. Nat Prod Rep，1989，591
55. Shigematsu N，*et al*. Yakugaku Zasshi，1982，102：392
56. Dharmaratne HRW *et al*. Phytochemistry，1985，24：1553
57. Ulubelen A，*et al*. J Nat Prod，1986，49：692
58. Chakrabarti R，*et al*. Phytochemistry，1986，25：557
59. Basa SC，*et al*. Heterocycles，1984，22：333
60. Sengupta P，*et al*. J Indian Chem Soc，1985，62：916
61. Sharma PN，*et al*. Phytochemistry，1980，19：1258

62. Jeffreys JAD, *et al*. Tetrahedron Lett, 1983, 24: 1085
63. 刘桂芳，等．中草药，1996，27（2）：67
64. Nazawa K, *et al*. J Chem Soc Perkin Trans I, 1987, 1735
65. Arisawa M, *et al*. J Nat Prod, 1984, 47: 106
66. Bhandari P, Rastogi RP. Phytochemistry, 1981, 20: 2044
67. Kreher B, *et al*. Phytochemistry, 1990, 29: 3633
68. Baba K, *et al*. Phytochemistry, 1990, 29: 247
69. Castillo JBD, *et al*. Phytochemistry, 1984, 23: 2095
70. 沈阳药学院．中草药化学．1974：162
71. 昆明制药厂．中草药通讯，1975，（1）：18
72. 陈玉昆．中药提取生产工艺学，1992：55
73. 谷黎红，等．沈阳药学院学报，1989，6（1）：6
74. 丛浦珠编著．质谱学在天然有机化合物中的应用．北京：科学出版社，1987：573
75. Serda P, *et al*. Journal of Alloys and Compounds, 2004, 362: 224
76. 杨秀伟．波谱学杂志，2006，23（4）：429
77. 徐礼燊，等编著．中草药有效成分分析法．北京：人民卫生出版社，1985：215
78. Winkler BC, *et al*. J Chromatogr, 1968, 35: 570
79. 张韶瑜，等．中国中药杂志，2005，30（6）：410
80. Meagher LP, *et al*. J Agric Food Chem, 1999, 47: 3173
81. Du J, *et al*. J Asian Nat Prod Res, 2001, 3 (4): 313
82. 中国医学科学院药物研究所编著．中草药现代研究（第一卷）．北京：北京医科大学中国协和医科大学联合出版社，1995：352，357，358
83. Chen DF, *et al*. Phytochemistry, 1992, 31 (2): 629
84. Yang XW, *et al*. Chem Pharm Bull, 1992, 40 (2): 406
85. 三橋博，他编集．天然物化学．東京：南江堂，1985：180
86. Li LN, *et al*. Planta Med, 1988, 54: 45
87. Spencer GF, *et al*. Phytochemistry, 1981, 20 (12): 2757
88. Ayres DC and Loike JD. Lignans: Chemical biological and clinical properties. Cambridge University Press. 1990: 83, 84, 168
89. Yang XW, *et al*. Chem Pharm Bull, 1992, 40 (6): 1510
90. Liu JS, *et al*. Can J Chem, 1989, 67: 682
91. 丁智慧，罗士德．化学学报，1990，48：1075
92. 韩桂秋．自然科学进展．1995，5（2）：161
93. Hobbs JJ, *et al*. J Chem Soc, 1960, 4732
94. Cardona ML, *et al*. Phytochemistry, 1990, 29 (2): 629
95. Mohamed AS, *et al*. Phytochemistry, 1989, 28 (9): 2483
96. Da MS, *et al*. Phytochemistry, 1989, 28: 3477
97. Kouno I, *et al*. Chem Pharm Bull, 1989, 37: 1291
98. Yoshinari K, *et al*. Phytochemistry, 1990, 29: 1675
99. Abe F, *et al*. Phytochemistry, 1989, 28: 3473
100. Umehara K, *et al*. Chem Pharm Bull, 1993, 41: 1774
101. Yahara S, *et al*. Chem Pharm Bull, 1991, 39: 2024
102. Fukuyama Y, *et al*. Tetrahedron Lett, 1993, 34: 1051
103. Konoshima T, *et al*. J Nat Prod, 1991, 54: 816

104. Fukuyama Y，*et al*. Tetrahedron Lett，1989，30：5907
105. Fukuyama Y，*et al*. Tetrahedron Lett，1990，31：4477
106. Fukuyama Y，*et al*. Tetrahedron，1992，48（3）：377
107. Ikeya Y，*et al*. Chem Pharm Bull，1980，28（8）：2422
108. Ikeya Y，*et al*. Chem Pharm Bull，1979，27（6）：1395
109. Yamaguchi H，*et al*. Chem Pharm Bull，1984，32（5）：1754
110. Shieh HL，*et al*. J Org Chem，1990，55：5139
111. Mahindru RN，*et al*. Phytochemistry，1993，32（4）：1073
112. Bytheway IR，*et al*. Aust J Chem，1987，40：1913
113. Ghisalberti EL，*et al*. Aust J Chem，1987，40：405
114. Beaven GH，*et al*. J Am Chem Soc，1955，2708
115. Li LN，*et al*. Phytochemistry，1990，29（8）：2730
116. Nakajima K，*et al*. Yakugaku Zasshi，1983，103（7）：743
117. 杨秀伟编著．中药成分的吸收、分布、代谢、排泄和毒性与药效．中国医药科技出版社，2006
118. Li F，*et al*. Phytochemistry，2008，69（3）：765

（杨秀伟）

第五章　黄酮类化合物

黄酮类化合物（flavonoids）广泛存在于蔬菜、水果、坚果、谷类以及茶叶中，如沙棘、山楂、洋葱、绿茶、蜂蜜、果汁、葡萄酒中黄酮类化合物含量丰富，是人类食物中比较重要的一类化学成分，成年人每天平均食用黄酮类成分 100～800 mg。黄酮类化合物是很多中药的活性成分，如银杏、甘草、葛根、黄芩、槐米等。药理研究表明黄酮类成分具有抗氧化、抗炎、抗微生物（包括真菌、病毒特别是 HIV 病毒）、抗癌等活性，很多黄酮类成分显示酶抑制活性、雌激素样作用以及基因表达调控作用，黄酮类成分还被用于改进冠状灌流和外周血管阻力，治疗静脉疾病、肝病、心脏病、惊厥、糖尿病和痴呆等疾病。

最早发现的黄酮类成分多为黄色，而且分子中有酮羰基，因此称为黄酮类化合物，指的是基本结构为 2-苯基色原酮（2-phenylchromone）的一系列化合物，随着国内外学者对黄酮类成分研究的深入，分离鉴定了越来越多的这类成分，发现黄酮类化合物的颜色不只局限于黄色，还有无色、橙色甚至红色，有的黄酮结构中没有酮羰基，因此现在黄酮类化合物泛指两个苯环（A 环和 B 环）通过三个碳原子相互连接而成的一系列化合物，即具有 C_6-C_3-C_6 骨架的成分。

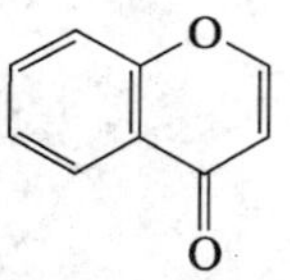

色原酮

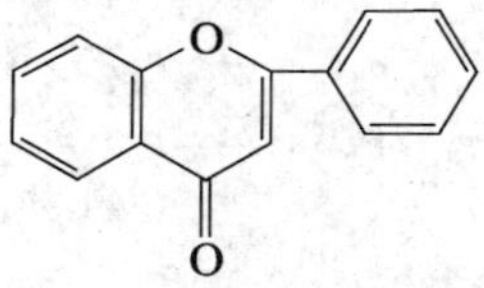

2-苯基色原酮

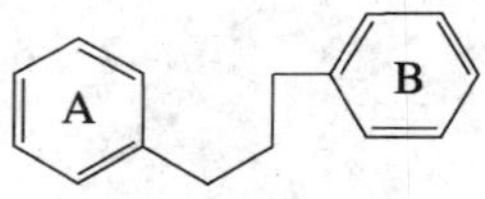

C_6-C_3-C_6

黄酮类化合物常以游离或与糖成苷的形式存在，对植物的生长、发育、开花、结果以及抵御异物的侵入起着重要作用。由于该类成分分布广泛，且部分化合物在植物中的含量较高，是较早被人类发现的一类天然产物，又由于其结构比较简单，结构测定和全合成的研究也开展得较早，是天然产物化学领域研究比较成熟的一类化合物，关于黄酮类化合物已经有多本专著问世[1～6]。

黄酮类化合物多存在于高等植物中，含量较高，例如槐米中芦丁的含量最高可达 16%，在低等植物类群中分布较少。黄酮类化合物结构比较简单，生理作用广泛，具有活性的黄酮类成分在天然成分中占的比例较大，虽然一般认为黄酮类成分生物活性较生物碱、强心苷等弱，但是对人畜的毒性较低，因此很多制剂可以较长期使用。目前临床应用的黄酮类成分有芦丁、橙皮苷、黄芩苷、杜鹃素、葛根素、木犀草素、水飞蓟素等。自 1814 年发现第一个黄酮类化合物白杨素（chrysin）以来，已分离近万个黄酮类化合物。

第一节　黄酮类化合物的结构类型

黄酮类化合物在天然界主要是以游离的苷元或与糖成苷的形式存在，下面分别介绍黄酮类苷元的主要结构类型和黄酮苷中的糖。

一、黄酮苷元的主要结构类型

黄酮苷元结构类型较多，主要是根据连接两个苯环的三碳链的氧化程度、B环连接的位置以及三碳链是否环合分类，黄酮类化合物苷元主要类型如表5-1所示。在天然黄酮类化合物中，黄酮醇占总数的1/3以上，其次为黄酮占1/4以上，黄酮和黄酮醇是植物界分布最广的黄酮类化合物，广泛分布于蔬菜及水果中。

表5-1　黄酮苷元的主要结构类型

类型	基本结构	类型	基本结构
黄酮 flavones	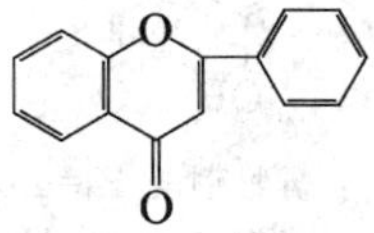	二氢查耳酮 dihydrochalcones	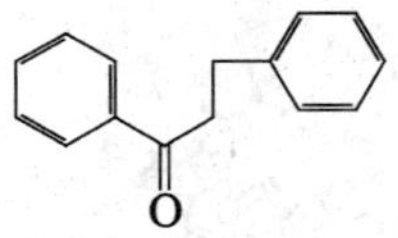
黄酮醇 flavonols	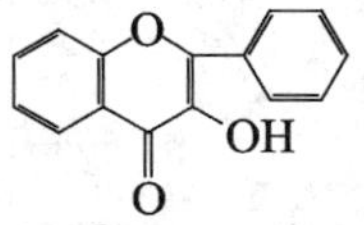	花色素 anthocyanins	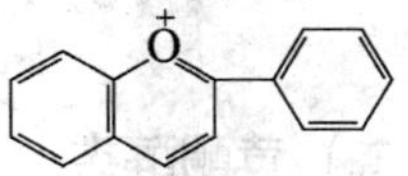
二氢黄酮 flavanones	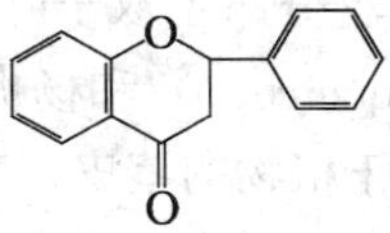	黄烷-3-醇 flavan-3-ols	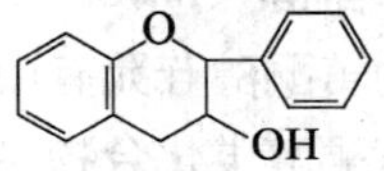
二氢黄酮醇 flavanonols	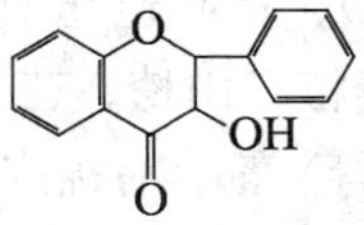	黄烷-3，4-二醇 flavan-3，4-diols	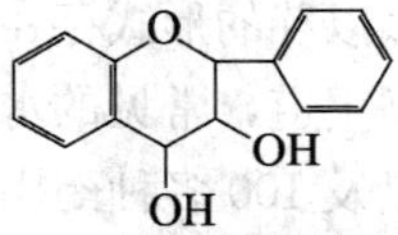
异黄酮 isoflavones	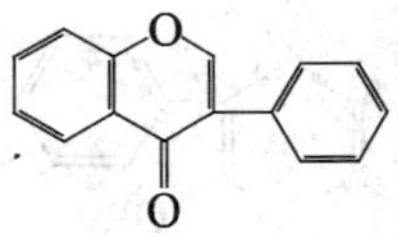	橙酮 aurones	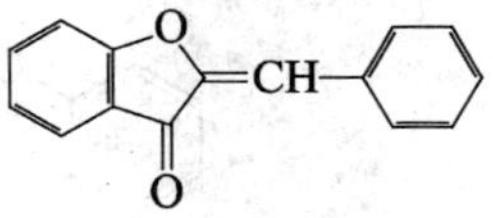
二氢异黄酮 dihydroisoflavones	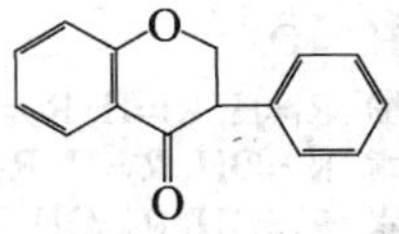	双苯吡酮（屾酮） xanthones	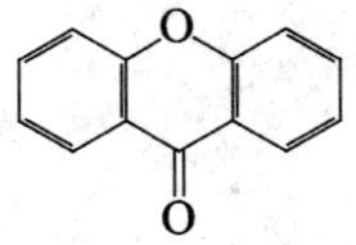
查耳酮 chalcones	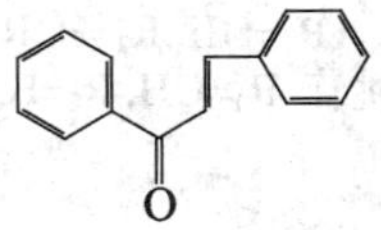	高异黄酮 homoisoflavones	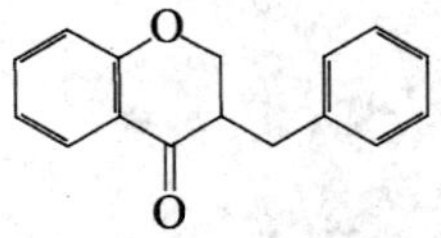

（一）黄酮类

黄酮（flavones）是指具有2-苯基苯骈γ-吡喃酮骨架的结构，天然黄酮A环的5，7位常同时有羟基取代，B环经常在4′位有羟基或甲氧基取代，3′位有时也有羟基或甲氧基取代。广泛分布于被子植物中，以豆科、蔷薇科、芸香科、伞形科、唇形科、玄参科、爵床科、菊科等植物中存在较多。常见的黄酮苷元有芹菜素（apigenin）、木犀草素（luteolin），黄酮苷元上的酚羟基经常与糖成氧苷存在，如芹菜苷（apiin），也有糖直接连在黄酮苷元6或8位成黄酮碳苷存在，如牡荆素（vitexin）和异牡荆素（isovitexin）。

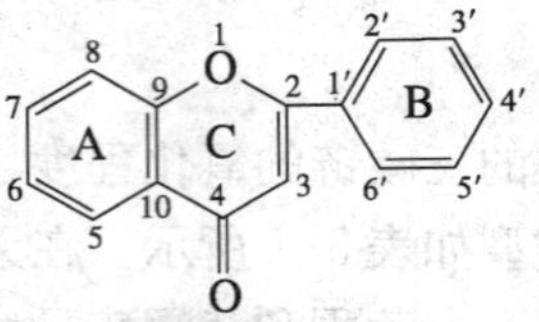

黄酮

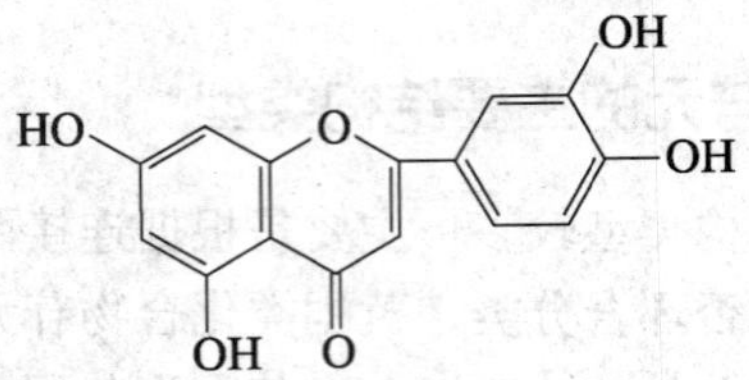

木犀草素

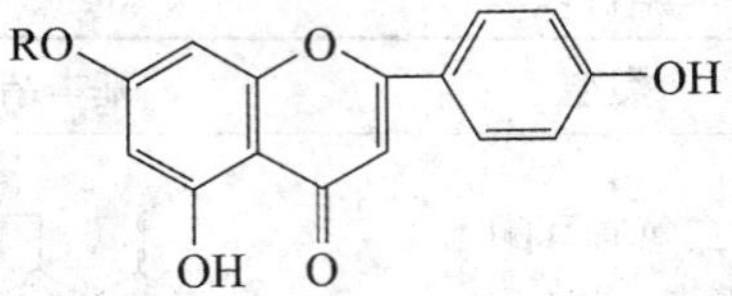

芹菜素 R=H
芹菜苷 R=glc

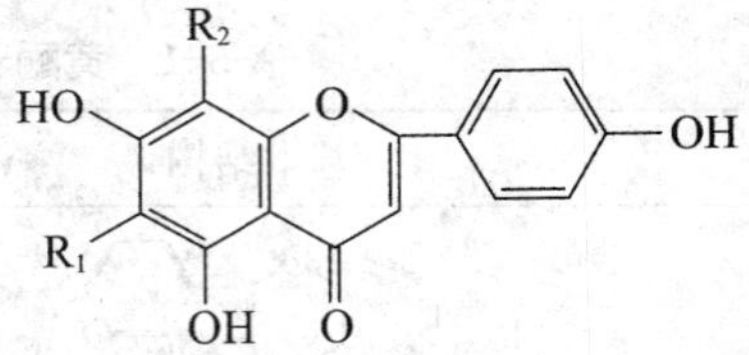

异牡荆素 R_1=glc，R_2=H
牡荆素 R_1=H，R_2=glc

（二）黄酮醇类

黄酮醇（flavonols）是3-羟基黄酮类化合物，广泛分布于双子叶植物特别是木本植物中。常见的黄酮醇苷元有山柰酚（kaempferol）、槲皮素（quercetin）和杨梅素（myricetin）。研究较多的黄酮醇类化合物是槲皮素及其衍生物，广泛存在于植物的茎皮、花、叶、芽、种子和果实中，多以苷的形式存在，如中药槐米中的芦丁（rutin）、贯叶连翘中的金丝桃苷（hyperoside）等。据报道，常见的水果和蔬菜（如洋葱、芦笋、青椒、山楂、芒果、苹果、马铃薯和菠菜等）以及100多种药用植物（如槐米、高良姜、银杏等）都含有槲皮素。

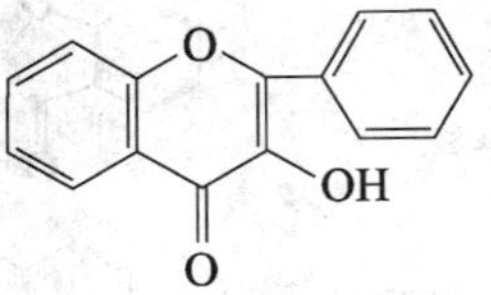

黄酮醇

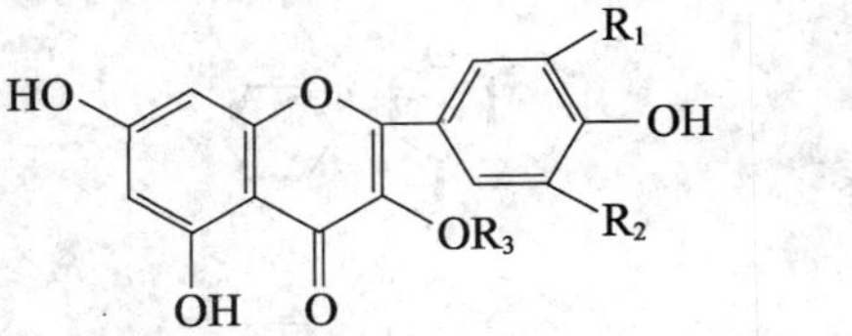

山柰酚 R_1=H, R_2=H, R_3=H
槲皮素 R_1=OH, R_2=H, R_3=H
杨梅素 R_1=OH, R_2=OH, R_3=H
芦丁 R_1=OH, R_2=H, R_3=glc(6)-rha
金丝桃苷 R_1=OH, R_2=H, R_3=gal

（三）二氢黄酮和二氢黄酮醇类

二氢黄酮（flavanones）和二氢黄酮醇（flavanonols，dihydroflavonols）分布较普遍，特别在被子植物中的蔷薇科、芸香科、豆科、杜鹃花科、菊科、姜科等分布较多。它们分别是黄酮和黄酮醇的2位和3位双键饱和的结构，由于2位和3位是手性碳，所以二氢黄酮和二氢黄酮醇有旋光，2位和3位需标明立体构型。常见的二氢黄酮苷元有甘草素（liquiritigenin）、柚皮素（naringenin）和陈皮素（hesperetin），二氢黄酮苷有甘草苷（liquiritin）、柚皮苷（naringin）和陈皮苷（hesperidin）。常见的二氢黄酮醇苷元有二氢杨梅素（dihydromyricetin）和水飞蓟宾（silybin），从中药土茯苓中得到的二氢黄酮醇苷落新妇苷（astilbin）、新落新妇苷（neoastilbin）、异落新妇苷（isoastilbin）和新异落新妇苷（neoisoastilbin）是2，3位异构体。

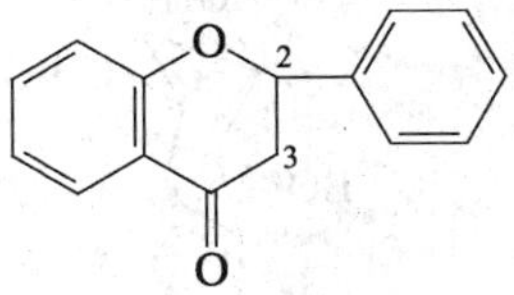

二氢黄酮

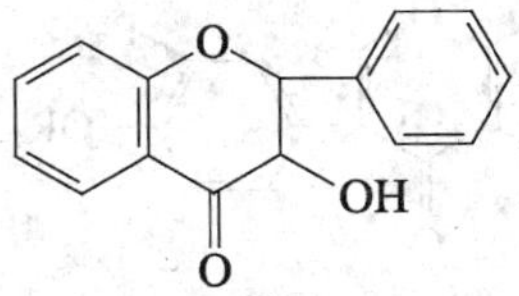

二氢黄酮醇

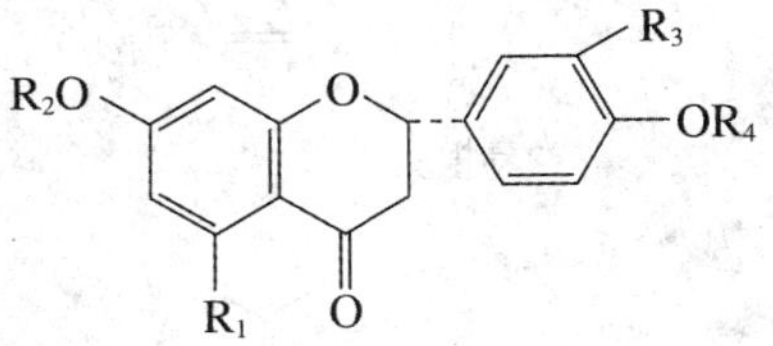

甘草素 $R_1=R_2=R_3=R_4=H$
甘草苷 $R_1=R_2=R_3=H, R_4=glc$
柚皮素 $R_1=OH, R_2=R_3=R_4=H$
柚皮苷 $R_1=OH, R_2=glc—rha, R_3=R_4=H$
陈皮素 $R_1=R_3=OH, R_2=H, R_4=Me$
陈皮苷 $R_1=R_3=OH, R_2=glc—rha, R_4=Me$

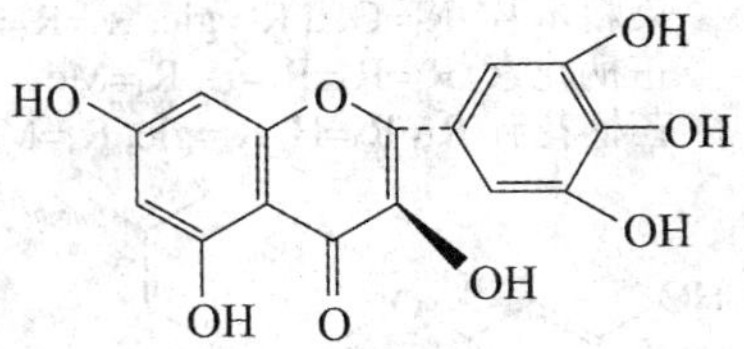

二氢杨梅素

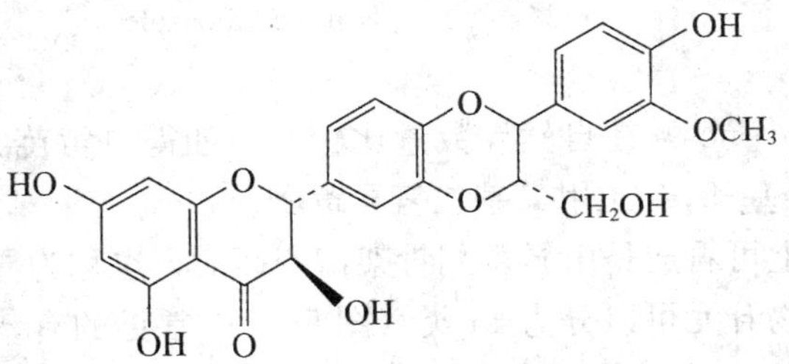

水飞蓟宾

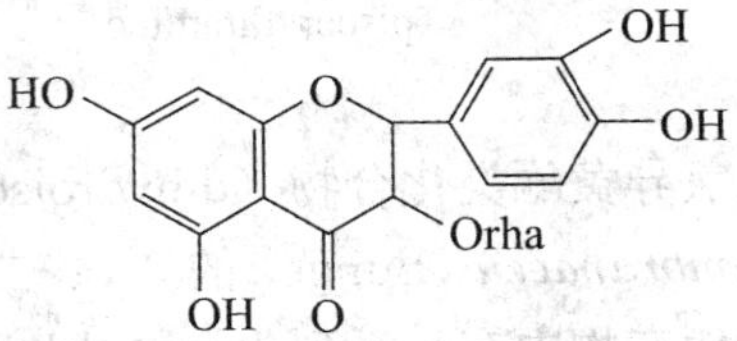

落新妇苷（2*R*，3*R*）
新落新妇苷（2*S*，3*S*）
异落新妇苷（2*R*，3*S*）
新异落新妇苷（2*S*，3*R*）

（四）异黄酮类

异黄酮（isoflavones）是指 3-苯基色原酮的衍生物，到 1993 年从天然界分离得到的异黄酮类化合物有一千多个，异黄酮类成分分布最多的是在豆科植物中，特别是在蝶形花亚科最为集中。

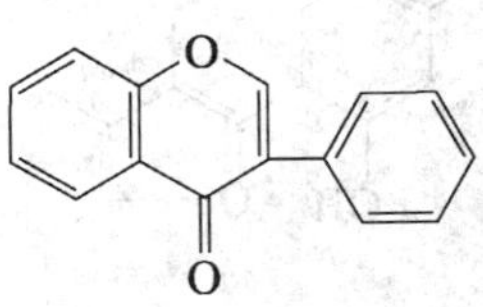

异黄酮

常见的异黄酮苷元有大豆素（daidzein）、染料木素（genistein）、芒柄花素（formononetin）等，这些异黄酮苷元经常以苷的形式存在于植物体中如大豆苷（daidzin）、染料木苷（genistin）、芒柄花苷（ononin）等。葛根素（puerarin）是大豆素的碳苷，存在于豆科植物野葛 *Pueraria lobata* 的根中，是葛根异黄酮中的主要活性成分之一。几乎所有的异黄酮类成分只存在 C、H 和 O 原子，但是也有很少的天然存在的异黄酮成分存在 N 原子，如从 *Piscidia erythrina* 的根皮中得到的 piscerythramine 和 piscerythoxazole。

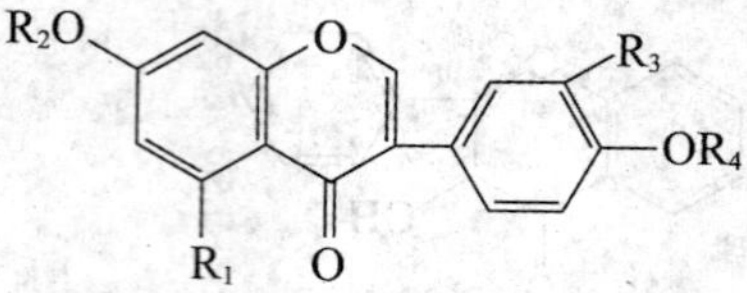

大豆素 $R_1=R_2=R_3=R_4=H$
大豆苷 $R_1=R_3=R_4=H$, $R_2=glc$
染料木素 $R_1=OH$, $R_2=R_3=R_4=H$
染料木苷 $R_1=OH$, $R_2=glc$, $R_3=R_4=H$
芒柄花素 $R_1=R_2=R_3=H$, $R_4=Me$
芒柄花苷 $R_1=R_3=H$, $R_2=glc$, $R_4=Me$

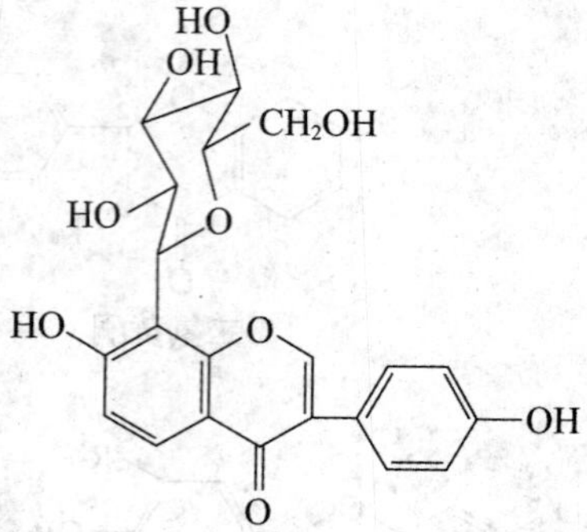

葛根素

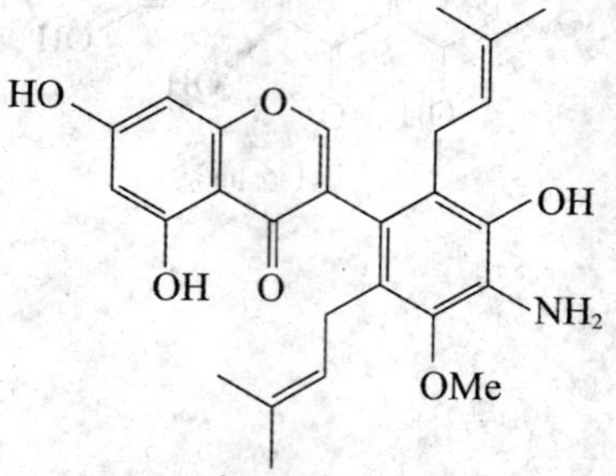

piscerythramine

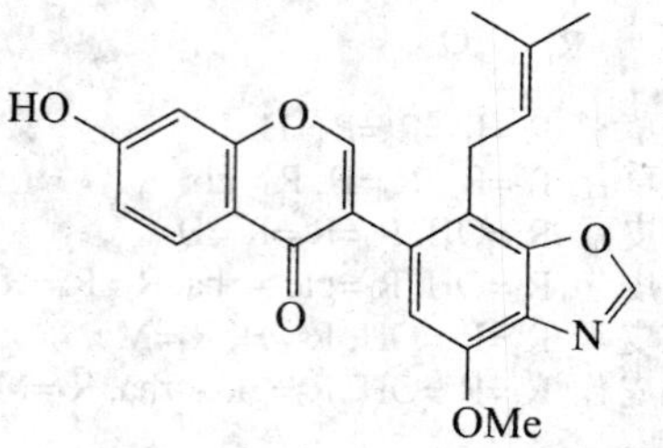

piscerythoazole

二氢异黄酮类化合物（dihydroisoflavones）在自然界数量比较少，如得自黄芪 *Astragalus membranaceus* Bunge. 的 2′,4′-二羟基-5,6-二甲氧基二氢异黄酮。

天然产物中有一系列化合物从生源上可看成是由异黄酮骨架衍变而成，也称为异黄酮类化合物（isoflavonoids）。异黄酮类化合物苷元可以分为 14 类（图 5-1），常见的有紫檀素类（pterocarpenoids，包括紫檀烷、紫檀烯）、香豆苯醚类（coumestans）和鱼藤酮类（rotenoids）等。

紫檀素类成分可看成是二氢异黄酮的衍生物，如从红花岩黄芪（*Hedysarum multijugum* Maxim.）中得到的红花岩黄芪紫檀烯 B（hedysarimpterocarpene B）。香豆苯醚类化合物是 2-羟基异黄酮的衍生物，如从红花岩黄芪中得到的红花岩黄芪香豆苯醚 H（hedysarimcoumestan H）。

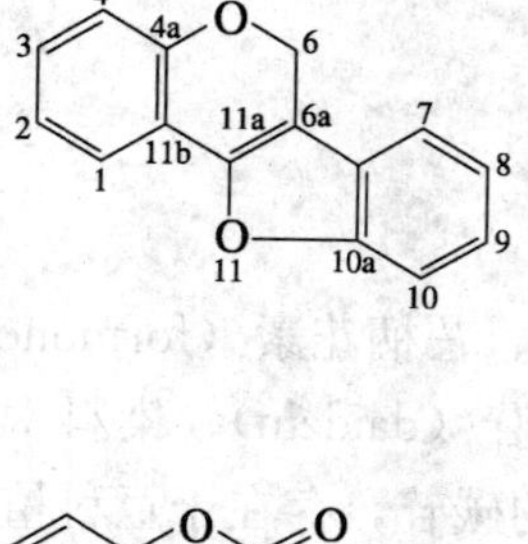

紫檀烯

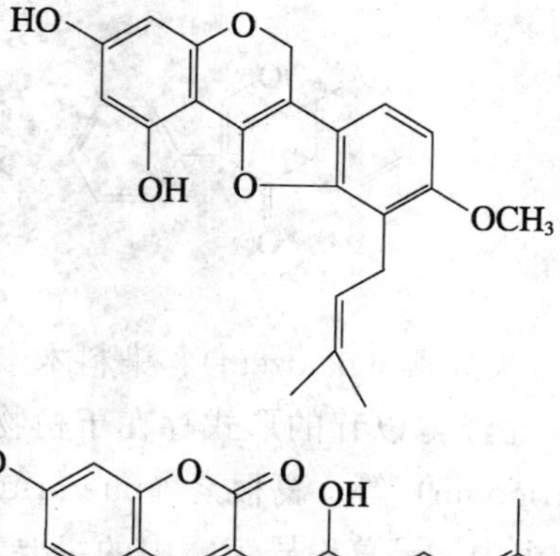

红花岩黄芪紫檀烯B

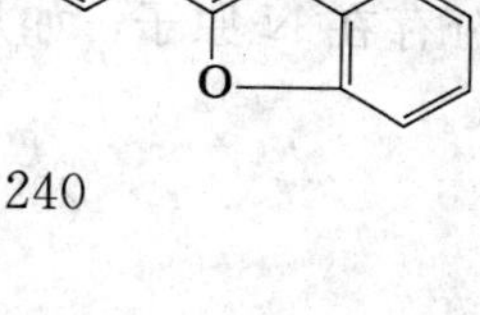

香豆苯醚

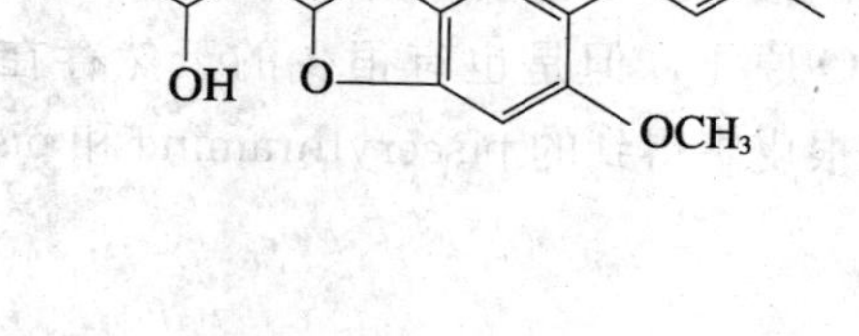

红花岩黄芪香豆苯醚H

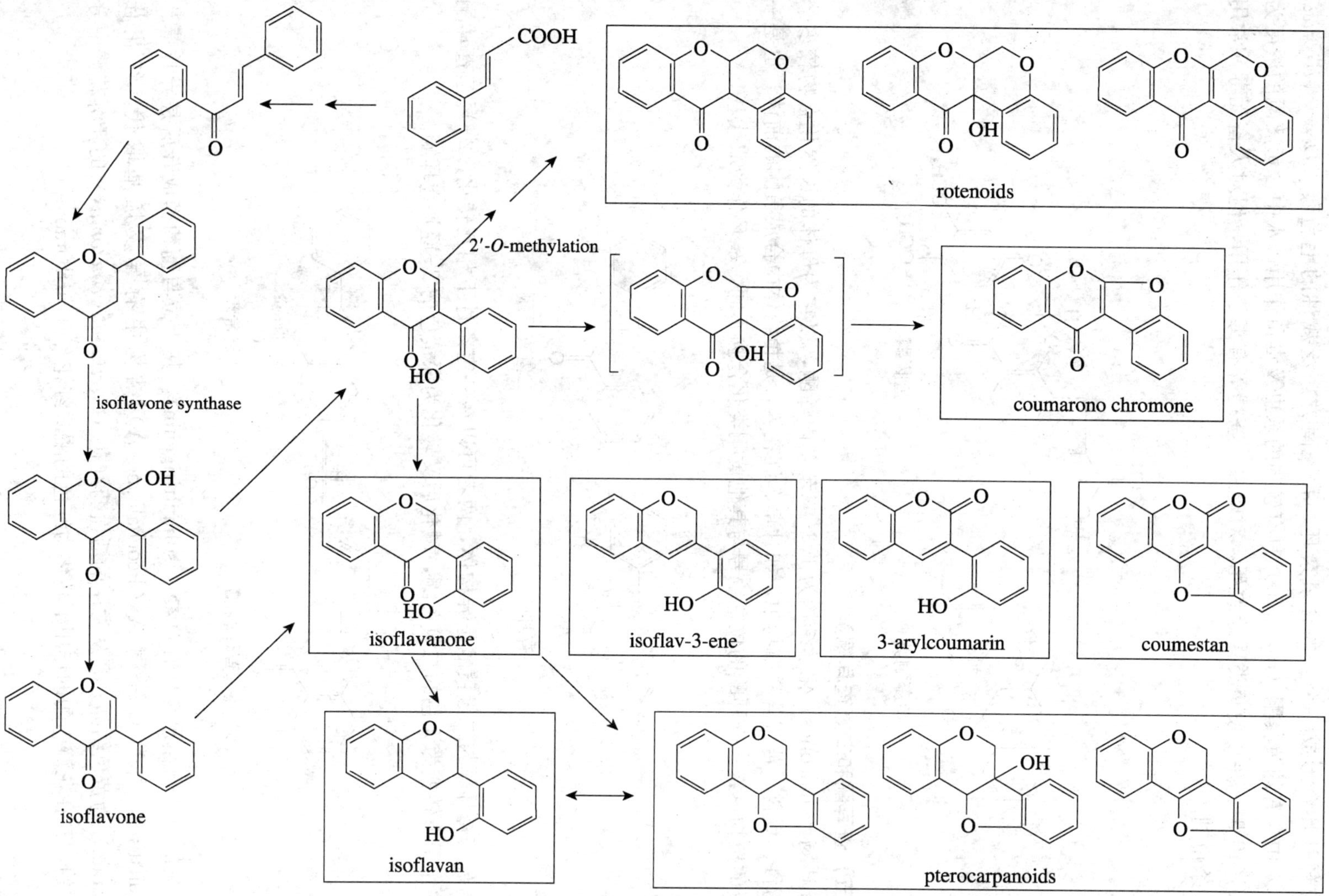

图 5-1　主要异黄酮类化合物结构类型及其生源关系[7]

鱼藤酮类化合物的基本结构也属于二氢异黄酮的衍生物，只是在 2 位多了一个碳原子，与 2′位羟基环合形成一个新的含氧杂环。我国南方广泛栽种的毛鱼藤（*Derris elliptica* Benth.）中含有的鱼藤酮（rotenone）具有较强的杀虫及毒鱼作用，水中含鱼藤酮的浓度为 1∶1.3×10^7时，足以使鱼类昏迷致死，对蚜虫、苍蝇等有毒杀作用，但对人畜无毒，常用作农业杀虫剂。

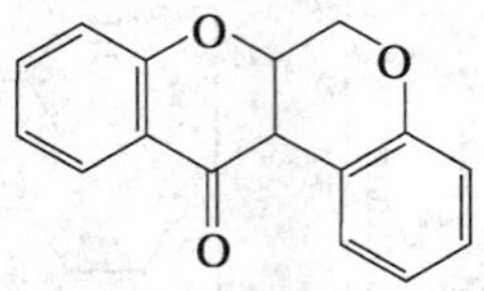

鱼藤酮类

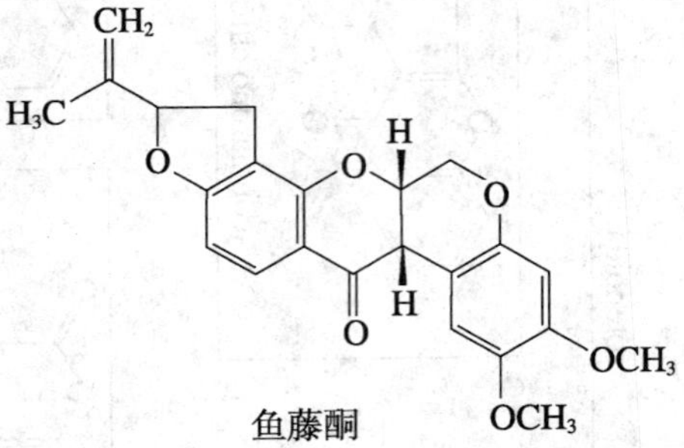

鱼藤酮

(五) 查耳酮和二氢查耳酮类

查耳酮（chalcones）化学结构为 1,3-二苯基丙烯酮，以它为母体的天然化合物较多分布于菊科、豆科、苦苣苔科植物中，如甘草、红花等，是植物体内合成黄酮的前体，也是一种重要的植物色素。查耳酮的位置编号与其他黄酮类化合物不同，A 环作为取代基。

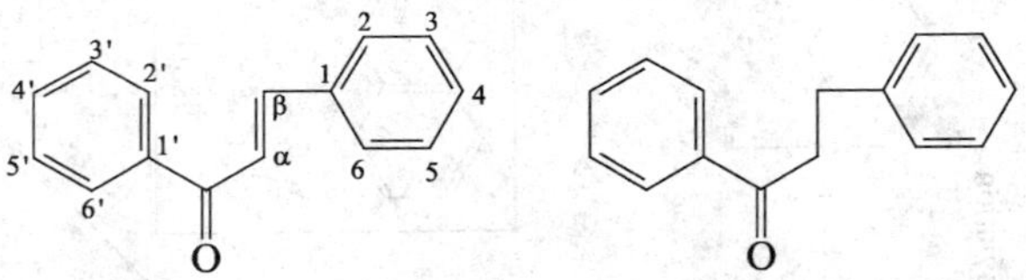

查耳酮　　　　二氢查耳酮

2′-羟基查耳酮与二氢黄酮是异构体，两者可以在一定条件下相互转化，2′-羟基查耳酮在酸的作用下转变为无色的二氢黄酮，碱化后又转化为深黄色的 2′-羟基查耳酮。

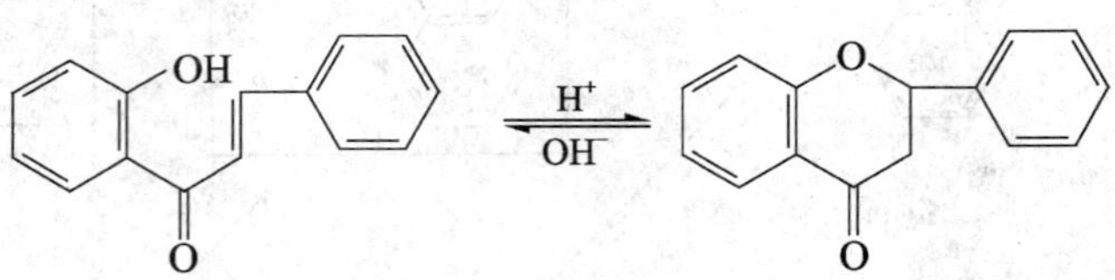

2′-羟基查耳酮　　　　二氢黄酮

常见的查耳酮苷元有异甘草素（isoliquiritigenin），其 4 位与葡萄糖成苷后是异甘草苷（isoliquiritin），甘草查耳酮 A（licochalcone A）结构中有异戊烯基取代。红花苷（carthamin）为黄色结晶，是从常用的活血药红花（*Carthamus tinctorius*）的新鲜花瓣中分离得到的，其在花瓣中酶的作用下转化为红色的醌式红花苷（carthamone）。

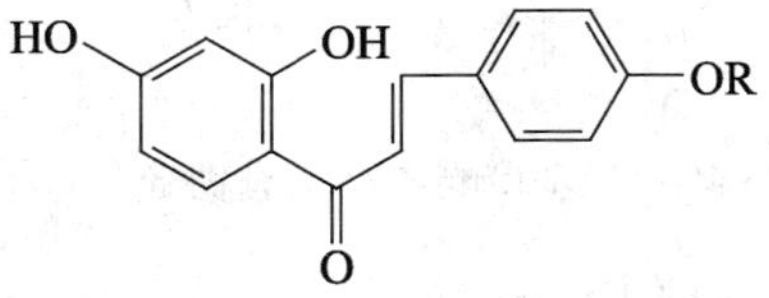

异甘草素　R=H
异甘草苷　R=glc

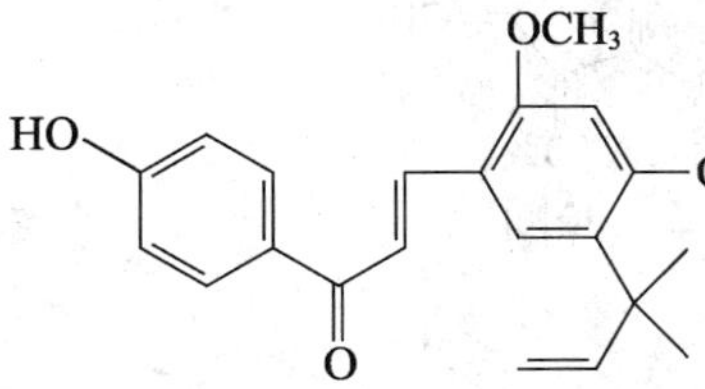

甘草查耳酮A

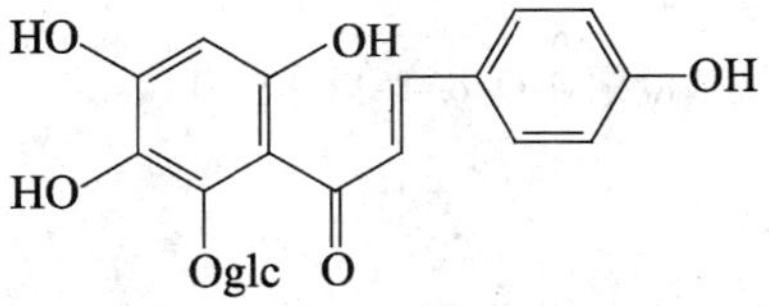

红花苷

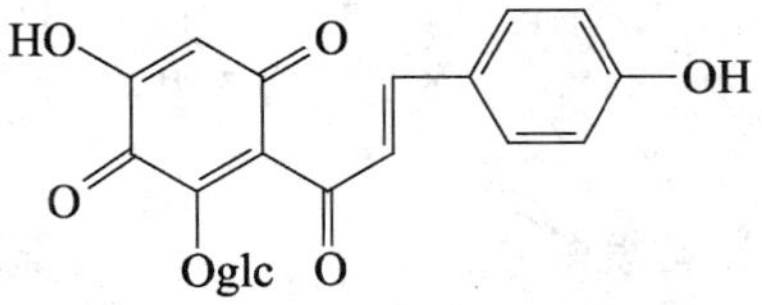

醌式红花苷

二氢查耳酮（dihydrochalcones）在植物界分布较少，目前已从菊科、蔷薇科、杜鹃花科、山矾科和百合科中分离得到二氢查耳酮类成分，但是含量很低。常见的二氢查耳酮苷元有根皮素（phloretin），与糖成苷后是根皮苷（phloridzin）。柚皮苷（naringin）在碱性条件下开环，经氢化处理得新橙皮苷二氢查耳酮（neohesperidin dihydrochalcone），其甜度是蔗糖的1500倍。

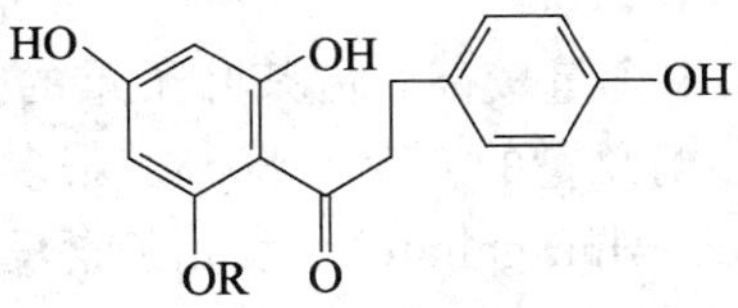

根皮素　R=H
根皮苷　R=glc

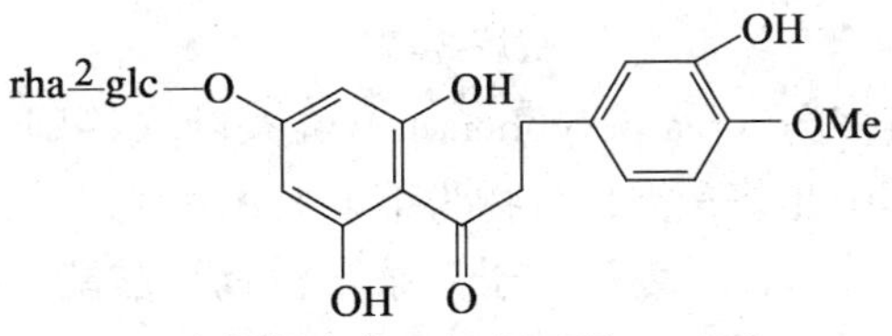

新橙皮苷二氢查耳酮

（六）橙酮类

橙酮（aurones）可看成黄酮类的异构体，多数存在于菊科植物中，经常在3′,4′,4,6位有羟基取代。如从 *Pterocarpus santalinus* 心材中分离得到2个橙酮类化合物：4,6-二羟基-5-甲基-3′,4′,5′-三甲氧基橙酮-4-*O*-α-L-鼠李糖苷（4,6-dihydroxy-5-methyl-3′,4′,5′-trimethoxyaurone 4-*O*-α-L-rhamnopyranoside）和4,6,4′-三羟基橙酮-4-*O*-芸香糖苷（4,6,4′-trihydroxyaurone 4-*O*-rutinoside）。

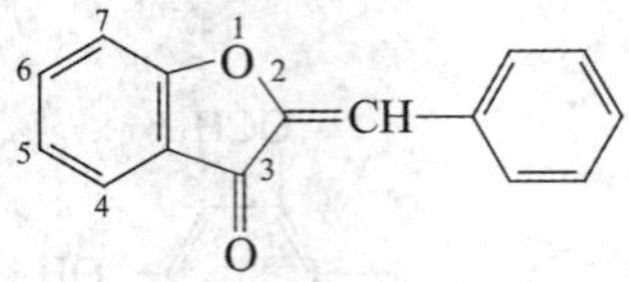
橙酮

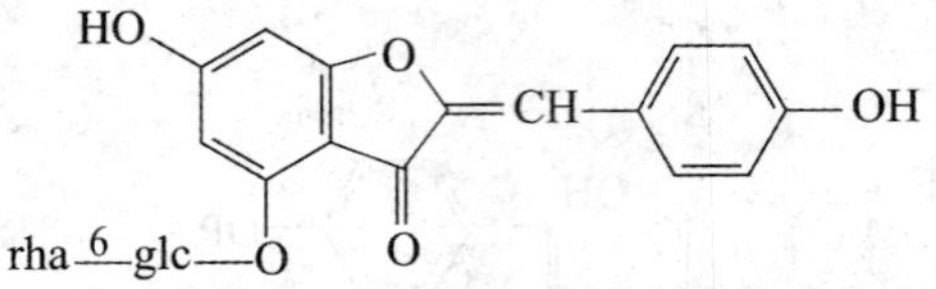
4,6,4′-三羟基橙酮-4-*O*-芸香糖苷

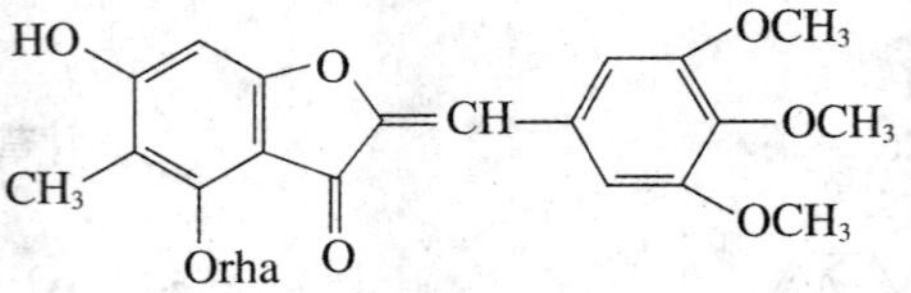
4,6-二羟基-5-甲基-3′，4′，5′-三甲氧基橙酮-4-*O*-α-L-鼠李糖苷

（七）黄烷醇

黄烷醇类化合物常见的有黄烷-3-醇（flavan-3-ols）和黄烷-3,4-二醇（flavan-3,4-diols），是缩合鞣质的前体物质。黄烷-3-醇的衍生物称为儿茶素类，在植物中分布很广，主要存在于含鞣质的木本植物中。儿茶素（catechin）是绿茶、葡萄籽以及中药儿茶的主要活性成分之一，具有很强的抗氧化活性，也具有一定的抗癌活性。

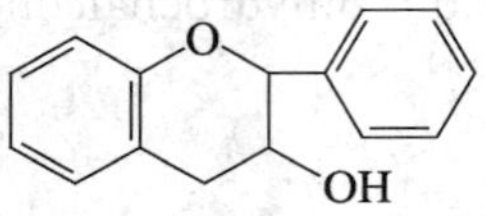
黄烷-3-醇

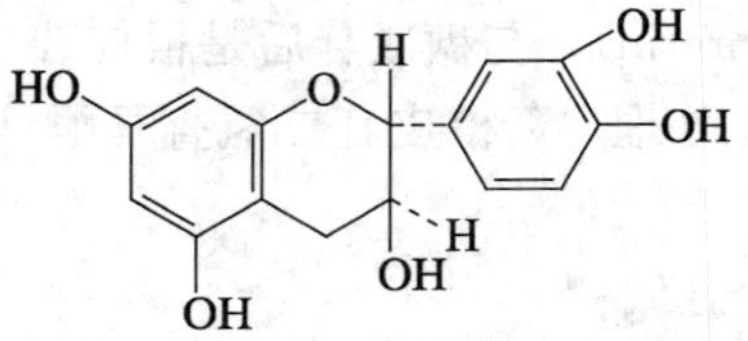
儿茶素

茶多酚（tea polyphenols）在茶叶（特别是绿茶）中含量较高，占茶叶干重的30%左右，其中儿茶素类化合物为茶多酚的主要成分，占茶多酚总量的65%～80%。茶多酚主要含有4种单体：表没食子儿茶素没食子酸酯（epigallocatechin gallate）、表儿茶素没食子酸酯（epicatechin gallate）、表儿茶素（epicatechin）及表没食子儿茶素（epigallocatechin），其中表没食子儿茶素没食子酸酯含量最高，占总儿茶素的50%左右。

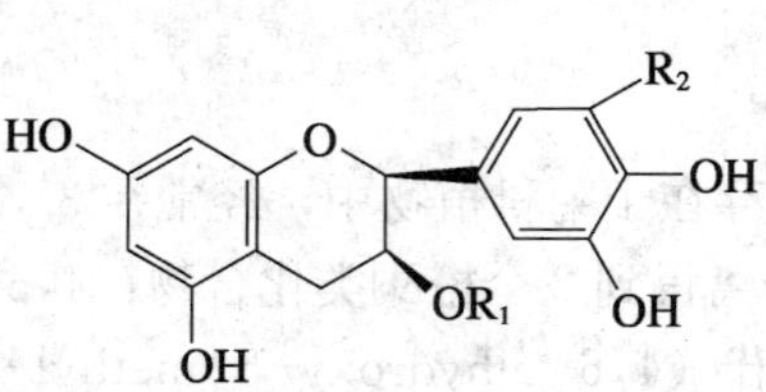

表儿茶素：$R_1=R_2=H$
表没食子儿茶素：$R_1=H, R_2=OH$
表儿茶素没食子酸酯：R_1=galloyl, $R_2=H$
表没食子儿茶素没食子酸酯：R_1=galloyl, $R_2=OH$

黄烷-3，4-二醇在含鞣质的木本植物和蕨类植物中多见，如从香椿（*Cedrela sinensis*）分离得到的白矢车菊苷元（leucocyanidin）。

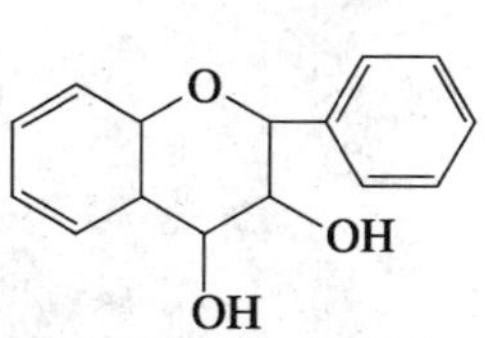
黄烷-3,4-二醇

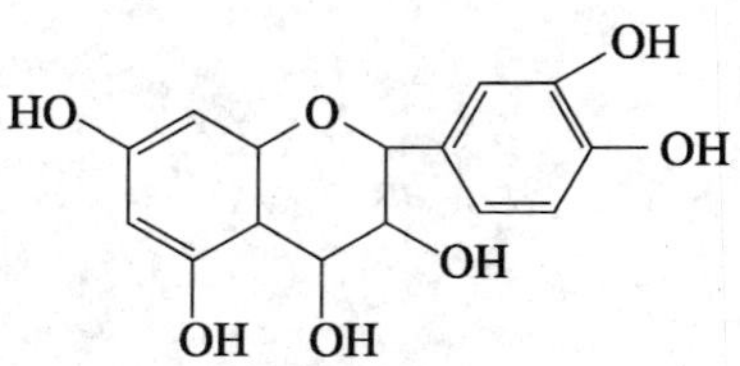
白矢车菊苷元

（八）花色素类[8]

花色素（anthocyanins）也称花青素，是一种性质比较稳定的色原烯衍生物，分子中存在高度的共轭，是一类天然色素，存在于植物果实、花、茎、叶和根中，使蔬菜和水果呈现蓝色、紫色、红色以及橙色等，目前已经鉴定了500多个花色素类成分。其苷元称为花色苷元（anthocyanidins），在不同位置经常有羟基和甲氧基取代，蔬菜和水果中最常见的6个花色苷元为天竺葵色素（pelargonidin）、矢车菊素（cyanidin）、飞燕草素（delphinidin）、矮牵牛素（petunidin）、芍药素（peonidin）、锦葵色素（malvidin）。花色苷元经常与糖结合成苷存在。

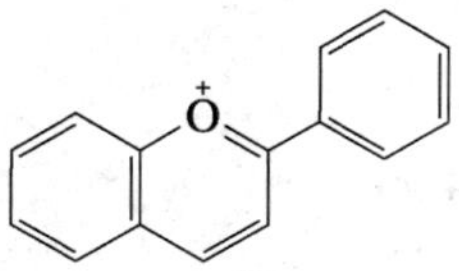

花色素

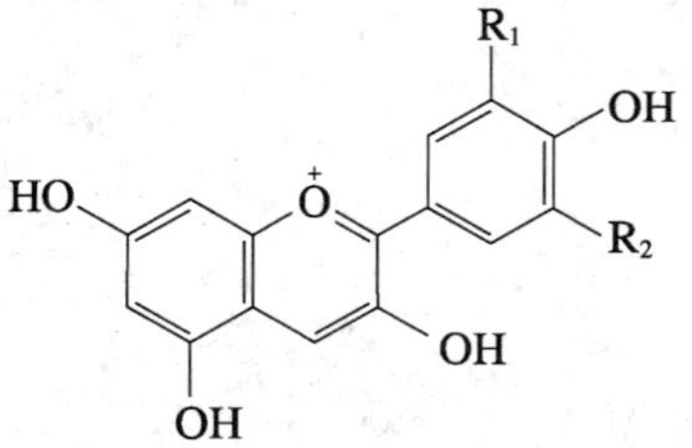

	R_1	R_2
天竺葵色素	H	H
矢车菊素	OH	H
飞燕草素	OH	OH
矮牵牛素	OH	OCH_3
芍药素	OCH_3	H
锦葵色素	OCH_3	OCH_3

（九）双黄酮类

双黄酮类（biflavonoids）是由黄酮衍生的成分，多存在于裸子植物，尤以松柏纲、银杏纲和凤尾松纲等植物中分布普遍，是由两分子黄酮衍生物聚合形成的二聚物。构成双黄酮的单体主要是黄酮和二氢黄酮，也有异黄酮或其他类型黄酮。聚合方式多样，多数分子间通过C—C键连接，如银杏（*Ginkgo biloba*）叶中分离得到的银杏素（ginkgetin）、异银杏素（isoginkgetin）、白果素（bilobetin）等具有解痉、降压和扩张冠状血管作用，临床上用于治疗冠心病；有通过C—O—C键（醚键）缩合而成，如从卷柏属植物中分离得到的hinokiflavone；少数以C—C—C键连接，如pentagrametin以及其他复杂结构如socotrin-4′-ol。聚合位置也有多种，最常见的是C-3′/C-8″连接，其次有C-3′/C-6″连接，C-3/C-8″，C-6/C-8″，C-4′/C-6″，C-8/C-8″等。

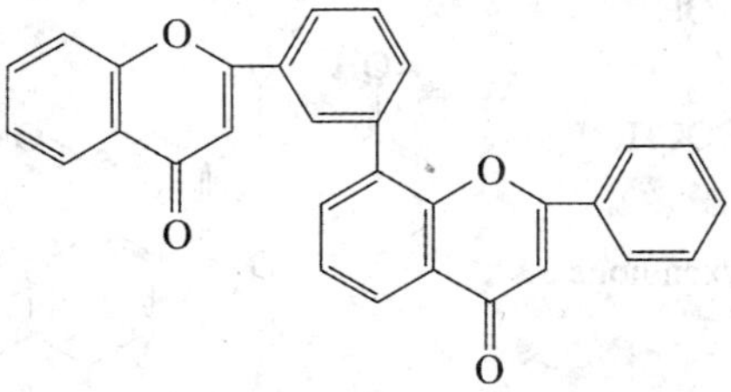

C-3′/C-8″双黄酮

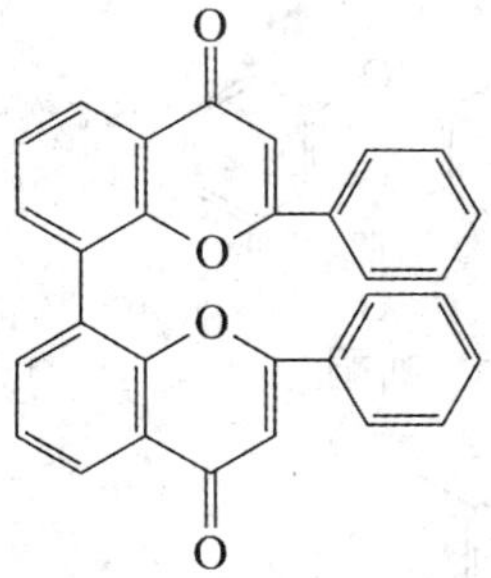

C-8/C-8″双黄酮

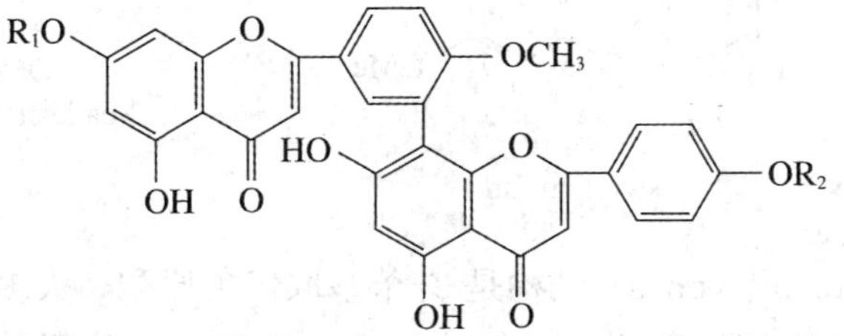

银杏素 R_1=CH_3, R_2=H
异银杏素 R_1=H, R_2=CH_3
白果素 R_1=H, R_2=H

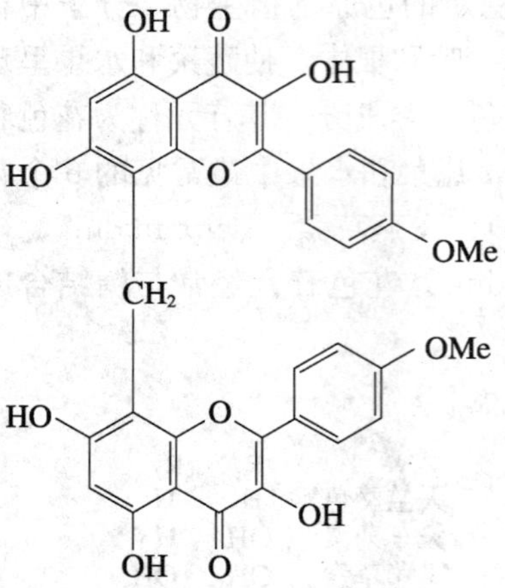

pentagrametin

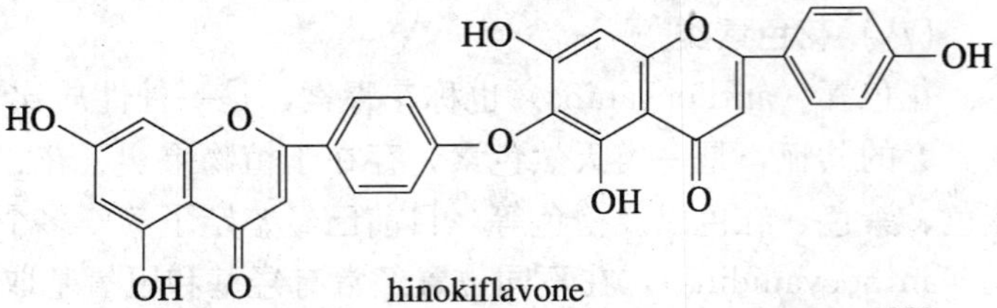

hinokiflavone

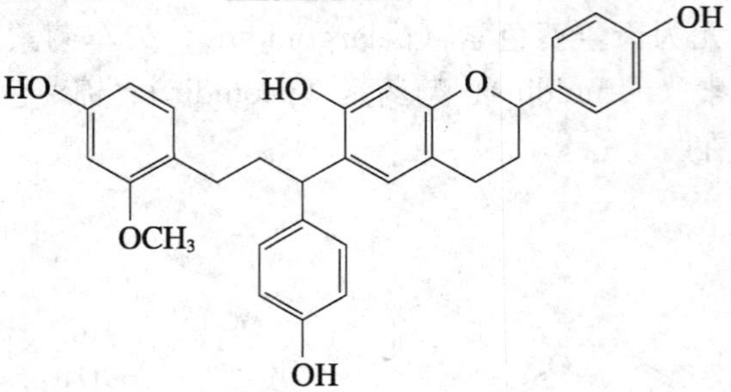

socotrin-4′-ol

（十）其他类型的黄酮类化合物

有些化合物并不具有 $C_6-C_3-C_6$ 结构，但是由于其结构和性质与黄酮类化合物相似，也归入黄酮类化合物。

1. 双苯骈吡喃酮类[9,10]　双苯骈吡喃酮类（亦称屾酮，xanthones）主要存在于高等植物的代谢产物中，也有少量存在于真菌的代谢产物中。只在几个科的 100 多种高等植物中得到屾酮类成分，绝大部分屾酮类成分存在于 *Guttiferae* 和 *Gentianaceae* 科的植物中。屾酮母核的两个苯环上经常有 1～5 个含氧取代基，如 1,3-dihydroxy-2,5-dimethoxyxanthone，此外还经常有 1 个或多个异戊烯基（isoprenyl）取代，有时异戊烯基会与邻位羟基形成色原烯环（chromene）如 calabaxanthone。屾酮除了以游离形式存在外，还会与糖结合成苷存在，如 swertianolin。此外还会有屾酮与苯丙基形成屾酮木脂素（xantholignoids）如 cadesin B。

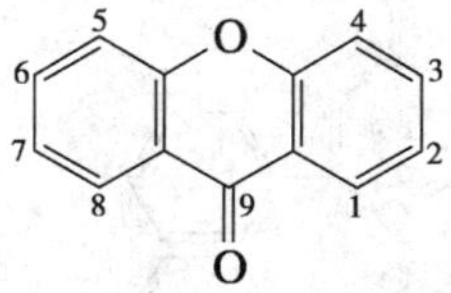

屾酮

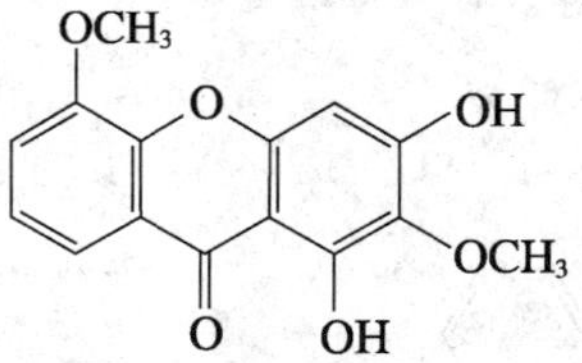

1,3-dihydroxy-2,5-dimethoxyxanthone

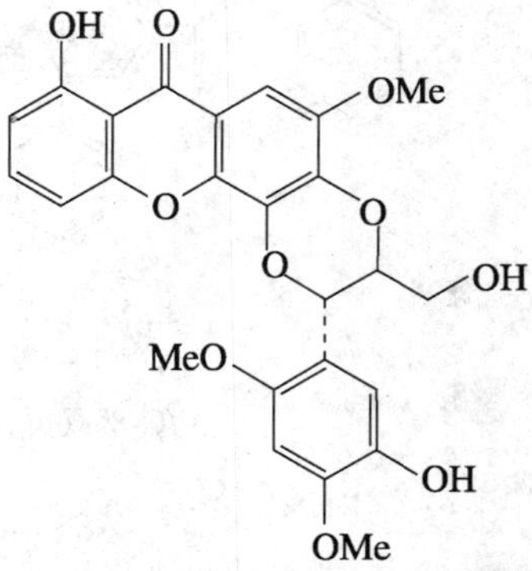

cadesin B

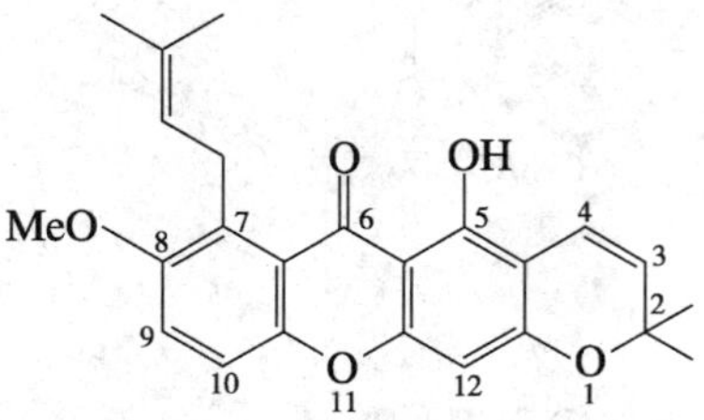

calabaxanthone

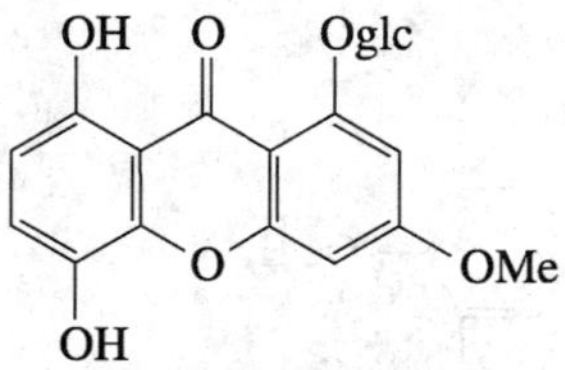

swertianolin

2. 高异黄酮　高异黄酮（homoisoflavones）结构是 3-苄基取代色原酮，大多存在于百合科植物中，少数存在于豆科植物中。如从麦冬（*Ophiopogon japonicus*）分离得到的 6-醛基异麦冬黄烷酮 A（6 - aldehydo - isoophioponanone A），从 *Eucomis bicolor* 分离得到的 eucomin 和 eucomol。

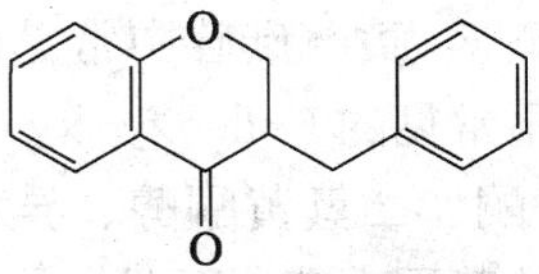

高异黄酮

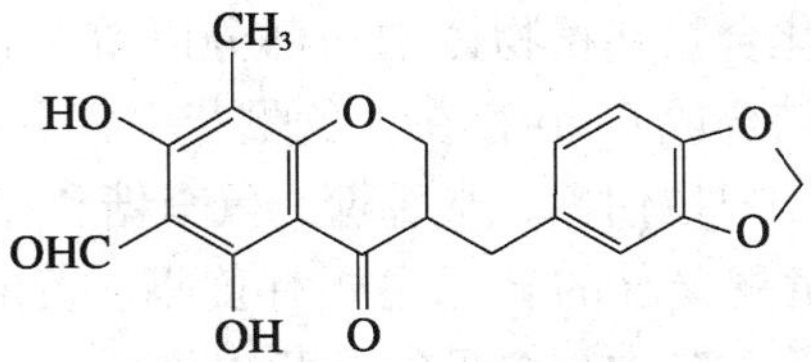

6-醛基异麦冬黄烷酮A

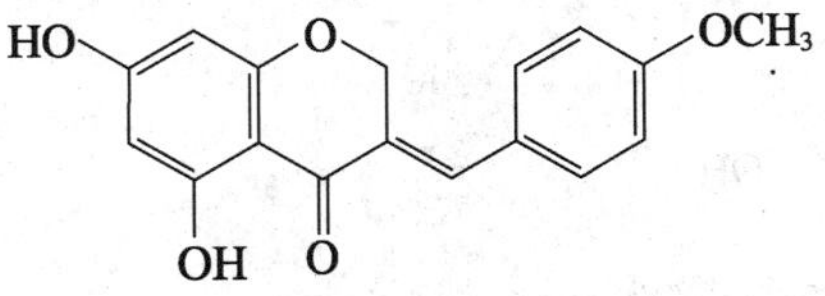

eucomin

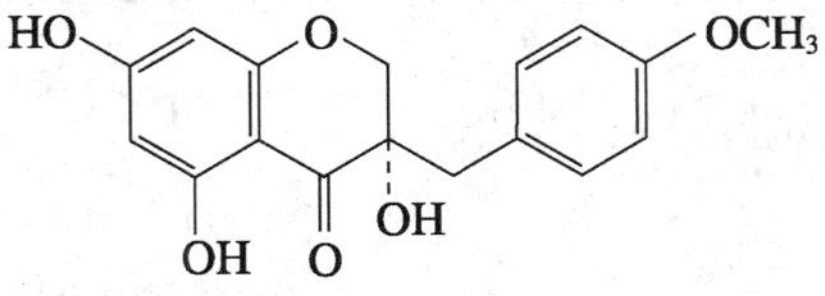

eucomol

（十一）黄酮类化合物的常见功能基

天然黄酮类化合物一般是上述基本母核的衍生物，结构中除了常见的羟基（hydroxy）、甲基（methyl）、甲氧基（methoxy）、亚甲二氧基（methylenedioxy）外，还有各种酰基（acyl）连接在苷元的酚羟基或糖的羟基上，常见的有乙酰基（acetoxyl）、苯甲酰基（benzoyl）、对羟苯甲酰基（*p*-hydroxybenzoyl）、对羟桂皮酰基（*p*-coumaroyl）、阿魏酰基（feruloyl）、异阿魏酰基（isoferuloyl）、咖啡酰基（caffeoyl）、没食子酰基（galloyl）、芥子酰基（sinapoyl）等。

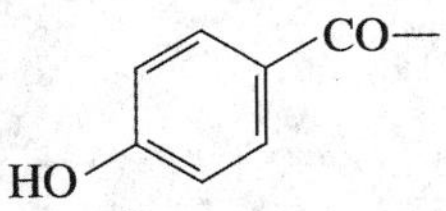

对羟苯甲酰基

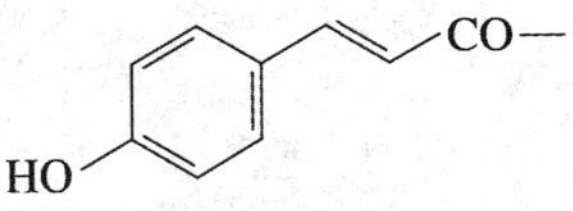

对羟桂皮酰基

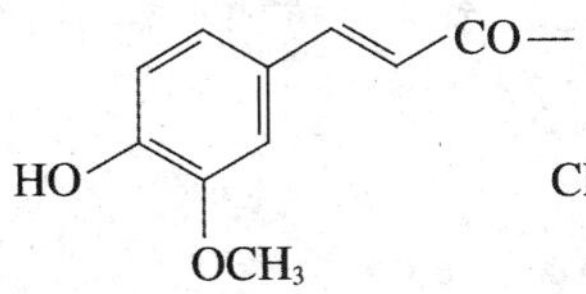

阿魏酰基

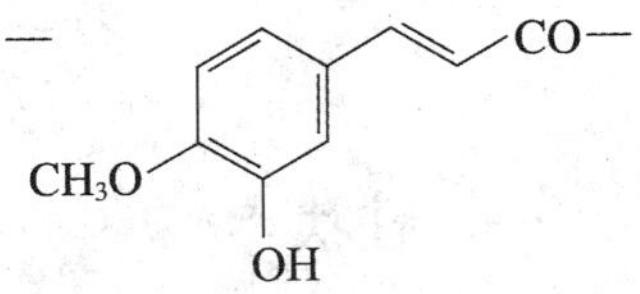

异阿魏酰基

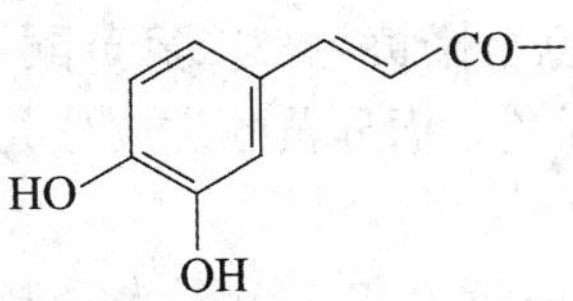

咖啡酰基

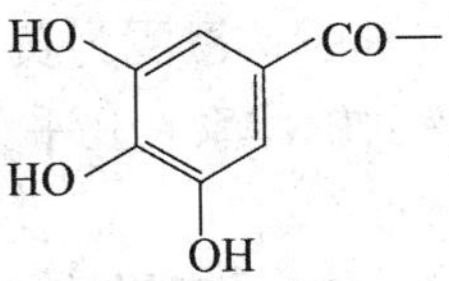

没食子酰基

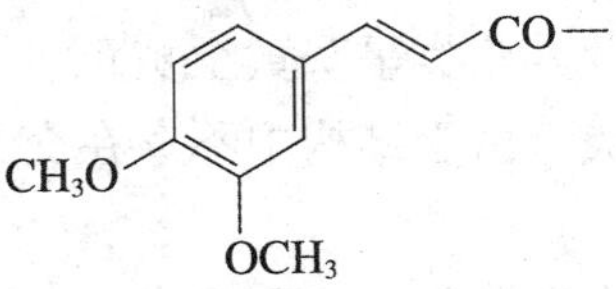

芥子酰基

黄酮类化合物结构上经常连接一些五碳片段或单萜片段，常见的有异戊烯基（isoprenyl，prenyl，dimethylallyl，isopentenyl）、吡喃骈黄酮（pyranoflavonoid）、呋喃骈黄酮（furanoflavonoid），甚至还有苯骈呋喃环取代基，如从 *Anastatica hierochuntica* 分离得到的 anastatin A 等。目前分离得到的呋喃骈黄酮类化合物近三百个，几乎涉及所有的黄酮类化合物结构类型[11]。

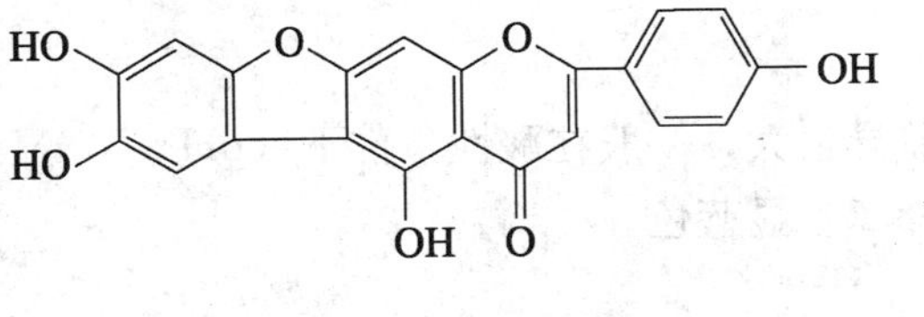

anastatin A

二、黄酮苷中常见糖

黄酮类化合物在植物体中一部分以游离苷元形式存在，大部分与糖结合成 *O*-苷存在，小部分与糖结合成 *C*-苷存在。黄酮苷中常见的单糖见表 5-2，黄酮碳苷中常见的糖除了葡萄糖、木糖、阿拉伯糖、半乳糖、鼠李糖和芹糖等，还有不常见的 6-deoxy-xylo-hexos-4-ulosyl 等。黄酮碳苷的苷元主要有黄酮、黄酮醇、二氢黄酮、二氢黄酮醇、异黄酮、查耳酮、双黄酮等，其中最多见的是黄酮苷元，天然存在最多的黄酮碳苷苷元是木犀草素、芹菜素，最常见的黄酮碳苷有异牡荆素和牡荆素。

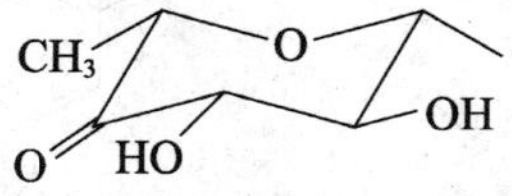

6-deoxy-xylo-hexos-4-ulosyl

表 5-2　黄酮类化合物中常见的单糖

Pentoses	Hexoses	Uronic acids
D-apiose	D-allose	D-galacturonic acid
L-arabinose*	D-galactose	D-glucuronic acid
L-rhamnose	D-glucose	
D-xylose	D-mannose	
	D-fructose	

* 吡喃环和呋喃环两种形式都有存在，除 apiose 外其他糖多以吡喃环存在。

第二节　黄酮类化合物的理化性质

一、性状

黄酮类化合物多数为结晶性固体，少数苷类为无定形粉末。

一般黄酮、黄酮醇及其苷类呈灰黄至黄色，查耳酮、橙酮为黄色至橙黄色，二氢黄酮、二氢黄酮醇及黄烷醇类成分由于结构中不存在交叉共轭体系，几乎无色，而异黄酮类成分共轭很少，仅显淡黄色。

黄酮、黄酮醇分子中酚羟基的数目和位置对颜色有一定影响，一般 7 和 4′位引入羟基（或甲氧基）等供电子基团后，产生 p-π 共轭，促进电子重排，使共轭系统延长，化合物颜色加深，多呈现深黄色，3 位羟基会使化合物呈现灰黄色，而其他位置羟基取代对颜色影响比较小。

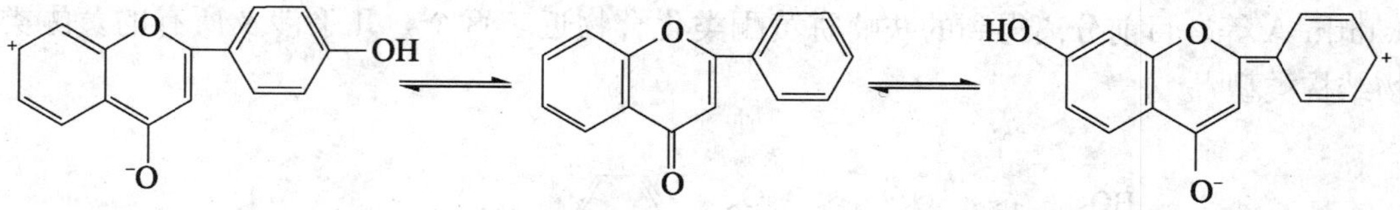

花色素的颜色随 pH 不同差异很大，一般在酸性条件下（pH＜7）显红色，pH＝8.5 时显紫色，在碱性条件下（pH＞8.5）显蓝色。

二、溶解性

黄酮类化合物由于结构不同，溶解度差异很大。一般黄酮苷元难溶或不溶于水，易溶于甲醇、乙醇、三氯甲烷、乙醚、乙酸乙酯等有机溶剂及稀碱液中。黄酮、黄酮醇为平面型分子，堆砌紧密，分子间引力较大，故难溶于水。二氢黄酮及二氢黄酮醇为非平面型分子，排列不紧密，分子间引力降低，有利于水分子进入，因而在水中溶解性稍大。异黄酮类化合物的 B 环受 4 位羰基的立体阻碍影响，不是平面结构，故其亲水性较平面型分子略大。黄烷醇类基本与多元酚类相似，亲水性较强，在冷水中溶解度较小，易溶于热水、甲醇、乙醇等溶剂中。花色素类由于以离子形式存在，具有盐的通性，因此水溶性较大，易溶于乙醇。

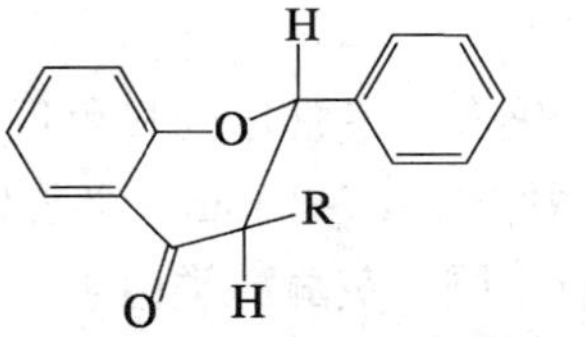

二氢黄酮（醇）R=H或OH

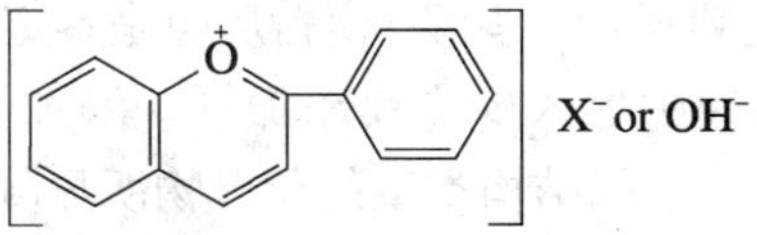

花色素

黄酮类成分大多是多羟基衍生物，一般不溶于石油醚中，一旦黄酮类化合物结构中引入甲氧基或异戊烯基，其脂溶性增加，可溶于苯、三氯甲烷、乙醚中，甚至溶于石油醚中，如川陈皮素可溶于石油醚。

黄酮苷类成分由于分子中引入糖，水溶性增大，脂溶性下降，一般易溶于热水、甲醇、乙醇、吡啶及稀碱溶液中，难溶于苯、乙醚、三氯甲烷、石油醚等有机溶剂中。黄酮苷类成分结构中糖的数目和结合位置对溶解度影响很大，一般多糖苷水溶性大于单糖苷，3 位糖苷水溶性大于 7 位糖苷，这是因为 3 位糖与 4 位羰基的立体障碍使平面型结构变成了非平面型结构。黄酮碳苷类化合物溶解度较黄酮氧苷类化合物小，如陈皮苷只能溶解在吡啶中。

三、酸碱性

（一）酸性

黄酮类化合物分子中经常有多个酚羟基取代，所以显酸性，可溶于碱水溶液、吡啶、甲酰胺及二甲基甲酰胺中。由于酚羟基数目及位置不同，酸性强弱也不同，7 和 4′位取代的羟基处于（共轭）羰基的对位，所以酸性较强，5 位取代的羟基由于与 4 位羰基形成分子内氢键，所以酸性最弱，以黄酮为例，酸性强弱顺序为：7，4′-二羟基黄酮＞7 或 4′-羟基黄酮＞一般酚羟基黄酮＞5-羟基黄酮，可分别溶于 5％$NaHCO_3$、5％Na_2CO_3、0.2％NaOH 以及 4％ NaOH，可利用此性质进行提取、分离。

（二）碱性

黄酮类化合物 1 位氧原子有未共用的电子对，表现为微弱的碱性，可与强酸生成鎓盐，该盐不稳定，加水即分解。

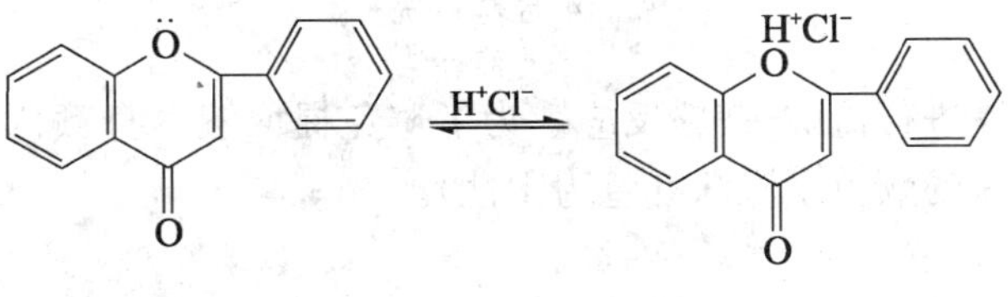

四、荧光

黄酮醇类化合物由于3位羟基的影响，多带有显著的亮黄色或黄绿色荧光，如果3位羟基甲基化或与糖成苷，则能吸收紫外线而使化合物呈现暗棕色。黄酮类由于没有3-OH，在紫外灯下显示棕色。二氢黄酮（醇）类及黄烷醇类化合物在紫外灯下不显色。查耳酮和橙酮类化合物在紫外灯下呈现深黄棕色或亮黄色并有荧光，经氨蒸气处理后，在紫外灯下变为橙红色，可与黄酮醇类区别。异黄酮类成分多呈现紫色。花色素苷类显暗棕色至黑色。

五、显色反应

黄酮类化合物的显色反应主要是因为分子中具有的酚羟基以及γ-吡喃酮环的结构。

（一）还原反应

1. 盐酸-镁粉反应　盐酸-镁粉反应是鉴定黄酮类化合物最常用的显色反应之一。在样品的甲醇或乙醇溶液中加入少许镁粉振摇，滴加几滴浓盐酸，1～2 min（必要时可在水浴上加热）即可显颜色。不同结构类型的化合物所显颜色略有不同，黄酮醇类由于3位带有含氧基团显红至红紫色；黄酮类由于3位不含氧反应不太明显，显橙色至微红色；二氢黄酮类生成紫红色至深紫红色；二氢黄酮醇类颜色更深；异黄酮、查耳酮、橙酮以及黄烷醇类等不显色。

盐酸-镁粉反应机制认为是形成花色苷元，黄酮醇类成分被盐酸-镁粉还原产生少量花色苷元及其二聚体而显色，二氢黄酮和二氢黄酮醇类成分被还原产生4-羟基黄烷衍生物，进一步被空气氧化转变为花色苷元而显色。

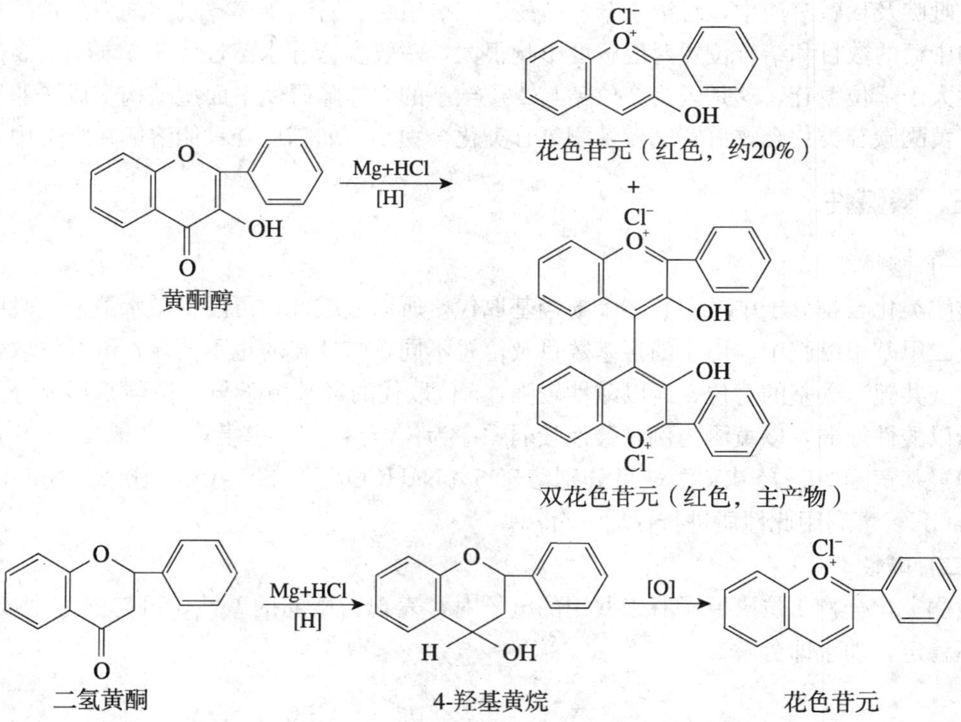

如果用植物提取液进行盐酸-镁粉反应，为了避免提取液本身颜色的干扰，注意观察加入浓盐酸后产生的泡沫的颜色（泡沫红色为阳性）。

2. 硼氢化钠反应　硼氢化钠（$NaBH_4$）只能还原二氢黄酮类化合物生成红至紫红色物质，对其他类型化合物均不显色，可用此反应鉴别二氢黄酮与其他类化合物。该反应可在试管中进行，于装有 1～2 mg 样品的甲醇溶液中加入 10 mg $NaBH_4$，再滴加 1%盐酸，呈红色或紫红色说明该样品为二氢黄酮。也可在滤纸上进行，将样品溶液滴 1 滴于滤纸上，喷 2% $NaBH_4$ 甲醇溶液，熏浓盐酸蒸气，斑点显色即说明样品溶液为二氢黄酮类化合物。

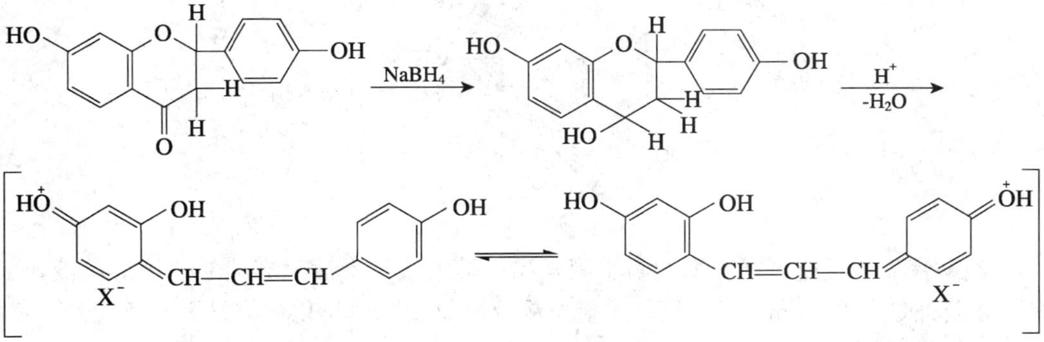

（二）与金属盐类试剂的络合反应

黄酮类化合物分子中有 3-羟基-4-酮基、5-羟基-4-酮基或邻二酚羟基取代，可与铝盐、铅盐、锆盐、镁盐等试剂反应，生成颜色较深的络合物。

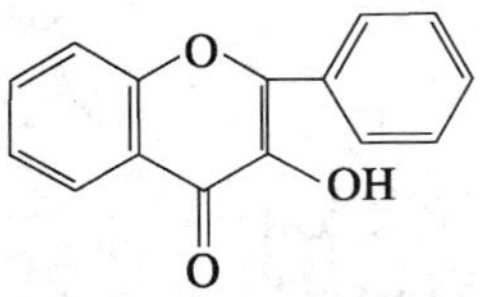
3-羟基-4-酮基

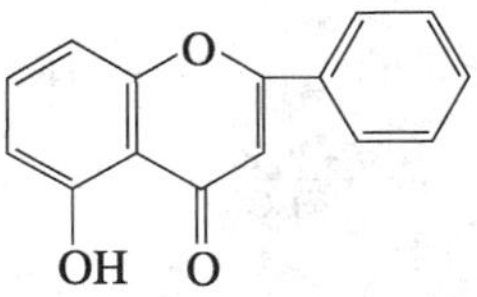
5-羟基-4-酮基

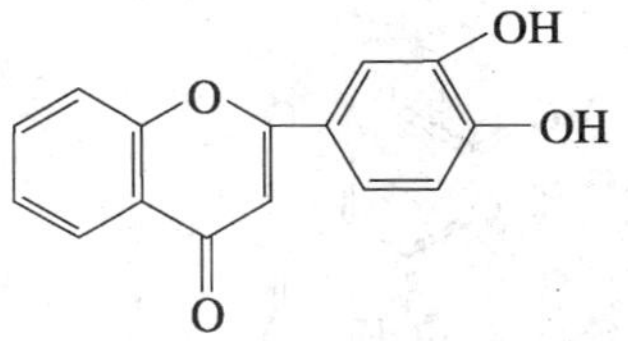
邻二酚羟基

1. 三氯化铝显色反应　常用试剂为 1%三氯化铝乙醇溶液，在滤纸上滴 1 滴样品乙醇溶液，干后喷雾三氯化铝溶液，置紫外灯（365 nm）下观察，生成的络合物显鲜黄色荧光，可用于定性及定量。

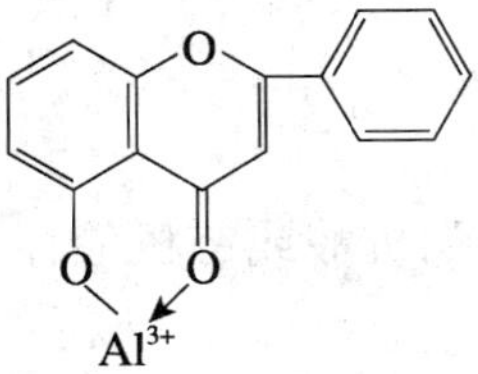
5-羟基黄酮铝络合物

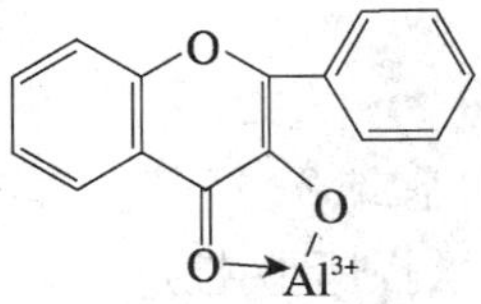
黄酮醇铝络合物

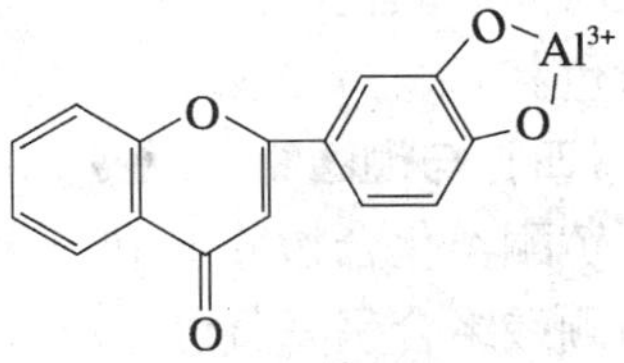
邻二羟基黄酮铝络合物

2. 中性醋酸铅及碱式醋酸铅反应　中性醋酸铅只能与分子中具有邻二酚羟基结构的化合物反应生成沉淀，但是碱式醋酸铅可与所有的酚类化合物产生沉淀，可用于鉴别及提取分离工作。

3. 锆盐-枸橼酸显色反应　在黄酮类化合物的甲醇溶液中加入 2%二氯氧锆（$ZrOCl_2$）甲醇溶液，如果出现黄色，说明黄酮类成分分子中有 3-OH 或 5-OH 与 4 位酮基共同存在，与锆盐络合生成黄色络合物。除二氢黄酮醇外，形成的3-OH络合物比5-OH络合物稳定，再加入2%枸橼酸甲醇溶液，并加水稀释，如果黄色不退，说明3位有游离羟基；如果加枸橼酸黄色减退，加水稀释后转为无色，说明化合物结构中只有5-OH，没有3-OH，因为5-羟基-4-羰基锆络合物容易被弱酸分解。

该反应可以在滤纸上进行，锆盐络合物斑点多呈黄绿色并有荧光。

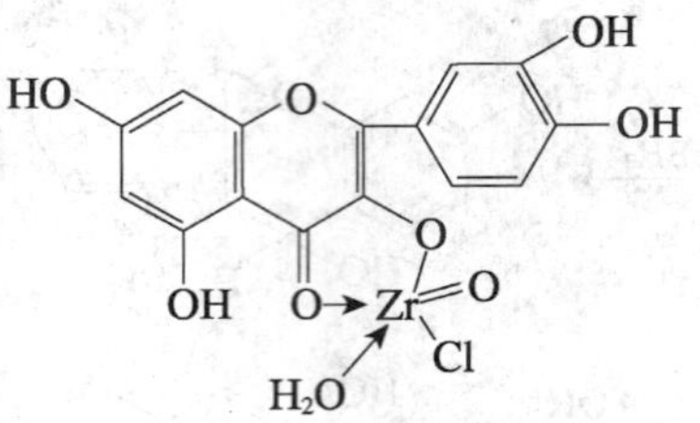

锆络合物

4. 醋酸镁显色反应　在滤纸上滴1滴样品甲醇溶液，干后喷雾醋酸镁甲醇溶液，加热干燥，在紫外灯（365 nm）下观察，二氢黄酮及二氢黄酮醇类化合物显天蓝色荧光，黄酮、黄酮醇和异黄酮类化合物显黄色、橙黄色至褐色。可用于鉴别二氢黄酮、二氢黄酮醇与其他黄酮类化合物。

5. 氨性氯化锶显色反应　二氯化锶（$SrCl_2$）在氨性甲醇溶液中可与分子中具有邻二酚羟基结构的黄酮类化合物反应生成绿色至棕色甚至黑色沉淀。

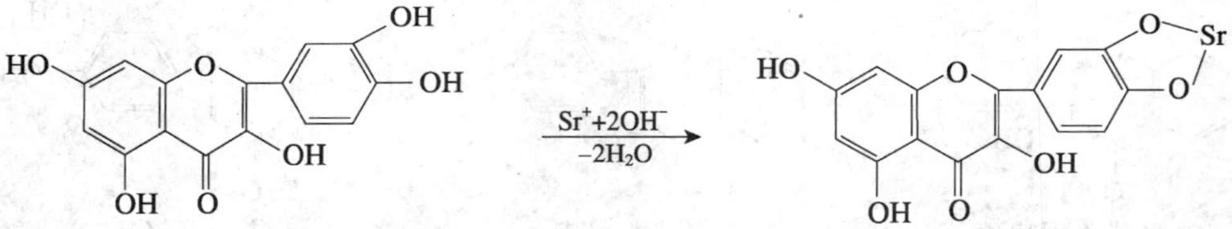

（三）与碱性试剂显色反应

将黄酮类化合物样品溶液滴在滤纸上，干燥后喷雾碱水溶液或暴露在氨蒸气中，常能使颜色发生变化。在可见光下观察，氨蒸气能使黄酮、黄酮醇类成分转为亮黄色，异黄酮类成分不显色，橙酮类成分显橙或橙红色，由氨蒸气处理后的颜色转变是可逆的，放置在空气中一段时间后颜色即褪去。二氢黄酮类成分在碱液中开环，转变为相应的异构体查耳酮，显橙至黄色。

（四）与硼酸络合反应

黄酮类化合物分子中5-羟基-4-酮基或2′-羟基查耳酮结构在无机酸或有机酸存在下，能与硼酸络合呈亮黄色，5-羟基二氢黄酮则呈阴性反应。

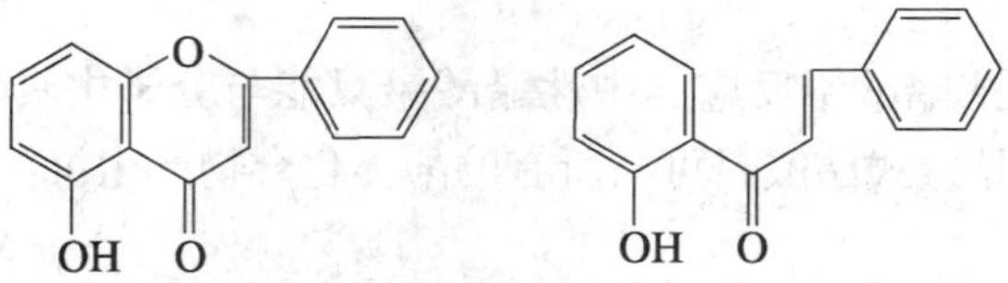

（五）与五氯化锑反应

五氯化锑（$SbCl_5$）是一种强酸，可与黄酮类化合物产生与浓硫酸一样的反应，一般情况下，查耳酮类能生成红至紫红色，黄酮、二氢黄酮及黄酮醇类显黄色至橙色。

第三节　黄酮类化合物的生物活性

一、对心、脑血管系统的活性

槲皮素、芦丁、金丝桃苷、灯盏花素（erigeron breviscapus）、葛根总黄酮以及银杏叶总黄酮对缺血性脑损伤有保护作用。金丝桃苷、水飞蓟素（silybin）、木犀草素、葛根素、沙棘总黄酮、银杏叶总黄酮等对心肌缺血损伤有保护作用。灯盏花素具有降低脑梗塞面积、增加血流量，抑制中性粒细胞黏附和浸润作用。

芦丁、陈皮苷、(＋)-儿茶素等有维生素P样作用，能降低毛细血管脆性及异常的通透性，可作为防治高血压及动脉硬化的辅助治疗剂。

大豆素、葛根素、葛根苷（puerarin）有增加冠状动脉血流量及降低心肌耗氧量等作用。芦丁、槲皮素、葛根素等具有明显的扩张冠状动脉作用，可使正常和痉挛状态的冠状动脉扩张，并可增加冠脉血流量，临床上用于治疗冠心病。

葛根素、大豆异黄酮可抑制血小板聚集，明显抑制凝血酶诱导的5-羟色胺的释放，用于治疗偏头痛、眼底静脉栓塞及某些心血管病。杨梅素和山柰酚抑制血小板聚集，对心血管有保护作用。

芒柄花素、鸡豆黄素（biochanin A）、大豆黄素及葛根素可显著降低血中胆固醇和甘油三酯的含量，用于治疗高脂血症及防治动脉粥样硬化。

二、抗肝毒性作用

水飞蓟素、异水飞蓟素及次水飞蓟素具有很强的保肝作用，临床上用于治疗急、慢性肝炎，肝硬化及多种中毒性肝损伤等疾病。另外（＋)-儿茶素在欧洲也用作抗肝毒性药物。

三、抗炎作用

芦丁及其衍生物羟乙基芦丁、二氢槲皮素以及橙皮苷-甲基查耳酮等对角叉菜胶、5-羟色胺及PGE诱发的大鼠足水肿、甲醛引发的关节炎及棉球肉芽肿等均有明显抑制作用。大豆苷、葛根苷以及银杏双黄酮具有很强的抗炎作用。染料木素可舒张血管、抑制单核细胞黏附、抑制血管平滑肌细胞增殖和抗血小板作用，减轻炎症，抑制动脉粥样硬化。

四、雌激素样作用

大豆及其制品中染料木素、大豆苷元等异黄酮类成分具有雌激素样作用，同时还表现出对雌激素的拮抗作用，是由于异黄酮与雌激素雌二醇（oestradiol）结构相似，与雌二醇竞争结合雌激素受体。异黄酮是发挥雌激素作用还是拮抗作用，主要取决于异黄酮的剂量以及机体的激素水平。大豆苷元与雌激素受体结合后的效应呈U形剂量-效应关系，低剂量时，由于与雌激素竞争结合雌激素受体，降低了雌激素活性，表现为拮抗作用；中等剂量时，产生雌激素作用；高剂量时，大量的异黄酮可活化因雌激素水平限制未活化的雌激素受体，产生雌激素增强效应，可作为子宫切除后的雌激素替代品，并可用于对激素相关疾病的防治，如乳腺癌、心血管疾病、骨质疏松、绝经综合征等[12]。

五、抗骨质疏松作用

大豆异黄酮具有防治骨质疏松作用，其中染料木素活性最强，苷元活性强于苷，可能是苷元脂溶性强，易于透过细胞膜而与受体结合，其作用机制主要为染料木素刺激骨髓间质干细胞增殖及向成骨细胞分化，即促进成骨细胞增殖，调节骨代谢；其次，染料木素通过作用于雌激素受体增加骨保护素 mRNA 表达和蛋白质分泌，抑制骨吸收。大豆异黄酮抑制破骨细胞样细胞的生成，诱导破骨细胞凋亡，抑制破骨细胞贴壁，减少破骨细胞数目，从而降低骨流失，防止骨质疏松的发生[13,14]。

六、抗菌及抗病毒作用

木犀草素、黄芩苷（baicalin）、黄芩素（baicalein）等有一定程度的抗菌作用。槲皮素、桑色素、二氢槲皮素及山柰酚等有抗病毒作用。大豆素、染料木素、鸡豆黄素 A、甘草查耳酮 A 对 HIV 有一定的抑制作用。银杏双黄酮对 HSV-1 及 HSV-2 有很强的抑制作用，根皮素和根皮苷具有抗真菌活性，用于治疗皮癣。

七、解痉作用

异甘草素及大豆素等具有类似罂粟碱解除平滑肌痉挛的作用，大豆苷、葛根素及大豆素等葛根黄酮类成分可以缓解高血压患者的头痛等症状。

八、抗糖尿病作用

钠糖转运通道抑制剂具有抗糖尿病作用，根皮苷是一种选择性的钠糖转运通道抑制剂，腹腔注射根皮苷能促进尿糖代谢，使血糖浓度下降，抑制葡萄糖在小肠中的再摄取。葛根素可降低四氧嘧啶致高血糖小鼠的血糖和血清胆固醇水平，临床上用以治疗糖尿病[15]。杨梅素对体外培养的小鼠脂肪细胞有胰岛素样作用，促进脂肪细胞摄取葡萄糖生成脂肪，提高脂肪细胞对胰岛素敏感性。桑叶中的黄酮成分促进外周细胞利用葡萄糖，可降血糖。茴香子中的黄酮成分对四氧嘧啶诱导的糖尿病小鼠有降血糖作用。

九、抗肿瘤作用

黄芩苷元能抑制多种肿瘤细胞的生长并诱导其凋亡，特别是明显抑制人白血病 K562 细胞生长，有浓度依赖性，相同浓度黄芩苷元对正常人造血细胞无明显毒性作用。根皮素体外能够抑制 Klot-4 人白血病细胞的生长，体内抑制 Fisher 膀胱癌细胞的生长。大豆素、樱黄素（prunetin）和金雀异黄素可抑制与致癌作用相关的线粒体醛脱氢酶。豆科植物 *Mundulea sericea* 中得到的 4 个鱼藤酮类成分可抑制鸟氨酸脱羧酶而显示抗癌活性。葛根异黄酮可抑制子宫淋巴细胞的增殖，鸢尾苷（iridin）可抑制人子宫颈癌细胞，大豆素可抑制内皮细胞和多种肿瘤细胞的增殖[15]。染料木素浓度≥10μmol/L 时可明显抑制细胞增殖，导致大量细胞死亡，可能与其抑制癌细胞的酪氨酸激酶和拓扑酶Ⅱ的活性有关。大豆异黄酮能辅助抑制肿瘤生长、转移，尤其是与激素相关的肿瘤，如乳腺癌和前列腺癌，但研究也发现低剂量植物性激素可引起乳腺细胞增生。

十、抗氧化作用

大多数黄酮类化合物都有较强的抗氧化作用，抗氧化机制是将氢供给脂类化合物自由基，自身转变为酚基自由基，由于酚基自由基稳定使得自动氧化链中断而抑制脂类的进一步被氧化，即抗氧化作用。有两个因素影响抗氧化活性：一个是酚羟基上氢原子的活性，另一个是酚自由基的位阻。抗氧化活性与结构的关系为：A 环 7 位羟基和 B 环 4′位羟基抗氧化活性强于其他位置的羟基，3 位和 5 位羟基对抗氧化活性无贡献，C 环双键影响不大。芦丁、槲皮素、异槲皮苷、金丝桃苷、灯盏花素、葛根素、甘草黄酮、沙棘总黄酮、黄芩总黄酮以及从香杨梅（*Myrica gale L.*）果实渗出液中分离得到的香杨梅酮（myrigalone B）均具有抗氧化活性。

十一、抗心律失常作用

葛根素、大豆苷元对三氯甲烷诱发的小鼠室颤、肾上腺素诱发的家兔心律失常有保护作用，对乌头碱诱发的大鼠心律失常有治疗作用。沙棘总黄酮、苦参总黄酮、甘草黄酮也有抗心律失常作用。

十二、对中枢神经系统的作用

金丝桃苷、山柰酚、芹菜素、槲皮素 3-*O*-葡萄糖醛酸苷、异槲皮苷和 5，7-二羟基黄酮、银杏黄酮等具有抗抑郁活性。白杨素、芹菜素、线蓟素（cirsiliol）和 5，7-二甲氧基黄酮等具有抗焦虑作用。

黄芩苷、金丝桃苷对神经细胞具有保护作用。

槲皮素、金丝桃苷、芦丁、银杏叶总黄酮等具有明显的镇痛作用，其作用机制与 Ca^{2+} 拮抗有关。

酸枣仁总黄酮可明显减少小鼠自发活动次数及强度，显著延长戊巴比妥钠所致小鼠睡眠时间，并抑制苯丙胺兴奋中枢的作用。葛根总黄酮和银杏叶总黄酮具有改善长时记忆和短时记忆的功能。

十三、对消化性溃疡的保护作用

金丝桃苷、芦丁、银杏叶总黄酮等对消化性溃疡有保护作用。

十四、甜味剂

多种二氢查耳酮苷类成分有甜味，柑橘苷二氢查耳酮比蔗糖甜 300 倍，新橙皮苷二氢查耳酮甜度是蔗糖的 1500 倍。自从 1963 年美国学者用柑橘类果皮为原料制成甜度极高的二氢查耳酮衍生物，到现在已经发现多种二氢查耳酮苷具有甜度[16]。

第四节　黄酮类化合物的提取与分离

黄酮类化合物存在于植物的根、心材、树皮、叶、果实和花等所有部位中，不同部位中存在的形式不同，在花、果和叶中主要以苷的形式存在，在木部的坚硬组织中多以游离形式存在，在皮、根和根茎中可以任何形式存在。其提取、分离的方法取决于原材料部位及其存在化合物的结构类型。

一、黄酮类化合物的提取方法

黄酮类化合物的提取主要是根据目标化合物的性质以及伴随的杂质选择提取溶剂。黄酮类化合物结构类型多，彼此间溶解度差异大，多甲氧基取代的黄酮苷元能溶于乙醚而不溶于水，羟基取代的异黄酮、二氢黄酮或黄酮苷元能溶于乙醚也能溶于乙醇，多糖取代的黄酮苷和花色素苷类易溶于水，不溶于乙醚。因此不同类型的黄酮类化合物需选择不同的提取方法。

（一）甲醇或乙醇提取

甲醇或乙醇是提取黄酮类化合物最常用的溶剂，提取极性较大的黄酮苷元如羟基黄酮、黄酮醇、橙酮和查耳酮，一般选择高浓度的甲醇或乙醇，提取黄酮苷类化合物，最常用的是50％～60％乙醇。

实例1：用乙醇以及有机溶剂从新鲜旱芹（*Apium graveolens*）茎叶提取芹菜苷（apiin）。

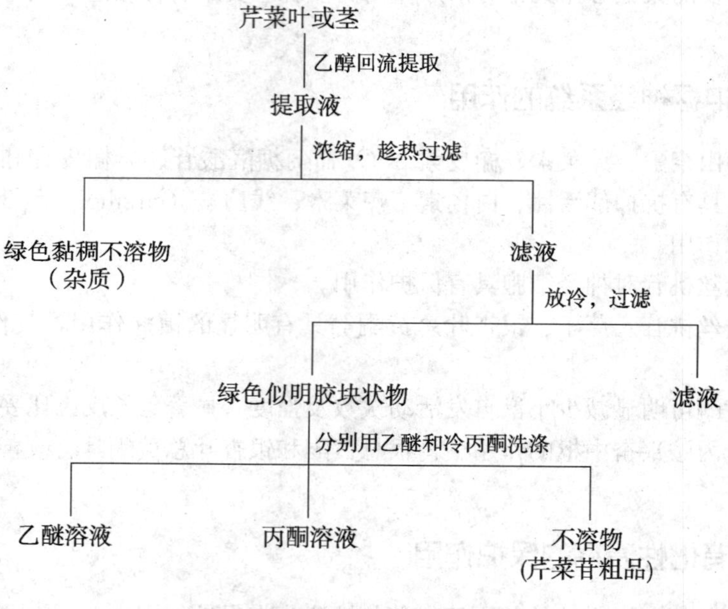

实例2：从橘（*Citrus reticulate*）的干燥果皮（即中药陈皮）粗粉中用稀乙醇提取陈皮苷。

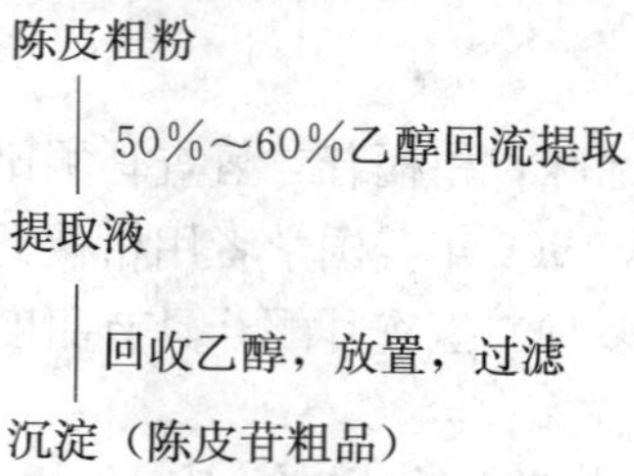

（二）其他有机溶剂提取

一般黄酮苷元亲脂性较强，可选择极性较小的有机溶剂乙醚、三氯甲烷、乙酸乙酯等提取，多甲氧基取代的黄酮苷元甚至可以用苯提取。

实例1：*Hymenoxys scapesa* 叶用二氯甲烷提取多甲氧基取代黄酮沼泽向日葵素、花茎菊素和去甲氧基苏打基亭。

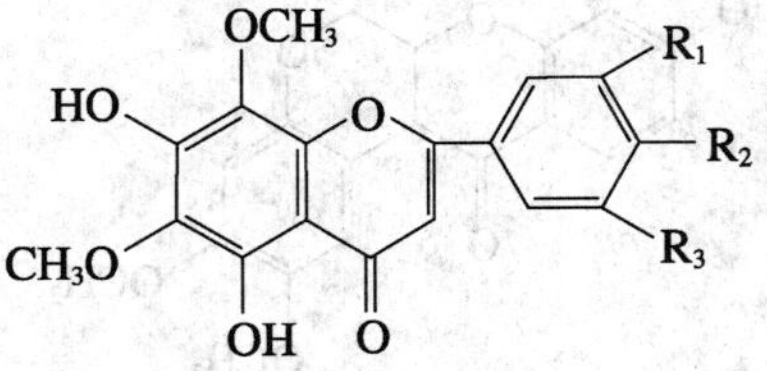

沼泽向日葵素	R_1=OCH_3, R_2=OCH_3, R_3=H
花茎菊素	R_1=OCH_3, R_2=OCH_3, R_3=OH
去甲氧基苏打基亭	R_1=H, R_2=OH, R_3=H

实例 2：从毛鱼藤（*Derris elliptica*）提取鱼藤酮（rotenone）、去氢鱼藤酮（dehydeorotenone）、毛鱼藤酮（elliptone）和鱼藤素（deguelin）。

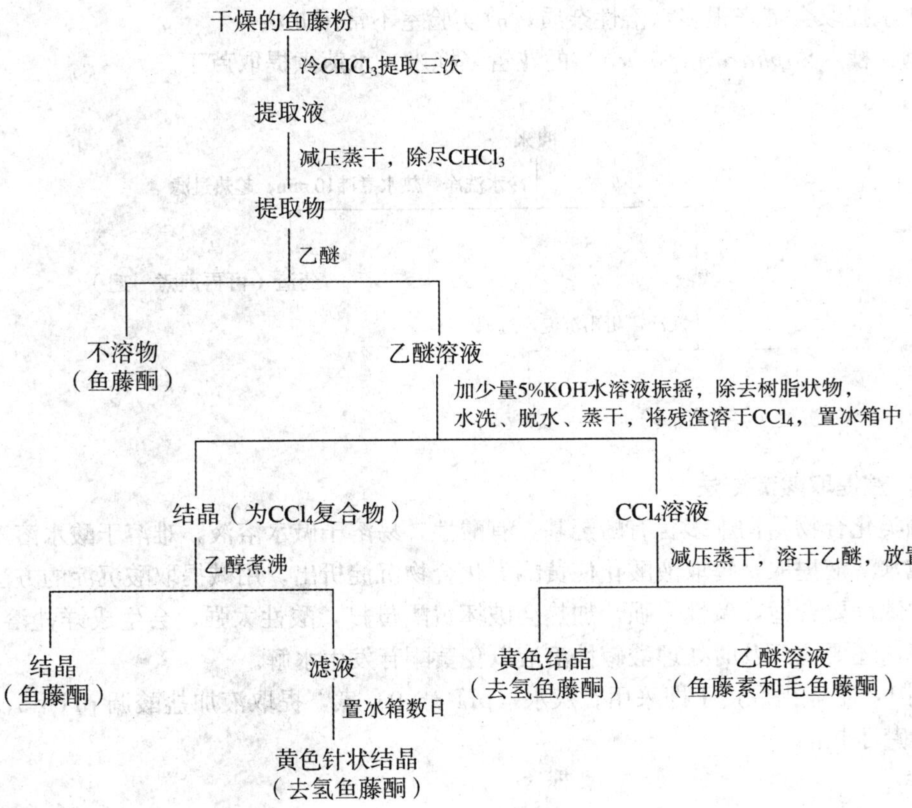

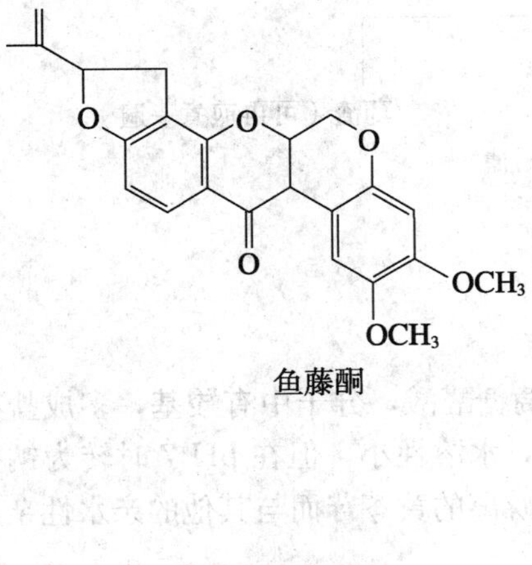

鱼藤酮

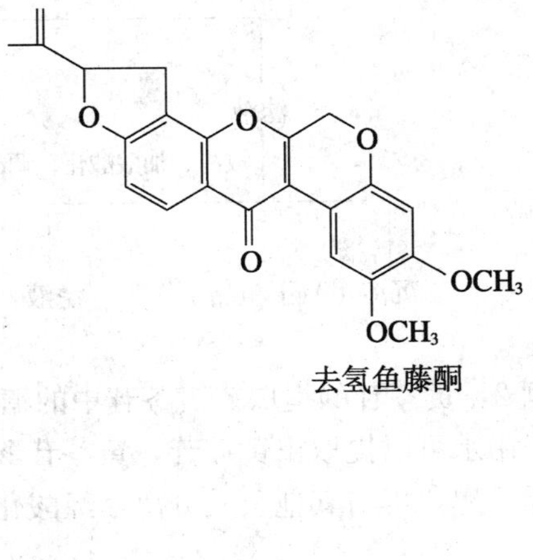

去氢鱼藤酮

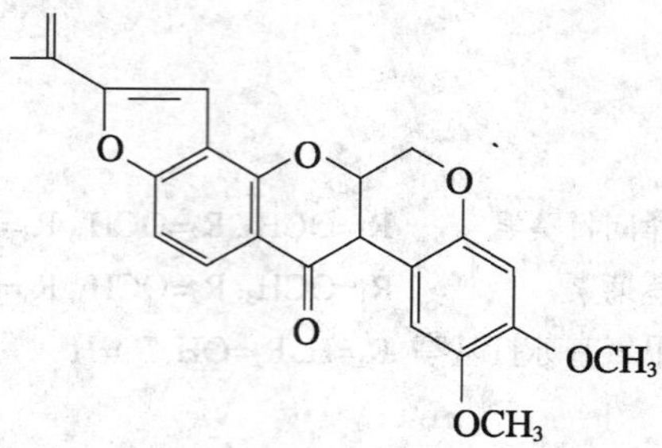

毛鱼藤酮

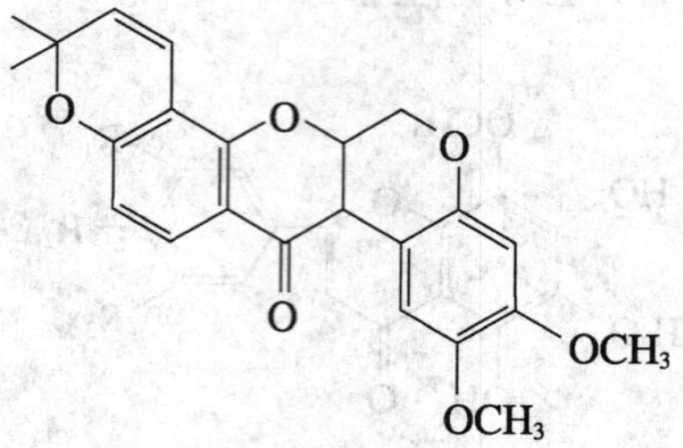

鱼藤素

（三）热水提取

提取黄酮多糖苷常采用沸水提取。在提取黄酮苷时，为了得到原生苷，需注意破坏酶的活性。热水提取会带来很多水溶性杂质，故实验室不常用此法。

实例：槐（*Sophara japonica*）的花蕾（槐米）水煎煮提取芦丁。

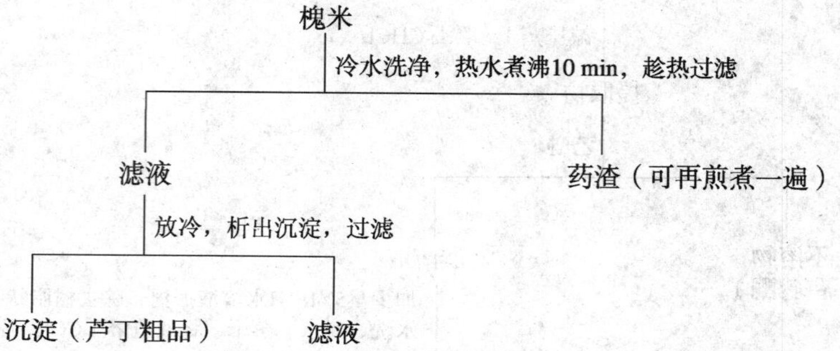

（四）碱提取酸沉淀法

黄酮类化合物结构中多含有酚羟基，有酸性，易溶于碱水溶液，难溶于酸水溶液，因而可用稀碱水溶液提取，提取液酸化使黄酮类化合物沉淀析出。用碱提取酸沉淀的方法需要注意酸碱的浓度要合适，碱性太强，加热会破坏黄酮母核，酸性太强，会生成鎓盐溶于水中，降低收率，还要注意及时处理酸碱性溶液以免黄酮苷发生水解。

实例1：工业提取芦丁即采用石灰水（pH 8～9）煮，提取液加盐酸调 pH=5，得到的沉淀即为芦丁粗品。

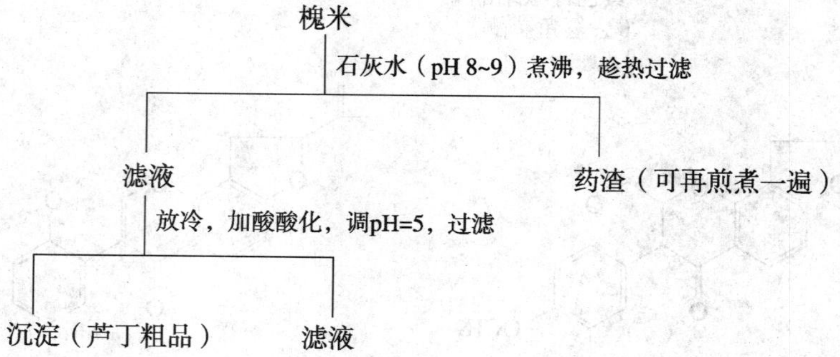

实例2：黄芩苷的提取。黄芩苷中的糖是葡萄糖醛酸，分子中有羧基，多成盐存在于植物根中，用水可以提取出黄芩苷，黄芩苷酸性强，水溶性小，但在 pH 7 时转为钠盐较易溶于水或稀乙醇，可与其他杂质分离，经酸化析出游离的黄芩苷而与其他的亲水性杂质分离。

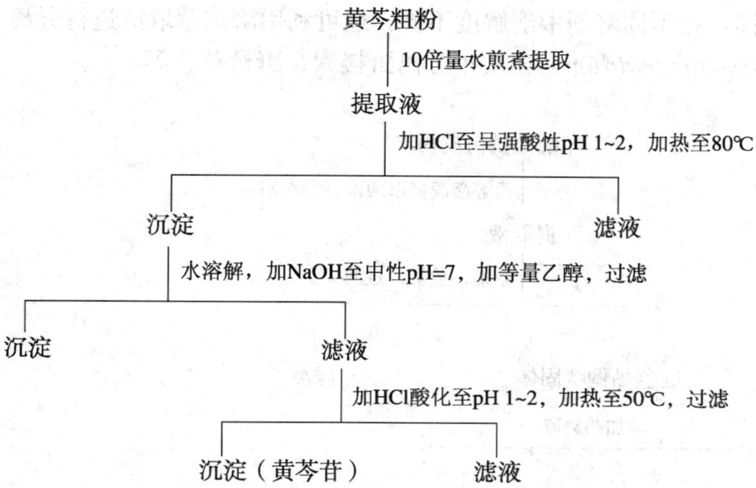

（五）系统溶剂提取法

对于不知道确切成分的植物材料，一般选择用甲醇或乙醇尽量提取全部黄酮类成分，或选择极性由小到大的溶剂如石油醚脱脂，然后用苯提取多甲氧基黄酮、异戊烯基或甲基取代黄酮，三氯甲烷、乙醚、乙酸乙酯可以提取大部分黄酮苷元，丙酮、乙醇、甲醇可以提取多羟基黄酮、双黄酮等，稀醇、沸水可以提取黄酮苷。

二、黄酮类化合物的分离方法

（一）溶剂萃取法

用溶剂法特别是用甲醇、乙醇或水提取得到的提取物，其中可能含有各种极性不同的杂质，利用溶剂萃取法可以除去杂质，也可以分离黄酮苷和苷元。一般植物醇提取浓缩液用水和乙醚分配，黄酮苷元会溶解在乙醚中，分配后的水层再分别用乙酸乙酯及正丁醇萃取，黄酮苷会溶解在乙酸乙酯中，多羟基或多糖取代的黄酮苷可能在正丁醇中。

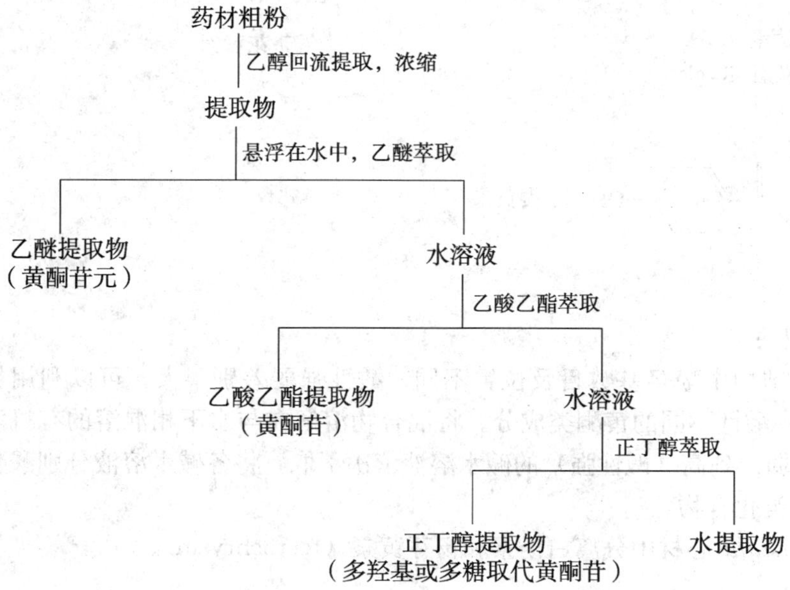

黄酮类化合物结构不同，在不同溶剂中溶解度不同，也可利用溶剂萃取法进行分离。

实例：从印缅樱桃（*Prunus puddum*）树皮中分离野樱素、野樱黄苷等。

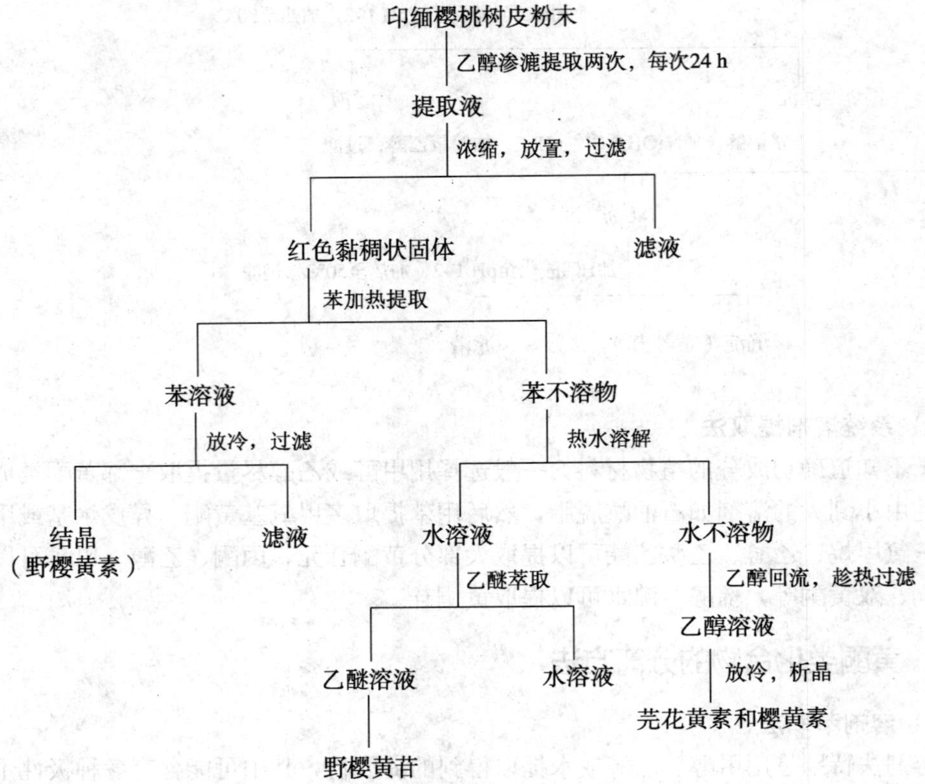

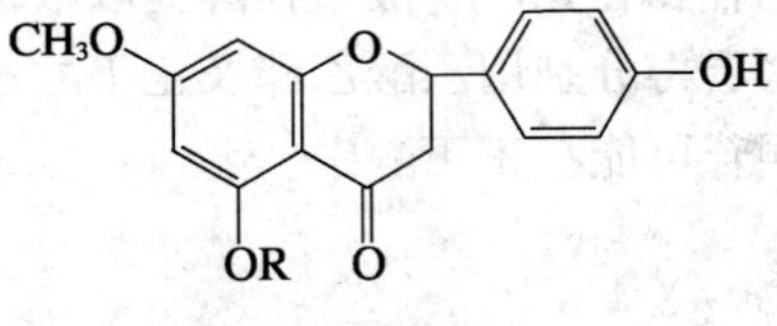

野樱黄素 R=H
野樱黄苷 R=glc

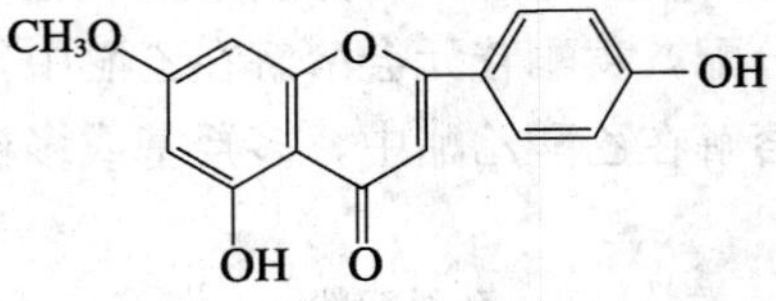

芫花黄素

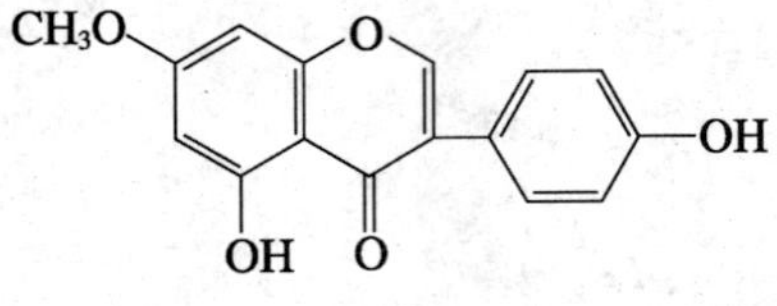

樱黄素

（二）梯度 pH 萃取法

黄酮类化合物由于结构中酚羟基数目及位置不同，酸性强弱差别很大，可以利用梯度pH萃取法分离混合物中酸性不同的黄酮类成分。将混合物溶解在与水不相混溶的有机溶剂中，用pH由低（碱性弱）到高（碱性强）的碱水溶液依次萃取，将各碱水溶液分别酸化得到酸性由强到弱的黄酮类化合物。

实例：从*Pinus aristata*心材中分离白杨素和杨芽黄素（tectochrysin）。

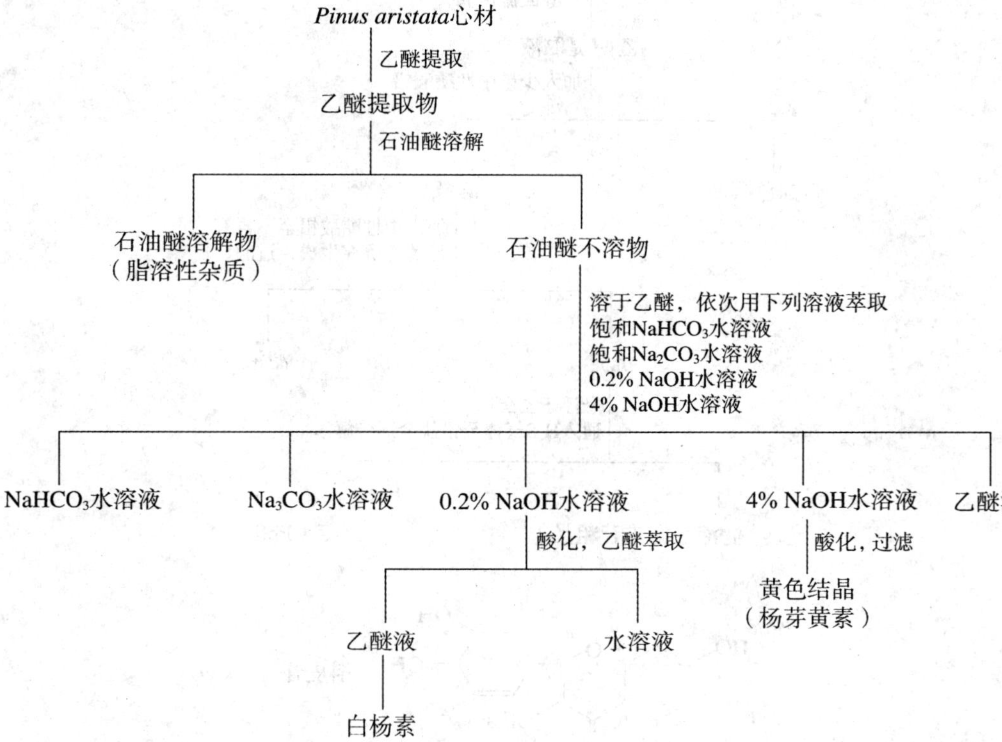

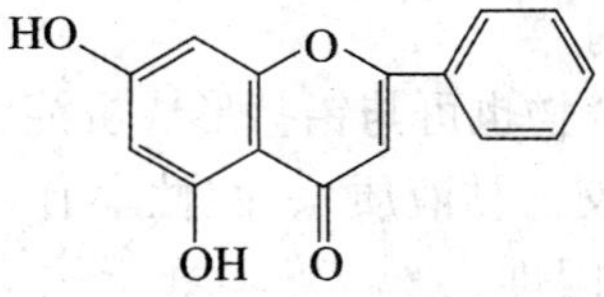
白杨素

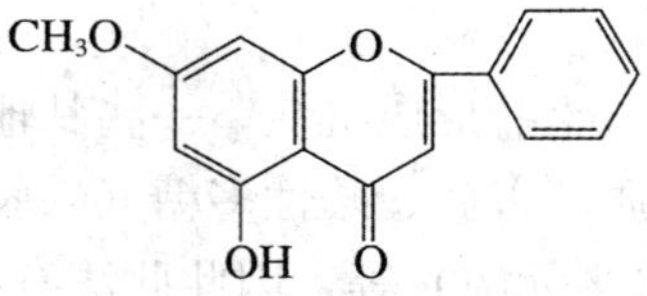
杨芽黄素

（三）沉淀法

最常用的是铅盐沉淀法。分子中具有邻二酚羟基的黄酮类成分在乙醇溶液中可与饱和中性醋酸铅反应生成深黄至红色铅盐沉淀，分子结构中没有邻二酚羟基的黄酮类化合物可与碱式醋酸铅生成沉淀，形成的铅盐沉淀可以用通入硫化氢气体形成硫化铅沉淀的方法除去铅，一般用此方法可以除去非酚类成分，也可以将具有邻二酚羟基和不具有邻二酚羟基的黄酮分离。

实例：自槲树（*Quercus dentate*）提取槲皮苷（quercitrin）。

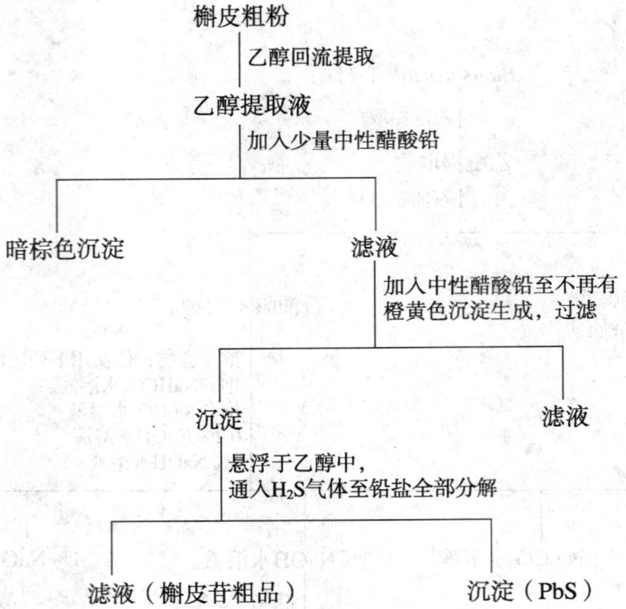

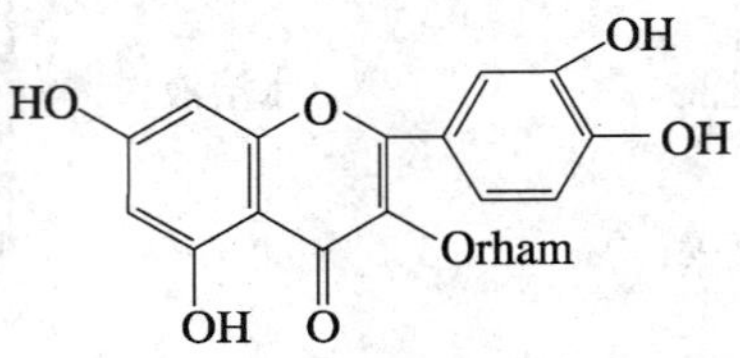

槲皮苷

有些酚类成分不与铅盐形成沉淀，一些其他类化合物也可与铅盐形成沉淀，如酸性杂质包括：氨基酸、蛋白质、多肽、酸性多糖（果胶、树胶、黏液质）、酸性皂苷、树脂酸（二萜、二萜酸）、鞣质（多元酚）等，因此此法有一定局限性。

（四）活性炭吸附法

主要适用于初步纯化水或甲醇提取液中的黄酮苷类成分，如白背赝靛（*Baptisia lecontei*）提取液经活性炭吸附样品后，分别用甲醇、沸水、7%酚性水溶液和15%酚性水溶液洗脱，大量的黄酮类化合物出现在7%酚洗脱液中。

（五）色谱法

由于植物中含有的黄酮类成分数量多，结构类型多，取代基种类、数量以及取代的位置不同，因此实际的分离工作采用上述简单的溶剂处理方法很难得到纯化合物，从植物提取物分离制备大量黄酮类化合物纯品最常用也最有效的方法是色谱法，应用最广泛的填料是聚酰胺、硅胶、葡聚糖凝胶及反相硅胶等。

1. 聚酰胺色谱　聚酰胺是分离黄酮类成分比较理想的吸附剂，其吸附强度主要取决于黄酮类成分分子中酚羟基的数目、位置以及溶剂与黄酮类成分或与聚酰胺之间形成氢键缔合能力的大小。经常使用的洗脱系统为不同比例的甲醇-水、乙醇-水或丙酮-水以及三氯甲烷-甲醇等。黄酮类成分从聚酰胺柱色谱上洗脱大致遵循下列规律：

（1）与酚羟基数目有关，化合物中酚羟基数目越多，聚酰胺对其吸附力越强，越不容易洗脱，TLC 的 R*f* 值越小。

*Rf*值: 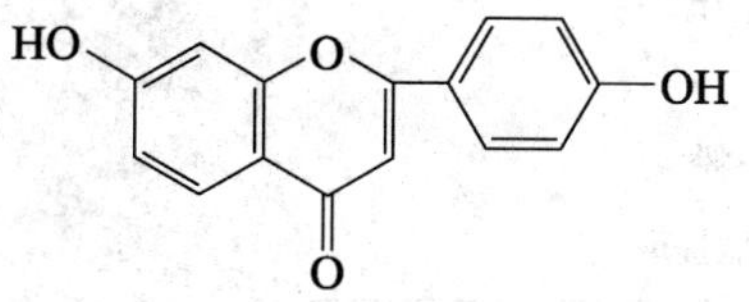 > 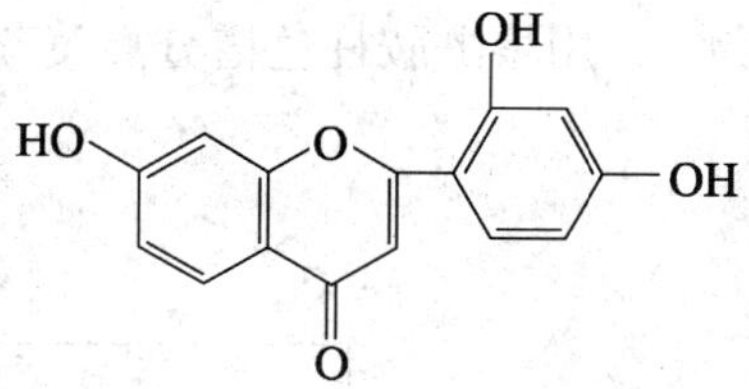

(2) 与酚羟基位置有关，能形成分子内氢键的羟基被吸附弱。

*Rf*值: 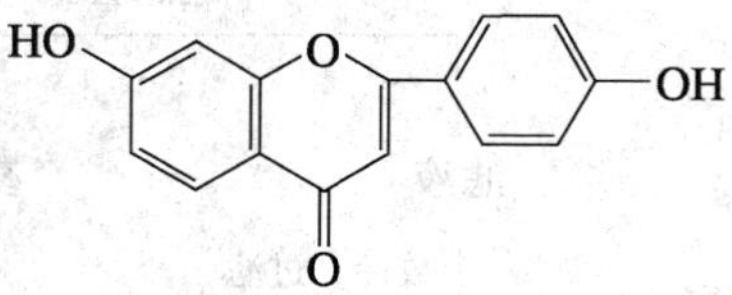 < 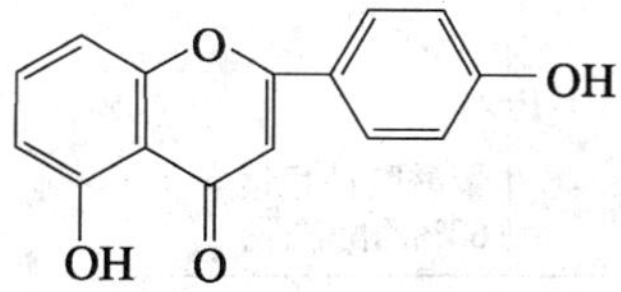

(3) 与黄酮结构类型有关，化合物结构中芳香化程度越高，共轭系统越长，被吸附能力越强。因此聚酰胺对黄酮类化合物吸附能力从小到大依次为：异黄酮＜二氢黄酮＜黄酮＜黄酮醇、查耳酮。

*Rf*值: 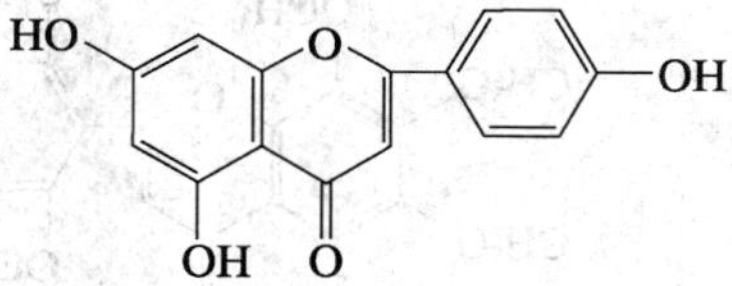 < 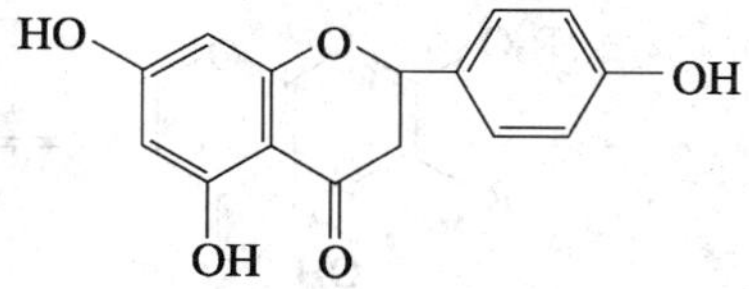

(4) 苷元相同，糖越多，位阻越大，越难被吸附，因此黄酮苷用柱色谱分离时洗脱顺序一般是：叁糖苷，双糖苷，单糖苷，苷元。

*Rf*值: 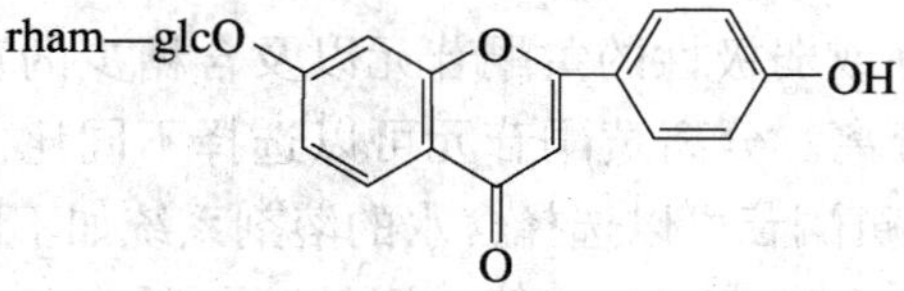 > 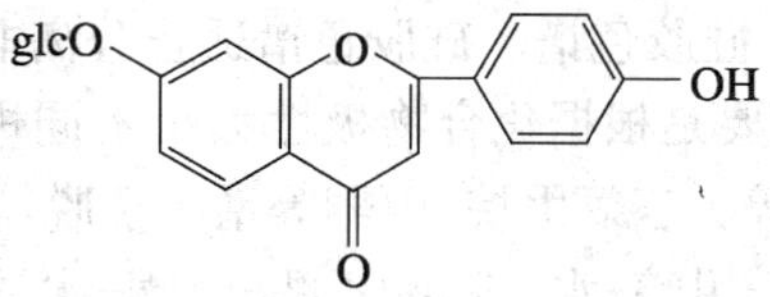 >

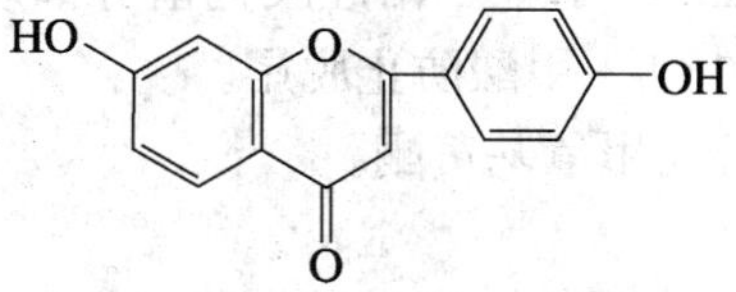

实例 1：用聚酰胺色谱分离二氢槲皮素（dihydroquercetin）和槲皮素。

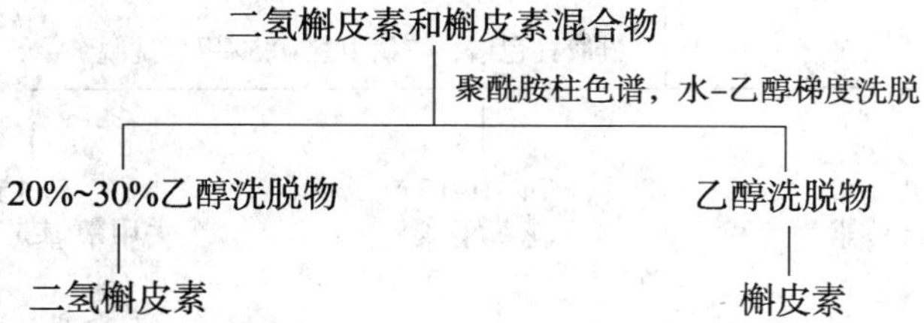

实例 2：用聚酰胺柱色谱分离黄芩根中成分。

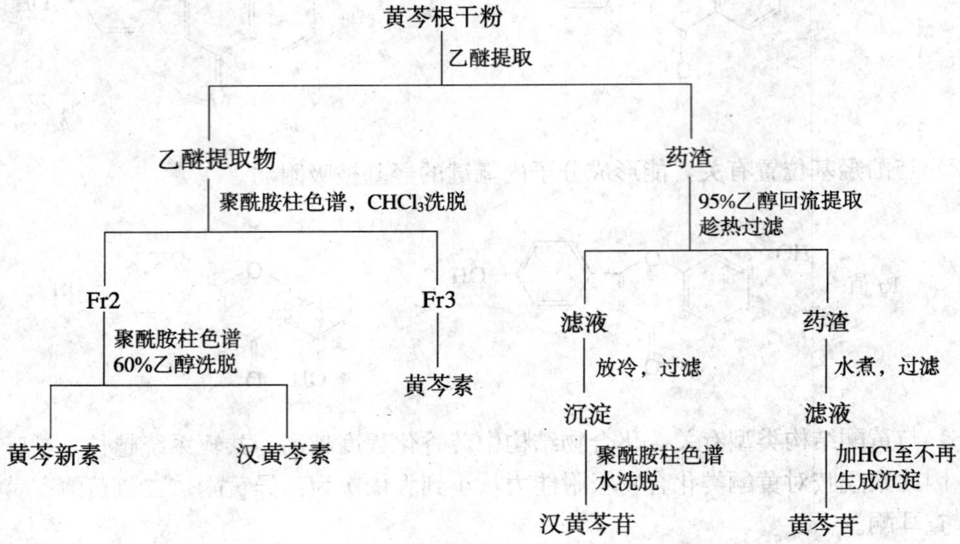

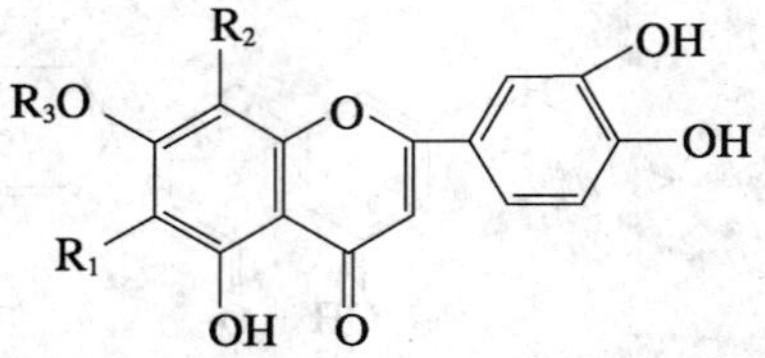

黄芩素　R_1=OH, R_2=H, R_3=H
黄芩苷　R_1=OH, R_2=H, R_3=glu A
汉黄芩素 R_1=H, R_2=OMe, R_3=H
汉黄芩苷 R_1=H, R_2=OMe, R_3=glc

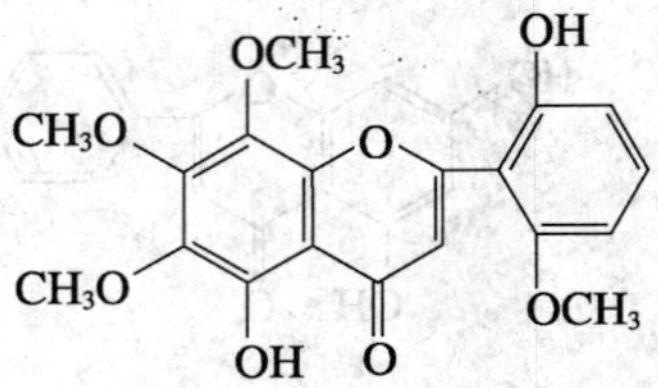

黄芩新素

2. 硅胶色谱　硅胶色谱适合分离非极性或弱极性的黄酮苷元以及含糖少的黄酮苷类成分，主要是根据化合物极性大小不同进行分离。分离黄酮苷元可以选择不同比例的三氯甲烷-甲醇、三氯甲烷-丙酮等系统洗脱，分离黄酮苷可以选择含水的溶剂系统如不同比例的三氯甲烷-甲醇-水、乙酸乙酯-丙酮-水或乙酸乙酯-乙醇-水等。用硅胶色谱分离多羟基黄酮时，由于黄酮类成分有酸性而脱尾，可以在展开剂中加入甲酸防止脱尾。

实例 1：*Hymenoxys scapesa* 叶用硅胶柱色谱分离甲氧基黄酮。

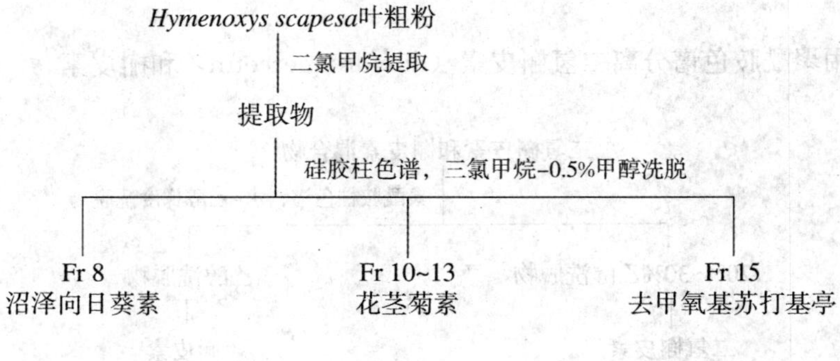

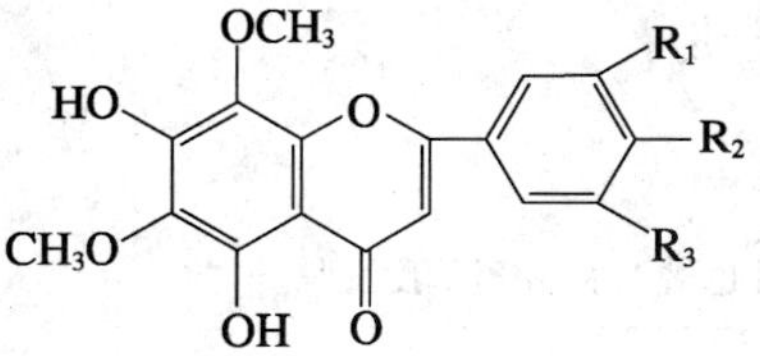

沼泽向日葵素 R_1=OCH_3, R_2=OCH_3, R_3=H

花茎菊素 R_1=OCH_3, R_2=OCH_3, R_3=OH

去甲氧基苏打基亭 R_1=H, R_2=OH, R_3=H

实例 2：丰城崖豆藤（*Millettia nitida* var. *hirsutissima*）藤茎经硅胶柱色谱分离得到 11 个异黄酮苷元及苷。

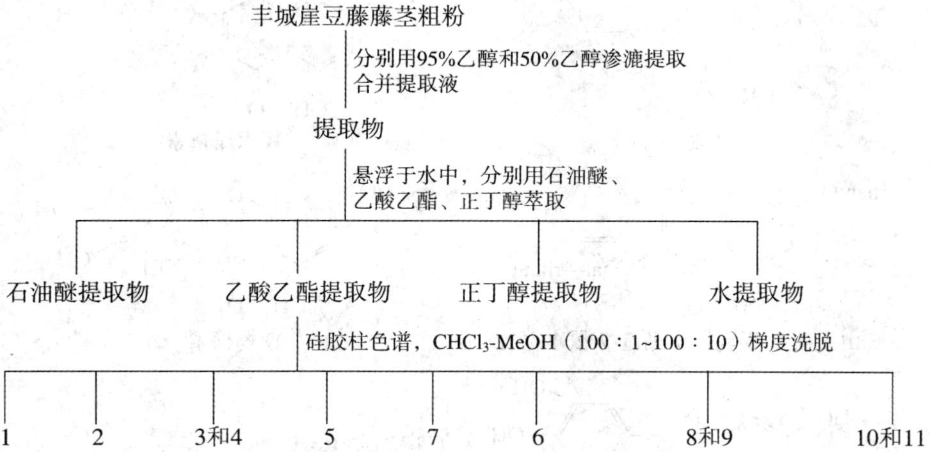

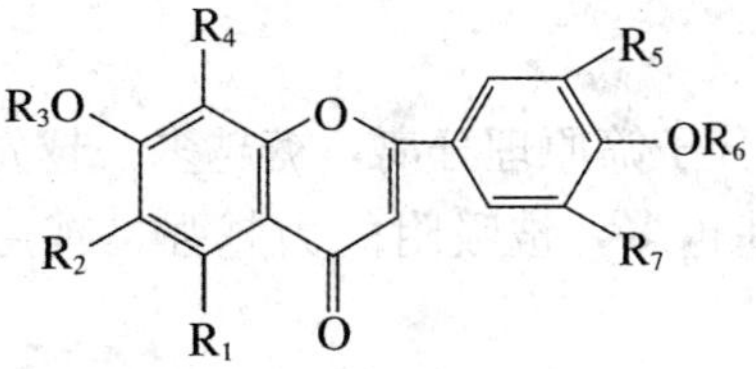

1 芒柄花素 R_1=R_2=R_3=R_4=R_5=R_7=H, R_6=Me

2 8-甲雷杜辛 R_1=R_2=R_3=R_5=R_7=H, R_4=R_6=Me

3 毛蕊异黄酮 R_1=R_2=R_3=R_4=R_7=H, R_5=OH, R_6=Me

4 gliricidin R_1=R_2=R_3=R_4=H, R_5=R_7=OH R_6=Me

6 阿夫罗摩辛7-*O*-葡萄糖苷, R_1=R_4=R_5=R_7=H, R_2=R_6=Me, R_3=glc

8 芒柄花苷 R_1=R_2=R_4=R_5=R_7=H, R_6=Me, R_3=glc

9 染料木苷 R_2=R_4=R_5=R_6=R_7=H, R_1=OH, R_3=glc

10 芒柄花素-7-*O*-芹糖基-（1-6）-葡萄糖苷 R_1=R_2=R_4=R_5=R_7=H, R_3=glc(6)-api R_6=Me

11 澳白檀苷 R_2=R_4=R_5=R_7=H, R_1=OH, R_3=glc(6)-api, R_6=Me

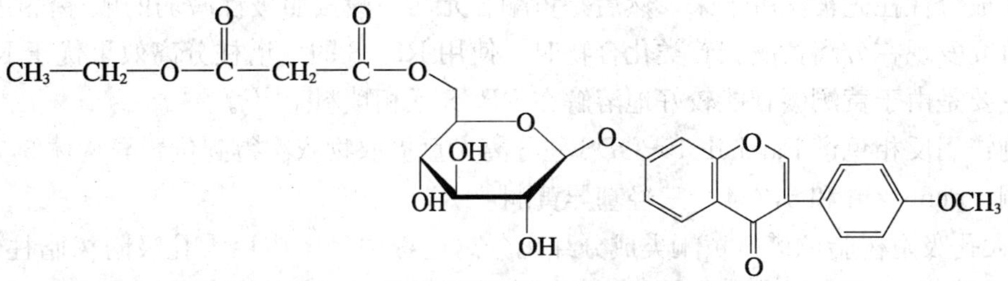

7 芒柄花素-7-O-β-D-吡喃葡萄糖苷-6″-乙基丙二酸酯

3. 葡聚糖凝胶色谱　分离黄酮类化合物可以用葡聚糖凝胶，最常用的是 Sephadex LH-20。使用 Sephadex LH-20 分离黄酮苷元时常用的溶剂系统有三氯甲烷-甲醇等，主要靠吸附作用，吸附能力大小主要由化合物极性决定，化合物极性越大，越不容易被洗脱。分离黄酮苷时常用的溶剂系统为不同比例的乙醇-水、甲醇-水、丙酮-水等，此时分子筛的性质起主要作用，分子量越大，越容易被洗脱。

实例：用 Sephadex LH-20 柱色谱分离黄酮类化合物。

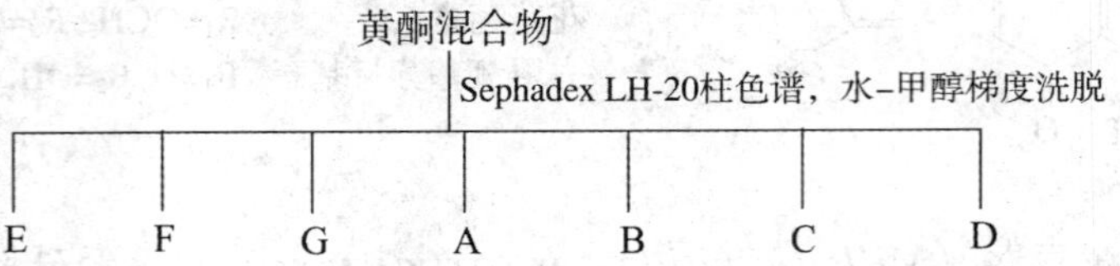

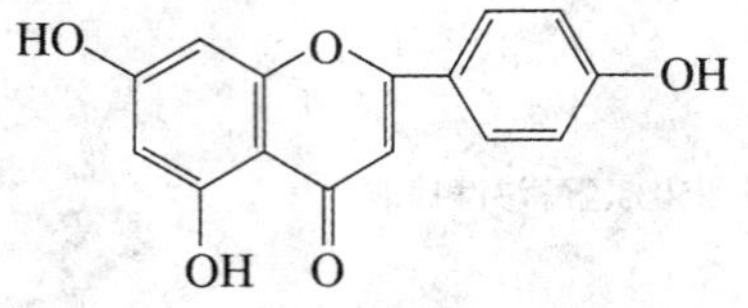

A 芹菜素

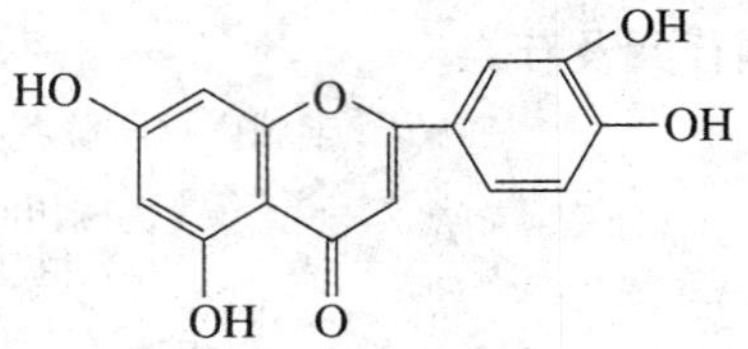

B 木犀草素

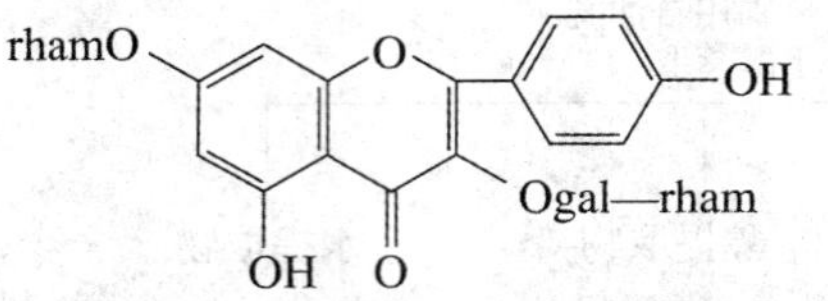

E 山柰酚-3-半乳鼠李糖基-7-鼠李糖苷

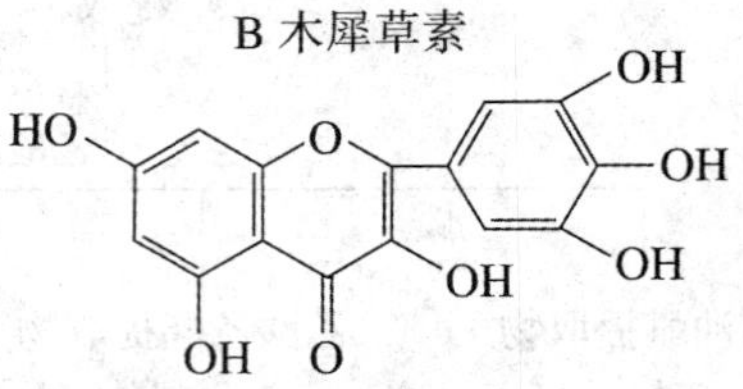

D 杨梅素

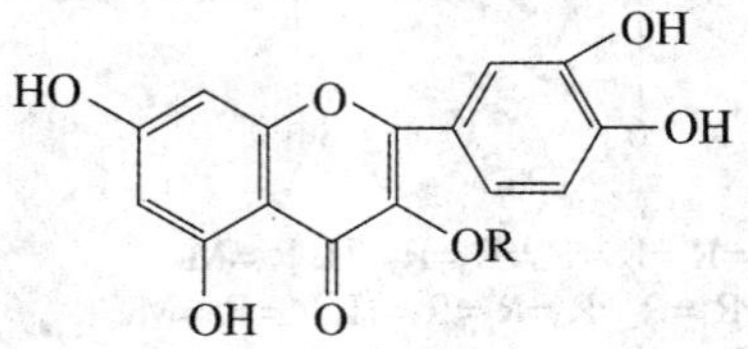

C 槲皮素 R=H
F 槲皮素-3-芸香糖苷 R=glc(6)-rham
G 槲皮素-3-鼠李糖苷 R=rham

从实例可以看出，首先洗脱下来的是苷类成分，按照分子筛原理分离，糖越多，越先被洗脱；然后是黄酮苷元成分，按照吸附原理分离，酚羟基越多，被吸附能力越强，越后被洗脱。

4. 反相硅胶色谱　黄酮类化合物结构中酚羟基较多，极性较大，因此现在分离黄酮类成分越来越多使用反相硅胶。常用的洗脱剂有乙腈-水、甲醇-水以及含有少量乙酸的系统。黄酮苷类成分往往先被洗脱下来，然后是黄酮苷元，一般按照极性减弱的顺序洗脱。Strack 等经过研究发现在分离黄酮碳苷类化合物时，使用 RP-8 的色谱柱分离效果优于 RP-18 色谱柱，主要是由于黄酮碳苷能较好地溶解在 RP-8 反相填料上[17]。

实例：用反相色谱 Partisil-10-ODS 柱分离大豆提取物依次得到位置异构体 5,7,4′-三羟基异黄酮、genistein 和 6,7,4′-三羟基异黄酮[18]。

5. 大孔吸附树脂色谱　黄酮类成分纯化分离过程中经常应用大孔吸附树脂柱色谱。黄酮类成分结构上经常有酚羟基和糖，因此适合选择极性和弱极性的树脂进行分离。样品水溶液吸附在树脂上后，用水洗去水溶性杂质如多糖等，逐步增大醇浓度洗脱，依次得到黄酮苷和黄酮苷元，最后用高浓度醇洗脱可以得到亲脂性成分。

实例 1：用弱极性的 AB-8 型大孔吸附树脂分离葛根总黄酮得到葛根素（葛根素收率 93.75%）[19]。

实例 2：长茎金耳环（*Asarum longerhizomatosum*）根及根茎提取物正丁醇萃取物经 D101 大孔吸附树脂纯化，20%甲醇洗脱部分得到总黄酮[20]。

6. 高速逆流色谱　高速逆流色谱（HSCCC）无不可逆吸附、回收率高、操作简便，在黄酮类化合物的分离中应用非常广泛。

实例 1：用超临界 CO_2 法提取 *Patrinia villosa* 中的黄酮类成分，经 HSCCC 分离得到 3 个黄酮类化合物。

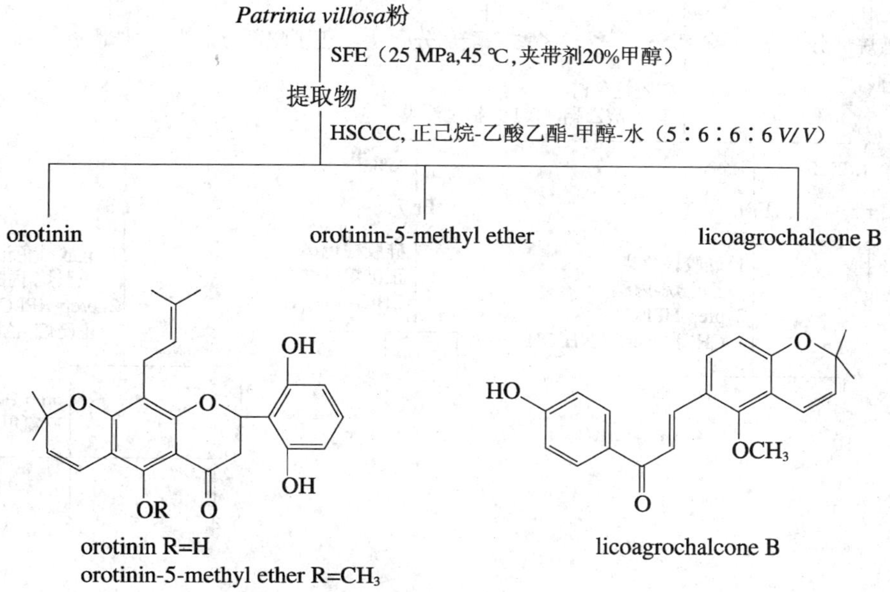

实例 2：甘草（*Glycyrrhiza uralensis*）提取物粗品（80 mg）经 HSCCC（正己烷-乙酸乙酯-甲醇-乙腈-水＝2∶2∶1∶0.6∶2 *V/V*）一步分离得到甘草素（13.8 mg，纯度 98.9%）和异甘草素（8.5 mg，纯度 98.3%）[21]。

7. 制备高效液相色谱（preparative high-performance liquid chromatography, prep-HPLC）　HPLC 具有高分辨率，近些年采用制备型 HPLC（制备色谱柱 460 mm×20 mm）及半制备型 HPLC（半制备色谱柱 460 mm×10 mm）分离黄酮类化合物取得了很大进展。

实例 1：在分离多甲氧基取代黄酮类化合物川陈皮素（5,6,7,8,3′,4′-六甲氧基黄酮）和 5,6,7,4′-四甲氧基黄酮时，3.54 g 粗品采用大的 Welk-O 固定相手性色谱柱，35%乙醇-65%正己烷洗脱，得到 2.48 g 川陈皮素和 0.85 g 5,6,7,4′-四甲氧基黄酮[22]。

实例 2：*Derris scandens* 茎经制备 HPLC 分离得到 8 个黄酮类化合物[23]。

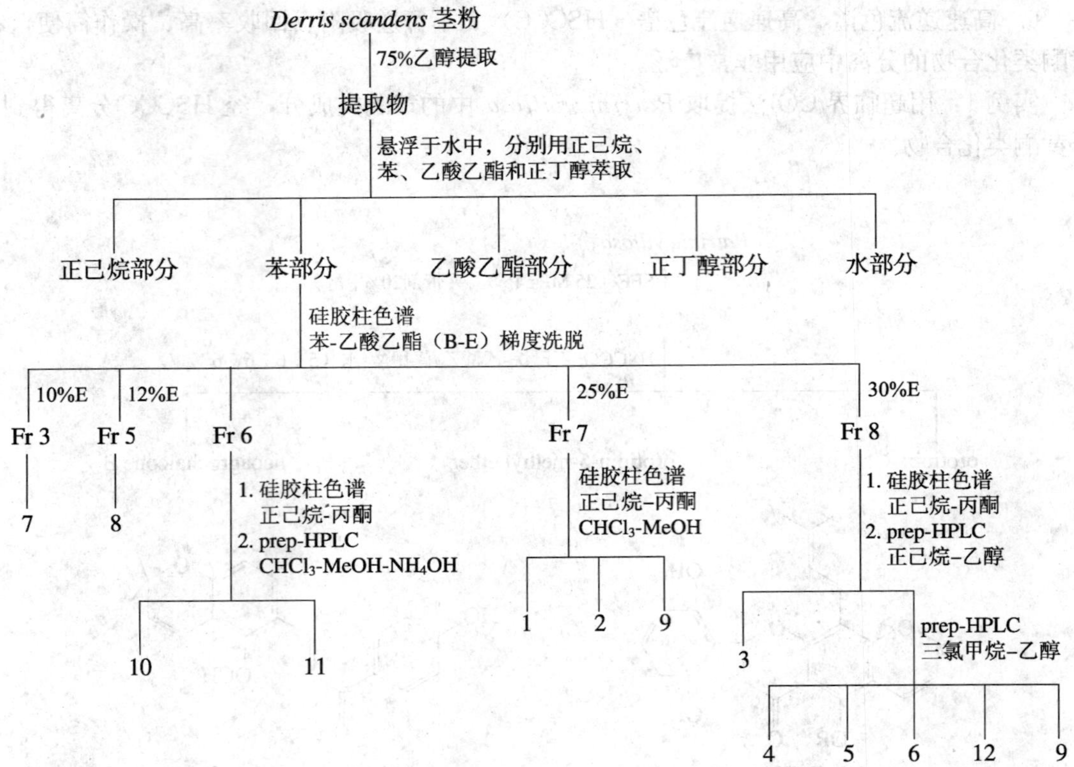

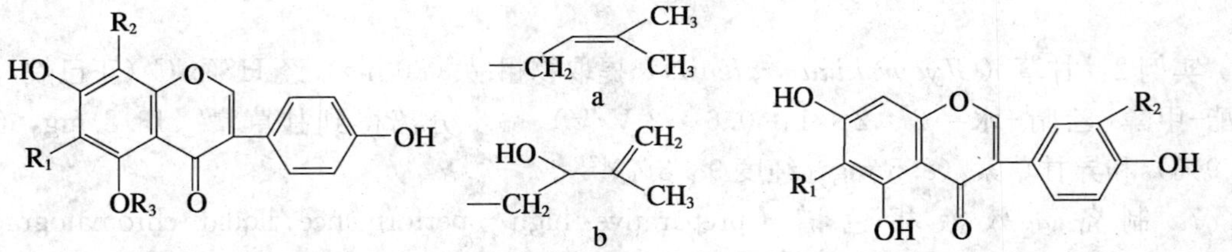

derrisisoflavone A (1) $R_1=R_2=a$, $R_3=CH_3$ derrisisoflavone B (2) $R_1=a$, $R_2=b$
derrisisoflavone D (4) $R_1=b$, $R_2=a$, $R_3=CH_3$ lupalbigenin (8) $R_1=R_2=a$
derrisisoflavone E (5) $R_1=a$, $R_2=b$, $R_3=CH_3$ lupinisol A (11) $R_1=b$, $R_2=a$
5,7,4'-trihydroxy-6,8-diprenylisofavone (7) $R_1=R_2=a$, $R_3=H$
erysenegalensein E (10) $R_1=a$, $R_2=b$, $R_3=H$

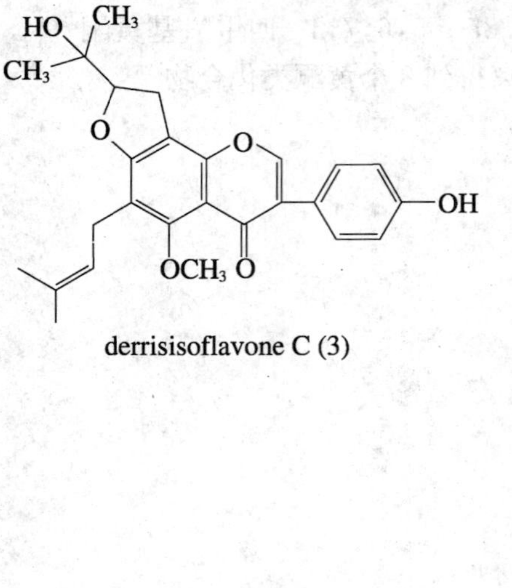

derrisisoflavone C (3)

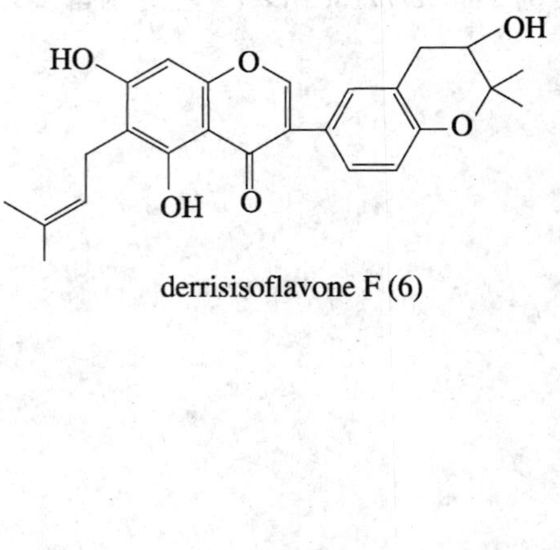

derrisisoflavone F (6)

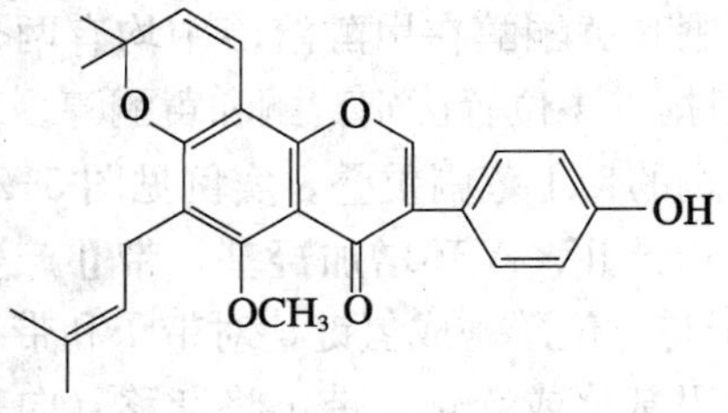

scandinone (9)

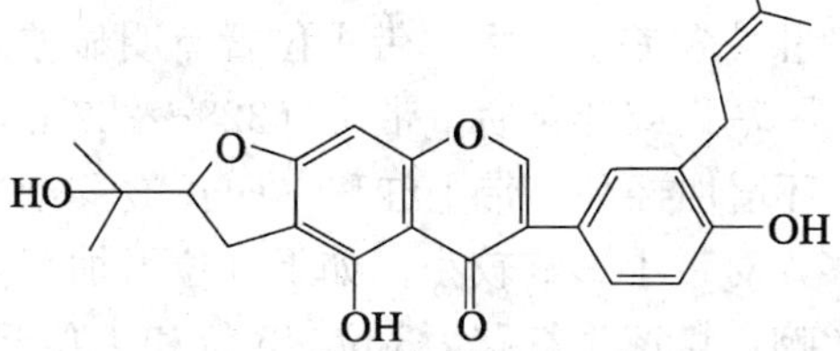

lupinisoflavone G (12)

第五节　黄酮类化合物的结构鉴定

由于黄酮类化合物天然存在数量大，结构简单，生物活性广泛，因此对黄酮类化合物结构鉴定研究比较多。早期结构鉴定经常采用的是化学方法，例如在强碱性条件下降解产生酚类、芳香酸和醋酸以确定结构类型，通过甲基化或乙酰化等衍生物的制备分析确定分子中羟基数目，再结合显色反应确定骨架以及一些特殊位置的羟基。近三十多年波谱技术发展很快，而且黄酮类成分波谱规律性强，现在主要应用波谱技术鉴定黄酮类成分的结构。下面介绍黄酮类成分的主要波谱特征。

一、紫外光谱在结构鉴定中的应用[6]

黄酮类化合物结构中有两个苯环，大部分有长的共轭系统，所以有明显的紫外吸收，化合物类型不同，紫外吸收规律也不一样，因此紫外吸收光谱是鉴定黄酮类化合物结构的一种重要的方法。利用紫外光谱鉴定黄酮类化合物结构的一般程序是：①测定样品在甲醇溶液中的紫外光谱判断结构类型；②测定样品在甲醇溶液中加入各种诊断试剂后的紫外光谱，确定羟基取代位置；③测定黄酮苷水解前后的紫外光谱，判断糖的连接位置。

（一）黄酮类化合物在甲醇溶液中的紫外光谱

黄酮类化合物B环存在桂皮酰基（cinnamoyl）共轭体系，A环存在苯甲酰基（benzoyl）共轭体系，黄酮类化合物甲醇溶液在300～400 nm和220～285 nm区域有吸收峰带Ⅰ和带Ⅱ。不同结构类型的黄酮类化合物由于A、B环共轭程度不同，带Ⅰ和带Ⅱ峰的强度和峰位差别很大，因此可以用在甲醇溶液中的紫外光谱鉴别黄酮类化合物结构类型，见表5-3。

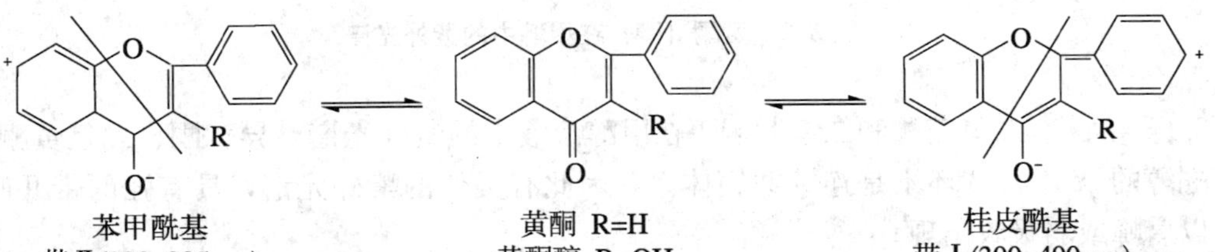

表5-3　主要黄酮类化合物紫外光谱特征（nm）

吸收峰	黄酮	黄酮醇	异黄酮	二氢黄酮（醇）	查耳酮	橙酮
带Ⅱ	250～285	250～285	245～270	270～295	220～270（弱）	2～3个弱峰
带Ⅰ	304～350	352～385	弱	弱	340～390	370～430

1. 黄酮和黄酮醇在甲醇溶液中的紫外光谱　黄酮和黄酮醇在甲醇溶液中均有两个吸收峰，带Ⅱ位置差别不大，带Ⅰ位置有明显差别，可根据带Ⅰ位置区别黄酮和黄酮醇。黄酮醇3-OH甲基化或苷化后，带Ⅰ（328～357 nm）与黄酮的带Ⅰ范围重叠。实例见图5-2。

B环增加羟基，带Ⅰ红移（向长波移动），不影响带Ⅱ；A环增加羟基，带Ⅱ产生明显的红移，对带Ⅰ影响较小；如果5位增加羟基，由于与4位羰基成氢键，对带Ⅰ和带Ⅱ均有明显影响，均产生红移。3位、5位和4′位羟基如果甲基化或苷化，带Ⅰ将紫移（向短波移动）。如果羟基乙酰化，则原来羟基的影响将完全消除。

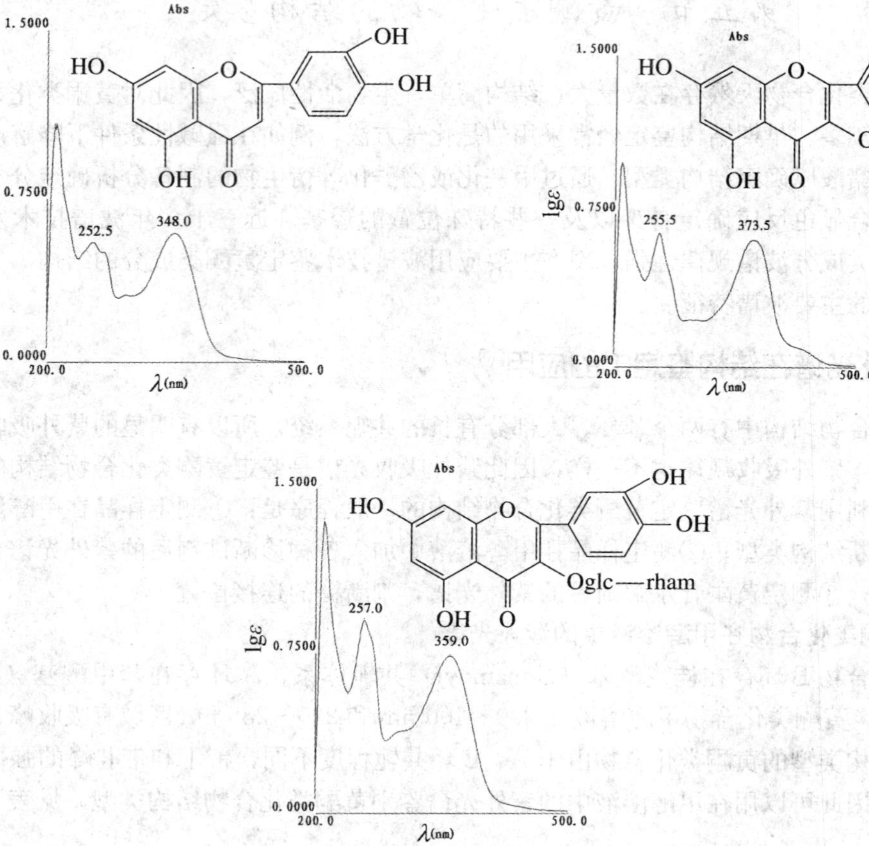

图5-2　黄酮（醇）在甲醇中的紫外光谱

2. 异黄酮、二氢黄酮和二氢黄酮醇在甲醇溶液中的紫外光谱　异黄酮、二氢黄酮和二氢黄酮醇的A环和B环不是连续共轭体系，因此有类似的紫外光谱，具有强的带Ⅱ吸收，带Ⅰ以肩峰或弱吸收出现。

异黄酮带Ⅱ（245～270 nm）、二氢黄酮和二氢黄酮醇带Ⅱ（270～295 nm）受A环羟基取代增加而向长波移动，不受B环羟基取代影响，见图5-3。

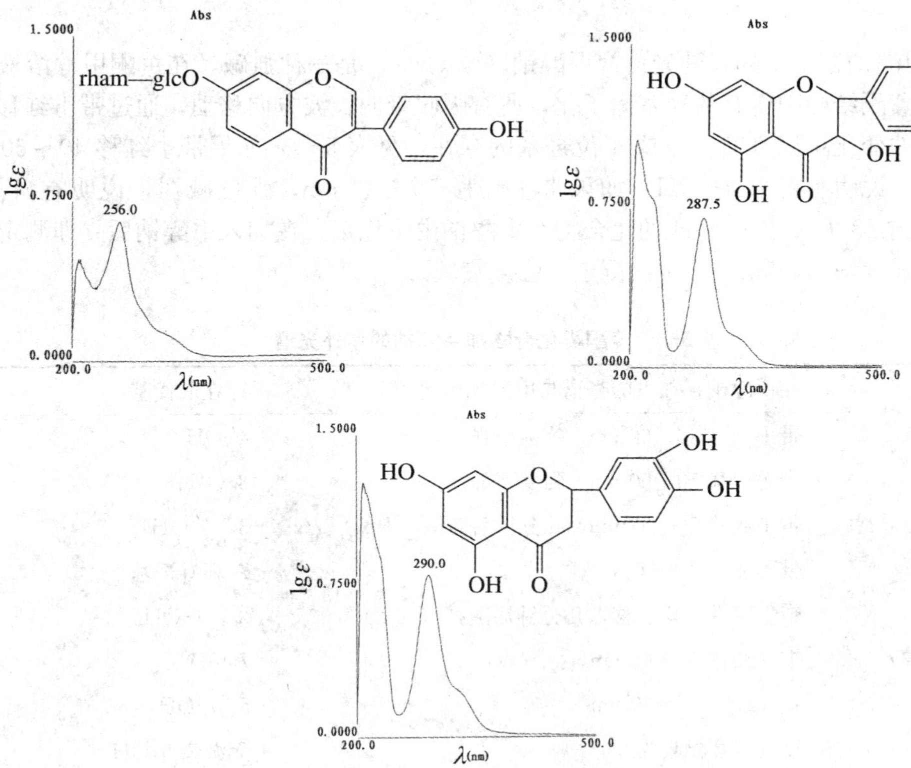

图 5-3　异黄酮及二氢黄酮（醇）在甲醇中的紫外光谱

3. 查耳酮和橙酮在甲醇溶液中的紫外光谱　查耳酮主要吸收带（带Ⅰ）出现在 340～390 nm，带Ⅱ在 220～270 nm，通常是一个小峰。橙酮主要吸收带（带Ⅰ）通常出现在 370～430 nm，天然界中的橙酮一般在 388～412 nm，见图 5-4。

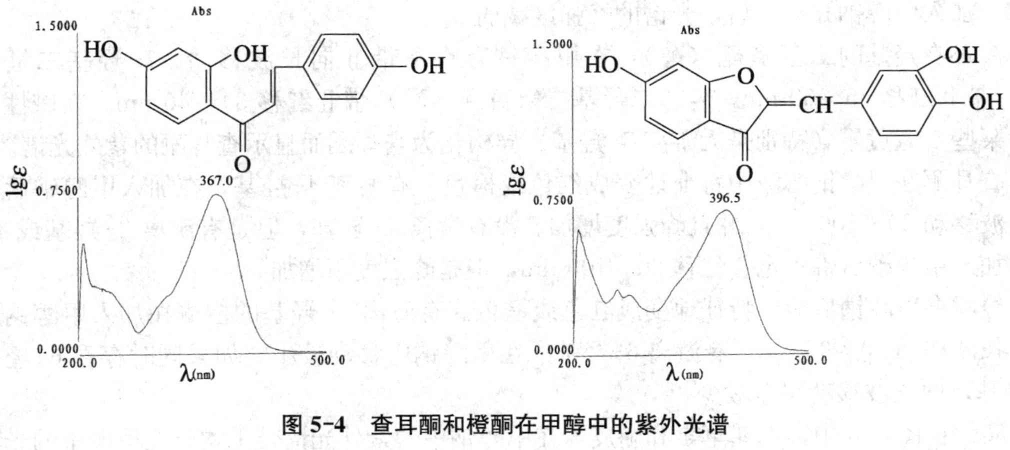

图 5-4　查耳酮和橙酮在甲醇中的紫外光谱

（二）黄酮类化合物在甲醇溶液中加入各种诊断试剂后的紫外光谱

在黄酮类化合物甲醇溶液中加入各种诊断试剂后，黄酮类化合物的紫外吸收峰发生相应的位移，通过发生位移的峰位（带Ⅰ或带Ⅱ）以及位移值的大小可以判断一些特殊的羟基取代位置。

1. 在甲醇钠存在下的紫外光谱　甲醇钠（NaOMe）是一种强碱，在黄酮甲醇溶液中加入甲醇钠，黄酮结构中所有酚羟基离子化，所有吸收带向长波方向移动，通过带Ⅰ红移的幅度及峰强度的变化可以判断 3 位或 4′位羟基的存在，见表 5-4。如果带Ⅰ红移 40～60 nm，强度不减小，说明有游离 4′-OH；如果带Ⅰ红移 50～60 nm，强度减弱，说明有游离 3-OH；同时存在 3-OH 及 4′-OH 的化合物在甲醇钠中不稳定，在加入甲醇钠后立即测定，带Ⅰ红移并且强度增加，5min 后再次测定，强度衰减。

表 5-4　黄酮类化合物加甲醇钠的紫外光谱

化合物类型	在甲醇钠存在下的光谱与甲醇光谱比较	存在取代基
黄酮（醇）	带Ⅰ红移 40～60 nm，峰强增强	4′-OH
	带Ⅰ红移 50～60 nm，强度下降	3-OH
	带Ⅰ红移 50～60 nm，几分钟后衰减（dec.）	3，4′-OH
异黄酮	带Ⅰ和带Ⅱ均红移	A 环有羟基
	带Ⅰ和带Ⅱ均红移，几分钟后衰减（dec.）	3′，4′-OH
二氢黄酮（醇）	带Ⅱ红移 55～60 nm	7-OH
	带Ⅱ红移 34～40 nm	5，7-OH
	显示查耳酮吸收	无游离 5-OH
查耳酮	带Ⅰ红移 60～100 nm，峰强增加	4-OH
	带Ⅰ红移 60～100 nm，峰强不增加	无 4-OH，有 2 或 4′-OH
橙酮	带Ⅰ红移 80～95 nm	游离 4′-OH
	带Ⅰ红移较少	同时存在 6 和 4′-OH

A 环有羟基的异黄酮，在甲醇钠存在下带Ⅰ和带Ⅱ通常向长波移动，如果存在 3′,4′-二羟基，加入甲醇钠几分钟后，光谱的峰强度减弱。

A 环有羟基的二氢黄酮（醇），在甲醇钠存在下带Ⅱ向长波移动。7-羟基二氢黄酮（醇）带Ⅱ红移 55～60 nm，5,7-二羟基二氢黄酮（醇）带Ⅱ红移 34～40 nm。在碱性条件下，某些二氢黄酮（特别是无游离 5-羟基）异构化为查耳酮而显示查耳酮的紫外光谱。

查耳酮在甲醇钠溶液中特征地变成红色或橙色。有游离 4-羟基，在加入甲醇钠后带Ⅰ向长波移动 60～100 nm，并且峰强度增加。没有游离 4-羟基，但是有游离 2-羟基或 4′-羟基，加入甲醇钠后带Ⅰ也会红移 60～100 nm，但是峰强度不增加。

橙酮在甲醇钠溶液中特征地变成红色或橙色。有游离 4′-羟基的橙酮在加入甲醇钠后带Ⅰ向长波移动 80～95 nm。有游离 6-羟基的在甲醇钠中移动较小。如果同时存在 6-羟基和 4′-羟基，向长波移动明显减少。

实例：图 5-5 中，木犀草素和槲皮素在甲醇钠中的紫外光谱带Ⅰ均较在甲醇中的光谱红移＞40 nm，但是槲皮素在加入甲醇钠 5 min 后的带Ⅰ峰强度下降。

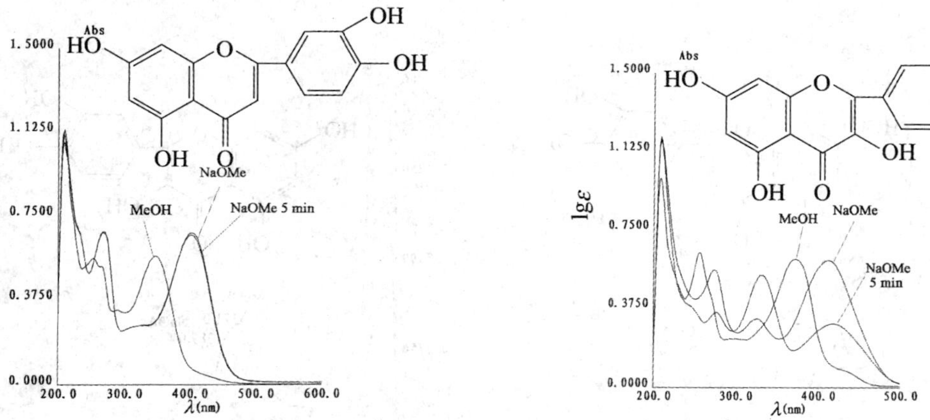

图 5-5　黄酮（醇）在甲醇钠中的紫外光谱

2. 在醋酸钠存在下的紫外光谱　醋酸钠（NaOAc）是比较弱的碱，只能使酸性较强的羟基（如 7-OH 及 4′-OH）离子化，由于 7-OH 的离子化影响带Ⅱ，因此通过在甲醇溶液中加入醋酸钠观察带Ⅱ的变化可判断 7 位游离羟基的存在，见表 5-5。

表 5-5　黄酮类化合物加醋酸钠的紫外光谱

化合物类型	在醋酸钠存在下的光谱与甲醇光谱比较	存在取代基
黄酮（醇）	带Ⅱ红移 5～20 nm	7-OH
异黄酮	带Ⅱ红移 6～20 nm	7-OH
二氢黄酮（醇）	带Ⅱ红移 51～58 nm	7-OH
	带Ⅱ红移 34～37 nm	5，7-OH
查耳酮	带Ⅰ红移（或带Ⅰ长波侧出现一个肩峰）	4-OH 和/或 4′-OH
（橙酮）	带Ⅰ红移（或带Ⅰ长波侧出现一个肩峰）	6-OH 和/或 4′-OH

有游离 7-羟基的黄酮及黄酮醇，加入醋酸钠后，带Ⅱ红移 5～20 nm；当 6 或 8 位有羟基取代时，醋酸钠引起的红移很小或不能观察到，可能是由于减小了 7-羟基的酸性。

由于异黄酮没有可离子化的 3，4′-羟基，醋酸钠可专一地使 7-羟基离子化。有游离 7-羟基的异黄酮在醋酸钠存在下，带Ⅱ红移 6～20 nm。6 位有羟基取代时，醋酸钠几乎不使带Ⅱ产生移动。

比较二氢黄酮（醇）在甲醇中及在醋酸钠中的带Ⅱ位置，可以确定 A 环是否有游离 7-羟基。

查耳酮分子中存在游离的 4-羟基或 4′-羟基，橙酮分子中存在游离的 6-羟基或 4′-羟基，在醋酸钠中带Ⅰ向长波移动（或在带Ⅰ的长波侧出现一个肩峰）。

实例：图 5-6 中，木犀草素和槲皮素在醋酸钠中的带Ⅱ吸收比在甲醇中红移＞5 nm。

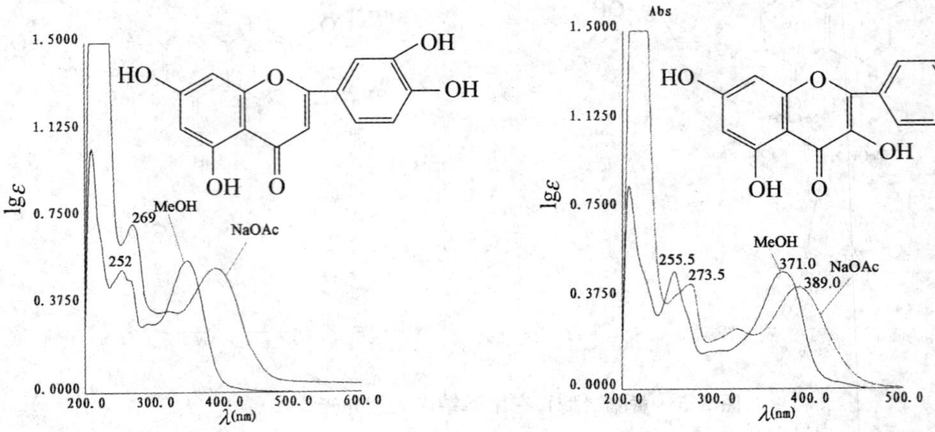

图 5-6　木犀草素和槲皮素在醋酸钠中的紫外光谱

3. 加入醋酸钠/硼酸的紫外光谱　加入醋酸钠，硼酸（H_3BO_3）能和黄酮类化合物的邻二酚羟基螯合（5-OH 及 6-OH 除外），引起相应吸收峰带红移，黄酮和黄酮醇如果 A 环有邻二酚羟基，带Ⅱ红移 5～10 nm，如果 B 环有邻二酚羟基，带Ⅰ红移 12～30 nm。用于确定邻二酚羟基的存在及取代位置，见表 5-6。

表 5-6　黄酮类化合物加入醋酸钠/硼酸的紫外光谱

化合物类型	在醋酸钠/硼酸存在下的光谱与甲醇光谱比较	存在取代基
黄酮（醇）	带Ⅰ红移 12～30 nm	B 环有邻二酚羟基
	带Ⅱ红移 5～10 nm	A 环有邻二酚羟基
异黄酮	带Ⅰ红移 10～15 nm	A 环有邻二酚羟基
二氢黄酮（醇）		
查耳酮	带Ⅰ红移 28～36 nm	B 环邻二酚羟基
（橙酮）	带Ⅰ红移 10 nm 左右	A 环邻二酚羟基

由于异黄酮、二氢黄酮（醇）的 B 环不共轭，只能用醋酸钠/硼酸检查 A 环的邻二酚羟基（不包括产生氢键的 5-羟基）。

查耳酮和橙酮 B 环上邻二羟基可根据加入醋酸钠/硼酸后带Ⅰ红移 28～36 nm 检出，A 环有邻二酚羟基带Ⅰ红移较少（10 nm 左右），也可检出。

实例：图 5-7 中，木犀草素和槲皮素 B 环有邻二羟基，在醋酸钠/硼酸中带Ⅰ吸收比在甲醇中红移＞12nm。

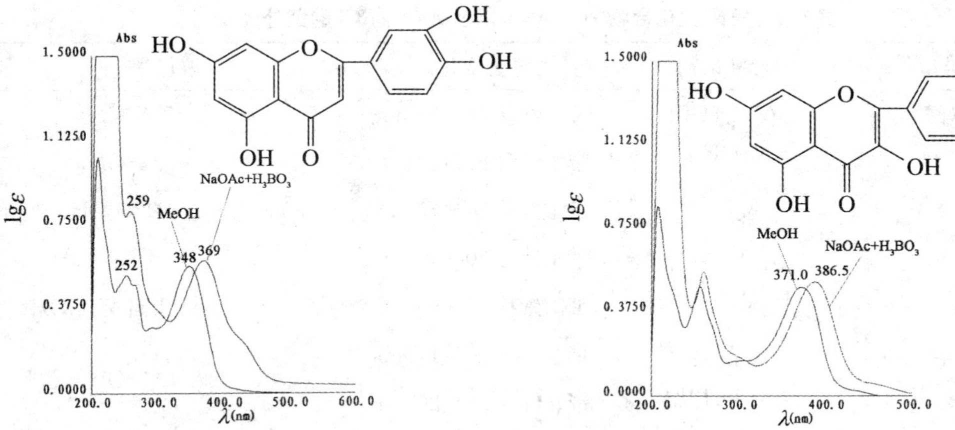

图 5-7　木犀草素和槲皮素在醋酸钠/硼酸中的紫外光谱

4. 加入 $AlCl_3$ 或 $AlCl_3$/HCl 的紫外光谱　黄酮类化合物结构中邻二酚羟基可与三氯化铝形成对酸不稳定的络合物，遇酸分解，而 3-羟基-4-酮基或 5-羟基-4-酮基可与三氯化铝形成对酸稳定的络合物，遇酸不变化。

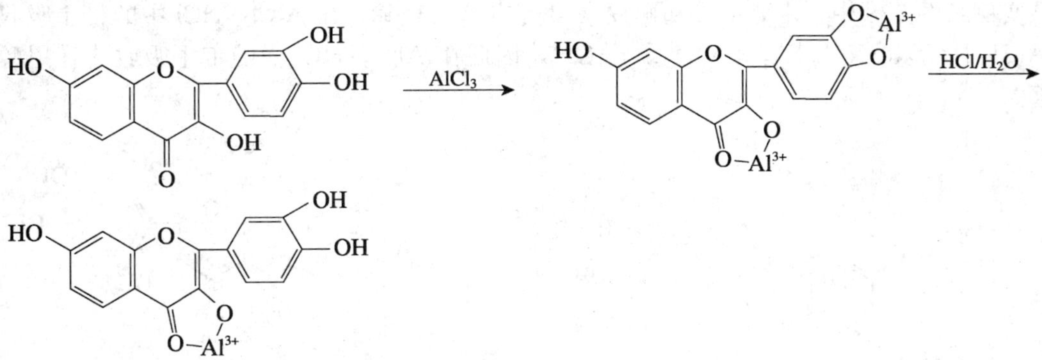

比较黄酮类化合物在三氯化铝存在下的紫外光谱与三氯化铝/盐酸存在下的紫外光谱，可以确定邻二酚羟基的存在以及位置。黄酮与三氯化铝络合的光谱加酸后由于三氯化铝与邻二羟基形成的络合物分解，相应吸收带向短波移动（紫移）。如果 B 环存在邻二酚羟基，则带Ⅰ紫移 30～40 nm，如果 A 环存在邻二酚羟基（不包括产生氢键的 5-羟基），则带Ⅱ紫移（数值较小），同时带Ⅰ也会紫移，见表 5-7。

比较三氯化铝/盐酸存在下的紫外光谱与甲醇中的紫外光谱，可以确定 3-羟基或 5-羟基的存在。在三氯化铝/盐酸存在下三氯化铝与邻二羟基络合物已经分解，与甲醇中的紫外光谱对比，带Ⅰ或带Ⅱ仍然有红移，说明存在游离的 3-羟基或 5-羟基。如果加酸后恢复到甲醇的光谱，说明不存在游离的 3-羟基和 5-羟基。

由于异黄酮、二氢黄酮（醇）的 B 环无共轭，只能用三氯化铝/盐酸检查 A 环的邻二羟基（不包括产生氢键的 5-羟基）。游离 5-羟基异黄酮带Ⅱ在三氯化铝/盐酸存在下与甲醇中光谱比较红移。

查耳酮和橙酮 B 环上的邻二羟基可以通过加入三氯化铝后带Ⅰ红移 40～70 nm 检出。A 环上的邻二羟基也可用此方法检出，但是位移较小。2′- 羟基查耳酮带Ⅰ在加入三氯化铝/盐酸后比甲醇中红移 40～64 nm。

表 5-7　黄酮类化合物加入 $AlCl_3$ 以及 $AlCl_3/HCl$ 的紫外光谱

结构类型	诊断试剂	峰位变化	取代基
黄酮（醇）	$AlCl_3/HCl$ 与 MeOH 比较	带Ⅰ红移 35～55 nm	5-OH
		带Ⅰ红移 60 nm	3-OH
		带Ⅰ红移 50～60 nm	3，5-OH
	$AlCl_3/HCl$ 与 $AlCl_3$ 比较	带Ⅰ紫移 30～40 nm	B 环邻二 OH
		带Ⅰ紫移 50～65 nm	A、B 环邻二 OH
异黄酮	$AlCl_3/HCl$ 与 MeOH 比较	带Ⅱ红移 10～14 nm	5-OH
二氢黄酮（醇）		带Ⅱ红移 20～26 nm	
查耳酮（橙酮）	$AlCl_3$ 与 MeOH 比较	带Ⅰ红移 40～70 nm	B 环邻二 OH
		带Ⅰ红移较少	A 环邻二 OH
	$AlCl_3/HCl$ 与 MeOH 比较	带Ⅰ红移 40～64 nm	2′-OH

实例：图 5-8 中，木犀草素和槲皮素 B 环有邻二羟基，在 $AlCl_3/HCl$ 中的带Ⅰ吸收比在 $AlCl_3$ 中紫移，又由于有 3-OH 或 5-OH，因此在 $AlCl_3/HCl$ 中的带Ⅰ吸收比在甲醇中红移。

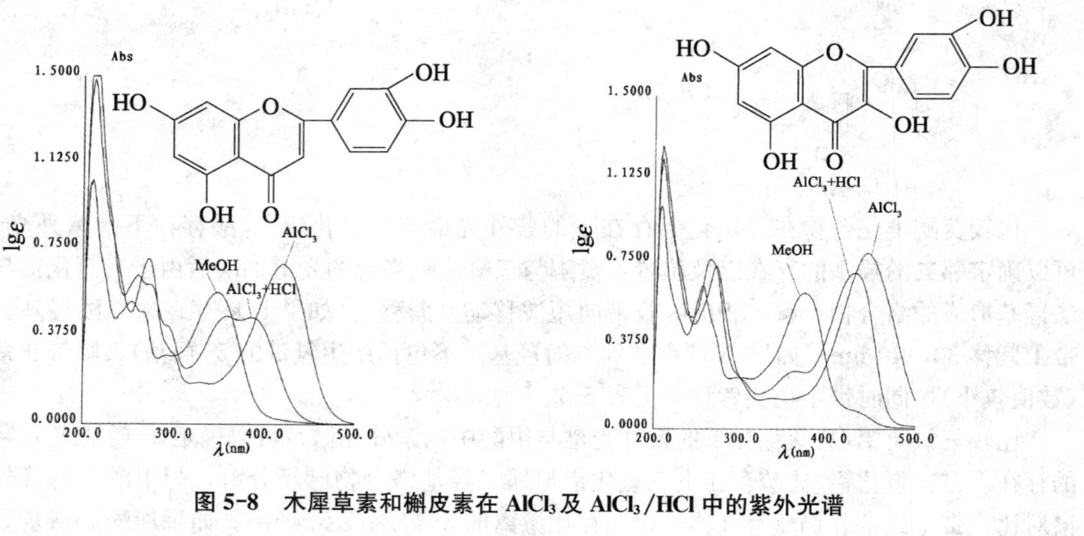

图 5-8　木犀草素和槲皮素在 $AlCl_3$ 及 $AlCl_3/HCl$ 中的紫外光谱

（三）黄酮苷类化合物

黄酮苷类化合物需要测定苷在甲醇溶液以及加入各种诊断试剂后的紫外光谱（图 5-9），并将苷水解得到苷元，再测定苷元在甲醇溶液以及加入各种诊断试剂后的紫外光谱，将两种光谱进行比较，可确定糖的连接位置。

实例：表 5-8 通过分析芦丁及其苷元槲皮素的紫外光谱确定糖连接在苷元的 3 位。

表 5-8　芦丁和槲皮素紫外光谱数据［λnm（lgε）］

诊断试剂	芦丁		槲皮素	
	带Ⅱ	带Ⅰ	带Ⅱ	带Ⅰ
MeOH	256.0 (0.723)	359.0 (0.607)	255.0 (0.488)	371.0 (0.485)
NaOMe	272.0 (0.840)	406.0 (0.688)	274.0 (0.558)	412.0 (0.602)
NaOMe (5 min)	272.0 (0.822)	411.0 (0.760)	274.0 (0.370)	416.5 (0.302)
NaOAc	267.0 (0.682)	367.0 (0.523)	273.5 (0.435)	389.0 (0.424)
NaOAc/H_3BO_3	261.0 (0.860)	379.0 (0.667)	260.0 (0.553)	386.5 (0.509)
$AlCl_3$	274.0 (0.845)	422.0 (0.609)	270.5 (0.728)	444.5 (0.787)
$AlCl_3$/HCl	268.0 (0.837)	402.0 (0.520)	264.0 (0.758)	428.5 (0.698)

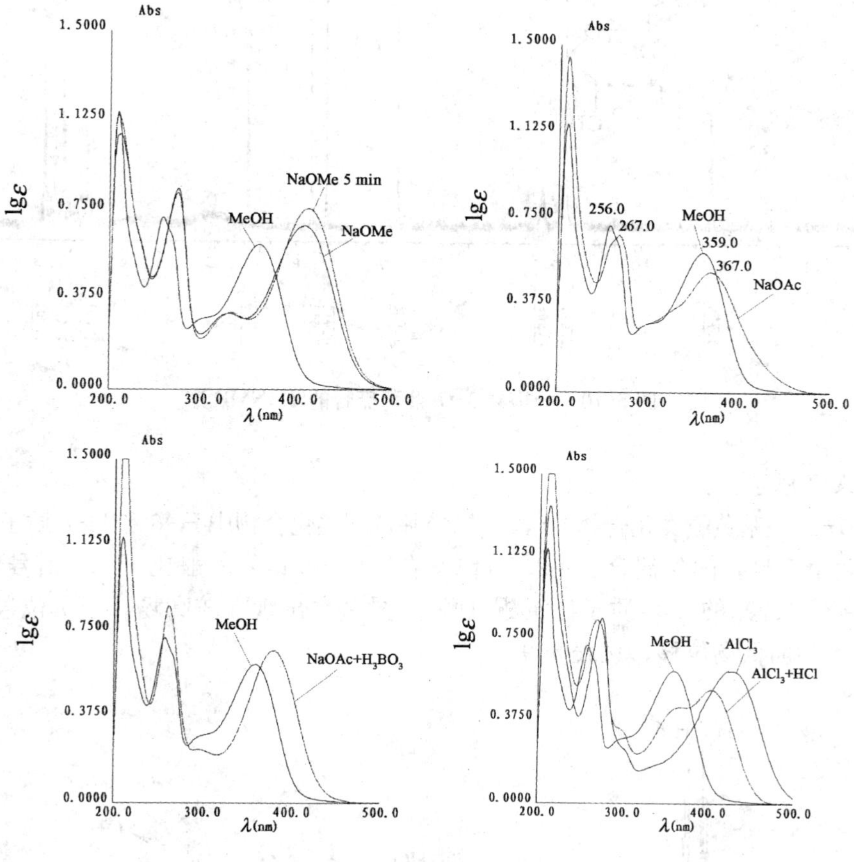

图 5-9　芦丁紫外光谱

二、¹H-NMR 在结构鉴定中的应用[3,6]

测定黄酮类化合物的核磁共振氢谱，常选用氘代二甲基亚砜（DMSO-d_6）作溶剂。

DMSO-d_6溶解范围广，苷和苷元，特别是有甲氧基取代的苷元都能很好地被溶解；氘代不完全的溶剂信号［δ 2.4～2.6（CH_3）］不干扰黄酮类化合物母核上的质子信号（δ 6～9），并且各质子信号分辨率高；无水 DMSO-d_6能用来观察酚羟基质子信号，例如在杨梅素 3-*O*-葡萄糖苷（myricetin-3-*O*-β-D-glucopyranoside）DMSO-d_6中 5 位酚羟基质子信号在低场δ12.6（1H，s），而其他酚羟基质子信号在稍高场δ10.8（1H，s）、9.1（2H，s）以及 8.8（1H，s）等处（图 5-10），因此是测定黄酮类化合物核磁共振谱十分理想的溶剂。此外，文献中也有用氘代甲醇（CD_3OD）和氘代丙酮（$(CD_3)_2CO$）作溶剂的，也可以将黄酮类化合物作成三甲基硅醚衍生物溶于四氯化碳中测定。

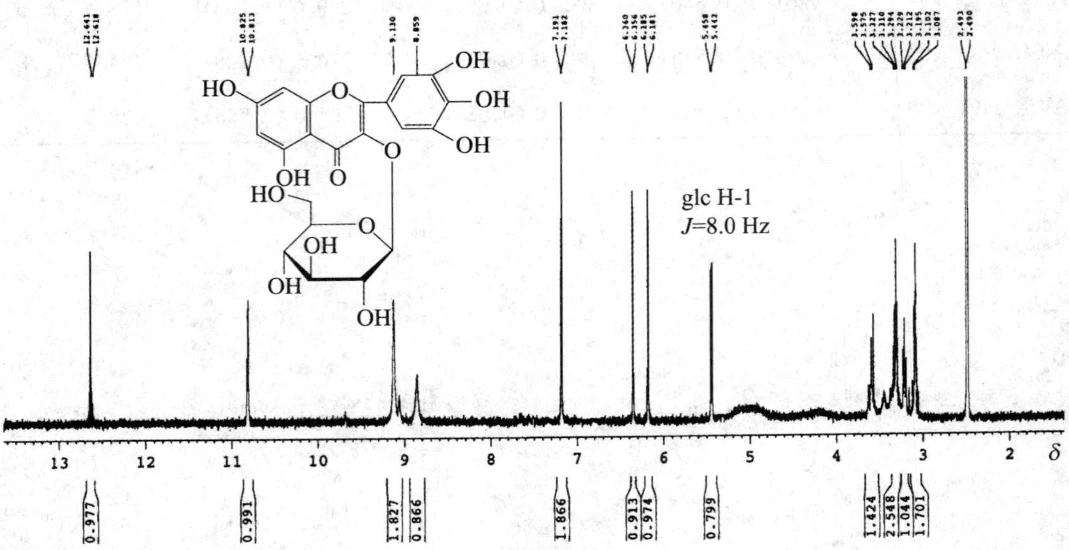

图 5-10　杨梅素 3-*O*-葡萄糖苷的^{1}H-NMR 谱

（一）A 环质子

1. 5，7-二羟基黄酮类化合物　5，7-二羟基黄酮类化合物中 H-6 和 H-8 质子在δ 5.70～6.90 出现两个双峰，间位偶合 J=2.5 Hz 左右，H-8 信号一般比 H-6 信号出现在较低场，二氢黄酮（醇）的 A 环质子比黄酮（醇）、异黄酮出现在较高场。当 7 位羟基成苷时，H-6 和 H-8 均向低场位移，见表 5-9。

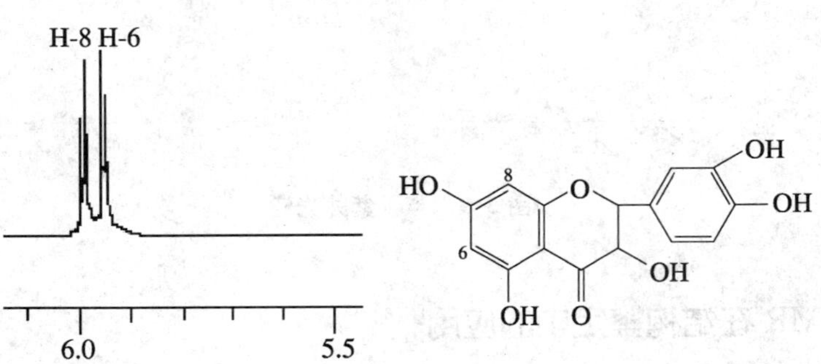

表 5-9　5，7-二羟基黄酮类化合物 A 环质子信号（δ）

结构类型	H-6	H-8
二氢黄酮（醇）	5.75～5.95	5.9～6.1
二氢黄酮（醇）-7-*O*-糖苷	5.9～6.1	6.1～6.4
黄酮（醇）、异黄酮	6.0～6.2	6.3～6.5
黄酮（醇）、异黄酮-7-*O*-糖苷	6.2～6.4	6.5～6.9

2. 7-羟基黄酮类化合物　天然存在许多 A 环只有 7-氧取代的黄酮类化合物，A 环有三个质子，其中 H-5 受到 4 位羰基的负屏蔽效应影响而出现在较低场的 δ 8.0 附近，由于和 H－6 邻位偶合而显示双峰，*J*＝8.5 Hz 左右，H－6 和 H－8 质子出现在 δ 6.3～7.1。二氢黄酮（醇）的 H－6 和 H－8 比黄酮（醇）、异黄酮出现在较高场。与 5，7－二羟基黄酮不同的是 H-6 信号可能出现在比 H-8 信号较低场，见表 5－10。

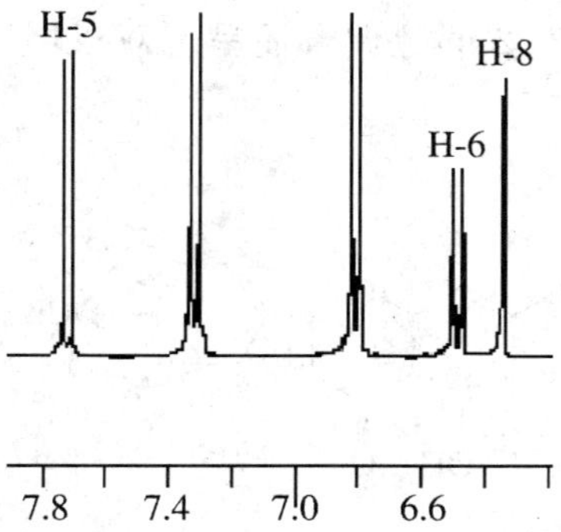

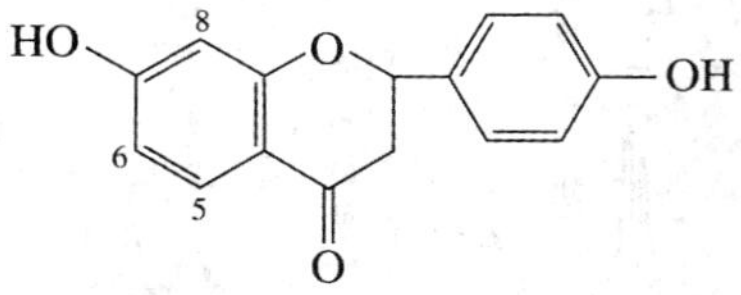

表 5-10　7-羟基黄酮类化合物 A 环质子信号（δ）

结构类型	H-5	H-6	H-8
黄酮（醇）、异黄酮	7.9-8.2（d，*J*＝9.0 Hz）	6.7-7.1（dd，*J*＝9.0，2.5 Hz）	6.7－7.0（d，*J*＝2.5 Hz）
二氢黄酮（醇）	7.7-7.9（d，*J*＝9.0 Hz）	6.4-6.5（dd，*J*＝9.0，2.5 Hz）	6.3-6.4（d，*J*＝2.5 Hz）

（二）B 环质子

1. 4′-氧取代黄酮类化合物　B 环质子通常出现在比 A 环质子较低场的 δ 6.7～7.9，如果 B 环只有 4′-氧取代，呈对称结构，能观察到典型的 AA′BB′偶合系统两个双峰信号，*J*＝8.5Hz 左右，H-3′和 H-5′受 4′-氧取代基的屏蔽作用而出现在比 H-2′和H-6′较高场，一般为 δ 6.50～7.10，H-2′和 H-6′化学位移取决于 C 环氧化程度，一般在 δ 7.10～8.10。

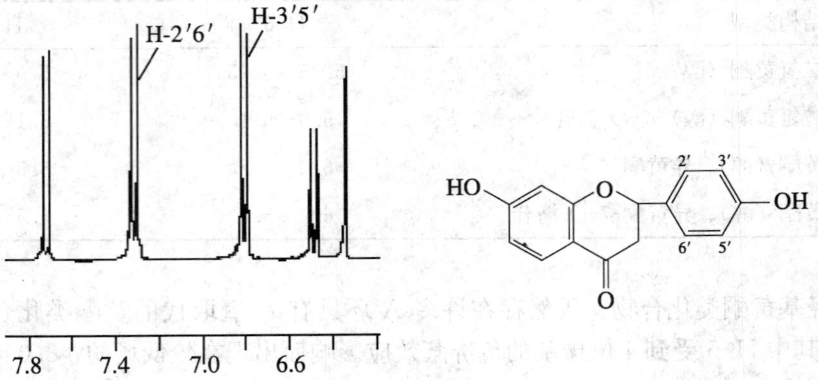

2. 3′，4′-二氧取代黄酮类化合物　3′，4′-二氧取代黄酮类化合物谱图比 4′-氧取代化合物复杂，一般 H-5′由于与 H-6′邻位偶合而呈现双峰，δ 6.70～7.10（d，J=8.5Hz），H-2′和 H-6′信号常重叠，一般在 δ 7.2～7.9，H-2′由于与 H-6′间位偶合而呈现双峰（d，J=2.5Hz），H-6′由于与 H-5′邻位偶合、与 H-2′间位偶合而呈现双双峰（dd，J=8.5，2.5 Hz）。

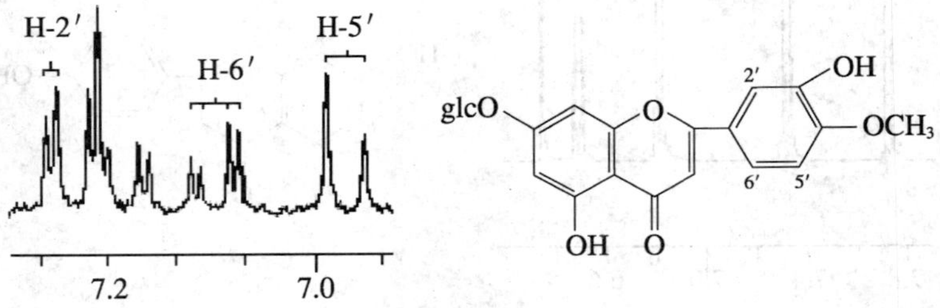

3. 3′，4′，5′-三氧取代黄酮类化合物　3′，4′，5′-三氧取代黄酮类化合物 H-2′和 H-6′通常出现在 δ 6.50～7.50，如果 3′位和 5′位取代相同时，只出现 1 个单峰信号，如果 3′位和 5′位取代不同，则出现 2 个双峰信号（d，J=2.5Hz）。

4. B 环无取代黄酮类化合物　B 环无取代时有 5 个芳香质子信号，由于化学位移较接近，呈现明显的两堆峰。

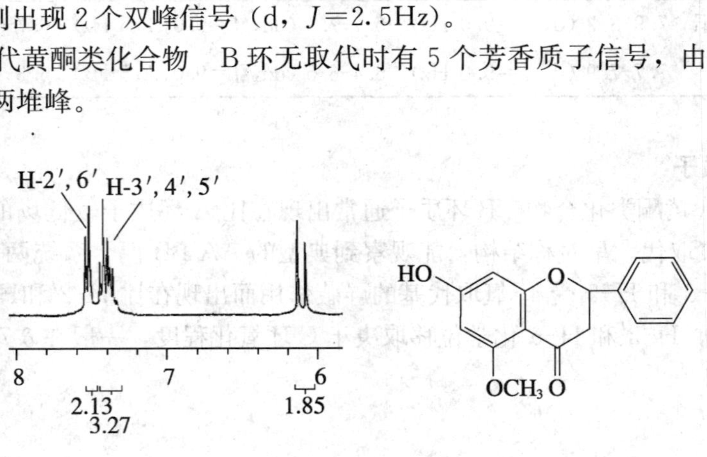

（三）C 环质子

不同类型黄酮类化合物中，C 环质子的化学位移随着 C 环氧化程度不同以及 B 环连接位置不同而有很大区别，因此可以根据 C 环质子信号区别黄酮类化合物的结构类型。

1. 黄酮　黄酮 H-3 一般在 δ 6.70 附近，显示尖锐单峰信号，三甲基硅醚化黄酮 H-3

在 δ 6.3 左右。

2. 异黄酮　H-2 处在羰基的 β 位，且连在与氧相连的碳上，处于较低场，在四氯化碳中 δ7.60～7.80（s），在 DMSO-d_6 中 δ8.50～8.70（s）。

3. 二氢黄酮　H-2 信号在 δ 5.5 附近出现一组双双峰（dd），H-2 与 3 位两个质子偶合（J_{trans}＝11.0Hz，J_{cis}＝5.0Hz）；2 个 3 位质子除与 H－2 偶合外，本身也相互偶合（Ha 与 He 偕偶，J＝17.0Hz），因此在 δ 3.3 和 2.8 附近出现两组 dd 峰，H-3a（dd，J＝17.0Hz，11.0Hz），H-3e（dd，J＝17.0Hz，5.0Hz），有时重叠在一起，中心在 δ2.8 附近。

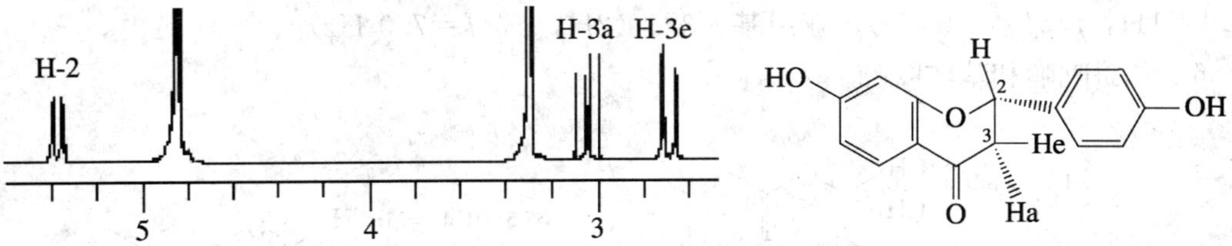

4. 二氢黄酮醇　天然二氢黄酮醇的 2 位和 3 位绝对构型都是 R，因此 H-2 出现在 δ 5.2 附近（d，J＝11.0Hz），H－3 在 δ 4.30（d，J＝11.0Hz）。在二氢黄酮醇 3－O－苷中，H－2和 H-3 均比相应苷元出现在较低场，据此可以判断二氢黄酮醇中成苷位置。

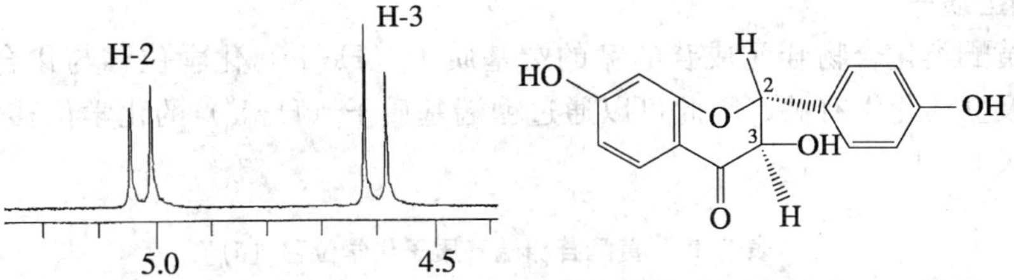

5. 查耳酮　H-α 在 δ 6.70～7.40（d，J＝15～17Hz），H-β 在 δ 7.30～7.70（d，J＝15～17Hz）。这两个质子信号经常与其他苯环上质子信号重叠在一起，难以区分，可以通过 ^{1}H-^{1}H COSY 和 HMQC 指认，有时这两个质子信号会以单峰形式出现。

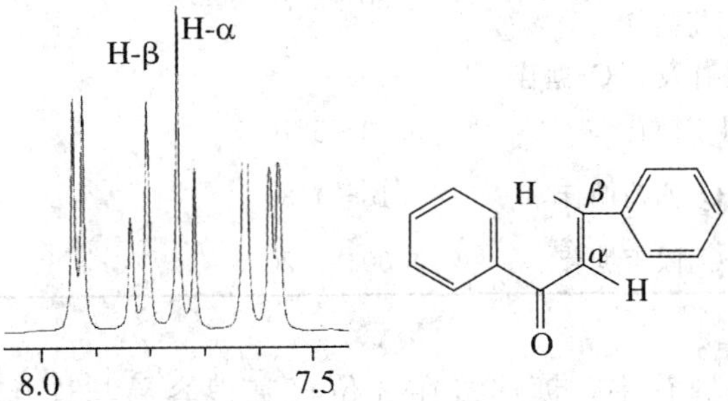

6. 橙酮　苯亚甲基质子在 δ 6.5～6.7 出现单峰信号。

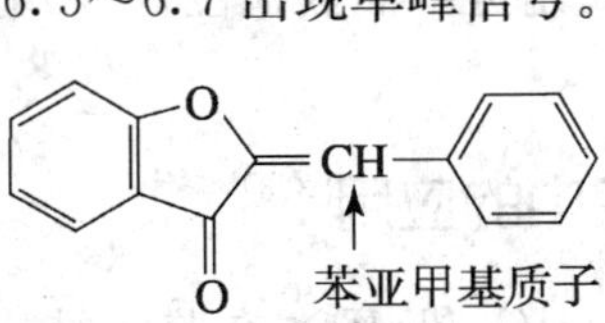

（四）苯环上其他质子

黄酮类化合物结构中经常有甲基、甲氧基、乙酰氧基以及异戊烯基等基团取代。

1. 甲基　6 位及 8 位连接的甲基质子信号出现在 δ 2.0～2.5（s），8 位甲基比 6 位甲基在较低场 δ0.2 处。

2. 甲氧基　连接于苯环的甲氧基质子信号在 δ 3.50～4.10（s）。

3. 亚甲二氧基　苯环上连接的亚甲二氧基质子一般在 δ 5.9（2H，d or q，J=3Hz，12Hz）。

4. 乙酰氧基　苯环上的乙酰氧基质子在 δ 2.30～2.50（s）。

5. 异戊烯基　苯环上连接的异戊烯基质子两个甲基为 δ 1.57～1.76（各 3H，s），烯氢 δ 5.1（1H，t，J=7.0 Hz），亚甲基 δ 3.3（2H，d，J=7.0 Hz）。

6. 苯骈吡喃和苯骈呋喃

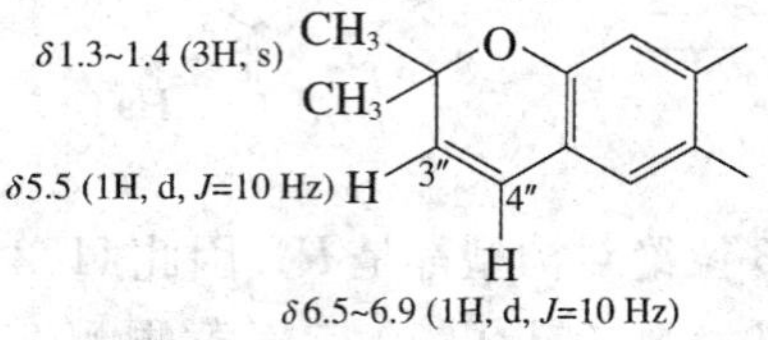

苯骈吡喃

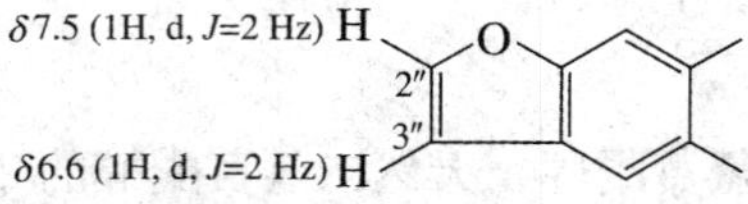

苯骈呋喃

（五）糖上质子

直接与黄酮类化合物苷元成苷的糖的端基质子（H-1″）化学位移与化合物结构类型、连接位置以及立体化学有关，因此可以通过糖端基质子（H-1″）的化学位移值判断糖的连接位置，见表 5-11。

表 5-11　黄酮苷糖端基质子化学位移（δ）

黄酮苷类型	糖上 H-1″
黄酮醇 3-*O*-葡萄糖苷	5.70～6.00
黄酮类 7-*O*-葡萄糖苷	4.80～5.20
黄酮类 4′-*O*-葡萄糖苷	4.80～5.20
黄酮类 5-*O*-葡萄糖苷	4.80～5.20
黄酮类 6-*C*-糖苷及 8-*C*-糖苷	4.80～5.20
黄酮醇 3-*O*-鼠李糖苷	5.00～5.10
二氢黄酮醇 3-*O*-葡萄糖苷	4.10～4.30
二氢黄酮醇 3-*O*-鼠李糖苷	4.00～4.20

黄酮类化合物葡萄糖苷中，糖连接在 3 位羟基很容易与连接于其他位置区别，黄酮醇-3-*O*-葡萄糖苷的 H-1″在 δ 5.8 附近，而其他位置（5 位、7 位或 4′位）葡萄糖苷的 H-1″在 δ 5.0 附近。

三、^{13}C-NMR 在结构鉴定中的应用[3,6]

黄酮类化合物核磁共振碳谱（^{13}C-NMR）在鉴定结构中起着越来越重要的作用，包括判断黄酮类化合物的结构类型，确定取代基连接位置、糖连接位置等。

（一）判断黄酮类化合物结构类型

不同结构类型的黄酮类化合物由于C环是否环合、饱和程度不同以及B环连接位置不同，C环三个碳的化学位移值相差很大，因此可以根据黄酮类化合物C环三个碳信号的化学位移值推测黄酮类化合物的结构类型。

黄酮类化合物羰基碳一般在δ 172～198，黄酮、黄酮醇、异黄酮由于存在α，β-不饱和羰基，所以羰基碳在较高场δ 172～183，其中与5-羟基形成氢键缔合的羰基碳在较高场δ 172～178，游离羰基碳在较低场δ 175～183，这三类化合物可以根据C-2和C-3的化学位移值不同进行区分。二氢黄酮和二氢黄酮醇由于C－2和C－3饱和，因此羰基碳在较低场δ 188～198，其中与5-羟基形成氢键缔合的羰基碳在较高场δ 188～194，游离羰基碳在较低场δ 195～198。查耳酮羰基碳也在较低场δ 188～197，且具有特征的α，β-不饱和酮的烯碳信号。橙酮环外双键烯碳的化学位移可用来区别双键构型，*E*异构体比*Z*异构体在低场约δ 10。见表5-12。

表5-12　黄酮类化合物C环碳化学位移（δ）

结构类型	C-4	C-2	C-3
黄酮类	174.5～178.3 a 181.0～183.5 b	160.0～165.5	104.0～111.8
异黄酮类	174.5-178.6 a 181.0-182.5 b	149.8～156.5	122.3～125.9
黄酮醇类	172.5～174.0 a 175.0～177.0 b	145～150	136～139
橙酮类	182.5～183.0（C-3）	146.0～147.9（C-2）	111.5～112.0 *Z*（═CH—） 121-122 *E*（═CH—）
查耳酮类	188.0～197.0	136.9～145.4（C-β）	116.6～128.5（C-α）
二氢黄酮类	188.6～194.6 a 195.0～198.0 b	75.0～80.3	42.5～44.6
二氢黄酮醇类	195.0～198.0 b	83.0～84.5	71.0～73.5
紫檀素	78（C-11a）	66（C-6）	40（C-6a）

a：氢键缔合羰基；b：游离羰基

（二）确定黄酮类化合物取代基位置

1. 取代基位移效应　以黄酮为例，未取代黄酮碳谱数据见结构图，在A或B环引入取代基时，引起的位移大致可以用简单苯衍生物的位移效应计算。A环引入取代基，位移效应只影响A环，B环引入取代基，只影响B环。如果一个环上引入多个取代基，位移效应具有加和性，见表5-13。

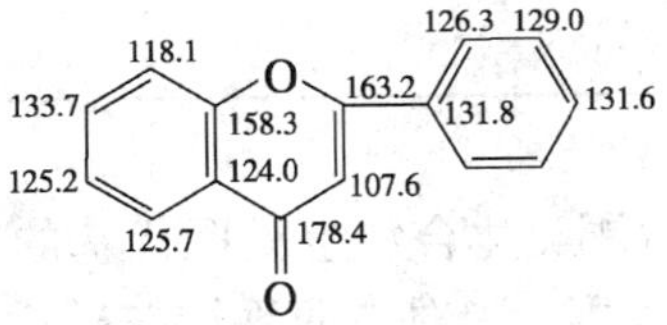

表 5-13 苯环上取代基效应

取代基	α-C	邻位	间位	对位
OH	+26.9	-12.7	+1.4	-7.3
OCH_3	+31.4	-14.4	+1.0	-7.7
$OCOCH_3$	+23.0	-6.4	+1.3	-2.3
苯基	+13.1	-1.1	+0.4	-1.2
CH_3	+8.9	+0.7	-0.1	-2.9
CH_2OH	+12.3	-1.4	-1.4	-1.4
CH=CH	+9.5	-2.0	+2.0	-0.5
$COCH_3$	+9.1	+0.1	0.0	+4.2

2. 乙酰化以及甲基化位移效应　黄酮结构中游离酚羟基乙酰化后产生明显的位移效应，可用以判断羟基的取代位置。乙酰化后，连接羟基的碳信号向高场位移 δ 6.6～15.6，邻、对位碳信号分别向低场位移 δ 4.1～12.1 和 δ 2～7.9。

黄酮结构中游离酚羟基甲基化产生比较小并且变化不定的位移效应。连接羟基的碳信号向低场位移 δ 1.0～4.7，邻位碳向高场位移 δ 0.8～3.6。5 位羟基甲基化后，C-5 向高场位移 δ1.6 ppm，C-2，C-3 和 C-4 分别位移 δ -3.7，δ +4.3 和 δ -6.1，推测是由于破坏了 5 位羟基与 4 位羰基之间形成的分子内氢键。

3. C-6 及 C-8 信号特征　常见的 5，7-二羟基取代黄酮类化合物中，C-6 及 C-8 通常在 δ90.0～100.0，C-6 总在较低场，如果发生甲基化或成碳苷，则相应碳信号向低场位移 δ6.0～9.6，据此可判断甲基取代或成碳苷的位置，见表 5-14。

表 5-14 黄酮 C-6 和 C-8 取代位移效应

Compound	C-6	C-8
5，7-dihydroxyflavanone	96.1	95.1
6-*C*-methyl-5，7-dihydroxyflavanone	102.1	94.7
8-*C*-methyl-5，7-dihydroxyflavanone	95.7	101.9
6-*C*-prenyl-5，7，3′，4′-tetrahydroxyflavanone	108.6	95.0
5，7，3′，4′-tetrahydroxyflavone	99.2	94.2
8-*C*-benzyl-5，7，3′，4′-tetrahydroxyflavone	98.6	103.8
5，7，4′-trihydroxyflavone	98.8	94.0
6-*C*-glucosyl-5，7，4′-trihydroxyflavone	108.8	94.2
8-*C*-glucosyl-5，7，4′-trihydroxyflavone	98.9	104.2

4. 常见取代基信号特征　黄酮类化合物常见取代基的化学位移：甲基 δ 21～23，甲氧基 δ 55～58，亚甲二氧基 δ 100 左右，其他常见取代基碳谱数据见结构图，实例见图 5-11。

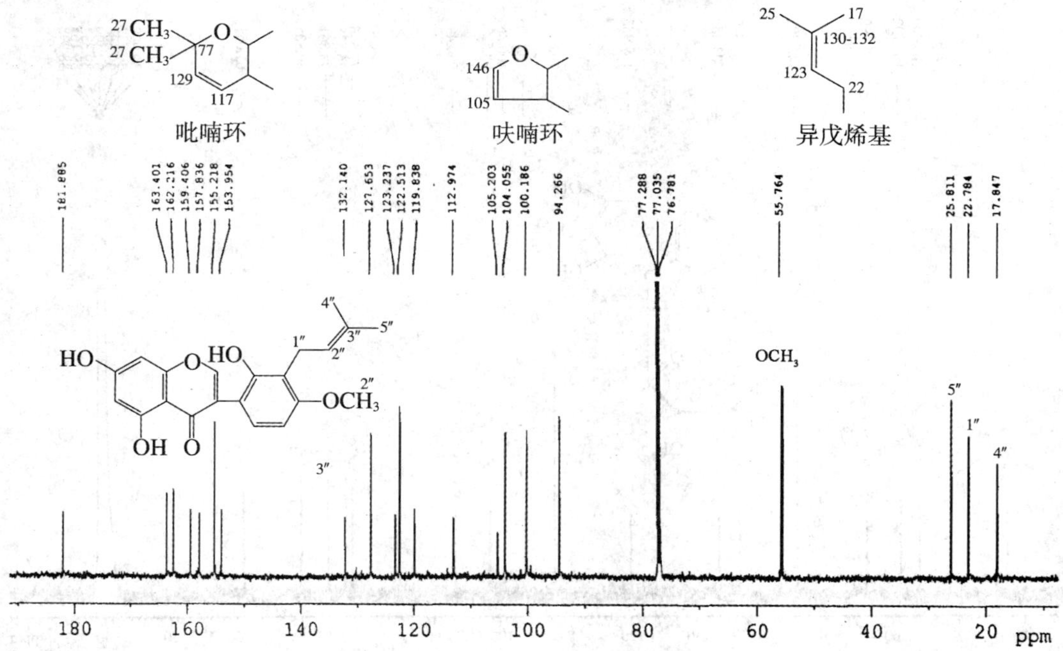

图 5-11 hedysarimisoflavone B 的^{13}C-NMR 谱

(三) 黄酮类化合物 *O*-苷中糖的连接位置

黄酮类化合物在形成 *O*-苷后，苷元以及糖均产生相应的苷化位移。成苷位置不同以及糖种类不同，苷化位移也不同，因此可作为判定糖与苷元连接位置的辅助手段。

1. 糖的苷化位移和端基碳信号　黄酮苷中糖端基碳的苷化位移为 $+\delta$ 4.0～6.0。当黄酮 7，2′，3′或 4′位成氧苷，糖的端基碳信号在 δ 100.0～102.5，5-*O*-葡萄糖苷及 7-*O*-鼠李糖苷例外，糖端基碳信号分别在 δ 104.3 及 99.0。黄酮低聚糖苷糖端基碳信号出现在 δ 98～109，常与黄酮苷元的一些芳香碳信号相似，可用 HMQC 确认。

2. 苷元的苷化位移　苷元的苷化位移对判断黄酮类化合物 *O*-苷中糖的连接位置具有重要的意义。黄酮苷元成苷后与糖相连的碳原子向高场位移，其邻、对位碳原子向低场位移，且对位碳原子的位移较大而且恒定，见表 5-15，实例见图 5-12。判断糖在苷元上的连接位置，邻位和对位的苷化位移比成苷位置更重要一些，特别是在 3 位成苷时邻位（C-2）苷化位移具有指导作用。

表 5-15　黄酮苷元苷化位移平均值

苷化位置	苷元的苷化位移平均值														
	2	3	4	5	6	7	8	9	10	1′	2′	3′	4′	5′	6′
7-*O*-糖					+0.8	-1.4	+1.1		+1.7						
7-*O*-rham						+0.8	-2.4	+1.0		+1.7					
3-*O*-糖	+9.2	-2.1	+1.5	+0.4					+1.0	-0.8	+1.1	-0.3	+0.7	-0.4	+1.5
3-*O*-rham	+10.3	-1.1	+2.0	+0.6											
5-*O*-glc	-2.8	+2.2	-6.0	-2.7	+4.4	-3.0	+3.2	+1.4	+4.3	-1.3	-1.2	-0.4	-0.8	-1.0	-1.2
3′-*O*-glc	-0.5	+0.4									+1.6	0	+1.4	+0.4	+3.2
4′-*O*-glc	+0.1	+1.0								+3.7	+0.4	+2.0	-1.2	+1.4	0

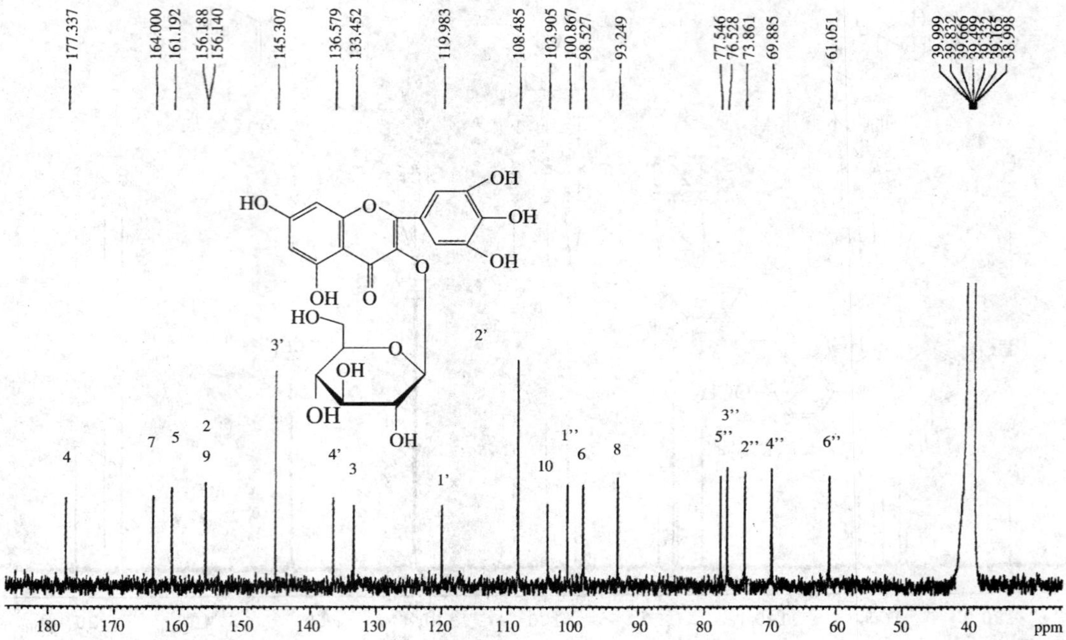

图 5-12　杨梅素-3-*O*-葡萄糖苷^{13}C-NMR 谱

四、质谱在结构鉴定中的应用[6,24]

黄酮类化合物苷元的电子轰击质谱（EI-MS）中，分子离子峰［M］$^+$很强，往往是基峰，因此黄酮苷元可以直接测定 EI-MS。黄酮苷类如果直接测定 EI-MS 很难得到分子离子峰，有时即使制成全甲基化或全乙酰化衍生物，分子离子峰强度仍然很低，一般采用条件比较缓和的软电离技术如快原子轰击质谱（FAB-MS）、场解析质谱（FD-MS）或电喷雾质谱（ESI-MS）等测定。

（一）黄酮苷元的质谱

黄酮类化合物的电子轰击质谱（EI-MS）中，除分子离子峰［M］$^+$外，常生成［M-H］$^+$，如甲基化衍生物还可生成［M-CH_3］$^+$等。

黄酮类化合物主要通过下列两种基本途径裂解，得到保留着 A 及 B 环的碎片离子 A_1^+、B_1^+、B_2^+等，且 A_1^+碎片与相应的 B_1^+碎片的质荷比之和等于分子离子［M］$^+$的质荷比，所以在结构鉴定上有很重要的意义。

途径Ⅰ(RDA裂解)：

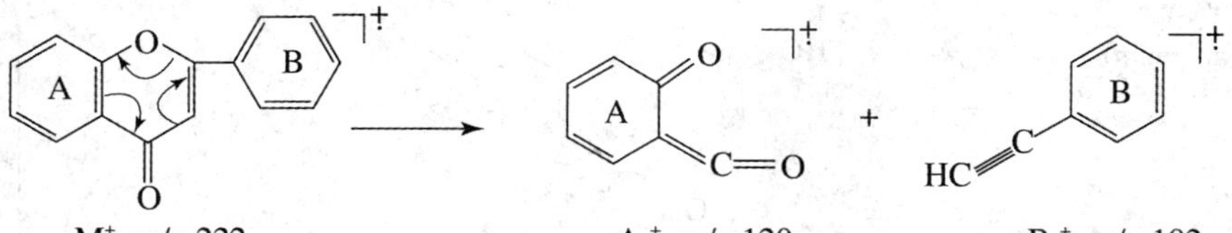

途径Ⅱ：

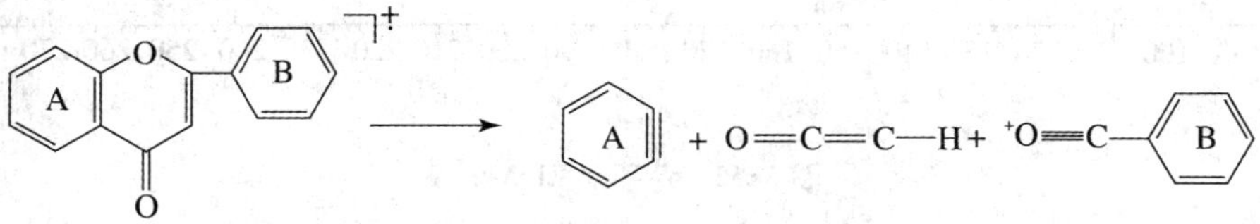

通常途径Ⅰ和途径Ⅱ互相竞争，互相制约，由途径Ⅰ得到的碎片离子的丰度与由途径Ⅱ得到的碎片离子的丰度大致成反比。除上述分子离子峰以及碎片峰外，还有由分子离子、碎片离子 A_1 及 B_2 脱 CO 生成的 $[M-28]^+$、$[A_1-28]^+$ 以及 $[B_2-28]^+$ 等碎片离子，不同类型的黄酮裂解规律又各有特点。

1. 黄酮　黄酮分子离子峰 $[M]^+$ 为基峰，$[M-CO]^+$ 及由途径Ⅰ得到的碎片 A_1^+ 及 B_1^+ 峰也很强。

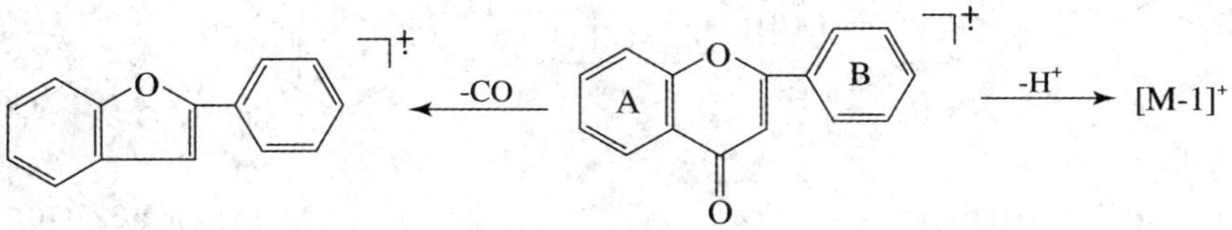

黄酮 A 环的取代可以通过 A_1^+ 碎片的质荷比确定，B 环的取代可以通过 B_1^+ 碎片的质荷比确定，也可以通过 B_2^+ 的质荷比佐证。例如 5，7-二羟基黄酮的 B_1^+ 碎片与黄酮相同，但是 A_1^+ 碎片比黄酮多 32 质量单位，说明 A 环有两个氧原子取代。芹菜素和金合欢素有相同的 A_1^+ 碎片，但是金合欢素的 B_1^+ 碎片比芹菜素多 14 质量单位，说明金合欢素 B 环比芹菜素多一个甲基，见表 5-16 和图 5-13。随着取代基增多，碎片离子 A_1^+、B_1^+ 和 B_2^+ 随之减弱，有时不出现。

表 5-16　黄酮 EI-MS 主要碎片质核比（m/z）

化合物	A_1^+	B_1^+
黄酮	120	102
5，7-二羟基黄酮	152	102
5，7，4′-三羟基黄酮（芹菜素）	152	118
5，7-二羟基-4′-甲氧基黄酮（金合欢素）	152	132

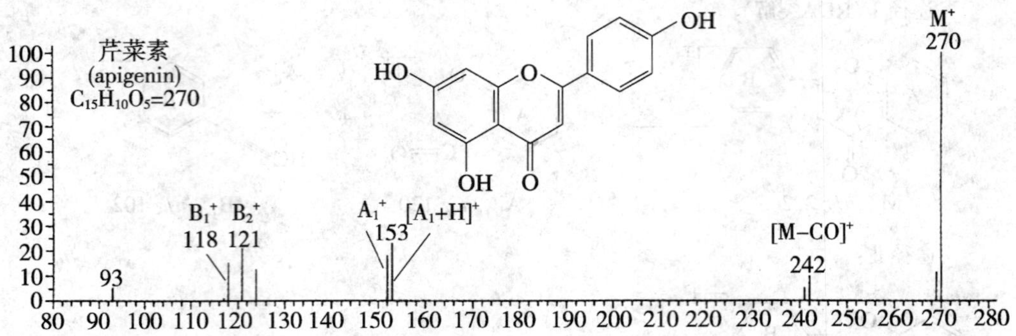

图 5-13　芹菜素 EI-MS

3，6 和 8 位有甲氧基取代的黄酮，多数有很强的 $[M-CH_3]^+$ 和 $[M-CH_3-CO]^+$。另外，这类化合物 A_1^+ 经常不出现，而出现 $[A_1-15]^+$ 和 $[A_1-28]^+$。3-甲氧基黄酮大多数出现很强的 $[M-H]^+$ 离子，见图 5-14。3 和 2′位同时有甲氧基取代时，通常 $[M-OCH_3]^+$ 离子峰很强，见图 5-15。如果 3 位和 5 位同时有甲氧基取代，除了 $[M-H]^+$、$[M-CH_3]^+$ 和 $[M-CH_3-CO]^+$ 强离子峰外，还有弱的 $[M-H-H_2O]^+$ 离子峰，见图 5-16。

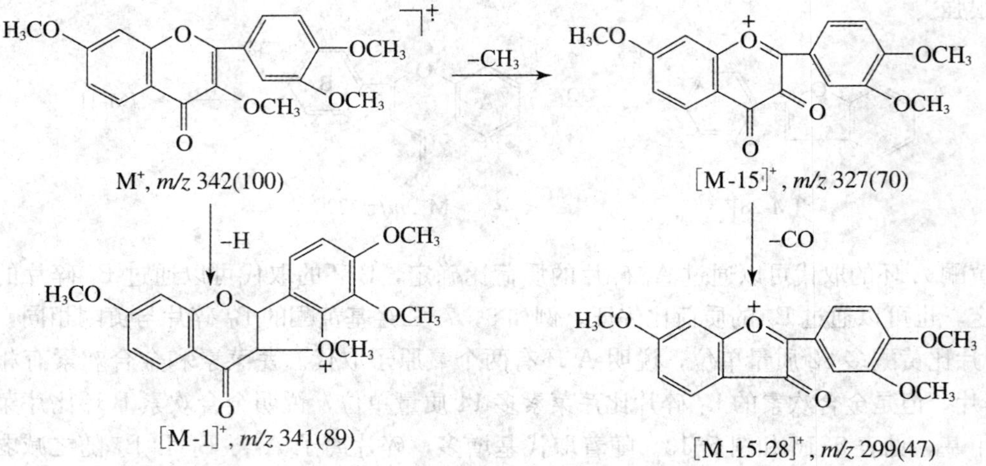

图 5-14　3-甲氧基取代黄酮的 EI-MS 裂解规律

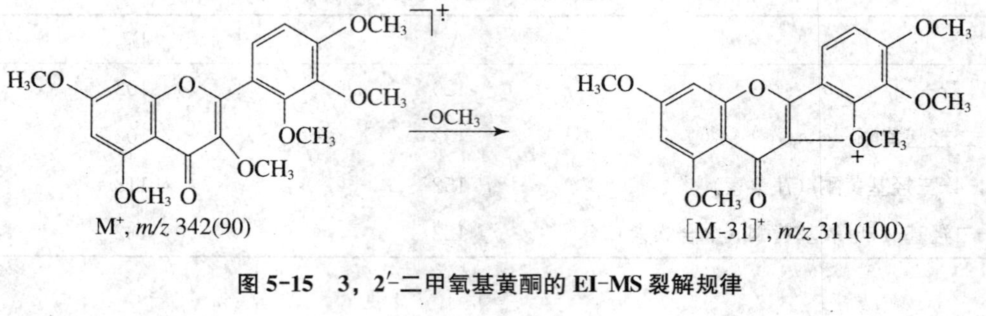

图 5-15　3，2′-二甲氧基黄酮的 EI-MS 裂解规律

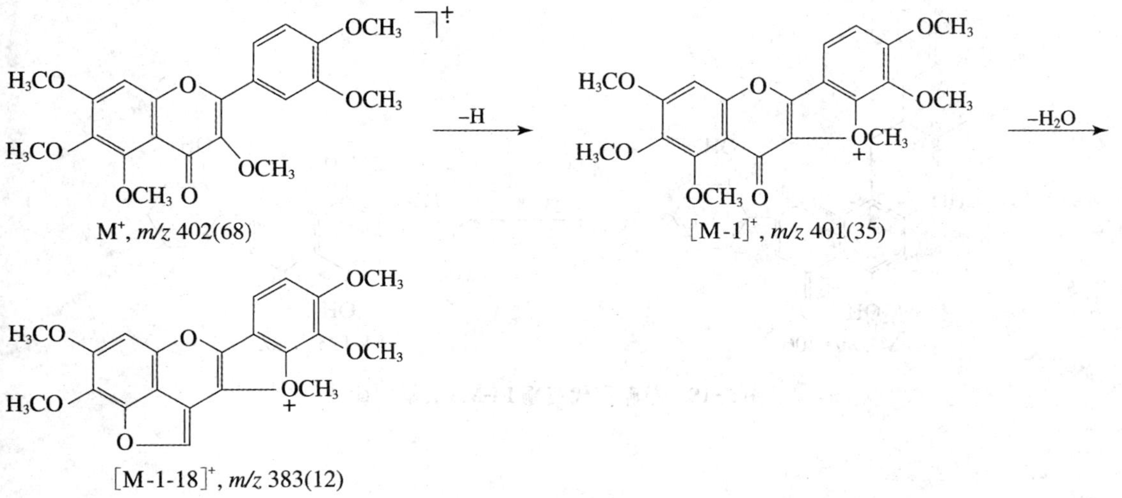

图 5-16　3，5-二甲氧基黄酮的 EI-MS 裂解规律

3，6 和 8 位异戊烯基取代黄酮一般先脱掉 C_3H_7 $[M-43]^+$ 或脱掉 C_4H_7 $[M-55]^+$，再按照黄酮裂解规律裂解，只有当异戊烯基连接在 A 环时，可以重排生成稳定的䓬鎓离子，见图 5-17。当黄酮有单萜取代时，也是先脱掉侧链再进一步裂解，见图 5-18。吡喃骈黄酮由于吡喃环上有两个甲基，$[M-CH_3]^+$ 离子特别强，在质谱裂解时先脱掉一个甲基然后按黄酮裂解规律裂解。呋喃骈黄酮苷元以及亚甲二氧基取代黄酮苷元取代基不变，直接按黄酮裂解规律裂解。

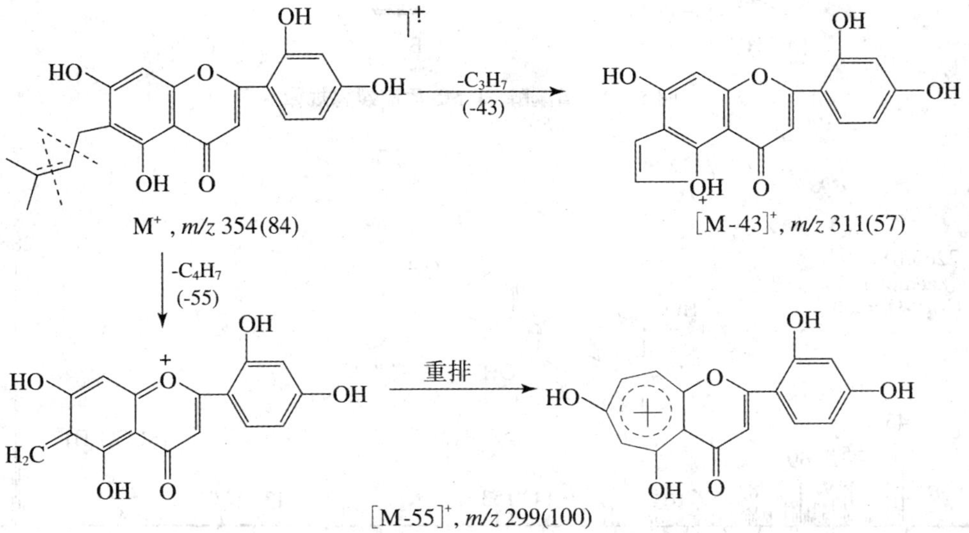

图 5-17　异戊烯基取代黄酮 EI-MS 裂解规律

2. 黄酮醇　黄酮醇苷元分子离子峰 $[M]^+$ 为基峰，裂解主要按照途径Ⅱ进行，$[A_1+H]^+$、B_2^+ 以及失去 CO 的 $[B_2-28]^+$ 碎片离子对于结构鉴定具有重要意义，见图 5-19 及图5-20。

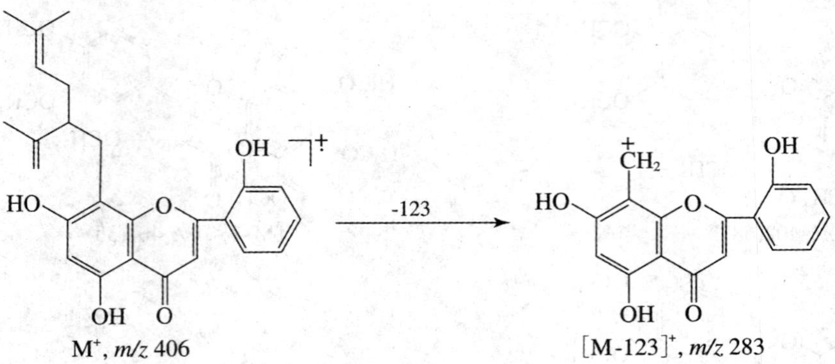

图 5-18　单萜取代黄酮 EI-MS 裂解规律

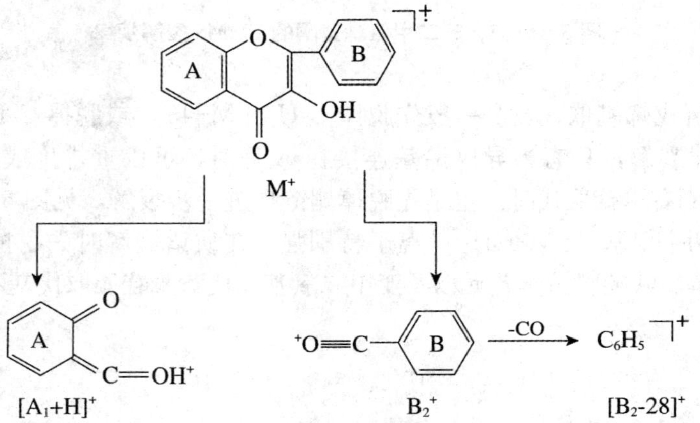

图 5-19　黄酮醇 EI-MS 质谱裂解规律

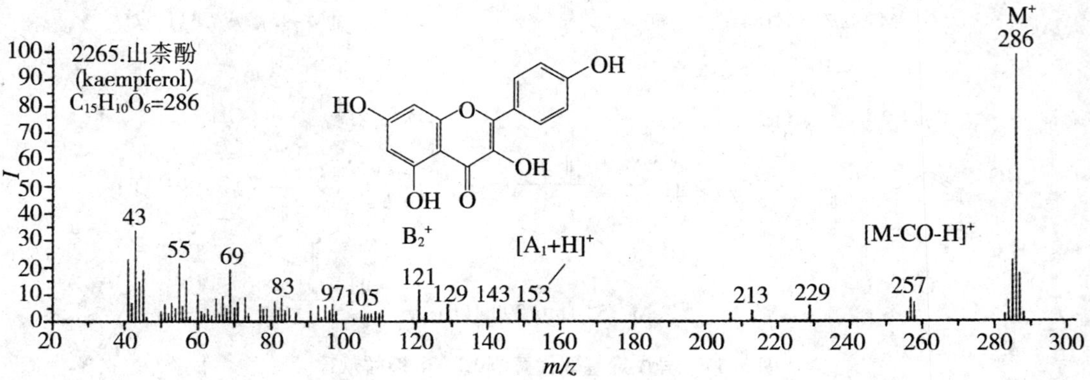

图 5-20　山柰酚 EI-MS

2′-羟基和 2′-甲氧基黄酮醇具有独特的质谱裂解规律，容易失去 2′位的羟基或甲氧基，形成新的五元杂环。

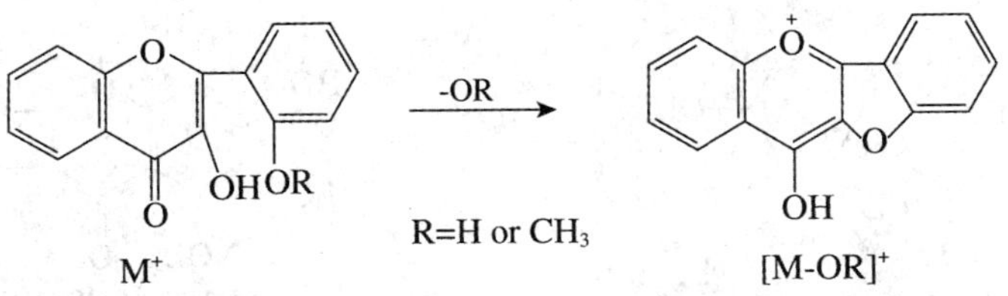

3. 异黄酮　2′无取代基的异黄酮有很强的分子离子峰和中等强度的［M−H］$^+$以及途径Ⅰ裂解产生的有诊断价值的A_1^+和B_1^+等碎片峰。2′位有羟基或甲氧基取代的异黄酮除产生与一般的异黄酮相同的离子外，还产生2′-氧取代特有的某些碎片峰［M−OR］$^+$。

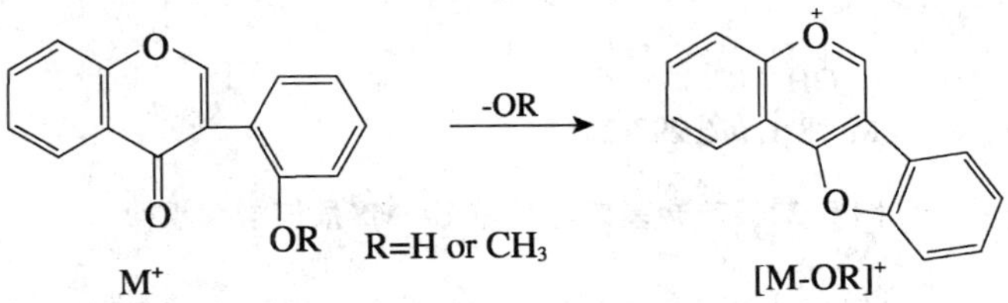

4. 二氢黄酮　二氢黄酮的［M−H］$^+$一般较强，按照途径Ⅰ裂解得到A_1^+和［A_1＋H］$^+$，但是B环不同于黄酮裂解得到的含有乙炔基的B_1^+，而是含有乙烯基的B_3^+等碎片峰，B环无取代时B_3^+为 m/z 104，4′位有氧取代时可继续脱氧得到［B_3-15］$^+$以及［M−B］$^+$等碎片峰，同时B环从分子离子中断裂下来与一个氢结合生成中等强度的［B＋H］$^+$离子，见图5-21。2′-羟基二氢黄酮除上述裂解外，还有特征裂解，即失去水和氢原子的离子很强，见图5-22。

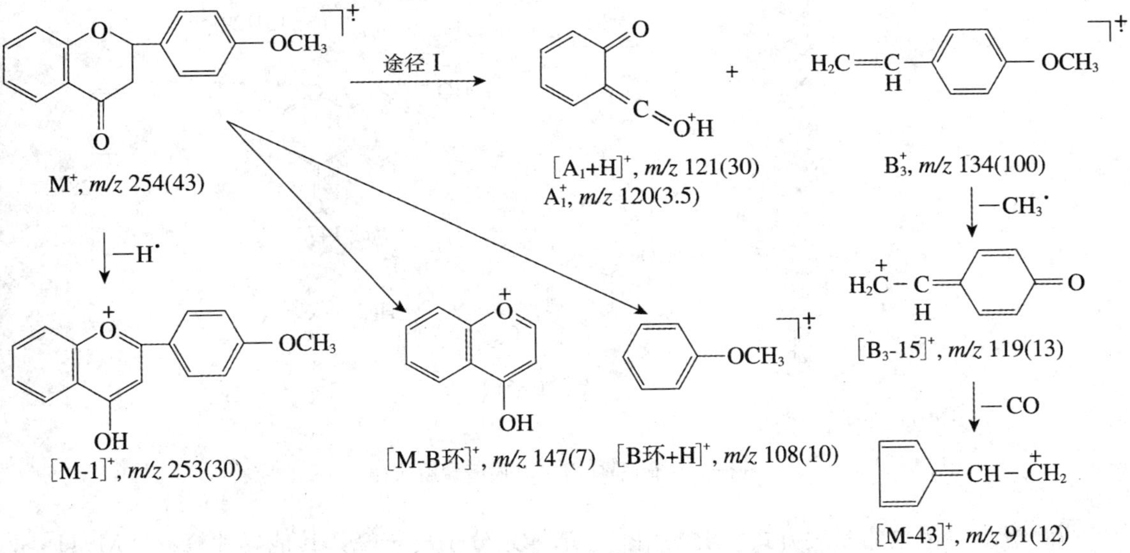

图 5-21　二氢黄酮 EI-MS 质谱裂解规律

5. 二氢黄酮醇　二氢黄酮醇与二氢黄酮类似，按照途径Ⅰ裂解得到A_1^+和［A_1＋H］$^+$，B_3^+和［B_3-15］$^+$，不同的是B_3^+形成具有诊断价值的碎片B_4^+。

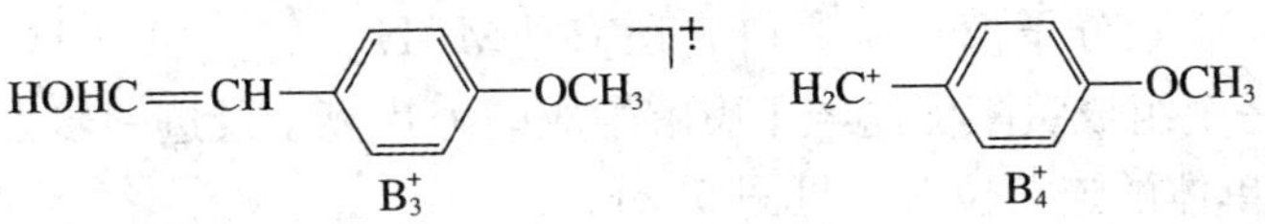

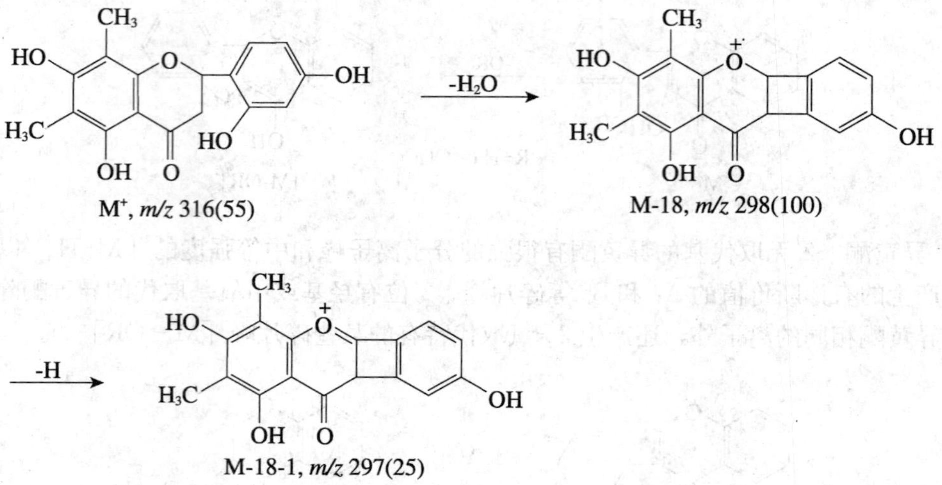

图 5-22　2′-羟基二氢黄酮 EI-MS 质谱裂解规律

6. 查耳酮　查耳酮有强的 M^+ 和 $[M-H]^+$ 离子，甲氧基查耳酮有强的 $[M-CH_3]^+$ 离子。连接两个苯环的三个单键都可以断裂生成三对互补离子。查耳酮失去 H-2 生成的 $[M-H]^+$ 离子很强，见图 5-23。

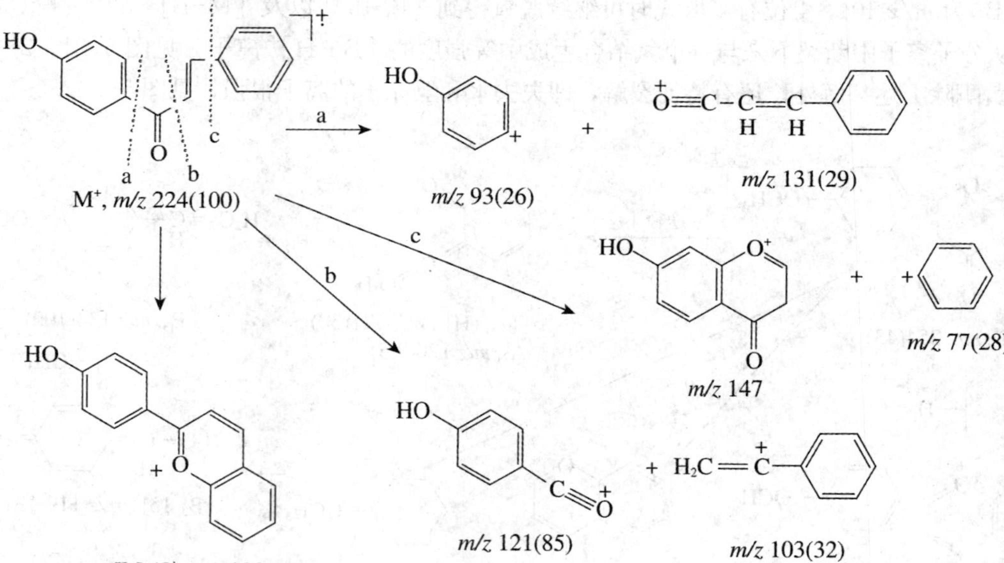

图 5-23　查耳酮 EI-MS 质谱裂解规律

7. 橙酮　橙酮的断裂方式与黄酮相似，基峰是分子离子峰，其他碎片峰有 $[M-H]^+$，$[M-CO]^+$，A_1^+ 和 $[A_1-H]^+$ 等。

8. 双黄酮　双黄酮分两类，一类 C—C 连接，一类通过氧键连接，多半制成全甲基化衍生物后测定 EI-MS，质谱裂解规律不同。

C—C 连接的双黄酮分子离子是基峰，还有 $[M-H]^+$、$[M-CH_3]^+$ 和 M^{++} 或 $[M/2]^+$，此外还有每一个组成黄酮由途经 I 裂解生成的碎片离子及进一步裂解的离子等，根据这些可以判断两个单体的连接位置，见图 5-24。

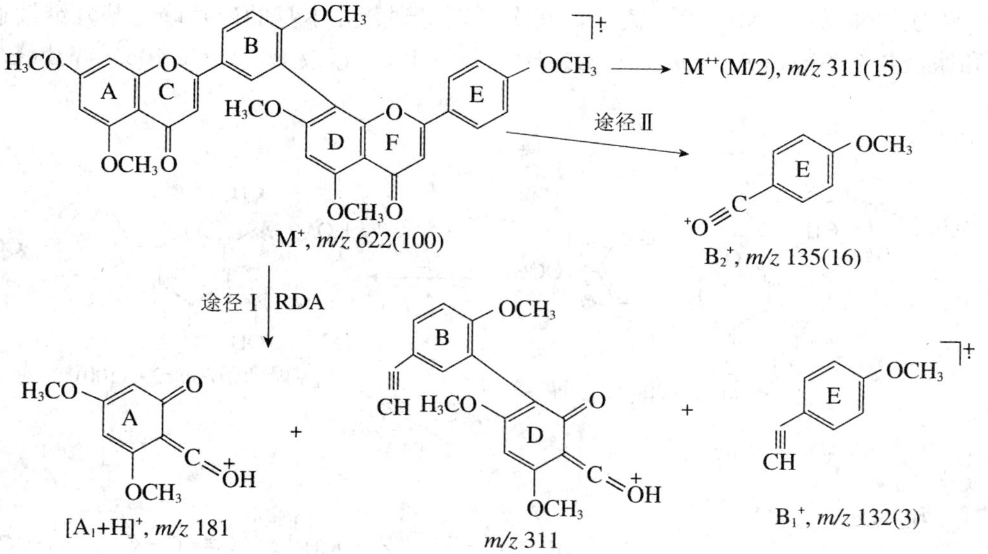

图 5-24　双黄酮（C—C）EI-MS 质谱裂解规律

以氧键结合的双黄酮容易在氧原子两边断裂，得到的主要碎片再进一步按单体黄酮类化合物断裂方式裂解，也有直接 C 环断裂得到相应的碎片峰，见图 5-25。

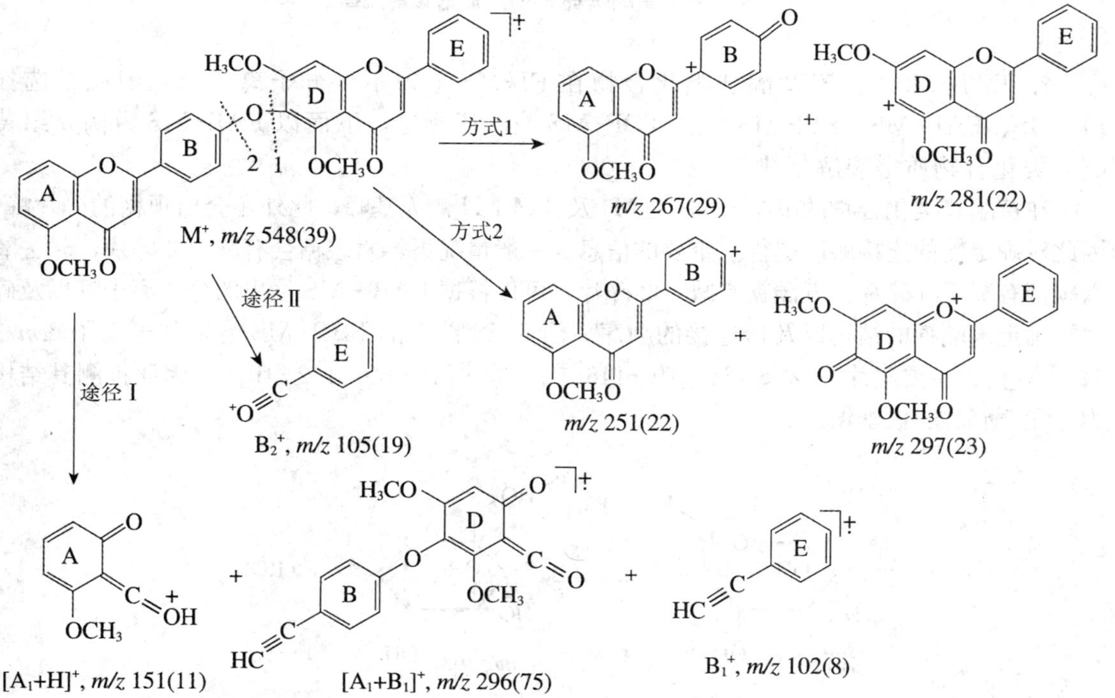

图 5-25　双黄酮（C—O—C）EI-MS 质谱裂解规律

（二）黄酮苷质谱

1. EI-MS　黄酮氧苷进行 EI-MS 分析时得不到分子离子峰，一般得到的是苷元的离子峰。

黄酮碳苷进行 EI-MS 分析时很难得到分子离子峰，基峰经常是带有来自糖部分 CH_2^+ 的苷元碎片，由于这个离子可重排为䓬鎓结构而稳定，若是葡萄糖或半乳糖失去的部分是 149

单位，生成的强峰是［M-149］$^+$离子，其次可以得到苷元本身的碎片峰，基峰继续通过途径Ⅰ和途径Ⅱ裂解得到 A_1^+（m/z 133）、B_1^+（m/z 102）以及 B_2^+（m/z 105）碎片峰，见图5-26。

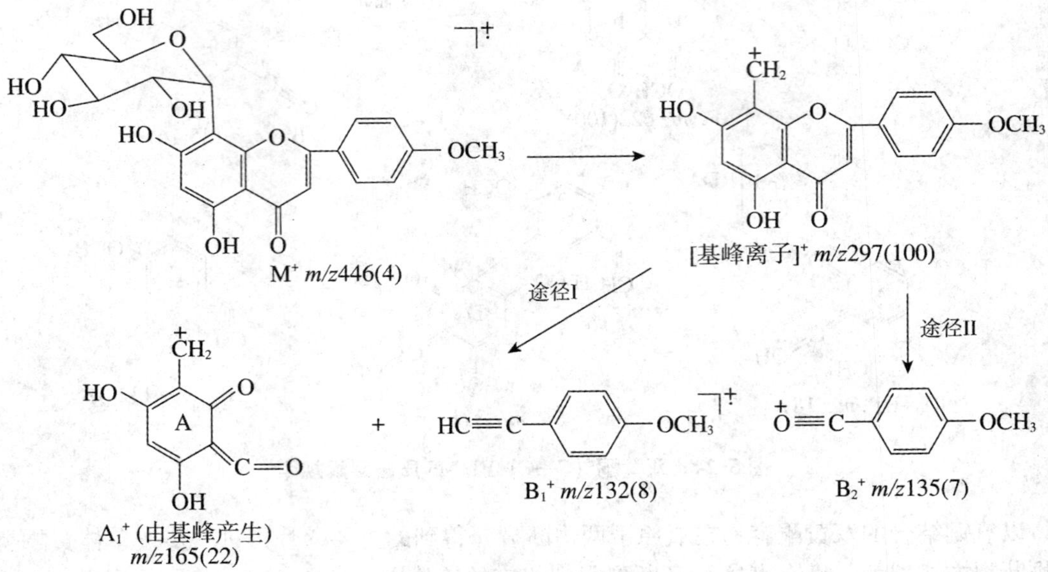

图 5-26　黄酮碳苷 EI-MS 质谱裂解规律

2. FAB-MS　由于黄酮苷类化合物在 EI-MS 上得不到分子离子峰，因此常选择 FD-MS、FAB-MS、ESI-MS 以及 TOF-MS 等进行测定，下面以 FAB-MS 为例介绍黄酮苷类化合物质谱裂解规律。

在黄酮苷类化合物的 FAB-MS 上 M^+ 及［M+H］$^+$ 为基峰，此外还会出现糖的碎片峰，因此对确定糖的连接顺序提供了重要的信息。一般情况下，六碳糖会有减 162 碎片，6-去氧六碳糖有减 146 碎片，五碳糖有减 132 碎片，可以根据 FAB-MS 给出的分子离子峰以及碎片峰确定末端糖的结构以及糖连接的顺序。图 5-28 芦丁的 FAB-MS 给出分子离子峰 m/z 610［M］$^+$，主要碎片峰 m/z 464［610-146］$^+$，303［610-146-162+1］$^+$，因此推测其结构为苷元-葡萄糖-鼠李糖。

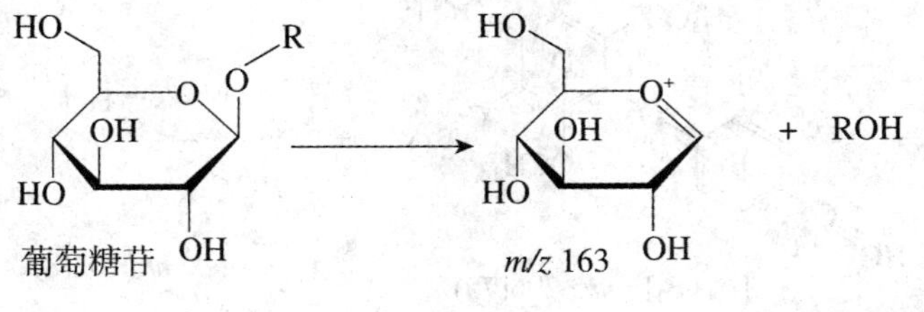

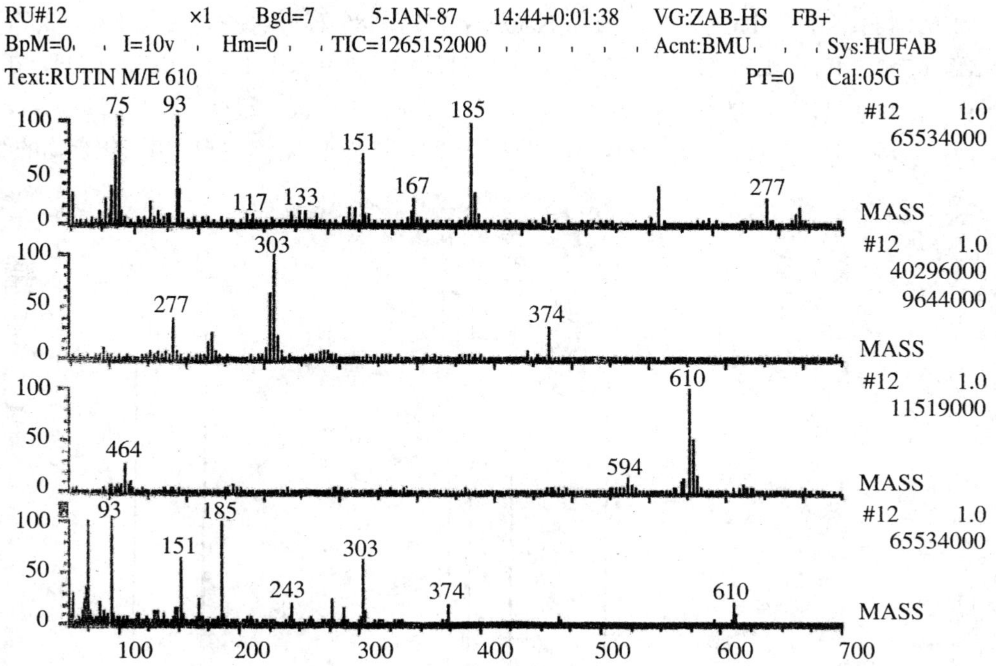

图 5-27 芦丁的 FAB-MS 谱

五、旋光谱在结构鉴定中的应用

利用旋光谱可以确定黄酮类化合物的绝对构型[25]，以二氢黄酮（醇）为例介绍旋光谱在确定绝对构型中的应用。通过核磁共振氢谱中 2、3 位质子偶合常数可以判断二氢黄酮和二氢黄酮醇 2，3 位的相对构型。天然存在的绝大多数二氢黄酮为 2*S* 构型，二氢黄酮醇为（2*R*，3*R*）构型，因为 2-芳基和 3-OH 均为 e 键稳定。在 ORD 和 CD 谱中，（2*S*）-二氢黄酮和（2*R*，3*R*）二氢黄酮醇在 320～330 nm 显示正 Cotton 效应，在 280～290 nm 显示负 Cotton 效应，天然二氢黄酮及二氢黄酮醇苷类化合物与苷元有相似的 Cotton 效应[26]，图 5-28为（-)-柚皮素（naringenin）在乙醇中的 CD 谱。

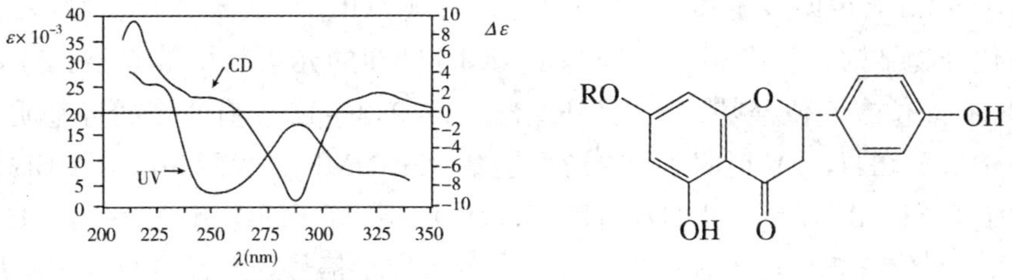

UV吸收峰，CD谱　　　　柚皮素

图 5-28 柚皮素 CD 谱[27]

六、结构研究实例

(一) 化合物 1

黄色晶体，mp 276～278 ℃，UV（λmax nm）MeOH：266，369；NaOMe：276，407；

$AlCl_3$：269，426；$AlCl_3$/HCl：268，422；NaOAc：275，386. EI-MS（m/z）：286，257，229. ^1H-NMR（500 MHz，DMSO-d_6，δ）：6.18（1H，d，J=1.4 Hz），6.43（1H，d，J=1.4 Hz），6.91（2H，d，J=8.8 Hz），8.03（2H，d，J=8.8 Hz），9.3（1H，s），10.1（1H，s），10.7（1H，s），12.5（1H，s），见图 5-29。请根据以上数据推测该化合物的结构。

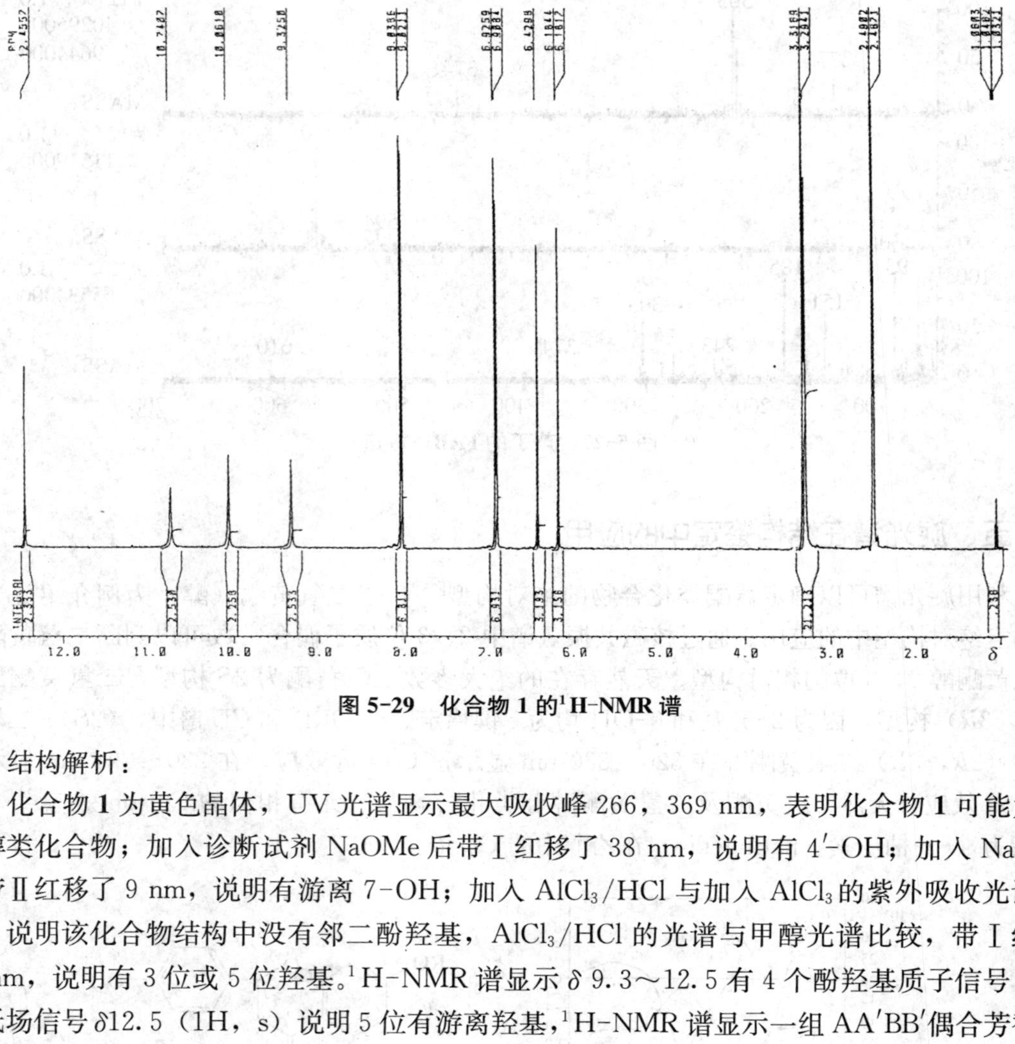

图 5-29　化合物 1 的 ^1H-NMR 谱

结构解析：

化合物 **1** 为黄色晶体，UV 光谱显示最大吸收峰 266，369 nm，表明化合物 **1** 可能为黄酮醇类化合物；加入诊断试剂 NaOMe 后带Ⅰ红移了 38 nm，说明有 4′-OH；加入 NaOAc 后带Ⅱ红移了 9 nm，说明有游离 7-OH；加入 $AlCl_3$/HCl 与加入 $AlCl_3$ 的紫外吸收光谱一样，说明该化合物结构中没有邻二酚羟基，$AlCl_3$/HCl 的光谱与甲醇光谱比较，带Ⅰ红移 53 nm，说明有 3 位或 5 位羟基。^1H-NMR 谱显示 δ 9.3～12.5 有 4 个酚羟基质子信号，其中低场信号 δ12.5（1H，s）说明 5 位有游离羟基，^1H-NMR 谱显示一组 AA′BB′偶合芳香质子信号 δ6.91（2H，d，J=8.8 Hz，H-3′，5′），8.03（2H，d，J=8.8 Hz，H-2′，6′），说明 B 环 4′位有取代；还有一组间位偶合芳香质子信号 δ 6.18（1H，d，J=1.4 Hz，H-6），6.43（1H，d，J=1.4 Hz，H-8），说明 A 环 5，7-二取代，因此确定化合物 **1** 结构为 5，7，4′-三羟基黄酮醇，即山柰酚（kaempferol），EI-MS 谱给出分子离子峰 286 [M]$^+$，257 [M-CO-H]$^+$ 也证明上述推测正确。

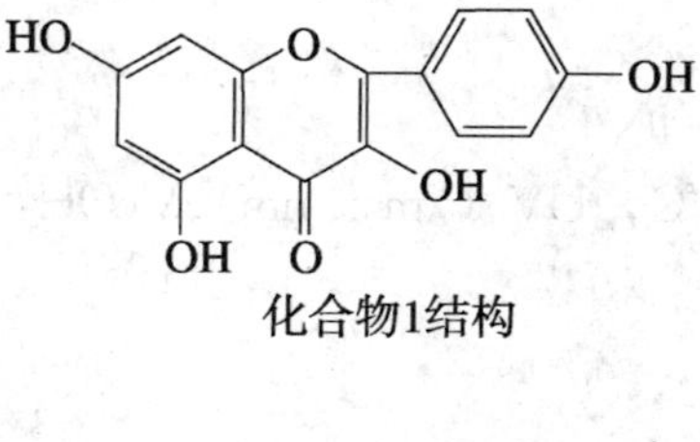

化合物1结构

（二）化合物 2

淡黄色针晶，微溶于甲醇，易溶于 DMSO。mp 198～202 ℃. IRν_{max}（KBr，cm^{-1}）：3223，1635，1607，1588，1566，1512，1494，1476，1395，1353. UVλ_{max}（MeOH，nm）：213，264，330；EI-MS（m/z）：284（100），256（6），166（5），118（24）. ^{1}H-NMR（500 MHz，DMSO-d_6）和^{13}C-NMR（125 MHz，DMSO-d_6）见图 5-30 和图 5-31。请根据以上数据推测该化合物的结构。

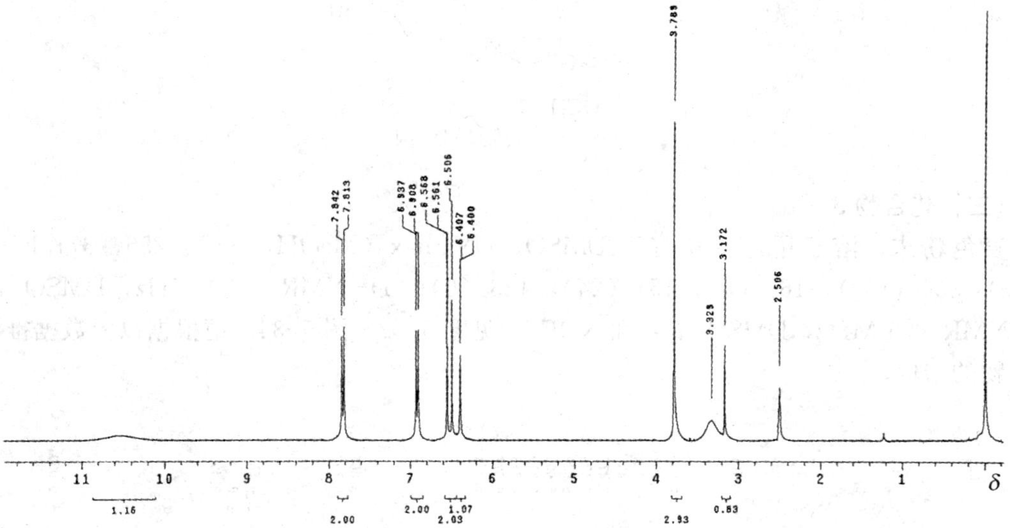

图 5-30　化合物 2 的^{1}H-NMR 谱

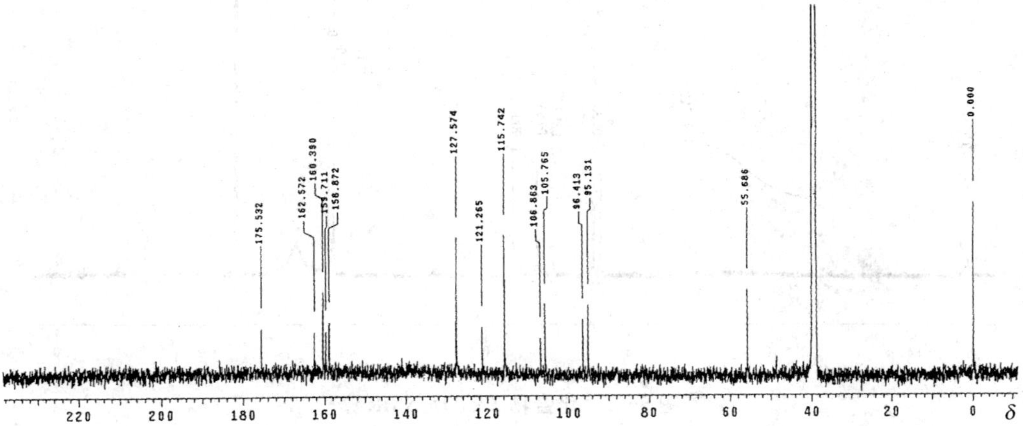

图 5-31　化合物 2 的^{13}C-NMR 谱

结构解析：

化合物 **2** 为淡黄色针晶，UV 光谱显示最大吸收 264，330 nm，表明化合物 **2** 可能为黄酮类化合物。^{1}H-NMR 谱显示黄酮特征质子信号 δ6.51（1H，s，H-3），一个甲氧基质子信号 δ 3.79（3H，s，OCH_3），一组 AA′BB′偶合芳香质子信号 δ 7.83（2H，d，J=8.7 Hz，

H-2′，6′)，6.92（2H，d，J=8.7 Hz，H-3′，5′)，说明B环4′位有取代；一组间位偶合芳香质子信号δ6.56（1H，d，J=2.1 Hz，H-8)，6.40（1H，d，J=2.1 Hz，H-6)，说明A环5，7-二取代。EI-MS质谱给出分子离子峰284 $[M]^+$及碎片峰m/z 256 $[M-CO]^+$，166（A_1^+），118（B_1^+），说明A环有一个羟基和一个甲氧基取代，B环有一个羟基取代。^{1}H NMR谱在低场δ>12没有酚羟基质子信号，说明没有游离5-OH，另外^{13}C-NMR谱给出羰基碳信号δ175.5，说明5位没有游离羟基，因此确定甲氧基取代在5位，该化合物结构为7，4′-二羟基-5-甲氧基黄酮（7，4′-dihydroxy-5-methoxylflavone)。

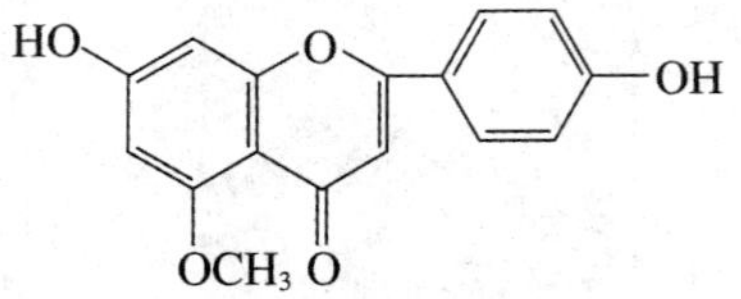

化合物**2**的结构

（三）化合物3

黄色粉末，溶于甲醇，易溶于DMSO。UVλmax（MeOH，nm)：256，371. EI-MS（m/z)：330（100)，167（5)，151（24)，123（6)；^{1}H-NMR（300 MHz，DMSO-d_6)，^{13}C-NMR（75 MHz，DMSO-d_6）和NOESY见图5-32～图5-34。请根据以上数据推测该化合物的结构。

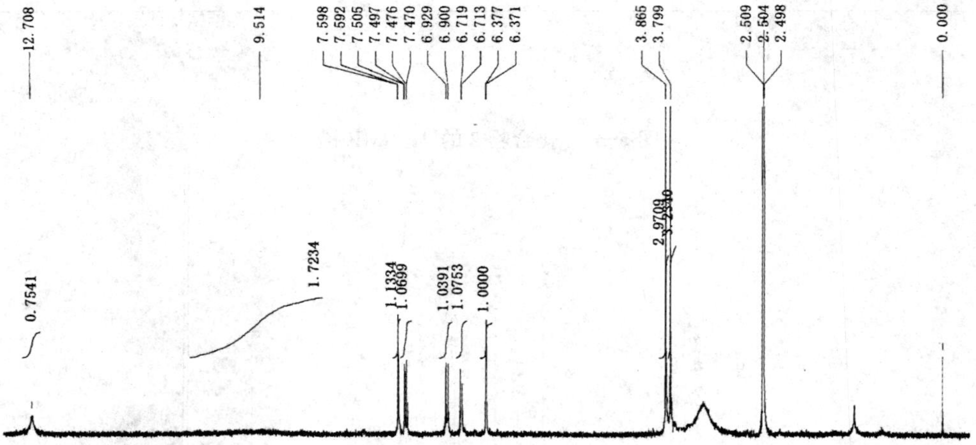

图5-32　化合物3的^{1}H-NMR谱

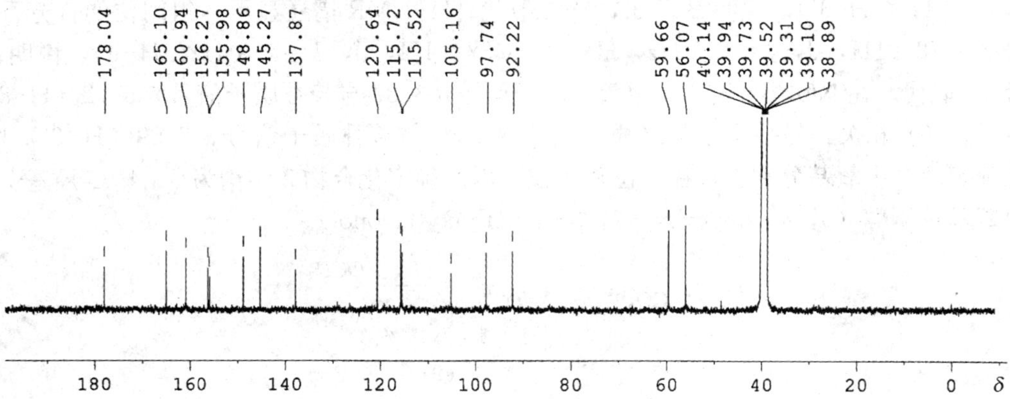

图 5-33　化合物 3 的 ^{13}C-NMR 谱

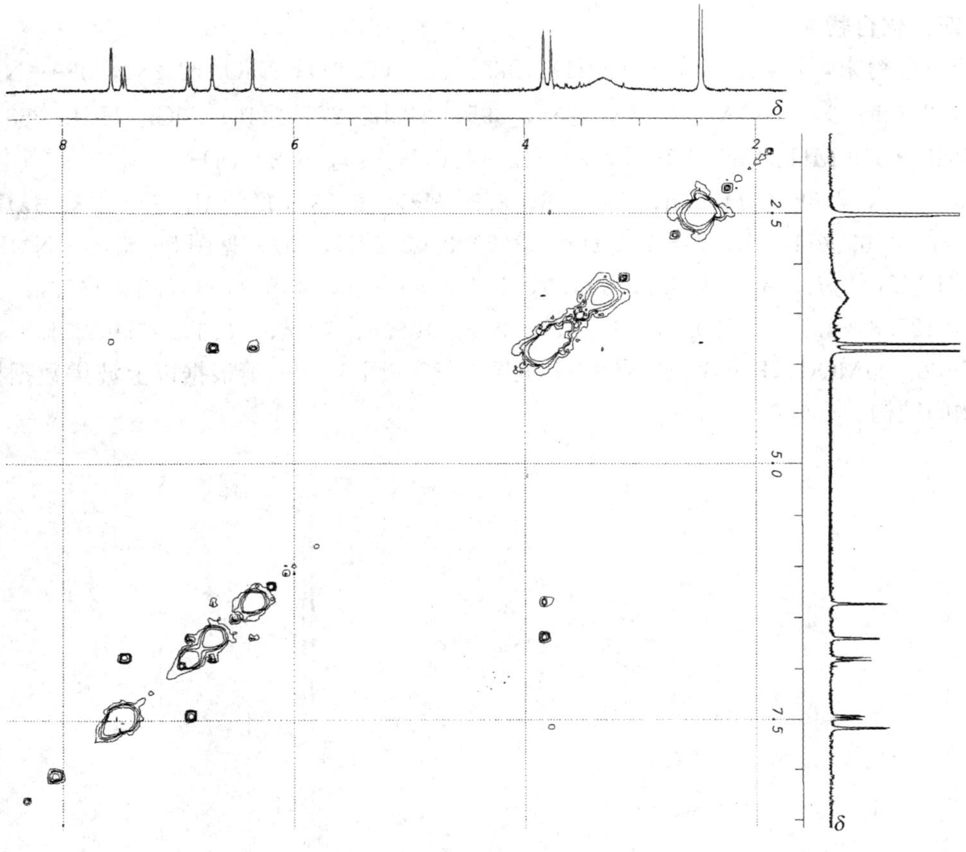

图 5-34　化合物 3 的 NOESY 谱

结构解析：

化合物 **3** 为黄色粉末，UV 光谱显示最大吸收 256，371 nm，说明该化合物可能为黄酮醇类化合物。^{1}H-NMR 谱在低场显示一个羟基质子信号 δ 12.71（1H，s，OH），说明 5 位有游离羟基取代，还显示一个羟基质子信号 δ 9.51（1H，s，OH）和两个甲氧基质子信号 δ 3.87（3H，s，OCH_3），3.80（3H，s，OCH_3），一组 ABX 偶合系统芳香质子信号 δ 7.59（1H，d，J=2.1 Hz，H-2′），6.91（1H，d，J=8.7 Hz，H-5′），7.49（1H，dd，J=

8.7，2.1 Hz，H-6′)，说明 B 环 3′，4′-二取代；^{1}H-NMR 谱还显示一组间位偶合芳香质子信号 δ 6.72 (1H，d，J=1.8 Hz，H-8)，6.37 (1H，d，J=1.8 Hz，H-6)，说明 A 环 5，7-二取代。在 NOESY 谱中，甲氧基质子信号 δ 3.87 与芳香质子信号 δ 6.72 (H-8) 和 6.37 (H-6) 相关，另一个甲氧基质子信号 δ 3.80 与芳香质子信号 δ 7.59 (H-2′) 相关，因此确定两个甲氧基分别连接在 7 位和 3′位。因此确定化合物 **3** 结构为 5，4′-二羟基-7，3′-二甲氧基黄酮醇 (5，4′-dihydroxy-7，3′-dimethoxyflavonol)。

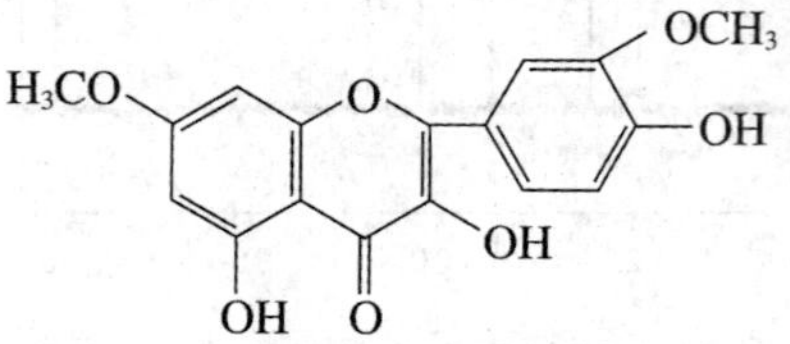

化合物**3**的结构

(四) 化合物 4

淡黄色粉末，UVλ_{max} nm (MeOH)：273，384 (0.49)；NaOAc：280，399；NaOMe：280，432 (dec.)；NaOAc/H_3BO_3：265，395；$AlCl_3$：274，446；$AlCl_3$/HCl：268，430。^{1}H-NMR (500 MHz，DMSO-d_6，δ)：12.42 (1H，s)，9.22 (1H，s)，7.97 (1H，d，J =1.5 Hz)，7.68 (1H，dd，J=1.5，8.5 Hz)，6.83 (1H，d，J=8.5 Hz)，6.24 (1H，s)，4.69 (1H，d，J= 7.5 Hz)，3.29-3.63 (6H，m)，见图 5-35。^{13}C-NMR (125 MHz，DMSO-d_6，δ)：175.7，171.0，156.8，156.5，148.2，147.8，147.7，145.4，135.2，125.3，121.7，120.5，115.3，102.7，106.6，98.4，76.1，75.9，74.1，72.0，见图 5-36。HMQC、HMBC 和 NOESY 见图 5-37～图 5-39。请根据以上波谱数据推测该化合物的结构。

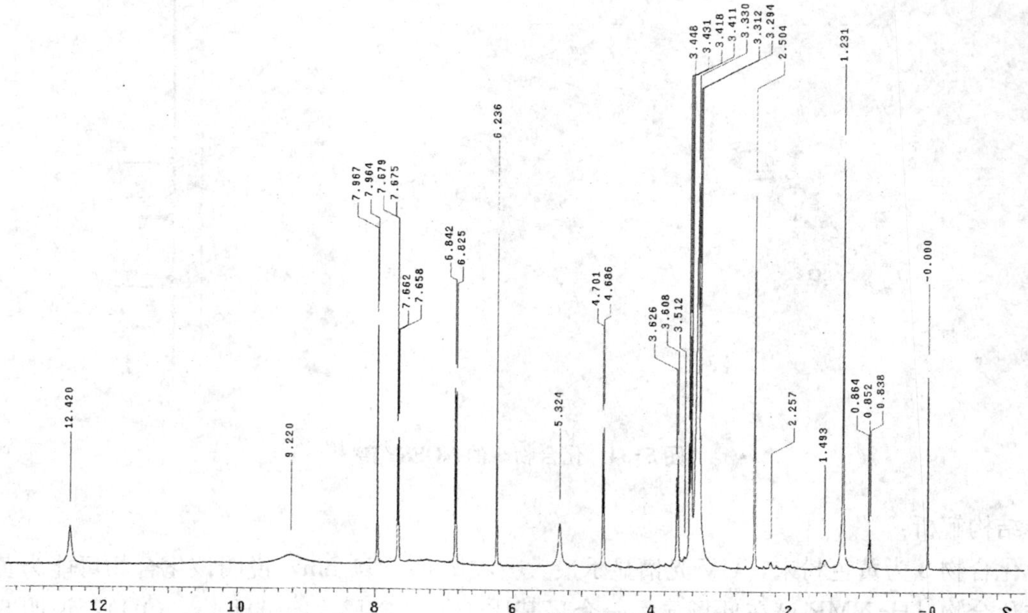

图 5-35　化合物 4 的[1]H-NMR 谱

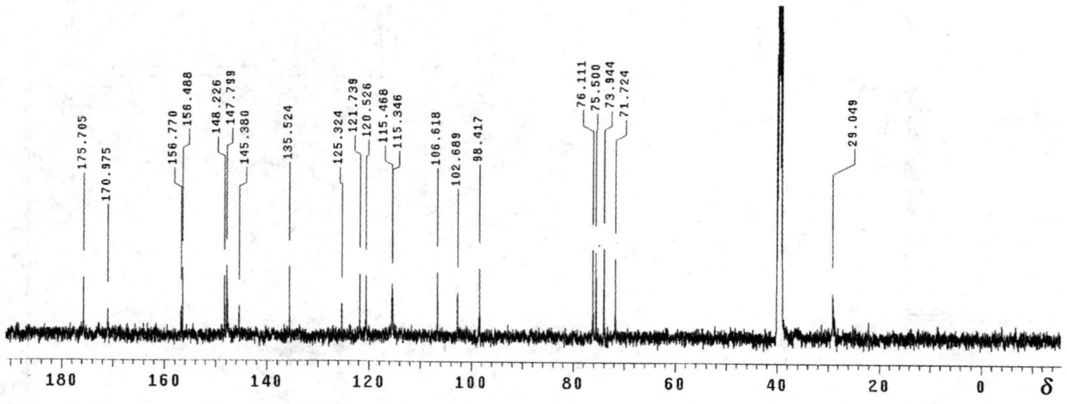

图 5-36 化合物 4 的^{13}C-NMR 谱

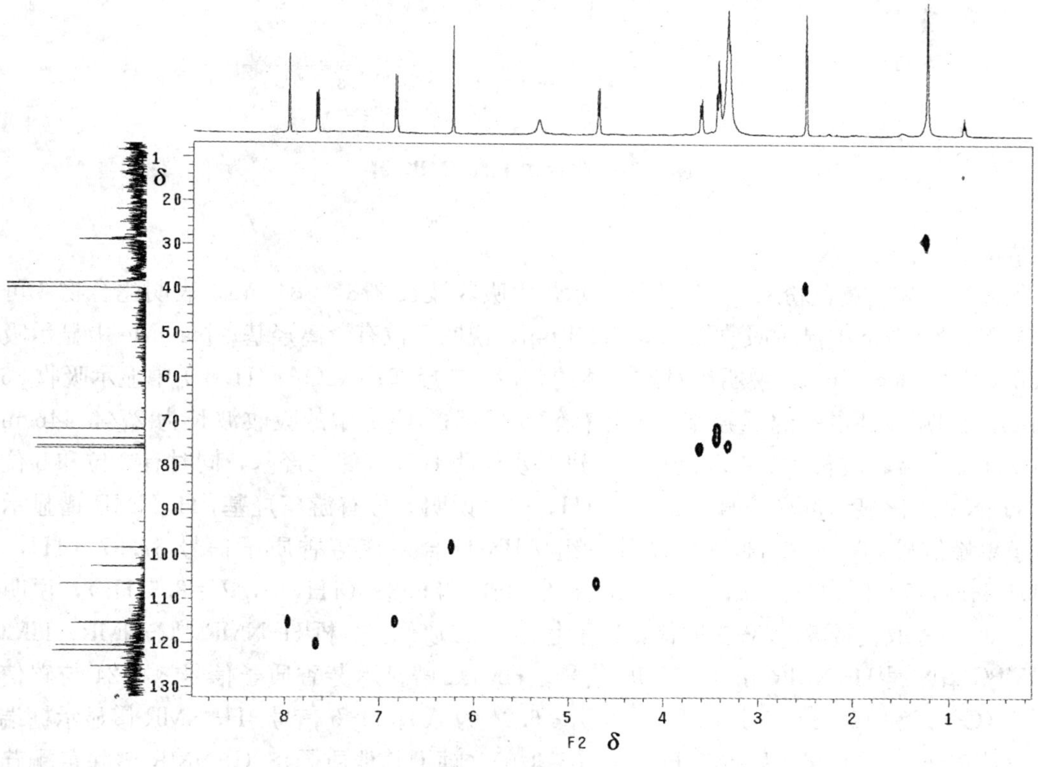

图 5-37 化合物 4 的 HMQC 谱

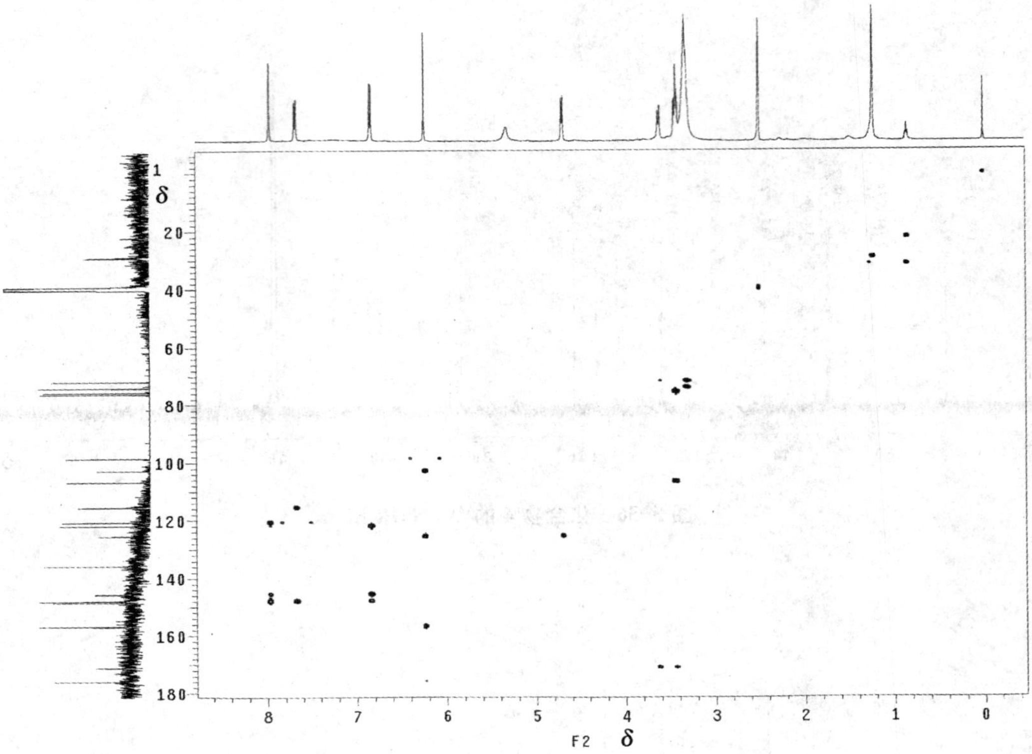

图 5-38 化合物 4 的 HMBC 谱

结构解析：

化合物 **4** 为淡黄色粉末，UV 光谱显示最大吸收波长 273，384 nm，表明化合物 **4** 可能为黄酮醇；NaOAc 中显示吸收峰 280，399 nm，说明 7 位有游离羟基；NaOMe 中显示吸收峰 280，432（dec.）nm，说明有对碱敏感的 3，4′-二羟基；NaOAc/H_3BO_3 中显示吸收 265，395 nm，说明 A 环没有邻二羟基，B 环有邻二羟基；$AlCl_3$ 中的吸收波长为 274，446 nm，$AlCl_3$/HCl 中吸收波长为 268，430 nm，进一步说明 B 环有邻二羟基，同时有 3 位和 5 位羟基。^{1}H-NMR 谱显示低场信号 δ12.42（1H，s），说明 5 位有游离羟基，^{1}H-NMR 谱显示芳香质子单峰信号 δ6.24（1H，s）以及一组 ABX 偶合系统芳香质子信号 δ7.97（1H，d，J=1.5 Hz），7.68（1H，dd，J= 1.5，8.5 Hz）和 6.83（1H，d，J=8.5 Hz），说明 A 环为 5,6,7-三取代或 5,7,8-三取代，B 环为 3′,4′-二取代。分析^{1}H-NMR，^{13}C-NMR，HMQC 和 HMBC 谱归属^{1}H-NMR 和^{13}C-NMR 信号。HMBC 谱显示芳香质子信号 δ 6.24 与碳信号 δ156.5（C-5）和 156.8（C-7）相关，说明 δ 6.24 为 A 环 H-6 信号。^{1}H-NMR 谱显示糖端基质子信号 δ4.69（1H，d，J=7.5 Hz），3.0～3.65（糖上其他质子）；^{13}C-NMR 谱除黄酮苷元信号外还显示糖上碳信号 δ 171.0，106.6，76.1，75.9，74.1 和 72.0，并且 HMBC 谱显示糖上端基质子信号 δ 4.69 与碳信号 δ 106.6 和 171.0 相关，说明其为葡萄糖醛酸。HMBC 谱显示芳香质子信号 δ 6.24（H-6）和糖端基质子信号 δ4.69 均与碳信号 δ 125.3（C-8）相关，说明糖连接在 8 位，因此确定该化合物结构为 3，5，7，8，3′，4′-六羟基黄酮-8-*O*-β-D-葡萄糖醛酸苷（即棉花皮素-8-*O*-葡萄糖醛酸苷，gossypetin-8-*O*-glucuronide，hibifolin）。^{13}C-NMR 数据归属为：147.7（C-2），135.2（C-3），175.7（C-4），156.8（C-5），

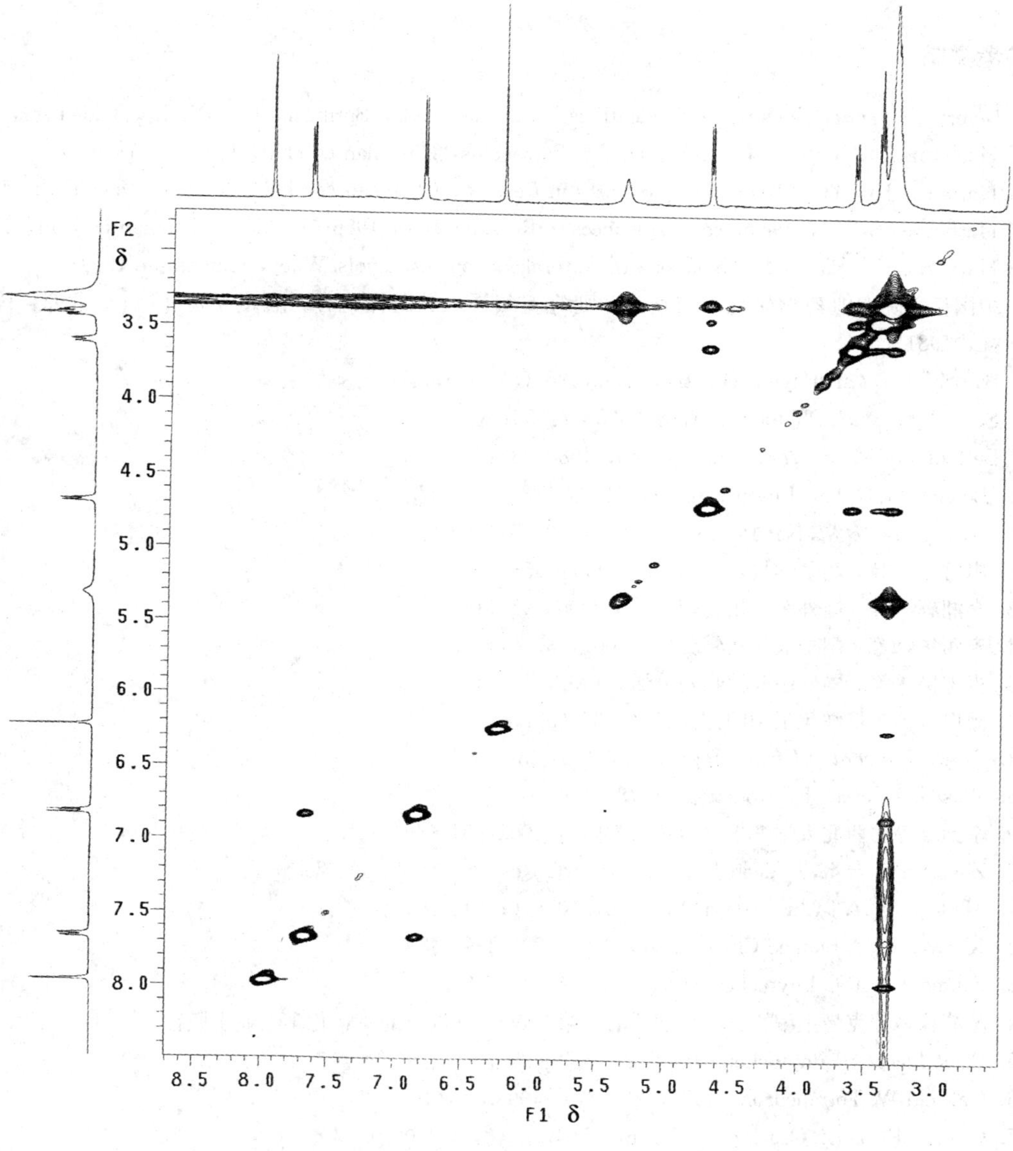

图 5-39　化合物 4 的 NOESY 谱

98.4 (C-6), 156.5 (C-7), 125.3 (C-8), 148.2 (C-9), 102.7 (C-10), 121.7 (C-1′), 115.3 (C-2′), 145.4 (C-3′), 147.8 (C-4′), 115.3 (C-5′), 120.5 (C-6′), 106.6 (C-1″), 74.1 (C-2″), 75.9 (C-3″), 72.0 (C-4″), 76.1 (C-5″), 171.0 (C-6″)。

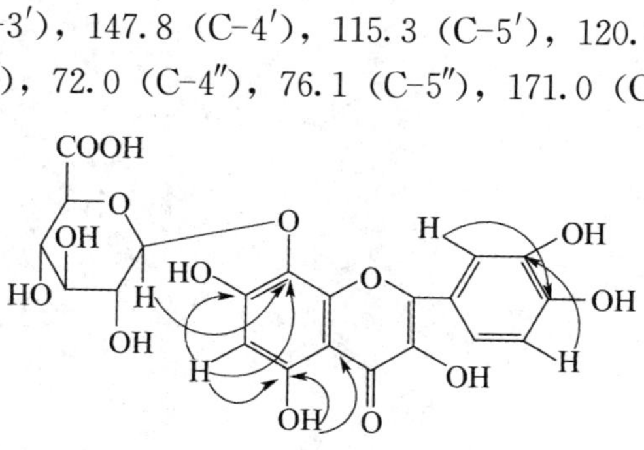

化合物 4 的结构以及主要 HMBC 相关关系

参考文献

1. Mabry TJ，*et al*. The systematic identification of flavonoids，Springer，New York，Heidelberg，Berlin.
2. Harborne JB，Mabry TJ，Mabry H. The Flavonoids，Chapman & Hall，London，1975.
3. Harborne JB，The Flavonoids：Advances in Reserch，Chapman & Hall，London，New York，1982.
4. Harborne JB，The Flavonoids，Advances in Reaserch Since 1986，London：Chapman & Hall，1994.
5. Harborne JB，Baxter H. Handbook of Natural Flavonoids. 2 vols. Wiley，Chichester. 1999.
6. 中国科学院上海药物研究所植物化学研究室编译．黄酮体化合物鉴定手册［M］．北京：科学出版社，1981.
7. Satoshi T，*et al*. Phytochemistry，1995，38（5）：1073.
8. Sonia PT，*et al*. Phytochem Rev，2008，7：281.
9. Sultanbawa MUS，*et al*. Tetrahedron，1980，36：1465.
10. Bennett GJ，*et al*. Phytochemistry，1989，28（4）：967.
11. Maurya R，*et al*. Nat Prod Rep，2005，22（3）：400.
12. 申竹芳，等．药学学报，1985，20（11）：863.
13. 李湘辉，等．国外医药植物药分册，2006，21（1）：1.
14. 宋丽华，等．国外医学药学分册，2003，30（1）：25.
15. 肖志艳，等．国外医药植物药分册，1998，13（4）：157.
16. 戴启广等．精细化工中间体，2004，34（3）：7.
17. Strack D，*et al*. J Chromatogr. 1978，156：359.
18. West LG，*et al*. J Chromatogr. 1978，150：266.
19. 李剑君等．西北大学学报（自然科学版），2001，31（4）：311.
20. Zhang SX，*et al*. J Asian J Asian Nat Prod Res，2003，5（1）：25.
21. Ma CJ，*et al*. J Chromatogr A，2005，1078（1-2）：188.
22. Li SM，*et al*. Biomed Chromatogr，2006，20（1）：133.
23. Sekine T，et al. Phytochemistry，1999，52（1）：87.
24. 丛浦珠，苏克曼主编，分析化学手册（第二版），2000，北京：化学工业出版社．
25. Slade D，*et al*. Phytochemistry，2005，66：2177.
26. Gaffield W. Tetrahedron，1970，26（17）：4093.
27. Giorgio E，*et al*. Org Biomol Chem，2004，2（24）：3602.

（梁　鸿）

第六章 醌类化合物

醌类化合物（quinones）是一类具有环己二烯二酮及其衍生物的化合物，存在于某些动植物和微生物中。根据结构，天然醌类化合物主要有苯醌类（benzoquinones）、萘醌类（naphathoquinones）、蒽醌类（anthraquinones）和菲醌类（phenanthraquinones）四种类型，其中以蒽醌类数量最多，截至1987年已经报道了四百多个天然蒽醌类化合物[1]，近二十多年来数量仍在不断增加，据不完全统计至2002年为止已经超过五百多个；数量仅次于蒽醌类的是萘醌类，然后是苯醌类，最少的为菲醌类。醌类化合物是组成自然界中天然色素的一大类重要化合物，如茜草素（alizarin）、异紫草素（alkannin）等为重要的天然染料，在染料化学上具有重要的里程碑意义。醌类化合物中许多化合物还具有重要的生理活性和药用价值，如广泛存在于生物界的泛醌类（ubiquinones），能参与生物体内的氧化还原过程，对生物体的电子转移系统具有重要作用；大黄素（emodin）、大黄酸（rhein）等具有抗菌活性；维生素K（vitamin K）类具有血液凝固作用；大黄和番泻叶中的番泻苷类（sennosides）具有泻下作用；头状链霉菌（*Streptomyces caespitosus*）产生的抗生素丝裂霉素（mitomycin）能抑制DNA的有丝分裂和合成，从而显示抗癌活性等。

第一节 结构与分类

一、苯醌类

苯醌类化合物（benzoquinones）存在于某些动植物和微生物中，在海洋生物中如藻类和海绵等也有分布。从结构上苯醌可以分为1,4-苯醌（对-苯醌，*p*-苯醌）和1,2-苯醌（邻-苯醌，*o*-苯醌）两大类，但由于1,2-苯醌不稳定，所以天然存在的苯醌类化合物多为1,4-苯醌类。

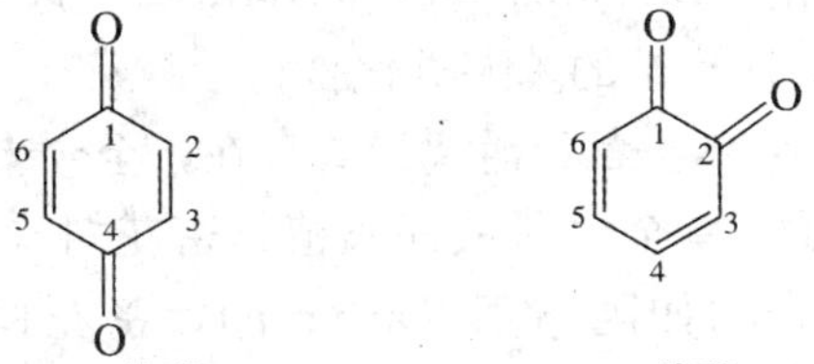

1,4-苯醌　　　　1,2-苯醌

苯醌醌环上常见的取代基有羟基、甲氧基、甲基、饱和或不饱和长链脂肪烃、异戊烯基以及链状或环状单萜、倍半萜、二萜、三萜等萜类取代基，其中脂肪烃和萜类取代基本身还可以连接有不同取代基或发生某些结构变化。自然界中广泛存在的泛醌类为生物氧化反应的一类辅酶，又被称为辅酶Q，能参与生物体内的氧化还原过程，对生物体的电子转移系统具有重要作用，其起源不同，异戊烯基的数目（n）不同，其中辅酶Q_{10}（$n=10$）已用于治疗心脏病、高血压及癌症。从真菌棒柄杯伞（*Clitocybe clavipes*）培养液中分离得到的具有抗菌和抗真菌活性的棒柄杯伞内酯 A，B，C（clavilactones A，B，C）[2]及具有酪氨酸激酶抑制活性的棒柄杯伞内酯 D（clavilactone D）[3]，其异戊烯取代基上有环氧环取代，同时还有一个内酯环，其中棒柄伞内酯 A，C 实际为苯醌氢化后的酚类衍生物。

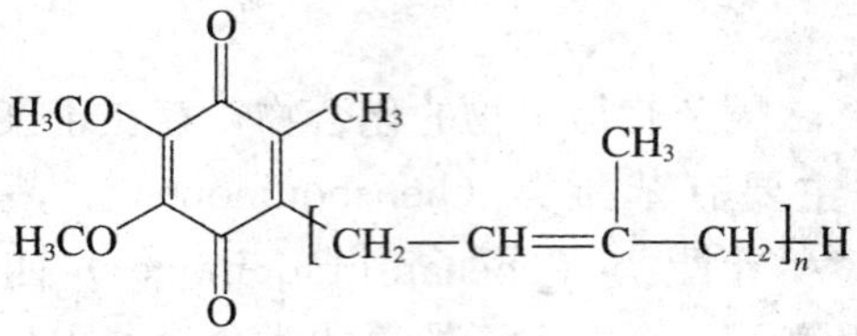

辅酶Q

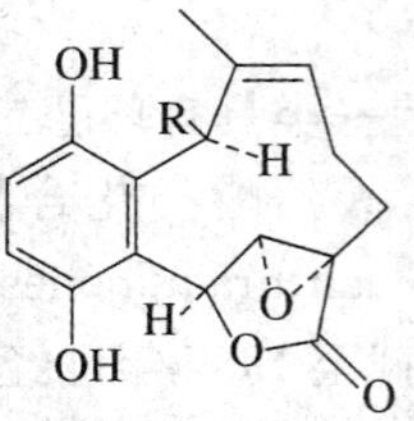

棒柄杯伞内酯A R=H
棒柄杯伞内酯C R=OH

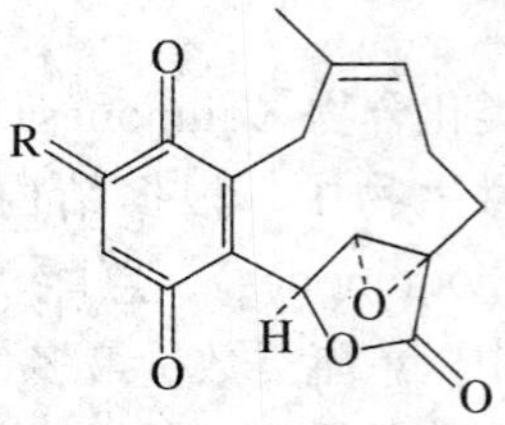

棒柄杯伞内酯B R=H
棒柄杯伞内酯D R=OH

近些年从海洋生物如藻类及海绵中分离得到一系列具有多种生物活性的含萜类取代基的苯醌或氢化苯醌类衍生物。在这类化合物中活性研究最多的是含有倍半萜取代基的苯醌衍生物，它们具有抗菌、抗白血病、免疫调节、抗 HIV 等多种生物活性[4]。对从地中海贪婪倔海绵（*Dysidea avara*）中分离得到的贪婪倔海绵醇（avarol）和贪婪倔海绵醌（avarone）的生物活性研究表明其活性主要与结构中的醌样结构有关，而倍半萜取代基对活性贡献很小[5]。

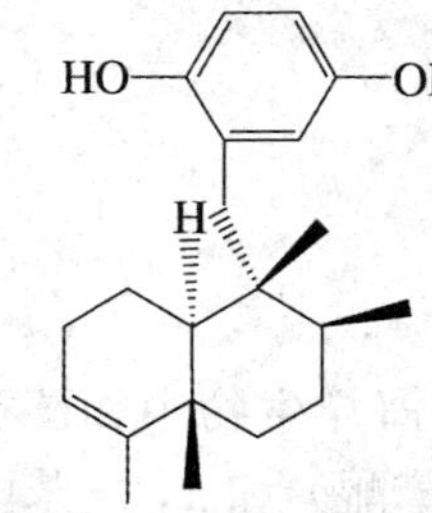

贪婪倔海绵醇

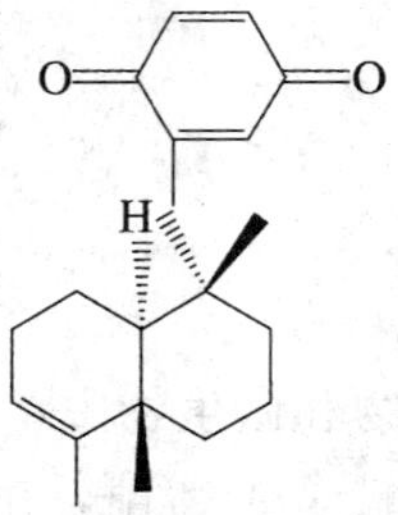

贪婪倔海绵醌

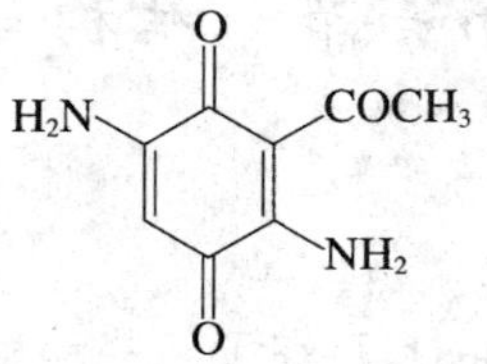

2-乙酰基-3,6-二氨基-1,4-苯醌

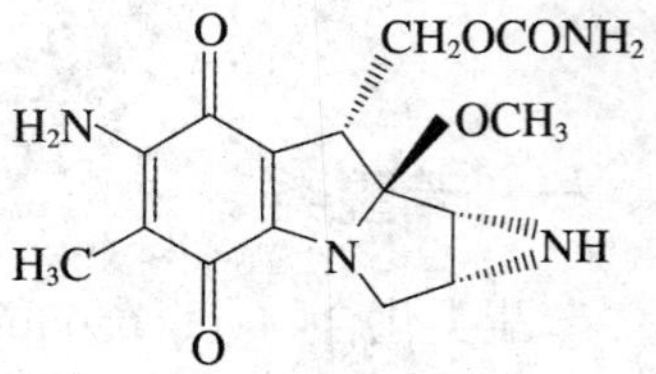

丝裂毒素

从萝藦科植物隔山消（*Cynanchum wilfordii*）[6]的根中分离得到的 2-乙酰基-3,6-二氨基-1,4-苯醌以及头状链霉菌（*Streptomyces caespitosus*）产生的抗生素丝裂霉素（mitomycin）则为含有氨基（NH_2）取代基的苯醌类化合物。

苯醌类化合物在自然界中基本上都以游离形式存在，至今未有苯醌苷的报道，但是氢化苯醌有的以苷的形式存在。如从紫金牛科铁仔属植物密花树（*Myrsine seguinii*）[7]中分离得到一系列氢化苯醌苷类化合物如阿布丁（arbutin），密花树苷 A，B（seguinosides A，B）。苯醌除单体外，还有的以二聚体的形式存在，如从紫金牛科紫金牛属植物东南紫金牛（*Ardisia sieboladii*）中分离得到一系列二苯醌类衍生物：紫金牛醌 A，B，C，D，G，H，I（ardisiaquinones A，B，C，D，G，H，I）[8]。

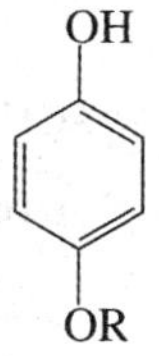

	R
阿布丁	glc
密花树苷A	glc-(2′→1″)-api
密花树苷B	glc-(6′→1″)-api

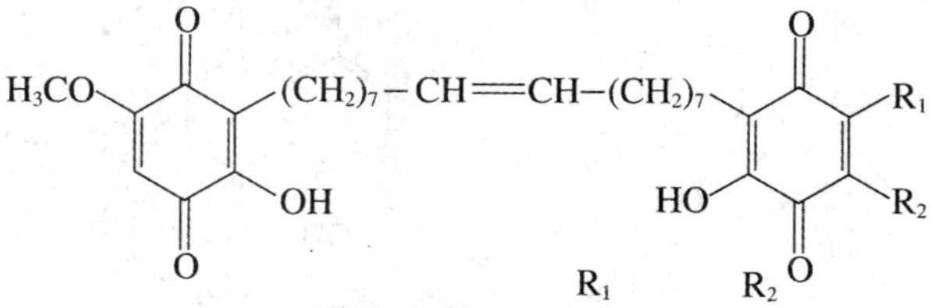

	R_1	R_2
紫金牛醌A	OCH_3	H
紫金牛醌B	OH	CH_3
紫金牛醌C	$OCOCH_3$	CH_3
紫金牛醌D	OCH_3	CH_3

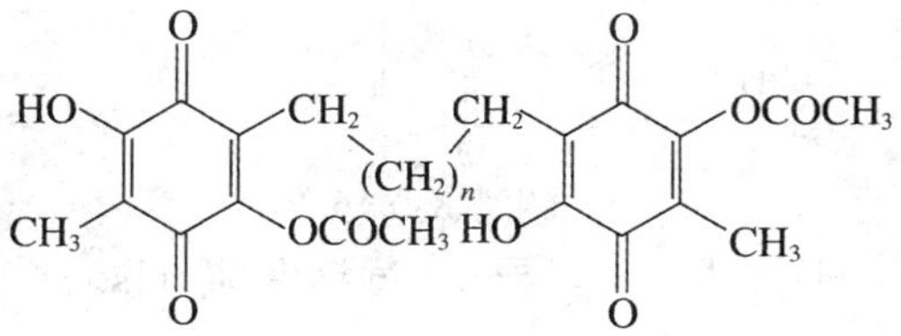

	n
紫金牛醌G	11
紫金牛醌H	12
紫金牛醌I	13

二、萘醌类

从结构上考虑萘醌类化合物（naphathoquinones）可以有 1,4-萘醌（α-萘醌）、1,2-萘醌（β-萘醌）及 2,6-萘醌（amphi-萘醌）三种类型，但是天然萘醌大多是 1,4-萘醌，少数为 1,2-萘醌，2,6-萘醌未曾有文献报道。

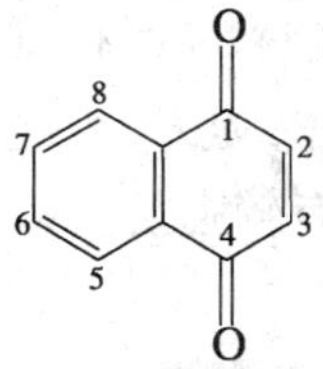

1,4-萘醌

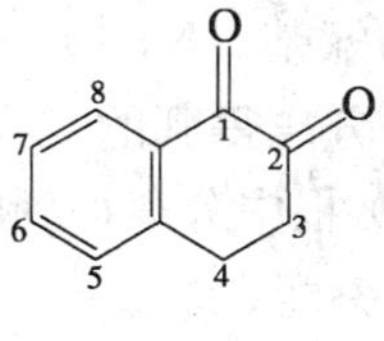

1,2-萘醌

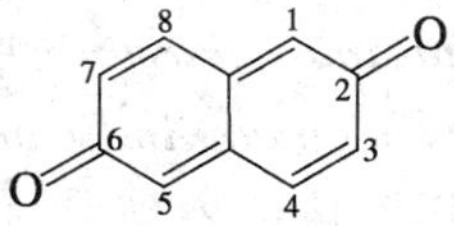

2,6-萘醌

萘醌的芳环及醌环上有各种取代基，最常见的有羟基、甲氧基、甲基、乙酰基、异戊烯基以及长链脂肪基等。胡桃科胡桃属植物核桃楸（*Juglans mandshurica*）中含有的胡桃醌（juglone）具有止泻、抗菌、收敛和抑癌作用，但该化合物具有一定毒性。从中药紫草（新疆紫草 *Arnebia euchroma*、紫草 *Lithospermum erythrorhizon* 或内蒙紫草 *Arnebia guttata* 的干燥根）中分离得到的紫色色素紫草素（shikonin）和异紫草素（alkannin）为其主要有效成分，具有抗炎、抗菌、止血及抗癌等作用，可作为治疗烧伤、创伤、痔疮或皮肤溃疡等的外用药，其侧链上的羟基还可与多种酸形成酯的形式存在于自然界中。具有血液凝固作用的维生素 K 类化合物（vitamin K）也属于萘醌类化合物，如维生素 K_1（phylloquinone，叶绿醌）和 K_2（menaquinones，甲基萘醌类），但是两者有比较大的区别，维生素 K_1 含叶绿基（phytyl）侧链，普遍存在于高等植物中，而维生素 K_2 含聚戊烯基（polyprenyl），主要存在于微生物中。

萘醌分子中异戊烯基还可以和邻位羟基环合形成五元环、六元环等。如从紫薇科多种植物中得到的具有抗菌、抗真菌和抗癌活性的一系列黄钟花醌型（lapachol）萘醌类化合物，

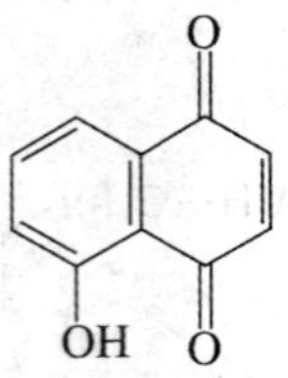

胡桃醌

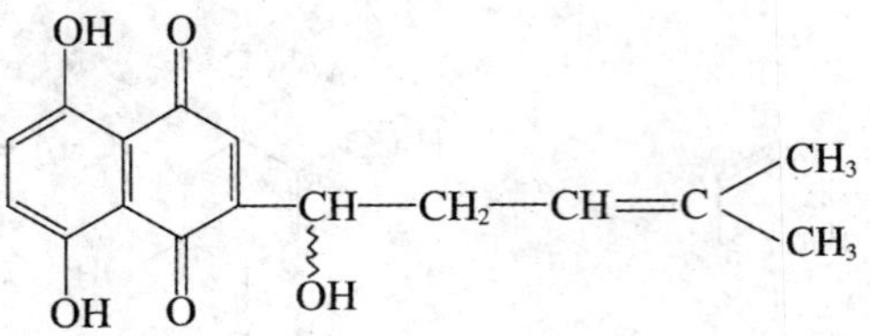

紫草素 ----OH
异紫草素 —OH

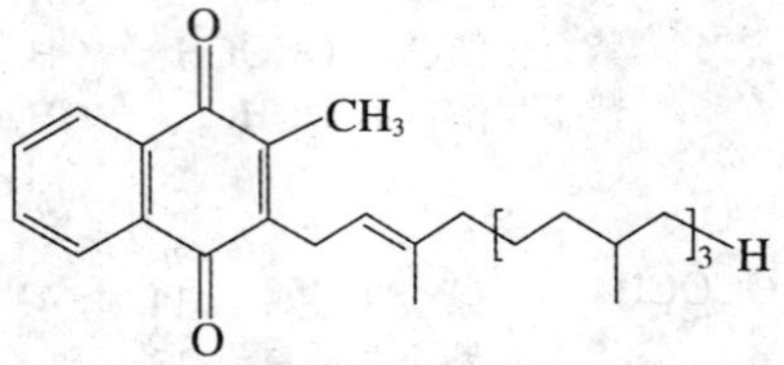

维生素K_1

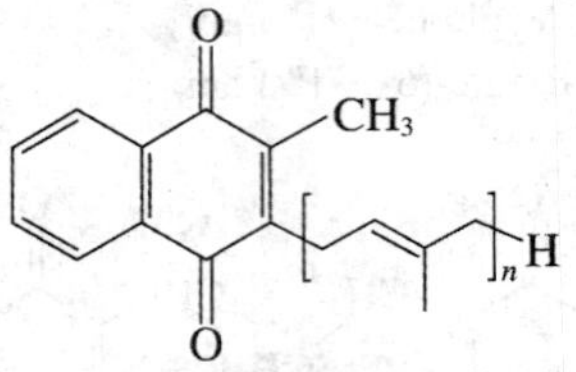

维生素K_2(n=6~9)

如黄钟花醌（lapachol）、α-黄钟花醌（α-lapachone），异-α-黄钟花醌（iso-α-lapachone）及β-黄钟花醌（β-lapachone）等。

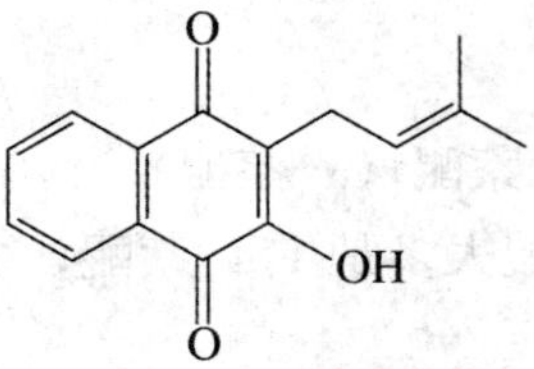

黄钟花醌

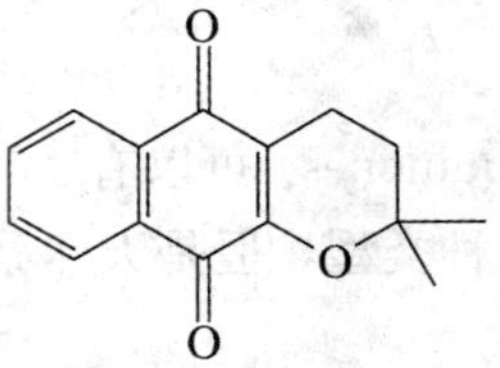

α-黄钟花醌

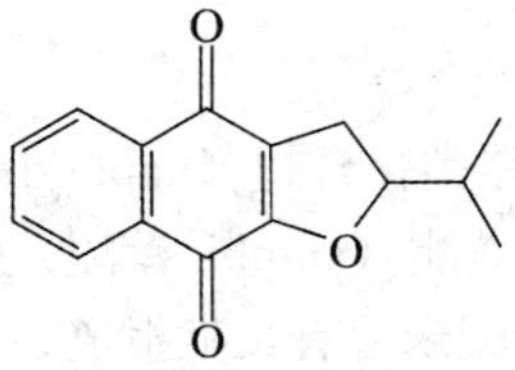

异-α-黄钟花醌

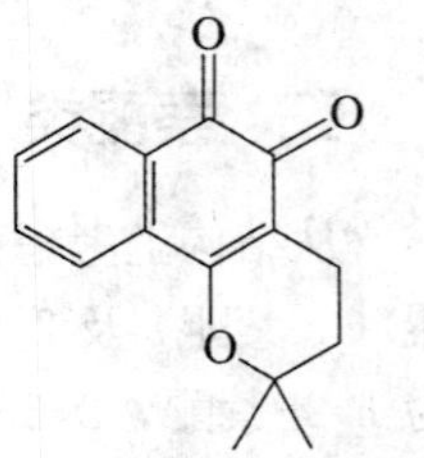

β-黄钟花醌

另外，有的化合物含有比较少见的氨基（NH_2）、氯（Cl）等取代基。如从番荔枝科哥纳香属植物 *Goniothalamus marcanii* 中分离得到的5-羟基-3-氨基-2-乙酰基-1,4-萘醌[9]；从胡麻科植物胡麻（*Sesamum indicum*）根中分离得到的具有较强抗真菌活性的5,8-二羟基-3-（1,1-二甲基-烯丙基）-2-氯-1,4-萘醌[10,11]。

天然萘醌除单体形式外，还以各种多聚体形式存在，如二聚体 habibone[12]，三聚体 conocurvone[13]，四聚体 8′,6″-bis-disoquinone[14] 以及萘醌与蒽醌聚合而成的杂聚体 tectograndone[15] 等。

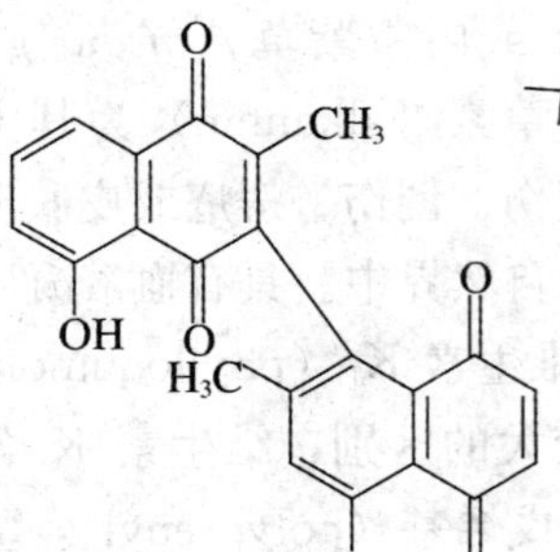

habibone

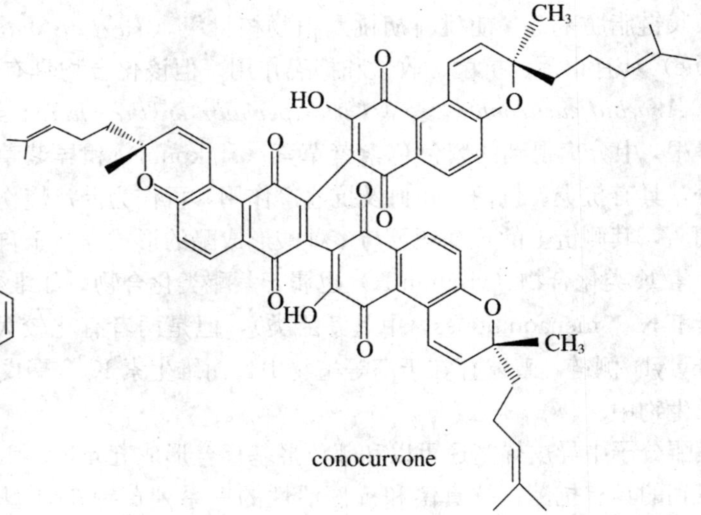

conocurvone

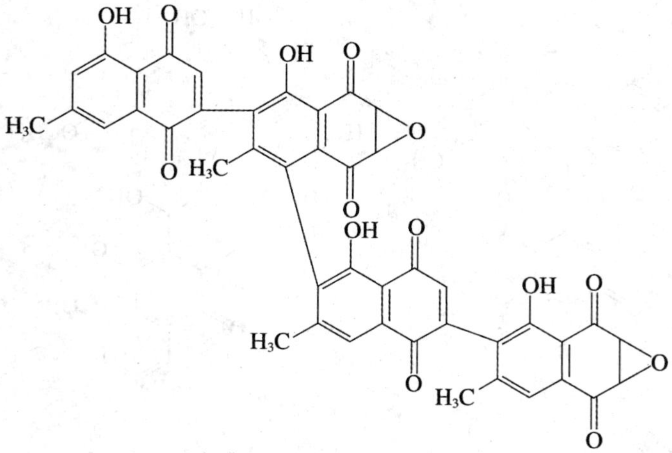

8′,6″-bis-diosquinone

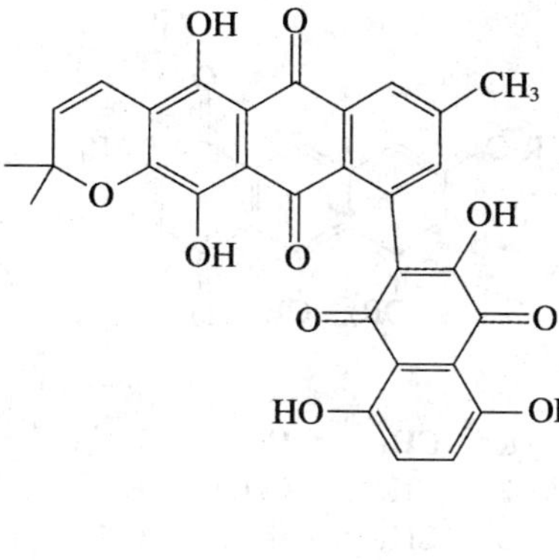

tectograndone

和苯醌相似，萘醌在自然界中也基本上以游离形式存在，其苷的形式未见文献报道，仅有各种氢化萘醌苷衍生物的报道。

三、蒽醌类

蒽醌类化合物（anthraquinones）是醌类化合物中数量最多的一类。天然蒽醌类化合物中约有一半分布在高等植物中，另一半主要存在于真菌和地衣中，在动物中也发现了少量的蒽醌。高等植物中含蒽醌最多的是茜草科，另外豆科、鼠李科、蓼科、紫葳科、马鞭草科、玄参科、百合科等中蒽醌含量均较多，重要中药如大黄（蓼科植物掌叶大黄 *Rheum palmatum*，唐古特大黄 *Rheum tanguticum* 或药用大黄 *Rheum officinale* 的干燥根及根茎）、决明子（豆科植物决明 *Cassia tora* 的干燥成熟种子）、何首乌（蓼科植物何首乌 *Polygonum multiflorum* 的块根）等都含有丰富的蒽醌类化合物。根据结构，蒽醌类化合物主要有 9，10-蒽醌和 1,4-蒽醌两种类型，9,10-蒽醌类化合物中的 1，4，5，8 位又称 α 位或迫（peri）位；2,3,6,7 位又称 β 位；9，10 位又称中（meso）位。

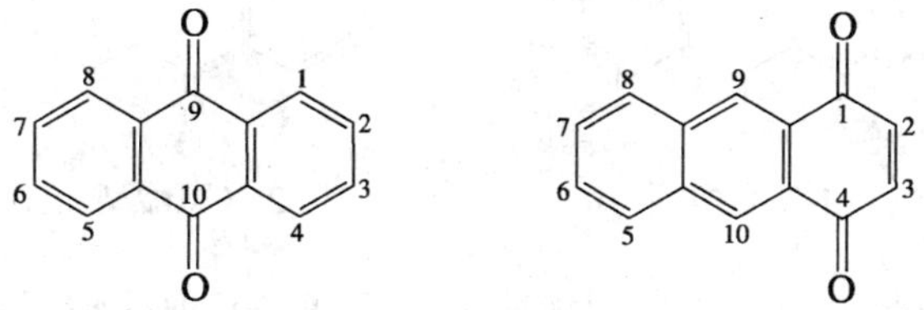

9,10-蒽醌　　　　1,4-蒽醌

天然蒽醌类化合物多数为 9,10-蒽醌，1,4-蒽醌比较少见，仅从真菌[16]和植物[17~23]中分离得到少数 1,4-蒽醌型化合物或含有 1,4-蒽醌结构单元的二聚体。如从曲霉菌属冠窦曲菌（*Aspergillus cristatus*）中分离得到的 3 个 1,4-蒽醌类单体化合物（**1～3**）[16]；从茜草科耳草属植物丹草（*Hedyotis herbaceae*）和猪殃殃属植物 *Galium sinaicum* 中分别得到 1，4-蒽醌类单体化合物（**4**）[18]及 1,4-蒽醌与 1,4-蒽醌的二聚体 bisinaiquinone[19]；从 *Senna* 属[20~22]得到的 1,4-蒽醌与 9,10-蒽醌的二聚体 sengulone，isosengulone 等。除非特别标明，本书中一般所说的蒽醌均为 9,10-蒽醌。

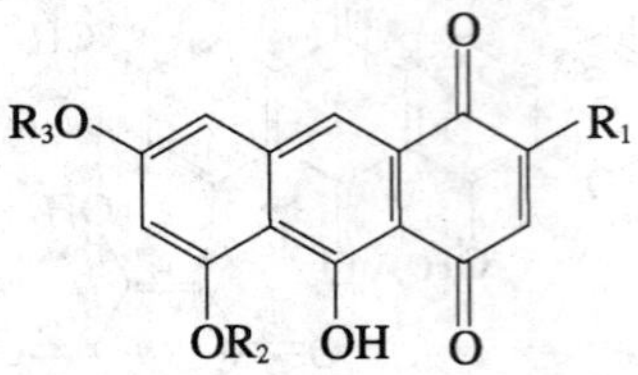

	R_1	R_2	R_3
1	CH_3	H	H
2	CH_3	CH_3	H
3	CH_3	H	CH_3
4	CH_2OH	H	H

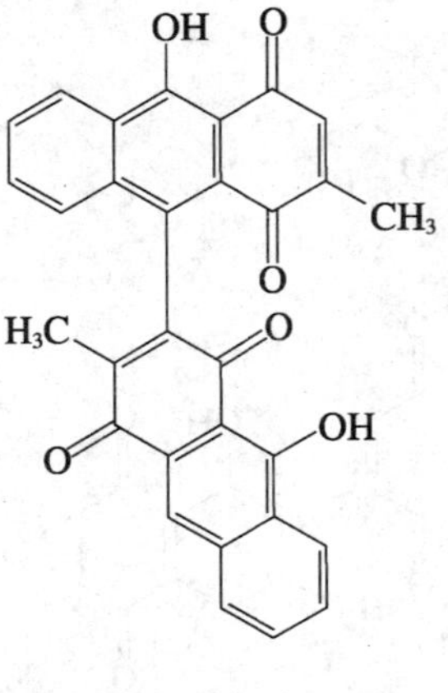

bisinaiquinone

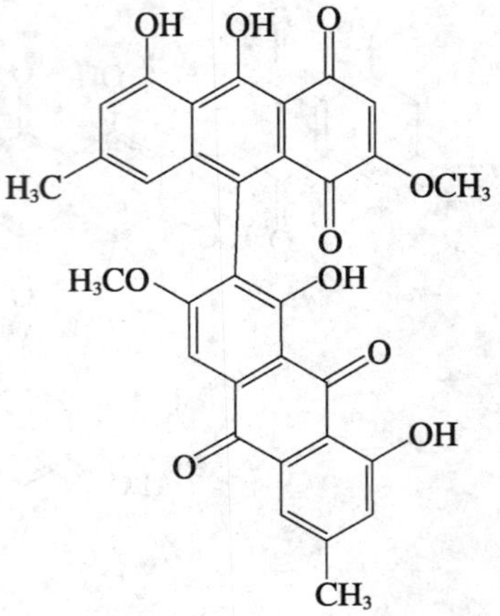

sengulone

蒽醌母核上常含有各种取代基，最常见的有羟基、甲氧基、甲基、羟甲基（CH_2OH）、甲氧甲基（CH_2OCH_3）、乙氧甲基（$CH_2OCH_2CH_3$）、亚甲二氧基（OCH_2O）、醛基、羧基、羧基甲酯、异戊烯基等。一般高等植物中的蒽醌母核上只有一个碳取代，且处于β位，α位碳取代和同时有两个碳取代的化合物在高等植物中较少见，仅从芦荟属及少数其他属的几种植物中得到α-CH_3取代和同时β-$COOCH_3$取代的1-甲基-8-羟基蒽醌衍生物[24]。但是真菌、地衣及昆虫中的蒽醌常有α-CH_3取代基，有的同时有COOH、Cl等取代基。蒽醌类化合物中还含有一些特殊取代基，如异戊烯基醚[25]、乙烯基[26]、芳环取代[27]等。另外，从真菌、植物以及地衣孢子共生菌的组织培养液中得到一类数量不多的特殊蒽醌生物碱类化合物——氮杂蒽醌衍生物[28~31]，包括1-*N*-蒽醌型和2-*N*-蒽醌型。高等植物中仅从番荔枝科的几种植物中得到1-*N*-蒽醌型化合物，对1-*N*-蒽醌型化合物活性研究表明，它们对多种人肿瘤细胞具有显著的细胞毒活性。

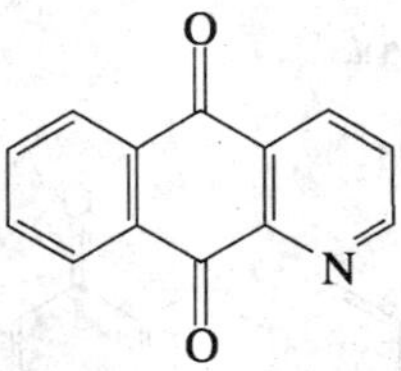

1-*N*-蒽醌型

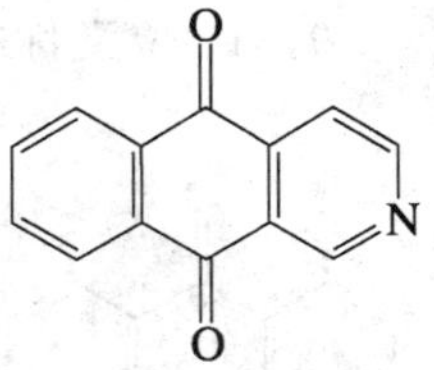

2-*N*-蒽醌型

蒽醌类化合物的结构类型有一定的规律性，根据羟基取代情况可以将蒽醌分为两种类型：大黄素型和茜草素型。大黄素型蒽醌的羟基分布在两侧苯环上，多数化合物呈黄色至棕黄色。其中大黄素是最典型的、分布范围最广的一个大黄素型蒽醌类化合物，该化合物最初从蓼科大黄属植物大黄中分离得到，大黄中的主要蒽醌衍生物多数为大黄素型。茜草素型蒽醌的羟基分布在一侧苯环上，颜色较深，多为橙黄色至橙红色。中药茜草（*Rubia cordifolia*）中的蒽醌衍生物如茜草素及其苷即属此类型。蒽醌中取代基位置的不同反映了它们可能具有不同的生物合成途径。

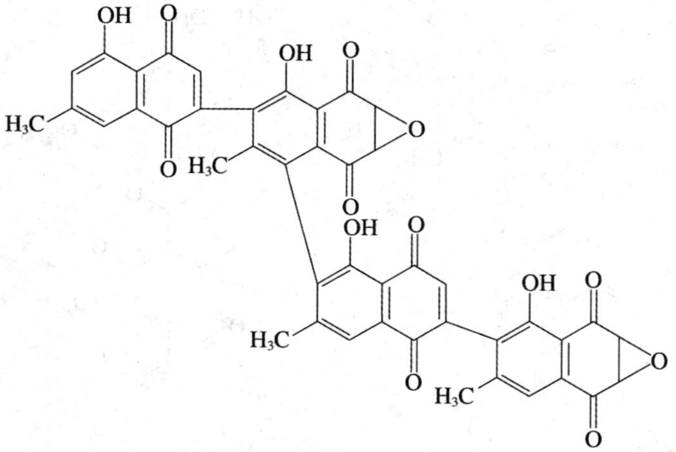

8′,6″-bis-diosquinone

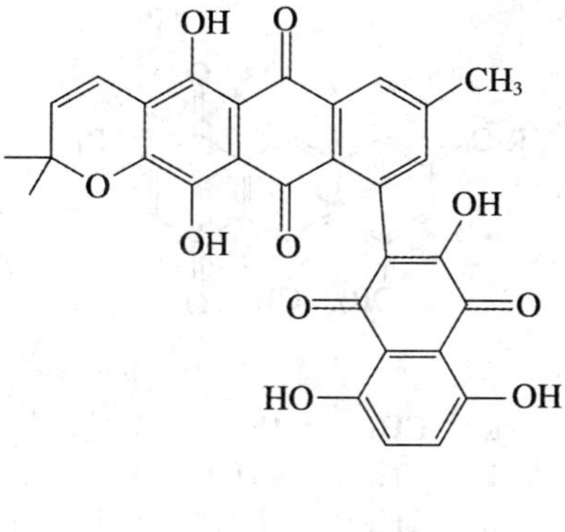

tectograndone

和苯醌相似，萘醌在自然界中也基本上以游离形式存在，其苷的形式未见文献报道，仅有各种氢化萘醌苷衍生物的报道。

三、蒽醌类

蒽醌类化合物（anthraquinones）是醌类化合物中数量最多的一类。天然蒽醌类化合物中约有一半分布在高等植物中，另一半主要存在于真菌和地衣中，在动物中也发现了少量的蒽醌。高等植物中含蒽醌最多的是茜草科，另外豆科、鼠李科、蓼科、紫薇科、马鞭草科、玄参科、百合科等中蒽醌含量均较多，重要中药如大黄（蓼科植物掌叶大黄 *Rheum palmatum*，唐古特大黄 *Rheum tanguticum* 或药用大黄 *Rheum officinale* 的干燥根及根茎）、决明子（豆科植物决明 *Cassia tora* 的干燥成熟种子）、何首乌（蓼科植物何首乌 *Polygonum multiflorum* 的块根）等都含有丰富的蒽醌类化合物。根据结构，蒽醌类化合物主要有 9,10-蒽醌和 1,4-蒽醌两种类型，9,10-蒽醌类化合物中的 1，4，5，8 位又称 α 位或迫（peri）位；2,3,6,7 位又称 β 位；9，10 位又称中（meso）位。

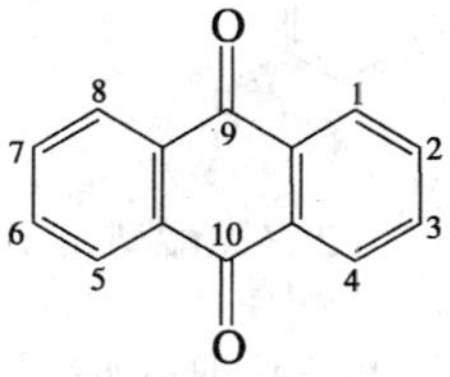

9,10-蒽醌

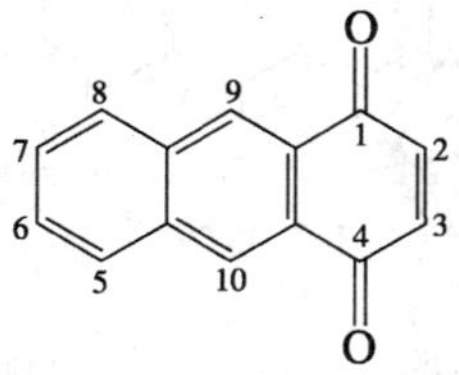

1,4-蒽醌

天然蒽醌类化合物多数为 9,10-蒽醌，1,4-蒽醌比较少见，仅从真菌[16]和植物[17~23]中分离得到少数 1,4-蒽醌型化合物或含有 1,4-蒽醌结构单元的二聚体。如从曲霉菌属冠窦曲菌（*Aspergillus cristatus*）中分离得到的 3 个 1,4-蒽醌类单体化合物（**1~3**）[16]；从茜草科耳草属植物丹草（*Hedyotis herbaceae*）和猪殃殃属植物 *Galium sinaicum* 中分别得到 1,4-蒽醌类单体化合物（**4**）[18]及 1,4-蒽醌与 1,4-蒽醌的二聚体 bisinaiquinone[19]；从 *Senna* 属[20~22]得到的 1,4-蒽醌与 9,10-蒽醌的二聚体 sengulone，isosengulone 等。除非特别标明，本书中一般所说的蒽醌均为 9,10-蒽醌。

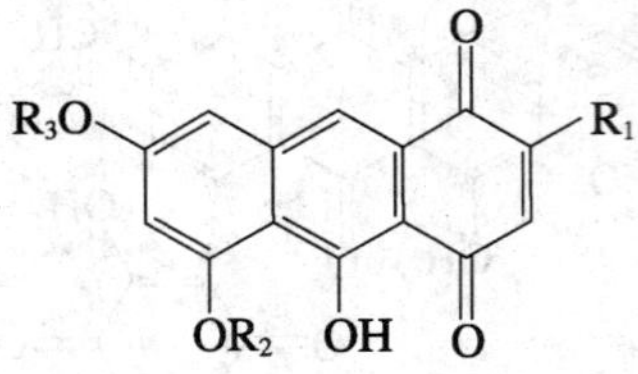

	R_1	R_2	R_3
1	CH_3	H	H
2	CH_3	CH_3	H
3	CH_3	H	CH_3
4	CH_2OH	H	H

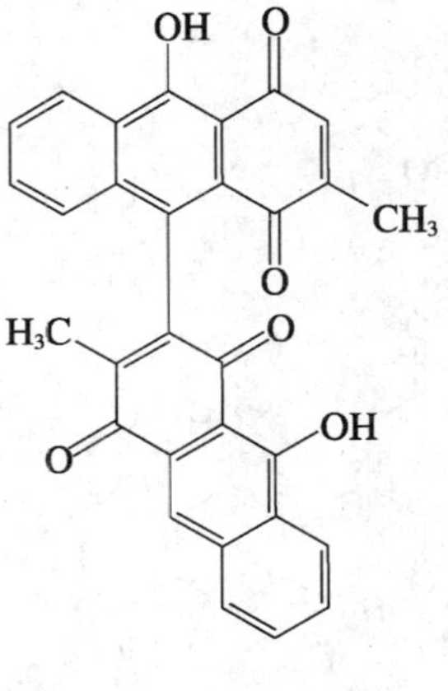

bisinaiquinone

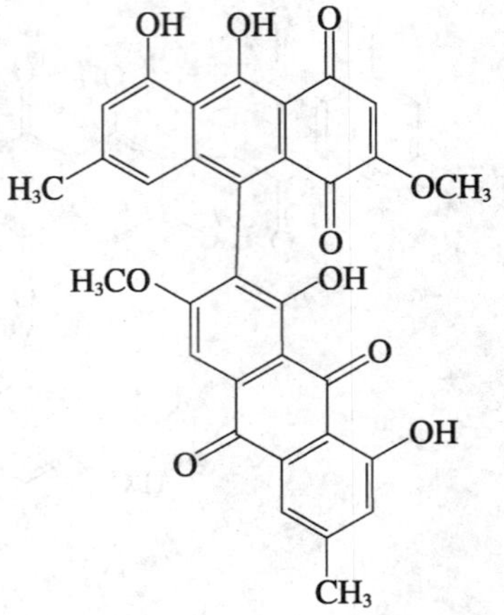

sengulone

蒽醌母核上常含有各种取代基，最常见的有羟基、甲氧基、甲基、羟甲基（CH_2OH）、甲氧甲基（CH_2OCH_3）、乙氧甲基（$CH_2OCH_2CH_3$）、亚甲二氧基（OCH_2O）、醛基、羧基、羧基甲酯、异戊烯基等。一般高等植物中的蒽醌母核上只有一个碳取代，且处于β位，α位碳取代和同时有两个碳取代的化合物在高等植物中较少见，仅从芦荟属及少数其他属的几种植物中得到α-CH_3取代和同时β-$COOCH_3$取代的1-甲基-8-羟基蒽醌衍生物[24]。但是真菌、地衣及昆虫中的蒽醌常有α-CH_3取代基，有的同时有COOH、Cl等取代基。蒽醌类化合物中还含有一些特殊取代基，如异戊烯基醚[25]、乙烯基[26]、芳环取代[27]等。另外，从真菌、植物以及地衣孢子共生菌的组织培养液中得到一类数量不多的特殊蒽醌生物碱类化合物——氮杂蒽醌衍生物[28~31]，包括1-*N*-蒽醌型和2-*N*-蒽醌型。高等植物中仅从番荔枝科的几种植物中得到1-*N*-蒽醌型化合物，对1-*N*-蒽醌型化合物活性研究表明，它们对多种人肿瘤细胞具有显著的细胞毒活性。

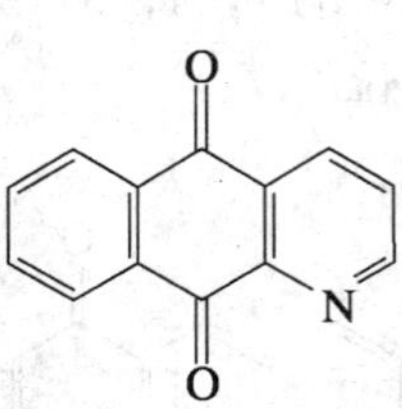

1-*N*-蒽醌型

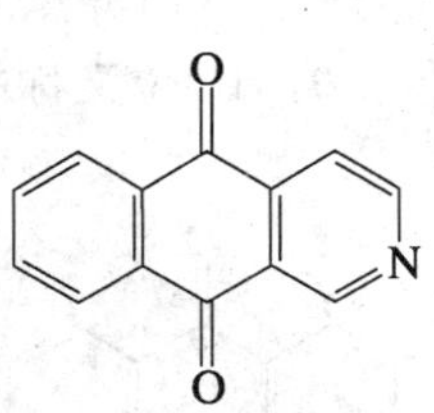

2-*N*-蒽醌型

蒽醌类化合物的结构类型有一定的规律性，根据羟基取代情况可以将蒽醌分为两种类型：大黄素型和茜草素型。大黄素型蒽醌的羟基分布在两侧苯环上，多数化合物呈黄色至棕黄色。其中大黄素是最典型的、分布范围最广的一个大黄素型蒽醌类化合物，该化合物最初从蓼科大黄属植物大黄中分离得到，大黄中的主要蒽醌衍生物多数为大黄素型。茜草素型蒽醌的羟基分布在一侧苯环上，颜色较深，多为橙黄色至橙红色。中药茜草（*Rubia cordifolia*）中的蒽醌衍生物如茜草素及其苷即属此类型。蒽醌中取代基位置的不同反映了它们可能具有不同的生物合成途径。

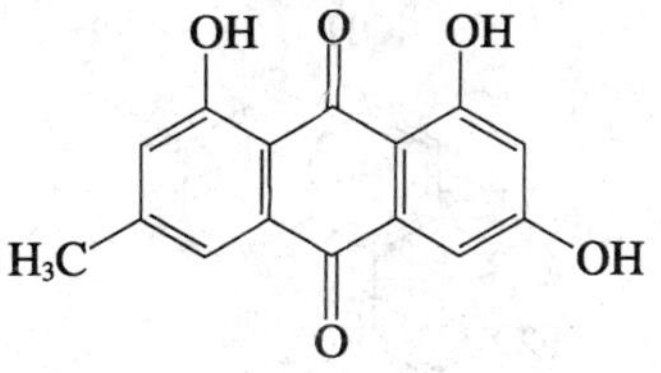

大黄素

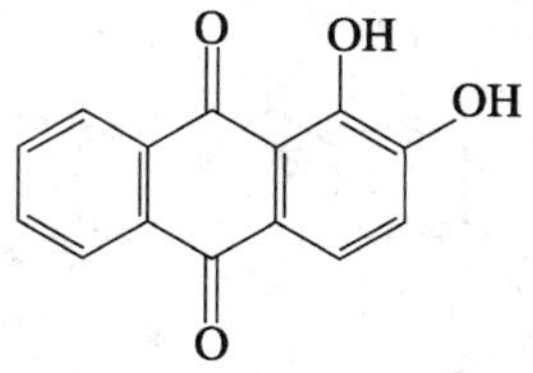

茜草素

此外，蒽醌类化合物还包括蒽醌不同程度的还原产物，如蒽酚、蒽酮、氧化蒽酚、蒽二酚以及各种蒽醌、蒽酚或蒽酮的二聚体。

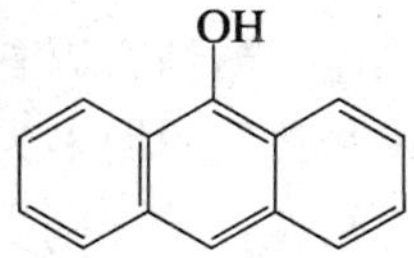

蒽酚

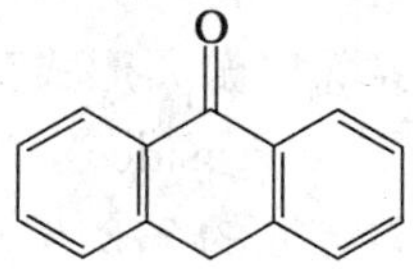

蒽酮

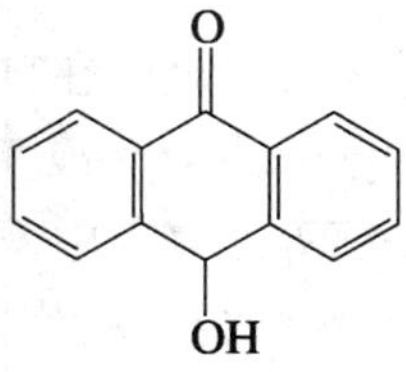

氧化蒽酚

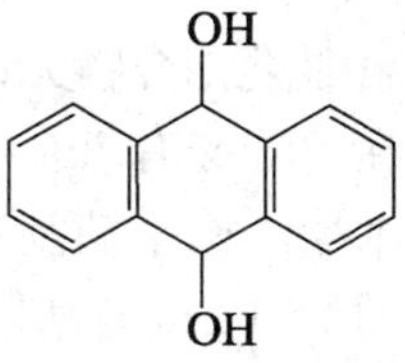

蒽二酚

氧化蒽酚和蒽二酚均不稳定，自然界较少存在。蒽酚或蒽酮的羟基衍生物常以游离态或结合态与羟基蒽醌共存，一般存在于新鲜植物中，该类成分可以缓缓氧化成蒽醌类成分。如新鲜大黄中含蒽酚类成分，储存两年以上则检查不出蒽酚类成分。但是蒽酚的羟基与糖结合成苷后，性质比较稳定，只有经过水解除去糖后才容易被氧化。

蒽醌类化合物二聚体有二蒽醌类（9,10-蒽醌二聚体、9,10-蒽醌与1,4-蒽醌二聚体、1,4-蒽醌二聚体）、二蒽酮类、蒽醌蒽酮二聚体等多种聚合形式。天然二蒽醌类中两个蒽醌多为相同而对称的，且由于空间位阻，两个蒽醌呈反向排列，连接位置有2-2′，3-3′,4-4′，5-5′,7-7′等多种方式。二蒽酮类连接位置多为中位连接（即10-10′），如大黄及番泻叶中致泻的主要有效成分番泻苷A～F（sennosides A～F）；此外，还有α位连接(1-1′,4-4′或5-5′)，如橙色霉菌素以及金丝桃素（hypericin）样结构变异的萘骈二蒽酮衍生物。二蒽酮化合物的10-10′位C—C键与一般C—C键不同，易于断裂，生成稳定的蒽酮类化合物。

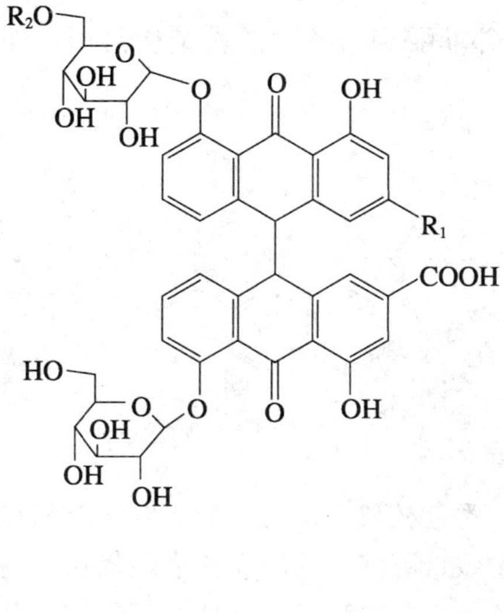

	R_1	R_2	10-10′
番泻苷A	COOH	H	threo
番泻苷B	COOH	H	erythro
番泻苷C	CH_2OH	H	threo
番泻苷D	CH_2OH	H	erythro
番泻苷E	COOH	CO-COOH	threo
番泻苷F	COOH	CO-COOH	erythro

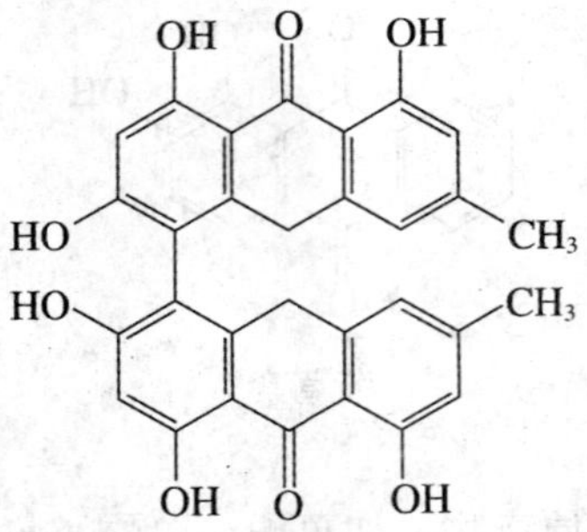

橙色霉菌素

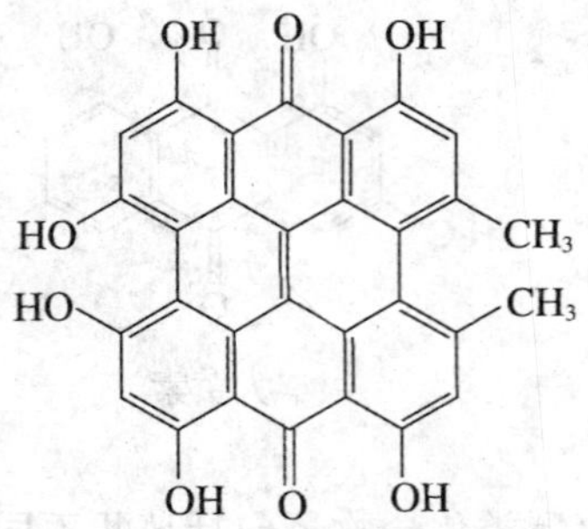

金丝桃素

蒽醌类化合物无论单体还是二聚体在自然界除以游离形式存在外，还与糖结合以苷的形式存在。苷又有氧苷（*O*-glycosides）和碳苷（*C*-glycosides）两种形式。常见的糖多为葡萄糖、木糖、鼠李糖及其乙酰糖等。氧苷中糖可与苷元的 2,3,6,8 等位置相连，碳苷则主要是蒽酮的 C-10 位与糖通过 C—C 结合。从芦荟属（*Aloe*）植物中分离得到的致泻主要有效成分芦荟苷 A（barbaloin A）是发现的第一个蒽酮碳苷类化合物[32]。另外，也有其他连接位置的碳苷，如胭脂虫中的色素胭脂酸。

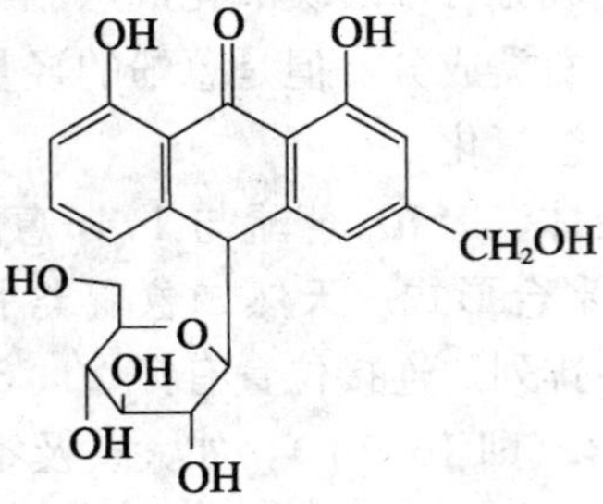

芦荟苷A

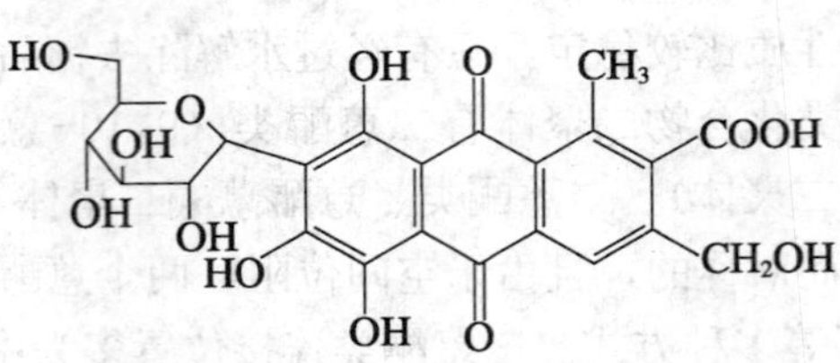

胭脂酸

四、菲醌类

天然菲醌类化合物（phenanthraquinones）包括邻菲醌和对菲醌两种结构类型，邻菲醌又有两种结构类型（Ⅰ型和Ⅱ型）。

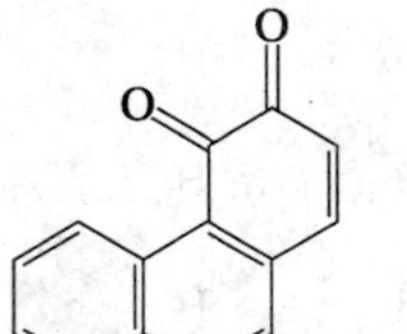

邻菲醌（Ⅰ）

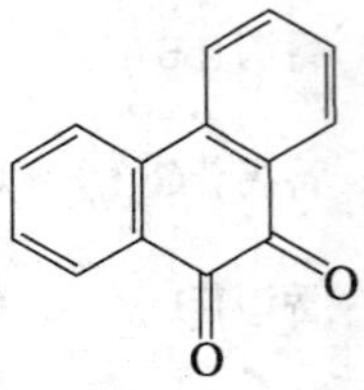

邻菲醌（Ⅱ）

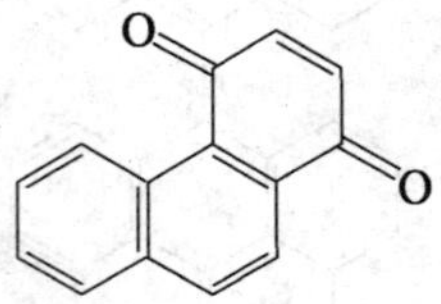

对菲醌

菲醌类化合物主要分布在唇形科、兰科、豆科、番荔枝科、使君子科、蓼科及杉科等高等植物中，地衣中也有分布。目前得到的该类化合物数量不多，比较有代表性的化合物为从中药丹参（丹参 *Salvia miltiorrhiza* 的干燥根及根茎）中分离得到的菲醌类衍生物，其中丹参醌Ⅰ（tanshinone Ⅰ）、二氢丹参醌Ⅰ（dihydrotanshinone Ⅰ）、丹参醌Ⅱ$_A$（tanshinone Ⅱ$_A$）、羟基丹参醌Ⅱ$_A$（hydroxytanshinone Ⅱ$_A$）、丹参醌Ⅱ$_B$（tanshinone Ⅱ$_B$）、隐丹参醌（cryptotanshinone）、丹参酸甲酯等为邻菲醌类型，而丹参新醌 A（danshenxinkun A）、丹参新醌 B（danshenxinkun B）及丹参新醌 C（danshenxinkun C）则属对菲醌型。

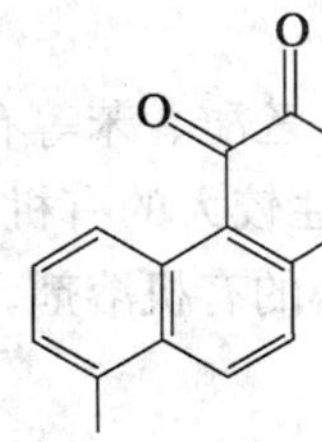

丹参醌Ⅰ

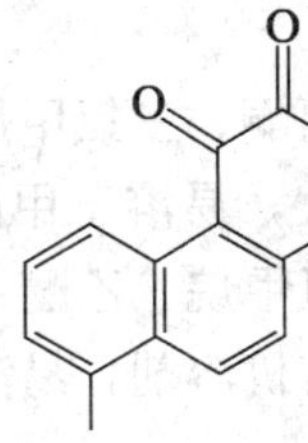

二氢丹参醌Ⅰ

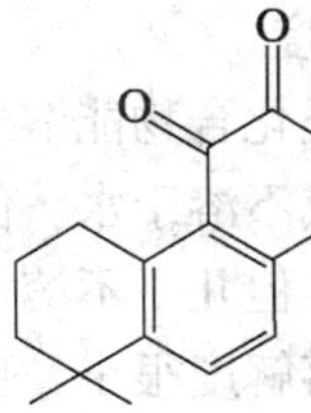

隐丹参醌

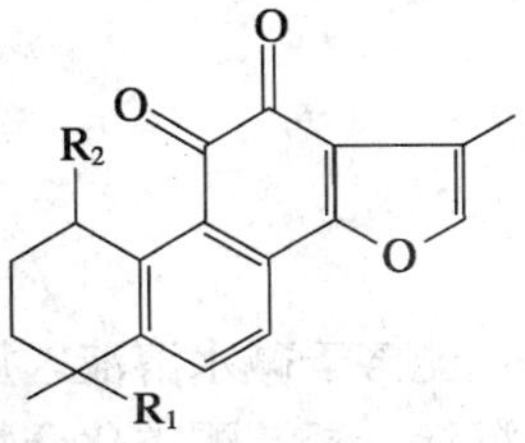

	R_1	R_2
丹参醌Ⅱ$_A$	CH_3	H
羟基丹参醌Ⅱ$_A$	CH_3	OH
丹参醌Ⅱ$_B$	CH_2OH	H
丹参酸甲酯	$COOCH_3$	H

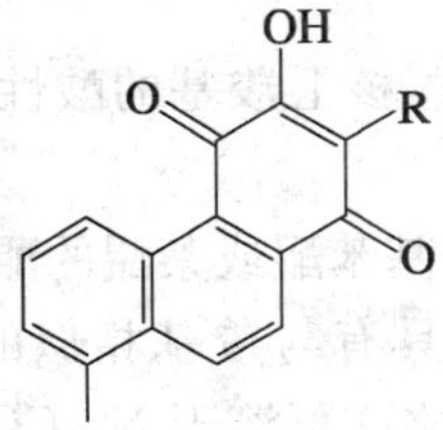

	R
丹参新醌A	$CH(CH_3)CH_2OH$
丹参新醌B	$CH(CH_3)_2$
丹参新醌C	CH_3

丹参醌类成分具有抗菌、扩张冠状动脉的作用。由丹参醌Ⅱ$_A$制得的丹参醌Ⅱ$_A$磺酸钠注射液可增加冠脉流量，临床用于治疗冠心病、心肌梗死等病症。

丹参醌类成分虽然在结构上为菲醌类，但是从与其共存的同系物结构来看，其生物合成途径可能与二萜类有关。

第二节 理化性质

一、物理性质

（一）性状

天然醌类多为有色固体，少数苯醌类为油状。结构类型不同、取代不同的醌类化合物可以呈现多种多样的颜色。1,4 型醌类一般为黄色，1,2 型醌类一般为橙色或红色，酚羟基、甲氧基等助色团的引入可以增强化合物的颜色。当分子中没有酚羟基或甲氧基等助色团时，醌类化合物近乎无色或淡黄色，但当有酚羟基或甲氧基取代时即呈现一定的颜色。引入的助色团越多，颜色越深，有黄、橙、红、紫红、棕褐等多种颜色。

苯醌、萘醌和菲醌多以游离状态存在，蒽醌类往往与糖结合以苷的形式存在。游离醌类大都有完好的晶型，而蒽醌苷多数为无定形粉末，难以得到良好的晶型。

（二）升华性

游离的醌类化合物多具有升华性。小分子的苯醌和萘醌类化合物具有挥发性，能随水蒸气蒸馏。

（三）溶解度

游离的醌类化合物能溶于甲醇、乙醇、丙酮、三氯甲烷、二氯甲烷、乙醚、苯等有机溶剂，微溶于水或不溶于水。但成苷后极性增大，易溶于甲醇、乙醇等极性较大的有机溶剂，也可溶于热水，但几乎不溶于三氯甲烷、二氯甲烷、乙醚、苯等极性较小的有机溶剂。蒽醌的碳苷在水中溶解度很小，也难溶于亲脂性有机溶剂，易溶于吡啶。

（四）稳定性

大多数醌类化合物性质比较稳定，但是有些醌类对光不稳定，故处理未知色素时应在暗处进行，并要避光保存。

二、化学性质

（一）酸性

羟基醌类化合物具有酚类化合物的通性，呈弱酸性，能溶于碱水溶液，加酸后又可重新沉淀析出，根据此性质可以对醌类化合物进行碱提取酸沉淀。羟基醌类化合物的酸性与分子中是否存在羧基以及羟基的位置和数目有关。

1. 含羧基的醌类化合物酸性大于不含羧基者，一般蒽核上羧基的酸性与芳香酸相似，可溶于 $NaHCO_3$ 水溶液。

2. 醌类化合物中羟基位置不同，酸性强弱也不同。羟基苯醌或萘醌的醌环上有羟基时，表现出较强的酸性，因为该结构实际上为插烯酸结构，具有与羧基相似的性质，可溶于 $NaHCO_3$ 水溶液。萘醌和 9,10-蒽醌苯环上 β-OH 酸性次之，可溶于 Na_2CO_3 水溶液，尤其是热溶液中，这是由于对位 C═O 的吸电子作用影响；而 α-OH 因与 C═O 形成稳定分子内氢键，表现出更弱的酸性，不溶于 Na_2CO_3 和 $NaHCO_3$ 水溶液，但可溶于 NaOH 水溶液。

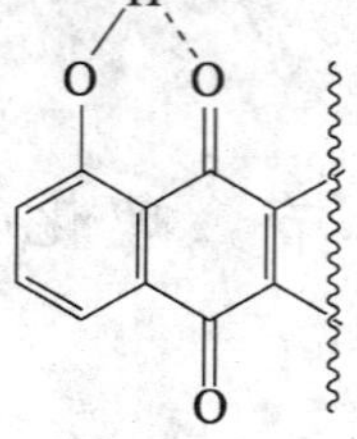

3. 羟基数目增多时，酸性增强，且酸性增加的强度与羟基的相对位置有关。无论α-OH 或β-OH，其酸性都随羟基数目的增加而有一定程度的增强。如 1,5-二羟基蒽醌或 1,4-二羟基蒽醌虽然各自都形成分子内氢键，但酸性仍有增加；1,8-二羟基蒽醌因两个羟基只能和同一羰基形成氢键，所以酸性增强很多。当分子中含两个以上 β-OH 时，有时酸性很强，可溶于 $NaHCO_3$ 溶液，如 2,6-二羟基蒽醌。但是处于邻位的二羟基蒽醌其酸性比只有一个羟基的蒽醌酸性还弱，如 1,2-二羟基蒽醌的酸性比 2-羟基蒽醌酸性还弱，这是由于相邻羟

基形成分子内氢键的原因。

以游离 9,10-蒽醌类衍生物为例，酸性由强到弱大致按以下顺序排列：含—COOH＞含两个以上 β-OH＞含一个 β-OH＞含两个以上 α-OH＞含一个 α-OH。故可以利用这种酸性强度差别，用碱梯度萃取法依次用 5%$NaHCO_3$（溶解含—COOH 和两个以上 β-OH 者）、5%Na_2CO_3（溶解含一个 β-OH 者）、1%NaOH（溶解含两个以上 α-OH 者）和 5%NaOH（溶解含一个 α-OH 者）溶液萃取，达到对蒽醌初步分离的目的。与此类似，α-OH 和 β-OH 甲基化和乙酰化的难易程度也不同，同样可用于结构鉴定。

（二）碱性

由于氧原子的存在，蒽醌类成分也具有微弱的碱性，能溶于浓硫酸中形成䥯盐，再转化成碳正离子，同时伴有颜色的变化。如大黄酚为暗黄色，溶于浓硫酸中变为红色；大黄素则由橙红变为红色；其他羟基蒽醌在浓硫酸中一般呈红至红紫色。

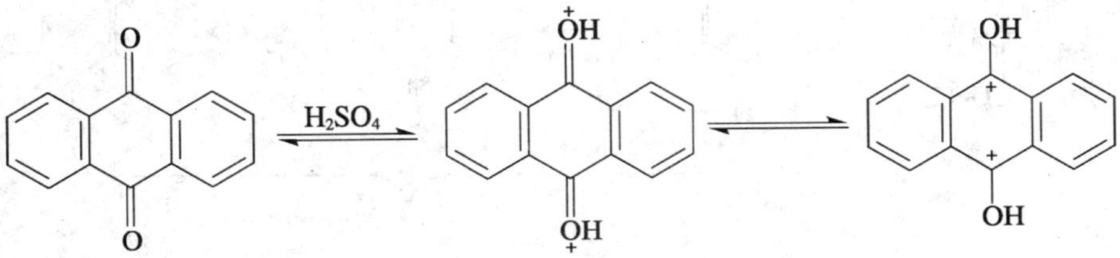

（三）颜色反应

早年在醌类化合物结构鉴定时采用了许多颜色反应，但是现在由于波谱技术的迅速发展及其在结构鉴定中的广泛应用，大多数颜色反应已经被淘汰，目前常用的颜色反应有以下几种。

1. Feigl 反应[33]　醌类化合物在碱性条件下与甲醛和邻二硝基苯加热，发生反应生成紫色化合物。其反应机制如下所示。实际上，醌类在反应前后并无变化，只是起到电子传递作用。醌类成分含量越高，反应速度也越快。试验时，取醌类化合物的水溶液或苯溶液 1 滴，加入 25%Na_2CO_3水溶液、4%HCHO 及 5%邻二硝基苯的苯溶液各 1 滴，混合后置水浴上加热，1～4 min 内产生显著的紫色。

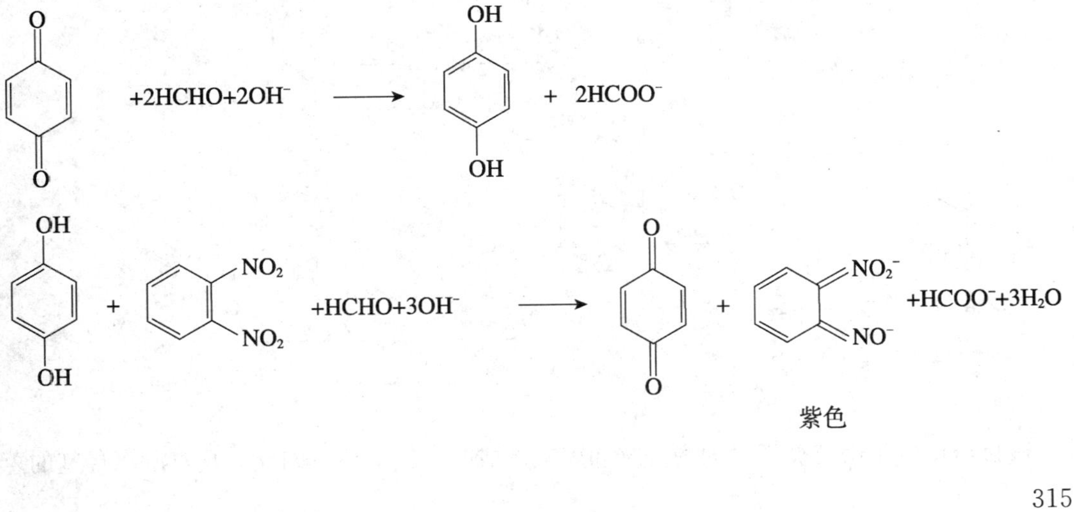

2. 无色亚甲蓝反应[34]　无色亚甲蓝溶液（leucomethylene blue）作为喷雾剂用于纸色谱和薄层色谱，是检出苯醌及萘醌类的专用显色剂。样品在白色背景显蓝色斑点，可借此与蒽醌类化合物加以区别。

无色亚甲蓝溶液可以按照如下方法配制：取 100 mg 亚甲蓝溶于 100 ml 乙醇中，加入 1 ml冰醋酸及 1 g 锌粉，缓缓振摇直至蓝色消失，备用。

3. 活性亚甲基试剂反应（Kesting-Craven 法）[35]　当苯醌和萘醌类化合物醌环上有未被取代的位置时，在碱性条件下能与一些含活性亚甲基的化合物，如丙二酸二酯、乙酰乙酸乙酯等先发生加成反应，然后经氧化而呈蓝色或蓝紫色，并逐渐变为紫色、紫红色或绿色，最后成为暗红色。以萘醌与丙二酸二酯的反应为例，反应时先生成化合物 **A**，再进一步变为 **B** 呈色。

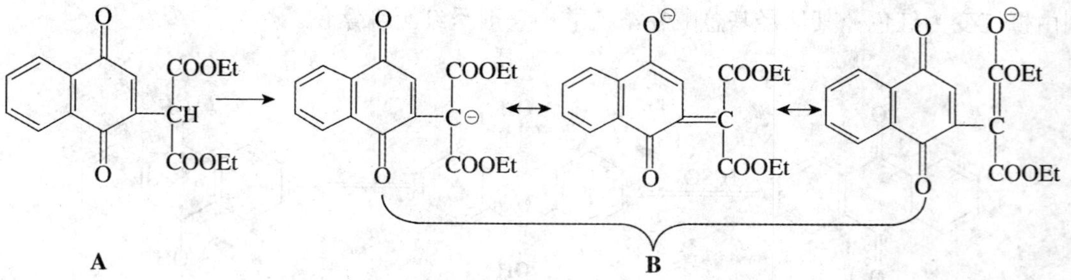

萘醌类化合物苯环上有羟基时，以上反应会减慢或不发生。一般在 5 位或 8 位有羟基时，反应较慢，2 位或 3 位有羟基时则不发生反应。9,10-蒽醌类化合物因醌环两侧均有苯环，不能发生该反应，故可加以区别。

4. 碱性条件下的显色反应　羟基醌类由于酚羟基的存在，在碱性溶液中会引起颜色变化，使颜色加深，多呈橙、红、紫红及蓝色。例如，羟基蒽醌类化合物遇碱（NaOH，KOH，NH_4OH，Na_2CO_3等）显红至紫色的反应称为 Bornträger's 反应，其机制如下：

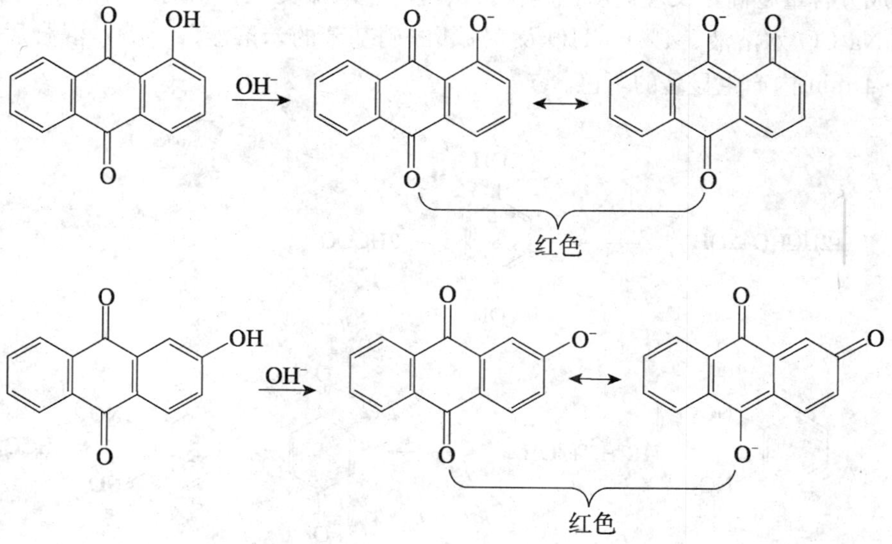

该显色反应是由于分子中的酚羟基和羰基形成了共轭体系，因此，具有游离羟基的蒽醌

均可呈色，而蒽酚、蒽酮、二蒽酮类化合物则必须经过氧化形成蒽醌后才能呈色。

根据此反应可以用5% KOH甲醇溶液作为羟基蒽醌类化合物的薄层色谱用显色剂，羟基蒽醌类显红色。另外，利用本反应也可以检查中草药中是否含有羟基蒽醌类成分，操作方法如下：取中草药粉末约0.1 g，加10%硫酸水溶液5 ml，置水浴上加热2～10 min，放冷后，加2 ml乙醚振摇，静置后分取醚层，加入1 ml 5% NaOH水溶液，振摇。如有羟基蒽醌存在，则醚层应由黄色变为无色，而水层显红色。

5. 与金属离子的反应　在蒽醌类化合物结构中，如果有α-酚羟基或具有邻二酚羟基时，则可以与Mg^{2+}、Pb^{2+}等金属离子形成络合物。以醋酸镁为例，生成的产物可能具有下列结构：

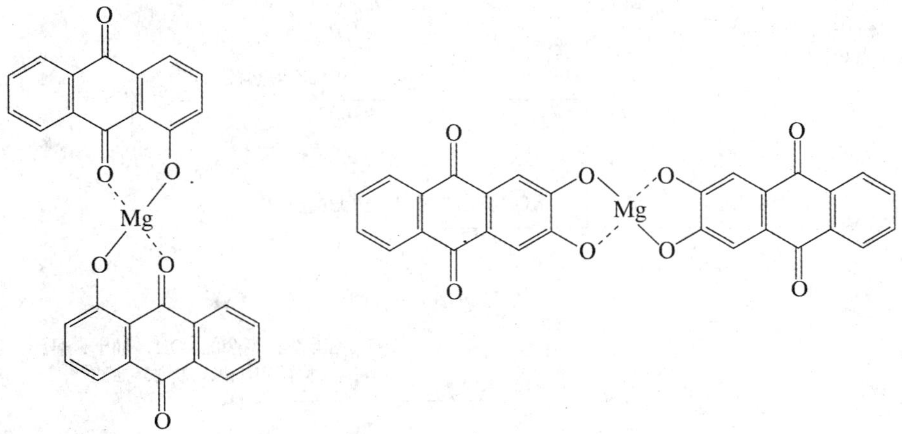

蒽醌类化合物与醋酸镁形成络合物的颜色与分子中羟基的数目和位置有关，因此可用于鉴别蒽醌类化合物中羟基的数目和位置。如果蒽醌母核上只有一个α-OH或两个α-OH但不在同一苯环上时，显橙黄至橙红色；如果一侧苯环同时含一个α-OH和一个间位β-OH时，对颜色影响不大，仍显橙至红色；如果蒽醌一侧苯环有两个α-OH时，显紫红色；如果一侧苯环同时含有一个α-OH和一个相邻β-OH时，显蓝紫色。试验时可以将蒽醌类化合物的醇溶液滴在滤纸上，干燥后喷以0.5%醋酸镁甲醇溶液，于90℃加热5 min即可显色。

第三节　提取与分离

与所有化合物一样，醌类化合物的提取、分离方法和化合物本身的结构性质密切相关。由于醌类化合物结构类型不同，取代基的种类和位置多种多样，存在状态又有游离和苷的形式，因此醌类化合物的性质不尽相同，极性和溶解度差别较大，难以有通用的提取、分离方法。常用的提取、分离方法介绍如下。

一、提取

（一）有机溶剂提取法

当所提取目标化合物为游离醌类成分时，主要用极性较小的有机溶剂，如乙酸乙酯、三氯甲烷、二氯甲烷、乙醚、苯、正己烷等提取，或者用甲醇、乙醇等极性较大的有机溶剂提取浓缩后，再用上述极性较小的溶剂萃取。有机溶剂提取液或萃取液在浓缩过程中有时即可以析出结晶，必要时进行重结晶等精制处理。当提取目标化合物为醌苷类化合物时，一般用极性较大的有机溶剂如甲醇、乙醇、不同比例的甲醇或乙醇水溶液提取，提取液浓缩后用极性较小的有机溶剂脱脂，然后用正丁醇萃取即可得到苷类化合物的提取物。但是值得注意的是，一般羟基蒽醌类衍生物在植物体内多通过酚羟基或羧基与钠、钾、钙、镁等结合成盐的形式存在，为充分提取出醌类衍生物，有时需先加少量酸（如醋酸等），使之转化为游离态后再进行提取。例如从番泻叶中用下列流程提取、分离蒽醌苷及其苷元获得了很好的效果。

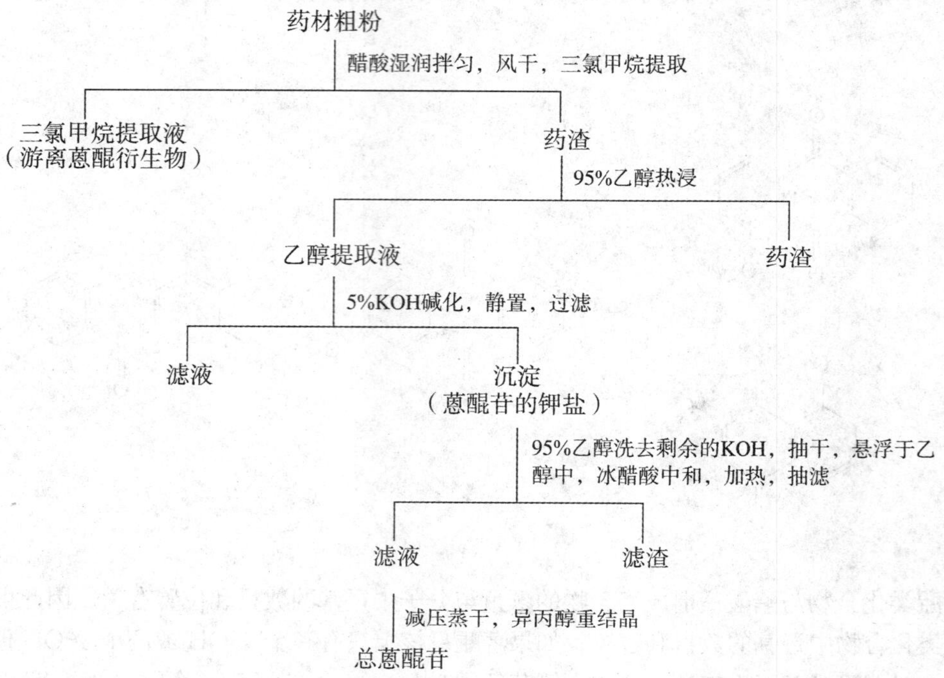

（二）碱提取酸沉淀法

该法可用于提取带有羧基和酚羟基且性质较稳定的醌类化合物，当化合物性质未知的情况下不建议使用该方法。

（三）水蒸气蒸馏法

该方法仅适用于分子量较小且具有挥发性的小分子苯醌或萘醌类化合物的提取。

（四）其他方法

近年来新的提取方法如超声提取法、超临界流体萃取法以及加压提取法等在醌类成分的提取中也有应用，大大提高了提取效率。

二、分离

（一）pH 梯度萃取法

醌类化合物中常含有羧基和羟基，其数目和位置不同，酸性强弱也不同，故可以用 pH 梯度萃取法将酸性强度不同的醌类化合物进行初步分离。醌类化合物提取液可以按照 pH 值由小到大的顺序或者依次用 5%$NaHCO_3$（溶解含—COOH 和两个以上 β-OH 者）、5%Na_2CO_3（溶解含一个 β-OH 者）、1%NaOH（溶解含两个以上 α-OH 者）和 5%NaOH（溶解

含一个 α-OH 者）溶液进行梯度萃取，然后分别酸化后再转溶于有机溶剂中。详见萱草根中游离蒽醌的提取分离实例。

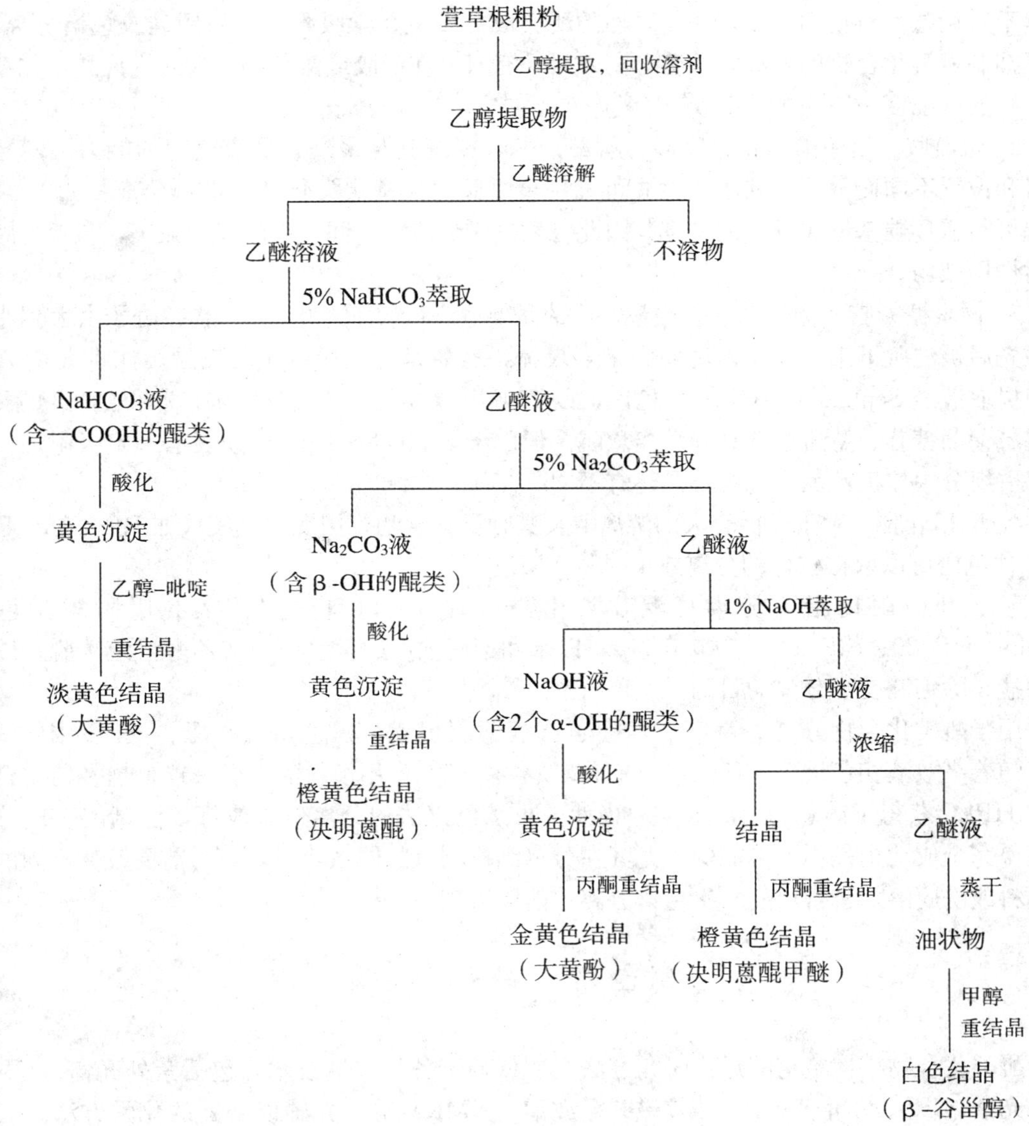

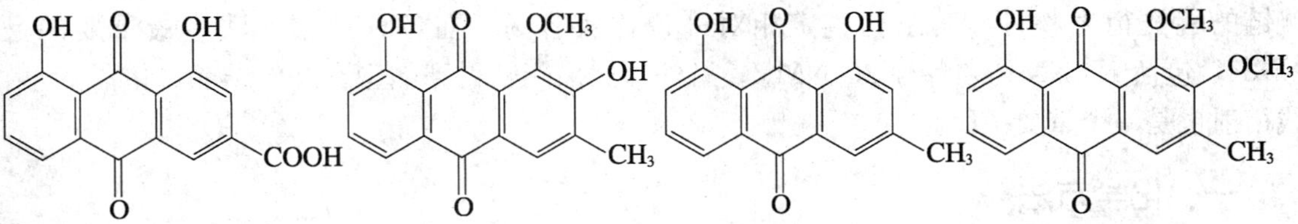

大黄酸　　决明蒽醌　　大黄酚　　决明蒽醌甲醚

（二）色谱法

色谱法是目前分离醌类化合物最常用的方法，尤其是当含有一系列结构相似的化合物时，必须经过色谱方法，甚至反复多次色谱才能得到彻底分离。分离中常用的色谱填料主要有以下几种：

1. 硅胶　利用色谱法分离醌类化合物时大多选用硅胶作为吸附剂，一般不用氧化铝，尤其不宜用碱性氧化铝，以避免与酸性的醌类成分发生化学吸附。在采用硅胶色谱分离时，为了抑制醌类化合物的解离，改善分离效果，有时可在硅胶或流动相中加入少许酸，如草酸或柠檬酸（浓度一般为2%～4%）等。

2. 聚酰胺　由于醌类化合物多含有酚羟基，酚羟基与聚酰胺形成氢键的能力因酚羟基数目和位置不同而不同，利用此性质可以用聚酰胺对羟基醌类化合物进行分离。如α-羟基蒽醌可与醌环羰基形成分子内氢键，因此与聚酰胺形成分子间氢键的能力减小，与聚酰胺的吸附作用减弱。

3. 葡聚糖凝胶　葡聚糖凝胶中最常用的是Sephadex LH-20，化合物按分子由大到小的顺序先后被洗脱下来，最先被洗脱的是多聚体，然后是苷，最后是游离醌。如将大黄70%甲醇提取液经Sephadex LH-20柱色谱，以70%甲醇洗脱，分段收集则依次得到二蒽酮苷、蒽醌二葡萄糖苷、蒽醌单糖苷和游离蒽醌。但由于Sephadex LH-20仍具有一定吸附性，因此每一组分中按极性大小洗脱难易还有不同。

4. 反相硅胶　对于极性较大的游离醌及其苷类化合物，用反相硅胶（如RP-C18、RP-C8）柱色谱可以取得较好的分离效果。

5. 大孔吸附树脂　分离蒽醌苷类化合物时，可以首先采用大孔吸附树脂色谱(Diaion HP-20、SIP-1400、D101等)，以水和不同浓度的含水甲醇或乙醇溶液洗脱，以达到除盐、除糖和初步分离的目的。

用于醌类化合物分离的色谱技术除了常规薄层色谱、柱色谱（常压、低压、中压等）外，随着高效液相色谱仪（HPLC）的普及及各种HPLC用填料的发展，越来越多的化合物通过HPLC获得了满意的分离效果。当然，虽然色谱法的分离效果较好，但试图一次分离就获得完全成功也是不大可能的，尤其在分离结构相近的同系物时，有时需要改变不同的色谱填料或洗脱溶剂进行反复多次色谱分离才能取得满意效果。

第四节　结构鉴定

醌类化合物结构鉴定的近代研究方法主要依赖于各种波谱技术，包括紫外光谱（UV）、红外光谱（IR）、质谱（MS）和核磁共振波谱（NMR）等，并辅以必要的化学方法。天然醌类化合物的骨架结构区别可以通过各种波谱数据清晰地反映出来，因此除了具有特殊复杂侧链的醌类衍生物外，其结构鉴定相对来说比较容易。在各种波谱方法中最重要的是NMR，包括1D NMR和各种2D NMR。另外，如果能够得到晶型良好的结晶，单晶X-射线衍射也是一个重要手段。

一、化学方法

在醌类化合物的结构鉴定中，常用的化学方法主要有：甲基化衍生物制备、乙酰化衍生物制备、与已知化合物结构沟通及苷类化合物的苷键裂解等。

醌类化合物中羟基的甲基化和乙酰化难易程度及作用位置与羟基的类型和化学环境以及甲基化和乙酰化试剂的种类和反应条件有关，这对于判断羟基的位置和数目很有参考价值。

另外，利用衍生物的物理常数或波谱数据，在核对是否为已知化合物以及未知化合物的结构鉴定过程中均可获得重要信息。与已知化合物结构沟通是指通过适宜的化学方法将未知化合物转化为已知化合物从而证明未知化合物的结构。在鉴定醌的苷类化合物时，可以通过苷键裂解（酸水解、碱水解、甲醇解、酶解等）获得重要的关于苷元和糖的信息。由于与已知化合物结构沟通和结构密切相关，其共同性不大，而苷键的裂解和其他类型化合物苷键裂解方法基本一样。因此，在此仅简单介绍甲基化衍生物和乙酰化衍生物制备常用的方法。

（一）甲基化衍生物的制备

结构类型及化学环境不同的羟基甲基化反应由难到易的顺序依次为：醇羟基、α-酚羟基、β-酚羟基、羧基，即羟基酸性越强，甲基化反应越容易进行。常用的甲基化试剂与反应官能团的关系见表 6-1。

表 6-1　常用甲基化试剂及其适用的官能团类型

甲基化试剂	发生反应的羟基类型
CH_2N_2/Et_2O	COOH，β-OH，CHO
$CH_2N_2/Et_2O+MeOH$	COOH，β-OH，两个 α-OH 之一，CHO
$(CH_3)_2SO_4+K_2CO_3+(CH_3)_2CO$	β-OH，α-OH
$CH_3I+Ag_2O+CHCl_3$	COOH，所有酚羟基，醇羟基，CHO

以 9,10-蒽醌苯环上常见的酚羟基为例，通常用 CH_2N_2 只能使酸性较强的 β-OH 甲基化，而 α-OH 则不能被甲基化，但在 1,8-二羟基的情况下，有时可使其中一个 α-OH 甲基化。但如果用 $(CH_3)_2SO_4/K_2CO_3/(CH_3)_2CO$ 或 $CH_3I/Ag_2O/CHCl_3$ 时，则可以使所有酚羟基甲基化。因此，选用不同的甲基化试剂，并严格控制反应条件进行选择性甲基化，可以得到甲基化程度不同的衍生物，再对所得衍生物进行波谱分析，确定衍生物中甲氧基的数目和位置，从而推断原来分子中羟基的位置和数目。

（二）乙酰化衍生物的制备

常用的乙酰化试剂乙酰化能力由强到弱的排列顺序为：$CH_3COCl>(CH_3CO)_2O>CH_3COOR>CH_3COOH$。试剂和反应条件不同，乙酰化的作用位置也不同，见表 6-2。

表 6-2　乙酰化试剂和反应条件与作用位置的关系

乙酰化试剂	反应条件	作用位置
冰 AcOH（加少量 CH_3COCl）	冷置	醇羟基
$(CH_3CO)_2O$	长时间加热	醇羟基，β-OH，两个 α-OH 之一
$(CH_3CO)_2O$	短时间加热	醇羟基，β-OH
$(CH_3CO)_2O+H_3BO_3$	冷置	醇羟基，β-OH
$(CH_3CO)_2O$+浓 H_2SO_4	室温放置过夜	醇羟基，β-OH，α-OH
$(CH_3CO)_2O+C_5H_5N$	室温放置过夜	醇羟基，β-OH，α-OH，烯醇式羟基
$(CH_3CO)_2O+C_5H_5N+Zn$ 或 $CH_3COONa+C_5H_5N+Zn$	加热回流 10 min	醇羟基，β-OH，α-OH，烯醇式羟基，C═O

总之，醋酐可以使所有酚羟基乙酰化，当然在控制反应条件时也可以有所选择，但一般很难掌握。要想选择性使 β-OH 乙酰化时，可以选用乙烯酮或者用硼酸-醋酐试剂，先将 α-OH 以硼酸酯的形式保护起来，仅使 β-OH 乙酰化，随后再用冷水处理，使硼酸酯水解，这样就可以得到仅 β-OH 乙酰化的衍生物。

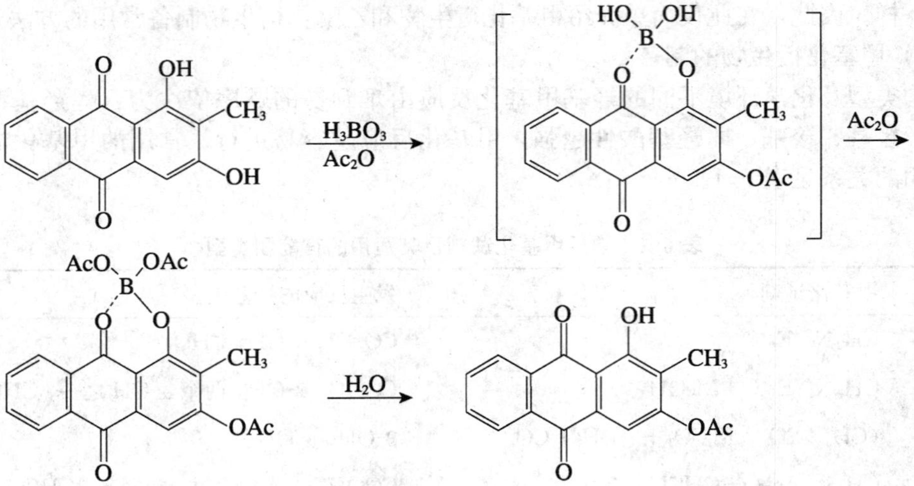

另外，如果选用还原性乙酰化试剂 $(CH_3CO)_2O+C_5H_5N+Zn$ 或 $CH_3COONa+C_5H_5N+Zn$，分子中的羰基首先还原成羟基，然后羟基再被乙酰化。

二、醌类化合物的紫外光谱

醌类化合物在紫外区域均有吸收，且不同类型的醌类化合物其紫外吸收的特征不同，因此紫外光谱法可以用于确定醌类化合物的结构类型。下面主要介绍苯醌、萘醌和蒽醌的紫外吸收特征。

（一）苯醌及萘醌类化合物的紫外吸收特征

苯醌类化合物的吸收峰主要有 3 个：～240 nm（强峰），～285 nm（中强峰）和～400 nm（弱峰）。萘醌类化合物主要有 4 个吸收峰，其与结构的大致关系如下所示。

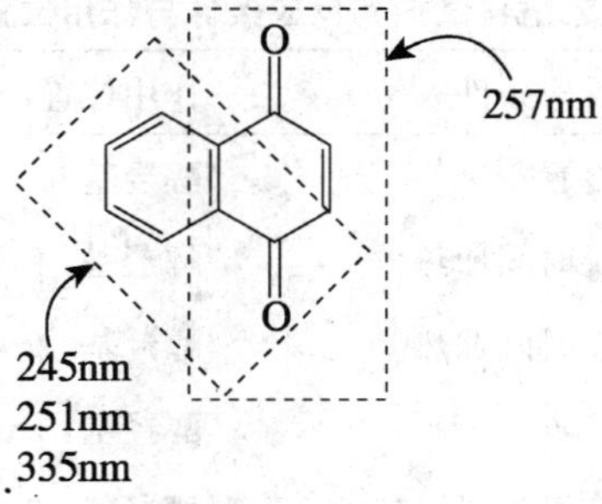

当分子中引入 OH、OCH_3等取代基时，可引起分子中相应的吸收峰红移。以 1,4-萘醌为例，当醌环上引入 OH、OCH_3时，将只影响 257 nm 红移，而不影响苯环引起的吸收；但当苯环上引入上述基团时，可引起苯环所致吸收红移，如引入 α-OH 时将使 335 nm 峰红移到 427 nm。

（二）蒽醌类化合物的紫外吸收特征

9,10-蒽醌母核主要有 4 个吸收峰，分别由苯样结构（a）和醌样结构（b）引起，如下所示：

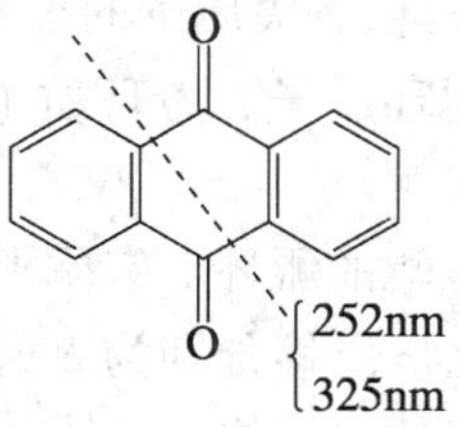

(a)

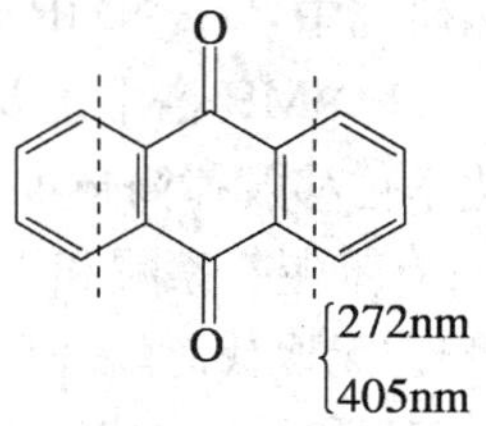

(b)

取代蒽醌的紫外吸收大体与蒽醌母核类似。此外，羟基蒽醌类衍生物多数在 230 nm 左右处还有一强峰，故羟基蒽醌类衍生物主要有 5 个吸收带：①230 nm 左右；②240～260 nm（由苯样结构引起）；③262～295 nm（由醌样结构引起）；④305～389 nm（由苯样结构引起）；⑤＞400 nm（由醌样结构中的C═O引起）。

以上各吸收带的具体峰位及吸收强度均与蒽醌母核上取代基的性质、数目及位置有关。至于取代基对紫外光谱的影响，早年许多学者做了归纳总结，但是后来由于其结论均有例外，用于推定取代基的种类、数目和位置并不十分可靠，而且由于近代核磁共振技术的发展，目前结构鉴定过程中已经很少应用紫外光谱来确定取代基的种类、数目和位置了，在此就不再详述。

对于 1,4-蒽醌类化合物，其紫外光谱特征与 9,10-蒽醌相似，相对于 9,10-蒽醌来说，长波长处最大吸收发生红移，且摩尔消光系数较小[36]。

三、醌类化合物的红外光谱

醌类化合物结构研究中主要根据红外光谱确定羟基和羰基的存在，并可以根据羰基伸缩振动频率的大小确定羰基是处于游离状态还是和羟基形成了氢键缔合，从而确定羟基的位置。醌类化合物的红外光谱有典型的羟基伸缩振动谱带（ν_{OH} 3100～3600 cm^{-1}）和羰基伸缩振动谱带（$\nu_{C=O}$ 1600～1680 cm^{-1}），如果是萘醌、蒽醌和菲醌类化合物，在 1600～1480 cm^{-1}还有苯环的吸收带。醌类化合物母核中游离羰基的伸缩振动频率，如 1,4-苯醌为 1671 cm^{-1}，1,4-萘醌为 1673 cm^{-1}，9,10-蒽醌为 1675 cm^{-1}，但是当有取代基时，羰基的伸缩振动频率及吸收强度都会改变。对于蒽醌类化合物，羰基的吸收峰位和分子中 α-OH 的数目和位置有较明确的规律性[37]，在结构分析中有重要的参考价值，见表 6-3。

表 6-3　蒽醌类化合物中 α-OH 数目和位置与 $\nu_{C=O}$ 的关系

α-OH 的数目和位置	游离 C═O 波数（cm^{-1}）	缔合 C═O 波数（cm^{-1}）	C═O 波数差（cm^{-1}）
0	1678～1653	—	—
1 (1—)	1675～1647	1637～1621	24～38
2 (1，4— 或 1，5—)	—	1645～1608	—
2 (1，8—)	1678～1661	1626～1616	40～57
3 (1，4，5—)	—	1616～1592	—
4 (1，4，5，8—)	—	1592～1572	—

四、醌类化合物的核磁共振谱

（一）醌类化合物的核磁共振氢谱（^{1}H-NMR）

在醌类化合物的结构研究中，^{1}H-NMR 可以提供有关质子的重要信息，对结构鉴定具有重要意义。醌类化合物的^{1}H-NMR 谱中主要有醌环质子、芳环质子以及各种取代基质子的特征信号，各类质子的化学位移规律简述如下：

1. 醌环上的质子　只有苯醌、萘醌和 1,4-蒽醌的醌环上有质子。

1,4-苯醌和 1,4-萘醌在无取代时醌环质子化学位移分别为 δ 6.72（s）（1,4-苯醌）及 6.95（s）（1,4-萘醌）。醌环质子因取代基而引起的化学位移大体与顺式乙烯中的情况类似。无论是 1,4-苯醌还是 1,4-萘醌，当醌环上有一个供电子取代基时，将使醌环上其他质子移向高场，如在 1,4-萘醌中取代基影响位移由大到小的顺序为：OCH_3＞OH＞$OCOCH_3$＞CH_3；当醌环上有一个吸电子取代基时，将使醌环上其他质子移向低场。1,4-萘醌苯环上取代基对醌环质子影响不大，但是苯环上的 5-OH 和 8-OH 由于可以和羰基形成分子内氢键，使得醌环质子稍向低场位移，见表 6-4。

表 6-4　某些 1,4-萘醌的^{1}H-NMR 数据（δ）

取代基	H-2	H-3	H-5	H-6	H-7	H-8	其他质子
无	6.95	6.95	8.06（m）	7.73（m）	7.76（m）	8.07（m）	
2-CH_3	—	6.79	—	—	—	—	CH_3，2.13（d）
2-OH	—	6.37	—	—	—	—	—
2-OCH_3	—	6.17	—	—	—	—	CH_3O，3.89（s）
2-$OCOCH_3$	—	6.76	—	—	—	—	—
2-$COCH_3$	—	7.06	—	—	—	—	—
5-OH	6.97	6.97	—	7.25（m）	7.60（m）	7.70（m）	OH，11.07
5-OH-7-CH_3	6.91	6.91	—	7.08（d）	—	7.41（d）	OH，11.17；CH_3，2.42
5-OH-3，7-二甲氧基	6.98	—	—	6.60（d）	—	7.18（d）	OH，11.03
5，8-二羟基	7.13	7.13	—	7.13	7.13	—	OH，12.57
5，8-二羟基-2-OCH_3	—	6.17	—	7.23	7.23	—	OH，12.37，12.83
5，8-二羟基-2-CH_2CH_3	—	6.84（t）	—	7.20	7.20	—	OH，12.55，12.40
5，8-二羟基-2，7-二甲氧基	—	6.40	—	6.40	—	—	OH，13.88，12.30

对于 1,4-蒽醌类化合物，由于到目前为止所得化合物不多，数据较少，但是大体上取代基对醌环质子的影响与 1,4-萘醌相似。如 2-CH_3取代，H-3 为 δ 6.91（q，J=1.5 Hz）；2-OCH_3取代，H-3 为 δ 6.20（s）[20,21]。

2. 芳环质子　具有芳环质子的有萘醌、蒽醌和菲醌类化合物。醌类化合物所含芳香质子可分为α-H和β-H两组，其中α-H位于羰基去屏蔽区，受羰基影响较大，其化学位移在较低场；β-H受羰基影响较小，则位于较高场。例如1，4-萘醌芳香质子的峰中心分别在δ 8.06（α-H）及7.73（β-H）；9,10-蒽醌芳香质子的峰中心位于δ 8.07（α-H）及6.67（β-H）。当有取代基时，峰的数目和峰位都会改变[38,39]。芳香质子信号的偶合裂分以及取代基对化学位移的影响符合一般芳香质子的规律，而且对于9，10-蒽醌来说，一侧芳环上的取代基对另一侧芳环质子的化学位移几乎没有影响，因此根据芳环质子信号的化学位移和偶合裂分情况可以初步推断芳香环的取代情况。

3. 常见取代基质子

（1）甲氧基（OCH_3） 一般在δ 3.8～4.5，单峰。

（2）甲基（CH_3） 芳环或醌环上的甲基一般出现在δ 2.0～2.5，芳环α-甲基有时可出现在更低场（δ 2.7～2.9），多为单峰。如果甲基邻位有质子，则由于烯丙远程偶合而表现为双峰或宽单峰。

（3）羟甲基（$—CH_2OH$） 与苯环相连的$—CH_2OH$中的$—CH_2—$的化学位移值一般在δ 4.5～4.8，单峰；OH一般在δ 4.0～6.0。如果羟甲基邻位有质子时会因烯丙偶合而表现为双峰或宽单峰。

（4）乙氧甲基（$—CH_2—O—CH_2—CH_3$）与芳环相连的$—CH_2—$一般在δ 4.4～5.0，单峰。乙基中的$—CH_2—$一般在δ 3.6～3.8，四重峰；甲基在δ 1.3～1.4，三重峰。

（5）酚羟基 一般出现在较低场，其化学位移值因羟基的位置不同而不同，当羟基和羰基能形成分子内氢键时，出现在较低场。以9,10-蒽醌类化合物为例：α-OH在最低场，一般在δ 12～14，当分子中只有一个α-OH或两个α-OH分别在两个羰基的α位时，其化学位移大于12.2，当两个α-OH位于同一羰基的α位时，由于分子内氢键减弱，其化学位移值小于12.2，一般在δ 11.6～12.1。β-OH的化学位移则在较高场，邻位无取代的β-OH在δ 11.1～11.4，而邻位有取代的β-OH化学位移值一般小于10.9。对于1，4-蒽醌类衍生物，当5位和10位同时有羟基取代时，10-OH出现在很低场（δ 16～18）。因此酚羟基信号的数目和化学位移值对于判断醌类化合物中酚羟基的数目和位置具有重要作用。

另据报道，1,4-萘醌和9,10-蒽醌类化合物的α-OH的化学位移值还受取代基的影响，而且其影响具有加和性，这对于确定取代基的取代方式具有重要意义。

Lillie等[40]报道，5-羟基-1,4-萘醌（juglone）的5-OH在$CDCl_3$中的化学位移值和浓度无关，但受取代基的影响（表6-5），且其影响具有加和性。Pretsch等[41]报道，间位的另一酚羟基对α-OH的位移效应值为－0.12 ppm。

表6-5 不同取代基对5-羟基-1,4-萘醌的5-羟基化学位移值的位移效应值（in $CDCl_3$，Δδ）

取代基	C-2	C-3	C-6	C-7	C-8
CH_3	＋0.06	＋0.14	＋0.35	－0.05	
Cl	－0.09	－0.21	＋0.75		＋0.69
Br	－0.09	－0.22			
OH	＋0.41	－0.83	＋0.20		＋0.51

对于9,10-蒽醌类化合物，一侧芳环的取代基对另一侧芳环质子化学位移几乎没有影响，但是α-OH的化学位移值却受另一侧芳环取代基的影响，且其影响具有加和性。Schripsema等[42]对9,10-蒽醌类化合物一侧芳环上的取代基（OH，OCH_3，CH_3）对另一侧芳环α-OH化学位移值（in $CDCl_3$）的影响进行了研究，得出了取代基的取代效应值如表6-6所示，同时还总结出了取代基位于同一侧芳环上的各种典型取代方式的9,10-蒽醌类化合物α-OH质子的化学位移值如表6-7所示，其中被计算的α-OH被认为位于C-1位。另外，6-OH或7-OH对于α-OH的取代效应与6-OCH_3或7-OCH_3相似，而6-CH_3或7-CH_3对于α-OH的取代效应则可以忽视。

表6-6　9,10-蒽醌类化合物一侧芳环上的取代基对另一侧芳环α-羟基的取代效应值（$\Delta\delta$）

取代基	取代效应值
5-OH	+0.13
5-OCH_3	−0.02
6-OCH_3	+0.13
7-OCH_3	−0.09
8-OH	−0.64
8-OCH_3	+0.35

表6-7　各种典型取代方式的9,10-蒽醌类化合物α-OH及其他质子的化学位移值（δ）

取代方式	H-1	H-2	H-3	H-4
1，2，3-三取代				
2-羟基-1-甲氧基-3-甲基	4.02	6.75	2.39	7.92
2-羟基-1，3-二甲氧基	4.09*		4.01*	7.70
1，2，3-三甲氧基	4.04*	4.01*	4.00*	7.67
1，2-二羟基-3-甲基	12.82	6.31	2.38	7.68
1，3-二甲氧基-2-甲基	3.91	2.25	4.02	7.60
3-羟基-1，2-二甲氧基	4.00*	3.97*		7.60
1，2-二甲二氧基-3-甲氧基		6.33	4.07	7.59
1，2-二羟基-3-甲氧基	12.67	5.89	4.07	7.50
1，3-二羟基-2-甲氧基	13.14	4.15		7.47
1-羟基-3-甲氧基-2-甲基	12.98	2.19	4.01	7.40
1-羟基-2，3-二甲氧基	12.80	4.03	4.01	7.41

续表

取代方式	H-1	H-2	H-3	H-4
1，3-二羟基-2-甲基	13.19	2.23		7.27
1，2，4-三取代				
1，4-二羟基-2-甲基	13.35	2.36	7.14	12.96
1，4-二甲氧基-2-甲基	3.90	2.40	7.14	3.98
4-羟基-1-甲氧基-2-甲基	3.86	2.36	7.13	13.03
2-羟基-1，4-二甲氧基	4.00 *	6.80	6.97	3.97 *
2，4-二羟基-1-甲氧基	3.98	6.86	6.86	13.52
1-羟基-2，4-二甲氧基	13.50	3.99	6.79	3.99
1，2，4-三甲氧基	3.93 *	4.02 *	6.79	3.98 *
4-羟基-1，2-二甲氧基	3.96 *	3.92 *	6.72	13.62
1，4-二羟基-2-甲氧基	13.45	3.98	6.70	13.55
1，2-二取代				
2-羟基-1-甲氧基	4.03		7.36	8.16
1，2-二甲氧基	4.03 *	4.00 *	7.24	8.14
1-甲氧基-2-甲基	3.93	2.43	7.61	8.04
1，2-亚甲二氧基		6.34	7.16	7.99
1-羟基-2-甲氧基	12.98	4.03	7.20	7.89
1，2-二羟基	12.89	6.24	7.26	7.84
1-羟基-2-甲基	12.87	2.36	7.51	7.71
1，3-二取代				
1-甲氧基-3-甲基	4.04	7.13	2.48	7.77
1-羟基-3-甲基	12.59	7.08	2.45	7.60
1，3-二甲氧基	4.04*	6.80	4.00*	7.48
1-羟基-3-甲氧基	12.92	6.69	3.94	7.36
1，4-二取代				
1-羟基-4-甲氧基	12.98	7.35	7.40	4.04
1，4-二甲氧基	3.99	7.33	7.33	3.99
1，4-二羟基	12.89	7.26	7.26	12.89
2，3-二取代				

续表

取代方式	H-1	H-2	H-3	H-4
2，3-二甲氧基	7.70	4.00	4.00	7.70
2，3-亚甲二氧基	7.68		6.17	7.68
1-取代				
1-甲氧基	4.06	7.33	7.72	8.00
1-羟基	12.69	7.29	7.66	7.83
2-取代				
2-甲基	8.04	2.52	7.55	8.20
无取代	8.31	7.75	7.75	8.31

* 化学位移值可互换质子

根据表 6-7 中 α-OH 的化学位移值和表 6-6 中的取代效应值，对 α-OH 的化学位移值进行计算，并通过比较 α-OH 化学位移计算值和实际测得值，可对许多蒽醌衍生物的结构进行正确归属。例如，某蒽醌类化合物，^{1}HNMR 显示有一个 ABX 芳香质子系统 δ 7.29（1H，dd，J=8.1，1.5 Hz），7.66（1H，dd，J=8.1，7.7 Hz），7.83（1H，dd，J=7.7，1.5 Hz）和一个芳香质子单峰信号 δ 7.47（1H，s）；另外还有一个甲氧基信号 δ 4.15（3H，s），一个游离羟基信号 δ 6.51（1H，s）和两个缔合羟基信号 δ 12.63（1H，s），13.18（1H，s）。其可能结构为 1,3,8-三羟基-2-甲氧基-9,10-蒽醌或 1,3,5-三羟基-2-甲氧基-9,10-蒽醌。

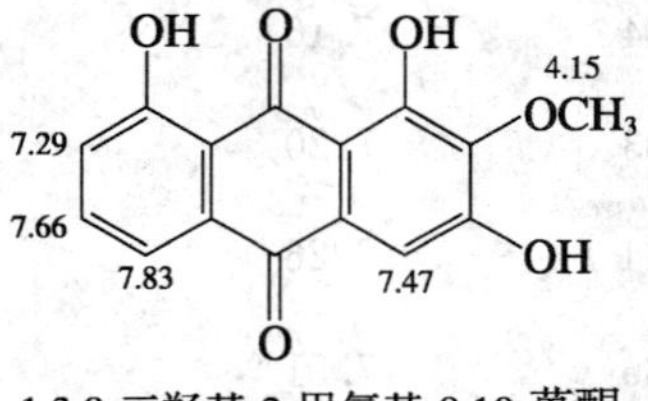

1,3,8-三羟基-2-甲氧基-9,10-蒽醌

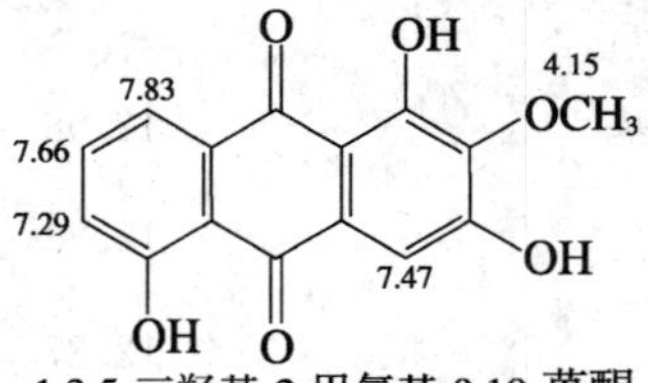

1,3,5-三羟基-2-甲氧基-9,10-蒽醌

这种情况下，根据其芳香质子的化学位移和偶合裂分情况很难判断，但是根据上述取代效应计算两个化合物 α-OH 的化学位移值后两者很容易区分开来。从表 6-7 中可以查到 1,3-二羟基-2-甲氧基-9,10-蒽醌的 1-羟基化学位移值为 δ 13.14，1-羟基-9,10-蒽醌的 1-羟基化学位移值为 δ 12.69，再根据表 6－6 的取代效应值进行计算。对于 1,3,8－三羟基－2－甲氧基-9,10-蒽醌，1-羟基化学位移值应为 δ 13.14-0.64（8-OH）＝ 12.50，8-羟基化学位移值应为 δ 12.69 ＋ 0.13（6－OH）－0.09（7－OMe）－0.64（8－OH）＝ 12.09；对于 1,3,5－三羟基-2-甲氧基-9,10-蒽醌，1-羟基化学位移值应为 δ 13.14 ＋ 0.13（5-OH）＝13.27，5-羟基化学位移值应为 δ 12.69 ＋ 0.13（5-OH）＋ 0.13（6-OMe）-0.09（7-OH）＝ 12.86，然后将 α-羟基化学位移计算值和实际测得值进行比较，上述化合物很容易确定为 1,3,5-三羟基-2-甲氧基-9,10-蒽醌，而不是 1,3,8-三羟基-2-甲氧基-9,10-蒽醌。根据上述取代效应计算所得 α-羟基的化学位移值与实际测得的化学位移值相差一般

在 0.1 ppm 之内，偶有相差 0.3 ppm 的。当然，值得注意的是，在上述计算过程中正确测定其化学位移值是非常重要的，否则会得出错误的结论。

图 6-1 为 9,10-蒽醌类代表化合物大黄素的 ^{1}H-NMR（in DMSO-d_6）谱图。

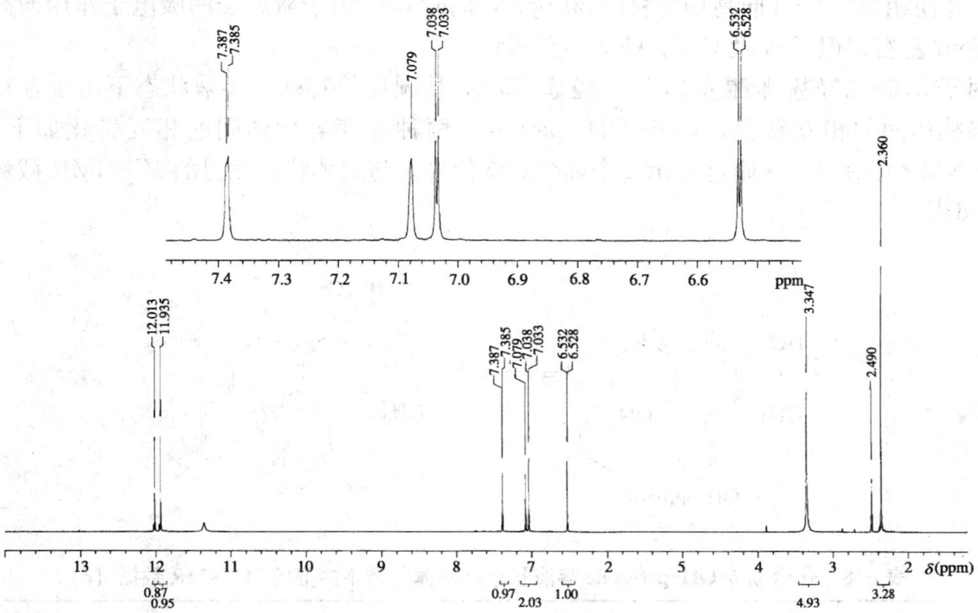

图 6-1　大黄素的 ^{1}H-NMR 谱图

（二）醌类化合物的核磁共振碳谱（^{13}C-NMR）

近年来 ^{13}C-NMR 已经广泛用于醌类化合物的结构研究，并已测定了大量数据，积累了一定的经验规律。下面简要介绍苯醌、萘醌和蒽醌的 ^{13}C-NMR。

1.1,4-苯醌类化合物的 ^{13}C-NMR 谱特征　1,4-苯醌母核及其衍生物的 ^{13}C-NMR 化学位移值（δ）如下所示。

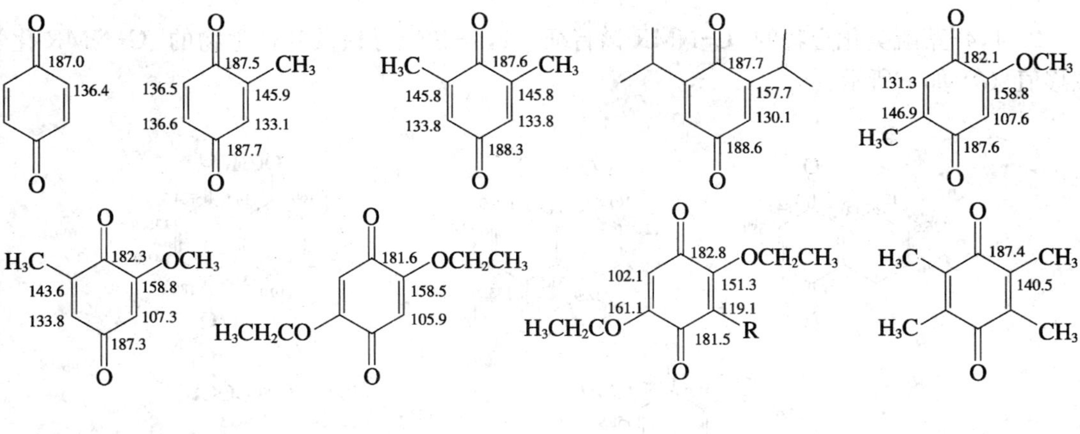

1,4-苯醌衍生物醌环上取代基对醌环碳化学位移值的影响与简单烯烃的情况类似。C-2 取代基可以影响相邻的 C-3 的化学位移，C-3 取代基影响相邻的 C-2 的化学位移，但是 C-2 及 C-3 的取代并不显著影响 C-1，C-4，C-5 和 C-6 的化学位移。当 C-2 位有烃基（R）

取代时，可以使C-2向低场位移约10 ppm，相邻的C-3向高场位移3～8 ppm，但C-1、C-4以及C-5、C-6不受影响。C-2向低场位移的幅度随R的增大而增大，但C-3的高场位移幅度不受R大小的影响。当C-2位有OH或OR取代时，则引起C-2向低场位移约20 ppm，并使相邻的C-3向高场位移约30 ppm，同时C-1由于氧原子的吸电子作用向高场位移5 ppm左右，但C-4及C-5、C-6不受影响。

对于3,6-二羟基-苯醌或2,5-二羟基-苯醌，情况比较特殊。溶液状态下由于存在两种互变异构体间的相互转化，如6-OH-perezone两种互变异构体间的相互转化如下所示，其^{13}C-NMR中在δ 169附近显示4个烯醇式碳信号，与固体状态测得的^{13}C-NMR截然不同(表6-8)[43]。

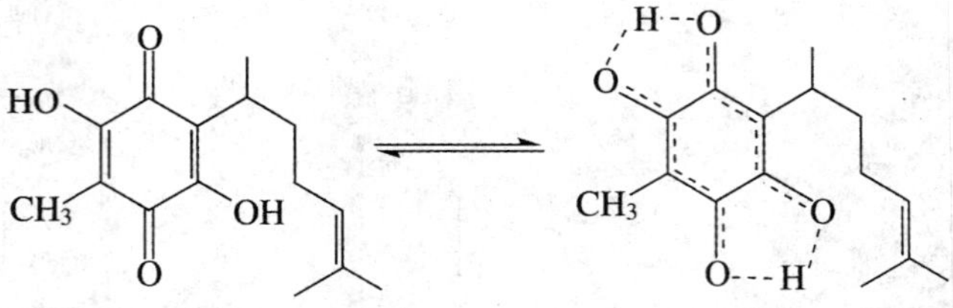

表6-8　化合物6-OH-perezone溶液状态和固体状态下醌环的^{13}C-NMR数据（δ）

No.	溶液	固体
1	168.8	183.8
2	119.1	123.9
3	168.8	155.7
4	168.8	186.3
5	111.6	115.6
6	168.8	155.7

2. 1,4-萘醌类化合物的^{13}C-NMR谱特征　1,4-萘醌母核及其衍生物的^{13}C-NMR化学位移值（δ）如下所示。

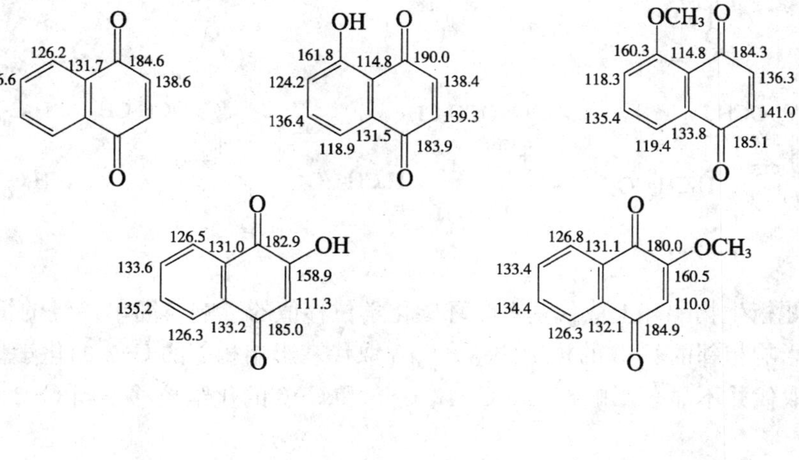

（1）醌环上取代基的影响　1,4-萘醌衍生物醌环上取代基对醌环碳化学位移值的影响也与简单烯烃的情况类似，但对苯环碳的影响不大。例如当 C-2 位有 OH 或 OR 时，引起 C-2向低场位移约 20 ppm，并使相邻的 C-3 向高场位移约 30 ppm。如果 C-2 位有烃基（R）取代，则可以使 C－2 向低场位移约 10 ppm，相邻的 C－3 向高场位移约 8 ppm，且C－2向低场位移的幅度随 R 的增大而增大，但 C-3 的高场位移幅度不受 R 大小的影响。此外，C-2 及 C-3 的取代并不显著影响 C-1 和 C-4 的化学位移。如 C-2 位羟基取代时，C-1 向高场位移了 1.7 ppm，C-4 向低场位移了 0.4 ppm；C-2 甲氧基取代时，C-1 向高场位移了 4.6 ppm，C-4 向低场位移了 0.3 ppm。

（2）苯环上取代基的影响　1,4-萘醌类化合物苯环取代基对苯环碳化学位移值的影响大体符合苯环的取代基位移效应规律，对醌环影响较小，但是当 α-OH 取代时，与羟基相邻的羰基向低场位移，这是由于羟基与羰基形成分子内氢键所致。如当 1,4-萘醌类化合物的 C-8 位有 OH，OCH_3或 OAc 时，取代基引起的化学位移效应如表 6-9 所列[44]。但是，当多取代时，取代效应较复杂，对^{13}C 信号归属的解释仅依靠取代基位移效应已经不能得到圆满的结论。

表 6-9　8-取代基对 1,4-萘醌母核碳信号的位移效应（Δδ）

取代基	C-1	C-2	C-3	C-4	C-5	C-6	C-7	C-8	C-9	C-10
8-OH	+5.4	−0.1	+0.8	−0.7	−7.3	+2.8	−9.4	+35.0	−16.9	−0.2
8-OMe	−0.6	−2.3	+2.4	+0.4	−7.9	+1.2	−14.3	+33.7	−11.4	+2.7
8-OAc	−0.6	−1.3	+1.2	−1.1	−1.3	+1.1	−4.0	+23.0	−8.4	+1.7

3. 9,10-蒽醌类化合物的^{13}C-NMR 谱特征　9,10-蒽醌类代表化合物大黄素的^{13}C-NMR（in DMSO-d_6）谱图如图 6－2 所示。

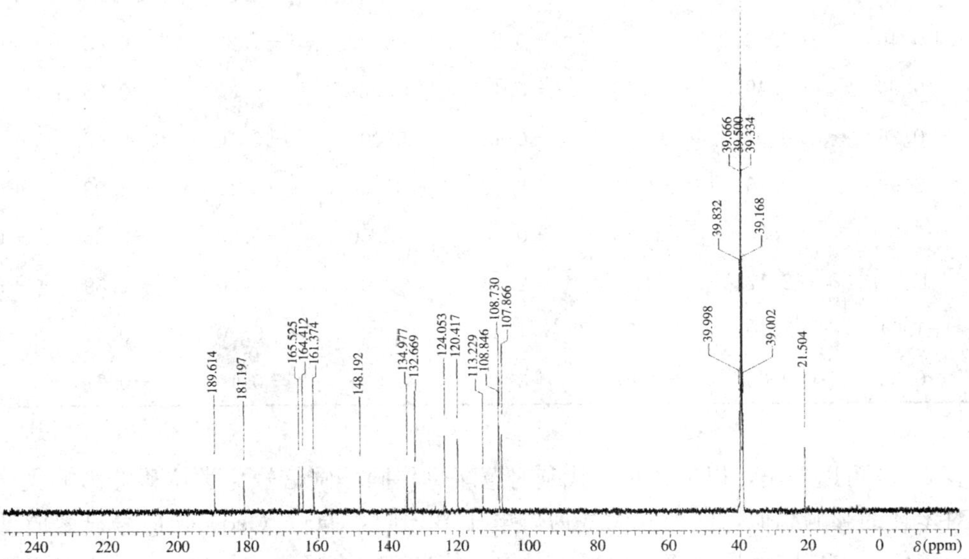

图 6－2　大黄素的^{13}C－NMR 谱图

9,10-蒽醌母核及其衍生物的化学位移（δ）如下所示。

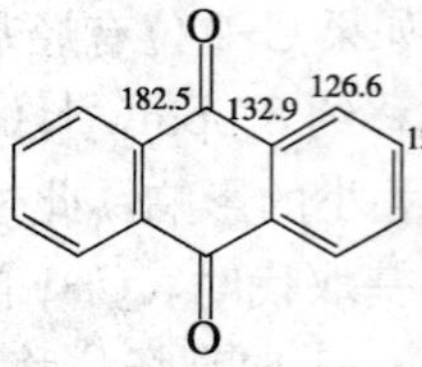

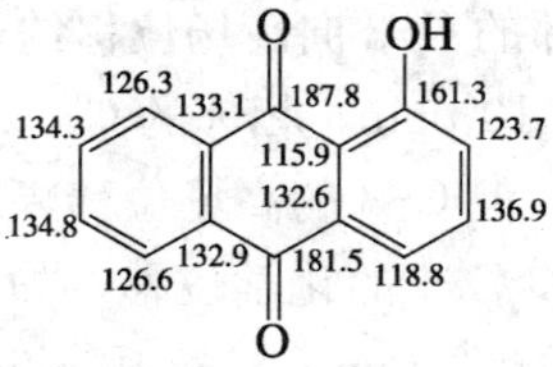

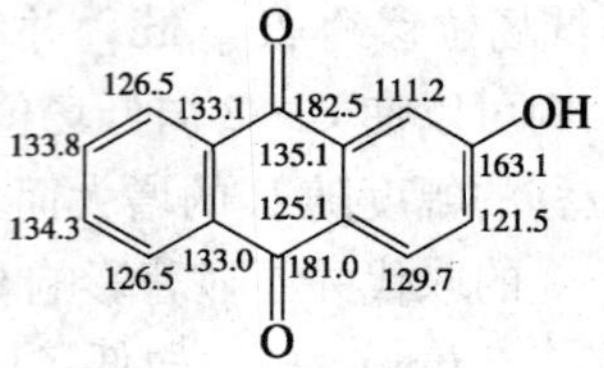

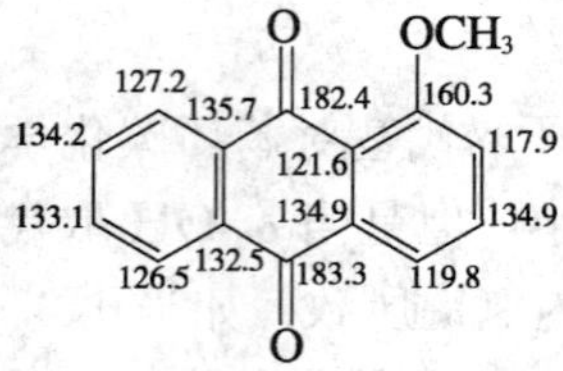

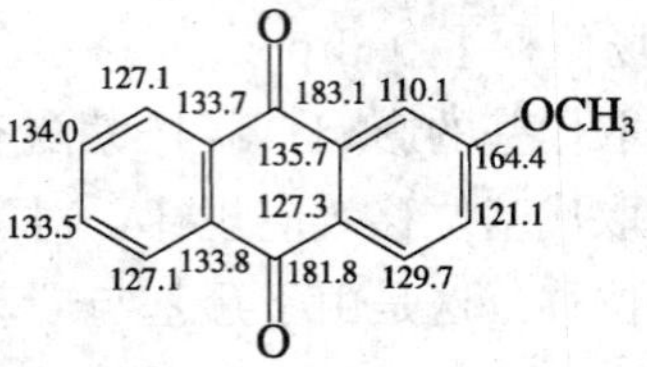

当蒽醌母核上有 OH，OCH_3，CH_3或 OAc 取代基时，母核各碳信号呈现规律性的位移，如表 6-10 所示。

表 6-10 取代基对 9,10-蒽醌母核碳信号的位移效应（$\Delta\delta$）

No.	1-OH	2-OH	1-OCH_3	2-OCH_3	1-CH_3	2-CH_3	1-OAc	2-OAc
1	+34.73	−14.37	+33.15	−17.13	+14.0	−0.10	+23.59	−6.53
2	−0.63	+28.76	−16.12	+30.34	+4.1	+10.1	−4.84	+20.55
3	+2.53	−12.84	+0.84	−12.94	−1.00	−1.50	+0.26	−6.92
4	−7.80	+3.18	−7.44	+2.47	−0.60	−0.10	−1.11	+1.82
4a	−0.33	−7.84	+1.36	−6.24	−2.00	−2.30	+1.64	−1.58
5	−0.01	−0.07	−0.71	−0.13	+0.50	−0.30	+0.26	+0.46
6	+0.46	+0.02	−0.91	−0.59	−0.30	−1.20	+0.68	−0.32
7	−0.06	−0.49	+0.10	−0.10	+0.20	−0.30	−0.25	−0.48
8	−0.26	−0.07	0.00	−0.13	0.00	−0.10	+0.42	+0.61
8a	+0.99	+0.16	+2.21	+0.19	0.00	−0.10	+2.03	+0.50
9	+5.36	0.00	−0.68	+0.04	+2.00	−0.70	−0.86	−0.77
9a	−17.09	+2.17	−11.96	+2.14	+2.00	−0.20	−7.89	+5.37
10	−1.04	−1.50	+0.26	−1.30	0.00	−0.30	−0.37	−1.13
10a	−0.33	+0.02	−1.07	+0.30	0.00	−0.10	−0.27	−0.25

由表 6-10 可以看出，以上各种取代基对蒽醌母核同环碳信号化学位移的影响大体上与取代基对苯环的影响相似，即当取代基为供电子基团时，原位（iso）碳信号显著向低场位移，间位碳信号也稍向低场位移，而邻、对位碳信号则向高场位移；对另一个苯环碳原子的化学位移值影响很小，即取代基的跨环效应不明显，在粗略分析蒽醌结构时可以忽略不计。当蒽醌母核每个苯环上只有一个取代基时，按照表 6-10 取代基位移效应进行计算所得计算

值与试验值很接近，误差一般在 0.5 ppm 以内。但是当两个以上取代基在同环时则会产生较大误差，须在上述位移基础上作进一步修正[45,46]。

由表 6-10 还可以看出，1-羟基-蒽醌的 C-1 信号比母核蒽醌向低场位移了 34.73 ppm，而同时也使 C-9 信号向低场位移了 5.36 ppm，C-10 信号向高场位移了 1.04 ppm，这是由于 1-羟基与 9 位羰基形成了分子内氢键，而影响了 C-9 和 C-10 的电子云密度；而 2-羟基-蒽醌与母核蒽醌相比，C-2 仅向低场位移了 28.76ppm，对 C-9 位羰基碳信号没有影响，但却使对位的 C-10 羰基碳信号向高场位移了 1.50 ppm。

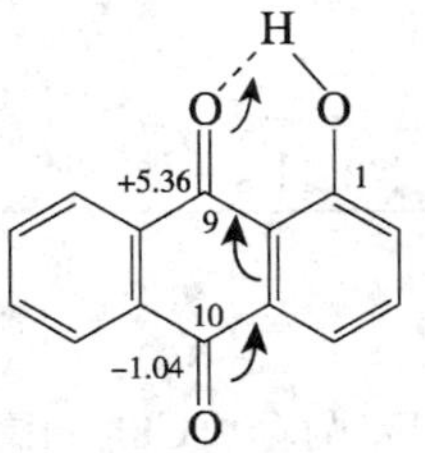

另外，当 9,10-蒽醌 α-甲基取代时，相邻羰基碳原子由于受迫位甲基去屏蔽效应影响，共振信号向低场位移，其位移幅度随迫位甲基数目的增加而增大；另一羰基也稍向低场位移，但影响较小，且位移幅度随甲基数目的增加而增大。例如，1-甲基-9,10-蒽醌的C-9羰基信号向低场位移了 2.0 ppm，C-10 羰基信号基本不变，仅向低场位移了 0.3 ppm；1,8-二甲基-9,10-基蒽醌 C-9 羰基信号向低场位移了 4.5 ppm，C-10 羰基信号向低场位移了 1.0 ppm，1,4,5-三甲基-9,10-蒽醌 C-9 羰基信号向低场位移了 3.2 ppm，C-10 羰基信号向低场位移了 5.5 ppm，1,4,5,8-四甲基-9,10-蒽醌 C-9 和 C-10 羰基信号均向低场位移了 6.7 ppm[47]。

（三）其他 NMR 技术在醌类化合物结构鉴定中的应用

1. 溶剂位移方法　溶剂位移方法（C_6D_6 vs $CDCl_3$，C_5D_5N vs $CDCl_3$ 等）对确定醌类化合物中甲氧基等取代基的位置具有重要意义。如 C_6D_6（vs $CDCl_3$）能使与芳香质子相邻的甲氧基显著向高场位移，而其他不与芳香质子相邻的甲氧基向高场位移幅度较小，从而可以将与芳香质子相邻的甲氧基和其他甲氧基区别开来[48]。例如，5-羟基-1,4,6,7-四甲氧基-2-甲基-9,10-蒽醌（**5**）和 4-羟基-1,5,6,7-四甲氧基-2-甲基-9,10-蒽醌（**6**）在三氯甲烷和苯中的^{1}H-NMR 数据如表 6-11 所示。

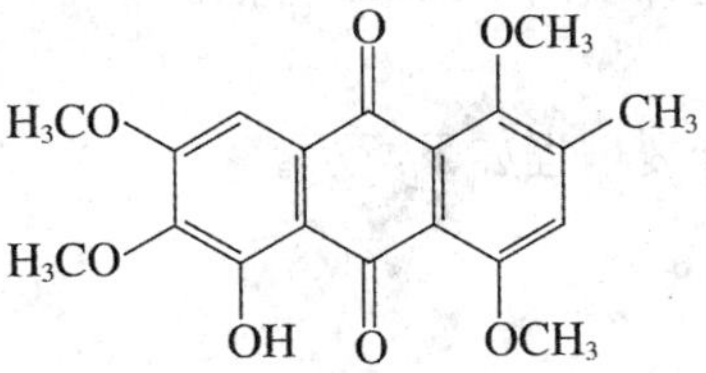

5

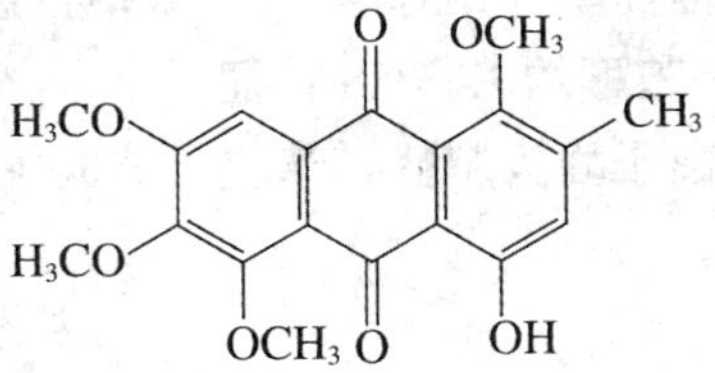

6

表 6-11　化合物 5 和 6 在 $CDCl_3$ 和 C_6D_6 中 ^1H-NMR 的化学位移（δ）

No.	**5**[a]	**5**[b]	**6**[a]	**6**[b]
3	7.20 q	6.60 q	7.14 q	6.94 q
8	7.35 s	7.26 s	7.67 s	7.57 s
2-CH_3	2.38 d	2.08 d	2.36 d	1.96 d
4-OH			13.38 s	13.94 s
5-OH	13.06 s	13.58 s		
1-OCH_3	3.87 s	3.75 s	3.86 s	3.73 s
4-OCH_3	3.99 s	3.40 s		
5-OCH_3			3.99 s	3.86 s
6-OCH_3	4.02 s	3.82 s	3.98 s	3.68 s
7-OCH_3	4.03 s	3.31 s	4.04 s	3.21 s

a：在 $CDCl_3$ 中；b：在 C_6D_6 中

从表 6-11 可以看出，化合物 **5** 中有两个 OCH_3 向高场有较大幅度的位移，4-OCH_3 向高场位移了 0.59 ppm，7-OCH_3 向高场位移了 0.72 ppm，其中 7-OCH_3 的位移幅度较 4-OCH_3 的位移幅度大。化合物 **6** 中只有一个 OCH_3（7-OCH_3）向高场有较大幅度的位移（0.83 ppm）。

2. 2D NMR 技术　在醌类化合物结构研究中，根据 ^1H-NMR 和 $^{13}C-NMR$ 数据鉴定母核及取代基的种类相对较容易，但是在确定取代基的连接位置时往往会显得证据不足，而且容易导致错误的归属，因此各种 2D NMR 技术（$^1H-^1H$ COSY，HMQC，HSQC，HMBC，NOESY 等）已经广泛应用于醌类化合物的结构研究。由于醌类化合物中往往季碳较多，因此 $^{13}C-^1H$ 远程相关谱（HMBC 或 COLOC）和 NOESY 谱对于取代基位置的正确确定具有决定作用。关于各种 2D-NMR 技术的具体应用请参考有关核磁共振的专门文献，在此不在详述。

五、醌类化合物的质谱

醌类化合物结构研究中一般采用电子轰击质谱（EI-MS），大部分游离醌类化合物 EI-MS 的分子离子峰很强，通常为基峰，但是当取代基为长链脂肪烃时，分子离子峰较弱。如果是苷类化合物如蒽醌苷，用 EI-MS 则往往得不到分子离子峰或分子离子峰很弱，其基峰一般为苷元离子，所以蒽醌苷类多采用 FAB-MS、FD-MS 或 CI-MS 等软电离质谱。所有醌类化合物 EI-MS 的共同特征是出现丢失相当于 1～2 个 CO 的碎片峰。苯醌和萘醌类还从醌环上脱去一个 CH≡CH 碎片，并且如果在醌环上有羟基，则断裂的同时将伴随有特征的氢重排。下面简单介绍苯醌、萘醌和蒽醌类化合物的 EI-MS 特征。

（一）1,4-苯醌的 EI-MS 特征

通常分子离子峰为基峰，苯醌母核的主要开裂过程如下所示。

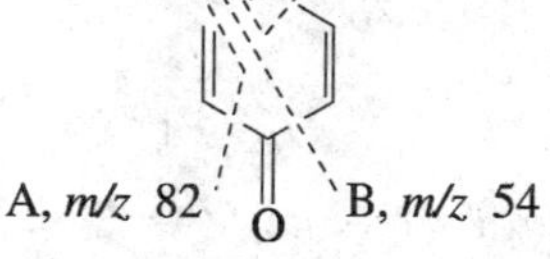

无取代的 1,4-苯醌由于 A，B，C 三种开裂方式分别得到 m/z 82，80，54 三种碎片离

子峰。另外，醌环连续脱去 2 个 CO，将得到重要的 m/z 52 碎片离子峰。

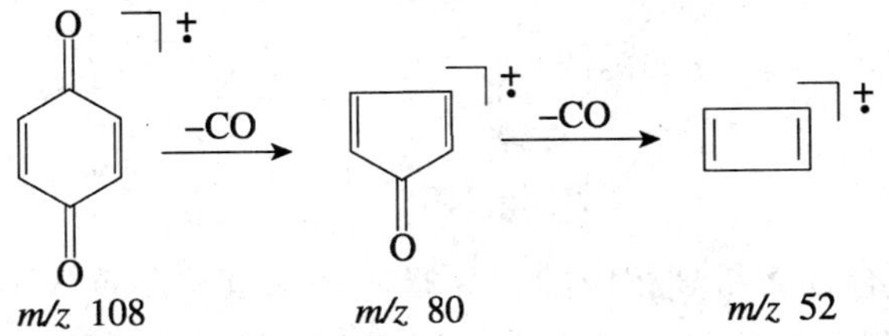

（二）1,4-萘醌的 EI-MS 特征

原则上，1,4-萘醌类化合物的 EI-MS 特征与 1,4-苯醌类似，分子离子峰为基峰，有失去 1～2 个 CO 的碎片峰。苯环上无取代时出现特征碎片峰 m/z 104 及其分解产物 m/z 76，50。当苯环上有取代时，上述的碎片峰将移至相应 m/z 的较高处。以 2,3-二甲基萘醌为例，开裂方式如下：

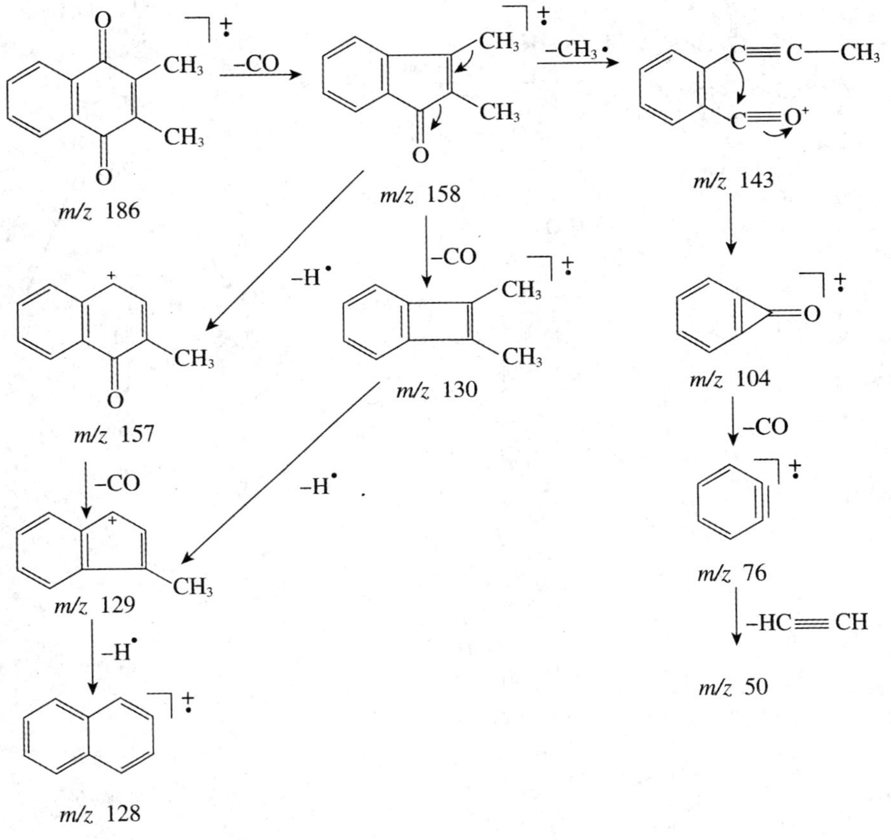

此外，羟基萘醌将经历一个特殊的氢重排过程。间位有甲氧基的 1,4-萘醌会出现 M-H_2O 峰。醌环上无取代基的 5,8-二羟基-萘醌的特征是出现 M-54（m/z 136）和 M-56（m/z 134）的碎片峰等，有关详细论述请参考有关文献。

（三）9,10-蒽醌的 EI-MS 特征

9,10-蒽醌类衍生物的分子离子峰通常也为基峰，先后失去 2 个 CO 的碎片峰 m/z 180，152 强峰以及它们的双电荷峰 m/z 90，76。

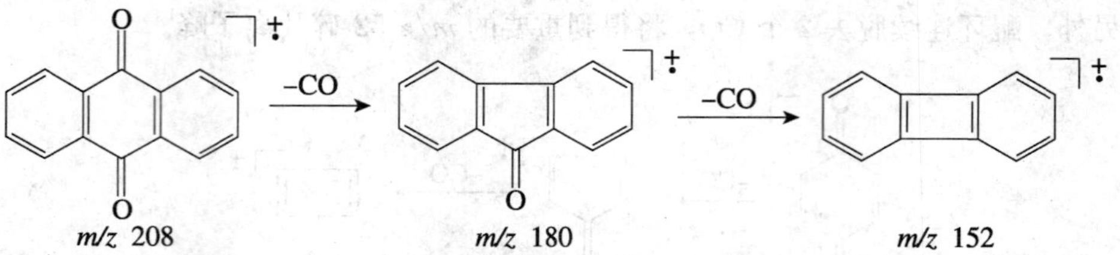

有取代的蒽醌类化合物将得到相应的碎片峰。羟基蒽醌还有 M-OH 峰，并可连续失去多个 CO。如一羟基蒽醌和二羟基蒽醌分别有 M-3CO 和 M-4CO 强峰；α-甲氧基蒽醌虽然没有羟基，但是也有 M-OH 及 M-H_2O离子峰；而β-甲氧基蒽醌类没有这两个峰；在 α-甲氧基蒽醌中还有 M-CHO 强峰。

蒽醌的一般质谱裂解过程以 1,4-二羟基-2-乙氧甲基-9,10-蒽醌（christofin）为例说明如下。

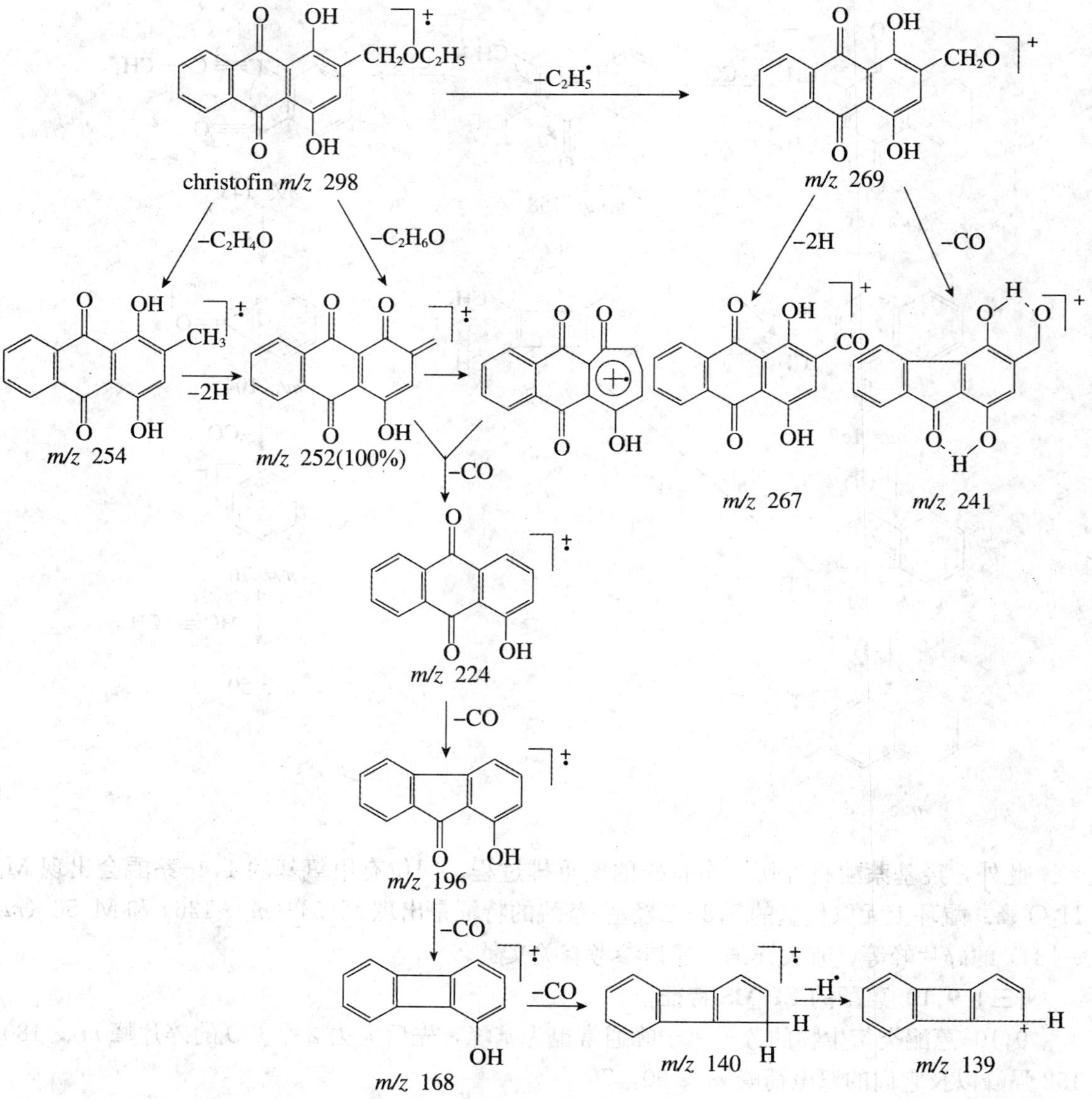

六、结构鉴定实例

（一）羟基胡麻醌（hydroxyseamone）的结构鉴定[10]

羟基胡麻醌为从胡麻科植物胡麻（*Sesamum indicum* L.）的新鲜根中分离得到的一个红色结晶，mp 145～146℃；UV - vis λ_{max}（MeOH）nm（lgε）：242（4.05），270（3.81），287（3.76），484（3.64），538（3.64）；IR ν_{max}（$CHCl_3$）cm^{-1}：3415，1605，1570，1455；EI-MS *m/z*（rel. int.）：274（95），259（100）；HR-EIMS *m/z*：274.0838（$C_{15}H_{14}O_5$计算分子量为274.0841）。^1H-NMR（400 MHz，$CDCl_3$）：δ 11.46（1H，s），12.82（1H，s），7.37（1H，brs），7.26（1H，d，*J*＝9.4 Hz），7.14（1H，d，*J*＝9.4 Hz），5.16（1H，tqq，*J*＝7.3，1.4，1.4 Hz），3.28（1H，brd，*J*＝7.3 Hz），1.76（3H，brs），1.67（2H，s）；^{13}C-NMR（100 MHz，$CDCl_3$）：188.5，182.5，157.5，157.1，153.3，134.2，131.5，127.4124.6，119.2，110.8，110.2，25.7，22.1，17.9。

该化合物 HR-EIMS 给出分子离子峰 *m/z* 274.0838（$C_{15}H_{14}O_5$，cal. 274.0841），确定其分子式为 $C_{15}H_{14}O_5$；IR 光谱显示有羟基及缔合羰基的吸收带 3415cm^{-1}（OH），1605cm^{-1}（缔合 C＝O）。结合 UV-vis，^1H-NMR 和^{13}C-NMR 数据推测该化合物可能为 1，4-萘醌类化合物，且分子中含有羟基以及与羟基缔合的羰基。^{13}C-NMR（表 6-12）显示有 15 个碳信号，结合 DEPT 分析，其中有 2 个甲基（CH_3），1 个亚甲基（CH_2），3 个次甲基（CH）及 9 个季碳（C），与分子式比较，表明另有 3 个质子和氧原子相连。^1H-NMR（表 6-12）显示有 2 个相邻芳香质子信号 δ 7.26（1H，d，*J*＝9.4 Hz），7.14（1H，d，*J*＝9.4 Hz），1 个游离羟基质子信号 δ 7.37（1H，brs），2 个缔合羟基质子信号 δ 12.82（1H，s），11.46（1H，s）；^{13}C - NMR 谱 15 个碳信号中有 10 个芳碳信号，其中 2 个为羟基缔合羰基碳信号 δ 188.5，188.2，3 个为含氧芳碳信号 δ 157.5，157.1，153.3。以上数据提示该化合物可能为 2,5,8-三羟基-3-取代-1,4-萘醌。LR-HETCOR 谱显示 δ 7.37（2-OH）和 δ 153.3（C-2），124.6（C-3）有远程相关，δ 12.82（5-OH）与 δ 110.8（C-4a），131.5（C-6），157.1（C-5）有远程相关，δ 11.46（8-OH）与 δ 110.2（C-8a），127.4（C-7），157.5（C-8）有远程相关，其中 5-OH 和 8-OH 的化学位移值是通过与模型化合物 5-羟基-黄钟花醌（5 - OH - lapachol）和 8 - 羟基- 黄钟花醌（8 - OH - lapachol）的 5 - OH 和 8 - OH 的化学位移值对照进行归属的，进一步证明该化合物为 2,5,8-三羟基-3-取代-1,4-萘醌。

^1H-NMR 谱还显示有 2 个甲基宽单峰信号 δ 1.67，1.76（各 3H，brs），1 个亚甲基宽双峰信号 δ 3.28（2H，brd，*J*＝7.3 Hz）和 1 个烯氢信号 δ 5.16（1H，tqq，*J*＝7.3，1.4，1.4 Hz）；结合 DEPT 谱，^{13}C-NMR 显示有相应的 2 个 CH_3信号 δ 17.9，25.7，1 个 CH_2信号 δ 22.1 和 2 个烯碳信号 δ 119.2（CH），134.2（C）。以上数据表明该化合物结构中可能有 3-甲基-2-丁烯基取代基存在，并经^1H-^1H COSY 和 LR-HECTOR 证明。根据 NOE 差谱，对 3-甲基-2-丁烯基的 2 个甲基信号进行了正确归属，当照射 δ 1.67 的甲基信号时，可以引起 δ 5.16（2′-烯氢质子）NOE 增益，因此表明 δ 1.67 的甲基和烯氢质子在双键同侧。LR-HETCOR 谱显示，侧链的 H-1′信号和萘醌母核的 C-2，C-3，C-4 信号有远程相关，进一步证明 3-甲基-2-丁烯基侧链与母核的 C-3 相连。所以，羟基胡麻醌的结构鉴定为 2,5,8 - 三羟基- 3 -（3 - 甲基- 2 - 丁烯基）- 1,4 - 萘醌。

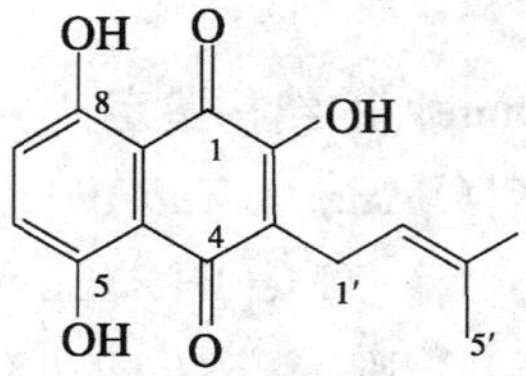

羟基胡麻醌

表 6-12　羟基胡麻醌的 NMR 数据（in $CDCl_3$，δ）

No.	^1H	^{13}C	No.	^1H	^{13}C
1		182.5	8a		110.2
2		153.3	1′	3.28，brd，7.3	22.1
3		124.6	2′	5.16，tqq，7.3，1.4，1.4	119.2
4		188.5	3′		134.2
4a		110.8	4′	1.67，brs	25.7
5		157.1	5′	1.76，brs	17.9
6	7.26，d，9.4	131.5	2-OH	7.37，brs	
7	7.14，d，9.4	127.4	5-OH	12.82，s	
8		157.5	8-OH	11.46，s	

（二）2,5-二羟基-1,3-二甲氧基-6-羟甲基-9,10-蒽醌的结构鉴定[49]

从茜草科猪殃殃属植物 *Galium sinaicum* 的根中分离得到一个黄色针状结晶，mp 237～239℃，UV λ_{max}（MeOH）nm：216，284，406；IR ν_{max}（KBr）cm^{-1}：3400，1660，1627，1588，1495，1465，1430，1365，1315，1297，1275，1235，1200，1130，1100，1070，1025，1002，917，860，740，620；Positive-FAB-MS m/z（rel. int.）331（78），330（22），315（100），299（65），285（33），264（28），235（18），223（43），205（31），193（24），181（15），164（22），151（56），137（55），115（79）；^1H-NMR（400 MHz，DMSO-d_6）：δ 12.94（1H，brs），7.82（1H，d，J=7.8Hz），7.64（1H，d，J=7.8Hz），7.57（s），3.98（3H，s），3.80（3H，s），4.62（2H，s）；^{13}C-NMR（100 MHz，DMSO-d_6）：δ 187.4，180.3，157.8，152.4，148.3，147.8，136.7，133.2，132.6，121.0，114.2，118.2，124.7，105.8，60.5，57.3，56.1。

该化合物 FAB-MS 显示准分子离子峰 m/z 331［M+H］$^+$。UV 光谱显示 3 个吸收峰：216 nm、284 nm、406 nm；IR 光谱中有羟基、游离羰基以及缔合羰基的特征吸收带。以上数据并结合^1H-NMR 和^{13}C-NMR 数据提示该化合物可能为蒽醌衍生物，且分子中含有羟基、游离羰基及羟基缔合羰基。^1H-NMR 谱显示有 2 个相邻芳香质子双峰信号 δ 7.82（1H，d，J=7.8 Hz），7.64（1H，d，J=7.8 Hz）和 1 个芳环质子单峰信号 δ 7.57（1H，s），表明一个苯环有相邻的 α，β-二取代，另一个苯环为三取代。^1H-NMR 还显示有 2 个甲氧基信号 δ 3.80，3.98（各 3H，s），1 个 CH_2OH 信号 δ 4.62（2H，s）和 1 个缔合羟基质子信号 δ 12.94（1H，brs）。结合 DEPT，^{13}C-NMR 显示该化合物有 2 个甲基（CH_3），1 个亚甲基（CH_2），3 个次甲基（CH）及 11 个季碳（C），其中有 2 个羰基碳信号 δ 180.3，187.4。根据 2D NMR 归属各碳、氢信号。2D-NOESY 谱显示 δ 3.98（OCH_3）和 7.57（H-4），4.62（CH_2OH）和 7.82（H-7），7.82（H-7）和 7.64（H-8）有相关，HMBC 谱显示 δ 3.98（OCH_3）与 δ 152.4（C-3）有远程相关，δ 3.80（OCH_3）与 δ 148.3（C-1）有远程相关，δ 4.62（CH_2OH）与 δ 157.8（C-5）和 133.2（C-7）有远程相关（图 6-3），表明 δ 3.80 的 OCH_3 连接在 C-1 位，δ 3.98 的 OCH_3 连接在 C-3 位，CH_2OH 连接在 C-6 位，而两个 OH 则分别连接在 C-2 和 C-5 位。因此该化合物的结构鉴定为 2,5-二羟基-1,3 二甲氧基-6-羟甲基-9,10-蒽醌。

表 6-13　2,5-二羟基-1,3 二甲氧基-6-羟甲基-9,10-蒽醌的 NMR 数据（DMSO-d_6，δ）

No.	^1H	^{13}C	No.	^1H	^{13}C
1		148.3	8a		132.6
2		147.8	9		180.3
3		152.4	9a		121.0
4	7.57，s	105.8	10		187.4
4a		124.7	10a		136.7
5		157.8	1-OCH_3	3.80，s	60.5
6		114.2	3-OCH_3	3.98，s	56.1
7	7.82，d，7.8	133.2	5-OH	12.94，brs	
8	7.64，d，7.8	118.2	6-CH_2OH	4.62，s	57.3

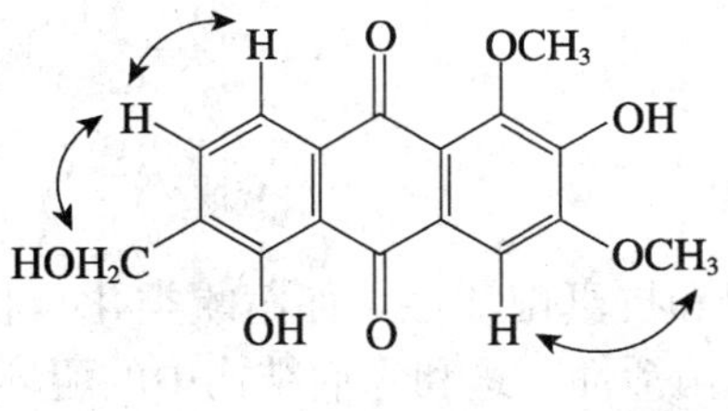

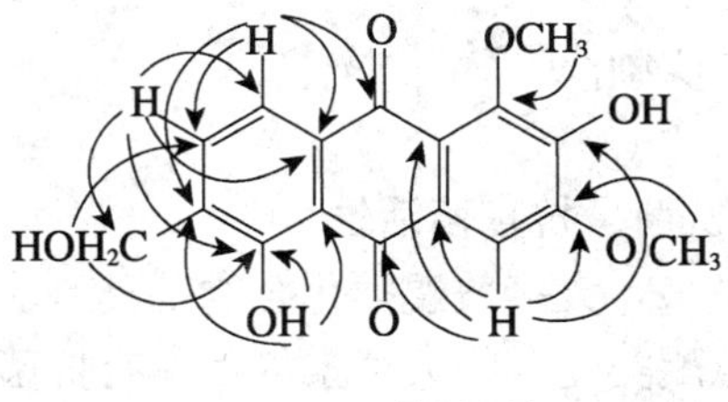

图 6-3　2,5-二羟基-1,3-二甲氧基-6-羟甲基-9,10-蒽醌的主要 NOESY 和 HMBC 相关关系

第五节　生物活性

许多醌类化合物显示有显著的生物活性，现简要介绍醌类化合物几种比较重要的生物活性。

（一）泻下作用

中药大黄和番泻叶泻下的有效成分经研究证明主要为从中分离所得番泻苷 A～F（sennosides A～F），而其他蒽醌如芦荟大黄素（aloe-emodin）及其 8-*O*-葡萄糖苷、大黄酸及其 8-*O*-葡萄糖苷活性很低，大黄酚（chrysophanol）、大黄素甲醚（physcion）及大黄素无效[50]。

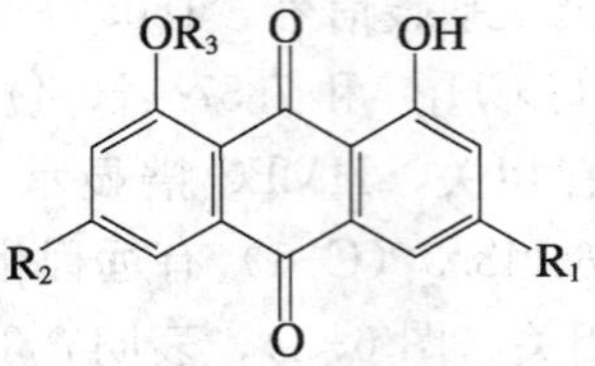

	R_1	R_2	R_3
芦荟大黄素	CH_2OH	H	H
芦荟大黄素-8-*O*-葡萄糖苷	CH_2OH	H	glc
大黄酸	COOH	H	H
大黄酸-8-*O*-葡萄糖苷	COOH	H	glc
大黄酚	CH_3	H	H
大黄素甲醚	CH_3	OCH_3	H

研究表明番泻苷 A 和 C 具有协同作用，即两者混合物作用比单一化合物作用要强，且比例7：3时活性最强，为番泻苷 A 的 1.7 倍[51]。此外，文献报道，番泻苷 A 的泻下作用是经回肠、盲肠和结肠中的细菌转化为大黄酸蒽酮（rhein anthrone）而起作用的[52]，其代谢过程如下：

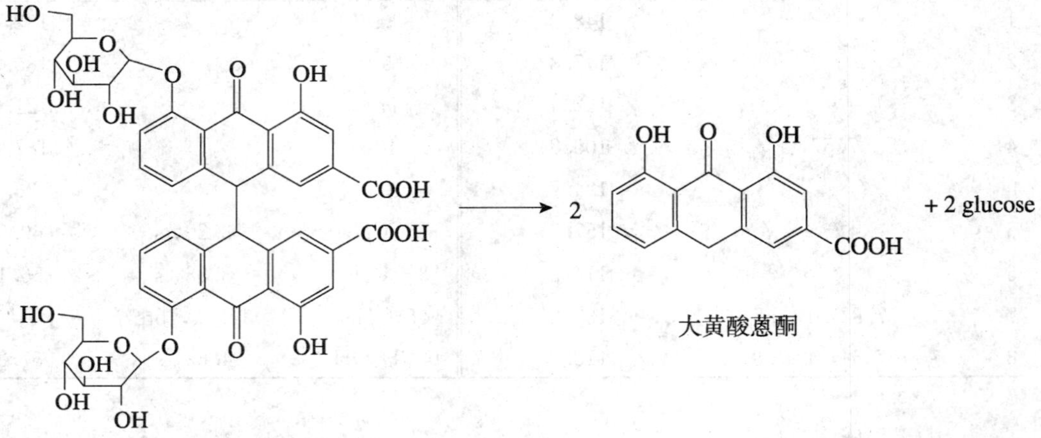

大黄酸蒽酮

番泻苷A

（二）抗菌、抗真菌活性

一般说来，大多数醌类化合物都具有一定抗菌和抗真菌活性，如萘醌类化合物胡桃醌、紫草素，蒽醌类化合物大黄素等都具有抗菌和抗真菌活性，这和它们结构中的醌环有关。其作用机制可能是通过抑制电子转移或抑制氧自由基的形成而发挥作用，因此醌类化合物对所有生物体都具有一定毒性。虽然某些醌类化合物具有较强的抗菌和抗真菌活性，但是其毒性限制了其临床应用[53]。

（三）抗病毒活性

醌类化合物中有不少化合物显示有一定抗病毒活性，其中以对金丝桃素的研究最为深入。从金丝桃属（*Hyperium*）植物中得到的金丝桃素体内外均显示有较好的抗病毒活性[54]。Meruelo 的研究小组首次报道了金丝桃素体内外均具有抗逆转录酶活性，并能抑制 Friend 病毒（FV）的传播，体外可以抑制 Radiation Leukemia 病毒（Rad LV）、鼠免疫缺陷病毒及人类免疫缺陷病毒（HIV）的逆转录酶活性。之后，许多含有蒽醌结构的化合物被证明具有抗逆转录酶和抗病毒活性，但是其活性都没有超过金丝桃素的活性。目前金丝桃素处于用于治疗 AIDS 及 AIDS 相关综合征药物的Ⅰ期临床试验研究中。但有关金丝桃素的具体作用机制还存在有争议[55]，有待进一步研究。

（四）细胞毒及抗肿瘤作用

许多苯醌、萘醌和蒽醌类化合物显示有细胞毒和抗肿瘤活性。如 α-黄钟花醌、蓝雪醌

（plumbagin）、呋喃骈萘醌类化合物（furanonaphthoquinones，**7～12**）等均具有细胞毒活性，该类化合物能选择性损伤 DNA，但是造成 DNA 损伤的具体作用机制还不清楚，估计它们可能为 DNA 的嵌入剂[56]。大黄素、大黄酚、大黄酸对小鼠黑色素瘤有明显抑制作用；大黄素对大鼠乳癌有抑制作用；大黄酸对艾氏腹水癌有抑制作用[57]。另外，现在临床所用抗癌药物盐酸米托蒽醌（mitoxantrone chloride）、盐酸伊达比星（idarubicin chloride）均为含有蒽醌结构的化合物[58]。

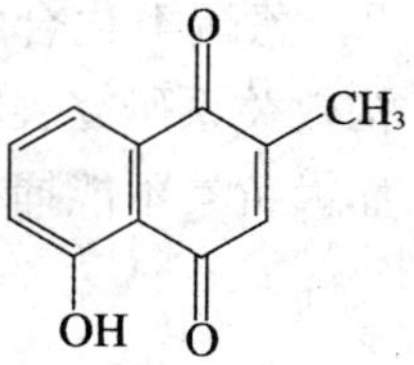

蓝雪醌

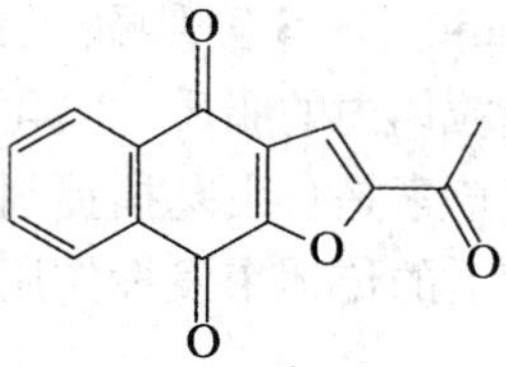

7

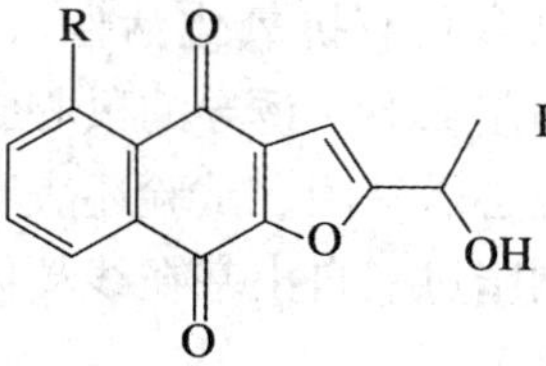

8　R=H

9　R=OH

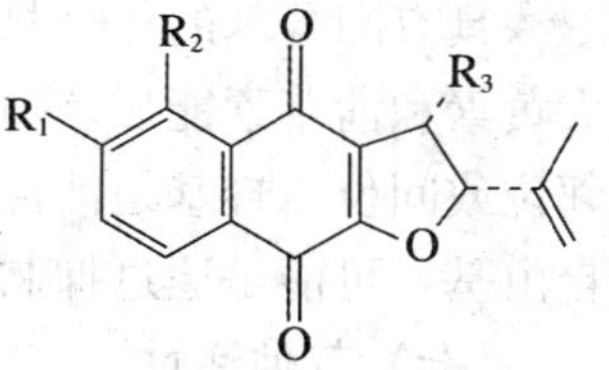

10　$R_1=R_2=OCH_3$　$R_3=OH$

11　$R_1=R_2=OCH_3$　$R_3=H$

12　$R_1=R_2=H$　$R_3=OCH_3$

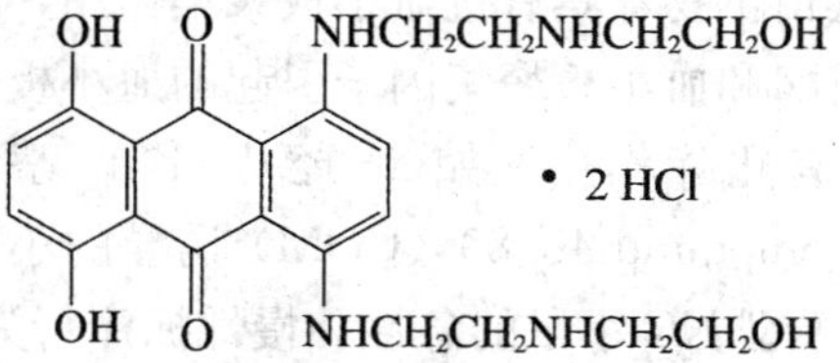

盐酸米托蒽醌

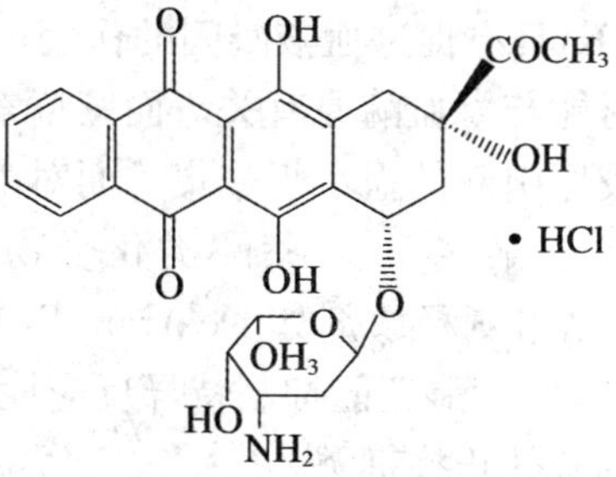

盐酸伊达比星

（五）抗原生动物活性

许多萘醌类化合物具有抗疟活性[59～61]，如蓝雪醌和黄钟花醌具有很好的抗疟活性，其中蓝雪醌已经成功用于治疗抗药性疟原虫感染。萘醌类化合物的抗疟活性和其所含醌环结构有关，醌环结构消失或醌环和其他环并合，则活性下降；如果 C-3 被氧或氯原子取代，则活性下降或消失。

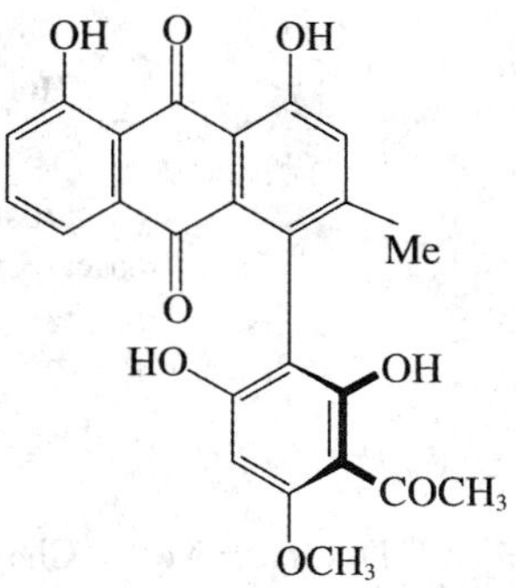

火把莲醌

苯基蒽醌类化合物是一类新型的具有较好抗疟活性的化合物。第一个苯基蒽醌类化合物火把莲醌（knipholone），于1984年从百合科火把莲属植物多叶火把莲（*Kniphofia foliosa*）中分离得到[25]。药理研究表明火把莲醌及其衍生物具有很好的抗疟活性，其活性和氯喹相当或仅稍微弱于氯喹[62]。Abegaz等[63]从百合科植物*Bulbine frutescens*中得到3个苯基蒽醌衍生物，均具有较好的抗疟和抗锥虫体活性。苯基蒽醌类衍生物的抗原生动物活性可能与该类化合物本身所固有的分子结构（包括手性轴）有关。

（六）抗氧化活性

具有酚羟基的化合物多具有抗氧化活性。Huang，S. S等[64]研究证明，蒽醌类化合物大黄素和茜草素能显著抑制$FeSO_4$诱导的鼠心脏线粒体内的脂质过氧化，构效关系研究表明邻位或间位二羟基是活性必需基团。试验还表明茜草素是自由基捕捉剂，而大黄素不能捕捉自由基，可能是通过抑制脂过氧自由基在线粒体膜上的传播来发挥作用。

（七）其他活性

Abourashed等[65]从紫金牛科桂茎山属植物*Maesa lanceolata*和紫金牛属植物紫金牛（*Ardisia japonica*）的果实中分离得到的主要成分桂茎山素（maesanin）体外具有多种生物活性，其中以抑制5-脂氧酶（5-lipoxygenase，5-LO）的活性最为重要。羟基蒽醌类化合物cascarosides A和B，芦荟大黄素以及大黄酚葡萄糖苷具有肝保护作用[66,67]。维生素K类如维生素K_1和维生素K_2具有促进血液凝固的作用，用于新生儿出血、肝硬化及闭塞性黄疸出血等，其凝血机制可能与凝血酶原有关。而紫草素及其衍生物却具有抗血小板聚集作用，它们主要显著抑制由胶原引起的血小板聚集，而对由凝血酶和血小板聚集因子引起的血小板聚集抑制作用不明显[68]。某些1,4-萘醌类化合物显示有止痒作用，如2-羟基-1,4-萘醌(lawsone)能显著抑制组氨释放剂如Dextran T40和Compound 48/80（COM）诱导的小鼠抓痒行为，2-羟基-1,4-萘醌还能抑制特异反应性皮炎模型NC小鼠的急性和慢性抓痒行为，为特异反应性皮炎的有效止痒剂[69~71]。

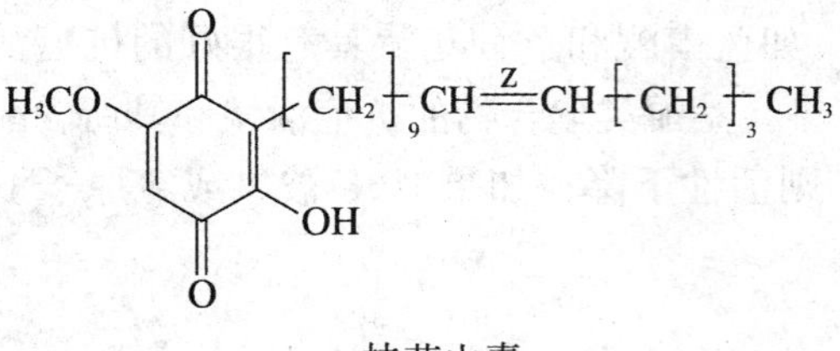
桂茎山素

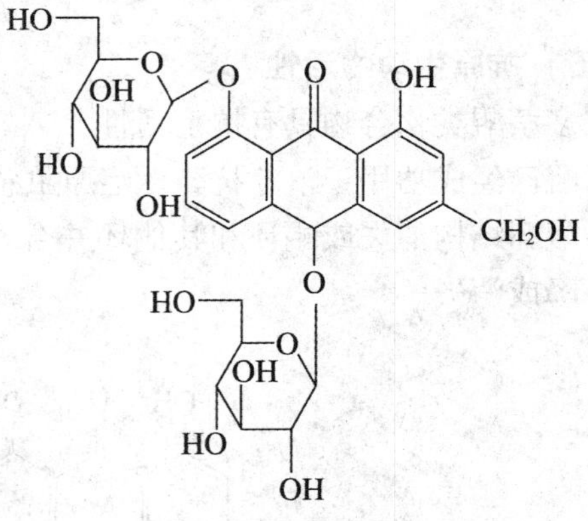
cascaroside A(10*S*)
cascaroside B(10*R*)

参考文献

1. Thomson R. H. *Naturally Occuring Quinones* (*III*). New York，Chapman & Hall，1987.
2. Arnone A，*et al*. J Chem Soc perkin trans1，1994，2165.

3. Merlini L, *et al*. Phytochemistry, 2000, 53 (8): 1039.
4. Mitome H, *et al*. J Nat Prod, 2001, 64 (12): 1506.
5. Rosa SD, *et al*. J Nat Prod, 1994, 57 (12): 1711.
6. Yeo H, *et al*. Phytochemistry, 1997, 44 (6): 1103.
7. Zhong XN, *et al*. Phytochemistry, 1998, 49 (7): 2149.
8. Yang LK, *et al*. Phytochemistry, 2001, 58 (8): 1235.
9. Soonthornchareonon N, *et al*. J Nat Prod, 1999, 62 (10): 1390.
10. Hasan AFMF, *et al*. Phytochemistry, 2002, 58 (8): 1225.
11. Hasan AFMF, *et al*. Biosci Biotech Biochem, 2000, 64 (5): 873.
12. Khan RM, *et al*. Phytochemistry, 1998, 49 (8): 2501.
13. Decosterd LA, *et al*. Plant Med, 1993, 59 (supplement issue): A581.
14. Khan RM, *et al*. Phytochemistry, 1999, 50 (1): 143.
15. Aguinaldo AM, *et al*. Phytochemistry, 1993, 33 (4): 933.
16. Hartmut L, *et al*. Liebigs Ann Chem, 12, 2189 (CA, 98, 71781)
17. Singh BM, *et al*. Phytochemistry, 1989, 28 (4): 1258.
18. Permana D, *et al*. J Nat Prod, 1999, 62 (10): 1430.
19. El-Gamal AA, *et al*. Phytochemistry, 1995, 40 (1): 245.
20. Abegaz BM, *et al*. Phytochemistry, 1994, 35 (2): 465.
21. Alemayehu G, *et al*. Phytochemistry, 1996, 41 (3): 919.
22. Alemayehu G, *et al*. Phytochemistry, 1996, 42 (5): 1423.
23. Hamzah AS, *et al*. J Nat Prod, 1997, 60 (1): 36.
24. Dagene E, *et al*. Phytochemistry, 1994, 35 (2): 401.
25. Ritchie SK, *et al*. Tetrahedron Lett, 1964, 23: 1431.
26. Dass A, *et al*. Phytochemistry, 1984, 23 (11): 2689.
27. Dagne E, *et al*. Phytochemistry, 1984, 23 (8): 1729.
28. Miljkovic A, *et al*. J Nat Prod, 2001, 64 (9): 1251.
29. Soonthornchareonon N, *et al*. J Nat Prod, 1999, 62 (10): 1390.
30. Moriyasu Y, *et al*. Phytochemistry, 2001, 58 (2): 239.
31. Yamamoto Y, *et al*. Phytochemistry, 2002, 60 (7): 741.
32. Hay JE, *et al*. J Chem Soc, 1956: 3143.
33. Feigl F, *et al*. Anal Chem, 1956: 28 (23), 397.
34. Linn BO, *et al*. J Am Chem Soc, 1959, 81 (15): 4007.
35. Jeffreges JAD, J Chem Soc, 1959: 2153.
36. Abegaz BM, *et al*. Phytochemistry, 1994, 35 (2): 465.
37. Bloom H, *et al*. J Chem Soc, 1959: 178.
38. 宋国强, 等. 药学学报, 1983, 18 (5): 345.
39. McDonald IA, *et al*. Aust J Chem, 1977, 30 (8): 1727.
40. Lillie T J, *et al*. J Chem Soc perkin trans 1, 1977: 355.
41. Prretsch E, *et al*. Tabellen zur Strukturaufklarung organischer Verbindungen mit spektroskopischen Methoden, Stuttgart, Springer Verlag.
42. Schripsema J, *et al*. Phytochemistry, 1996, 42 (1): 177.
43. Joseph-Nathan P, *et al*. J Nat Prod, 1987, 50 (5): 860.
44. Kobayashi M, *et al*. Tetrahedron Lett, 1976, 7: 619.
45. Berger Y, *et al*. Magn Reson chem, 1978, 11 (8): 375; 1980, 13 (2): 103 .

46. 刘光明，等．国外医药—植物药分册，1989，4（3）：98.
47. Bowden BF，*et al*．Aust J Chem，1979，32（4）：769.
48. Barba B，*et al*．Phytochemistry，1994，37（3）：837.
49. Ei-Gamal AA，*et al*．Phytochemistry，1996，42（4）：1149.
50. Oshio H，*et al*．Chem Pharm Bull，1978，26（8）：2458.
51. Kisa K，*et al*．Plant Med，1981，42（3）：302.
52. Sasaki K，*et al*．Plant Med，1979，37：370.
53. Guiraud P，*et al*．Plant Med，1994，60（4）：373.
54. Chu CK，*et al*．Natural Products as Antiviral Agents，New York and London，Plenum Press，1991.
55. Kraus G，*et al*．Biochem Biophys Res Commun，1990，172：149.
56. Wu C，*et al*．J Nat Prod，1999，62（7）：963.
57. 陈谅华，等．药学学报，1966，13：363.
58. Gordon M，*et al*．J Nat Prod，1997，60（1）：52.
59. Onegi B，*et al*．Phytochemistry，2002，60（1）：39.
60. Likhitwitayawuid K，*et al*．Plant Med，1998，64（3）：237.
61. Weiss CR，*et al*．J Nat Prod，2000，63（9）：1306.
62. Bringmann G，*et al*．Plant Med，1999，65（8）：757.
63. Abegaz BM，*et al*．J Nat Prod，2002，65（8）：1117.
64. Huang SS，*et al*．J Nat Prod，1995，58（9）：1365.
65. Abourashed EA，*et al*．Plant Med，2001，67（4）：360.
66. Wong SM，*et al*．Phytochemistry，1989，28（1）：211.
67. Anu SJ，*et al*．Phytochemistry，2001，57（4）：583.
68. Vhang YS，*et al*．Plant Med，1993，59（5）：401.
69. Ishiguro K，*et al*．Phytother Res，1997，11：343.
70. Ishiguro K，*et al*．Phytother Res，2001，15：506.
71. Oku H，*et al*．Biol Pharm Bull，2002，25（1）：137.

（张庆英）

第七章 鞣　　质

第一节 概　　述

鞣质又称单宁（tannin），是植物界中存在的一类结构比较复杂的多元酚类化合物。Seguin 于 1796 年首次提出鞣质这个名词，当时仅仅是指槲树皮内含有的能使生皮鞣制成革的成分，同时指出鞣质能使明胶沉淀。1962 年 Bate-Smith 定义鞣质为分子量 500～3000 的能沉淀生物碱、蛋白质的水溶性多酚类化合物。1981 年以来，Haslam 将“植物鞣质”改称为“植物多元酚”（plant polyphenols）或“复杂酚”。随着现代研究的不断进展和鞣质化学结构的不断阐明，现代鞣质的定义为没食子酸（或其聚合物）的葡萄糖（及其他多元醇）酯或酯苷、黄烷醇及其衍生物的聚合物以及两者混合共同组成的植物多元酚。

鞣质，除苔藓植物含量很少外，广泛分布于植物界，特别在种子植物中分布更为广泛，如壳斗科、蔷薇科、大戟科、蓼科、茜草科、大风子科等科植物中最为多见。鞣质存在于植物的皮、木、叶、根、果实等部位。植物被昆虫伤害所形成的虫瘿（galls）中常含有大量的鞣质，如中药五倍子中鞣质的含量可高达 70%以上。

鞣质是制革工业的重要原料。含鞣质 6%以上的植物水提液浓缩所得的产品（粗鞣质）称为“栲胶”。栲胶主要用作皮革工业的鞣皮剂、酿造工业的澄清剂以及木材黏胶剂、墨水原料、染色剂、防垢除垢剂等。鞣质具有收敛止泻作用，用于治疗急性肠胃炎的药物鞣酸蛋白是鞣质和蛋白质的结合物，服用后在胃内不分解，至小肠分解出鞣质产生收敛作用。

70%以上的中草药中含有鞣质，由于鞣质的性质不稳定，易于氧化变色、聚合、沉淀，影响中草药产品的质量，因此过去人们常把鞣质作为无效成分除去。近年来，随着天然药物化学的不断发展，分离和结构鉴定水平的不断提高，很多鞣质的化学结构得到阐明，为鞣质的生物活性研究提供了基础。20 世纪 50 年代以后，随着鞣质和蛋白质、多糖、微生物、酶、金属离子的反应活性和衍生化反应等一系列化学行为以及抗氧化、捕捉自由基、抗肿瘤等生物活性被初步揭示，使人们看到了这一类天然产物广阔的应用前景。因此天然产物化学、生物化学、医药、食品、饲料及日用化学品等多种行业均有越来越多的学者开始涉足这一领域的研究工作。

第二节 鞣质的结构及分类

鞣质根据其化学结构类型和性质可分为三大类：可水解鞣质、缩合鞣质和复合鞣质。

一、可水解鞣质

可水解鞣质（hydrolysable tannins）分子中具有酯键和苷键，在酸、碱、酶，特别是鞣酶（tannase）或苦杏仁酶（emulsin）的作用下，可水解成小分子酚酸类化合物和糖或多元醇。根据可水解鞣质水解所产生酚酸的种类，又可进一步分为没食子酸鞣质（gallotannins）和逆没食子酸鞣质（鞣花酸鞣质，ellagitannins）。

可水解鞣质所含的酚酸为没食子酸（gallic acid）或其缩合物，常见的有间-双没食子酸（*m*-digallic acid）、对-双没食子酸（*p*-digallic acid）、六羟基联苯二甲酸（hexahydroxydiphenolic acid，HHDP）等。

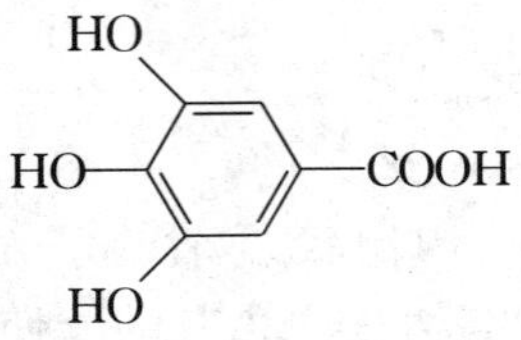

没食子酸

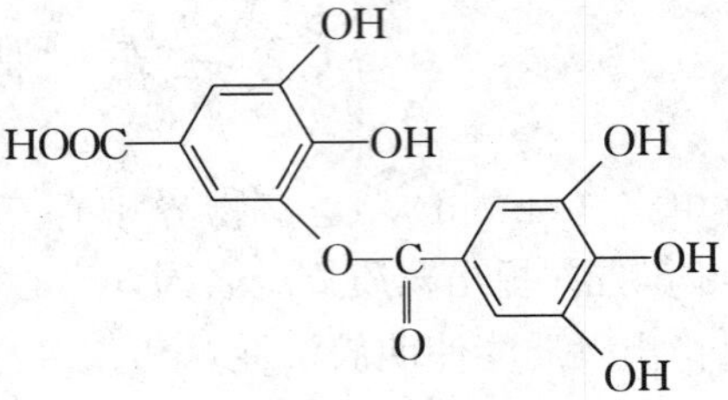

间-双没食子酸

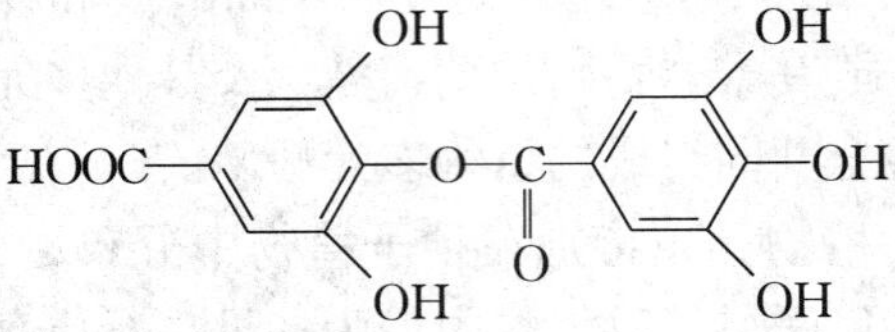

对-双没食子酸

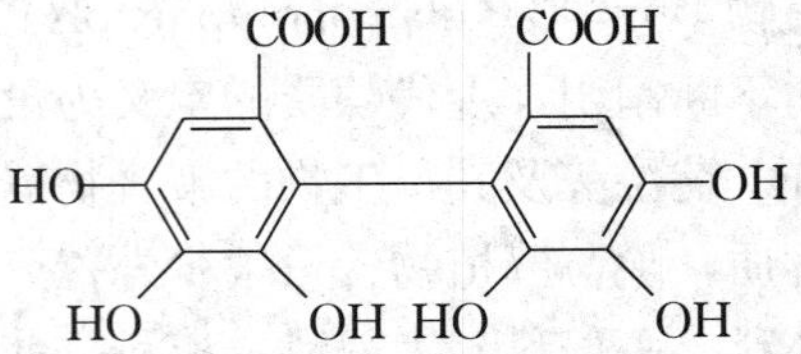

六羟基联苯二甲酸

（一）没食子酸鞣质

没食子酸鞣质（gallotannins）水解后能生成没食子酸和糖或多元醇，糖或多元醇部分的羟基全部或部分地被酚酸或缩酚酸（depside）酯化，结构中具有酯键或酯苷键。其中糖及多元醇部分最常见的为葡萄糖，此外还有 D-金缕梅糖（D-hamamelose）、原栎醇（proto-quercitol）、奎宁酸（quinic acid）、(—)-莽草酸［(—)-shikimic acid］、甘油等。

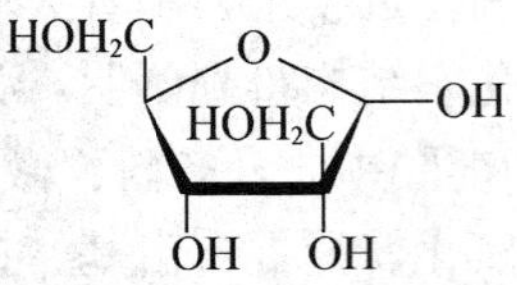

D-金缕梅糖

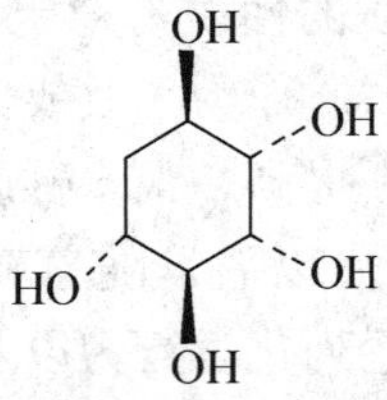

原栎醇

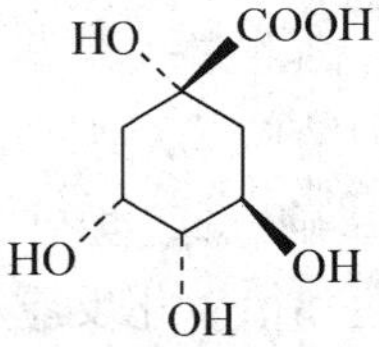

奎宁酸

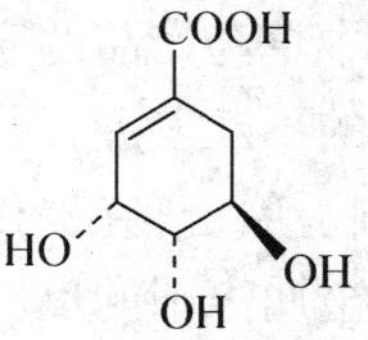

(–)-莽草酸

中药五倍子为五倍子蚜等昆虫寄生在漆树科植物盐肤木、青麸杨、红麸杨等叶上形成的虫瘿，其主要成分为鞣质，含量可高达 60%～70%。五倍子鞣质国际上称之为中国棓鞣质（Chinese gallotannin），我国药典称为鞣酸，为一种重要的鞣质原料，是可水解鞣质类的代表。它是一种聚没食子酰基葡萄糖类的混合物（G5～G12），葡萄糖上连有 5～12 个没食子酰基（G）。其基本骨架为 1,2,3,4,6-五没食子酰基-β-D-葡萄糖，聚没食子酰基不规则地分布在 C-2、C-3、C-4 位上，见表 7-1。五倍子鞣质每个葡萄糖基平均有 8.3 个没食子酰基，平均分子量为 1434。

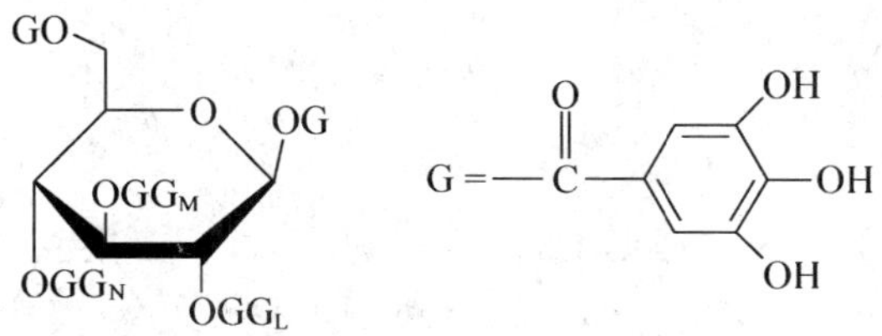

五倍子鞣质

表 7-1　五倍子鞣质中五～十二没食子酰基葡萄糖类的相对含量

组分	C-2～4 位聚 G 数目	各化合物（G5～G12）的相对含量（%）
五-*O*-没食子酰葡萄糖（G5）	L+M+N=0	～4
六-*O*-没食子酰葡萄糖（G6）	L+M+N=1	～12
七-*O*-没食子酰葡萄糖（G7）	L+M+N=2	～19
八-*O*-没食子酰葡萄糖（G8）	L+M+N=3	～25
九-*O*-没食子酰葡萄糖（G9）	L+M+N=4	～20
十-*O*-没食子酰葡萄糖（G10）	L+M+N=5	～13
十一-*O*-没食子酰葡萄糖（G11）	L+M+N=6	～6
十二-*O*-没食子酰葡萄糖（G12）	L+M+N=7	～2

除了以葡萄糖为核心的没食子酸鞣质以外，自然界还存在以 D-金缕梅糖、原栎醇、奎宁酸、莽草酸等为核心的没食子酸鞣质。如从美洲金缕梅（*Hamamelis virginiana*）、欧洲栗（*Castanea sativa*）、日本栗（*Castanea crenata*）、红栎（*Quercus rubra*）和地榆（*Sanguisorba officinalis*）[1]中发现的金缕梅鞣质，是以金缕梅糖为核心的没食子酸鞣质。从窄叶青冈（*Quercus stenophylla*）树皮中得到的原栎醇-1,3,5-三-*O*-没食子酸酯是以原栎醇为核心的没食子酸鞣质[2]。栎属植物中发现的 3,5－二-*O*-没食子酰基奎宁酸是以奎宁酸为核心的没食子酸鞣质[3]。米储叶含有以莽草酸为核心的没食子酰基莽草酸类［(－)-shikimic acids gallares］没食子酸鞣质[4]。

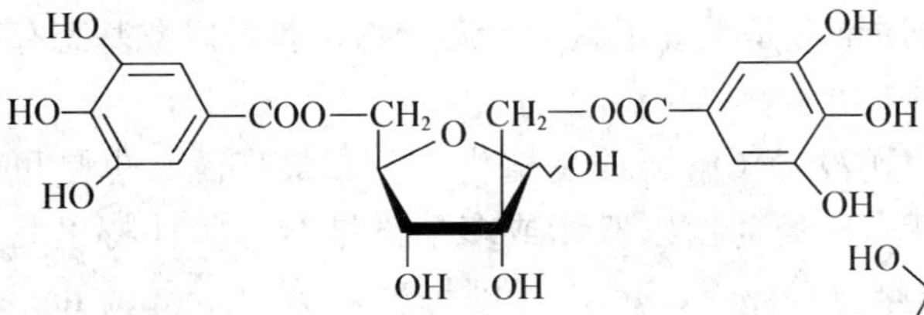

金缕梅鞣质

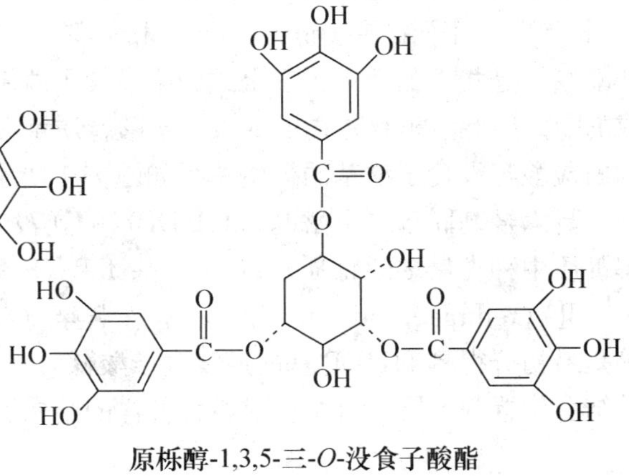

原栎醇-1,3,5-三-*O*-没食子酸酯

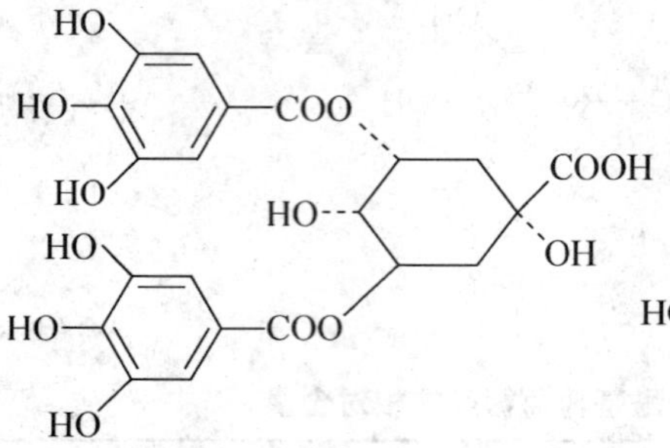

3,5-二-*O*-没食子酰基奎宁酸

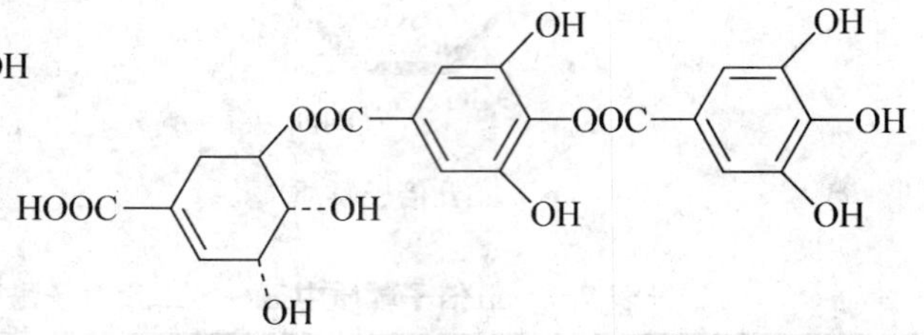

3-*O*-二没食子酰基-(–)-莽草酸

（二）逆没食子酸鞣质

逆没食子酸鞣质（ellagitannins）（鞣花酸鞣质）是六羟基联苯二酸或与其有生源关系的酚羧酸与葡萄糖或多元醇形成的酯，水解后可产生逆没食子酸（鞣花酸，ellagic acid）。逆没食子酸不溶于水，是一种有价值的鞣料，在多数新鲜植物中并不存在，只有在提取或浓缩植物提取物时由逆没食子酸鞣质水解产生。从生源上讲，逆没食子酸鞣质中的六羟基联苯二甲酰基（HHDP）一直被认为是由两个没食子酰基通过 C—C 键连接而成。

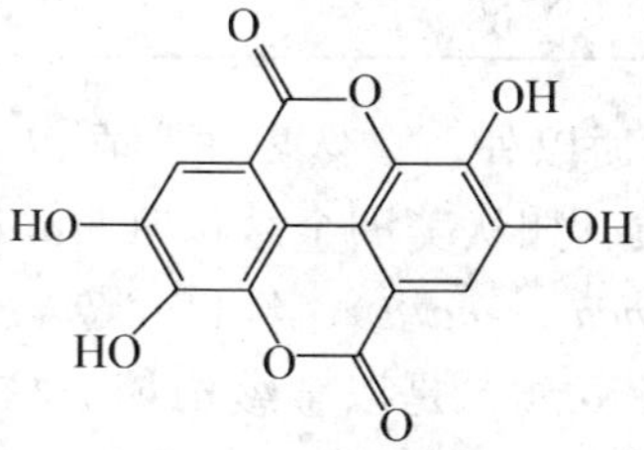

逆没食子酸

与六羟基联苯二甲酰基有生源关系的酚羧酸酰基主要有：脱氢二没食子酰基（dehydrodigalloyl，DHDG）、云实酰基（brevifolyl）、九羟基联三苯三酰基（nonahydroxytriphenoly）、榄没食子酰基（tergalloly）、桤木酰基（alnusoyl）、橡椀酰基（valoneoyl，Val）、地榆酰基（sanguisorboyl，Sang）、脱氢六羟基联苯二酰基（dehydrohexahydroxydiphenoyl，DHHDP）、诃子酰基（chebuloyl，Che）等。这些酰基态的酚羧酸在植物体内均来源于没食子酰基，是相邻的两个、三个或四个没食子酰基之间发生脱氢、偶合、重排、裂环等反应形成的[5]。因此，植物体内的逆没食子酸鞣质都应是没食子酸的代谢产物。各种以酰基态存在的酚羧酸与没食子酰基的衍生关系如图 7-1 所示。

具六羟基联苯二甲酰基（HHDP）的逆没食子酸鞣质是植物中分布最广泛、也是可水解鞣质中种类最多的鞣质，HHDP 基团和 D-葡萄糖以双酯或多酯键结合。例如特里马素Ⅰ、Ⅱ（tellimagrandinⅠ，Ⅱ），木麻黄亭（casuarictin），英国栎鞣花素（pedunculagin）等是最初分得具 HHDP 基的逆没食子酸鞣质[6]。这类鞣质因 HHDP 基、没食子酰基的数目及结合位置等不同，可组合成各种各样的结构。

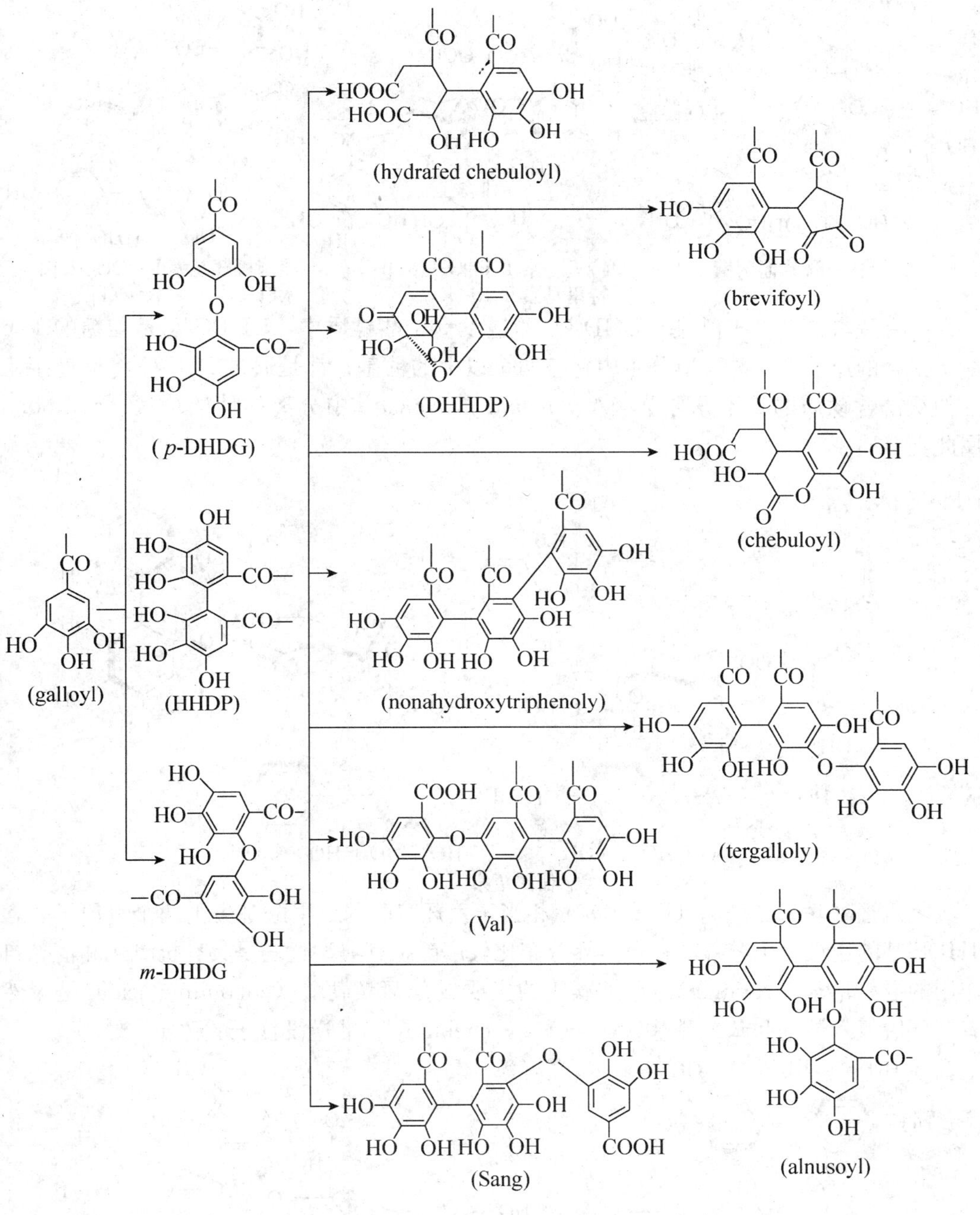

图 7-1　各种酚羧酸酰基与没食子酰基的衍生关系

与酚羧酸结合组成逆没食子酸鞣质的糖或多元醇，最主要的是 D-葡萄糖，此外还有原栎醇、D-金缕梅糖、奎宁酸、葡萄糖苷等。迄今分离到的逆没食子酸鞣质数量远比没食子酸鞣质要多，结构类型也更为复杂。

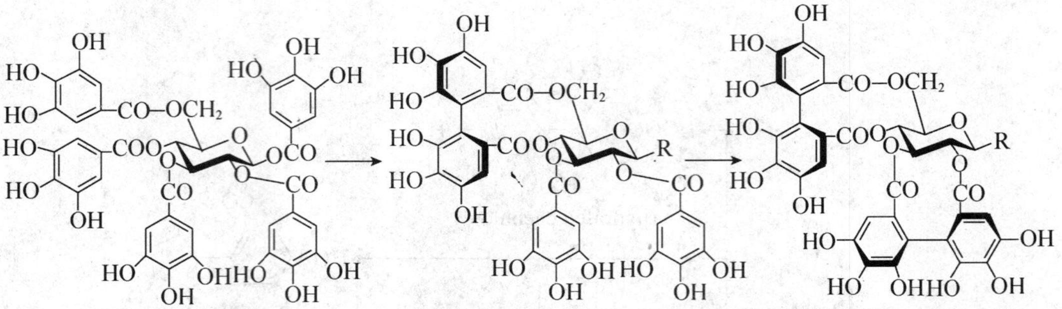

五没食子酰基葡萄糖　　特里马素Ⅰ R=OH (α, β)　　英国栎鞣花素 R= OH (α, β)

特里马素Ⅱ R=OG　　木麻黄亭 R=OG

在含有脱氢二没食子酰基（DHDG）的逆没食子酸鞣质中，DHDG 总是与糖的 1-OH 成酯，聚合的逆没食子酸鞣质分子中含有两个以上的糖基，都是通过 DHDG 将糖连接起来的。如从富含鞣质的日本龙牙草（*Agrimonia japonica*）中分离的仙鹤草素（agrimoniin）即属此类鞣质。

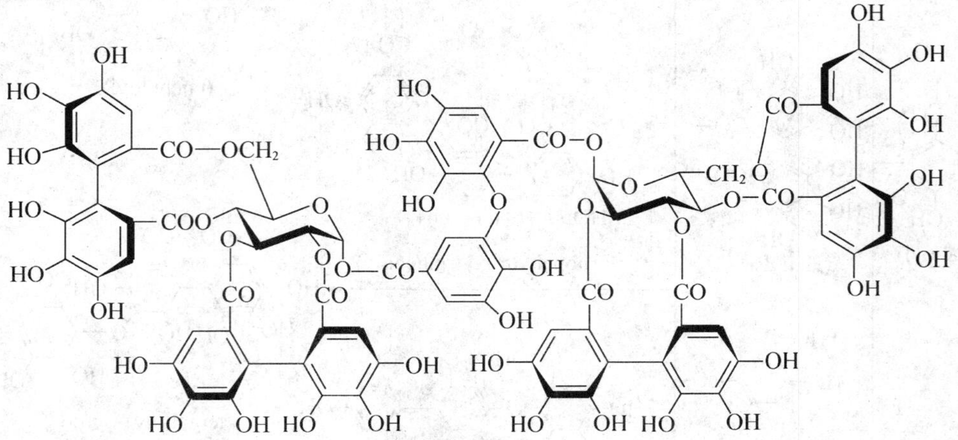

仙鹤草素

脱氢六羟基联苯二酰基（DHHDP）相当于六羟基联苯二甲酰基失去两个氢原子。含有 DHHDP 基的逆没食子酸鞣质在自然界分布比较广泛，其典型代表是具有抗氧化和清除自由基作用的老鹳草素（geraniin）。诃子鞣质的主要成分诃黎勒酸（chebulinic acid）是天然的含有开环脱氢六羟基联苯二酰基（诃子酰基，chebuloyl）的逆没食子酸鞣质[7]。

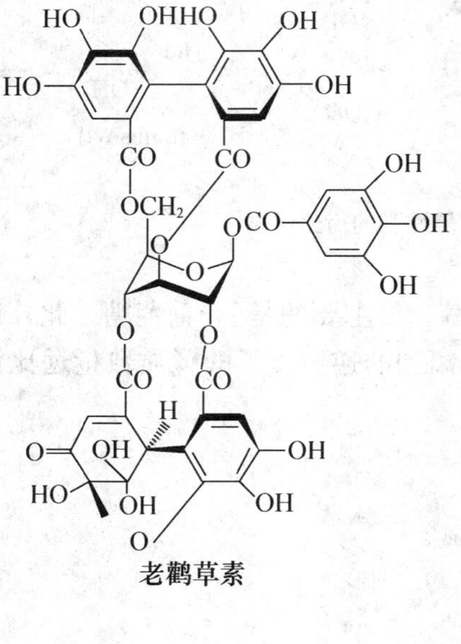

老鹳草素

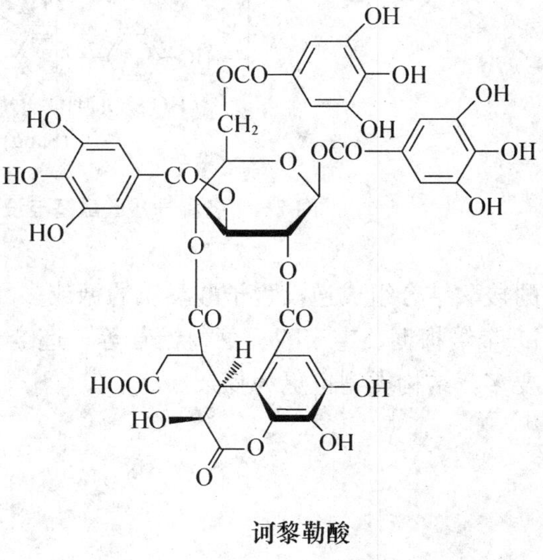

诃黎勒酸

地榆中抗病毒活性成分地榆素 H-2（sanguiin H-2）[8] 和南北美洲药用植物红萼月见草中具有较强抗肿瘤活性及 HIV 抑制作用的月见草素 B（oenothein B）[9] 分别是具有地榆酰基（sanguisorboyl）和橡椀酰基（valoneoyl）的逆没食子酸鞣质。

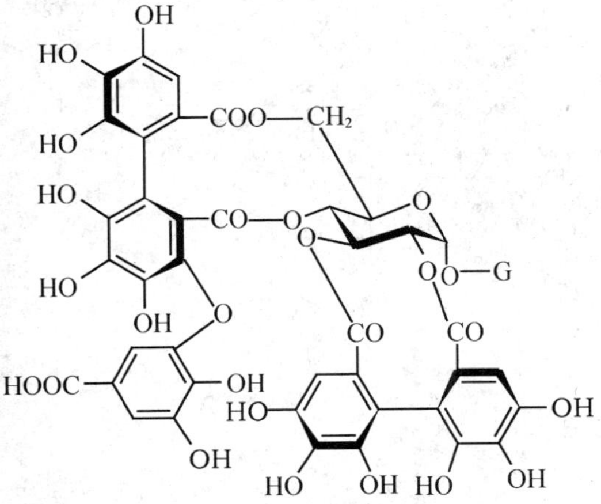

地榆素H-2

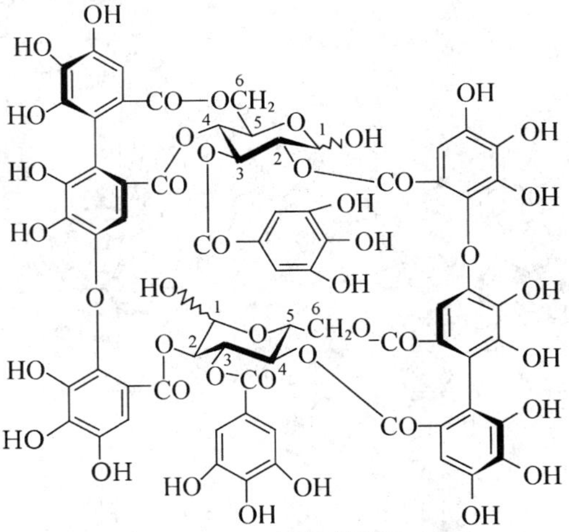

月见草素B

多个逆没食子酸鞣质缩合形成可水解鞣质低聚体（hydrolysable tannin oligomers）。根据葡萄糖的数目可分为二聚体、三聚体及四聚体等。其中以二聚体最多，有二百多种，三聚体有二十多种，四聚体有六种。例如从中药山茱萸中分得的山茱萸素 A、D、E 及 C、F（cornusiins A, D, E, C, F）分别为二聚体及三聚体。从中药地榆中分得的地榆素 H- 11（sanguiin H- 11）为四聚体[8]。

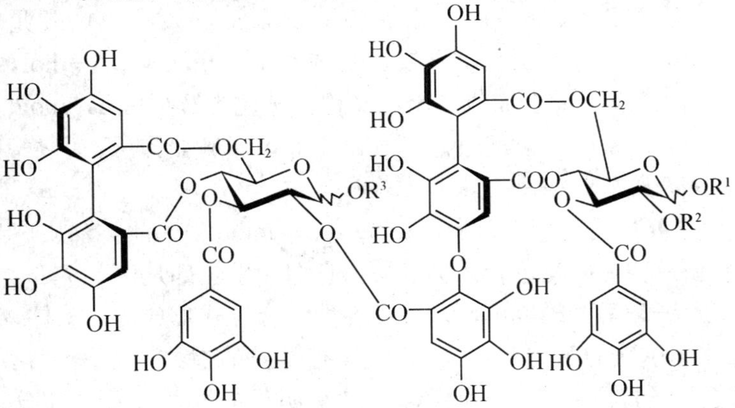

	R^1	R^2	R^3
cornusiin A	H	G	H
cornusiin D	H	G	G（β）
cornusiin E	G（β）	G	G（β）

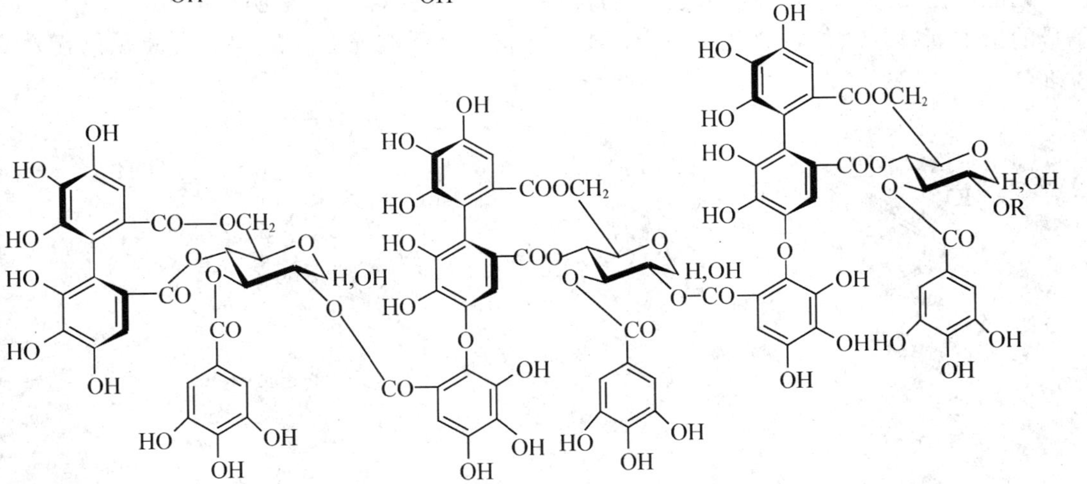

cornusiin C R=G　　cornusiin F R=H

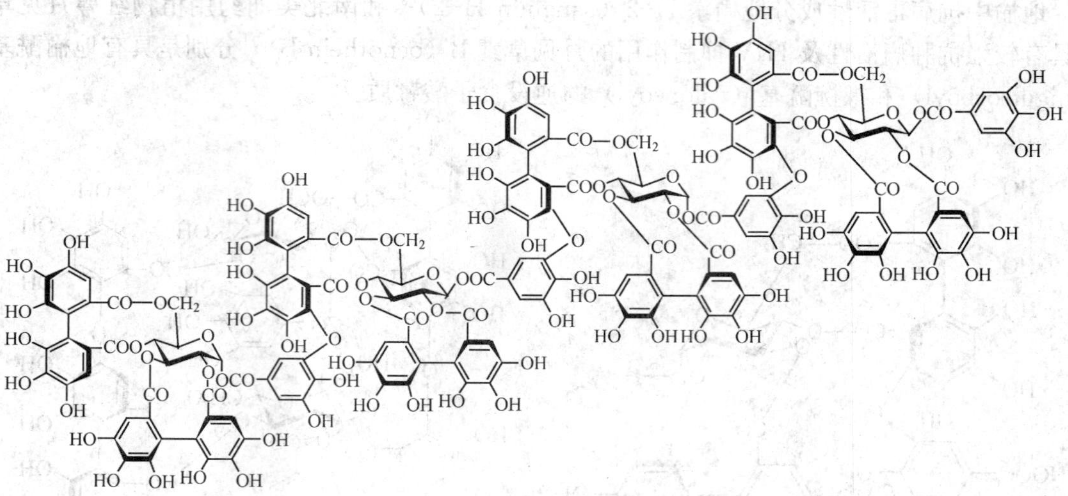

地榆素H-11

二、缩合鞣质

缩合鞣质（condensed tannins）是羟基黄烷类混合物以碳-碳键连接缩合而成，用酸、碱、酶处理或久置均不能水解，但久置可进一步缩合为高分子不溶于水的产物“鞣红”（鞣酐，tannin reds，phlobaphenies），故又称为鞣红鞣质类（phlobatannins）。这类鞣质基本结构是（+）-儿茶素（catechin）、（一）-儿茶素、（+）-表儿茶素（epicatechin）、（一）-表儿茶素等黄烷-3-醇（flavan-3-ol，结构式见图 7-2）或黄烷-3,4-二醇类（flavan-3,4-diol，结构式见图 7-3）通过 4,8-或 4,6-位以碳碳缩合而成，因此又称为黄烷类鞣质（flavanoid tannins）。此类鞣质主要存在于植物的根、叶、果实、种子及树皮等中，例如柿子、山茶、槟榔、茶叶、大黄、肉桂等都含有缩合鞣质。

目前发现的缩合鞣质主要是原花色苷元类缩合鞣质（proanthocyanidins），此类鞣质广泛存在于木本植物中，故将此类鞣质总称为原花色苷元类鞣质。它们几乎全部是由 5,7,3′,4′-四羟基或 5,7,3′,4′,5′-五羟基黄烷-3-醇为构成单位，通过各种结合方式形成的二聚体、三聚体等低聚体，进而形成多聚体。单独的黄烷- 3 - 醇类不具有鞣质的性质，二聚原花色苷元能使蛋白质沉淀，具有不完全的鞣性。自三聚体起才具有明显的鞣性，并且随分子量的增加而鞣性增加，故列入缩合鞣质。原花色苷元类缩合鞣质常见有原花色苷元 A、B 和 C 型。

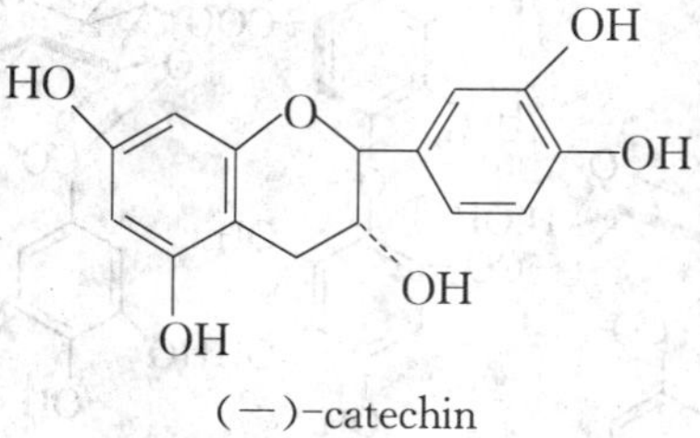

（一）-catechin

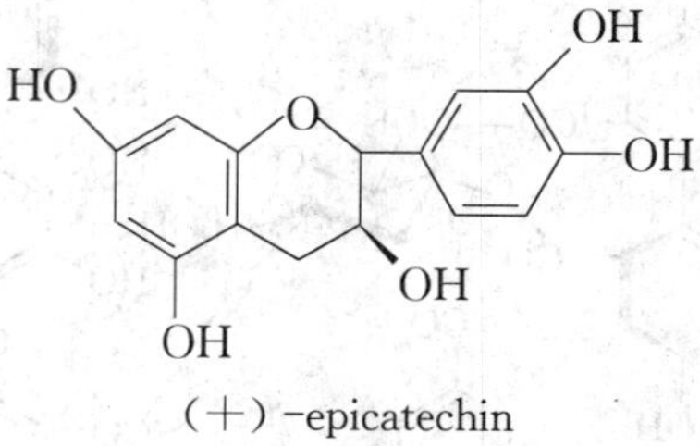

（+）-epicatechin

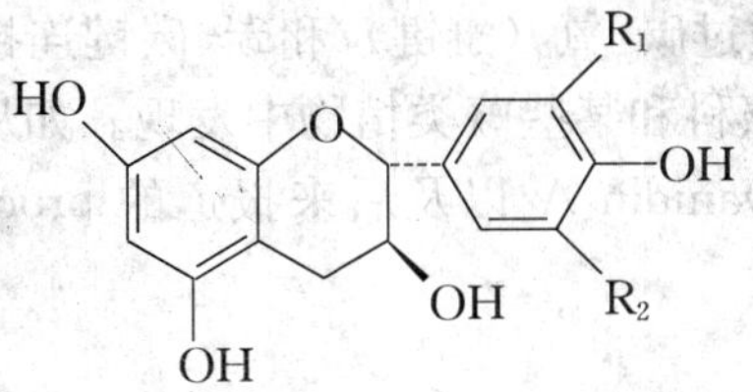

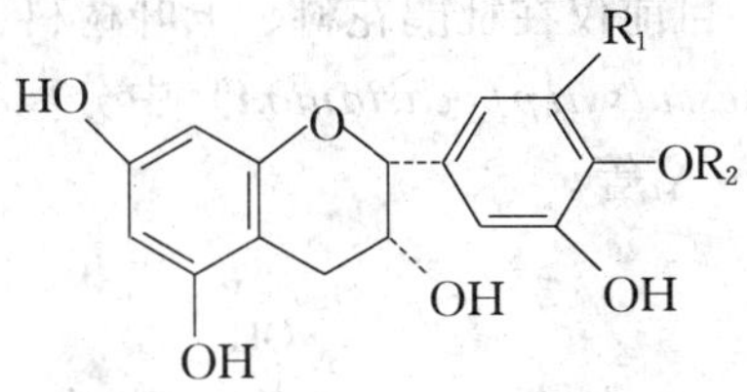

	R_1	R_2
(＋) -catechin	H	OH
(＋) -gallocatechin	OH	OH
(＋) -afzelechin	H	H

	R_1	R_2
(－)-epicatechin	H	H
(－)-epigallocatechin	OH	H
4′-*O*-methyl-epigallocatechin	OH	Me

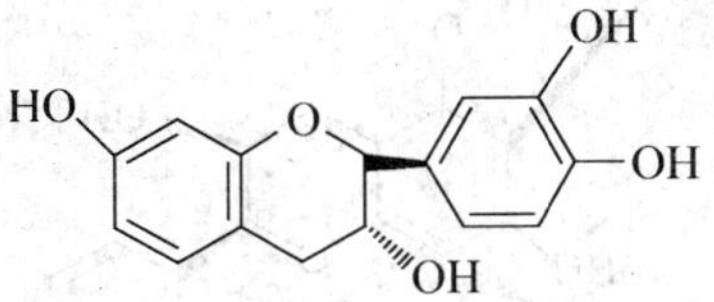

(+)-fisetinidol

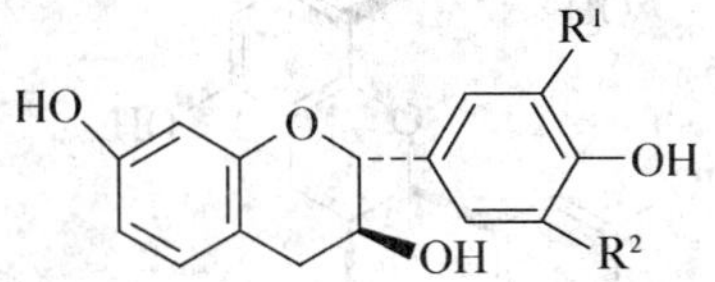

	R^1	R^2
(—)-fisetinidol	OH	H
guibourtacacidin	H	H
(—)-robinetinidol	OH	OH

图 7-2　黄烷-3-醇类结构式

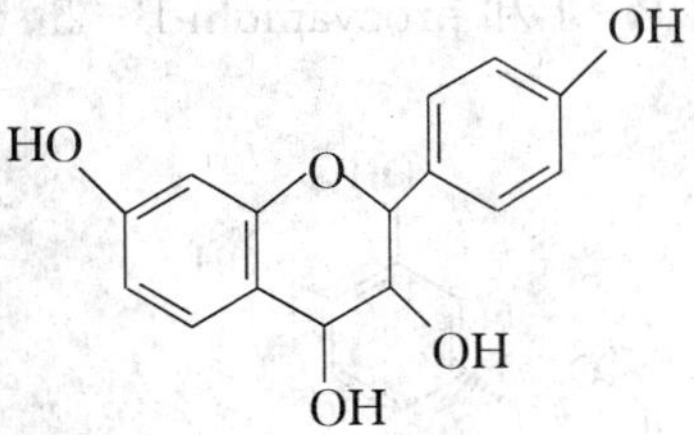

桂金合欢定

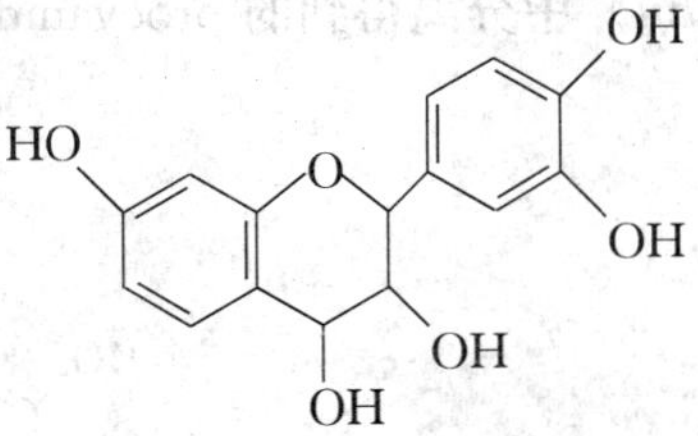

原菲瑟定

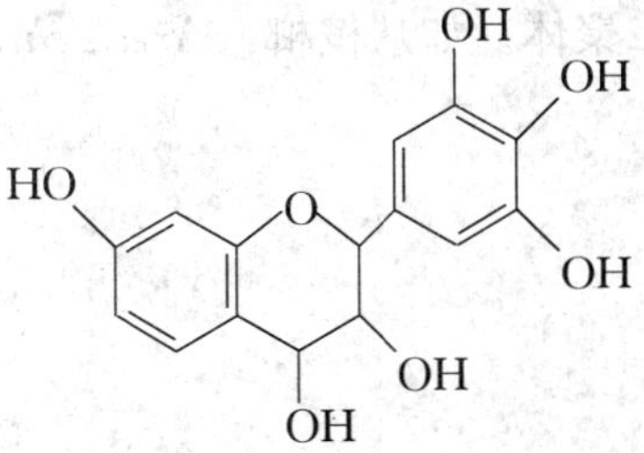

原刺槐定

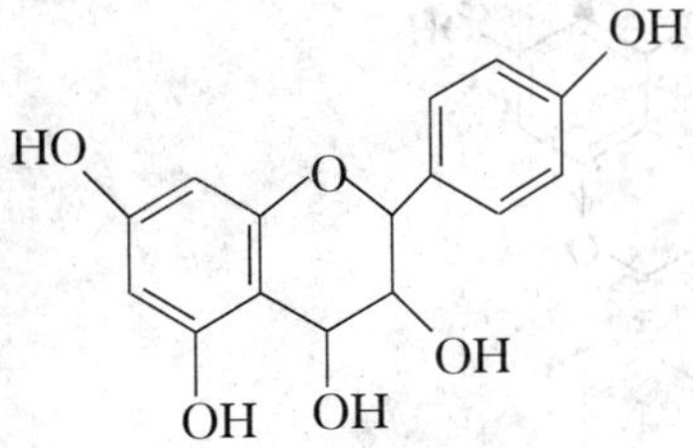

原天竺葵定

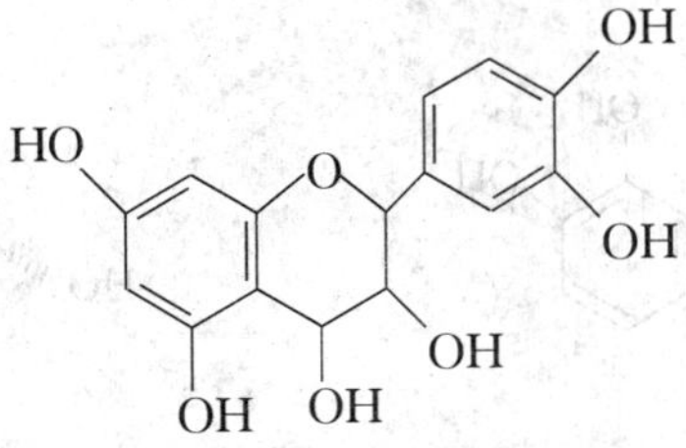

原花青定

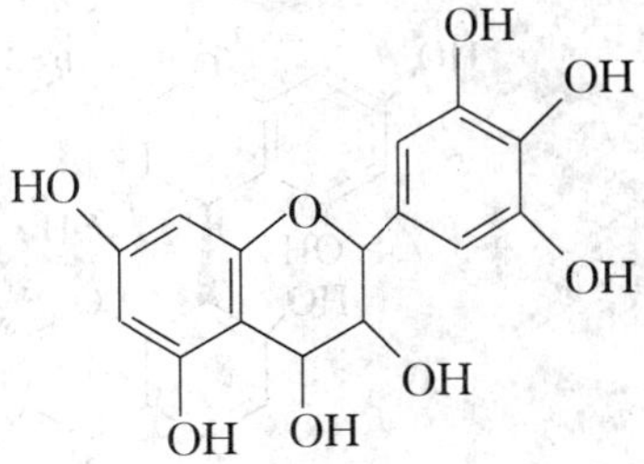

原翠雀定

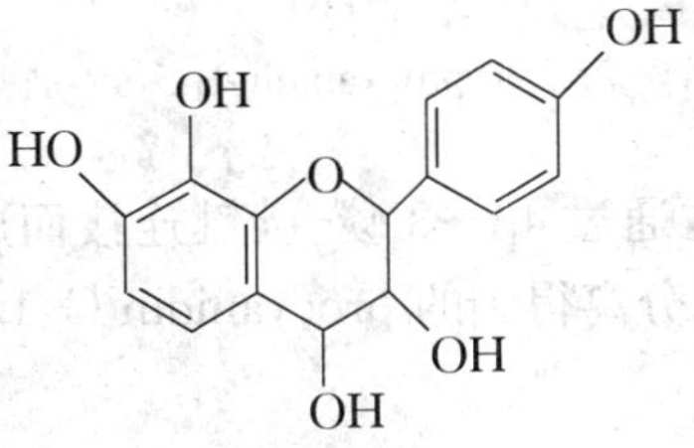

特金合欢定

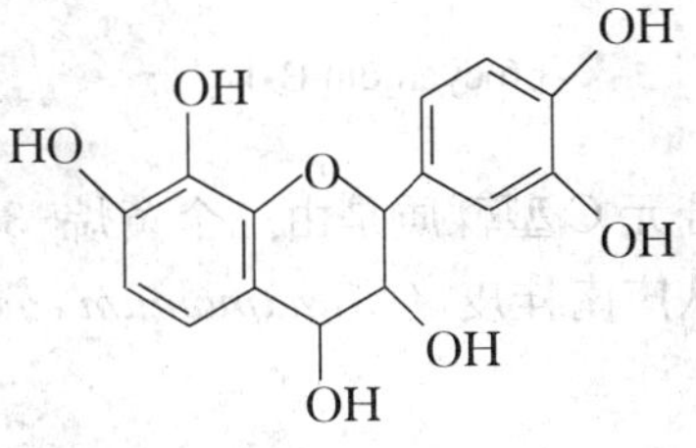

黑木金合欢定

图 7-3　黄烷二醇类结构式

原花色苷元 A 型鞣质是由两个黄烷-3-醇单位通过碳-氧（醚键）和碳-碳键连接而成的二聚体，目前仅在杜鹃花科、七叶树科、樟科、蔷薇科和某些蕨类植物中发现。如从欧洲七叶树（*Aesculs hippocastanum*）中分离得到的 procyanidin A_2 以及后来报道的 procyanidins A_1、A_3～A_7等。

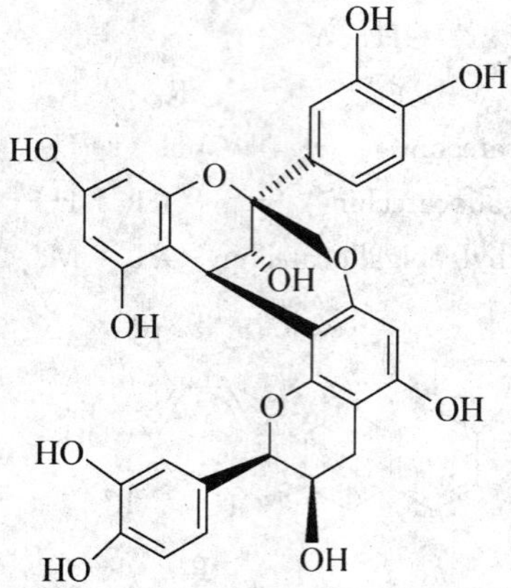

procyanidin A_2

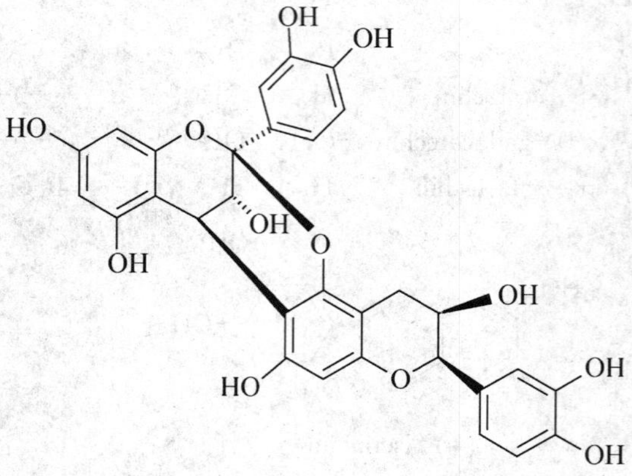

procyanidin A_7

原花色苷元 B 型鞣质是由两个黄烷-3-醇单位通过 4β→8 或 4β→6 位碳-碳键连接而成的二聚体。如从槟榔（*Areca catechu*）中分离得到的 procyanidin B－1 和 procyanidin B－5。

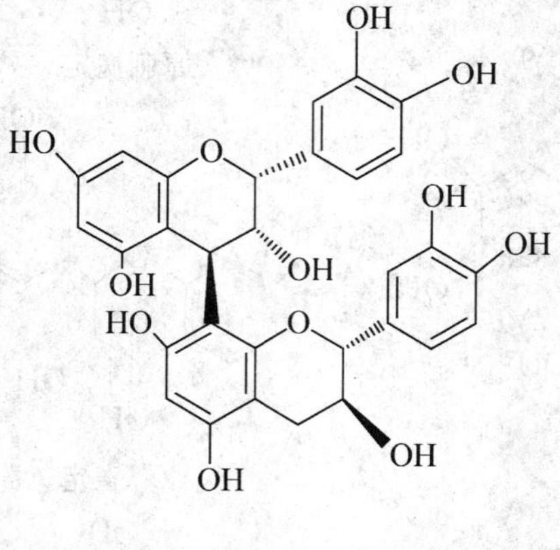

procyanidin B-1

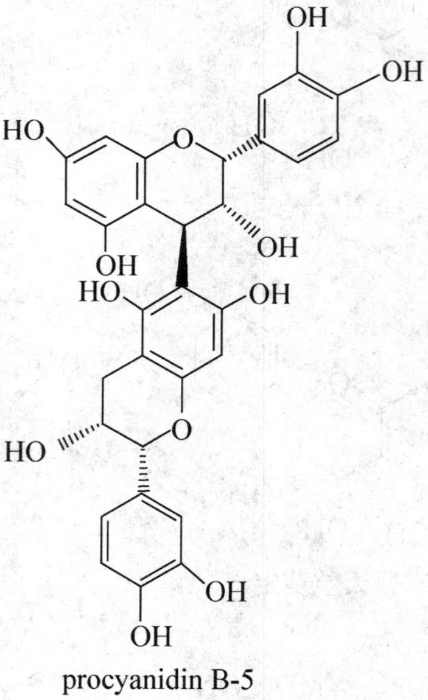

procyanidin B-5

原花色苷元 C 型鞣质是由三个黄烷-3-醇单位通过 4β→8 碳-碳键连接而成的三聚体至八聚体。如从广南桂皮（*Cinnamomum cassia*）中分离得到的 procyanidin C-1和 cinnamtannin A_2。

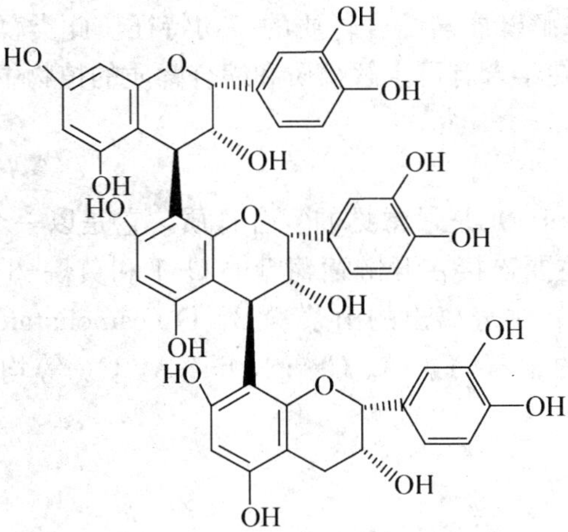

procyanidin C-1

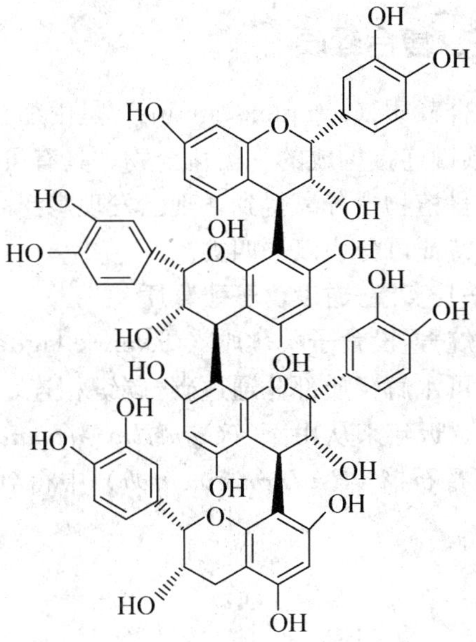

cinnamtannin A_2

近年来还发现了具有新的构成单位的缩合鞣质。例如从棕儿茶（*Uncaria gambi*）中分离得到的棕儿茶素 A-2 和 B-2（gambiriins A-2，B-2）是以查尔烷-β-醇（chalcan-β-ol）为构成单位的缩合鞣质[10]。红金鸡纳（*Cinchona succirba*）树皮中的金鸡纳因Ⅱa 和Ⅱb（cinchonain Ⅱa，Ⅱb）是以二氢咖啡酸（dihydrocaffeic acid）为构成单位的缩合鞣质[11]。

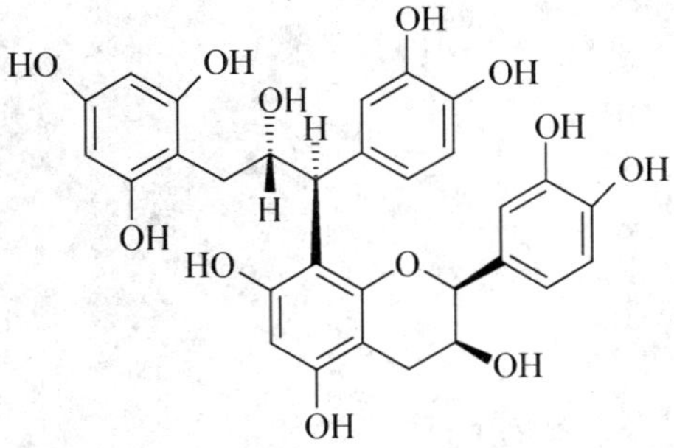

棕儿茶素 A-2

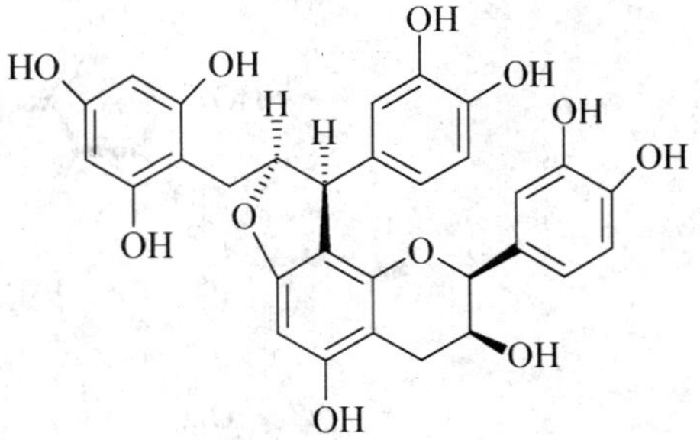

棕儿茶素 B-2

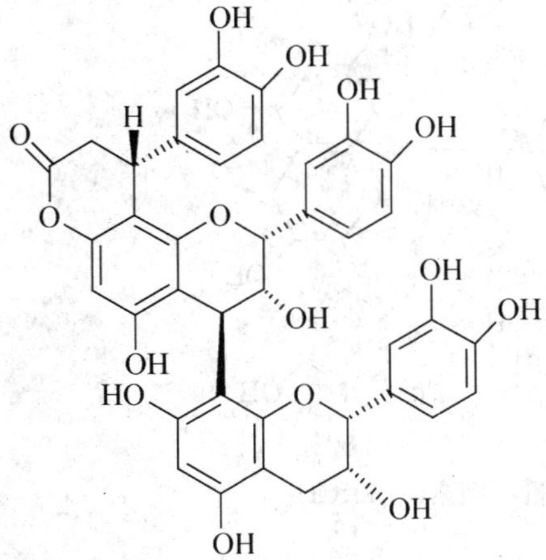

金鸡纳因Ⅱa

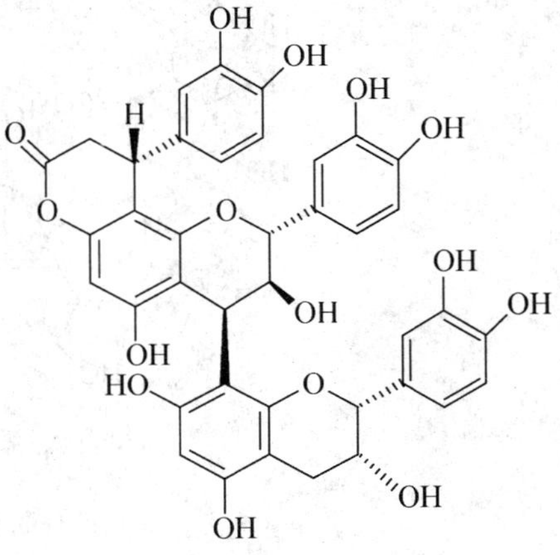

金鸡纳因Ⅱb

三、复合鞣质

复合鞣质（complex tannins）是由缩合鞣质的构成单位黄烷-3-醇与可水解鞣质部分通过碳-碳键连接构成的一类化合物，具有可水解鞣质与缩合鞣质的一切特征。此类鞣质首先从壳斗科植物中分离得到，现已发现广泛存在于含有可水解鞣质和缩合鞣质的植物中。根据其结构特征可分为以下四类。

（一）黄烷-逆没食子酸鞣质

黄烷-逆没食子酸鞣质（flavan-ellagitannins）是最常见的复合鞣质，它是以一个黄烷-3-醇与可水解鞣质部分通过碳-碳键相连，主要连接在开链葡萄糖的 C-1 和黄烷-3-醇的 6 或 8 位。近年来从山茶（*Camellia japonica*）中分离出的山茶素 B、D（cameliatannins B，D），从番石榴（*Psidium guajava*）中得到的番石榴素 A、C（guavins A，C）等均属此类鞣质[12]。

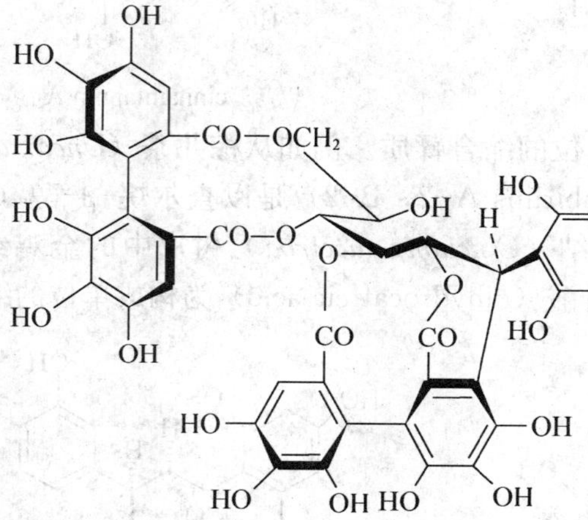

山茶素B

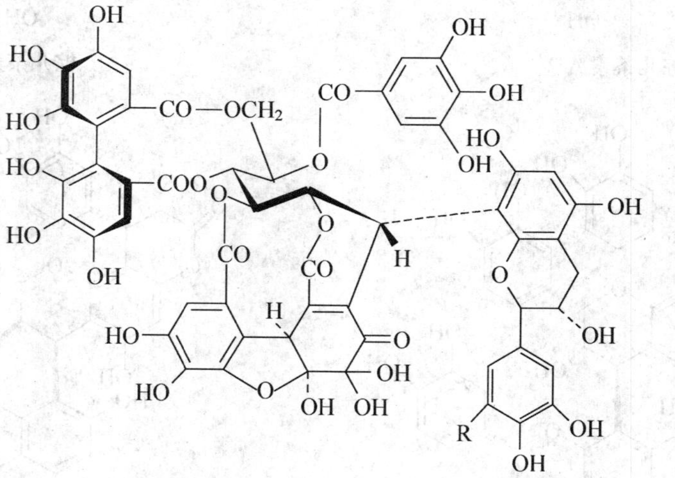

番石榴素A：R=H　番石榴素C：R=OH

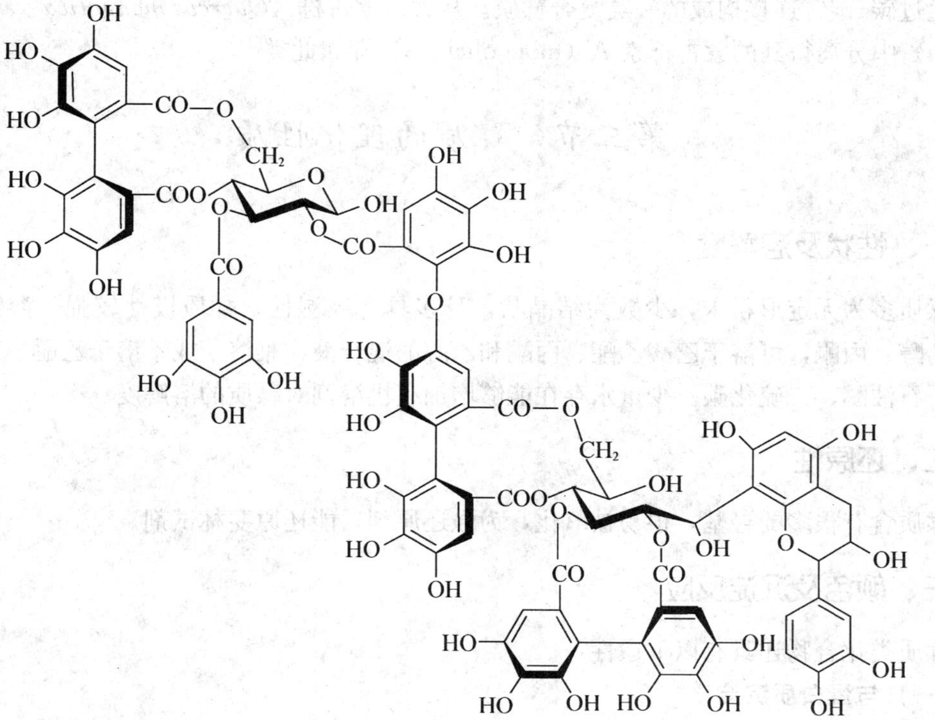

山茶素D

（二）原花色苷元-逆没食子酸鞣质

目前仅从大齿蒙古栎（*Quercus mongolica* var. *grosseserrata*）树皮中发现一个原花色苷元-逆没食子酸鞣质（procyanidino-ellagitannin），即蒙古栎卡宁（mongolicanin）[13]。

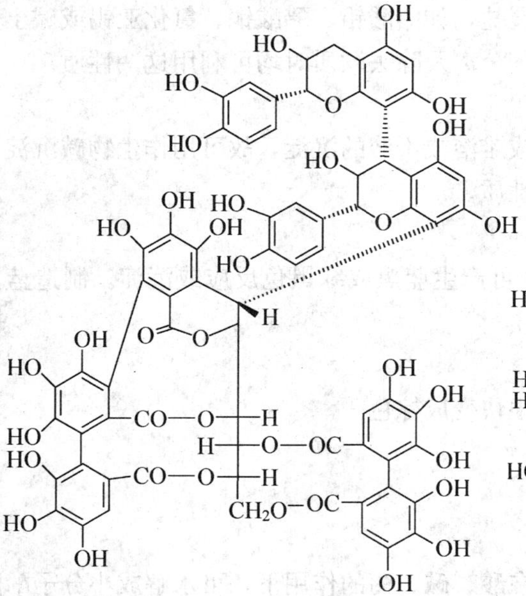

蒙古栎卡宁

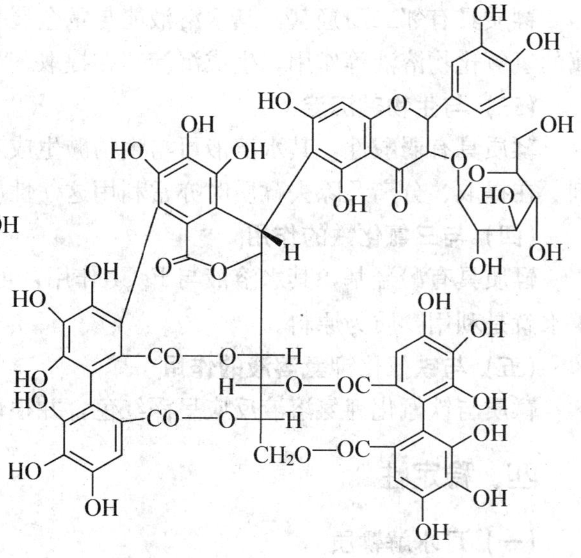

蒙古栎素A

（三）黄酮-逆没食子酸鞣质

黄酮-逆没食子酸鞣质（flavono-ellagitannins）是黄酮的6位或8位与逆没食子酸鞣质

部分通过碳-碳键连接构成的一类复合鞣质。从大齿蒙古栎（*Quercus mongolica* var. *grosse-serrata*）中分离得到的蒙古栎素 A（mongolicin A）即属此类[14]。

第三节　鞣质的理化性质

一、性状及溶解度

鞣质多为无定形粉末，少数为结晶状，且多具有吸湿性。鞣质极性较强，溶于水、甲醇、乙醇、丙酮，可溶于乙酸乙酯、丙酮和乙醇的混合液，难溶于或不溶于乙醚、苯、三氯甲烷、石油醚、二硫化碳。少量水存在能够增加有机溶剂对鞣质的溶解度。

二、还原性

鞣质含有很多酚羟基，很易被氧化，为强还原剂，能还原斐林试剂。

三、颜色及沉淀反应

鞣质类化合物还具有以下通性：

（一）与蛋白质沉淀

鞣质为多酚羟基化合物，其分子中的酚羟基易与蛋白质中的羰基和氨基形成氢键，因此能与蛋白质结合产生不溶于水的沉淀，能使明胶从水溶液中沉出，能使生皮成革，这种性质可作为提纯、鉴别鞣质的一种方法。含鞣质的水果吃起来有明显的涩感，其主要原因也是鞣质与唾液中的蛋白质结合，使唾液失去润滑感，并使舌头的上皮组织收敛。

（二）与金属盐沉淀

鞣质具有邻二酚羟基，其水溶液能与重金属盐，如醋酸铅、醋酸铜、氯化亚锡或碱土金属的氢氧化物溶液等作用，生成沉淀。在提取、分离及除去鞣质时均可利用这一性质。

（三）与生物碱沉淀

鞣质具有弱酸性，其水溶液可与生物碱生成难溶或不溶的沉淀，故可用作生物碱沉淀试剂。在提取、分离及除去鞣质时亦常利用这一性质。

（四）与三氯化铁的作用

鞣质具有酚羟基，其水溶液与 $FeCl_3$ 作用，可产生蓝黑或绿黑色反应或沉淀。制造蓝黑墨水就是利用鞣质为原料。

（五）与铁氰化钾氨溶液的作用

鞣质与铁氰化钾氨溶液反应呈深红色，并很快变成棕色。

四、稳定性

（一）可水解鞣质

可水解鞣质由于分子中具有酯键和苷键，在酸、碱、酶的作用下，可水解成小分子酚酸类化合物和糖或多元醇。

（二）缩合鞣质

缩合鞣质用酸、碱、酶处理或久置均不能水解，但可缩合为高分子不溶于水的产物“鞣红”。

第四节　鞣质的提取与分离

一、样品的预试

鞣质的定性检识反应很多，最基本的检识反应是使明胶溶液变混浊或生成沉淀。此外，鞣质的简易定性检识法如图 7-4 所示。以丙酮-水（8：2）浸提植物原料（0.1～0.5g），将提取物用薄层色谱（TLC）（硅胶 G 板，多以不同比例的三氯甲烷-丙酮-水-甲酸溶液作为展开剂）检识，分别以三氯化铁及茴香醛-硫酸或三氯化铁-铁氰化钾（1：1）溶液为薄层色谱显色剂，从颜色可判断化合物的类型。

鞣质由于分子量大，含酚羟基多，用薄层色谱检识时，一般需向展开剂中加入微量的酸，以增加游离度，提高分离度。在硅胶色谱中，常用的展开系统为苯-甲酸乙酯-甲酸（2：7：1）。另外，利用化学反应可对可水解鞣质与缩合鞣质进行区别，结果见图 7-4 和表 7-2。

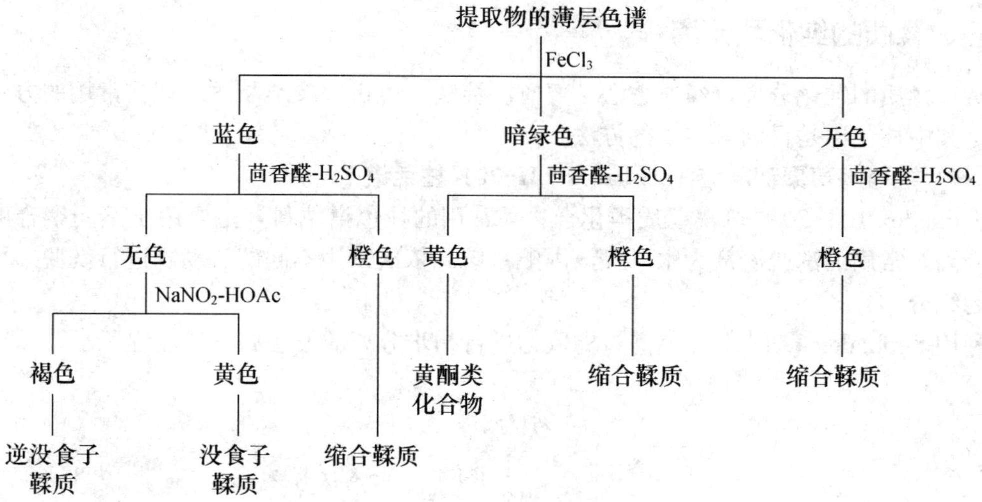

图 7-4　鞣质的定性检识

表 7-2　可水解鞣质与缩合鞣质的鉴别反应

试剂	可水解鞣质	缩合鞣质
1. 稀酸（共沸）	无沉淀	暗红色鞣红沉淀
2. 溴水	无沉淀	黄色或橙红色沉淀
3. 三氯化铁	蓝或蓝黑色（或沉淀）	绿或绿黑色（或沉淀）
4. 石灰水	青灰色沉淀	棕或棕红色沉淀
5. 醋酸铅	沉淀	沉淀（可溶于稀醋酸）
6. 甲醛或盐酸	无沉淀	沉淀（鞣红）

二、鞣质的提取

鞣质类化合物的提取主要是在选择合适溶剂的基础上控制温度和时间，达到快速、完全和不破坏鞣质的目的。提取鞣质时 50%～70%含水丙酮是使用最普遍的溶剂，其比例视原料含水率而异。含水丙酮对鞣质的溶解能力强，能够破坏植物组织内鞣质-蛋白质的连接，使鞣质的提取率提高。

用于提取鞣质的药材原料最好是采摘的新鲜原料，且宜立即浸提，也可以用冷冻或丙酮浸泡的方法贮存。原料的干燥宜在最短的时间内完成，以避免鞣质在水分、日光、氧气和酶的作用下变质，尤其是在研究鞣质及其有关化合物的生源关系时，应更加注意。

目前提取鞣质的常用方法为将经过粉碎的干燥原料或新鲜原料（茎叶类）用 50%～70%含水丙酮室温浸泡 2～7 天或在高速（2 万转/分）搅碎机内加溶剂进行组织破碎提取，提取液在 50℃以下减压回收丙酮，浓缩液静置后常有叶绿素、蜡质物等沉淀析出，过滤除去后依次用乙醚、乙酸乙酯、正丁醇萃取。鞣质存在于乙酸乙酯和正丁醇部分。组织破碎提取法是目前提取鞣质类化合物最常用的提取方法。

三、鞣质的纯化和分离

对于鞣质的纯化分离，经典方法主要有沉淀法、透析法及结晶法。现在常用的方法是色谱法，其中柱色谱是目前最主要的方法。

（一）羟丙基葡聚糖凝胶（Sephadex LH-20）柱色谱

Sephadex LH-20 是分离鞣质类化合物最常用的柱色谱填料，主要用于不同聚合度的鞣质的分离。常用的洗脱溶剂为水-甲醇-丙酮系统，依次采用不同的流动相进行洗脱，可得到不同的组分。

利用 Sephadex LH-20 柱色谱对提取物进行初步分离的方法如下述流程所示。

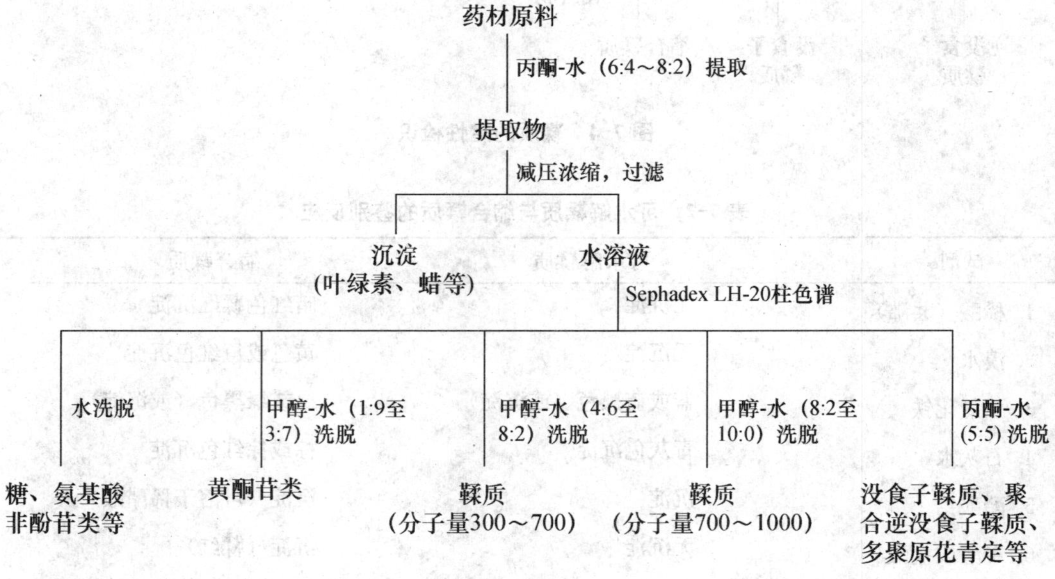

（二）大孔吸附树脂柱色谱

分离鞣质类化合物最常用的大孔树脂填料是 Diaion HP-20、Toyopearl HW-40F 及 MCI Gel CHP-20P。洗脱剂为不同比例水-甲醇、水-乙醇或水-丙酮。在上述柱色谱填料中，使用顺序一般为 Diaion HP-20→Toyopearl HW-40F→MCI Gel CHP-20P，因为这些填料对鞣质吸附力在水中最强，故开始先用 H_2O 洗脱，除去糖类、氨基酸、多肽及蛋白质等水溶性杂质。然后依次用 10%、20%、30%、40%～90%含水甲醇洗脱。最后用 70%含水丙酮洗脱，可回收样品。实验室一般操作流程如下所示，其中仅以 30%MeOH 洗脱部分为例。

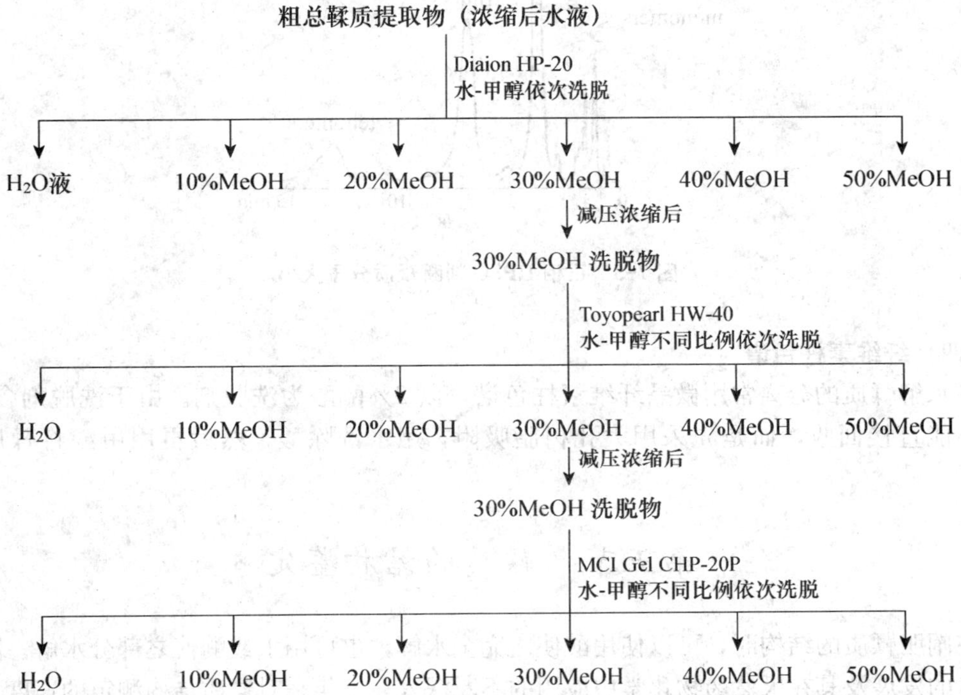

（三）高效液相色谱

高效液相色谱（HPLC）在鞣质的纯化分离中有着重要的作用，它可以分离那些结构极为相似的鞣质混合物。分离鞣质常用反相 HPLC，以 ODS 为填料，常用的色谱柱型号为 Bondapak C_{18}、Porasil B、Fuji gel ODS G_3 和 Prepak 500 等，洗脱剂为不同比例的甲醇-水、磷酸二氢钾-醋酸乙酯-乙醇、乙腈-水-醋酸（或草酸）。有时也采用正相 HPLC，色谱柱常以 Zorbax SIL 或 TSK gel Silica 60 为填料，以正已烷-甲醇-四氢呋喃-甲酸为流动相。

高效液相色谱除了用于鞣质的分离外，对于鞣质分子量的测定、纯度及 α,β-异构体的判断具有简便、快速、准确、实用性强等特点。

1. 可水解鞣质分子大小的判断　前已述及，可水解鞣质依据葡萄糖的数目可分为单体（monomer）、二聚体（dimer）及三聚体（trimer）等。因其分子大小及基团极性的不同，从而使其在正相 HPLC 的保留时间（t_R）产生显著的正比差异。在同一流动相中，分子量越大，t_R越大。因而利用正相 HPLC 可以初步判断样品中各组分的分子大小[6]，如图 7-5 所示。缩合鞣质也可用类似方法，该方法对中药中所含鞣质分子大小的预测非常有用。

2. 纯度及 α,β-异构体的判断　正、反相 HPLC 均能达到快速、准确地判断纯度及 α,β-异构体目的。反相 HPLC 一般具有更加灵敏、准确的优点，尤其是在判断葡萄糖的 1-OH

是否游离，从而确定其为 α、β-异构体有独到之处。例如，当被测样品用反相 HPLC 检测呈现双峰时，可能有两种情况：一是样品不纯，为两个组分混合物；二是样品中的葡萄糖部分 1-OH 游离，从而形成 α、β 端基异构体。区别方法是在被测样品中加入少量 $NaBH_4$，振摇，还原反应完成后，在同样条件下进行反相 HPLC 检测，若原来的双峰消失，产生了新的比原来的双峰 t_R 较小的单峰，则该样品为 α、β 异构体，不须进一步分离；若无变化，则说明该样品为两个成分的混合物，需进一步分离。

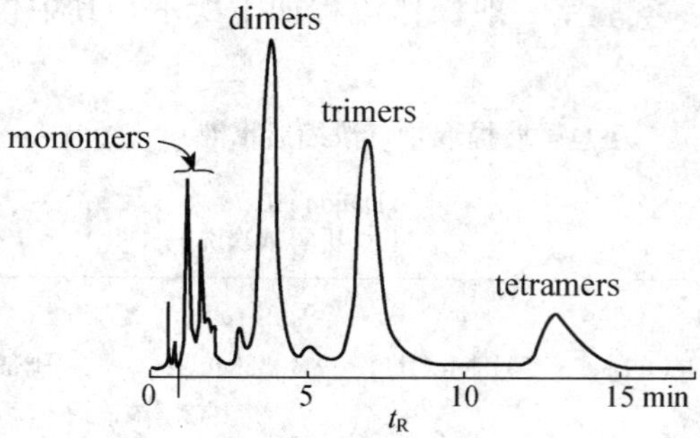

图 7-5 正相 HPLC 判断鞣质分子大小

（四）纤维素柱色谱

可水解鞣质的分离常用微晶纤维素柱色谱，以 2%醋酸为洗脱剂。由于洗脱剂含有酸，所以不能直接回收，而是先采用大孔树脂吸附，用水洗除酸，然后再用甲醇将鞣质洗脱下来。

第五节 鞣质的结构鉴定

在阐明鞣质的结构时，可以使用酸使之完全水解，也可用水或酶使之部分水解。随着波谱技术的发展及其在天然药物化学中应用的不断深入，近年来对鞣质结构测定的速度大大提高，特别是核磁共振谱（NMR）的发展，已经成为目前研究鞣质结构最有效的方法。

一、紫外光谱和红外光谱

可水解鞣质的紫外光谱一般在 205～224nm 和 261～283nm 范围内显示两个中等强度的特征峰，其中短波长处的峰为最大吸收峰。如果分子中含有逆没食子酸部分或其他共轭体系，则分别呈现另外的特征吸收。如 cornugiin B 和 oenothein C 可在 350nm 和 364nm 处出现吸收峰。利用紫外光谱可推定可水解鞣质的结构骨架和单元。

鞣质结构中多含有羟基、芳环、酯键，个别化合物含有醚键、羰基等，这些结构均可在红外光谱中显示特征吸收峰。以 KBr 压片法进行测定时，酯羰基一般出现在 1740～1710cm^{-1}。羰基的环境不同，吸收峰可有一定变化。当含多个羰基时，吸收峰强而宽，并有分叉现象；当含有双键共轭的羟基时，在低波数处可出现吸收峰，如 gemin F 中含有咖啡酰基，可在 1690cm^{-1}处出现羰基吸收峰。羟基一般在 3400cm^{-1}左右呈现强峰；芳香环一般在 1620～1420cm^{-1}出现三个特征峰。这些特征对于鞣质的结构测定具有一定作用。

二、质谱

由于鞣质的分子量较大，同时分子中存在着易于裂解的键，EI-MS 很难得到分子离子峰。场解吸质谱（FD-MS）和快速原子轰击质谱（FAB-MS）对极性大、热不稳定而又不易挥发的鞣质结构解析有很重要的作用。可水解鞣质不必制备衍生物，可直接测定，正离子模式下常得到 $[M+Na]^+$、$[M+K]^+$ 或 $[M+H]^+$ 峰。例如 FAB-MS 技术成功地用于测定可水解鞣质二聚体水杨梅素 A（gemin A）（$[M+H]^+$ 1873）的分子量[15]，如图 7-6 所示。

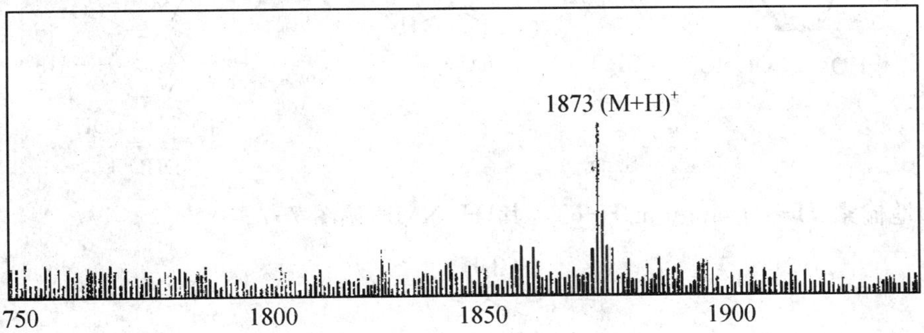

图 7-6　水杨梅素 A 的 FAB-MS 谱

三、核磁共振氢谱

(一) 可水解鞣质

可水解鞣质中最常见的结构单元为没食子酰基、六羟基联苯二甲酰基（HHDP）、橡椀酰基（Val）、地榆酰基（Sang）、脱氢二没食子酰基（DHDG）及糖。因此，^{1}H-NMR 中给出的主要是芳香氢及糖上的氢信号。根据芳香氢个数、化学位移及偶合常数，可以判断芳环的取代状况；通过制备甲基化衍生物后再测定 ^{1}H-NMR，可测定出酚羟基的个数；根据 ^{1}H-NMR 中糖上端基 H 的个数可以判断糖的个数。

1. 芳香氢

(1) 没食子酰基　在 δ 6.9～7.2 出现一个双质子单峰。根据在此范围内出现双质子单峰的数量，可以确定没食子酰基的数目。

(2) 六羟基联苯二甲酰基（HHDP）　在 δ 6.3～6.8 出现两个单质子单峰，这是由于 HHDP 中 H_A 及 H_B 所引起的，但哪个是 H_A，哪个是 H_B，则不易确定，一般也不对其进行确定。

(3) 橡椀酰基（Val）　在 δ 6.3～6.8 出现两个单质子单峰，在 δ 6.9～7.2 出现一个单质子单峰，分别为 H_A、H_B 及 H_C 的信号。

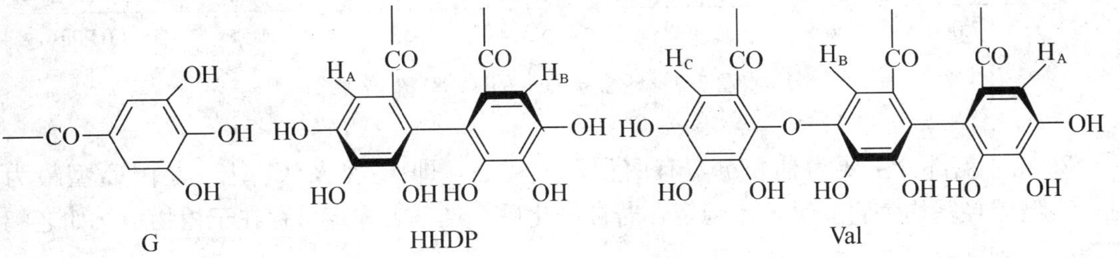

（4）地榆酰基（Sang）及脱氢二没食子酰基（DHDG）在 δ 6.2～7.4 出现两个单质子双峰，偶合常数 $J\approx$2Hz，分别由 H_A、H_B引起；另外在 δ 6.2～7.3 出现一单质子单峰，是由 H_C引起的。

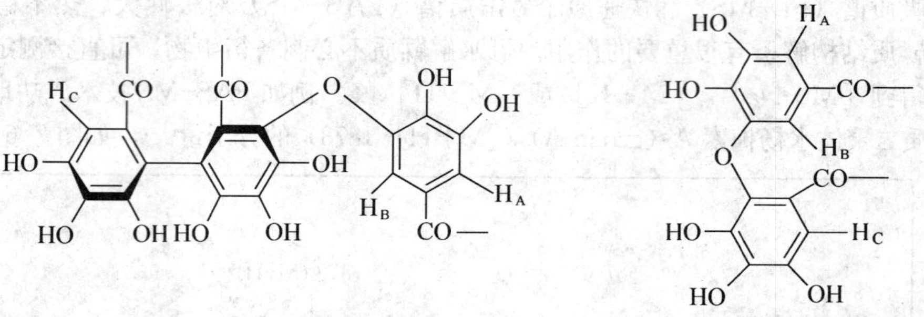

例如地榆素 H-6（sanguiin H-6），其^{1}H-NMR 见图 7-7。

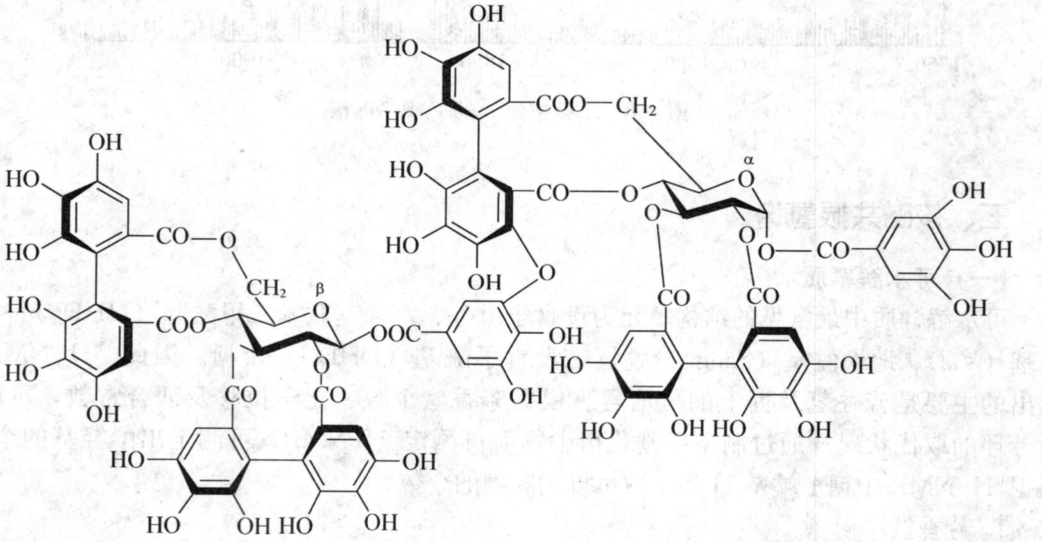

地榆素 H-6

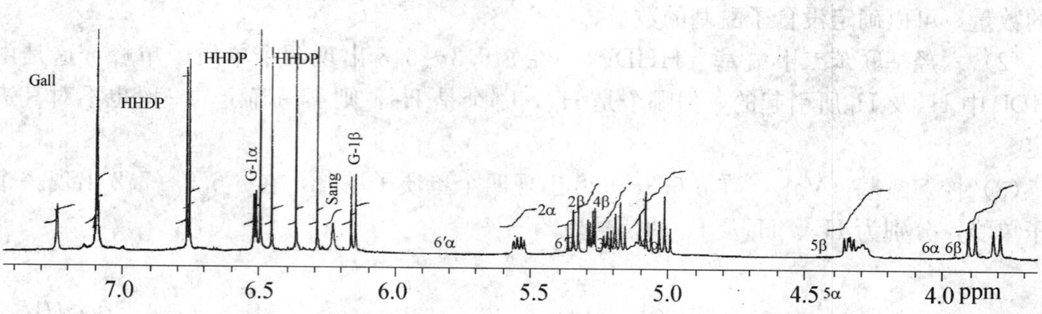

图 7-7　地榆素 H-6 的^{1}H-NMR 谱

2. 糖　糖部分主要为葡萄糖，有两种形式存在，即$^4C_1$型及$^1C_4$型。其中$^4C_1$型最为多见。$^1C_4$型因羟基均为直立键，不稳定，若被酰化后，羟基被固定可存在于植物中，如老鹳草素等。

上述两种构型的葡萄糖中，其1位OH有α、β两种构型存在，一般以β型多见。对于完全未取代的葡萄糖，其各个氢较难区分，在δ 3.0～4.0出现一堆重叠峰。但鞣质类因糖上各个羟基被酰化，所以各个氢都分开，并显著向低场位移，见图7-7。

当葡萄糖1位OH未被酰化时，则出现一对α、β异构体的信号，此时^{1}H-NMR变得较为复杂。

（二）缩合鞣质

缩合鞣质的基本结构单元主要是5,7,3′,4′-四羟基和5,7,3′,4′,5′-五羟基黄烷-3-醇，因此其^{1}H-NMR谱中显示有黄烷-3-醇聚合体的特征峰。

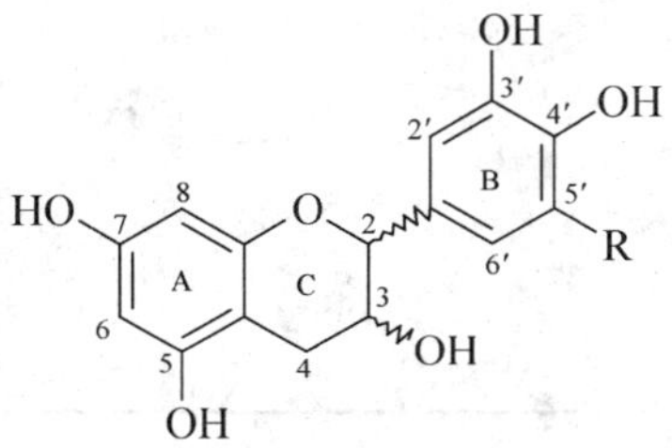

1. 芳香氢　A环中，H-6和H-8分别出现在δ 5.8～6.2。B环中，若R＝H时，H-5′和H-6′分别出现在δ 6.7～7.0，H-2′出现在δ 6.9～7.4；若R＝OH时，H-2′、H-6′出现在δ 6.4～6.8，为双质子单峰。

2. 脂肪氢　对于儿茶素的聚合体（缩合鞣质），C-2、C-3、C-4的脂肪氢可以提供十分重要的结构信息。儿茶素单体的H-4一般位于δ 2.5～3.2，当4位有另一儿茶素取代时，由于受芳环A的影响，该H-4将向低场位移至δ 4.5～4.8。该范围内出现H-4峰的数目与缩合鞣质的聚合度相关，即在δ 4.5～4.8二聚体出现1个H-4的峰；三聚体出现2个H-4的峰；四聚体出现3个H-4的峰。此外，儿茶素的H-2也由于聚合而从δ 4.5～5.2向低场位移至δ 5.2～5.5。

四、核磁共振碳谱

（一）可水解鞣质

^{13}C-NMR谱能判断可水解鞣质中没食子酰基（G）、六羟基联苯二甲酰基（HHDP）的个数、酰化位置及糖基的构型。一般来说，对于$^4C_1$型的葡萄糖基，某2个碳原子上的羟基被酰化时，该2个碳原子的δ值增加0.2～1.2，而相邻碳原子的δ值降低1.4～2.8。例如，4,6位被酰化时，C-4、C-6的δ值增加，C-3、C-5的δ值降低。

（二）缩合鞣质

缩合鞣质的^{13}C-NMR谱中，结构单元C环中的三个脂肪族C-2、C-3、C-4碳特别重要，因为C-2和C-3的共振峰可以提供有关聚合度的结构信息。表7-3列出从桂皮中分离出的表儿茶素二聚体、三聚体、四聚体中各脂肪族碳的化学位移值。

分析表中数据可以得出以下规律：①末端表儿茶素的C-2位于最低场，在δ 78.0～79.0。②末端表儿茶素的C-3位于较高场（较其他C-3），约在δ 66.0。③内侧表儿茶素的

C-4 通常位于 δ 35.0 左右，其余 C-4 由于多连接一个芳环，常向低场位移至 δ 36.5～37.0 而被溶剂峰掩盖。④根据 C-2 或 C-3 所出现的峰数、峰高可以辅助判断缩合鞣质的聚合度。

表 7-3　表儿茶素缩合鞣质中 C_2-C_4 的 ¹³C-NMR 谱

编号	二聚体	三聚体	四聚体
C-1	76.5	76.3	76.6
C-3	72.7	71.5	72.0
C-4	36.4	36.6	36.8
C-2′	78.8	76.3	76.6
C-3′	66.2	72.7	72.0
C-4′	重叠	36.6	36.8
C-2″		78.8	76.6
C-3″		65.9	72.3
C-4″		重叠	36.8
C-2‴			78.9
C-3‴			66.0
C-4‴			重叠

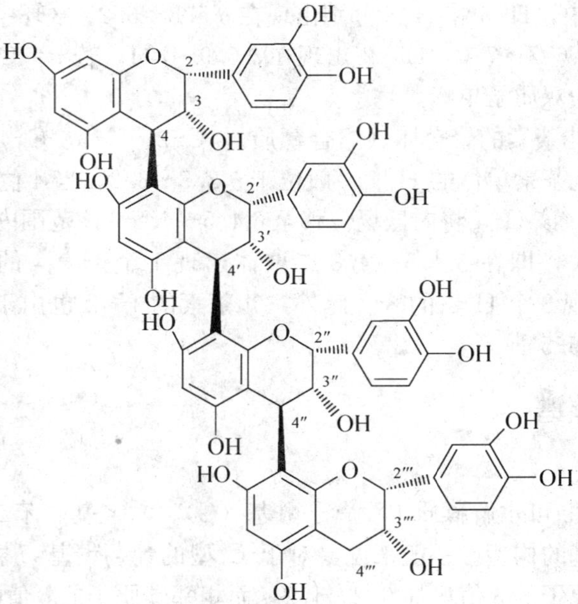

五、二维核磁共振谱

近年来，随着二维核磁技术的广泛应用，使得鞣质化学结构的解析更为方便、准确。通过 HMQC 测定，可以对结构中 C 与 H 的数据进行归属，通过 HMBC 的测定可以确定相距两个或三个键以上的 C 与 H 间的偶合，从而确定葡萄糖残基与酰化基团的相对位置。例如玫瑰素 A（rugosin A）结构中的橡椀酰基（valoneoyl）与葡萄糖残基 4,6 位连接的确定[15]，即采用 HMBC 技术，通过测定其三键长距离偶合（J_{CH}=10Hz），结果发现 Val 基C=O不

但与 H_B 相关，而且与葡萄糖 C_6-H 相关，Val 基另—C=O 不但与 H_C 相关，且与葡萄糖 C_4-H 相关，从而证明了 Val 基中的 HHDP 连接在葡萄糖 4,6 位上。如图 7-8 所示。

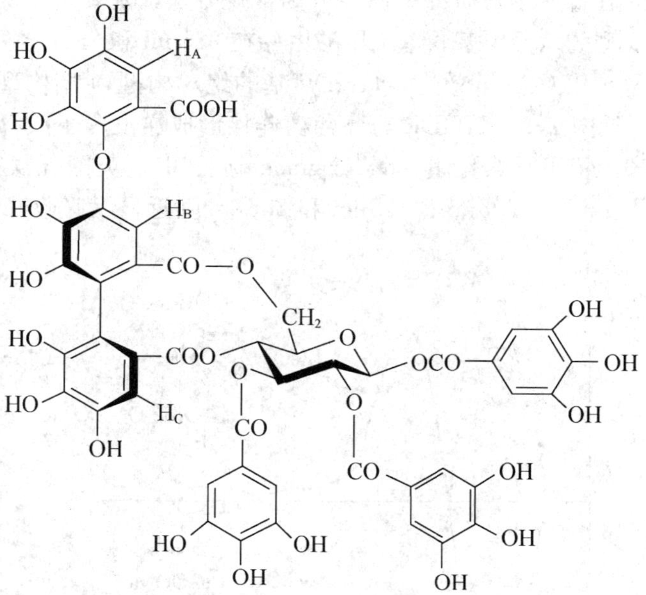

玫瑰素 A

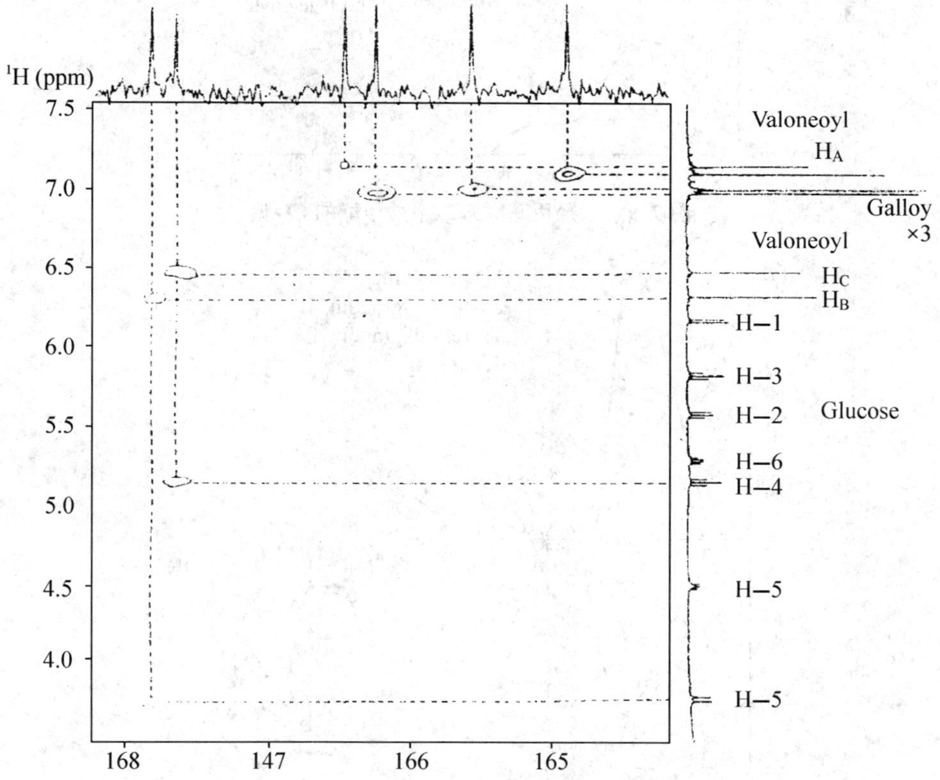

图 7-8　玫瑰素 A 的 HMBC 谱

六、圆二色谱

圆二色谱（CD）在鞣质结构研究中已经成为常规方法，主要用于测定逆没食子酸鞣质的构型。如 *R* 型和 *S* 型的六羟甲基联苯二甲酸甲酯在 225nm 和 250nm 处显示相反的强吸收峰。若在 250nm 处呈现正 Cotton 效应，HHDP 基的绝对构型为 *R* 构型；若呈现负 Cotton 效应，则为 *S* 构型，见图 7-9。HHDP 与葡萄糖连接形成逆没食子酸鞣质后，Cotton 峰会发生红移，如图 7-10，特里马素Ⅰ、Ⅱ（tellimagrandins Ⅰ、Ⅱ）、英国栎鞣花素（pedunculagin）和鞣料云实素（corilagin）在 235nm、265nm 和 285nm 附近显示吸收峰[16]。285nm 附近的

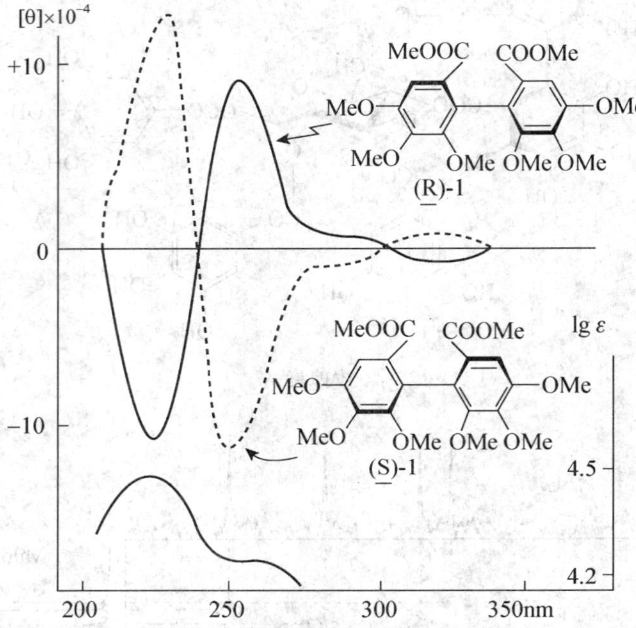

图 7-9　六羟甲基联苯二甲酸甲酯的 CD 谱

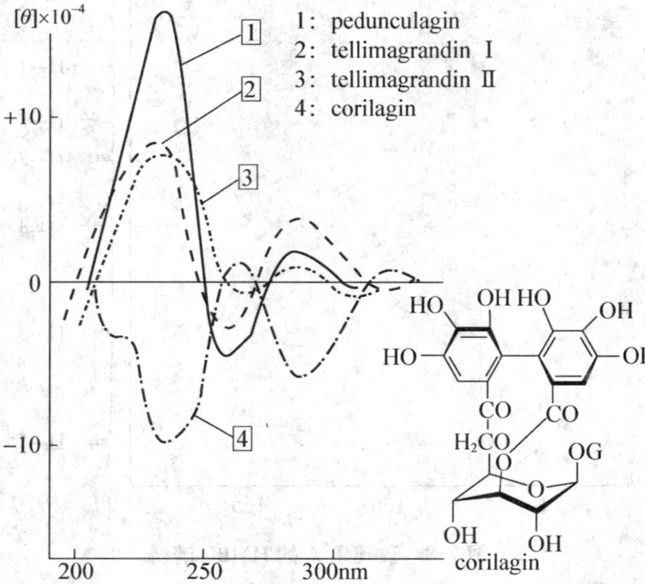

图 7-10　HHDP 为 *R* 构型（4）和 *S* 构型（1，2，3）的逆没食子鞣质的 CD 谱

峰是由于分子内相邻的没食子酰基和/或 HHDP 之间电荷转移引起的，体现了没食子酰基空间状况差异产生的手性。235nm 附近的峰对分析逆没食子酸鞣质的结构最有用，它一方面可以判断分子中 HHDP 或 Val 的绝对构型，即正 Cotton 效应为 *S* 构型，负 Cotton 效应为 *R* 构型（与葡萄糖构象和分子中是否含没食子酰基无关）。另一方面可以判断分子中 HHDP 和 Val 基团的数量（与 Cotton 效应成正比），Cotton 效应越强，表明这类基团数量越多。

当逆没食子鞣质中含 DHHDP 基团时，也可以用 CD 谱测定其基团中 C-1 的绝对构型。*R* 构型在 200nm 附近出现正 Cotton 峰，在 235nm 附近出现负 Cotton 峰，*S* 构型则相反。

第六节　鞣质的生物活性

近年来随着鞣质化学研究的不断深入，该类化合物的生物活性正逐步被发现。鞣质的生物活性与其和生物体的蛋白质、多糖、核酸等相互作用有关，大部分生物活性都可以归因于鞣质与蛋白质的结合。但目前已证明鞣质具有更加广泛的活性，这些活性还与鞣质的抗氧化和与金属离子络合等其他性质有关，现就已经发现的生物活性归纳如下。

一、抑菌和抗病毒作用

鞣质能凝固微生物体内的原生质，并作用于多种酶，因此对多种病菌如霍乱菌、金黄色葡萄球菌、大肠埃希菌等都有明显的抑制作用。口腔中细菌能分泌糖苷转移酶，促使蔗糖合成不溶性葡聚糖，粘于牙齿表面而成齿垢及导致蛀牙，茶叶、槟榔中的鞣质通过阻止链球菌在牙齿表面的吸附和生长，并抑制糖苷酶的活性及糖苷的合成，从而减少龋齿的形成[17]。鞣质抗病毒活性与抑菌活性相似，众多的实验结果表明逆没食子酸鞣质抗病毒活性最显著，没食子酰基化和聚合度提高可增加其抗病毒活性。有人认为多酚类可能是自然界中唯一的病毒杀手。目前有关鞣质抗 AIDS 及 HIV 活性的研究令人关注。

二、抗氧化和延缓衰老作用

因为鞣质结构中具有较多的邻位酚羟基，因此具有较强的还原性，低分子量的茶多酚（TP）和可水解鞣质的降解物没食子酸作为天然抗氧化剂已大量用于食品保存，作用强而毒性低。

生物体内过剩的自由基可损伤生物大分子、影响胞膜的流动性、破坏蛋白质的构象，从而诱发组织器官老化，促进衰老进程并导致多种疾病。研究表明鞣质对超氧自由基（$O_2\cdot$、$HO_2\cdot$）和羟自由基（$\cdot OH$）、硝自由基（$NO_2\cdot$）、单线态氧（$^1O_2$）、臭氧（O_3）和过氧化氢（H_2O_2）等多种活性氧和脂质过氧化自由基（$ROO\cdot$、$R\cdot$）等具广谱清除能力[18]。Nida Salah 等采用电子自旋共振法（ESR）测定茶多酚中几种成分在水溶液中对脂质过氧化残基的清除能力，发现表儿茶素没食子酸酯＞表没食子儿茶素没食子酸酯＞表没食子儿茶素＞没食子酸＞表儿茶素＞儿茶素。鞣质聚合程度越大，酚羟基越多，对自由基的抑制能力越强。

三、预防心脑血管疾病作用

心脑血管疾病发生、发展的重要因素是血脂浓度上升、血液流变性下降、血小板聚集功能异常，含鞣质的天然药物对此有改善作用。葡萄籽鞣质可显著降低高胆固醇饮食大鼠血清脂蛋白和低密度脂蛋白。口服茶鞣质能降低血糖和血脂质浓度，并有抑制血小板聚集的作用[19]。

鞣质在抗心血管疾病方面的作用还表现在其抗高血压作用。鞣质与细胞外或组织外的Ca^{2+}络合，可拮抗钙诱导的平滑肌和心肌收缩，从而降低血压[20]。口服或静注槟榔（*Areca catechiu*）中的鞣质均可降低高血压大鼠血压，但并不影响正常大鼠血压[21]。目前已有使用纯鞣质化合物治疗高血压，如鞣质衍生物 6-*O*-没食子酰基-β-D-葡萄糖云实素和 1,2,3,4,6-五-*O*-没食子酰基-β-D-葡萄糖。

四、抗过敏作用

食物中某些未消化小分子（源于蛋白质）对特殊人群来说是过敏原，其体内因过敏原产生特异的 IgE 抗体，生成与释放化学介质，从而引起过敏。茶叶中的 EGCG、EGC、ECG、EC、咖啡酸等都能抑制过敏成分，而以 EGCG 活性最强。甜茶的抗过敏作用也相当出色，临床试验表明对许多过敏患者有显著疗效，经分析确证其特有成分 GOD 型逆没食子酸鞣质聚合物（ellagtanninpolymer）具有非常强的抗过敏活性，且与聚合度成正比[22]。

五、抗肿瘤和促进免疫作用

长期饮用绿茶和食用蔬菜、水果，可有效减少癌症和肿瘤发病率，这可能与其中所含鞣质有关。向小鼠腹腔注射鞣质及相关化合物，再注射肉瘤-180 细胞进行饲养，发现可水解鞣质尤其是逆没食子酸鞣质可大大延长其生存期。鞣质可抑制肿瘤生成的突变和发展阶段，对多种诱变剂（紫外线、化学品等）具多重抑制活性，并能促进生物大分子和细胞的损伤修复。鞣质分子量大小、没食子酰基含量及酚羟基的立体构象是抗癌活性的重要影响因素。Miyamota 等[23]分析了鞣质结构与抗肿瘤活性之间的关系，发现含没食子酰基最多的结构活性最强。

六、对肝、肾的作用

可水解鞣质对肝有一定的毒性，缩合鞣质不仅对肝无毒，而且还有一定的保护作用。鞣质改善了血液状况，降低了血糖浓度，同时减少了肝线粒体中的自由基，从而对肝脂质过氧化起到了较强的抑制作用。从大黄中分离出的缩合鞣质可降低大鼠血清中尿素氮 16%～31%。尿素氮的降低表明肾功能的改善，这种作用可能是鞣质与参与脲素和氨基酸代谢的各种酶相互作用的结果[24]。

七、其他作用

鞣质可用作生物碱和一些重金属中毒的解毒剂，因为它们能结合形成沉淀，减少被机体的吸收。将含大量缩合鞣质的罗布麻（*Apocynum venetum*）水提液喷于烟丝上可制成低毒香烟，是因为鞣质与尼古丁相结合形成难以挥发的结合物，减少了烟雾中尼古丁的量。

石榴皮（*Punica granatum*）和槟榔（*Areca catechu*）所含的鞣质具有协同驱虫作用，活性的强弱与鞣质的分子量有很大关系，缩合鞣质要求四聚体以上，可水解鞣质也需含有 4 个以上的没食子酰基方呈现活性[25]。

鞣质能对多种毒素产生抑制，如能对多种蛇毒起解毒作用，其解毒机制是抑制蛇毒蛋白的活性。

鞣质对神经系统具有抑制作用。近代药理实验表明，大黄丙酮提取物有类似氯丙嗪抑制自发运动的作用。其有效部位经化学研究主要成分为（－）-表儿茶素、（－）-儿茶素、（－）-表儿茶素-3-*O*-没食子酸酯以及 4β-8 和 4β-6 相结合的缩合鞣质。

参考文献

[1] Nonaka G, *et al*. Chem Pharm Bull, 1984, 32: 483.
[2] Nishimura H, *et al*. Chem Pharm Bull, 1984, 32: 1741.
[3] Ishimaru K, *et al*. Phytochem, 1987, 26: 1501.
[4] Nonaka G, *et al*. Chem Pharm Bull, 1985, 33: 96.
[5] Mueller-Harvey I. Anim Feed Sci Technol, 2001, 91: 3.
[6] Okuda T, *et al*. Planta Medica, 1989, 55: 117.
[7] Yoshida T, *et al*. Chem Pharm Bull, 1982, 30: 2655.
[8] Tanaka T. J Chem Res, 1985, 5: 176.
[9] Hatano T, *et al*. J Chem Soc Perkin Trans I, 1990, 2735.
[10] Nonaka G, *et al*. Chem Pharm Bull, 1980, 28: 3145.
[11] Nonaka G, *et al*. Chem Pharm Bull, 1982, 30: 4277.
[12] Okuda T, *et al*. Chem Pharm Bull, 1987, 35: 443.
[13] Ishimaru K, *et al*. Chem Pharm Bull, 1988, 36: 3319.
[14] Nonaka G, *et al*. Pure Appl Chem, 1989, 61: 359.
[15] Tanaka, Takashi Phytochem, 1983, 22 (11): 2575.
[16] Okuda T, *et al*. J Nat Prod, 1989, 52: 1-31.
[17] Nobubo K, *et al*. Chem Pharm Bull, 1986, 34: 720.
[18] Shiji, *et al*. Med Sci Res, 1987-822, 15: 831.
[19] Mitane S. Chem Pharm Bull, 1990, 38: 790.
[20] Akira N, *et al*. J Chem Tech Biotech, 1993, 57: 321.
[21] Katia T, *et al*. Food Chem, 1994, 49: 403.
[22] 唐传核，等. 食品发酵工业，2000，26：44.
[23] Kenichl M, *et al*. Chem Pharm Bull, 1987, 35: 814.
[24] Shibutan S. Chem Pharm Bull, 1983, 31: 2378.
[25] Kiuchi F. Chem Pharm Bull, 1988, 36: 1796.

（李　军　屠鹏飞）

第八章　萜和挥发油

第一节　概　　述

一、萜的定义和分类

萜（terpenes）是一类重要的天然化合物，因其化学结构多为异戊二烯（isoprene）的聚合体或其衍生物，故以前萜类化合物（terpenoids）的定义为：萜是由异戊二烯衍生的、分子式符合 $(C_5H_8)_n$ 通式的一类化合物。但是后来大量的实验研究表明，甲戊二羟酸（mevalonic acid，MVA）才是萜类化合物生源合成中最关键的前体物，因此新的萜类化合物的定义改为萜是由甲戊二羟酸衍生的，且分子式符合 $(C_5H_8)_n$ 通式的化合物或其衍生物。

萜类化合物一般按异戊二烯法则进行分类，即根据结构中异戊二烯单位的数目进行分类，如含有 1 个异戊二烯单位的萜类称为半萜，含有 2 个异戊二烯单位的为单萜，含有 3 个异戊二烯单位的称为倍半萜，含有 4 个异戊二烯单位的称为二萜，依此类推，表 8-1 列出了萜类化合物的分类和分布。

表 8-1　萜类化合物的分类和分布

名称	碳原子数	通式 $(C_5H_8)_n$	分布
半萜（hemiterpenoids）	5	$n=1$	植物叶
单萜（monoterpenoids）	10	$n=2$	挥发油
倍半萜（sesquiterpenoids）	15	$n=3$	挥发油
二萜（diterpenoids）	20	$n=4$	树脂、苦味质、植物醇
二倍半萜（sesterpenoids）	25	$n=5$	海绵、植物病菌、昆虫代谢物
三萜（triterpenoids）	30	$n=6$	皂苷、树脂、植物乳汁、木栓质、角质
四萜（tetraterpenoids）	40	$n=8$	植物胡萝卜素
多聚萜（polyterpenoids）	$\sim 7.5\times10^3 \sim 3\times10^5$	$n>8$	橡胶、硬橡胶

二、萜的生源关系

分析各种萜类化合物结构，很容易发现它们都是由数量不等的 C_5 结构单元组成的，因此，人们曾一度认为异戊二烯是萜类化合物形成的生源物质。Wallach 于 1887 年提出“异戊二烯定则”（isoprene rule），认为自然界存在的萜类化合物都是由异戊二烯衍变而来，是异戊二烯的聚合体或衍生物，并以此作为判断化合物是否为萜类物质的一个重要依据。

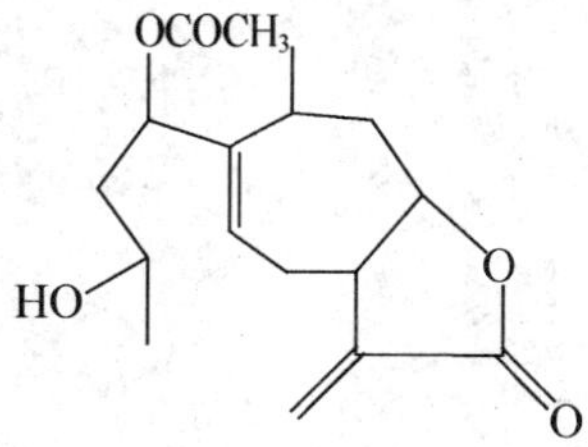

苍耳醇

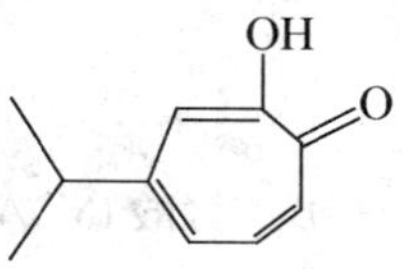

扁柏酚

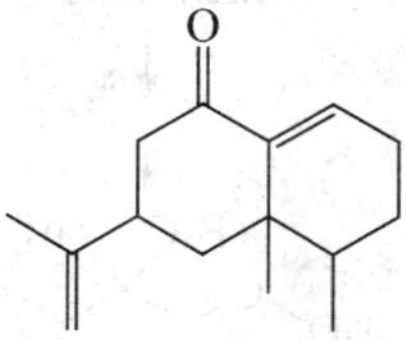

艾里木酚酮

但是，后来发现有许多萜类化合物的结构无法划分为异戊二烯的基本单位，如苍耳醇（xanthanol）、扁柏酚（hinokitol）、艾里莫芬酮（eremophilone）等，并且在植物的代谢过程中也很难找到异戊二烯的存在，这就说明萜类化合物的碳架并不都是由异戊二烯聚合而成。因而，Ruzicka 称上述法则为经验的异戊二烯法则（empirical isoprene rule），并在此基础上提出“生源异戊二烯法则”（biogenetic isoprene rule），即假设所有萜类的前体是“活性的异戊二烯”——焦磷酸异戊烯酯（Δ^3-isopentenyl pyrophosphate，简称 IPP）。这一假说后来由 Lyhen 发现了 IPP 的存在而得到证明。1956 年，Folkers 又证明了 IPP 的关键性前体物质是（3*R*）- 甲戊二羟酸（3*R* - mevalonic acid，简称 MVA），故现在萜类的定义为由甲戊二羟酸衍生的、分子式为 $(C_5H_8)_n$ 的化合物及其衍生物。

各类萜类化合物的生物合成途径如图 8-1 所示[1]。

从图 8-1 可以看出，萜类化合物的生物合成先是从乙酰辅酶 A 开始，通过聚合、还原生成 MVA，然后转化成 IPP，接着衍生为各类天然的萜类化合物。在这个过程中，IPP 与焦磷酸二甲基烯丙酯（DMAPP）是萜类化合物生成的两个关键前体，被称为“活性的异戊二烯”物质。除形成萜类成分外，这些活性前体还可以与一些非萜类化合物的母核（如黄酮类、苯丙素及生物碱等）结合，形成异戊烯基或异戊基支链，成为一种混杂的萜类化合物。

三、萜类化合物的分布及研究进展

萜类化合物在自然界中广泛分布，是各类天然产物中最多的一类化合物。至 1991 年，萜类化合物（包括部分合成品）已超过 22 000 种[2]。绝大多数的萜类化合物主要存在于植物界中，如芸香科、伞形科、松科、柏科、胡椒科、樟科、茜草科等植物中。

本章主要介绍单萜、倍半萜、二萜、二倍半萜等萜类化合物及挥发油，三萜及其皂苷将有专门的章节进行介绍。

萜类化合物结构复杂、种类繁多，生物活性具有多样性，如青蒿素具有抗疟活性，泽泻萜醇 A 等系列化合物具有降血脂活性，芍药苷具有抑制血小板凝集、扩张冠状动脉、增强免疫等功能，穿心莲内酯具有抗菌消炎作用，紫杉醇具有抗癌活性，齐墩果酸具有促进肝细胞再生的功能。除作为药用外，萜类成分还在食品、化妆品工业和农业等方面有着广泛的应用，是一类非常重要的化合物。

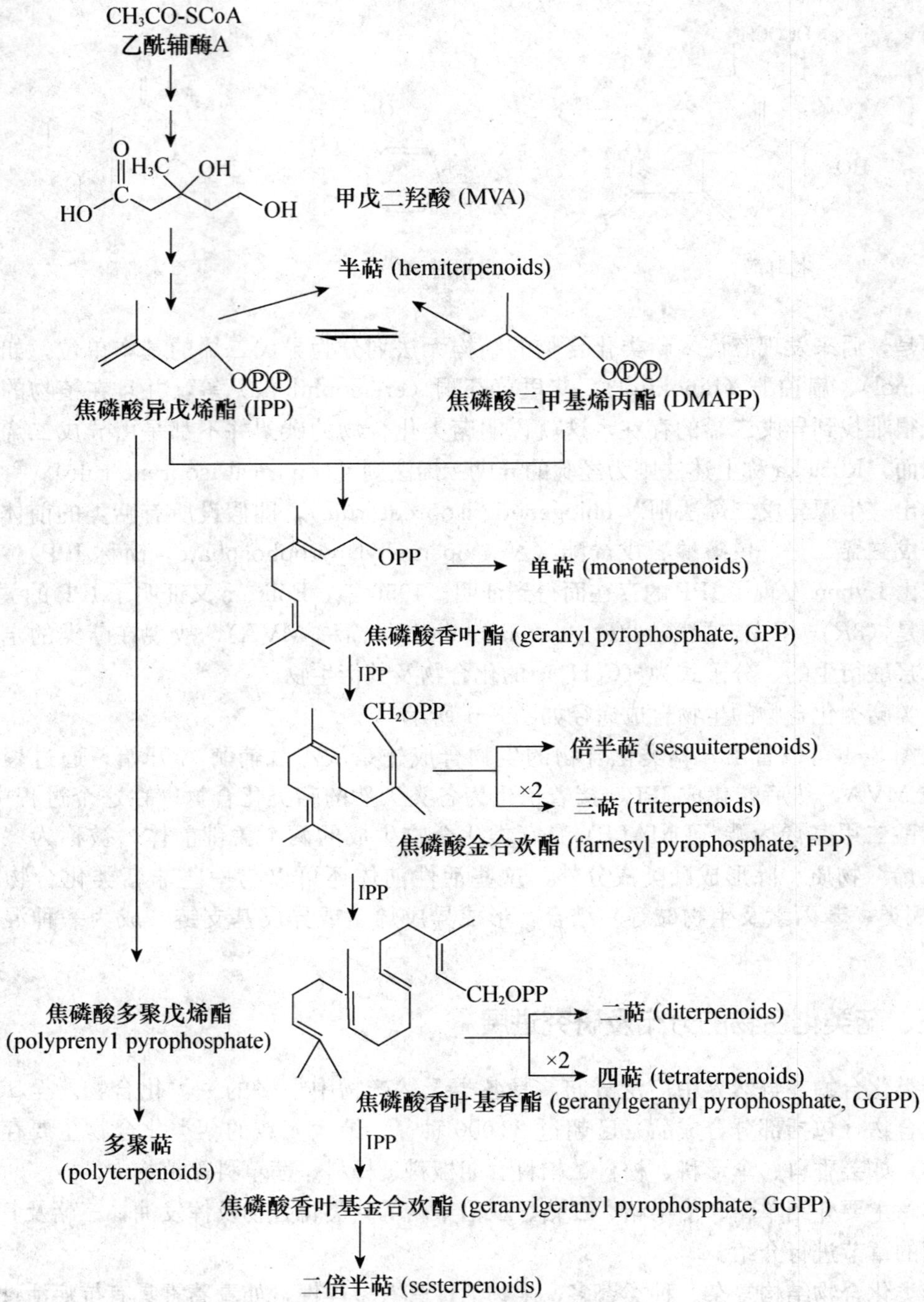

图 8-1　萜类化合物生物合成示意图

第二节　单　　萜

一、概述

单萜类（monoterpenoids）化合物是指结构中含有 2 分子异戊二烯单位的萜烯及其衍生

物，其结构通式为 $C_{10}H_{16}$。

单萜类化合物是植物挥发油的主要组分之一，是构成挥发油中低沸点馏分（140～180℃）的重要成分，但其含氧衍生物的沸点较高，高达 230℃左右。单萜类化合物常存在于木兰科、芸香科、唇形科、伞形科、樟科、桃金娘科等植物的腺体、油室和树脂道等分泌组织中，在我国资源十分丰富。由于其具有较强的香气和生理活性，因此在香料、医药、食品和化妆品工业中得到了广泛应用。

单萜类化合物在植物体内是以游离或成苷的形式存在，如果以苷的形式存在，则没有挥发性，不能通过水蒸气蒸馏法进行提取。

单萜类化合物的生物合成途径是由 IPP 与 DMAPP 头尾相连缩合而成 C_{10} 单位的 GPP，GPP 是单萜类化合物的基本前体物质。它通过异构化酶的作用转化为焦磷酸橙花酯（neryl pyrophosphate，NPP），进而转化成各种单萜类化合物，具体的途径如图 8-2 所示[2~5]。

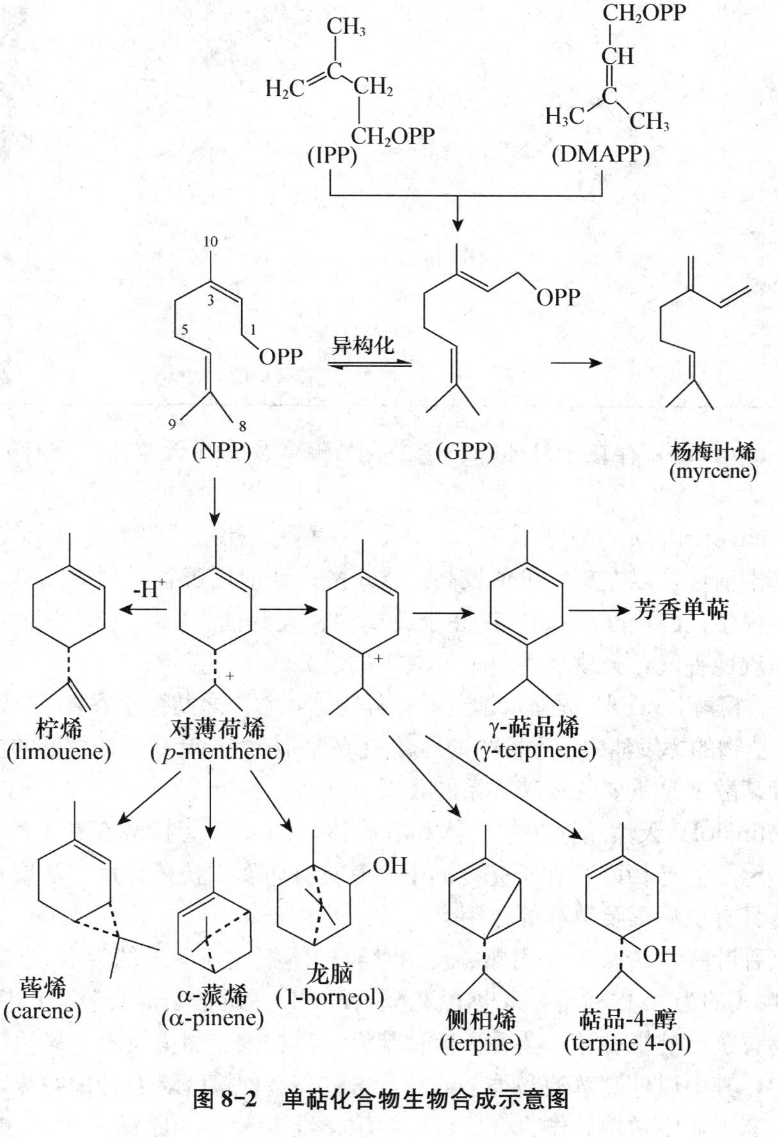

图 8-2　单萜化合物生物合成示意图

二、单萜的结构及分类

单萜类化合物按照结构中成环数目的不同分为无环型（即链状）、单环型、双环型和三环型等类型。其中以单环型和双环型所包含的单萜类化合物最多，并且集中存在于各种中药的挥发油中。所成的碳环大多是六元环，也有七元环、五元环、四元环和三元环。

下面介绍各个类型中重要的化合物。

（一）无环（链状）单萜

无环单萜（acyclic monoterpenoid）的结构类型常见的只有月桂烷型、熏衣草烷型和艾蒿烷型三种，见表 8-2。

表 8-2　无环单萜的结构类型

结构类型	月桂烷型	熏衣草烷型	艾蒿烷型
结构式	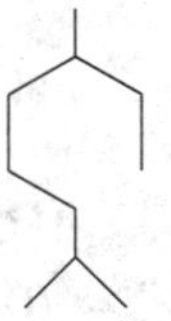	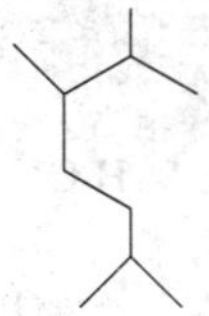	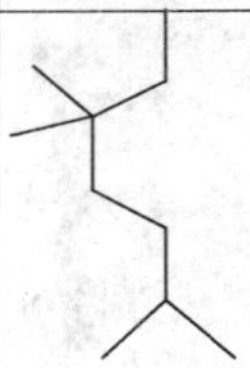
代表化合物	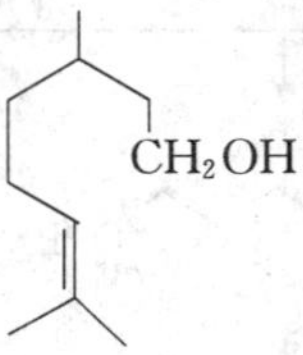 香茅醇	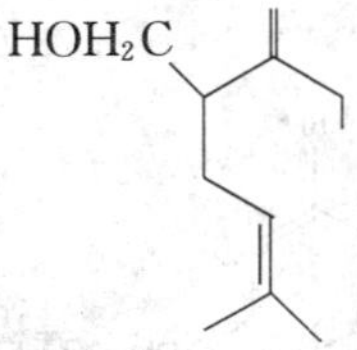 熏衣草醇	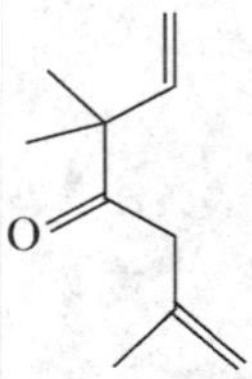 青蒿酮

月桂烯（myrcene）存在于月桂叶、杨梅、马鞭草及香叶天竺桂（香叶）等多种植物的挥发油中。

香茅醇（citronellol）存在于香茅、玫瑰、九里香、杜松、飞龙掌血等多种植物的挥发油中，具有光学活性，以左旋体价值较高。香茅醇广泛应用于香料制造工业。

香叶醇（牻牛儿醇，geraniol）存在于玫瑰油、大蒜油、牻牛儿苗挥发油、芸香草挥发油中，具有似玫瑰香气，为玫瑰香料不可缺少的成分。

橙花醇（香橙醇，nerol）是香叶醇的几何异构体，常与之共存于香青兰、玫瑰、枇杷、玳玳花、木樨等植物的挥发油中。香橙醇的乙酸酯是菊科植物狭叶蜡菊挥发油的主要成分[6]。

上述三种萜醇都是重要的玫瑰香系的香料。

芳樟醇（linalol）天然品存在左旋体和右旋体，*R*(－）芳樟醇存在于樟油、月桂精油、伽罗木油中；*S*(＋）芳樟醇存在于芫荽油中。其具有防腐、抗菌作用，防腐作用是苯酚的 5 倍，此外，还具有抗病毒及镇静等作用[7]。

柠檬醛（香叶醛，citral）是由顺、反两种异构体组成，反式的为 α-柠檬醛，又称柑醛（geranial），顺式的为 β-柠檬醛，又称橙花醛（neral）。通常是混合物，以反式为主。存在于禾本科植物香茅、蜿蜒香茅，芸香科植物黎檬、洋柠檬、甜橙及木兰科植物辛夷等多种植物的挥发油中，其中以柠檬草油和香茅油的含量较高。柠檬醛具有柠檬香味，在食品中多用作添加剂，制药工业中常用其作为合成紫罗兰酮、维生素 A 的原料。

香茅醛（citronellal）是香茅醇的氧化产物，存在于禾本科植物香茅的全草、精香茅的叶，密花香茅的挥发油，桃金娘科植物柠檬桉叶，芸香科植物黎檬和洋柠檬果实等中。有特异的气味，可用作香料及昆虫驱避剂。

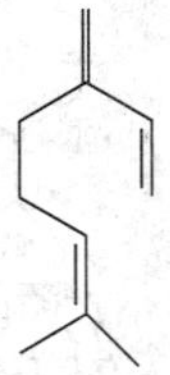
月桂烯

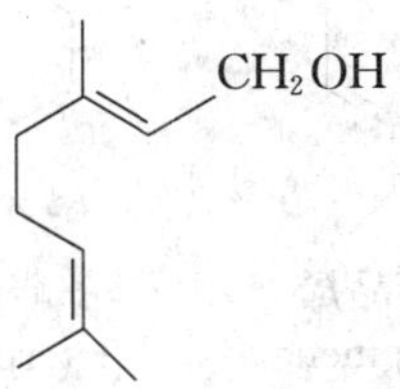
香叶醇

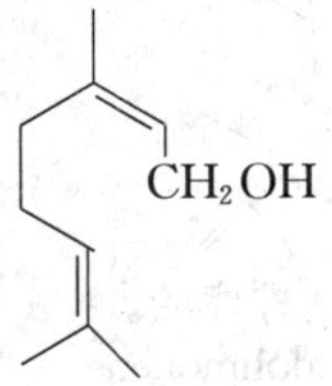
橙花醇

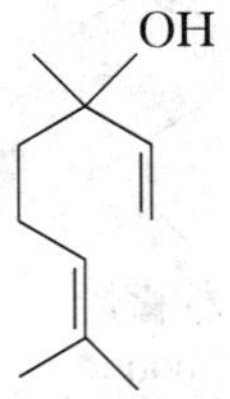
芳樟醇

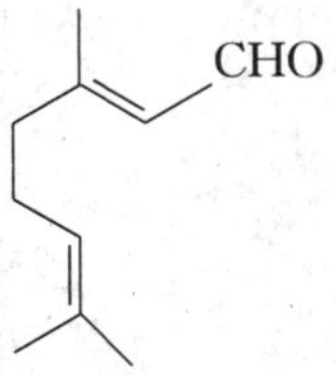
香叶醛

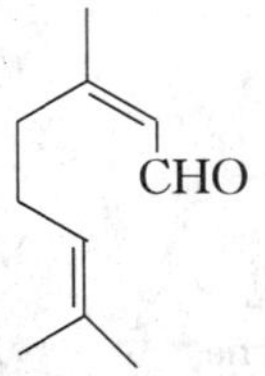
橙花醛

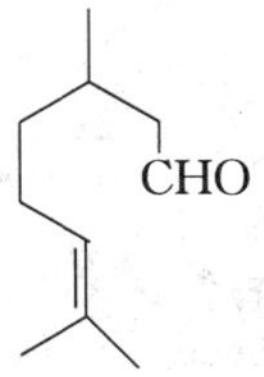
香茅醛

以上几种链状单萜的含氧衍生物可以相互转化，见图 8-3。这几种萜醇、萜醛经常并存于同一挥发油中。

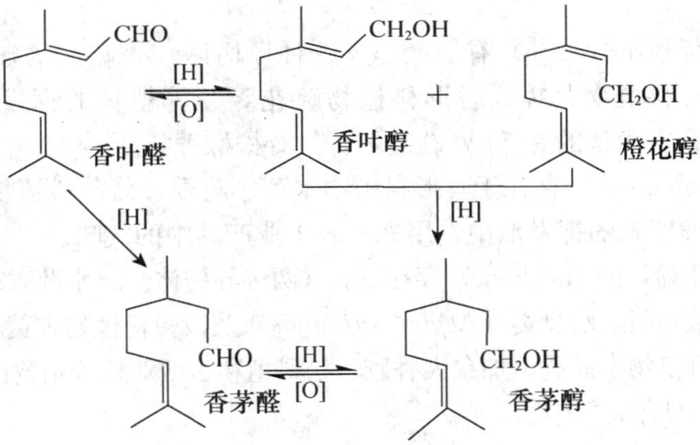

图 8-3　几种单萜含氧衍生物的相互转化示意图

（二）单环单萜

由图 8-2 可以看出，单环单萜（monocyclic monoterpenoids）是由链状单萜环合衍生而来，其中焦磷酸橙花酯（NPP）是单环单萜合成的重要前体。根据环合方式的不同，将单环单萜化合物分为对-薄荷烷型、环香叶烷型和草酚酮型等几种常见类型。

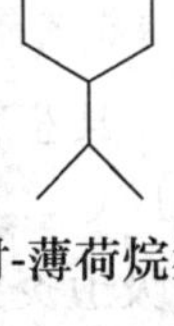
对-薄荷烷型

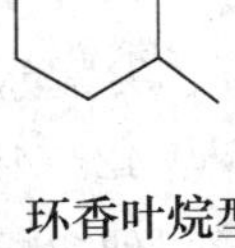
环香叶烷型

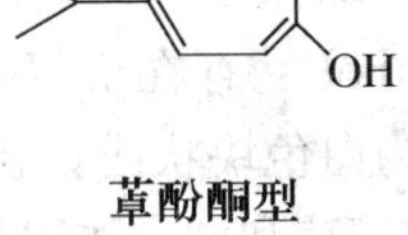
草酚酮型

1. 对-薄荷烷型（*p*-menthane）

（1）薄荷二烯　薄荷二烯从理论上应有 14 种双键位置的异构体，但是自然界迄今只发现了 9 种，见下图。其中柠檬烯（limonene）和萜品烯（terpinene）是典型代表。

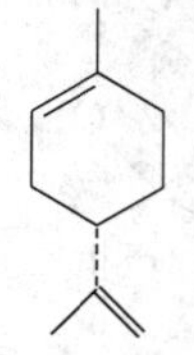

柠檬烯
limonene

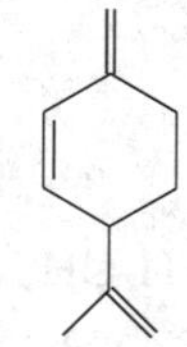

伪柠檬烯
pseudolimonene

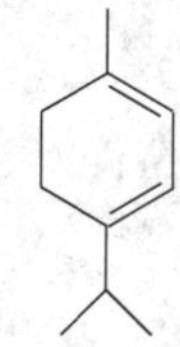

α-萜品烯
α-terpinene

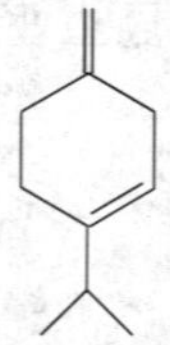

β-萜品烯
β-terpinene

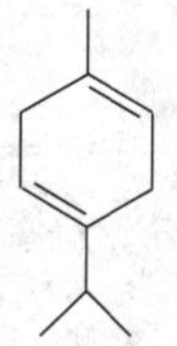

γ-萜品烯
γ-terpinene

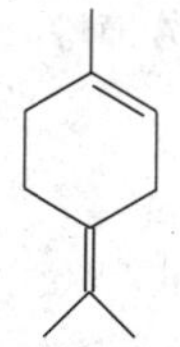

异松香烯
terpinolene

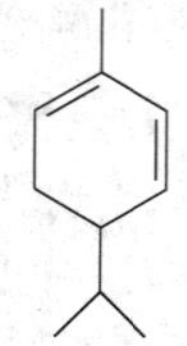

α-水茴香萜
α-phellandrene

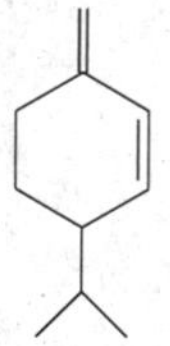

β-水茴香萜
β-phellandrene

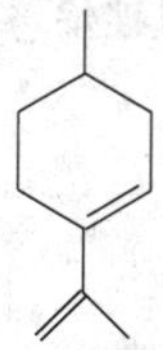

$\Delta^{3,8}$-薄荷二烯
$\Delta^{3,8}$-menthadiene

柠檬烯在自然界中有左旋、右旋和消旋体三种形式，据报道存在于 300 种以上的精油中。其中右旋体最为常见，存在于芸香科植物柠檬、柑橘、佛手等植物的挥发油中；其次是消旋体（戊二烯，dipentene），存在于松节油中；左旋体较少，存在于松科植物冷杉和唇形科薄荷属植物中。

萜品烯（松油烯，terpinene）有 α、β、γ 三种异构体。α-萜品烯存在于伞形科植物毒芹、芫荽、茴香，樟科植物黄樟，唇形科植物疏花荠苧等植物的挥发油中，天然来源的 α-萜品烯通常同时存在少量的 β-和 γ-萜品烯，具有柠檬香味。

异松香烯（terpinolene）存在于伞形科植物水芹、茴香，蔷薇科植物杏，败酱科植物缬草及唇形科植物非洲罗勒的挥发油中，用来掩蔽工业产品中的气味。

水茴香萜（水芹烯，phellandrene）存在 α 和 β 两种异构体。α-水茴香萜存在于桃金娘科植物水茴香桉、姜科植物阿陆哈良姜（*Alpinia allughas*）及漆树科植物香黄连木等植物中；β-水茴香萜存在于伞形科植物水茴香、加拿大香胶、松科植物卡西亚松等植物的挥发油中。

（2）对-薄荷烷型含氧衍生物

紫苏醛（perillaldehyde）：存在于唇形科植物白苏及多种紫苏的挥发油中，在日本常用作甜味剂。

水芹醛又称菲兰醛（phellandral）：存在于橄香、茴香油和姜油等多种挥发油中。

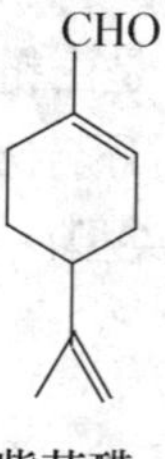

紫苏醛

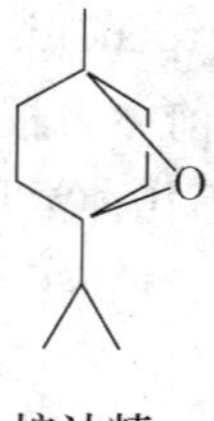

桉油精

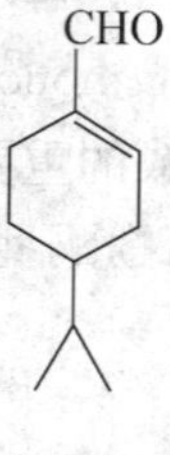

水芹醛

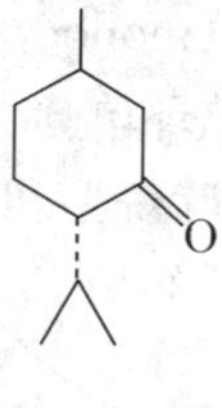

薄荷酮

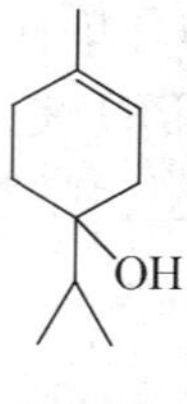

4-松油醇

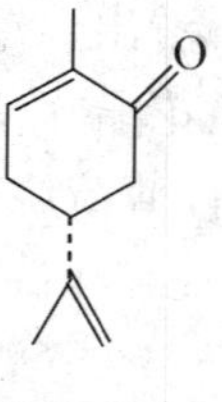

藏茴香酮

薄荷醇（menthol）：存在于薄荷、金钱草、尖紫苏等挥发油中，其左旋体（l-menthol）习惯称“薄荷脑”，为白色块状或针状结晶，熔点 42～45℃，沸点 212℃，具有止痒、止痛、防腐、刺激、麻醉、清凉和抗炎作用，可治头痛、神经痛、瘙痒及呼吸道炎症等。薄荷醇有 3 个手性碳原子，应有 8 个立体异构体，除 1-薄荷醇和 d-新薄荷醇存在于天然薄荷油外，其他异构体都由合成法制得。薄荷醇可氧化成薄荷酮，在薄荷油中含有左旋薄荷酮 10%～25%。

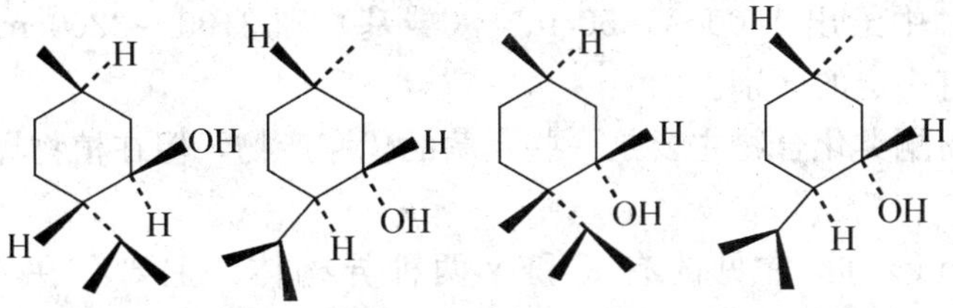

(−) 薄荷醇　(+) 薄荷醇　(+) 新薄荷醇　(−) 新薄荷醇

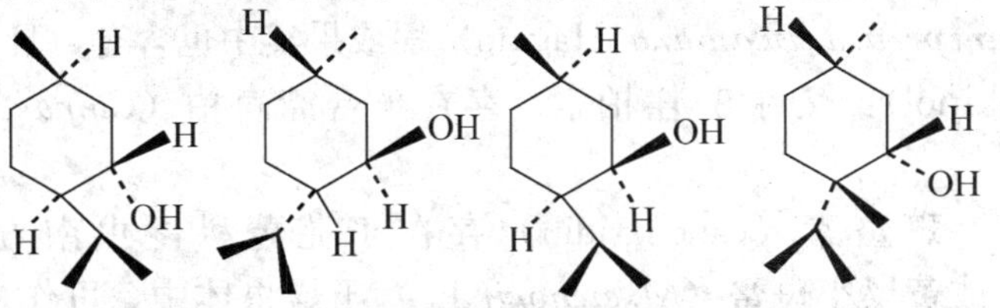

(+) 异薄荷醇　(−) 异薄荷醇　(−) 新异薄荷醇　(+) 新异薄荷醇

藏茴香酮（葛缕酮，carvone）：左旋藏茴香酮主要存在于圆叶薄荷的挥发油中，右旋体主要来源于莳萝、芫蒿的挥发油中，具有祛风止痛及防腐作用，用于甜酒、香料、肥皂等制造业，亦用作调味剂。

桉油精（cineole，eucalyptol）：来源于蓝树桉、大叶桉等同属数种植物的挥发油，占总油的70%左右。

4-松油醇（萜品烯醇，4-terpineol）：来源于艾蒿和麝香草的挥发油中，具有显著的平喘及体外抑菌作用。

2. 环香叶烷型（cyclogeraniane）　环香叶烷型是在链状单萜分子中的含氧官能团被保护的情况下环合而成的单萜化合物，例如柠檬醛与丙酮缩合生成为紫罗兰酮，再用酸处理使其发生环合，即可得到香叶烷型的α-紫罗兰酮和β-紫罗兰酮。

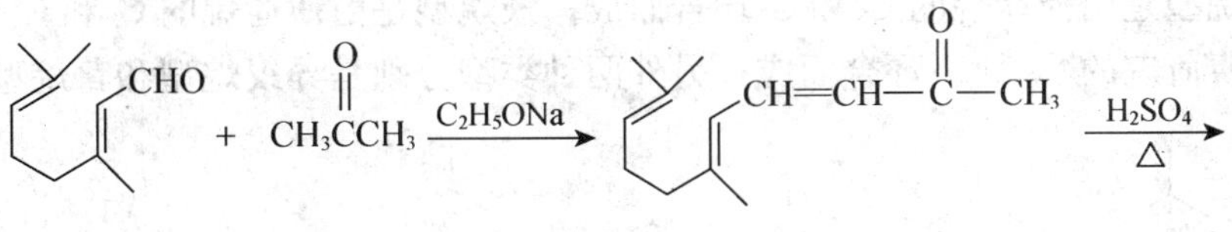

柠檬醛　伪紫罗兰酮

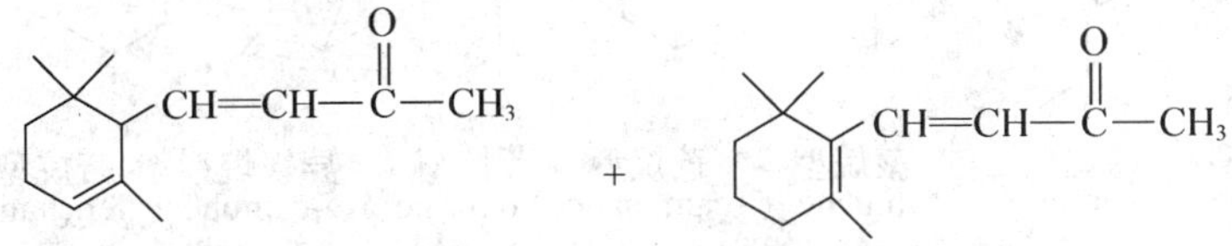

α-紫罗兰酮　β-紫罗兰酮

3. 革酚酮型（tropolones）　革酚酮类单萜是一类变形的单环单萜，其碳架结构不符合异戊二烯规则。该类化合物一般具有以下特性。

（1）分子中都有1个七元芳环的基本结构，同时由于酮基的吸电子作用而使得七元环显示了芳香族化合物的特性，因此其分子中的酚羟基表现出一定的酸性，其酸性介于酚类和羧酸之间，是挥发油中酸性部分的组成成分。

（2）能够与某些金属离子络合产生特殊的颜色反应，如与铜络合生成绿色结晶，与铁络合则生成赤红色结晶等，常用这些反应来鉴别革酚酮类化合物。

（3）分子中的酚羟基易于甲基化，但不易酰化。

（4）分子中的羰基类似于羧酸中羰基的性质，却不能和一般的羰基试剂反应。另外，在红外吸收光谱（IR）中给出 1600～1650cm^{-1}（羰基）和 3100～3200cm^{-1}（羟基）的吸收峰，与一般的羰基有一定的区别。

比较简单的草酚酮类化合物主要是一些真菌的代谢产物，但在植物界如柏科植物的心材中也有这类化合物。

崖柏素（thujaplicin）：常见的有 α 和 γ 两种异构体，主要存在于柏科植物大侧柏（*Thuja plicata* Lamb）、大果柏（*Cupressus macrocarpa*）及同属其他一些植物的心材中。此外，在侧柏（*Juniperus taiwaniana* Hagata）根或果实中也含有，具有抗真菌活性。

扁柏素（hinokitiol）：又称 β-崖柏素，存在于台湾扁柏（*Chmaecyparis taiwanensis*）及罗柏的心材中。

4. 其他类型　斑蝥素（cancharidin）存在于芫菁科昆虫南方大斑蝥（*Mylabris phalerata* Pallas）或黄黑小斑蝥（*M. cichorii* L.）干燥虫体中，可作皮肤发疱、发赤或生毛剂。近年来制备成 *N*-羟基斑蝥胺（*N*-hydroxycantharidimide），试用于肝癌，有一定疗效。

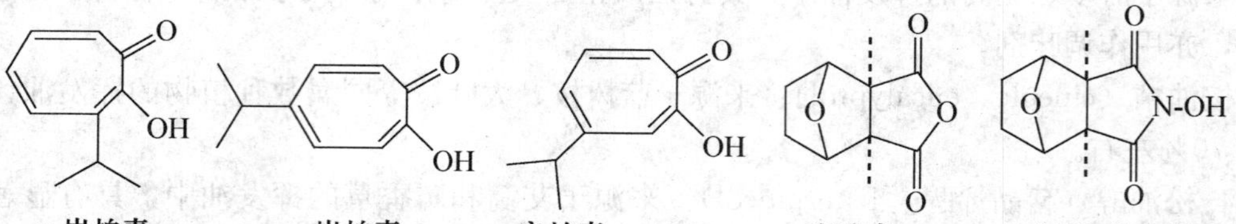

α-崖柏素　γ-崖柏素　扁柏素　斑蝥素　*N*-羟基-斑蝥胺

（三）双环单萜

双环单萜（bicyclic monoterpenoid）的结构类型有 15 种以上，常见的有 6 种，其中 4 种可以看成是由薄荷烷的不同位置间进一步环合构成的，如蒈烷型是由薄荷烷的 C_8 和 C_5 环合而成；蒎烷型是由薄荷烷的 C_8 和 C_6 环合而成；莰烷型是由薄荷烷的 C_8 和 C_1 环合而成；苧烷型则是由薄荷烷的 C_6 和 C_4 环合而成；另外两种类型分别是异莰烷型和葑烷型。

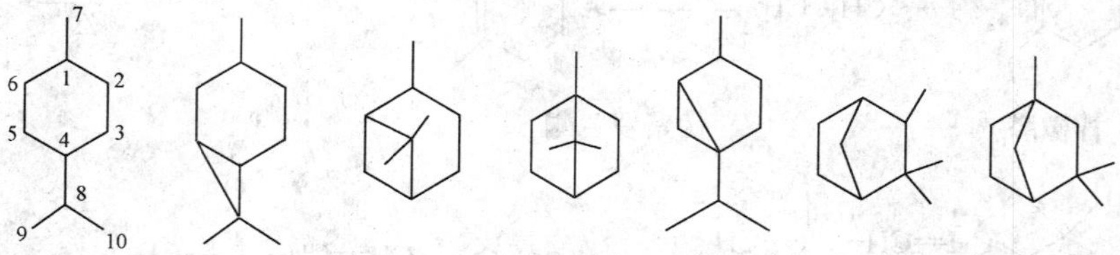

薄荷烷型 menthane　蒈烷型 carane　蒎烷型 pinane　莰烷型 camphane　苧烷型 thyuzane　异莰烷型 iso-camphene　葑烷型 fenchane

以上 6 种常见的结构类型中，以蒎烷型和莰烷型形成的衍生物数量最多，广泛存在于松柏科植物中，并且这两者的稳定性也最好。

蒎烯（pinene）主要有 α、β 和 δ 三种异构体，在松节油中 α-蒎烯约占 70%，β-蒎烯约占 30%，此外在玉兰、头花杜鹃、当归、连翘、独活和薄荷等挥发油中也广泛存在。蒎烯是合成龙脑、樟脑的主要原料。此外，(+)-α-蒎烯有明显的镇咳和祛痰作用，β-蒎烯具有较强的抗炎作用[8]。

莰烯（camphene）是唯一的结晶性萜烯，存在于樟油、八角茴香油、松节油等许多挥发油中，是合成樟脑、龙脑的代用品，在结石治疗中具有降低胆固醇饱和指数的作用。

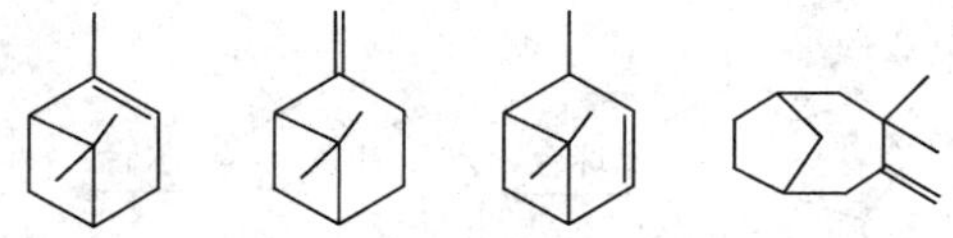
α-蒎烯　β-蒎烯　δ-蒎烯　莰烯

龙脑（borneol），即中药“冰片”，为白色片状结晶，具有升华性，熔点 204～208℃。右旋龙脑来源于龙脑香（*Dryobalanops aromatica* Gaertn.）树脂，阳春砂（*Amomum villosum* L.）或缩砂（*Amomum xanthioides* Wall.）的成熟果实或种子；左旋龙脑来源于桃金娘科植物岗松（*Baeckea frutesceus* L.）的嫩枝叶及菊科植物艾纳香（*Blumea balsumifera* DC.）的叶及嫩芽中。合成品为消旋体。龙脑具有发汗、兴奋、镇痉等作用。它和苏合香脂配合制成苏冰滴丸代替冠心苏合丸治疗冠心病、心绞痛，表现出显著的抗缺氧功能。此外，冰片还是香料工业重要的原料。

樟脑（camphor）为白色结晶性固体，具有特殊穿透性的芳香气体，熔点为 179.8℃，易升华。右旋樟脑来源于樟科植物樟［*Cinnamomum camphora*（L.）Presl.］的挥发油中，左旋樟脑存在于菊蒿（*Tanacetum vulgare*）挥发油中。

芍药苷（paeoniflorin）是从牡丹科植物芍药（*Paeonia albiflora*）、牡丹（*P. suffruticosa*）根中分出的蒎烷型单萜苷，味苦，具有扩张动脉、镇痛、镇静、抗炎、抗溃疡及解痉作用。临床上已试用于冠心病的治疗。近来报道，芍药苷具有防治老年痴呆的生物活性。

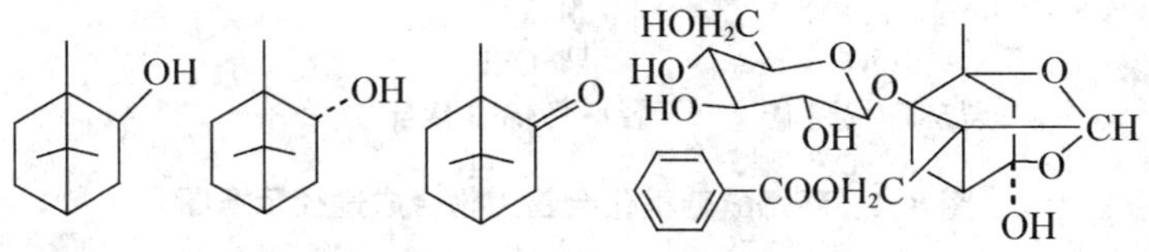

1-龙脑　d-龙脑　樟脑　芍药苷

三、环烯醚萜类化合物

环烯醚萜（iridoids）是环戊烷单萜衍生物，为臭蚁二醛（iridodial）的缩醛衍生物。臭蚁二醛是从臭蚁（*Iridomyrmex detetus*）防卫性的分泌物中分离得到，是环烯醚萜生物合成的关键中间体。

环烯醚萜为半缩醛结构，不稳定，在植物体中多形成苷类。环烯醚萜及其苷类广泛分布于植物界中，以双子叶植物，尤其是唇形科、茜草科、玄参科、鹿蹄草科、水晶兰科和龙胆科等植物中较为常见。截至 1988 年，分离出的环烯醚萜类化合物已超过 1000 种[9]。

（一）结构分类及生物合成途径

环烯醚萜化合物的生物合成途径不同于一般的单萜，它是由焦磷酸香叶酯（GPP）经水解、氧化成香茅醛，香茅醛发生环合，进而双键移位，再通过水合作用生成一个伯醇基，伯醇基进一步氧化成醛，即臭蚁二醛。臭蚁二醛的一个醛基通过烯醇化，与分子中的另一个醛基发生分子内的羟醛缩合，即闭环形成了环烯醚萜，进而形成环烯醚萜苷和裂环环烯醚萜苷。具体的途径见图 8-4 所示。

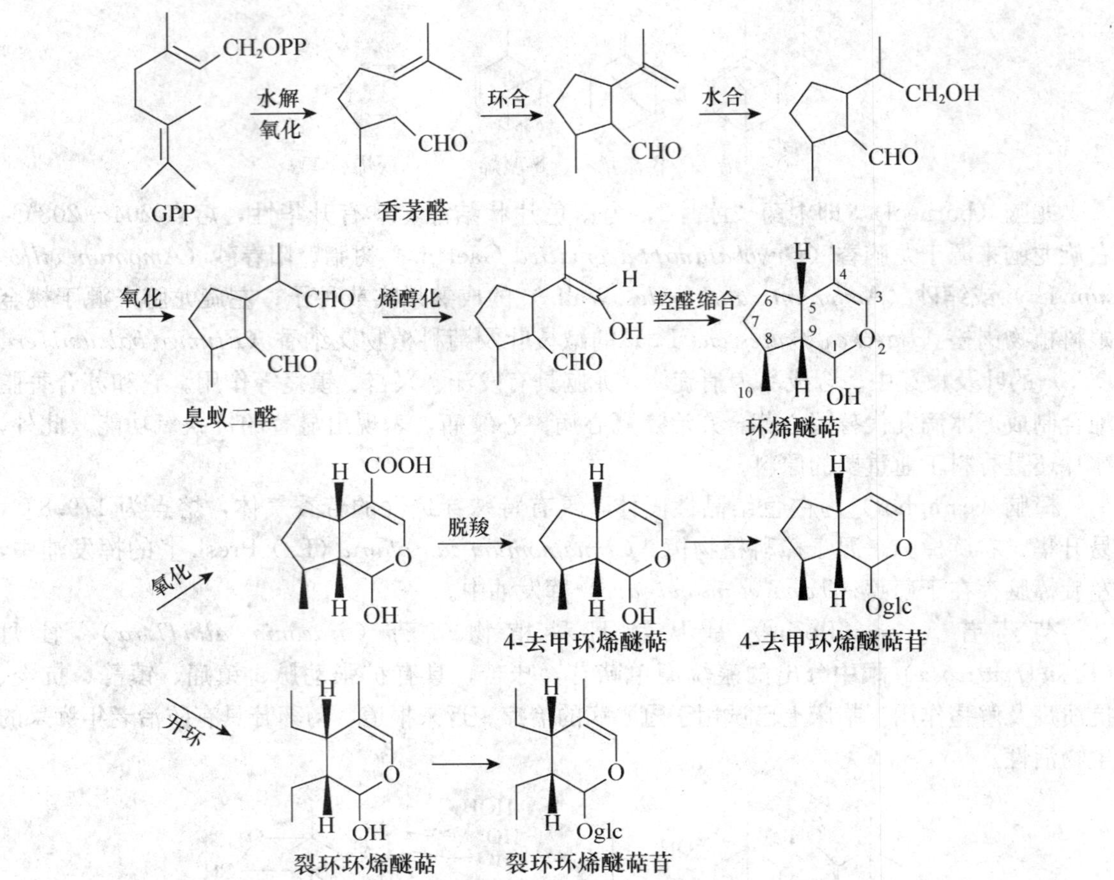

图 8-4　环烯醚萜类化合物生物合成途径示意图

(二) 环烯醚萜性质

环烯醚萜苷多为白色结晶或粉末，味苦，易溶于水或甲醇，可溶于乙醇、丙酮和正丁醇，难溶于三氯甲烷、乙醚、苯、石油醚等亲脂性有机溶剂。因其分子中具有多个手性碳原子，如 C-1、C-5 和 C-9，故多具有旋光性。这类化合物对酸很敏感，易水解，但水解后的苷元由于具有半缩醛结构，易进一步聚合，故不但难以得到原来的苷元，而且还会生成不同颜色的沉淀。如桃叶珊瑚苷（aucubin）、车叶草苷（asperuloside）及梓苷（catalposide）酸水解后产生黑色沉淀。中药玄参、地黄等加工后变黑，也是由于这类成分存在的原因。因此，通过这些现象就可以初步判断植物中是否存在环烯醚萜苷类成分。此外，环烯醚萜及其苷类还可以和一些羰基化合物、氨基酸及其他一些试剂发生颜色反应，如游离的苷元遇氨基酸类物质并加热，即会显深红色至蓝色，最后生成蓝色沉淀；与皮肤接触，也可能使皮肤染上蓝色；将样品溶于冰醋酸，加入少量铜离子并加热，则产生蓝色反应。此外，Shear 试剂（浓盐酸与苯胺体积比为 1∶15 的混合液）也能与之产生特殊的颜色反应，如车叶草与 Shear 试剂反应，产生黄色，然后变为棕色，最后转为深绿色。

(三) 重要代表化合物

1. 4-去甲基环烯醚萜及环烯醚萜苷类　环烯醚萜类成分多数以成苷的形式存在，且以 10 个碳原子的环烯醚萜苷占多数。其结构中的 1-OH 很活泼，易与单糖结合成苷，尤以 D-葡萄糖苷最为常见。C-3 和 C-4 位大多有双键，C-4 位有时会存在-CH_3 取代基，但易氧化成

$-CH_2OH$、$-CH_2OR$、-COOH、-COOR 等。若为-COOH 取代时，可能会脱羧形成降解环烯醚萜类化合物。8-甲基也容易氧化成$-CH_2OH$、-COOH 等。此外，分子中的环戊烷部分呈现不同的氧化状态，C-5 和 C-6，C-6 和 C-7，C-7 和 C-8 间均可形成双键，C-7 和 C-8 可存在环氧结构，C-6 或 C-7 可能形成环酮结构，在 C-5、C-6、C-7 位等可能连接-OH 等。

根据 C-4 位有无取代基分为两种类型：①4 位无取代基的环烯醚萜；②4 位有取代基的环烯醚萜苷。根据苷元 C-7、C-8 结构不同，常见的有环戊烷型、环戊烯型和 7,8-环氧醚型。

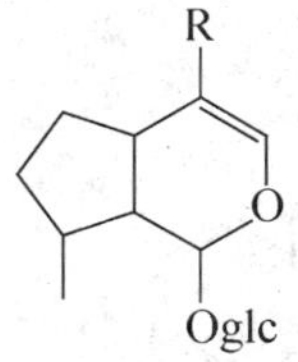
环戊烷型

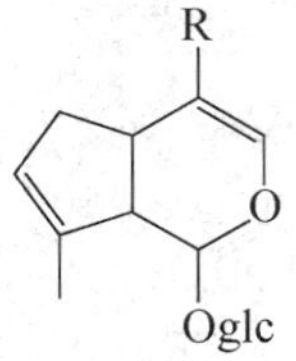
环戊烯型

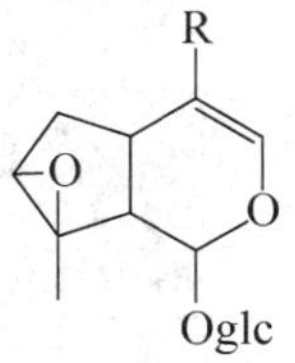
环氧醚型

R=H或CH_3

下面介绍一些代表性的化合物。

钩果草苷（玄参苷，harpagoside）存在于玄参和钩果草等植物中，具有抗炎、镇痛的作用。

桃叶珊瑚苷（aucubin）存在于桃叶珊瑚、车前及毛蕊花等植物中，对小鼠具有泻下作用，此外还能促进尿酸的排泄，其苷元部分具有抗菌和抗肿瘤活性，但对哺乳动物有毒性。

梓醇（catalpol）存在于地黄、肉苁蓉、毛蕊花、毛泡桐等植物中，是地黄降血糖作用的有效成分，还具有利尿和泻下作用。

梓苷（catalposide）是梓醇 C-6 位连接了一个对羟基苯甲酰基，与梓醇具有相似的药理作用，主要存在于梓实、美国木豆树及黄金树等植物中。

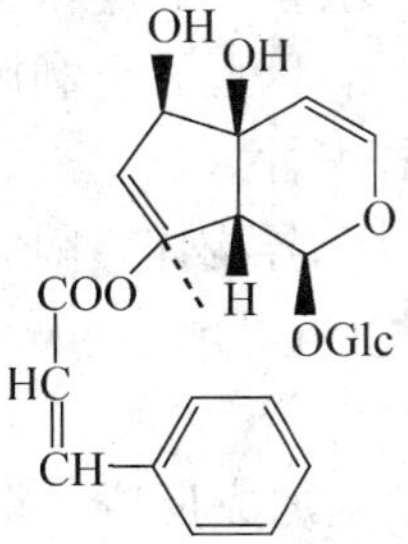
钩果草苷

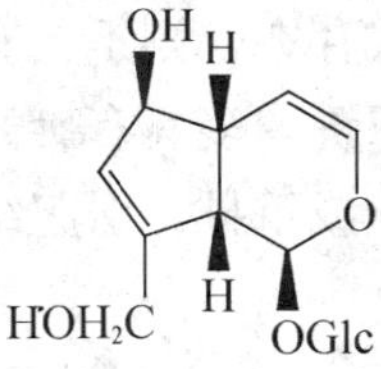
桃叶珊瑚苷

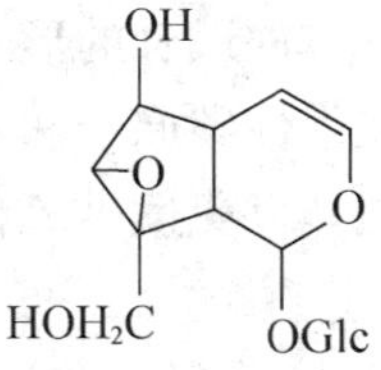
梓醇

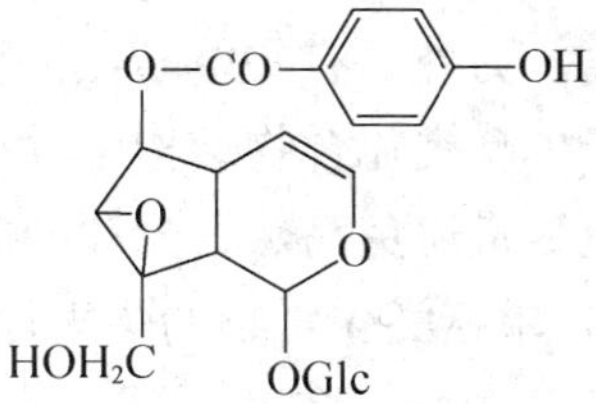
梓苷

车叶草苷（asperuloside）存在于车叶草、蓬子菜和拉拉藤等植物中，具有泻下作用。

栀子苷（gardenoside）、京尼平（genipin）、京尼平苷（geniposide）、京尼平苷酸（geniposidic acid）是栀子果实中一些重要的环烯醚萜成分。它们与栀子的清热泻火、治疗肾炎水肿具有一定的关系。

马鞭草苷（verbenalin）存在于多种马鞭草属植物中，有拟副交感神经的作用，对交感神经末梢小剂量兴奋，大剂量抑制，对哺乳动物还有促进乳汁分泌的作用。

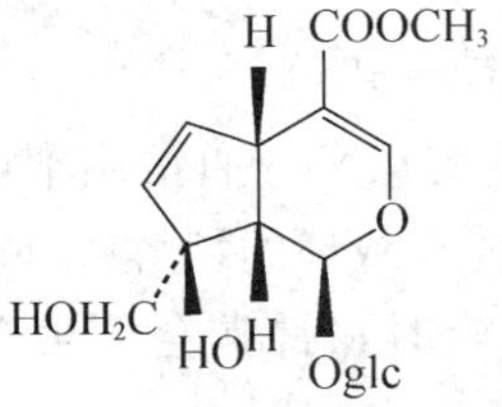
栀子苷

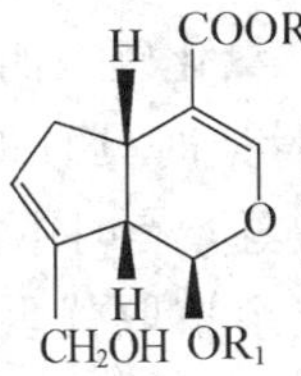
京尼平：$R_1=H$，$R_2=CH_3$
京尼平苷：$R_1=glc$，$R_2=CH_3$
京尼平苷酸：$R_1=glc$，$R_2=H$

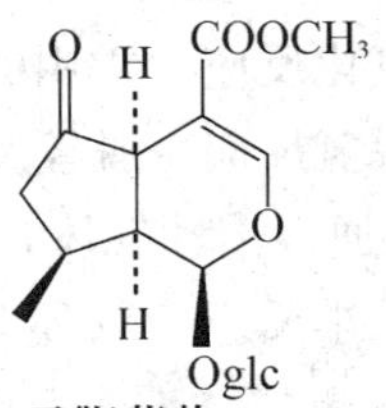
马鞭草苷

2. 裂环环烯醚萜苷　裂环环烯醚萜苷是由环烯醚萜苷苷元部分在C-7、C-8处开环衍生而来的苦味苷，主要存在于龙胆属和獐牙菜属植物中。

龙胆苦苷（gentiopicroside）来源于龙胆、赤龙胆、布氏龙胆、芍药、獐牙菜等植物，味极苦，是龙胆泻肝火、除湿热的有效成分。需要注意的是在提取过程中如果加入氨水碱化，可使龙胆苦苷转化为龙胆碱（gentianine），龙胆碱可以用三氯甲烷提取除去。

獐牙菜苦素（獐牙菜苦苷、当药苦苷，swertamarin）存在于龙胆科多种獐牙菜属植物中，是其苦味的主要成分之一。

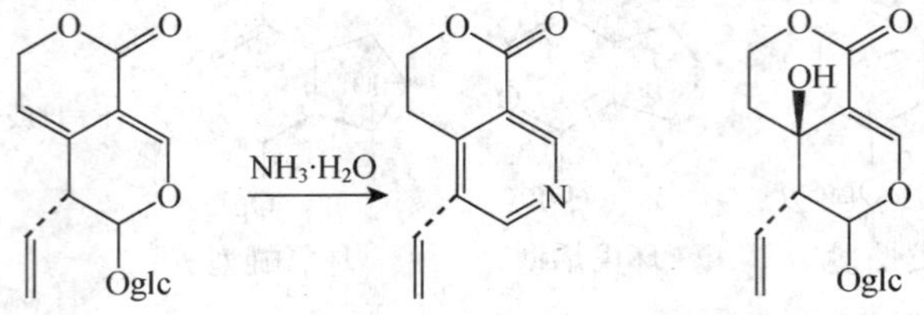

龙胆苦苷　　龙胆碱　　獐牙菜苦素

四、单萜类化合物的理化性质

关于单萜类化合物中一些比较特殊的结构类型，如草酚酮类和环烯醚萜类化合物的理化性质在前面已做了详细介绍，下面主要介绍单萜类化合物的一些共同的理化性质。

（一）单萜类化合物的物理性质

单萜类化合物多为具有较强香气的油状液体，是挥发油中沸点较低（140～180℃）部分的主要组成部分，而单萜的含氧衍生物则沸点较高（200～250℃）。随着分子量和双键的增加，功能基的增多，单萜化合物的挥发性降低，熔点和沸点相应增高，因此，可利用分馏法将之分离。另外，有些单萜在植物体内以苷的形式存在，则不具有挥发性。

由于单萜类化合物结构中存在手性碳原子和双键，多具有旋光性和异构体，因而在提取分离时应尽量避免高热、光和酸碱，以免发生氧化或重排，引起结构的改变。

（二）单萜类化合物的化学性质[10]

1. 加成反应　含有双键、羰基的单萜化合物，可与某些试剂发生加成反应，得到结晶性产物，可用于单萜的分离和纯化。

（1）双键加成反应　单萜化合物的双键能与卤化氢、溴、亚硝酰氯（tilden试剂）发生加成反应。另外，带有共轭双键的萜类化合物还能和顺丁烯二酸酐发生Diels-Alder加成反应。其中与亚硝酰氯反应时，生成的氯化亚硝基衍生物多呈蓝色至绿色，其还可进一步与伯胺或仲胺（常用六氢吡啶）缩合生成亚硝基胺类。后者具有一定的结晶形状和一定的物理常数，在鉴定萜类成分上颇有价值。

（2）羰基加成反应　含有羰基的单萜化合物可与亚硫酸氢钠、对硝基苯肼（或2,4-二硝基苯肼）、吉拉德试剂（Girard）等反应。

2. 氧化反应　常用的氧化剂有臭氧、铬酐、二氧化硒、四醋酸铅等。

3. 脱氢反应　脱氢反应在研究萜类化合物的骨架时具有重要意义，通常用钯或铂黑作催化剂，通入惰性气体，加入硫或硒共热而实现脱氢，有时可能导致环的裂解或环合。

4. 重排反应　双环单萜在发生加成、消除或亲核取代反应时，常常会产生Wagner-Meerwein重排，工业上由α-蒎烯合成樟脑的过程，就应用了此反应。

五、单萜化合物的提取、分离

（一）单萜化合物的提取

1. 水蒸气蒸馏法　由于单萜类化合物是挥发油中的主要成分，具有一定的挥发性，所以常采用水蒸气蒸馏法对单萜类化合物进行提取。此方法具有操作容易、设备简单、成本低等优点。

2. 溶剂提取法　用石油醚、乙醚、三氯甲烷、二硫化碳、苯等有机溶剂进行提取，提取方式可采用冷浸法和回流浸出法。

3. 超临界流体萃取法[11]　超临界流体萃取法具有提取率高、产品质量好、无溶剂污染等优点。利用此法从冷榨柑橘油中提取萜烯类化合物，含量高，产品稳定性好。

（二）单萜类化合物的分离

1. 分馏法　在单萜化合物中沸点随着双键的增多而升高，即三烯＞二烯＞一烯，含氧单萜的沸点随着官能团的极性增大而升高，即醚＜酮＜醛＜醇＜酸，酯比相应的醇沸点高。采用分馏法可将不同沸点的单萜类化合物进行分离。

2. 柱色谱分离法　单萜类化合物的分离多采用硅胶或氧化铝柱色谱。值得注意的是用氧化铝分离时，可能会引起单萜结构的改变，故一般多选用中性氧化铝。洗脱时选用的溶剂多为一些非极性的有机溶剂，如石油醚、正己烷、环己烷、三氯甲烷、乙醚等溶剂，并且多选用混合溶剂。

3. 化学分离法　利用单萜类化合物中的一些特殊的官能团进行分离，如结构中含有羰基的化合物，可以用与亚硫酸氢钠或吉拉德试剂反应生成亲水性的加成物而得以分离。

六、单萜化合物的结构鉴定

1. UV 光谱　具有共轭体系的单萜化合物会在紫外区产生一些吸收信号，一般共轭双烯在 λ_{max} 215～270nm，α,β-不饱和羰基在 λ_{max} 220～250nm 有最大吸收。

2. IR 光谱　IR 光谱主要用来检测单萜化合物中的功能团，如双键、共轭双键、偕二甲基、羰基等。另外，IR 光谱在确定萜类内酯的存在及内酯环的种类上有实际意义。一般偕二甲基在 ν_{max} 1370cm^{-1} 处的吸收峰会裂分为两个吸收带；ν_{max} 1700～1800cm^{-1} 如存在强峰，则可考虑内酯环的存在。一般六元环、五元环及四元环内酯羰基的吸收分别在 ν_{max} 1735、1770 和 1840cm^{-1}，而不饱和内酯羰基的吸收会随着共轭双键的位置和共轭链的长短不同有较大的差异；环烯醚萜化合物 IR 光谱的共同特征是在 ν_{max} 1640cm^{-1} 左右有强峰，如果环烯醚萜的 C-4 位有—COOR，则在 ν_{max} 1680cm^{-1} 左右还有 α，β-不饱和羰基吸收；裂环环烯醚萜类化合物分子中若有乙烯的结构，在 ν_{max} 990 和 910cm^{-1} 处有吸收。

3. NMR　重点介绍环烯醚萜类化合物的 NMR 特征[12]。

（1）^{1}H-NMR　环烯醚萜类化合物的特征氢是 H-1 和 H-3。H-1 的化学位移一般在 δ4.50～6.20。J_{H1-H9} 是判断二氢吡喃环构型和构象的重要依据。H-3 的信号可用以区别 C-4 位的取代基的有无及 C-3 的取代基类型。当 C-4 无取代基时，H-3 的化学位移一般在 δ6.0～6.2，呈现双二重峰，H-4 一般在 δ4.90～5.30。当 C-4 有-COOH 取代时，C-3 的 δ值在 7.3～7.7，表现为单峰（s）或裂分较小的二重峰。当 C-4 为-CH_3 取代时，H-3 的信号在 δ6.0～6.2，为多重峰，当取代基变为-CH_2OR 时，δ值移至 6.28～6.60，也是多重峰。

另外，环烯醚萜的C-8位常连有-CH_3或-CH_2OH，也有少数情况连有末端双键。当甲基峰为二重峰时，说明C-8位除甲基外，没有连接其他基团，而当甲基为单峰时，说明C-8为季碳，除甲基外，还连有其他基团，一般都为羟基。当C-8位连接-CH_2OH时，-CH_2OH的δ值在3.80～4.40，为两组双重峰。

（2）^{13}C-NMR　一般来说，C-1的δ值在96～100，当C-3与C-4之间为双键且C-4无取代基时，C-3的δ值在140～145，C-4的δ值在102～107。当C-3与C-4之间为双键且C-4位有取代基时，C-3的δ值在150～155，C-4的δ值在111～116。

由于环烯醚萜类化合物具有3～4个手性碳，因此存在着构型问题，Damtoft[13]和Chaudhrri[14]等人曾对^{1}H和^{13}C-NMR在确定该类化合物的相对构型方面做了较为详细的综述。另外，苏保宁等[12]对^{13}C-NMR数据在确定羟基的取代位置和立体构型方面的作用也进行了阐述。

4. 结构鉴定实例

（1）1，2-二羟基-8（9）-烯-对薄荷烷的结构鉴定[15]　从荆芥（*Schizonepeta tehuifolia* Briq.）全草中分离得到单萜类化合物Ⅰ：淡黄色油状物，EI-MS *m/z* 170 $[M]^+$，152 $[M-H_2O]^+$，134 $[152-H_2O]^+$，相应分子式为$C_{10}H_{18}O_2$。^{13}C-NMR和DEPT谱中给出了10个碳信号，基本骨架符合薄荷烷型单萜化合物的结构特征。其中有1个叔羟基季碳（δ 71.4），1个仲羟基碳（δ 73.9）及1对环外末端双键碳（δ 149.3，108.9）。仲羟基上质子的δ值和J值（δ 3.59，1H，dd，J=2.5，3.7Hz）提示该羟基位于C-2位，并为α构型。与类似的薄荷烷型单萜化合物比较，叔羟基应连在C-1位上，双键位于8,9位，并且由于双键的影响，使C-4的δ向高场位移9.5±2.0 ppm。因此，化合物Ⅰ的结构被鉴定为1,2-二羟基-8（9）-烯-对薄荷烷，^{1}H-NMR和^{13}C-NMR数据见表8-3。

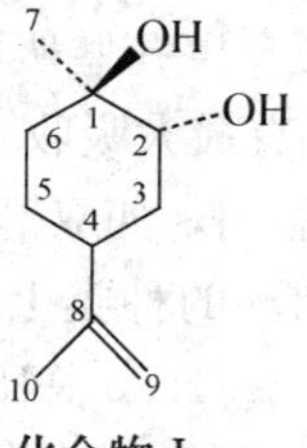
化合物Ⅰ

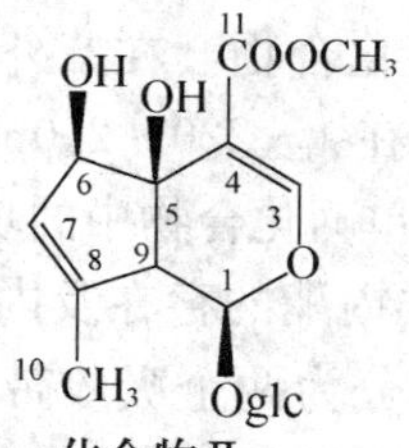
化合物Ⅱ

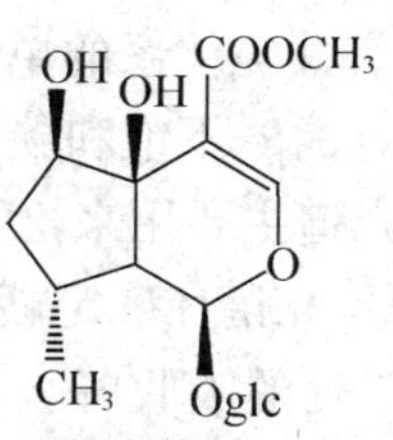
化合物Ⅲ

（2）7，8-dehydropenstemoside的结构鉴定[16]　独一味（*Lamiophlomis rotata*）系唇形科植物，是藏、蒙、纳西等民族常用中药，从其根中分离得到了环烯醚萜苷7，8-dehydropenstemoside（化合物Ⅱ）：无色粉末，熔点119～120℃，Vanillin反应阳性，示为萜类化合物。FAB-MS *m/z* 443 $[M+K]^+$，相应分子式为$C_{17}O_{11}H_{24}$。IR（cm^{-1}）：3400（br. OH），1630（环烯醚键），1670（α，β不饱和酮）。UV：λ_{max} 234.4nm示有α，β不饱和羰基的吸收。该化合物的^{1}H和^{13}C-NMR均显示其为环烯醚萜苷类化合物，酶水解检出葡萄糖，^{1}H-NMR中给出了Glc的端基H信号：δ 4.56（d，J=7.8Hz），提示Glc的端基构型为β型。另外，^{1}H-NMR中δ 7.50（s，H-3），提示C-3，C-4和C-11为α，β不饱和酯结构；δ 1.80（3H，d，J=1.0Hz，8-CH_3），δ 5.52（1H，d，J=1.5Hz，H-7），提示C-7和C-8为双键结构。该化合物的^{1}H、^{13}C-NMR谱与已知化合物penstemoside（Ⅲ）[17]相比，C-7和C-8显著移向低场（δ 129.7和144.3），H-8信号消失，而H-7,9,10向低场位移，

因此，鉴定该化合物为 7,8-dehydropenstemoside。^{1}H-NMR 和^{13}C-NMR 数据见表 8-3。

表 8-3　化合物Ⅰ和Ⅱ的^{1}H-NMR 和^{13}C-NMR 数据

	化合物Ⅰ		化合物Ⅱ	
	H	C	H	C
1		71.4	5.83d (0.5)	95.0
2	3.59dd (2.5，3.7)	73.9		
3		34.0	7.50s	155.9
4	1.88tdd (2.6，2.8，2.9)	37.5		113.5
5		26.2		74.4
6		33.7	4.51d (1.5)	79.2
7	1.22s	26.5	5.52d (1.5)	129.7
8		149.3		144.3
9	4.69brs	108.9	3.11d (0.5)	57.5
10	1.69s	21.0	1.80d (1.0)	16.6
11				169.0
OMe			3.71s	52.5
Glc			4.56d (7.8)	100.7，75.1，79.6，72.4，78.2，63.5

七、单萜类化合物的生物活性

1. 松弛平滑肌，治疗支气管哮喘　如辣薄荷酮（piperitone）。

2. 驱虫活性　如驱蛔素（ascaridole）。

3. 镇静、镇痛和抗炎活性　獐牙菜苦素（swertamarin）及芍药苷类单萜类化合物多具有这方面的活性。

4. 强心作用　樟脑（camphor）的强心作用是在人体内氧化成 π-氧化樟脑和对氧化樟脑而导致的。

5. 祛痰、镇咳、平喘作用　月桂烯、α-萜品醇（α-terpineol）、柠檬烯（limonene）具有良好的祛痰、镇咳、平喘作用。水茴香萜（phellandrene）对于支气管有温和的刺激作用，可作为祛痰剂。

6. 防腐杀菌作用　如薄荷醇、桉油精（cineole）、芳樟醇（coriandrol）具有防腐杀菌作用，香茅醛具有抗真菌及抑制金黄色葡萄球菌、伤寒沙门菌的作用。

7. 抗癌作用　斑蝥素对于肝癌有一定的疗效，其抗癌作用是先通过抑制癌细胞的蛋白质合成，继而影响 RNA 和 DNA 的生物合成，最终抑制癌细胞的生长和分裂[18]。芳樟醇乙酸酯（linalyl acetate）具有抑制 S_{180} 实体瘤的作用。

8. 促进胆汁分泌和泻下作用　如京尼平。

9. 利尿作用　梓醇、桃叶珊瑚苷具有利尿作用。

10. 降血糖作用　如梓醇和梓苷。

11. 健胃作用　环烯醚萜及其苷类化合物多数味苦，一般具有健胃作用。

第三节　倍 半 萜 类

一、概述

倍半萜类（sesquiterpenoids）系由 3 个异戊二烯单元构成，通式为（C_5H_8）$_3$及其衍生物的一类萜类化合物，广泛分布于植物、微生物、海洋生物及某些昆虫中。很多倍半萜是挥发油高沸程部分的主要组成成分，其含氧衍生物多具有较强的香气和生物活性，是医药、食品、化妆品工业的重要原料。

虽然倍半萜骨架仅有 15 个碳原子，但由于生物体微妙的代谢过程，生成多种多样的基本骨架，再加上其复杂的立体结构，使倍半萜无论从数目上，还是骨架类型上都是萜类化合物中最多的一支。倍半萜的生物活性也是多样的，如山道年有驱蛔作用，青蒿素有抗疟活性，棉酚有杀精子作用，姜黄酮有利胆作用，泽兰苦内酯、天人菊内酯等倍半萜内酯类化合物具有抗癌活性，不少挥发油中的倍半萜成分都有抗菌消炎作用，所以对其研究较为活跃。

二、结构及分类

（一）结构类型

倍半萜多按其结构的碳环数分类，如无环型、单环型、双环型等。也有按环大小分类的，如五、六、七元环直至十一元环倍半萜。还有按官能团分为倍半萜烯、醇、醛、酮和内酯等。现将其主要基本骨架列举如下：

1. 无环（链状）型

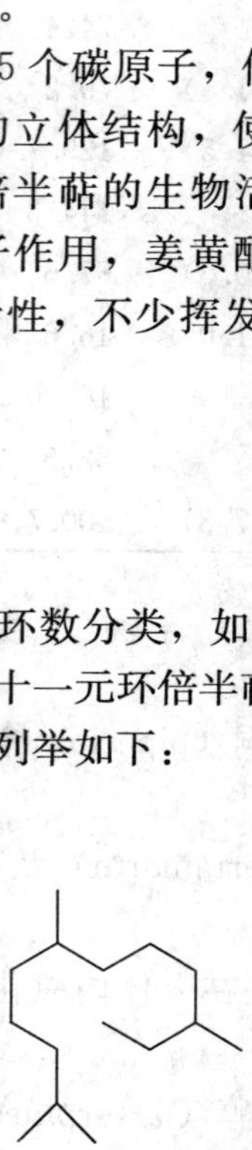
或
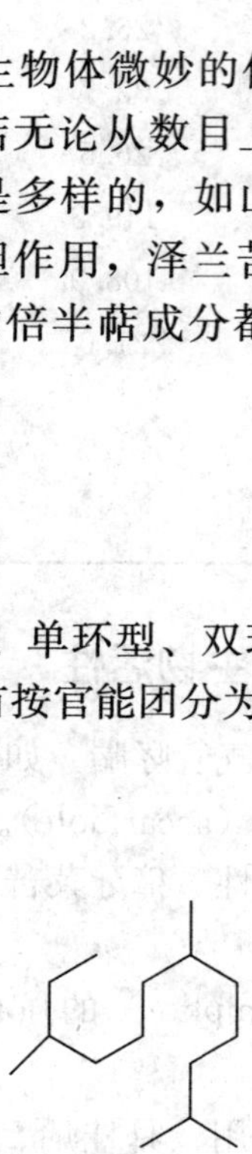

麝子油烷（金合欢烷, farnesane）

2. 单环型

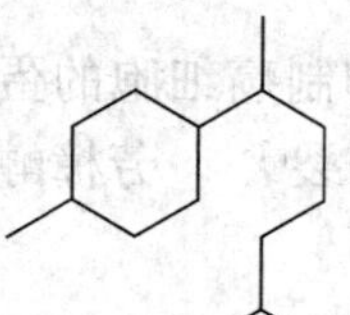
没药烷
(bisabolane)

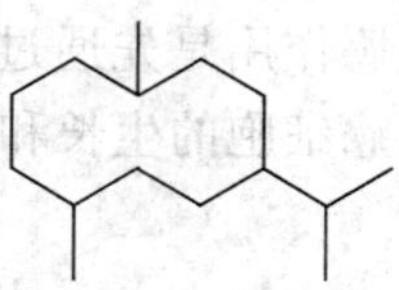
吉马烷 (牻牛儿烷)
(germacrane)

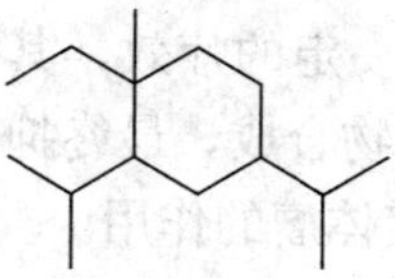
榄香烷
(elemane)

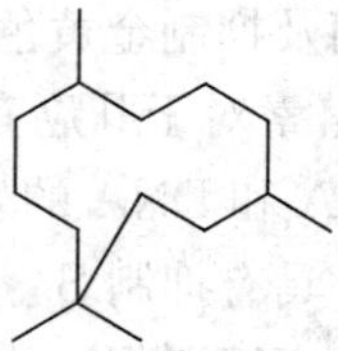
蛇麻烷 (葎草烷)
(humulane)

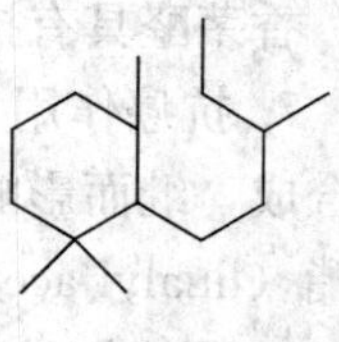
单环金合欢烷
(monocyclofarnesane)

3. 双环型

（1）萘型

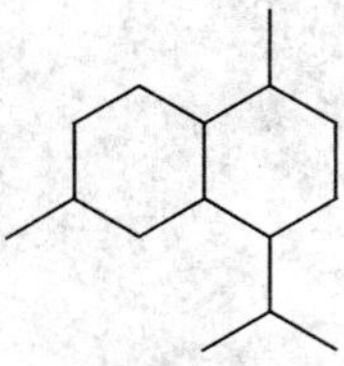

杜松烷
(cadinane)

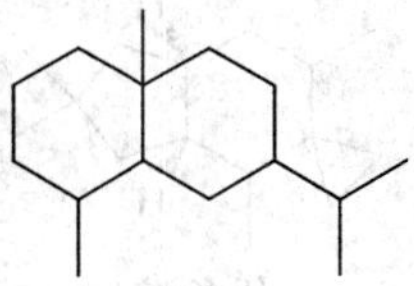

桉烷 (芹子烷)
(eudesmane/selinane)

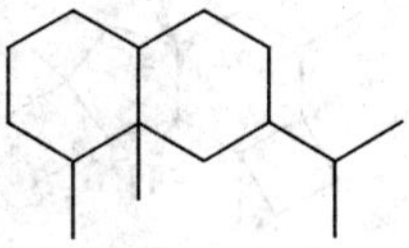

艾里莫芬烷 (孤木烷)
(eremophilane)

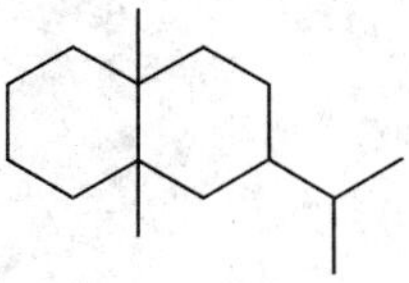

缬草烷
(valerane)

(2) 薁型

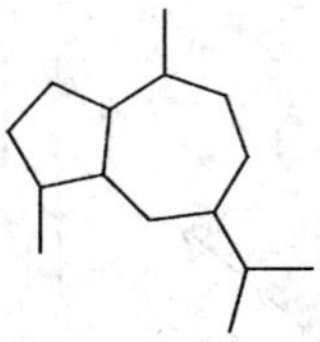

愈创木烷
(guaiane)

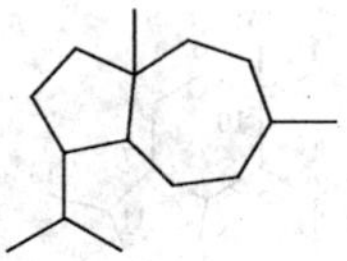

胡萝卜烷
(daucane/carotane)

(3) 其他型

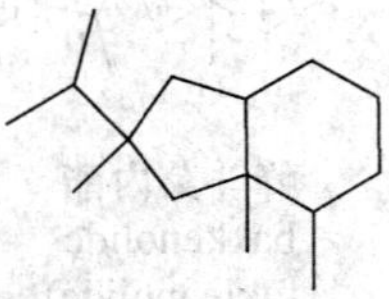

蜂斗菜烷
(fukinane)

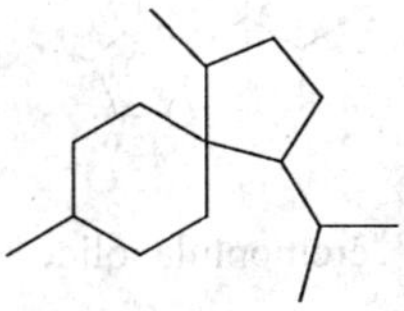

菖蒲烷
(acorane)

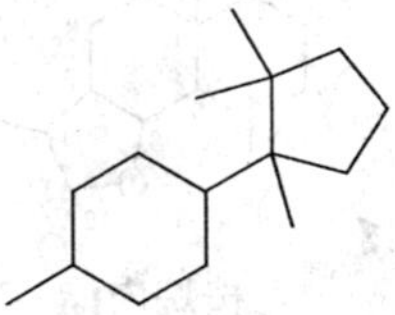

花侧柏烷
(cuparane)

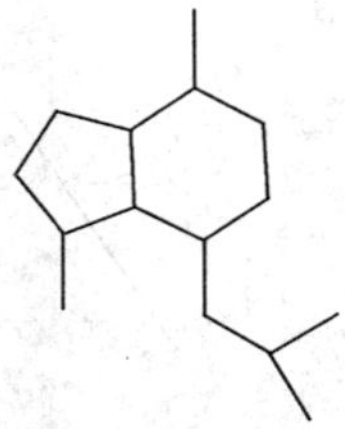

异缬草烷
(iso-valerane)

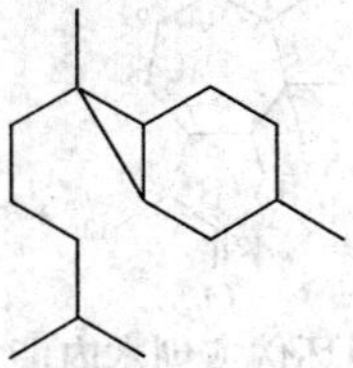

倍半蒈烷
(sesquicarane)

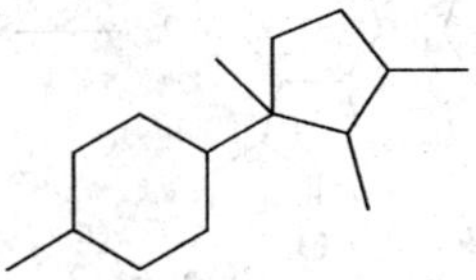

月桂烷
(laurane)

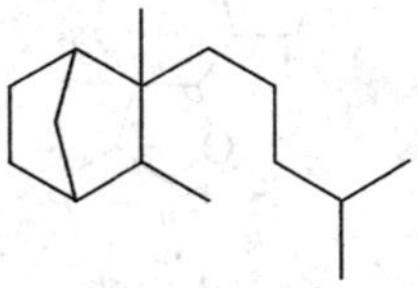

β-檀香烷
(β-santalane)

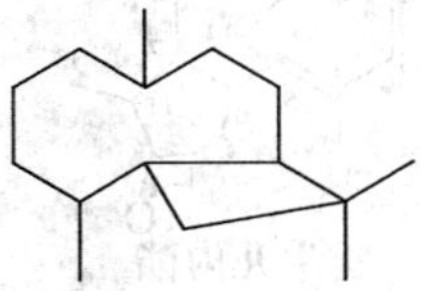

丁香烷 (石竹烷)
(caryphyllane)

4. 三环型

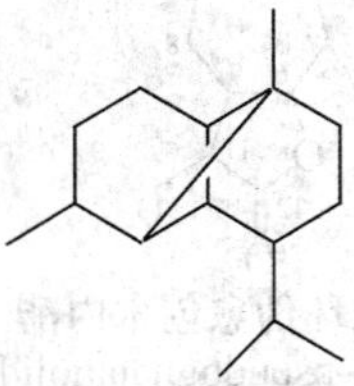

胡椒烷
(copane)

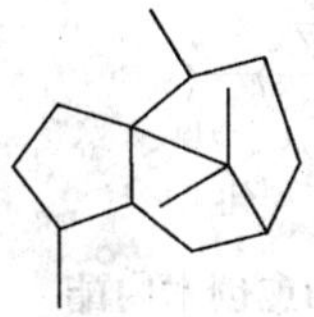

香附烷
(cyperane)

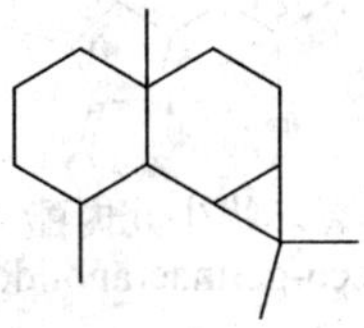

橄榄烷
(maliane)

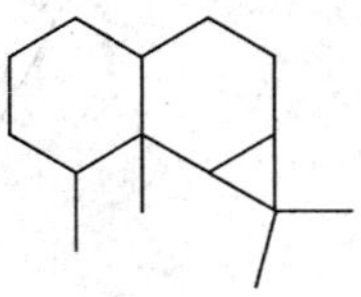

土青木香烷 (马兜铃烷)
(aristolane)

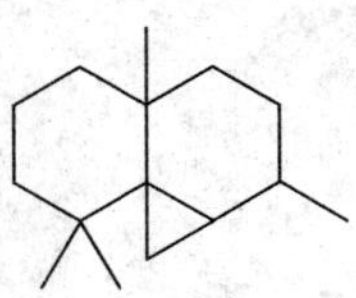

斧柏烷
(thujopsane)

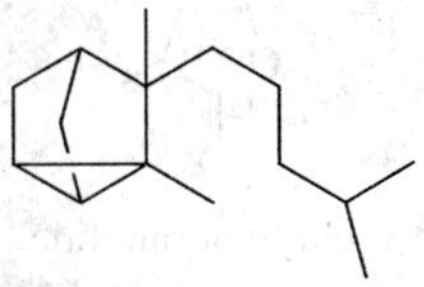

α-檀香烷
(α-santalane)

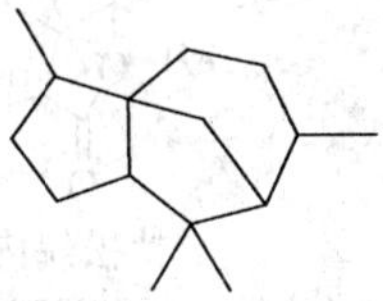

松香烷 (柏木烷)
(cedrane)

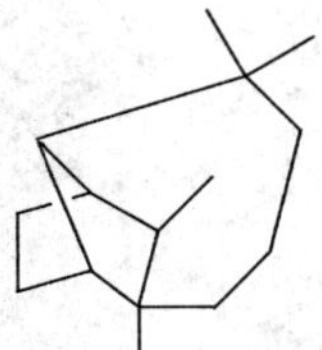

长松叶烷
(longifolane)

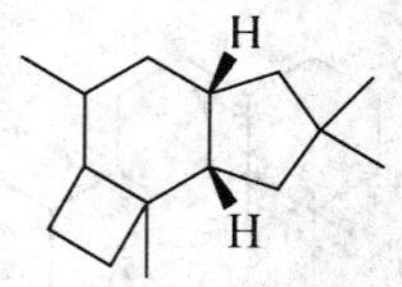

原伊鲁烷型
(protoilludane)

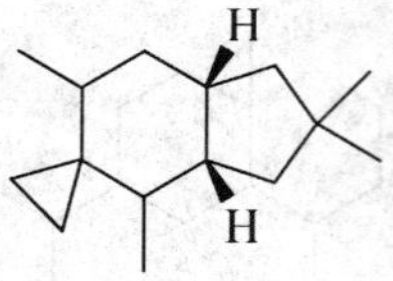

伊鲁烷型
(illudane)

5. 倍半萜内酯类　很多倍半萜具内酯型结构，总称倍半萜内酯，大多数呈结晶态，根据其碳原子形成的环的多少，也有链状、单环和双环几种，其主要类型及生源关系见图 8-5。

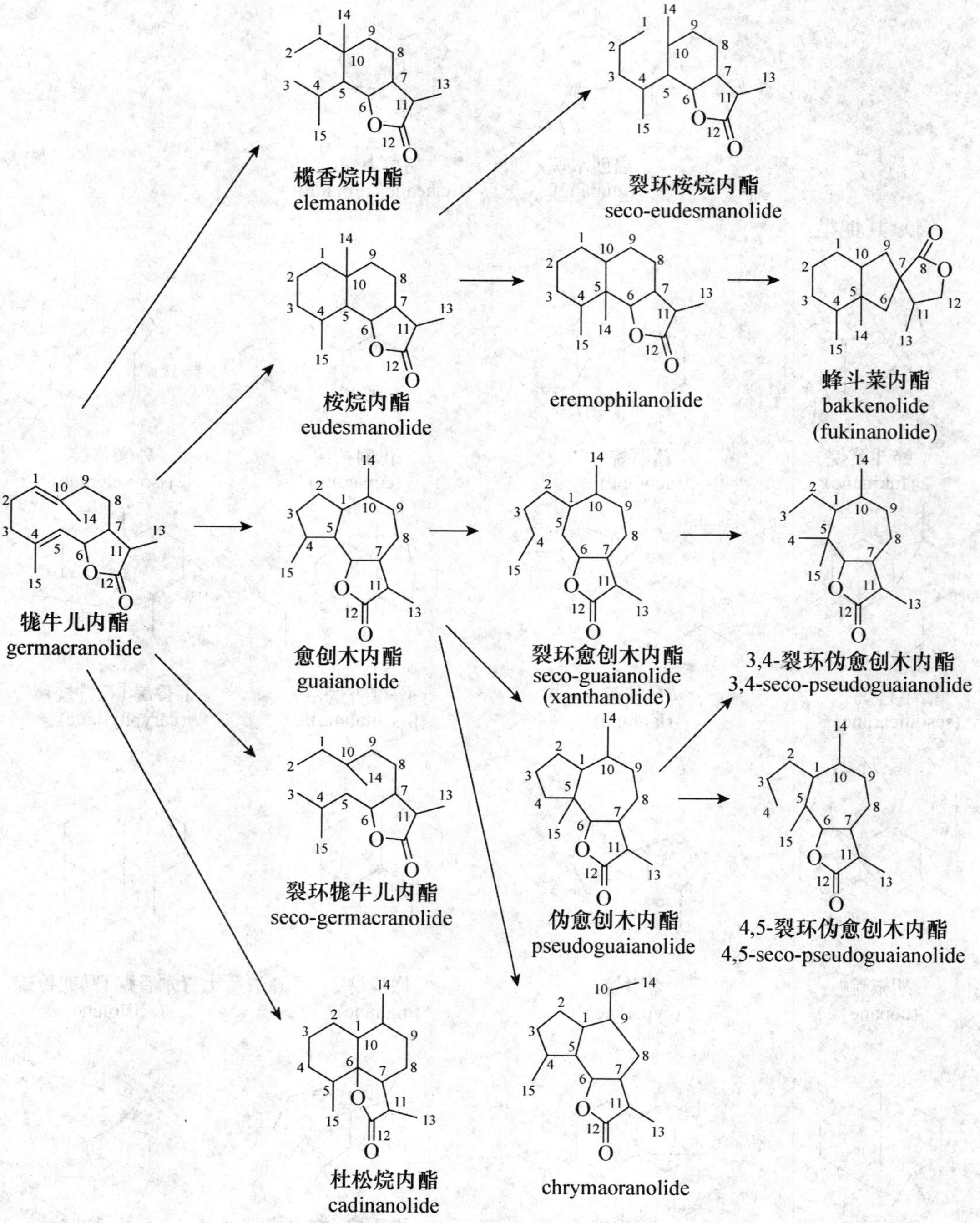

图 8-5　牻牛儿内酯衍生物倍半萜内酯的构型和生源关系[19]

（二）一些重要的倍半萜化合物

1. 无环倍半萜

金合欢烯（farnesene）：又称麝子油烯，枇杷叶、姜及洋甘菊的挥发油中均含有。有 α、β 式，其中 β 式存在于藿香、啤酒花和姜挥发油中。

金合欢醇（farnesol）：在金合欢花油、橙花油、香茅油中含量较高，为重要的高级香料原料。

橙花醇（nerolidol）：又称苦橙油醇，具有苹果香，是橙花油中的主要成分之一。

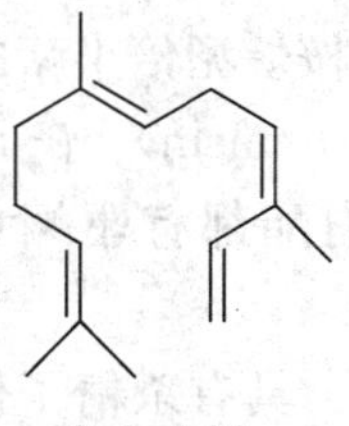

α-金合欢烯

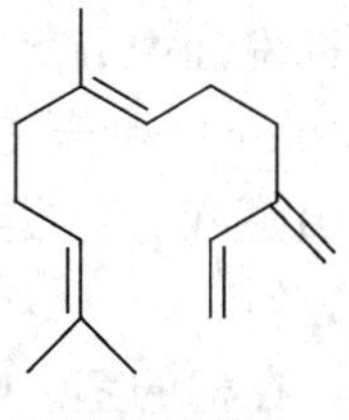

β-金合欢烯

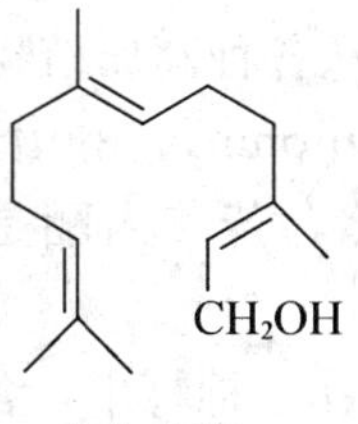

金合欢醇

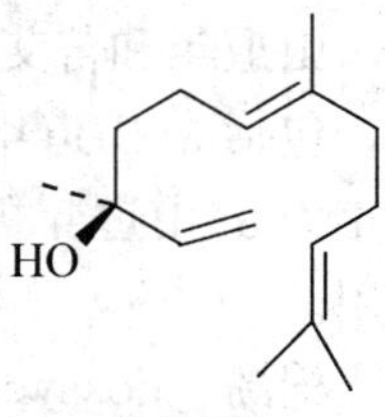

橙花醇

2. 单环倍半萜

没药烯（bisabolene）：有 α、β、γ 三种，存在于没药油、各种柠檬油、松叶油、檀香油、八角油等多种挥发油中，属没药烷型。

姜烯（zingiberene）：存在于生姜、莪术、姜黄、百里香等挥发油中。

葎草烯（humulene）：又称 α-丁香烯，在啤酒花挥发油中含有，为 β-丁香烯（双环九碳大环）的十一碳大环异构物。

青蒿素（arteannuin）：是从中药青蒿（黄花蒿）中分离得到的抗疟疾的有效成分。

鹰爪甲素（yingzhaosu）：从民间治疗疟疾的有效草药鹰爪根中分出的具过氧基团的倍半萜，对鼠疟原虫的生长有强抑制作用。

落叶酸［(+)-abscisic acid］：存在于未成熟的棉花果实中，是一种促落叶的激素，能抑制种子及球根顶芽的发芽。

斑鸠菊内酯（vernolepin）及其衍生物具有细胞毒和抗癌活性。

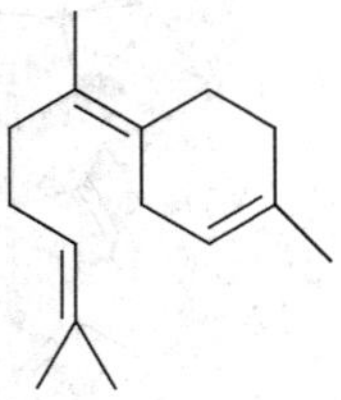

γ-没药烯

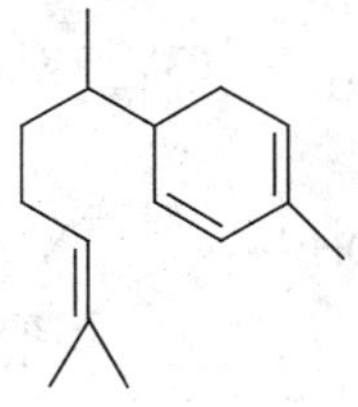

姜烯

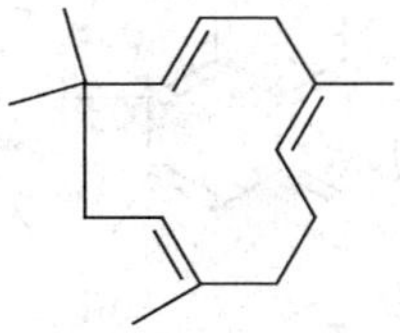

葎草烯

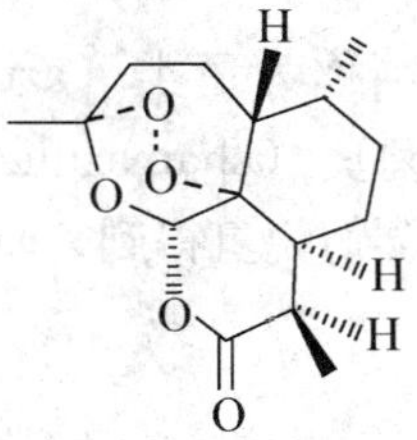

青蒿素

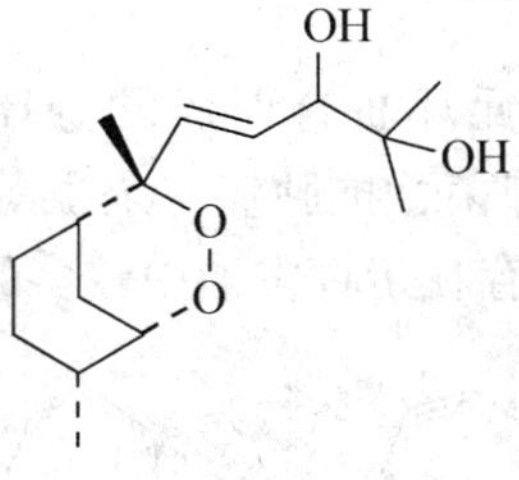

鹰爪甲素

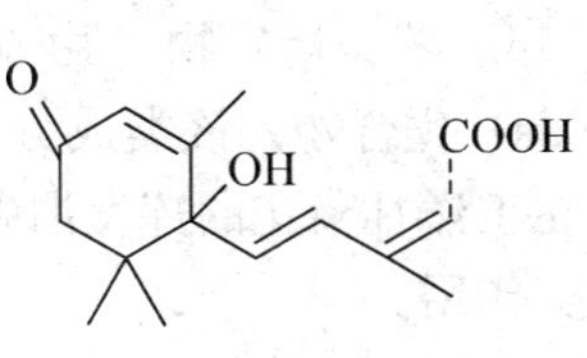

落叶酸

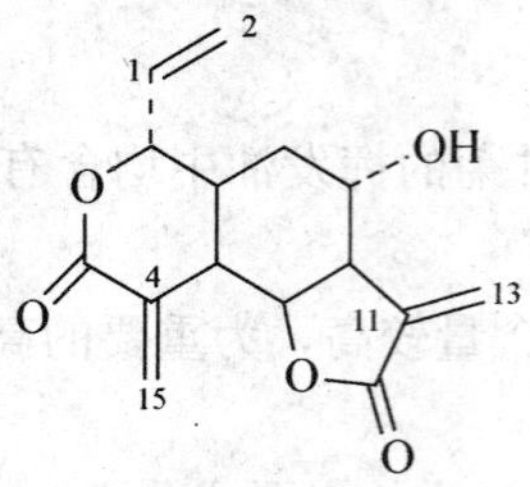

	细胞毒活性 KB ED_{50}
斑鸠菊苦内酯	2.0μg/ml
1,2-二氢斑鸠菊苦内酯	2.0μg/ml
1,2,11,13-四氢斑鸠菊苦内酯	19.0μg/ml
1,2,11,13,4,15-六氢斑鸠菊苦内酯	100.0μg/ml

3. 双环倍半萜

山道年和苦艾内酯：从各种蒿属植物，如蛔蒿等挥发油中分离得到几种桉烷型倍半萜内酯，包括α-山道年（α-santonin）、β-山道年（β-santonin）和苦艾内酯（artemisin）。β-山道年为α-山道年的异构体，苦艾内酯是8-α-羟基山道年，这类倍半萜内酯都有驱蛔虫作用。

棉酚（gossypol）：存在于棉籽中，含量约0.5%，在棉的茎、叶中也有。具有杀精子作用，还有抗菌、杀虫等活性。棉酚虽不含手性碳原子，但由于两个苯环折叠障碍而有旋光性，在棉籽中为消旋体。是杜松烷衍生物的二聚体。

莽草毒素（anisatin）：为莽草（毒八角）果实、叶、树皮中所含双内酯倍半萜化合物。大八角中亦含有。

马桑毒素（coriamyrtin）和羟基马桑毒素（tutin）：这类成分曾从日本产毒空木叶中分得，也存在于国产马桑中，用于治疗精神分裂。

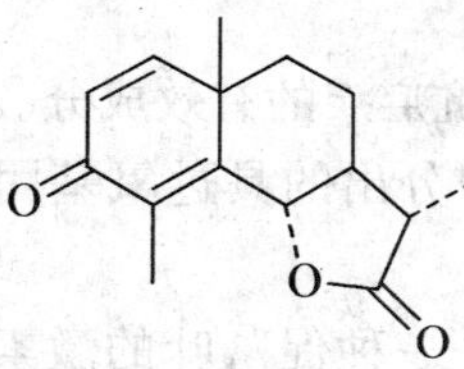

α-山道年

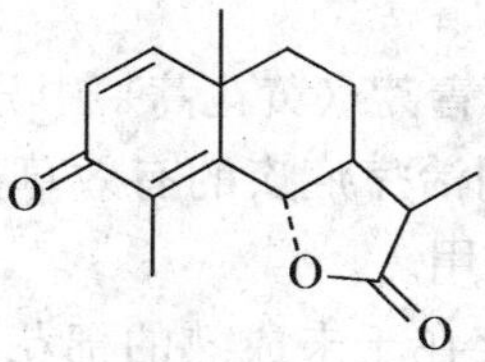

β-山道年

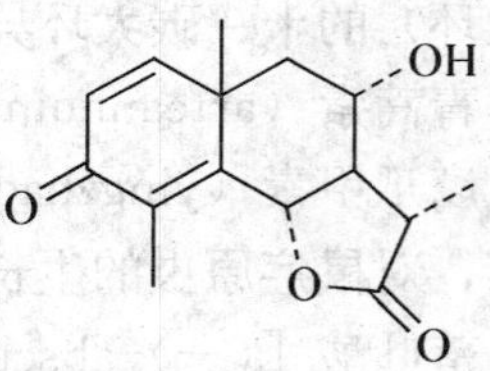

苦艾内酯

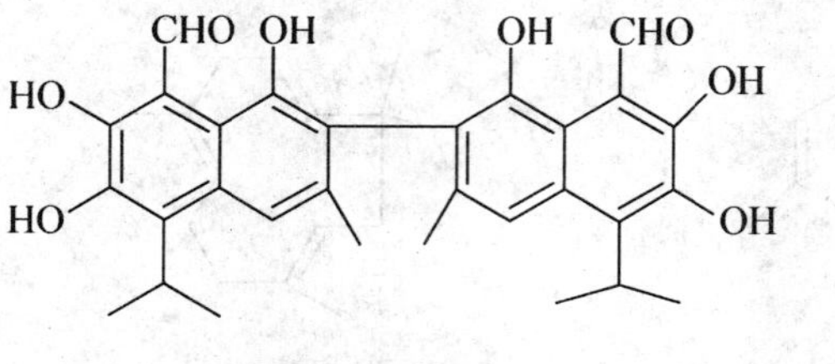

棉酚

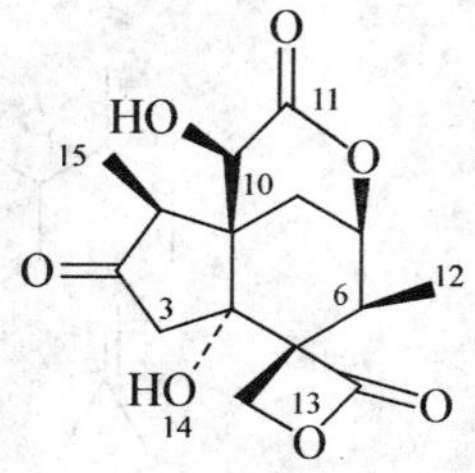

莽草毒素

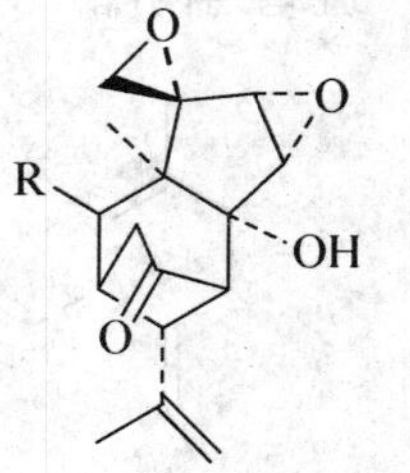

马桑毒素 R=H
羟基马桑毒素 R=β-OH

4. 薁类衍生物　由五元环与七元环骈合而成的芳环骨架化合物，称为薁类（azulenoids）化合物。该类成分一般具有抑菌、抗肿瘤、杀虫等作用。洋甘菊薁（chamazulene）存在于洋甘菊花的挥发油中，也可用存在于挥发油中较多的氢化薁类化合物脱氢得到，具有抗炎作用。

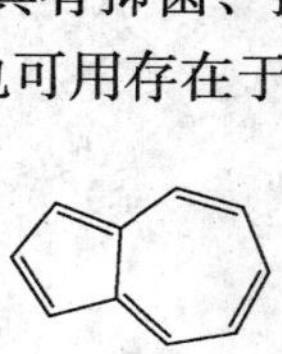

薁 (azulene)

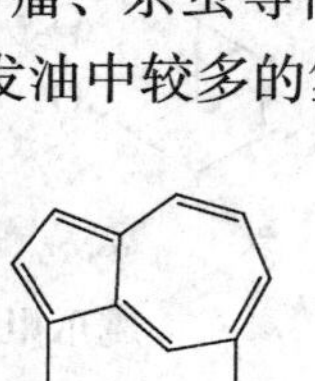

洋甘菊薁

薁类化合物的沸点较高，一般在 250～300℃，挥发油分馏时，高沸点馏分若见到美丽的蓝色、紫色或绿色时，表示可能有薁类化合物的存在。此类化合物溶于石油醚、乙醚、乙醇、甲醇等有机溶剂中，不溶于水，但可溶于强酸。故可用 60%～65%硫酸或磷酸提取，提取后的酸液加水稀释，薁类成分即可析出。

薁类是一类非苯环芳烃化合物，其分子结构中具有高度的共轭体系，可与苦味酸或三硝基苯试剂反应，形成有敏锐熔点的 π-络合物结晶，可作为鉴别反应。也可在可见光（360～700nm）吸收光谱中观察到强吸收峰。

薁类化合物的鉴别反应：

（1）Sabety 反应　该反应又称溴化反应。取挥发油 1 滴，加 1ml 三氯甲烷溶解，加入 5%溴的三氯甲烷溶液，若产生蓝紫色或绿色，提示有薁类化合物存在。

（2）Ehrlich 试剂反应　含挥发油溶液，加 Ehrlich 试剂（对-二甲氨基苯甲醛浓硫酸）1～2滴，产生紫色或红色，提示有薁类化合物存在。

植物中的薁类衍生物大部分以其氢化衍生物形式存在，多数已失去其芳香性，结构以愈创木烷骨架类型为多。如圆叶泽兰中的抗癌活性成分泽兰苦内酯（euparotin）、泽兰氯内酯（eupachlorin）以及从新疆雪莲中得到的大苞雪莲内酯（involucratolactone）都属于愈创木烷型倍半萜内酯或其苷类化合物。

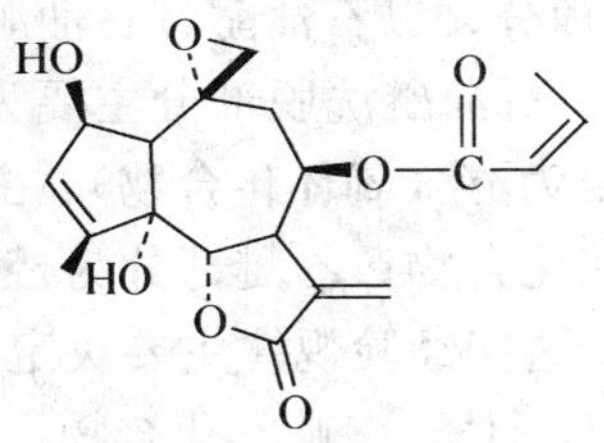

泽兰苦内酯

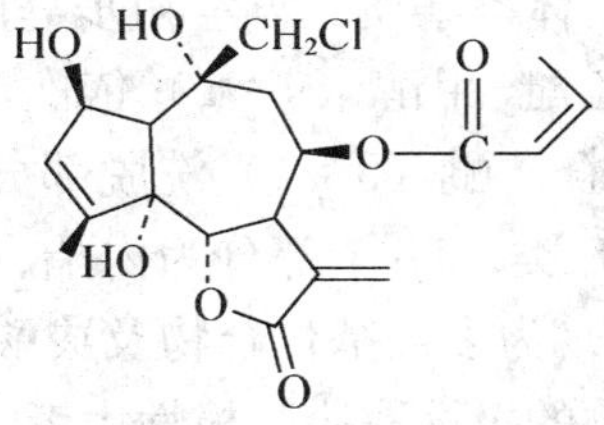

泽兰氯内酯

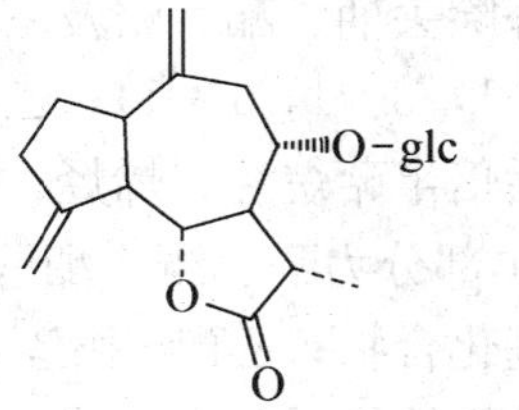

大苞雪莲内酯

5. 三环倍半萜　环桉醇（cycloeudesmol）：存在于对枝软骨藻中，有很强的抗金黄色葡萄球菌作用，还有抗白念珠菌活性。

α-白檀醇（α-santalol）：存在于白檀木挥发油中，属 α-檀香烷衍生物，有抗菌作用。

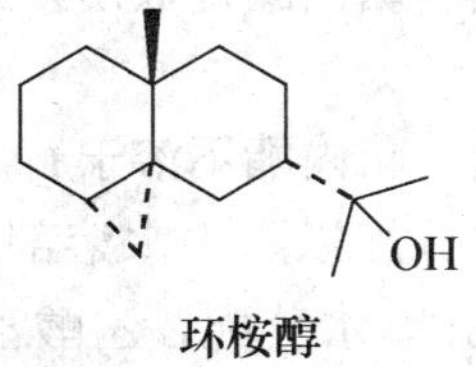

环桉醇

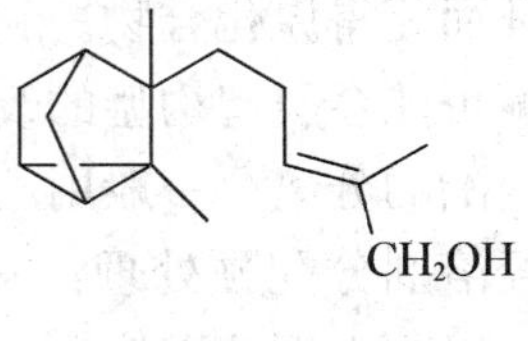

α-白檀醇

三、理化性质

倍半萜往往是挥发油高沸程部分的主要成分，沸程一般在 250～280℃，其含氧衍生物大多有较强的香气，内酯一般为晶体。

倍半萜类化合物一般极性较小，易溶于石油醚、正己烷、环己烷、苯、三氯甲烷、乙醚等中、低极性的有机溶剂，在乙醇、甲醇等溶剂中也有一定的溶解度，随着极性基团如 -OH、-COOH 等增加，极性增强，在强极性溶剂中的溶解度增大。

倍半萜没有专一的显色反应或其他定性鉴别手段，紫外光谱一般也无特征吸收。倍半萜类的定性检查主要靠薄层色谱，采用浓硫酸加热显色或用硫酸香兰素，所显颜色因时间及硫酸中含水量不同而有差异。

值得注意的是十元环类型的化合物进行长时间硅胶色谱分离时，可发生结构转化，应予以考虑。

四、提取和分离

1. 提取、分离方法　倍半萜类一般采用水蒸气蒸馏、有机溶剂提取和碱溶酸沉等方法进行提取，然后采用重结晶和色谱法等进行分离纯化。

(1) 水蒸气蒸馏法　倍半萜大多是挥发油中高沸程部分的主要成分，一般先经水蒸气蒸馏，再经分馏蒸去低沸点的单萜部分，高沸点部分再用色谱分离，可得到倍半萜类化合物。

(2) 有机溶剂萃取法　将采集晾干的生药粗粉，先以石油醚提取除去油脂，然后用乙醇或甲醇提取，蒸去溶剂后，以 20%～50%乙醇处理，尽量使倍半萜溶于醇中，再以苯、乙醚、乙酸乙酯、三氯甲烷萃取，分别蒸去溶剂后，做定性检查。有时上述提取液浓缩时，即有结晶析出。将上述提取物分别进行硅胶或氧化铝吸附色谱分离，若有结构、性质极为相似的，可采用高效液相色谱分离。值得注意的是，石油醚提取物中也可能含有低极性的倍半萜。

(3) 系统提取分离法　植物原料先用乙醚抽提，乙醚浸膏溶于甲醇，于－20℃冷冻，以部分除去油、酯、蜡及三萜、甾体类杂质，再经初步硅胶柱预分，以石油醚、石油醚-乙醚(9：1，3：1，1：1)；乙醚、乙醚-甲醇（9：1）依次洗脱。石油醚洗脱部分主要为烃类，包括倍半萜烷烃、烯烃；石油醚-乙醚（9：1）洗脱部分主要为醚（氧环化合物)、醛、酮；3：1 部分为醛、酮、酯（内酯）类；1：1 部分为内酯、羟基化合物；乙醚部分为羟基、多羟基化合物；乙醚-甲醇（9：1）为多羟基化合物及羧酸类。这些经验规律主要决定于化合物的极性性质，多官能团化合物的极性取决于极性大者。天然甾体、三萜类化合物，由于分子比较大，其酯往往出现于石油醚-乙醚（9：1）部分，单羟基化合物则出现于 3：1 部分。各部位再进行柱色谱或制备薄层色谱分离。本法可用于分离各部位的萜类化合物，或分离其中某个部位的萜类成分。

(4) 碱溶酸沉法　不少倍半萜化合物具有内酯结构，它在热碱溶液中开环成盐而溶于水中，酸化后，闭环而复得原化合物。利用此特性可将倍半萜内酯提取出来或纯化。但操作过程中应注意酸、碱可能会引起构型的改变。

(5) 倍半萜内酯的分离　一般用乙醇抽提，利用倍半萜内酯不溶于石油醚也不溶于水的特点，乙醇浸膏经溶剂分配预处理：常用三氯甲烷-水分配以除去水溶部分，再用石油醚-10%含水甲醇分配以除去石油醚溶物质；也有用乙酸乙酯-水分配，乙酸乙酯部分再经石油醚-10%含水甲醇分配，甲醇部分供分离用。还有将浸膏或原生药用石油醚脱脂以除去非极性部分，或用丁醇-水分配除去极性物质。经上述分配后再做色谱分离，一般硅胶或氧化铝效果较好，个别结构、性质相近的需用高压液相分离。

2. 提取分离实例——青蒿素的提取分离　青蒿素系从黄花蒿（*Artemisia annua* L.）干燥地上部分得到的抗疟有效成分，速效、低毒，但不溶于水，甚至在油中的溶解度也不大，影响其效用的发挥。为此，将其制成蒿甲醚、青蒿琥酯注射剂，具有抗疟效价高、原虫转阴快、速效、低毒等特点。

青蒿叶粉 —①乙醚冷浸；②回收乙醚至小体积→ 乙醚提取物 —20% NaOH 提取；除去酸性物→ —回收乙醚→

乙醚提取物 —与聚酰胺粉混合；用 47%乙醇渗漉→ 稀醇溶液 —①减压浓缩；②乙醚提取、浓缩→ 乙醚溶液 —回收乙醚→

乙醚提取物 —硅胶柱色谱；石油醚-乙酸乙酯梯度洗脱→ 石油醚-乙酸乙酯（9∶1）部分，浓缩得到青蒿素

五、结构鉴定

（一）紫外和红外光谱

倍半萜基本母核一般没有共同的发色团，因此紫外光谱无特征吸收。结构中如有内酯环，一般在 210～200nm 有吸收峰，但特征性不强，如结构中有共轭系统，则其紫外吸收与一般紫外光谱的规律一致。

红外光谱对倍半萜羰基的性质确定极为重要，一般的羰基吸收见表 8-4。

表 8-4　倍半萜类化合物各类羰基的红外特征吸收信号

基团	红外吸收（cm^{-1}）	基团	红外吸收（cm^{-1}）
一般酯类的吸收	1735～1750	α,β-不饱和醛	1685～1710
δ-内酯	1735～1750	酸（饱和）	1700～1725
γ-内酯	1760～1780	环戊烷酮	1735～1750
α，β-不饱和-γ-内酯	1740～1760	环己烷酮	1700～1725
β-内酯	～1840	环己烯酮	1665～1690
醛	1720～1740	环戊烯酮	1690～1710

（二）质谱

倍半萜类的质谱由于基本骨架或取代基位置的不同而有很大变化，因而缺乏共同的规律性。应用质谱，首先能确定分子离子峰，但分子中含有-OH 或-OCOR，则分子离子峰在 EI-MS 中常不出现或很弱，而主要出现脱水峰或 Mclafferty 重排而失去酸部分得到［M-RCOOH］$^+$峰，分子离子峰则需用 CI 或 FD 质谱测定，从 EI 质谱可推测酯侧链。如没药烷型质谱裂解规律如下：

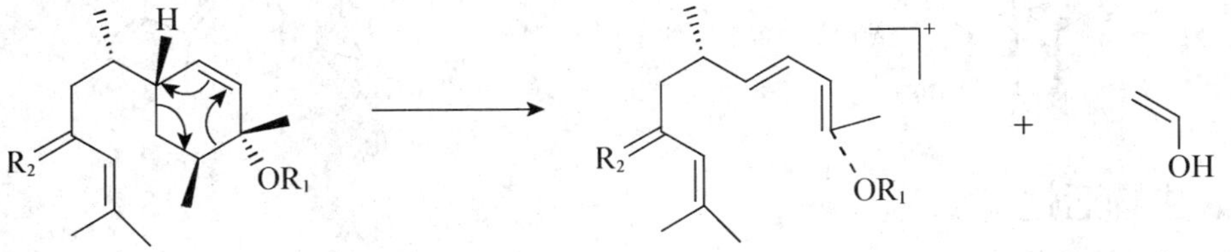

1. R_1=H　R_2=O　*m/z* 252
2. R_1=H　R_2=H_2　*m/z* 238
3. R_1=CH_3　R_2=O　*m/z* 266

m/z 44

（三）^{1}H-NMR

由于倍半萜结构中质子数较多，很多质子的共振信号重叠于 δ 1.0～2.5，因此用低兆赫（100MHz 以下）^{1}H-NMR 一般仅能解析一些烯质子及部分连接于含氧官能团的质子，而高兆赫核磁谱各组质子的信号分离得比较好，可以正确计算出其偶合常数，利用偶合常数及 NOE 技术一般可确定其平面结构及部分立体结构。

（四）^{13}C-NMR

倍半萜的基本母核变化复杂，很难有统一的规律，最重要的是与已知化合物作比较，参照文献解决具体问题。也可利用电子计算机解析或预测倍半萜的^{13}C-NMR。

由于倍半萜母核的多样性及立体结构的复杂性，其结构解析往往需用各种二维谱（HMBC、^{1}H-^{1}H COSY、NOESY 等），甚至 X-射线衍射。

（五）结构鉴定实例

6β-当归酰基-10β-羟基-8β-甲氧基-艾里莫芬-7（11）-烯-12，8α-内酯的结构鉴定[20]

从箭叶橐吾中分离出一个化合物Ⅰ：无色胶体，$[\alpha]_D^{20}$：+135°（*c* 0.43，丙酮）。FAB-MS *m/z* 379 $[M+H]^+$，结合^{1}H-NMR、^{13}C-NMR 及 DEPT 谱确定其分子式为 $C_{21}H_{30}O_6$。IR cm^{-1}：1651，1715，1775 和紫外吸收（228nm）显示结构中具有不饱和内酯片段。^{1}H-NMR（$CDCl_3$）：δ 1.14（s，3H，14-Me），0.92（d，3H，*J* = 5.8Hz，15-Me），2.08（s，3H，13-Me），3.07（s，3H，8-OMe），3.71（s，1H，10-OH），6.25（qq，1H，*J*=7.2，1.35Hz，H-3′），2.04（dq，1H，*J*=7.2，1.4Hz，H-4′），1.93（dq，1H，*J*=1.4，1.35Hz，H-5′），从上述^{1}H-NMR 中看出该化合物有 3 个甲基，1 个甲氧基，1 个羟基及 1 个当归酰基（angeloyl group）。^{13}C-NMR 中显示有 15 个碳信号，DEPT 谱表明为 6×C，2×CH，4×CH_2，3×CH_3，结合^{1}H-NMR 和生源关系，初步确定Ⅰ为一个艾里莫芬内酯。HMBC 中，H-6 与 C-1′（δ 166.4），甲氧基质子与 C-8（δ 105.7），羟基质子与 C-10（δ 73.6）分别有相关，从而确定当归酰基接在 C-6 位，-OCH_3在 C-8 位，而-OH 在 C-10 位。Ⅰ的立体结构，从生源上确定 Me-14 和 Me-15 为β型。NOESY 谱中观察到 H-4 和 H-9 的相关峰，表明该化合物是一个 A/B 环顺式稠合的艾里莫芬内酯，从而 10-OH 应当是β构型。C-8 位-OCH_3的构型依据 Me-14 和 Me-15 的相对化学位移来确定[21]。当 Me-15（d 峰）在 Me-14（s 峰）的高场时，化合物为α-内酯，即 C-8 位为β取代的-OCH_3。6 位当归酰基被定为β取代，可从 NOESY 谱中 H-4 和 H-6 的相关峰来判断，此外，H-6 和 H-13 的高烯丙型偶合的消失也证明了此点。因此，综合上述信息，Ⅰ的结构式确定为 6β-当归酰基-10β-羟基-8β-甲氧基-艾里莫芬-7（11）-烯-12，8α-内酯。

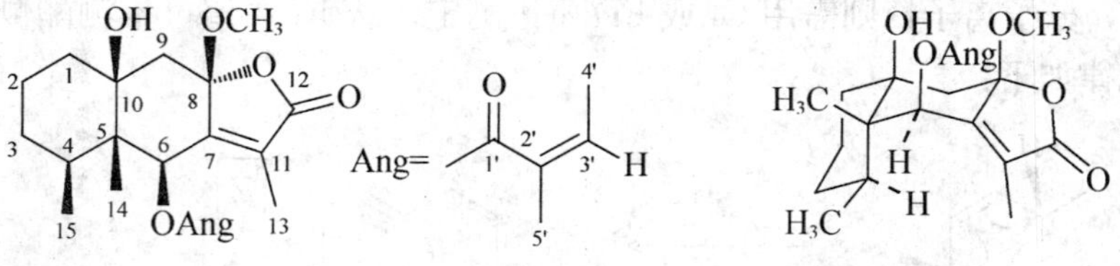

六、生物活性

1. 细胞毒作用　多种倍半萜及内酯体外对 KB 细胞、P-388 淋巴白血病细胞、L-1210 白血病细胞、人肝癌 SMMC-7721 等多种肿瘤细胞株有细胞毒活性。其构效关系也已大致清楚[22]：α-亚甲基-γ-内酯是细胞毒作用的主要有效基团，α,β-不饱和酮也有较强的作用，如两者并存则作用更强，酯侧链可增加亲脂性，细胞毒作用增强。盘花垂头菊中两种高含氧的甜没药烯型倍半萜体外对人肝癌 SMMC-7721 细胞有抑制作用，初步研究是通过断裂 DNA、诱导肿瘤细胞凋亡而抑制其生长[23]。

2. 抗菌作用　Illudin S（lampterol）是从夜光蕈（*Clitocybe illudens*）中得到的有抗菌

活性的物质，并报道其有抗癌活性。从 *Aspergillus fumiga* 中分得抗菌、抗寄生虫及抗肿瘤活性物质 Fumagillin。

3. 驱虫杀虫作用　很多倍半萜类有驱虫杀虫作用，如山道年过去被长期用作驱蛔虫药物；青蒿素是我国发现的抗疟新药，具有速效、低毒的特点，并有抗血吸虫作用。Costunolide、eremanthine 等均有杀虫作用。

4. 植物生长发育的控制物质　脱落酸（abscisic acid，ABA）广泛存在于植物的种子、果实、叶、根和茎中。脱落酸及其类似物 xanthoxin 等主要控制植物的落叶以及生长抑制、休眠、发芽等生理现象。

5. 昆虫保幼激素　昆虫保幼激素与蜕皮激素支配昆虫与甲壳类动物的生活规律。juvabione是从冷杉、枞木树胶中分得，同样也存在于以此作为原料的纸浆或有关纸制品中，因而最初曾被称作“纸因子”。它对无翅红椿（*Pyrrhocoris apterus*）有很强的保幼作用。

6. 昆虫性引诱剂及昆虫驱避物质　一些倍半萜类是昆虫及低等动物的性引诱剂。sirenin 是从 *Allomyces sabviscula* 中分得的性引诱剂。倍半萜丙二烯酮（allenic ketone）是从蚱蜢（*R. microptera*）中分得的天然丙二烯酮萜类化合物，对蚂蚁及其他昆虫有驱避作用。

7. 神经系统作用　苦味毒（picrotoxin）、羟基马桑毒素（tutin）及从莽草中分得的剧毒成分莽草毒素（anisatin）均有中枢神经兴奋作用，与番木鳖碱（士的宁）一样有很强的致惊厥作用。苦味毒一般临床用于巴比妥类安眠药中毒的急救，马桑毒素曾用于治疗精神分裂症。

除具有上述活性外，还从一支箭中分得抗胃溃疡的倍半萜内酯苷；牛舌橐吾中的呋喃型倍半萜有钙拮抗作用，可能与影响二氢吡啶类受体有关；另外，一些倍半萜内酯还具有强心活性、抗偏头痛作用等。

第四节　二萜类及二倍半萜类

一、概述

二萜类（diterpenoids）化合物是由 4 个异戊二烯单元构成，含 20 个碳原子的萜类化合物。其结构多样，2000—2006 年报道的二萜类化合物就有 680 多个[24]，其生物合成的前体均为焦磷酸香叶基香叶酯（GGPP）。二萜类化合物的主要骨架、立体结构及相互之间的转化如图 8-6 所示。

二萜类化合物在植物界分布很广，一些含氧的二萜衍生物具有明显的生物活性，如银杏内酯、穿心莲内酯、雷公藤内酯、紫杉醇、丹参醌等。此外，植物分泌的乳汁、树脂、植物醇等均以二萜衍生物为主。二萜类化合物主要分布在菊科、马兜铃科、五加科、唇形科、茜草科等植物中。此外，在菌类和海洋生物中也有分布。

二、结构及分类

根据结构中碳环的数目，二萜类化合物分为无环二萜、单环二萜、双环二萜、三环二萜和四环二萜等。

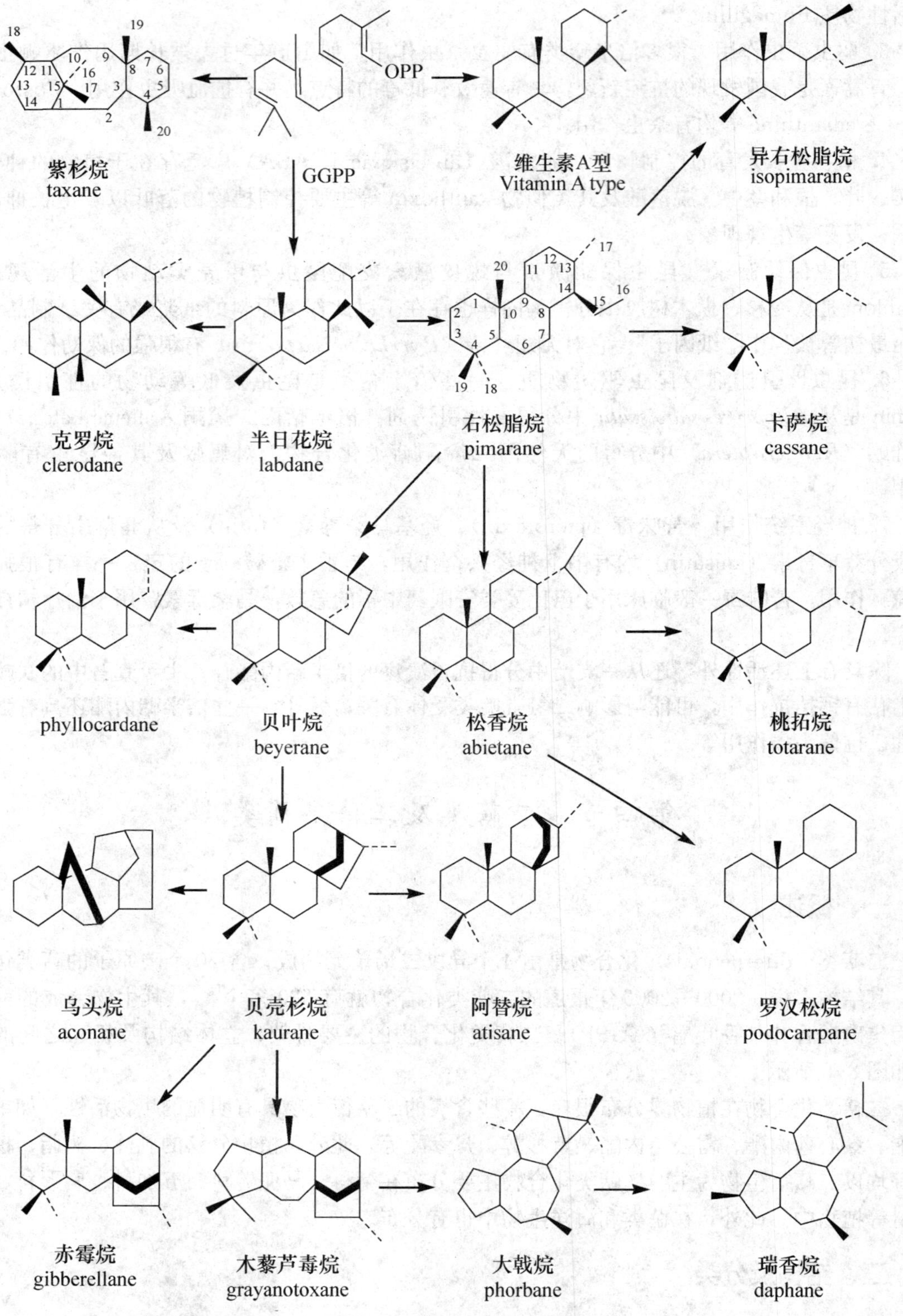

图 8-6　二萜类的基本骨架、立体结构及生物合成

（一）无环二萜（acyclic diterpenoids）

链状二萜化合物在自然界的分布很少，常见的只有植物醇（phytol），一般以与叶绿素分子中的卟啉结合成酯的形式存在，曾作为合成维生素 E 和 K_1 的原料。

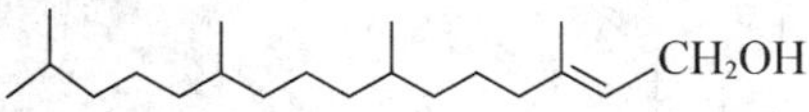

植物醇

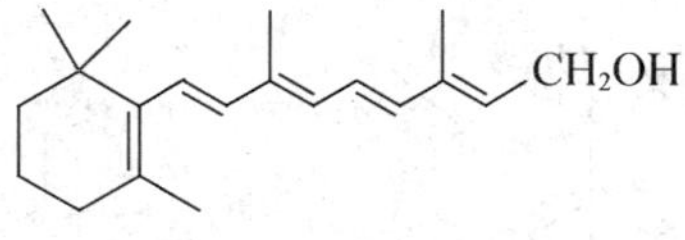

维生素A

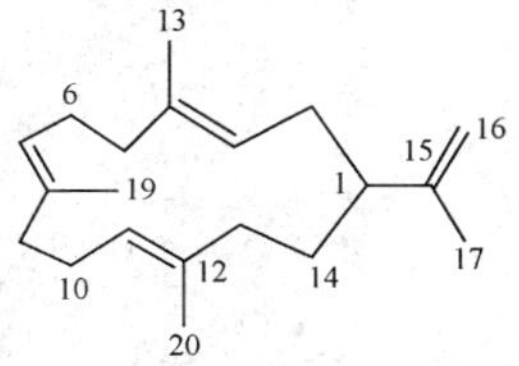

新松烯A

（二）单环二萜（monocyclic diterpenoids）

如鱼肝油中富含的维生素 A（vitamine A）及海洋软珊瑚群柱虫中的新松烯 A［S（+）-cembrene A］。

（三）双环二萜（bicyclic diterpenoids）

许多具有重要生理活性的萜类都属于双环二萜或其衍生物。主要类型有半日烷型（labdane）和克罗烷型（clerodane）。

1. 半日烷型　半日烷型二萜的 20-Me 为 β 构型，5-H 为 α 构型，但当 20-Me 为 α 构型，5-H 为 β 构型时，则称为 *ent*-半日烷型。从生源途径讲，半日烷型被认为是合成其他二环、三环和四环二萜的前体。由半日烷型衍生的其他二萜，一般直接以该萜类名称命名；若是以 *ent*-半日烷型衍生的其他二萜，则在该化合物的名称前冠以 *ent*-。

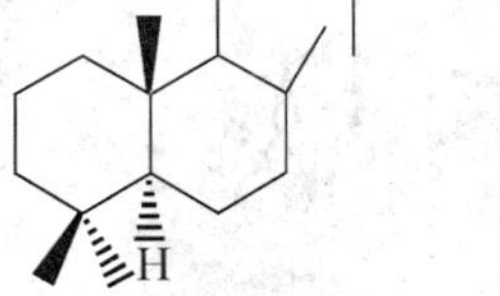

半日烷

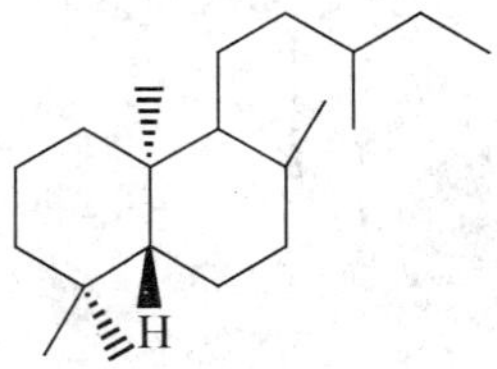

ent-半日烷

穿心莲内酯（andrographolide）是爵床科植物穿心莲（*Andrographis paniculata* Nees）中分离得到的 *ent*-半日烷型二萜，具有抗菌、消炎等活性。此外，穿心莲叶中含有许多其他的二萜内酯类成分，如新穿心莲内酯（neoandrographolide）、14-去氧穿心莲内酯（14-deoxyandrographolide）及其葡萄糖苷等[25]。

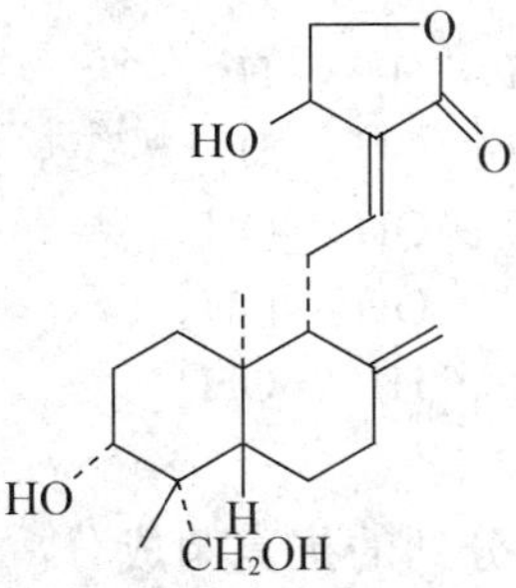

穿心莲内酯

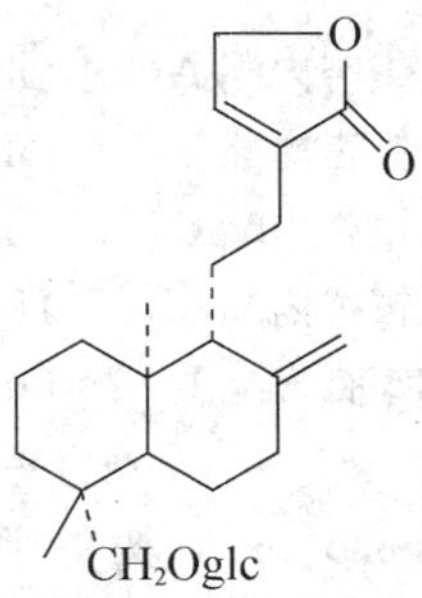

新穿心莲内酯

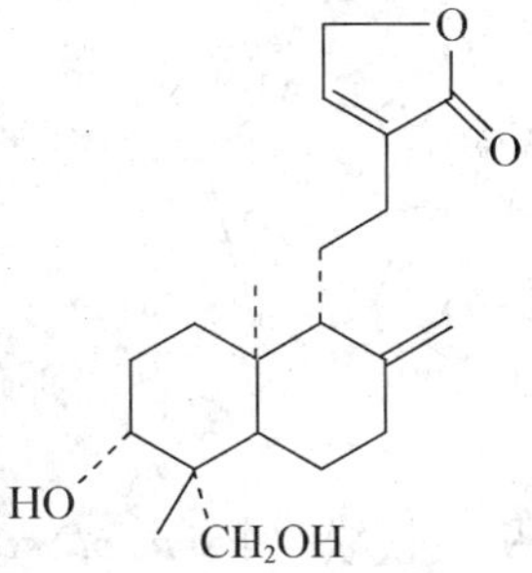

14-去氧穿心莲内酯

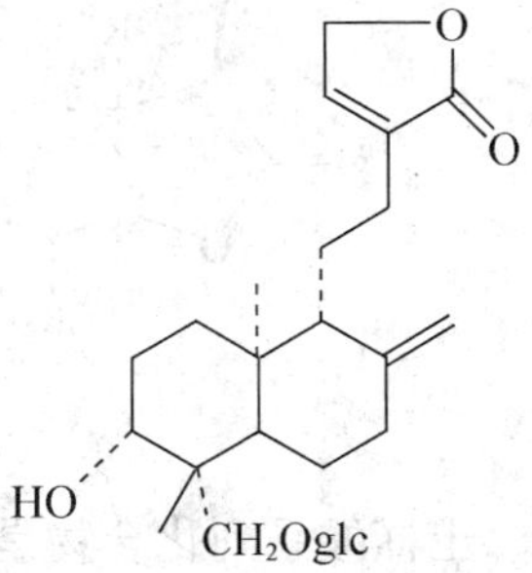

14-去氧穿心莲内酯苷

从姜花属原瓣姜花（*Hedychium forrestii* Diels）中分离得到的原瓣姜花素 A（forrestin A）和 coronarin A 等均是半日烷型二萜，具有一定的细胞毒作用[26]。

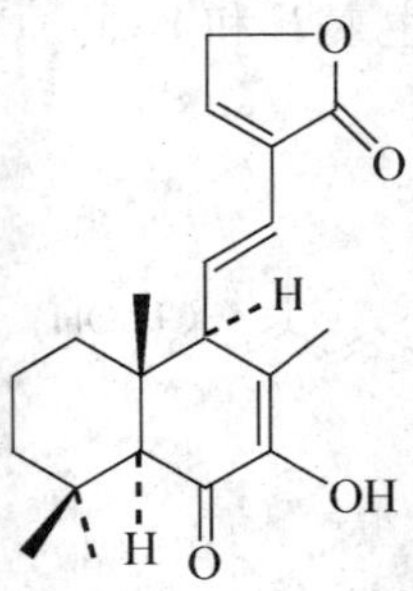

原瓣姜花素A

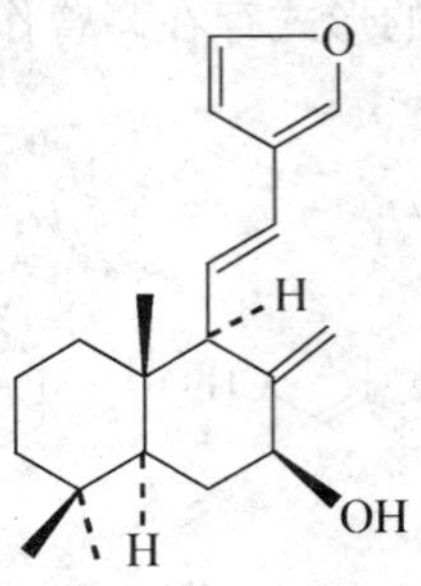

coronarin A

2. 克罗烷型　根据 C-5、C-8、C-9 和 C-10 构型的不同，克罗烷型分为新克罗烷型（neo-clecodane）和 *ent*-新克罗烷型（*ent*-neo-clecodane）。

从马鞭草科植物欠榆大青（*Clerodendron infortunatum*）中分离得到的大青素（clerodin）是最早从植物中分离得到的克罗烷类化合物[27]。从金疮小草（*Ajuga decumbens*）中分离得到的金疮小草素 A（ajugacumbin A）具有良好的昆虫拒食活性[28]。

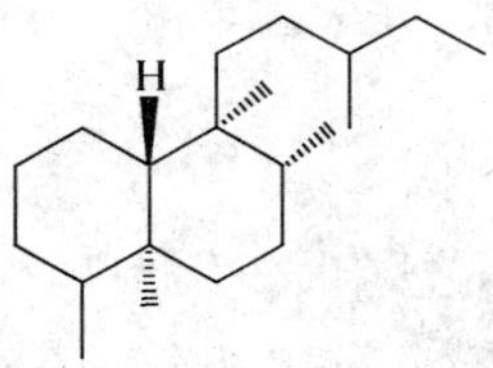

新克罗烷

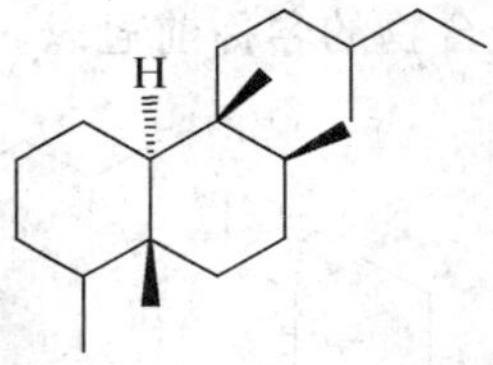

ent-新克罗烷

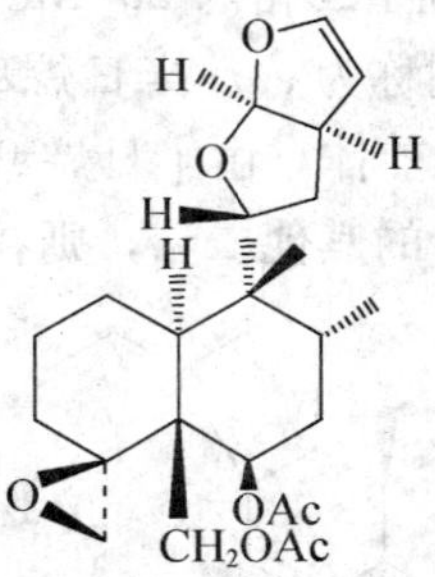

大青素

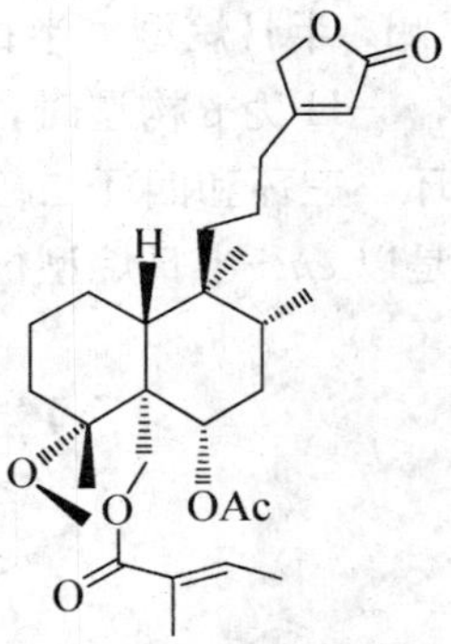

金疮小草素A

3. 其他　银杏内酯（ginkgolides）是银杏科植物银杏（*Ginkgo biloba* L.）叶和根皮的苦味成分，已经分离鉴定的银杏内酯有 ginkgolides A、B、C、M 和 J 等。它们的结构中有三个内酯环，但碳环只有两个，故将其归为双环二萜。银杏的主要活性成分是银杏内酯及银杏黄酮，在治疗心血管疾病方面具有广泛用途[29]。近年来研究表明，银杏内酯具有明显的抑制血小板聚集和抗血栓作用。

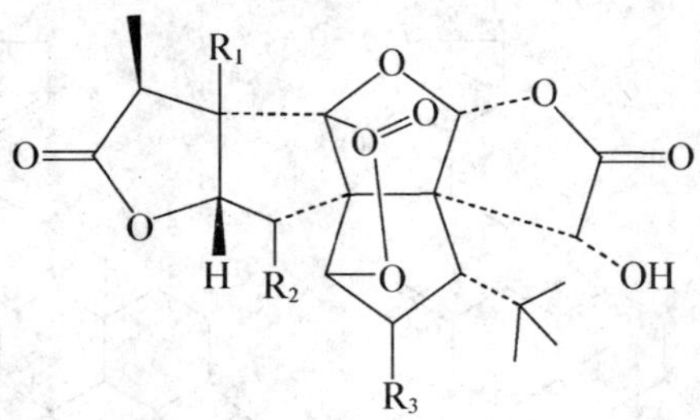

	R_1	R_2	R_3
银杏内酯 A	OH	H	H
银杏内酯 B	OH	OH	H
银杏内酯 C	OH	OH	OH
银杏内酯 M	H	OH	OH
银杏内酯 J	OH	H	OH

土槿酸系列化合物是从金钱松（*Pseudolaric kempferi*）树皮中分到的抗真菌成分，主要包括土槿酸甲、乙、丙、丙$_2$（psedolarics A、B、C、C_2），其中土槿酸乙为主成分，并有抗生育活性[30]。

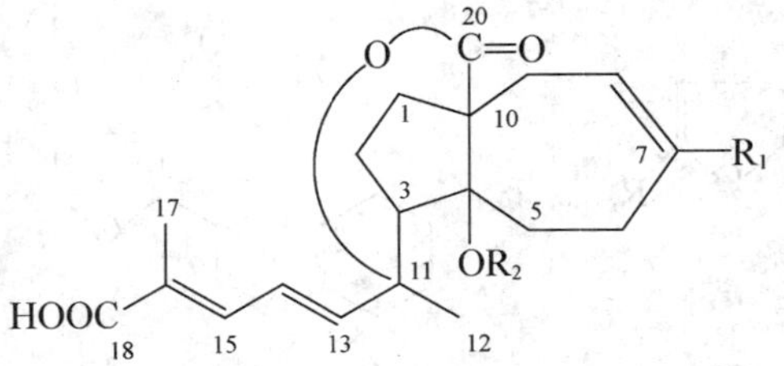

	R_1	R_2
土荆酸甲	$^{19}CH_3$	$^{21}CO^{22}CH_3$
土荆酸乙	$^{19}COO^{23}CH_3$	$^{21}COC^{22}H_3$
土荆酸丙	$COOCH_3$	H
土荆酸丙$_2$	COOH	$COCH_3$

（四）三环二萜（tricyclic diterpenoids）

三环二萜主要骨架类型有松香烷型（abietane）、海松烷型（右松脂烷，pimarane）、桃柘烷型（totarane）、卡山烷型（cassane）、玫瑰烷型（rosane）和紫杉烷型（taxane）。

1. 松香烷型　松香烷在C-13位有一个异丙基存在，该类型二萜由于发生不同程度的脱氢或氧化反应，或者在结构的不同部位发生重排反应，由此产生多种类型的松香烷型二萜。

左松脂酸（levopimaric acid）是结构简单的松香烷型二萜，为松脂中不挥发性成分的主成分，在酸、热及空气的催化下，易于转化为更稳定的松香酸。此外，松脂中的成分还包括右松脂酸（dextropimaric acid）、新松香酸（neoabietic acid）和去氢松香酸（dehydroabietic acid）。

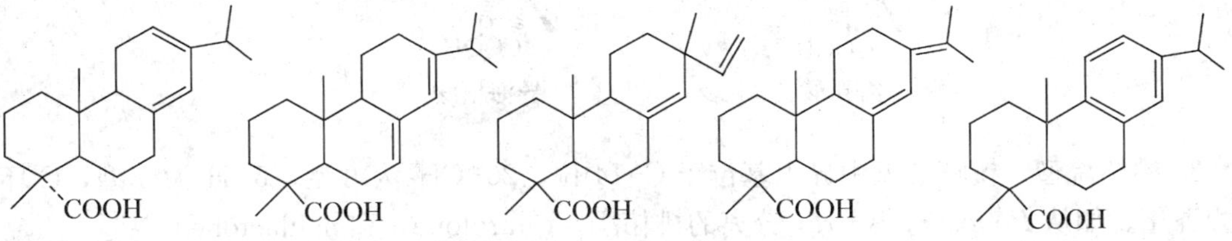

左松脂酸　松香酸　右松脂酸　新松香酸　去氢松香酸

雷公藤甲素（triptolide）、雷公藤乙素（雷公藤羟内酯，tripdiolide）、雷公藤羰内酯（triptonide）、雷醇内酯（雷公藤内酯，triptolidenol）等是从雷公藤（*Tripterygium wilfordii*）中分离出的A环发生重排反应的松香烷二萜，具有明显的抗白血病和抗肿瘤作用[32]。

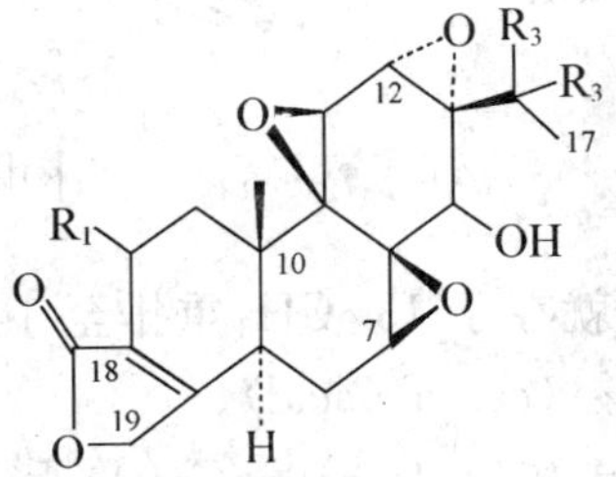

	R_1	R_2	R_3
雷公藤甲素	H	H	CH_3
雷公藤乙素	OH	H	CH_3
雷公藤内酯	H	OH	CH_3
雷公藤羰内酯	H	H	CH_3

丹参酮类化合物是从中药丹参（*Salvia miltiorrhiza*）根中分得的C环具有醌类结构的松香烷二萜类成分，包括丹参酮Ⅰ（tanshinone Ⅰ）、丹参酮Ⅱ$_A$（tanshinone Ⅱ$_A$）、丹参酮Ⅱ$_B$（totanshinone Ⅱ$_B$）、隐丹参酮（cryptotanshinone）等三十余种有效成分，多具有较强的抑菌作用[31,32]。

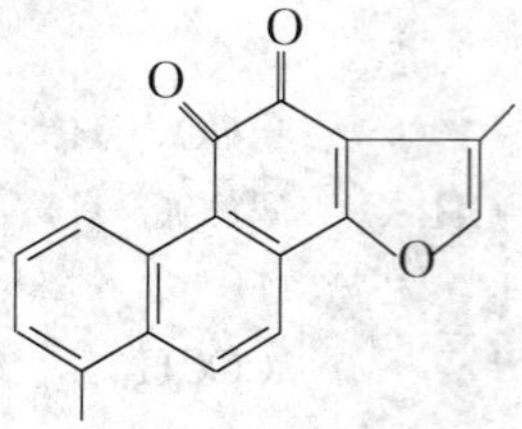

丹参酮Ⅰ

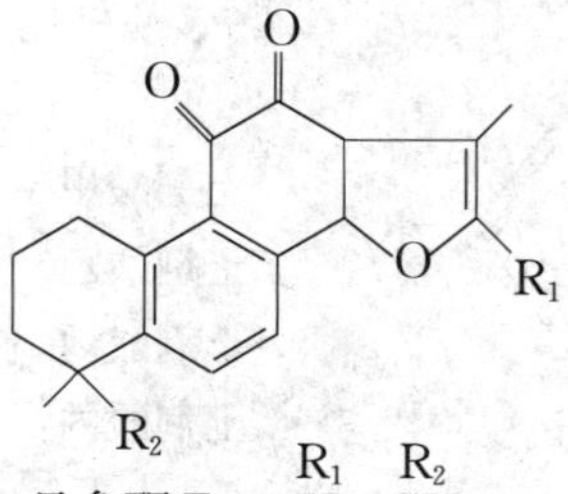

	R_1	R_2
丹参酮Ⅱ$_A$	H	CH_3
丹参酮Ⅱ$_B$	H	CH_2OH

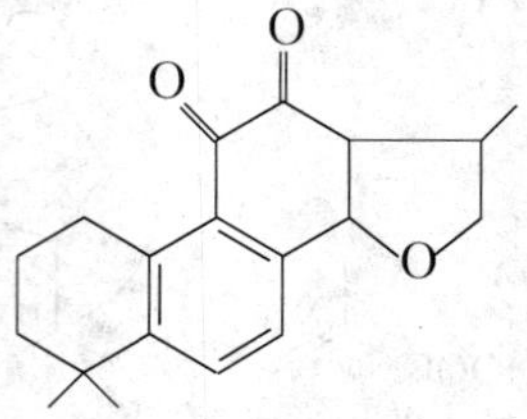

隐丹参酮

2. 海松烷型　海松烷骨架的C-13位为一甲基和乙基或乙烯基取代。当甲基为α构型时，称为海松烷，甲基为β构型时，称为异海松烷。如从柏科植物杜松（*Juniperus rigida*）中分离得到的海松酸（pimaric acid）和异海松酸（isopimaric acid），具有抗菌活性。

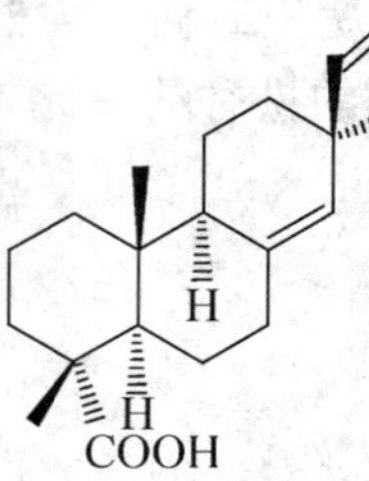

海松酸

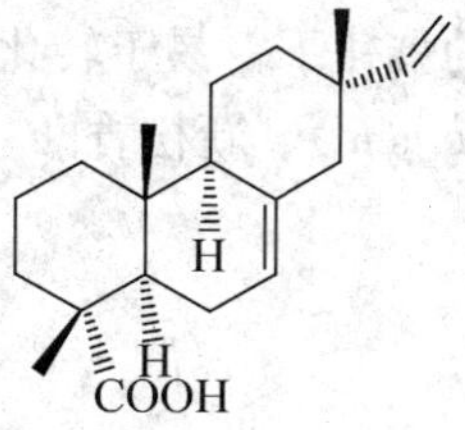

异海松酸

3. 桃柘烷型　桃柘烷型中异丙基位于C-14位，20-CH_3为β型，5-H为α型，C环常被芳香化。如从 *Podocarpus nagi* 分离的桃柘酮（totarolone）和 nalilactone C[33]。

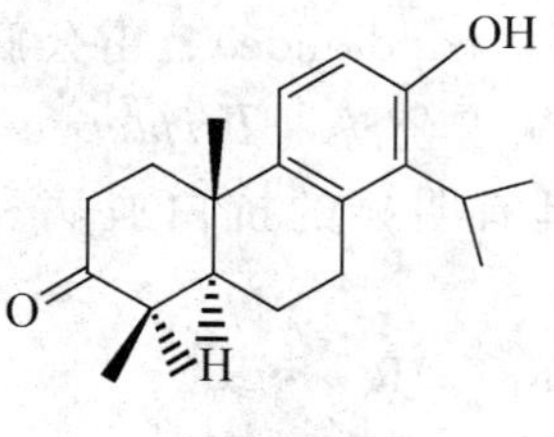

桃柘酮

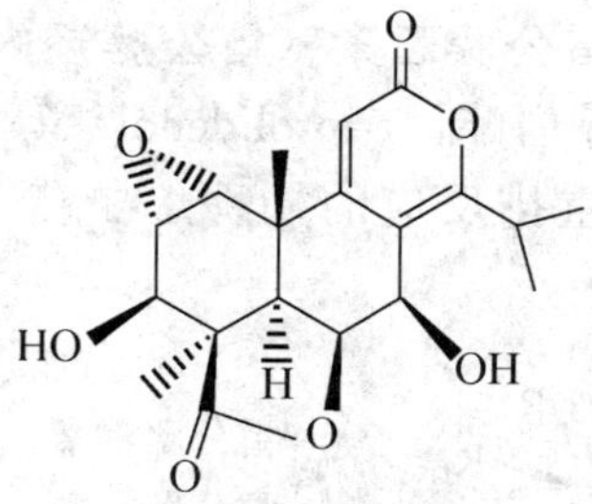

nalilactone C

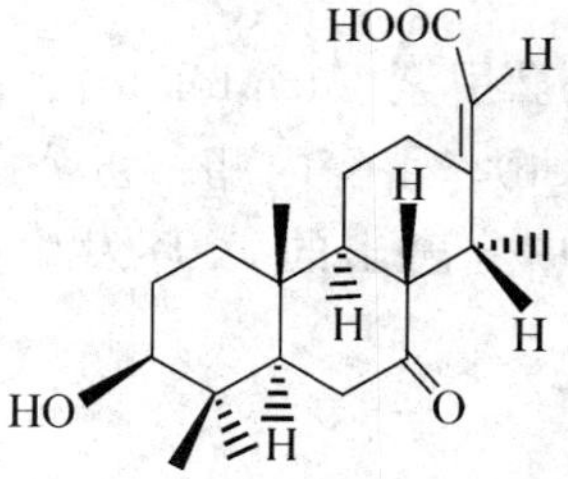

卡山酸

4. 卡山烷型　卡山烷型与海松烷型的结构差别就在于13-CH_3重排至14位，并且其20-CH_3为β型，5-H为α型。代表性化合物如卡山酸（cassaic acid）。

5. 玫瑰烷型　玫瑰烷型二萜由海松烷型的20-CH_3移位（C-10→C-9）所得。从大戟科锈毛野桐（*Mallotus anomalus*）中分离得到了多个玫瑰烷型二萜，如锈毛醇酮（anomallotusin）、异锈毛醇酮（isoanomallotusin）、锈毛双醇酮（anomallotusinin）、环氧锈毛醇（anomallotuside）等[34]。

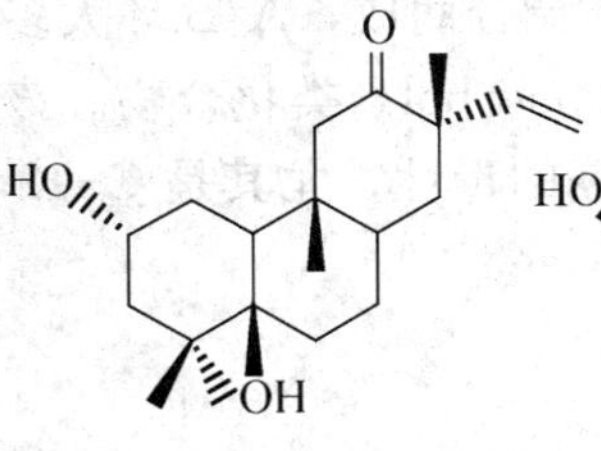

锈毛醇酮

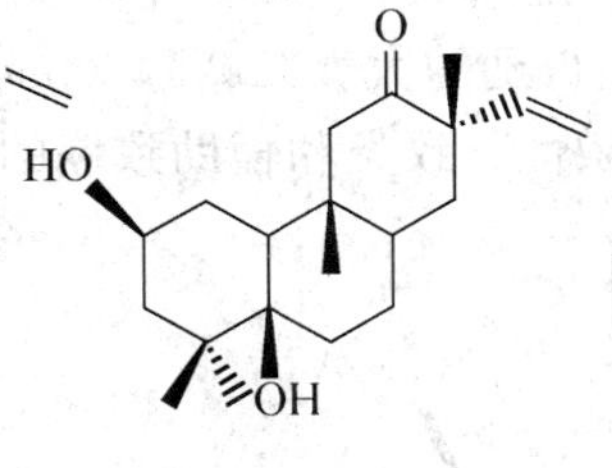

异锈毛醇酮

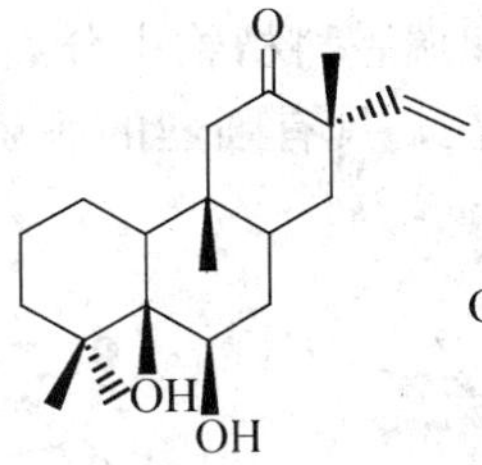

锈毛双醇酮

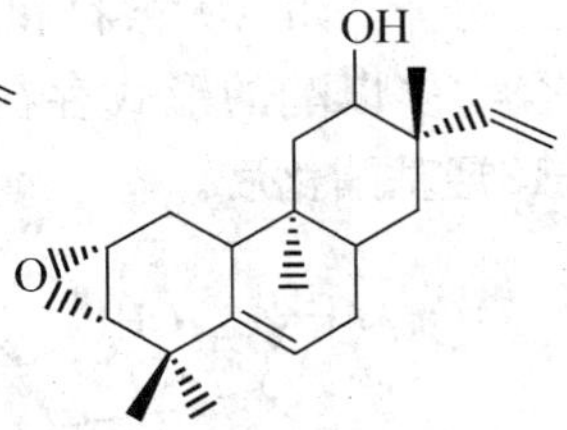

环氧锈毛醇

6. 紫杉烷型　到目前为止，紫杉烷型二萜都是从红豆杉科红豆杉属（*Taxus* L.）植物分离得到，现已从该属植物分离得到紫杉烷型二萜四百余个。代表性化合物为紫杉醇（红豆杉醇，taxol），具有良好的抗白血病和抗肿瘤活性。1972 年底获得美国 FDA 批准上市，临床用于治疗卵巢癌、乳腺癌和肺癌，其作用机制为与微管结合，抑制微管解聚[35~37]。

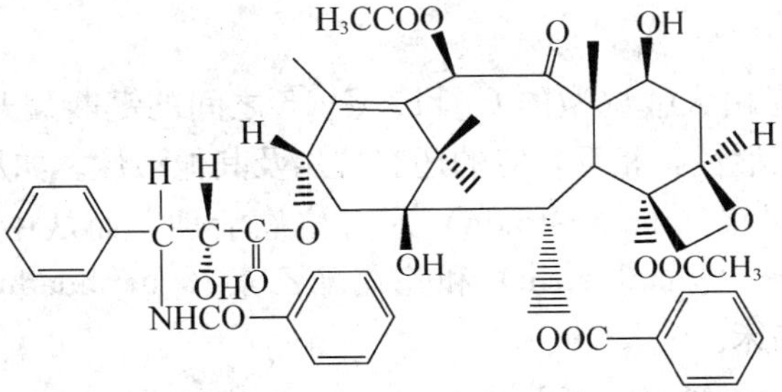

紫杉醇

（五）四环二萜（tetracyclic diterpenoids）

四环二萜的骨架有贝壳杉烷型（kaurane）、贝叶烷型（beyerane）、阿替烷型（atisane）、赤霉烷型（gibberellane）、大戟烷型（phorbane）和瑞香烷型（daphane）等。下面重点介绍贝壳杉烷型、大戟烷型和瑞香烷型。

1. 贝壳杉烷型　贝壳杉烷型二萜是以氢化菲为母核，根据四个环不同的稠合方式及 20-CH_3 及 5-H 构型的不同，分为贝壳杉烷型和 *ent*-贝壳杉烷型，自然界中以 *ent*-贝壳杉烷型二萜为主。至 2005 年底，从香茶菜属（*Isodon*，*Rabdosia*）植物中分离得到的 *ent*-贝壳杉烷型二萜即达 469 个[38]。并且，根据取代基氧化状态、B 环的环合状态等因素的不同，可以将香茶菜属中的 *ent*-贝壳杉烷型二萜分为 8 种类型。其中数目最多的为 C-20 未被氧化的 *ent*-贝壳杉烷型、C-20 氧化的 *ent*-贝壳杉烷型及 6,7-裂环的 *ent*-贝壳杉烷型三种类型，代表性化合物分别为甜叶菊苷（stevioside）、冬凌草甲素（rubescensin A）及延命草素（enmein）。甜叶菊苷为天然甜味剂，因其高甜度、低热值等特性，已经作为蔗糖的代用品广泛地用于医药和食品工业中，供糖尿病患者、肥胖症患者代糖使用[39]。

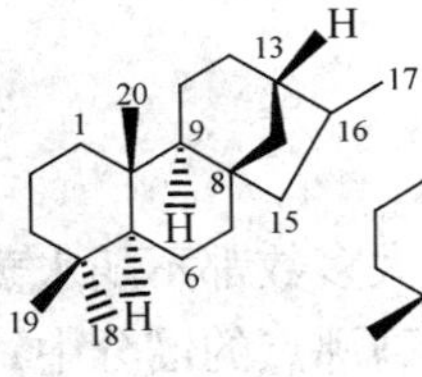

贝壳杉烷

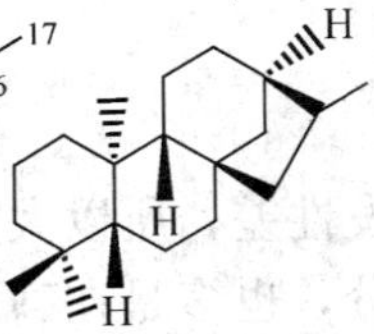

ent-贝壳杉

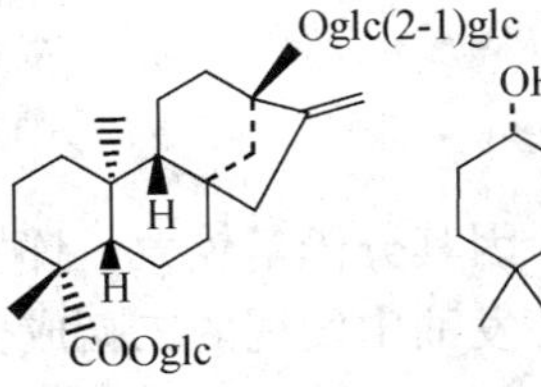

甜叶菊苷

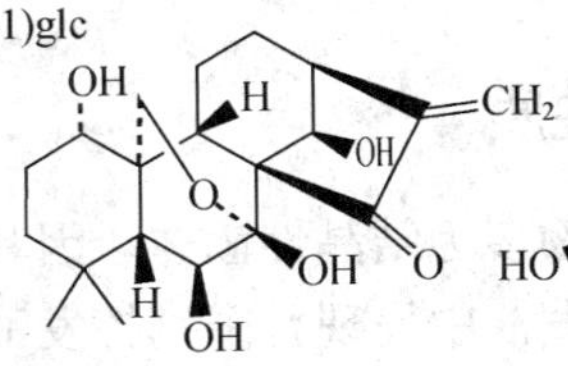

冬凌草甲素

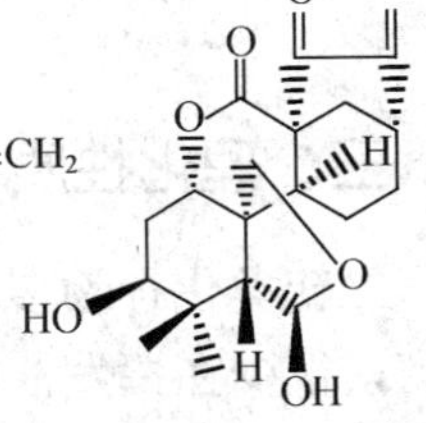

延命草素

2. 大戟烷型　大戟烷型二萜的结构骨架是以 5/7/6/3 四个环稠合而成，A/B 环大多以反式稠合，如从大戟科和瑞香科植物中分离得到的大戟二萜醇（phorbol）类化合物。该类化合物多以酯的形式存在，具有强烈的刺激性、致炎和辅助致癌的毒性，尤其是 C-12 和 C-13羟基酯化后。

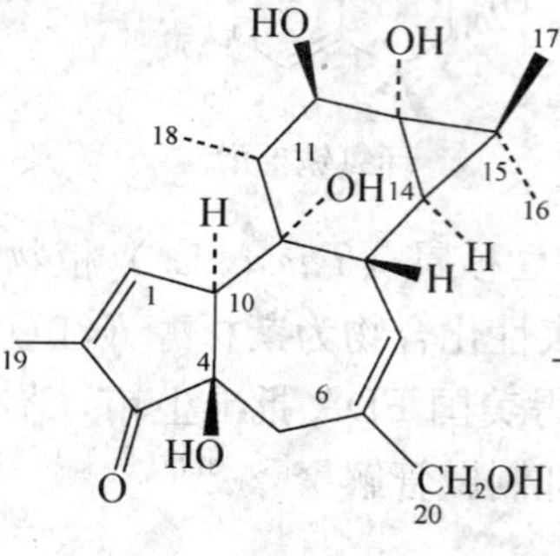

大戟二萜醇

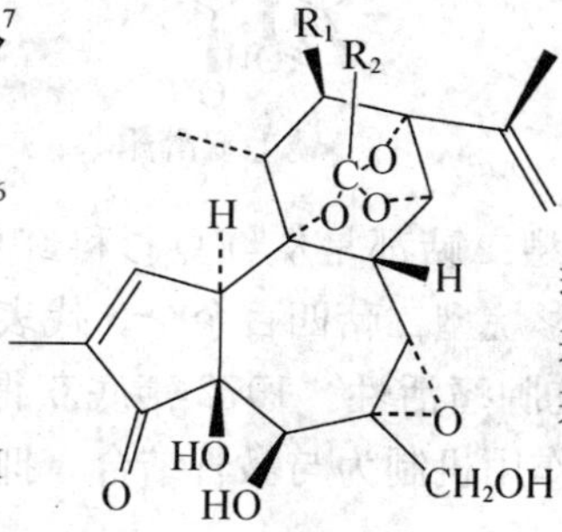

	R1	R2
瑞香毒素	$—C_6H_5$	$—C_6H_5$
芫花酯甲	$—OCOC_6H_5$	$—(CH{=}CH)_2\text{-}(CH_2)_4\text{-}CH_3$
芫花酯乙	$—OCOCH_3$	$—(CH{=}CH)_2\text{-}(CH_2)_4\text{-}CH$

3. 瑞香烷型　瑞香烷型是由大戟烷型的 C-14、C-15 之间的键断裂开环形成。这类化合物也有毒性，但无辅助致癌活性，相反，有的还有抗癌及其他活性。如从欧瑞香（*Daphne mezerum*）中分出的瑞香毒素（daphnetoxin）即有抗癌活性，而从中药芫花（*Daphne genkwa*）中得到的芫花酯甲素（yuanhuacin）和芫花酯乙素（yuanhuadin）则具有中期妊娠引产作用，现已被应用于临床。

（六）二萜生物碱（diterpenoid alkaloids）

除了上述的几种结构外，二萜类化合物还有许多以生物碱的形式存在，迄今已发现的天然二萜生物碱衍生物近千个，分布于 5 个科 7 个属的植物中，主要存在于毛茛科的乌头属（*Aconitum*）和翠雀属（*Delphinium*）植物中，被公认是这两个属植物的特征性成分[40]。

关附甲素（guan fu base A）存在于黄花乌头（*Aconitium koreanum*）根（关白附子）中，具有良好的抗心律不齐的生物活性。

高乌碱（刺乌头碱，lappaconitine）来源于毛茛科植物多种乌头根中，具有解热镇痛及局麻作用。

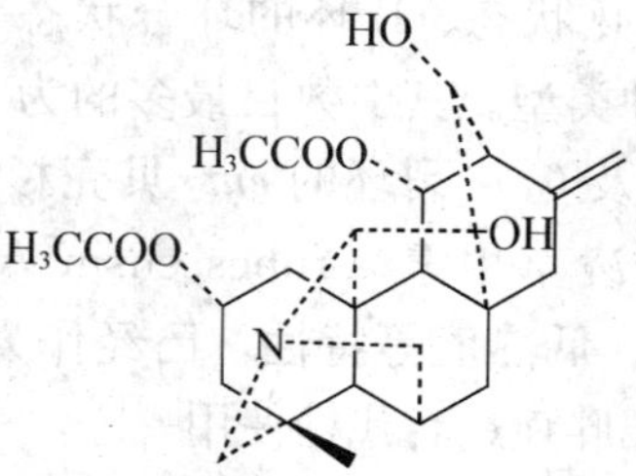

关附甲素

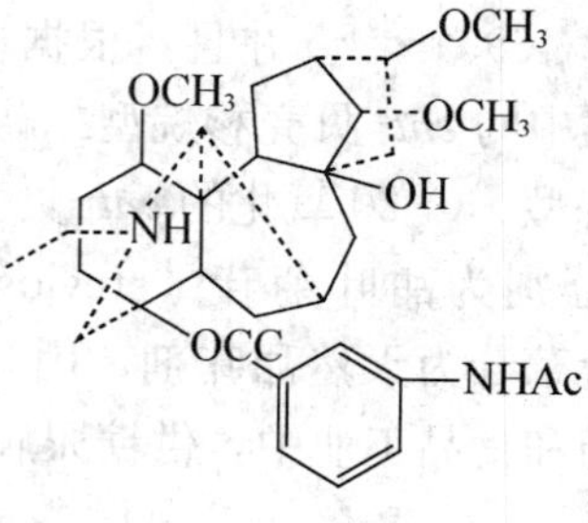

高乌碱

三、理化性质

二萜类化合物多为结晶性固体，因其分子量较大，挥发性差，所以大多数都不随水蒸气蒸馏，很少在挥发油中发现，个别挥发油中发现的二萜成分，也多是在高沸点的馏分中；多以树脂、内酯或苷的形式存在于自然界中。

与单萜和倍半萜类一样，二萜类化合物多具有苦味，但也有例外，如二萜糖苷——甜菊苷的甜味是蔗糖的 300 倍，与其相关的甜味二萜葡萄糖苷的开发应用正受到重视[41]。

二萜类化合物化学性质与前面讲到的萜类化合物的化学性质相似。因含有双键和醛、酮等羰基结构，能够发生各种加成反应，如将其制成相应的盐类化合物，可以增加水溶性。如穿心莲内酯，可以制成丁二酸半酯的钾盐，也可以制成其磺酸钠盐，因其水溶性增加，从而可以制成高浓度的注射剂，增强疗效[42]。

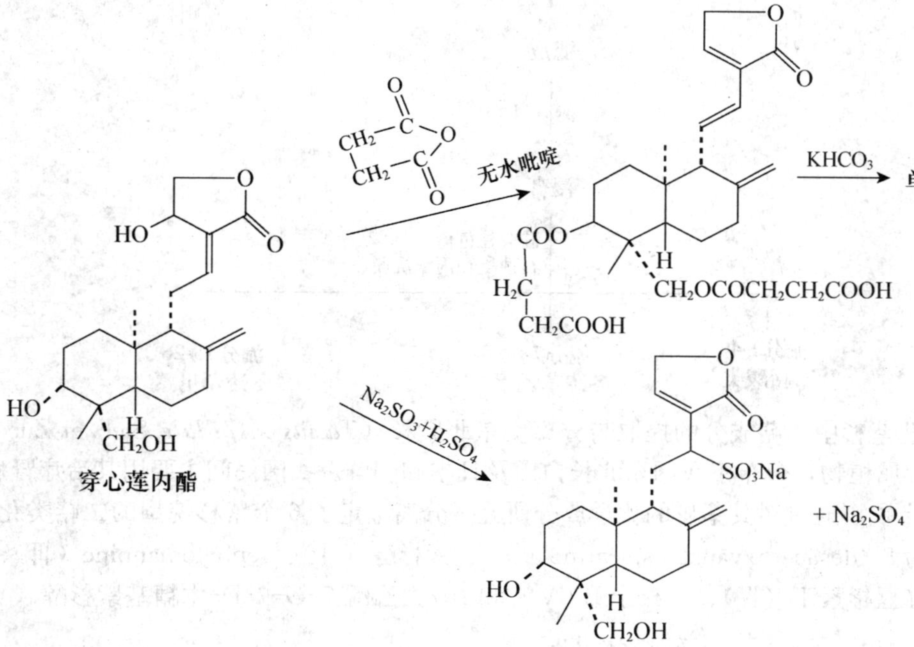

四、提取和分离

二萜类化合物绝大多数以苷元的形式存在，具有较强的亲脂性，易溶于三氯甲烷、乙醚、乙酸乙酯、苯等亲脂性溶剂，也溶于甲醇、乙醇等强极性溶剂中。这类化合物一般都由亲脂性较强的溶剂进行提取或用甲醇或乙醇提取后，醇提物再用亲脂性有机溶剂提取或两相萃取。

值得注意的是二萜类化合物易聚合而树脂化，所以宜选用新鲜药材或迅速晾干药材作为提取原料，并尽可能避免酸、碱的处理。

二萜类化合物的分离与前面的萜类化合物的分离方法相似，一般也是采用结晶法、柱色谱分离法及利用结构中特殊功能团进行分离，最常用的也是柱色谱分离法。

提取分离实例

1. 冬凌草甲、乙素的提取、分离[43]　冬凌草［*Rabdosia rubescens*（Hemsl.）Hara］系唇形科香茶菜属植物，其主要成分为萜类化合物，其中二萜和三萜类成分含量较高。二萜中的主要有效成分为冬凌草甲素和冬凌草乙素（rubescensin B），具有较强的抗肿瘤作用，临床用于肝癌、食管癌及胰腺癌的治疗。

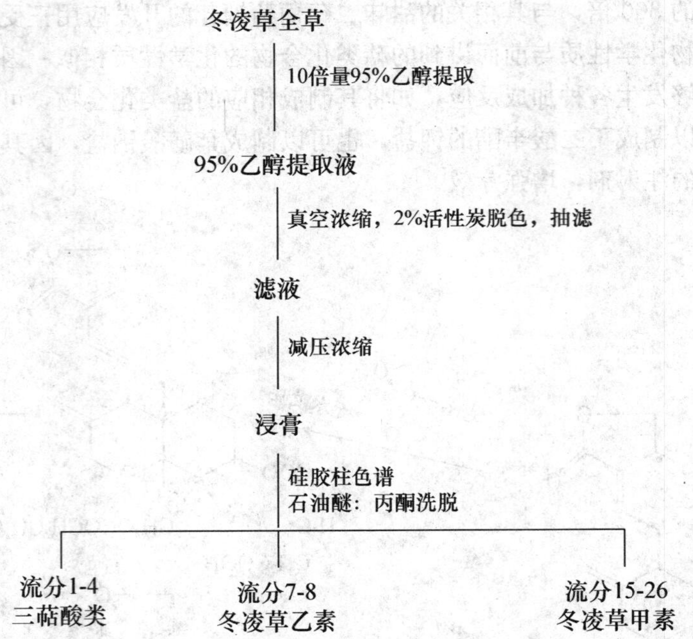

2. 东北紫杉中二萜成分的提取与分离　东北紫杉（*Taxus cuspidate* Sieb. et Zucc.）系紫杉科紫杉属植物，分布于我国东北长白山及日本和朝鲜。我国民间主要用其治疗肾病和糖尿病。张沿军[44]通过对其茎皮的化学成分研究，分离鉴定了6个紫杉烷型的二萜类化合物，分别鉴定为2′-desacetoxyaustrospicatine（Ⅰ）、紫杉醇（Ⅱ）、cephalomannine（Ⅲ）、2-去乙酰氧基红豆杉素丁（Ⅳ）、紫杉宁B（Ⅴ）和10-去乙酰-7-*O*-β-D-木糖基紫杉醇（Ⅵ）。

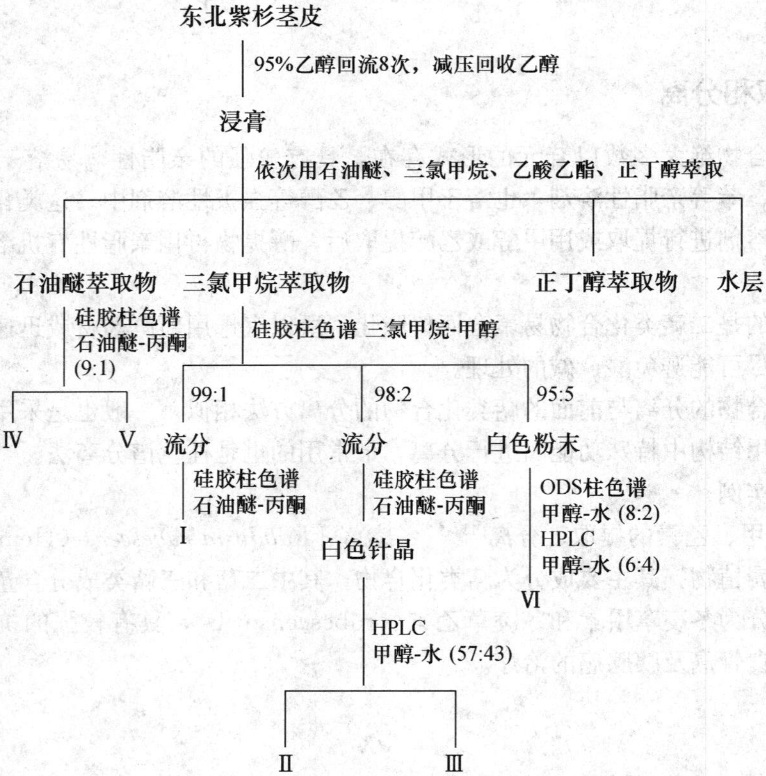

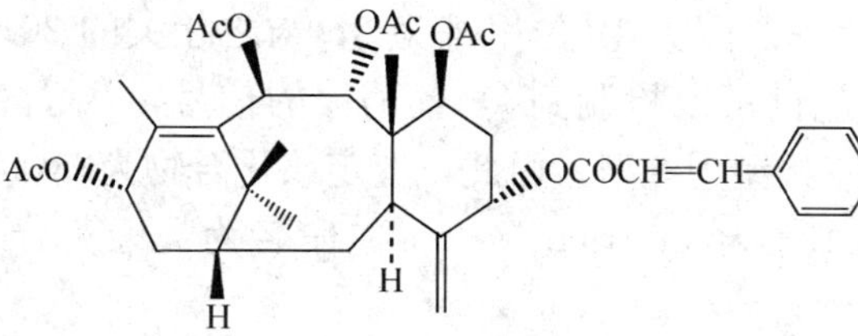

Ⅰ 2'-desacetoxyaustrospicatine

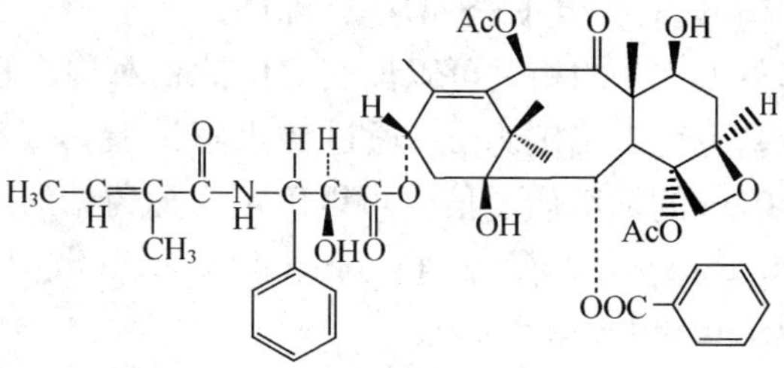

Ⅲ cephalomannine

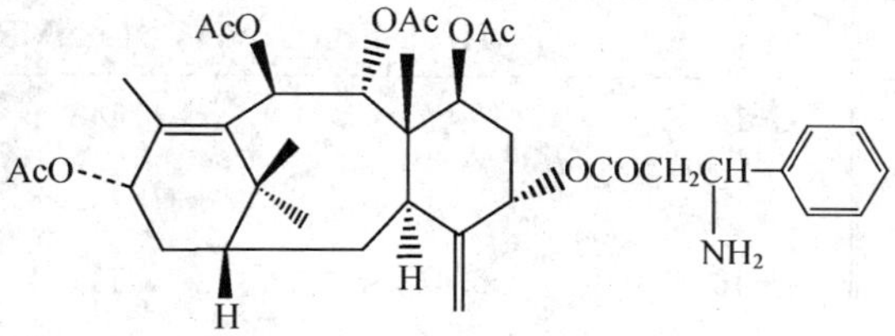

Ⅳ 2-去乙酰氧基红豆杉素丁

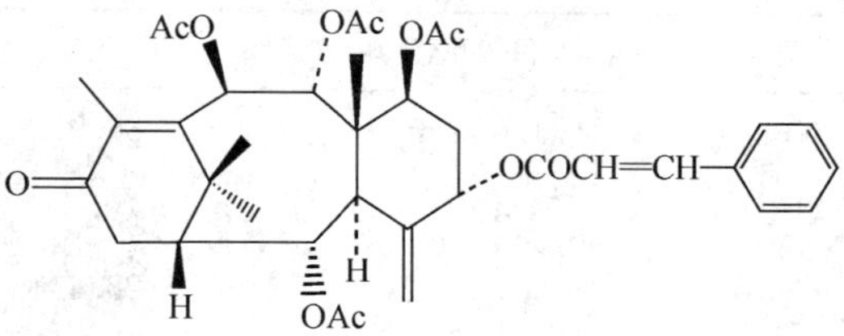

Ⅴ 紫杉宁B

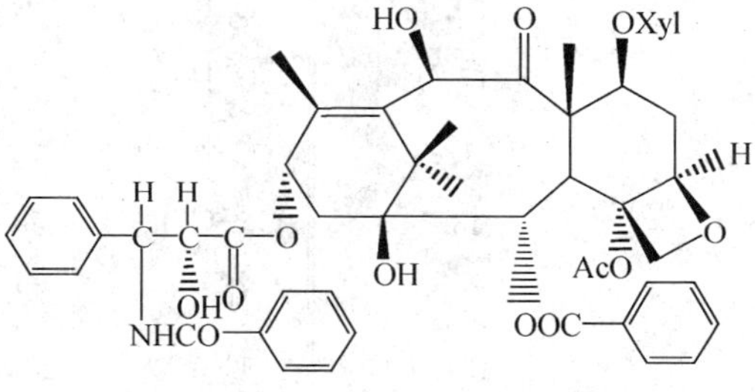

Ⅵ 10-去乙酰-7-*O*-β-D-木糖基紫杉醇

五、结构鉴定

因二萜类化合物结构繁多，其结构鉴定较少有共同的规律，本节结合两个具体的实例介绍二萜化合物的结构鉴定。

1. 天葵苷A的结构鉴定[45] 从天葵子［*Semiaquilegia adoxoides*（DC.）Makino］中分离得到一个二萜苷化合物（Ⅰ）：化合物Ⅰ为无色针晶，紫外灯下有暗斑。HRFABMS *m/z* 493.2440［M-H］$^-$，确定其分子式为 $C_{26}H_{38}O_9$。IR cm^{-1}：3384（羟基），1710（羰基），1615，1425（芳环）。^{1}H-NMR谱（图8-7）显示五取代苯环的质子信号δ6.44，一个连于苯环的异丙基信号和一组糖信号。结合^{13}C-NMR谱（图8-8）与DEPT谱可知26个碳信号分别为：5个伯碳，4个仲碳，9个叔碳，8个季碳。除去所连接的葡萄糖，剩余苷元20个碳，提示为二萜类化合物。根据苷元碳谱数据和苯环取代情况，通过比较文献[46]报道的3,11,12-trihydroxy-8，11,13-abietatrien-7-one的^{1}H-NMR和^{13}C-NMR谱数据，该化合物多了一组糖的信号，而且羰基的位置也发生了变化，即由C-7（δ48.1）变成C-6位羰基（δ212.1），由此可以确定该二萜结构属于松香烷型二萜。从HMBC谱C-12与糖H-1′（δ4.42），H-14（δ6.44），H-15（δ3.71）的相关可以证实糖在C-12位成苷，羰基的确定则由C-6/H-5，C-6/H-7的两个相关得到确证，H-7（δ3.77，3.22）和C-14（δ117.4）的相关关系也为羰基位置的确定提供依据。进一步的^{1}H-^{1}H COSY、HMBC、HSQC谱完成了对该化合物^{1}H-NMR和^{13}C-NMR数据的全部指认（表8-5）。化合物的立体构型通过 NOESY 谱得以确证。由于 H-3α（δ 3.17，dd，J=11.5，4.0Hz）可以确定，故其与 H－5 的相关可以证实 5 位的相对构型也为 α。因为 19 位甲基为 β，与之相关的 20 位甲基也可以确定为 β。通过酸水解试验，气相色谱可以检测到 D-葡萄糖的信号，从 J_{HH1H2} 8.0Hz 的端基质子信号可以确定为葡萄糖的端基构型为 β 型。由此，鉴定该化合物为3β,11-dihydroxy-12-*O*-β-D-glucopyranosyl-8,11,13- abietatrien-6-one，命名为：天葵苷 A（semiaquilegoside A）。

表 8-5　化合物Ⅰ的^{1}H-NMR 和^{13}C-NMR 数据

No.	^{1}H-NMR	^{13}C-NMR	No.	^{1}H-NMR	^{13}C-NMR
C-1	1.65，m	36.9	C-14		143.1
C-2	3.40，m		C-15		142.3
C-3	1.66，m，2H	28.4	C-16	6.44，s	117.4
C-4	3.16，dd (11.5，4.0)	79.0	C-17	3.71，m	26.7
C-5		39.1	C-18	1.15，d (7.0)	24.1
C-6	2.73，s	64.0	C-19	1.13，d (7.0)	24.0
C-7		212.1	C-20	1.09，s	28.4
C-8	3.22，m	48.1	Glc-C-1	4.42，d (8.0)	108.0
C-9	3.77，m		C-2	3.48，overlap	75.4
C-10		131.7	C-3	3.43，overlap	78.0
C-11		132.7	C-4	3.45，overlap	71.0
C-12		46.3	C-5	3.27，overlap	78.4
C-13		148.7	C-6	3.80，dd (12.0，2.5)	62.2

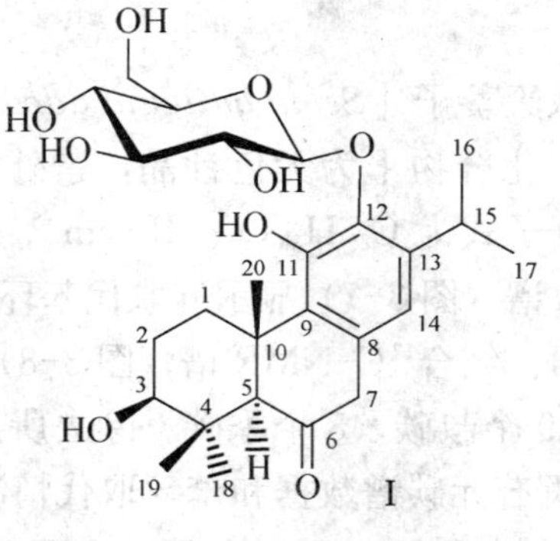

天葵苷A

Ⅰ

2. 5-decinnamoyl-11-acetyl-19-hydroxy taxagifine 的结构鉴定[47]　云南红豆杉（*Taxus yunnanensis*）系红豆杉科植物，其乙醇提取物有显著的抗癌活性，从中分离得到了紫杉烷类二萜化合物（Ⅱ），化合物Ⅱ为白色块状结晶，熔点 209～210℃（MeOH），$[\alpha]_D^{14}$-12.1 ($CHCl_3$)，薄层色谱检查硫酸试剂显棕色斑点。EI-MS 测得分子离子峰 m/z 624，结合^{1}H-NMR 和^{13}C-NMR 确定分子式为 $C_{30}H_{40}O_{14}$。UVλ_{max}202nm，提示该化合物没有苯甲酰基或肉桂酰基；IR 显示羟基（3440cm^{-1}），羰基（1745，1735，1720cm^{-1}）和双键（1640cm^{-1}）。质谱的主要碎片峰 m/z 606 [M-18]$^+$，564 [M-60]$^+$ 和基峰 m/z 43 也证

明分子中有羟基和乙酰基。^{1}H-NMR 呈现两个甲基（δ 1.17，18-Me 和 1.59，16-Me）和 5 个乙酰基上甲基（δ 1.96，1.99，2.10×2 和 2.18）的单峰。在 δ 4.46 和 5.32 的单峰是环外双键质子 20-H 的特征信号，δ 3.7（1H，d，J=8Hz）和 4.19（1H，d，J=8Hz）组成的 AB 系统是位于 C－17 和 C－12 的五元含氧环中的次甲基信号（17－H_2），由此可知化合物Ⅱ是 taxagifine 型紫杉烷类二萜[48]。3α-H 共轭信号在 δ 3.64（d，J=10.2Hz），由^{1}H-^{1}H COSY 谱的相互偶合关系指出 2β-H，1β-H，14α-H 和 14β-H 的化学位移分别在 δ 6.16（dd，J=2.5，10.2Hz），2.42（dd，J=12.0，19.1Hz）和 2.71（d，J=19.1Hz）。由 2β-H 的化学位移可知 2α 位有乙酰氧基存在。δ 5.44 的双重双峰（dd，J=6.3，10.7Hz）归属为 7α-H，并说明 7β 位上存在着乙酰氧基。从^{1}H-^{1}H COSY 谱可以指定 5β-H，6α-H 和 6β-H 的化学位移分别是 δ 4.40（m），1.63（ddd，J=3.9，10.7，14.3Hz）和 2.17（ddd，J=2.4，6.3，14.3Hz），5-H 处于较高场，则 5α 位有羟基存在。δ 5.29 和 5.48（各 1H，d，J=3.1Hz）的两个相互偶合的双峰应归于 9-H 和 10-H，并指出 9α 和 10β 位均有乙酰基存在。9-H 和 10-H 之间的偶合常数 $J_{9β,10α}$=3.1Hz 较一般紫杉烷类二萜化合物的偶合常数 $J_{9β,10α}$=9～12Hz 明显减小，这是由于 C-17 和 C-12 之间形成了含氧五元环，致使环 A 和环 B 发生较大的扭曲，从分子模型可以看到 9β-H 和 10α-H 的双面夹角由原来接近 180°扭成约 120°。同时 2β-H 和 3α-H 的双面夹角亦发生改变而使 J 值增大；1β-H 和 14α-H 的双面夹角则由原来的近于 90°变成接近 180°，J=12Hz。此外，^{1}H-NMR 中还有 δ 4.29（1H，d，J=12Hz）和 4.41（1H，d，J=12.1Hz）组成的 AB 系统应归于 19-羟甲基的次甲基信号。在 taxagifine 型化合物中，taxacin（Ⅲ）[49] 和 taxinine M（Ⅳ）[50] 在 C-19 均为苯甲酰基取代，其 19 位亚甲基氢信号为 δ 4.46，5.18 和 δ 4.42，5.31，显示羰基去屏蔽作用造成两个氢的化学位移值差别很大，而且其中一个氢的 δ>5。化合物Ⅱ的 19 位亚甲基信号为 δ 4.29 和 4.41，说明它应当与-OH 相连，这样分子中最后一个乙酰氧基应连接在 C-11 上。因此，化合物Ⅱ被鉴定为 5－decinnamoyl－11－acetyl－19－hydroxy taxagifine。分析Ⅱ的波谱数据并与化合物Ⅲ和Ⅳ数据对比，对该化合物的^{1}H-NMR 和^{13}C-NMR 数据进行了归属（表 8-6）。

表 8-6　化合物Ⅱ的^{1}H-NMR 和^{13}C-NMR 数据

No.	^{1}H-NMR	^{13}C-NMR	No.	^{1}H-NMR	^{13}C-NMR
1	2.42dd（2.5，11.9）	48.93	12		91.57
2	6.16dd（2.5，10.5）	69.70	13		204.4
3	3.64d（10.5）	36.54	14	3.00dd（12.0，19.1） 2.71d（19.1）	34.02
4		1444.8	15		49.79
5	4.40m	72.83	16	1.59s	15.19
6	1.63dd（3.9，10.6，14.3） 2.17ddd（2.4，6.3，14.3）	39.41	17	3.70d（8.0）4.19d（8.0）	82.37
7	5.44dd（6.3，10.7）	68.76	18	1.17s	12.09
8		49.31	19	4.29d（12.1）4.41d（12.1）	61.58

续表

No.	^{1}H-NMR	^{13}C-NMR	No.	^{1}H-NMR	^{13}C-NMR
9	5.29d (3.1)	64.34	20	4.46s, 5.32s	112.9
10	5.48d (3.1)	70.47	OAc	2.10s×2, 1.96s 1.99s, 2.18s	20.63×2, 20.77 21.20, 21.27
11		80.52			168.0, 168.4, 169.7 170.3, 171.9

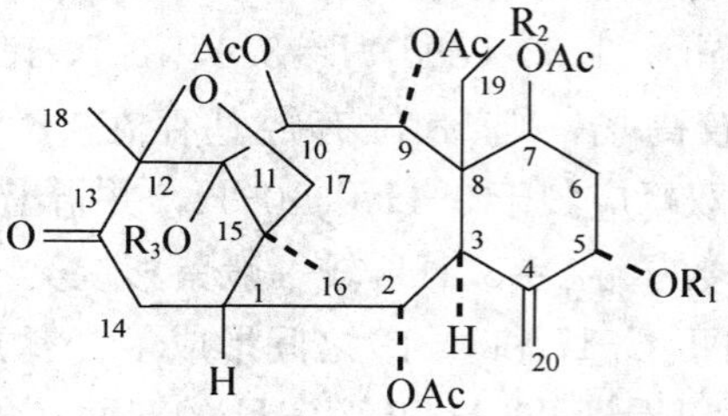

Ⅱ	R_1=H	R_2=OH	R_3=Ac
Ⅲ	R_1=COCH=CHPh	R_2=OCOPh	R_3=H
Ⅳ	R_1=H	R_2=OCOph	R_3=H

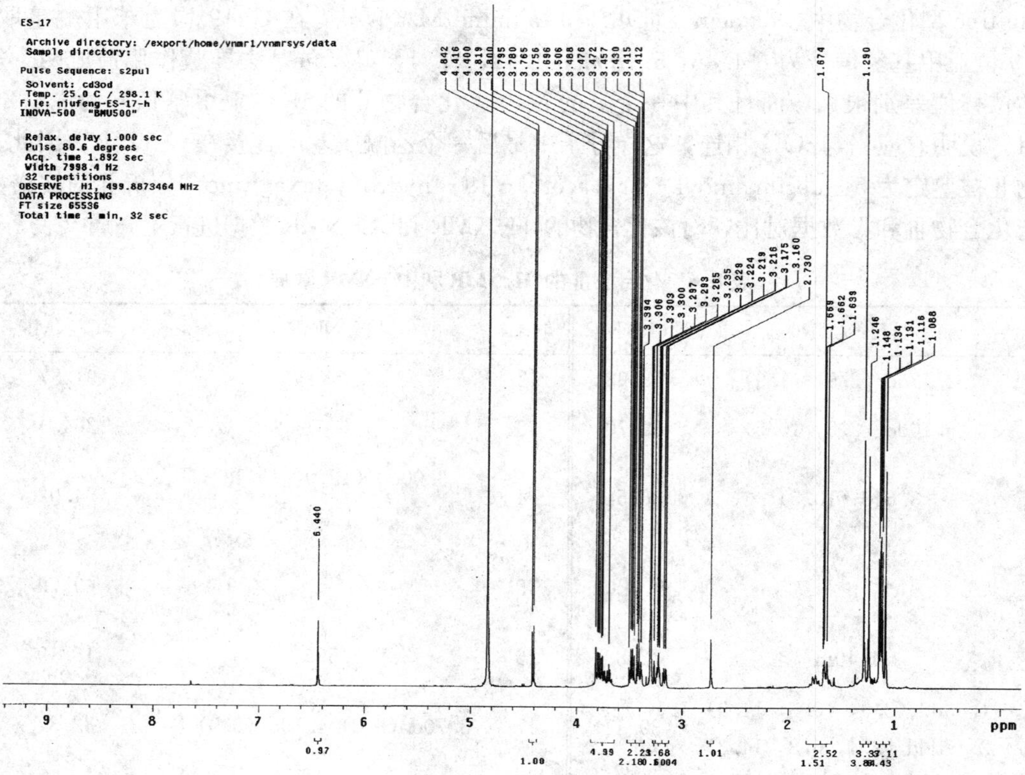

图 8-7 天葵苷 A 的^{1}H-NMR 谱

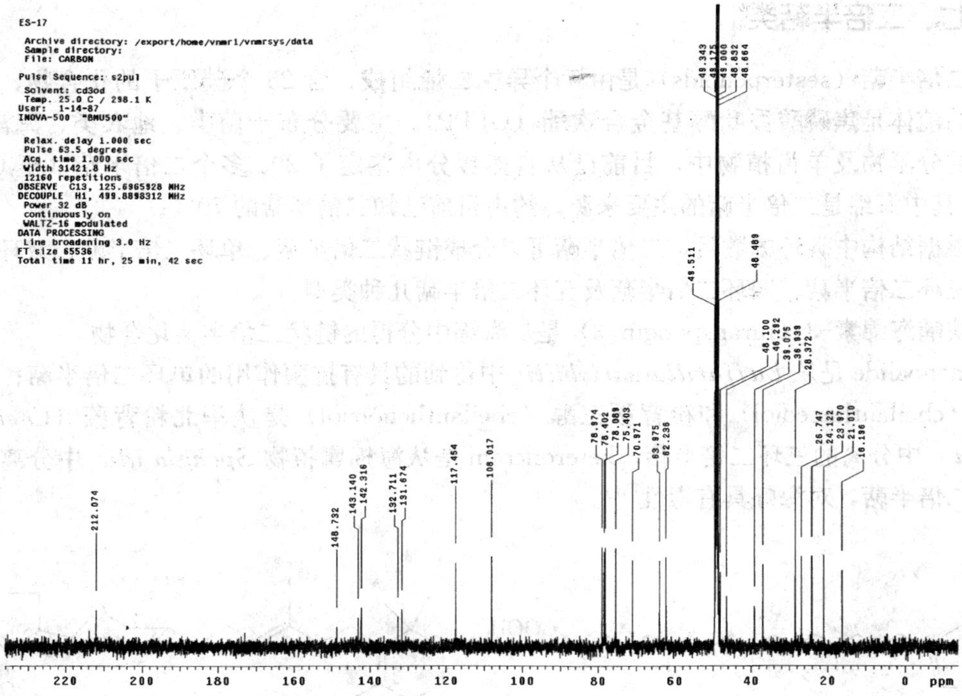

图 8-8　天葵苷 A 的 ^{13}C-NMR 谱

六、生物活性

1. 杀虫活性　二萜类化合物对昆虫有触杀、生长发育抑制以及拒食等作用，如闹羊花素-Ⅲ（rhodojaponin-Ⅲ）对草地贪夜蛾 3 龄幼虫触杀作用的 EC_{50} 为 8.8μg/ml，生长抑制作用的 EC_{50} 为 3.2μg/ml[51]。

2. 抗肿瘤活性　从柳叶珊瑚（*B . excavatum*）中分离出的多种二萜化合物对 p-388、HT-29、KB 和 A-549 等癌细胞具有强烈的生长抑制作用。紫杉醇（taxol）为临床上常用的抗肿瘤药物，其对卵巢癌、乳腺癌和肺癌的效果较好；雷公藤甲素（triptolidel）、乙素（tripdiolidel）和雷公藤内酯（triptolidenol）也具有很好的抗癌活性[52]。

3. 镇痛、麻醉作用　乌头类二萜生物碱能抑制兴奋在神经干上的传导，具有明显的镇痛和麻醉作用，且作用的强度和时间随剂量的加大而增加[53]。

4. 抗炎活性　穿心莲内酯（andrographolide）是穿心莲抗炎作用的主要活性成分，临床上用于治疗菌痢、胃肠炎、感冒发热等。丹参酮类化合物也具有很好的抗菌消炎活性。

5. 引产作用　芫花酯甲素（yuanhuacin）和芫花酯乙素（yuanhuadin）具有中期妊娠引产作用。

6. 心血管作用　从毛喉鞘蕊花（*Colens forskolii*）中分离得到的 4 个二萜化合物，具有显著的降压和强心作用；丹参酮 $Ⅱ_A$ 的磺酸钠盐具有显著的治疗心绞痛的疗效。银杏内酯是银杏制剂中的有效成分，是治疗心脑血管疾病的有效药物。

此外，二萜类成分还有抗真菌、抗生育、抑菌、利尿及皮肤刺激作用等。

七、二倍半萜类

二倍半萜（sesterpenoids）是由 5 个异戊二烯组成、含 25 个碳原子的化合物，其生物合成的前体是焦磷酸香叶醇基金合欢酯（GFPP）。主要分布于菌类、地衣类、海洋生物、昆虫的分泌物及羊齿植物中，目前已从自然界分离鉴定了 200 多个二倍半萜（至 CA. 109 卷）。其中海绵是二倍半萜的主要来源，约占目前已知二倍半萜的 70%。

根据结构中碳环的数目，二倍半萜可以分成链状二倍半萜、单环二倍半萜、双环二倍半萜、三环二倍半萜、四环二倍半萜及五环二倍半萜几种类型。

呋喃海绵素-3（furanspongin-3）是从海绵中分得的链状二倍半萜化合物。

manoalide 是从 *Luffarilla uariabillis* 中得到的具有抗菌作用的单环二倍半萜；粉背蕨二醇（cheilanthenediol）和粉背厥三醇（cheilanthenetriol）是从华北粉背蕨（*Cheilanthes khunii*）中分离的三环二倍半萜；heteronemin 是从海棉属植物 *Spongia idia* 中分离得到的四环二倍半萜，对海虾具有毒性[54]。

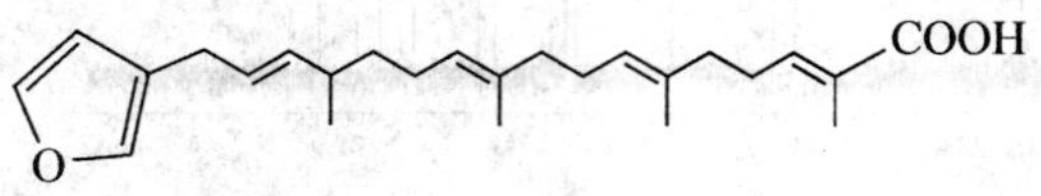

呋喃海绵素-3

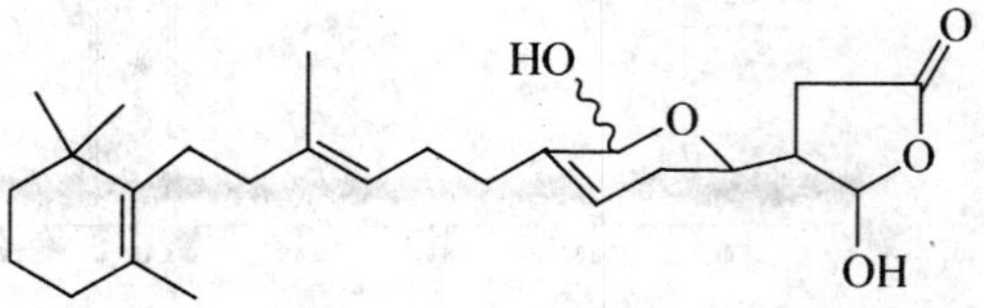

manoalide

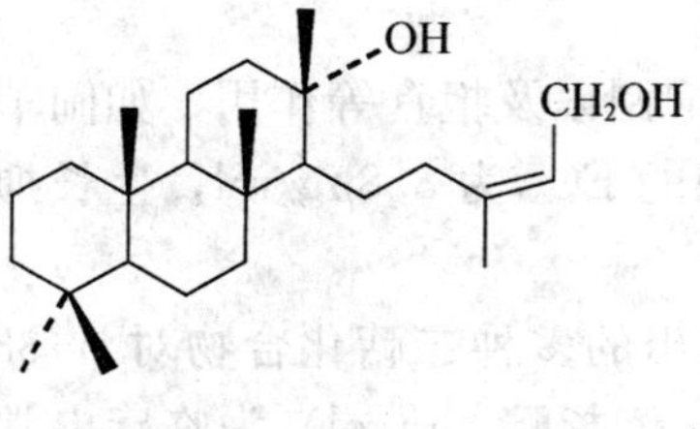

粉背蕨二醇

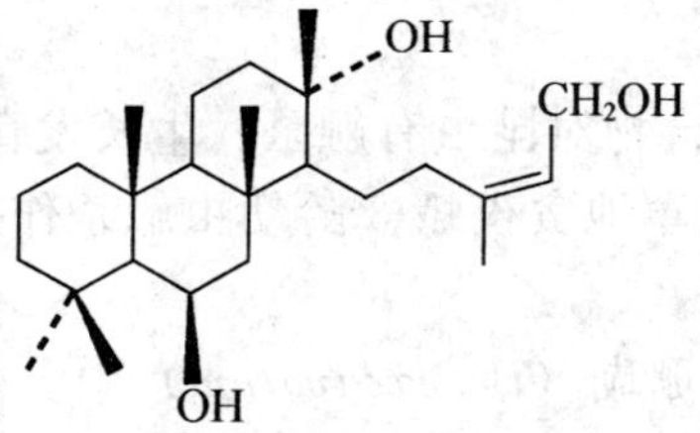

粉背蕨三醇

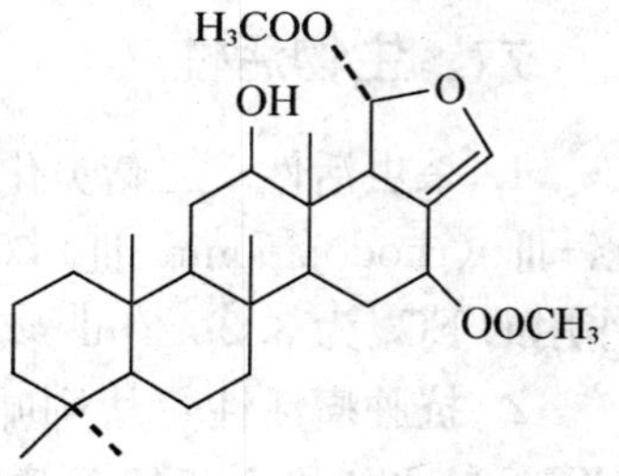

heteronemin

第五节　挥　发　油

一、概述

挥发油（volatile oils）又称精油（essential oils），是存在于植物体中具有挥发性的油状液体的总称，其中有香气的称芳香油。在常温下能挥发，并可随水蒸气蒸馏。挥发油是较早在中药中使用的一类成分，《本草纲目》已记载了提炼精制樟脑、樟油的详细方法。

挥发油类成分广泛地分布于植物界，为芳香植物的主要成分。我国有芳香植物 56 科，136 属，300 余种，具有丰富的资源。挥发油主要存在于种子植物中，尤其是菊科植物包括苍术、白术、菊、蒿、艾、木香、佩兰、泽兰等；芸香科植物包括花椒、吴茱萸、芸香、降香、橙、橘、枳、柠檬、佛手等；伞形科植物如柴胡、当归、小茴香、芫荽、川芎、白芷、前胡、防风、羌活、蛇床子等；唇形科植物中的薄荷、荆芥、藿香、香薷、紫苏、罗勒、迷迭香等；姜科植物如姜、砂仁、草果、豆蔻、高良姜、郁金等；樟科植物如肉桂、香樟、山鸡椒、乌药、木姜子等；木兰科植物如八角茴香、厚朴、辛夷、五味子等；马兜铃科植物如细辛、杜衡、马兜铃等；败酱科植物如败酱、缬草、甘松等；马鞭草科植物如马鞭草、牡荆、蔓荆等；胡椒科植物如胡椒、荜茇等；桃金娘科植物如丁香、桉、桃金娘等；禾本科植物中的香茅、芸香草等都富含挥发油。此外，杜鹃花科、木樨科、瑞香科、檀香科、蔷薇科、三白草科、松科、柏科、藜科、天南星科、莎草科、毛茛科及萝摩科的某些植物中，也含有丰富的挥发油类成分。

挥发油存在于植物的各种组织和器官中，包括腺毛、油管、油室、分泌细胞或树脂道等。如薄荷油存在于薄荷叶的腺鳞中；茴香油存在于小茴香果实的油管中；桉叶油在桉叶的油腔中；姜油在生姜根茎的油细胞中；玫瑰油在玫瑰花瓣表皮分泌细胞中；松节油在松树的树脂道中等。它们呈油滴状或与树脂、黏液质共同存在，少数以苷的形式存在，如冬绿苷。冬绿苷由葡萄糖、木糖及水杨酸甲酯组成，水解后产生的苷元为冬绿油的主要成分。

植物中含挥发油的量一般在1%以下，但也有含量高达10%以上，如丁香含挥发油达14%以上。挥发油随科属种不同，其成分的组成和含量有明显的差别，同时，在不同的植物中，其存在的部位也不同，如薄荷、紫苏的叶，荆芥的全草，檀香的树干，肉桂的树皮，当归的根，茴香的果实，柠檬的果皮，丁香的花，白豆蔻的种子等部位的含量较高。同一植物的不同部位，挥发油的种类和含量也不尽相同，如樟属植物的树皮主要含桂皮醛，叶中主要含丁香酚，而根和木部主要含樟脑。

同一种植物如果生长环境或采收季节不同，挥发油的含量可能有显著的差异。一般全草类药材以开花前期或含苞待放时含油量最高，而根茎类药材则以秋天采集为宜。采集时间不同，同一植物同一药用部位所含挥发油成分也有差别，如当胡荽子（*Coriandrum sativum* L.）果实未熟时，挥发油的主要成分为桂皮醛（cinnamaldehyde）和异桂皮醛，成熟时挥发油主要含芳樟醇（linalool）和杨梅叶烯。

二、挥发油的理化性质

挥发油大多数为无色或淡黄色透明油状液体。少数含有薁类或其他色素的挥发油则呈现特别的颜色，如桂皮油为暗棕色，洋甘菊油为暗蓝色，麝香草油为红色，佛手油为绿色，满山红油呈淡黄绿色等。有的挥发油在冷却时所含有的主要成分析出结晶，这种析出物称为“脑”，如樟脑、薄荷脑等。

挥发油可溶于多种有机溶剂如石油醚、乙醚、三氯甲烷、二硫化碳、油脂等，但几乎不溶于水。能溶于高浓度乙醇，在低浓度乙醇中只能部分溶解。

（一）物理常数的测定

挥发油能在常温挥发，涂在纸片上，挥发不留痕迹，可与脂肪油区别。大多数挥发油都具有香味或其他气味，呈中性或酸性，挥发油的气味是评价其质量优劣的重要标志。

挥发油大多数有光学活性和折光性。比旋度在+97°～117°，折光率在1.43～1.61。折光率是挥发油质量鉴定的重要依据之一。

挥发油的沸点一般在70～300℃，能随水蒸气蒸馏；相对密度在0.85～1.065，如丁香油、桂皮油比水重，密度大于1。

（二）化学常数的测定

挥发油的化学常数是指示挥发油质量的重要手段。其中酸值、皂化值、酯值是重要的化学常数，也是表示质量的重要指标。

1. 酸值　酸值是代表挥发油中游离羧酸和酚类成分的含量。以中和 1g 挥发油中含有的游离羧酸和酚类所需要氢氧化钾毫克数表示。

2. 酯值　代表挥发油中酯类成分含量，以水解 1g 挥发油所需要氢氧化钾毫克数表示。

3. 皂化值　以皂化 1g 挥发油所需要氢氧化钾毫克数来表示，实际上，皂化值等于酸值和酯值之和。

（三）官能团的鉴定

1. 酸碱性　测定挥发油的 pH。如呈酸性反应，则表示挥发油成分中含有游离酸性基团，如羧基和酚羟基等；如呈碱性反应，则表示挥发油成分中含有碱性基团，如氨基等。

2. 酚类　将少许挥发油溶于乙醇中，加入三氯化铁乙醇溶液，如产生蓝色、蓝紫或绿色，则表明挥发油中含有酚类成分。

3. 羰基化合物　用硝酸银的氨溶液检查挥发油，如发生银镜反应，则表示醛类等还原性化合物存在；与苯肼或苯肼衍生物、氨基脲、羟胺等试剂反应，如产生结晶性的衍生物，则表示有羰基类化合物存在。

4. 内酯类化合物　在挥发油的吡啶溶液中加入亚硝酰铁氰化钠试剂及氢氧化钠溶液，如出现红色并逐渐消失，表示油中含有内酯类化合物。

5. 不饱和化合物及其衍生物　在挥发油的三氯甲烷溶液中滴加溴的三氯甲烷溶液，如红棕色褪去，表示油中含有不饱和化合物；继续滴加溴的三氯甲烷溶液，如产生蓝色、紫色或绿色，则表示油中含有薁类化合物。此外，在挥发油的无水甲醇溶液中加入浓硫酸，如有薁类衍生物存在，则应产生蓝色或紫色反应。

挥发油与空气、光线接触会氧化变质，颜色加深、使香味改变，形成树脂样物质，不能随水蒸气蒸馏。因此，挥发油应贮存于棕色瓶内，密封，阴凉低温保存。

（四）薄层鉴定

挥发油成分较复杂，一般采用薄层鉴别，其灵敏度高，干扰少，有利于分析判断结果，但是薄层鉴别操作比较麻烦。

1. 吸附剂和展开剂　吸附剂一般为硅胶和氧化铝，展开剂如采用石油醚（或正己烷），可使不含氧的烃类成分展开，含氧化合物一般留在原点；采用石油醚-乙酸乙酯（85：15），则不含氧的烃类到达前沿，含氧化合物可较好地展开。在实际操作中需同时利用这两种展开剂进行薄层色谱鉴定。

2. 显色剂　常用的显色剂有以下几种：

(1) 1%香荚兰醛浓硫酸溶液　与挥发油可产生多种鲜艳的颜色反应。

(2) 2%高锰酸钾水溶液　产生黄色斑点时表明含有不饱和的化合物。

(3) 2,4-二硝基苯肼试剂　取此试剂 1.5g，溶于 10ml 浓硫酸及 10ml 水中，另加入 3：1 的无醛乙醇：水的混合液使成 100ml 混合均匀，备用。喷试剂后如产生黄色斑点，表明含有醛或酮的化合物。

(4) 0.05%荧光素水溶液　喷后用溴蒸气熏，在紫外灯下观察，如产生蓝色或红色荧光斑点，表明含有乙烯基化合物。

(5) 0.3%邻联二茴香胺的冰醋酸溶液　产生黄色斑点表明含有醛类的化合物。

（6）重氮化试剂　对硝基苯胺溶于浓盐酸和水中、1%亚硝酸钠溶液、5%碳酸钠溶液，使用前将三者等量混合。喷试剂后如产生黄色斑点，表明含有酚类或内酯类化合物。

（7）异羟肟酸铁试剂　喷此试剂后如产生淡红色斑点，表明含有内酯类化合物。

（8）0.05%溴酚蓝乙醇溶液　如产生黄色斑点表明含有酸类化合物。

（9）硝酸铈铵试剂　在黄色的背景上显棕色斑点，表明含有醇类化合物。

（10）对二甲氨基苯甲醛试剂　薁类化合物在室温显深蓝色，薁前体（proazulene）在80℃加热10min才显色。

三、挥发油的组成

挥发油大多数是复杂的混合物，由几十种至几百种化合物组成。各种挥发油虽然含有的化学成分比较多，但是其中总会有数种成分占较大的比例，为主要成分。挥发油成分可分为四类：萜类化合物、芳香族化合物、脂肪族的直链化合物、含氮和硫化合物。

（一）萜类化合物

萜类成分是挥发油中的主要成分，存在相当广泛。主要包括单萜、倍半萜和它们的含氧衍生物，而且含氧衍生物多半是生物活性较强或具有芳香气味的主要组成成分。

单萜类如罗勒烯（ocimene）、柠檬烯（limonene）、α-萜品烯（α-terpinene）、薄荷醇（menthol）、新薄荷醇（*d*-neo-menthol）、龙脑（borneol）、α-萜品醇（α-terpineol）、香叶醛（geranial）、橙花醛（neral）、香茅醛（citronellal）、紫苏醛（perillaldehyde）、薄荷酮（menthone）、茴香酮（fenchone）、樟脑（camphor）、桉油精（cineole，eucalyptol）、莰烷（camphane）等。

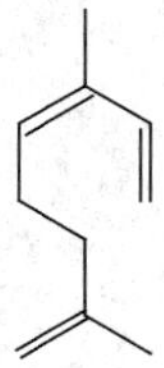
罗勒烯

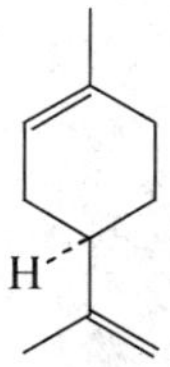

柠檬烯

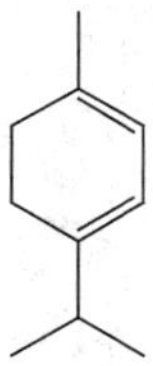
α-萜品烯

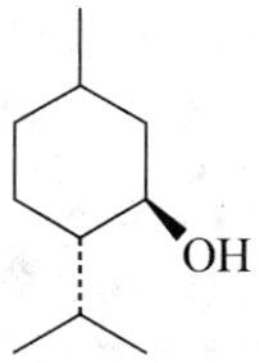

薄荷醇

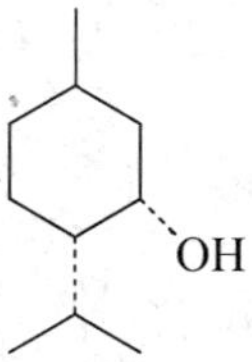

新薄荷醇

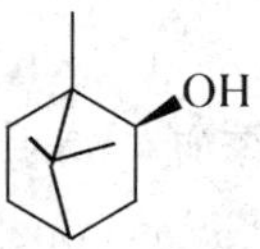

l-龙脑

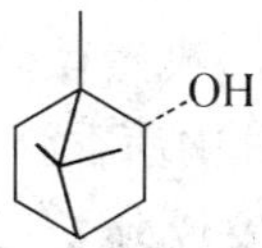

d-龙脑

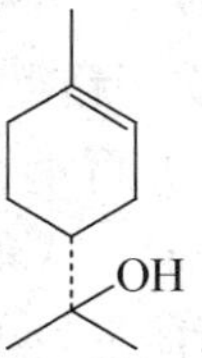

α-萜品醇

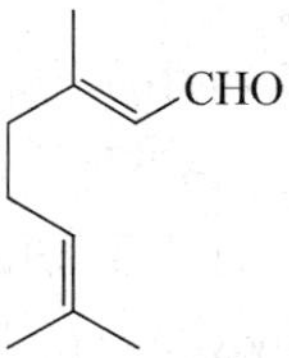

香叶醛

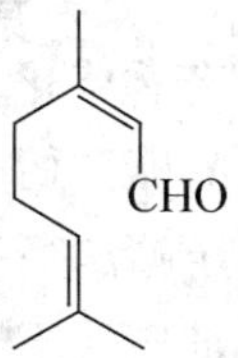

橙花醛

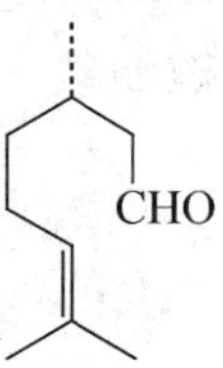

香茅醛

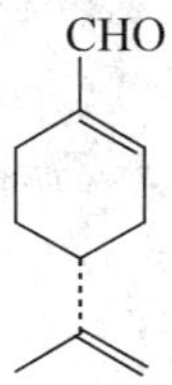

紫苏醛

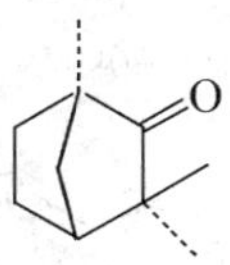

茴香酮

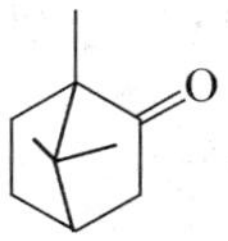

樟脑

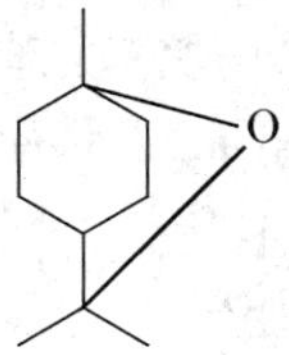

桉油精

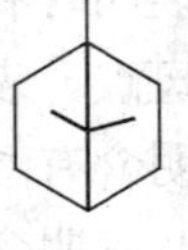

莰烷

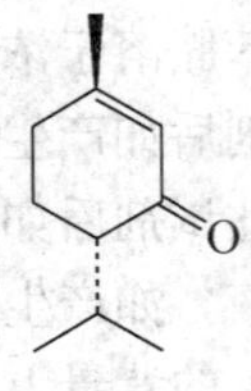

薄荷酮

常见的倍半萜组分有：金合欢烯（α,β-farnesene）、姜烯（zingberene）、β-丁香烯（β-caryophyllene）、金合欢醇（farnesol）、桉醇（α,β-eudesmol）、莪术二酮（crudione）、橙花倍半萜醇（nerolidol）、葎草烷（humulane）、葎草烯（humulene）等。

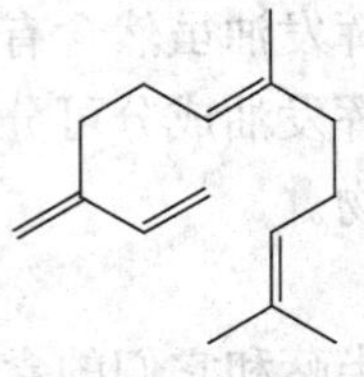

β-金合欢烯

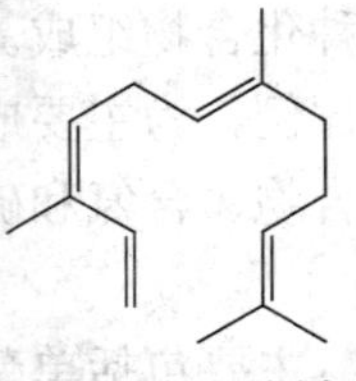

α-金合欢烯

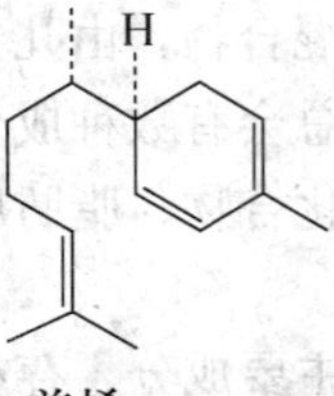

姜烯

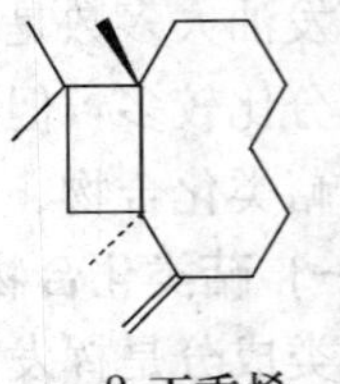

β-丁香烯

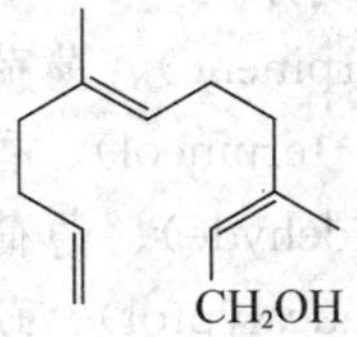

金合欢醇

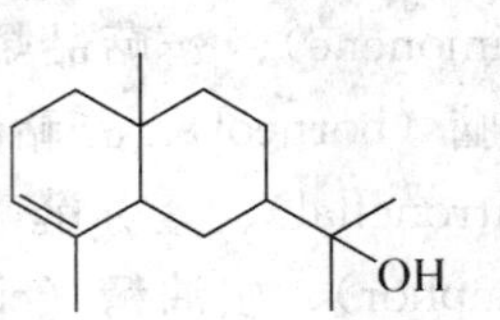

α-桉醇

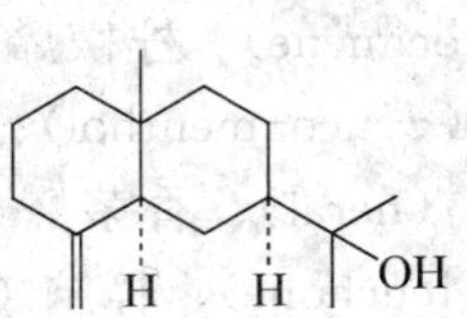

β-桉醇

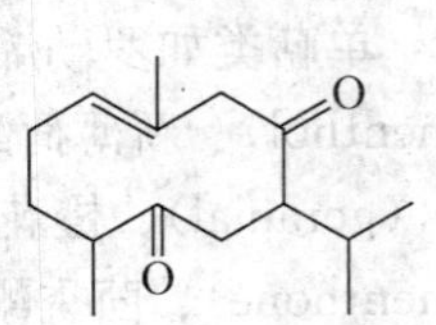

莪术二酮

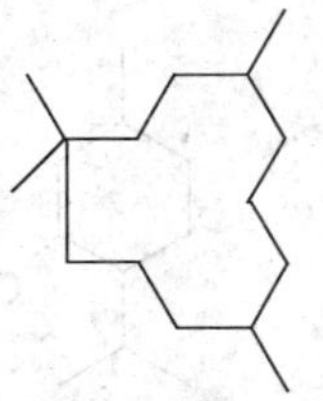

橙花倍半萜醇

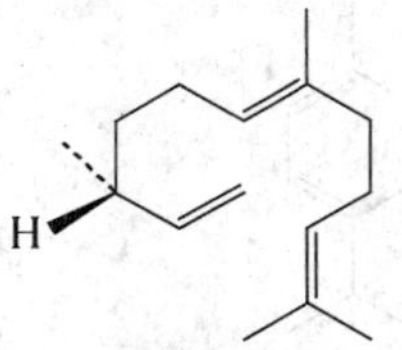

葎草烷

（二）芳香族化合物

芳香族化合物在挥发油中所占的比例仅次于萜类，存在也很广泛。属于芳香族的挥发油成分，有萜源衍生物和苯丙烷类衍生物两类。如百里香草酚、孜然芹烯、姜黄烯（curcumene）等属于萜源衍生物，丁香油中丁香酚（eugenol）、八角茴香油中茴香脑（大茴香醚，anethole）、桂皮油中桂皮醛（cinnamoyl aldehyde）、石菖蒲挥发油中主要成分 α-细辛醚（α-asarone）、β-细辛醚（β-asarone）、欧细辛醚（euasarone）、榄香素（elemicin）、顺式甲基异丁香酚（*cis*-methyl isoeugenol）等都属于苯丙烷类衍生物，这类化合物其结构多具有 C_6-C_3 骨架，为连有一个丙烷基的苯酚化合物或其酯类。还有一些具有 C_6-C_2 或 C_6-C_1 骨架，如花椒油素（xanthoxylin）、茴香醛（anisaldehyde）、牡丹酚（paeonol）、苯乙醇、苯乙烯等。

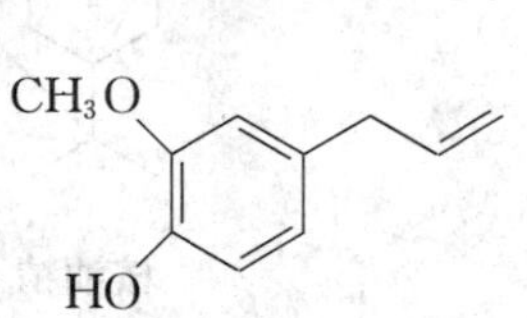

丁香酚

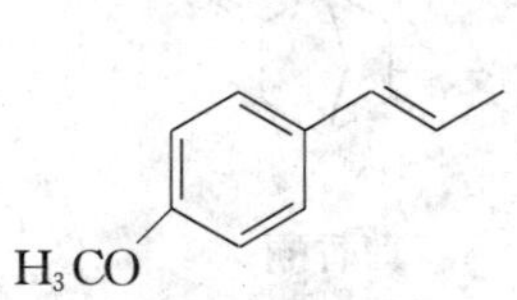

大茴香醚

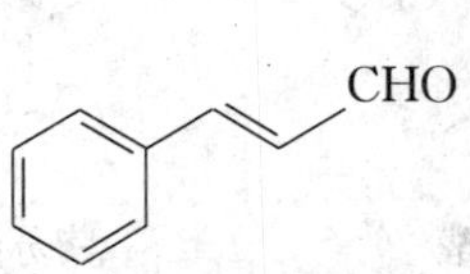

桂皮醛

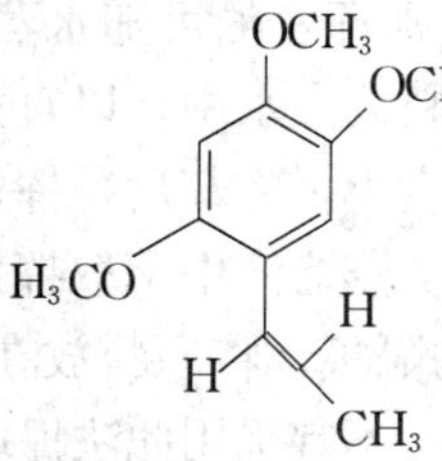

α-细辛醚

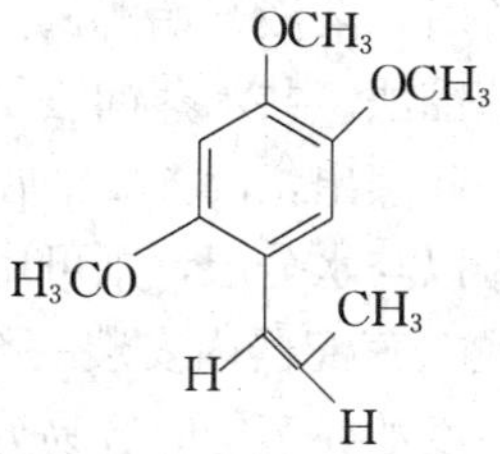

β-细辛醚

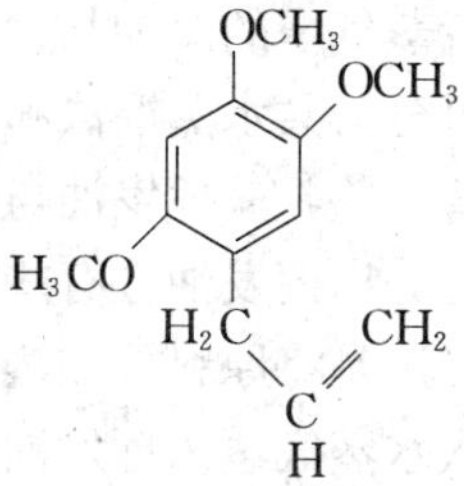

欧细辛醚

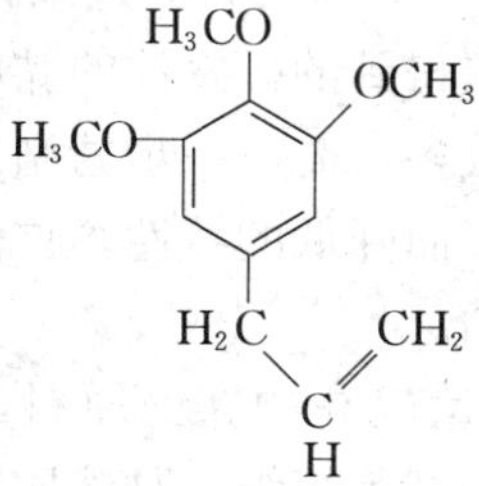

榄香素

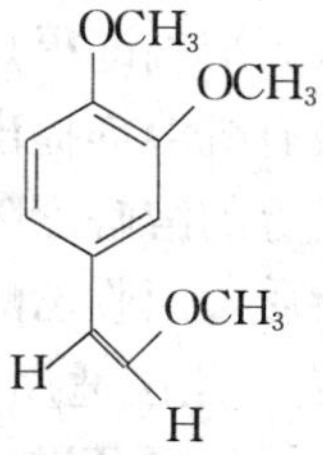

顺式甲基异丁香酚

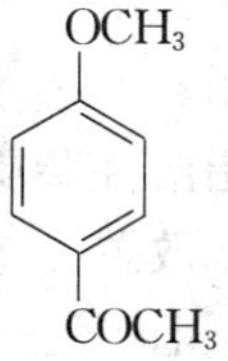

牡丹酚

（三）脂肪族直链化合物

挥发油中也含有一些小分子脂肪族化合物，根据它们所具有的功能团，分为醇、醛、酮、酸、酯、烃类等。

1. 醇类　如正庚醇存在于丁香中，正辛醇存在于甜橙精油中，正壬醇存在于柑橘、玫瑰油中等，而正十四醇存在于当归的种子中。

2. 醛类　如正癸醛存在于橙皮油中。醛类在未成熟的植物中比成熟的植物中含量多。如在薄荷油和桉叶油生物合成的中间阶段，有低级醛类如异戊醛、癸酰乙醛的生成，由于常有低级醛类在未成熟的植物中存在，使精油带有不适的气息，如庚醛具有显著的脂肪气息。

3. 酮类　脂肪族酮类在精油中见到的不多。甲基正壬酮（methyl-*n*-nonyl-ketone）又称芸香酮，为芸香挥发油的主要成分。甲基正已酮又称辛酮-2，微量存在于某些柑橘果实中。

4. 酸类　许多精油因含有一定数量的脂肪酸，因而有一定的酸值。酸值的增加说明精油质量变劣。低级脂肪酸多半以酯类状态存在，酯类在蒸馏中分解成羧酸，游离存在。有些精油含有高级脂肪酸，如鸢尾油中含85％的肉豆蔻酸，秋葵子油中含棕榈酸。

（四）含氮和硫化合物

1. 含氮化合物　茉莉花、橙花中含邻氨基苯甲酸甲酯。腊梅花中含有吲哚。川芎、麻黄、可可和咖啡中含有2,3,5,6-四甲基吡嗪。在茶花中曾发现存在34种吡嗪化合物。

2. 含硫化合物　如姜油中的二甲基硫醚、芥子油中的异硫氰酸烯丙酯（propenyl isothiocyanate）以及大蒜中的大蒜新素、大蒜辣素等。

$$H_2C{=}CH{-}CH_2{-}N{=}C{=}S$$

异硫氰酸烯丙酯

$$H_2C{=}CH{-}CH_2{-}S{-}S{-}S{-}CH_2{-}CH{=}CH_2$$

大蒜新素

$$H_2C{=}CH{-}CH_2{-}\overset{\overset{\displaystyle O}{\|}}{S}{-}S{-}CH_2{-}CH{=}CH_2$$

大蒜辣素

四、挥发油的提取与分离

（一）挥发油的提取方法

1. 蒸馏法　蒸馏法是提取挥发油最常用的方法，其原理是挥发油与水不相混合，当加热后，两者蒸气压的总和与大气压相等时，溶液开始沸腾，继续加热则挥发油可随水蒸气蒸馏。蒸馏法可分为共水蒸馏法和水蒸气蒸馏法。共水蒸馏法是将切碎原料放在水中，以直火或封闭的蒸汽管加热，使挥发油与水蒸气一起蒸出，因挥发油在水中溶解度小，冷却后，挥发油与水分层，再分出挥发油。有些挥发油难以与水分层，则可用有机溶剂从蒸馏液中萃取挥发油。水蒸气蒸馏法是将原料放在蒸馏锅内或在蒸馏器内安装一个多孔性的隔板，将原料放在隔板上，然后通入水蒸气蒸出挥发油。有些挥发油在蒸馏时容易分解、变质，不宜采用此法提取。

2. 溶剂萃取法　用低沸点的有机溶剂如石油醚、乙醚、二硫化碳等连续回流提取或冷浸提取，提取液或冷浸液于低温蒸去溶剂即得挥发油。此法得到的挥发油的黏度大，因原料其他成分如树脂、油脂等也同时被有机溶剂提出，含杂质较多，需进一步精制。其精制方法是利用乙醇对脂溶性杂质如植物蜡等的溶解度随温度的下降而降低的特性，首先用热乙醇溶解挥发油浸膏，放置冷却，滤去杂质，回收乙醇后即得精油。

3. 压榨法　压榨法又名冷压法，此法适用于含挥发油量较高的新鲜原料如鲜橘皮、柠檬果皮等，可用机械压榨，静置分层，再经过滤或离心除去细胞组织、黏液质等杂质，而获得挥发油。此法所得到的挥发油可保持原有的新鲜香味，但可能使不挥发性物质从原料中溶出。如压榨柠檬皮时，叶绿素也能溶出，而使柠檬油呈绿色。

4. 吸收法　不耐热的挥发油可采用吸收法提取，利用油脂类具有吸收挥发油的性质，提取贵重的挥发油如玫瑰油、茉莉花油等。通常将油脂，一般为无臭味的猪油 3 份与牛油 2 份的混合物，涂在玻璃板上，然后将此玻璃板嵌入高 5～10cm 的木制框架中，在玻璃板上面铺金属网，网上放一层新鲜花瓣，花瓣被包围在两层脂肪的中间，挥发油就逐渐被吸收，直到脂肪吸收饱和，然后将脂肪从玻璃板上刮下，即为香脂，谓之冷吸收法，可直接供香料工业使用。或者将原料浸泡于油脂中，50～60℃条件下低温加热，使芳香成分溶于油脂中，此法为温浸吸收法。香脂可直接供香料工业使用，也可将香脂与无水乙醇共搅，倾出上层萃取物，减压蒸去乙醇，即得挥发油。回收的脂肪经干燥后，可重复使用。此外，也有应用活性炭或大孔吸附树脂吸附挥发油。一般将鲜花置于大容器中，通入空气或惰性气体如氮气，然后将饱和了挥发油的气体导入装满吸附剂的柱或桶中，最后将充分吸收挥发油的吸附剂，用低沸点的溶剂提取。

（二）挥发油的分离

从植物中直接提取得到的挥发油一般为混合物，要得到单一的挥发油成分须进一步分离。其分离方法主要有化学分离法和物理分离法。

1. 挥发油成分的化学分离法

（1）酸、酚成分的分离　将挥发油溶于等量乙醚中，先用 3%～5%的碳酸氢钠溶液萃取，所得碱性溶液酸化后，以乙醚萃取，蒸去乙醚可得酸类化合物；然后用 2%氢氧化钠溶液振摇萃取，所得碱性溶液酸化后，以乙醚萃取，蒸去乙醚可得酚类。例如从丁香油中分离丁香酚，用 3%氢氧化钠从丁香油中提取，用乙醚提取碱液中的杂质，碱溶液用稀硫酸酸化，析出丁香酚，分馏即得纯品。有时分得的酸性及酚性物质仍为混合物，则必须用其他方法进一步纯化。

（2）醛、酮成分的分离　亚硫酸氢钠或吉拉德（Girard）试剂是挥发油中醛、酮类成分分离的常用试剂。其分离原理为使亲脂性羰基化合物转变为亲水性的加成物而分离。但是亚硫酸氢钠只能与部分酮类成分形成加成物，而吉拉德试剂则对所有的含羰基化合物都适用。

亚硫酸氢钠分离：除去酚、酸成分的挥发油母液，经水洗至中性，以无水硫酸氢钠干燥后，将挥发油与亚硫酸氢钠饱和溶液振摇 1～2h 后，分出水层或加成物结晶，加碱溶液处理，使加成物分解，以乙醚提取，蒸去乙醚即得醛、酮类化合物。

$$RCHO + NaHSO_3 \longrightarrow R-CH(SO_4Na)(OH)$$

但应注意，提取的时间不能过长，提取的温度不能过高，否则，有可能使双键形成不可逆的亚硫酸氢钠加成物。

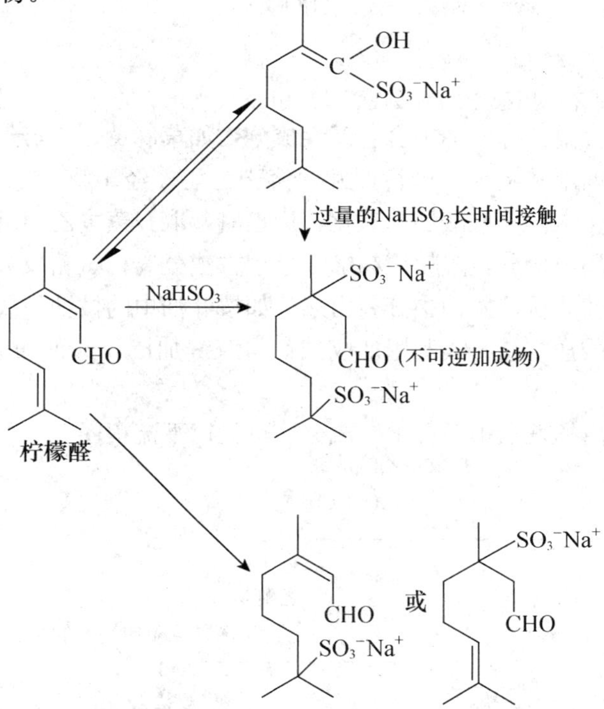

例如从山苍子油中分离柠檬醛可采用此法。但要注意一些酮类如茴香酮、薄荷酮等不能完全作用；一些不饱和醛类如桂皮醛，不仅与羰基作用，双键亦能同时发生加成反应。

Girard 试剂分离：Girard 试剂是分子内带有酰肼（hydrazide）及季铵基团试剂的总称，常用下列两种试剂。

吉拉德试剂 T　　　　吉拉德试剂 P

其分离方法为将挥发油与 Girard 试剂 T 或 P 回流 1h，使生成水溶性的缩合物，以乙醚除去不含羰基的挥发油后，用酸处理，又可获得羰基化合物，经精制可得纯品。

$$\begin{matrix} R \\ R' \end{matrix}\!>C=O + H_2NNHCOCH_2N(CH_3)_3X^- \rightleftharpoons \begin{matrix} R \\ R' \end{matrix}\!>C=NNHCOCH_2N^+(CH_3)_3X^-$$

羰基化合物　　Girard T　　　　Girard 腙

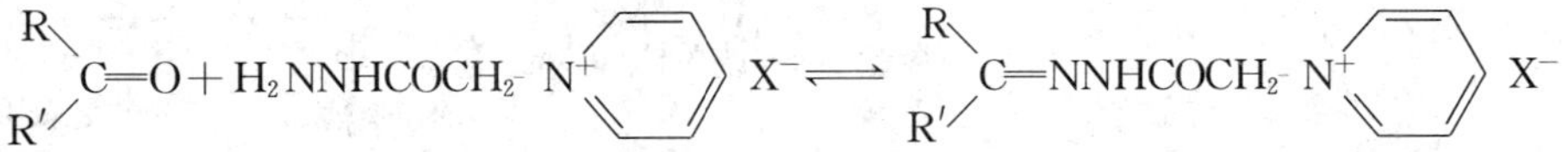

羰基化合物　　Girard P　　　　Girard 腙

(3) 醇的分离　将挥发油与丙二酸单酰氯或邻苯二甲酸酐或丁二酸酐反应生成相应的酯，转溶于碳酸钠溶液中，乙醚提取多次后得碳酸钠溶液，用浓盐酸酸化，用乙醚提取酯，蒸去乙醚，残渣用 20% 氢氧化钠回流水解，用乙醚提取，分得醇类化合物。

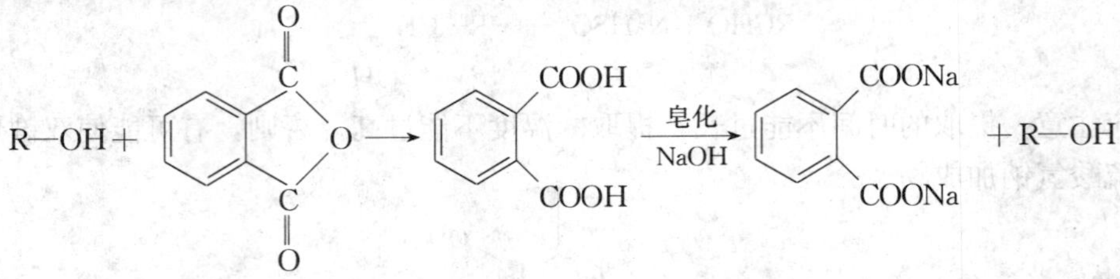

萜醇　　邻苯二甲酸　　酸性邻苯二甲酸　　萜醇

(4) 其他成分的分离　挥发油中含有碱性成分，如草麻黄、川芎经水蒸气蒸馏所得挥发油中，含有麻黄碱和四甲基吡嗪，可将挥发油溶于乙醚，经 10% 稀酸萃取，麻黄碱和四甲基吡嗪则转为盐而溶于水，分取酸层，碱化，用乙醚萃取，蒸去乙醚可得碱性成分。

对于挥发油中的酯类成分，多使用精馏或色谱方法分离；醚萜成分则可利用醚类与浓酸形成鎓盐易于结晶的性质从挥发油中分离出来。如桉叶油中的桉油精属于醚类成分，它与浓磷酸可形成白色的磷酸盐结晶。或利用加成试剂与双键加成，这种加成产物常为结晶状态，可借以分离和纯化。

用化学法系统分离挥发油中各种单一成分，可见以下流程图。

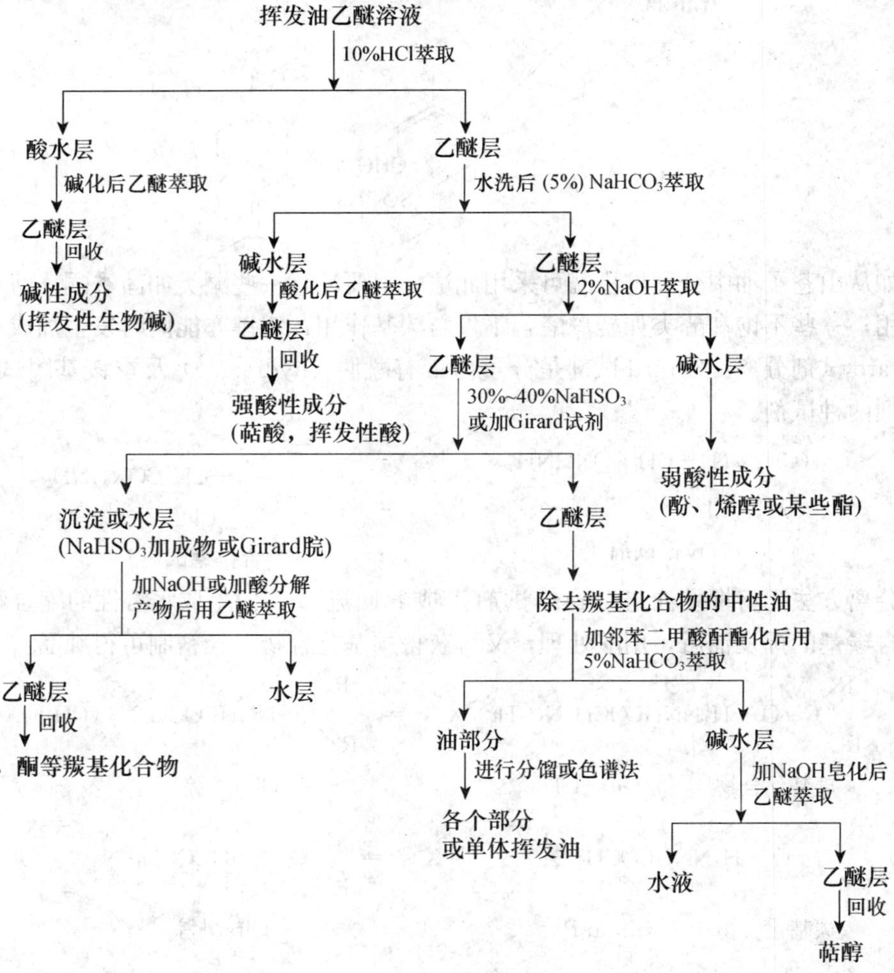

2. 挥发油成分的物理分离方法

（1）析晶法　将挥发油在0～5℃放置，使其析晶，此结晶常称“脑”。例如薄荷油、樟油在0～5℃析晶，可分离出薄荷脑、樟脑，进一步精制可得纯品。这种方法操作简单，缺点是分离不完全。

（2）分馏法　挥发油中含有大量的萜类成分，它们的结构和物理性质非常接近，可利用其沸点的差异进行分离，如采用高效分馏装置对薄荷油进行分馏，或结合冷冻析晶等方法，可得到单一成分。

由于挥发油组分中某些成分在沸点温度下，往往被破坏，所以通常采用真空分馏法进行分离，一般可按温度分为三个馏程：35～70℃/1333Pa，主要含单萜类化合物；70～100℃/1333Pa，主要含单萜含氧化合物；80～110℃/1333Pa，主要含倍半萜烯及含氧化合物。分馏时常有交叉情况，可测定物理常数、红外、紫外光谱等确定馏分的组成，然后结合色谱法，再进一步分离纯化。

（3）色谱分离法

①柱色谱法　是一种比较实用的方法。对先经分馏分段之后的馏分常常可以进行有效的分离。常用的是氧化铝及硅胶吸附色谱。其方法为将分离到的馏分溶于石油醚等溶剂中，通过氧化铝柱或硅胶柱，依次用石油醚-乙酸乙酯按一定比例组成的溶剂洗脱，洗脱液分别用薄层色谱进行鉴定。例如牦牛儿醇与柠檬烯常共存于许多挥发油中，可将其溶解于石油醚中，并通过氧化铝吸附柱，先用石油醚冲洗，柠檬烯的极性小于牦牛儿醇，则被石油醚先洗出；然后改用含少量甲醇的石油醚混合液洗脱，得到牦牛儿醇，从而使两者获得分离。

②薄层色谱法　分离效果较好。采用制备薄层色谱，可以提供谱图测定所需要的小量样品。

③硝酸银色谱法　除了一般的色谱法之外，还可以采用硝酸银薄层、柱色谱进行分离。这是依据挥发油中双键数目和位置不同，与硝酸银形成的π络合物难易程度及稳定性的差别而得到分离。一般硝酸银浓度为2%～2.5%较为适宜。如α-细心醚（α-asarone）、β-细辛醚（β-asarone）和欧细辛醚（eduasarone）的混合物，通过用2%硝酸银处理的硅胶柱，用苯-乙醚（5∶1）洗脱，并用薄层检查。α-细心醚的苯环外双键为反式，与硝酸银络合不稳定，先被洗脱下来。β-细辛醚为顺式，与硝酸银络合的能力大于α-细心醚，而小于欧细辛醚，因欧细辛醚的双键为末端双键，与硝酸银结合能力最强。所以，β-细辛醚第二个被洗下来，欧细辛醚则最后被洗下来。硝酸银薄层色谱的展开，还可以采用连续二次展开及不同展开剂双向二次展开法。

④气相色谱法　气相色谱法已广泛用于挥发油的定性定量分析及结构研究。适用于挥发油气相色谱法的固定相有非极性的饱和烃、润滑剂油类，如沙鱼烷、异十三烷、阿皮松、硅酮类、甲基硅油等；极性固定相主要为聚酯类、聚乙二醇类等。非极性固定相主要是根据各萜类成分沸点的差异进行分离，因此对沸点差异较大的挥发油类分离效果较好。但是非极性固定相不适用于单萜类成分分离，这是由于单萜类成分沸点很接近，分离效果不好。倍半萜成分则用极性固定相分离效果较好。目前，毛细管色谱技术的发展以及程序升温和带微处理机的气液色谱仪的应用，使挥发油成分的定性、定量分析更加快速。气相色谱-质谱联用（简称GC-MS）以及进一步与数据系统（计算机检索与谱学数据库）串联在一起，简称气-质-数联用，或称GC-MS-DS，把挥发油成分分析技术提高到一个更加迅速、准确的新水平。在这种情况下，只需用微量样品（微克至毫克级）和较短的时间，就可

使复杂挥发油中的许多组分得到比较可靠的鉴定。但这种方法目前也有其局限性，它主要用于鉴定谱学数据库中已经储备的以及文献上已有质谱数据报道的已知成分；从这些快速分析的结果中也还不能直接了解到这些成分的其他理化性质和生理活性。虽有这些局限性，但GC-MS-DS联用法迄今为止仍为挥发油成分快速分析和主要成分结构确定中最强有力的工具。

⑤超临界流体提取法（supercritical fluid extraction） 简称SFE，是一种新的提取分离技术，具有提取温度低、无有机溶剂残留及可以选择性分离的优点。超临界流体是处于临界温度和临界压力以上，介于气体和液体之间的流体，这种流体具有液体和气体的双重特性。超临界流体的密度和液体相近，黏度和气体相近，其扩散系数比液体大100倍。由于溶解过程包含分子间的相互作用和扩散作用，因而SFE对许多物质具有很强的溶解能力。

可作为超临界流体的物质很多，如二氧化碳、一氧化亚氮、六氟化硫、乙烷、庚烷、氨等。其中二氧化碳的临界温度接近室温，且无毒、无色、无味、不易燃，化学惰性，价廉，易制成高纯度气体，故应用最多。

二氧化碳超临界提取具有以下优点：提取效率高；低温提取，有效成分不易被破坏；可用各种夹带剂调节流体的极性，适应性广；CO_2可反复使用，溶剂成本低；调节合适温度、压力和溶剂的极性，可达到提取与分离一次完成，简化生产步骤；高压提取，提取与灭菌同时进行，卫生指标高。

五、挥发油的研究实例

（一）莪术挥发油[55]

药用莪术为姜科植物蓬莪术（*Curcuma phaeocaulis* Val.）、广西莪术（*Curcuma kwangsiensis* S. G. Lee et C. F. Liang）或温郁金（*Curcuma wenyujin* Y. H. Chen et C. Ling）的干燥根茎，后者习称温莪术。主产于广西、四川、浙江、广东、云南等省区，有破血行气、消积止痛之功效。

莪术含挥发油1%～2.5%，现代药理研究表明，莪术挥发油具有直接抑制、破坏癌细胞，增强免疫激活，调节免疫反应等活性，是莪术治疗肿瘤的有效物质基础。油中主要含有倍半萜烯类化合物、莪术二酮（姜黄二酮，curdione）、莪术烯（蓬莪术烯，curzerene）、莪术醇（姜黄环氧二醇，curcumol）、莪术烯酮（蓬莪术烯酮，curzerene）、去氢莪术二酮（去氢姜黄二酮，dehydrocurdione）、β-榄香烯等成分，为莪术挥发油中的有效成分。

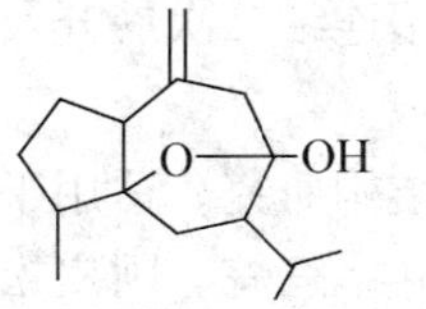
莪术酮

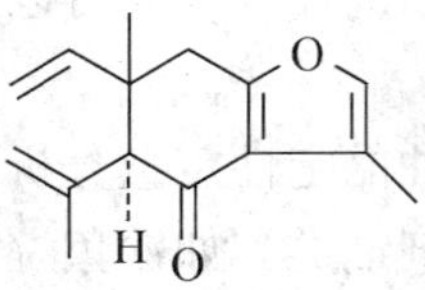
莪术烯酮

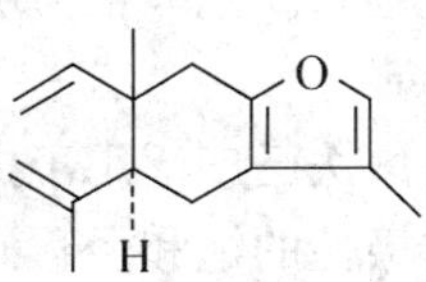
莪术烯

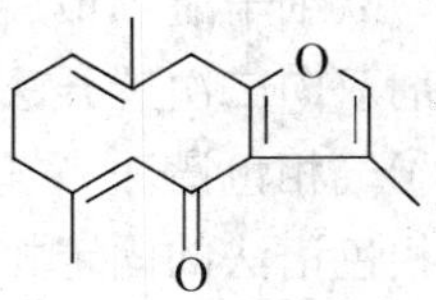
呋喃二烯酮

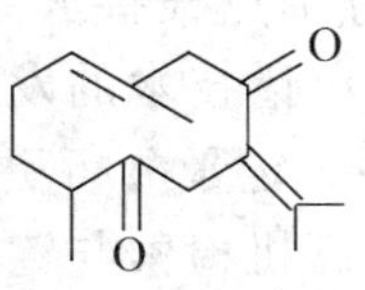
去氢莪术二酮

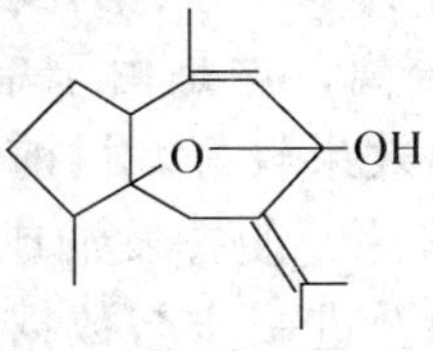
莪术二烯

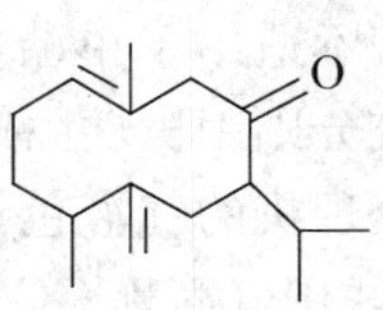
莪术二酮

莪术挥发油为淡棕色，气味特别，难溶于水，能与石油醚、甲醇、乙醇、丙酮、乙酸乙酯及三氯甲烷等任意混溶。D＝0.6～0.99，$[\alpha]_D$＋20°～＋25°（5% EtOH），n＝1.500～1.510。

莪术醇的熔点143～144℃，$[\alpha]_D$ -40.5°，是无色针状结晶，易溶于乙醚、三氯甲烷，可溶于乙醇，微溶于石油醚，几乎不溶于水。

莪术挥发油的提取及莪术醇的分离工艺流程如下：

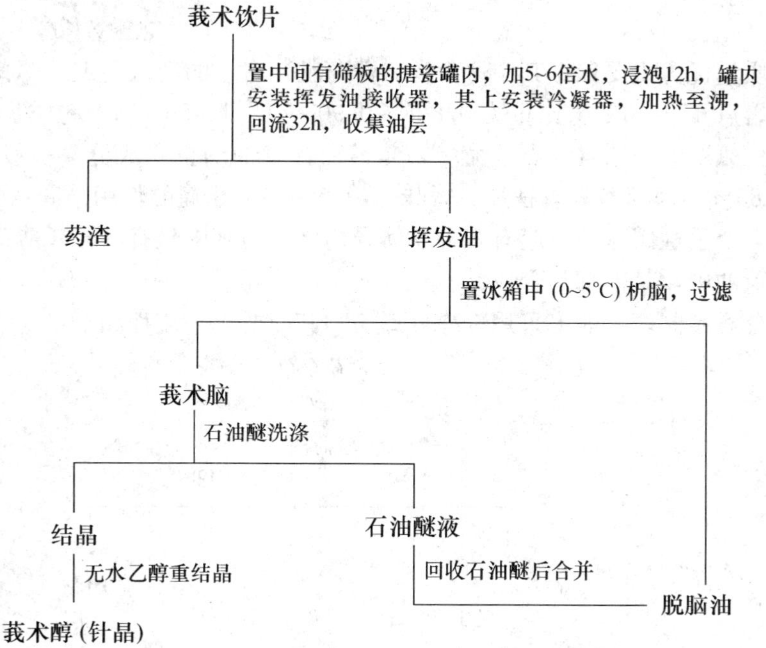

（二）薄荷挥发油[56]

薄荷为唇形科植物薄荷（*Mentha haplocalyx* Briq.）的地上部分，具有疏散风热、清利头目、利咽和透疹等功效。全草含挥发油1%以上，其油（薄荷素油，oleum methae）和脑为芳香药、调味品及驱风药广泛用于日用化工和食品工业。我国的薄荷制品、薄荷脑及素油还出口至美国、英国、日本、新加坡、加拿大等国，在国际上享有盛名，主要产于长江以南广大地区。

薄荷挥发油为无色或淡黄色液体，有强烈的薄荷香气，可溶于乙醇、乙醚、三氯甲烷等有机溶剂。

薄荷油的化学组成复杂，主要含有单萜类及其含氧衍生物，还有非萜类芳香族、脂肪族化合物等几十种，如薄荷醇（menthol）、薄荷酮（menthone）、新薄荷醇（neomenthol）、乙酸薄荷酯（menthyl acetate）、胡椒酮（piperitone）、芳樟醇（linalool）、乙酸芳樟酯（linalyl acetate）、桉叶素（1，8-cineole）、香芹酮（carvone）、柠檬烯（limonene）和辛醇-3（octanol-3）等。

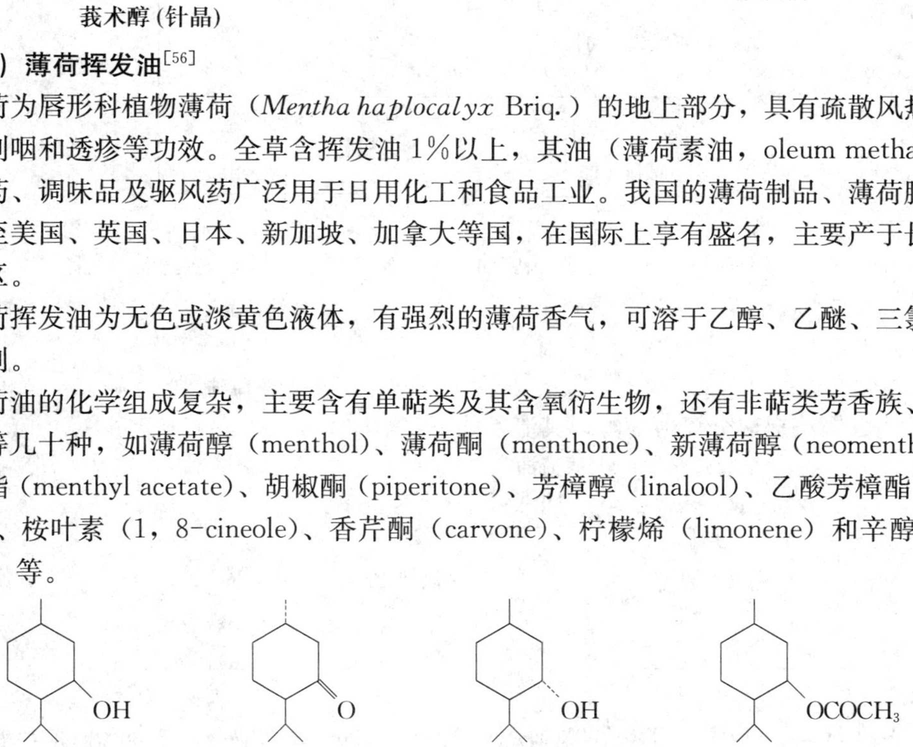

薄荷醇　　薄荷酮　　新薄荷醇　　乙酸薄荷酯

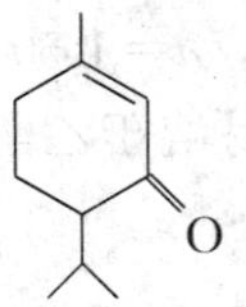

胡椒酮

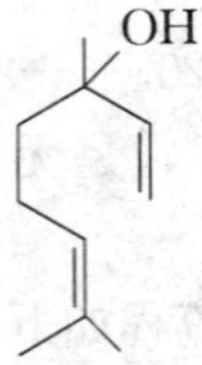

芳樟醇

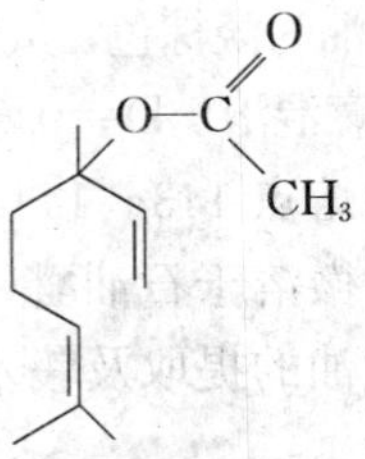

乙酰芳樟醇

薄荷油的质量优劣主要依据其中薄荷醇（薄荷脑）含量的高低而定。薄荷醇为白色块状或针状结晶，熔点 41～43℃，比重为 0.888～0.908，n_{d}^{25} 1.456～1.466。薄荷醇微溶于水，易溶于乙醇、三氯甲烷、乙醚和石油醚等，是薄荷挥发油的主要成分，一般含量占 50%以上，最高可达 85%。薄荷醇具有祛风、矫味、消炎和局部止痛的作用。

薄荷醇有 3 个手性碳原子，应有 8 种立体异构体，但其中只有（一）薄荷醇和（＋）新薄荷醇存在薄荷油中，其他都是合成品。

薄荷醇的分离精制，一般多采用冷冻分离法，其简要工艺流程如下：

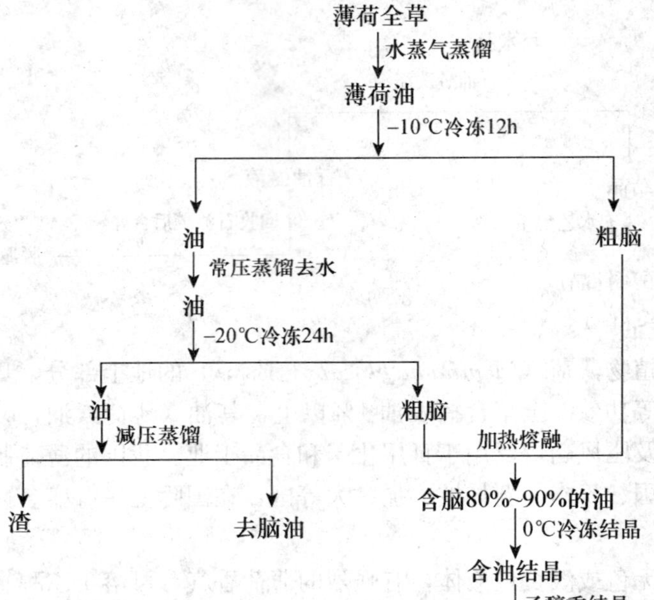

也可用分馏法提取分离薄荷醇，其流程如下：

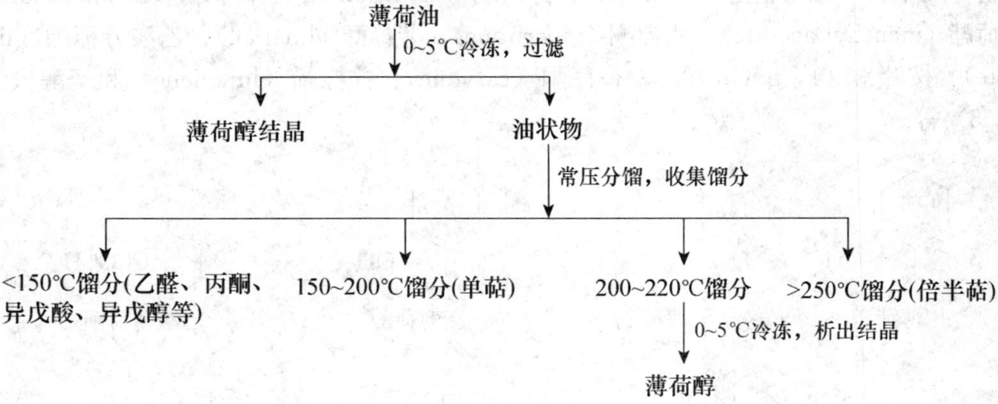

（三）川芎挥发油[57]

川芎（*Ligusticum chuanxiong* Hort.）为伞形科藁本属植物，具有行气、活血、化瘀的功效。挥发油是其重要的活性成分。

川芎挥发油中主要是内酯类化合物。采用水蒸气蒸馏提取法和超临界流体萃取法（SFE）对川芎粗粉进行挥发油的提取。超临界流体萃取法：用超临界二氧化碳流体萃取，萃取压力 27.6MPa，温度 40℃，静态萃取时间 3min，动态萃取量 7ml。得到黄棕色半透明油状物，提取率为 3.2%。水蒸气蒸馏法：按药典方法水蒸气蒸馏 4h，得到淡黄色油状物，提取率为 1.1%。将两种方法提取的样品分别溶于三氯甲烷，进行 GC-MS 联用系统分析：石英毛细管柱（30m×0.25mm），进样口温度 260℃，柱温 60℃（3min），逐渐升温至 250℃（10min），升温速度 5℃/min；载气压力 0.25MPa；进样量 0.1μl；电离方式 EI；灯丝电流 80μA；电离电压 70eV；倍增电压 2200V；离子焰温度 220℃；传输线温度 230℃。利用 GC-MS 联用仪计算机的 NBS 谱库自动检索各组分的质谱数据，并将结果与文献进行核对，经色谱面积归一化法计算，得出各组分的相对百分含量，分析结果见表 8-7。

表 8-7　川芎挥发油的 GC-MS 分析结果

编号	化学成分	分子量	相对含量（%）		编号	化学成分	分子量	相对含量（%）	
			A	B				A	B
1	2,3,4-三甲基己烷	128	0.221	…	20	1-十二炔	166	0.275	0.554
2	α-侧柏烯	136	0.081	…	21	2-乙氧基-1-苯基-乙基酮	178	…	0.362
3	α-蒎烯	136	0.249	…	22	正丁烯苯酞	188	7.018	
4	香桧烯	136	0.205	…	23	正丁基苯酞	190	7.240	
5	β-蒎烯	136	0.069	…	24	藁本内酯	190	38.166	
6	3-莰烯	136	0.120	0.079	25	1,4,5,7,7A-六氢-4-甲基-7-(1-甲基乙基)-2*H*-亚基-2-酮	192	…	
7	α-水芹烯	136	0.130	…	26	东川芎内酯	194	27.839	
8	柠檬烯	136	0.578	…	27	新蛇床子内酯	204	0.184	
9	β-罗勒烯	136	0.258	…	28	δ-愈创木烯	204	0.285	
10	γ-松油烯	136	0.305	…	29	α-库比烯	204	1.045	
11	3-甲基-6-(1-甲基亚乙基)-环己烷	136	0.346	…	30	4,11,11-三甲基-8-亚甲基-(*E*)-1,6,10-十二碳三烯	204	0.156	
12	异松油烯	136	…	0.067	31	7,11-二甲基-3-亚甲基-二环-[7,2,0]十一 4-烯	204	0.208	
13	1,1-二甲基-2-(3-甲基-1,3-丁间二烯基)-环丙烷	136	…	0.103	32	八氢-7-甲基-3-甲基-1*H*-环戊烯 [1,3] 环丙烷	204	0.231	
14	戊基苯	148	0.555	…	33	β-库比烯	204	4.597	
15	α,α,4-三甲基苯甲醇	150	0.222	0.154	34	β-榄香烯	204	1.136	
16	1-(2-羟基-5-甲基苯基)-乙苯酮	150	…	0.238	35	β-芹子烯	206	0.176	

续表

编号	化学成分	分子量	相对含量（%）	
17	1-乙基-2-己基-[1α, 2β, (*E*)] 环丙烷	150	3.872	2.514
18	4-甲基-1-甲基乙基-3-环己-1-醇	154	1.177	2.371
19	1-苯基戊酮	162	…	0.500
36	八氢-1,4,9,9-四甲基-1*H*, 3A，7-亚甲基奥	222	…	
37	3,7,11-三甲基-1,6,10-十二碳三烯-3-醇	266	…	
38	9,12-十八碳二烯-1-醇	290	0.841	
39	2,5-十八炔酸甲酯			

A：SFE 法提取的挥发油；B：水蒸气蒸馏法提取的挥发油

从以上结果可以看出，超临界二氧化碳流体萃取技术是提取研究中药化学组分的有效方法，特别是对中药中挥发性成分的提取，具有传统方法难以达到的效果，对此方法应大力推广。

六、挥发油的生物活性

挥发油是中药中一类常见的重要有效成分，具有多方面的药理作用。

（一）抗菌作用

许多挥发油都具有抗菌作用。川桂（*Cinnamomum wilsonii*）为樟科植物常绿乔木，已经确定了川桂叶挥发油 29 个成分，其中芳樟醇、反式柠檬烯和顺式柠檬醛为主要成分，体外试验表明该挥发油具有明显的抗菌活性，尤其对皮肤真菌和污染霉菌有效，其 MIC 为 0.1～2.0μl/ml[58]。大蒜中的大蒜烯又名阿霍烯，在 20μg/ml 浓度时，可抑制黑曲霉和白念珠菌的生长，作用机制是阻断真菌的脂质合成。而且，大蒜烯对多种致病菌有抑制和杀灭作用，尤其是对抗生素耐药菌株有明显的抑制作用。闽产前胡（*Peucedanum praeruptorum* Dunn.）根的挥发油的体外抑菌实验表明，该挥发油对大肠埃希菌、伤寒杆菌、弗氏志贺杆菌有抑制和杀灭作用[59]。此外，鱼腥草、姜黄、金丝桃、苍耳、竹叶楠叶、青蒿、藿香等挥发油也具有很好的抑菌作用。

（二）抗肿瘤作用

莪术是姜科植物蓬莪术（*Curcuma phaeocaulis* Val.）等植物的根茎，其挥发油中含有多种抗癌成分，如β-榄香烯、莪术醇、莪术酮、吉玛酮等。许多研究表明，莪术油是一种抗癌的有效药物，可以作为多种肿瘤的治疗剂。它可抑制肝癌细胞 SMMC-7721 的生长，诱导凋亡和阻滞细胞周期是其抑制生长的重要机制。紫苏中含有的紫苏醇有治疗胰腺癌的作用，对皮肤癌的生成和病变具有抑制作用。紫苏醇和柠檬烯可以抑制乳房瘤的生长，也可以抑制大鼠的肝瘤细胞生长。紫苏油还具有抑制畸变腺囊病灶发展作用，是结肠癌的初期抑制剂，对结肠癌有拮抗作用[60]。

（三）平喘止咳和祛痰作用

姜黄为姜科姜黄属植物姜黄（*Curcuma longa* L.）的干燥根茎。从姜黄根茎挥发油中分离并鉴定出的成分有 α，β－姜黄酮（α，β－tumerone）、姜烯（zingiberene）、芳姜黄烯（artumerene）、芳姜酮（arzingberone）等。研究表明姜黄挥发油具有明显的祛痰、止咳及预防哮喘发作的作用，提示姜黄挥发油气雾剂吸入对痰多、咳嗽可能有良好的治疗作用[61]。当归挥发油中平喘作用的主要成分集中在藁本内酯和正丁烯呋内酯。藁本内酯能缓解组胺和乙酰胆碱的致喘反应，有明显的解痉作用。藁本内酯和正丁烯呋内酯都具有气管平滑肌松弛作用，并能对抗组胺、乙酰胆碱引起的支气管哮喘。研究表明，其平喘解痉作用是直接作用于支气管平滑肌[62]。此外，艾叶、白芷、青蒿、香青、芸香油、满山红油和从小叶枇杷中提取的挥发油都具有止咳、平喘、祛痰、消炎等作用。

（四）抗炎作用

荆芥和防风是临床常用的一组药对。研究表明，荆芥挥发油和防风挥发油都对二甲苯所致的耳廓肿胀，小鼠腹腔毛细管通透性，角叉菜胶所致的大鼠胸膜炎等急性炎症，对小鼠棉球肉芽肿的慢性炎症和大鼠弗氏完全佐剂致关节炎肿胀，对小鼠耳异种被动皮肤过敏反应等的过敏炎症都有很好的抑制作用[63]。在对小鼠腹腔毛细管通透性的影响、耳肿胀和棉球肉芽肿以及大鼠胸膜炎等动物模型中，发现辛夷油对炎症组织的毛细血管通透性有降低作用，能明显减轻充血、水肿、坏死等炎症反应，表现了良好的抗炎效应[64]。

（五）中枢抑制与镇痛作用

紫苏挥发油中的紫苏醛和植物甾醇联合作用可以延长小鼠的睡眠时间而表现为镇静作用；而且，紫苏醛对猫的喉部反射有抑制作用，对离体的蜗牛神经元和青蛙的坐骨神经纤维也有抑制作用[60]。当归、合欢、花椒、山慈菇、丁香油等挥发油也具有中枢抑制和镇痛作用。

（六）抗血栓、强心等作用

降香为豆科植物降香檀（*Dalbergia odoriferia* T. Chen）的树干和根的干燥心材。降香挥发油和芳香水 200mg/kg 灌胃可明显抑制大鼠试验性血栓的形成；明显提高孵育兔血小板 cAMP 的水平，有抗血栓作用[65]。樟脑油、当归油、川芎油等都具有强心活血作用。

此外，挥发油还具有提高人体免疫力、利尿、降压、驱虫、解热、抗过敏、抗生育、对消化系统的影响等药理作用。例如白术挥发油可提高小鼠巨噬细胞的活性，增强机体非特异性免疫功能；小茴香油、豆蔻油、木香油有祛风健胃功效；檀香油、松节油有利尿降压作用；土荆芥油具有驱蛔虫、钩虫等活性。柴胡挥发油有较好的退热效果。

挥发油不仅在医药上具有重要的作用，在香料、日用品、食品等工业及化学工业上也是重要原料。

参考文献

[1] Goodwin TW and Mercer EI. Introduction to plant biochemistry. Oxford：2nd ed. Pergamon Press，1983：423，406.

[2] Connolly JD & Hill RA. Dictionary of Terpenoids Vol 1，2 3，London：Chaoman & Hall，1991.

[3] Robinson T. The organic constituents of higher plants. North Amherst Cordus Press，1991：133.

[4] Torssell B. G. Kurt，野副重男、三川潮等日本译文（1984），Natural product chemistry，a mechanistic and biosynthetic approach to secondary metabolism. 讲谈社出版，1984.

[5] 三桥博等. 天然物化学（1985），南江堂出版.

[6] 江苏新医学院. 中药大词典，上海：上海科学技术出版社，1977，203，1223.

[7] 孙文基，绳金房. 天然活性成分简明手册. 北京：中国医药科技出版社，1996，350.

[8] 孙文基，绳金房. 天然活性成分简明手册. 北京：中国医药科技出版社，1996，448.

[9] Junior Peter. Planta Medica，1990，56：1.

[10] 姚新生主编. 天然药物化学. 第 3 版. 北京：人民卫生出版社，2001：232.

[11] 沈致隆等. 食品工业科技，1997，3：4.

[12] 苏保宁等. 兰州大学学报（自然科学版），2002，36（1）：58.

[13] Damtoft S，*et al*. Phytochemistry，1981，20：2717.

[14] Chaudhuri RK, *et al*. Tetrahedron, 1980, 36: 2317.
[15] 杨帆等. 中草药, 2002, 33 (1): 8.
[16] 易进海等. 药学学报, 1997, 32 (5): 357.
[17] Berg T, *et al*. Phytochemistry, 1985, 24: 491.
[18] 孙文基, 绳金房. 天然活性成分简明手册. 中国医药科技出版社, 1996: 97.
[19] Fisher HD, *et al*. Process in the Chemistry of Organic Natural Products, 1979, 38, 52.
[20] Li XQ, *et al*. Chin Chem Lett, 2002, 13 (10), 963.
[21] Naya K, *et al*. Bull Chem Soc Jpn, 1975, 48, 3220.
[22] Pettit GR, *et al*. J Med Chem, 1974, 17, 1013.
[23] 张琪, 王勤, 苗瑞东 药学学报, 2002, 37 (12), 993.
[24] James RH, *et al*. Nat Prod Rep, 2007, 24 (6), 1332; 2006, 23 (6), 875; 2005, 24 (5), 594; 2004, 21 (6), 785; 2004, 21 (2), 312; 2003, 20 (1), 70; 2002, 19 (2), 125.
[25] 林启寿. 中草药成分化学, 科学出版社, 1977, 624.
[26] 赵庆等. 药学学报, 1995, 30 (2), 195.
[27] Chaudhury DN, *et al*. J Indian Chem Soc, 1961, 28 (6), 295.
[28] Min ZD, *et al*. Chem Pharm Bull, 1989, 37 (9), 2505.
[29] Stiche O J. Med Plant Res, 1993, 59 (1), 1.
[30] 李莲珠等. 化学学报, 1982, 40 (8), 757.
[31] 张亮等. 中国药科大学学报, 1990, 21 (4), 251.
[32] 徐任生等. 丹参—生物学及其应用, 科学出版社, 1990.
[33] Nakanish K, *et al*. Nat Prod Chem, 1974, 1, 231.
[34] 杨益平等. 化学学报, 1992, 50, 200.
[35] Buckinghan, John. Dictionary of organic compound fifzh supplement; T-50013, 1987.
[36] 胡润生, 国外医药·植物药分册, 1993, 8 (2): 54.
[37] 俞天骥, 国外医药·药学分册, 1993, 20 (2): 72.
[38] Sun HD, *et al*. Nat Prod Rep, 2006, 23, 673.
[39] 马琴玉等. 国外医学·药学分册, 1992, 19 (1): 5.
[40] 陈迪华. 中草药, 1984, 15 (4): 36.
[41] Hanson JR, *et al*. Nat prod Rep, 1993, 10: 302.
[42] 孟正木, 药学学报, 1981, 16 (8): 571.
[43] 袁珂等. 中国医药工业杂志, 1997, 28 (8): 347.
[44] 张沿军等. 中草药, 1996, 27 (4): 200.
[45] Niu F, *et al*. Magn Reson Chem, 2006, 44 (7): 724.
[46] Miguel AG, *et al*. Phytochemistry, 1988, 27, 217.
[47] 陈未名等. 药学学报, 1994, 29 (3): 207.
[48] Chauviere G, *et al*. J Chem Soc Chem Comm, 1982: 495.
[49] Yoshizaki F, *et al*. Chem Pharm Bull, 1980, 36: 2098.
[50] Beutler JA, *et al*. J Nat Prod, 1991, 54: 893.
[51] 张国洲等. 湖北农学院学报, 2002, 22 (4): 377.
[52] 吴彤. 中国医药工业杂志, 2001, 32 (7): 327.
[53] 彭波等. 华西药学杂志, 1993, 8 (3): 158.
[54] 曾陇梅等. 中国海洋药物杂志, 1991, 3: 28.
[55] 肖崇厚主编. 中药化学, 上海: 上海科学技术出版社, 1996, 505.
[56] 肖崇厚主编. 中药化学, 上海: 上海科学技术出版社, 1996, 504.

［57］吴广通等．药学服务与研究，2001，1（1）：61.
［58］王发松等．武汉植物学研究，2000，18（4）：321.
［59］陈炳华等．热带亚热带植物学报，2002，10（4）：366.
［60］王玉萍等．中国药学杂志，2003，38（4）：250.
［61］李诚秀等．中国中药杂志，1998，23（10）：624.
［62］刘琳娜等．中成药，2002，24（8）：621.
［63］葛卫红．成都中医药大学学报，2003，25（1）：55.
［64］王文魁．中国兽医科技，2000，30（9）：29.
［65］朱亮等．中成药，1992，14（4）：30.

（姜　勇　屠鹏飞）

第九章 皂　　苷

第一节 概　　述

皂苷（saponins）是一类结构比较复杂的苷类化合物，多数可溶于水，水溶液经振摇后可产生持久性似肥皂溶液的泡沫，故有皂苷之称。根据皂苷元（sapogenins）的结构不同，皂苷分为甾体皂苷和三萜皂苷，若苷元为螺旋甾烷及其衍生物的则称为甾体皂苷，若苷元为三萜类化合物，则称为三萜皂苷。

皂苷广泛存在于自然界，菌类，蕨类，单子叶、双子叶植物，动物及海洋生物中均有分布，尤以双子叶植物中分布最多。甾体皂苷主要存在于百合科、石蒜科和薯蓣科植物，菠萝科、棕榈科、茄科、玄参科、蒺藜科、豆科等植物中也有分布。三萜皂苷在豆科、五加科、葫芦科、毛茛科、石竹科、伞形科、鼠李科、报春花科等植物分布较多。

由于色谱等分离手段、波谱等结构测定技术以及分子和细胞水平的活性测试方法的长足进步，皂苷的研究得到很大发展，越来越多的结构相似、极性较大的皂苷被分离和鉴定，具有各种生物活性的化合物也不断被发现。1970 至 1986 年 16 年间从植物界得到的甾体皂苷为 289 个[1]。1963 至 1970 年 8 年间报道的游离三萜为 232 个[2]，1990 年至 1994 年 5 年期间发现的新三萜类化合物约为 330 个，许多为新的骨架类型[3]；1966 年至 1972 年 7 年间仅有 30 个三萜皂苷[4]的结构被鉴定，而 1987 年至 1989 年 2 年半中就有 1000 多个新三萜皂苷[5]被分离鉴定。文献报道，2004 年一年分离鉴定的三萜及其皂苷有 400 多个，其中皂苷约有近 100 个，游离三萜为 300 多个，且结构多样、新颖[6]。文献报道，2004 年一年分离鉴定的甾体皂苷有 60 多个，如 Zheng Q. A. 从龙血树属植物 *Dracaena cochinchinensis* 分离得到 14 个新甾体皂苷[7]。由于皂苷具有多种生物活性，显示出广泛的应用前景，所以皂苷类化合物已成为天然药物研究中的一个重要领域。

皂苷是由皂苷元和糖组成的。常见的糖有葡萄糖、半乳糖、木糖、阿拉伯糖、呋糖、鼠李糖、葡萄糖醛酸、半乳糖醛酸，另外还有鸡纳糖和芹糖等，多数糖为吡喃型糖，但也有呋喃型糖，这些糖多以低聚糖形式与苷元结合成苷，成苷位置多为 3 位，另外也有与其他位羟基成苷的，有些苷元或糖还与酰基成酯。根据糖链的多少，皂苷可分为单糖链苷（monodemosides）、双糖链苷（bisdemosides）、三糖链皂苷（trisdemosidic saponins），许多三萜皂苷中糖与 28 位羧基成酯皂苷（ester saponins）。当原生苷由于水解或酶解，部分糖被降解时，所生成的苷为次皂苷（prosapogenins）。

皂苷在植物及中药中的存在很普遍，如人参、柴胡均以皂苷为其生物活性成分，因此研究皂苷的提取分离及结构鉴定对中药的质量控制和新药开发具有重要意义。

第二节 甾体皂苷的结构及分类

甾类化合物（steroids）在自然界广泛存在，该类化合物结构中均具有甾体结构，即环戊烷并多氢菲。

甾类化合物根据 C-17 位取代基不同可分为多种类型，常见的有甾醇、C-21 甾、昆虫变态激素、胆酸[8~14]、甾体皂苷、强心苷、甾体生物碱及结构特殊的海洋甾体类化合物等，本章主要介绍甾体皂苷，其他类型见相关章节。

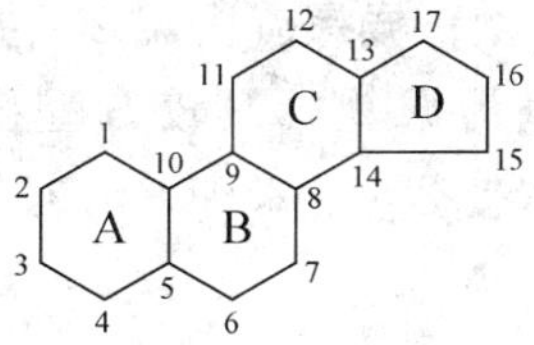

环戊烷并多氢菲

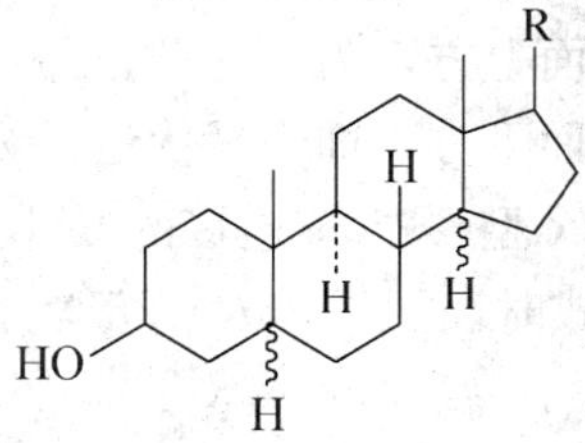

甾类化合物

天然存在的甾类化合物 B/C 环均为反式，A/B 和 C/D 环有顺反两种。

植物界存在的甾体皂苷元由 27 个碳原子组成，为螺旋甾烷（spirostane）、异螺甾烷（isospirostane）及其类似衍生物。甾体皂苷（steroidal saponins）的苷元，根据其 F 环的环合与否及 C-25 的构型，可分为 4 类。

（1）螺甾烷醇类（spirostanols） C-25 为 *S* 构型（25β—CH_3）。

（2）异螺甾烷醇类（isospirostanols） C-25 为 *R* 构型（25α—CH_3）。

（3）呋甾烷醇类（furostanols） F 环转为开链化合物。

（4）变形螺甾烷醇类（pseudo-spirostanols） F 环为五元四氢呋喃环。

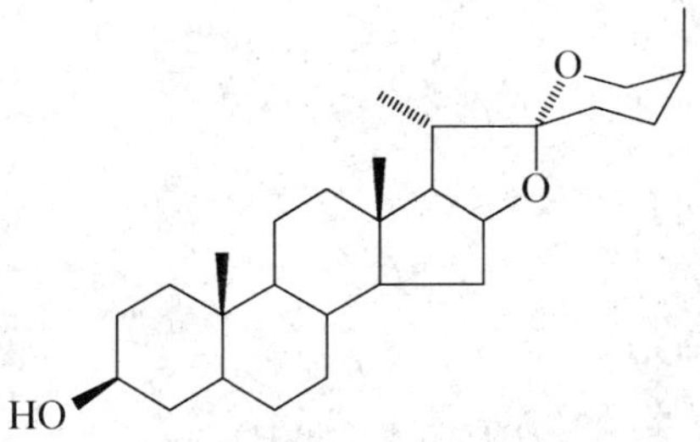

螺甾烷醇

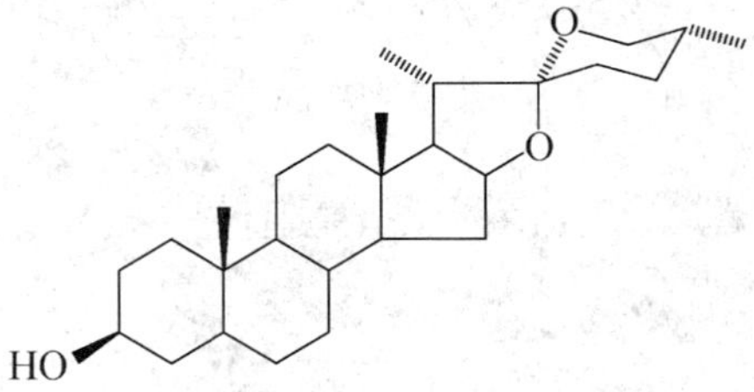

异螺甾烷醇

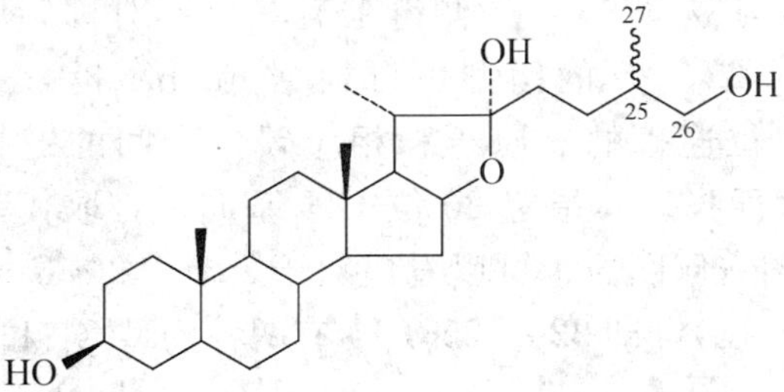

呋甾烷醇

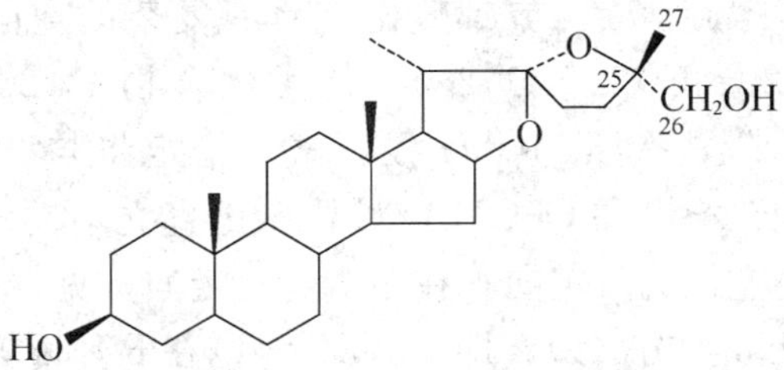

变形螺甾烷醇

一、螺旋甾烷与异螺旋甾烷及其苷

螺旋甾烷和异螺旋甾烷由 6 个环（A～F 环）组成，具有和自然界甾醇类相似的构型，一般 A/B 环有顺式和反式（5β- 或 5α-），B/C 环和 C/D 环均为反式（即 8β，9α，13β，14α）。C-17 位侧链为 β-构型，侧链中的 C-22 和 C-16 形成了一个骈合五元含氧杂环。C-22和 C-26 通过氧原子形成一个六元含氧杂环。因此 C-22 是 E 环与 F 环共用的碳原子，以螺缩酮（spiroketal）的形式相联，从而构成了螺旋甾烷和异螺旋甾烷的基本结构。

螺旋甾烷与异螺旋甾烷互为异构体，常共存于同一植物中，螺旋甾烷 25 位连接的 CH_3 位于 F 环平面上方，为直立键，即 β 定向，绝对构型为 *S* 型；异螺旋甾烷 25 位连接的 CH_3 位于 F 环平面下方，即为平伏键，为 α 定向，其绝对构型为 *R* 型，其较 *S* 型稳定，25*S* 型易转变为 25*R* 型。25 位连接的 CH_3 为直立式时表示为 25*S*、25L、$25\beta_F$、neo，25 位连接的 CH_3 为平展式时表示为 25*R*、25D、$25\alpha_F$、iso。

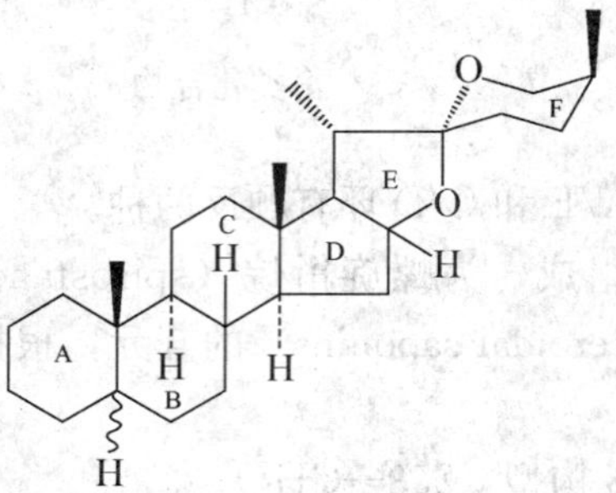

螺旋甾烷

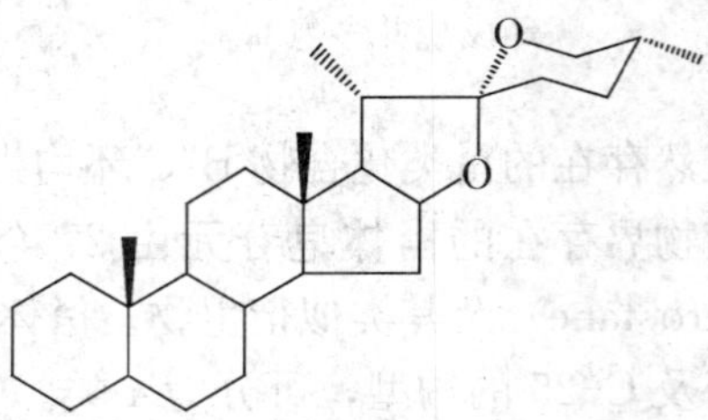

异螺旋甾烷

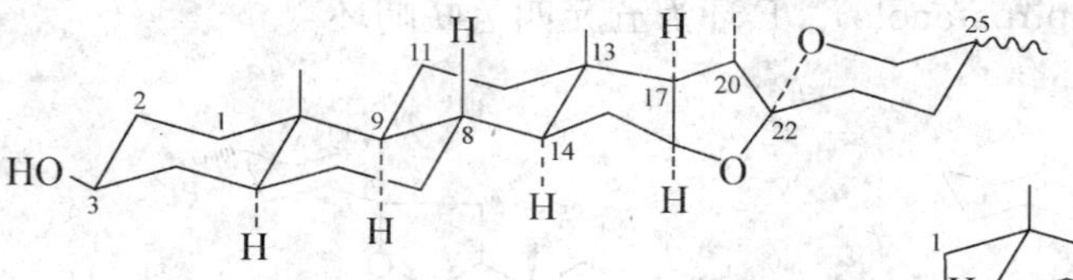

A/B环反式（5α-H）

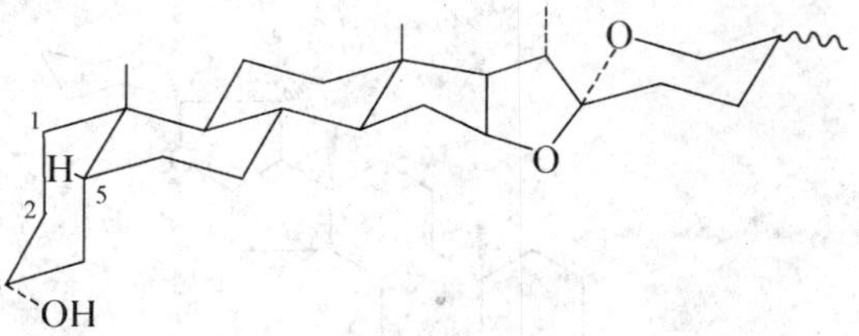

A/B环顺式（5β-H）

螺旋甾烷与异螺旋甾烷具有复杂的空间构型，在 C-17 侧链上有 3 个不对称碳原子（C-20，C-22，C-25），该类化合物 C-20，22，25 的构型也可根据 Fischer 投影式表示[15,16]，按照 Fischer 投影式，指定将与 22 位连接的氧原子和相应碳原子间的键打开（O-C-26键和 O-C-16 键），碳键直立地向背面投影，指定 26 位-CH_2基向上，取代基在碳链左侧为 β 定向，在右侧为 α 定向，见下图右侧图。也可以看成对于 F 环，20-C-CH_3 在 F 环上方（β），即 20β；22- O 在 F 环下方（α），即 22α；25-CH_3有两种构型（β 和 α），见下图左侧图[17]。

所以螺旋甾烷为 $20\beta_F$，$22\alpha_F$，$25\beta_F$- spirostane，异螺旋甾烷则为 $20\beta_F$，$22\alpha_F$，$25\alpha_F$ -isospirostane。

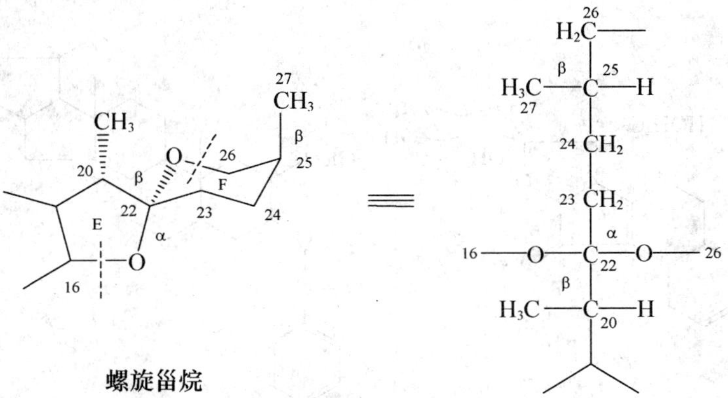

螺旋甾烷
$20\beta_F, 22\alpha_F, 25\beta_F$ -spirostane

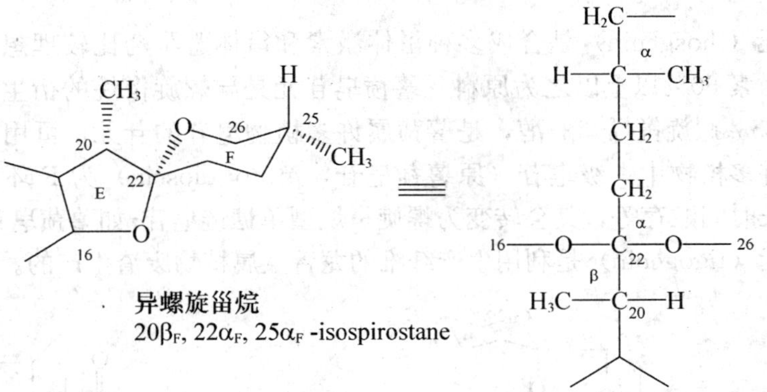

异螺旋甾烷
$20\beta_F, 22\alpha_F, 25\alpha_F$ -isospirostane

甾体皂苷元分子有多个羟基，多数 C-3 位有羟基，且多为 β-取向，少数为 α-取向，若 A/B 为顺式，3-OH 为 α-取向（e 键）较稳定。其他位置上也可能有羟基取代，还可能有甲氧基、羰基、双键和醚环等，羰基多数位于 C－12 位，双键多在 C－5～C－6 之间。随着越来越多的皂苷及螺旋甾烷及其类似物的分离，一些结构新颖的化合物被发现。如 A 环为芳环、19-CH_3转位的 luvigenin，从 *Aspidis strablume* 得到的 A 环有 5 个羟基取代、C-25～27 有双键的 $\Delta^{25(27)}$-pentologenin[18]，从 *Paris quadriforia* 分离的C-1 和C-15 有酮基、有 2 个双键、21－CH_2OH、F 环有 2 个羟基，且去 18－CH_3 的 1－dehydrotrillenogenin[19]，还有从植物 *Allium giganteun* 得到的 3 位无糖的双糖链皂苷化合物 3[20]。

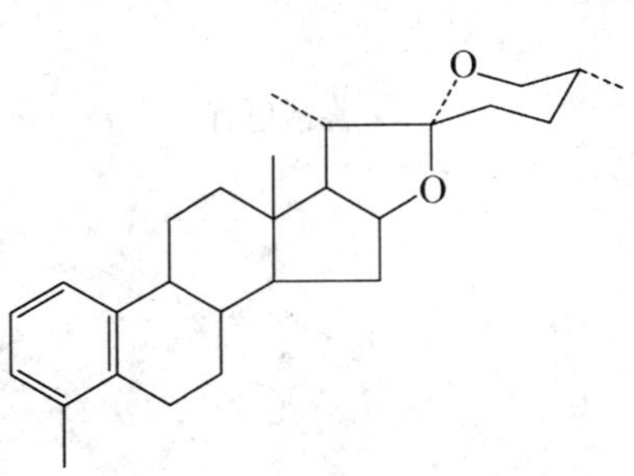

luvigenin

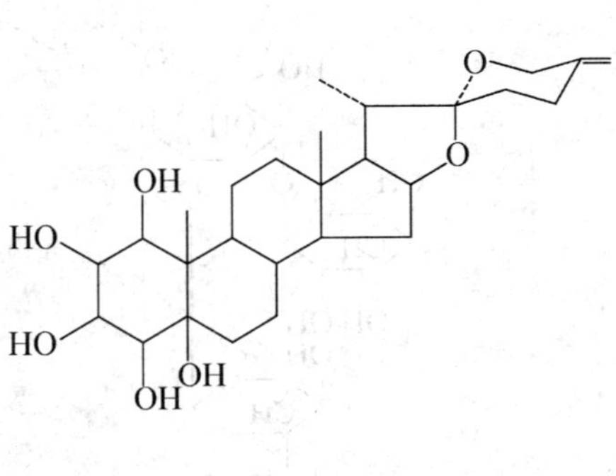

$\Delta^{25(27)}$ -pentologenin

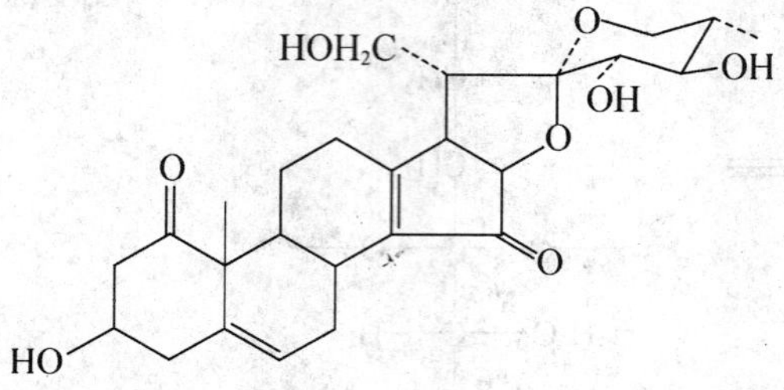

1-dehydrotrillenogenin

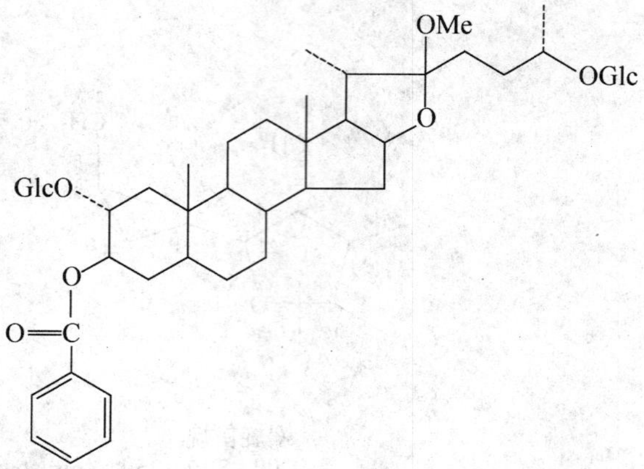

化合物3

薯蓣皂苷元（diosgenin）是合成多种甾体激素和甾体避孕药比较理想的前体，世界各国生产的甾体激素60%以上以之为原料。薯蓣皂苷元是异螺旋甾烷的衍生物，化学名称为Δ^{5}-20β_F，22α_F，25α_F螺旋甾烯-3β-醇，是薯蓣属许多植物皂苷的苷元，可用水解皂苷的方法获得。薯蓣属许多植物中一级皂苷（原薯蓣皂苷，proto-dioscin）为F环开环的双糖链皂苷，但植物经长时间贮存等，其会转变为螺旋甾烷型单糖链皂苷-如薯蓣皂苷（dioscin）。

剑麻皂苷元（tigogenin）是利用生产纤维的龙舌兰属植物废渣生产的。

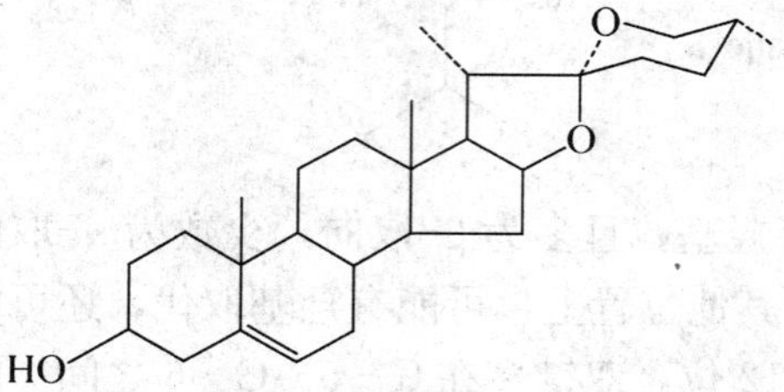

薯蓣皂苷元

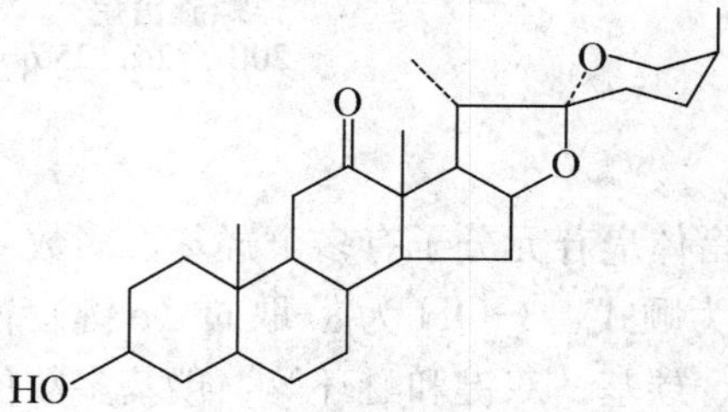

剑麻皂苷元

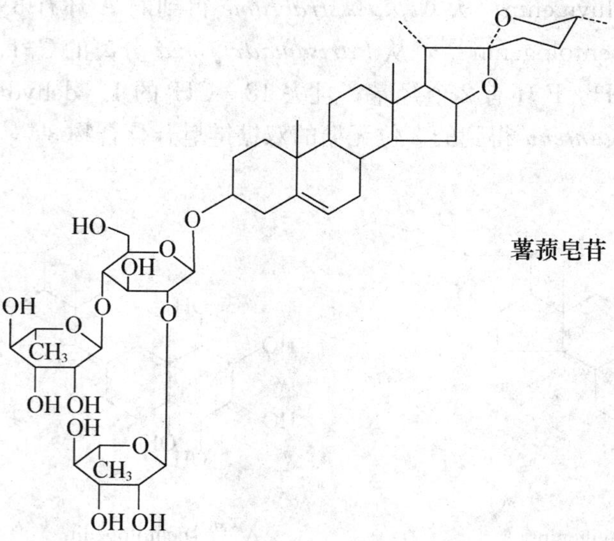

薯蓣皂苷

二、呋甾烷及其苷

呋甾烷型皂苷[21,22]于1966年才首次从植物中获得，一般认为其为螺旋甾烷的生物前体，在自然界多以双糖链皂苷的形式存在，可能是植物在干燥、贮存和提取过程中在体内经酶解转变为螺旋甾烷型单糖链皂苷，所以其又被认为是原皂苷（protosaponins）[23]。

例如原菝葜皂苷（sarsaparilloside）易被β-葡萄糖苷酶降解，失去26位葡萄糖，F环环合生成菝葜皂苷（parillin）[23]。

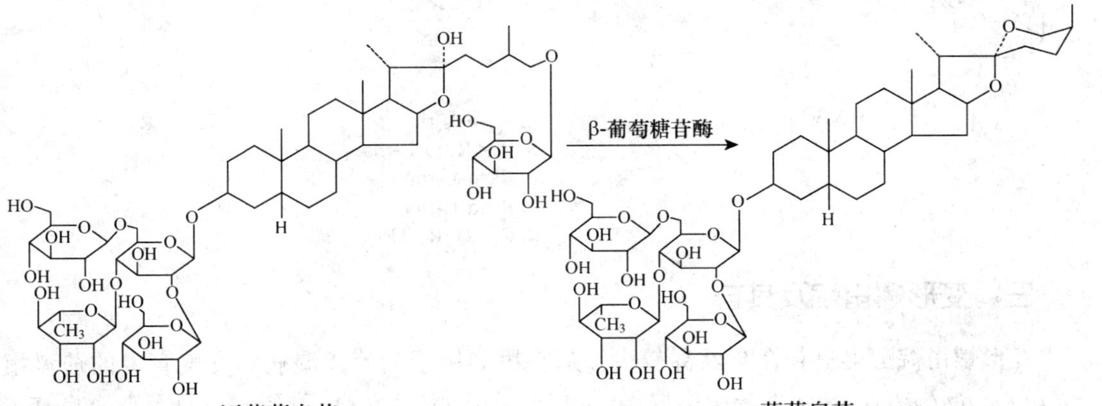

又如耿勇等用新鲜的黄山药（*Dioscorea panthaica*）为原料，以95%的乙醇加热提取，分离得到的化合物主要为呋甾烷型皂苷，且含量较高[24]。

薯蓣科共9属，薯蓣属（*Dioscorea*）为薯蓣科（Dioscoreaceae）植物中最大的一属。我国薯蓣属植物较多，有80多种，是世界主产区之一。从该属得到的皂苷及苷元有120多个，苷元有螺旋甾烷、异螺旋甾烷和呋甾烷（furostane）的衍生物。

治疗冠心病的中成药地奥心血康是从薯蓣科植物提取的皂苷的胶囊制剂，其主要成分为8个甾体皂苷，3个为含量较高的呋甾烷的双糖键皂苷（**1**～**3**）[25]，5个为异螺旋甾烷的单糖链皂苷（**4**～**8**）[26~28]，其结构见下图。

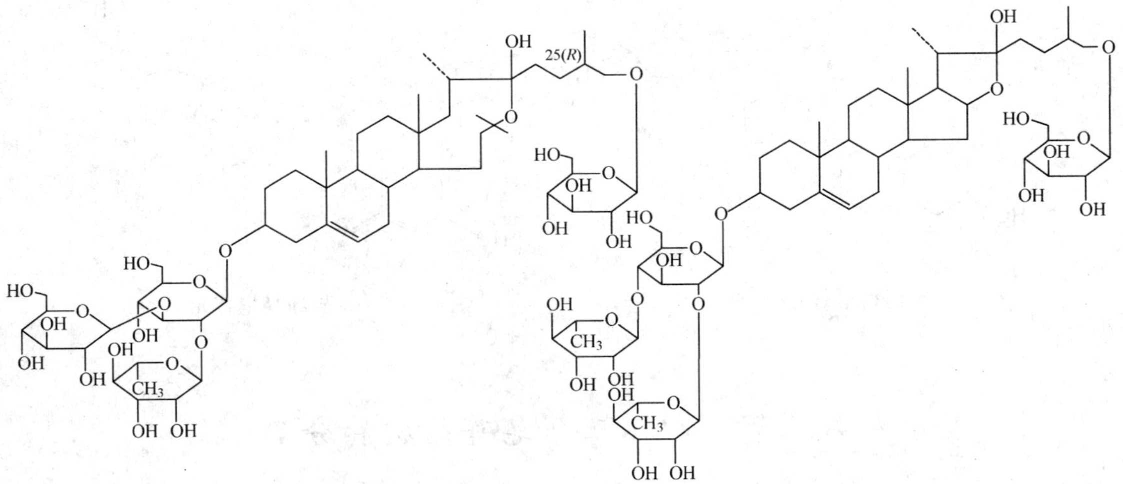

1. progracillin　　**2.** protodioscin

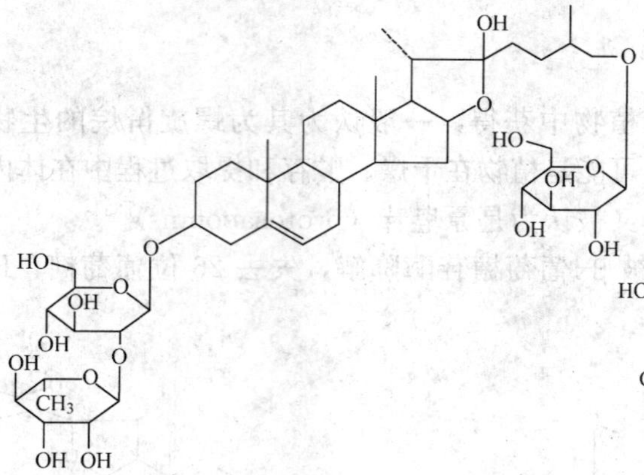

3. protobioside

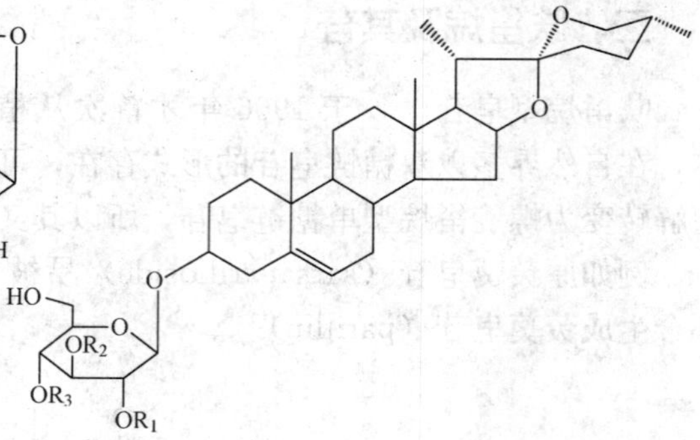

4. R_1=α-L-rha　　R_2= β-D-glc　　R_3= H
5. R_1= R_3=α-L-rha　　R_2= H
6. R_2=α-L-rha　　R_1= R_3= H
7. R_3=α-L-rha　　R_1= R_2= H
8. R_1=R_2=R_3=H

三、变形螺甾烷及其苷

变形螺甾烷醇类皂苷在自然界较少，从在民间用于治疗风湿病和支气管炎的茄科植物 *Solanum aculeatissimum* 的根中提取得到的 aculeatiside A（1）和 B（2）即是此类皂苷，其经酸水解得到原生皂苷元纽替皂苷元（nuatigenin）及由其转化产生的异纽替皂苷元[29]。

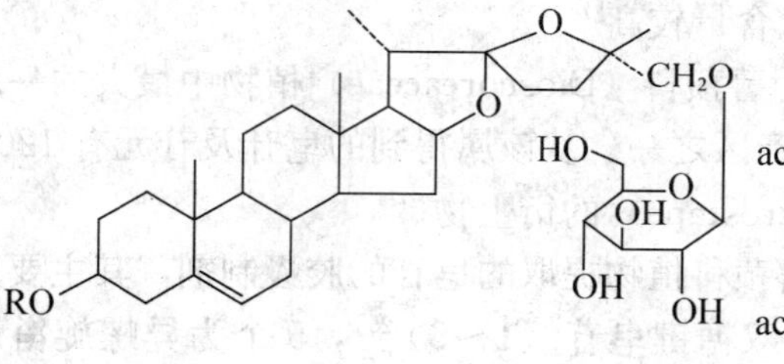

aculeatiside A　　R= -β-D-glc-(1→4)-α-L-rha
　　　　| (1→2)
　　　　-α-L-rha

aculeatiside B　　R= -β-D-glc-(1→4)-β-D-glc
　　　　| (1→2)
　　　　-α-L-rha

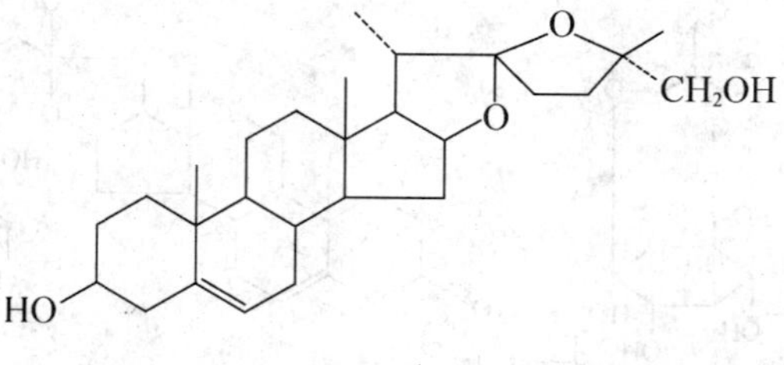

纽替皂苷元

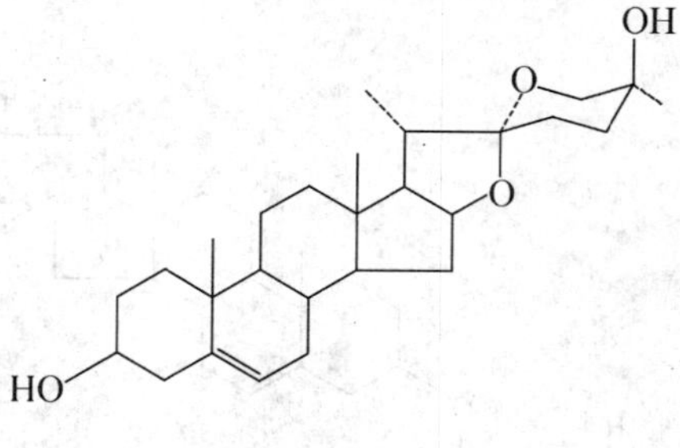

异纽替皂苷元

第三节　四环三萜皂苷结构和分类

已报道的三萜皂苷元结构类型有多种，除了常见的 10 多种四环三萜和五环三萜以外[30]，同时又分离得到多种新骨架类型的三萜，如羊齿烷（fernane）[31,9]、isomalabaricane

和 sernane 等[32]，现将主要类型分述如下。

存在于自然界较多的四环三萜（tetracyclic triterpenoids）或其皂苷苷元主要有达玛烷、羊毛脂烷、甘遂烷、环阿屯烷（环阿尔廷烷）、葫芦烷、楝烷（降四环三萜类化合物）和大戟烷（euphane）等。

一、达玛烷型

达玛烷（dammarane）型四环三萜的结构特点是 A/B、B/C 和 C/D 环均为反式，C-8 和 C-10 位连有 β-角甲基，C-14 位连有 α-角甲基，17 位有 β-侧链，C-20 构型为 *R* 或 *S*。

五加科植物人参（*Panax ginseng* C. A. Mey.）为名贵的滋补强壮药，其活性成分主要为皂苷类化合物，现已从人参分离鉴定了 40 多个皂苷。人参的主根和侧根及茎叶均含有人参皂苷（ginsenosides），按苷元结构不同分为两类，一类是五环三萜（齐墩果烷型），另一类为四环三萜，绝大多数人参皂苷属于达玛烷型四环三萜。国内外对人参属植物研究十分活跃，除人参外，对三七［*Panax notoginseng*（Burk.）F. H. Chen］研究也很多，三七又有假人参之称，含有与人参相似的化学成分，主要成分也为达玛烷型四环三萜皂苷，现已从三七分离得到 50 多个此类皂苷，但到目前为止还未发现三七中含有齐墩果烷型五环三萜皂苷。在达玛烷人参皂苷元结构中 3 和 12 位均有羟基取代，C-20 为 *S* 构型[33]。根据达玛烷型人参皂苷 6 位碳上是否有羟基又分为两类：由 20（*S*）-原人参二醇［20（*S*）-protopanaxadiol］衍生的皂苷为第一类（6 位碳上无羟基），如人参皂苷 Ra_1，Ra_2 等属于此类。此外，尚发现有酰基取代的皂苷存在，如人参皂苷 Ra_1，Ra_2，Rc 的分子中，若在苷元 3 位糖链末端糖分子的 6 位有一个乙酰基，分别称为 acetylginsenoside Ra_1，Ra_2，Rc[34]，若取代一个丙二酸单酰基（形成半酯）[35]，则依次称为 malonyl ginsenoside Ra_1，Ra_2，Rc。

由 20（*S*）原人参三醇［20（*S*）-protopanaxatriol］衍生的皂苷为第二类（6 位碳上有羟基），如人参皂苷 Re，Rf 等属于此类皂苷。

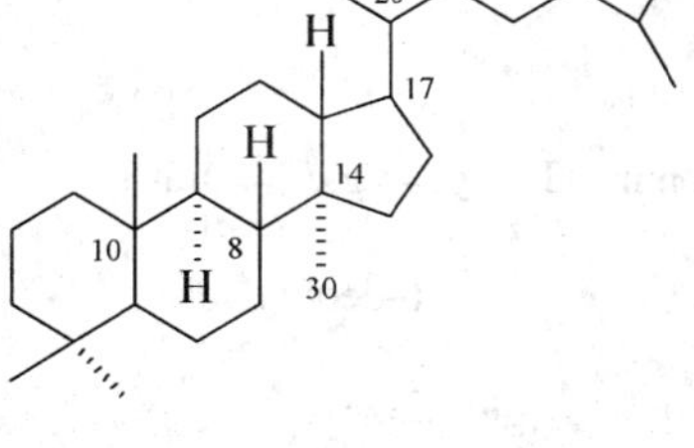

dammarane

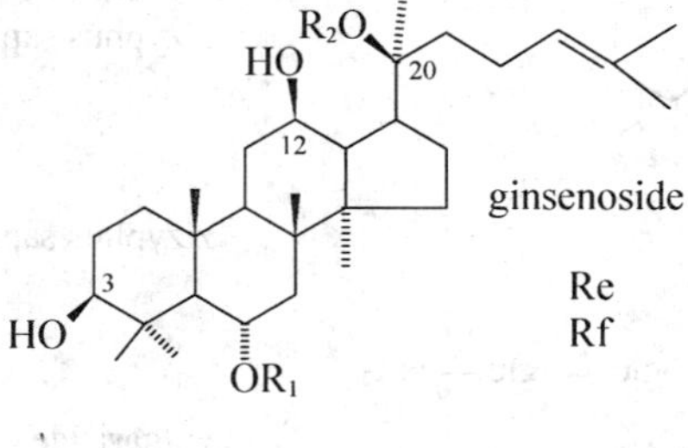

ginsenoside	R_1	R_2
Re	glc $\overset{2}{—}$ Rha	glc
Rf	glc $\overset{2}{—}$ glc	H (20*S*)

20 (*S*)-protlopanaxatriol

由达玛烷衍生的人参皂苷，用缓和条件水解，例如用 50%HOAc 于 70℃加热 4h，20 位苷键能断裂，生成较难溶于水的次级苷，进一步再水解，可使 3 位苷键裂解。若用 HCl 溶液加热煮沸水解，从水解产物中得不到原生的皂苷元。这是由于在 HCl 溶液中，20（S）-原人参二醇或 20（S）-原人参三醇的 20 位上甲基和羟基发生差向异构化，分别转变为 20（*R*）-原人参二醇或 20（*R*）-原人参三醇，然后环合生成具有三个甲基的四氢吡喃环侧链的人参二醇（panaxadiol）或人参三醇（panaxatriol）。

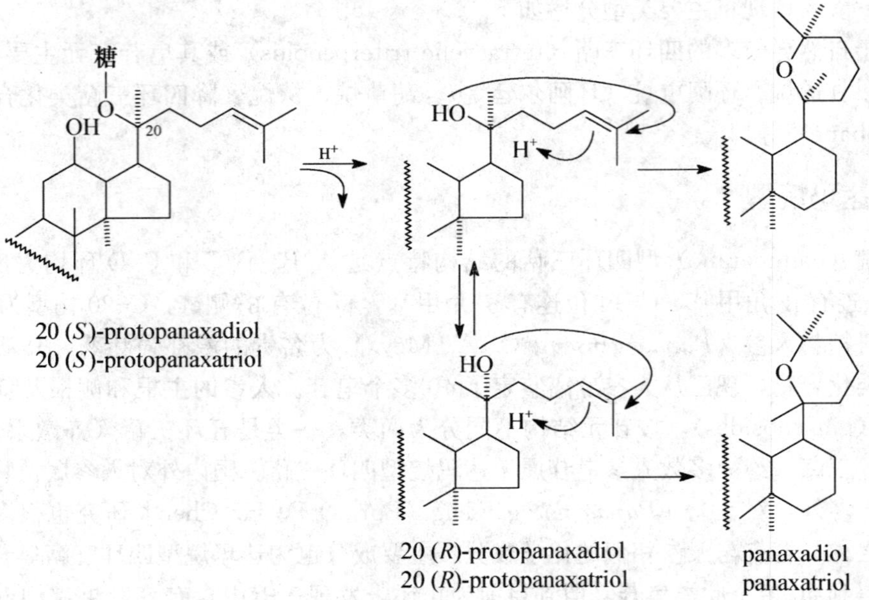

因此欲得到原生皂苷元，须采用缓和的方法进行水解，例如先用过碘酸钠氧化，水解后再用四氢硼钠还原，最后在室温下用 2N H_2SO_4 水解（Smith 降解法）；或者在室温下用 HCl 水解，然后加入消除试剂叔丁醇钠[36,37]。

常用中药酸枣仁为鼠李科植物酸枣（*Zizyphus jujuba* Mill var. *spinosa*）的成熟种子，具有养肝、宁心、安神之功效，从中可分离出多种皂苷。

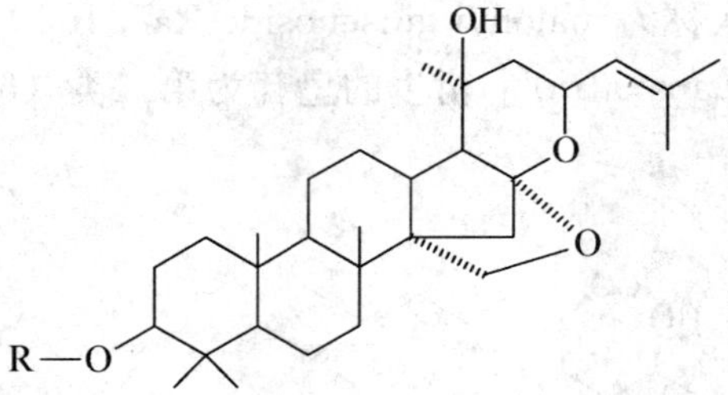

	R
jujubogenin	H
jujuboside A	glc $\frac{6}{}$ glc $\frac{3}{}$ ara- (glc 2-xyl; ara 2-rha)
jujuboside B	xyl $\frac{2}{}$ glc $\frac{3}{}$ ara- (ara 2-rha)
zizyphus saponin Ⅰ	glc $\frac{3}{}$ ara- (ara 2-6-deoxytalose)
zizyphus saponin Ⅱ	glc $\frac{3}{}$ ara- (ara 2-rha)
zizyphus saponin Ⅲ	xyl $\frac{2}{}$ glc $\frac{3}{}$ ara- (ara 2-6-deoxytalose)
vulgariside	glc $\frac{3}{}$ ara- (ara 2-fuc)

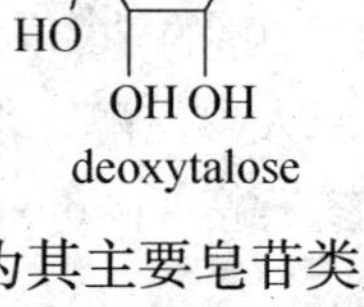

deoxytalose

酸枣仁皂苷 A 和 B（jujuboside A and B）为其主要皂苷类成分[38]，酸枣仁皂苷 A 经柚皮苷酶或橙皮苷酶（naringinase 或 hesperidinase）酶解极易失去一分子葡萄糖而转变为酸枣仁皂苷 B。由大枣（*Z. jujuba*）的果实[39]中分离得到了枣皂苷Ⅰ、Ⅱ、Ⅲ（zizyphus saponin Ⅰ，Ⅱ，Ⅲ）。由同属植物 *Z. vulgaris* 的茎叶分离得到了皂苷 vulgariside[40]。这些皂苷均属于达玛烷型，都是由酸枣仁皂苷元（jujubogenin）衍生而来。

酸枣仁皂苷 A 经蜗牛酶（snail enzyme）部分酶解可得到酸枣仁皂苷 B，再经 Smith-de Mayo 降解反应[41]，可得到真正的皂苷元，称酸枣仁皂苷元，是达玛烷衍生物，通过对其溴代苯甲酸单酯的 X-ray 单晶衍射，表明它的绝对构型 C-20 为 *S*，C-23 为 *R*。如果将这些皂苷用酸水解，则得到伊比林内酯（ebelin lactone）。或者将酸枣仁皂苷元用硫酸处理，亦可定量地得到伊比林内酯，后者的红外、紫外光谱显示结构中有内酯和共轭双键的吸收峰，而在皂苷结构中并无内酯及共轭双键的结构，因此伊比林内酯不是真正的皂苷元，是人工产物，是由酸枣仁皂苷元在酸的作用下转变而产生的次生物质。

伊比林内酯结构中只保留了 A、B、C 三个环系。从生源观点看，还保留了 D 环空间，仍可列入四环三萜范畴，可视为达玛甾烷型裂环衍生物。

最近又从酸枣仁分离得到一个达玛烷侧链有糖的双糖链皂苷酸枣仁皂苷 E（jujuboside E）[42]。

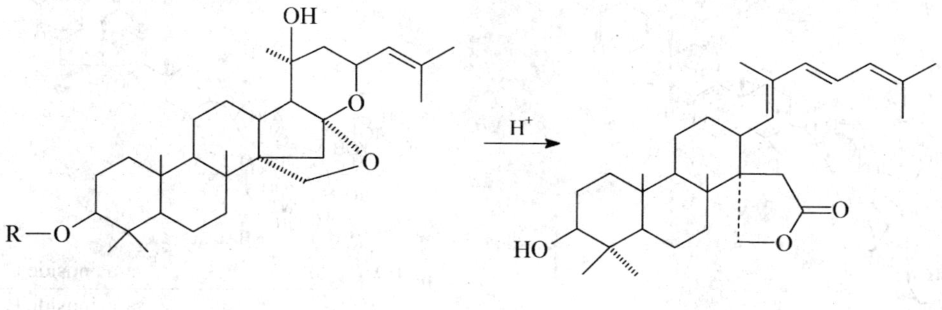

jujuboside A　　　　ebelin lactone

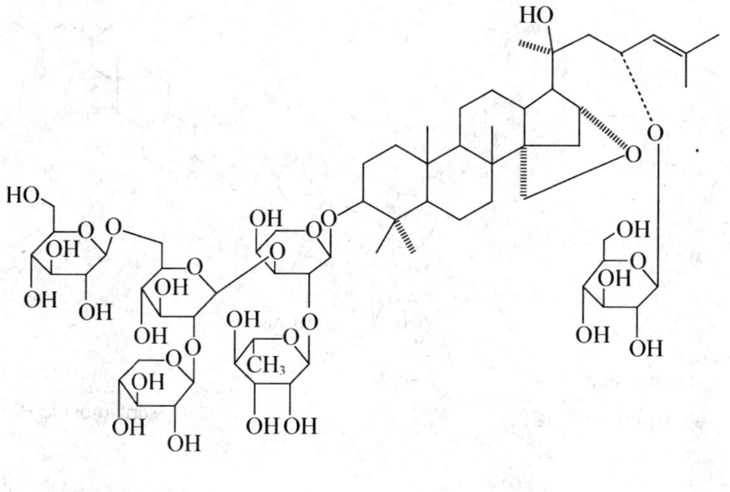

jujuboside E

二、羊毛脂烷型

羊毛脂烷（lanostane）型四环三萜是环氧鲨烯经椅-船-椅构象式环合而成，其 10、13、14 位分别连有 β-、β-、α-CH_3，C-20 为 *R* 构型，A/B、B/C、C/D 环均为反式。

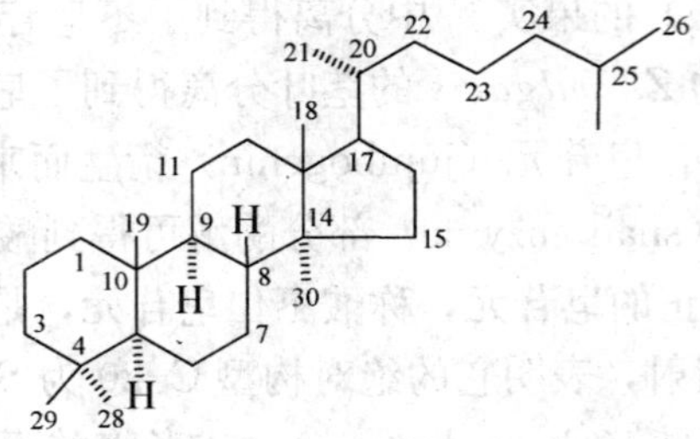

lanostane

该类型皂苷广泛分布于植物界及海洋生物如海参、海星等。在海洋活性成分研究过程中，Kobayashi[43]等从海绵 *Asteropus sarasinosum* 中分离得到 9 个 30-去甲羊毛脂烷型三萜低聚糖苷（30-norlanostane-triterpenoidal oligoglycosides），被命名为 sarasinosides A_1，A_2，A_3，B_1，B_2，B_3，C_1，C_2，C_3，糖与苷元 3 位成苷，其中 2 个糖为乙酰氨基糖，sarasinosides A_1，A_2，A_3为苷元双键位置不同的异构体，sarasinosides C_1，C_2，C_3为四糖苷，sarasinosides B_1，B_2，B_3为五糖苷。sarasinosides A_1，B_1有明显的毒鱼活性，LD_{50}分别为 0.39μg/ml 和 0.71μg/ml，而且可抑制海星受精卵的细胞分裂，LD_{100}为 10μg/ml。

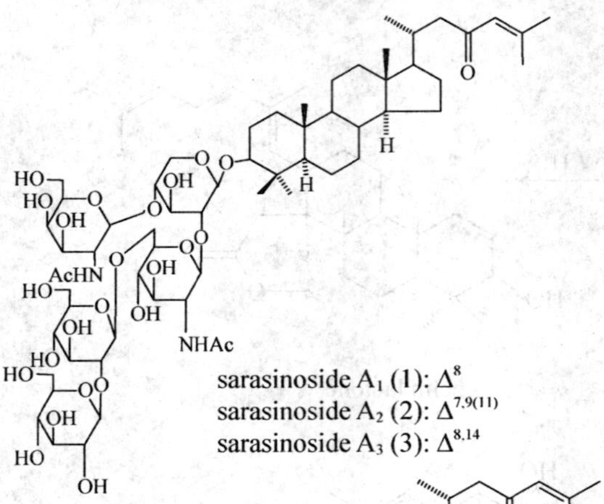

sarasinoside A_1 (1): Δ^{8}
sarasinoside A_2 (2): $\Delta^{7,9(11)}$
sarasinoside A_3 (3): $\Delta^{8,14}$

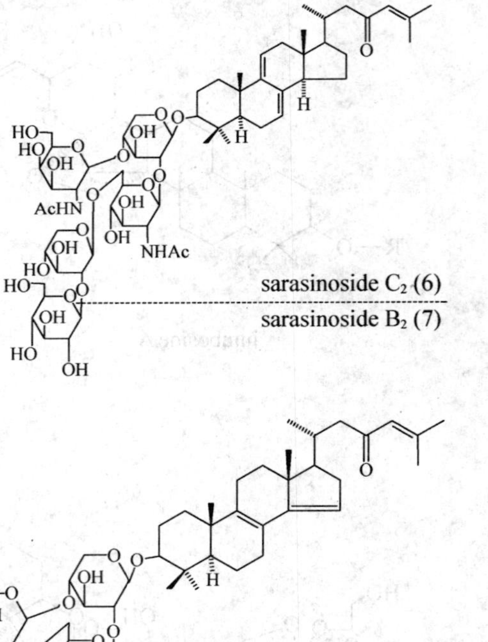

sarasinoside C_2 (6)
sarasinoside B_2 (7)

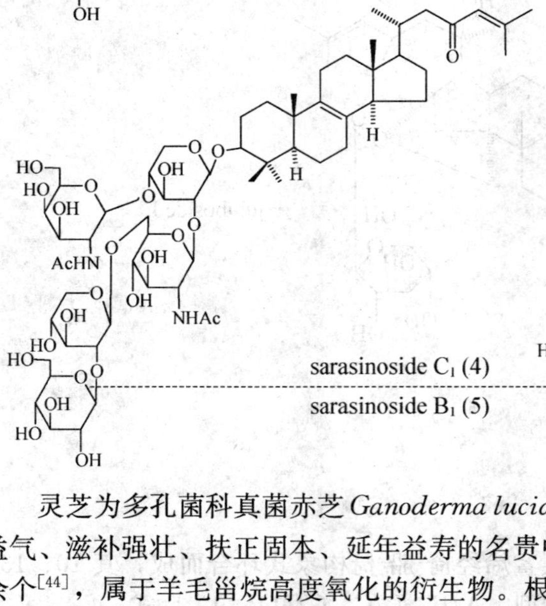

sarasinoside C_1 (4)
sarasinoside B_1 (5)

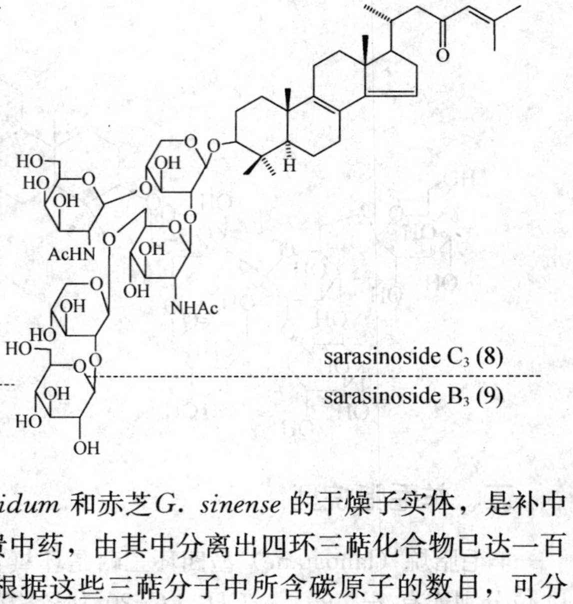

sarasinoside C_3 (8)
sarasinoside B_3 (9)

灵芝为多孔菌科真菌赤芝 *Ganoderma lucidum* 和赤芝 *G. sinense* 的干燥子实体，是补中益气、滋补强壮、扶正固本、延年益寿的名贵中药，由其中分离出四环三萜化合物已达一百余个[44]，属于羊毛甾烷高度氧化的衍生物。根据这些三萜分子中所含碳原子的数目，可分为 C_{30}、C_{27}和 C_{24}三种基本结构，后两种为第一种三萜的降解产物，现各举一例，分别为 ganoderic acid C，lucidenic acid A，lucidone A。该类三萜侧链中常有—COOH，—CH_2OH，—CHO和双键等。在一些化合物中有 α,β-不饱和羰基存在，双键多位于 C-8～9，C-11 常有羰基，C-3,7,15 和 23 位也常有羟基或羰基取代。另一些化合物中，常有共轭双键：$\Delta^{7(8)}$ 和 $\Delta^{9(11)}$，如 ganoderol B。

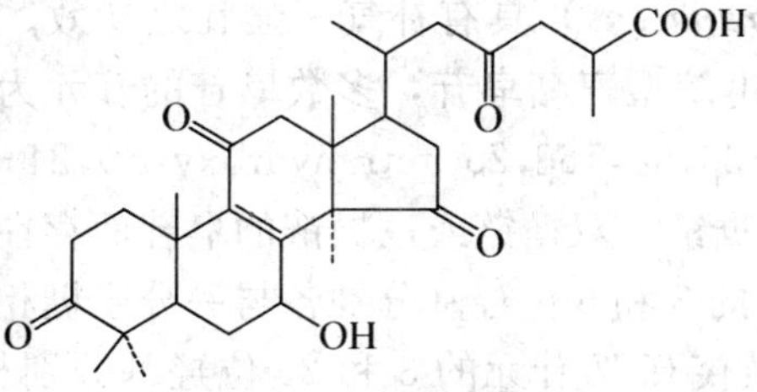

ganoderic acid C

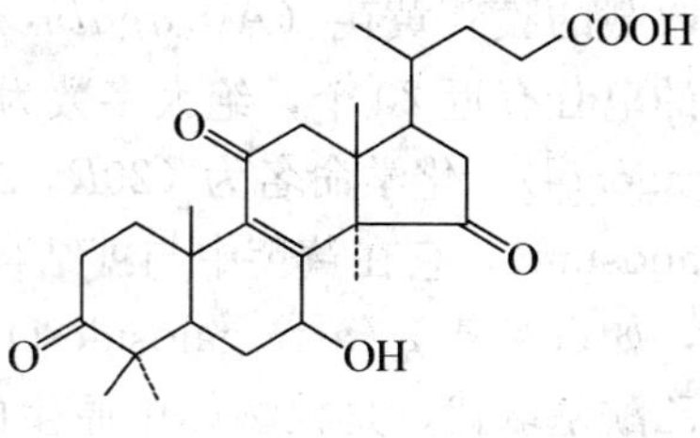

lucideric acid A

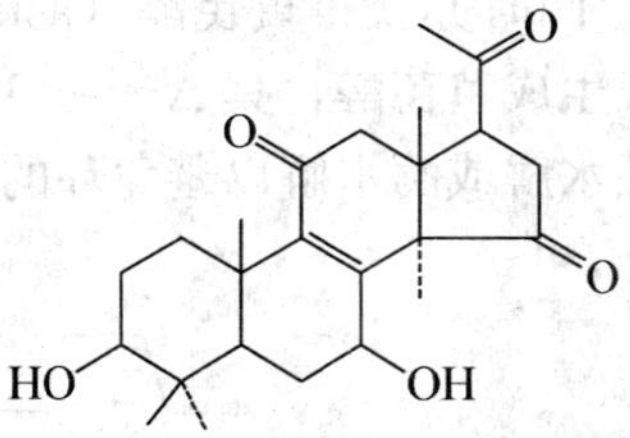

lucidone A

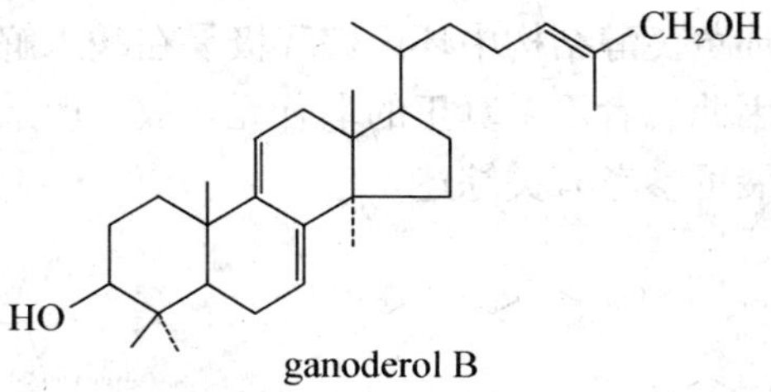

ganoderol B

三、甘遂烷型

甘遂烷（tirucallane）型四环三萜同羊毛脂烷一样，A/B、B/C、C/D 环也均为反式，但 13、14 位连的 CH_3 与羊毛脂烷相反，分别为 α-、β-CH_3，C-20 连有 α-侧链（20S）。从藤桔属植物 *Paramignya monophylla* 的果实中分离得到 5 个甘遂烷型化合物（**1**～**5**），flindissone（**1**）为已知化合物，17 位有一个五元环醚。**2**～**5** 为新化合物，2 和 4 为 3 位有酮基的三萜：3-oxotirucalla-7,24-dien-23-ol（**2**），3-oxotircalla-7,24-diene-21,23-diol（**4**），**3** 和 **5** 为三萜醇：triucalla-7,24-diene-3β,23-diol（**3**）和 tirucalla-7,24-diene-3β,21,23-triol（**5**）。新化合物结构的确定主要是应用乙酰化、氧化等化学反应，将其制备为已知化合物，进行对照鉴定[45]。

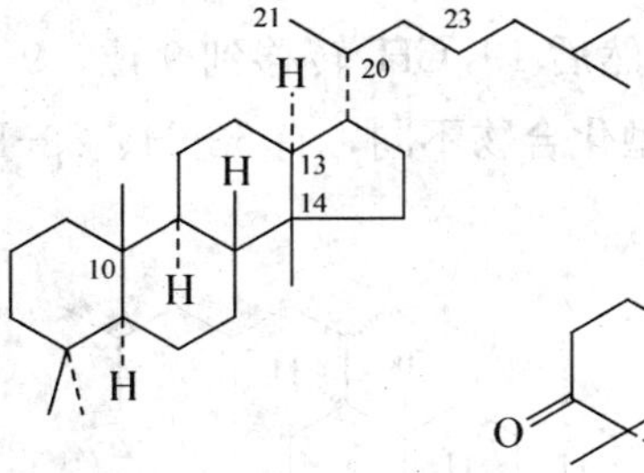

tirucallane

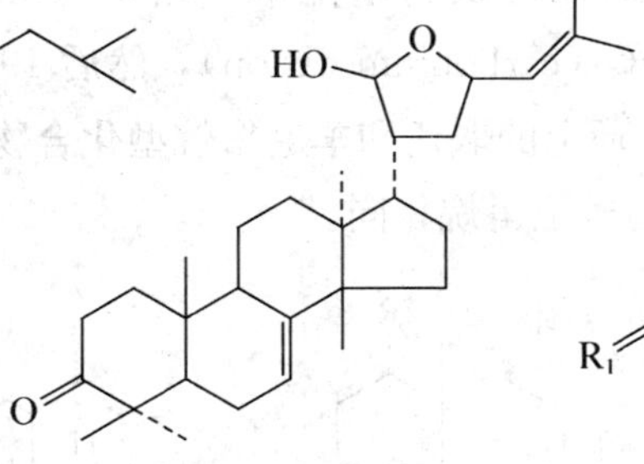

1. flindissone

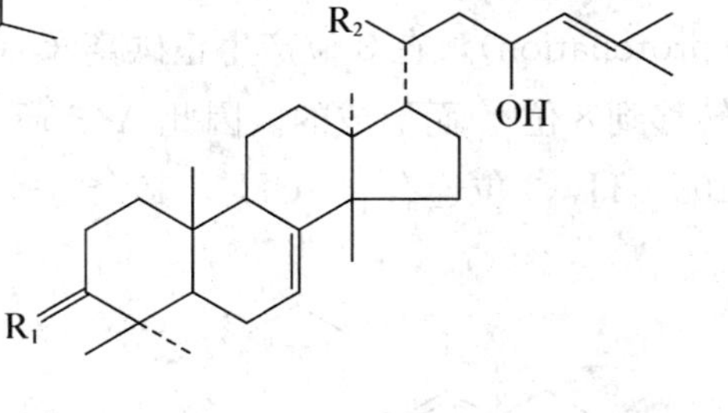

2. R_1=O　R_2=CH_3
3. R_1=β-OH，α-H　R_2=CH_3
4. R_1=O　R_2=CH_2OH
5. R_1=β-OH，α-H　R_2=CH_2OH

四、环阿屯烷型

环阿屯烷（环阿尔廷，cycloartane）的基本骨架与羊毛脂烷很相似，差别仅在于环阿屯烷的 19 位甲基与 9 位脱氢形成三元环。

药典收载的膜荚黄芪（*Astragalus membranaceus*）具有补气、强壮之功效。从黄芪中分离鉴定的皂苷有近 20 个，绝大多数为环阿屯烷型三萜皂苷，多数皂苷的苷元为环黄芪醇（cycloastragenol），化学命名为（20*R*，24*S*）-3β,6α,16β,25-tetrahydroxy-20,24-epoxy-9,19-cyclolanostane，它在黄芪中与糖结合成单糖链、双糖链或三糖链的皂苷而存在。在双糖链皂苷中，如黄芪苷 I（astragaloside I）苷元的 3 和 6 位羟基分别各与一分子糖相连，糖分子上还有乙酰基取代，是植物体中原生的。黄芪苷 V 苷元的 3 和 25 位羟基分别与糖相连。黄芪苷 VII 则是自然界发现的第一个三糖链三萜苷（triterpene tridesmoside）。当这些皂苷在酸性条件下进行水解时，除获得共同皂苷元环黄芪醇，同时亦获得黄芪醇（astragenol），这是由于环黄芪醇结构中环丙烷环极易在酸水解时开裂，生成黄芪醇，具 $\Delta^{9(11)}$，19-CH_3 次生结构。因此后者不是真正的皂苷元，故一般采用两相酸水解或酶水解以避免环的开裂，黄芪研究进展可参考有关综述[46]。

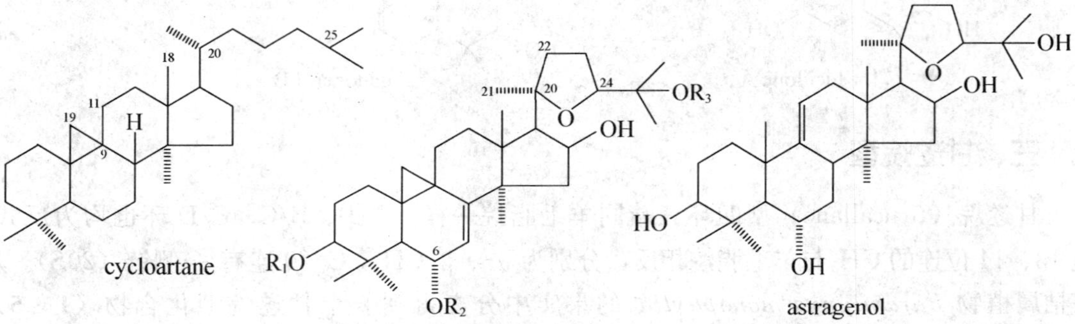

cycloartane　　astragenol

	R$_1$	R$_2$	R$_3$
cycloastragenol	H	H	H
astragaloside I	-xy1(2,3-diAc)	glc	H
astragaloside V	-xy1(2-1)glc	H	glc
astragaloside Ⅶ	-xy1	glc	glc

五、葫芦烷型

葫芦烷（cucurbitane）型基本结构可认为是由羊毛甾烯（lanostene）Δ^8 进行质子化（protonation），在 8 位产生正碳离子（carbonium cation），然后 19-CH_3 转移到 9 位，9-H 转移到 8 位[47]而形成的。因此 A/B 环上的取代和羊毛甾烷型化合物不同，有 5β-H、8β-H、10α-H，9 位连有 β-CH_3，其余与羊毛甾烷相同。

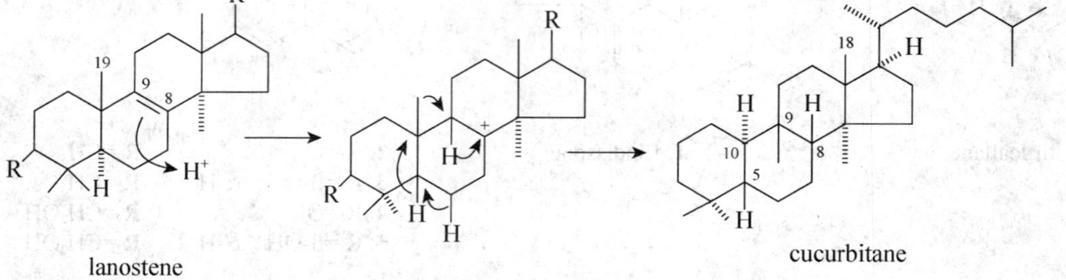

lanostene　　cucurbitane

葫芦科许多属植物中含有此类成分，总称为葫芦苦素类（cucurbitacins），例如由雪胆属植物 *Hemsleya amabilis* 的根中分出雪胆甲素和乙素（cucurbitacin II_a and II_b），临床上试用于急性痢疾、肺结核、慢性气管炎的治疗，均取得较好疗效。雪胆甲素是雪胆乙素的 25-乙酰酯，在研究过程中，将雪胆甲素用 KOH-EtOH 液进行皂解，以期得到雪胆乙素，但事实上却得到另一产物，分子中仍保留乙酰基，而且具有 β-二羰基体系的烯醇结构。这可能是由于雪胆甲素为叔醇酯，皂解反应速度低，而 C-12 和 C-23 位碳在碱性条件下均易形成碳负离子，其中 23 位的碳负离子对乙酰羰基进行分子内部的进攻，反应速度超过皂解速度，因而酰基由氧向碳转移[48]，其反应见图 9-1。

从葫芦科植物异株泻（*Bryonia dioica*）根中分到异株泻苷甲（bryoside）和异株泻苷乙（bryonoside），亦为葫芦烷型双糖链皂苷，前者为三糖苷，后者为四糖苷[49]。两者水解后所得皂苷元，系异株泻皂苷元 bryodulcosigenin 和 bryogenin（少量）的混合物，前者是真正的皂苷元，后者是人工产物，可以认为是由 bryodulcosigenin 在酸性条件下，经脱水并异构化而产生的。

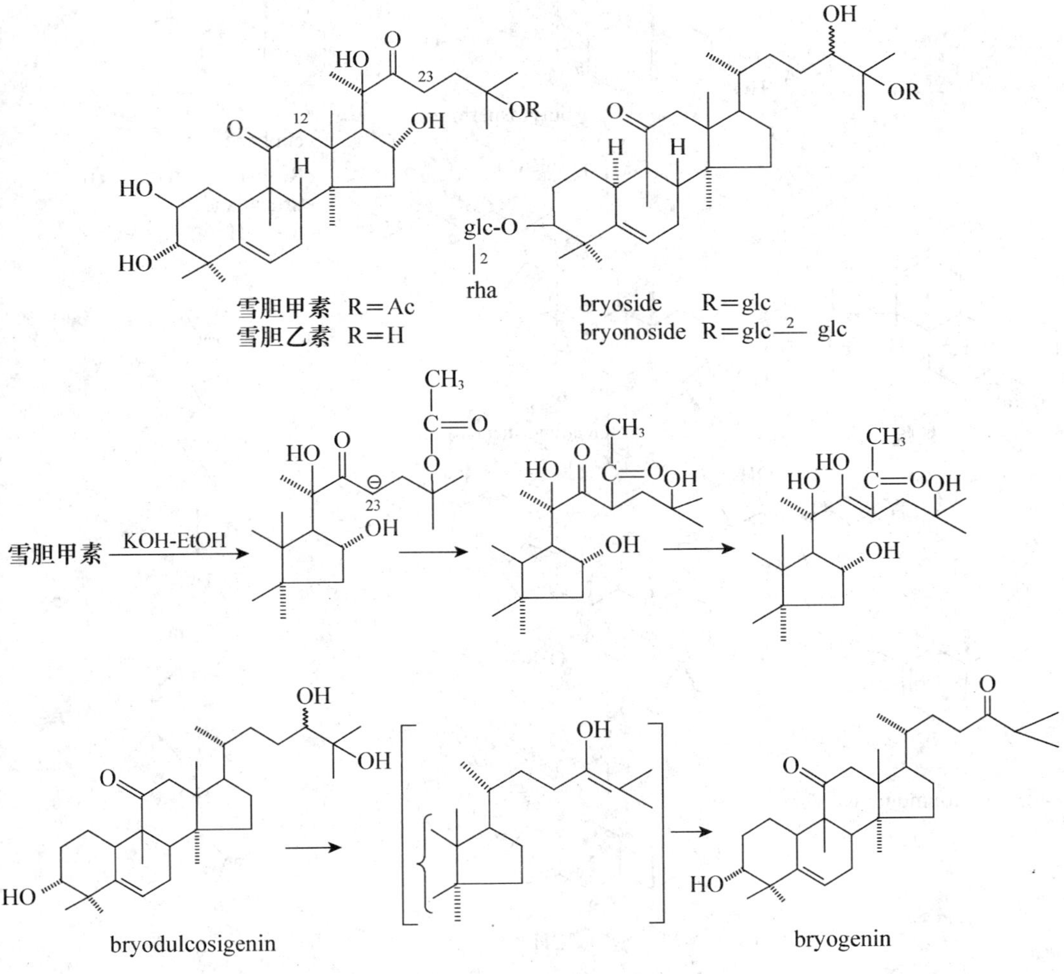

图 9-1 雪胆甲素皂解产物

六、楝烷型（四降三萜）

楝科楝属植物苦楝（*Melia azedarach*）果实及树皮中含多种三萜成分，具苦味，总称为楝苦素类成分（meliacins），由 26 个碳原子构成，属于楝烷型（meliacane）。在芸香目植物中大多数该类化合物和三萜化合物都具有甘遂烷（tirucallane）结构，因此甘遂烷被认为是其前体，但 Ekong 发现在 *Azadirachte indica* 的叶子中，大戟烷（euphane）比甘遂烷更能有效地转变成此类化合物。Δ^7-双键被氧化成 7-环氧，然后环氧键断开，通过 Wagner-Meerwein 重排，14-位甲基转移到 8-位，形成了 7-羟基，14，15 位双键的产物。后侧链失去 4 个碳原子，形成了 17-呋喃环，称为降四环三萜（nor-tetracyclic triterpenoids）或四降三萜（tetranortriterpenoids）[6]。该生物合成途径可由带有完整的 8 个碳原子的侧链环合产物 protolimonoids 的存在证实[50]，见图 9-2。

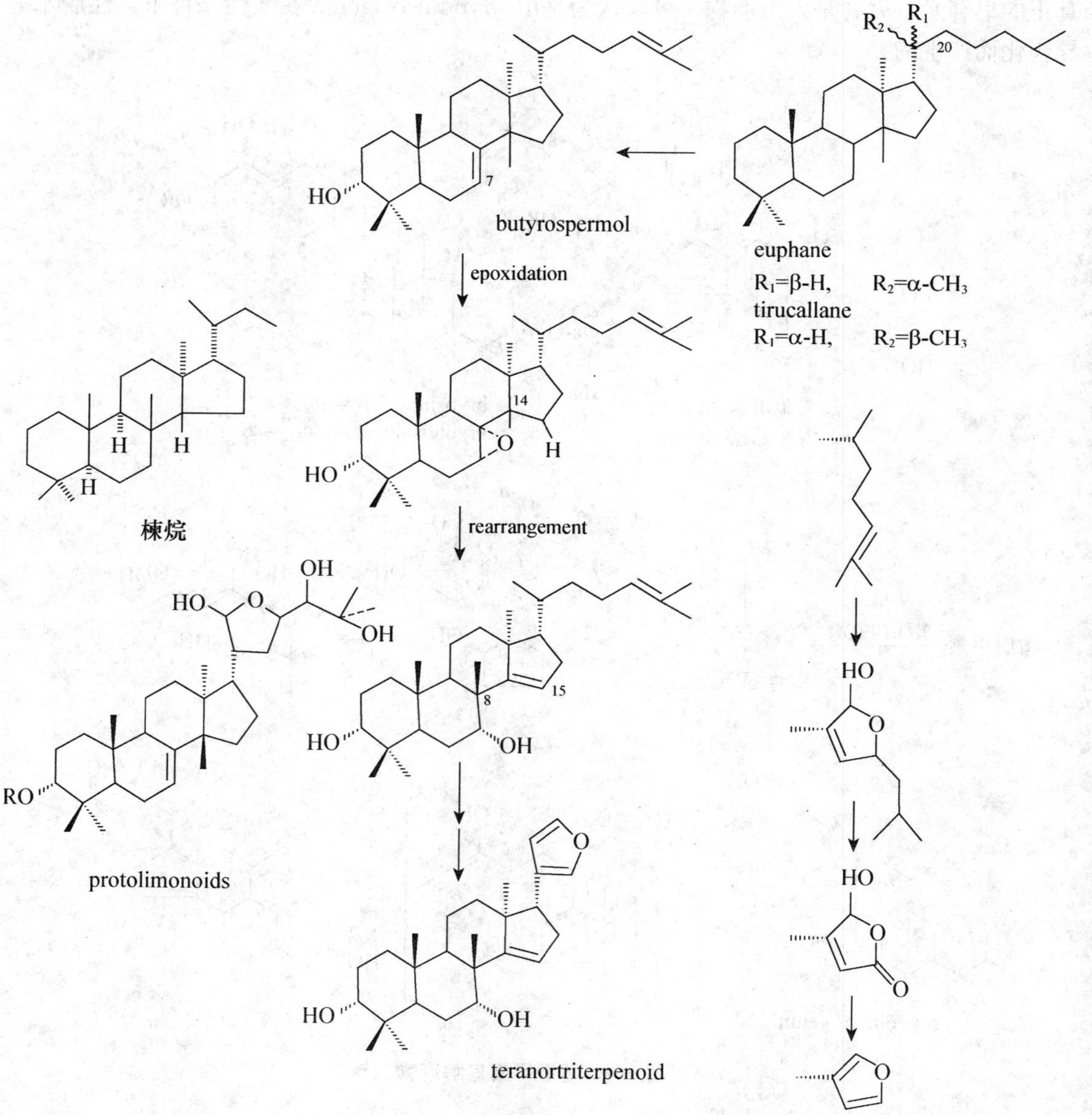

图 9-2 楝烷型三萜生物合成途径

从楝科植物 *Azadirachta indica* 分离得到 6 个化合物[51]：1α-methoxy-1,2-dihydroepoxyazadiradione（**1**），1β,2β-diepoxyazadiradione（**2**），7-acetylneotri-chilenone（**3**），7-desacety1-7-bezoylazadiradione（**4**），7-desacetyl-7-bezoyl-epoxyazadiradione（**5**），7-desacetyl-7-benzoyl-gedunin（**6**）。这些化合物均为高度氧化的四降三萜类化合物，17 位有四氢呋喃环，3 位和 16 位多有酮基，14～15 位多有三元氧环，7 位有乙酰基或苯甲酰基。化合物 **1**～**5** 为楝烷型，**6** 为其 D 环裂解产物，裂环后又形成内酯。

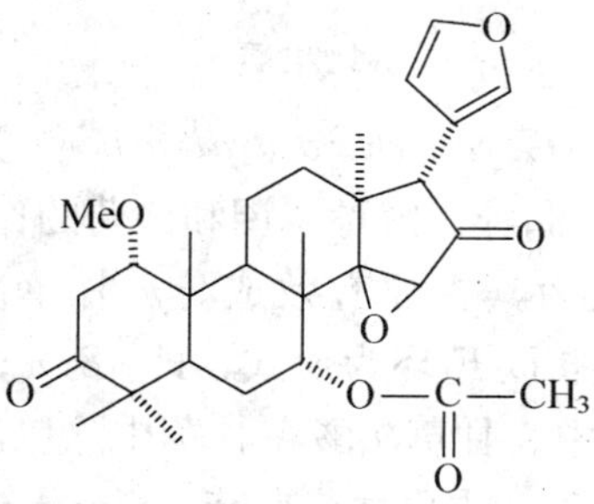

1

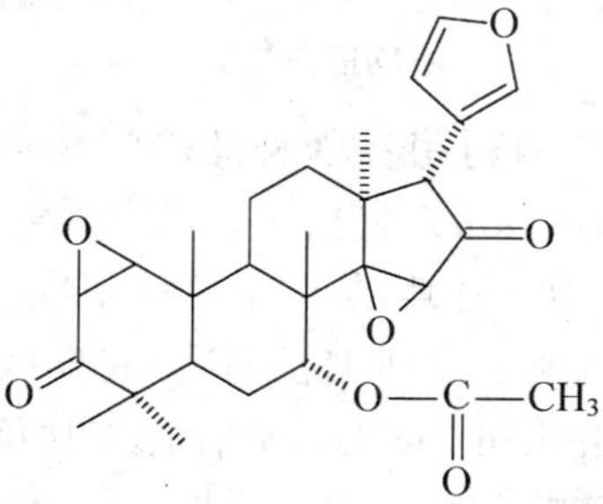

2

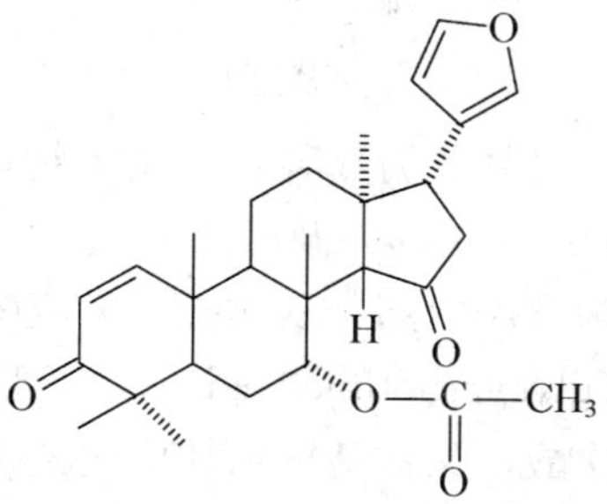

3

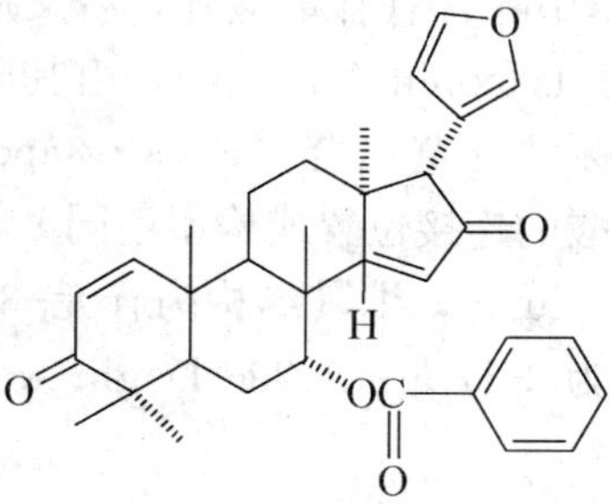

4

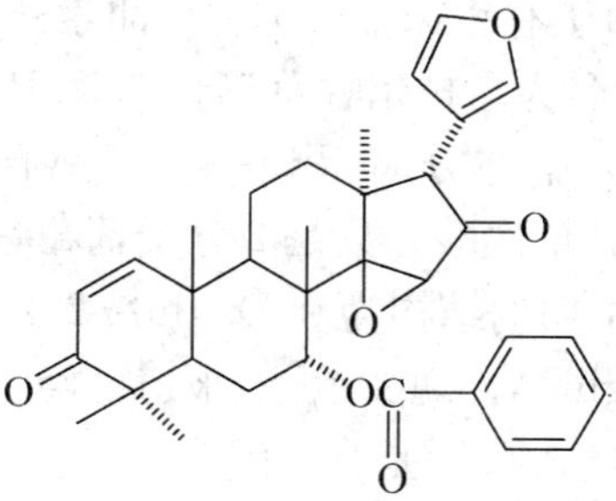

5

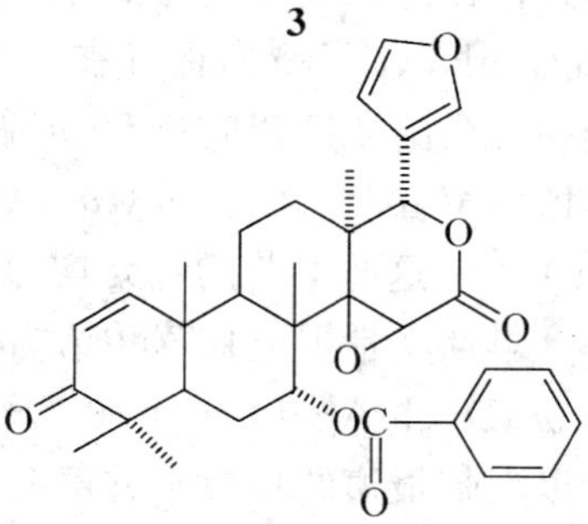

6

第四节　五环三萜皂苷的结构和分类

五环三萜（pentacyclic triterpenoids）类型数目较多，主要的五环三萜为齐墩果烷型、乌苏烷型、羽扇豆烷型、木栓烷型及何伯烷型等。

一、齐墩果烷型

齐墩果烷（oleanane）型又称 β-香树脂烷（β-amyrane）型，此类三萜在植物界分布极为广泛，有的呈游离状态，有的以酯或苷的结合状态存在。齐墩果烷为五环结构，环的构型为 A/B，B/C，C/D 均为反式，D/E 为顺式，共有 8 个角甲基，C-8，10 和 17 连接的甲基为 β 型，C-14 位连接的甲基位为 α 型，分子中常有羰基、酮基、羧基和双键等，结构中 3 位多有羟基取代，28 位有 COOH，CH_2OH。

齐墩果酸（oleanolic acid）首先从木樨科植物油橄榄（*Olea europaea*，习称齐墩果）的叶子中分离得，广泛分布于植物界，如在青叶胆全草、女贞果实等植物中以游离形式存在，但大多数与糖结合成苷存在。齐墩果酸经动物试验证实有降转氨酶作用，对四氯化碳引起的大鼠急性肝损伤有明显的保护作用，用于治疗急性黄疸型肝炎，对慢性肝炎也有一定疗效[52]。

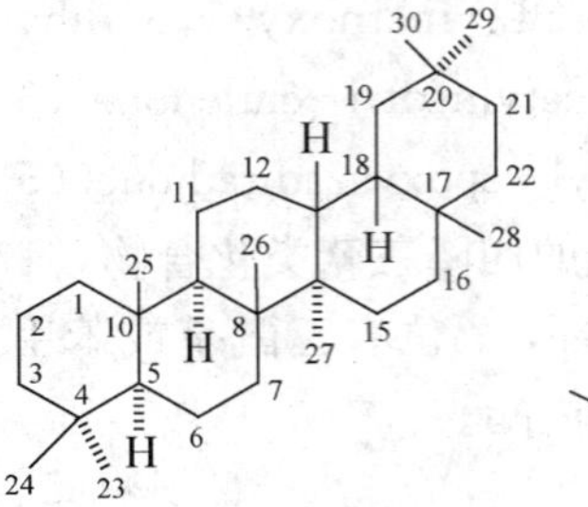

齐墩果烷

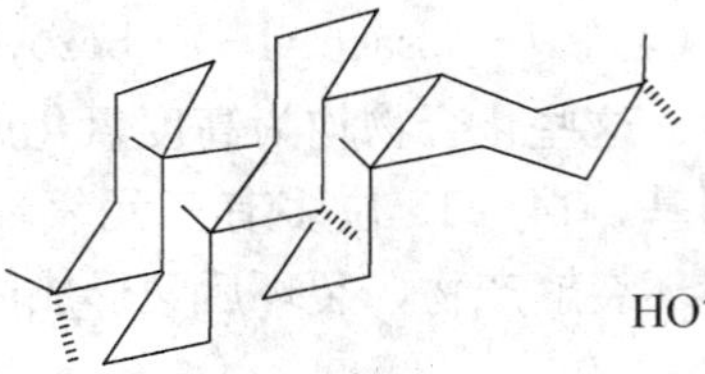

D/E *cis*

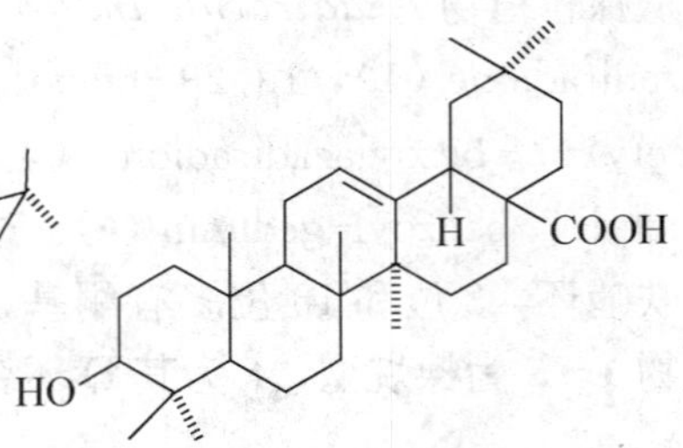

齐墩果酸

甘草为豆科甘草属植物，作为药用甘草有乌拉尔甘草（*Glycyrrhiza uralensis*）、光果（*G. glabra*）及胀果甘草（*G. inflata*）之根茎。具有缓急、润肺、解毒、调和诸药的作用。为常用中药，从古至今广为药用，甘草酸及苷元甘草次酸为其主要有效成分。甘草次酸(glycyrrhetinic acid)，D/E 环为顺式（即 18β-H）。其异构体 D/E 环为反式，即 18-α 甘草次酸，又称乌拉尔甘草次酸（uralenic acid)，亦存在于甘草中。甘草次酸在甘草中除以游离形式存在外，主要是与 2 分子葡萄糖醛酸结合成苷——甘草酸（或称甘草皂苷，glycyrrhizic acid，glycyrrhizin）而存在，由于有甜味，又称甘草甜素。甘草中除含有甘草酸外，后又从其中分离出 2 种新皂苷[53a]，命名为乌拉尔甘草皂苷 A 和 B（uralsaponin A and B)，由其同属植物黄甘草（*G. eurycarpa*）中亦分离得到一个新皂苷，称黄甘草皂苷（glyeurysaponin)[54]。这些皂苷的苷元均为甘草次酸，只是 2 分子葡萄糖醛酸的连接位置或构型不同。

早期文献报道甘草酸结构中糖的结构为 β-D-gluA 2 α- D-gluA-，即其结构为苷元-3-*O*-α- D-gluA-（1→2）-β-D-glu A，现文献[53b]报道已经更正为 β-D-glu A 2β- D-glu A-，所以文献报道的乌拉尔甘草皂苷 A 实际是甘草酸。

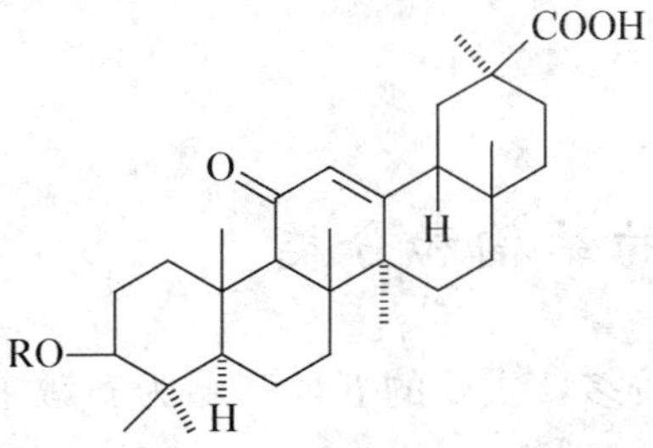

	R
甘草次酸	H
甘草酸[53b]	β-D-gluA 2β-D-gluA-
乌拉尔甘草皂苷 A	β-D-gluA 2β-D-gluA-
乌拉尔甘草皂苷 B	β-D-gluA 3β-D-gluA-
黄甘草皂苷	β-D-gluA 4β-D-gluA-

甘草酸和甘草次酸都有促肾上腺皮质激素（ACTH）样的生物活性，临床作为抗炎药，并用于胃溃疡病的治疗。但只有 18β-H 型的甘草次酸才具有 ACTH 样作用，18α-H 型没有此种生物活性。通过药理研究还发现甘草酸除有抗变态反应外，还有非特异性的免疫加强作用，能同时对抗 CCl_4 对肝的急性中毒作用。

柴胡属植物北柴胡（*Bupleurum chinensis*）和狭叶柴胡（*B. scorzonerifolium*）是重要的中药，为疏散退热、舒肝升阳药。至今由柴胡属植物中已分离出近 100 个三萜皂苷[55]，均为齐墩果烷型，根据双键的位置可分为 4 种，有 Δ^{12}-齐墩果烯型、$\Delta^{9(11),12}$-齐墩果二烯型（同环双烯）、$\Delta^{11,13(18)}$-齐墩果二烯型（异环双烯）、Δ^{11}-13,28-环氧-齐墩果烯型。其中柴胡皂苷 a 和 d 是柴胡的主要成分。柴胡皂苷 a、c 和 d（saikosaponin a，c，d）最早是由日本京都栽培柴胡（*B. falcatum*）的根中分离出的 3 个皂苷。柴胡皂苷 a 和 d 具有明显抗炎作用和降低血清胆固醇和甘油三酯作用。后又分离出柴胡皂苷 e（saikosaponin e)，柴胡皂苷 a、d 的单乙酰衍生物等。柴胡皂苷 a、d、c 的苷元分别为柴胡皂苷元 F、G、E（saikogenin F，

G，E），柴胡皂苷 e 的苷元和柴胡皂苷 c 的苷元相同。

近年又从柴胡中分离得到双糖链皂苷，除 3 位羟基与糖成苷外，30 位羧基还成酯苷，而且糖链部分连有直链多元醇，如柴胡皂苷 u 和 v（saikosaponin u，v）[56]。

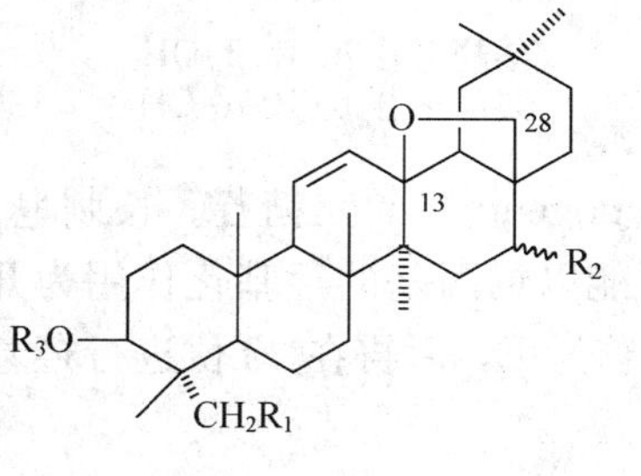

	R_1	R_2	R_3
柴胡皂苷a	OH	β-OH	-fuc 3 glc
柴胡皂苷元F	OH	β-OH	H
柴胡皂苷d	OH	α-OH	-fuc 3 glc
柴胡皂苷元G	OH	α-OH	H
柴胡皂苷c	H	β-OH	-fuc 3 glc (4 rha)
柴胡皂苷e	H	β-OH	-fuc 3 glc
柴胡皂苷元E	H	β-OH	H

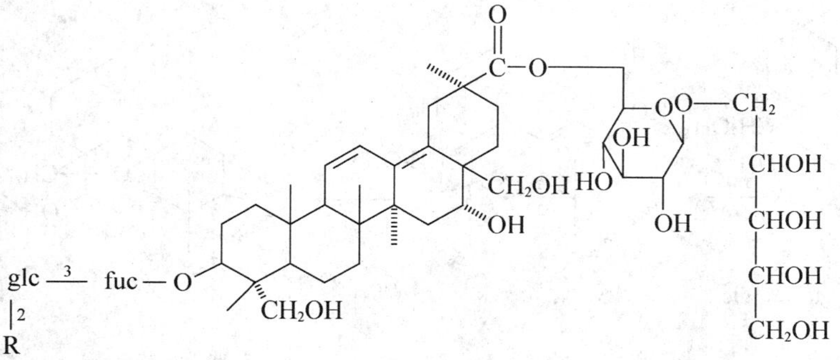

柴胡皂苷 u R=glc
柴胡皂苷 v R=H

以上具有 13,28-氧环的化合物，氧环不稳定，在酸的作用下醚键可能会断裂生成人工产物异环或同环双烯结构，如柴胡皂苷元 F、G 在酸的作用下生成柴胡皂苷元 A 和 D，柴胡皂苷元 E 生成柴胡皂苷元 C 和 B。

又如柴胡皂苷 a 和 d 在提取过程中亦易受酸性影响，转变为具有异环双烯的柴胡皂苷 b_1 和 b_2，如果同时有甲醇存在，则醚环裂解，产生有 11－OCH_3 和 Δ^{12} 的苷 b_3 和 b_4。如果在提取溶液中加少量吡啶，则可减少如上结构改变。所以柴胡皂苷 b 系列化合物可能是提取过程中的人工产物。

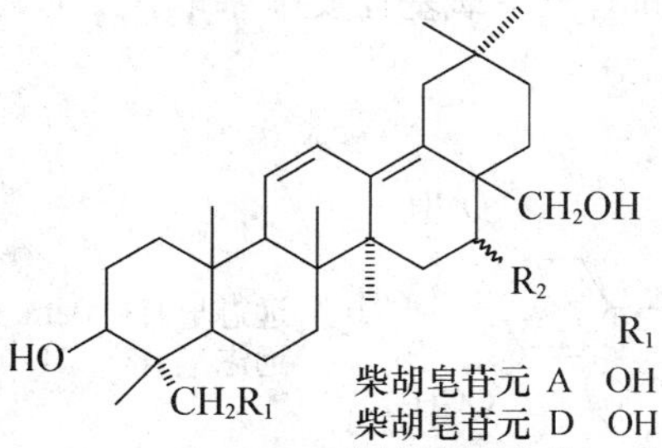

	R_1	R_2
柴胡皂苷元 A	OH	β–OH
柴胡皂苷元 D	OH	α–OH
柴胡皂苷元 C	H	β–OH

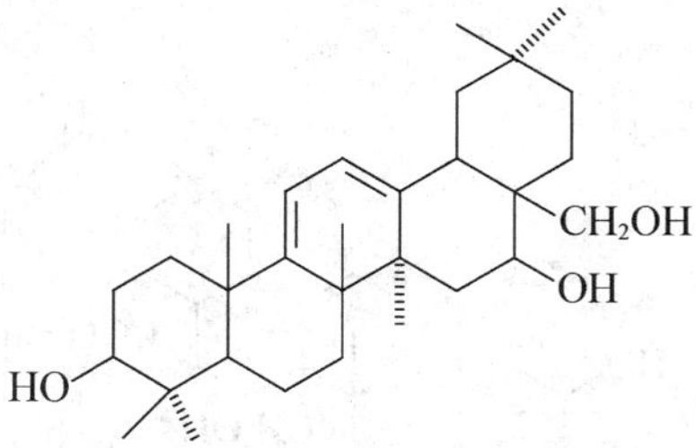

柴胡皂苷元 B

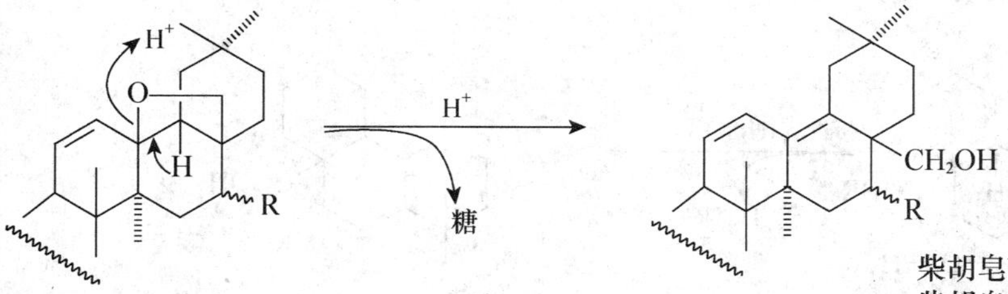

柴胡皂苷 b_1 R=β–OH
柴胡皂苷 b_2 R=α–OH

柴胡皂苷 a R=β-OH
柴胡皂苷 d R=α-OH

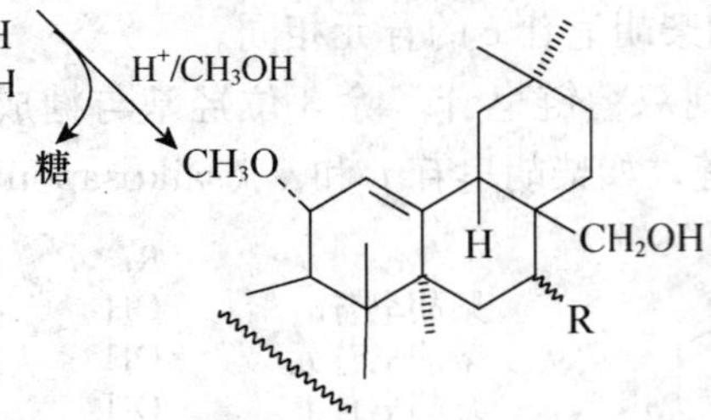

柴胡皂苷 b_3 R=β-OH
柴胡皂苷 b_4 R=α-OH

柴胡皂苷 f（saikosaponin f）是长刺皂苷元（longispinogenin）的三糖苷。长刺皂苷元可能是作为其他皂苷元的前体而存在。如图 9-3 所示，可能以烯丙基的羟基化作用为开端，接着形成 28 和 13 的醚键，双键移位，脱水而形成柴胡皂苷元 E，后再在 23 位进行羟基化，又可形成柴胡皂苷元 F。

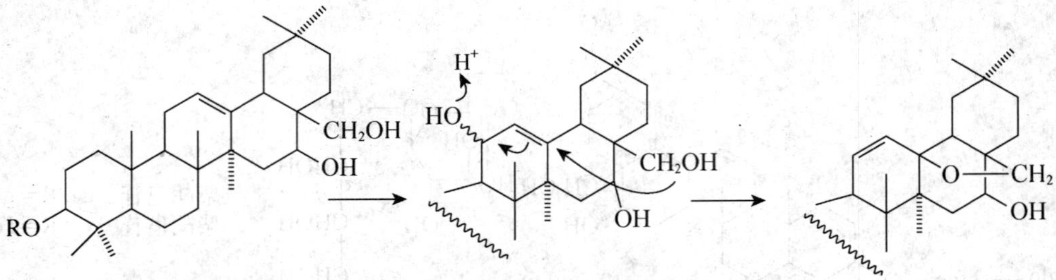

柴胡皂苷 f R= -glc —6— glc（4-rha）

长刺皂苷元 R=H

柴胡皂苷元 E

图 9-3 长刺皂苷元转化为柴胡皂苷元 E 的示意图

远志为远志科远志属植物，药典收载了远志（*Polygala tenuifolia*）和卵叶远志（*P. sibirica*）作为正品，具有安神益智、祛痰、消肿之功能。已从远志属植物分离鉴定了 80 多个皂苷，例如远志皂苷 F 和 G（onjisaponin F and G），是由原远志皂苷元（presenegenin）又称细叶远志皂苷元（tenuigenin）和木糖、鼠李糖、呋糖（fucose）、芹糖（apiose）、阿拉伯糖和葡萄糖组成的双糖链酯皂苷，在呋糖的 4 位尚有三甲氧基桂皮酰基取代。

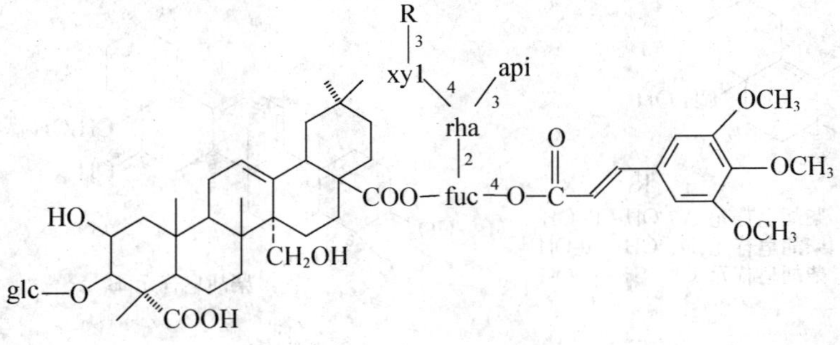

	R
远志皂苷F	ara (p)
远志皂苷G	H

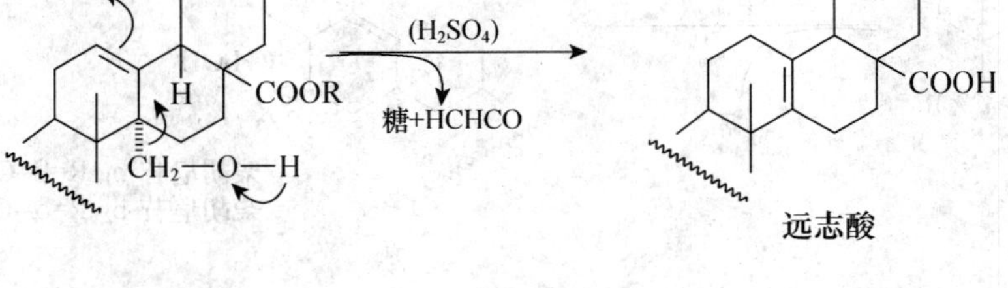

远志酸

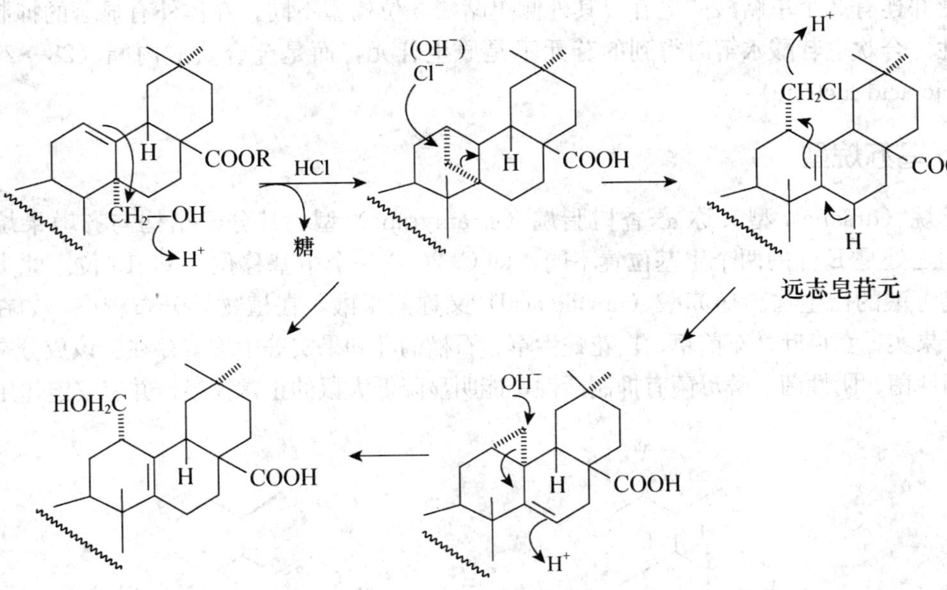

羟基远志皂苷元　　cyclosenegenin (环远志皂苷元)

远志皂苷被酸水解，可得远志酸（senegenic acid，polygalic acid）、远志皂苷元（senegenin）和羟基远志皂苷元（hydroxy senegenin）。远志酸是只含 29 个碳原子的三萜酸，远志皂苷元是一个含氯的化合物[57]，这些三萜酸被认为是次生皂苷元，因为分析其原生皂苷并不含氯。如将皂苷先用过碘酸钠氧化，后用 KOH 醇溶液水解，则获得真正皂苷元——原远志苷元。

豆科植物合欢（*Albizia julibrissin*）为中国药典收载的解郁安神、活血消肿药。邹坤等从中分离得到 30 多个皂苷，均为三糖链皂苷，苷元多为金合欢酸（acacic acid）。糖除了常见的糖外，还有呋糖，鸡纳糖，乙酰氨基糖，苷元 3 位与三糖或四糖成苷，一个四糖和苷元的 28 位成酯苷，另外苷元 21 位则连有一个含有 1～2 单萜酸的糖链。这些苷中有几对由于外侧单萜酸 6 位构型不同产生的立体异构体（R 或 S），还有几对由于 21 位糖上的单萜酸连接位置不同而产生的位置异构体。如合欢皂苷 J_1 和 J_9（julibroside J_1 和 J_9）[58] 均为金合欢

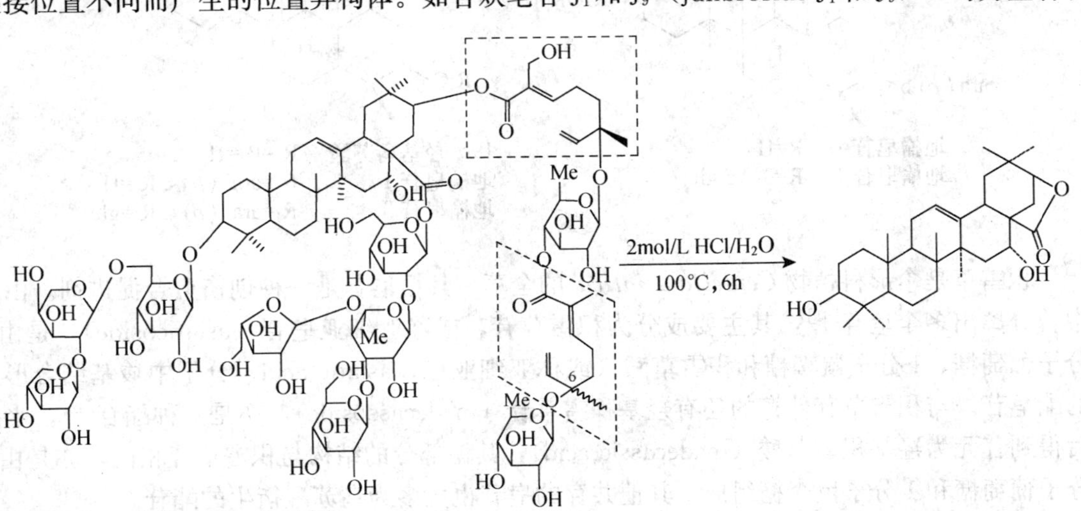

julibroside J_1 (6*R*)
julibroside J_9 (6*S*)

酸 9 个糖并连有 2 个单萜酸的皂苷，其外侧单萜酸 6 位构型不同，在体外有显著的抑制人癌细胞活性。合欢皂苷酸水解时得到的苷元不是原生苷元，而是金合欢酸内酯（28→21β-内酯，acacic acid lactone）。

二、乌苏烷型

乌苏烷（ursane）型又称 α-香树脂烷（α-amyrane）型，其分子结构与齐墩果烷型相似，不同之处是 E 环的两个甲基位置不同，即 C-20 位一个甲基移位至 C-19 位。此类三萜大多是乌苏酸的衍生物。乌苏酸（ursolic acid）又称熊果酸，在植物界分布较广，如在熊果叶、栀子果实、女贞叶、车前草、白花蛇舌草、石榴的叶和果实等中均有存在。该成分在体外对革兰阳性菌、阴性菌、酵母菌有抑制活性，能明显降低大鼠的正常体温，并有安定作用。

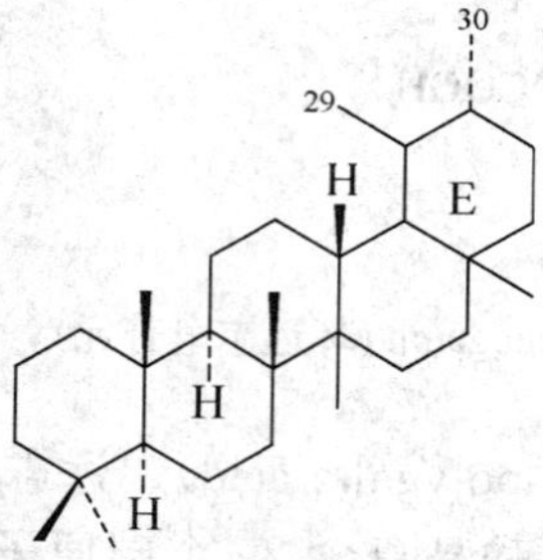

乌苏烷

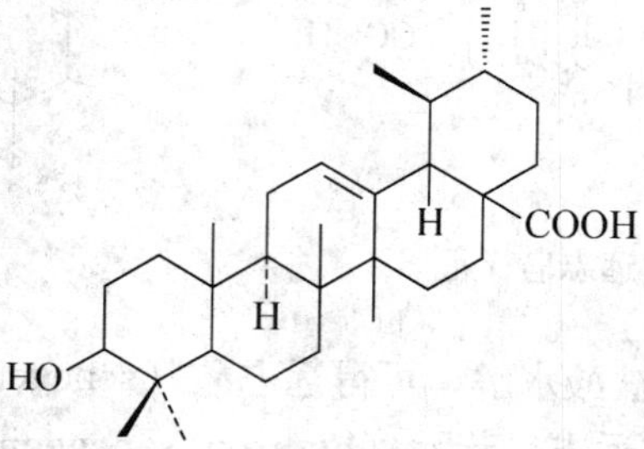

乌苏酸

中药地榆（*Sanguisorba officinalis*）的根和根茎，能凉血、止血，除含有大量鞣质，还含有皂苷。曾由其中分离出地榆皂苷 B 和 E（sanguisorbin B and E），两者均是乌苏酸的苷。后又分离出地榆皂苷 I 和 II（ziyu-glucoside I and II），是 19α-羟基乌苏酸的苷[59~60]。

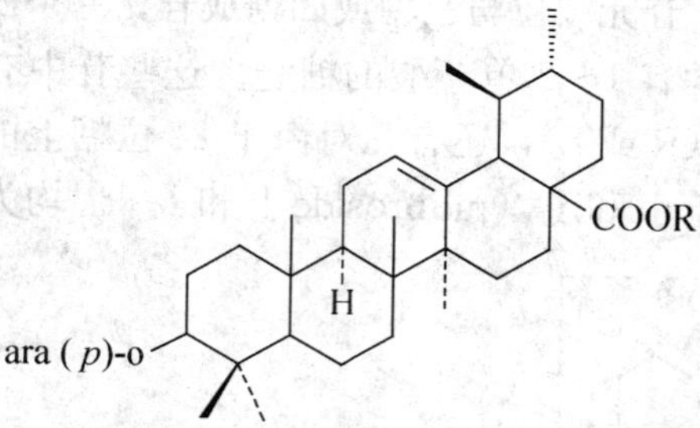

地榆皂苷 B　R=H

地榆皂苷 E　R=3-Ac-glc

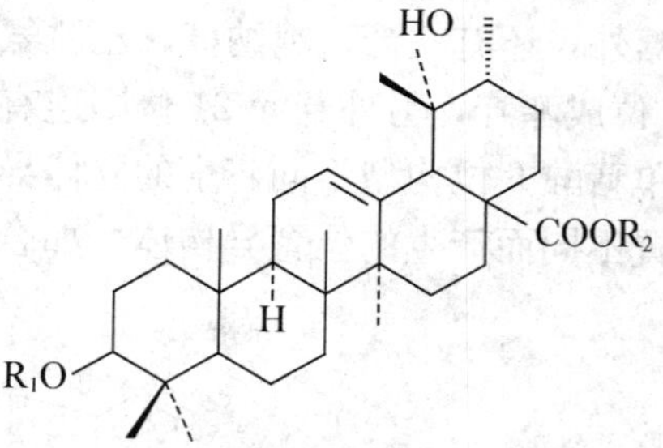

19α-羟基乌苏酸　R_1=R_2=H

地榆皂苷 I　R_1=ara（p），R_2=H

地榆皂苷 II　R_1=ara（p），R_2=glc

积雪草是伞形科植物 *Centella asiatica* 的全草，其粗皂苷是一种创伤愈合促进剂。由其中曾分离出多个皂苷[61]，其主要成分为积雪草苷，或称亚细亚皂苷（asiaticoside），是由 2 分子葡萄糖、1 分子鼠李糖和积雪草酸（或称亚细亚酸，asiatic acid）分子中羧基结合形成的酯皂苷。与积雪草苷伴存的还有羟基积雪草苷（madecassoside），亦是一种酯苷[62]。水解后得到苷元为羟基积雪草酸（madecassic acid），其糖部分的结构与积雪草苷相同，亦是由 2 分子葡萄糖和 1 分子鼠李糖组成。其他共存的皂苷也大多为乌苏酸衍生的酯苷。

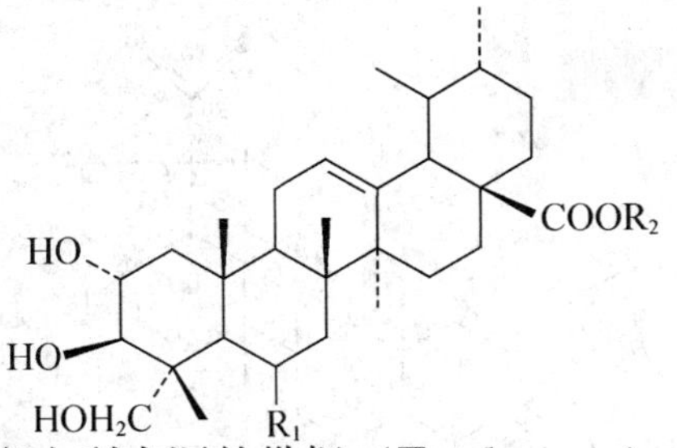

积雪草酸 $R_1=H$，$R_2=H$

羟基积雪草酸 $R_1=OH$ $R_2=H$

积雪草苷 $R_1=H$，$R_2=-glc\overset{6}{-}glc\overset{4}{-}rha$

羟基积雪草苷 $R_1=OH$，$R_2=-glc\overset{6}{-}glc\overset{4}{-}rha$

从意大利来源的枇杷（*Eriobotrya japonica*）的叶子中分离得到 7 个乌苏烷型的游离的三萜类化合物，化合物 **1～4** 为新化合物，其 23-OH 或 2-OH 与咖啡酸或对香豆酸成酯：23-*trans*-*p*-coumaroyl tormentic acid（**1**），23-*cis*-*p*-coumaroyl tormentic acid（**2**），3-*O*-*trans*-caffeoyl tormentic acid（**3**），3-*O*-*trans*-*p*-coumaroyl tormentic acid（**4**）。对 7 个化合物的体外抗病毒实验研究表明，化合物 **3** 在浓度为 20μg/ml 时具有对抗 HRV IB 的活性。构效关系分析可能与化合物 **3** 具有邻位酚羟基有关[63]。

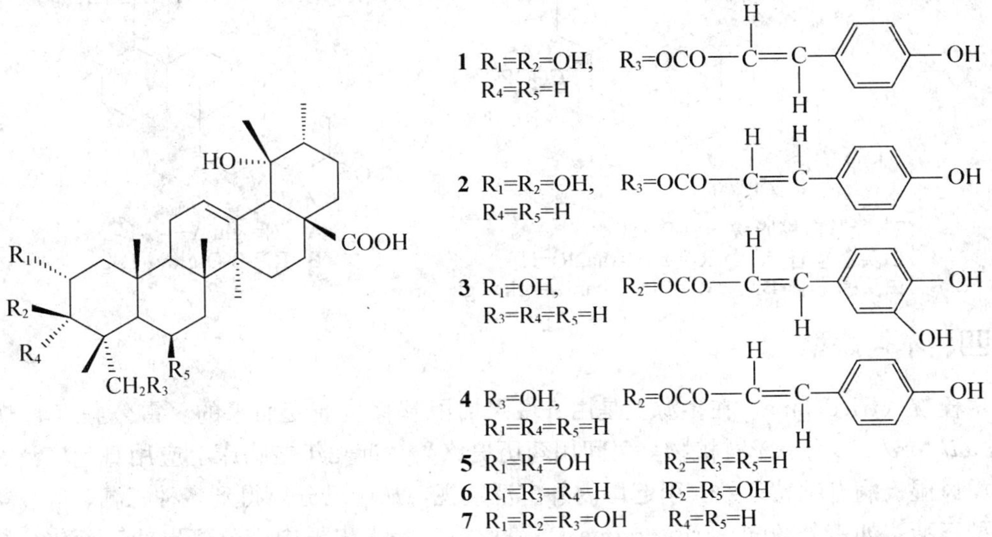

三、羽扇豆烷型

羽扇豆烷（lupane）型三萜的 E 环为五元碳环，且在 E 环 19 位有异丙基以 α-构型取代，A/B、B/C、C/D 及 D/E 均为反式。此类成分主要有羽扇豆（*Lupinus luteus*）种子中存在的羽扇豆醇（lupeol），酸枣仁中的白桦脂醇（betulin）、白桦脂酸（betulinic acid）等。由它们衍生的皂苷为数不多，但近年有所发现。

毛茛科白头翁属植物白头翁（*Pulsatilla chinensis*）含有多种羽扇豆烷型三萜皂苷，皂苷元为 23-羟基白桦脂酸（23-hydroxybetulinic acid），白头翁皂苷 A_3（pulchinenoside A_3）为单糖链皂苷，白头翁皂苷 B_4（pulchinenoside B_4）为双糖链皂苷[64]。

爵床科老鼠簕属植物老鼠簕（*Acanthus illicifolius*）是构成我国南部海岸红树林的重要树木之一，印度民间用于治疗卒中和气喘。从中分得一个由羽扇豆醇和阿拉伯糖、葡萄糖醛酸组成的双糖苷（A）[65]。

紫草科破布木属植物（*Cordia obliqua*）中的皂苷由羽扇豆醇和麦芽糖（maltose）组成[66]。麦芽糖是由 2 分子葡萄糖于 1→4 位以 α-苷键相连的双糖，皂苷结构为 lupa-20(29)-en-3-*O*-β-maltoside 或 lupeol-3-*O*-α-D-glc(p)-(1→4)β-D-glc(p)（B）。

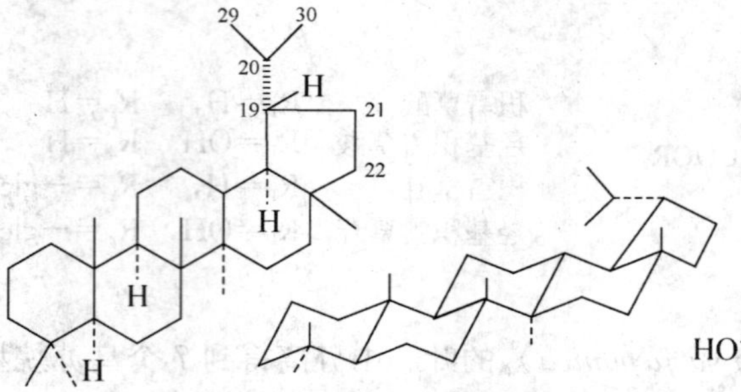

羽扇豆烷

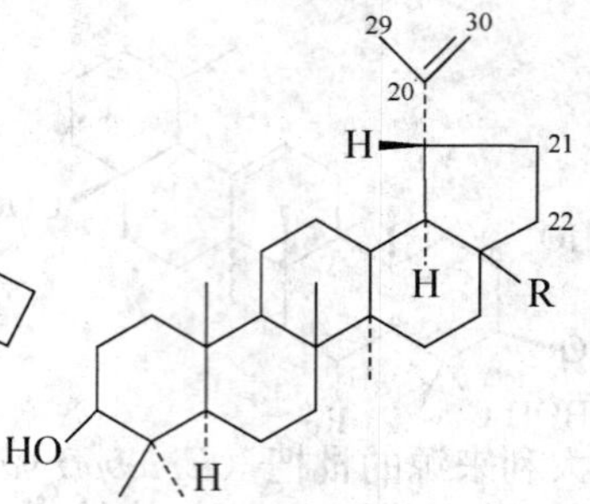

羽扇豆醇　R=CH_3
白桦脂醇　R=CH_2OH
白桦脂酸　R=COOH

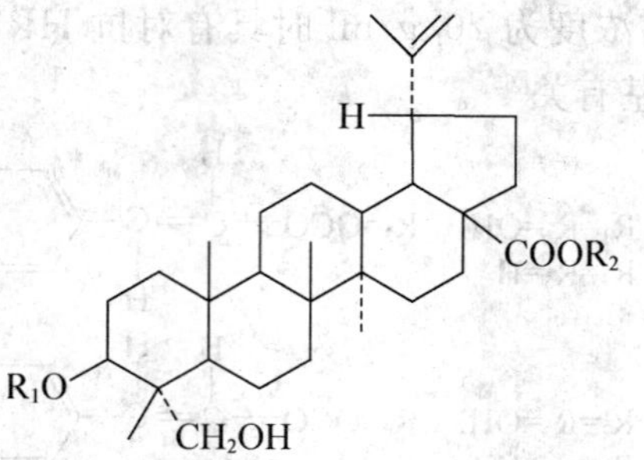

23-羟基白桦脂酸　$R_1=R_2=H$
白头翁皂苷 A_3　R_1=-ara $\xrightarrow{2}$ rha, R_2=H
白头翁皂苷 B_4　R_1=-ara $\xrightarrow{2}$ rha, R_2=-glc $\xrightarrow{6}$ glc $\xrightarrow{4}$ rha

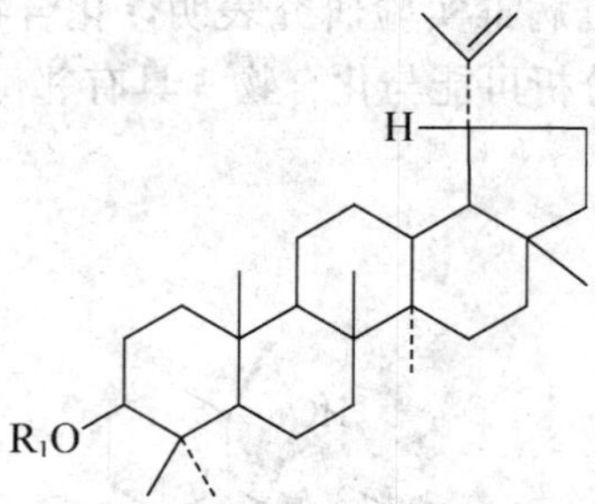

A　R_1=-glu A $\xrightarrow{4}$ -α-L-ara
B　R_1=-β-D-glc-α-D-glc

四、木栓烷型

木栓烷（friedelane）在生源上是由齐墩果烯甲基移位演变而来的。雷公藤（*Tripterygium wilfordii*）为卫矛科植物，民间用药历史悠久，近几年在临床上应用日趋广泛，特别是对类风湿疾病有独特疗效，引起国内外广泛重视，从中已分离得到多种三萜，有一类为木栓烷型三萜。如雷公藤酮（tripterygone）[67]是由雷公藤去皮根中心分离出的三萜化合物，化学名为 3-hydroxy-25-nor-friedel-3,1(10)-dien-2-one-30-oic acid，是失去 25 位甲基的木栓烷型衍生物。

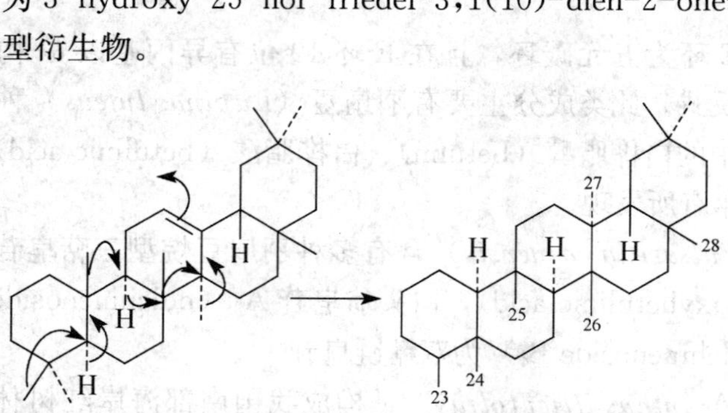

齐墩果烯　　木栓烷

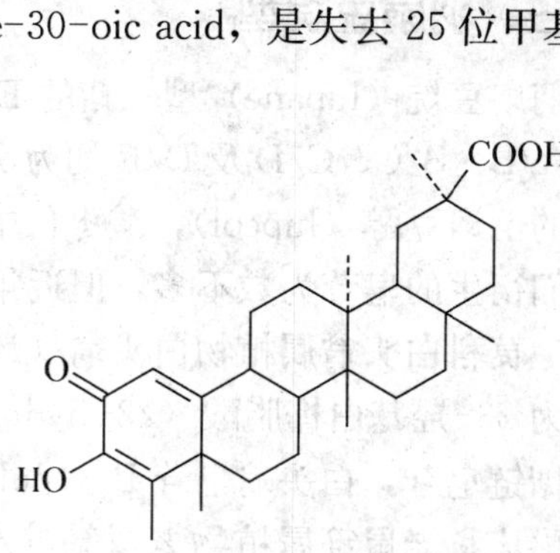

雷公藤酮

从卫矛科植物 *Kokoona zeylanica* 已分离鉴定的木栓烷类化合物或其降解产物有二十余个，Leslie 等人从该植物茎皮得到 11 个化合物：fredelin（**1**），D：A-friedo-oleanane-3,21-dione（**2**），21α-hydroxy-D：A-friedo-oleanane-3-one（**3**），kokoonol（**4**），kokoononol（**5**），kokoondiol（**6**），zeylanol（**7**），zeylanonol（**8**），zeylandiol（**9**），kokzeylanol（**10**）和

kokzeylanonol (**11**)，化合物 **11** 具有抗癌活性[68]。这些化合物均为木栓烷-3-酮类化合物，21 位有羟基或酮基取代，有的 6 位有羟基，而且可能有 27-CH_2OH。

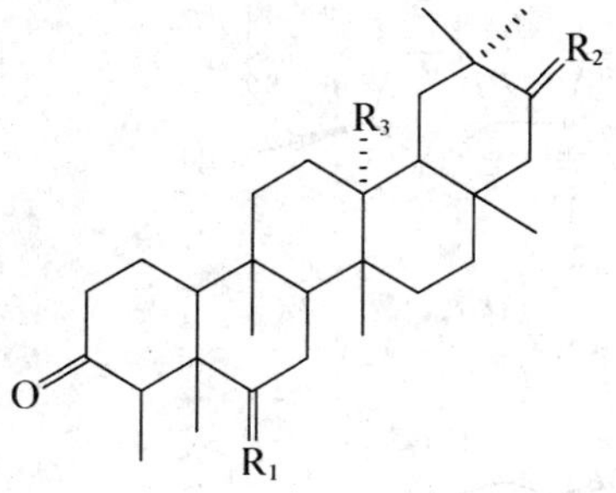

	R_1	R_2	R_3
1.	$R_1=H_2$	$R_2=H_2$	$R_3=Me$
2.	$R_1=H_2$	$R_2=O$	$R_3=Me$
3.	$R_1=H_2$	$R_2=\alpha$-OH	$R_3=Me$
4.	$R_1=H_2$	$R_2=H$	$R_3=CH_2OH$
5.	$R_1=H_2$	$R_2=O$	$R_3=CH_2OH$
6.	$R_1=H_2$	$R_2=\alpha$-OH	$R_3=CH_2OH$
7.	$R_1=\beta$-OH	$R_2=H_2$	$R_3=Me$
8.	$R_1=\beta$-OH	$R_2=O$	$R_3=Me$
9.	$R_1=\beta$-OH	$R_2=\beta$-OH	$R_3=Me$
10.	$R_1=\beta$-OH	$R_2=H_2$	$R_3=CH_2OH$
11.	$R_1=\beta$-OH	$R_2=O$	$R_3=CH_2OH$

五、何伯烷型

何伯烷型（hopanes）E 环为五元碳环，且在 E 环 21 位有异丙基以 α-构型取代，A/B、B/C、C/D 及 D/E 环均为反式。此类成分在三个属植物（*Buckholderia*，*Ralstonia*，*Pseudomonas*）化学分类学中具有重要意义。

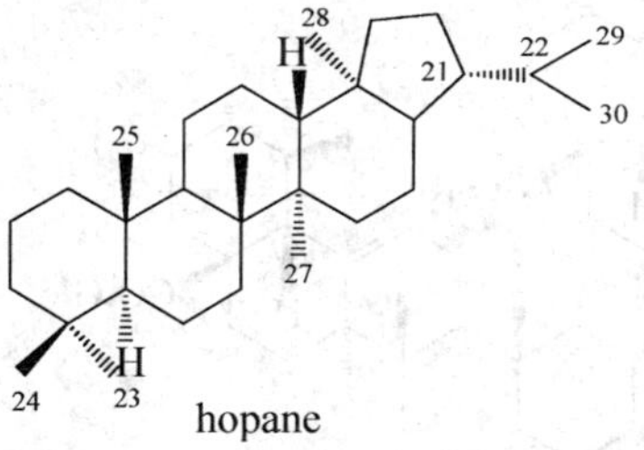

hopane

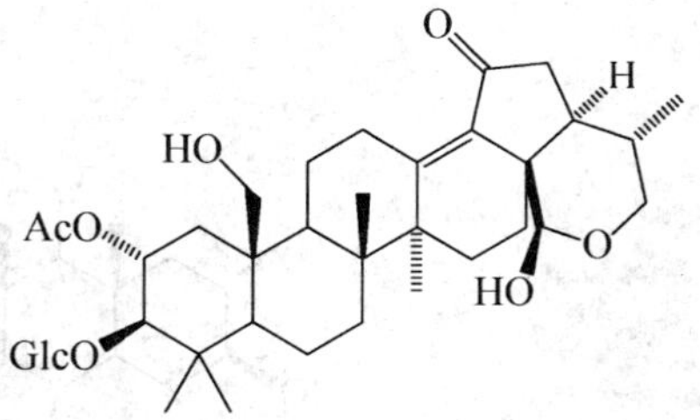

1

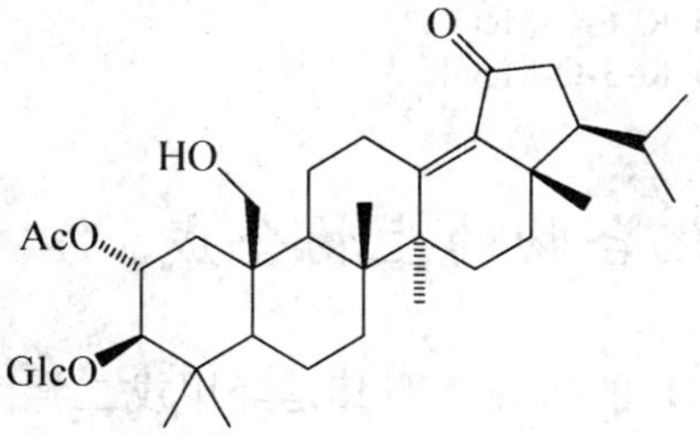

2

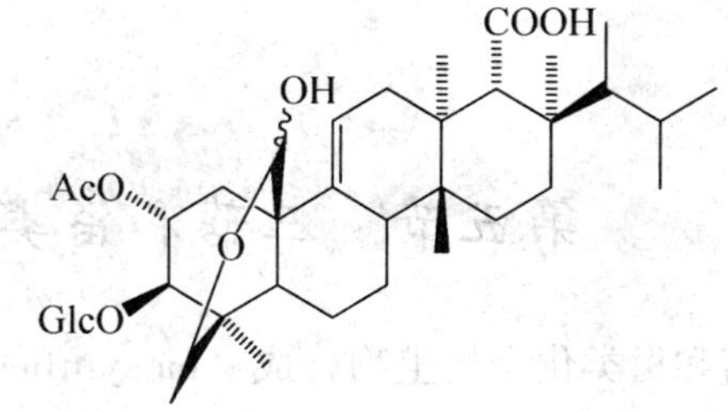

3

化合物 **1**、**2** 和 **3** 为何伯烷的衍生物，3 个化合物均有抗真菌活性[71]。

六、结构新颖的三萜类化合物

已报道的三萜结构类型有多种，除了常见的十多种四环三萜和五环三萜皂苷苷元外，还分离得到一些新骨架类型的三萜及许多结构新颖的三萜类化合物，如鲨烯（squalene）的衍生物多氧环链状三萜、降解和裂环产物、大环三萜及三萜二聚体等，现仅举几例。

化合物 **1** 是从 *Spathelia glabrescens* 分离得到的一个对称的鲨烯聚四氢呋喃的衍生物[69]。化合物 **2** 和 **3** 是从五味科植物香石藤 *Schisandra lancifolia* 分离得到的一个具有内酯、环酮和醚环及 8 元大环，且为裂环的游离三萜类化合物[6]。化合物 **4** 是从松科植物金钱

松 *Pseudolarix kaempferi* 分离得到的一个具有内酯和醚环及 11 元大环，且为裂环的游离三萜类化合物[70]。**5** 和 **6** 是从蔷薇科植物刺悬钩子 *Rubus pungens* 分离得到的一个三萜苷类化合物二聚体[71]。

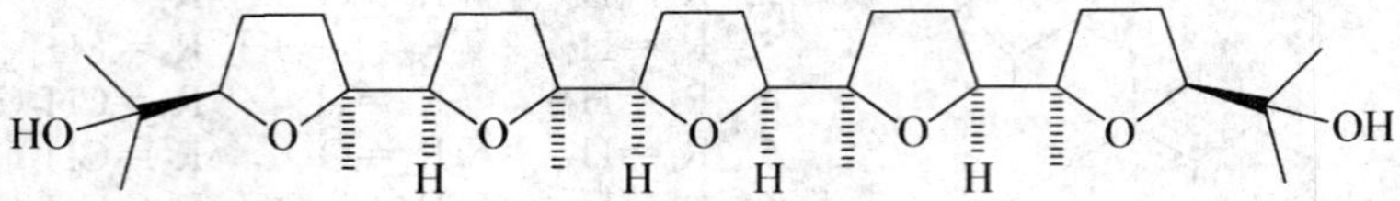

1

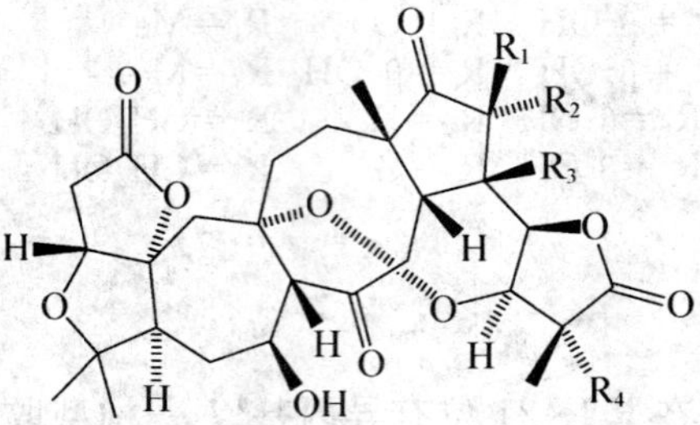

2. $R_1=CH_3$; $R_2=R_3=R_4=H$
3. $R_1=R_3=H$; $R_2=CH_3$; $R_4=OH$

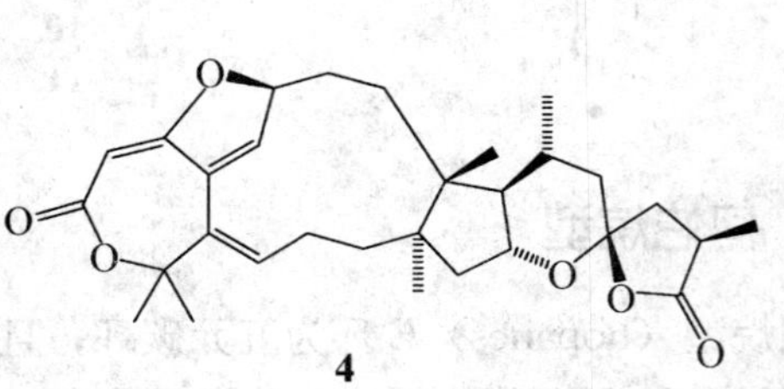

4

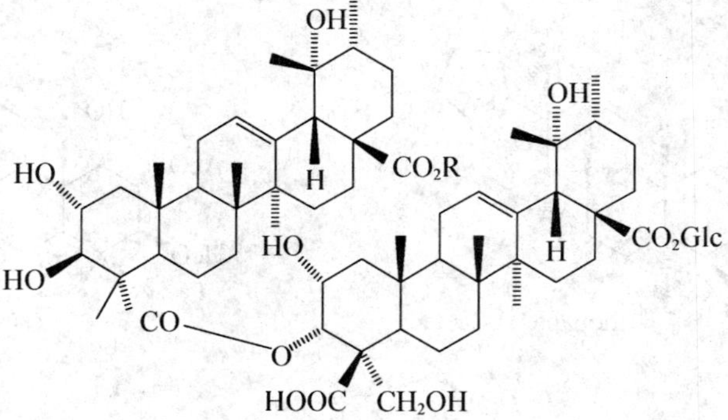

5. R=6-O-MeGlc
6. R=3-O-MeGlc

第五节　三萜和甾类化合物的生物合成

对三萜和甾类化合物生物合成（biosynthesis）的研究表明其是经甲戊二羟酸途径合成的，是由鲨烯（squalene）经过不同的途径环合而成。鲨烯是经甲戊二羟酸途径由倍半萜金合欢醇（farnesol）的焦磷酸酯尾尾缩合生成。

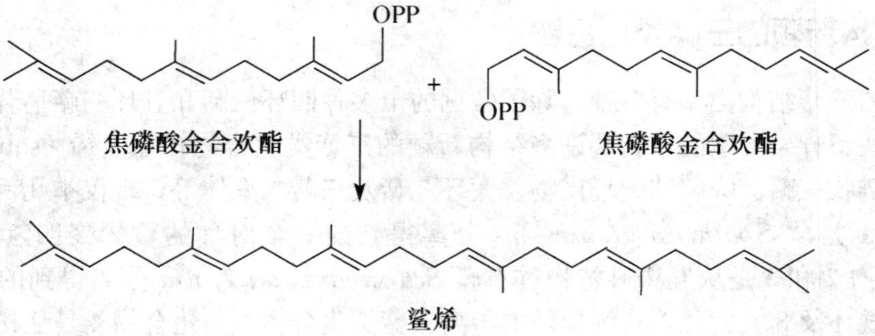

鲨烯

已发现的三萜类化合物结构类型很多，多数三萜为四环三萜和五环三萜，也有少数为链状、单环、双环和三环三萜。近几十年还发现了许多由于氧化、环裂解、甲基转位、重排及降解等而产生的结构复杂的高度氧化的新骨架类型的三萜类化合物[3,72]。

链状三萜多为鲨烯类化合物，从苦木科植物 *Eurycoma longifolia* 得到的一个鲨烯类三萜化合物 logilene peroxide，结构中有 8 个不对称碳，3 个呋喃环[73]。单环三萜中的单环多为六元环，环上取代基除甲基和亚甲基外，还连有 1～3 个侧链。从蓍属植物 *Achillea odorata* 中分离得到的蓍醇 A（achilleol A）具有新单环骨架，这是 2,3-环氧鲨烯（squalene-2,3-epoxide）在生物合成时环化反应停留在第一步的首例[74]。对双环和三环三萜的报道逐步增多，从一种太平洋的海绵中得到的 2 个双环三萜醇（naurol A 和 B）是一对立体异构体，在结构中心具有一个线型共轭四烯[75]。蓍醇 B（achilleol B）具有新的三环结构骨架，和蓍醇 A 从同一植物中分离得到，从生源关系可知蓍醇 B 是从蓍醇 A 产生的，B 中另外 2 个环（B 和 C 环）的形成与后述五环三萜（β-amyrin）D 和 E 环的形成是经历同样的途径[76]。

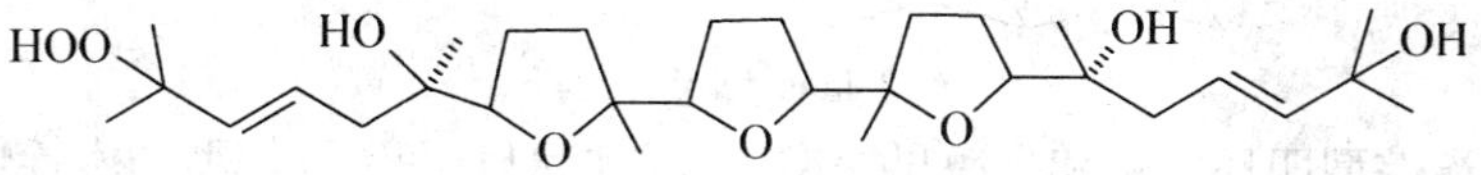

longilene peroxide

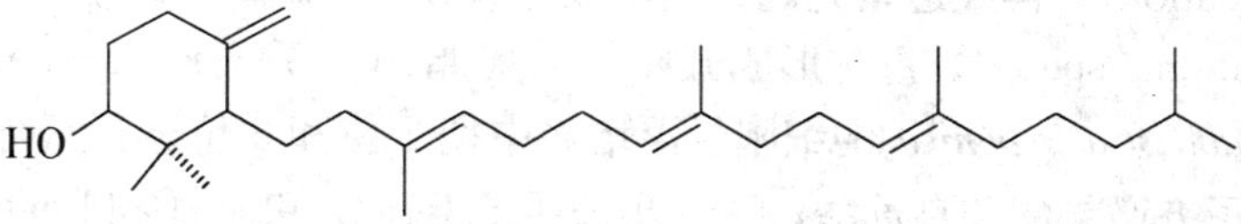

achilleol A

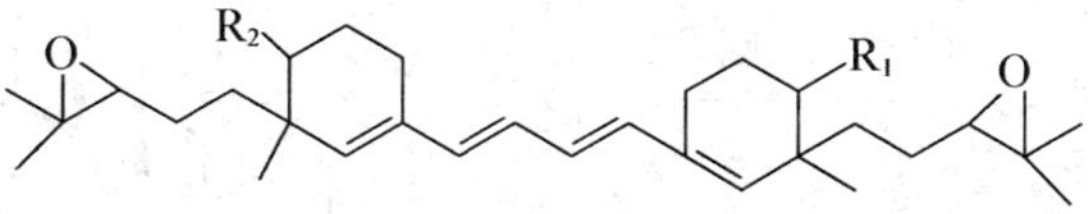

naurol A　　$R_1=R_2=\beta$-OH
naurol B　　$R_1=R_2=\alpha$-OH

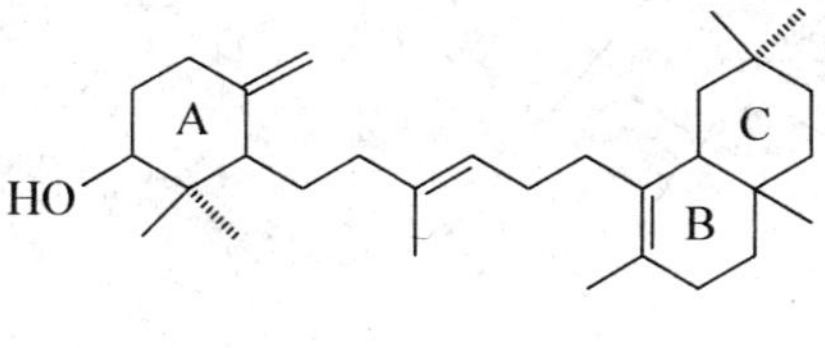

achilleol B

三萜生物合成所包括的内容非常广泛，Abe 等对鲨烯和环氧鲨烯通过酶环化形成甾醇和三萜的内容及此研究领域的一些进展进行了综述[77]。

在甾体和三萜的生物合成中，在酶的作用下鲨烯和环氧鲨烯的环合是最重要的途径。现在，人们认为在动物和真菌中的四环三萜羊毛甾烷类化合物羊毛甾醇（lanosterol）和植物体内的环阿屯烷类化合物环阿屯醇（cycloartenol）是由（3S）-环氧鲨烯（oxidosqualene）环化形成的。此环化反应始于酶的氨基酸残基的酸（Enz-AH^+）催化的环氧乙烷开环反应，同时邻位有 π 键参与反应。羊毛甾醇或环阿屯醇可能由（3S）-环氧鲨烯的椅-船-椅式构象形成的，葫芦烷型三萜和甾类化合物（steroids）也是由此种生物合成途径形成的。

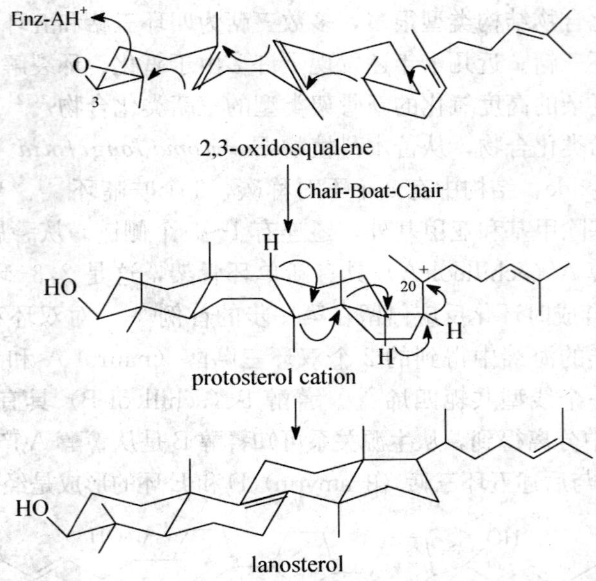

达玛烷、甘遂烷型四环三萜和齐墩果烷型、乌苏烷型、羽扇豆烷型、木栓烷型和何伯烷型五环三萜是由椅-椅-椅式构象形成的。五环三萜的环化反应是先形成达玛烷 C-20 正离子（dammarenyl C-20 cation），再经过紫苑烷、羽扇豆烷和齐墩果烷碳正离子系（baccharenyl，lupenyl and oleanyl cationic species）重排形成五环 β-香树脂和 α-香树脂（β-amyrin and α-amyrin）。在一种植物 *Rabdistia japonica* 的细胞悬浮培养中把 2 位和 5 位进行氘标记的甲戊二羟酸酯作为前体，形成了齐墩果酸和乌苏酸，进一步证明了上述 β-和 α-香树脂的形成机制。

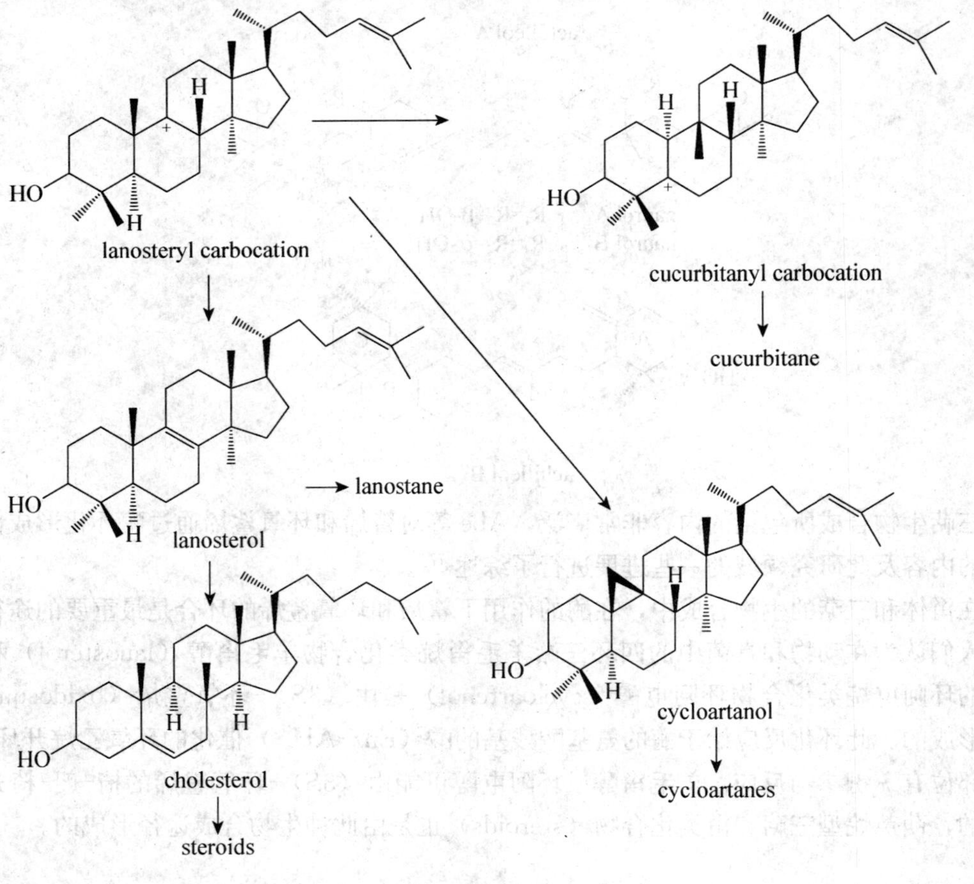

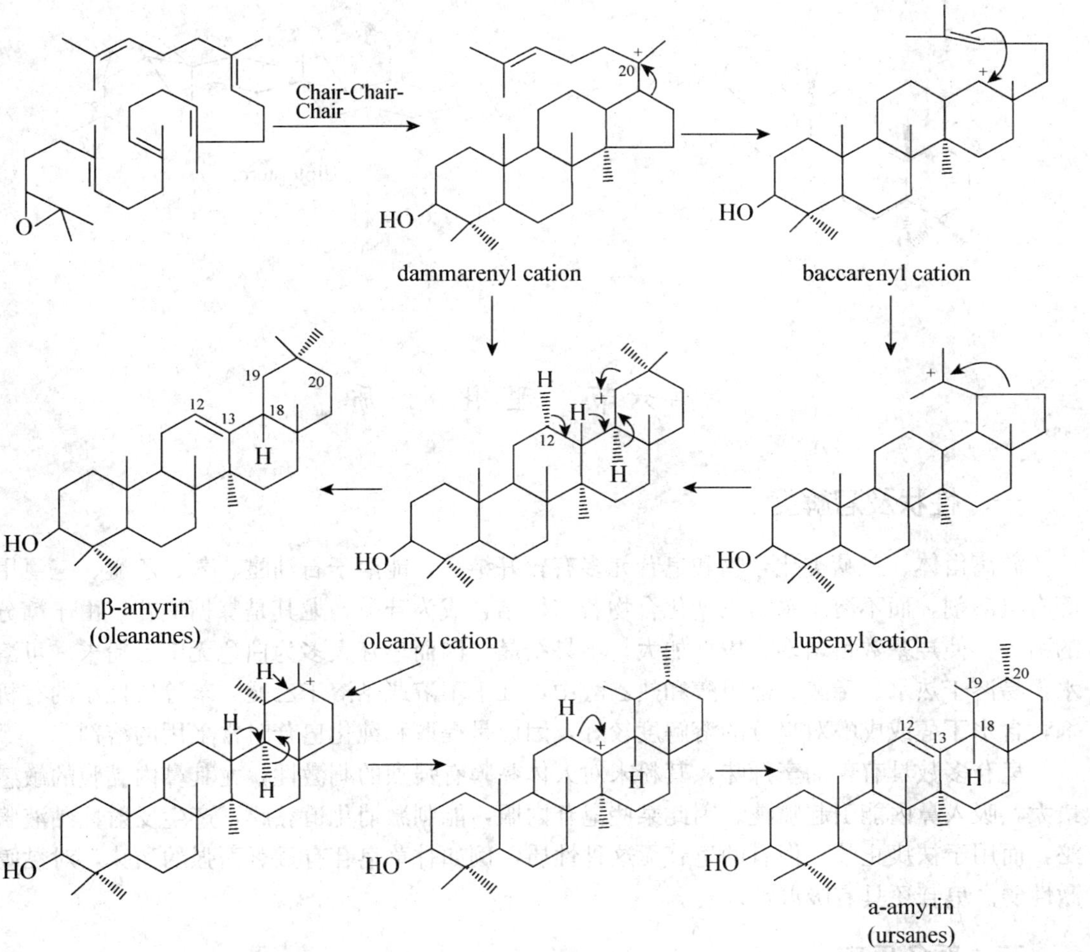

近些年来，在对鲨烯环化酶（squalene cyclase）和环氧鲨烯酶的研究方面取得很大进展。Barton 等在 1975 年报道了真核生物的环氧鲨烯环化酶只接受（3*S*）-环氧鲨烯，不接受（3*R*）- 环氧鲨烯为底物。随后对细菌的鲨烯环化酶的研究表明这些酶只有很低的底物特异性，它们能环化天然底物的鲨烯和（3*S*）或（3*R*）-环氧鲨烯。有人认为原核生物鲨烯环化酶在进化的厌氧微生物期就已经存在了。鲨烯经环氧鲨烯而环化的过程是一个相对较晚的进化过程，只是在光合的生物体进化完后才发生。在原核生物和细菌中，由鲨烯环化成 tetrahymanol 或 diploptene/diplopterol 的过程没有碳骨架的重排，环化成 tetrahymanol 的过程首先是一个质子进攻末端双键然后在其产生的 gammaceranyl C-21 正离子中心进行 H_2O 的加成反应。何伯烷（hopane）型三萜的形成过程是经 C-22 正离子形成 E 环，然后或消除 H-29 或在 C-22 正离子中心进行 H_2O 的加成反应产生 diploptene 或 diplopterol。

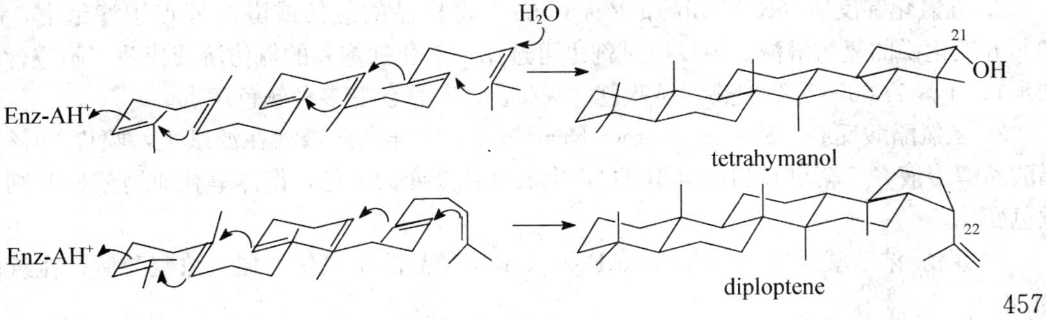

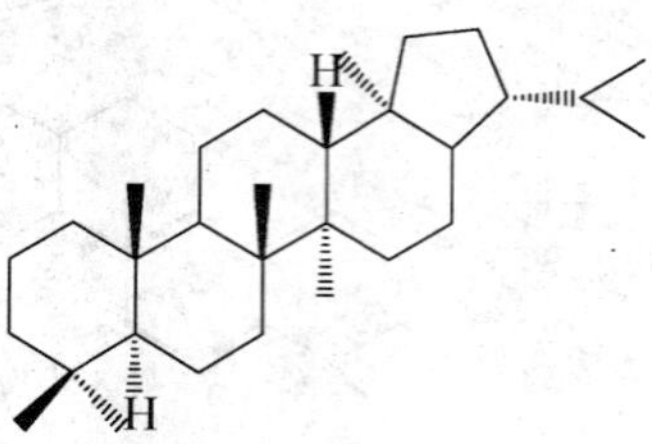

hopane

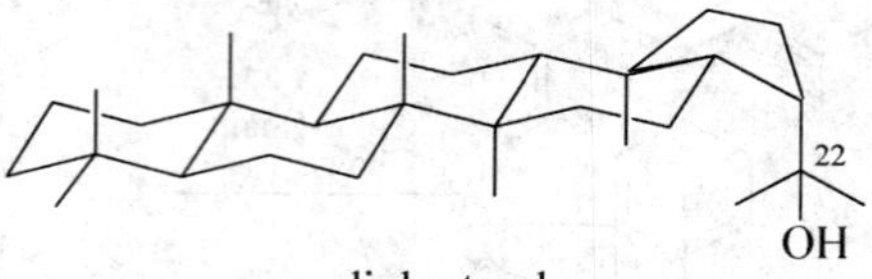

diplopterol

第六节　理 化 性 质

一、性状及溶解度

游离甾体、三萜类化合物和皂苷元多有较好结晶，能溶于石油醚、苯、乙醚、三氯甲烷等有机溶剂，而不溶于水。三萜化合物若与糖结合成为苷类，尤其是寡糖皂苷，由于糖分子的引入，使羟基数目增多，极性加大，不易结晶，因而皂苷大多为白色无定形粉末，可溶于水，易溶于热水、稀醇、热甲醇和热乙醇中，几乎不溶或难溶于乙醚、苯等极性小的有机溶剂，含水丁醇或戊醇对皂苷的溶解度较好，因此是提取和纯化皂苷时常采用的溶剂。

皂苷多数具有苦而辛辣味，其粉末对人体黏膜有强烈的刺激性，尤其鼻内黏膜的敏感性最大，吸入鼻内能引起喷嚏。因此某些皂苷内服，能刺激消化道黏膜，产生反射性黏液腺分泌，而用于祛痰止咳。但有的皂苷无这种性质，例如甘草皂苷有显著而强的甜味，对黏膜刺激性弱。皂苷还具有吸湿性。

二、颜色反应

皂苷元及其苷类化合物在无水条件下，与强酸（硫酸、磷酸、高氯酸）、中等强酸（三氯乙酸）或 Lewis 酸（氯化锌、三氯化铝、三氯化锑）作用，会产生颜色变化或荧光。具体作用原理还不清楚，主要是使羟基脱水，增加双键结构，再经双键移位、双分子缩合等反应生成共轭双烯系统，又在酸作用下形成正碳离子而呈色。因此，全饱和的、3 位又无羟基或羰基的化合物呈阴性反应。有共轭双键的化合物呈色很快，孤立双键的呈色较慢，常见呈色反应如下所述。

1. 醋酐-浓硫酸反应（Liebermann-Burchard Reaction）　将样品溶于醋酐中，加浓硫酸-醋酐（1∶20），可产生黄→红→紫→蓝等颜色变化，多数甾体皂苷最后呈现绿色，而三萜皂苷呈现红色，放置时间长后会褪色。

2. 五氯化锑反应（Kahlenberg Reaction）　将样品的氯仿或醇溶液点于滤纸上，喷以20％五氯化锑的氯仿溶液。该反应试剂也可选用三氯化锑饱和的氯仿溶液代替（不应含乙醇和水），干燥后 60～70℃加热，显蓝色、灰蓝色、灰紫色等多种颜色斑点。

3. 三氯醋酸反应（Rosen-Heimer Reaction）　将样品溶液滴在滤纸上，喷以 25％三氯醋酸乙醇溶液，三萜皂苷加热至 100℃，生成红色渐变为紫色，甾体皂苷加热至 60℃则发生颜色变化。

4. 氯仿-浓硫酸反应（Salkowski Reaction）　样品溶于氯仿，加入浓硫酸后，在氯仿层呈现红色或蓝色，氯仿层有绿色荧光出现。

5. 冰醋酸-乙酰氯反应（Tschugaeff Reaction） 样品溶于冰醋酸中，加乙酰氯数滴及氯化锌结晶数粒，稍加热，则呈现淡红色或紫红色。

三、表面活性

皂苷水溶液经强烈振摇能产生持久性的泡沫，且不因加热而消失，这是由于皂苷具有降低水溶液表面张力的缘故。因此皂苷可作为清洁剂、乳化剂应用。皂苷的表面活性与其分子内部亲水性和亲脂性结构的比例相关，只有当两者比例适当，才能较好地发挥这种表面活性。某些皂苷由于亲水性强于亲脂性或亲脂性强于亲水性，而不呈现这种活性。

四、溶血作用

皂苷的水溶液大多能破坏红细胞而有溶血作用，若将其水溶液注射进入静脉中，毒性极大，低浓度水溶液就能产生溶血作用。通常称皂苷为皂毒类（sapotoxins），就是指其有溶血作用。皂苷水溶液肌内注射易引起组织坏死，口服则无溶血作用，可能与其在肠胃不被吸收有关。各类皂苷的溶血作用强弱不同，可用溶血指数表示。溶血指数是指在一定条件下能使血液中红细胞完全溶解的最低浓度，例如薯蓣皂苷的溶血指数为 1∶400 000，甘草皂苷的溶血指数为 1∶4000（4000ml 溶液含 1g 皂苷）。

皂苷能溶血，是因为多数皂苷能与胆甾醇（cholesterol）结合生成不溶性的分子复合物。当皂苷水溶液与红细胞接触时，红细胞壁上的胆甾醇与皂苷结合，生成不溶于水的复合物沉淀，破坏了血红细胞的正常渗透，使细胞内渗透压增加而发生崩解，从而导致溶血现象。但并不是所有皂苷都能破坏细胞产生溶血现象，例如人参总皂苷就没有溶血的现象，但经过分离后，其中以人参三醇及齐墩果酸为苷元的人参皂苷具有显著的溶血作用，而以人参二醇为苷元的人参皂苷则有抗溶血作用。皂苷的溶血活性还和糖部分有关，以单糖链皂苷作用明显，某些双糖链皂苷无溶血作用，但是经过酶解转为单糖链皂苷，就具有溶血作用。还有一些三萜酯皂苷具有溶血作用，但当 E 环上酯键被水解，生成物仍是皂苷，却失去了溶血作用。

另外，植物粗提液中有一些其他成分也有溶血作用，如某些植物的树脂、脂肪酸、挥发油等亦能产生溶血作用，鞣质则能凝集血细胞而抑制溶血。要判断是否由皂苷引起溶血，除进一步提纯再检查外，还可以结合胆甾醇沉淀法。如沉淀后的滤液无溶血现象，而沉淀分解后有溶血活性，表示确系皂苷引起的溶血现象。

五、沉淀反应

皂苷的水溶液可以和一些金属盐类如铅盐、钡盐、铜盐等产生沉淀。酸性皂苷（通常指三萜皂苷）的水溶液加入硫酸铵、醋酸铅或其他中性盐类即生成沉淀。中性皂苷（通常指甾体皂苷）的水溶液则需加入碱式醋酸铅或氢氧化钡等碱性盐类才能生成沉淀。利用这一性质可进行皂苷的提取和初步分离。皂苷与胆甾醇产生的复合物用乙醚回流提取时，胆甾醇可溶于乙醚，而皂苷不溶而被游离，可用于纯化皂苷。

第七节　提取和分离

一、皂苷元的提取和分离

(一) 甾体皂苷元的提取与分离

甾体在植物中多以皂苷存在，苷元较少，所以若需提取苷元，应先水解或酶解，以得到苷元。早期是先用80％～95％乙醇提取皂苷，提取物用苯等溶剂脱脂后用正丁醇萃取得到皂苷，经水解后得到总苷元。后多直接将植物用3～4mol/L盐酸水解，或用生物水解法（酶解或微生物发酵），水解物用汽油等亲脂性溶剂提取，得到苷元。总苷元然后用结晶法或色谱法进行分离，常用色谱法为硅胶或氧化铝色谱，以氯仿-苯等为洗脱剂进行梯度洗脱。

(二) 游离三萜及三萜皂苷元的提取与分离

游离三萜化合物及皂苷元的提取与分离方法大致分四类：一是用乙醇、甲醇或稀乙醇提取，提取物直接进行分离；二是用醇类溶剂提取后，提取物依次用石油醚、氯仿、乙酸乙酯等溶剂进行分步萃取或提取，然后进一步分离，所需成分主要从氯仿部位中获得；三是制备成衍生物再进行分离，即将提取物先用乙醚提取，用重氮甲烷甲基化，制成甲酯衍生物，或将提取物按常法进行乙酰化制成乙酰衍生物，然后进行分离；四是有许多三萜在植物体中是以皂苷形式存在，可由皂苷水解后获得，即将皂苷进行水解，水解产物用氯仿等溶剂萃取，然后进行分离。但有些皂苷在酸水解时，由于水解反应比较强烈，发生结构变异而生成次生结构，得不到原生皂苷元，如欲获得原生皂苷元，则应采用温和的水解条件，如两相酸水解、酶水解或Smith降解等方法。

该类化合物的分离通常是采用反复硅胶吸附柱色谱。先经常压或低压硅胶柱进行初步分离，样品纯度有所提高，再经中压柱色谱、薄层制备、制备型高效液相色谱等方法分离。硅胶柱色谱常用溶剂系统为石油醚-氯仿、苯-乙酸乙酯、氯仿-乙酸乙酯、氯仿-丙酮、氯仿-甲醇、乙酸乙酯-丙酮等。

二、皂苷的提取和分离

(一) 皂苷的提取

皂苷常用甲醇或乙醇提取，若皂苷含有羟基、羧基等极性基团较多，亲水性强，用稀醇或热水提取效果较好。

(二) 皂苷的精制

1. 液液萃取法　提取液减压浓缩后，加适量水，必要时先用石油醚等亲脂性溶剂萃取，除去亲脂性杂质，然后用正丁醇萃取，减压回收正丁醇，得粗制总皂苷。此法被认为是皂苷提取的通法。

2. 大孔吸附树脂法　亦可将醇提取液减压回收醇后，通过大孔吸附树脂柱，先用水洗脱糖和其他水溶性成分，后改用30％～80％甲醇或乙醇梯度洗脱，洗脱液减压蒸干，得粗制总皂苷。

3. 沉淀法　由于皂苷难溶于乙醚、丙酮等溶剂，可将粗制总皂苷溶于少量甲醇，然后滴加乙醚或乙酸乙酯或丙酮或乙醚-丙酮（1∶1）等混合溶剂，混合均匀，皂苷即析出。如此处理数次，可提高皂苷纯度，再进行分离。也可用胆甾醇、铅盐或吉拉尔（Girard T or Girard P）试剂沉淀法[78]。

（三）皂苷的分离

分离皂苷采用分配柱色谱法要比吸附柱色谱法好，常用硅胶作支持剂，以 $CHCl_3$-MeOH，$CHCl_3$-MeOH-H_2O（如 65：35：10）或 CH_2Cl_2-MeOH-H_2O 或 EtOAc-EtOH-H_2O 等溶剂系统进行梯度洗脱，也可用水饱和的 *n*-BuOH 等作为洗脱剂。制备薄层色谱用于皂苷分离，也可取得较好效果。同时，反相色谱（RP-HPLC 等）方法也得到了广泛应用。通常多以反相键合相，RP-18、RP-8 或 RP-2 为填充剂，常用 CH_3OH-H_2O 或 CH_3CN-H_2O 等溶剂为洗脱剂。反相色谱柱需用相对应的反相薄层色谱进行检识，有预制的 RP-18、RP-8 等反相高效薄层板。液滴逆流（DCCC）和高速逆流色谱（HSCCC）也是分离皂苷的有效方法。在总皂苷中常因含有亲水性色素等杂质，在用薄层寻找分离条件时在薄层板上得不到分离度较好的斑点，而是一条线。在用硅胶等色谱法已分离得到的较纯的皂苷中也往往掺杂一些其他杂质，这时采用 Sephadex LH-20，以 MeOH 等为洗脱剂进行纯化可得到令人满意的结果。如被分离的皂苷结构相似，难以分离，亦有将皂苷进行乙酰化制成乙酰酯，如果皂苷结构中有羧基，可用 CH_2N_2 甲酯化制成甲酯，然后用硅胶柱色谱分离，常以已烷、乙酸乙酯等为溶剂，纯化后在碱性条件下脱乙酰基或甲基。分离皂苷常常需将多种方法结合使用才能得到满意的结果。

三、皂苷提取和分离实例

（一）薯蓣皂苷元

薯蓣皂苷元（薯蓣皂素）是生产甾体激素和甾体避孕药的主要原料，生产薯蓣皂苷元主要以穿山龙薯蓣（*Dioscorea nipponica*）等为原料，先将其中皂苷水解，然后提出皂苷元，详见图 9-4。根据文献报道[79]，水解前先将原料进行预发酵处理，可缩短水解条件，且可提高收率。

穿山龙干燥根茎

| 用水浸透，再加 3.5 倍量 3% H_2SO_4，
| 蒸气加热水解 8h

水解产物

| 用水洗出酸液，干燥，粉碎

干燥药材

| 加适量活性炭，6 倍量汽油回流 20h

汽油提取物

| 回收汽油使浓缩液为（1：40），
| 常温放置，使结晶完全析出，离心

粗品

| 乙醇或丙酮重结晶

薯蓣皂苷元（收率 2%，mp. 204～207℃）

图 9-4 薯蓣皂苷元提取流程图

（二）假叶树皂苷[80]

假叶树（*Ruscus aculeatus*）是百合科植物，广泛分布于欧洲，其根茎的乙醇提取物用

于治疗静脉疾病，新鲜的地下部分的甲醇提取物用水和正丁醇分配，从正丁醇部分分离鉴定了 11 个甾体皂苷，有 7 个皂苷糖上有乙酰基取代，见图 9-5。

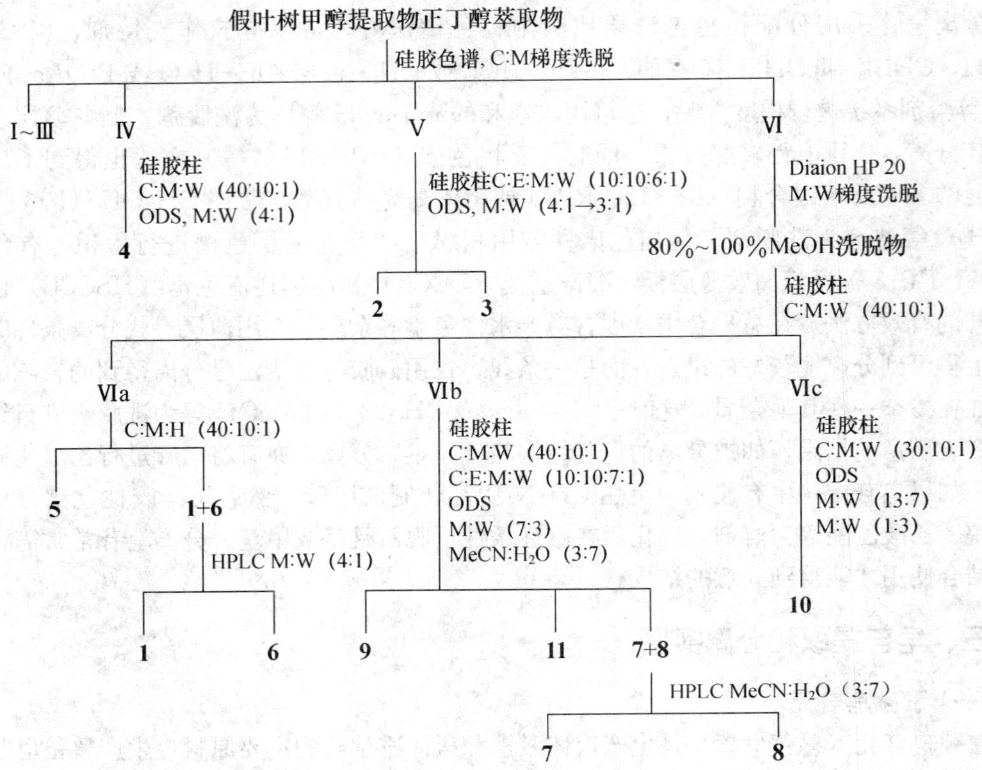

C=$CHCl_3$，M=MeOH，W=H_2O，E=EtOAc

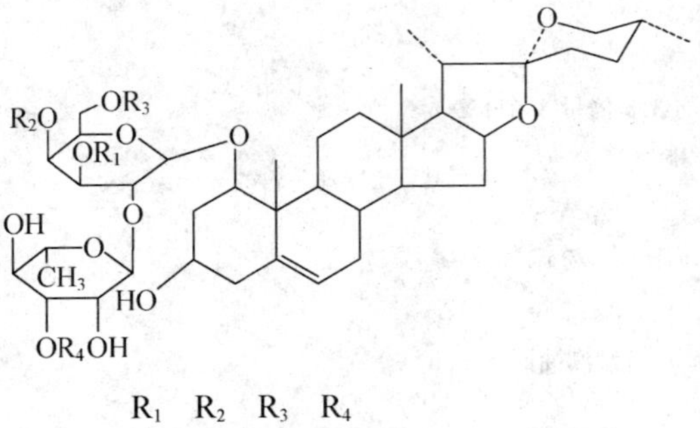

	R_1	R_2	R_3	R_4
1.	H	H	H	H
2.	H	H	Ac	H
3.	H	Ac	Ac	H
4.	Ac	Ac	Ac	H
5.	H	H	H	β-D-glc
6.	Ac	Ac	Ac	β-D-glc

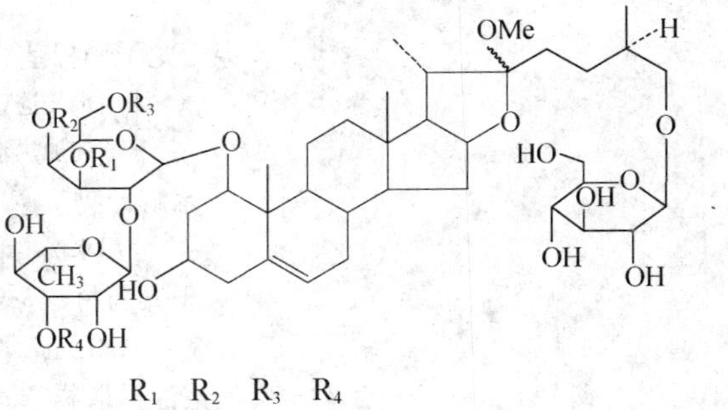

	R_1	R_2	R_3	R_4
7.	H	H	H	H
8.	H	H	Ac	H
9.	H	Ac	Ac	H
10.	H	H	H	β-D-glc
11.	Ac	Ac	Ac	β-D-glc

图 9-5　假叶树皂苷分离流程图

（三）生藤三萜皂苷[81]

生藤（*Stelmatocrypton khasianum*）为萝藦科须药藤属植物，在民间用于治疗感冒、风湿疼痛等症。生藤中含有齐墩果型和乌苏烷型及 C－21 甾体皂苷，生藤茎的 95%和 50%乙醇提取物用水悬浮后用石油醚、乙酸乙酯及正丁醇萃取，正丁醇部分经分离得到 4 个 C_{21} 甾体皂苷及 4 个三萜皂苷（**1～4**），详见流程图 9-6。

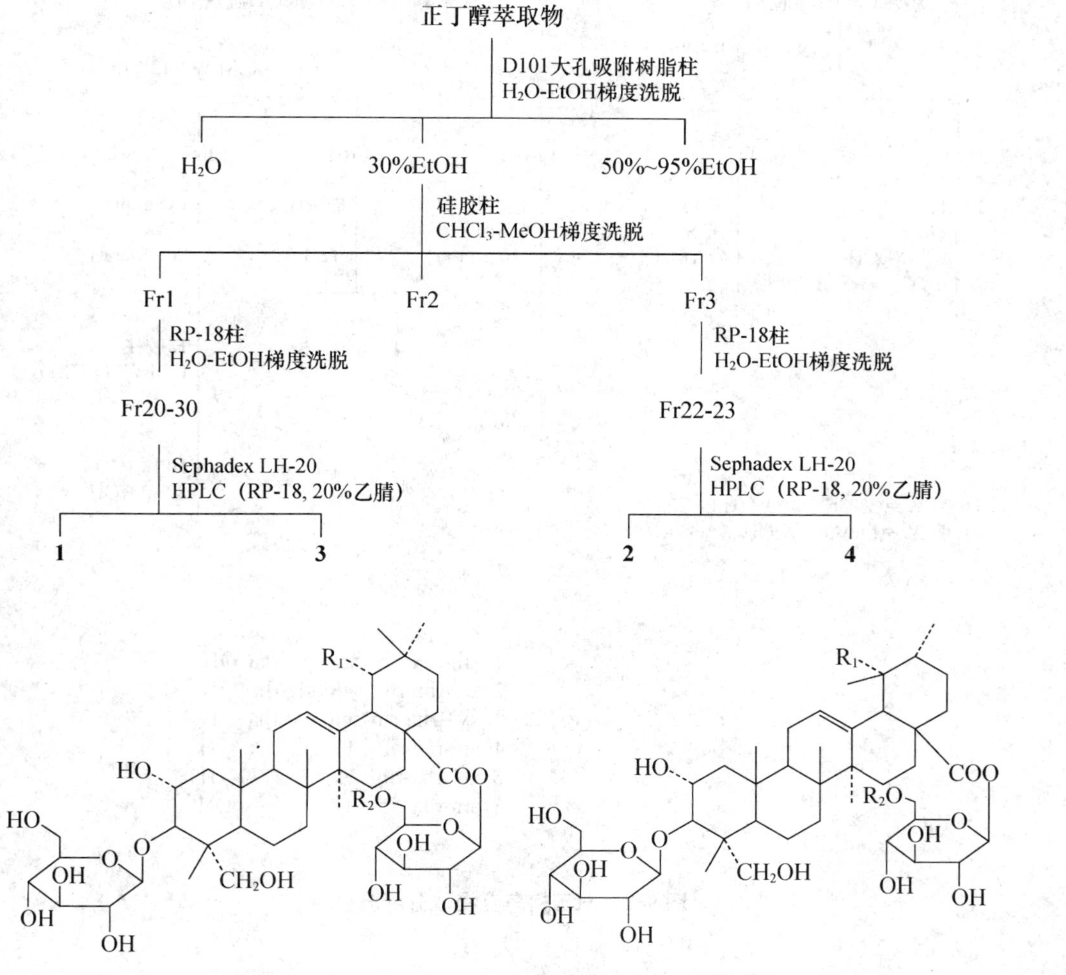

1. R_1=OH　R_2=H
2. R_1=H　R_2=β-D-glc

3. R_1=OH　R_2=H
4. R_1=H　R_2=β-D-glc

图 9-6　生藤皂苷分离流程图

（四）草玉梅三萜皂苷[82]

从草玉梅（*Anemone rivularis*）的根中用甲醇提取皂苷，经大孔树脂纯化，后经多种色谱法，分离得到 6 个皂苷，如流程图 9-7 所示。

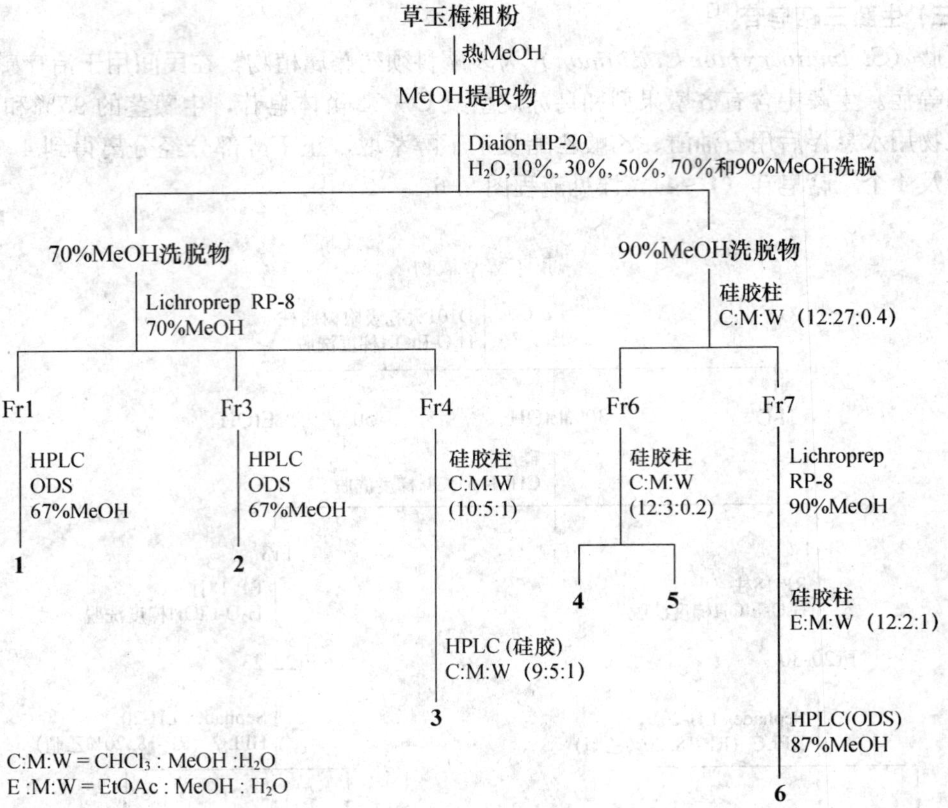

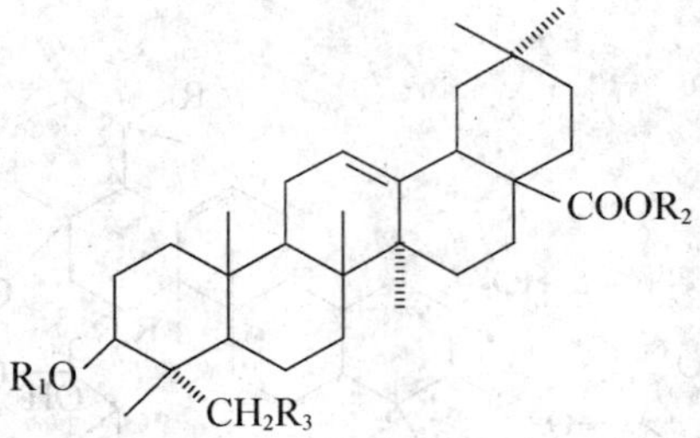

	R_1	R_2	R_3
1	ara-rha-rib	glc-glc-rha	OH
2	ara-rha-rib	glc-glc-rha	H
3	xy1-rha-rib	glc-glc-rha	H
4	ara-rha-rib	H	H
5	xt1-rha-rib	H	H
6	ara-rha-rib	H	OH

图 9-7 草玉梅皂苷提取分离流程图

第八节 结构测定

一、甾体皂苷元的波谱特征

（一）紫外光谱

如结构中有一双键，产生 205～225nm 的吸收峰（ε900）。α、β 不饱和酮，在 238nm 有特征吸收（ε1100），若仅有酮基，有一弱吸收峰在 285nm（ε500）。

（二）红外光谱[83,84]

螺甾烷型甾体皂苷元因为螺缩酮结构，在红外光谱中显示 4 个吸收峰，为 980、920、900 和 860cm^{-1}，第一个峰最强。C-25*S* 型皂苷元中 920cm^{-1}峰比 900cm^{-1}强，但 C-25*R* 中此两个峰强比相反，即 900cm^{-1}峰比 920cm^{-1}峰强。

借此可以区别两种立体异构体。

如图 9-8 所示。

25*S*-乙酰基菝葜皂苷元 920cm^{-1}吸收峰强度大于 897cm^{-1}；25*R*-乙酰丝兰皂苷元 900cm^{-1}吸收峰强度大于 921cm^{-1}。

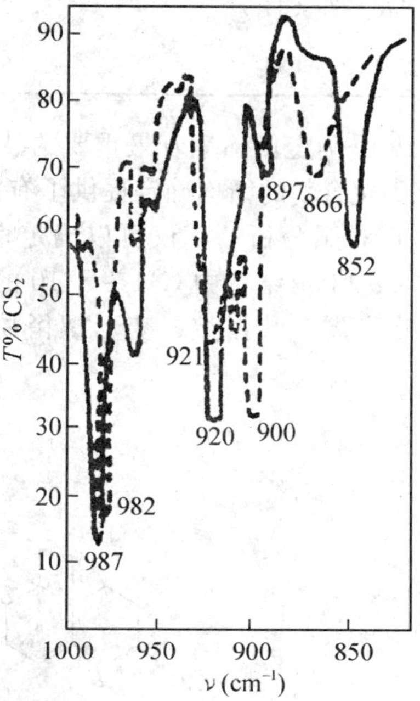

图 9-8　甾体皂苷元螺缩酮结构的红外吸收特征

乙酰基菝葜皂苷元（25*S*）——

乙酰基丝兰皂苷元（25*R*）----

（三）核磁共振谱

1. ^{1}H-NMR　甾体皂苷元在高场区出现 4 个甲基峰，18-CH_3，19-CH_3为单峰；21-CH_3，27-CH_3为双峰。26-CH_2和 27-CH_3的化学位移值不同，可用于鉴别 25*S* 和 25*R* 异构体。利用 26 位 2 个质子的化学位移不同，也可区别 25*S* 和 25*R* 两种结构。在 25*S* 结构中，26-Ha 和 26-Hb *δ* 值相似，但 25*R* 化合物中，2 个质子 *δ* 值有较大区别（见表 9-1），例如化合物 smilagenin 的 *δ* 值分别为 3.30 和 3.95。

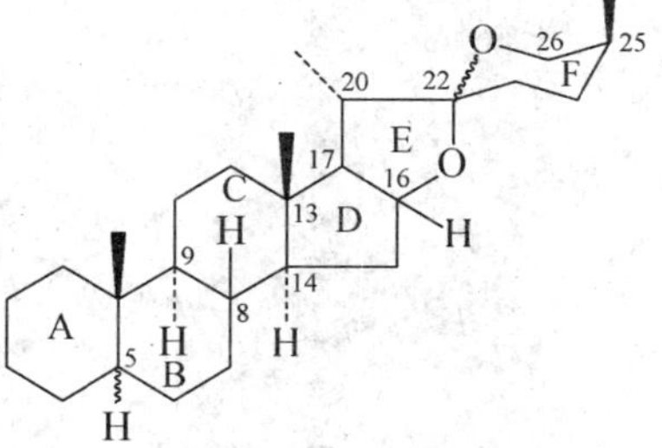

22α/22β-螺旋甾 (25*S*)

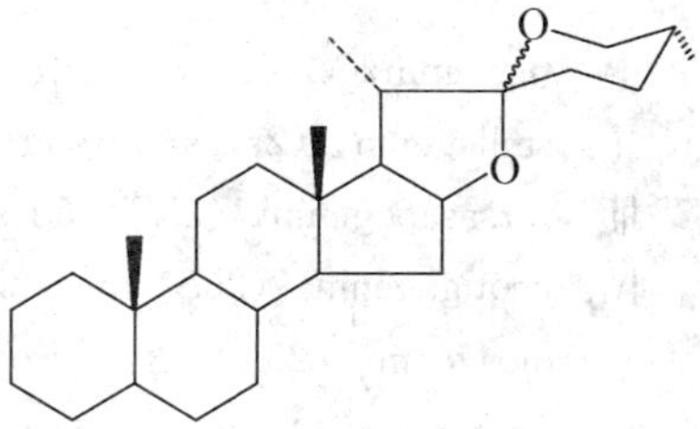

22α/22β-异螺旋甾 (25*R*)

表 9-1　甾体皂苷元^{1}H-NMR 特征信号

		27-CH_3	26-H_2（2 个 H δ 值）
22α-*O*-螺旋甾	25*S*（27β-CH_3）	1.06	相似
22β-*O*-螺旋甾	25*S*（27β-CH_3）	0.70	
22α-*O*-异螺旋甾	25*R*（27α-CH_3）	0.70	差别较大
22β-*O*-异螺旋甾	25*R*（27α-CH_3）	1.06	

2. ^{13}C-NMR[85]　^{13}C-NMR 是确定甾体皂苷最重要的技术，P. K. Agrawal 研究了各类甾体皂苷的^{13}C-NMR，为该类化合物的结构确定提供了有益的参考。将分离得到的甾体皂苷与文献已知类似物数据进行对照分析，不仅可以确定皂苷的类型、取代基类型和位置，而且可以确定其构型。如 5α 和 5β 结构中 C-1～C-10 的数据有显著区别，25*S*（27β-CH_3）和 25*R*（27α-CH_3）螺旋甾烷、呋甾烷、变形螺甾烷的 C-21～C-26 数据明显不同，见表 9-2。

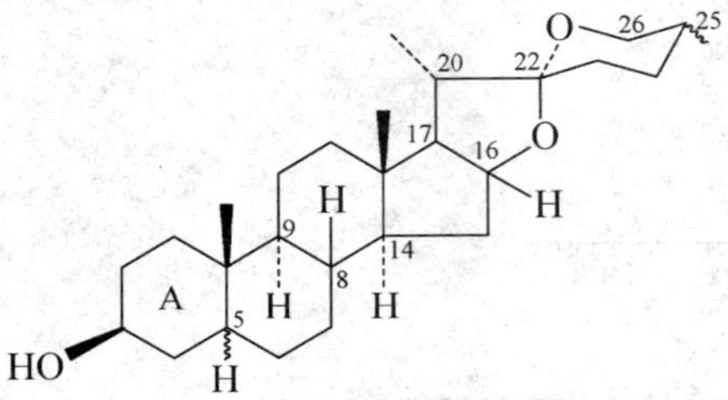
Spirostane (Ⅰ ~Ⅳ)

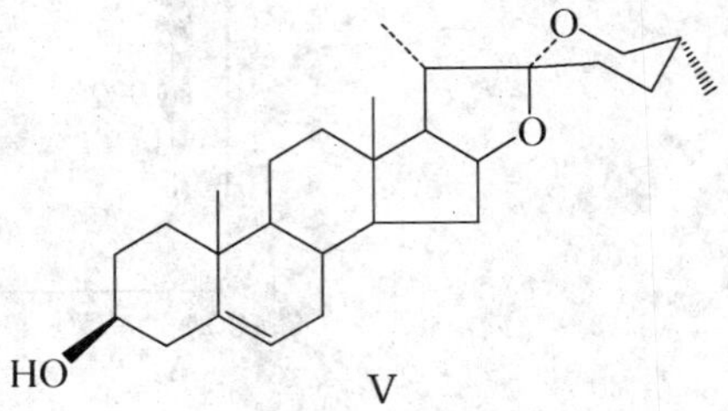
Ⅴ

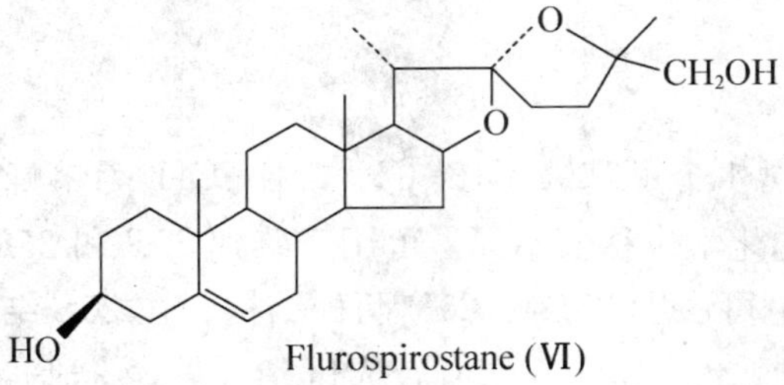
Flurospirostane (Ⅵ)

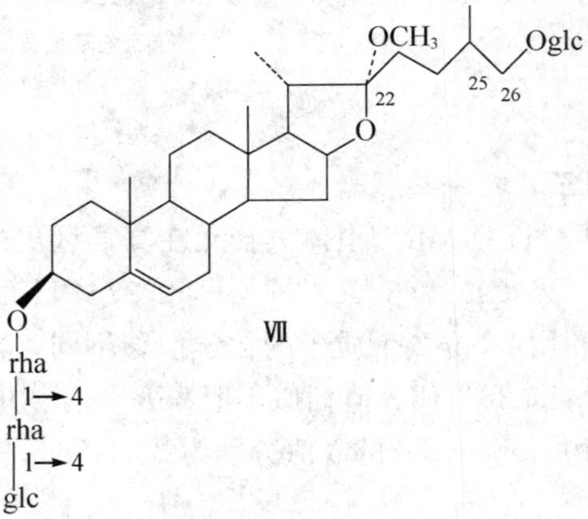
Ⅶ

Ⅰ：tigegenin，(25*R*) -5α-spirostane

Ⅱ：smilagenin，(25*R*) -5β-spirostane

Ⅲ：sarsasapogenin，(25*S*) -5β-spirostane

Ⅳ：neotigogenin　(25*S*) -5α-spirostane

Ⅴ：diosgenin　(25*R*) -Δ^5-spirostane

Ⅵ：nuatigenin，Δ^5-Furospirostane

Ⅶ：Furost-5-enes，22-OCH_3，3-*O*-rha- (1→4)-rha-(1→2)-glc，26-*O*-glc

表 9-2 甾体皂苷元的^{13}C-NMR 数据

NO.	Ⅰ (5α, 27α-CH_3)	Ⅱ (5β, 27α-CH_3)	Ⅲ (5β, 27β-CH_3)	Ⅳ (5α, 27β-CH_3)	Ⅴ (Δ^5, 27α-CH_3)	Ⅵ (pseudo-spirostanol)	Ⅶ (furostanol)
1	37.0	29.9	29.9	37.0	37.3	37.8	37.4
2	31.4	27.8	27.8	31.4	31.4	31.7	29.6
3	71.2	66.9	66.9	71.2	71.6	71.3	77.4
4	38.2	33.5	33.5	38.2	42.3	43.5	31.2
5	44.9	36.5	36.5	44.9	140.9	142.0	141.0
6	28.6	26.6	26.6	28.6	121.3	120.3	122.0
7	32.2	26.6	26.6	32.2	37.0	32.6	32.3
8	35.1	35.3	25.3	35.1	31.4	32.2	31.6
9	54.4	40.3	40.3	54.4	50.1	50.5	50.3
10	36.3	35.3	35.3	35.6	37.6	37.0	37.0
11	20.7	20.9	21.9	21.1	20.9	21.2	21.0
12	40.2	39.9	39.9	40.1	39.8	40.4	40.1
13	40.6	40.7	40.7	40.6	40.3	40.6	40.8
14	56.5	56.6	56.5	56.3	56.8	56.6	56.5
15	31.8	31.7	41.7	31.8	31.8	32.3	31.4
16	80.8	80.9	80.9	80.8	80.8	81.8	81.0
17	62.3	62.3	62.3	62.3	62.1	62.6	63.8
18	16.5	16.4	16.4	16.5	16.3	16.2	16.5
19	12.3	23.9	23.9	12.3	19.4	19.6	19.6
20	41.6	41.6	42.2	42.2	41.6	38.5	42.0
21	14.5	14.5	14.3	14.3	14.5	15.2	16.5
22	109.2	109.2	109.7	109.7	109.2	120.9	112.5
23	31.4	31.4	27.1	27.1	31.4	32.6	30.3
24	28.8	28.8	25.8	25.8	28.8	33.8	28.0
25	30.3	30.0	26.0	26.0	30.3	85.6	33.6
26	66.8	66.8	65.2	65.2	66.8	70.1	74.6
27	17.1	17.1	16.1	16.1	17.1	24.1	17.4

（四）质谱[86]

质谱在甾体皂苷的结构确定中也有重要作用。苷元主要特征裂解峰是由 E 环和 F 环裂解产生的，苷元部分会出现很强的 m/z 139 的基峰、中等强度的 m/z 115 和 126 的离子峰，若 F 环有羟基或双键取代，这些峰将发生相应变化，峰强也会改变。为确定甾体皂苷分子量及糖部分的结构可采用的质谱方法见三萜皂苷相关内容。

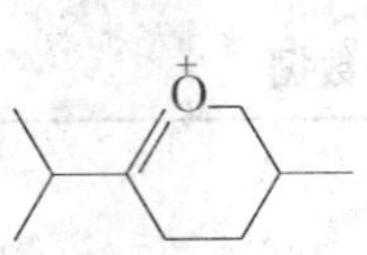

m/z 139

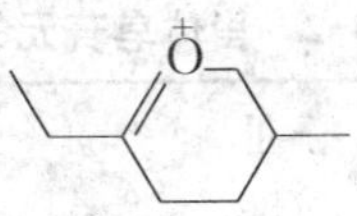

m/z 126

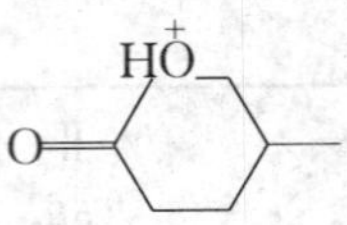

m/z 115

由甾体结构或甾体和 E 环产生的主要离子如下：

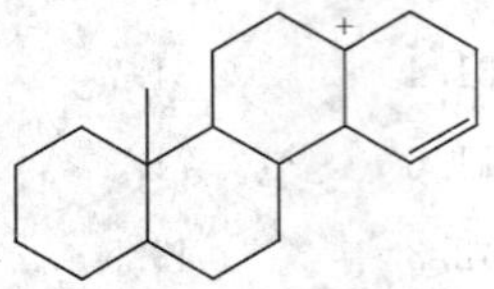

m/z 257

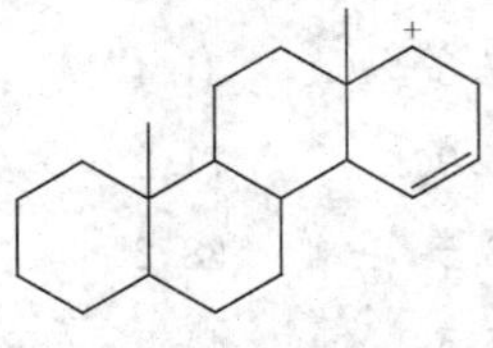

m/z 271

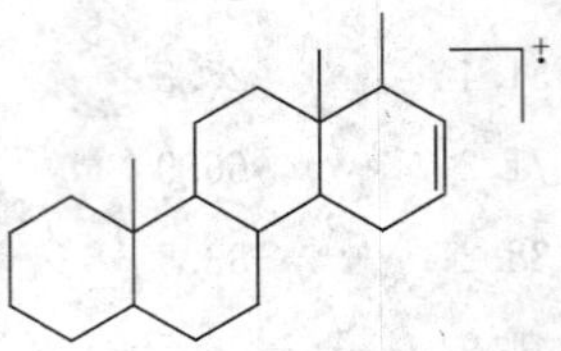

m/z 286

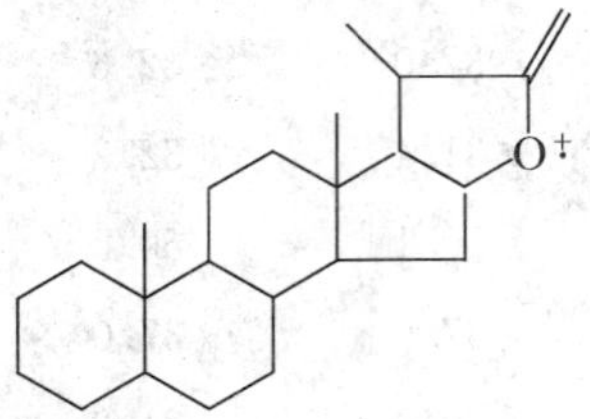

m/z 328

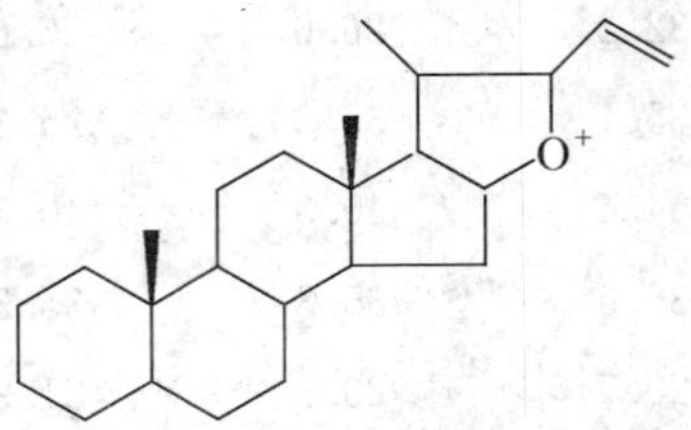

m/z 341

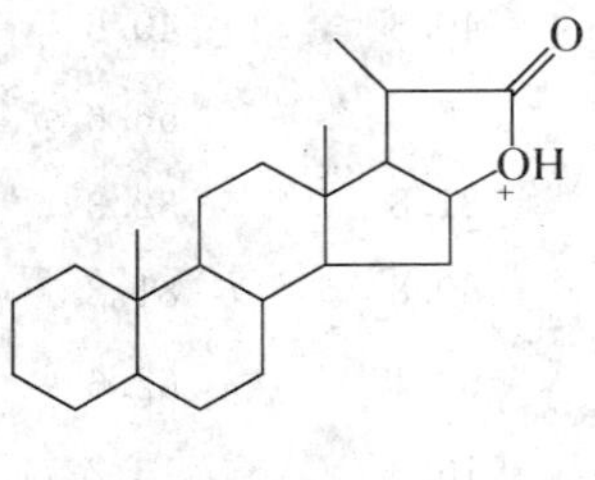

m/z 331

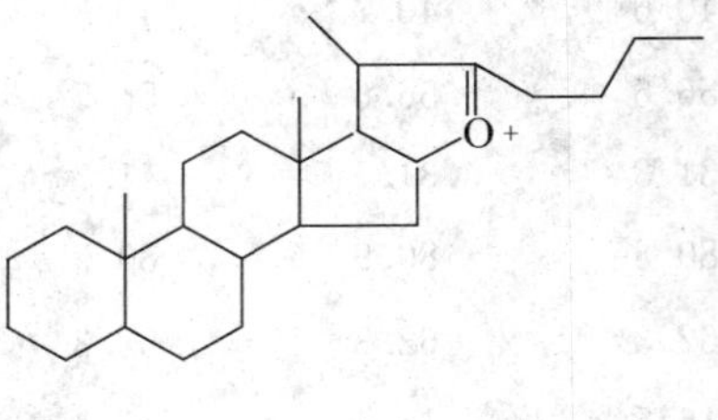

m/z 370

应用灵敏度高、准确性好的质谱技术，对于像甾体皂苷这样极性大、难挥发且对热不稳定的化合物的分子量的测定一直是质谱学家关注的问题。近几十年中，先后建立了场致电离（FI）、场解析电离（FD）、快原子轰击（FAB）等技术，特别是 FAB 发挥了重要作用，但该法测试中用样品量大，基质干扰大，难以得到稳定的质谱图。近年来出现的电喷雾质谱（ESI-MS）也是十分重要的方法，其灵敏度高，不仅可测定分子量，而且可提供苷中糖基断裂的一些碎片信息。测定皂苷的分子式常采用高分辨快原子轰击和电喷雾质谱（HRFAB-MS，HRESI-MS）。

（五）结构鉴定实例

以前皂苷结构鉴定是一项十分繁杂的工作，需要样品量大，需进行水解，制备衍生物，经氧化还原等多种化学反应，随着各种波谱技术的发现，该程序被大大简化。各种光谱技术在皂苷结构鉴定中已占有绝对优势，但某些色谱和化学方法仍起着重要作用。如用 TLC、PC、HPLC 和 LC-MS 检测皂苷纯度，或与标准品对照确定已知皂苷或水解得到的糖的结构；用水解得到的糖制备甲基化物、乙酰化物、三甲基硅醚化物，以确定糖的 D，L 构型等。

用波谱技术确定皂苷结构时，需首先分析其 IR，UV，NMR 和 MS 等数据，确定皂苷元基本结构类型和糖的种类与个数，然后用 DEPT，HSQC，HMBC，TOCSY，NOESY，MS 等技术确定苷元的取代基位置、糖的种类、连接顺序和连接位置以及糖苷键的构型，最后确定其结构。以下以从蒺藜果中得到的化合物Ⅰ为例进行说明[87]。

化合物Ⅰ为无色粉末，mp. 273～275℃，正离子电喷雾质谱的准分子离子峰为 939.7 [M+Na]$^+$，表明本品分子量为 916，正离子质谱中 777.1 [M+Na-162]$^+$ 和 615.1 [M+Na-162-162]$^+$ 为分子离子峰依次失去 2 个 162 质量单位糖的碎片峰。IR ν_{max} (KBr) cm^{-1}：3431 (OH)，1706 (C═O)，1072 (—O—)，983，921，899，867 (螺缩酮结构)。Ⅰ的^{13}C-NMR 谱中 C-22 为 δ 109.2，进一步确定其为甾体皂苷。C-23 为 δ 26.3 和 C-27 为 δ 16.2 表明 C-25 为 β 构型，C-12 为 δ 212.7 表明有羰基，将Ⅰ的苷元部分各碳的化学位移与新海柯皂苷元 (Ⅳ)[88] 比较，基本一致，但Ⅰ的 C-3 向低场位移 δ7，C-4 向高场位移 δ3.4，推测在 C-3 位与糖链连接成苷，所以可确定Ⅰ的苷元为新海柯皂苷元。由于新海柯皂苷元的分子量为 430，根据Ⅰ的分子量推测其存在 3 个 162 质量单位的糖。Ⅰ的^{13}C-NMR 谱有化学位移为 δ106.9，105.2 和 102.4 的信号，被认定为 3 个糖的端基碳原子，Ⅰ经酸水解，纸色谱可检出葡萄糖和半乳糖，Ⅰ的^{1}H-NMR 的质子信号 δ 5.14 (1H，d，J=7.2Hz)，5.22 (1H，d，J=7.5Hz)，4.87 (1H，d，J=7.5Hz) 是 3 个糖的端基质子信号，表明均是 β 构型。分析Ⅰ的各种波谱数据，归属其^{13}C-NMR 数据 (见表 9-3)，将其糖部分的^{13}C-NMR 数据与文献报道的 β-D-吡喃葡萄糖甲苷和 β-D-吡喃半乳糖甲苷[89] 进行比较，除 Glc C-2 和 Gal C-4有苷化位移外，其他数据均一致，所以确定葡萄糖和半乳糖均为 β-D 构型。

Ⅰ的 HMBC 谱表明：Glc (1) 的 H-1 (δ 5.22) 与 Glc (2) 的 C-2 (δ 86.12) 有远程相关，Glc (2) 的 1-H (δ 5.10) 与 Gal 的 C-4 (δ 81.22) 有远程相关，Gal 的 1-H (δ4.87) 与苷元的 C-3 (δ 77.04) 有相关关系，表明 Glc (1) 连接于 Glc (2) 的 2 位，Glc (2) 连接于 Gal 的 4 位，Gal 连接于苷元的 3 位 (见图 9-9)。故确定Ⅰ的结构为新海柯皂苷元-3-*O*-β-D-吡喃葡萄糖基-(1→2)-β-D-吡喃葡萄糖基-(1→4)-吡喃半乳糖苷，Ⅰ为新甾体皂苷，命名为蒺藜皂苷 A。

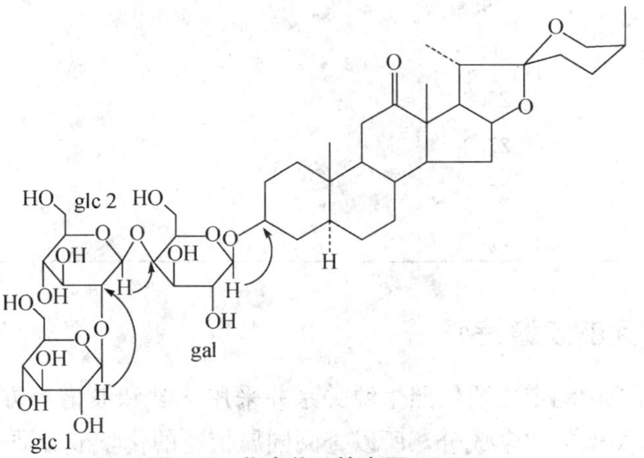

图 9-9 化合物Ⅰ的主要 HMBC

表 9-3 化合物Ⅰ的^{13}C-NMR 数据

No.	Ⅰ	Ⅳ	No.	文献	Ⅰ
1	36.6	36.6	Gal	β-D-Gal 甲苷	
2	29.9	31.2	1	104.5	102.4
3	77.6	70.9	2	71.1	73.4

续表

No.	Ⅰ	Ⅳ	No.	文献	Ⅰ
4	34.2	37.9	3	73.8	75.6
5	44.4	44.7	4	69.7	81.0
6	28.5	28.3	5	76.0	75.1
7	31.7	31.3	6	62.2	60.4
8	34.6	34.5	Glc 2	β-D-Glc 甲苷	
9	55.3	55.7	1	104.0	106.9
10	36.2	36.2	2	74.2	86.1
11	37.9	38.0	3	76.8	77.0
12	212.7	211.5	4	70.6	70.3
13	55.4	55.2	5	76.8	78.9
14	55.8	55.9	6	61.8	61.6
15	31.6	31.6	Glc 1	β-D-Glc 甲苷	
16	79.1	79.4	1	104.0	105.2
17	53.5	53.5	2	74.2	76.7
18	16.0	16.1	3	76.8	78.9
19	12.0	12.0	4	70.6	71.8
20	42.2	42.8	5	76.8	78.2
21	13.2	13.1	6	61.8	63.2
22	109.2	109.7			
23	26.3	26.1			
24	26.1	25.8			
25	27.4	27.2			
26	66.9	65.2			
27	16.2	16.1			

二、三萜皂苷元的波谱特征

三萜及其皂苷的结构测定主要依照生源关系并采用化学和波谱等方法。由于生源关系，同属植物常含有结构类似的化学成分，所以查阅同属植物的化学成分研究报道，对确定所研究植物中的三萜及皂苷的结构会有很大帮助。在化学方法中可用一般的颜色反应，如用 Lieberman-Burchard 反应和 Molish 反应可初步推测化合物是否为三萜及其皂苷。经苷键裂解得到较小分子的苷元和糖，会使结构测定简单化。苷键裂解方法除常规方法外，对难水解的糖醛酸苷需采用一些特殊的方法，如光解法、四醋酸铅-醋酐法、醋酐-吡啶法、微生物转化[90]和酶解等方法。苷元结构的确定也可采用氧化、还原、脱水、甲基或双键转位、乙酰化、甲酯化等化学反应[90]将未知苷元结构转变为已知化合物，然后采用将其 IR、mp.、Rf 以及波谱数据与已知物数据对照的方法推测其结构。也可采用半合成或全合成方法制备相应的合成产物以确证天然产物的结构[5]。另外一些母核新颖、较复杂的三萜类化合物的结构可采用 2D NMR 和单晶 X-射线衍射分析等方法进行确定。由于波谱技术特别是核磁共振技术的发展，目前皂苷结构的确定主要采用波谱法。现将自然界存在最多的齐墩烷型三萜及其皂苷的主要波谱特征作一简单介绍。

（一）紫外光谱

紫外光谱可用于判断齐墩果烷三萜化合物结构中的双键类型，如结构中只有一个孤立双键，仅在 205～250nm 处有微弱吸收。若有 α,β-不饱和羰基，最大吸收在 242～250nm。如有异环共轭双烯，最大吸收在 240nm、250nm、260nm。同环共轭双烯最大吸收则在 285nm。此外，11-oxo，Δ^{12}-齐墩果烷型化合物，可用紫外光谱判断 18-H 的构型，当 18-H 为 β 构型，最大吸收为 248～249nm，18-H 为 α 构型，最大吸收为 242～243nm[91]。

（二）质谱[92,93]

1. Δ^{12}-齐墩果烯类三萜　EI-MS 等主要用于游离三萜类化合物的分子离子峰及裂解碎片峰的研究，可提供该类化合物的分子量、可能结构骨架或取代基位置的信息。三萜类化合物为数最多的是 Δ^{12}-齐墩果烯类化合物，其 EI-MS 显示分子离子峰 M^+ 及失去 CH_3，OH 或 COOH 等碎片峰，主要特征是由于双键的存在，化合物在电子撞击下，C 环易产生 RDA 裂解，产生含 A、B 环和 C、D 环的离子。

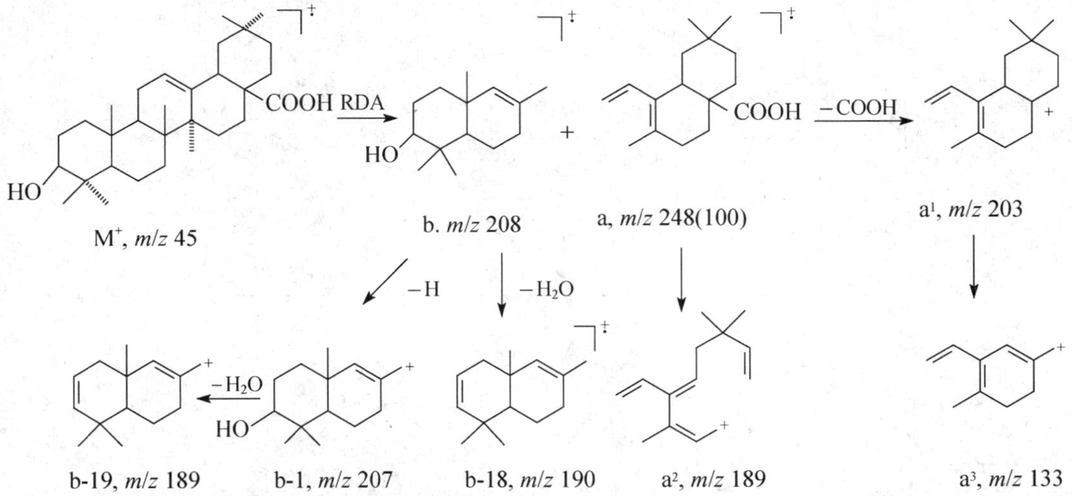

2. 11-oxo，Δ^{12}-齐墩果型三萜　具有 11-oxo，Δ^{12} 结构的三萜，其除发生 RDA 裂解外，同时还有麦氏重排发生。

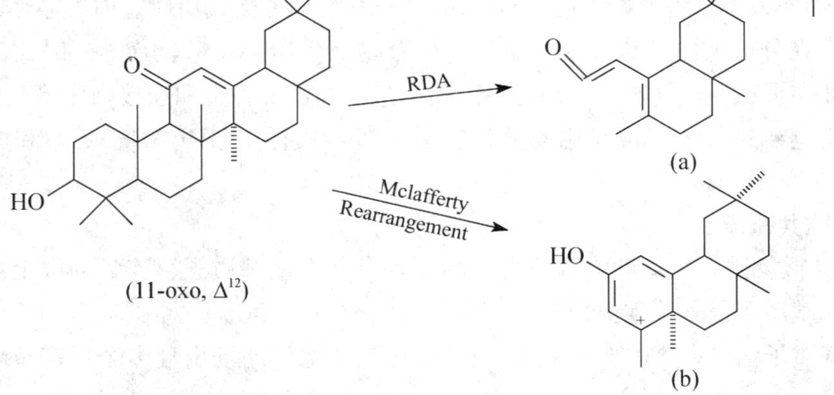

其他三萜如同环双烯、异环双烯及双键不在 12 和 13 位的三萜的裂解规律又不同，具体裂解方式可参见文献[90,93]。

3. 三萜皂苷　由于皂苷的难挥发性，电子轰击质谱（EI-MS）和化学电离质谱（CI-MS）技术在三萜皂苷的应用受到限制，只有制备成全乙酰化物和全甲基化等衍生物才有可能。但不依赖样品挥发的质谱技术如场解析质谱（FD-MS）和正或负离子快原子轰击质谱（FAB-MS）在皂苷的结构检测中得到了广泛应用，这两种质谱的应用可以得到皂苷的准分子离子峰（quasi-molecular ion peaks）$[M+H]^+$、$[M+Na]^+$ 和 $[M+K]^+$ 等，负 FAB-MS 给出 $[M-H]^-$ 峰。分析准分子离子峰与碎片峰还可以给出一些分子中糖单元连接顺序的信息。如从植物 *Cussonia barteri* 中分离得到的皂苷 cussonoside A[94] 的负离子 FAB-MS 呈现了 941 $[M-H]^-$ 准分子离子峰及 795 $[M-H-146]^-$、633 $[M-H-146-162]^-$ 和 471 $[M-H-146-162-162]^-$ 碎片峰，以上数据给出苷元与糖的连接顺序如图 9-10 所示，末端糖为鼠李糖。

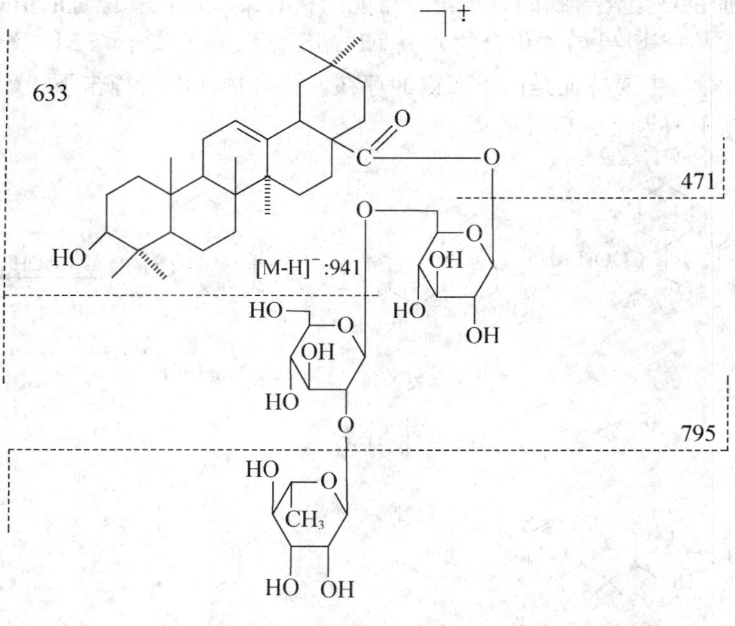

图 9-10　FAB-MS of cussonoside A

另外，二级离子质谱（SI-MS）[95]、飞行时间质谱（TOF-MS）、电喷雾质谱（ESI-MS）和基质辅助激光解析电离质谱（MALDI-MS）[96a] 等也被成功地应用于皂苷的研究。特别是 ESI-MS 在分析极性大和对热不稳定的化合物（蛋白质、糖、苷等）时比其他质谱有更好的灵敏度和重现性，同时可给出许多结构信息，如糖的种类和连接顺序等[96b]。

目前测定皂苷的分子式常采用高分辨快原子轰击质谱（HRFAB-MS）和电喷雾质谱（HRESI-MS）。

（三）核磁共振谱

1. 核磁共振氢谱　在氢谱中可获得三萜及其皂苷中甲基质子、连氧的碳上质子、烯氢质子及糖的端基质子信号等重要信息。

一般甲基质子信号在 δ 0.62～1.50，在 ^1H-NMR 谱的高场出现多个甲基单峰是三萜类化合物的最大特征。羽扇豆烷型三萜的 30-CH_3，因与双键相连，δ 值在 1.63～1.80，因具有烯丙偶合，呈宽单峰。乙酰基中甲基信号为 δ 1.82～2.07，甲酯部分的甲基信号在 δ3.6 左右。与角甲基、羽扇豆烷型 30-CH_3、乙酰基及甲酯中甲基信号为单峰不同，乌苏烷型三萜 29-CH_3 和 30-CH_3 均为二重峰，δ 值为 0.8～1.0，J 值约为 6Hz。6-去氧糖 5 位连接的 CH_3 虽然也为二重峰（J = 5.5～7.0Hz)，但 δ 值为 1.4～1.7。

烯氢信号的化学位移值一般为 δ 4.3～6.0。环内双键质子的 δ 值一般大于 5.0，环外烯氢的 δ 值一般小于 5.0。如在 Δ^{12} 三萜中 12 位烯氢在 δ 4.93～5.50 处出现一宽峰或分辨度不好的多重峰；若 11 位引入羰基，和双键共轭，则烯氢可因去屏蔽而向低场位移，在 δ 5.55 左右出现一单峰。具 $\Delta^{9(11),12}$ 同环双烯化合物，在 δ 5.50～5.60 处出现 2 个烯氢信号，均为二重峰。若为 $\Delta^{11,13(18)}$ 异环双烯三萜，一个烯氢为双峰，在 δ 5.40～5.60，另一个烯氢为 2 个二重峰，出现在 δ 6.40～6.80 处。

三萜化合物常有 OH 取代，连 OH 的碳上质子信号一般出现在 δ 3.2～4.0。连 OAc 的碳上质子信号一般为 δ 4.0～5.5。三萜皂苷糖部分 ^{1}HNMR 特征如同在第二章糖苷中介绍的一样，可识别的主要是端基质子，根据其偶合常数可确定苷键构型。

2. 核磁共振碳谱　^{13}C-NMR 是确定三萜及其皂苷结构最有用的技术，由于分辨率高，一个三萜或其皂苷的 ^{13}C-NMR 谱几乎可给出其每一个碳的信号。在 ^{13}C-NMR 谱中角甲基一般出现在 δ 8.9～33.7，其中 23-CH_3 和 29-CH_3 为 e 键甲基，出现在低场，化学位移值分别为 δ 28 和 33 左右。苷元中除与氧连接的碳和烯碳等外，其他碳一般在 δ 60 以下，苷元和糖上与氧相连的碳的 δ 值为 δ 60～90，烯碳为 δ 109～160，羰基碳为 δ 170～220。根据文献报道已有的 ^{13}C-NMR 数据总结分析结果可以解决许多结构问题。

(1) 双键位置及结构母核的确定[90]　根据碳谱中苷元的烯碳的个数和化学位移值不同，可推测一些三萜的双键位置，详见表 9-4。

表 9-4　齐墩果烷、乌苏烷、羽扇豆烷类三萜主要烯碳的化学位移值

三萜及双键位置	烯碳 δ 值	其他特征碳
Δ^{12}-齐墩果烯	C-12：122～124，C-13：143～144	
11-oxo，Δ^{12}-齐墩果烯	C-12：128～129，C-13：155～167	11-C═O：199～200
Δ^{11}-13，28-epoxy-齐墩果烯	C-11：132～133，C-12：131～132	
$\Delta^{11,13(18)}$-齐墩果烯 (异环双烯)	C-11：126～127，C-12：126 C-13：136～137，C-18：133	13-C：84～85.5
$\Delta^{9(11),12}$-齐墩果烯 (同环双烯)	C-9：154～155，C-11：116～117 C-12：121～122，C-13：143～147	
Δ^{12}-乌苏烯	C-12：124～125，C-13：139～140	
$\Delta^{20(29)}$-羽扇豆烯	C-29：109 C-20：150	

(2) 苷化位置的确定　糖与苷元羟基成苷和糖与糖连接位置产生的苷化位移如在糖苷一章所述是向低场位移，如三萜 3-OH 苷化，一般 C-3 向低场位移 δ 8～10[97]，而且会影响 C-4的 δ 值。糖之间连接位置的苷化位移为 +δ 3～8。但糖与 28-COOH 成酯苷，苷化位移是向高场位移，羰基碳苷化位移约为-2，糖的端基碳一般位移至 δ 95～96。

(3) 羟基取代位置及取向的确定[98]　对各种齐墩果烷型的单羟基或多羟基取代三萜的

^{13}C-NMR数据进行研究发现，羟基取代可引起α-碳向低场移δ 34～50，β-碳向低场移δ 2～10，而γ-碳则向高场移δ 0～9。

①29，30-COOH和CH_2OH位置的确定　与29，30位甲基取代比较，C-29，30位有羧基或羟甲基取代时，C-19，21化学位移值向高场位移δ 4～6；C-20向低场位移，如为羧基取代，位移δ 13左右，如为羟甲基取代则位移δ 5左右，这时C-20连接的甲基碳的化学位移值向高场位移δ 4～5。C-29和C-30氧取代的主要区别是，当为29-COOH（或CH_2OH，e键）取代时，C-29化学位移值为δ 181.4（δ 73.9），C-30（CH_3）化学位移值为δ 19～20；当为30-COOH（或CH_2OH，a键）取代时，C-30化学位移值为δ 176.9（65.8），C-29（CH_3）化学位移值为δ 28～29，见表9-5。

表9-5　齐墩果烷型三萜C-29，30不同取代基^{13}C-NMR数据

No.	29,30-CH_2OH或29,30-COOH取代与29,30-CH_3比较			
	29-CH_2OH	29-COOH	30-CH_2OH	30-COOH
C-19	−4～6	−4～6	−4～6	−4～6
C-21	−4～6	−4～6	−4～6	−4～6
C-20	＋5	＋13	＋5	＋13
C-30-CH_3或C-29-CH_3	＋19～20	＋19～20	＋28～29	＋28～29
C-29	74	181	66	177

②23,24-OH位置的确定　23-CH_2OH（e键）化学位移值约为δ 68，比24-CH_2OH（约为δ 64）总处于低场；与23,24-CH_3比较，具23-CH_2OH取代时，使C-4向低场位移约δ 4，C-3，C-5和C-24（CH_3）分别向高场位移约δ 4.3，6.5和2.4。具24-CH_2OH取代时，也使C-4的化学位移值向低场位移约δ 4，C-23（CH_3）向高场位移约δ 4.5，但对C-3和C-5影响较小。

OH位置	δ值	23或24-CH_2OH取代和23,24-2CH_2比较			
		C-4	C-3	C-5	24或23-CH_3
23-CH_2OH	68	＋4	−4.3	−6.5	−2.4
24-CH_2OH	64	＋4	变化较小	变化较小	−4.5

③2，3-OH构型的确定　当2位有羟基取代时，C-2的化学位移值（δ 66.5～72.6；2α-OH：66-68.9，2β-OH：71.5-72.6）总是比C-3（δ 78.2～83.8）处于高场，而且使C-1的化学位移值向低场位移δ 5～10[99]。

④16-OH构型的确定　三萜化合物分别具有16α-OH和16β-OH构型，两者的不同很容易从C-16的化学位移得到区别。具有16β-OH的C-16化学位移（～δ 67.5）比具有16α-OH构型的异构体的C-16化学位移（～δ 74.0）向低场位移δ 5.5。但在异环双烯三萜中则相反，如为α-OH，C-16为δ 68左右；如为β-OH，C-16为δ 77左右[55]。

（4）糖上乙酰基的确定　糖上乙酰化可能发生在任一羟基上，有的还出现双羟基乙酰化。一般乙酰化后，连接乙酰化位置的碳δ值比非乙酰化时向低场位移（＋δ 0.2～1.6），其邻位碳向高场位移（−δ 2.2～3.5），但邻位双乙酰化时，乙酰化及其邻位碳一般均向高场位移[55]。

3. 其他核磁共振技术　DEPT、^1H-^1H COSY和一些2D NMR技术广泛用于三萜及其皂苷的结构确定中。$^{1}H-^{1}H$ COSY 主要通过分析相邻质子的偶合关系，用于苷元及糖上质子的归属，DEPT 用于确定碳的类型（CH_3、CH_2、CH、C）。$^{13}C-^{1}H$ COSY 和通过氢检测的异核多量子相关谱（HMQC）主要用于进行碳连接质子的归属。苷中糖的连接位置可由苷化位移确定，已在糖苷一章讲述，糖的连接位置确定还可采用 NOE 实验，现多采用 NOESY 或 ROESY，照射糖的端基质子可观察到与糖连接位置的碳上质子增益。近些年由氢检测异核多键相关实验（HMBC）已被广泛用于苷中糖的位置的确定，在（HMBC）谱中糖的端基氢与连接位置的碳有明显的相关点。另外，全相关谱 TOCSY（HOHAHA）对于糖环的连续相互偶合氢的归属特别有用，特别是在糖上氢信号互相重叠时，往往可以通过任何一个分离较好的信号（如端基氢），得到所有该信号偶合体系中的其他质子信号，进行归属[22]。

（四）结构测定实例

1\. **化合物 1**（柴胡皂苷 r，saikosaponin r）[100] 白色粉末，mp. 241～243℃，Liebermann-Burchard 和 Molish 反应均为阳性。TOF-MS 实验给出分子离子加钠峰 m/z 981 $[M+Na]^+$。^1H-NMR 谱显示 5 个角甲基单峰信号 δ 0.89，0.99，1.02，1.23，1.67 和糖上质子信号 δ 3～5.1，提示 **1** 为五环三萜类皂苷。UV λ_{max}（MeOH）nm：243，251，260，提示苷元具有 11，13（18）异环双烯结构。这一结论由 ^1H-NMR 谱中的烯氢信号 δ 6.77（1H，d，J＝10.6Hz），5.69（1H，d，J＝10.6Hz）以及 ^{13}C-NMR 谱中的异环双烯碳信号：δ 136.5，133.0，126.4，126.2 进一步确证。**1** 苷元部分的 ^{13}C-NMR 谱信号 δ 68.2，64.6，65.3，73.6 和 82.4 显示 1 的苷元具有 5 个羟基；δ 82.4 为苷元 3 位 β-羟基苷化后的化学位移值。通过对比 **1** 和柴胡皂苷 **l**（saikosaponin **l**）苷元部分的 ^{13}C-NMR 谱数据，发现两者完全一致；并且两者的薄层酸水解实验证实它们苷元的 Rf 值相同，从而可以确定 **1** 的苷元为 3β，16α，23，28，30-五羟基-齐墩果烷-11，13（18）-二烯。

通过与标准品对照，确定 **1** 的薄层酸水解给出呋糖和葡萄糖。结合 ^1H-NMR 谱信号 δ 4.96（1H，d，J＝7.8Hz），5.08（1H，d，J＝7.9Hz）和 5.11（1H，d，J＝7.8Hz）以及 ^{13}C-NMR 谱信号 δ 104.6，105.3，107.2，62.1（glc C-6），62.4（glc C-6），17.4（fuc C-6），可以推测 **1** 分子中具有 1 分子呋糖和 2 分子葡萄糖，并且都为 β 构型。温和的酸水解只给出葡萄糖，说明分子中呋糖为内侧糖。

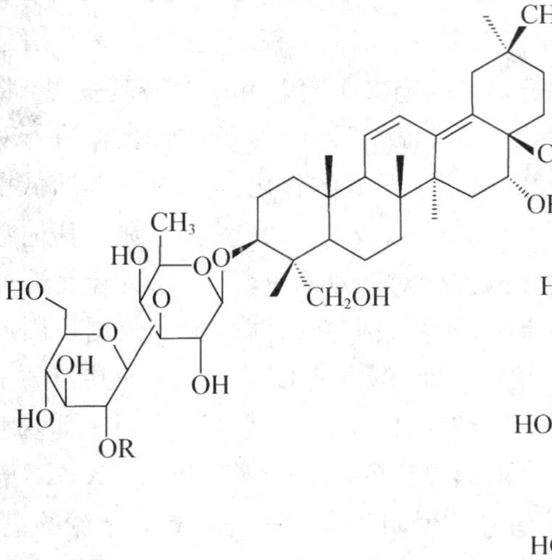

R=β-D-glc saikosaponin r
R=H saikosaponin l

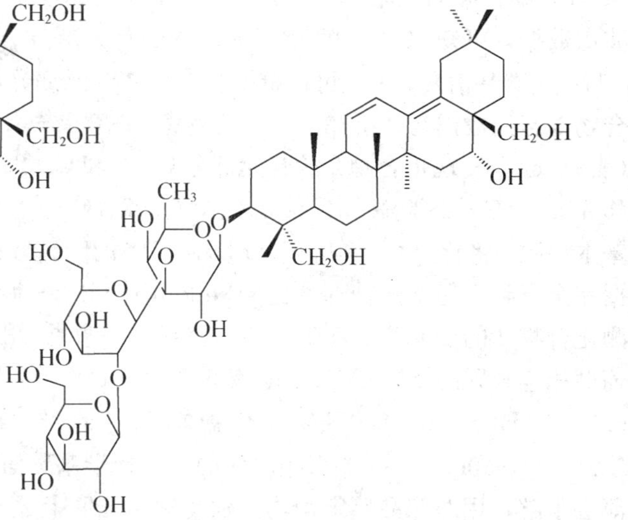

saikosaponin b_2-2″-*O*-β-D-glucoside

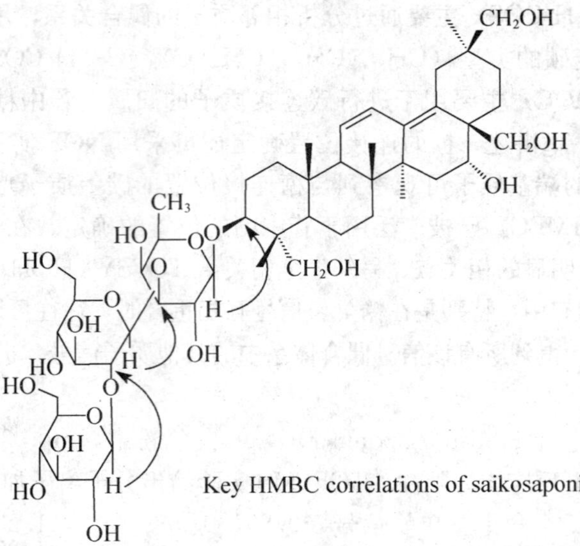

Key HMBC correlations of saikosaponin r

将**1**与柴胡皂苷**l**糖部分的[13]C-NMR谱数据进行对比，显示**1**中的一葡萄糖2位发生了苷化位移（δ 75.9→86.1）。因此可以推断**1**与柴胡皂苷l的差异为一个葡萄糖2位上连接了另一葡萄糖。并且**1**与2″-*O*-β-D-吡喃葡萄糖-柴胡皂苷 b_2 糖部分[13]C-NMR谱数据完全一致，HMBC实验证实以上推测正确，HMBC谱中显示fuc H-1与苷元C-3，一个glc H-1与fuc C-3，另一个glc H-1与前一个glc C-2有相关关系。根据以上分析，将**1**的结构确定为：3β，16α，23，28，30-五羟基-齐墩果烷-11，13（18）-二烯-3-*O*-β-D-吡喃葡萄糖基-（1→2）-β-D-吡喃葡萄糖基-（1→3）-β-D-吡喃呋糖苷，其为新皂苷，命名为柴胡皂苷r（saikosaponin r）。

2. **化合物2**（生藤皂苷E，stelmatocryptonoside E）[101]　白色粉末，mp. 226～229℃（分解）。Liebermann-Burchard反应和Molish反应均为阳性。^{1}H-NMR中显示δ 0.82，0.83，0.99，1.02，1.10，1.12（各3H，s）6个甲基信号，以及δ 5.36（1H，m）一个烯氢信号；^{13}C-NMR数据有δ 122.7和144.1两个特征烯碳信号，提示化合物**2**可能为具有齐墩果-12-烯骨架的三萜皂苷。分析[1]H-NMR、^{13}C-NMR、^{1}H-^{1}HCOSY、HMQC和HMBC等波谱数据，可知[13]C-NMR谱还显示**2**的苷元部分有δ 63.8，67.0，88.5三个含氧碳信号和δ 176.5羰基信号，由此可以推断化合物**2**苷元部分可能含有3个羟基和1个羧基基团，将化合物**2**苷元数据与2α，3β，23-三羟基-齐墩果-12-烯-28-酸（A）的碳谱数据进行对照（表9-6），发现化合物2的苷元部分C-3和C-28发生了明显的苷化位移，C-3向低场位移δ 9.8，C-28向高场位移δ 2.1，C-2，C-4，C-23以及C-28也有差别，其他数据基本一致，将化合物**2**与arijunolitin（B）的碳谱数据进行对照（表9-6），二者苷元部分数据完全一致，但**2**的糖部分比arijunolitin（B）的糖部分多一组葡萄糖的碳谱数据，因此推测化合物**2**的苷元为2α，3β，23-三羟基-齐墩果-12-烯-28-酸，其C-3和C-28共与3个葡萄糖相连。同时[1]H-NMR显示有δ 5.02（1H，d，*J*＝8.0Hz），5.16（1H，d，*J*＝7.0Hz），6.25（1H，d，*J*＝8.0Hz）3个糖端基氢信号，结合HMQC谱，确定[13]C-NMR谱中δ 105.23，105.7，95.6为相对应的3个糖端基碳信号，说明化合物2为含有3个糖的皂苷，薄层水解，用对照品鉴定糖均为葡萄糖，证明上述推断正确。根据HMQC以及TOCSY归属了糖的碳、氢数据（表9-6）。从HMBC谱可以看出，Glc（1′）H-1（δ 5.16）与苷元的

C-3（δ 88.5）有相关关系，Glc（2′），H-1（δ 6.25）与 C-28（δ 176.5）有相关关系，Glc（3′），H-1（δ 5.02）与 Glc（2′），C-6（δ 69.3）有相关关系，因此确定 Glc（1′）与苷元的 C-3 相连，Glc（2′）和 苷元的 C-28 相连，Glc（3′）与 Glc（2′）的 C-6 相连。由端基氢的偶合常数及^{13}C - NMR 数据可知 3 个葡萄糖均为 β - D 构型。HRSI - MS（neg.）给出准分子离子峰 973.5006［M-H］$^-$（$C_{48}H_{77}O_{20}$）及 649.3939［M-2Glc.］$^-$，确定 2 的分子式为 $C_{48}H_{78}O_{20}$，进一步证明上述分析正确，其 NMR 图谱见图 9-11～图 9-16。

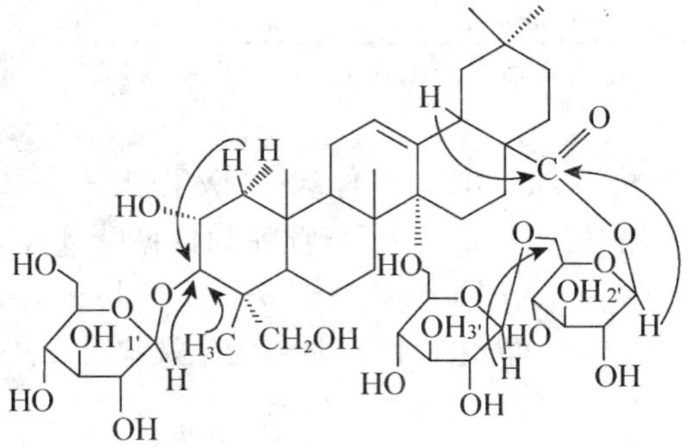

化合物 2（生藤皂苷 E）的 HMBC 谱主要远程相关

表 9-6　化合物 2 的 NMR 数据（C_5D_5N）

No.	A	B	2		No	A	B	2	
	δ_C	δ_C	δ_C	δ_H		δ_C	δ_C	δ_C	δ_H
1	47.1	46.3	46.9	2.27（m，1β-H）	26	17.2	17.2	17.4	1.10（s）
2	68.9	67.0	67.0	4.25（m）	27	26.1	28.6	26.0	1.12（s）
3	78.7	88.3	88.5	4.23（m）	28	178.6	176.8	176.5	
4	43.5	44.5	44.6		29	32.9	33.8	33.0	0.82（s）
5	48.4	48.4	48.1		30	23.7	24.6	23.6	0.83（s）
6	18.6	18.4	18.2		3-O-				
7	33.1	33.0	32.6		glc（1′）1		105.4	105.7	5.16（d，7.0）
8	40.1	40.1	39.9		2		75.2	75.1	4.10（m）
9	48.4	47.2	47.2		3		78.6	78.7	4.24（m）
10	38.5	37.8	37.8		4		70.9	70.8	4.21（m）
11	23.8	24.2	23.8		5		78.2	78.3	3.90（m）
12	123.5	123.5	122.7	5.36（brs）	6		62.1	62.5	4.32，4.50（m）
13	144.1	143.9	144.1		28-O-				
14	42.4	42.0	42.1		glc（2′）1		95.5	95.6	6.25（d，8.0）
15	28.3	27.8	28.2		2		73.8	73.8	4.10（m）
16	23.9	24.8	23.9		3		79.0	78.5	4.21（m）
17	47.0	48.2	47.2		4		71.1	71.4	4.34（m）
18	43.5	40.4	41.6	3.14（brd，12.5Hz）	5		78.2	77.9	4.10（m）
19	46.3	44.5	46.1		6′		62.2	69.3	4.36，4.71（m）
20	30.7	28.6	30.7		glc（3′）1			105.3	5.02（d，8.0）
21	34.2	35.4	33.9		2			75.4	4.00（t，8.5Hz）
22	33.0	32.4	32.5		3			78.3	4.21（m）

续表

No.	A	B	2		No	A	B	2	
	δC	δC	δC	δH		δC	δC	δC	δH
23	67.2	63.7	63.8	3.67, 3.54 (d, 10.0Hz)	4			71.3	4.10 (m)
24	14.0	14.5	14.7	0.99 (s)	5			78.4	3.87 (m)
25	17.6	17.6	17.5	1.02 (s)	6			62.3	4.36, 4.48 (m)

A：2α,3β,3-trihydroxy-olean-12-en-28-oic acid　B：arjunolitin

因此鉴定化合物 2 的结构为 2α,3β,23-三羟基-齐墩果-12-烯-28-酸-3-*O*-β-D-吡喃葡萄糖基-28-*O*-β-D-吡喃葡萄糖基（1→6）-β-D-吡喃葡萄糖酯［2α,3β,23-dihydroxy-olean-12-en-28-oic acid 3-*O*-β-D-glucopyranosyl-28-*O*-β-D-glucopyranosyl（1→6）-β-D-glucopyranosyl ester］。该化合物为一新化合物，命名为生藤皂苷 E（stelmatocryptonoside E）。

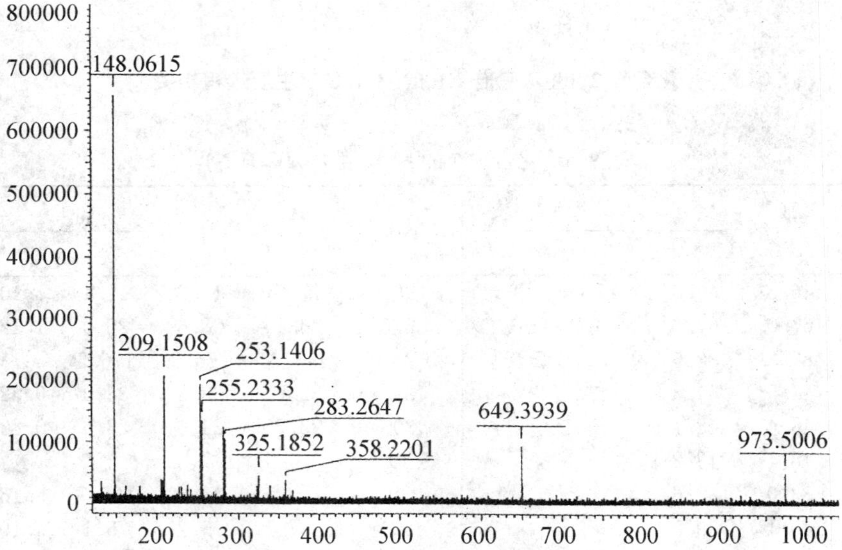

图 9-11　生藤皂苷 E 的 HRSI-MS

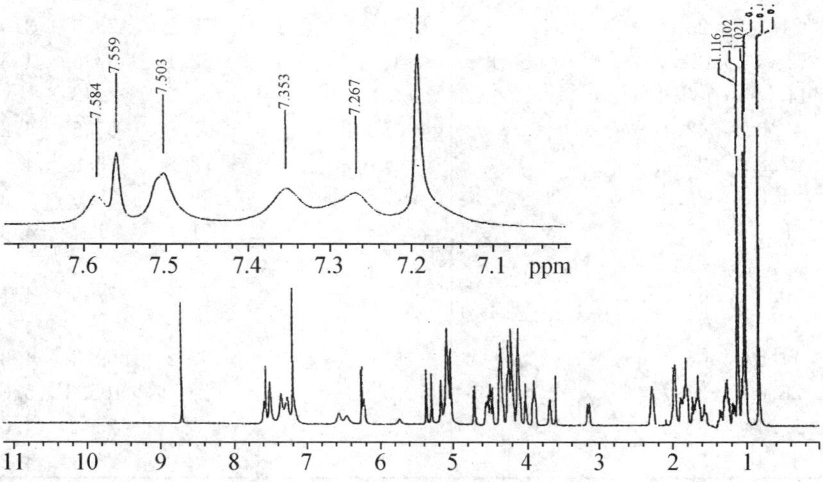

图 9-12　生藤皂苷 E 的^{1}HNMR 谱

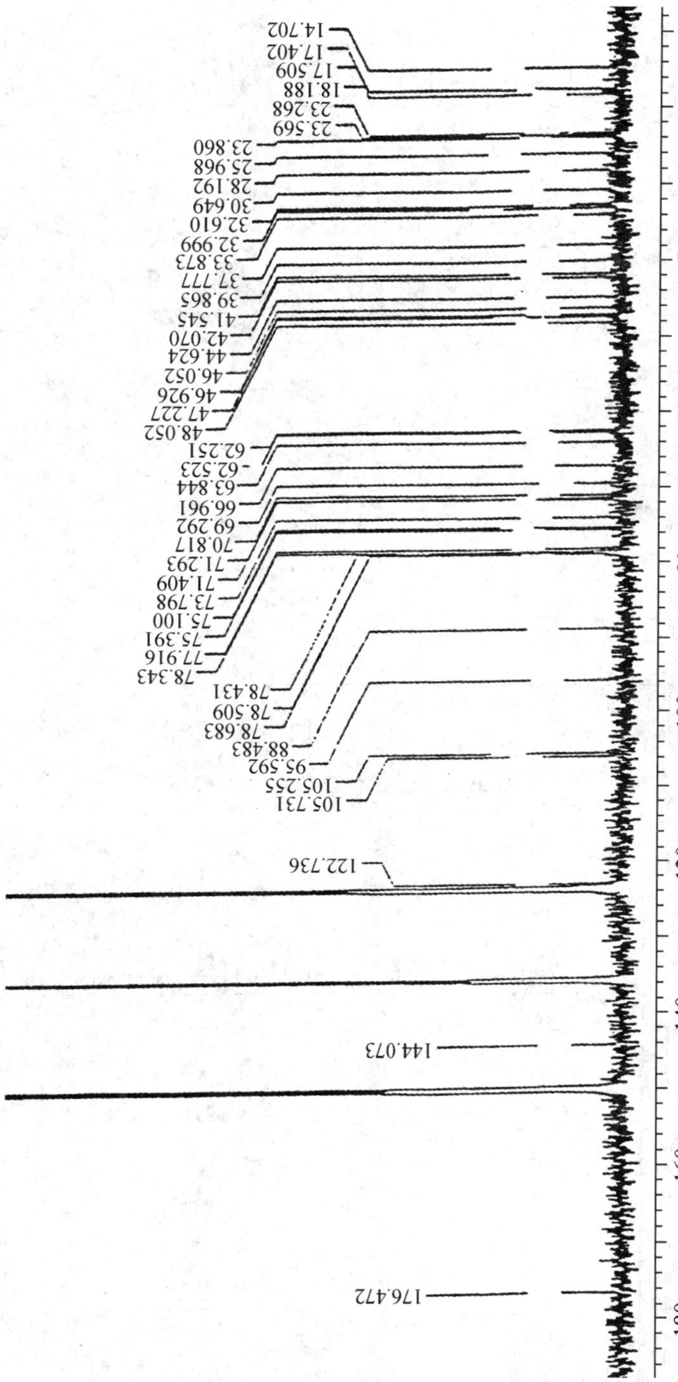

图 9-13　生藤皂苷 E 的 ^{13}CNMR 谱

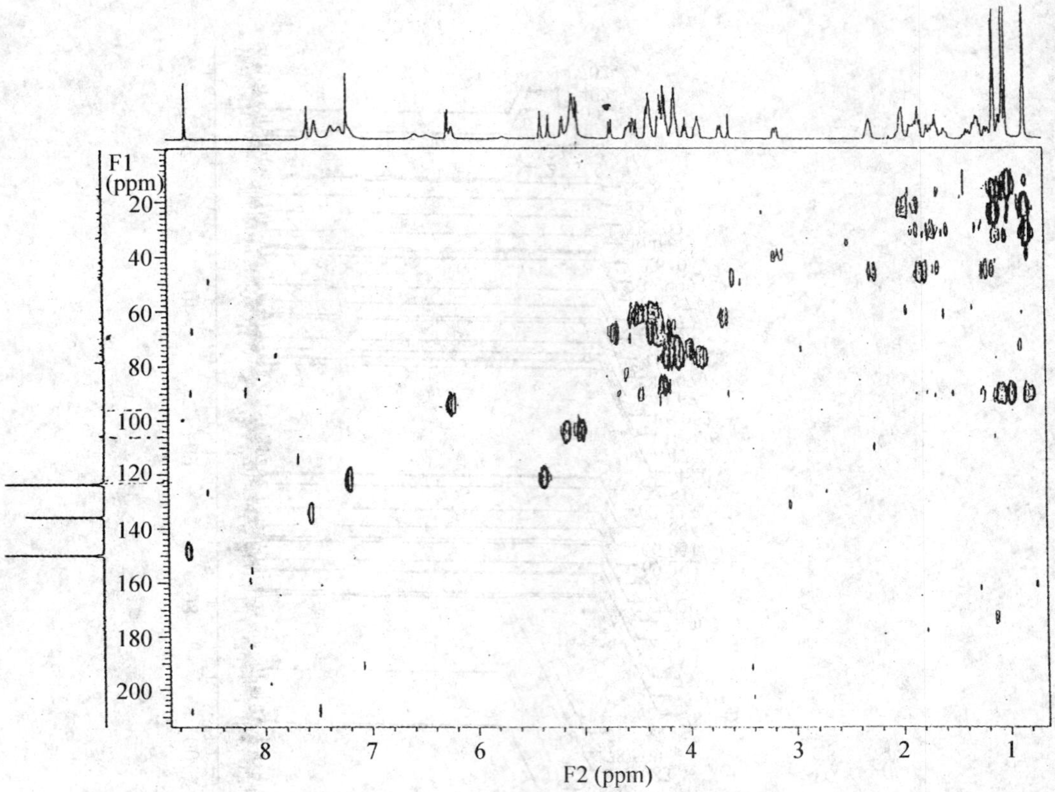

图 9-14　生藤皂苷 E 的 HMQC 谱

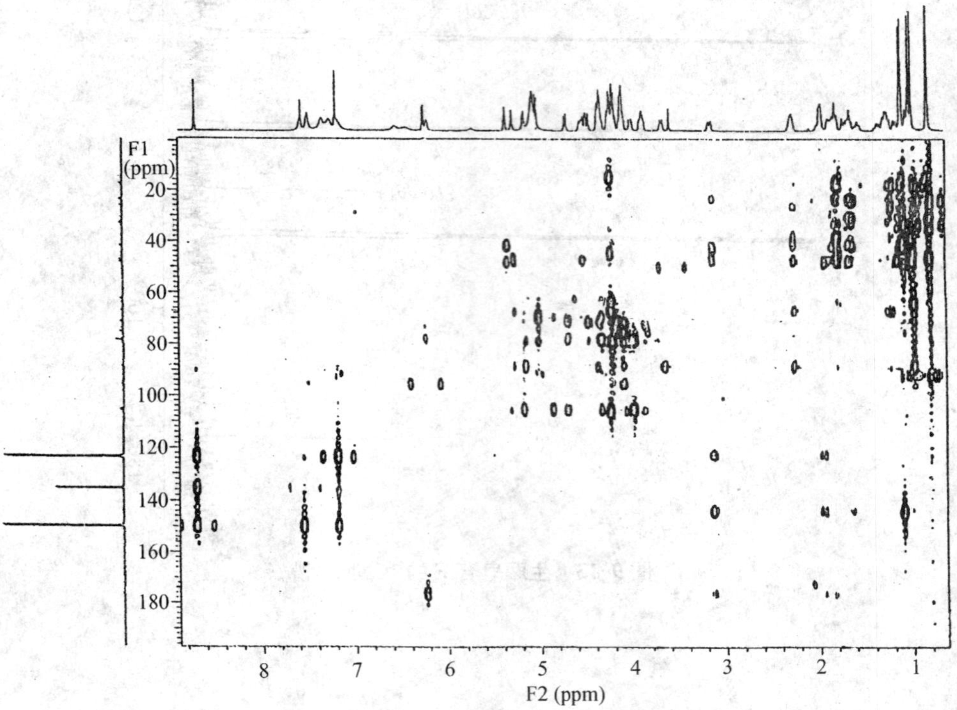

图 9-15　生藤皂苷 E 的 HMBC 谱

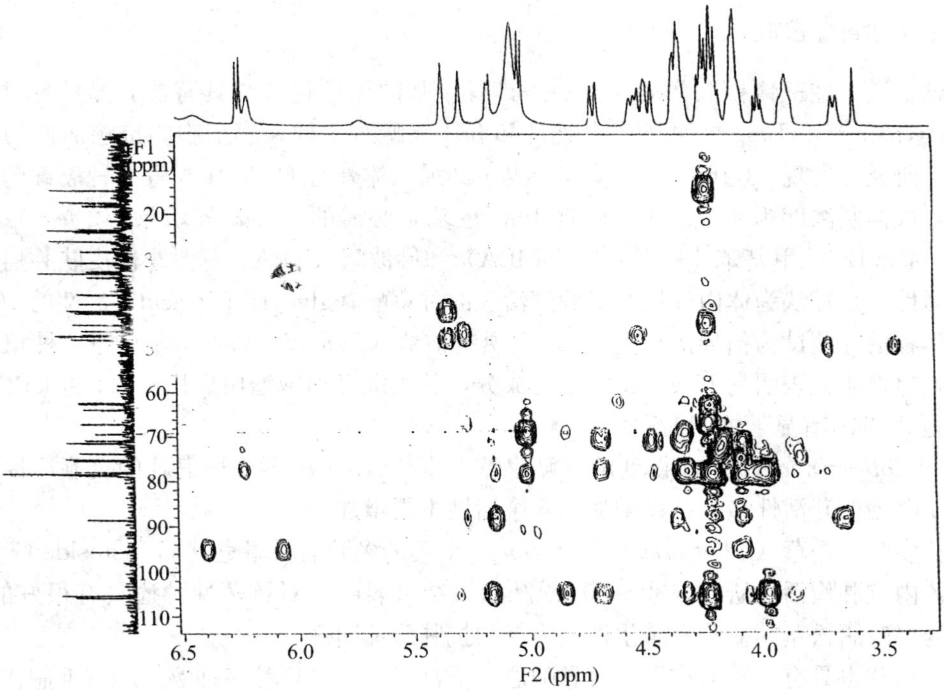

图 9-16　生藤皂苷 E 的 HMBC 谱

第九节　生 物 活 性

皂苷具有多种生物活性，包括免疫、抗炎、抗癌、抗菌、防治心血管疾病、杀软体动物、抗生育等。

一、免疫和抗炎活性

人参和黄芪皂苷等均可增强机体的免疫功能。

关于三萜及其苷类具有抗炎活性（antiinflammatory activity）的报道较多，如以花生四烯酸（arachidonic acid）诱导的小鼠耳部水肿为动物模型对一些齐墩果烷型三萜的抗炎活性进行了筛选，结果表明齐墩果-12-烯-3β,30-二醇、齐墩果-9（11）,12-二烯-3β,30-二醇和齐墩果-11,13（18）-二烯-3β,30-二醇的双邻苯二甲酸单酯（dihemiphthalate）的衍生物无论是局部用药还是口服都有较强的抑制小鼠耳部水肿的活性，局部用药的半数抑制浓度为 1.9、2.8 和 1.7mg/ear，口服给药的半数抑制浓度 ID_{50} 为 90，130 和 88mg/kg。局部用药 ID_{50} 值与去甲二氢愈创木酸相当[102]。

有些三萜已作为药物在临床应用，例如齐墩果酸已应用于临床治疗肝炎。甘草次酸琥珀酸半酯的钠盐，称甘珀酸钠（biogastrone，carbenoxolone），系自 20 世纪 60 年代至今临床常用的抗溃疡药，收载于《中国药典》。雷公藤（*Tripterygium wilfordii*）提取物临床用于治疗类风湿性关节炎、系统性红斑狼疮和肾炎等症[103]。

粉背菝葜（*Smilax hypoglaoco*）等甾体皂苷提取物有显著的抗炎和抗溃疡活性[104]。

二、抗肿瘤活性

文献报道一些三萜和三萜皂苷特别是具有羧基的该类化合物具有抗肿瘤活性（autitumour activity）[105]。Ling[106]等对一些四环和五环三萜对 7 种人癌细胞的抗癌活性的构效关系进行了研究，发现 3β,16α-二羟基-齐墩果-12 烯在体外对 HE6-1-A 等 6 种癌细胞有抑制活性，半数抑制浓度为 10μg/ml，而且 16α-羟基是必需的。18α-齐墩果-12 烯-3β,28-二醇[107]，对 7,12-二甲基苯［a］并芘（DMBA）和佛波酯（TPA）刺激小鼠皮肤肿瘤有显著的抑制活性，是被认为体内外均有抗肿瘤活性的甘草酸（glycyrrhizic acid）活性的 100 倍以上。以生物活性测试为指导的研究[108]，发现夏枯草（*Prunella vulgaris*）等 3 种植物有抗癌活性，追踪研究表明乌苏酸为抗癌活性成分，其对淋巴细胞型白血病 P388 和 L1210 及人肺癌细胞 A-549 有显著抑制活性。

从 *Holothurin mexicana* 得到的三萜皂苷 holothurian A 等 4 种皂苷的抗癌活性研究表明具有 4 个糖的苷活性最强，糖增加至 6 个活性不再增加[109]。

对从多叶唐松草（*Thalictrum foetidum*）得到的多叶唐松草皂苷 C foetoside C[110]等进行小鼠体内抗肿瘤活性研究（30～50 mg/kg），结果表明其对抗药性肿瘤具有很好的活性，作者认为多叶唐松草的糖苷有希望发展为新的抗肿瘤抑制剂。

甾体皂苷也具有抗肿瘤作用，对鼻咽癌、子宫癌、白血病等多种癌细胞有抑制作用。从百合科植物 *Drnithogalum saunderside* 得到的一个甾体皂苷对正常细胞几乎没有毒性，而对肿瘤细胞有很强的毒性[104]；从平伐重楼（*Paris polyphylla*）、粗糙菝葜（*Smilax Lebrunnii*）等分离得到的 6 种甾体皂苷对子宫颈癌、胃癌生长有抑制作用[104]。

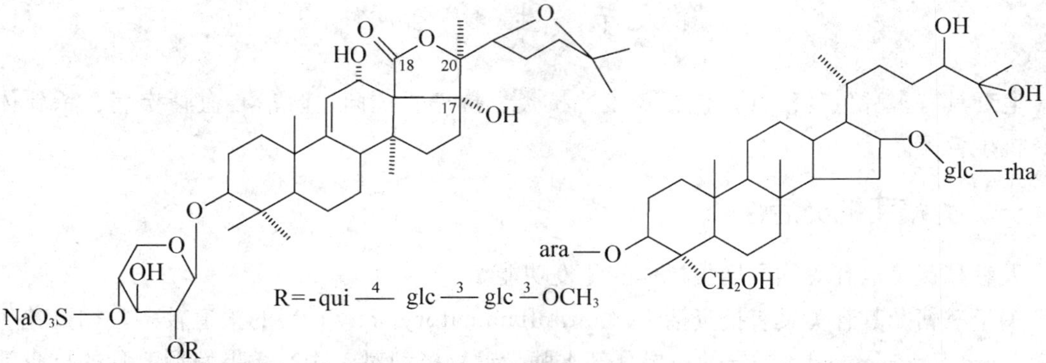

holothurian A　　foetoside C

三、抗菌和抗病毒活性

一些皂苷有抗菌活性（antibacterial activity），如用 *Saccharomyces carlsbergenesiss* 菌在体外进行实验，研究了 49 种五环三萜类化合物的抗真菌活性，研究结果表明 C-27 或 28 位有游离羧基的齐墩果酸和长春藤皂苷元（hederagenin）的皂苷具有较强的抗真菌活性[111]。

对某些来源于植物的三萜皂苷进行抗致病霉菌、酵母和皮肤真菌活性的研究，以两性霉素 B 和酮康唑为对照，研究结果也显示常春藤皂苷活性最强[112]。

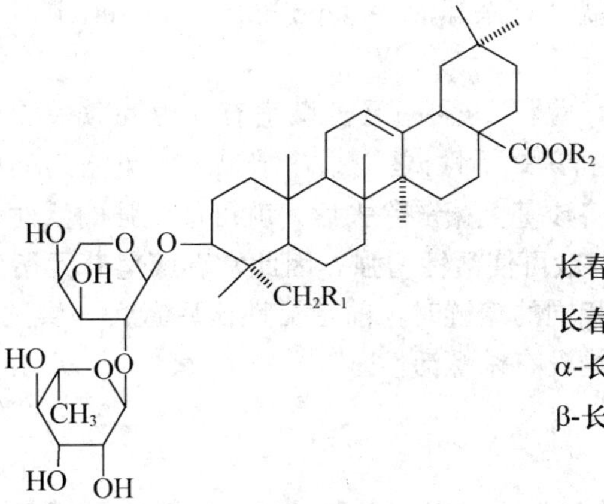

长春藤皂苷 A	R_1=OH	R_2=-glc_6_glc_4_rha
长春藤皂苷 B	R_1=H	R_2=-glc_6_glc_4_rha
α-长春藤皂苷	R_1=OH	R_2=H
β-长春藤皂苷	R_1=H	R_2=H

研究结果表明，甾体皂苷因与细胞膜的胆固醇形成分子复合物而具有抗菌活性。螺旋甾烷醇皂苷抗菌活性相比呋甾烷醇皂苷活性强[104]。

某些三萜类化合物具有抗病毒活性（antiviral activity），如 suberosol[113]，一种新的 31 个碳的羊毛脂烷型三萜，是从番荔枝科暗罗属植物（*Pollyathia subarosa*）中得到的，其能在 H 9 淋巴细胞中抑制 HIV 复制（ED_{50}为 3μg/mL）。甘草中的三萜可使输血用的血制品中的病毒失活，甘草次酸（glycyrrhetinic acid）可 100％地抑制疱疹性口炎病毒[114]。

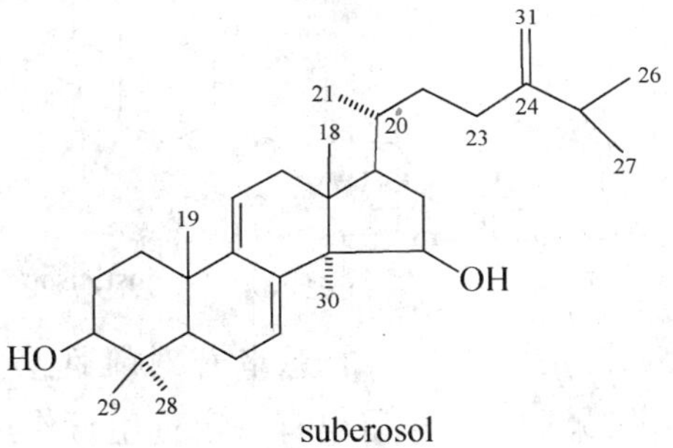

suberosol

四、防治心血管疾病活性[115]

实验研究发现皂苷有降低胆固醇（cholesterol-lowering activity）的作用，其作用机制是由于肠腔内皂苷与胆固醇形成复合体，使胆固醇很难再被吸收。甘草酸可降低胆固醇。柴胡皂苷可降低由于饲喂胆固醇而引起的血浆胆固醇、三油酸甘油酯和磷脂的升高，其中柴胡皂苷 a 和 d 有该活性，柴胡皂苷 c 无此作用[116,117]。

近几十年的研究表明甾体皂苷具有明显的降胆固醇、降血脂、治疗心脑血管病的活性，如从蒺藜科植物蒺藜草（*Tribulus terrestri*）提取的甾体皂苷（心脑舒通），包括呋甾醇和螺甾醇两类，已广泛用于心脑血管疾病的治疗，黄山药总甾体皂苷（地奥心血康）是含有 8 个甾体皂苷的治疗冠心病的药物[104,118～119]。

五、杀软体动物活性

皂苷对用鳃呼吸的动物如软体动物、鱼类等显示很强的毒性，这种毒性可能是由于鳃上皮细胞浸透性增加，使血浆中维持生命的重要电解质渗出的缘故。因此皂苷可作为血吸虫中间宿主钉螺的杀灭剂。例如在齐墩果烷五环三萜部分列出的从澳洲商陆得到的 lemmatoxin

和 oleanoglycotoxin A 两个皂苷，在低浓度就具有杀螺活性（molluscacidal activity)。知母等甾体皂苷在低浓度就具有杀软体动物的活性[104]。

为了寻找具有选择性高和强效的杀螺剂，曾将 19 种五环三萜皂苷（由齐墩果酸和常春藤皂苷元衍生的皂苷)、2 种达玛烷型皂苷进行杀螺活性试验[120]，结果表明单糖链皂苷有活性，双糖链皂苷均无活性。双糖链皂苷中，将羧基上糖链除去后，就可产生强的活性。皂苷分子 4 位连接的甲基如被—CH_2OH 取代，一般可使活性增强，因此常春藤皂苷元衍生物的皂苷与相应的齐墩果酸衍生的皂苷，在连有相同的糖链时，前者活性比后者大，供试验的 2 种达玛烷型皂苷、常春藤皂苷元和齐墩果酸均没有杀螺活性。

六、抗生育作用

上述皂苷 lemmatoxin 在体外对人的精子有杀灭作用。由喜马拉雅山西部民间著名的延年益寿植物 *Justicia simplex*（爵床科）中分离出的三萜皂苷 justicisaponin I 具有抗生育活性[121]，且经药理试验证实它是通过对精子顶体膜的稳定作用，干扰精子中酸性水解酶和蛋白质的释放，从而阻止卵细胞受精。

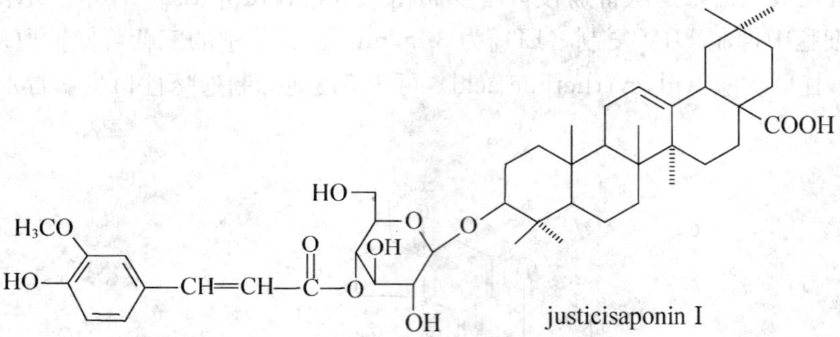

justicisaponin I

柳叶牛膝（*Achyranthes longi-folia*）的总皂苷对雌性小鼠有中期引产和抗生育作用[122]，从总皂苷分离出的齐墩果酸，对小鼠也有一定抗生育作用。且有人试验了 6 种植物皂苷的溶血指数和杀精子的活性，结果表明两者有一致对应的关系。

七、其他活性

皂苷除具有以上活性外，还有其他许多生物活性被研究。皂苷有溶血活性（homolytic activity，见皂苷的性质部分)。另外由于皂苷能降低表面张力的活性可被用来作乳化稳定剂、洗涤剂和起泡剂等。

参考文献

[1] Voigt，*et al*. Scientia Pharmaceutica (Sci. Pharm.) 1978，55：201.
[2] Kulshreshtha MJ，*et al*. Phytochemistry，1972，11：2369.
[3] Mahato SB，*et al*. Phytochemistry，1997，44：1185.
[4] Agarwal SK，*et al*. Phytochemistry，1974，13：2623.
[5] Mahato SB，*et al*. Phytochemistry，1991，30：1357.
[6] Joseph D，*et al*. Nat. Prod. Rep，2007，24：465.
[7] Zheng QA，*et al*. Steroids，2004，69 (2)：111.
[8] 吴立军，天然药物化学，北京：人民卫生出版社，2003：314.

[9] 张援虎，天然产物研究与开发，1999，11（5）：99.
[10] Itokawa H，*et al*. Chem Pharm Bull，1988，36（3）：982.
[11] 林启寿，中草药成分化学，北京：科学出版社，1977：456，56，65.
[12] 周麟林，国外医药·植物药分册，2004，19（4）：139.
[13] 张豁中等. 动物活性成分化学，天津：天津科学技术出版社，1999：1668.
[14] 朱婷婷等. 药学学报，2004，39（11）：913.
[15] Charles W. Shoppee，Chemishtry of the Steroids. 2nd ed. 1964，p. 5.
[16] 陈延镛，中草药通讯. 1979，(4)：43.
[17] 肖崇厚，中药化学，上海：上海科学技术出版社，2002：380.
[18] Hirai Y，*et al*. Chem Pharm Bull，1982，30（10）：3476.
[19] Hohara T，*et al*. Chem Pharm Bull，1982，30（5）：1851.
[20] Mimak Y，*et al*. Chem Pharm Bull，1994，42（3）：710.
[21] Inoue K，*et al*. Phytochemistry，1996，41（3）：725.
[22] 张剑波等. 有机化学，2000，20（5）：663.
[23] Schesche R，*et al*. Tetrahedron Letters，1967，29：2785.
[24] 耿勇等，中国天然药物，2004，2（1）：25.
[25] 李伯刚等，新药与临床，1994，13（2）：75.
[26] 俞耀松，临床药学，1996，3（3）：33.
[27] 李延鸿，广东药学，1996，4：11.
[28] 何宝昌，渝西学院学报，1994，4：51.
[29] Saijo R，*et al*. Phytochemistry，1983，22：733.
[30] Vincken JP，*et al*，Phytochemistry，2007，68：275.
[31] Shashi B，*et al*. Phytochemistry，1992，31（7）：2199.
[32] Joseph D，*et al*. Nat Prod Rep，2003，20：640.
[33] Morita T，*et al*. Chem Pharm Bull，1983，31：3205.
[34] Kassi R，*et al*. Chem Pharm Bull，1983，31：2120.
[35] Kitagawa I，*et al*. Chem Pharm Bull，1983，31：3353.
[36] Tanaka O，*et al*. Chem Pharm Bull，1972，20：1212.
[37] 陈亚高等，云南师范大学学报，2001，21（3）：39.
[38] Otsuka H，*et al*. Phytochemsitry，1978，17：1349.
[39] Okamura N，*et al*. Chem Pharm Bull，1981，29：676.
[40] Ikram M，*et al*. J Nat Prod，1981，44：91.
[41] Dugan JJ，*et al*. Can J Chem，1965，43：2033.
[42] 白焱晶等，酸枣仁皂苷 E 的结构鉴定，药学学报，2003，38（12）：934.
[43] Kobayashi M，*et al*. Chem Pharm Bull，1991，39：2867.
[44] 陈若云等，药学学报，1990，25：940.
[45] Kumar V，*et al*. Phytochemistry，1991，30：1231；何侃等，药学学报，1988，23：873.
[46] 吴军等. 国外医药 植物药分册，2000，10：235.
[47] Barton DH，*et al*. J Chem Soc (C)，1969，1050.
[48] 梁晓天. 化学学报，1983，41：95.
[49] Hylands，Peter J，*et al*. Phytochemistry，1982，21：1379.
[50] Donald EC，*et al*. Phytochemistry，1992，31：377.
[51] Kraus W，*et al*. Phytochemistry，1981，20：117.
[52] 田丽婷等，中国中药杂志，2002，27：884.

[53a] 张如意等，药学学报，1986，21：510.
[53b] Baltina LA，*et al*. Chemistry of Natural Compounds，2005，41（4）：432.
[54] 蔡立宁等，药学学报，1991，26：447.
[55] 贾琦等，药学学报，1989，24：961；刘沁舡等. 国外医药・植物药分册，2000，10：190.
[56] Tan L，*et al*. Phytochemistry，1999，50：13957.
[57] Dugan JJ，*et al*. Tetrahedron Letters，1964，2567.
[58] Zou K，*et al*. Carbohydrate Research，2000，324：182.
[59] Itiro Y，*et al*. Chem Pharm Bull，1971，19：1700.
[60] Juan，Qin wen，*et al*. Phytochemistry，1986，25：913.
[61] 罗思齐等，中草药，1980，11：244.
[62] Inhas PH，*et al*. Bull Soc Chem Fr，1968：1888；1890 [CA，1967，67：108934；1968，68：29901i].
[63] Tommasi ND，*et al*. J Nat Prod，1992，55：1067.
[64] 陈文侃等，化学学报，1990，48：501.
[65] Minocha PK，*et al*. Phytochemistry，1981，20：135.
[66] Chauhan JS，*et al*. Phytochemistry，1987，17：1005.
[67] 张东明等，药学学报，1991，26：341.
[68] Gunatilaka，LHA，*et al*. Tetrahedron，1984，40：805.
[69] Joseph D，*et al*. Nat. Prod Rep，1997，14：661.
[70] Joseph D，*et al*. Nat. Prod Rep，2005，22：487.
[71] Joseph D，*et al*. Nat. Prod Rep，2002，19：494.
[72] 甘露等，西北药学杂志，1997，12：135.
[73] Itokawa H，*et al*. Chem Lett，1991：2221.
[74] Barrero AF，*et al*. Tetrahedron Letters，1989，30：3351.
[75] Deguzman FS，*et al*. J Org Chem，1991，56：55.
[76] Barrero AF，*et al*. Tetrahedron，1990，46：8161.
[77] Abe I，*et al*. Chem Rev 1993，93：2189.
[78] 肖崇厚，中药化学. 上海：上海科学技术出版社，2002，p389.
[79] 宋发军，天然产物研究与开发，2002，14（3）：89.
[80] Mimaki Y，*et al*. Phytochemistry，1998，48（3）：485.
[81] Zhang QY，*et al*. Chem pharm Bull，2003，51（5）.
[82] Mizutani K，*et al*. Planta Medica，1984：327.
[83] Rolandeddy C，*et al*. Anal chem，1953，25：266.
[84] Jones R，*et al*. J. Am Chem Soc，1953，75：158.
[85] Agrawa l PK，*el at*. Photochemistry，1985，24（11）：2479.
[86] Dijerassi C，*et al*. Org Mass Spectrum，1970，3：1187.
[87] 徐雅娟等，药学学报，2001，36（10）：750.
[88] Li X. C，*et al*. Phytochemistry，1990，29（12）：3893.
[89] Bock L，*et al*. Adv Carbonhydr Chem Biochem，1983，4：27.
[90] 姚新生主编. 天然药物化学. 北京：人民卫生出版社（第二版），1994：353，348，358.
[91] Ricca GS，*et al*. Org Magn Res，1978，11：163.
[92] Budzikiewicz H，*et al*. J Am Chem Soc，1963，85：3688.
[93] 丛甫珠主编. 质谱学在有机化学中的应用. 北京：科学出版社，1987：686，694.
[94] Dubois MA，*et al*. Planta Medica，1986：80.
[95] Kitagawa L，*et al*. Chem Pharm Bull，1988，36：2819.

[96a] 陈耀祖等，质谱原理及应用. 北京：科学出版社，2001：191.
[96b] Liu SY，*et al*. J. Am Soc Mass Spectrom，2004，15：133.
[97] 高冬英等. 北京医科大学学报，1993，25：463.
[98] 王祝举等. 中国中药杂志，2000，25：518.
[99] Shashi B，*et al*. Photochemistry，1994，37 (6)：1517.
[100] Tan L，*et al*. J. Chin Pharm Sci，1996，5：128.
[101] Zhang QY，*et al*. Chem Pharm Bull，2003，51 (5)：574.
[102] Inoue H，*et al*. J Pharm pharmacol，1988，40：272.
[103] Qin WZ，*et al*. Chin Med J，1981，94：827.
[104] 张存莉等，西北林学院学报，2003，18 (2)：95.
[105] Shashi B，*et al*. Phytochemistry，1992，31：2199.
[106] Ling HC，*et al*. Chem Abs，1982，97：120120.
[107] Nishino H，*et al*. Cancer Res，1988，48：5210.
[108] Lee KH，*et al*. Planta Medica，1988，54：308.
[109] Kitagawa I，*et al*. Chem Pharm Bull，1981，29：1951.
[110] RaKhimov KR，*et al*. Khim N Farm Zh，1987，21：1434.
[111] Manik CD，*et al*. Phytochemistry，1983，22：1071.
[112] Favel A，*et al*. Planta Medica，1994，60：50.
[113] Li HY，*et al*. J. Nat Prod，1993，56：1130.
[114] Shanbrom E，*et al*. US patent，US 5，128，150 1992 (C. A. 117：178293V).
[115] 赵阳等，中国中药杂志，2003，38 (1)：3.
[116] Basu N，*et al*. Phytochemistry，1967，6：1249.
[117] Chandel RS，*et al*. Phytochemistry，1980，19：1889.
[118] 宿燕岗等，中国临床医学杂志，1998，5 (4)：239.
[119] 李延鸿等，广东药学，1996，4：11.
[120] Hostettmann K，*et al*. Planta Medica，1982，44：34.
[121] Ghosal S，*et al*. Planta Medica，1981，42：279.
[122] 吴乃居等. 中草药，1982，13：5.

(赵玉英　程　伟)

第十章 强 心 苷

第一节 概 述

强心苷类化合物（cardiac glycosides）是指对心脏有显著生物活性的一类甾体苷类化合物，其结构中具有甾体结构，即环戊烷并多氢菲（cyclopentano-perhytrophenanthrene），具有甾体结构的化合物一般称为甾类化合物（steroids），有 A、B、C 和 D 四个环。天然存在的甾类化合物 B/C 环均为反式，A/B 和 C/D 环有顺反两种，C-10 和 C-13 有甲基取代，3 位多有羟基或（和）糖成苷，C-17 位有不同取代基。

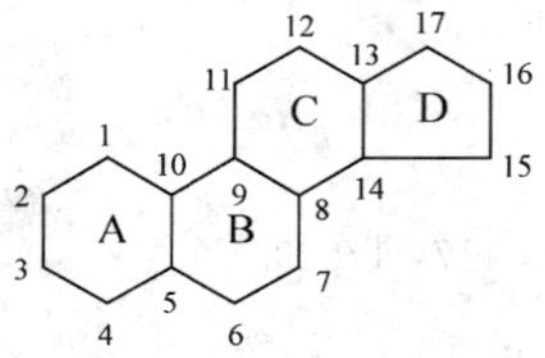

环戊烷并多氢菲

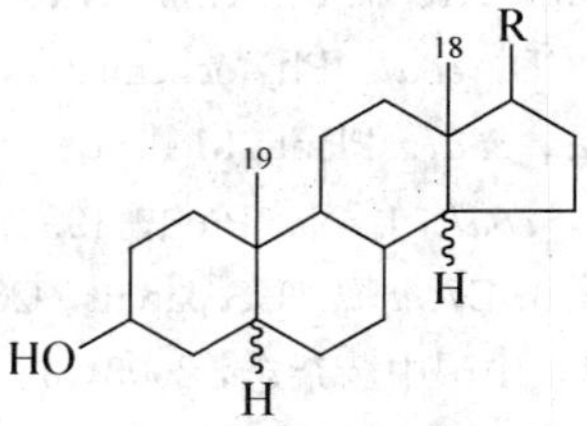

甾类化合物

根据 C-17 位取代基不同，甾类化合物可分为多种类型，常见的有植物甾醇、C-21 甾、昆虫变态激素、强心苷、甾体皂苷、胆酸、胆甾醇、甾体生物碱及结构特殊的海洋甾类化合物等。本章除对强心苷进行详细介绍外，还对植物甾醇、C-21 甾和昆虫变态激素作简单介绍。其他甾类化合物将在相关章节中介绍。

一、植物甾醇[1]

甾醇类化合物最常见的为植物甾醇（phytosterols），如谷甾醇（sitosterols）、豆甾醇（stigmasterols）和菠甾醇（spinasterols），以及其他植物甾醇，如芸苔甾醇（菜油甾醇，compesterol）。该类化合物在自然界存在十分广泛。

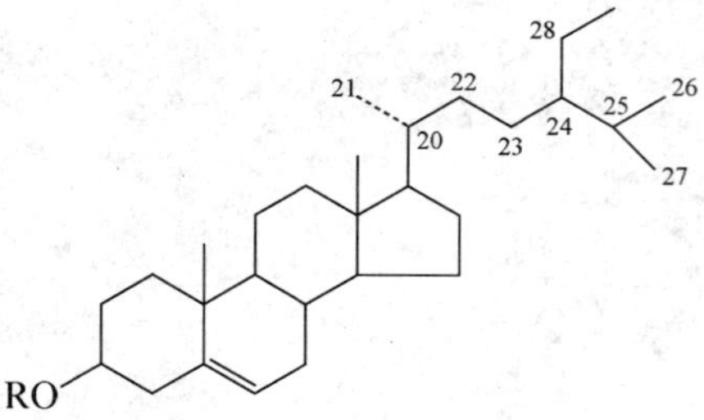

β-谷甾醇 R=H
胡萝卜苷 R=β-D-glc

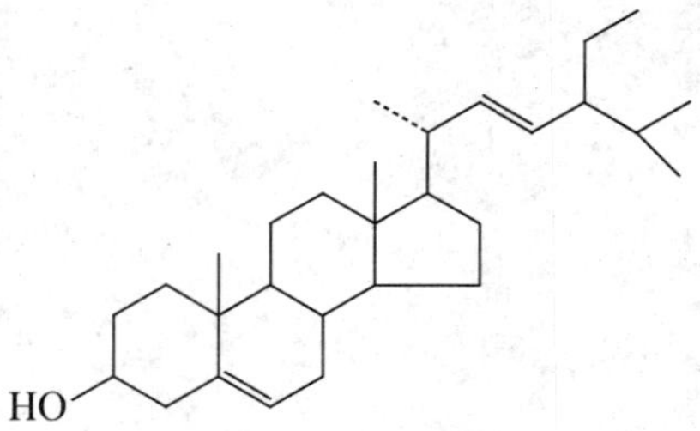

豆甾醇

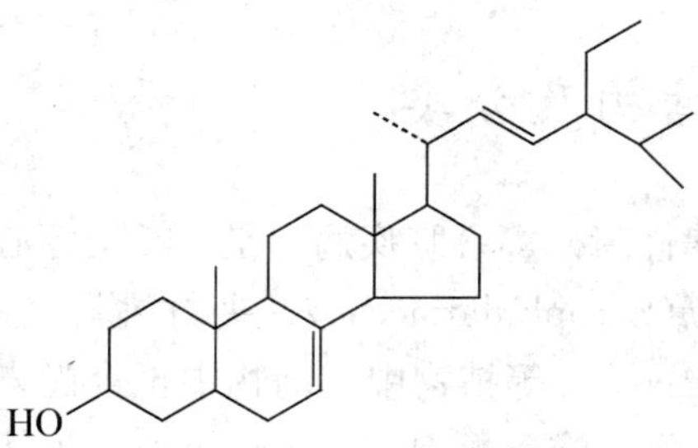

α-菠甾醇

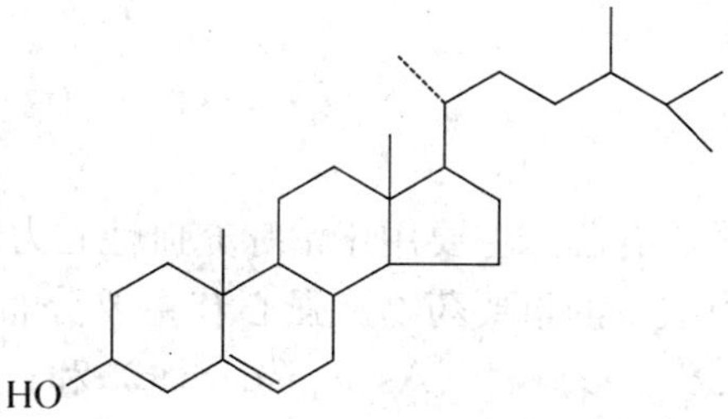

芸苔甾醇

二、C-21 甾类化合物[2~4,11]

C-21 甾类化合物（C-21 steroids）17 位侧链仅连接 2 个碳原子，是孕甾烷（pregnane）或其异构体的衍生物。结构中常有双键、羟基、羰基，有的羟基还和苯甲酰、桂皮酰等成酯。糖常与 3 位羟基或 20 位羟基成苷。糖除常见的葡萄糖外，还有去氧糖，如加拿大麻糖、夹竹桃糖等。

该类化合物主要存在于萝藦科、玄参科、夹竹桃科等植物中，具有抗氧化、抗肿瘤等作用，如从萝藦科杠柳属植物杠柳（北五加，*Periploca sepium* Bunge）中分离得到的化合物杠柳苷 A（periplocoside A）对小鼠 S180 瘤有显著抑制作用[5]。

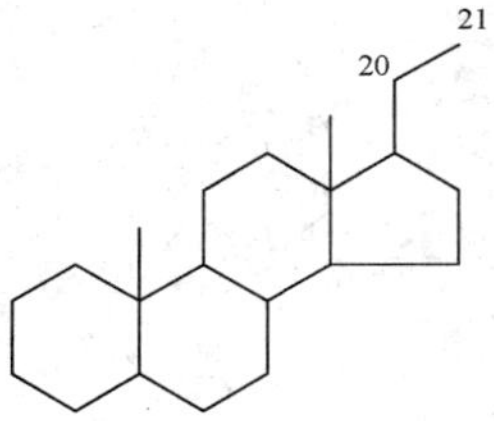

孕甾烷

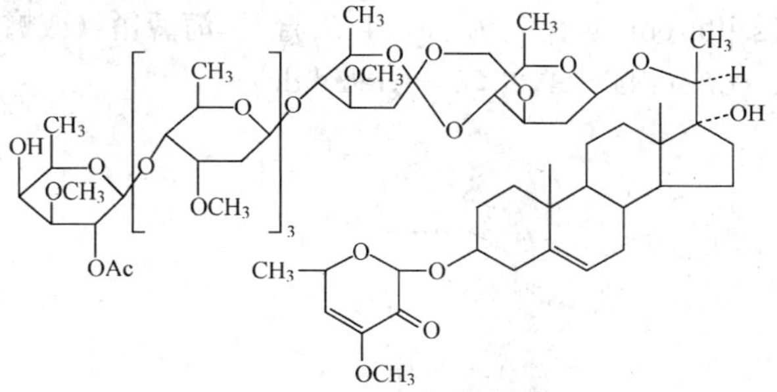

periplocoside A

三、昆虫变态激素[1,7]

昆虫变态激素（insect moulting hormones）首先被发现于昆虫体内，是昆虫脑分泌的变态脱皮所需激素，1966 报道植物中也含有该类化合物。其结构特点是 6 位有酮基，7 位有双键，17 位连有脂肪醇侧链的甾类化合物。国外学者已从蕨类、裸子和被子植物的 100 多个科的陆生植物中分离得到植物蜕皮素。该类化合物具有降血糖、降血脂、抗心肌缺血、抗脑损伤、抗肺血管内皮细胞损伤、抗衰老等作用。如从具有补肝肾、强筋骨功效的中药怀牛膝（*Achyranthes bidentata* Bl.）根中分离鉴定的β-蜕皮甾酮（**1**），25*R*-牛膝甾酮（**2**）和 25*S*-牛膝甾酮（**3**），其具有抗骨质疏松、促进骨细胞增殖、促进蛋白合成、调节糖脂代谢等活性[8]，从动物中分离得到的该类化合物详见第十二章。

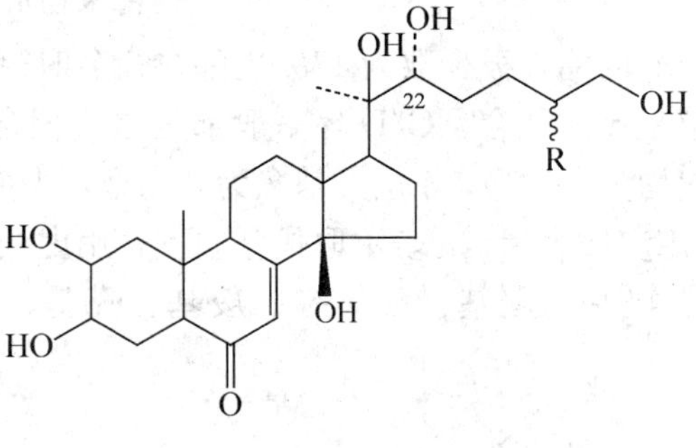

1. R=H
2. R=α-CH_3
3. R=β-CH_3

第二节　强心苷的结构及分类

强心苷临床主要用于治疗充血性心力衰竭和节律性障碍等心脏疾病，是一类治疗心力衰竭不可缺少的重要药物。强心苷主要分布于玄参科（Scrophulariaceae）、夹竹桃科（Apocynaceae）、萝藦科（Asclepiadaceae）和百合科（Liliaceae）等植物中。动物中至今尚未发现强心苷类化合物，蟾蜍皮下腺分泌物中所含强心成分为蟾毒配基（bufogenins）及其酯类（称蟾酥毒类，bufotoxins），而非苷类。

（一）苷元

强心苷元为甾类化合物，C-17 位连接的是不饱和内酯环，根据内酯环不同分为甲型强心苷元和乙型强心苷元。C-17 位连接五元不饱和内酯环（$\Delta^{\alpha\beta}$-γ 内酯）的为甲型强心苷元，C-17位连接六元不饱和内酯环（$\Delta^{\alpha\beta,\gamma\delta}$-δ 内酯）的为乙型强心苷元。

甲型强心苷元命名以强心甾（cardenolide）为母核，乙型强心苷元以海葱甾（scillanolide）或蟾蜍（酥）甾（bufanolide）为母核。如毛地黄毒苷元（digitoxigenin）为 3β，14β-二羟基-5β-强心甾-20（22）烯［3β,14β-dihydroxy-5β- card- 20（22）-enolide］，海葱苷元（scillarenin）命名为 3β,14-二羟基-海葱甾（或蟾蜍甾）-4,20,22-三烯［3β,14-dihydroxy-bufa（or scilla）-4,20,22-trienolide)］。

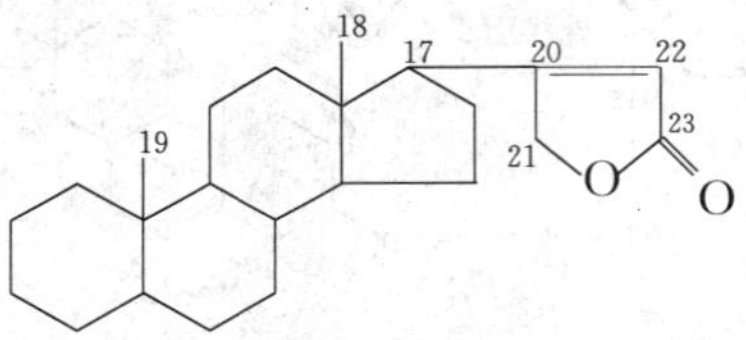

强心甾烯
甲型强心苷元

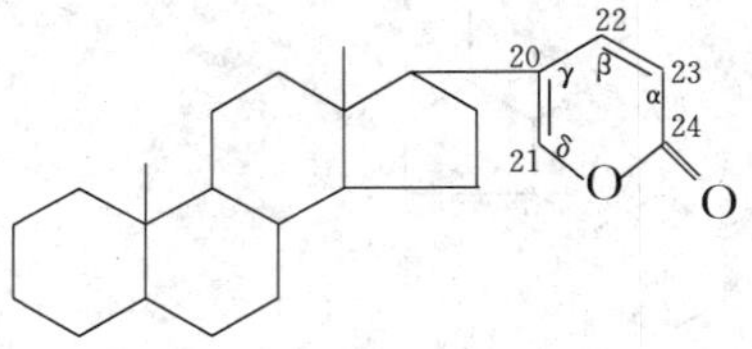

海葱甾二烯
乙型强心苷元

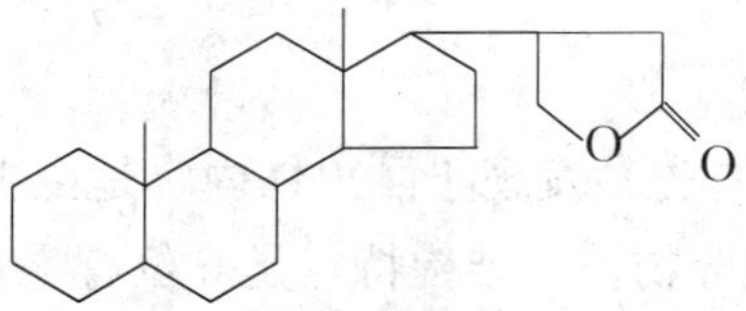

强心甾

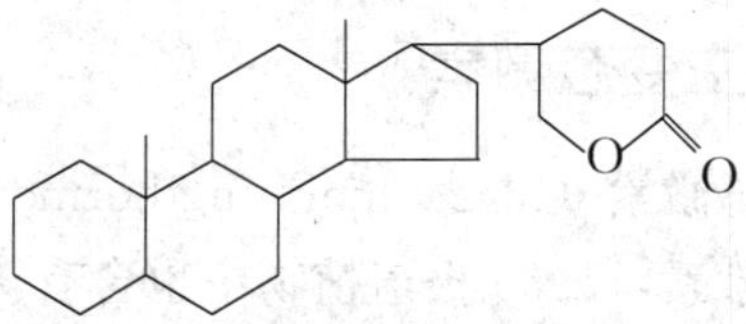

海葱甾（蟾蜍甾）

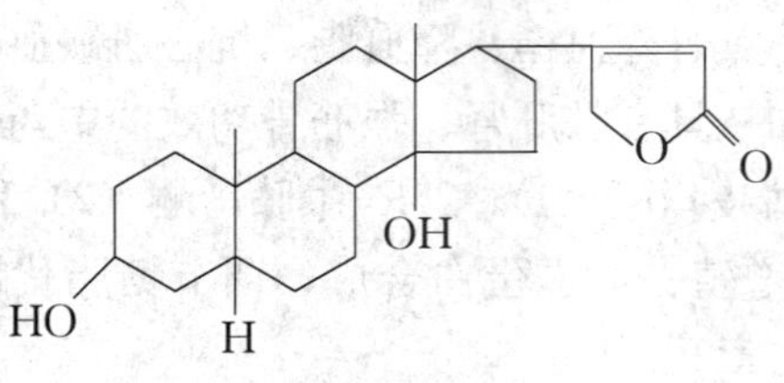

毛地黄毒苷元

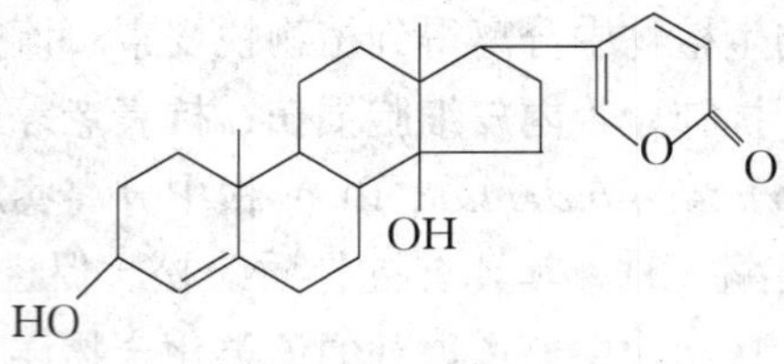

海葱苷元

自然界存在的强心苷多为 17β-内酯，极少数为 17α-内酯，命名时冠以 allo-。

强心苷元中四个环 B/C 环都是反式稠合，C/D 环一般都是顺式稠合，A/B 环稠合方式有顺式和反式两种。14 位氧取代均为 β 构型，3 位羟基多为 β 构型，少数为 α 构型，命名时冠以 epi-（β 表示取代基向上，用实线表示，α 表示取代基向下，用虚线表示）。

苷元结构中还可能有双键、羟基、羰基、环氧键、羧基、醛基、羟基与酸形成的酯基等。

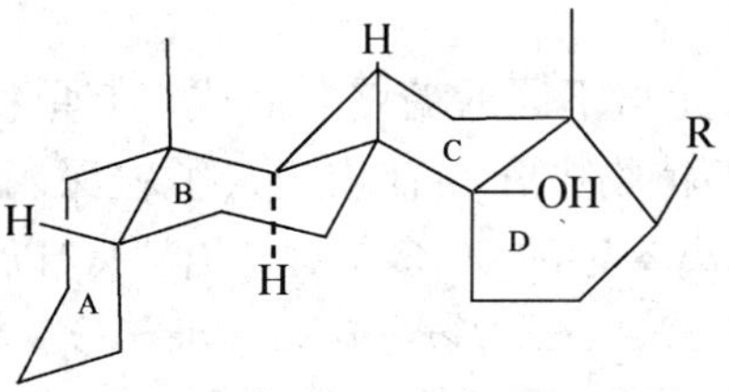

A/B顺式，B/C反式，C/D顺式

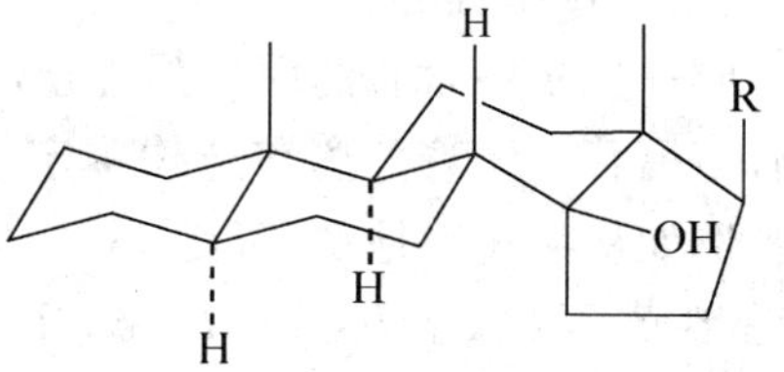

A/B反式，B/C反式，C/D顺式

强心甾构象

（二）糖的结构

强心苷中的糖除在第三章中常见的糖如六碳醛糖、五碳醛糖外，主要还有一些去氧糖，常见的有6-去氧糖、2,6-二去氧糖、甲氧基糖及特殊结构的糖，其中2,6-二去氧糖及2,6-二去氧糖甲醚仅存在于强心苷中。强心苷糖基上还可能有乙酰基如毛花毛地黄苷类强心苷。个别强心苷中还含有氨基糖，如米替非林（mitiphyllin）和N-去甲米替非林（N-demethyl mitiphyllin）[9]。

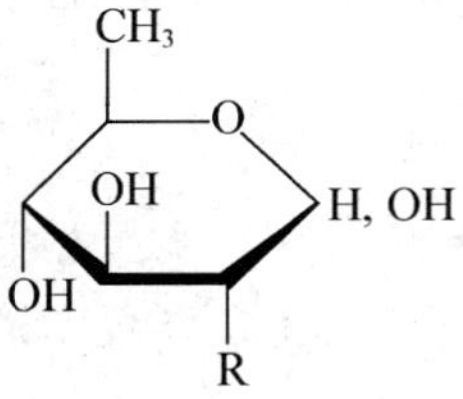

D-鸡纳糖 (D-quinovese) R=OH
D-查那糖 (D-canarose) R=H

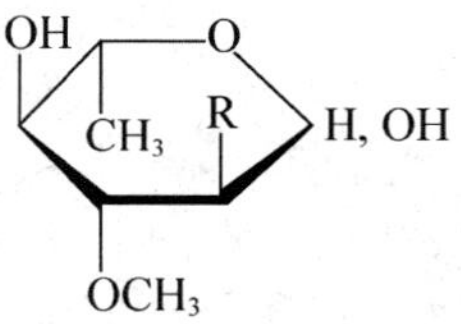

L-黄花夹竹桃糖 (L-thevelose) R=OH
L-夹竹桃糖 (L-oleandrose) R=H

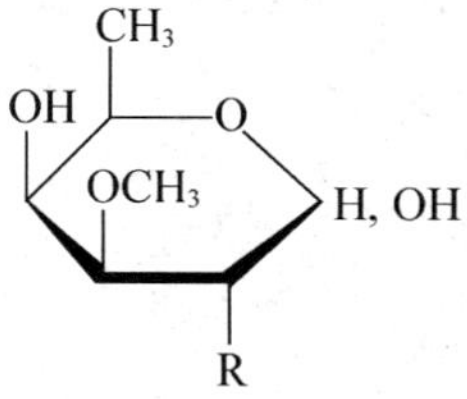

D-毛地黄糖 (digitalose) R=OH
D-迪吉糖 (D-diginose) R=H

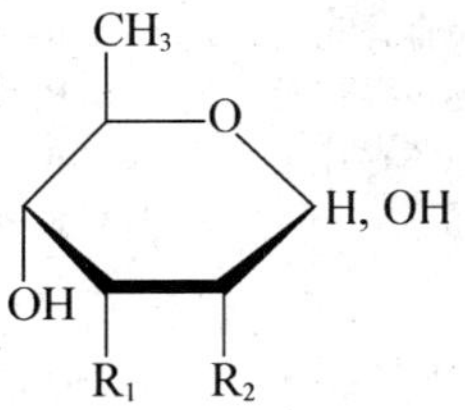

D-6-去氧阿洛糖
(D-6-deoxy-allose) $R_1=R_2=OH$
D-毛地黄毒糖
(D-digitoxose) $R_1=OH$, $R_2=H$
D-加拿大麻糖
(D-cymarose) $R_1=OCH_3$, $R_2=H$

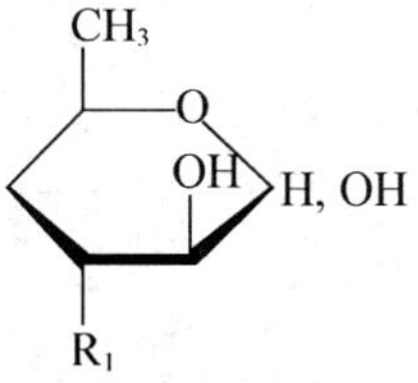

4,6-去氧阿卓糖
(4,6-deoxy-altrose)

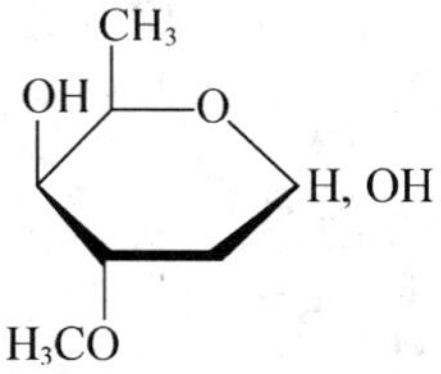

D-沙门糖
(D-samentose)

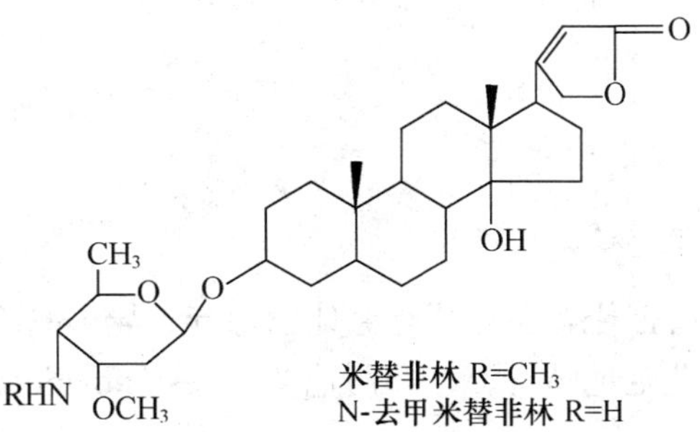

米替非林 $R=CH_3$
N-去甲米替非林 R=H

（三）甲型强心苷

同一植物中含有的甲型强心苷，常常是由不同的苷元与不同的糖缩合而成，有单糖苷，还有多糖苷。随着分离和结构鉴定技术的发展，对许多植物中强心苷均进行了较深入的研究。例如从毛花毛地黄（*Digitalis lanata* Ehrn.）中分离鉴定的 80 多个强心苷[10]，以及紫花毛地黄（*Digitalis purpurea* L.）、黄花夹竹桃（*Thevetia peruviana* Merr.）、杠柳（*Periploca sepium* Bge.）[11]、铃兰（*Convallaria keiskei* Miq.）和毒毛旋花子（*Strophanthus kombe* Oliv.）等植物中的强心苷均为甲型强心苷。

从毛花毛地黄叶子中得到的甲型强心苷，其苷元有 5 种：毛地黄毒苷元（digitoxigenin）、羟基毛地黄毒苷元（gitoxigenin）、异羟基毛地黄毒苷元（digoxigenin）、双羟基毛地黄毒苷元（diginatigenin）、吉他洛苷元（gitaloxigenin）；苷有原生苷（primary glycosides）：毛花毛地黄苷甲（lanatoside A）、毛花毛地黄苷乙（lanatoside B）、毛花毛地黄苷丙（lanatoside C）、毛花毛地黄苷丁（lanatoside D）、毛花毛地黄苷戊（lanatoside E）；次生苷（secondary glycosides）：毛地黄毒苷（digitoxin）、羟基毛地黄毒苷（gitoxin）、异羟基毛地黄毒苷（digoxin）、双羟基毛地黄毒苷（diginatin）、吉他洛苷（gitaloxin）。主要化合物结构如下：

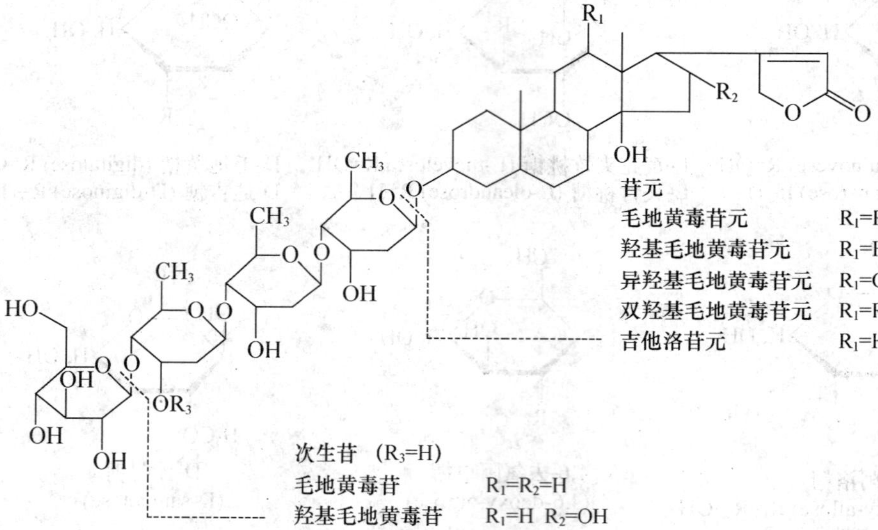

苷元
毛地黄毒苷元　$R_1=R_2=H$
羟基毛地黄毒苷元　$R_1=H$　$R_2=OH$
异羟基毛地黄毒苷元　$R_1=OH$　$R_2=H$
双羟基毛地黄毒苷元　$R_1=R_2=OH$
吉他洛苷元　$R_1=H$　$R_2=OCHO$

次生苷（$R_3=H$）
毛地黄毒苷　$R_1=R_2=H$
羟基毛地黄毒苷　$R_1=H$　$R_2=OH$
异羟基毛地黄毒苷　$R_1=OH$　$R_2=H$
双羟基毛地黄毒苷　$R_1=R_2=OH$
吉他洛苷　$R_1=H$　$R_2=OCHO$

原生苷（$R_3=COCH_3$）
毛花毛地黄苷甲　$R_1=R_2=H$
毛花毛地黄苷乙　$R_1=H$　$R_2=OH$
毛花毛地黄苷丙　$R_1=OH$　$R_2=H$
毛花毛地黄苷丁　$R_1=R_2=OH$
毛花毛地黄苷戊　$R_1=H$　$R_2=OCHO$

我国药典收载的甲型强心苷类强心药有毛地黄毒苷、异羟基毛地黄毒苷（地高辛，狄戈辛，digoxin）和去乙酰毛花毛地黄苷 C，即西地兰（deslanoside or cedilanid）。

（四）乙型强心苷

乙型强心苷是 C_{24} 甾类化合物，这类化合物最早被发现在古埃及人用于治疗心脏疾病的海葱中，海葱中主要成分为海葱苷 A（scillaren A），之后海葱苷 A 及其类似物[12]不断地在其他动物和植物中被发现。1967—1995 年间从动物和植物中发现的此类化合物有二百五十多个，其中来源于植物资源的有一百六十多个，苷有近一百个，主要集中存在于景天科（Crasslaeae）和毛茛科（Ranunculaceae）等 6 个科的植物中。糖一般与苷元 3 位羟基结合成苷，糖多为鼠李糖、鸡纳糖、毛地黄毒糖和葡萄糖等，另外还有木糖和 4,6-去氧阿卓糖（4,6-deoxy-altrose）等[13]。随着越来越多的乙型强心苷被分离鉴定，发现了一些结构变化较大的化合物，如从 *Urainea physodes* 分离得到的乙型强心苷 physodin C 和 D 为首次得到的 C 环和 D 环为反式稠合的强心苷，而且无 14 位羟基。还有从 *Melianthus comosus* 得到的乙型强心苷元为 14 位脱氧、15,16 氧环类化合物 14-deoxy-15β,16β-epoxy-melianthugenin。多数苷元结构变化主要是由于取代基的数目和位置不同引起的，常见的有羟基、双烯、氧环、乙酰氧基和酮基等取代，如化合物 tyledoside C。

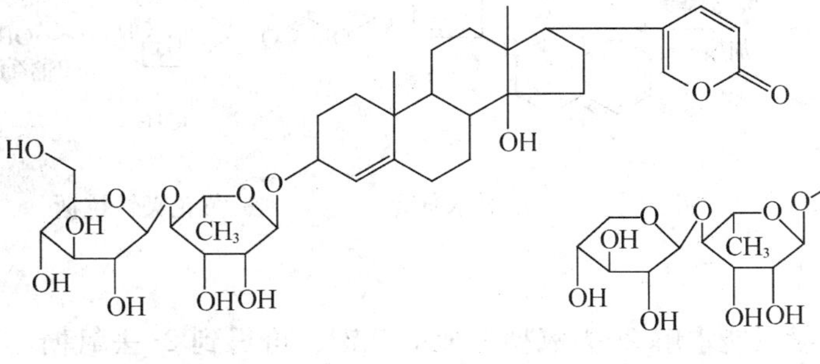

海葱苷A

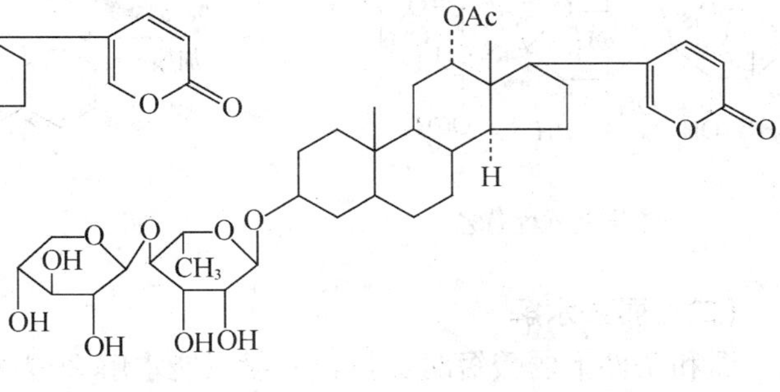

physodin C

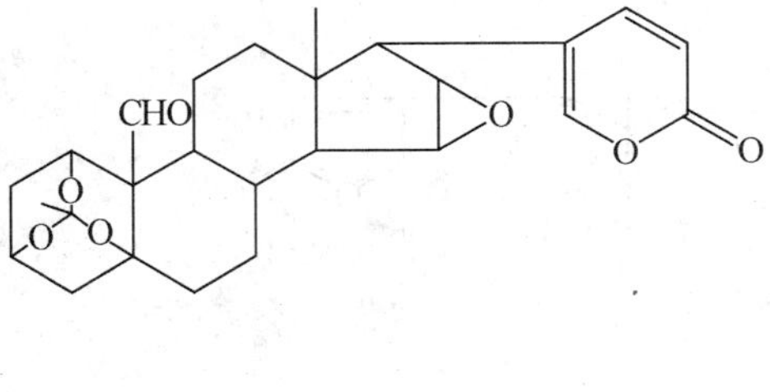

14-deoxy-15β,16β-epoxy-melianthugenin

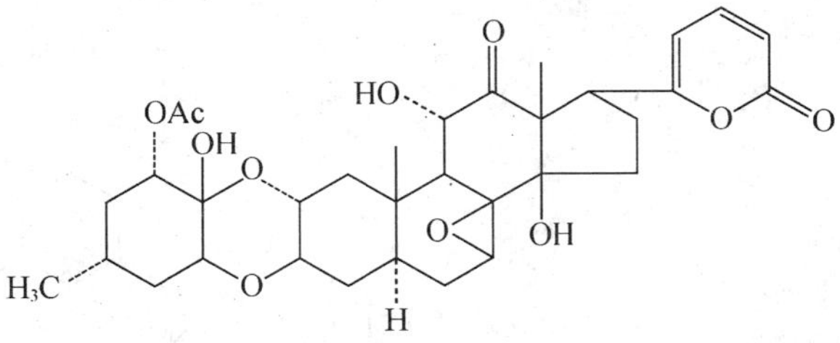

tyledoside C

第三节　强心苷的性质

一、性状和溶解度

强心苷常为无色结晶或无定形粉末，味苦，对黏膜有刺激性。

强心苷易溶于水、醇，可溶于醇和三氯甲烷的混合溶剂，难溶于苯、乙醚、石油醚等亲脂性溶剂。但常因分子中羟基数目不同或羟基是否形成氢键等原因，溶解度有很大差别。如毛地黄毒苷分子中有 3 个糖，但因均为 2,6-二去氧糖，所以在水中溶解度小（1∶10^5），可溶于三氯甲烷（1∶40）。毛地黄毒苷 B 和 C 羟基数目相同，但因毛地黄毒苷 B 分子中 16 位羟基和内酯环羰基形成氢键，所以毛地黄毒苷 B 在水中溶解度小，可溶于三氯甲烷（1∶550），而毛地黄毒苷 C 可溶于水，在三氯甲烷中溶解度小（1∶1750）。

二、苷键及酯键的断裂

强心苷与一般苷类相同，可被酸和酶水解，结构中的酯键可被碱水解。

（一）强酸水解

强酸条件下长时间加热或加压水解，可使糖全部水解，但同时苷元易被破坏，生成脱水苷元。如黄花夹竹桃苷乙经盐酸水解得到双脱水苷元、2 分子葡萄糖和 1 分子黄花夹竹桃糖。

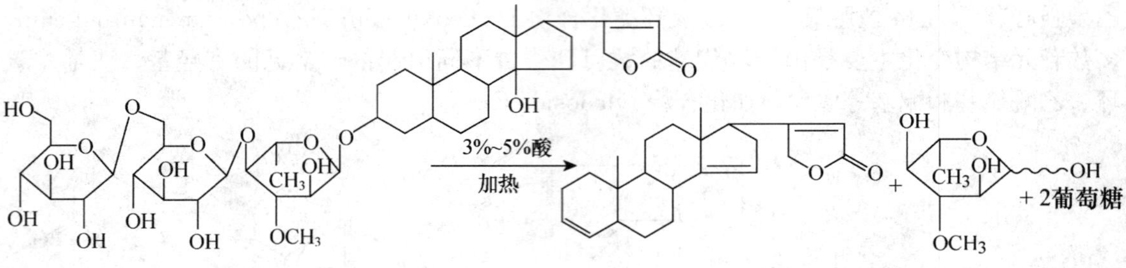

黄花夹竹桃苷乙　　　　双脱水苷元　　　　黄花夹竹桃糖

（二）弱酸水解

温和条件下弱酸短时加热，一般只能水解 2-去氧糖形成的苷键，可得到 2-去氧糖，葡萄糖和 2-去氧糖之间的苷键不易水解，可得到双糖，但可得到原生苷元。

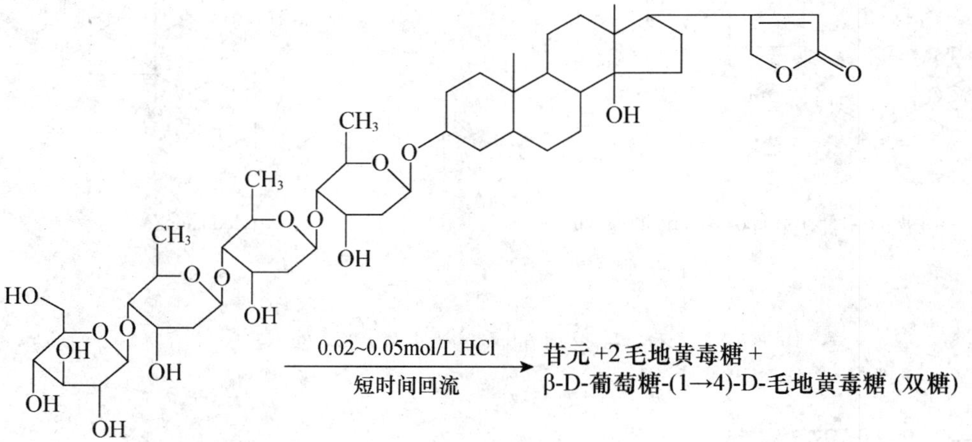

（三）酶解

含强心苷的植物中一般均有水解酶同时存在，酶有专属性，如紫花毛地黄中的紫花毛地黄酶为β-葡萄糖酶（β-glycosidase），只能酶解 β-D-葡萄糖苷键，不能酶解 2-去氧糖，酶解后生成毛地黄毒苷和葡萄糖。但有些酶为混合酶，可水解各种苷键，如用蜗牛酶（snail enzyme）短时间酶解可使苷末端糖酶解，长时间酶解可得到原生苷元和苷中所有的糖，常用来研究强心苷的结构。

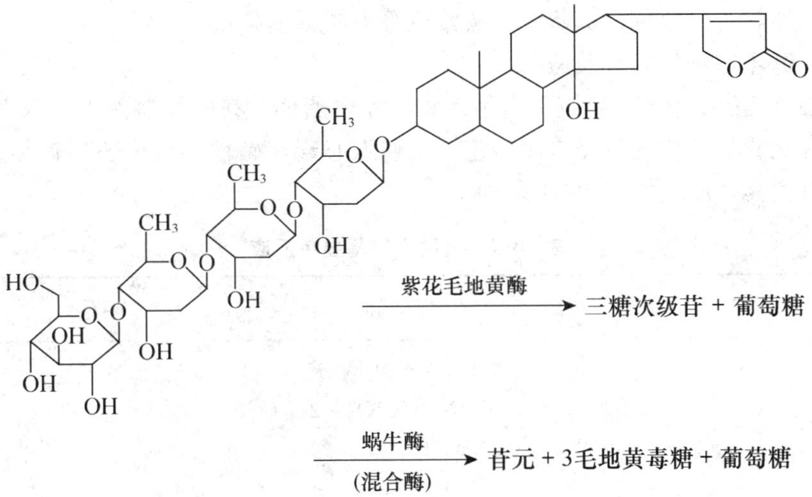

(四) 盐酸丙酮水解[14]

盐酸丙酮水解（Mannich 法）是在室温下进行的（0.4%～1%HCl，室温 2 周），条件温和。由于丙酮和糖或苷元的邻羟基生成丙酮化物，使苷元得到保护，不生成脱水苷元，再水解脱去苷元丙酮化物中的丙酮，得到原生苷元和糖的衍生物。

(五) 碱催化水解

强心苷糖和苷元中常有酰基及内酯环，所以可被碱催化水解。$KHCO_3$、$NaHCO_3$可使 2-去氧糖的乙酰基水解；$Ca(OH)_2$、$Ba(OH)_2$可水解糖和苷元的酰基；NaOH、KOH 可水解各种酰基，且使内酯环开裂，酸化后内酯又环合，但是 NaOH 和 KOH 的醇溶液使内酯环破坏，不能再环合。

三、显色反应

强心苷的特征性颜色反应主要是由苷元的甾体结构、不饱和内酯环和去氧糖产生的。

(一) 甾体结构的颜色反应

和一般甾体或三萜类化合物类似，在酸性条件下，甾体化合物经脱水生成双键，或双键移位，或分子间缩合形成共轭双键或多烯阳离子而显示各种颜色，常见的反应如下：

1. 醋酐浓硫酸反应（Liebermann-Burchard 反应） 将样品溶于冰醋酸，加浓硫酸-醋酐（1∶20），产生红→紫→蓝→绿→污绿等颜色变化，最后褪色。

2. Salkowski 反应 样品溶于三氯甲烷，沿试管壁滴加浓硫酸，三氯甲烷层显血红色或青色，硫酸层显绿色荧光。

3. 三氯乙酸-氯胺 T（Chloramine T）反应 将 25%三氯乙酸乙醇溶液和 3%氯胺 T 水溶液以 4∶1 混合，喷在滤纸上与强心苷反应，干燥后，90℃加热数分钟，于紫外灯下观察，可显黄绿色、蓝色、灰蓝色荧光，反应较为稳定，且可用于毛地黄强心苷类的区别。如毛地黄毒苷系显黄色荧光，羟基毛地黄毒苷系为蓝色荧光，异羟基毛地黄毒苷系显灰蓝色荧光。也可用过氧化苯甲酰、次氯酸盐、过氧化氢等代替氯胺 T。

4. 三氯化锑（Carr-Price）反应或五氯化锑反应 此反应常作为甾体或三萜类化合物薄

层色谱显色剂。喷以20%三氯化锑（或五氯化锑）三氯甲烷溶液（不应含乙醇和水），干燥后，60～70℃加热，显蓝色、灰蓝色、灰紫色等不同颜色斑点。

（二）α，β-不饱和内酯环反应

甲型强心苷类由于C-17侧链上有不饱和五元内酯环，在碱性溶液中，双键移位形成活性次甲基，因此能与某些试剂反应而显色。乙型强心苷在碱性溶液中不能产生活性次甲基，故无此类反应，具体反应如表10-1所列。

表10-1 活性次甲基显色反应

反应名称	样品	试剂	颜色	λ_{max}（nm）
Legal反应	1～2mg样品 2～3滴吡啶溶解	3%亚硝酰铁氰化钠 [$Na_2Fe(NO)(CN)_5 \cdot 2H_2O$]， 2mol NaOH	深红或蓝	470
Kedde反应	样品乙醇溶液	2% 3，5-二硝基苯甲酸乙醇溶液，2mol KOH	紫红或红	590
Raymond反应	1mg样品， 50%乙醇溶解	1%间-二硝基苯乙醇溶液， 20%NaOH	紫红或蓝	620
Baljet反应	样品乙醇溶液	苦味酸（2，4，6-三硝基苯甲酸），5%NaOH	橙或橙红 （15min后显色）	490

注：Legal和Raymond反应：在样品液中先滴加试剂，后滴加碱溶液；Kedde和Baljet反应：先将试剂溶液与碱溶液等量混合，然后滴加至样品溶液中

（三）2-去氧糖的反应

1. 呫吨氢醇（xanthydrol）反应　取强心苷固体样品少许，加呫吨氢醇试剂（10mg呫吨氢醇溶于100ml冰醋酸，加入1ml浓硫酸），置水浴上加热3min，只要分子中有2-去氧糖都能显色。

2. 对-二甲氨基苯甲醛反应　将强心苷醇溶液滴在滤纸上，干后，喷对二甲氨基苯甲醛试剂，90℃加热30秒，如结构中有2-去氧糖，可显灰红色。

3. Keller-Kiliani反应　强心苷溶于含少量Fe^{3+}［$FeCl_3$或$Fe_2(SO_4)_3$］的冰醋酸中，沿管壁滴加浓硫酸，观察界面和醋酸层颜色变化，如有2-去氧糖存在，醋酸层渐呈蓝色或蓝绿色。

此反应为游离的2-去氧糖，或者在该反应条件下能水解得到2-去氧糖的强心苷显色反应。例如紫花毛地黄A和毛地黄毒苷，它们虽都有3分子毛地黄毒糖，但是前者的呈色深度为后者的2/3。这可能是由于前者在此条件下只能水解出2分子的毛地黄毒糖，另一分子毛地黄毒糖与葡萄糖相连，较难水解而不能呈色。又如K-毒毛旋花子苷和K-毒毛旋花子次苷，它们虽有一分子加拿大麻糖，但因与葡萄糖相连，均呈阴性反应。乙酰化的2-去氧糖也不呈色，因此对此反应不显色的，并非结构中绝对没有2-去氧糖。

4. 过碘酸-对硝基苯胺反应　过碘酸使2-去氧糖氧化生成丙二醛，丙二醛再和硝基苯胺缩合，缩合物为黄色。

该试剂亦可作为薄层和纸层色谱的显色剂，先喷过碘酸钠溶液（1份过碘酸钠饱和水溶液，加2份蒸馏水），室温放置10min，再喷对硝基苯胺试液（1%对硝基苯胺乙醇溶液-浓盐酸＝4∶1），立即在灰黄色背底上出现深黄色斑点，在紫外光下，为棕色背底上显示黄色荧光斑点。如再喷以5%NaOH的MeOH溶液，斑点变为绿色。

第四节　强心苷的提取和分离

植物中的强心苷由于苷元不同，且常为多糖苷，同时又含有酶，在存储、运输中原生苷会被酶解为次级苷，所以成分复杂。强心苷含量低，并与皂苷、糖、蛋白质、鞣质和色素共存，因此导致强心苷的提取和分离比较困难。

如果要提取原生苷，应保证原料新鲜，并注意在提取时先破坏酶；如果提取次级苷，则先将药材粉末加适量水，30～40℃酶解6～12h以上再进行提取。

一、提取

提取强心苷常以甲醇和70%～75%乙醇为溶剂，也有用沸水和热乙醇进行提取的，以上溶剂可以抑制酶的活性。

如果原料为种子，因含油脂多，一般先用石油醚脱脂后再提取强心苷或将稀乙醇提取液浓缩后，静置析胶，以除去亲脂性杂质（叶绿素、树脂等）。

与强心苷共存的亲水性杂质，如皂苷、糖、蛋白质、鞣质和色素可用溶剂萃取法或铅盐沉淀和大孔吸附树脂等方法除去。

二、分离

分离植物中存在的主要强心苷成分可用溶剂法和结晶法（见实例1和2），但多数情况下需用色谱法。亲脂性强的可用硅胶和氧化铝吸附色谱法（见实例3）。成分多、量少、结构相似的强心苷需用HPLC（见实例4）及毛细管电泳等方法，而且需要多种方法配合使用，才能使之得到较好的分离。澳大利亚的Kopp B.[15]从植物*Urginea maritima*的球茎中用正相、反相硅胶柱色谱，HPLC及DCCC等多种色谱法分离得到41个蟾蜍甾类化合物，其中26个为新化合物，9个乙型强心苷的苷元为新强心苷元。

三、提取和分离实例

实例1　毛地黄毒苷[16]

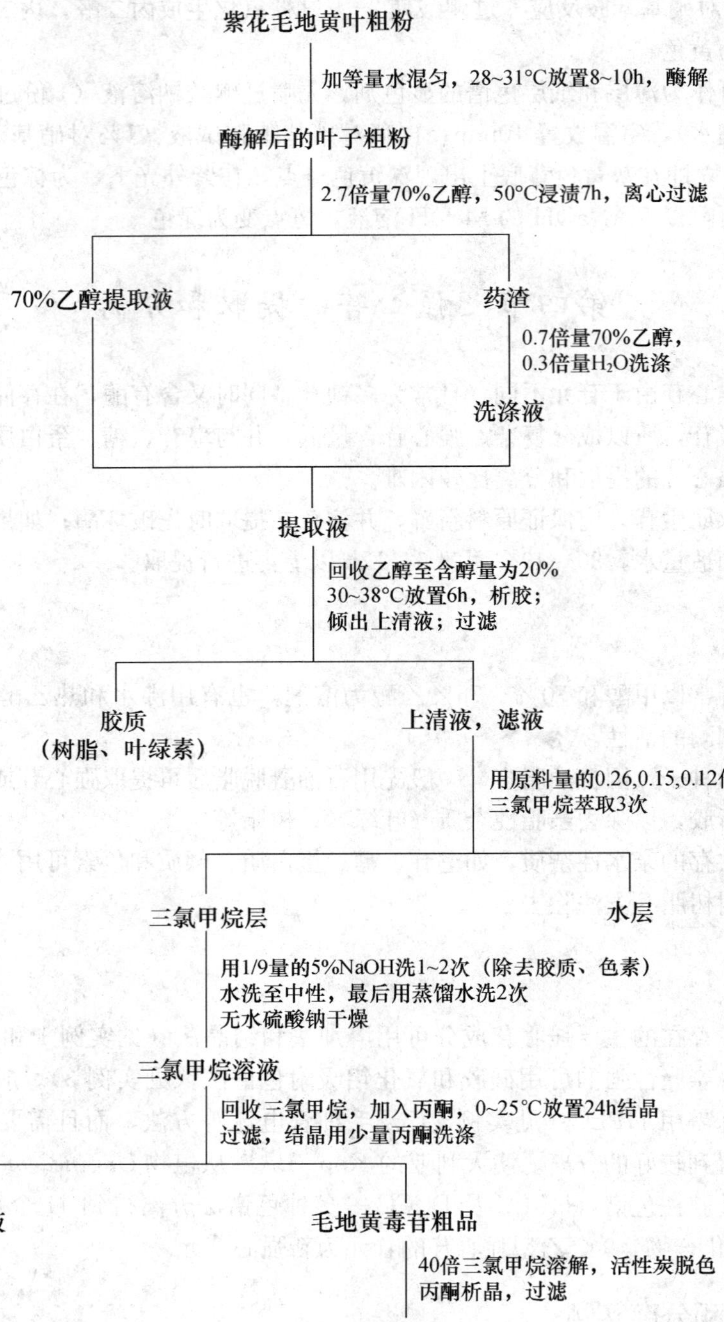

实例 2　去乙酰毛花毛地黄毒苷 C（西地兰）[16]

西地兰是从毛花毛地黄提取得到的原生苷毛花毛地黄苷 C 的去乙酰化物。和毛花毛地黄苷 C 共存的几种苷中含量较高的毛花毛地黄苷 A、B 比 C 极性小，可溶于三氯甲烷，难溶于含醇三氯甲烷，可用于毛花毛地黄苷 C 的纯化。

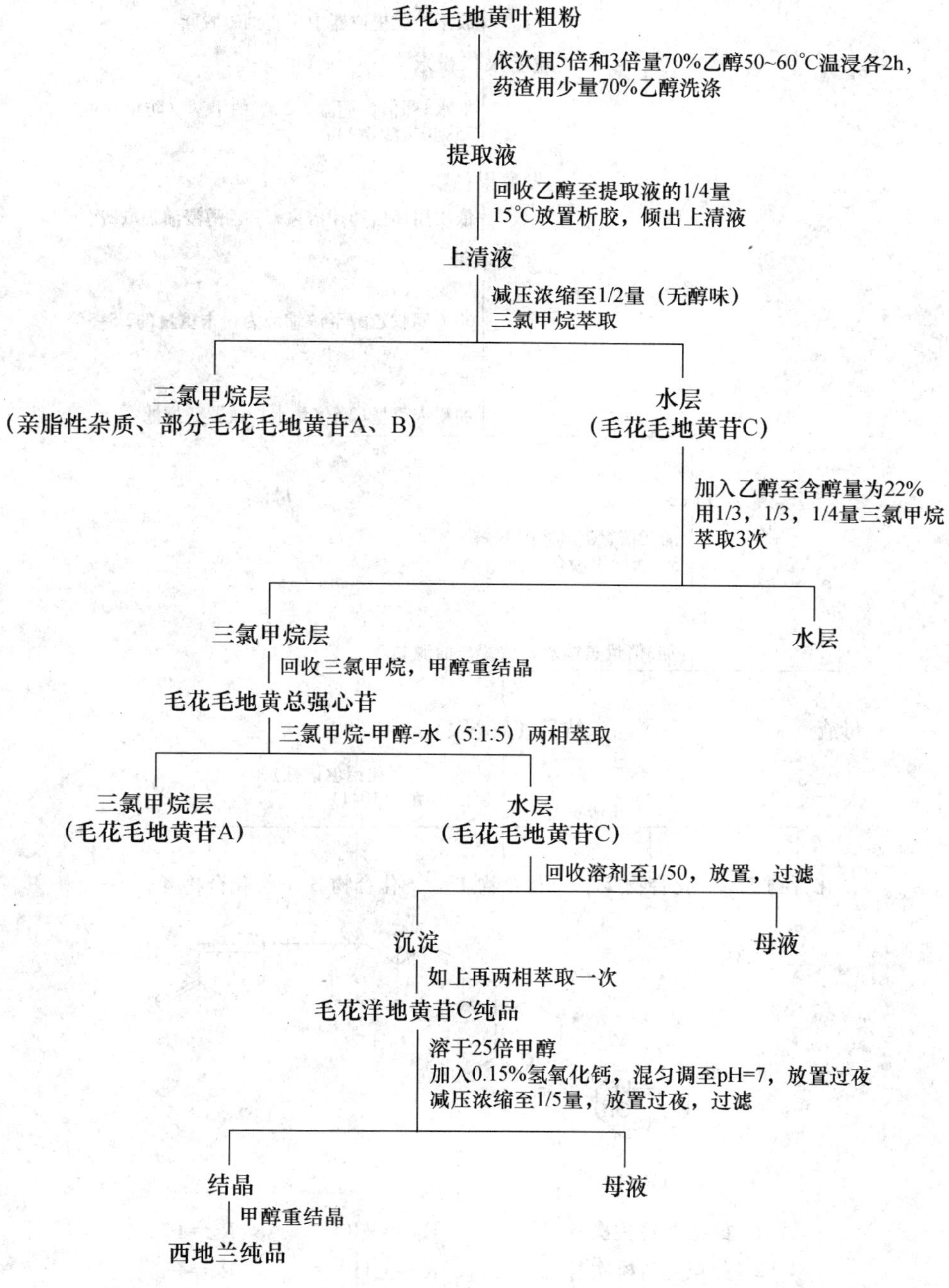

实例 3　强心灵[17~19]

临床用于强心的药物强心灵是从黄花夹竹桃果仁中得到的强心苷经酶解提取的次级苷的混合物，其经硅胶或氧化铝吸附色谱分离可得到各种次级苷。

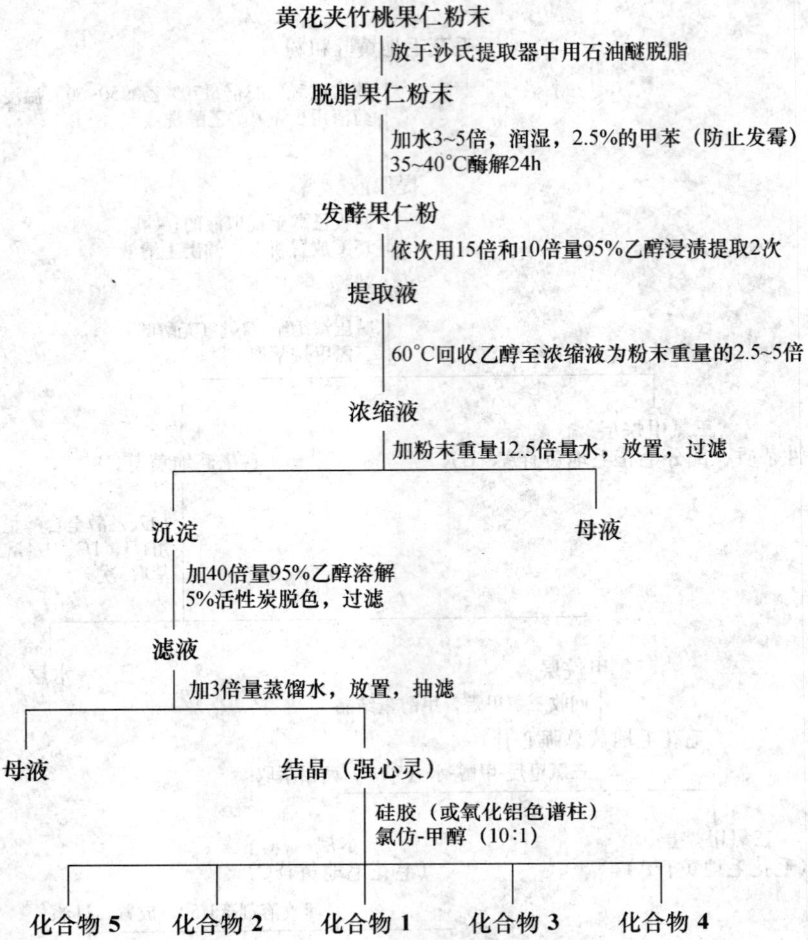

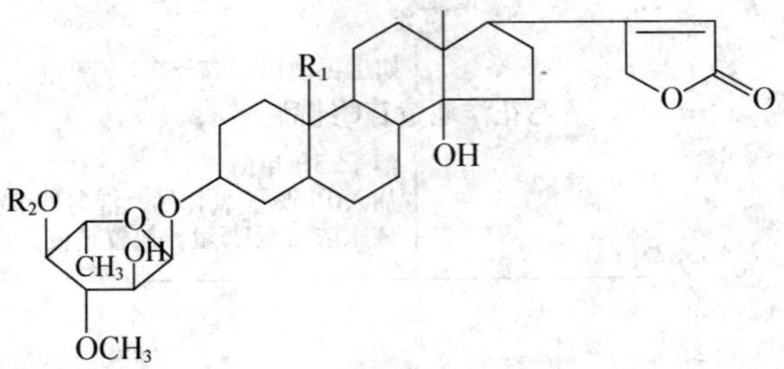

1. 黄花夹竹桃次苷 A　　$R_1=CHO$　　$R_2=H$

2. 黄花夹竹桃次苷 B　　$R_1=CH_3$　　$R_2=H$

3. 黄花夹竹桃次苷 C　　$R_1=CH_2OH$　　$R_2=H$

4. 黄花夹竹桃次苷 D　　$R_1=COOH$　　$R_2=H$

5. 单乙酰黄花夹竹桃次苷 B　　$R_1=CH_3$　　$R_2=Ac$

实例 4　日本学者从萝藦科植物隐冠藤（*Cryptostegia grandiflora*）的叶子中用大孔吸附树脂纯化，然后用正相常压硅胶色谱柱、MPLC 和 HPLC 分离得到 6 个强心苷类化合物，其中 4 个为新化合物[20]。

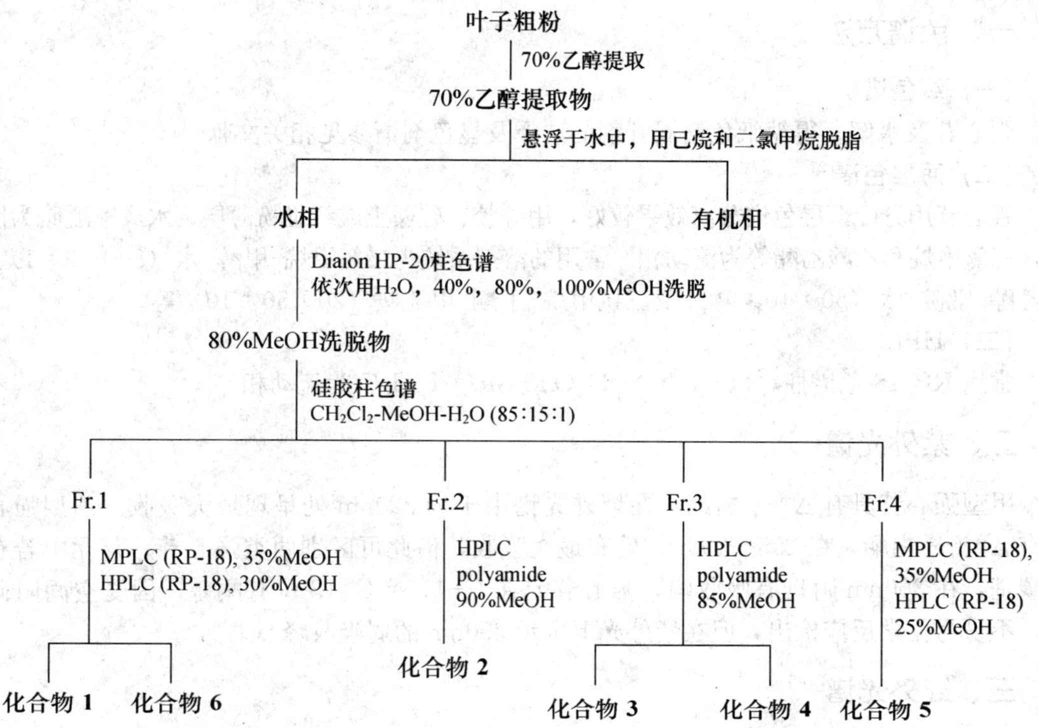

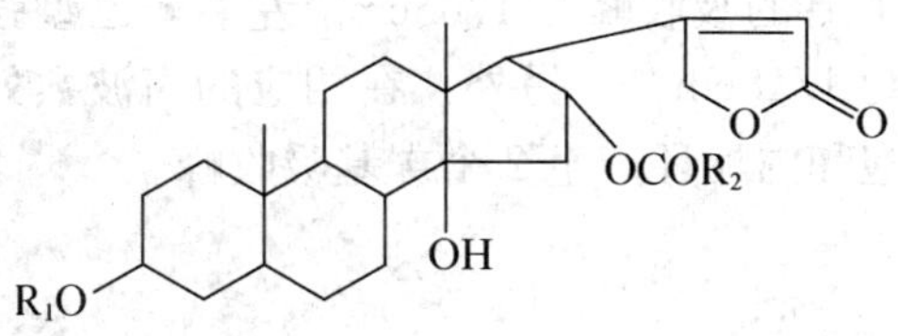

1 $R_1 = dig \xrightarrow{4} glc$ $R_2 = CH_3$

2 $R_1 = dig \xrightarrow{4} cym \xrightarrow{4} glc$ $R_2 = CH_3$

3 $R_1 = rha \xrightarrow{4} glc$ $R_2 = CH_3$

4 $R_1 = rha \xrightarrow{4} glc$ $R_2 = C_2H_5$

5 $R_1 = dig \xrightarrow{4} cym \xrightarrow{4} glc \xrightarrow{6} glc$ $R_2 = CH_3$

6 $R_1 = digita \xrightarrow{4} glc$ $R_2 = CH_3$

* dig：β-D-digitoxopyranose　　glc：β-D-glucopyranose

cym：β-D-cymaropyranose　　digita：β-D-digitalopyranose

第五节　强心苷的结构鉴定

和常见天然产物一样，研究强心苷及其苷元的结构常常需要色谱方法、化学方法和波谱法等多种方法相结合。色谱方法常用 TLC 或 HPLC 检测样品的纯度或用 Rf 值和 t_R 鉴定已知物的结构；化学方法最常用的是苷键裂解；现在更常用的方法为波谱法。

一、色谱方法

（一）纸色谱

强心苷及水解所得糖纸色谱展开剂的选择及显色剂请参见相关文献[21]。

（二）薄层色谱[22]

强心苷用分配薄层色谱分离效果较好，用硅胶、硅藻土或纤维粉薄层，水或甲酰胺为固定相，三氯甲烷和乙酸乙酯等为流动相。常用的溶剂系统为二氯甲烷-甲醇-水（80∶19∶1）、乙酸乙酯-吡啶-水（50∶10∶40）及三氯甲烷-丁酮-甲酰胺（20∶50∶10）等。

（三）HPLC

常用 RP-18 色谱柱，以 CH_3CN-H_2O 或 MeOH-H_2O 为流动相。

二、紫外光谱

甲型强心苷具有 $\Delta^{\alpha\beta}$-γ 内酯，在紫外光谱中于约 220nm 处呈现最大吸收。乙型强心苷具有 $\Delta^{\alpha\beta,\gamma\delta}$-δ 内酯，在 295～300nm 处有最大吸收，借此可区别两类强心苷。苷元中若有孤立羰基，在 300nm 附近有吸收峰，强心苷元在 C-11 或 C-12 位有酮基，因受空间阻碍较大，不易为化学反应检出，但在紫外光下可示 290nm 的弱吸收峰。

三、红外光谱[16]

强心苷所有功能基在红外光谱中均有相应吸收，特征峰为不饱和内酯环产生的羰基吸收（1800～1700cm^{-1}），甲型强心苷的吸收峰在 1765cm^{-1}左右，乙型强心苷由于有 2 个共轭双键，其吸收向低波数位移至约 1718cm^{-1}。另外，在相应的高波数处有由于 Fermi 共振产生的羰基非正常吸收峰，即不饱和内酯环产生 2 个羰基吸收峰。

四、质谱[23～24]

强心苷元部分除常见的脱甲基、羟基脱水、醛基脱 CO 和有双键时的 RDA 裂解方式外，特征裂解碎片为脱 17 位内酯环的特征碎片。甲型强心苷元质谱裂解为 *m/z* 111，124，163 和 164 等含有 γ-内酯环或内酯环加 D 环的碎片离子。

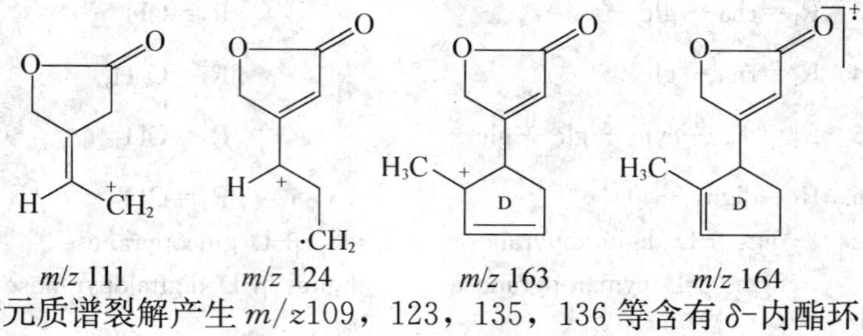

乙型强心苷元质谱裂解产生 *m/z*109，123，135，136 等含有 δ-内酯环的碎片。

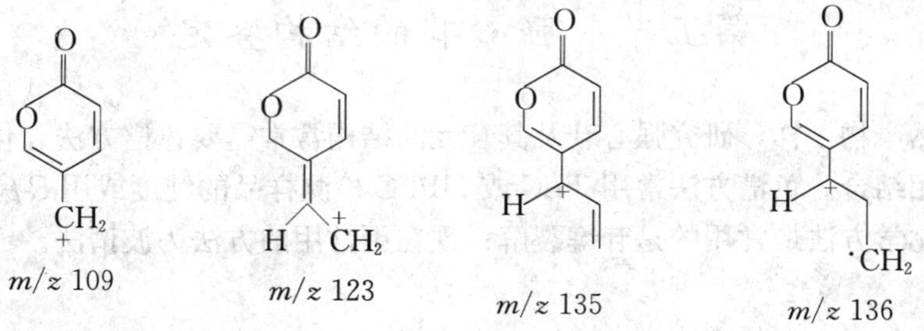

来自甾核的离子，如由D环C-13～C-17键和C-15～C-16键断裂的m/z 264，由C-13～C-17键和C-14～C-15键断裂的m/z249，D环C-13～C-17键断裂后还可和14-OH引起复杂的重排，产生C环缩为五元环的m/z 221和m/z203离子。如果甾核上有羟基或羰基取代，这些离子的质荷比会发生相应的质量位移。

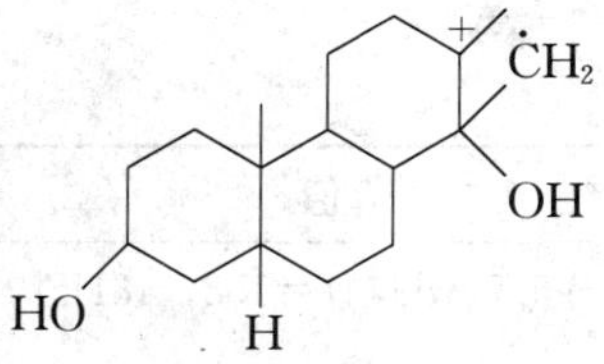
m/z 264

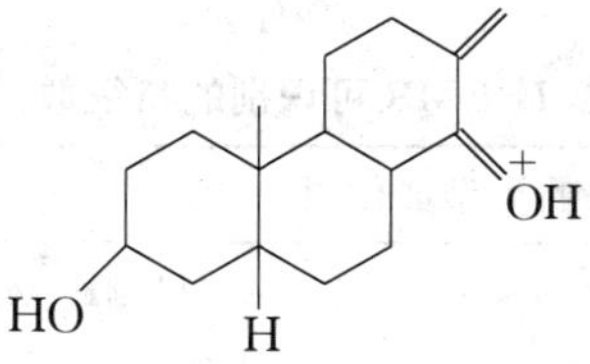
m/z 249

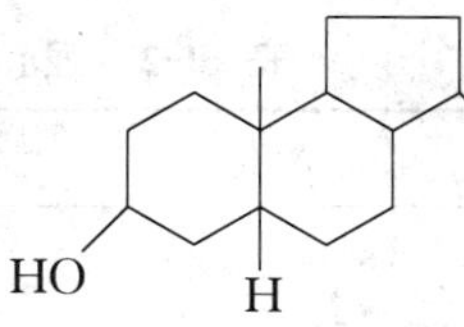
m/z 221

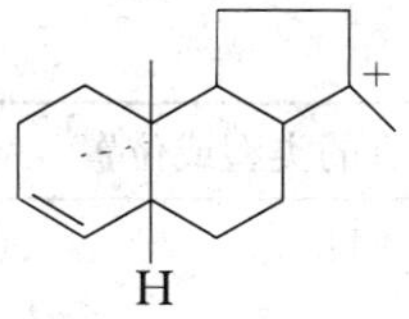
m/z 203

和其他苷类一样，强心苷可用FD-MS、FAB-MS、API-MS、ESI-MS等质谱确定分子量和糖的连接顺序，用高分辨质谱（HR MS）确定分子式。如地高辛的大气压电离质谱（API-MS，图10-1）[25]，显示有准分子离子峰m/z：781.6 $[M+H]^+$，798.6 $[M+NH_4]^+$，从外至内逐一失去糖的碎片峰m/z：651.6 $[M-dig]^+$，521.6 $[M-2dig]^+$，391.4 [M-3dig，苷元]$^+$，以及苷元进一步的脱水峰m/z：373.4 $[391-H_2O]^+$，355.4 $[391-2H_2O]^+$，337.4 $[391-3H_2O]^+$等。

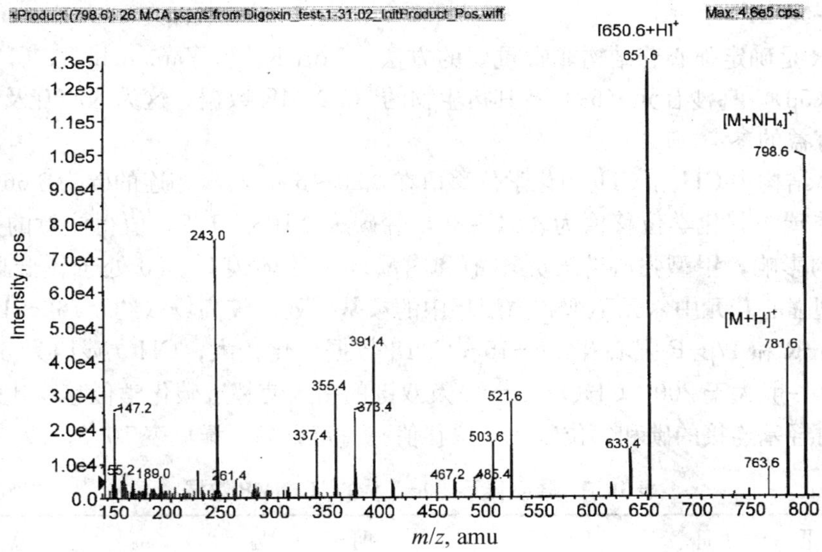

图10-1　地高辛的大气压电离质谱图

五、核磁共振谱

(一)^{1}H-NMR

强心苷^{1}H-NMR可识别的特征信号主要有甲基、与氧相连的碳上质子和烯氢信号，一般化学位移值及偶合常数见表10-2。

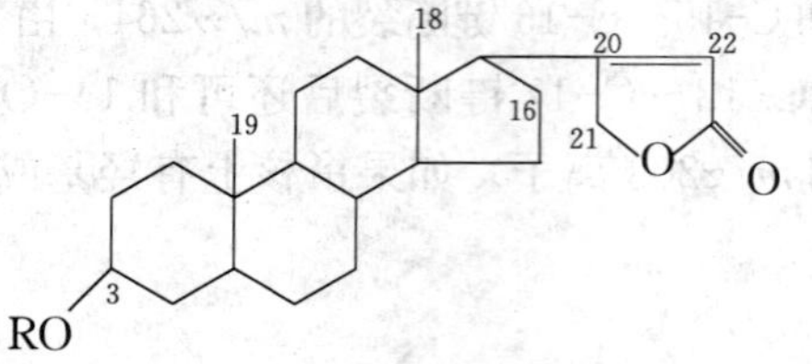

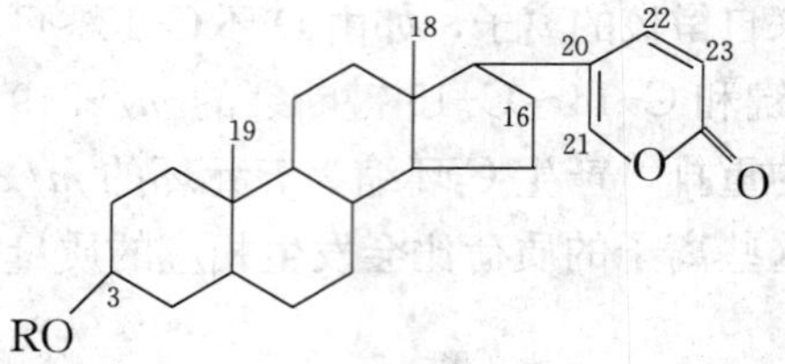

表 10-2　强心苷^{1}H-NMR 可识别的特征数据

氢的类型或位置	δ值	氢的类型或位置		δ值
CH_3	1.0-1.1（s）		H-21	4.5～5.7（dd，J=1.8，18Hz）
3-OR，H-3	3.9-4.3（m）	烯氢　甲型	H-22	5.6～6.3（brs）
19-CHO	9.5～10.5（s）	乙型	H-21	7.2～7.43（d，J=2Hz）
19-CH_2OH	4.0～4.5（ABq，J=12Hz）		H-22	7.8～8.0（dd，J=2，10Hz）
16-OR，H-16	4.9（brdt，J=2，8Hz）		H-23	6.2～6.3（d，J=10Hz）
15-OR，H-15	2.0～2.7（m）	糖端基氢		4.3～5.5（dd，brd，d or brs）
H-17	2.8（m 或 brd，J=8～9.5Hz）	6-去氧糖-CH_3		1.0～1.6（d，J=6.5Hz）
OCH_3	3.5（s）	2-去氧糖 2-CH_2		1.5～2.2（ddd or m）

（二）^{13}C-NMR

^{13}C-NMR 是确定强心苷结构非常重要的方法。Tori K. 和 Yamauchi T. 研究报道了毛地黄毒苷元（5β），乌沙苷元（5α）及其衍生物的^{13}C-NMR 数据，这为强心苷及苷元的结构鉴定提供了有益的参考。

苷元甾体结构中 CH 和 CH_2的化学位移值在δ20～59，与氧相连的碳为δ66～86，由于 C-14 位为季碳，其化学位移值为δ84～86，烯碳为δ108～177，值得注意的是由于共轭双键及羰基的影响，甲型强心苷五元不饱和内酯环中的烯碳 C-20 处于较低场（δ171～177），而乙型强心苷元中六元不饱和内酯环中的羰基碳处于较高场（约δ162～165）。

比较 17α-R 和 17β-R 强心苷，C-15～C-18 数据变化较大；CHO 碳约为δ190～210，环上酮基碳δ一般大于 200，CHO、C=O 及双键的引入使邻近碳化学位移变化较大。羟基酰化和苷化对羟基连接的碳和邻位碳化学位移值有一定影响，详见表 10-3。

表 10-3　强心苷元（Ⅰ-Ⅹ）的^{13}C-NMR 数据

	Ⅰ (5α)	Ⅱ (5β)	Ⅲ (16-OH)	Ⅳ (3-OAc，17-αH)	Ⅴ (3-OAc，17-βH)	Ⅵ (Δ^{16})	Ⅶ (3-C=O)	Ⅷ (19-CHO)	Ⅸ (19-CHO，3-糖)	Ⅹ (乙型)
1	37.4	30.0	30.0	30.8	30.8	30.8	38.8	24.8	24.7	29.7
2	32.2	28.0	28.0	25.3	25.3	25.4	38.2	27.4	25.5	27.9
3	70.5	66.8	66.8	71.4	71.3	71.3	209.7	67.2	74.9	66.8
4	39.0	33.5	33.5	30.8	30.8	30.8	44.7	38.1	36.2	33.3
5	44.7	35.9	36.4	37.4	37.4	37.3	46.6	75.3	73.9	36.0

续表

	I (5α)	II (5β)	III (16-OH)	IV (3-OAc, 17-αH)	V (3-OAc, 17-βH)	VI (Δ^{16})	VII (3-C=O)	VIII (19-CHO)	IX (19-CHO, 3-糖)	X (乙型)
6	29.0	27.1	27.0	26.8	26.8	26.6	29.4	37.0	36.8	26.6
7	27.9	21.6	21.4	21.6	20.6	20.2	27.7	18.1	18.4	21.4
8	41.5	41.9	41.8	41.8	41.5	41.2	41.9	42.2	41.8	42.3
9	49.9	35.8	35.8	36.1	36.2	36.8	49.8	40.2	39.5	35.7
10	35.9	35.8	35.8	35.8	35.5	35.4	38.2	55.8	55.2	35.4
11	21.4	21.7	21.9	21.6	21.2	21.3	21.8	22.8	22.6	21.4
12	39.6	40.4	41.2	40.3	31.3	40.6	39.8	40.2	39.6	41.0
13	49.9	50.3	50.4	50.3	49.5	52.6	49.8	50.1	49.7	48.4
14	84.5	85.6	85.2	85.6	86.1	85.7	84.7	85.3	84.4	85.3
15	32.9	33.0	42.6	33.0	31.3	38.8	33.3	32.2	32.1	32.7
16	27.1	27.3	72.8	27.3	24.8	133.8	27.4	27.5	27.1	28.8
17	51.3	51.5	58.8	51.5	48.9	161.2	51.6	51.4	51.0	51.3
18	16.0	16.1	16.9	16.0	18.5	16.6	16.2	16.2	15.9	16.6
19	12.2	23.9	23.9	23.9	24.0	24.1	11.3	195.7	208.5	23.8
20	175.9	177.1	171.8	177.1	173.6	172.8	175.4	177.2	175.7	122.8
21	73.6	74.5	76.7	74.7	74.8	72.6	73.7	74.8	73.7	148.5
22	117.6	117.4	119.6	117.4	116.6	111.7	117.9	117.8	117.7	147.0
23	174.5	176.3	175.3	176.3	175.8	176.3	176.3	176.6	174.4	115.2
24										162.4

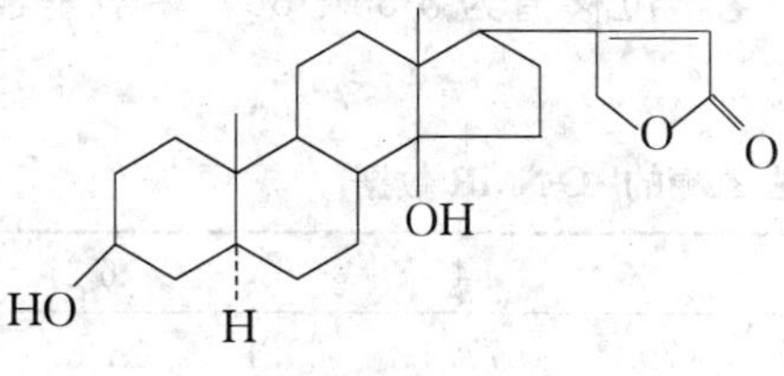

Ⅰ uzarigenin (3β,14-2OH-5α)

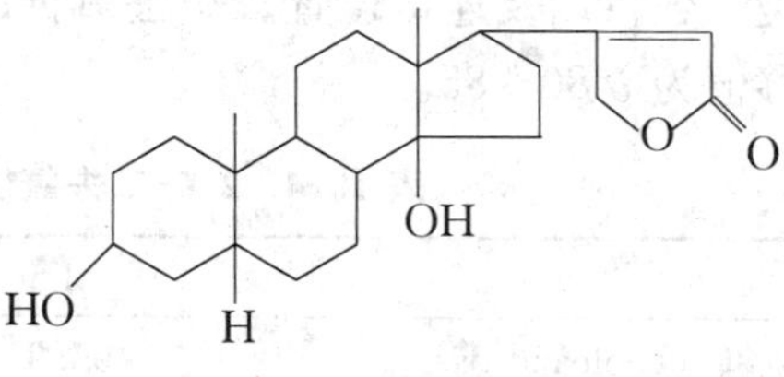

Ⅱ digitoxigenin (3β,14-2OH-5β)

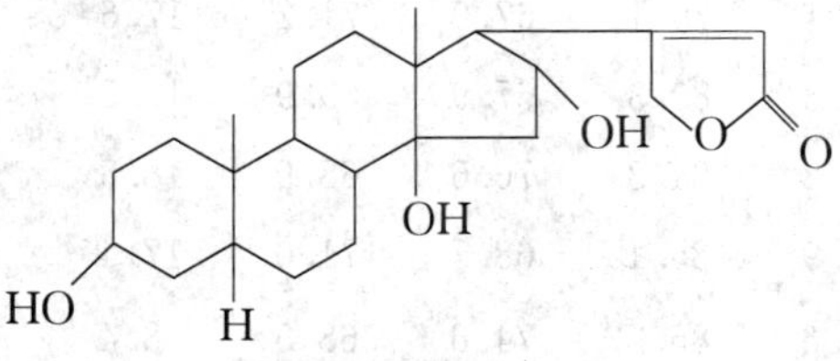

Ⅲ gitoxigenin (3β,16,14-3OH)

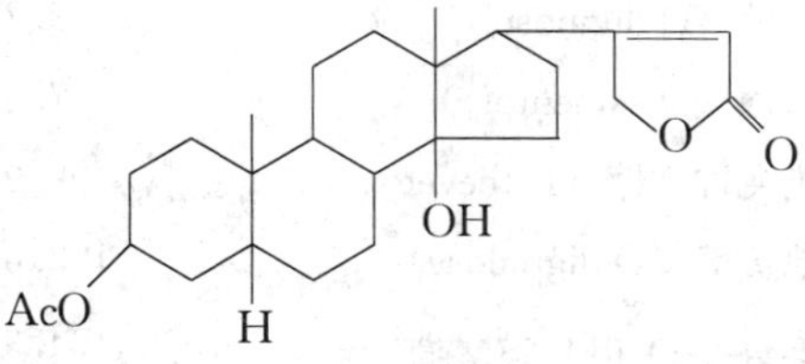

Ⅳ 3-acetyl digitoxigenin

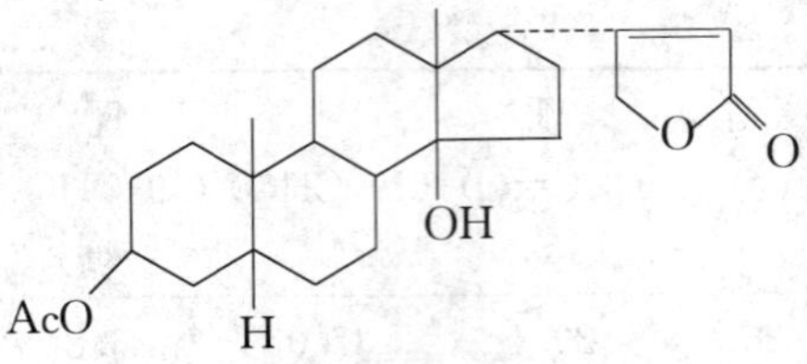

Ⅴ 17-βH-digitoxigenin-3-acetate

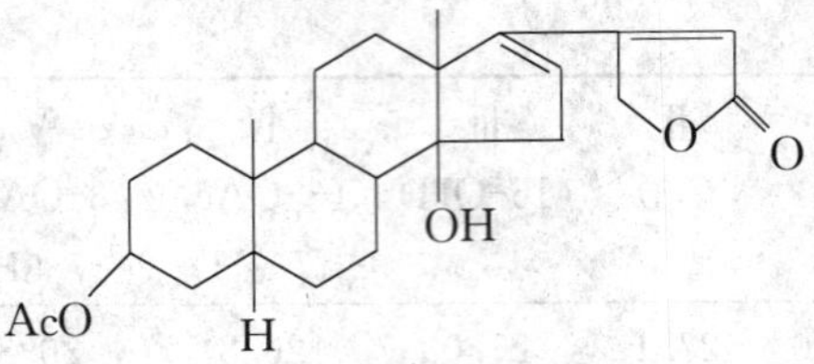

Ⅵ Δ^{16}-digitoxigenin-3-acetate

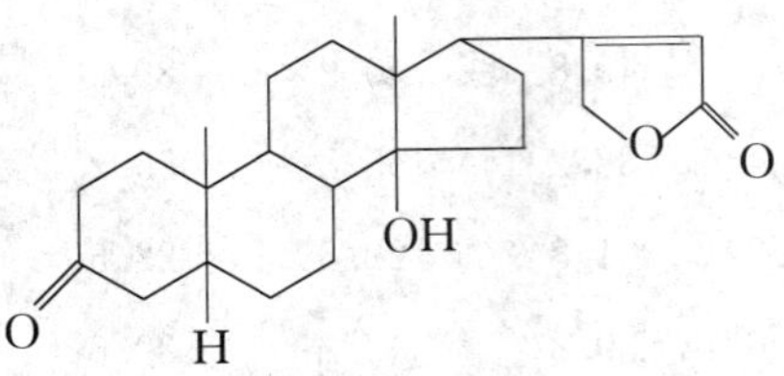

Ⅶ uzarigenone（3-oxo-14-OH）

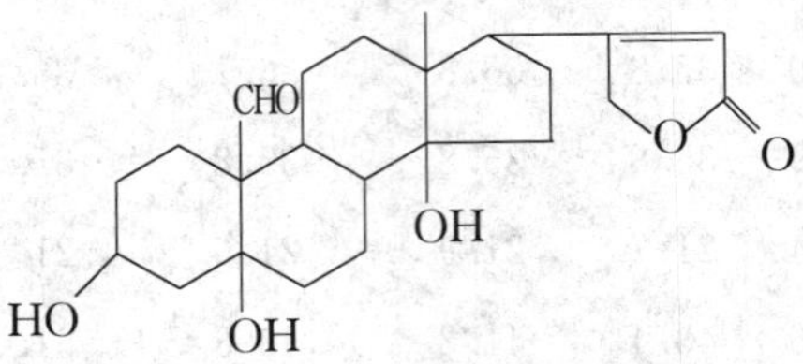

Ⅷ strophanthidin（3β,5,14-3OH，19-CHO）

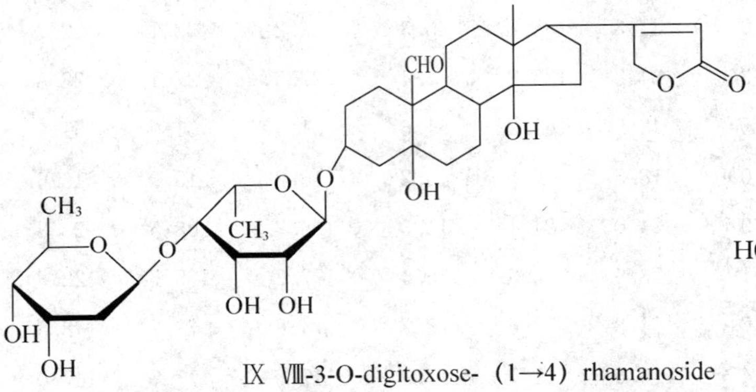

Ⅸ Ⅷ-3-O-digitoxose-（1→4）rhamanoside

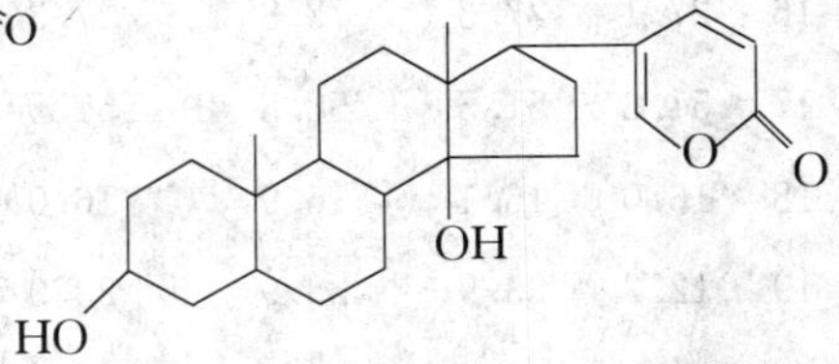

Ⅹ bufalin（乙型，3,14-2OH）

强心苷的结构中常有2,6-二去氧糖以及它们的甲氧基糖，这些糖的^{13}C-NMR显示不同的化学位移值（表10-4）。因此可根据这些信号，采用分析对比的方法，确定强心苷中相关糖的种类、数目以及连接位置。2-去氧糖的C-2化学位移值为δ 33～36，甲氧基连接的碳化学位移值为δ 80～85。

表10-4　2,6-二去氧糖和6-去氧糖的^{13}C-NMR数据

	1	2	3	4	5	6	OCH_3
L-夹竹桃糖（L-oleandrose）	95.9	35.8	79.3	77.1	69.1	18.6	56.9
D-加拿大麻塘（D-cymarose）	97.6	36.4	78.7	74.0	71.1	18.9	58.1
D-迪吉糖（D-diginose）	98.2	33.1	79.1	67.0	71.2	17.6	55.1
D-沙门糖（D-samentose）	97.3	33.6	80.3	67.9	69.9	17.5	56.7
L-黄花夹竹桃糖（L-thevetose）	98.9	73.8	84.8	76.6	68.9	18.5	60.6
D-毛地黄糖（D-digitalose）	103.6	70.9	85.1	68.7	71.0	17.4	57.2
D-6-去氧-3-*O*-甲基阿洛糖（D-6-deoxy-3-methoxy-allose）	104.3	71.6	85.2	74.6	68.5	18.4	60.7

（三）结构鉴定实例

化合物 ZH06 为强心苷毛花毛地黄苷丙（lanatoside C）的去乙酰化物（强心药西地兰），试分析该化合物的^{1}H-NMR（in C_5D_5N，400MHz）和^{13}C-NMR（in C_5D_5N，100MHz）谱，见图 10-2 和图 10-3，并归属其特征氢谱和碳谱数据。

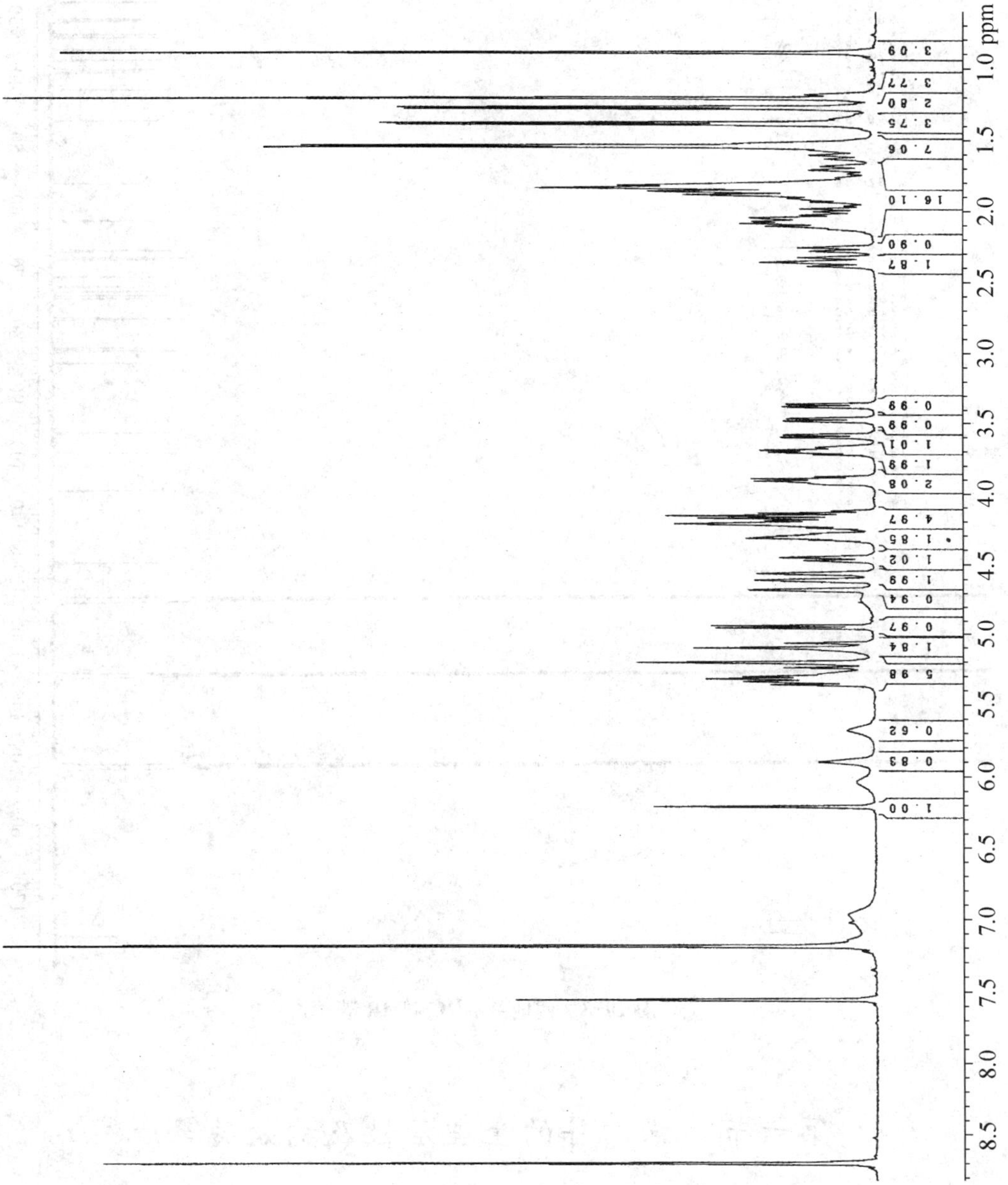

图 10-2　西地兰的^{1}H-NMR 谱

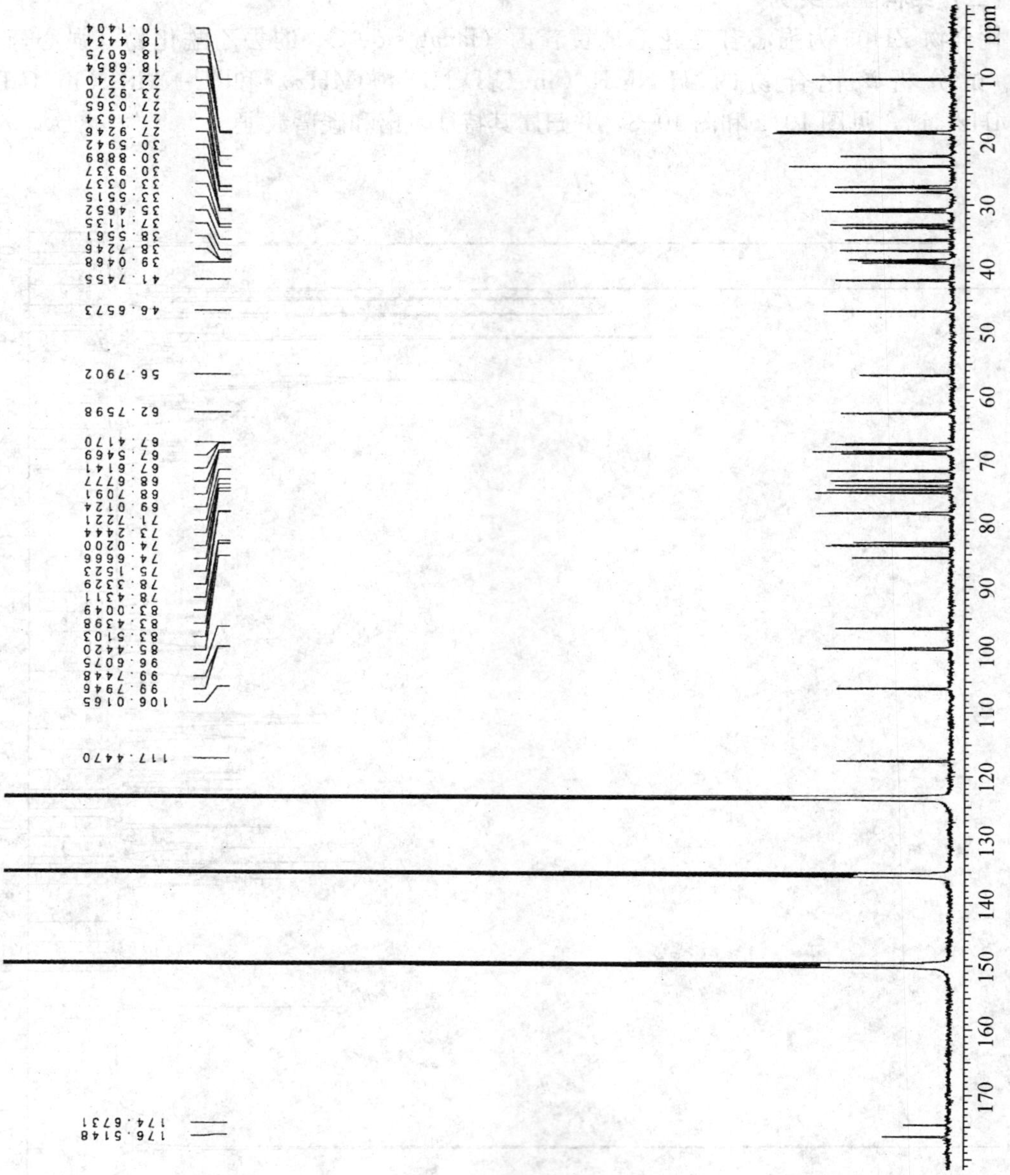

图 10-3　西地兰的^{13}C-NMR 谱

第六节　强心苷的生理活性及构效关系

强心苷是治疗心力衰竭的重要药物，但在临床应用中过量服用有使心肌发生收缩性停止而导致死亡的危险，所以有必要继续寻找和研究新的活性好、毒性低的强心苷。

经构效关系研究发现，强心苷的强心作用与结构有密切的关系。

一、苷元

1. 其苷元甾核 A/B 为顺式或反式，C/D 环必须是顺式，才具有强心作用，而 14-OH 只有是β构型时才有效。如果C/D环为反式或14-β-OH脱水生成脱水苷元，强心作用消失。

2. 17位必须有一个不饱和内酯环，且为β-构型。如异构化为α-构型或开环，强心作用将变得很弱或甚至消失。内酯环中双键被饱和后，强心活性虽减弱，但毒性亦减弱，较为安全，有一定的实用价值。

3. C-10位的甲基氧化成羟甲基或醛基后，作用稍有增强，但毒性亦加大。

4. 在甲型强心苷元中，A/B顺式，3-OH为β-构型时强心作用大于其α-构型的异构体。在A/B反式异构体中，3-OH构型对强心作用无显著的影响。其他位置引入取代基，对强心作用的影响是不完全相同的。

二、糖部分

糖部分没有强心作用，但在强心苷中，糖的性质及数目对强心作用有影响。例如毛地黄毒苷元和葡萄糖成苷，强心苷的活性和毒性随糖的数目的增加而减弱；但当和毛地黄毒糖成苷后，随着糖数目的增加，对活性无明显影响，但毒性增大。

参考文献

[1] 中国医学科学院药物所. 中草药有效成分的研究. 北京：人民卫生出版社，1972：643.
[2] 吴立军. 天然药物化学. 北京：人民卫生出版社，2003：314.
[3] 张援虎. 天然产物研究与开发. 1999，11（5）：99.
[4] 林启寿. 中草药成分化学. 北京：科学出版社，1977：456.
[5] Itokawa H，*et al*. Chem. Pharm. Bull. 1988，36（3）：982.
[6] 周麟林. 国外医药·植物药分册. 2004，19（4）：139.
[7] 张豁中等. 动物活性成分化学. 天津：天津科学技术出版社，1999：1668.
[8] 朱婷婷等. 药学学报. 2004，39（11）：913.
[9] Leboeuf M，*et al*. Phytochemistry，1972，11（2）：843.
[10] M. Hornberger，*et al*. Plant Physiol. Biochem.，2000，38：929.
[11] 张援虎等. 天然产物研究与开发. 2003，15（2）：157.
[12] L. Krenn，*et al*. Planta Med，1994，60（1）：63.
[13] L. Krenn，*et al*. Phytochemistry，1998，48（1）：1.
[14] 姚新生. 天然药物化学. 北京：人民卫生出版社，第三版，2001年，P307.
[15] Kopp B，*et al*. Phytochemistry，1996，42（2）：513.
[16] 北京医学院等. 中草药成分化学. 北京：人民卫生出版社，1980：413，482.
[17] 朗蕙英等. 药学学报. 1964，11（7）：464.
[18] 孙南君等. 药学学报. 1962，9（6）：359.
[19] Tori K，*et al*.，Tetrahedron Lett. 1997，8：717.
[20] Kamel MS，*et al*. Phytochemistry，2001，58（4）：537.
[21] 林启寿. 纸上色谱及其在中草药成分分析中的应用. 北京：科学出版社，1978.
[22] 中国医学科学院药物研究所. 薄层层离. 北京：科学出版社，1977.
[23] Brown P，*et al*. Helv Chem. Acta. 1972，55：531.
[24] Brown P，*et al*. Org. Mass. Spectrom，1972，6：47；613.
[25] M. Yao，*et al*. J. Pharm. Biomed. Ana. 2003，32：1189.

（张庆英　白焱晶）

第十一章　生　物　碱

第一节　概　　述

广义的生物碱概念是指含氮有机化合物（但蛋白质、肽类、氨基酸等除外）。在自然界中，除陆地植物外，海洋生物、微生物及昆虫的代谢产物中也存在大量的生物碱类化合物。

生物碱是最早发现的一类生物活性天然有机化合物，我国古代曾用乌头提炼毒素——乌头碱，做箭毒用。早在1806年，德国科学家Sertürner首次从鸦片中分得吗啡，因其具有碱性，称之为植物碱（vegetable alkalis）。而后西班牙医生Gomes从金鸡纳树皮中分得结晶cinchonino，其主要成分是生物碱奎宁与辛可宁（cinchonine）。Weissner把植物中的碱性化合物统称为类碱（alkali-like）或生物碱（alkaloids），生物碱一词一直沿用至今。

生物碱类化合物的生物活性广泛，往往是许多药用植物的有效成分。如阿片中的镇痛成分吗啡，止咳成分可待因；麻黄中的抗哮喘成分麻黄碱；颠茄中的解痉成分阿托品；长春花中的抗癌成分长春新碱；黄连中的抗菌消炎成分黄连素（小檗碱）等。多数生物碱的化学结构复杂。由于其化学结构的新颖性和多样性以及显著的生物活性，生物碱一直吸引着有机化学家的研究兴趣。目前已报道的生物碱的化学结构为三千余个，每年约以100个新生物碱的速度递增。多数生物碱在植物中含量低微，如从非洲植物中分离得到的具有抗癌活性的美登素在植物中的含量为数万分之一，而紫杉醇在树皮中的最高含量为万分之二。对生物碱的全合成研究仍是天然有机化学家的重要研究方向之一。近三十年来，从海洋生物中发现了大量的生物碱类化合物，且化学结构奇特，具有广泛的生物活性。

生物碱是许多药用植物的有效成分，往往含量最高的生物碱是主要有效成分。但并不绝对，如百部为止咳杀虫中药，百部生物碱有杀虫作用，而其止咳作用并不显著，提示止咳成分可能为其他类化合物；乌头碱是乌头的主要成分，但强心止痛成分并非是乌头碱，而是含量极微的去甲乌头碱（dl-demethy-coclaurine或higenamine）；具有抗癌活性的长春新碱与美登素分别是长春花与美登木的微量成分。所以生物体中生物碱的含量与生物活性关系并无绝对的规律。

生物碱在植物中的分布较广，双子叶植物如豆科（Leguminosae）、茄科（Solanaseae）、防己科（Manispermaoeae）、罂粟科（Papaveraceae）、毛莨科（Ranurculaceae）和小檗科（Berbereaceae）等植物中含生物碱较多。生物碱在植物中的分布规律尚不清楚，有的在根皮或根茎中含量较高，有的则主要集中于种子等。生物碱在植物中的含量区别较大，如金鸡纳树皮中含生物碱高达1.5%以上，而长春花中的长春新碱含量仅为百万分之一，美登木中的美登素含量更微，仅千万分之二。生物碱含量在千分之一以上者可认为是生物碱含量高的生物。同一植物中的生物碱同系物往往来源于同一个前体，它们的基本化学结构十分类同，同科同属中的生物碱往往也含有相同的结构类型，但也不完全类同，如毛莨科的乌头属（*Aconitum*）、翠雀花属（*Delphilium*）含生物碱较多，而银莲花属（*Anemone*）与毛莨属（*Ranunculus*）、金莲花属（*Trollius*）等则不含生物碱。有时同科属不同物种的化学成分往往也有很大差别，此时，化学分类学（chemotaxonomy）可能将有助于生物学分类的研究。对植物中生物碱进行研究时应首先鉴定植物种类并对同种属植物中的生物碱研究进行检索，并了解生源关系。由于中草药种类的俗名与学名有不少混乱，在研究工作开始之前需要确切鉴定植物种类，如市售青风藤经鉴定为防己科的防己（*Sinomenium acutum* Rehd），其中主要含防己碱（sinomenine，又称清藤碱）与清风藤碱（sinoacutine）。而清风藤科（Sabiaceae）清风藤属不含生物碱。

生物碱是天然有机化合物中最大类群化合物之一，其结构类型多样。对生物碱的化学结构与功效关系的研究将为药物候选物的发现提供重要途径。对生物碱的结构改造，寻找高效低毒的新型化合物，是生物碱研究的一个重要方向。如对吗啡（morphine，**1**）的深入研究发现了异喹啉类生物碱，并产生了镇痛药哌替啶（杜冷丁）（dolantin，**2**）；可卡因（cocaine，**3**）的研究发展了莨菪类生物碱化学，并产生局部麻醉药普鲁卡因（procaine，**4**）。因此，对生物碱的研究促进了天然有机化学与药物化学的发展，也形成了天然有机化学与药物化学研究的基础。

植物体内的生物碱属于次生代谢产物，具有保护植物或促进植物生长与代谢的活性。但它们的其他作用仍不清楚。因此生物碱在生物体内的功能仍有待进一步研究。

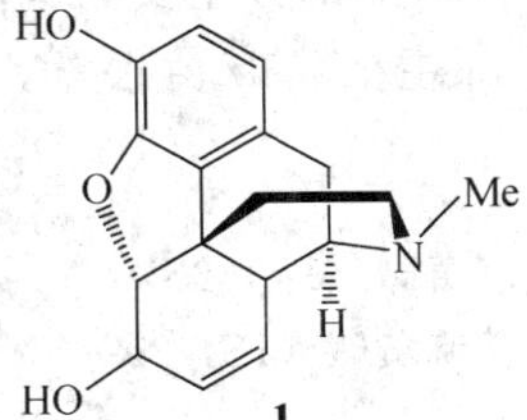

1

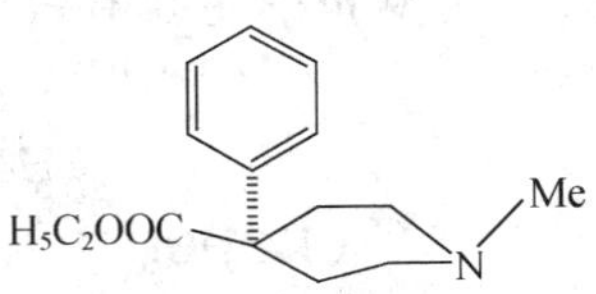

2

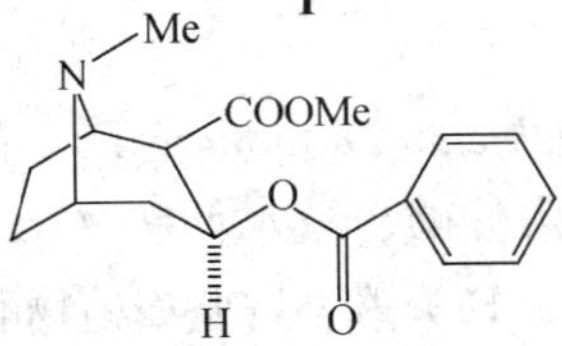

3

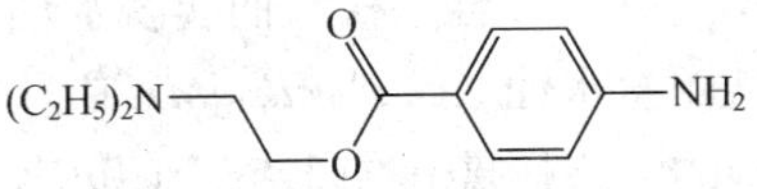

4

第二节　生物碱的结构及分类

生物碱是包括多数天然有机化合物中的含氮物质，已知生物碱约三千多个。对生物碱的分类常根据其基本骨架类别进行分类，主要分为有机胺、吡咯烷、吡啶、喹啉、异喹啉、吲哚、萜、甾、大环类生物碱等。本节选择部分常见生物碱加以介绍，以便了解各类生物碱的结构特征。由于新的结构类型生物碱不断被发现，传统分类方法往往难以归纳其基本结构类别，需要进行亚型分类或重新命名，如异喹啉类生物碱，除吗啡（morphine）、苄基异喹啉（benzylisoquinoline）、阿朴菲（aporphine）等常见的类型外，还有苯菲啶、刺酮碱、苄基苯乙胺等。

一、有机胺类生物碱

有机胺类生物碱是指氮原子不在环内的生物碱，该类生物碱的分子结构差异较大，在植物中分布广泛。主要包括麻黄、秋水仙、紫杉醇和益母草生物碱等。该类生物碱的生物合成前体来自苯丙氨酸和酪氨酸。

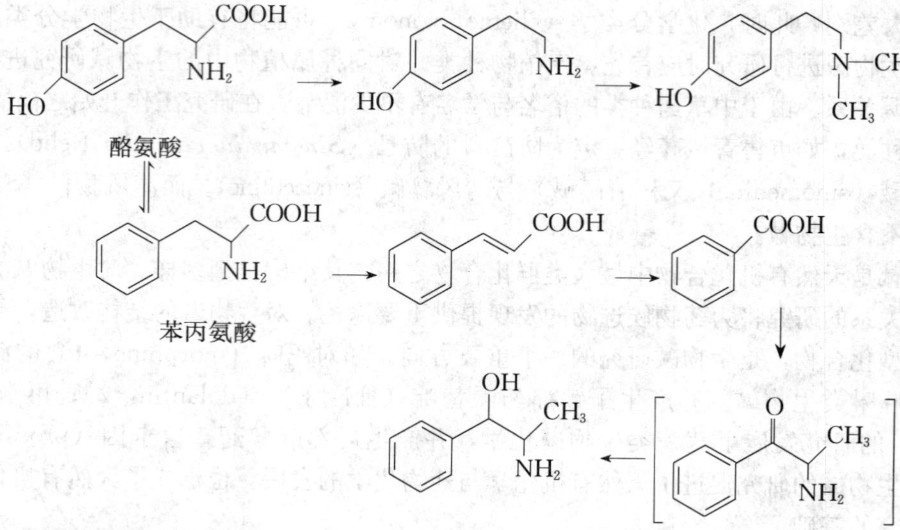

（一）麻黄生物碱类[1,2]

麻黄生物碱类（ephedra alkaloids）主要来自我国特有中药麻黄。该中药有四千多年的应用历史，其地上和地下部分的生物碱结构类别不同。地上部分主要为苯丙胺类化合物，统称麻黄碱（ephedrine），为麻黄的主要有效成分。根部主要含麻黄根素，麻黄根碱 A、B、C、D 及阿魏酰组胺等。

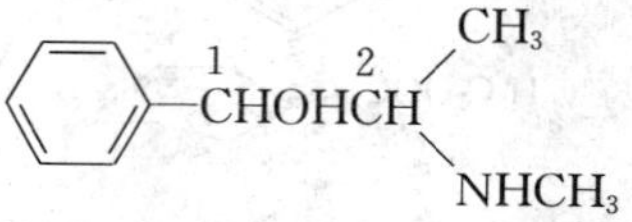

麻黄碱（1*R*，2*S*）
伪麻黄碱（1*S*，2*R*）

（二）秋水仙生物碱类（colchicum alkaloids）[3]

秋水仙碱最早从欧洲百合科秋水仙属秋水仙（*Colchicum autumnale* L.）的球茎分离得到。而后从同属植物美丽秋水仙（*C. speciosum*）中获得秋水仙碱、秋水仙胺（colchamine）等二十多个同系物。我国的山慈菇属植物山慈菇（*Tulipa edulis* B.）和益辟坚属植物丽江山慈菇（*Iphigenia indica*）中也含有类似生物碱。秋水仙碱具有抗癌活性，对微管蛋白呈特异性抑制作用。

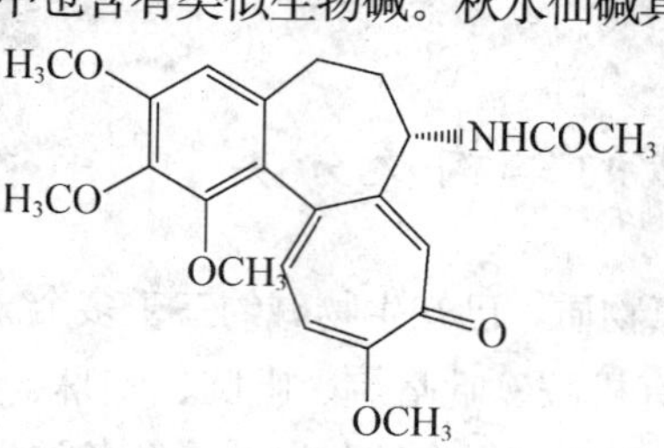

秋水仙碱

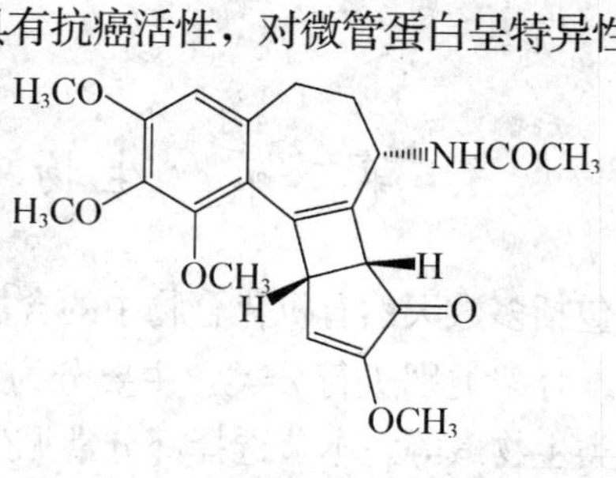

β-lumicolchicine derivative (**5**)

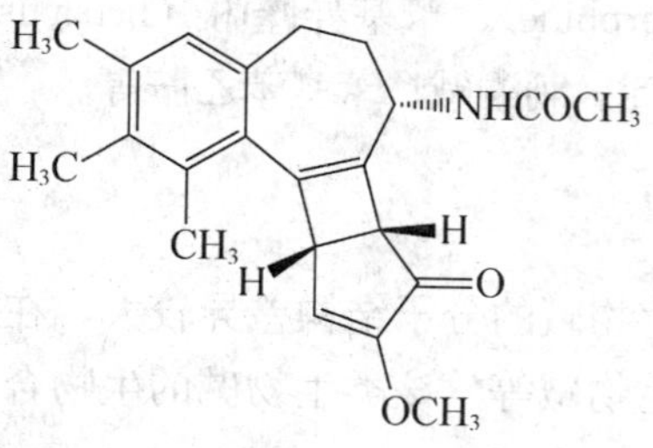

γ-lumicolchicine derivative (**6**)

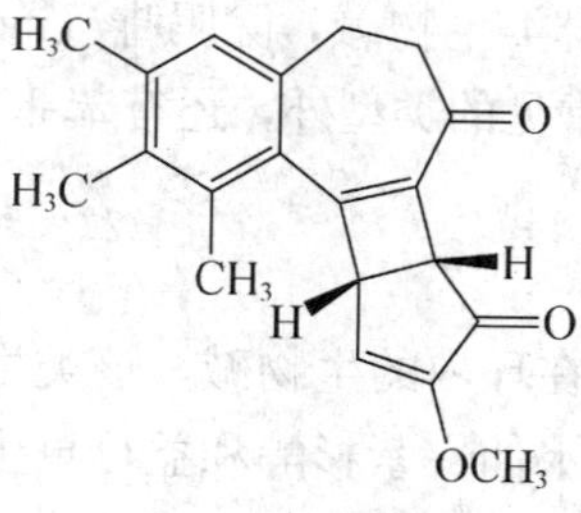

lumicolchicine (**7**)

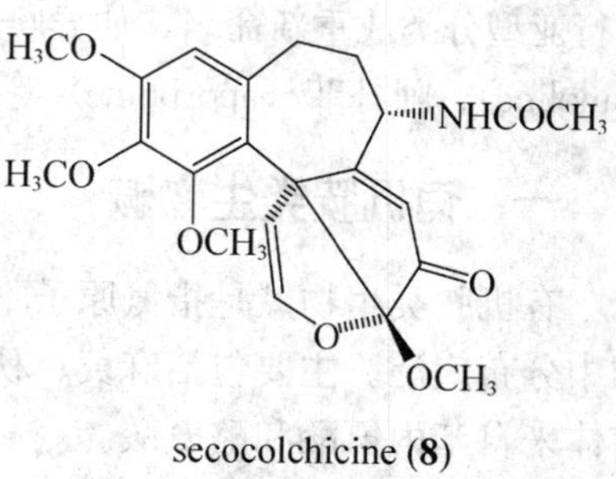

secocolchicine (**8**)

（三）红豆杉属生物碱[4,5]

红豆杉属也称紫杉属（*Taxus*）。迄今已从该属植物分离得到紫杉烷类化合物二百多个。其中紫杉醇类生物碱五十多个，其基本母核骨架如下所示，基本结构为三环二萜类，在侧链上连接氮原子。

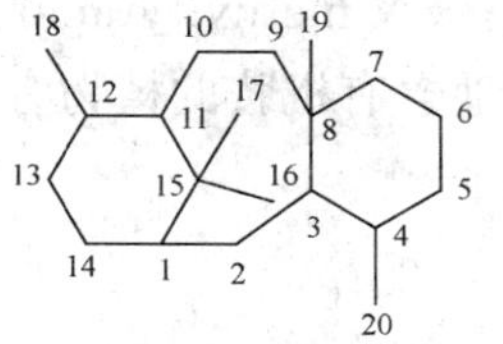

根据紫杉醇类生物碱的母核骨架的不同结构，可分为 5 种类型。

第一种结构类型为 6/8/6 环系，有的化合物 C-4 位具环外双键，如紫杉碱Ⅱ（taxine Ⅱ，**9**）、13-去氧-13α-乙酰氧基-紫杉碱（13-deoxy-13α-acetoxy taxine B，**10**），有的化合物 C-4，5，20 成环氧丙烷，如紫杉醇（**11**）。

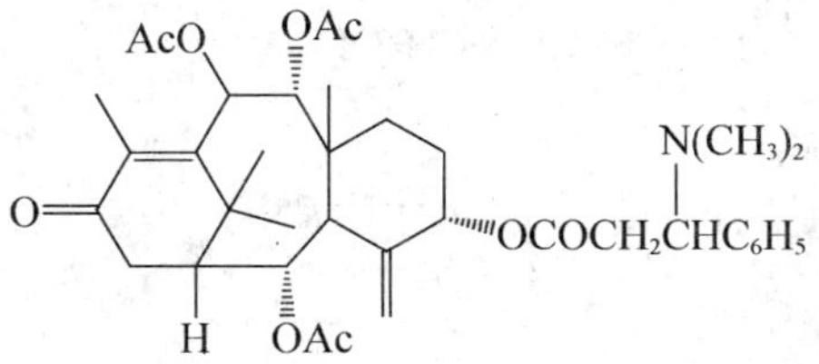

9

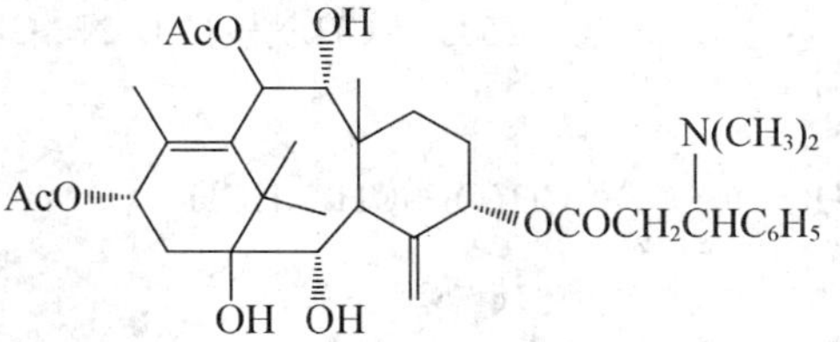

10

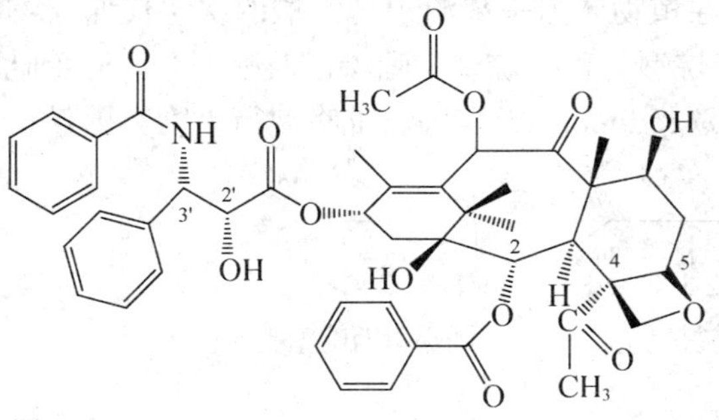

11

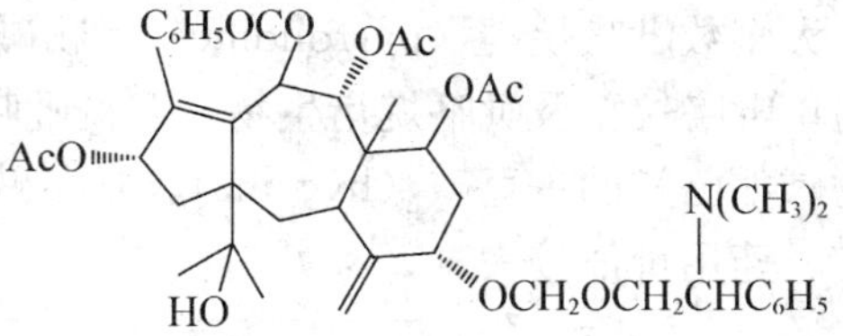

12

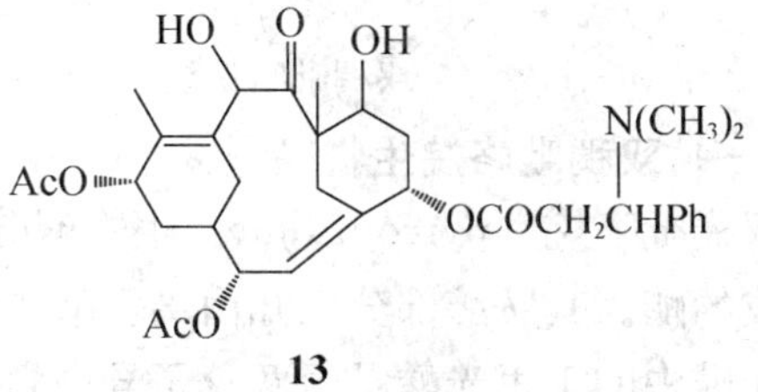

13

紫杉醇类生物碱中，抗肿瘤活性最强的是紫杉醇（**11**）。它在体外对 P_{388}，L_{1210}，HL-60，P_{1543} 白血病细胞，$J_{744.2}$，BALM，K_{562}，HeLa，B_{16} 及人卵巢癌细胞均显示显著的生长抑制活性。体内实验结果表明，对 B_{16} 黑色素瘤和 MX-1 乳腺癌的抑制活性显著，对 LX-1 肺癌，CX-1 结肠癌，L_{1210}，HL-60，P_{1543}，P_{388} 白血病，Lewis 肺癌和 S_{180} 实体瘤均有明显的抑制活性。其抗癌活性的特点是与游离蛋白结合而促进微管的聚合，使染色体不能完成有丝分裂，使 HeLa 细胞阻断在 G_2 后期及 M 期，但对 DNA、RNA 或者蛋白质合成无明显的影响。

紫杉醇及其抗肿瘤活性最强的生物碱都是第一种结构类型，其中 C-13 位的酯基侧链是抗癌的活性官能团之一。

第二种结构类型为母核骨架为 5/7/6 环系，如化合物 **12**。

第三种结构类型为少见的6/10/6环系，如7β-acetoxy-9-acetyl-spicataxine（**13**）。

（四）其他类有机胺生物碱[6]

如益母草（*Leomurus sibiricus* L.）中的益母草碱（leonurine，**14**）、益母草酰胺（leonuruamide，**15**）；芸香科植物酸橙（*Citrus aurantium*）及仙人掌科的多种植物中的对羟福林（synephrine，**16**）、*N*-甲基酪胺（*N*-methyltyramine，**17**）。有的化学结构类似于麻黄碱，为肾上腺素α-受体兴奋剂。其他含有机胺的植物有罂粟科、十字花科、唇形科、豆科、菊科植物等。

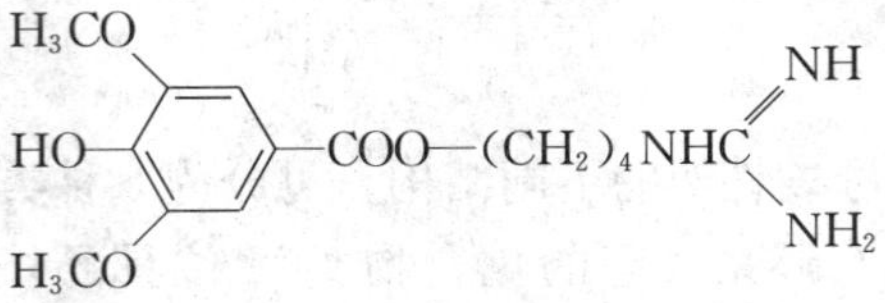

14

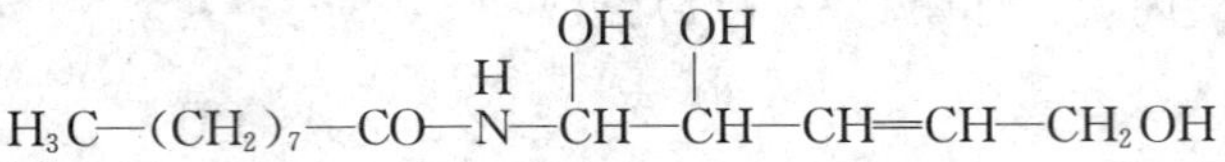

15

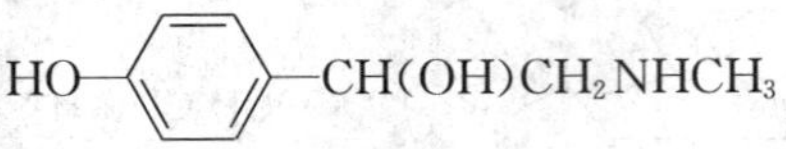

16

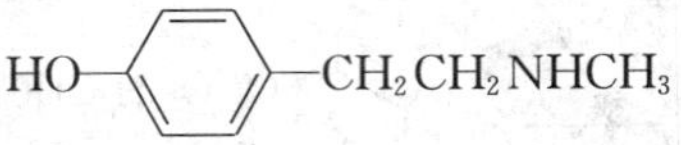

17

二、吡咯烷类生物碱

大多数吡咯烷类（pyrrolidine）生物碱在植物体内是来源于鸟氨酸的次生代谢产物，包括简单吡咯烷型及吡咯烷衍生物：双稠吡咯烷型、莨菪烷型、吲哚里西啶型等。简单吡咯烷生物碱如已知的古豆碱（hygrine）、党参碱（codonopsine）等。吡咯烷衍生物类数量多、分布广、药用价值较大。

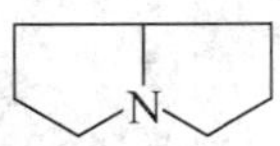

双稠吡咯烷型

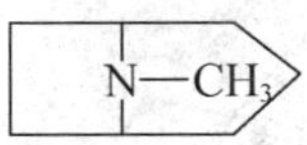

莨菪烷型

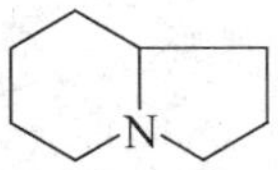

吲哚里西啶型

（一）双稠吡咯烷生物碱[7]

双稠吡咯烷（pyrrolizidine）生物碱分子是由胺醇（necines）和羧酸（necic acid）两部分组成的酯。其胺醇部分已知由鸟氨酸生物合成而来，而羧酸部分则源于另外的氨基酸，如千里光碱中的千里光酸是由两分子异亮氨酸合成，然后再与醇部分成酯。

已发现该类生物碱二百余个，广泛分布在13科三百八十多种植物中，分布较集中的科属植物如菊科千里光属（*Senecio*）、蟹甲草属（*Cacalia*）、囊吾属（*Ligularia*）、豆科野百合属（*Crotalaria*）等。在紫草科也有相当数量分布。这些植物中的少数为民间用作舒筋活血、散瘀止痛的草药。该类生物碱的生物活性还包括解痉、降压作用，类肾上腺素功能，抗炎，兴奋子宫，抗癌等。

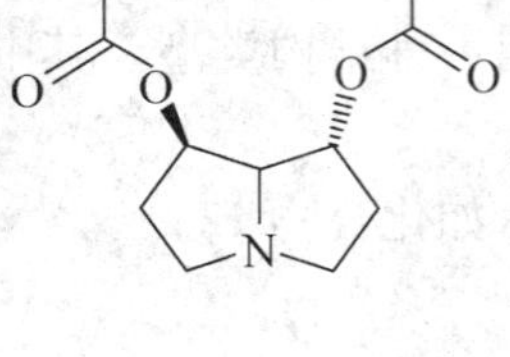

双稠吡咯烷生物碱基本结构

(二) 莨菪烷生物碱[8]

莨菪烷（tropane）生物碱的基本母核为莨菪烷（托品烷）即吡咯烷哌啶或称 N-CH_3 桥（1,5）环庚烷，C-1 和 C-5 虽为手性碳，因与甲基氨桥连接，分子内消旋化而无旋光贡献。由于环庚烷与哌啶立体构象相对不同，而使莨菪烷有两种较稳定的构象式，即为椅-船式和船-椅式。

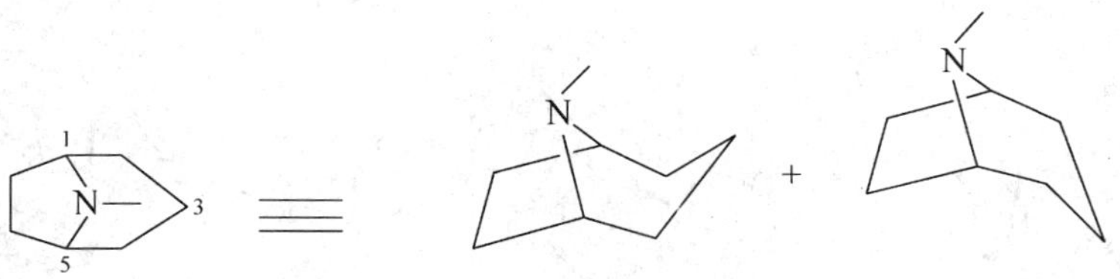

生物碱中的莨菪烷大多以莨菪醇（3-羟基莨菪烷）的形式存在，莨菪醇（tropinol）的 3-羟基与 N-甲基桥为顺式，同其差向异构体（3-羟基与 N-甲基桥为反式）伪莨菪醇（pseudotropinol 或 φ-tropinol）均各有一对与莨菪烷相对应的甲、乙两种构象式。

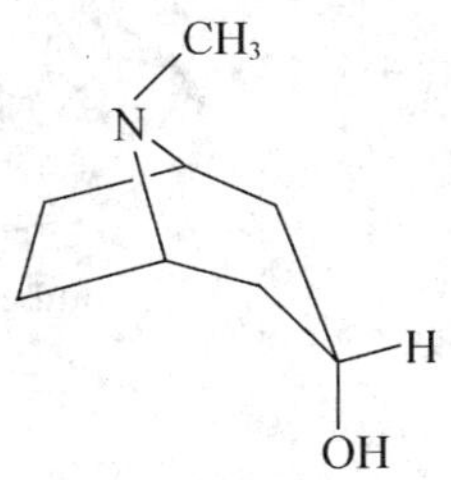

伪莨菪醇

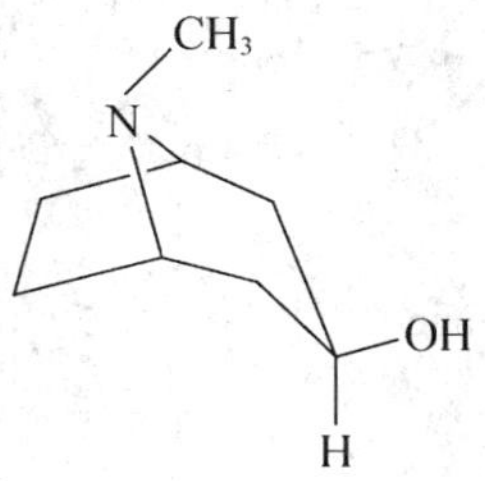

莨菪醇

(三) 吲哚里西啶类（indolizidine）生物碱[9]

一叶萩（*securinega suffrucosa*）含有多种生物碱，其中一叶萩碱是其主要有效成分，主要用于治疗面神经麻痹，小儿麻痹后遗症。

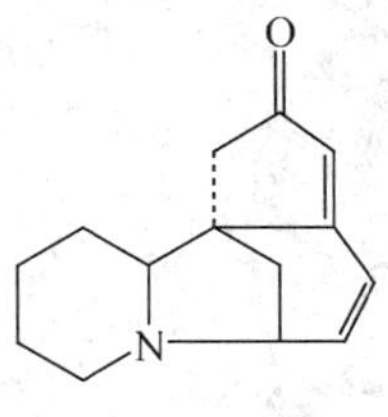

一叶萩碱

(四) 百部生物碱[10]

另一类吡咯烷类化合物是吡咯啶和七元环稠合的衍生物。目前研究结果表明，这类生物碱仅存在于百部。它们共同的骨架结构为氮杂薁，叔氮原子镶嵌于四氢吡咯与䓬环骈合的桥头，桥键另一端为四氢吡咯，但它们的取代基各有不同。该类生物碱也可归于大环生物碱。

百部为百部科百部属植物，我国主要分布有对叶百部（大百部）（*Stemona tuberose* Lour）、直立百部［*S. sessilifolia*（Miq.）Miq］、蔓生百部（百部）［*S. japonica*（Blume）Miq.（*S. ouata* Nakai）］、细花百部［*S. parviflora*（C. H. Wright）］、云南百部［*S. mairei*（Levl.）Krause］等植物，为我国传统中药，用于镇咳定喘与杀虫止痒，早在 20 世纪 50 年代初就开始对其有效成分进行研究，已分离鉴定许多该类成分。

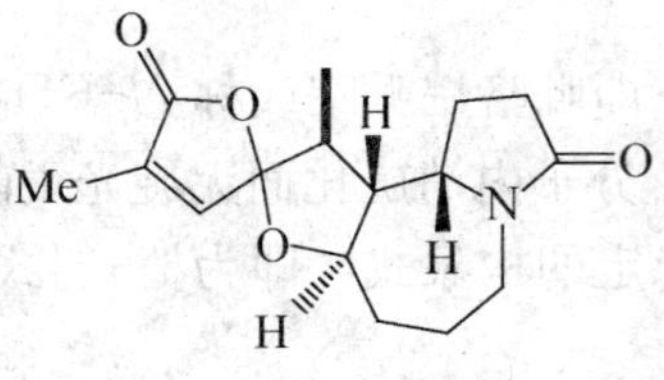

stemoninoamide

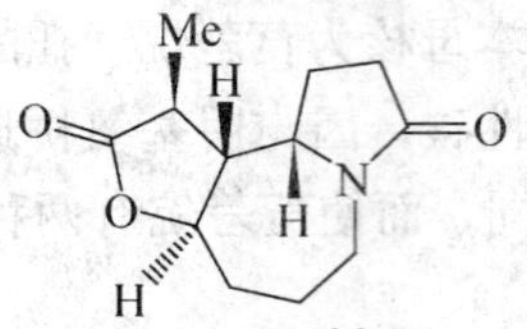

stemoamide

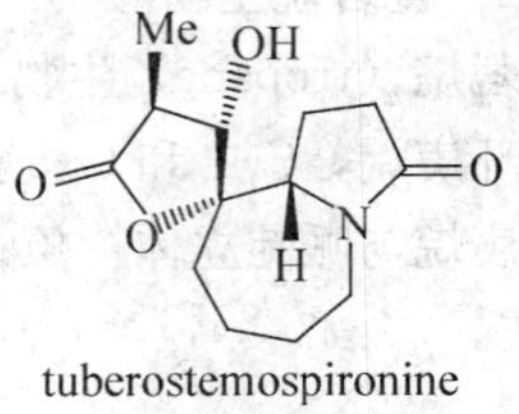

tuberostemospironine

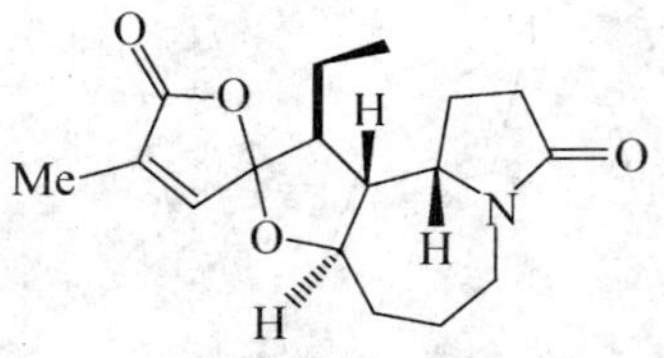

tuberostemoamide

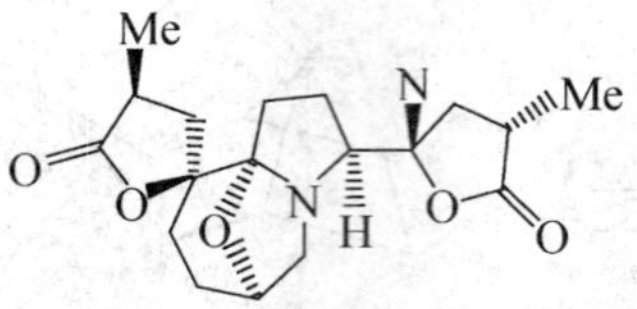

stemotinine

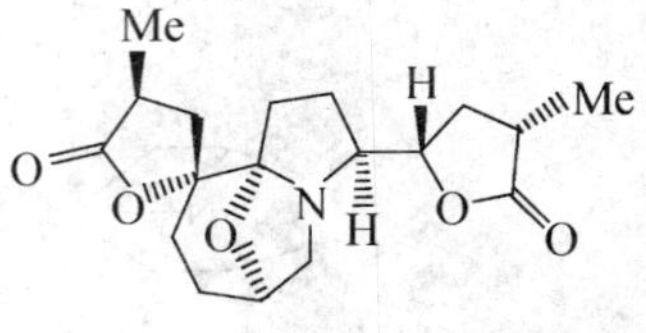

isostemotinine

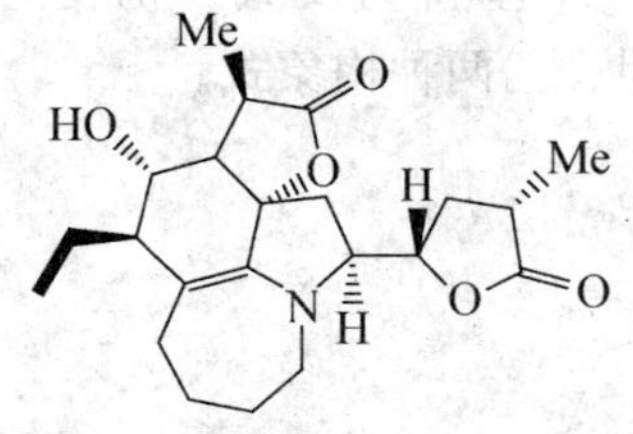

oxotuberostemonine

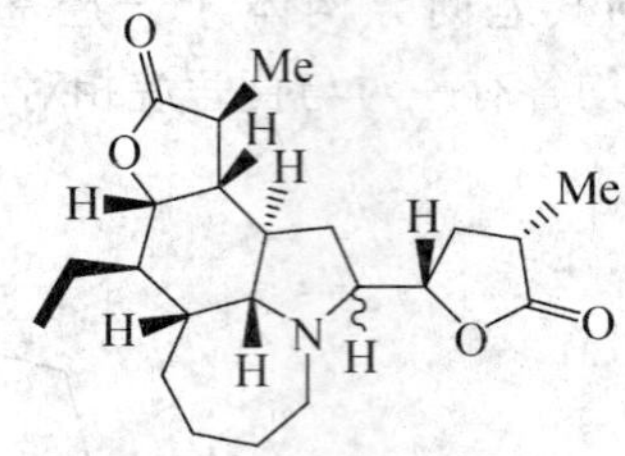

tuberostemonine H3-A
tuberostemonine H3-B

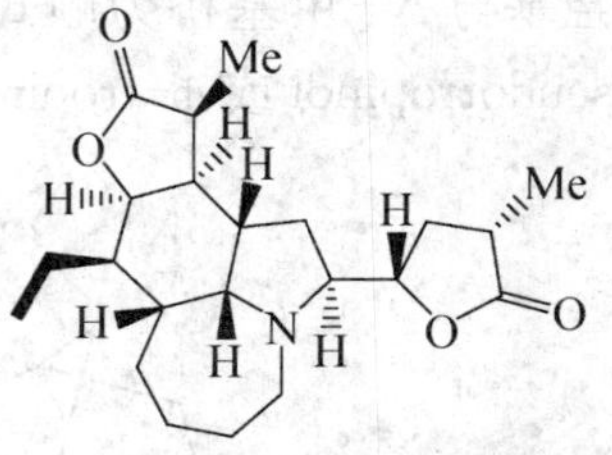

neotuberostemonine

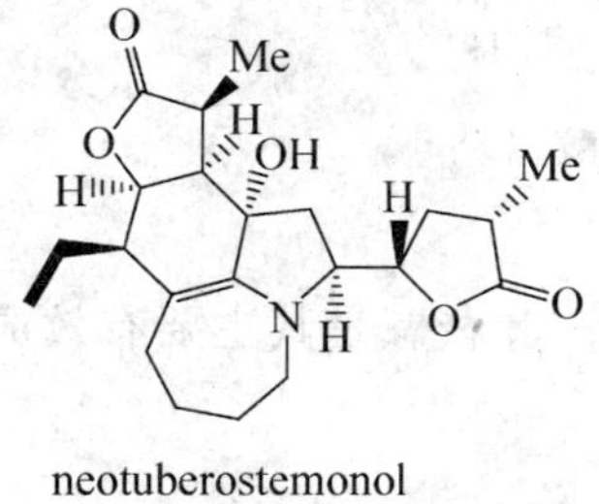

neotuberostemonol

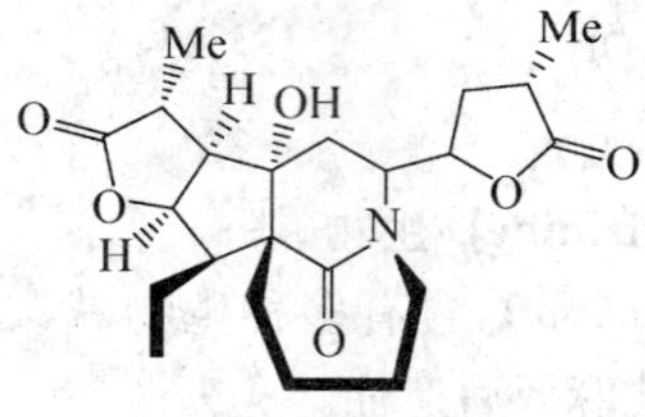

neotuberostemonol

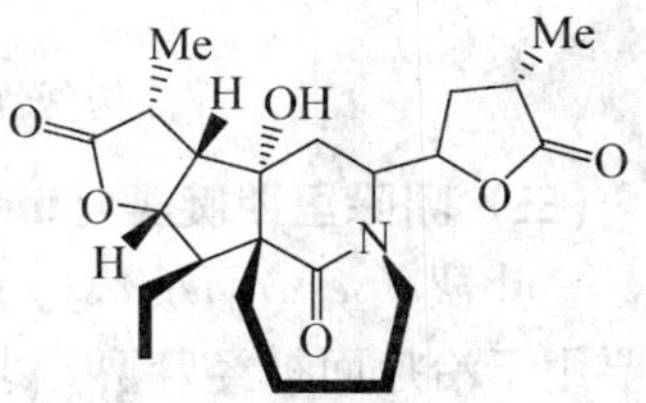

tuberostemoninol

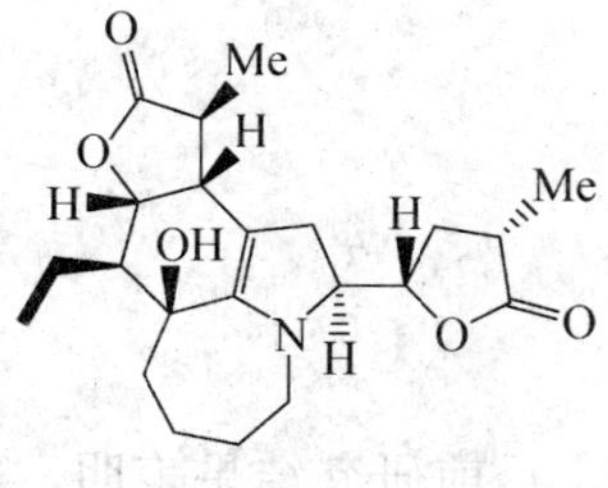

tuberostemonol

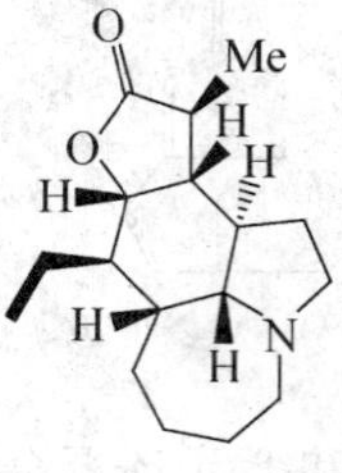

stemonine

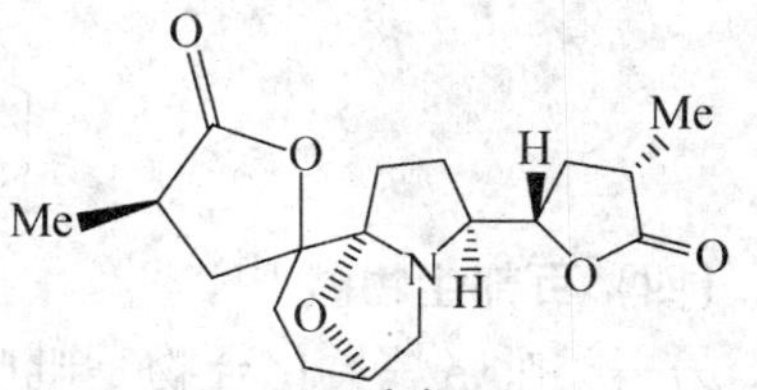

stemotinine

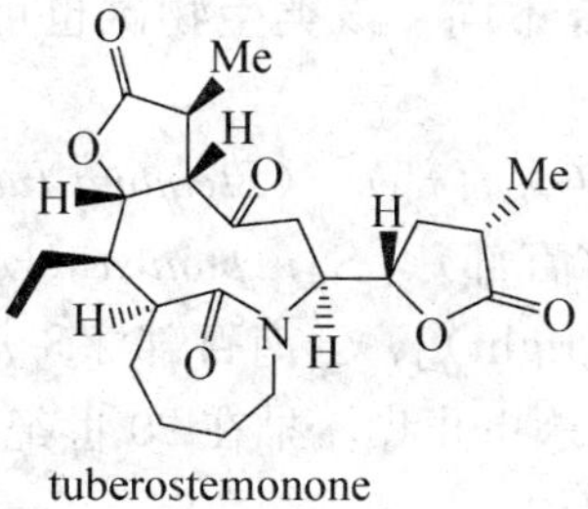

tuberostemonone

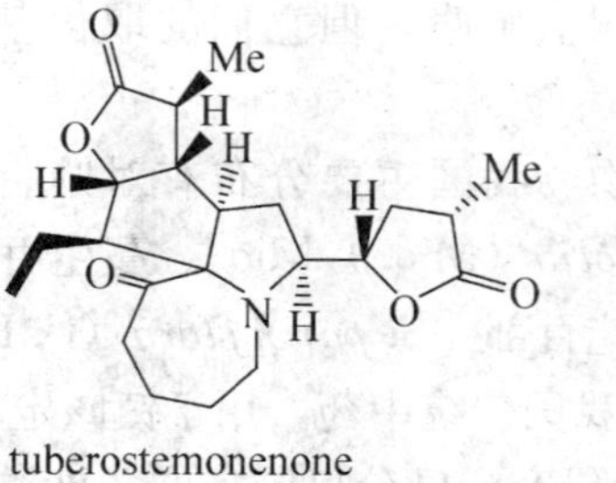

tuberostemonenone

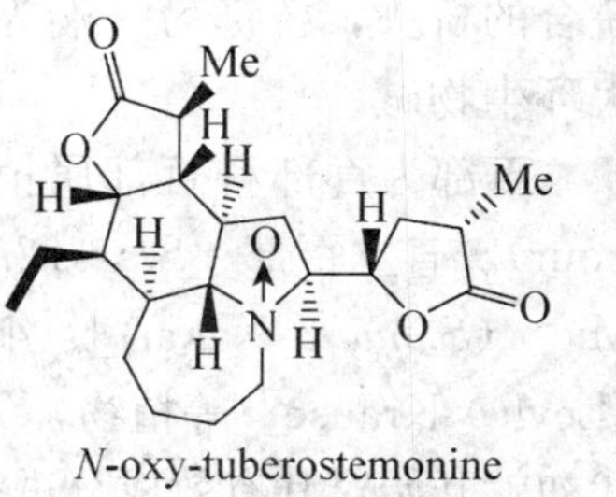

N-oxy-tuberostemonine

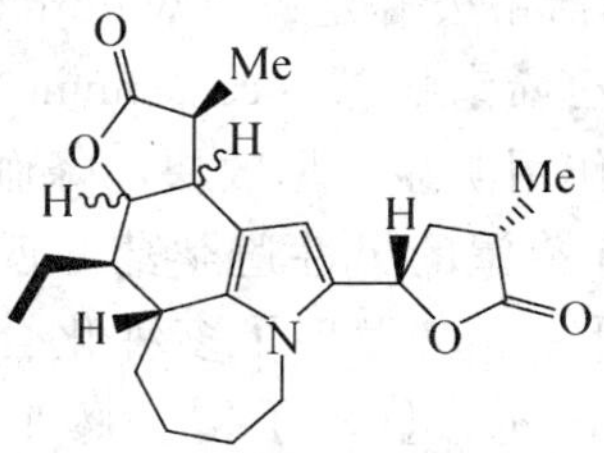

didehydrotuberostemonine H11=H12-B
bisdehysrotuberostemonine H11=H12-A

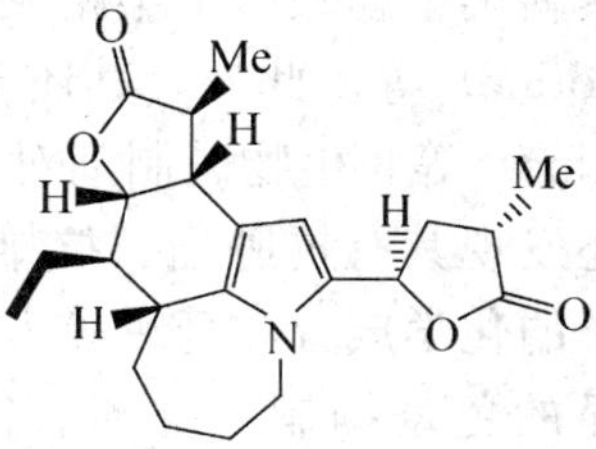

isodidehydrotuberostemonine

三、吡啶和哌啶类生物碱[8]

吡啶（pyridine）和哌啶（piperidine）的关系极为密切，哌啶为六氢吡啶，理应归属于一类，但若从其生源分析，两者的差别还是比较明显的，因为吡啶核主要得自烟酸（对于高等植物，烟酸主要来自于天门冬氨酸），而哌啶核则源于赖氨酸（Lys）。

（一）吡啶类生物碱

吡啶类生物碱在植物体内大多是由烟酸的方式衍生得来，烟酸的生物合成是从天门冬氨酸（Asp）与甘油醛-3-磷酸的反应起步的，最后经过脱羧由重要的前体物喹啉酸生成。

由烟酸衍生的吡啶生物碱种类众多，如已知的蓖麻碱（ricinine）、猕猴桃碱（actinidine）、胡卢巴碱（trigonelline）、槟榔碱（areckline）等。

1. 烟草生物碱（tobacco alkaloids） 烟草生物碱以烟碱为代表。烟碱因法国人 Jean Nicot 于 1560 年发现其止痛作用并首先把烟草从美洲引种到法国而得名尼古丁（nicotine）。

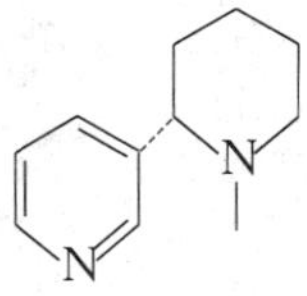

nicotine

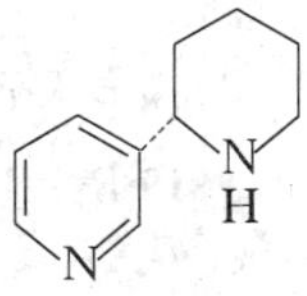

anabasine

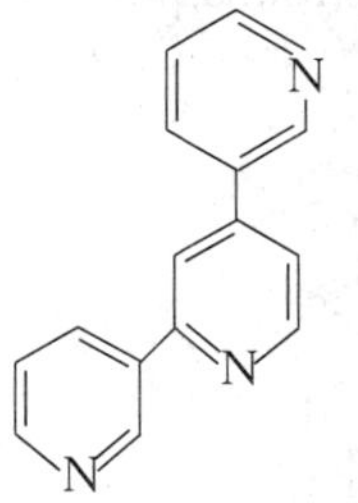

nicotelline

烟碱药用历史悠久。研究表明，烟碱是烟草的主要致依赖成分，而且它对机体也有许多直接毒性作用。流行病学研究显示，吸烟可使脑血管病发病率和病死率均明显上升。最近的研究也发现，吸烟烟雾的冷凝聚物可增加培养的人脐静脉内皮细胞（HUVEC）与白细胞的黏附，并使 HUVEC 表达细胞黏附分子的作用增强。由于在脑缺血/再灌注时，白细胞进入炎症部位包括两个阶段并有多种黏附分子的参与，首先是白细胞在血管内皮表面滚动，此过程由在血管内皮细胞上的细胞黏附分子 E-选择素（E-selectin，CD62E）和白细胞表面的 L-选择素与它们的寡糖配基相互作用来完成，而后通过其他黏附分子迁移到炎症组织。烟碱的药理作用复杂，常常表现出兴奋和抑制两个方面的综合作用，若摄入得当，可发挥调节情绪、去除焦虑、激活思维、增强记忆等积极作用。

2. 雷公藤生物碱 卫矛科雷公藤属（*Tripterygium*）植物雷公藤（*T. wilfordii* Hook. f.）的根为重要的传统中药，已发现它含有具抗癌活性的二萜类化合物，同时还分离得到含吡啶环的倍半萜内酯类生物碱，在分类中有的将其划分于吡啶生物碱，亦有的将其归属于萜类生物碱。倍半萜大环内酯类生物碱包括雷公藤定碱（wilfordine）、雷公藤次碱（wilforine）等。此外，其还含精眯类生物碱苯乙烯南蛇碱（celacinnine）、呋喃南蛇碱（celafurine）等。生物碱制剂对关节的消肿、止痛作用明显、见效快，降血沉作用也较大，同时还发现其有抗肿瘤、抗雄性生育作用，是有希望的男性避孕药。近几年来人们对其生物碱的化学成分和药理等方面进行了大量的研究，又发现了多种化合物，其中有些具有明显的免疫抑制、抗肿瘤作用和较小的毒性，充分显示了雷公藤生物碱的应用前景。

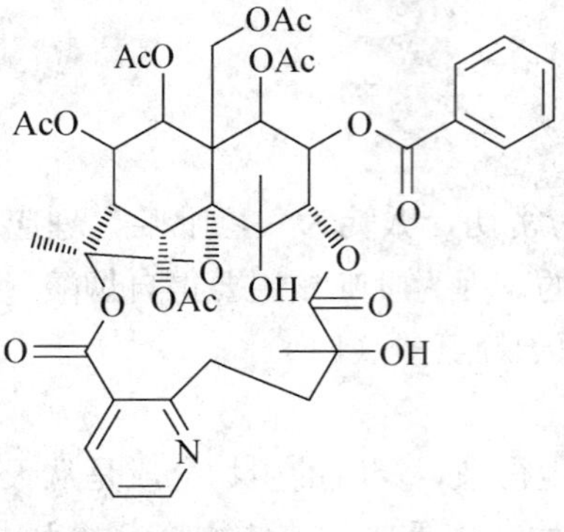

雷公藤碱（tripterygine）

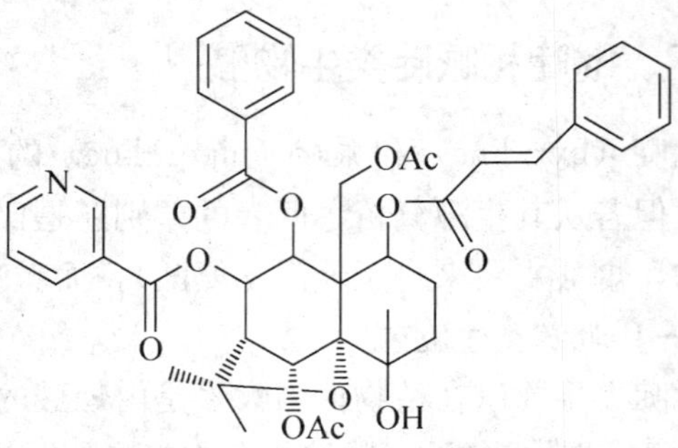

雷公藤甲素（triptolide）

3. 秦艽生物碱　秦艽包括龙胆科龙胆属（*Gentiana*）供药用的 9 种植物如秦艽（*G. macrophylla* Pal.）、麻花秦艽（*G. straminea* Maxim.）等。它们根中的有效成分被认为是一系列吡啶生物碱，如秦艽碱甲（gentianine，**18**）、秦艽乙素（gentiatibetine，**19**）、天山龙胆碱（gentianaine，**20**）和黄花龙胆碱（gentialutine，**21**）。

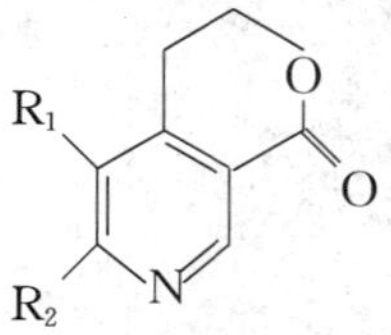

18 $R_1=CH=CH_2$，$R_2=H$

19 $R_1=H$，$R_2=CH_3$

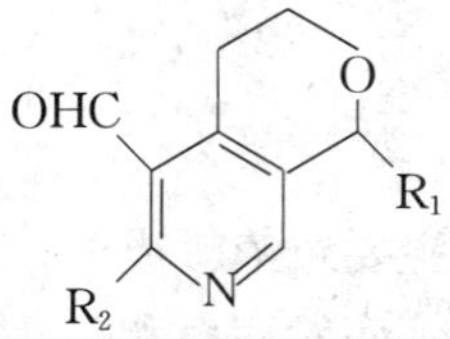

20 $R_1= =O$，$R_2=CH_3$

21 $R_1=CH_3$，$R_2=O$

而最近研究表明，这些生物碱乃是秦艽中所含苦苷类，如龙胆苦苷（gentiopicroside）的转化产物，即在提取过程中加氨水处理反复萃取等因素影响下，由氮原子取代了苷元分子中吡喃环上的氧原子，而导致吡啶生物碱形成。

（二）哌啶类生物碱

哌啶（piperidine）类生物碱是指结构中含有哌啶环的生物碱，主要有简单哌啶类和喹诺里西啶类。哌啶类生物碱的生物合成途径有多种。

1. 简单哌啶类生物碱　哌啶生物碱的生源氨基酸为赖氨酸，它与磷酸吡啶醛缩合生成复合物中间体，经脱羧、重排、水解而得重要前体化合物 Δ-哌啶，由其在不同条件下生成各类型哌啶生物碱，其生物合成的可能途径如下：

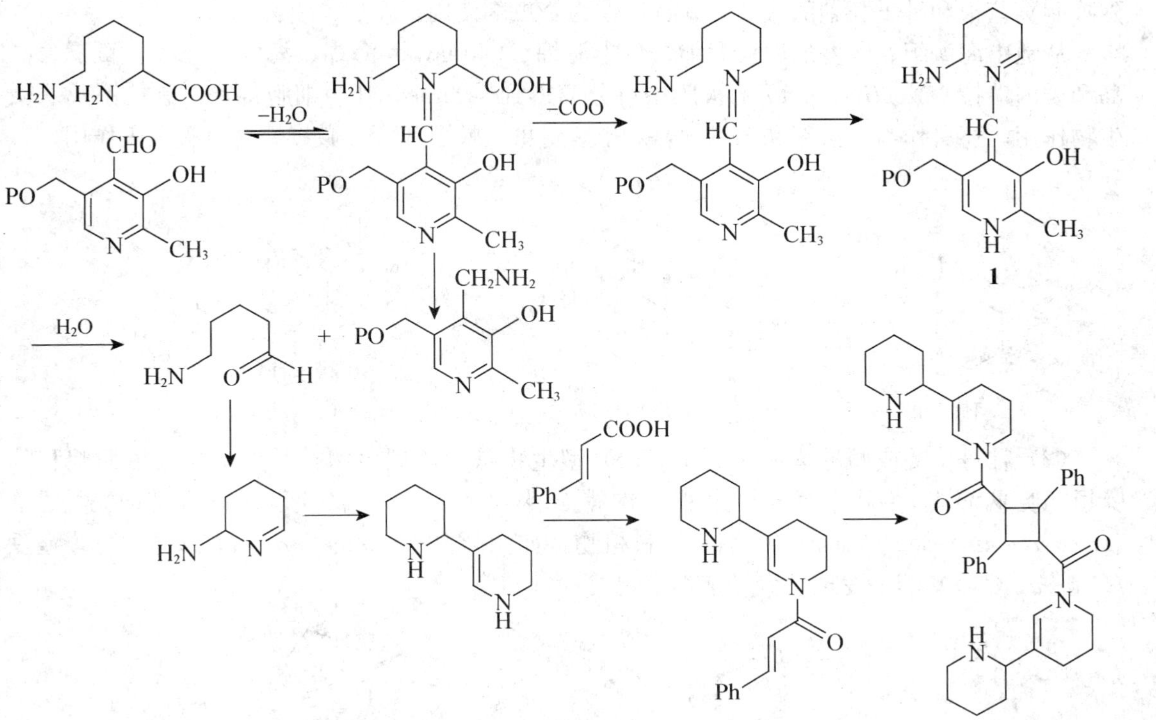

由于植物体内生物合成反应多变，有些哌啶类化合物并未遵守上述生物合成规律，如毒芹碱与景天胺的结构很相似，但可能因其原植物与那些含典型哌啶生物碱的植物属亲缘关系较远，而步入其他生合成路线。毒芹碱由乙酸开始，生成中间产物 5-氧基辛胺，环合后生成 γ-去氢毒芹碱，而后还原成毒芹碱。现已发现天然哌啶生物碱近百种。该类生物碱的结构类型包括：①*N*-酰基哌啶型生物碱；②短链（烷、烯、醇、酮、酸等）取代的哌啶型生物碱；③长脂链取代的哌啶 3-醇型生物碱；④对氧（杂）萘酮哌啶型；⑤螺环哌啶型生物碱；⑥桥环哌啶型生物碱；⑦聚哌啶型生物碱。

2. 喹喏里西啶（quinolizidine）类生物碱　这是继哌啶生物碱之后，又一类由赖氨酸生合成的生物碱。它们结构的共同特点是均含有双稠哌啶基核，故又称双稠哌啶类生物碱，主要分布于豆科（二十余属）、石松科（十余属）、千屈菜科（2 属）、睡莲科萍莲草属等植物中，其中尤以在豆科和石松科中分布广，数量多，而且结构类型各异。

（1）羽扇豆碱型（lupinine）生物碱　羽扇豆生物碱是最简单、最基本的喹喏里西啶生物碱，大多分布于羽扇豆属植物的全草和种子中，如黄羽扇豆（*L. luteus* L.）和槐属岭南槐（*S. tomentosa* L.）。南非植物 *Calpurnia aurea* 和 *Readeamem branacea* 的地上部分的主要成分为喹诺里西啶类生物碱如白羽豆碱（lupinine）、金雀花碱（cytosine）、鹰爪豆碱（sparteine）、红豆碱（matrine）等。从南美洲的红豆属植物的根和茎、白羽豆属植物的根、美洲及亚洲豆科的地上部分可分离得到此类生物碱，从一些寄生植物中也能获得。喹诺里西啶类生物碱会导致牲畜慢性中毒并产生成瘾性，除导致死亡外还引起母畜不孕、流产、胎儿畸形。该生物碱可改善安非他明诱发的神经运动障碍、减少泼尼松龙引起的鼠爪水肿感染。金雀花碱能提高离体子宫平滑肌的收缩力，使猪的气管收缩加快。从加拿大海狸的味腺中也分离得到了类似物。在日本和我国，黄睡莲生物碱被用来治疗许多疾病，它具有很强的免疫抑制作用和对乙酰胆碱酯酶的抑制作用，对鼠脾细胞亦有很强的细胞毒性。黄睡莲生物碱强烈抑制莴苣根和种子胚轴的成长，并且可作为杀虫剂使用。

从地中海海绵、印度尼西亚海绵、日本海绵、Okinawan 海绵、海洋双壳类、百慕大群岛和委内瑞拉 *Clavelina picta* 的被膜中可分离得到 saraine。其为细胞毒素，具抗菌及杀微生物作用，还可作为灭虫剂和杀螨剂，对土豆蚜虫、蚊子和两点微蜘蛛幼虫有杀灭作用。

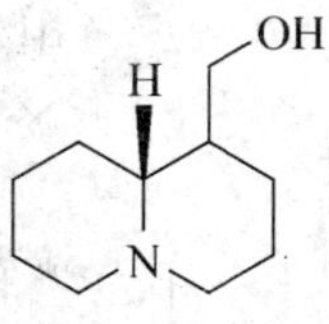
羽扇豆碱

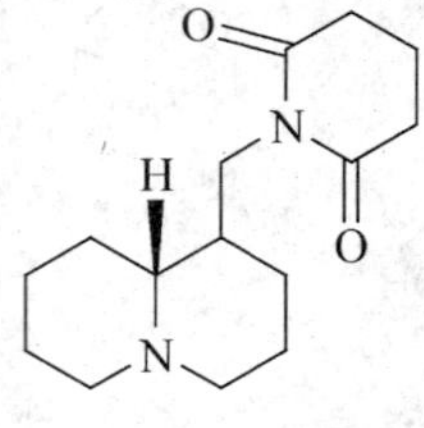
表光羽扇豆碱

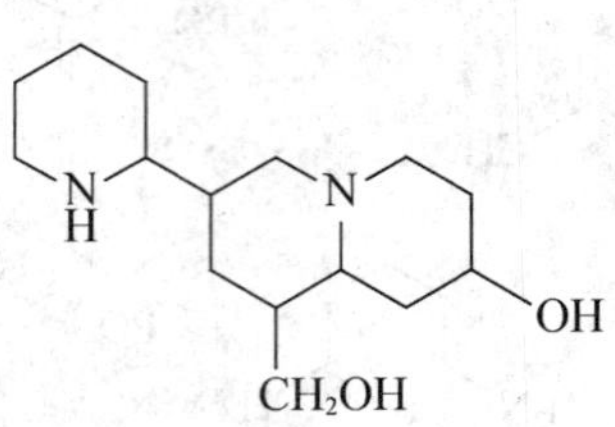
咖狄胺

(2) 牡丹草啶或狮足草碱（leontidine）型生物碱　该型生物碱骨架由喹喏里西啶和吲哚里西啶两个基核稠合而成，因其首次得自小檗科牡丹草属（*Leontice*）植物狮足草（*L. euersmanii* Bge.）而得名，后在豆科植物，如大隆豆（*Camoensia maxima*）、短萼隆豆（*C. breuicalyx*）等中发现了大量该类生物碱。

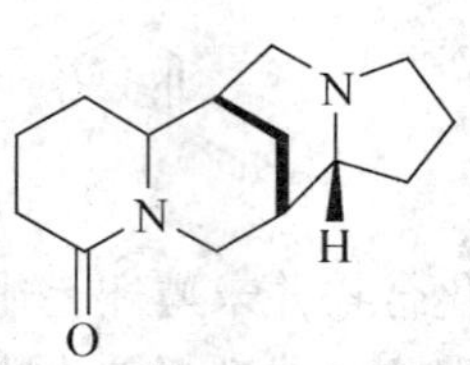
牡丹草啶

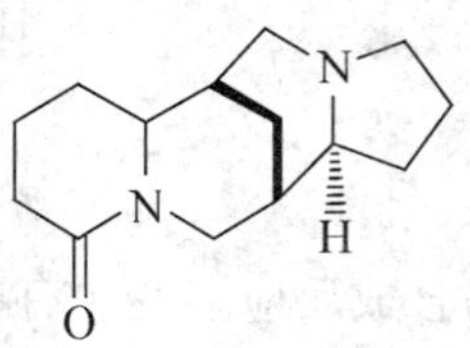
表牡丹草烷

(3) 无叶豆碱或鹰爪豆碱（sparteine）型生物碱　无叶豆碱是由喹喏里西啶和吲哚里西啶两个基核稠合而成的四环化合物，包括的生物碱较多，其中以无叶豆碱为代表的生物碱分子中不含羰基，在已分得的天然产物有 3 种立体异构体，即（－）-无叶豆碱、（－）-α-异无叶豆碱和（＋）-β-异无叶豆碱。大多数生物碱的骨架中嵌有羰基，羰基的位置虽有不同，但通常是嵌于一个氮原子的近旁而呈环酰胺结构，如以羽扇豆烷宁或称白羽扇豆碱、白金雀花碱（lupinine）为代表的生物碱中的羰基嵌于第 2 位。

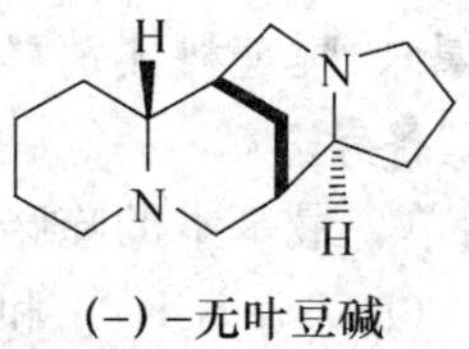
(－)-无叶豆碱

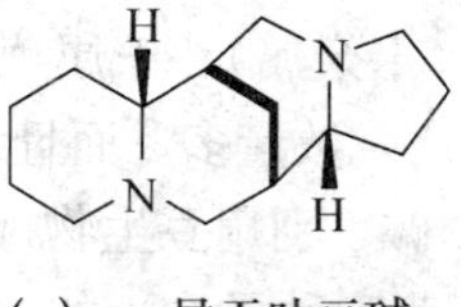
(－)-α-异无叶豆碱

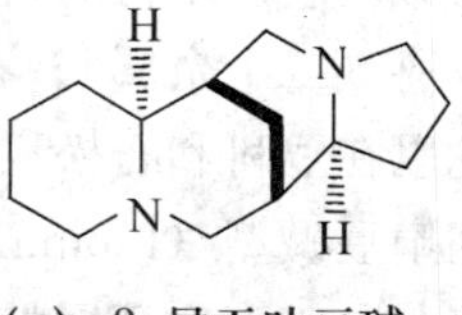
(＋)-β-异无叶豆碱

(4) 苦参碱（matrine）型生物碱　苦参碱型生物碱的结构骨架是由双喹喏里西啶基核竖向稠合而成，根据 D 环双键的有无、位置、数目并结合桥碳氢原子的构型等方面的差异，可进一步分为苦参碱系列、槐果碱系列、槐胺碱系列和莱曼碱系列等。

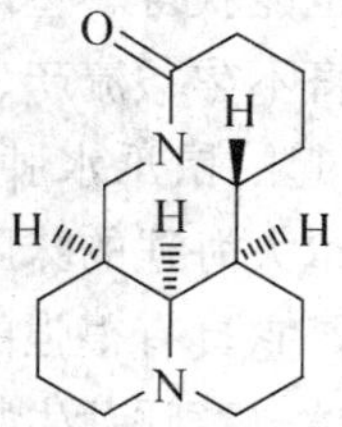
苦参碱

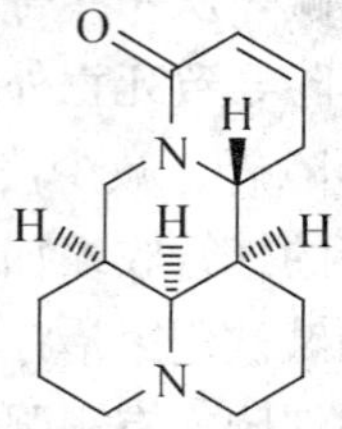
槐果碱

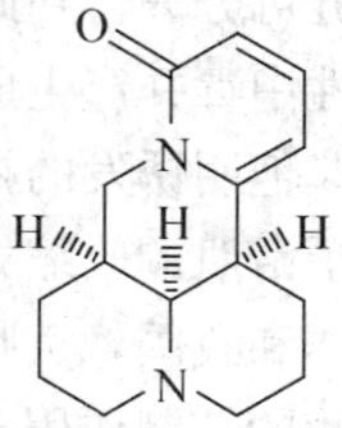
槐胺碱

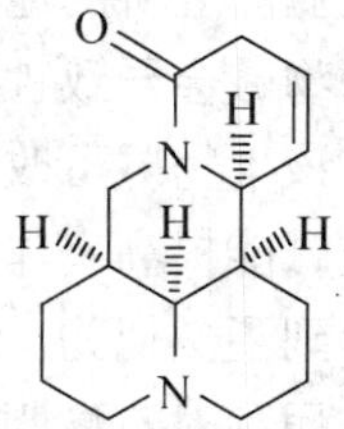
莱曼碱

（5）红豆树碱（ormosine）型生物碱　该型为含 $C_{20}N_3$ 的大分子喹喏里西啶生物碱，其结构特点是以四个桥环的稠合方式。它们主要产于红豆属多种植物如亚马逊红豆（*O. jamaicensis* Urb.）、巴拿马红豆（*O. panamensis*）、厚果红豆（*O. dasycarpus*）、绯红豆（*O. coccinea*）、小肋红豆（*O. costulata*）等。该类生物碱可用于治疗急性菌痢，疗效满意。经体外试验证明对志贺菌等 15 种痢疾菌株均有抑制作用。

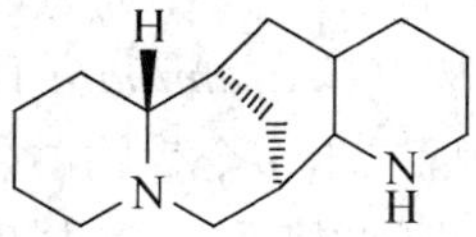

苦豆碱

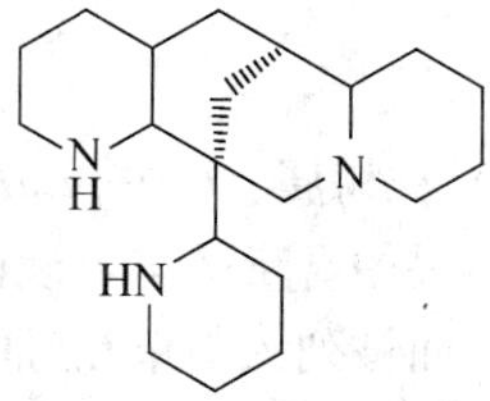

18-表亚马逊红豆树碱

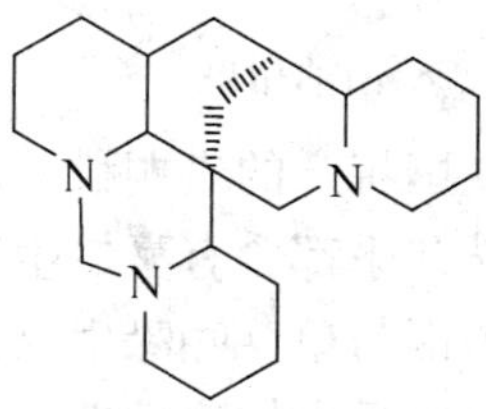

高-6-表有柄红豆树碱

（6）二聚喹诺里西啶型生物碱　二聚体是由两个单分子喹诺里西啶型生物碱聚合而成，其中有的是由两个相同的单分子组成，有的则是由两个不同的单分子组成，它们大多与其单分子同源。

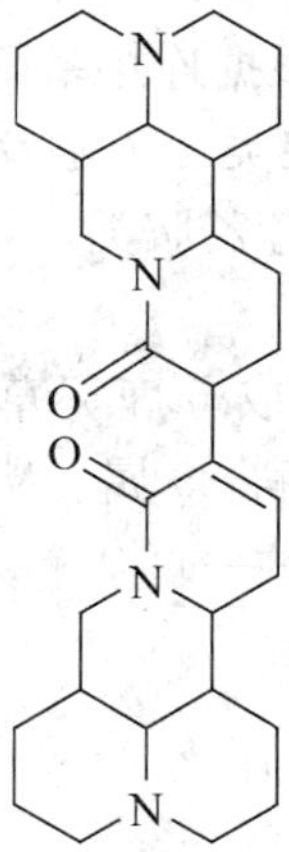

高贝碱 (goebeline)

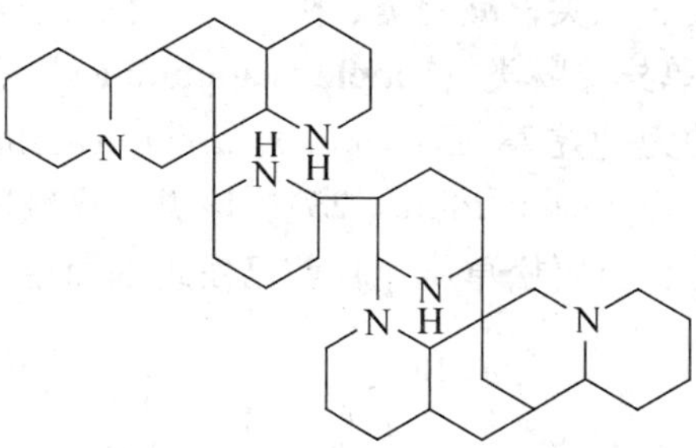

红豆树碱 (ormojine)

四、喹啉类生物碱[11]

喹啉（quinoline）类生物碱的结构类型可分为喹啉类（如奎宁、喜树碱）和吖啶酮类（如山油柑碱，acronycine）。其生物合成前体为色氨酸。

对喹啉类生物碱的研究始于茜草科的金鸡纳属生物碱（cinchona base）。而后，从澳大利亚山油柑（*Acronuchia baueri* Schott.）中发现了具有广谱抗癌活性的山油柑碱。因此，芸香科生物碱的研究开辟了喹啉类生物碱的研究先河，目前已从芸香科五十余属近 400 种植物中分得并鉴定结构的喹啉类生物碱有 260 多个。

由于山油柑碱的广谱抗癌活性，近年来国内外学者对数十种山油柑碱的类似物及合成产物进行了一系列有关抗癌活性的试验研究，但始终未发现生物活性能超过山油柑碱者，即使结构极其接近的如 1,2-二氢山油柑碱、去甲山油柑碱等。由于山油柑碱的重要发现，首先引起对山油柑属（*Acronychia*）植物成分研究的重视，现已鉴定结构二十余个。

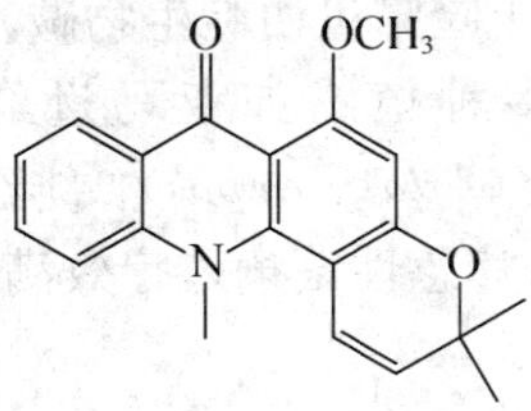

山油柑碱

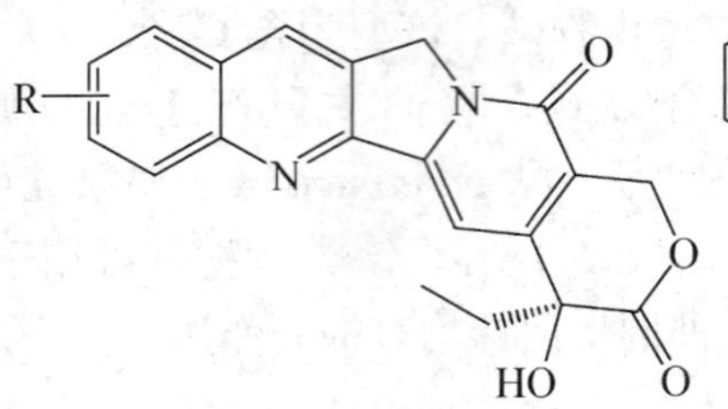

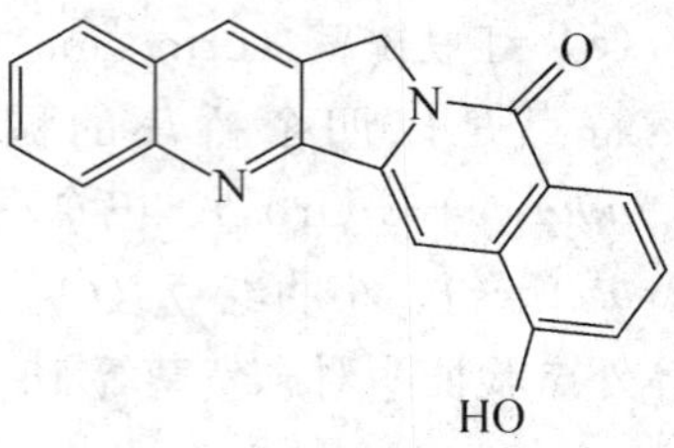

喜树生物碱

我国特产的珙桐科（Nyssaceae）喜树属（*Camptotheca*）植喜树（*C. acuminata* Decne）的全株几乎都含有喜树生物碱，但以果中含量较丰，现已从其中发现二十多个生物碱。喜树生物碱因与单萜吲哚生物碱同生源，而被列入与单萜吲哚类相关的生物碱项下。喜树碱同系物几乎均具有抗癌活性，对 P_{388} 白血病细胞有较强的细胞毒活性，但它们对泌尿系统及消化道有一定的毒副作用。

五、异喹啉类生物碱[12]

异喹啉（isoquinoline）类生物碱是最大的一类生物碱，分布于 27 科二百余种植物中。已知该类生物碱约 1200 个，多以异喹啉的四氢异喹啉为基核，根据连接基团的不同，又可分为十类，分别为简单异喹啉类、吗啡类、原小檗碱类、苯菲啶类、苄基及双苄基异喹啉类、刺酮碱类、三尖杉碱烷类、阿朴菲类、二聚异喹啉类、苄基苯乙胺类。

（一）简单异喹啉类（simple isoquinolines）生物碱

最简单的为鹿尾草（*Salsola richteri* Karelin）中的降血压成分鹿尾草碱（salsoline，**22**）与鹿尾草定（salsolidine，**23**）。该类生物碱还存在于仙人掌科 25 属、罂粟科的罂粟属和紫堇属、毛茛科唐松草属。目前已发现的简单异喹啉类生物碱约一百余个。

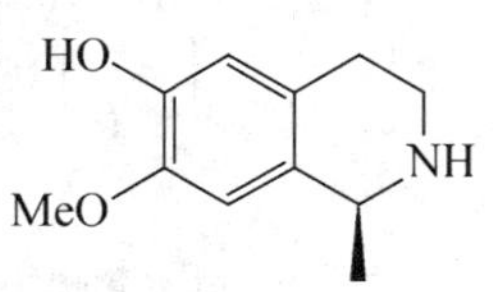

22

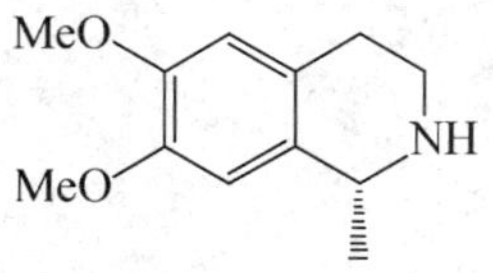

23

（二）吗啡类生物碱

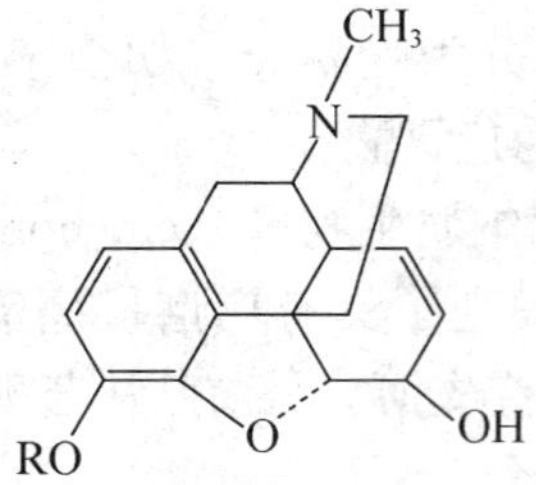

吗啡　R=H（止痛）
可待因　R=CH_3

（三）原小檗碱类（protoberberine）生物碱

原小檗碱类生物碱是异喹啉类生物碱中药用历史悠久，分布广泛，研究较深入的一类生物碱。该类生物碱为两个异喹啉环的稠合类化合物，在植物中以季铵和叔胺两种形式存在。已知该类生物碱有 110 余个。主要分布于小檗科、罂粟科、荷苞牡丹科、毛茛科、番荔枝科、木兰科等。该类生物碱可分为原小檗碱类、甲基原小檗碱类、去氢假原小檗碱类和氮甲基四氢原小檗碱类。

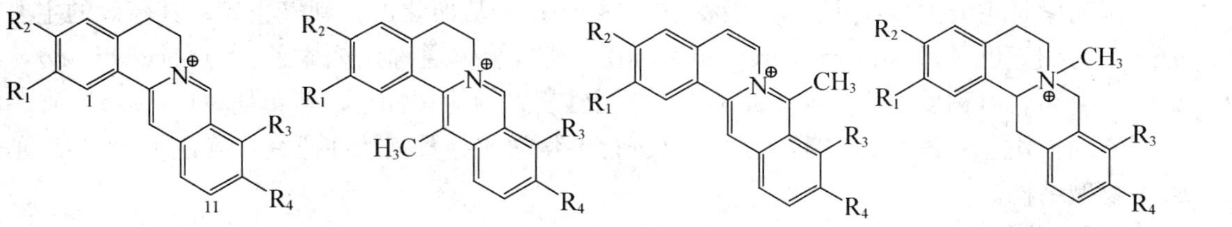

原小檗碱类　　甲基原小檗碱类　　去氢假原小檗碱类　　氮甲基四氢原小檗碱类

该类生物碱具有镇痛、抗白血病、抗寄生虫、降血压等作用，如黄连与三颗针等植物所含的抗菌成分小檗碱（黄连素，berberine，**24**）、延胡索中的镇静止痛成分延胡索乙素（四氢巴马汀，tetrahydropalmatine，**25**）、小檗红碱（berberrubine，**26**）具有抗菌、升压和止血等作用。

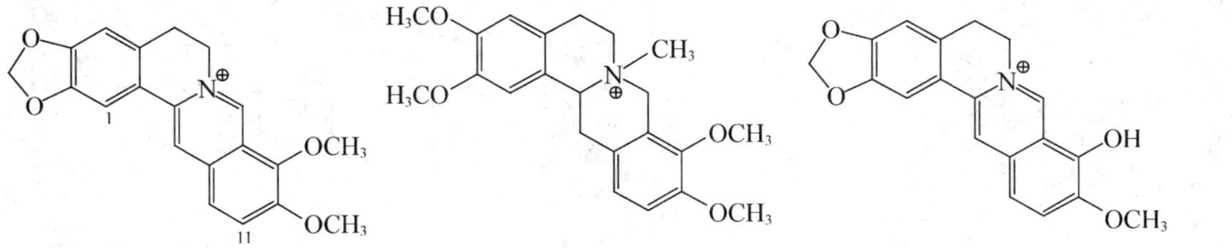

24　　**25**　　**26**

小檗碱的生物合成起源于酪氨酸（A），由 A 生成多巴胺（B）和芳香丙酮酸（C），B 和 C 在（*S*)-(—）全去甲苏丹碱缩合酶的催化下，进行 Mannich 一级环化反应得到降苏丹素（*S*）-(—)-norlaudanosoline（D），而后产生氮甲基化，生成网状番荔枝碱（E），E 经氮亚胺化后，与第二芳香环进行环合，生成（*S*)-(—)-tetrahydroberberine（F）。在四氢小檗碱氧化酶的催化下，F 被氧化成小檗碱。实验结果证明，F 的立体异构体的稳定性是催化转化成小檗碱的关键，它影响反应过程、反应速度和反应的转化率。具体生物合成过程如图 11-1 所示。

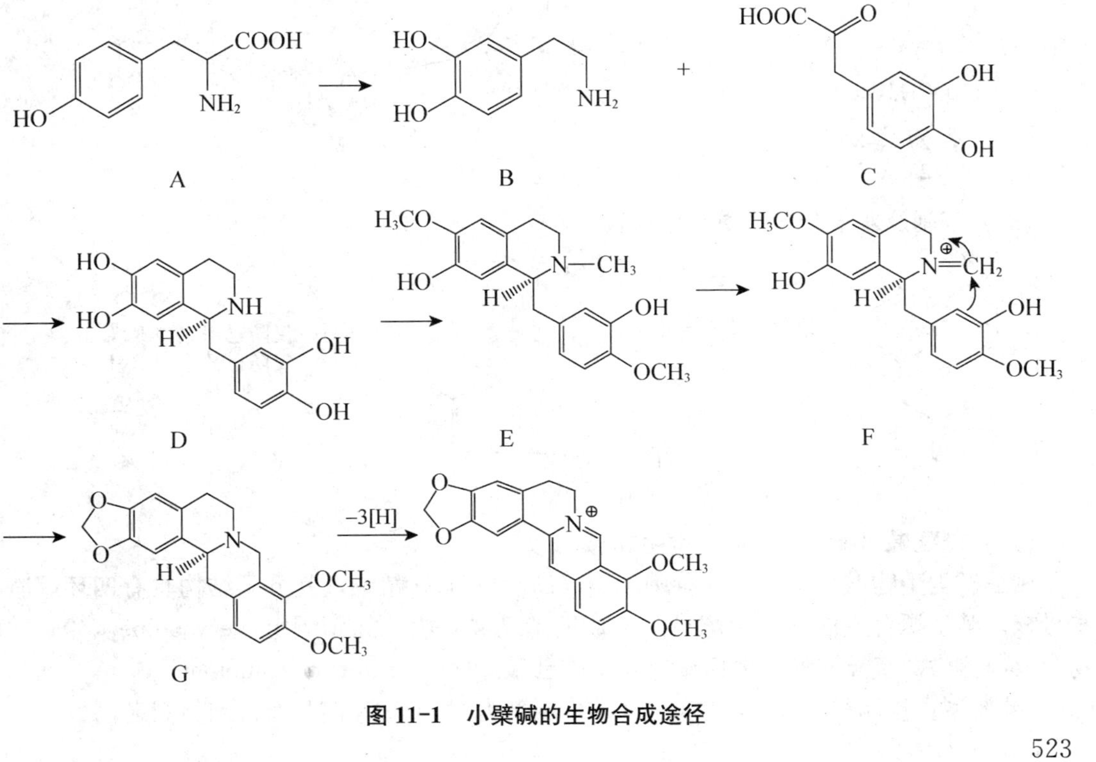

图 11-1　小檗碱的生物合成途径

延胡索是重要的传统中药，俗称元胡，中医用于活血化瘀、利气止痛。其药效的主要成分之一为四氢巴马汀（tetrahydropalmatine）。其消旋体通称延胡索乙素（corydalis B），左旋体的商品名习称罗通定（rotundine）。药用延胡索为荷苞牡丹科紫堇属（*Corydalis*）多种延胡索的根块。对该属其中 17 种植物已进行了化学成分及其活性研究，确定了 40 多个延胡索生物碱结构。

（四）苯菲啶（benzophenanthridine）型生物碱[13]

苯菲啶型生物碱主要分布于芸香科、罂粟科等 5 科 24 属近百种植物。近年来由于发现了两面针碱具有抗肿瘤活性而引起了对芸香科花椒属植物研究的兴趣。该类生物碱根据其结构中氮原子结合方式和环上氧取代位置的不同，可分为两面针碱（nitidine）型（Ⅰ）、白屈菜红碱（chelerythrine）型（Ⅱ）和血根碱（sanguinarine）型（Ⅲ）。

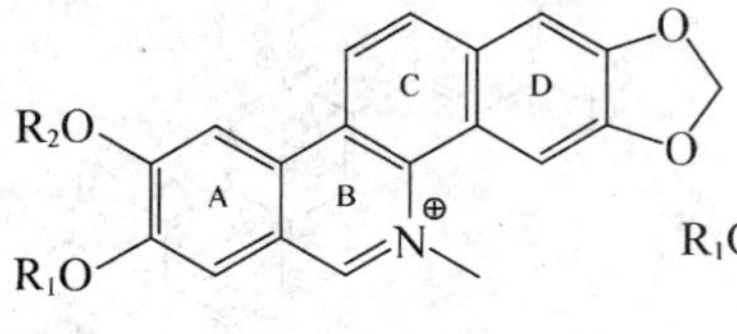

Ⅰ

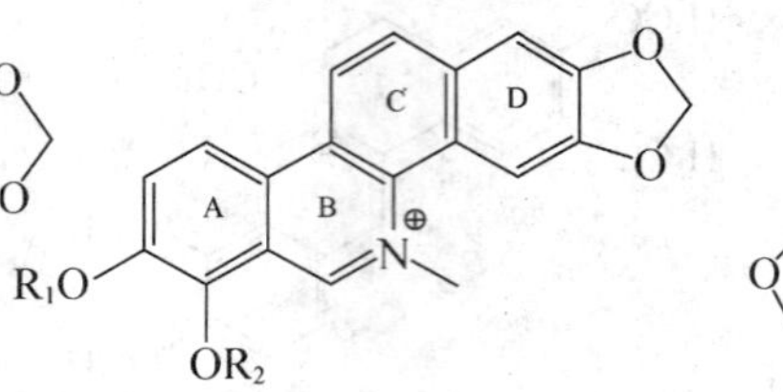

Ⅱ

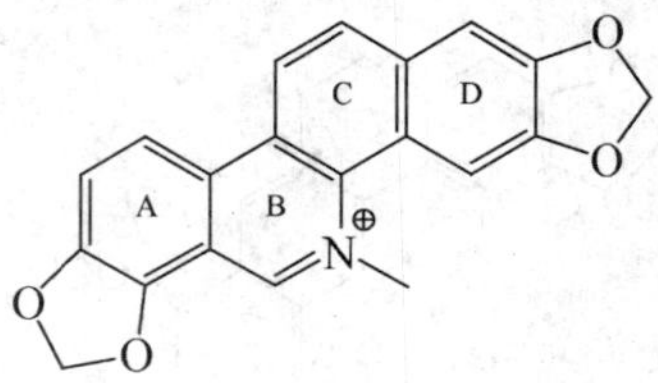

Ⅲ

从芸香科花椒属（*Zanthoxylum*）植物两面针（*Z. nitidum*）和毛两面针（*Z. nitidum* DC）的根部获得 7 个生物碱，其中 6-methoxy-6-hydrochelerythrine（**27**）和 6-ethoxy-hydrochelerythrine（**28**）具有抗菌和抗肿瘤活性。从芸香科飞龙掌血属飞龙掌血（*Toddalis-asiatica*）的根部分离得到新生物碱飞龙掌血碱（toddalidimerine，**29**），为一种二聚苯菲啶型生物碱。

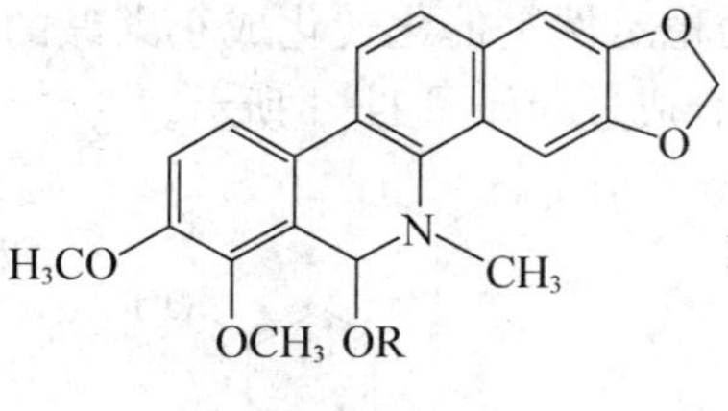

27 R=Me
28 R=Et

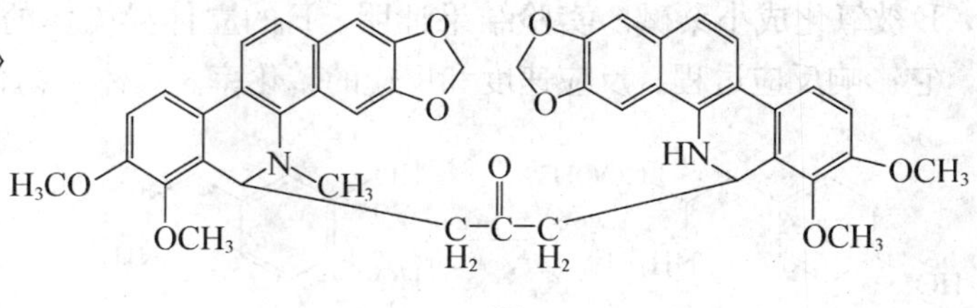

29

（五）苄基及双苄基异喹啉类生物碱

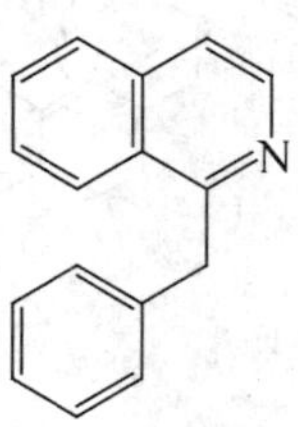

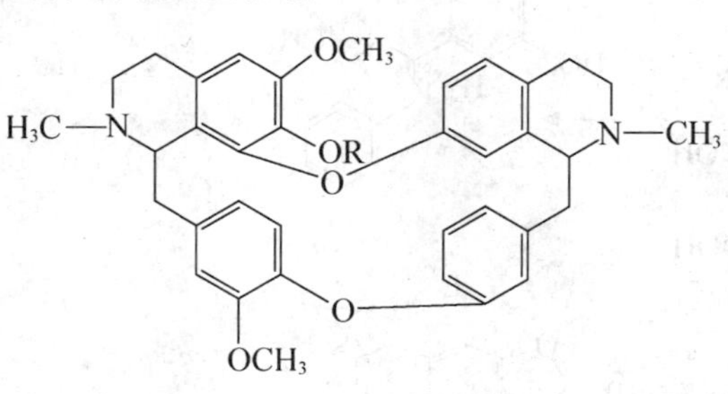

汉防己甲素 R=CH_3
汉防己乙素 R=H

（六）刺酮碱（erythrinane）类生物碱[14]

刺酮碱类生物碱最早得自豆科刺酮属（*Erythrina*）植物，其分子结构具有四环螺胺基本母核。其生源合成的前体为酪氨酸合成的苄基异喹啉。如刺酮定（erysodine，**30**）的生物合成前体为苄基异喹啉类生物碱降原汉防已碱［(*S*)-*N*-norprotosinomenine，A］通过二烯酮-苯酚型重排偶联生成 B，再经过 C—C 断裂为 C，C—N 偶联而得到刺酮定。

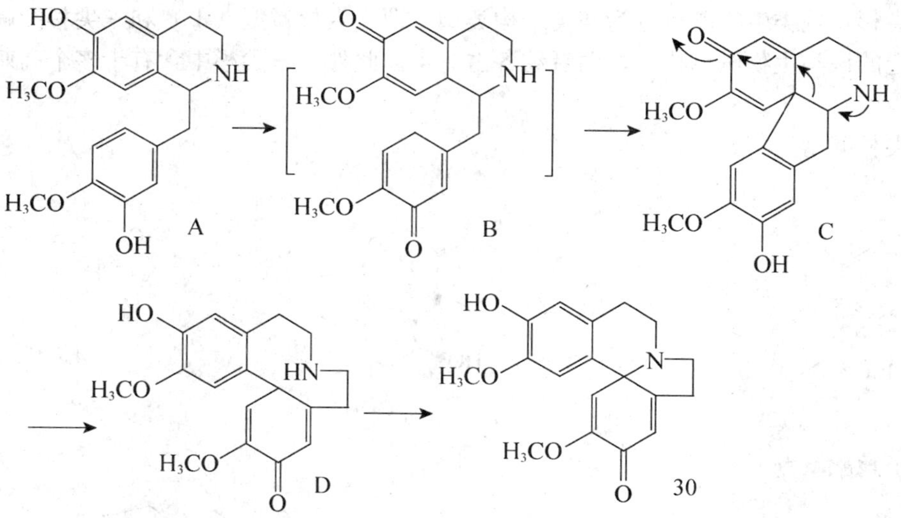

刺酮生物碱的结构根据C环双键数可分为二烯型（dienoid）、烷烯型（alkenoid）和内酯型（lactonic）三类。在三十多个该类生物碱中，多数为前两类。该类生物碱具有神经肌肉阻断和降低血压的活性。

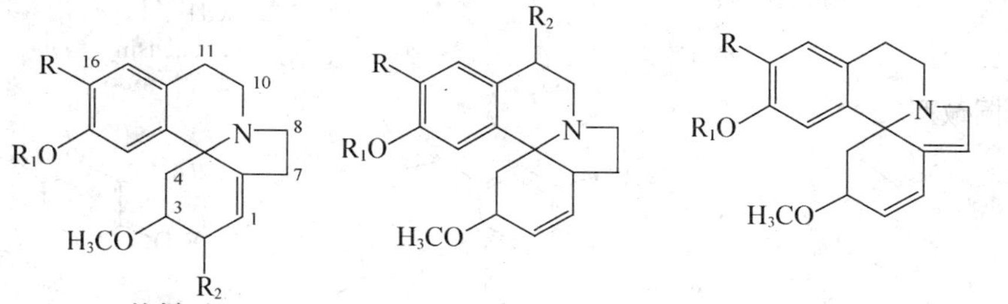

1,6-烷烯型　　1,2-烷烯型　　二烯型

（七）三尖杉碱烷（cephalotaxine）类生物碱[15]

三尖杉碱烷类生物碱是异喹啉家族中一组结构独特的生物碱，三尖杉碱（D）是其中结构最简单的化合物，它是1-苯乙基四氢异喹啉（C）的变形产物。生物合成的氨基酸为苯丙氨酸（A）与酪氨酸（B），生物合成途径如图11-2所示。该类化合物也可认为是大环生物碱。

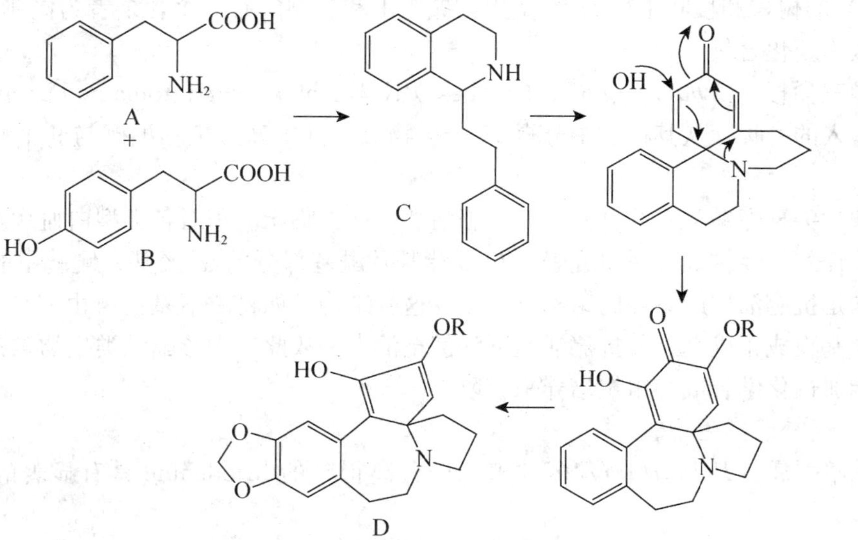

图11-2　三尖杉碱烷类生物碱生物合成途径

三尖杉碱烷类生物碱可分为两类结构类型，即三尖杉碱型（Ⅰ）和三尖杉酯碱型（Ⅱ）。在已鉴定的该类生物碱结构中，两者约各占一半。此外，三尖杉中含有十多个高刺桐碱型生物碱。

三尖杉碱型

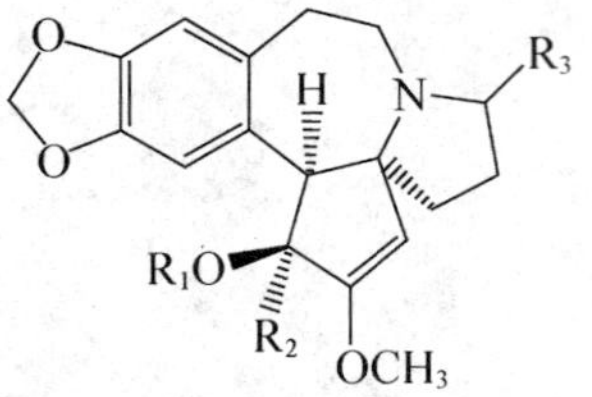

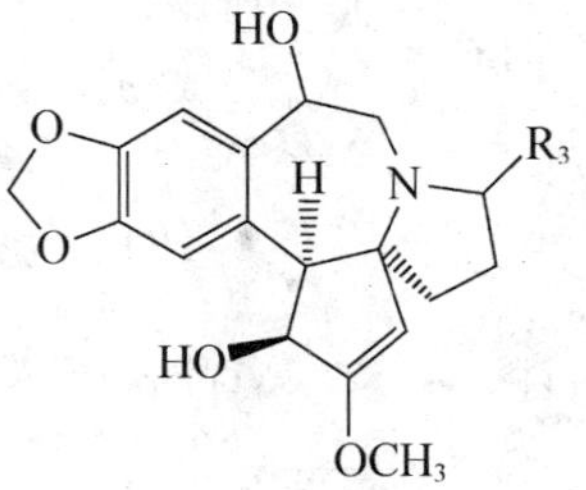

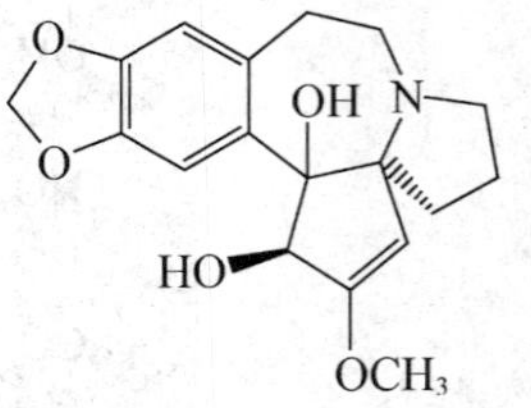

三尖杉酯碱型

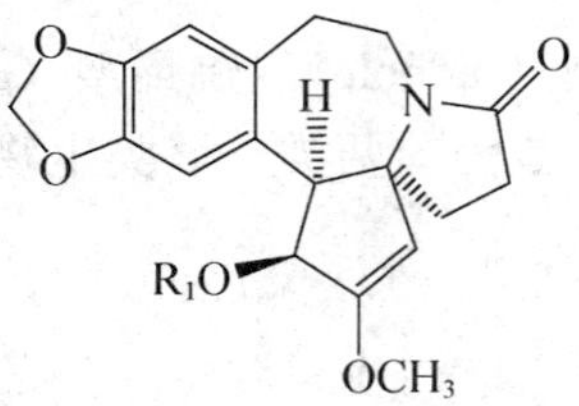

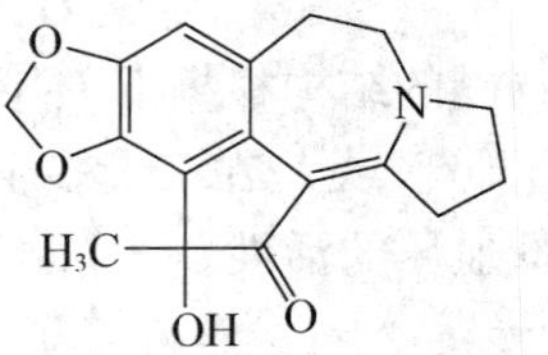

hainanensin

高刺桐碱型

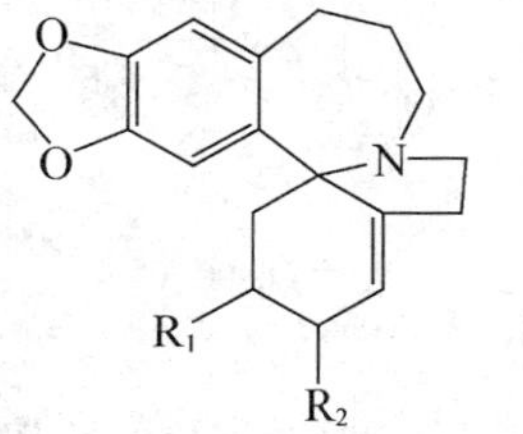

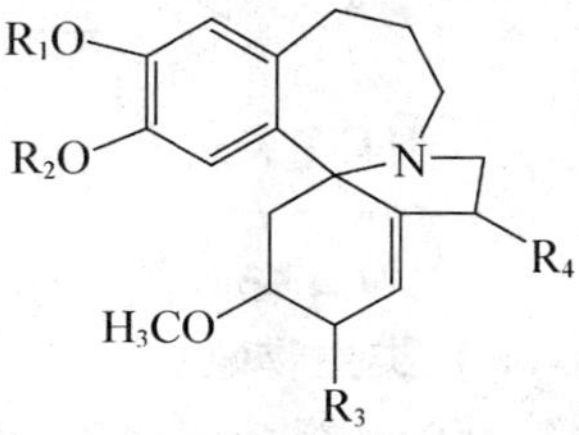

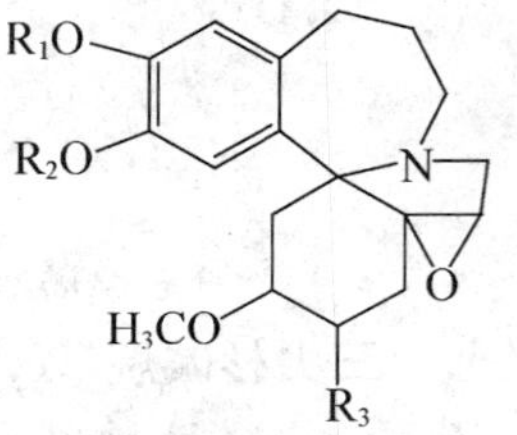

三尖杉生物碱来源于三尖杉科三尖杉属（*Cephalotaxus*）多种植物，该属植物生长于亚洲大陆，我国有 7 种 3 变种。目前对三尖杉植物的化学研究包括从三尖杉（*C. fortunei* Hook f.）的树皮和枝叶中得到 16 个生物碱，Ⅰ和Ⅱ型的有 6 个，余者为高刺桐型生物碱。其中多数为新化合物。

美国三尖杉［*C. harringtonia*（Forbes.）K. Koch var. harrigtonia cv Fastigiata］是研究得比较深入的一种，从其树皮中分得 16 个生物碱，其中高三尖杉酯碱与 9 个酯碱酰胺都是新化合物。

已知三尖杉酯碱类（Ⅱ型）具有抗癌活性，国内临床应用对各类型白血病及恶性淋巴瘤均有显著疗效，经构效关系研究表明 C-3 酯基及酰基部分的 α-羟基、侧链甲氧羰基及末端异丙基均是抗癌活性所必需的结构。若改变这种结构，如将酰氧基侧链由 C-3 重排至 C-1，或将异戊基换成正戊基，其抗癌活性下降甚至消失。故此三尖杉酯碱类生物碱备受重视，目前已经能通过化学合成和组织培养来获取。

（八）阿朴菲类生物碱[16]

如从暗罗属（*Polyalthia*）多种植物中分离得到的 liriodenine 具有显著的抑制癌细胞活性。

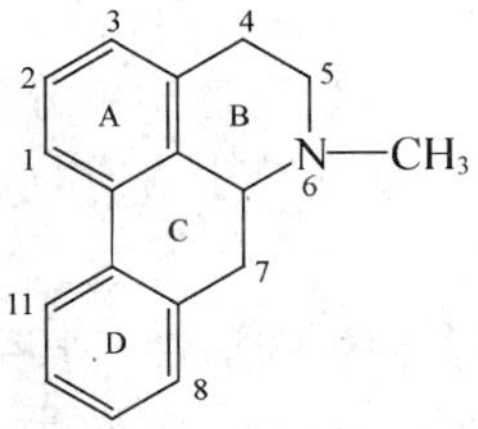

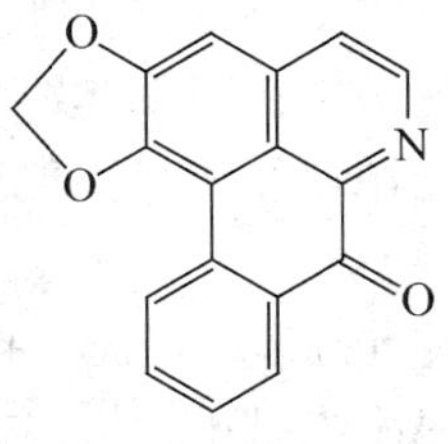

liriodenine

（九）二聚异喹啉类生物碱

已发现二聚异喹啉类生物碱有 5 种结构类型：Ⅰ型，双苄基异喹啉型；Ⅱ型，阿朴菲-苄基异喹啉型；Ⅲ型，吐根碱型如［(—)-emetine，**31**］；Ⅳ型，双原小檗碱型，如双药根碱（bijatrorrhizine，**32**）；Ⅴ型，阿朴菲-帕文型，如宾西帕文碱（pennsylpavine，**33**）。其中Ⅰ型与Ⅱ型数量多、分布广、药用价值大。

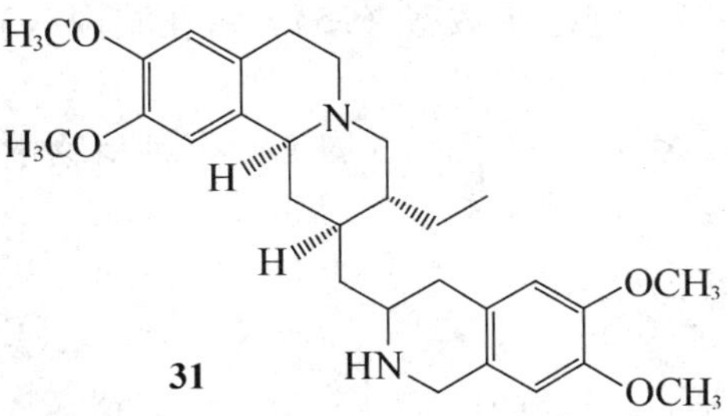

31

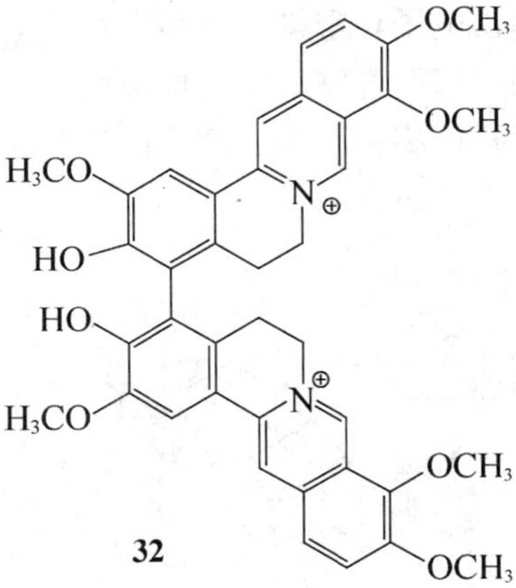

32

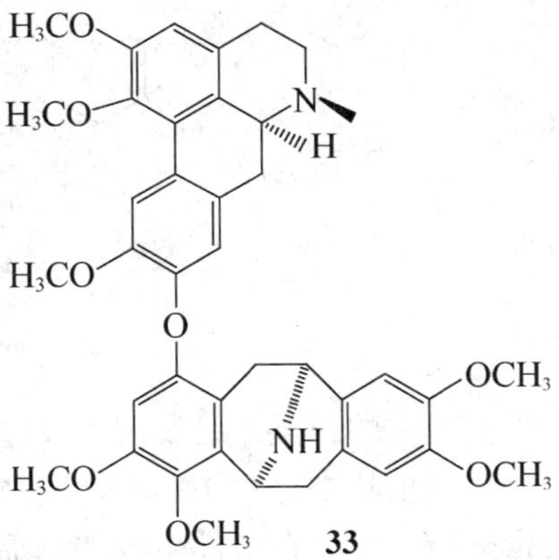

33

阿朴菲-苄基异喹啉（ABI）生物碱皆为一个氧桥尾-尾相连，因连接点的不同可分三型：①10′-O-9；②11′-O-9；③12′-O-8。

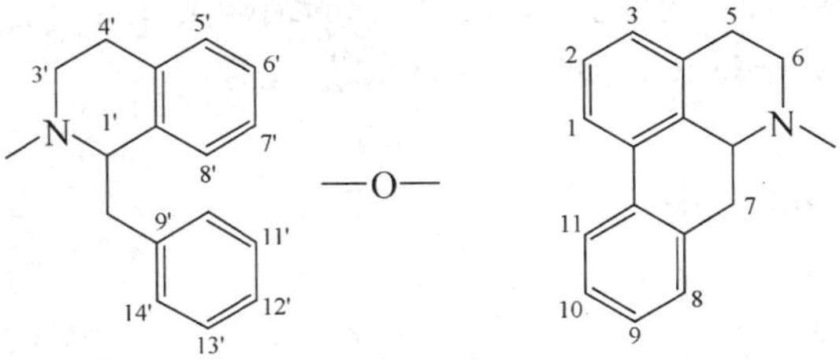

毛茛科唐松草属植物全世界近二百种，分布在亚、欧、非、美等洲。我国约有 70 种，该属植物富含双苄基异喹啉类生物碱的植物群，尤其是该属中较进化的种系，如 *T. minus* 及其亚种的双苄基异喹啉（BBI）生物碱含量较高。目前已从 57 种植物中分离鉴定二百三

十多个生物碱，其中 BBI 类等双聚体占半数以上（BBI 类一百多个，ABI 类三十多个）。在最近发现的七十多个生物碱中有双聚体约六十个，其余为各型单分子异喹啉。该属植物已成为抗癌药物的主要天然资源，经研究发现近二十种唐松草中含有抗癌活性成分厚果唐松草碱与唐松草新碱。

BBI 类生物碱大多具有抗菌、降压、抗癌等多种生物活性。其空间构型、构象对活性有较大的影响，在唐松草属生物碱中，大多数为 1*S*，1′*S* 型，少数为 1*R*，1′*S* 型。

（十）苄基苯乙胺（benzylphenethylamine）类生物碱[17]

该类生物碱几乎为石蒜科（Amaryllidaceae）专有，故又称石蒜科生物碱，是一类来源于苯丙氨酸与酪氨酸的次生代谢产物，其生物合成不是通过异喹啉（简单异喹啉、苄基异喹啉、苯乙基异喹啉等）途径，而是经由酪胺与 3,4-二羟苯甲醛缩合生成的苄基苯乙胺类——邻甲基降孤挺花碱（*o*-methylnorbelladine，A），以 A 为前体再经其自身进行酚-酚偶联：①邻-对位偶联；②对-对位偶联；③对-邻位偶联，而后重排：①与②式由氮原子提供电子，③式则由氧原子提供电子，重排，分别为石蒜碱型（**34**）、网球花碱型（**35**）、雪花胺型（**36**）、多花水仙碱型、高石蒜碱型共 5 种类型。

石蒜科植物主产于热带，包括 85 属 1100 多种，从其中 35 属 200 余种植物中发现各类型生物碱 100 多个。

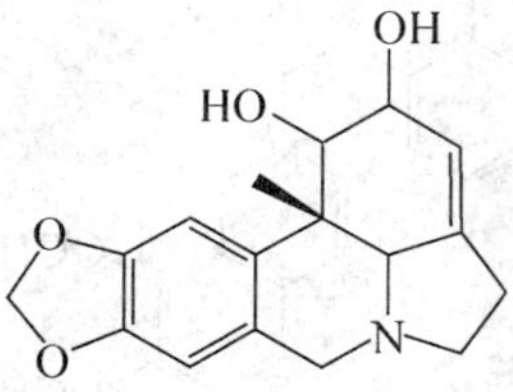

34 石蒜碱

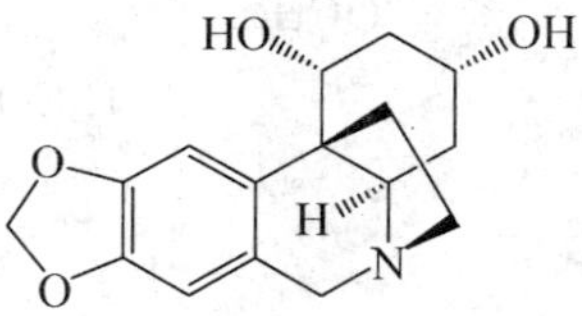

35 网球花碱

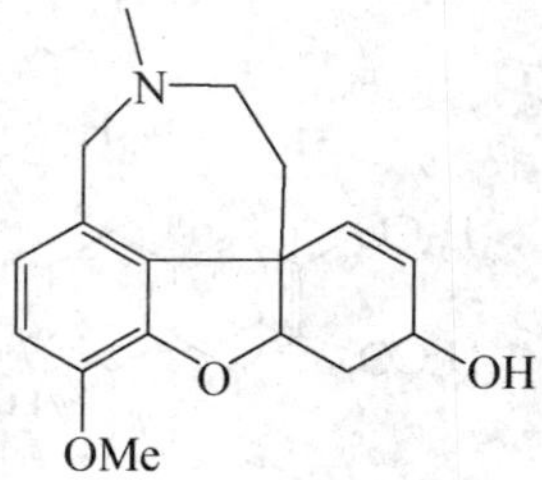

36 雪花胺

六、吲哚类生物碱

吲哚类（indoles）是生物碱中结构最复杂、数量最多的一类，已发现 1500 多个化合物，较集中地分布在夹竹桃科的鸡蛋花亚科，从该亚科 7 属植物中分得 1000 余个生物碱。此外，苦木科、茜草科、马钱科、唇形科中也有相当数量分布，同时在海洋生物如海绵、苔藓虫等中亦有发现。

吲哚生物碱的生源氨基酸亦为色氨酸（tryptophan），由其在不同植物中经过不同途径形成 8 大类 30 余型各种吲哚生物碱。吲哚生物碱的结构类型如下：

（一）简单吲哚类（simple indoles）

如 gramine。

（二）咔巴唑（carbazole）类

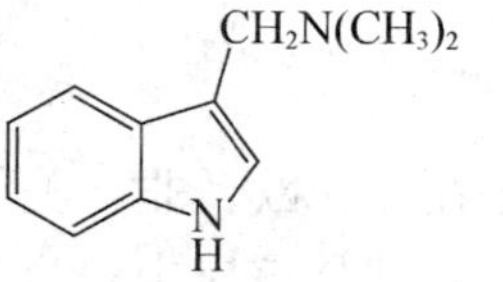

gramine

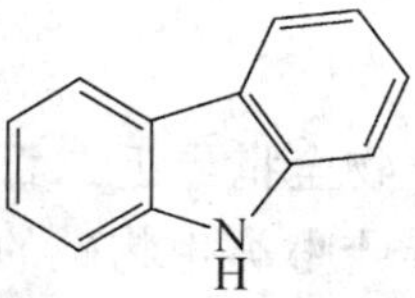

carbazole

（三）β-咔波啉（β-carboline）类

β-咔波啉类生物碱主要分布于苦木科植物，其他科植物也有分布，如豆科植物排钱树（*Desmodium pulchellum* L. Benth）中的6-甲氧基四氢-β-咔波啉和6-甲氧基四氢海曼（6-methoxytetrahydroharman）；蒺藜科植物骆驼蓬（*Peganum harmala* L.）中的骆驼蓬碱（harmaline）、去甲骆驼蓬碱（harmalol）和去氢骆驼蓬碱（harmine）；还有胡颓子科植物胡颓子（*Elaeagnus commutate* Bernh.）中的胡颓子碱（eleagnine）与1-异丁基四氢-β-咔波啉（1-isobutyltetrahydro-β-carboline）等。

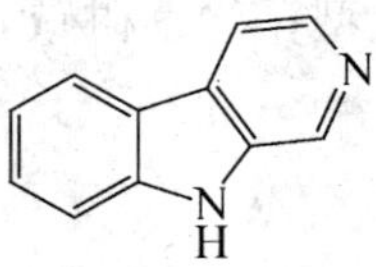

β-carboline

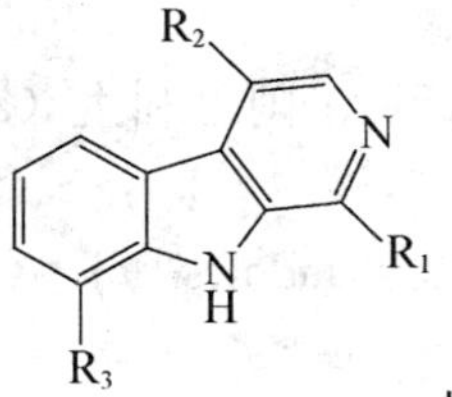

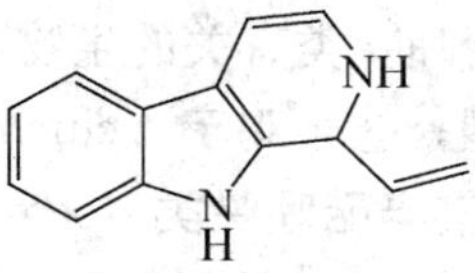

苦木生物碱

（四）半萜吲哚类（hemiterpenoid indoles）

如 lysergic acid。

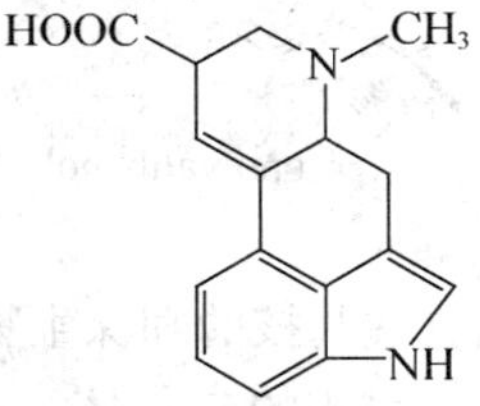

lysergic acid

（五）单萜吲哚类（monoterpenoid indols）或裂环烯醚萜吲哚类

该类生物碱是吲哚生物碱中最重要的一类，其特征结构类型包括：①阿马里新（ajmalicine）型；②柯楠因（corynantheine）型，主要分布于夹竹桃科20余属100余种植物中；③育亨宾（yohimbine）型，主要分布于夹竹桃科萝芙木属、唇形科柯楠属及*Pausinystalia*（属）、大戟科、茜草科植物中；④士的宁（strychnine）型，主要分布于马钱科马钱属植物中。

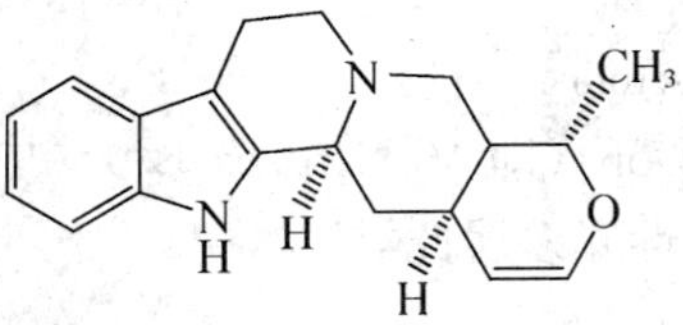

ajmalicine

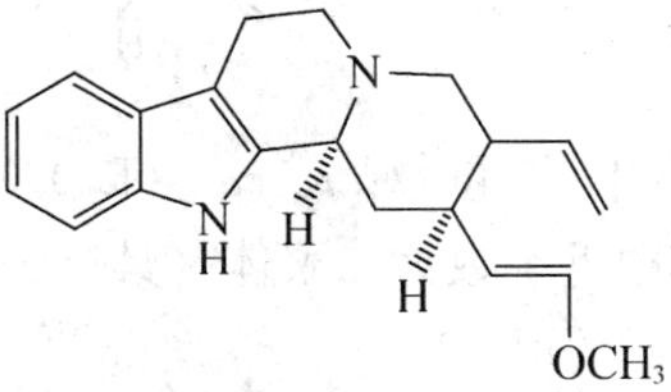

corynantheine

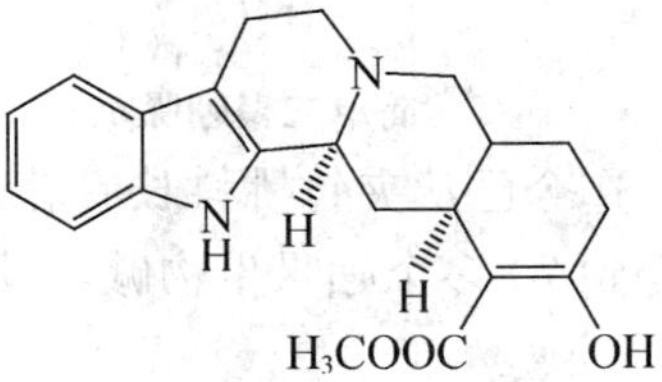

yohimbine

此外，还有氧代吲哚（oxoindoline）型，白坚木碱（aspidospermine）型，如白坚木碱、白雀胺（quebrachamine）、多果碱（pleiocarpine）、长春亭（vincatine）、四氢塞柯定（tetrahydrosecodine）等约15小型250多个生物碱，主要分布于夹竹桃科鸡蛋花亚科4族24属约115种植物中，为吲哚生物碱的分布中心。依波加明（ibogamine）型主要存在于夹竹桃科17属尤其是狗牙花属植物中。

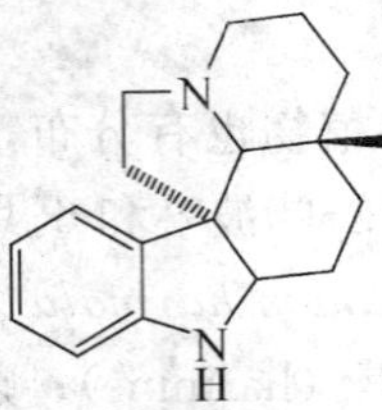

白坚木碱型

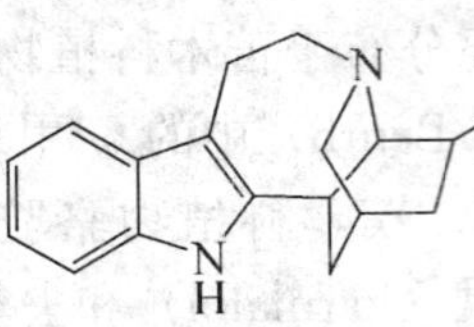

依波加明

马钱科胡蔓藤属富含吲哚生物碱，有镇痛消炎作用。目前已发现 10 余个生物碱，主要为氧化吲哚。马钱子中代表性有效成分为番木鳖碱或士的宁（strychnine），与马钱属生物碱共存的还有许多其他类型的吲哚生物碱。

与单萜吲哚类有关的生物碱类包括：①阿巴利生（apparicine）型；②喜树碱（camptothecine）型；③金鸡宁（cinchonine）型。

（六）倍半萜吲哚类（sesquiterpenoid indoles[18]）

该类生物碱仅存在于番荔枝科植物中。

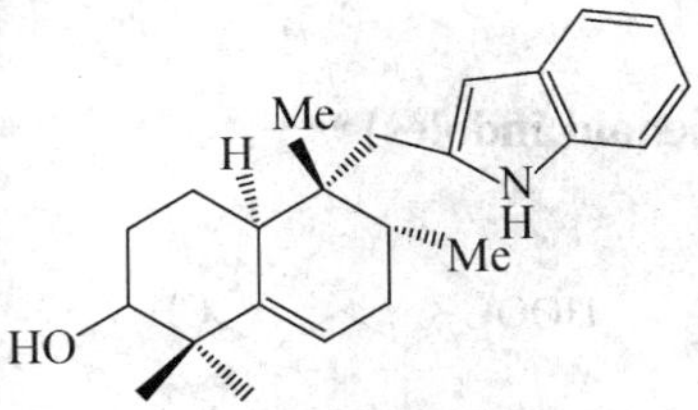

isopolyalthenol

（七）二聚吲哚（bisindole）生物碱

二聚吲哚类指分子中含有两个色氨酸基核的吲哚生物碱，即分子是由 2 个相同或不同的单分子吲哚生物碱通过碳-碳键连接而生成的二聚体。迄今发现该类生物碱的总数已超过 200 个，又因其多具有抗癌活性而引起重视，故人工半合成品（如长春碱系列）已远远超过天然产物的数量。二聚吲哚生物碱的结构类型按其生源可分为三种：色胺-色胺（tryptamine-tryptamine）类、色胺-单萜吲哚（tryptamine-monoterpenindole）类和单萜吲哚-单萜吲哚（monoterpenindole-monoterpenindole）类。

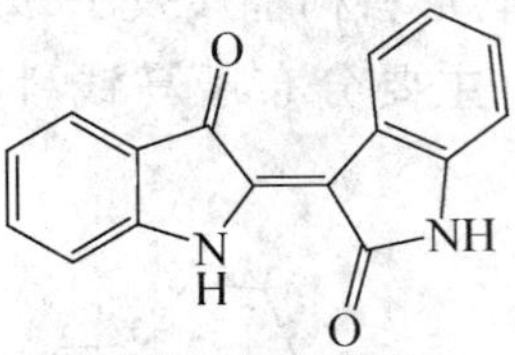

简单二聚吲哚类

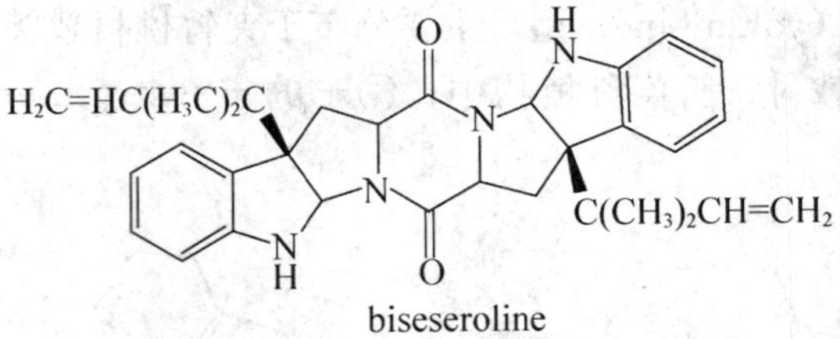

biseseroline

迄今已从夹竹桃科长春花属长春花［*C. roseus*（L.）G. Don（即 Vina rosea L.）］中分离得到 70 多个吲哚生物碱，其中近半数为二聚体（具抗癌活性者多属此类）。

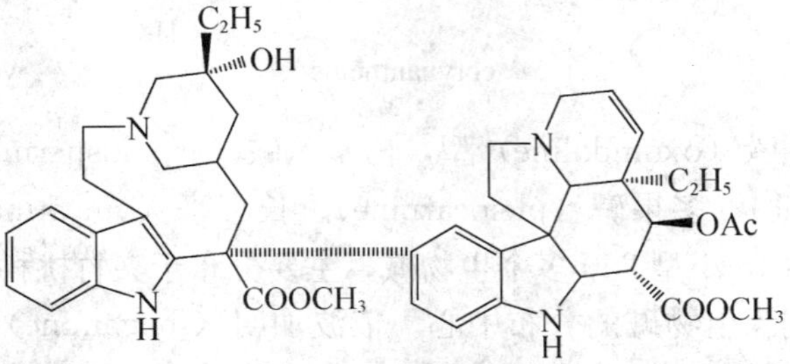

长春花生物碱

长春花生物碱是最早发现的抗癌活性成分，分子由危尔班胺（velbanamine）和长春多灵（vindoline）聚合而成，两者分别属于白坚木碱（aspidospermine）型中的奎白雀胺（quebrachamine）和长春狄拂明（vincadifformine）骨架型。

对二聚吲哚生物碱的构效关系研究表明：①碳桥相连的二聚体结构是抗癌活性所必需的，这可能是由于在非平面的二聚体分子中，所含的基团数目比单分子要多，从而提供了更多的缔合机会，同时功能基间相互关系也增加了；②吲哚环上的氮原子应保持碱性，而且必需保留一个自由羟基，若完全羧化会使活性消失；③二氢吲哚环上的乙酰基由其他基团取代时，抗癌活性及毒性均发生很大改变；④二聚体环上以亲水基团取代时活性增强，还原则降低活性。

由于天然双聚体在药用方面表现出毒副作用较大，且在植物体内含量较低，对其进行结构修饰与人工半合成十分必要。如长春新碱（VCR）用量小［仅为长春碱（VLB）的十分之一］，疗效显著，且对骨髓抑制作用轻微，而 VLB 提取得率却高于 VCR10 倍左右，故研究的焦点首先集中于将长春碱转变为长春新碱，较理想的转变方法是以铬酐（CrO_3）或 Pd/C 催化通入氧气为氧化剂，使 N-CH_3→N-CHO；其次还可用 CH_3-NH_2 等将 VLB B 部分的甲酯基氨解得酰胺长春碱以提高抗癌活性，如去乙酰甲酰胺长春碱（vindesine）具有与 VCR 相似的抗癌作用且抗癌谱广、毒性较低。

组织培养方面的研究也有显著进展，例如将用诱变剂处理过的长春花蓓蕾花药悬浮培养，可产生阿马里新碱、长春花碱、长春里宁（vindolinine）、水甘草碱（tabersonine）等 10 余个生物碱；若将长春花种子胚芽于含 0.1～10mg/L 苄基腺嘌呤的培养基中进行培养，两个月后将新生叶片分割移植簇密生长，再加以 0.1～10mg/L 苄基腺嘌呤，即可大量快速得到长春碱生物碱；若将毛叶长春花［*C. trichophyllus* Bak. Pich.］的毛根经组织培养，还可获得 5 个新育亨宾型生物碱。

（八）多聚假吲哚（polyindolenine）生物碱[19]

多聚假吲哚生物碱是吲哚生物碱家族的新成员。主要结构类型有三聚体如 hodgkinsine（**37**）、四聚体如 quadrigemine（**38**）、五聚体如 psychotridine（**39**）等。该类化合物具有抑制血小板聚集作用，并对肿瘤细胞系有潜在的细胞毒活性。

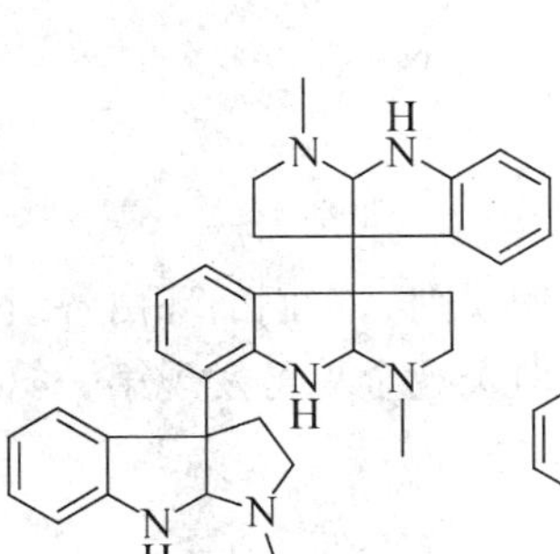
37

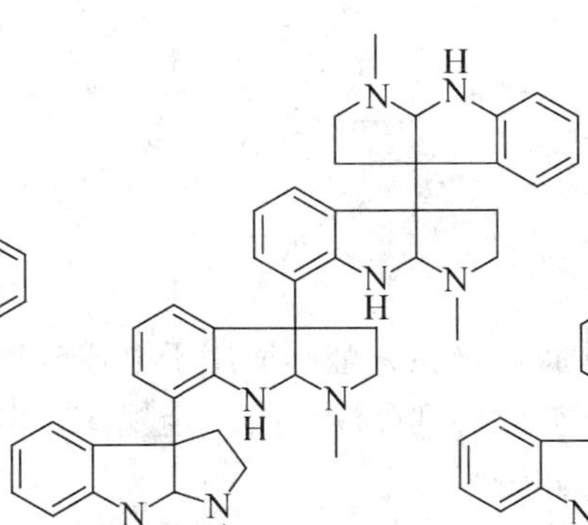
38

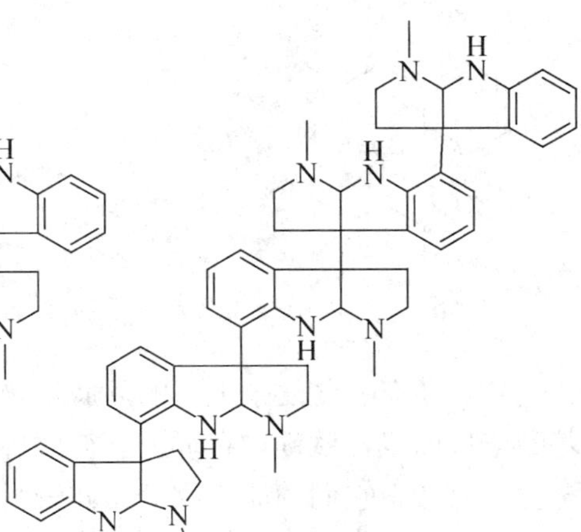
39

七、肽类（peptides）生物碱

肽类生物碱，即含有肽键或缩氨酸的生物碱，其分子中含有至少由 2 分子氨基酸缩合而成的肽链，或含有相邻两组以上的酰胺结构，与其他生物碱相同，属于氨基酸次生代谢产物，而与初生代谢产生的肽类在生物合成中形成的方式不同，亦即密码语言不同。肽类生物碱首先发现于鼠李科多种植物，后陆续于梧桐科、茜草科、荨麻科、卫茅科、菊科、玄参科及禾本科植物中亦有发现，特别是近年来还于海绵中有所发现。根据已知结构生物碱的肽链特征不同，可将其分为环肽与线肽两大类型。

（一）环肽类（cyclopeptides）生物碱

1. 简单环肽类生物碱　简单环肽类是由 2 分子相同或不同的氨基酸缩合而成。如从天南星科植物掌叶半夏（*Pinellia pedatisecta* Schott.）的块茎中分得一系列具有抗心律失常的活性成分——环二肽生物碱（**40**～**42**）。从伞形科植物川芎（*Ligusticum chuanxiong* Hort.）的根茎中分得的 L-异亮氨酰-L-缬氨酸酐，亦为川芎活血化瘀的主要成分之一。

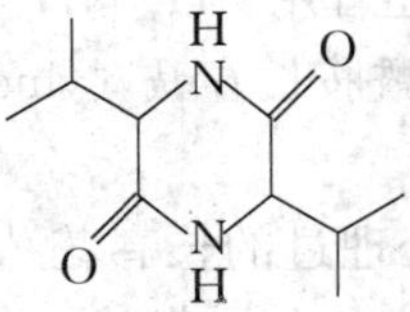

40

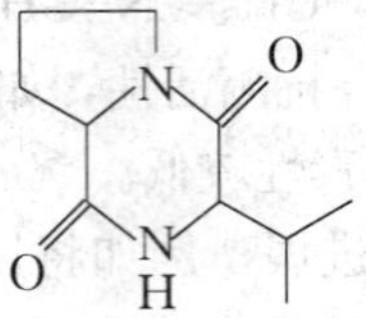

41

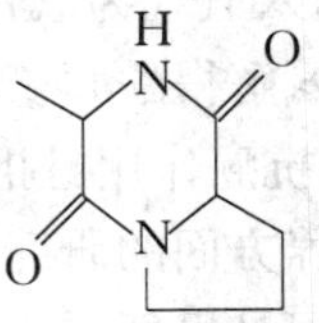

42

2. 复杂环肽类生物碱　复杂环肽类生物碱的组成氨基酸在 3 分子以上，绝大多数是与肽链两端由苯乙烯胺连接而成的大环化合物，3 个氨基酸的连接方式有苯乙烯胺 C-4 位连接 β-羟基-α-氨酸、苯乙烯胺 N 上连接的氨基酸称环氨基酸（Ring-AA）。根据所连接的 β-羟基-α-氨酸的不同，将胺类生物碱分为三型。Ⅰ型由于肽链连接苯环的位置为 C-4 组成 14 元大环，Ⅱ为 13 元大环，Ⅲ的 Type-AA 为烷基取代的甘氨酸，它与苯环的连接方式不是通过氧桥而是通过次甲基桥，由于侧链氨基酸已嵌入肽环而形成十五元大环。此分型方法适用于绝大多数环肽生物碱。

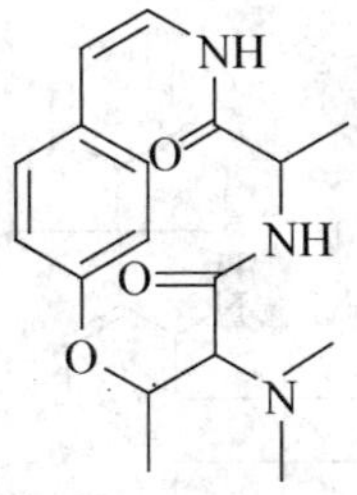

Ⅰ型

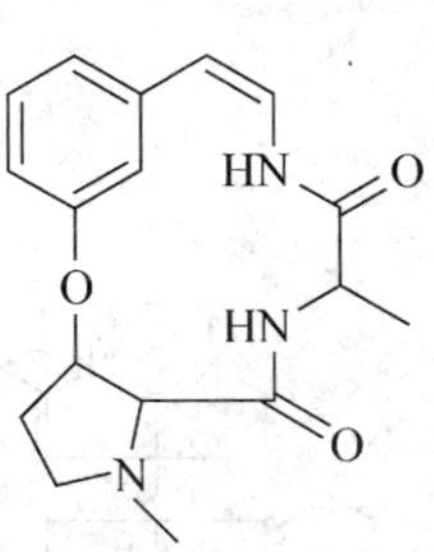

Ⅱ型

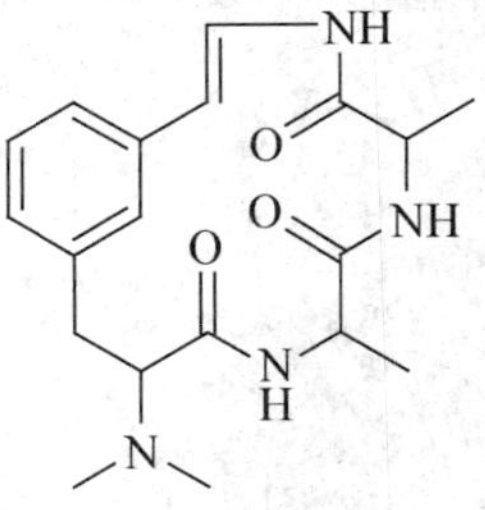

Ⅲ型

此外，还有一些复杂大环的环肽生物碱完全不适用于上述分型规则，它们的环由各组成氨基酸连接而成，肽键均在环上，彼此排列顺序没有一定规律，但宏观全貌可发现第一氨基酸多为甘氨酸，它们的原植物分布亦较为分散。

（二）线肽（linear peptide）类生物碱

线肽类生物碱，即肽链呈线形（或开环）的生物碱，如得自小果枣的生物碱（**43**）。

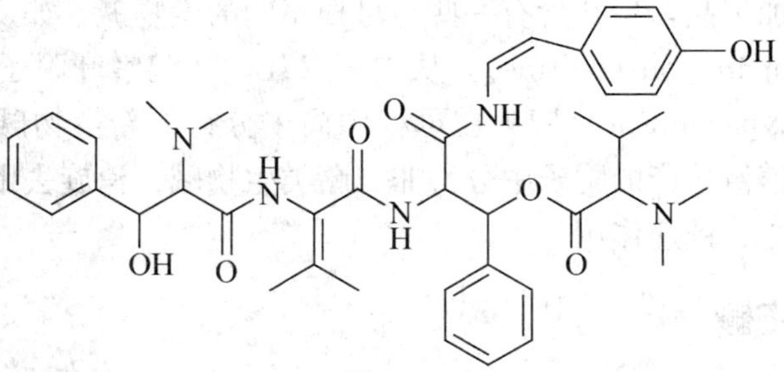

43

八、萜类（terpenoid）生物碱

二萜类生物碱是萜类生物碱的主要组成部分，此前已介绍的有单萜吲哚生物碱和秦艽生物碱属于单萜-环烯醚萜生物碱、雷公藤生物碱类为倍半萜内酯类，以及甾体类生物碱，它们大多为萜衍生物类。萜类生物碱属于生源非氨基酸生物碱，故常称其为伪生物碱，其氮原子来源于萜类氨基化，氨基化的途径有氧化还原过程、取代过程和加成过程。

二萜类生物碱较集中的分布于毛茛科（Ranunculaceae）的乌头属（*Aconitum*）、翠雀属（*Delphinium*）以及飞燕草属（*Consolida*）。此外，在其他科如蔷薇科（Rosaceae）、菊科（Compositae）、山茱萸科（Cornaceae）、鼠刺科（Escalloniaceae）、交让木科（Daphnikphyllaceae）等亦有分布。

典型二萜类生物碱的结构特征是碳骨架为 20 个碳原子组成的四环二萜如贝壳杉-6-烯（kaur-16-ene），并具有跨 A 环的、连接 C-19 与 C-20 的 *N*-ethyl 或 *N*-β-hydroxyethyl 桥，如维特钦（veatchine，**44**），属于该类型的生物碱简称为 C_{20} 类二萜生物碱。在天然二萜生物碱中，有半数以上的碳骨架为去甲二萜，如乌头烷（adconane）类的生物碱乌头碱（aconitine，**45**），它们的氮桥键始末于 C-17 和 C-19，具有该类型结构的生物碱简称为 C_{19} 类二萜生物碱。

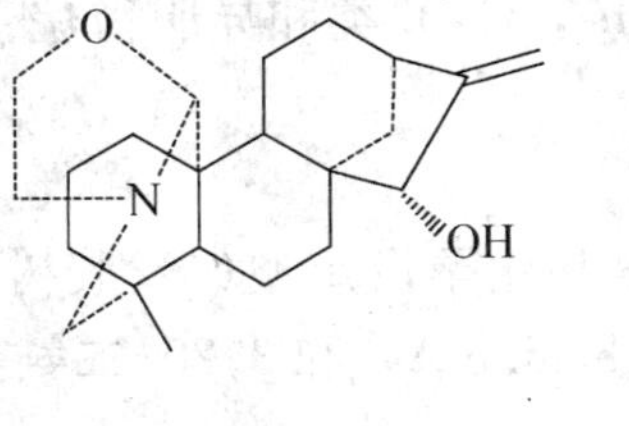

44

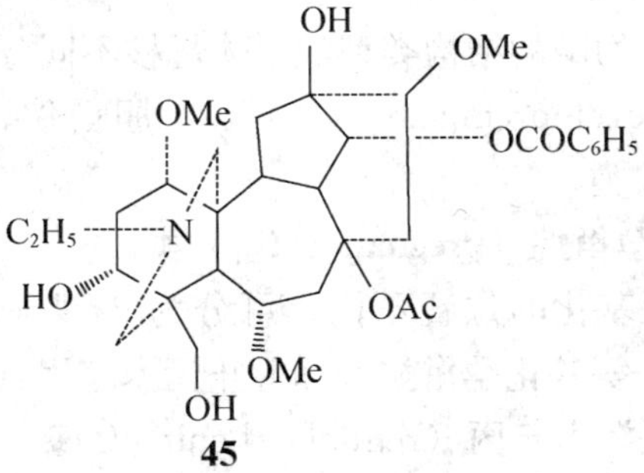

45

同时，尚有少数 C_{19} 类分子中失去 C-18，常称为 C_{18} 类二萜生物碱，如紫草乌生物碱等。C_{19} 与 C_{20} 类中由于 C-17、C-20、C-16 之第三键成键特征等因素的不同，又分为若干型。近年来分得并鉴定结构的有 170 余个二萜类生物碱。国产乌头中多含 C_{19} 类生物碱，C_{20} 类最早得自欧乌头（*A. napellus* L.）。乌头为重要的传统中草药之一，具有祛风除湿、温经止痛的功能。乌头品种繁多，供药用的一般指川乌（*A. carmichaeli* Debx.）的干燥母根与草乌（北乌头）（*A. kusnezoffii* Reichb.）的干燥块根。川乌又称中国乌头（*A. chinense* auct. non. Paxt.），其主要成分为 C_{19} 类：乌头碱、次乌头碱（hypaconitine）、美沙乌头碱（mesaconitine）、塔拉乌头胺、多根乌头碱、北乌碱、新乌碱。乌头传统药用的品种还有附

子，它是川乌的子根加工品，但却含有一些与母根不同的生物碱，如从四川江油附子中分得的新江油乌头碱（neojiangyouaconitine），从中坝（江油）鹅掌叶附子（栽培种）中分得的醛基次乌头碱（aldohypaconitine）皆为在母根中尚未分得的新生物碱。此外，又从江油产的小附子及日本北海道伊达产的附子中分得非二萜类生物碱：消旋去甲乌药碱、去甲猪毛菜碱与棍掌碱，具有强心、镇痛作用。

九、甾体类生物碱

甾体类（steroidal）生物碱与萜类生物碱同样，属于“非氨基酸生物碱”，为天然甾体含氮衍生物，其氮原子由来于天然甾体的氨基化，例如茄解定（solasodine，**46**）在生物合成中的氨基化反应过程如下。

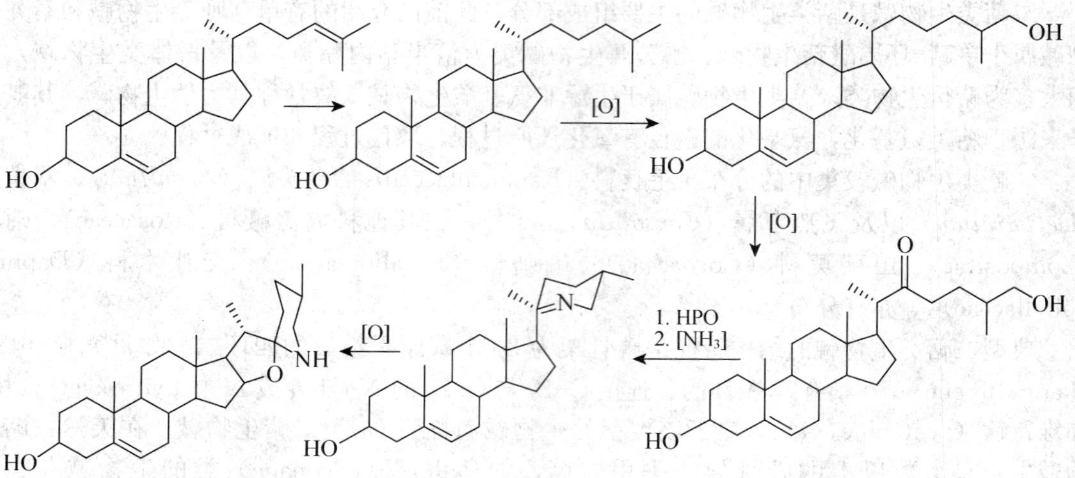

46

生物合成中的氮源有些亦是由氨基酸提供的，如 L-精氨酸可能为藜芦生物碱的生物合成氮源。

甾体生物碱的结构类型随甾体母核不同分类，即孕甾烷（pregnane，C_{21}）类，19-环孕甾烷（19-cyclopregnane，C_{24}）类、胆甾烷（cholestane，C_{27}）类和异胆甾烷（isocholestane，C_{27}）类。

（一）孕甾烷（pregnane，C_{21}）类

由于氨基化的位置不同，可分为 3 型，包括 3-氨基化孕甾烷型如丝胶树碱（funtumine），20-氨基化孕甾烷型如冠止泻木宁甲（regholarrhenine A）和 3,20-二氨基化孕甾烷型，如冠止泻木宁丙（regholarrhenine C）。

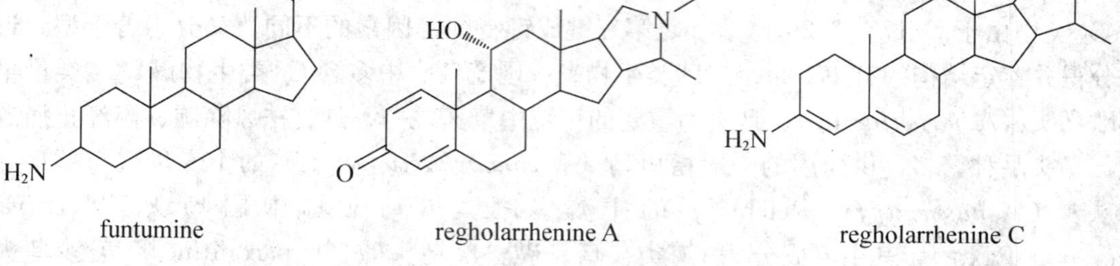

funtumine　　regholarrhenine A　　regholarrhenine C

（二）19-环孕甾烷（19-cyclopregnane，C_{24}）类

该类结构特点，除含有 24 个骨架碳原子外，其特征是 C-19 与 C-9 成键，形成环丙烷与 B 环桥连，如化合物 **47**；与其共存的还有另一种变异型，C-19 虽与 C-9 成键，但 C-9 与 C-10 之间的键断裂，使 B 环扩为七元环，实际上甾体的骨架已不存在，如生物碱 **48**。两型均于 R_1 与 R_2 即 C－3 与 C－20 位置氨基化，亦有少数仅 C－3 位氨基化，主要分布于黄杨科黄杨属植物中。

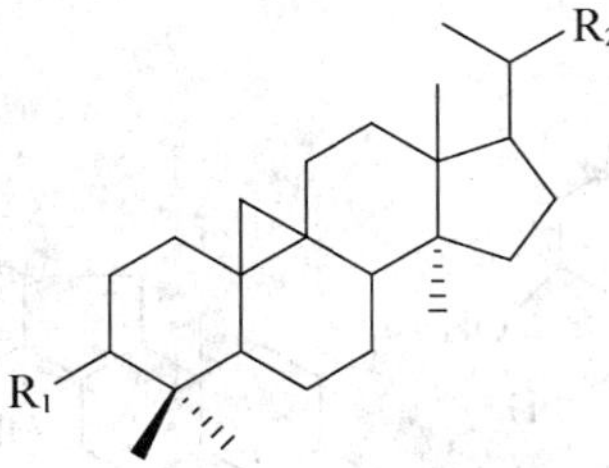

47

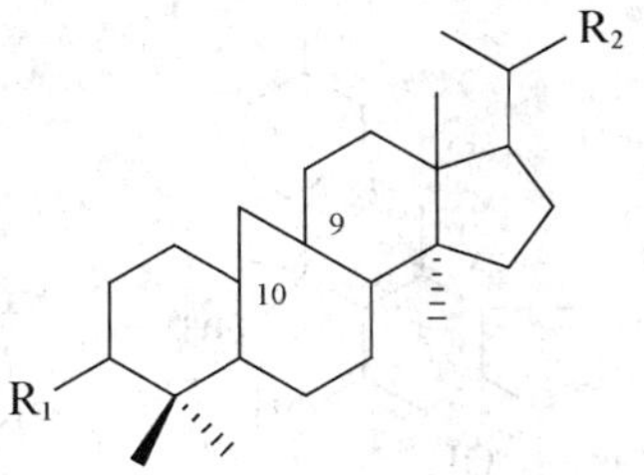

48

（三）胆甾烷类

胆甾烷（cholestane，C_{27}）生物碱是以天然胆甾醇为母体的氨基化衍生物，根据氨基化的方式不同，又分为番茄次碱（tomatidine）型、圆锥茄次碱（jurubidine）型、原西藜芦碱（procevine）型、辣茄碱（solanocarpsine）型、维藜芦胺（veralkawmine）型和垂茄次碱（demissidine）型。

该类型生物碱近百种，其中绝大多数以苷的形式存在，主要分布于茄科植物和百合科植物。

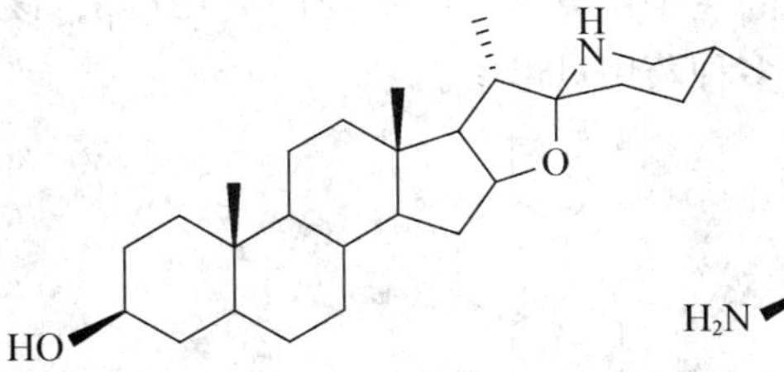

番茄次碱型

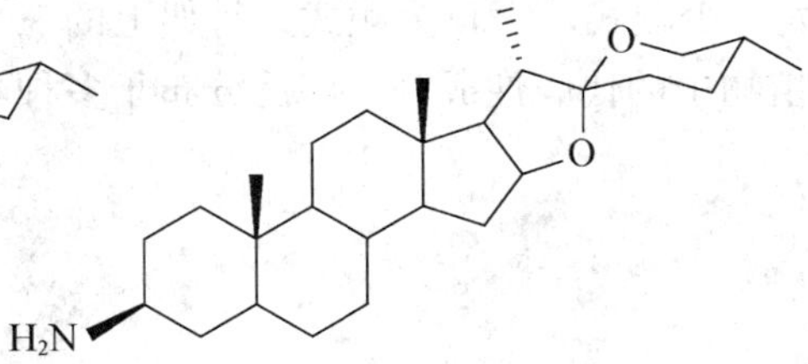

圆锥茄次碱型

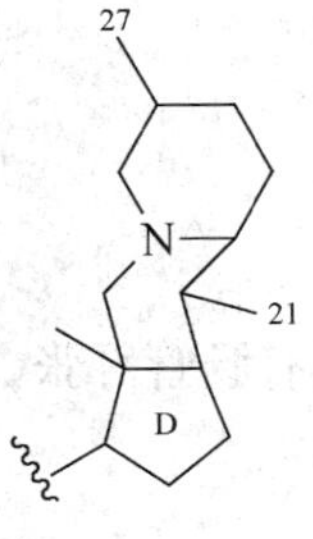

原西藜芦碱型

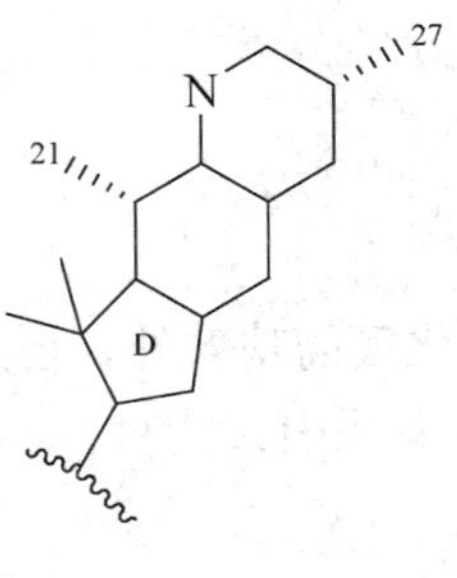

辣茄碱型

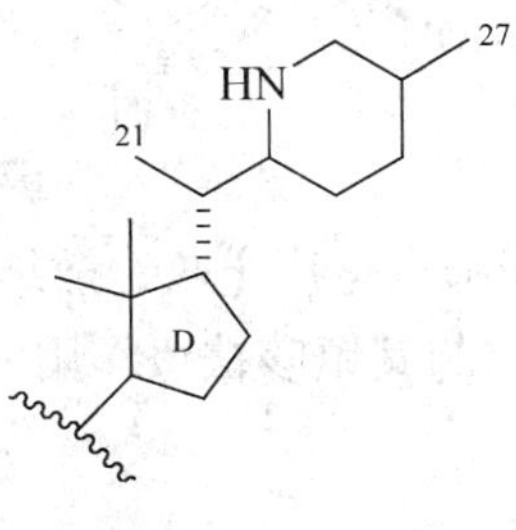

维藜芦胺型

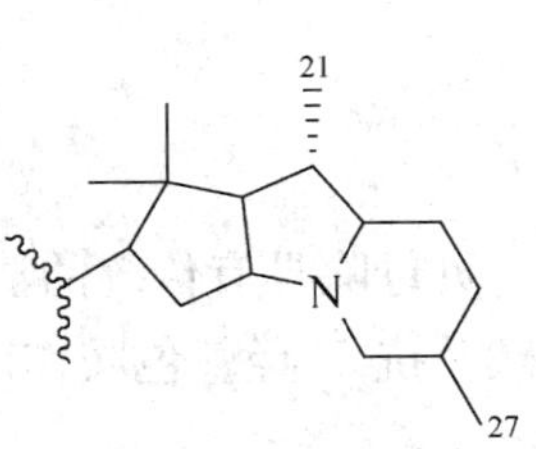

垂茄次碱型

（四）异胆甾烷（isocholestane，C_{27}）类

异胆甾烷类结构中五元环（C 环）与六元环（D 环）产生异位，从而导致其氨基衍生物的种种不同，如西藜芦碱（cevine）、介藜芦碱（jervine）、藜芦胺（veratramine）、乌办里贝母碱（ussurienine）、平贝酮（pingbeinone）等。该类拥有生物碱 100 余个，主要分布于百

合科藜芦属和贝母属植物中。

1. 藜芦属（*Veratrum*）生物碱[20]　藜芦生物碱最早得自产于欧洲和北美的白藜芦（*Veratrum album* L.）及绿藜芦（*V. uiride* Ait.）。其结构类型有原藜芦碱类如原藜芦碱 A（**49**）、哥明碱系列如哥明碱（**50**）、棋盘花碱类如棋盘花碱（**51**）等。还有得自种子藜芦（*Schoenocaulon officinale* A. Gray.）的西藜芦碱系列等，用作降压抗菌驱虫药。近年来又发现很多新化合物，现已分得生物碱 70 余个。

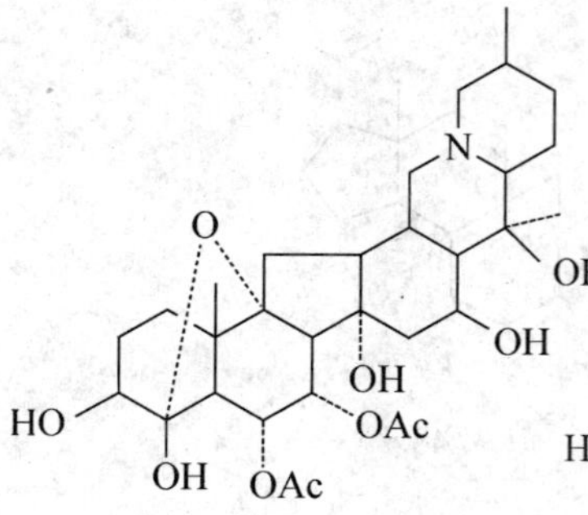

49

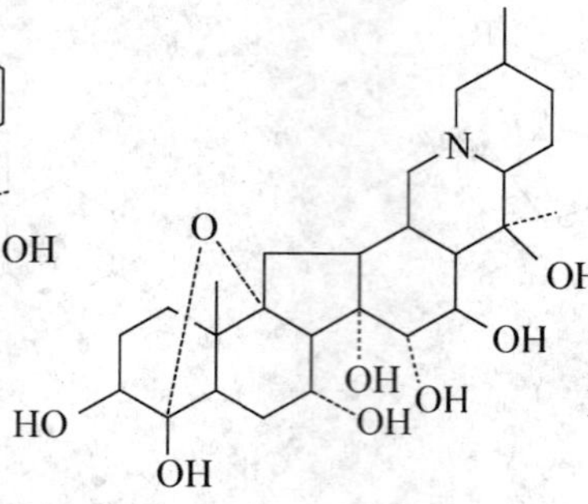

50

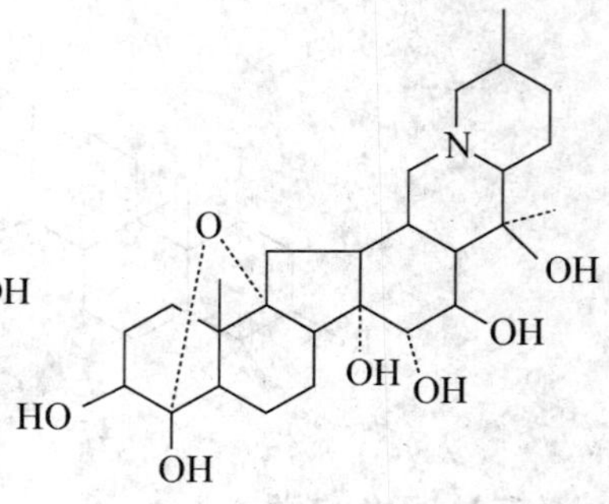

51

2. 贝母属（*Fritillaria*）生物碱[21]　贝母属除 *Fritillaria* 外，尚有 *Petilium* 和 *Korolkowia* 两个属，所属约有 60 种贝母，国产 20 种 2 变种，已分得贝母生物碱约 100 个，鉴定结构者达 70 余个，其中以西藜芦碱型占绝大多数如贝母甲素（**52**）。它们分子结构的基本特征为六个环的稠合方式是 A/B、B/C、E/F 为反式（已发现有 5-βH 或 22-βH 者），D/E多反式、少顺式，C/D 为顺式；骨架上的三个甲基为 19-β、21-α、27-β。该型生物碱为贝母属植物中的代表性成分，广泛分布于多种药用贝母中。

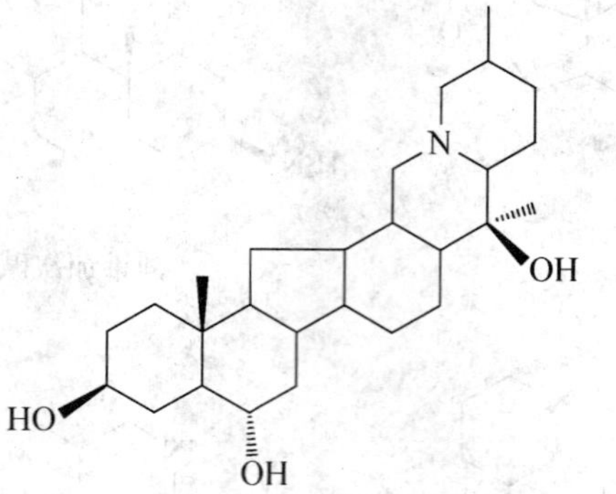

52

贝母除具有传统的清热润肺、化痰止咳、散结化瘀的功效外，还发现具有肠管舒张、抗胆碱及抗 5-羟基色胺作用，这与其镇咳祛痰作用的关系引人注目。

十、大环生物碱

一般将含 N 的环在 7 元环以上的生物碱称为大环生物碱。

美登木（maytansine）类生物碱

这是一类分子结构特殊的生物碱，生物合成研究已初步证实，3-氨基-5-羟基苯甲酸（A）是关键性中间体，由其形成骨架中的氨基苯型核部分（B），已知 A 属于芳香氨基酸，与邻氨基苯甲酸同为莽草酸途径产物，若从此点着眼，似乎又和喹啉生物碱接近。

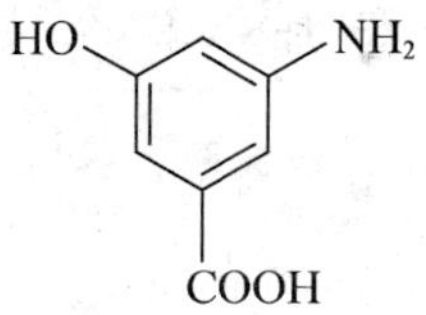

A

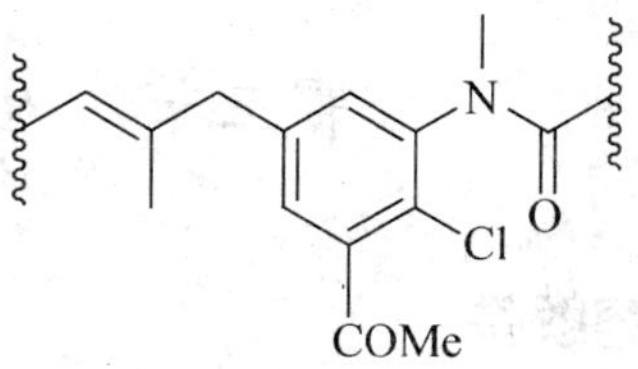

B

美登木碱类又称安沙大环内酯（ansan acrolid），为带有两个不相邻小环的 19 元似长方形大环、大环由碳-碳单键及双键相连，环上有内酰胺结构，序号从酰碳起始：C-3 连有 a 键酯基侧链，C-4、C-5 具有环氧乙烷结构，C-7、C-9 与脲酯基连成脲酯环，即所谓东南角的小环，C-9 连有 a-OH，碳链延伸经 10-OCH_3和一组共轭双键，至 C-16 处进入一个带有 C-9～C-1 与 20-OCH_3取代的苯环，这就是西北角的小环，连接两个小环的碳链互相平行，相距 0.54nm。自从 20 世纪 60 年代发现并首次得到美登新（**53**）这种高效低毒的抗癌活性成分以后，研究工作便迅速展开，现已分得该类生物碱 40 余个。按结构中 3 位取代的不同可分为Ⅰ型美登木碱类（maytansinoids）和Ⅱ型美登木次碱类（maytansides）两型。

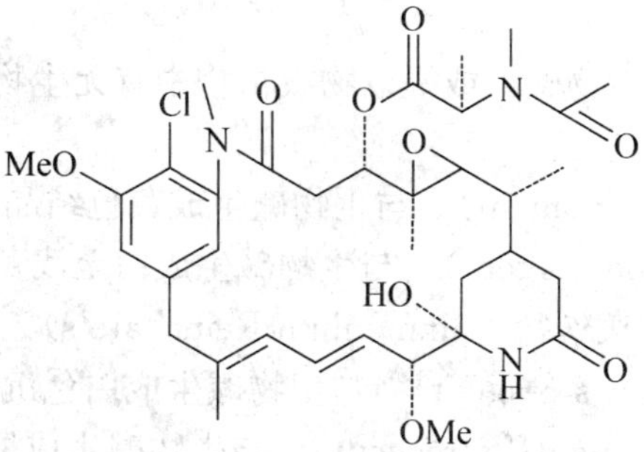

53

美登木生物碱显示强的细胞毒作用，抗白血病、抗微管（antitubulin）聚合作用，抑制有丝分裂作用等。临床研究证实，其对淋巴细胞白血病（全部）、淋巴瘤、卵巢癌、黑色素癌均有对抗活性，而且独具以下优点：在与微管结合强度方面约为长春新碱的 100 倍；对移植的啮齿动物瘤系其致畸剂量比抗肿瘤有效剂量几乎高出 10 倍，而长春新碱（VCR）的这两个剂量差不多，显然表现了高效低毒的优良品质。构效关系研究表明：分子中的 C_3-酯基、C_4-C_5环氧、C_9-羟基都是活性必备的要素，它们不仅使分子亲水性较强，而且更重要的是由于 C_3-酯基朝向空间，有利于与控制细胞分裂的酶以氢键、范德华力等形成较稳定的复合物，导致 C_4-C_5环氧基、C_9-羟基与生物高分子中和细胞分裂有关的特异部位，如巯基和胺基等达到容易结合的距离，这种结合的实现使细胞分裂得到抑制。

十一、海洋生物中的生物碱

海洋生物中的生物碱结构特异，详见第十三章。

第三节　生物碱的性质

一、性状及溶解性

多数生物碱为无色结晶，并有熔点，生物碱多具有旋光性，味苦，易溶于多种有机溶剂，难溶于水。少数生物碱为液体，有的生物碱有色，如小檗碱为黄色，血根碱为红色。除酰胺类生物碱外，生物碱多为碱性，碱性强弱与氮孤电子对的存在方式有关。多数生物碱能与无机酸或有机酸成盐而溶于水，但与某些特殊无机酸（如硅钨酸、磷钨酸）及有机酸（如苦味酸）成盐后不溶于水。可利用此性质鉴别和分离某些生物碱。含羧基、酚羟基或内酯的生物碱往往能溶于碱水溶液，具有酸碱两性反应，如吗啡既能与酸结合成盐又能与苛性碱成盐。季铵类生物碱能溶于水，为水溶性生物碱，提取时应采用极性溶剂。

二、鉴别反应

生物碱与许多反应试剂显不同颜色，可用于检测生物碱或鉴别不同结构类别的生物碱，常用试剂如下：

（一）生物碱鉴定试剂

为确定某化合物是否为生物碱，或提取物或植物中有无生物碱，常用下列试剂检识，以下多数反应应在酸性试液中进行。

1. 苦味酸试剂（Hager's reagent）　与生物碱生成黄色结晶。
2. 硅钨酸试剂（Bertrand reagent）　与生物碱生成白至浅黄沉淀。
3. 硫氰化铬铵试剂（雷氏铵盐，ammonium Reinekate's）　与生物碱生成粉红色沉淀。
4. 碘化汞钾试剂（Mayer's reagent）　与生物碱生成白色沉淀。
5. 碘化铋钾试剂（Dragendorff's reagent）　与生物碱生成橙色沉淀。
6. 改良碘化铋钾试剂　用于 TLC 或 PC 显色。

但有些物质可与碘化铋钾试剂产生假阳性反应，如蛋白质、多糖、鞣质、某些苷及有共轭双键的羰基化合物（如香豆素、强心苷）等。所以进行生物碱鉴定时应排除干扰，多做几个反应或将被试样品经过处理后，再进行显色反应。处理方法如下：

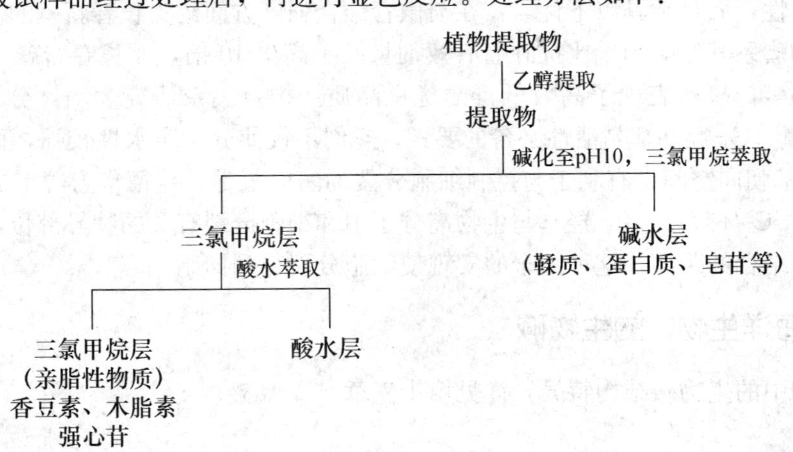

鉴别反应应用酸水层进行。

除上述假阳性反应外，还应注意的是有少数生物碱会出现假阴性反应，即与上述某些显色试剂不显色，如麻黄碱、咖啡因。

碘化铋钾试剂为灵敏度较高的生物碱检测试剂。其配制方法如下：溶液Ⅰ：0.85g 次硝酸铋溶于 10ml 冰醋酸及 40ml 水中。溶液Ⅱ：8g 碘化钾溶于 20ml 水中。用前混合配制，取Ⅰ，Ⅱ等体积混合液 1ml 与 2ml 乙酸，10ml 水混合即可用于显色，生物碱显棕黄色。

（二）一些主要生物碱的鉴别反应

1. Mandelin 试剂（1%钒酸铵的浓硫酸溶液） 阿托品显红色，奎宁显淡橙色，吗啡显蓝紫色，可待因显蓝色，士的宁显蓝紫色到红色。

2. Froehde 试剂（1%钼酸钠或 5%钼酸铵的浓硫酸溶液） 乌头碱显黄棕色，吗啡显紫色转棕色，可待因显暗绿色至淡黄色，小檗碱显棕绿色，秋水仙碱显黄色，阿托品、士的宁等不显色。

3. Marquis 试剂（30%甲醛溶液 0.2ml 与 10ml 浓硫酸混合） 吗啡显橙色至紫色，可待因显洋红色至黄棕色，古柯碱和咖啡碱不显色。

4. 浓硫酸 秋水仙碱显黄色，可待因显淡蓝色，小檗碱显绿色，阿托品、古柯碱、吗啡和士的宁等不显色。

5. 浓硝酸 吗啡显红蓝色至黄色，可待因显黄色，士的宁显黄色，乌头碱显红棕色，阿托品、古柯碱、咖啡碱不显色。

6. 浓盐酸 藜芦碱显红色，小檗碱在加氨水情况下可显红色，其他大部分生物碱均不显色。

三、生物碱的碱性

根据路易斯（G. N. Lewis）和布朗斯特（J. N. Bronsted）的酸碱理论，生物碱的碱性是来自分子中的氮原子，因为它能提供与质子结合的孤电子对。如同用 pH 表示水溶液的酸度或碱度，通常用 pK_a 值来表示生物碱的碱度。

$$pK_a = pH + \lg [B^- H^+] / [B^-]$$

式中的 pK_a 实际上是共轭酸（生物碱盐）的离解指数。很明显，共轭酸越稳定，则 pK_a 值越大，生物碱的碱性越强。

虽然生物碱的碱性均由来于氮原子上的未共用电子对，但各个生物碱的碱度却有很大差异，如金雀花碱（cytisine）的 pK_a 为 7.92，而茶碱的 pK_a 值却只有 1.08。D. Davidson 将生物碱的碱度划分为四级（见 11-1 表）。

表 11-1 四级碱度范围

pK_a	碱度	pK_a	碱度
>12	强碱（Ⅰ级）	7～12	中强碱（Ⅱ级）
2～7	弱碱（Ⅲ级）	<2	极弱碱（Ⅳ级）

分析碱度与分子结构的关系表明，生物碱碱度的差异，即氮原子结合质子（或提供电子）的能力强弱，决定于氮原子本身成键时的价状态和成键后的化学环境。氮原子的价状态（杂化方式）是决定生物碱碱度的内因。氮原子在成键时与碳原子相似，也有 3 种杂化方式：sp^3、sp^2、sp，在生物碱中多为 sp^3 与 sp^2 两种，如烟碱中 N_1 为 sp^2 杂化，N_2 为 sp^3 杂化；吗啡中氮原子为 sp^3 杂化；罂粟碱中的氮原子属 sp^2 杂化。显然，生物碱的碱度随其氮原子杂化度升高而增强，即 $sp^3 > sp^2$。

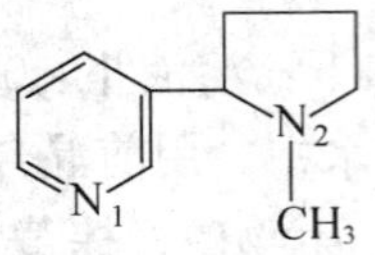

烟碱 pK_{a_1} 3.27
pK_{a_2} 8.04

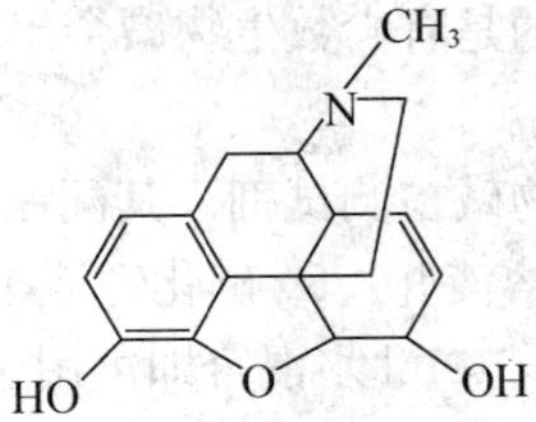

吗啡 pK_a 8.15（sp^3）

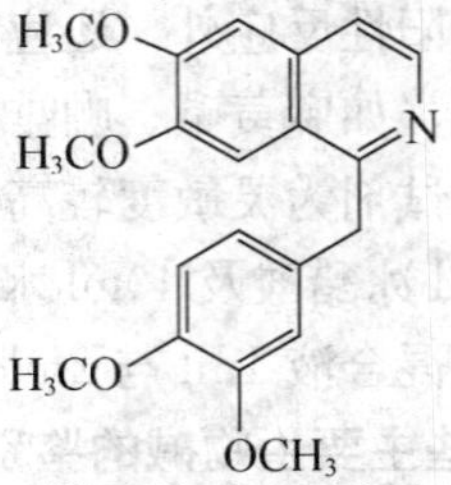

罂粟碱 pK_a 6.13（sp^2）

（一）不同杂化氮原子生物碱碱性

1. N-sp^3杂化态（氨型）生物碱的碱性　该型生物碱的碱性较强，是由于氮原子在成键时，外层的 5 个电子完全杂化，因 p 成分比例较大，而 s 成分相对较少，电子受核约束力小，结合质子能力较强。

含 sp^3杂化态氮原子的生物碱包括脂肪烃胺类（Ⅰ）和脂环烃胺类（Ⅱ），又称为氨型生物碱，pH 范围在 7～12，如伯、仲、叔胺生物碱大多属于此类。较典型的例子为麻黄碱类、四氢原小檗碱类、莨菪烷类、喹喏里西啶类、甾体类以及二萜类生物碱等。

2. N-sp^2不等性杂化态（如吡啶型）生物碱的碱性　该型生物碱的碱性较弱，这是由于氮原子在成键时，外层的 5 个电子未完全杂化，即尚有 1 个 p 电子未杂化，p 单电子参与共轭，氮上孤对电子结合质子能力较弱，pK_a 值范围在 2～7。

含 sp^2不等性杂化态氮原子的生物碱，除简单的吡啶衍生物外，还包括喹啉、异喹啉、吖啶、菲啶等吡啶的苯稠合物（A 类）和吡嗪、喹唑啉等（B 类）。A 类和 B 类的碱性不同，A 类的碱性与吡啶基本相似，如 pK_a 值：吡啶 5.25、喹啉 4.94、异喹啉 5.40、吖啶 5.60、菲啶为 4.52。喹啉和菲啶的 pK_a 值减小，异喹啉和吖啶的 pK_a 值稍增大，原因在于前者苯环对 α-氮吸电作用较大而引起碱性降低；异喹啉分子中含有苯环 β 位氮原子，苯环对 β-氮吸电作用较小，而且苯环对 β- 氮有弱正向共轭效应（+M），导致异喹啉的碱性不仅强于喹啉，而且略强于吡啶。菲啶的环氮原子呈 α-位和 β-位，但其碱性减弱，表明苯环对 α-氮的吸电子作用在起主导作用。吖啶的碱性增强与 α-位吸电效应不符，可能是由于吖啶共轭杂化体中有类对醌结构。而当 9-位为羰基时，这种类对醌结构反而使得吖啶酮的碱性明显降低（pK_a = 3.45）。B 类的碱性与吡啶相比则有较大幅度的减弱，这是由于第二个氮原子的嵌入，酷似硝基的诱导效应（-I）引起碱性降低，如喹唑啉（pK_a = 3.51）属于弱碱，吡嗪（pK_a = 0.65）属于极弱碱。

A 类

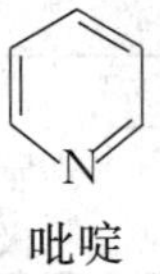

吡啶
pK_a 5.25

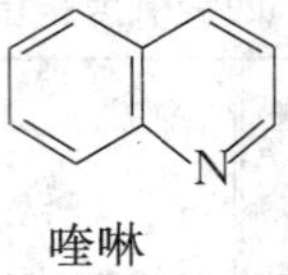

喹啉
pK_a 4.94

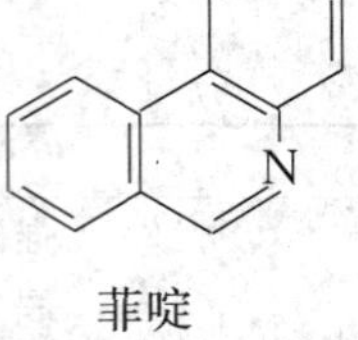

菲啶
pK_{a_2} 4.52

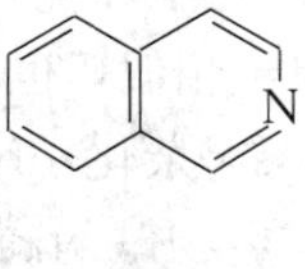

异喹啉
pK_a 5.40

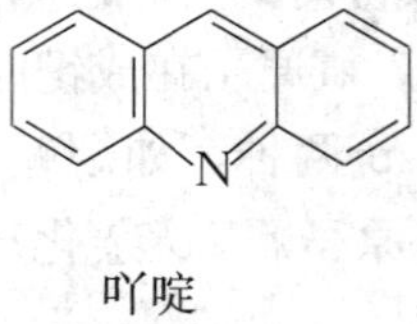

吖啶
pK_a 5.60

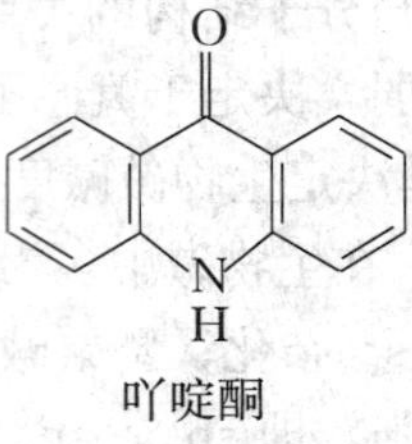

吖啶酮
pK_a 3.45

B类

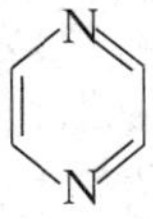

吡嗪
pK_a 0.65

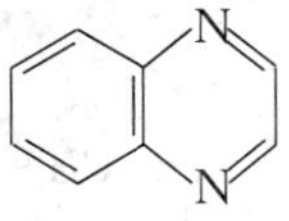

喹唑啉
pK_a 3.51

3. N-sp^2等性杂化态（吡咯型等）生物碱的碱性　该型氮原子杂化方式的特点，是未共用电子对为未杂化的 p 电子，由于参与 p-π 共轭而使碱性减弱，减弱程度与共轭程度成正相关变化。

（1）吡咯和嘌呤型　吡咯的氮原子处于五元芳环中，未杂化轨道垂直于环平面，未杂化的 p 电子对与环上 4 个 π 电子构成芳香六 π 电子体系（p-π 共轭），即多 π-N-芳杂环，共轭程度很高，显示极弱的碱性，其质子化作用需在高浓度的氢离子条件下进行。反之，在特定结构环境中还可表现出酸性，如茶碱（theophyline）能与强碱（NaOH）作用形成钠盐，临床用止喘药氨茶碱就是茶碱与乙二胺形成的复盐，表明吡咯氮显示了酸性。

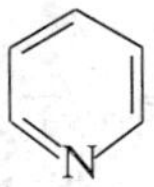

吡啶
pK_a 5.25

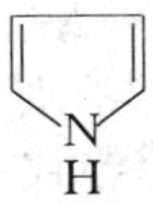

吡咯
pK_a 0.4

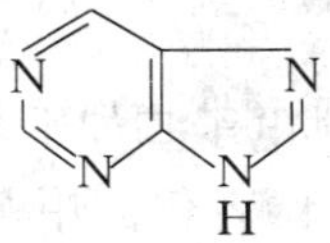

嘌呤

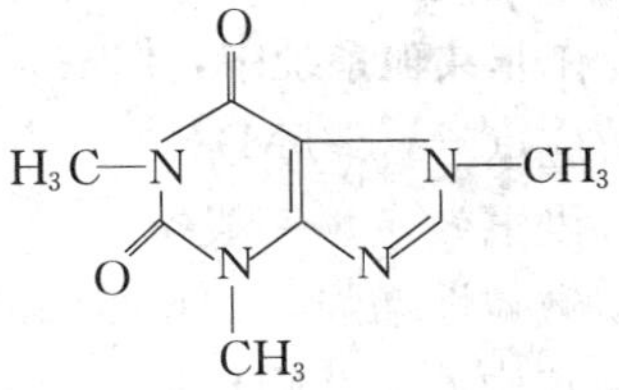

咖啡碱
pK_a 1.22

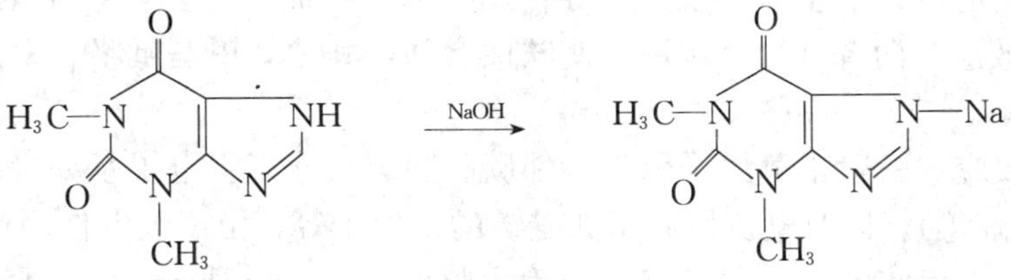

茶碱 pK_a 1.08

（2）苯胺型生物碱　苯胺是最简单的芳胺，由于氮与苯环直接相连，其与苯环 π 电子云形成 p－π 共轭，即 N 原子是接近于等性 sp^2 杂化方式成键，从而使 N 原子电子云密度降低，故碱性比氨型明显减弱而近似吡啶（pK_a＝4.62）。

一般情况下，四氢喹啉类、二氢吲哚类等的碱性与苯胺相当；但已发现苯胺在气相中显示出比氨还要强的碱性，说明苯胺的碱性与溶剂密切相关。

（3）酰胺型生物碱　酰胺中的 N 为等性 sp^2 杂化方式与羰基碳直接相连。由于羰基氧原子的诱导效应（-I）和 N 上孤电子对与羰基形成 p-π 共轭的作用方向一致（-M），从而大大降低了 N 上电子云密度，使碱性减弱至 pK_a＜2，在水溶液中几乎不能与酸成盐，故常称酰胺型生物碱为中性生物碱，如秋水仙碱的 pK_a＝1.85 等。酰胺-N 碱性的强度介于吡咯与苯胺之间。然而，当氮原子与两个羰基形成二酰亚胺时，由于烯醇型互变异构，使二酰亚胺显示类似吡咯的酸性，如可可豆碱（theobromine）可与 NaOH 生成钠盐（pK_a＝0.12）。

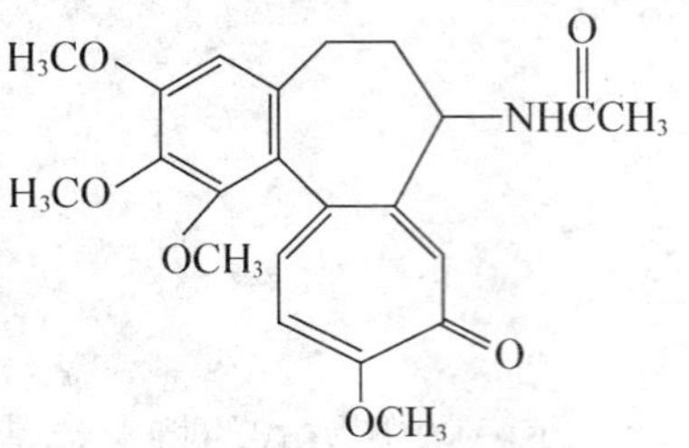

秋水仙碱 pK_a=1.85

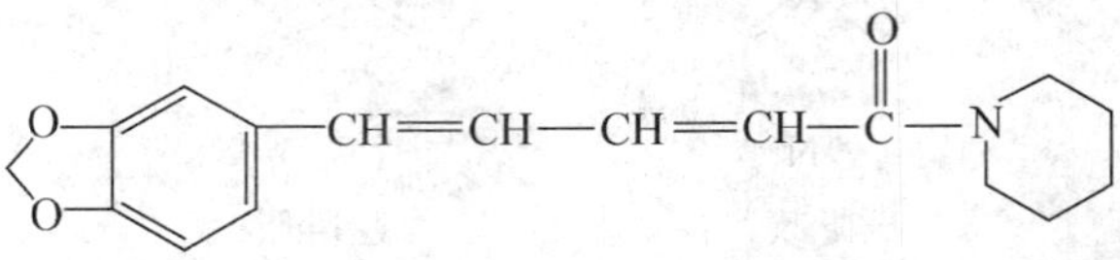

胡椒碱 pK_a=1.42

（二）氮原子的化学环境对碱性的影响

生物碱的碱性并非仅取决于氮原子的杂化状态，大多数含相同杂化状态氮原子的生物碱的碱性不同，有些甚至差异很大。例如吡咯、苯胺、酰胺的氮原子杂化状态相同（sp^2），因化学环境不同（共轭程度不同）导致碱性不同。下面将从电效应和立体效应等因素进行分析。

1. 取代基电效应　通常指诱导效应（I）与共轭效应（M），在共轭系统中，两者往往同时存在；在非共轭系统中，I发挥主要作用。根据作用方式不同，分为供电效应（＋I，＋M）和吸电效应（－I，－M）。

（1）供电效应　一般指N原子连接供电子基如甲基，其能增加N原子周围电子云密度而使生物碱碱性增强，如咖啡碱和茶碱，两者仅因甲基的有无导致pK_a值不同；若N原子与供电子基均处于共轭体系中，即使两者不直接相连，也同样能起到增强碱性的作用，如3-甲基吡啶、2-甲基吡啶和4-甲基吡啶的pK_a值分别增高0.5、0.7和0.8，增高值的不同由甲基位置所决定，3-甲基对环仅起诱导作用（＋I），而2-甲基、4-甲基对环除＋I作用外，还有＋M效应，两者有加合作用，使碱性增强，其他如甲基吡咯、甲基吲哚亦有类似的碱性增强现象。

（2）吸电效应　一般指氮原子附近（邻碳、间碳）连有吸电子基如羟基、羰基、双键（孤立双键或苯环等），以及电负性原子如醚键的氧原子等，由于吸电作用使N原子周围电子云密度降低，从而使碱性减弱。例如新番木鳖碱（neostrychnine）和番木鳖碱（strychnine），它们都具有相同的骨架，两个氮原子分别为sp^2（酰胺）和sp^3杂化，sp^2-N的化学环境相同；sp^3-N的化学环境中，氮的邻位含双键的碱性比饱和键的弱（pK_a＝3.8）。

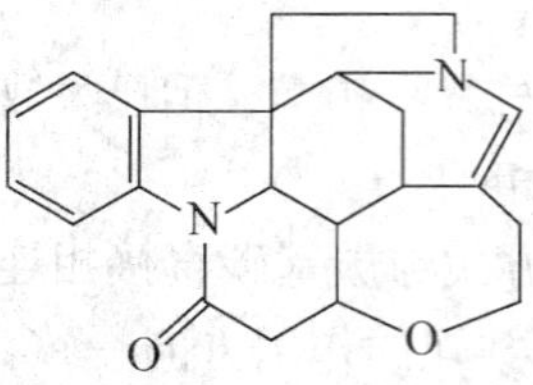

新番木鳖碱 pK_a 3.8

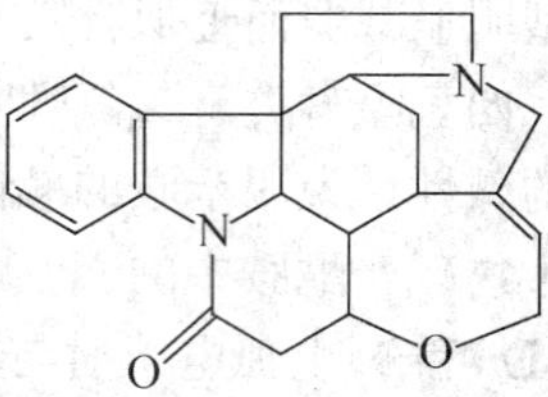

番木鳖碱 pK_a 8.2

当氮原子与氧原子直接相连形成氮氧化物（连键方式通常以N→O或者N^+-O^-表示）如氧化苦参碱，由取代基产生的电效应，通过键传递而影响生物碱碱性。

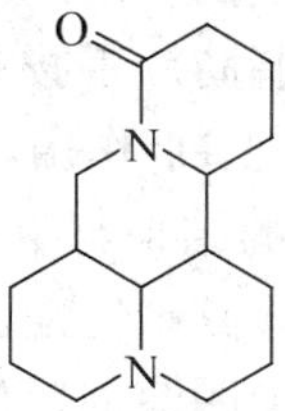

苦参碱 pK_a 7.72

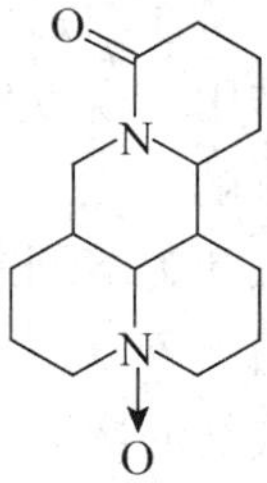

氧化苦参碱 pK_a 6.98

2. 静电场效应　静电场效应是指生物碱分子中含有两个氮原子时，当其中的一个经质子化后形成正电场，通过静电引力使另一个氮的碱性降低的现象。如烟碱分子中的四氢吡咯-N因碱性较强（sp^3）而优先质子化，产生的正电场对吡啶-N产生静电场效应使电子云密度降低而碱性减弱（pK_a＝3.4），比吡啶 pK_a 小 1.83。这种效应对于两个相同的氮原子同样产生影响，如鹰爪豆碱中的两个氮原子，因空间接近，静电引力较强，使两个N原子碱性相差极大。

还应注意到，在发生静电场效应的同时，由于N质子化后本身相当于一个强吸电基团，亦可产生像取代基那样的吸电效应。

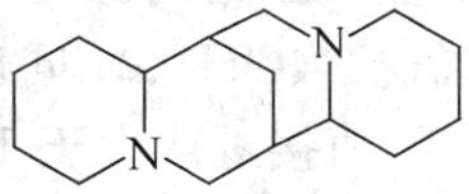

鹰爪豆碱

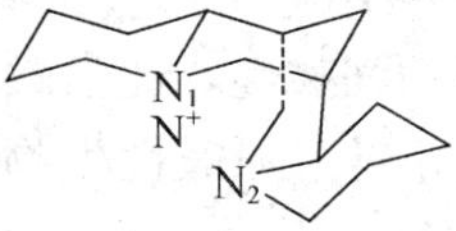

pK_{a_1}=11.4（质子化前）
pK_{a_2}=3.3（质子化后）

3. 立体效应　立体效应一般指阻碍N质子化或影响共轭酸稳定性从而影响碱性的空间因素。

（1）直接立体障碍　由于分子立体结构的某一部分在N附近形成空间屏障，影响N的质子化，如利血平分子中氨型N因受到C-19，20竖键（旗杆键）障碍不利于质子化，使利血平碱性减弱至 pK_a＝6.6。又如东莨菪碱因6,7-氧杂环的屏障，不仅阻碍N质子化，而且加之氧原子的吸电效应，使其碱性明显减弱，与莨菪碱比较，ΔpK_a＝2.15，这就是东莨醇型与莨菪醇型生物碱显示不同碱性的根本根因。

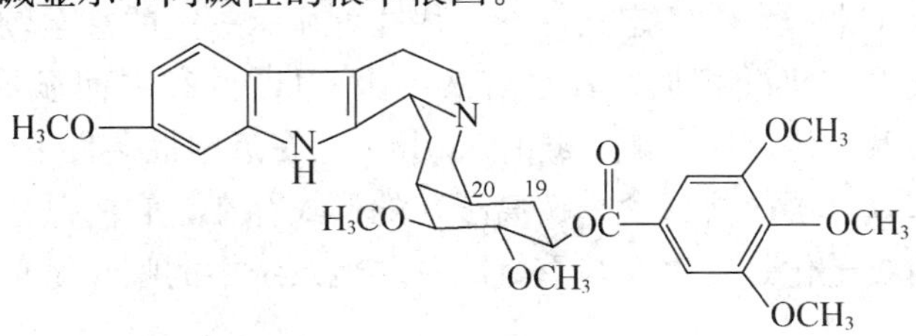

利血平 pK_a=6.69（一般叔胺：pK_a=8~9）

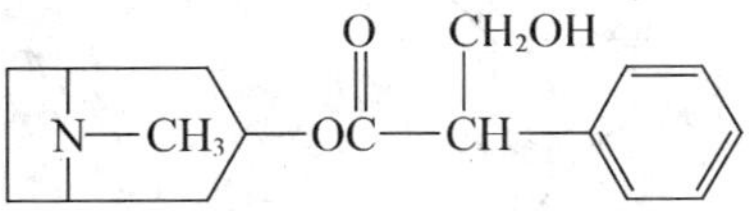

莨菪碱 pK_a=9.65

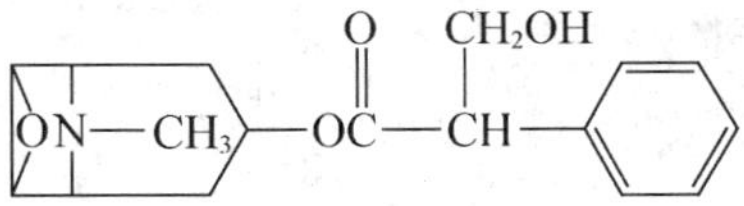

东莨菪碱 pK_a=7.50

（2）溶剂化立体效应　溶剂化是指N质子化后生成共轭酸的溶剂化，这种溶剂化一般说来可增强共轭酸的稳定性，从而增强生物碱的碱性，但由于溶剂化物需要空间条件，可能形成空间障碍而起到相反的作用。现以伯、仲、叔 3 种脂肪族甲胺为例，说明与溶剂化有关的立体效应对生物碱碱性的影响：由于取代基电效应（+I）作用，3 种脂甲胺的碱性强弱顺序应是：叔＞仲＞伯。以氯苯为溶剂或在气相中测定的结果与上序相符；若以苯为溶剂，则碱性强弱顺序为仲＞叔＞伯；若以丁二醚或水为溶剂，其碱性强弱又变为仲＞伯＞叔。这种碱性序次的变化不仅说明溶剂的影响不可忽视，尤其说明溶剂使仲胺碱性增强、叔胺碱性减弱。溶剂影响碱性的机制需要进一步阐述。在酸性水溶液中，仲胺不仅有两个甲基供电子，增高 N 上电子云密度而碱性增强，正离子水化作用也提高碱度，加之空间条件有利于水合物的对称性，均促使共轭酸稳定性增加，从而显示了更强的碱性。叔胺虽有 3 个甲基供电子，增高 N 上电子云密度，但共轭酸水化的空间障碍也随之增加，从而增加了水化的困难，削弱了水化物的稳定性，即削弱了共轭酸的稳定性，故叔胺显示了较弱的甚至弱于伯胺的碱性。至于伯胺，虽然供电子较少，但却因空间条件有利，有较多的水合键形成稳定共轭酸从而显示居中的碱性。

4. 季铵生物碱　叔胺碱的进一步烷基化（未共用电子对成键）的产物（即 N 形成似 NH_4^+ 的正离子）称为季铵，这种季铵的碱性发生了本质的改变。对于季铵盐如氯化四甲铵，由于 N 上失去了未共用电子对，铵离子本身便不能显示任何碱性，但四甲铵的氢氧化物则显示类似氢氧化铵的强碱性，此强碱性由来于氢氧根（OH^-）。同理，季铵碱如小檗碱和 N-甲基氢化小檗碱等属于强碱性生物碱，一般 pK_a 值接近或大于 10，强碱性也是由于 OH^- 造成的。

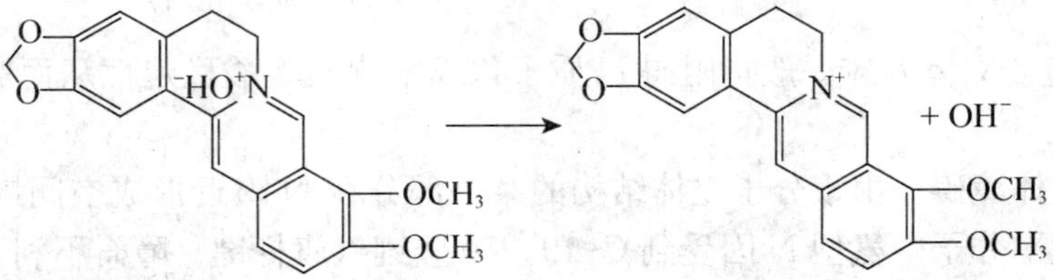

小檗碱 pK_a 11.53

生物碱中的季铵盐为数不少，约占生物碱总数的 1/10。它们的铵离子不显碱性。但对于季铵生物碱的整个分子来说，在一定条件下，往往可显示一定的甚至较强的碱性。如某些天然季铵生物碱与弱酸性有机酸相加，其水溶液中因 OH^- 的存在而显示不同程度的碱性；又如某些两性离子生物碱，像倒叩草碱（achyranthine）在近中性条件下（水溶液中），分子中强酸性基与强碱性基以分子内盐（含季铵离子）的形式存在，它的碱性体现在羧基负离子上；再如蛇根碱，它的质子化是发生在与季氮同一共轭系统中的吲哚氮负离子上，显示了较强的碱性，pK_a＝10.8。

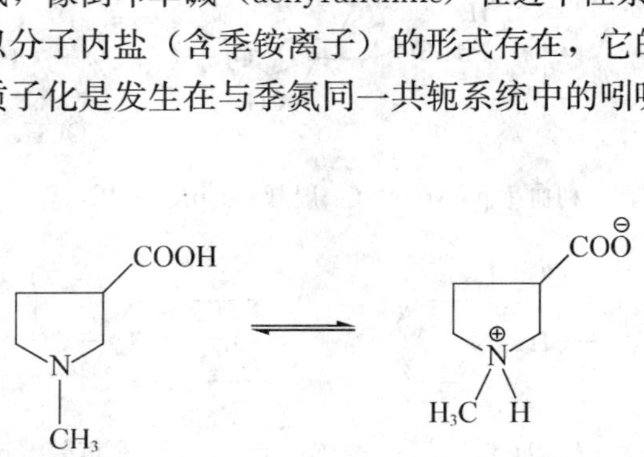

倒叩草碱

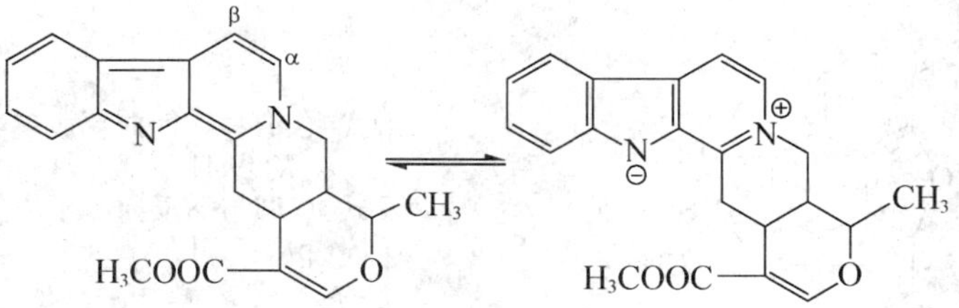

蛇根碱 pK_a 10.8

以上实例说明：季铵生物碱的碱性情况比较复杂，不能一概而论。

5. 氢键效应　下面介绍由于形成分子内氢键而减弱或增强碱性的作用。

（1）减弱碱性的氢键效应　碱性N原子参与形成分子内氢键，通常表现为弱碱性，如那碎因（narceine）分子中苯乙胺侧链N因与8位的α-活泼氢形成分子内氢键，降低了N原子上电子云密度而减弱了碱性，pK_a=3.3（一般脂肪族叔胺型N的pK_a值均在9以上）；又如芽子碱（ecgonine）及其甲酯，两者虽含有相同的氨型N（环叔胺），但前者形成分子内氢键，减弱了碱性，pK_a=2.78，与后者的碱性相差悬殊（ΔpK_a=6.38）。

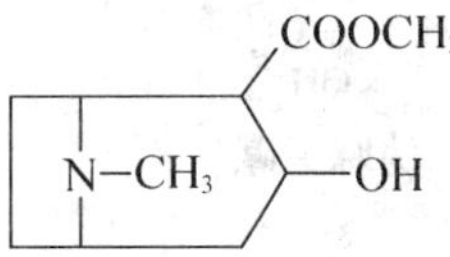

芽子碱甲酯

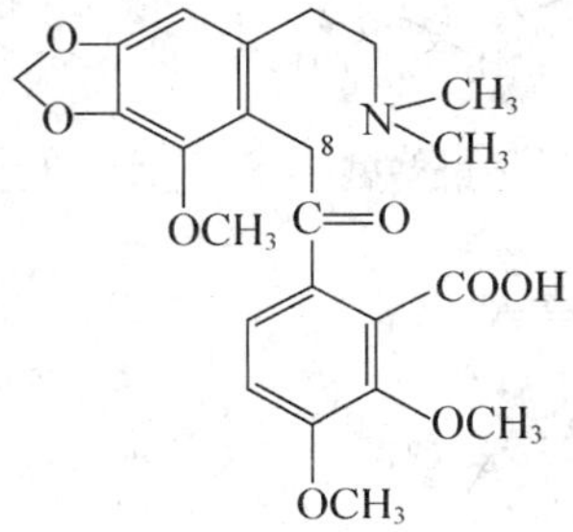

那碎因

（2）增强碱性的氢键效应　当共轭酸质子参与形成分子内氢键时，因增加了共轭酸的稳定性使碱性增强。例如顺式和反式10-羟基二氢去氧可待因，由于前者具备了共轭酸与羟基形成分子内氢键所需共平面的空间条件，故而碱性增强，pK_a=9.41，两者ΔpK_a=1.70。又如钩藤碱（rhynchophylline）与异钩藤碱（isorhynchophylline）的碱性显示差异，ΔpK_a=1.12。还有像麻黄碱与伪黄碱的碱性差异也是由于同样的理由。它们是共轭酸质子与羟基形成分子内氢键，该氢键的形成首先需通过键扭转达到共平面，可是，当形成氢键进行键扭转时，由于两者构型不同，前者的甲基与苯基是同向扭转，因大基团互相排斥而使氢键难以形成，导致碱性偏弱；后者则不然，两个大基团相背扭转互不影响，因而有利于氢键的形成使共轭酸稳定，以致碱性稍强。

综上所述，生物碱的碱性既决定于氮原子的杂化状态，又决定于氮原子的化学环境、溶剂种类等多种因素。

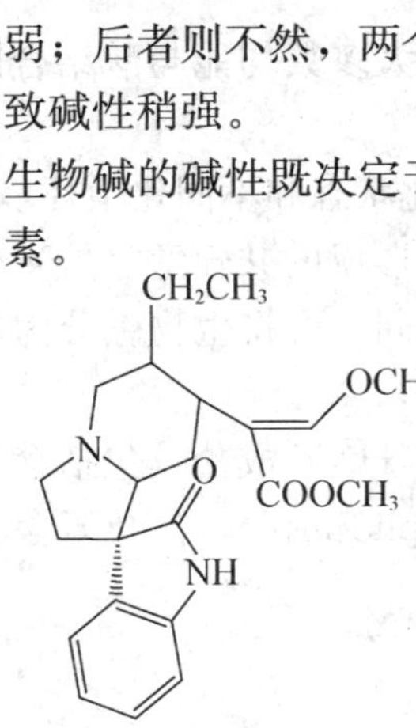

钩藤碱 pK_a=6.32

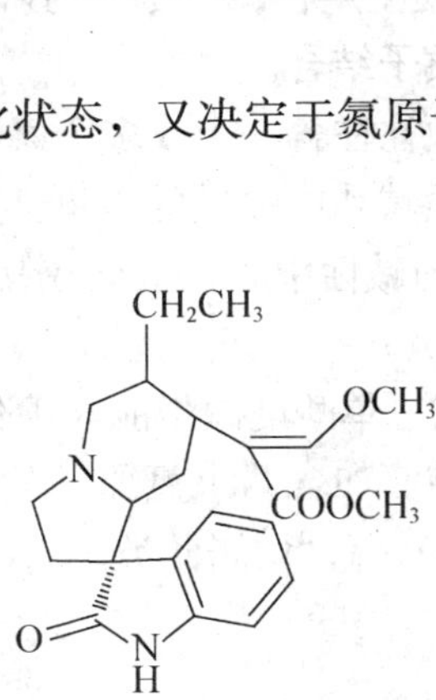

异钩藤碱 pK_a=5.20

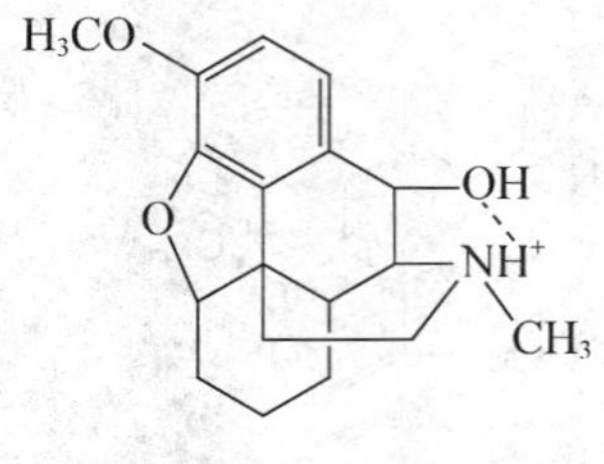

10-羟基双氢去氧可待因

顺式（OH与-N同向，成氢键）
pK_a=9.41
反式（OH与-N反向，不成氢键）
pK_a=7.71

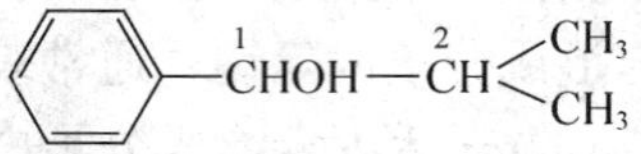

麻黄碱　（1*R*，2*S*）pK_a 9.58
伪麻黄碱（1*S*，2*R*）pK_a 9.74

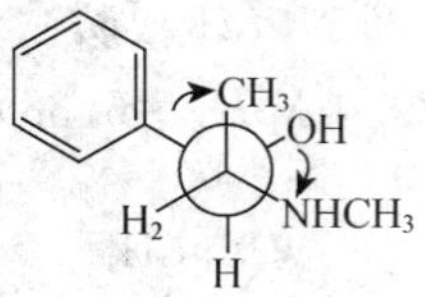

麻黄碱

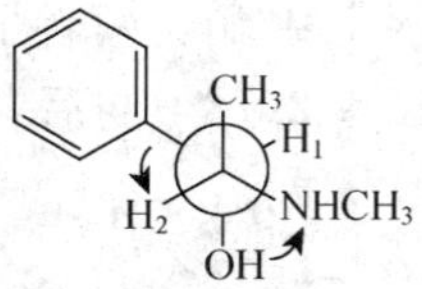

伪麻黄碱

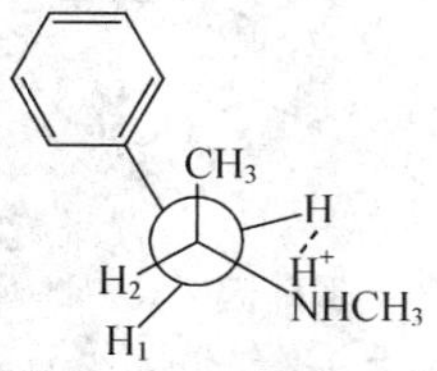

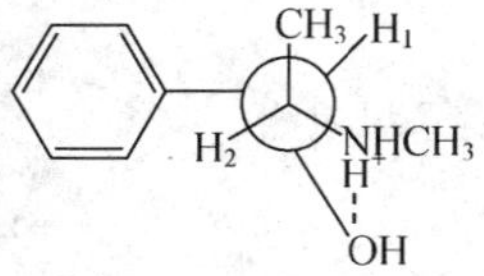

稳定结构（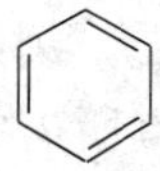 和 CH_3 距离远）

（三）质子结合方式与分子结构的关系

生物碱是由于能与酸成盐，显示了类似氨的碱性而被发现并给予命名的，从以上对生物碱的碱性分析中，也已经明确大多数生物碱可与质子结合，只是随着分子结构的不同，结合质子的方式不尽相同。

1. 氨型与吡啶型生物碱　氨型与吡啶型生物碱绝大多数均能与酸结合成盐，成盐方式为碱性氮原子与质子结合。

生物碱分子中往往含一个或多个氮原子，不同杂化状态和不同化学环境的 N 碱性各异。一般说来，只有强碱和中强碱的 N 能与质子结合，所形成的共轭酸（盐）也比较稳定，这样的 N 称为分子的碱性中心，根据成盐氮原子数的不同，可将生物碱分为单酸度碱和二酸度碱两类。

（1）单酸度碱　单酸度碱指能与 1 分子的一元酸（HX）成盐，包括含有 1 个或 1 个以上氮原子的生物碱。如含两个氮原子的毛果芸香碱（pilocarpine），乃至含 5 个氮原子的麦角胺（ergotamine）等，均属此类。

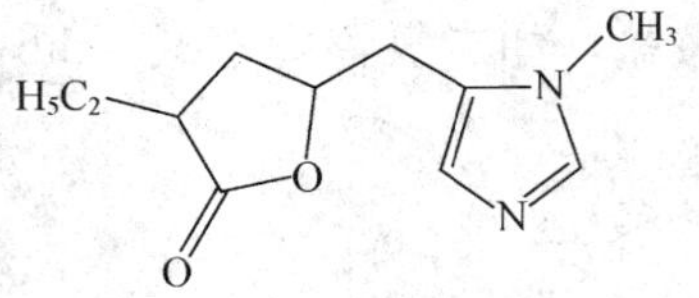

毛果芸香碱

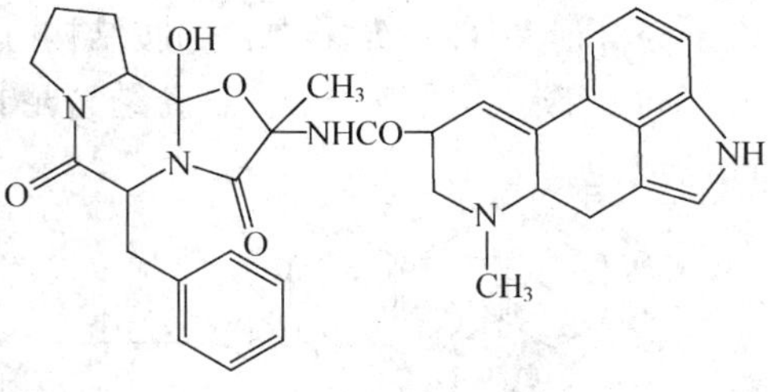

麦角胺

(2) 二酸度碱　二酸度碱指能与2分子一元酸（2HX）或1分子二元酸（H_2Y）成盐的生物碱，如奎宁的盐有盐酸奎宁、二盐酸奎宁和硫酸奎宁。前者是1分子盐酸与奎宁-N成盐，显中性，水中溶解度1∶16，易溶于三氯甲烷；后者两个N均和质子结合，由于喹啉-N碱性弱而显酸性，水中溶解度增大1∶0.6，但难溶于三氯甲烷。又如红豆树宁碱（ormosanine）分子中含3个氮原子，由于N_1与N_2存在着场效应，只能两者其一与质子结合，故而亦属二酸度碱。

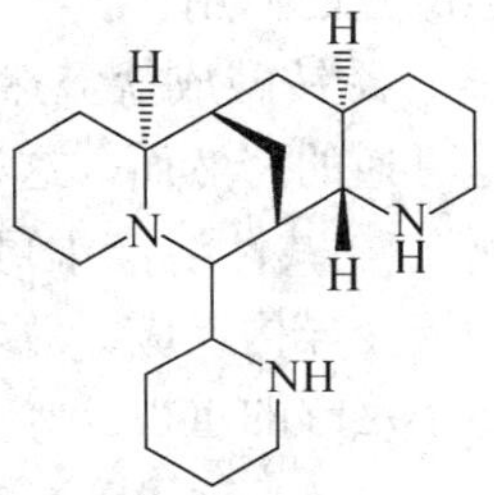

红豆树宁碱

2. 特殊氨型-N生物碱的成盐方式　极少数含氨型-N生物碱由于结构特殊，在与酸成盐时，质子不是与碱性氮原子结合，而是结合到分子的其他部位，甚至引起局部结构的改变。

(1) 质子与内酯基结合　当杂环氮原子与分子中内酯基邻近，成盐时往往引起内酯环开裂，导致H^+与—COO^-结合。如从夹竹桃科植物中得的生物碱：臭单枝夹竹桃辛（cimicine）因具备上述结构条件，与质子结合后形成羧酸和季铵。

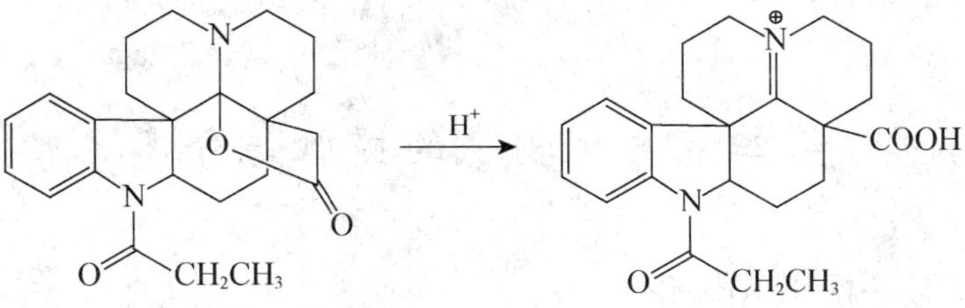

臭单枝夹竹桃辛

(2) 质子与羰基结合　氮原子在空间靠近分子内羰基常产生跨环效应，即成盐时质子与羰基氧原子结合而还原为羟基，且伴随着C—N键形成，如普托品型生物碱中的氮原子与羰基空间靠近，同质子结合后形成含14-OH的四氢原小檗碱骨架型生物碱。

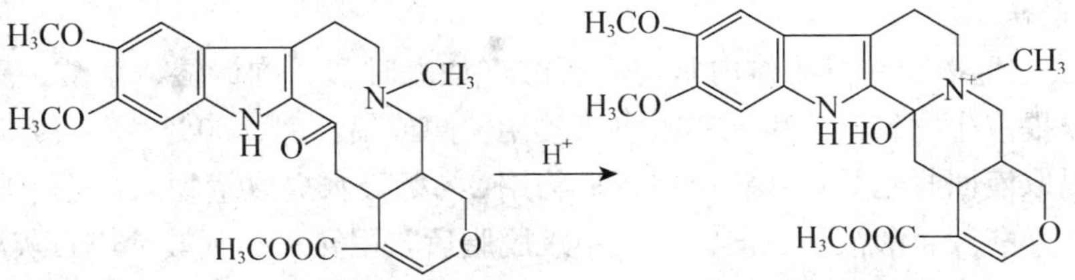

二甲氧基皮拉菲林

（3）质子与β-碳结合　分子中含烯胺结构（N与α、β双键连接），由于发生p-π共轭，N上电子云移向β-碳，吸引质子与β-碳结合形成亚胺盐，如二氢鸭脚木碱（dihydroalstonine）与HCl成盐。

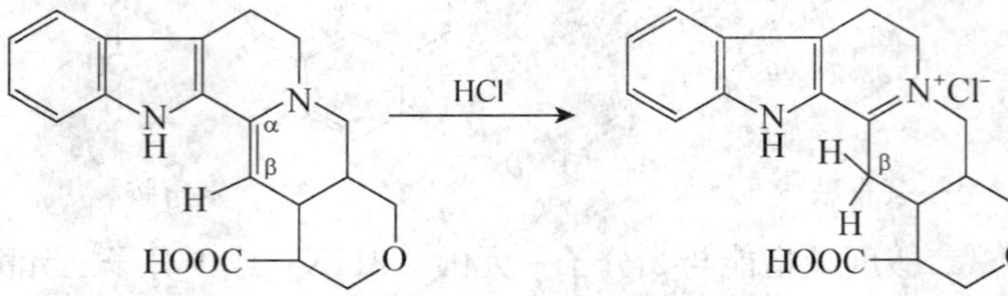

3. 含氨型-N的两性生物碱成盐方式　两性生物碱一般指分子中含较强碱性基（氨型-N）的同时也含有较弱酸性基（如酚羟基等），两者在中性水溶液中不能同时离子化，在酸性条件下碱基与质子结合形成共轭酸正离子，而在强碱性条件下则形成弱酸负离子与强碱成盐。有时酚羟基的存在不仅对N原子的质子化没有减弱作用，相反，在空间条件允许时还可与共轭酸质子形成氢键，从而起到增强碱性的作用。

4. 季铵（碱）型生物碱成盐方式　季铵碱成盐显然是生物碱分子中的OH^-与质子H^+结合，这种结合在碱性条件下往往是可逆的。然而，这种逆转并不能概括所有季铵碱。如小檗碱（属3,4-二氢异喹啉的亚胺盐型）在碱性溶液中可进一步异构化形成醇式叔胺碱。此外，苯菲啶型生物碱也有与上类似的互变异构反应。总之，部分生物碱在酸或碱性溶液中存在形式比较复杂，故提取分离时应给予足够的重视。

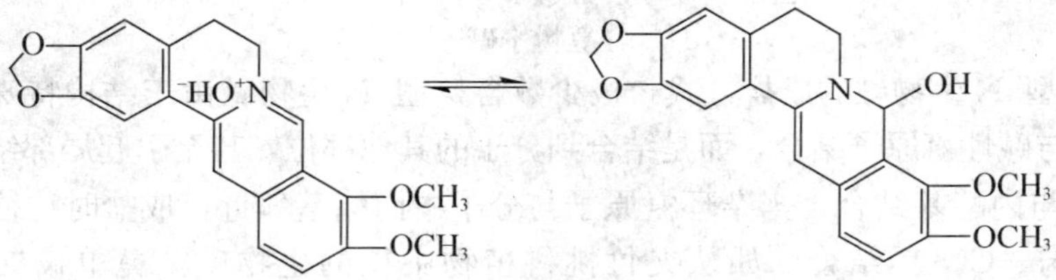

小檗碱季铵式　　　　醇式

第四节　生物碱的提取与分离

一、总生物碱的提取和纯化

生物碱的提取方法主要有三种：溶剂法、水蒸气蒸馏法和升华法。溶剂法应用最多，根据生物碱的碱性、极性及存在形式，一般常用的溶剂有3种，即醇、酸水和亲脂性有机溶剂。

（一）溶剂法

1. 醇提法　生物碱在植物体内常与有机酸（如咖啡酸、枸橼酸、草酸、罂粟酸等）结合成盐，所以提取生物碱时，生药粉末可直接用乙醇或稀乙醇（60%～80%）浸泡、渗漉或加热提取。提取液回收乙醇后，将所得提取物用2%稀酸水提取生物碱。也可将浓缩液加酸酸化，过滤，得酸液，酸液用乙醚、三氯甲烷脱脂后，用氨水、碳酸钠或石灰溶液碱化，使转化为游离生物碱，再用乙醚或三氯甲烷等提取，即得总生物碱。若有水溶性生物碱，则留在有机溶剂提取后的水溶液中。还可将稀醇提取液通过大孔树脂柱吸附，而后用水洗净柱体，再用稀酸洗脱，浓缩可得总碱。如用不同浓度的醇洗脱，分别浓缩，则可将总碱进行初步分离。该方法所得的生物碱含杂质较多，但用乙醇比较经济安全，适用于工业生产。

2. 酸水提取法　用 0.1%～1% HCl、H_2SO_4、HOAc 或酒石酸为溶剂，采用浸渍法或渗漉法提取。注意一些难成盐的生物碱可能提取不完全。该法安全、便宜，但带入许多亲水性杂质，如多糖、蛋白、鞣质、有机酸、苷、无机成分等，而且因提取液体积大，水沸点高，且为酸水，回收溶剂困难，所以需进一步纯化。

纯化方法一般采用离子交换或溶剂萃取等方法，既除去了杂质，又达到了浓缩的目的。首先将酸水液通过强酸性或弱酸性阳离子交换树脂，交换后，用水冲洗柱体，经稀氨水洗脱，浓缩洗脱液，即得总生物碱。也可用稀碱洗脱，洗脱液用有机溶剂提取生物碱，或加酸析出生物碱的盐。若用稀酸洗脱，浓缩洗脱液得到生物碱的盐。如治疗面部神经麻痹和小儿麻痹后遗症的一叶萩碱的提取。除用离子交换法外，也可以将水提液适当浓缩后加饱和盐水盐析，使生物碱或其盐类沉淀析出，或水提液浓缩后加碱碱化，用三氯甲烷等溶剂提取。特殊情况下，加选定的酸于水提液中，使生成不溶于水的盐而析出。

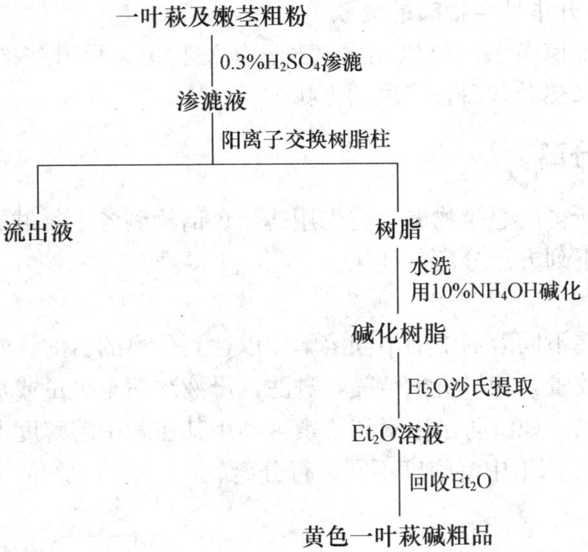

3. 有机溶剂提取法　亲脂性总生物碱可用三氯甲烷、二氯甲烷或苯等溶剂提取。提取时先将生药粉末与少量碱水（如 1%氨水、碳酸钠或石灰水溶液）药材湿润，拌匀，使生物碱转为游离状态，后用与水不相混溶的有机溶剂提取。提取液经减压浓缩后再用稀酸水（如 1%～2%盐酸）提取，至提取液不含生物碱为止。这时生物碱与酸成盐而转溶于酸水，酸水液过滤后，用乙醚或三氯甲烷洗涤几次以除去脂溶性杂质（但有些生物碱盐也能溶于三氯甲烷，此时含生物碱的三氯甲烷液需再经处理）。然后将酸水液碱化，如有沉淀或结晶析出，滤出重结晶。碱水液先用乙醚，后用三氯甲烷等溶剂分别萃取，有机溶剂萃取溶液用水洗涤 1～2 次以除去水溶性成分及碱水，无水碳酸钾干燥后，蒸干溶剂，即得亲脂性总生物碱。借此方法常可分得两种性质不同的总生物碱，因为有时乙醚提取不完全，三氯甲烷则可补充提取，但三氯甲烷提取液中常含杂质较多，增加了分离工作的困难。萃取溶剂可在碱化前即加入，这样碱化时刚游离出的生物碱立即转入有机溶剂，萃取效率较高。此方法采用极性较小的溶剂提取，而且在室温进行，所以得到的生物碱比醇提取的总生物碱含杂质少。用苯提

取时纯度更高，但苯有毒性大、易燃的缺点，应尽量避免使用。

弱碱性生物碱在植物中往往以游离状态存在，也可以用苯、三氯甲烷等有机溶剂直接提取。提取液经酸水萃取，后将酸水液碱化，再用三氯甲烷萃取即得弱碱部分的总碱。如生药用水或稀醇提取，提取液浓缩后，常因生药中含一些有机酸而使浓缩液成弱酸性，而后用三氯甲烷等有机溶剂直接萃取，即可将难成盐的游离弱碱提出。如喜树渗漉液浓缩后，其 pH 为 5.4，直接用三氯甲烷提取得到喜树碱。而强碱仍以盐的状态存在于植物体内。提取前可先用适量水润湿生药，使植物细胞膨胀后，再用极性大的有机溶剂提取，以提高提取效率。或用稀浓度的有机酸，如柠檬酸水等润湿生药，以便使一些中等强度的碱也能成盐而留在植物体内，再用极性大的有机溶剂提取。

4. 水溶性生物碱的提取　水溶性生物碱和季铵碱不能被一般有机溶剂从水溶液中提出。可先加酸使溶液成酸性，再通过阳离子交换树脂或加雷氏铵盐（Reineckate ammonium，$NH_4[Cr(NH_3)_2(SCN)_4]H_2O$）、磷钨酸、硅钨酸等，使成不溶于水的复盐析出，再通过树脂或化学方法提出游离碱。此外，也可用丁醇或戊醇等从碱水溶液中直接萃取，如益母草中的水溶性成分益母草碱甲是用戊醇萃取得到的。

（二）具挥发性和升华性生物碱的提取

挥发性生物碱（如麻黄碱）可以用水蒸气蒸馏法提取。可升华的生物碱可用升华法提取，如将茶叶末直接加热升华后，冷凝即得咖啡碱。

二、生物碱的分离

用上述方法提取所得的总生物碱，应先用薄层色谱检测各生物碱的极性分布、含量及大致比例，然后再选用下列方法分离与纯化。

（一）分步结晶

利用各种生物碱在不同溶剂中的不同溶解度以达到分离的目的。常常先将总碱溶于少量乙醚、丙酮或甲醇，放置，如果析出结晶，过滤，母液浓缩至少量或加入另一种溶剂往往又可得到其他生物碱结晶。如汉防己甲素和乙素可利用其在苯中溶解度不同进行分离；莨菪碱和东莨菪碱可利用其在 CCl_4 中溶解度不同进行分离。

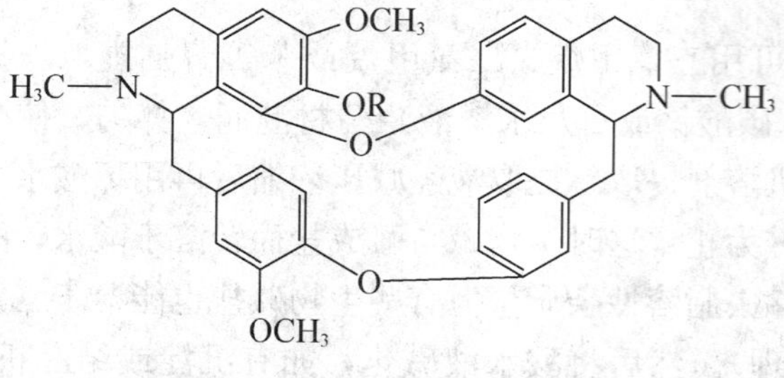

汉防己甲素　R=CH_3　溶于苯
汉防己乙素　R=H　不溶于苯

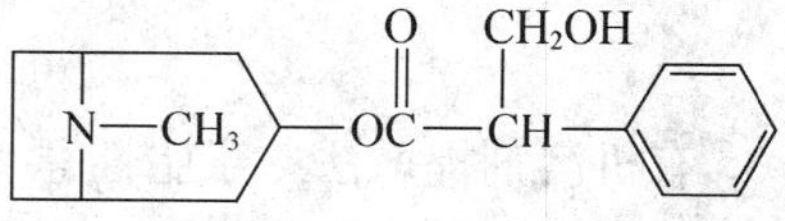

A. 莨菪碱

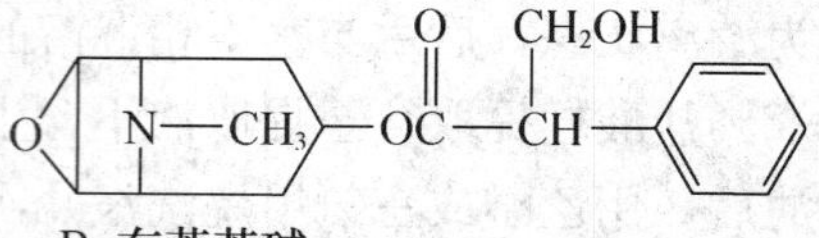

B. 东莨菪碱

A 溶于 CCl_4
B 不溶于 CCl_4

（二）制备衍生物

许多生物碱的盐往往比游离生物碱更易于结晶，因此，可利用其盐在各种溶剂中的不同溶解度进行分离，然后再使其转为游离碱，如金鸡纳生物碱的分离。常用于制备盐的无机酸有盐酸、硝酸、硫酸、磷酸、氢溴酸、氢碘酸及过氯酸，有时也用氯金酸和氯铂酸。有机酸有酒石酸、草酸、水杨酸、苦味酸和苦酮酸。其中以氢碘酸盐、过氯酸盐及苦味酸盐最易结晶。含仲胺碱及叔胺碱的总碱可以利用仲胺与亚硝酸（常用 $NaNO_2+H_2SO_4$）生成亚硝酸衍生物，与氯乙酰胺或氯甲酸乙酯生成相应的酯，而叔胺则不起作用，从而使两者分离，仲胺衍生物加酸水解后又得原物。例如，石榴皮中的异石榴碱（isopelletierine）和甲基异石榴碱的分离，即利用氯甲酸乙酯使异石榴碱生成相应的氨基甲酸乙酯（该产物的沸点为 150～160℃/13mmHg），而甲基异石榴碱不与氨基甲酸乙酯发生反应，其沸点为 114～117℃/26mmHg，然后再用蒸馏法将其分离。石榴皮碱的氨基甲酸乙酯与浓盐酸加热至 120～130℃即析出纯石榴皮碱，同时放出二氧化碳及氯乙烷。酚性生物碱及非酚性生物碱的分离，则可利用酚性化合物的弱酸性，能与苛性碱生成可溶于水的酚盐这一性质而使其分离纯化。

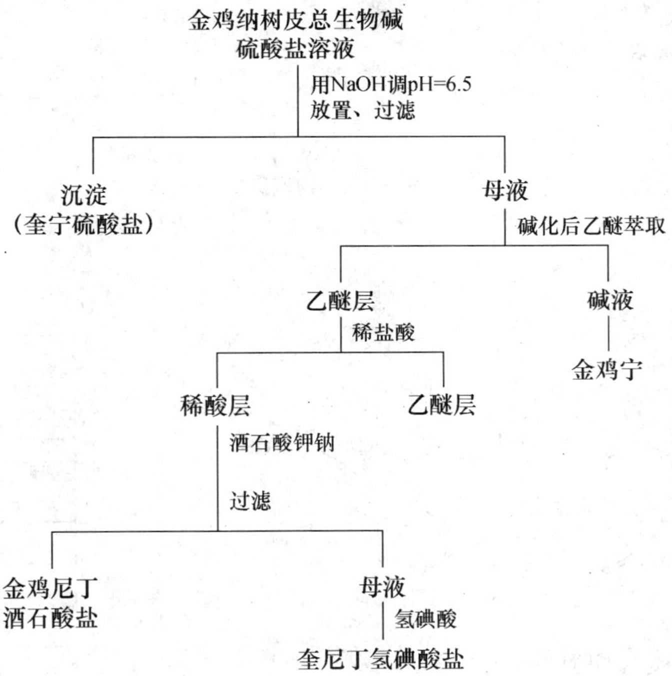

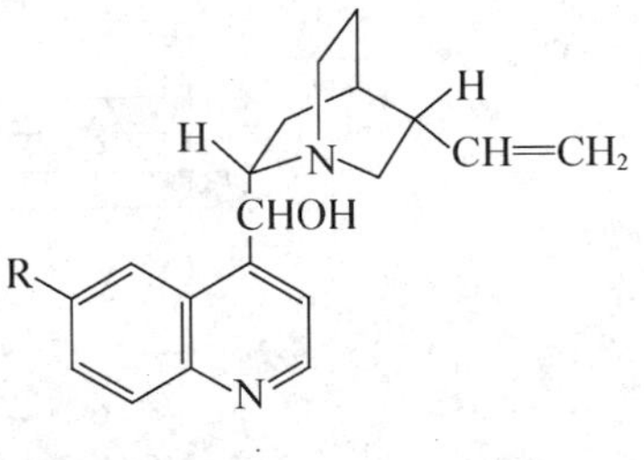

	R	旋光
奎宁	OCH_3	左
奎尼丁	OCH_3	右
金鸡宁	H	右
金鸡尼丁	H	左

（三）利用不同酸碱性

在碱性不同的混合生物碱的酸水溶液中加适量的碱液，然后用有机溶剂萃取，则弱碱先游离析出转入有机溶剂层，强碱与酸成盐仍留在水溶液中，逐步增加碱量，则游离出生物碱的碱性强度逐步增强。反之，将总碱溶于有机溶剂，用不足以中和总碱的适量酸水提取，则强碱先成盐而优先转入酸水层，提取得到生物碱的碱性随添加酸水量的增加而减弱。根据上述原理，可分离不同碱性的生物碱。操作时控制 pH，或把加入的酸碱分成几个等份。如将总碱溶于计算量（即中和每克总碱至酸性时所耗的量，可预先小量实验求出）的酸中，加一定量的碱（1/5 或 1/10）使中和一部分酸，用有机溶剂萃取，然后再加一份碱，再用溶剂提取，这样即可得 5 份或 10 份先弱后强的不同碱性的生物碱。如加入酸的量是 100ml 0.1mol/L 的盐酸，则每次加入 0.1mol/L 氨水或苛性碱 20ml 或 10ml，也可直接用不同 pH 的缓冲液提取。例如千金藤非酚性生物碱的分离，先用缓冲纸色谱分离，发现总生物碱中有 5 个碱性不同的生物碱，后将总生物碱用不同 pH 的缓冲液进行萃取，使之得到了分离。

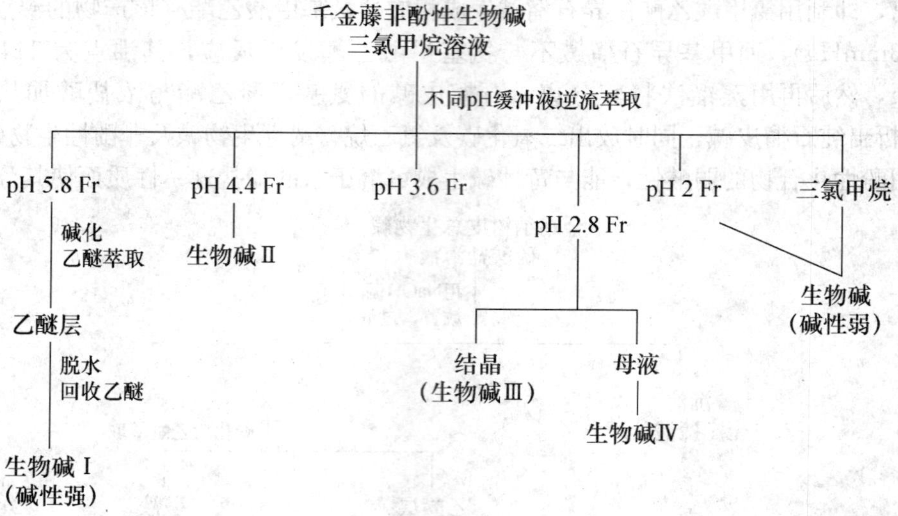

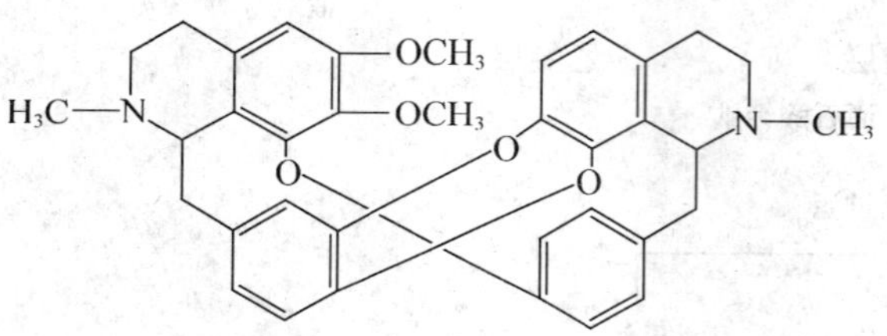
Ⅰ乌藤碱

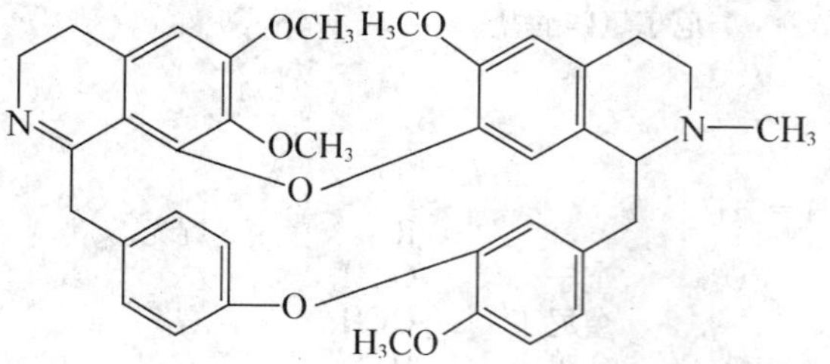
Ⅱ表千金藤碱

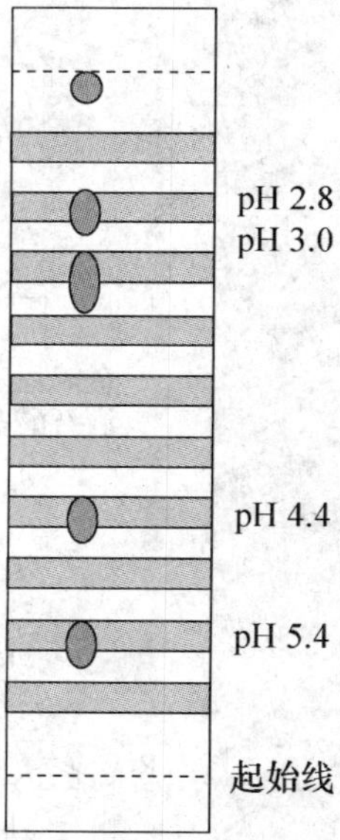

缓冲纸色谱

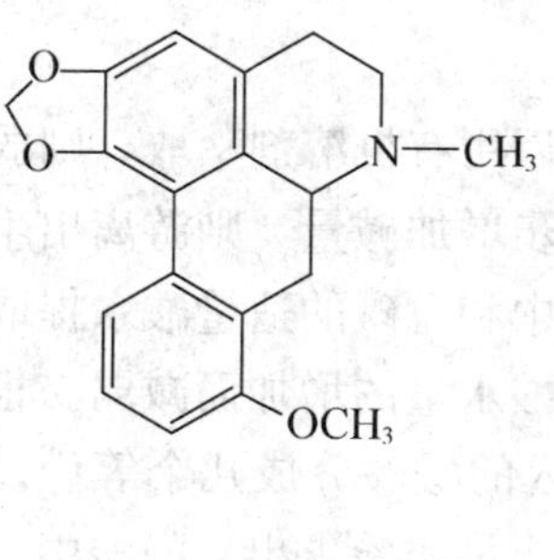
Ⅲ 千金藤碱

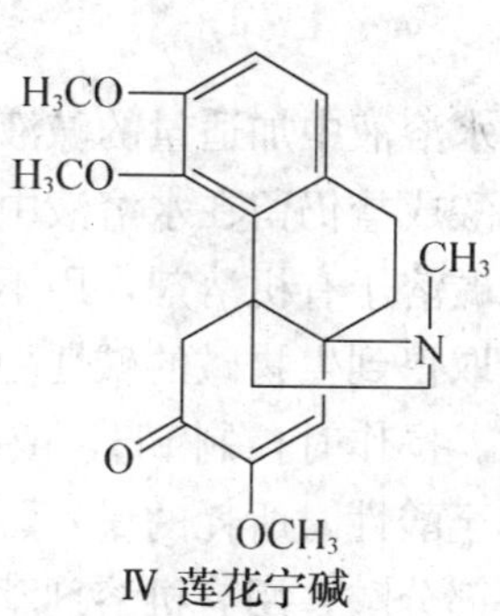
Ⅳ 莲花宁碱

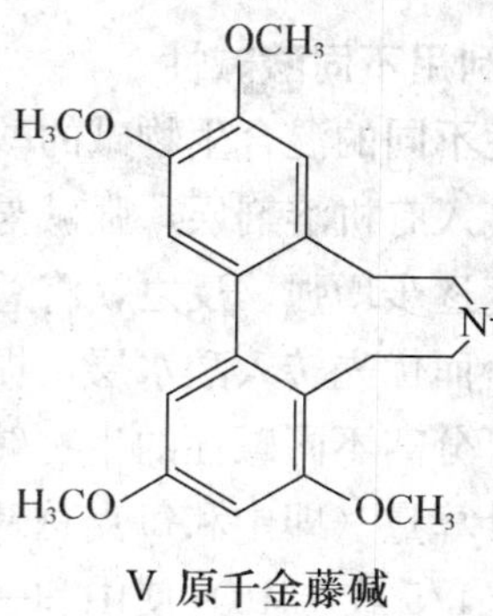
Ⅴ 原千金藤碱

（四）分馏

由不同沸点组成的液体生物碱总碱，往往可通过常压或减压分馏分离。如毒芹（*Conium maculatum*）中的毒芹碱和羟基毒芹碱，石榴皮中的伪石榴皮碱、异石榴皮碱和甲基异石榴皮碱等都是通过减压分馏法分离得到的。

（五）色谱法

当用上述方法还未能达到分离目的时，往往需进一步采用柱色谱法。目前常用硅胶柱色谱，分离前先用薄层色谱选择最佳分离的溶剂系统，有时溶剂系统需加一点酸或碱，再进行柱色谱分离。如三尖杉酯碱和高三尖杉酯碱的分离，2 个化合物结构的差异只是后者比前者多 1 个 CH_2，其分离是采用硅胶色谱，用 $CHCl_3$-$NaHPO_4$ 枸橼酸缓冲液（pH＝5）作为洗脱剂分离的。氧化铝色谱也是用得比较多的分离方法，这是由于许多生物碱极性较小，氧化铝对它们吸附较弱，而杂质被吸附。如长春碱和醛基长春碱是采用氧化铝柱色谱，以苯-三氯甲烷（1∶2）为洗脱剂进行分离的。有时也可用凝胶色谱，利用凝胶的分子筛原理将不同分子量的生物碱进行分离。常用亲脂性葡聚糖凝胶 Sephadex LH-20，以三氯甲烷或三氯甲烷-甲醇混合液洗脱。

当结构相似的多种生物碱难得到有效分离时，常需要联合应用多种方法，或采用 HPLC 色谱法，如鸦片中 5 个生物碱的分离采用 HPLC 方法得到了有效分离。

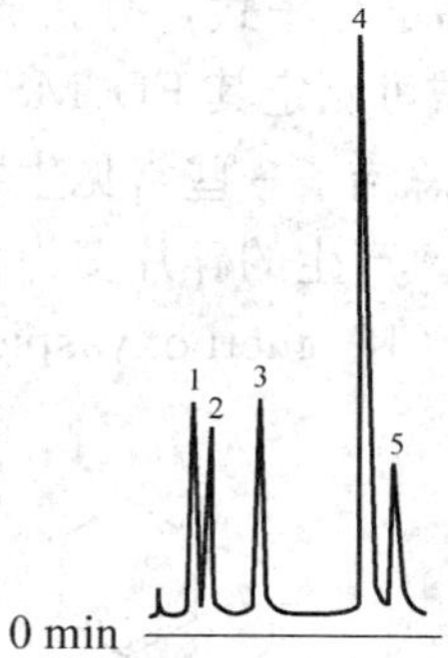

填料 C18/porasil(非极性键合反相硅胶，全多孔硅胶 Rp-18)
流动相：0.1克分子 NaH_2PO_4 在25％的乙腈中。

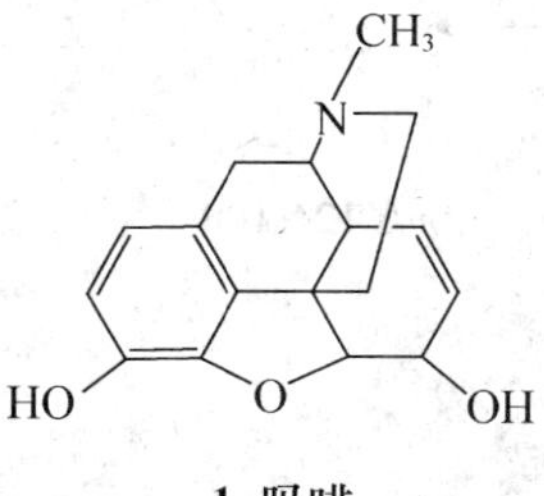

1. 吗啡

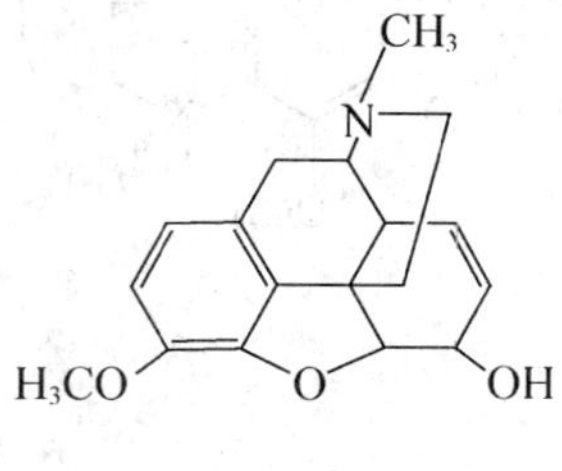

2. 可待因

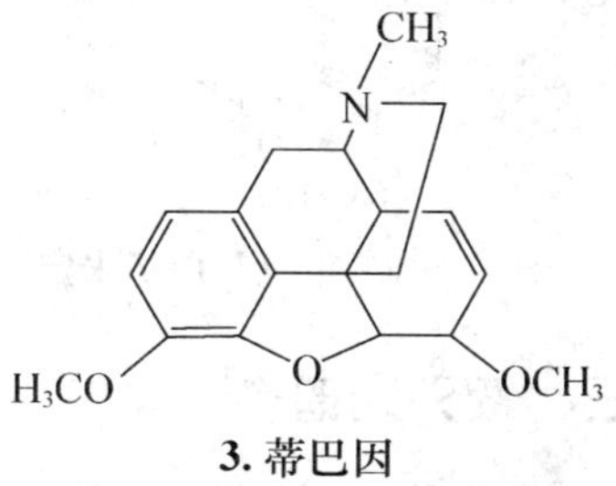

3. 蒂巴因

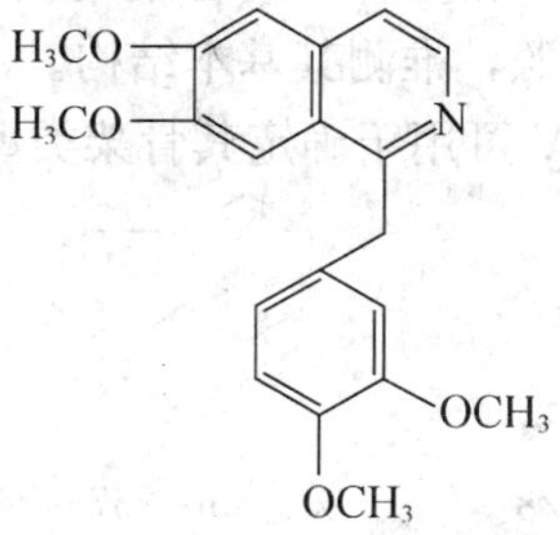

4. 罂粟碱

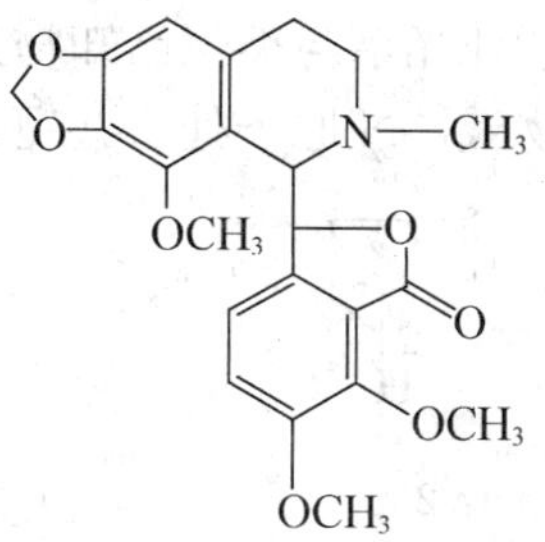

5. 诺司卡品

第五节 生物碱的结构鉴定

在结构鉴定之前，应当首先检查化合物的纯度，然后参考被研究植物所在相关科属文献资料、生源，并应用化学方法和波谱方法确定结构类型、取代基，最后确定结构。早期确定生物碱的结构多用化学反应[22]，现在常采用波谱方法，主要有 IR、UV、MS、NMR。

一、红外光谱

生物碱的红外光谱（IR）可用于分离得到的已知化合物的结构鉴定，将其与标准谱对照一致即可。同时可确定结构中是否有特殊功能基如羟基、羰基，是否有芳环和芳杂环等。一般红外吸收范围（IR ν_{max} cm^{-1}）如下：

羟基：3625～3540cm^{-1}

羰基：1620～1780cm^{-1}

苯环：1450～1600cm^{-1}

二、质谱[23]

用质谱（MS）确定分子量，高分辨 MS 确定分子式，分析碎片峰给出结构信息。多数生物碱采用 EI-MS 方法测定，难汽化的生物碱可测定其 FD-MS 或 FAB-MS。

生物碱结构多样，质谱资料丰富，文献[2]总结了一些常见生物碱的质谱裂解规律。

一些生物碱特征的裂解为氮原子 β 键裂解。产生的碎片多为含氮的结构部分，而且常为基峰或强峰，如生物碱 17-甲氧基白坚米定（17-methoxyaspidospermidine）鉴定的质谱如下：

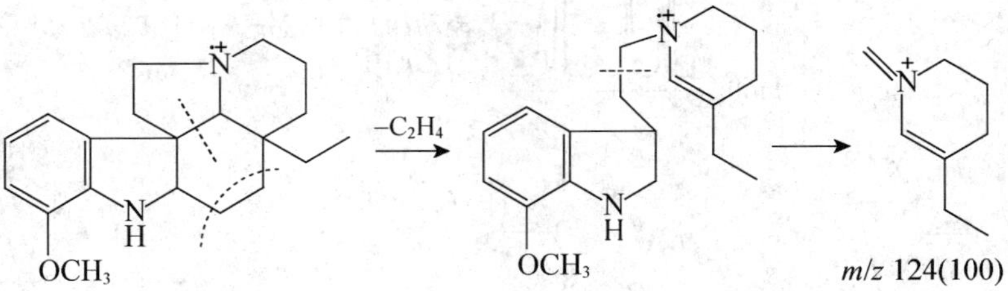

m/z 124(100)

17-甲氧基白坚米定

三、紫外光谱[24]

当生物碱的基本主体结构为共轭体系时，紫外光谱（UV）在结构测定中有主要作用，可将该类生物碱紫外光谱与类似已知物光谱数据对照，推测其基本结构。

如吲哚类生物碱，N 原子处于共轭系统中，UV 可用于确定其骨架类型。

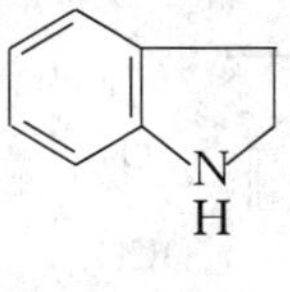

λ_{max} nm：250
295

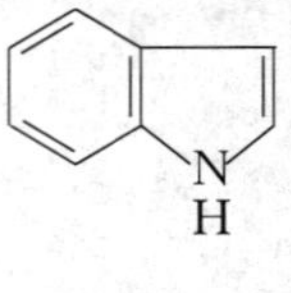

λ_{max} nm：225～228
280～283
290～292

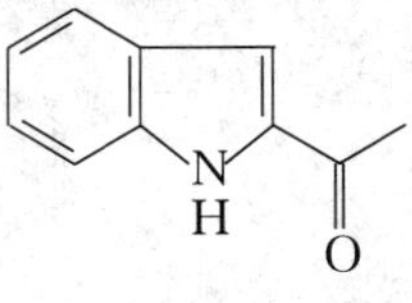

λ_{max} nm：237～240
312～320

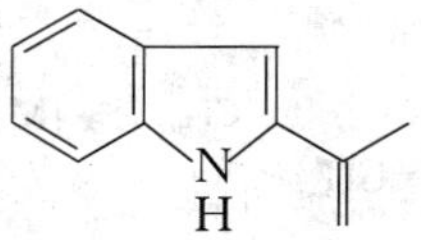

λ_{max} nm：230
300～315

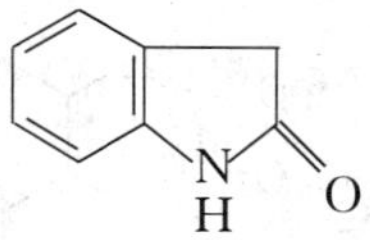

λ_{max} nm：206～210
250，280

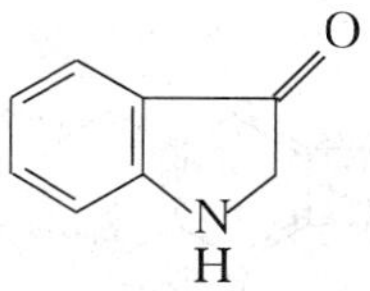

λ_{max} nm：400～420（3～4 个峰，s）

另外，碱性较强的氮原子如在生物碱生色团结构中或与之直接相连，测定紫外光谱时的pH 对其紫外吸收影响显著。

故文献总结了常见各类生物碱的紫外光谱，可用于生物碱结构鉴定的参考资料。

四、核磁共振

NMR 在确定生物碱结构中是最重要的，特别是二维 NMR，文献[4]报道了常见生物碱的^{1}H-NMR[25]和^{13}C-NMR[26]数据。

五、结构鉴定方法及实例

因为生物碱结构类型多样、复杂，所以没有共同规律可循。在生物碱结构鉴定时，除了应用波谱分析方法外，还必须查阅相关文献，总结或借鉴前人对各类生物碱所总结的规律。

现以较简单的阿朴菲类生物碱（aporphine-type alkaloids）为例，学习查阅文献，总结规律，分析图谱，确定结构的方法，以掌握在生物碱结构鉴定中分析和解决结构问题的思路。

（一）查阅文献

查阅相关文献并进行综述。

1. 查阅研究植物所在科属文献。
2. 查阅阿朴菲类生物碱的有关文献。

（二）总结一般的波谱规律

1. IR ν cm^{-1}

   OH（3200～3500）

   Ar-（1500，1600）

   Ar-O-C-（1000～1300）

2. UV

取代基	UV λ_{max} nm（lgε）	
1,2,10,11-取代	268～272（4.2）	302～310（3.8）
D 环单取代或无取代	270～282（4.45）	310～328（3.3～3.8）
1,2,9,10-取代	280～284（4.2）	302～310（4.21）

3. MS

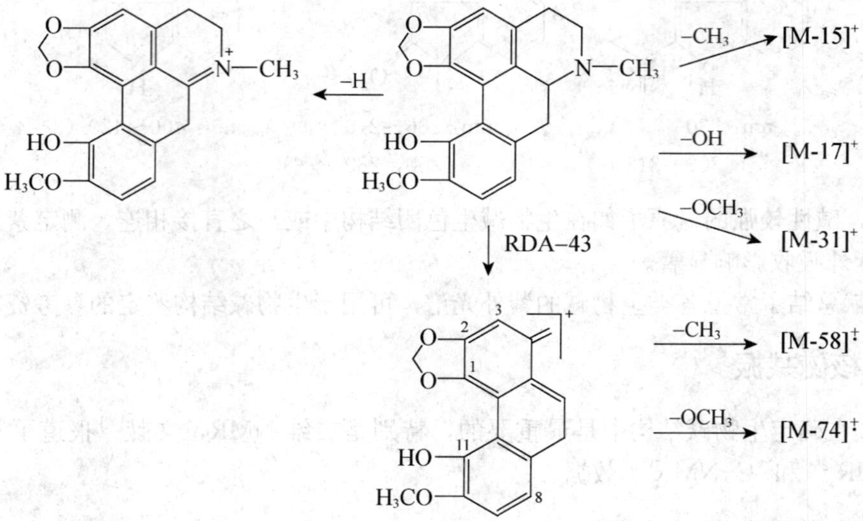

4. ^{1}H-NMR

（1）芳香质子

苯环无取代时：δ 7.2～7.4。

有氧取代：邻对位 H 向高场位移，δ 减小。

1 位和 2 位的氧取代和 H-11 空间距离近，产生拉电子的场效应，使 H-1 向低场位移，δ 增大。

$1\text{-}OCH_3$，　　　H-11：δ 8.09～8.74（距离 0.19nm）

1——O
　　CH_2　　　H-11：δ 7.49～8.00（距离 0.2～0.3nm）
2——O

一般芳香质子的化学位移值为 H-11：δ 7.68～8.74；H-8：中场；H-3：δ 6.54～6.75

（2）$N\text{-}CH_3$　δ 2.35～2.6

（3）OCH_3：δ 3.4～4.0 ppm　δ $1\text{-}OCH_3$＜δ $11\text{-}OCH_3$＜δ 其他 OCH_3

（4）1——O
　　CH_2　　分别为二主峰（d），δ6.02，5.87，J＝1.5～2Hz
2——O

（5）脂肪质子处于高场，δ 2.5～3.6。

例 1.

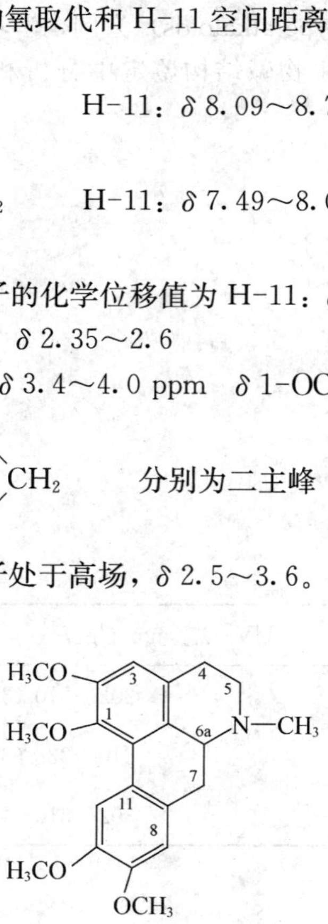

^{1}H-NMR

8.21（1H，s）　11-H

6.89（1H，s）　8-H

6.68（1H，s）　3-H

3.97（6H，s）　$9,10\text{-}OCH_3$

3.93（3H，s）　$2\text{-}OCH_3$

3.72（3H，s）　$1\text{-}OCH_3$

2.59（3H，s）　$N\text{-}CH_3$

例 2. 归属下列化合物的[1] H-NMR 数据。

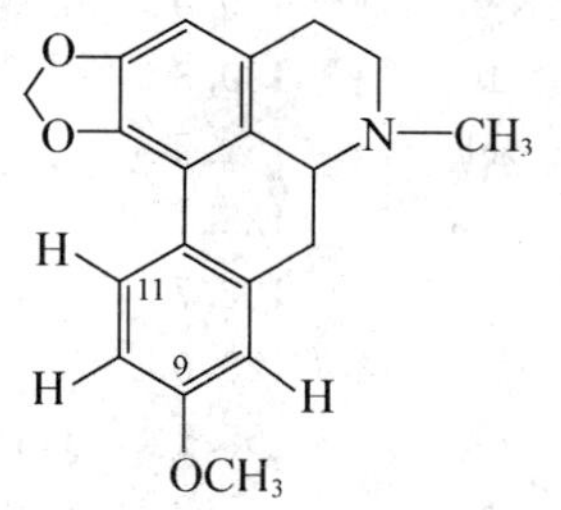

[1] H-NMR　δppm

2.55（3H，s）

3.87（3H，s）

5.92（1H，d，J=1.5Hz）

6.05（1H，d，J=1.5Hz）

6.52（1H，s）

6.80（1H，d，J=2.5Hz）

6.85（1H，d，J=9.5，2.5Hz）

8.00（1H，d，J=9.5Hz）

5. ^{13}C-NMR

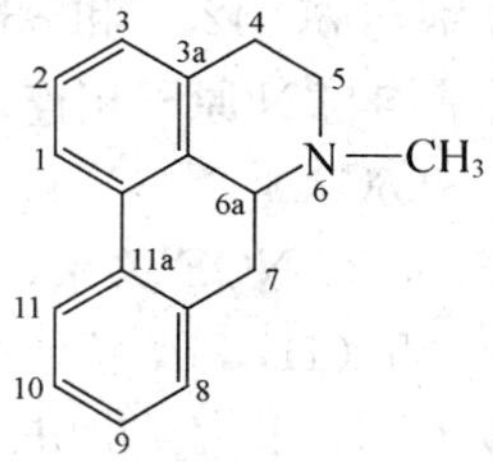

（1）高场区　　δppm

C-4：28～29

C-5：53

C-6a：63-（无 N-CH_3，δ 53）

C-7：34～37

O-CH_3：55～60

N-CH_3：43

（2）芳香碳

与氧相连 C：136～152

OR 邻对位：110-

其他位：介于两者中间

例 1

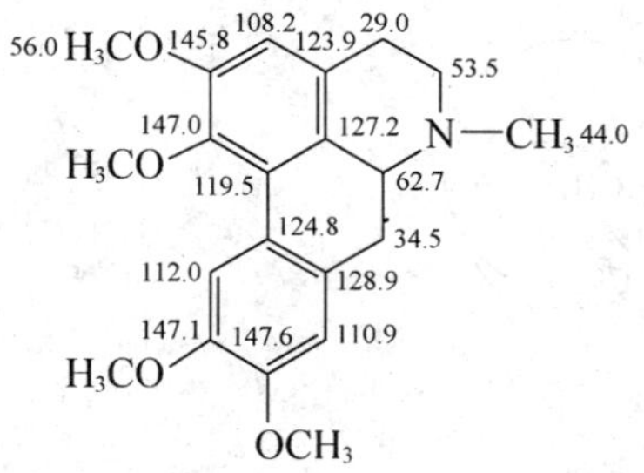

例 2

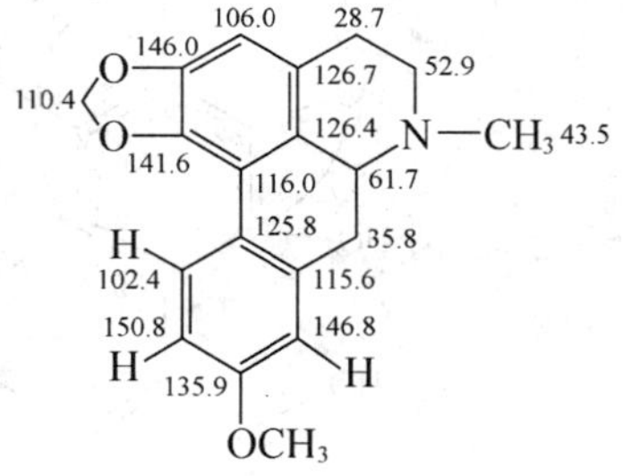

（三）结构鉴定实例

1. 化合物 **PN35**　从番荔枝科暗罗属植物陵水暗罗（*Polyalthia nemoralis*）中分离得到 1 个化合物（**PN35**），为淡黄色粉末，分析其[1] H-NMR，[13] C-NMR、HSQC、HMBC、1D-NOESY 及 MS，确定其结构。

PN35 和 Dragendorff 试剂显阳性反应，提示其为生物碱。[1] H-NMR（DMSO-d_6）显示有 4 个甲基信号 δ3.68，3.65，3.29，2.83（各 3H，s）；3 个芳氢信号：δ 6.5（1H，s）6.35，6.59（各 1H，d，J=8.0Hz）。[13] C-NMR 显示 12 个芳香碳信号，其中有 4 个碳与氧取代基连接（δ150.3，152.1，152.2，152.5），脂肪碳信号除了 4 个甲基信号外还有 4 个信号（其中 2 个为与活泼质子相连的信号），所以根据生源关系推测其可能为四取代的阿朴菲类生物碱。

根据 HSQC、HMBC、1D-NOESY 归属了[1] H 和[13] C-NMR 数据，见表 11-2。

表 11-2　化合物 PN35 的 NMR 数据（DMSO-d_6）

NO	^{13}C-NMR	^{1}H-NMR	NO	^{13}C-NMR	^{1}H-NMR
1	152.1	6.50（1H，s）	9	109.9	6.59（d，J=8.0Hz）
2	152.2		10	150.3	
3	108.8		11	152.5	
3a	111.7		11a	125.1	
4	23.2	3.12，2.83（各 1H，m）	11b	122.7	
5	60.5	3.71，3.58（各 1H，m）	11c	120.0	
6a	69.2	4.36（dd，J=2.1，12.0Hz）	10-OCH_3	55.7	3.65（3H，s）
7	30.5	3.09（m），2.60（t，J=12.0Hz）	2-OCH_3	55.2	3.68（3H，s）
7a	123.1		N-CH_3	52.7	3.29（3H，s）
8	112.5	6.35（d，J=8.0Hz）	N-CH_3	42.3	2.83（3H，s）

HMBC 显示 δH 3.29（CH_3）和 2.83（CH_3）分别与 δC 42.3 和 δ52.7 相关，且均与 δC 60.5（C-5）和 69.2（C-6a）相关，表明该 2 个甲基均与 N 原子相连。

在 HMBC 中，孤立芳氢信号 δH 6.50（1H，s）和 δC 23.2（C-4）及 120.0（C-11）有相关，在 NOESY 中该芳氢信号显示与甲基信号 δ3.68 有 NOE 关系，表明孤立氢是在 3 位，甲氧基氢信号 δ3.68 位于 2 位。HMBC 显示 δH 6.35（1H，d，J=8.0Hz H-8）和 δC 30.5（C-7）相关，且 NOESY 谱显示其邻位芳氢 δ6.59（1H，d，J=8.0Hz）与另一甲氧基信号 δ3.65 有 NOE 关系，说明有邻位偶合芳香质子位于 8 和 9 位，该甲氧基位于 10 位。

该化合物 FAB-MS m/z 为 343 $[M+H]^+$，表明另外 2 个氧取代为羟基，所以最后确定其结构如图 11-3 所示。图谱见图 11-5 至图 11-11。

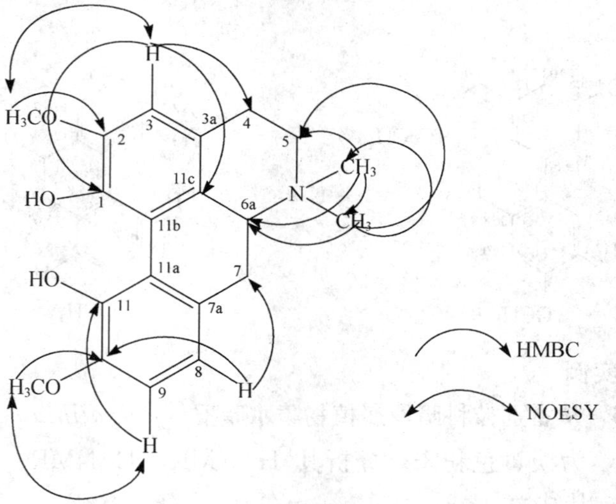

图 11-3　化合物 PN35 的 HMBC 和 NOE 相关

2. 化合物 **FF34** 的结构鉴定　从某植物分离得到一个化合物，为白色粉末，和 Dragendorff 试剂显棕色。请根据其^{1}H-NMR，^{13}C-NMR，HMQC，HMBC 和^{1}H-^{1}H COSY 及 MS 确定该化合物的结构。

FF-34 的^{1}H-NMR 显示 4 个芳氢信号 δ7.43，7.31（各 1H，d，J=7.5Hz），7.06，6.98（各 1H，t，J=7.5Hz），1 个活泼氢信号 δ10.90（1H，s）。^{1}H-^{1}HCOSY 显示氢信号 δ7.43 与 6.98，7.31 与 7.06，7.06 和 6.98 相互偶合，说明该芳环为邻位二取代结构。分

析 HMQC 谱，归属了质子连接的碳谱数据，见下表。HMBC 显示氢信号 δH7.43（1H，d，J=7.5Hz）与 δC136.7 和 107.1 相关；氢信号 δ7.31（1H，d，J=7.5Hz）与 δC126.7 相关，活泼氢信号 10.90（1H，s）也与这 3 个碳信号相关，同时还和 δ128.2 相关。以上分析可知该化合物可能具有吲哚环结构，如图 11-4 所示。^{1}H-NMR 还显示 4.18（2H，dd，J=15.5Hz），3.59（1H，d，J=5.0Hz），3.12（1H，d，J=13.5Hz）和 2.80（1H，d，J=13.5Hz）5 个氢信号，HMQC 显示 δ3.12 和 2.80 为同碳氢信号。分析^{1}H-^{1}HCOSY，可知 δ3.59，3.12 和 2.80 这 3 个氢相互偶合，HMBC 显示 δH 3.59 与 δC40.9 及 107.1 相关。δH4.18，3.12 和 2.80 都与 δ_C107.1 和 128.2 相关，提示 FF-34 可能有结构片段 B。

查阅文献，发现 FF-34 碳谱数据与文献[5]报道的吲哚类化合物 C（no. 33）碳谱数据相似，与化合物 C 的碳谱数据比较，FF-34 没有甲基信号，但多一个羧基碳信号 δ169.7，HMBC 显示 δ_H3.59 与 δ_C169.7 有相关，由此确定 FF-34 结构如图 D 所示。EI-MS 显示 217 $[M+H]^{+\cdot}$ 进一步证明以上推测正确，其 NMR 数据见表 11-3。图谱见图 11-12 至图 11-17。

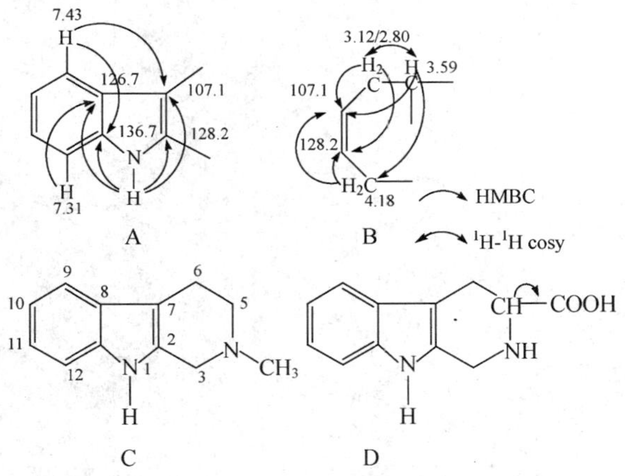

图 11-4　化合物 FF-34 的结构和主要 HMBC 相关

表 11-3　化合物 FF-34 的 NMR 数据（DMSO-d_6）

No	^{13}C-NMR		^{1}H-NMR
	化合物 C	FF-34	FF-34
2	132.7	128.2	
3	52.3	57.1	3.59（d，J=5.0Hz）
4			
5	52.0	40.9	4.18（q，J=15.5Hz）
6	21.2	23.4	2.80（t，J=13.5Hz），3.12（br. d，J=13.5Hz）
7	106.0	107.1	
8	126.6	126.7	
9	117.2	118.2	7.43（d，J=7.5Hz）
10	118.1	119.2	6.98（d，J=7.5Hz）
11	120.1	121.7	7.06（d，J=7.5Hz）
12	110.8	111.6	7.31（d，J=7.5Hz）
NH			10.90（s）
CH_3	45.3		
COOH			169.7

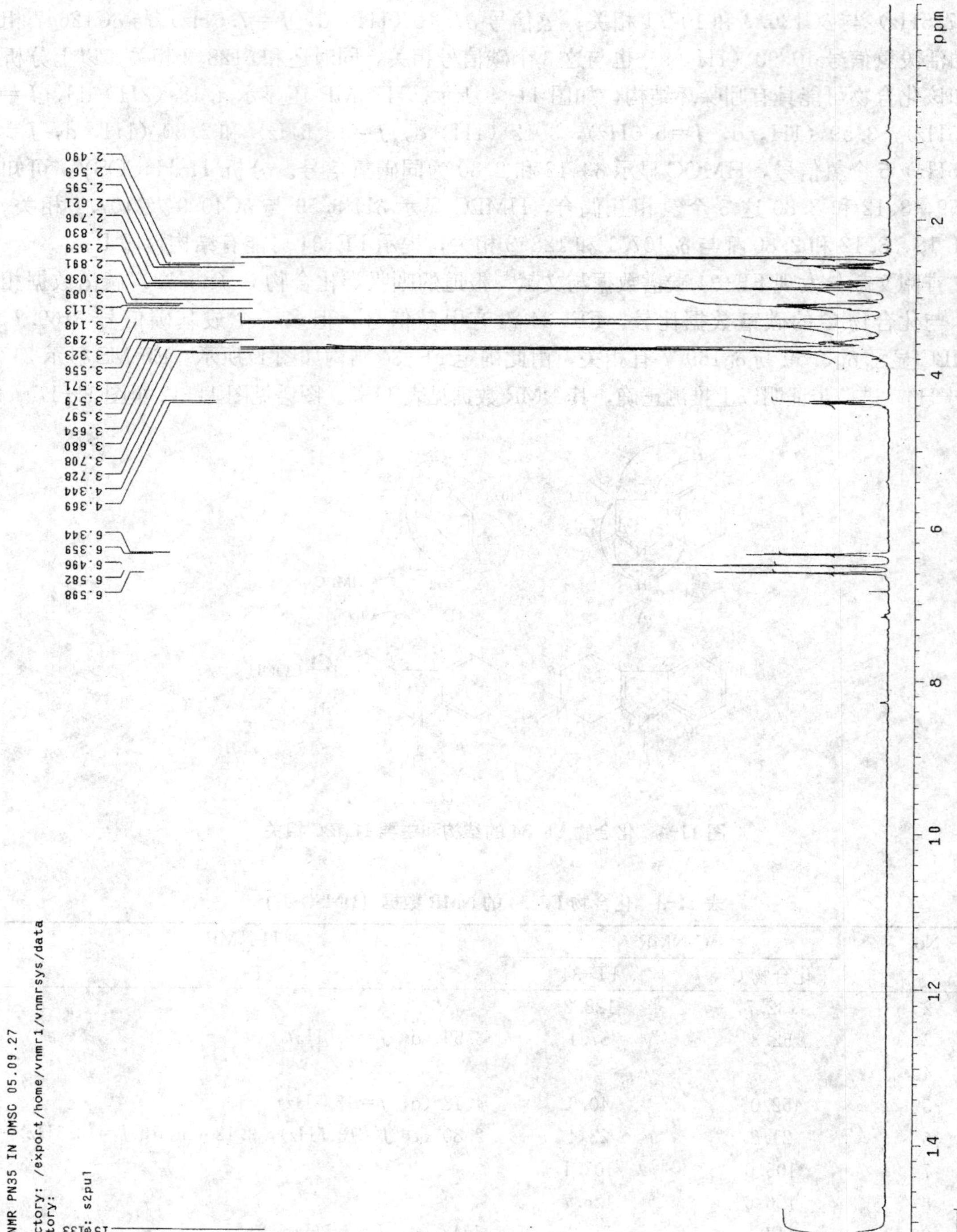

图 11-5　化合物 PN35 ¹H-NMR 图谱

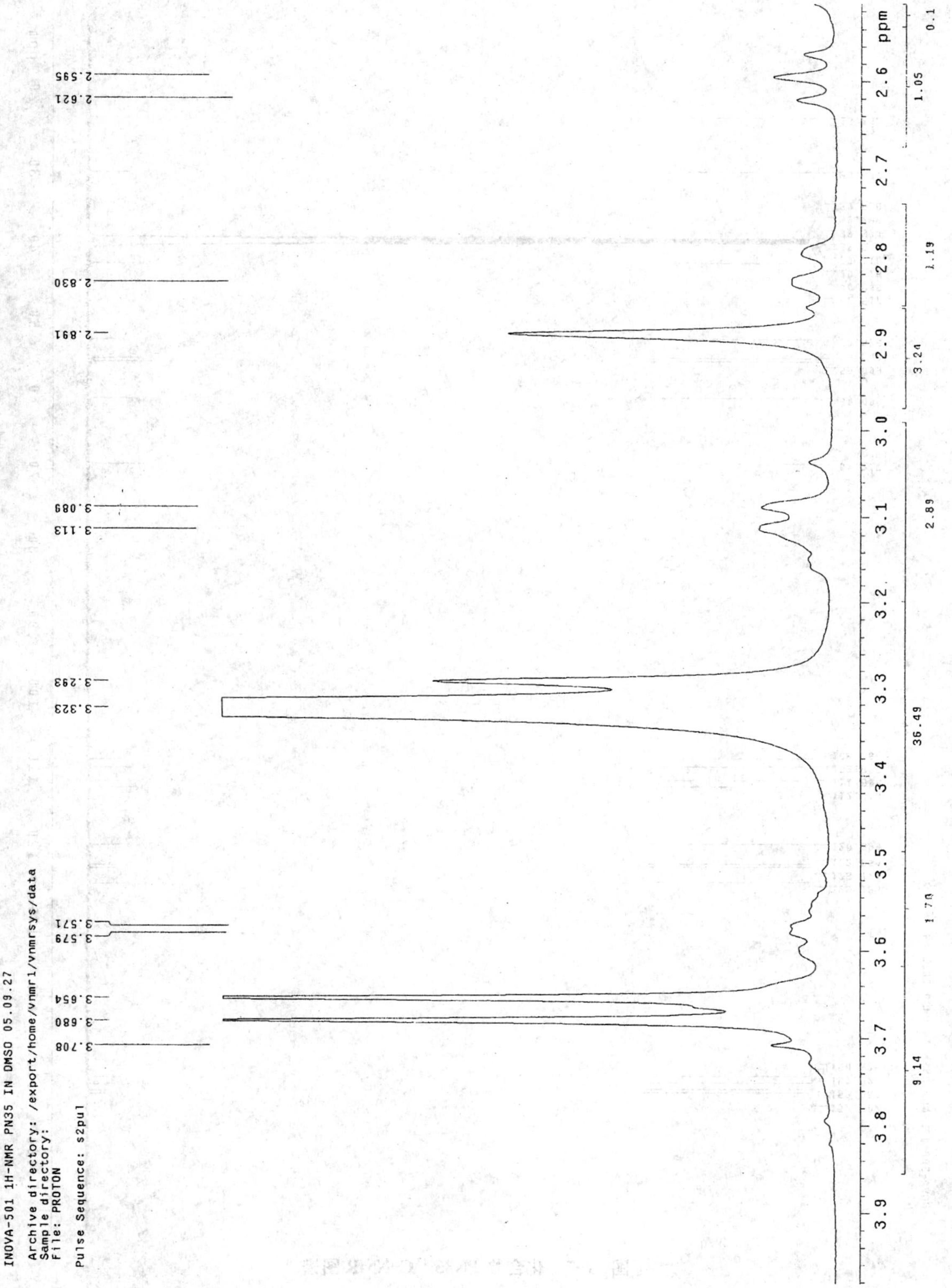

图 11-6　化合物 PN35 ^{1}H-NMR 局部放大图

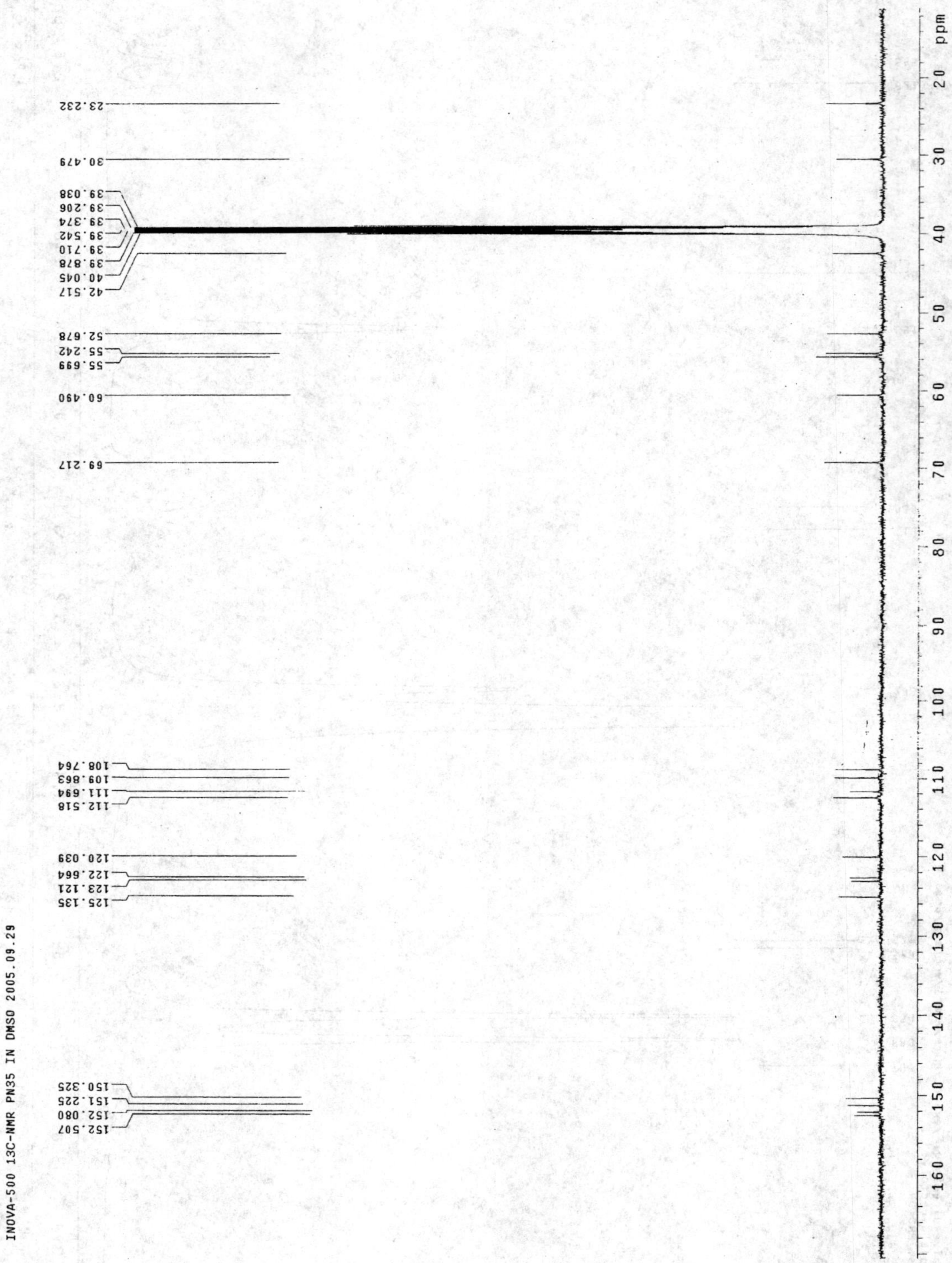

图 11-7　化合物 PN35 ¹³C-NMR 图谱

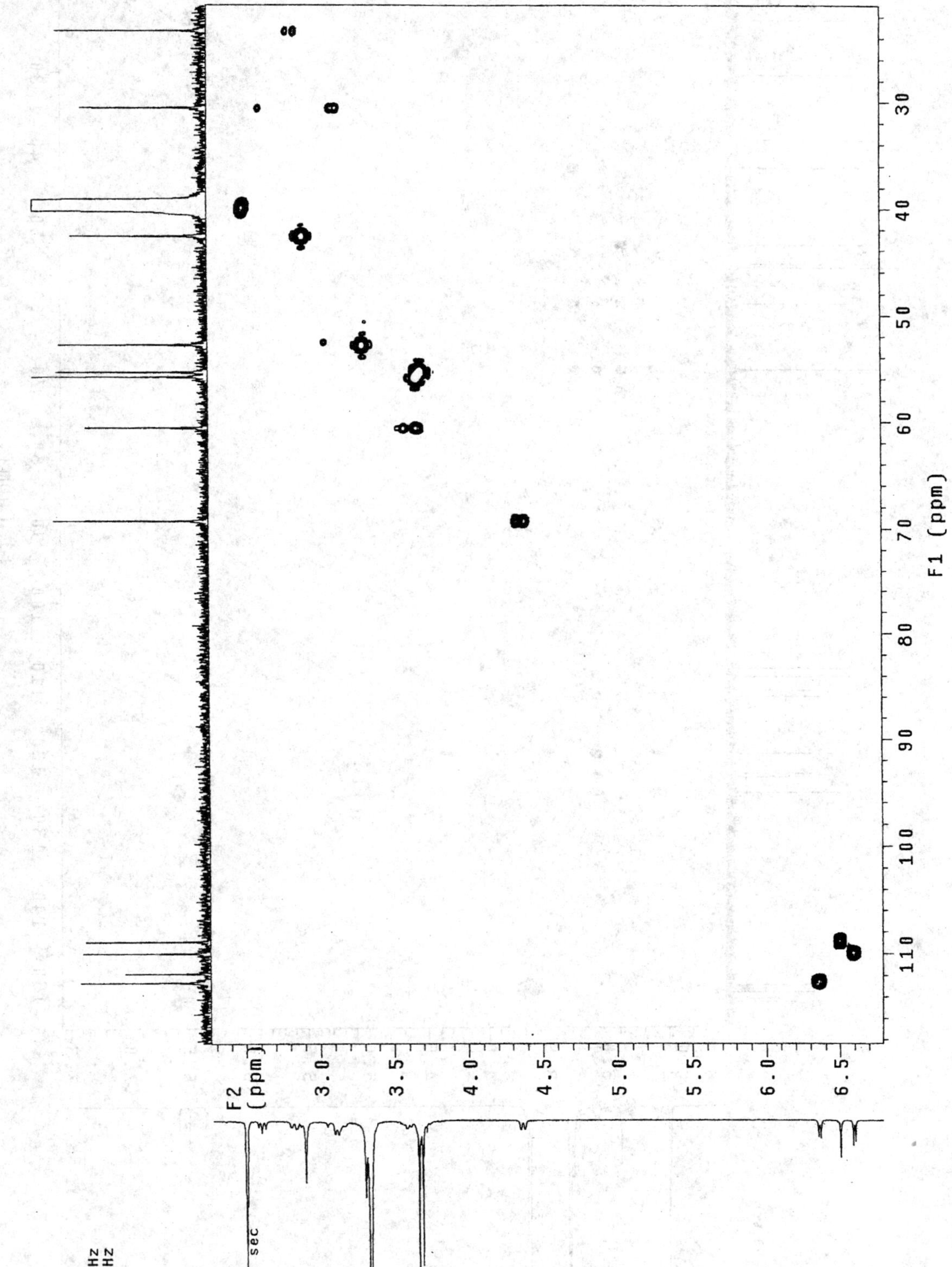

图 11-8　化合物 PN35 的 HMQC 谱

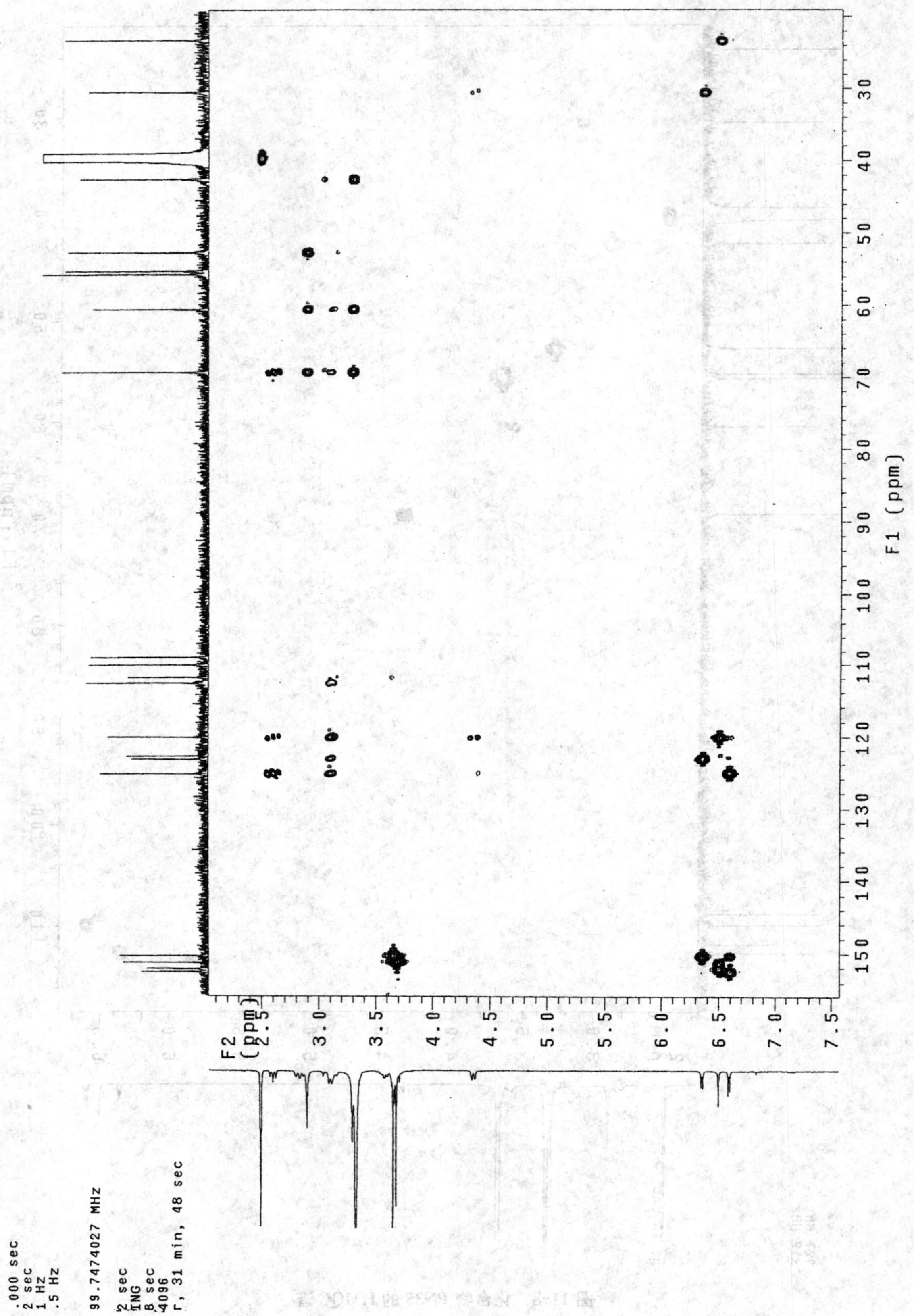

图 11-9 化合物 PN35 HMBC 谱

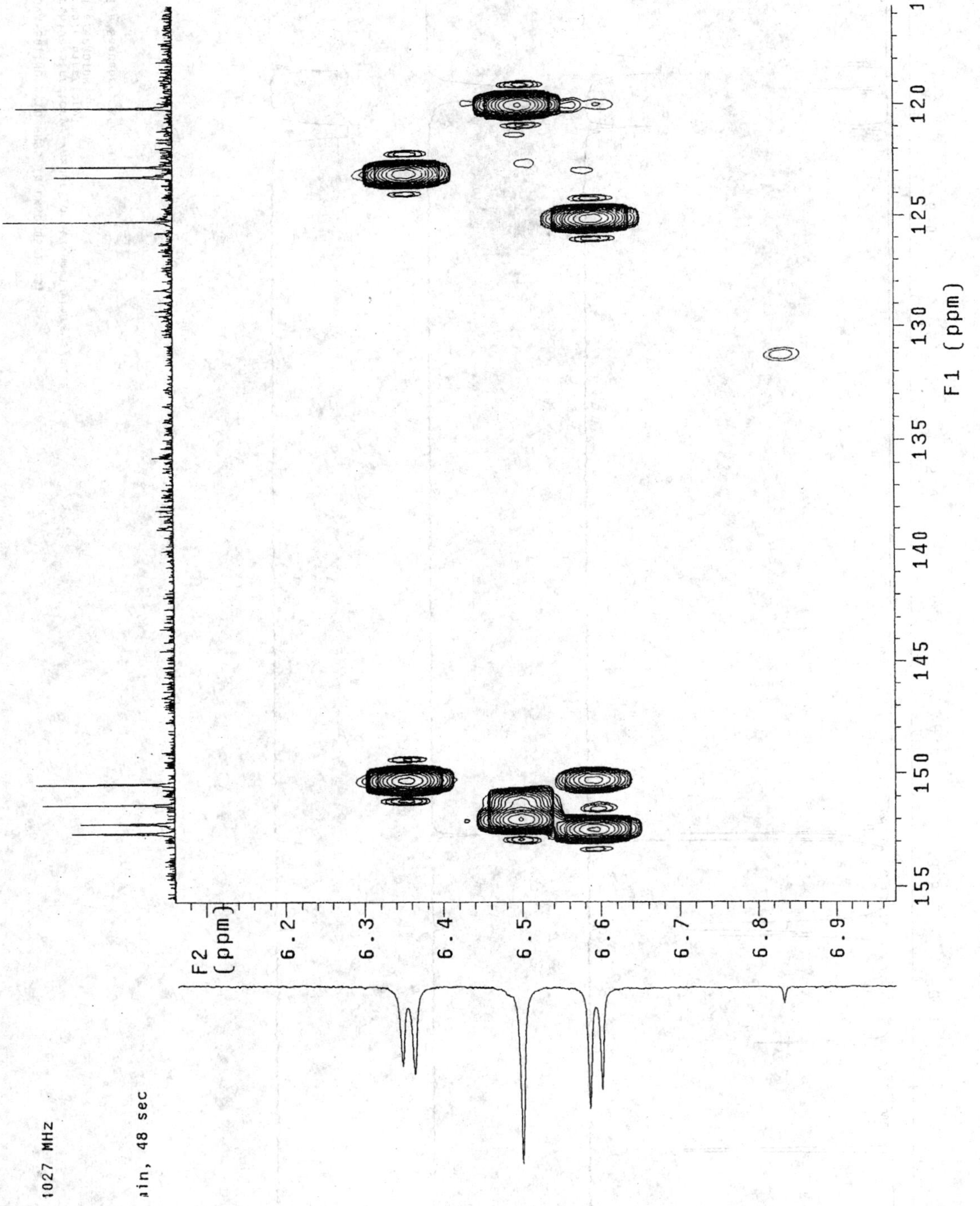

图 11-10　化合物 PN35 HMBC 局部放大谱

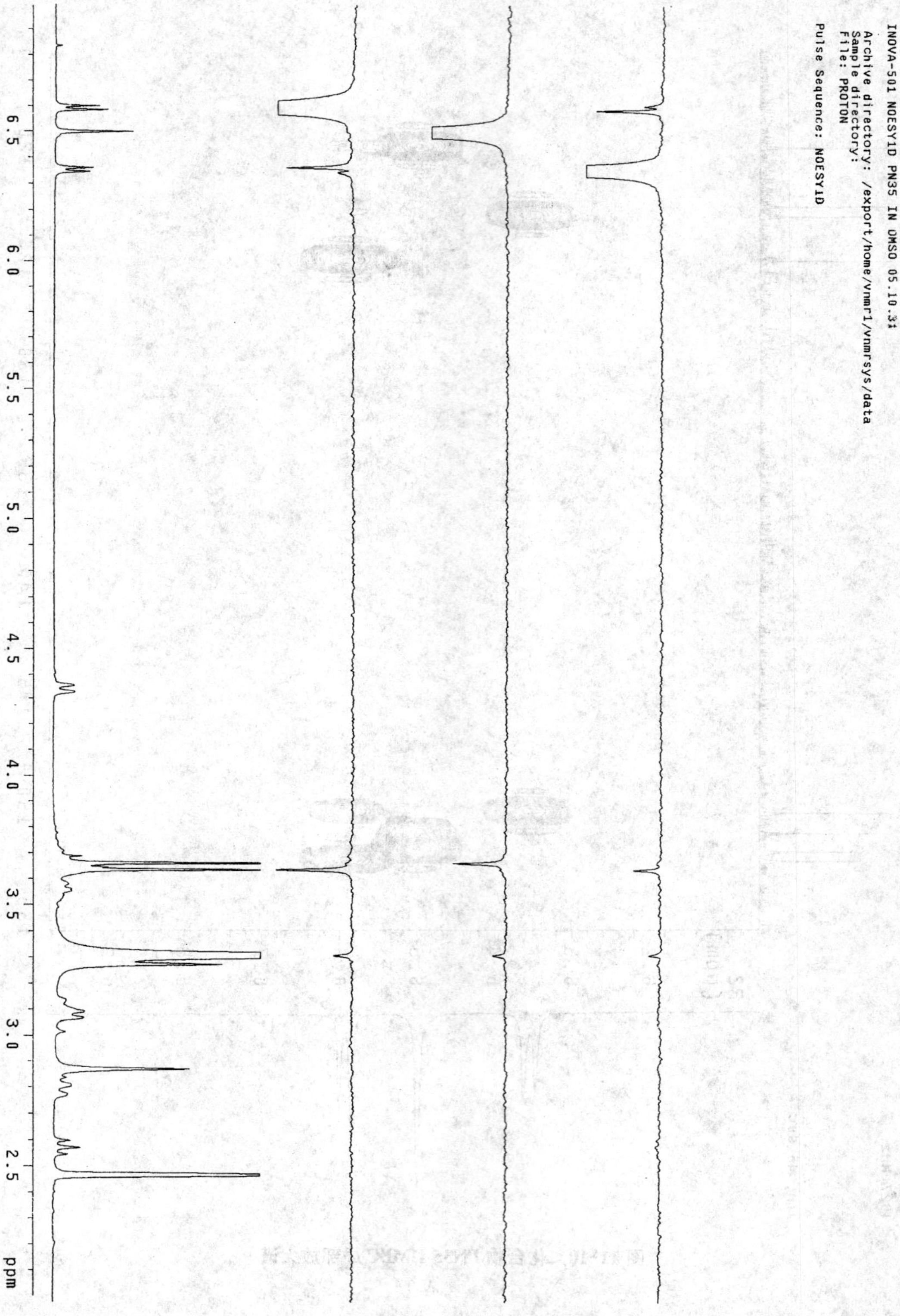

图 11-11 化合物 PN35 NOE 差谱

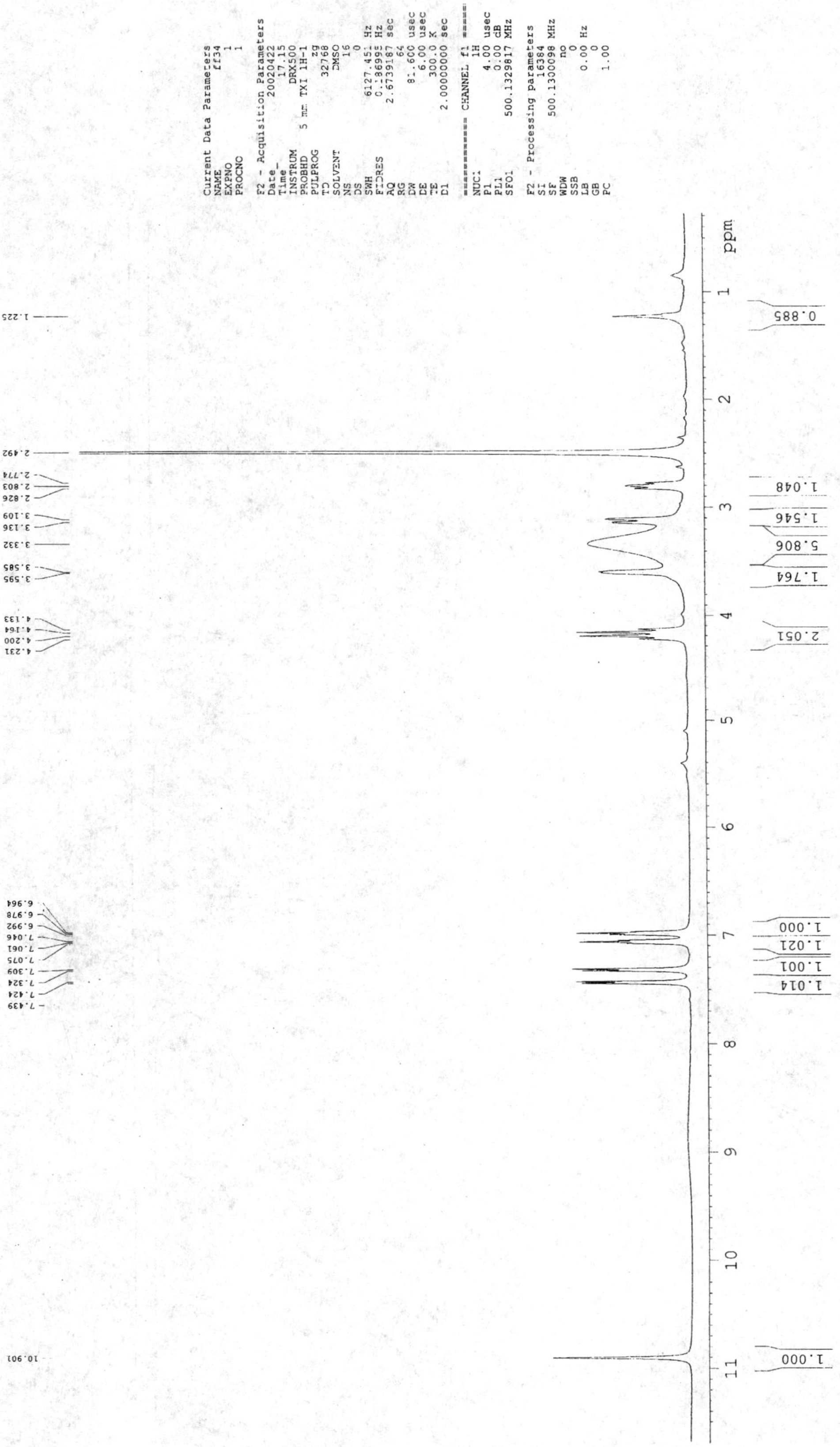

图 11-12　化合物 FF34 ^{1}H-NMR 图谱

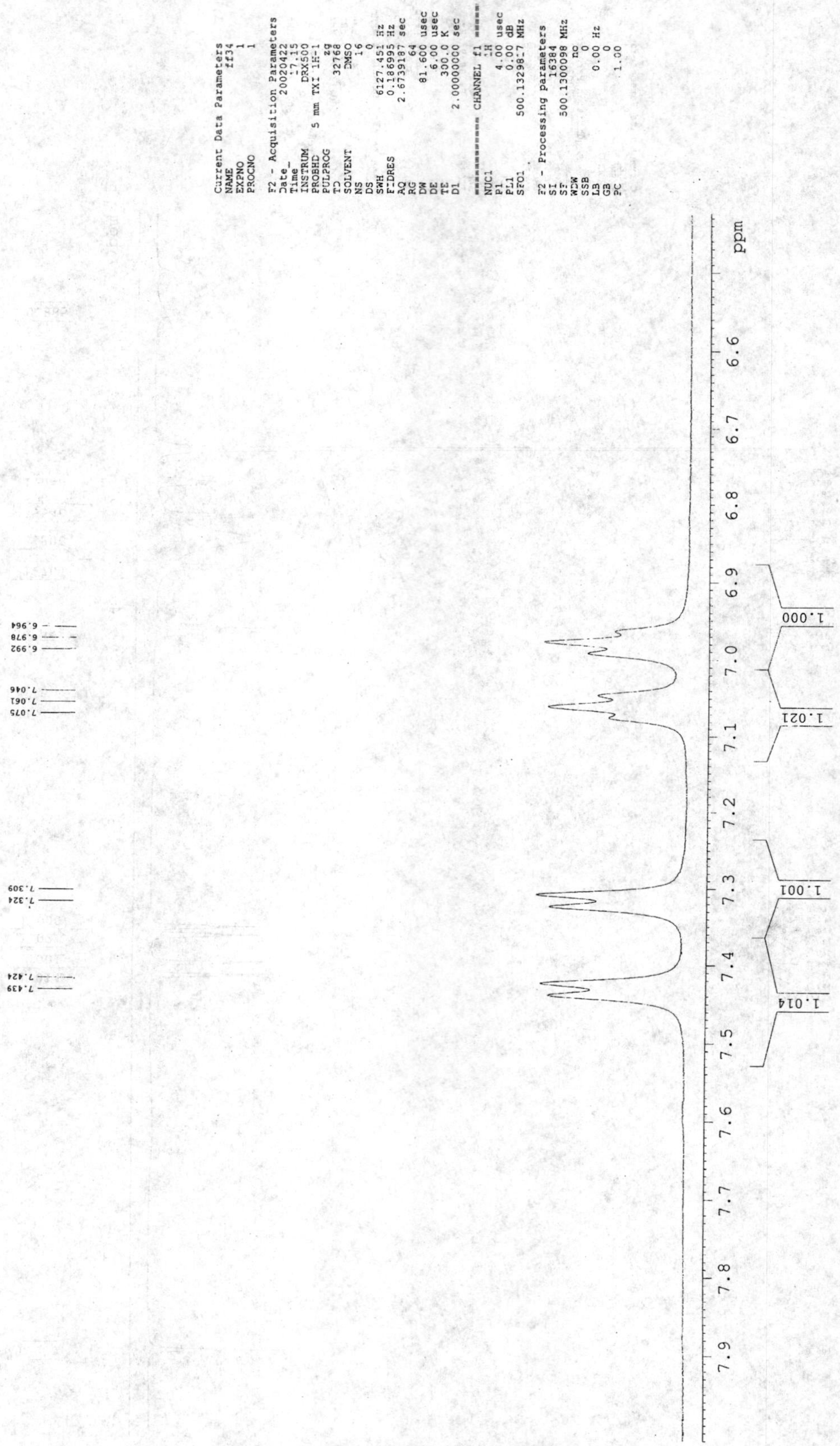

图 11-13　化合物 FF34 ^{1}H-NMR 局部放大谱

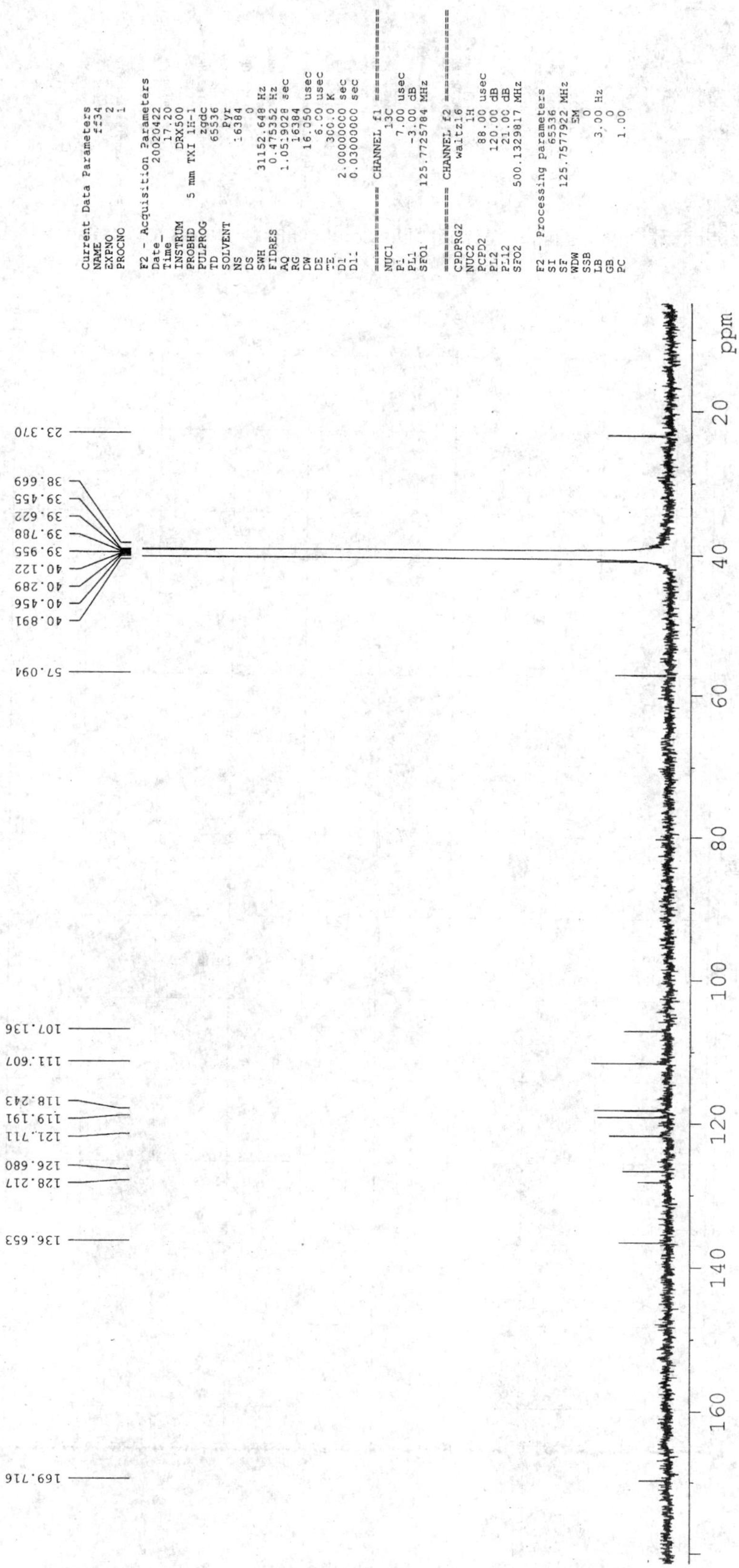

图 11-14 化合物 FF34 ^{13}C-NMR 图谱

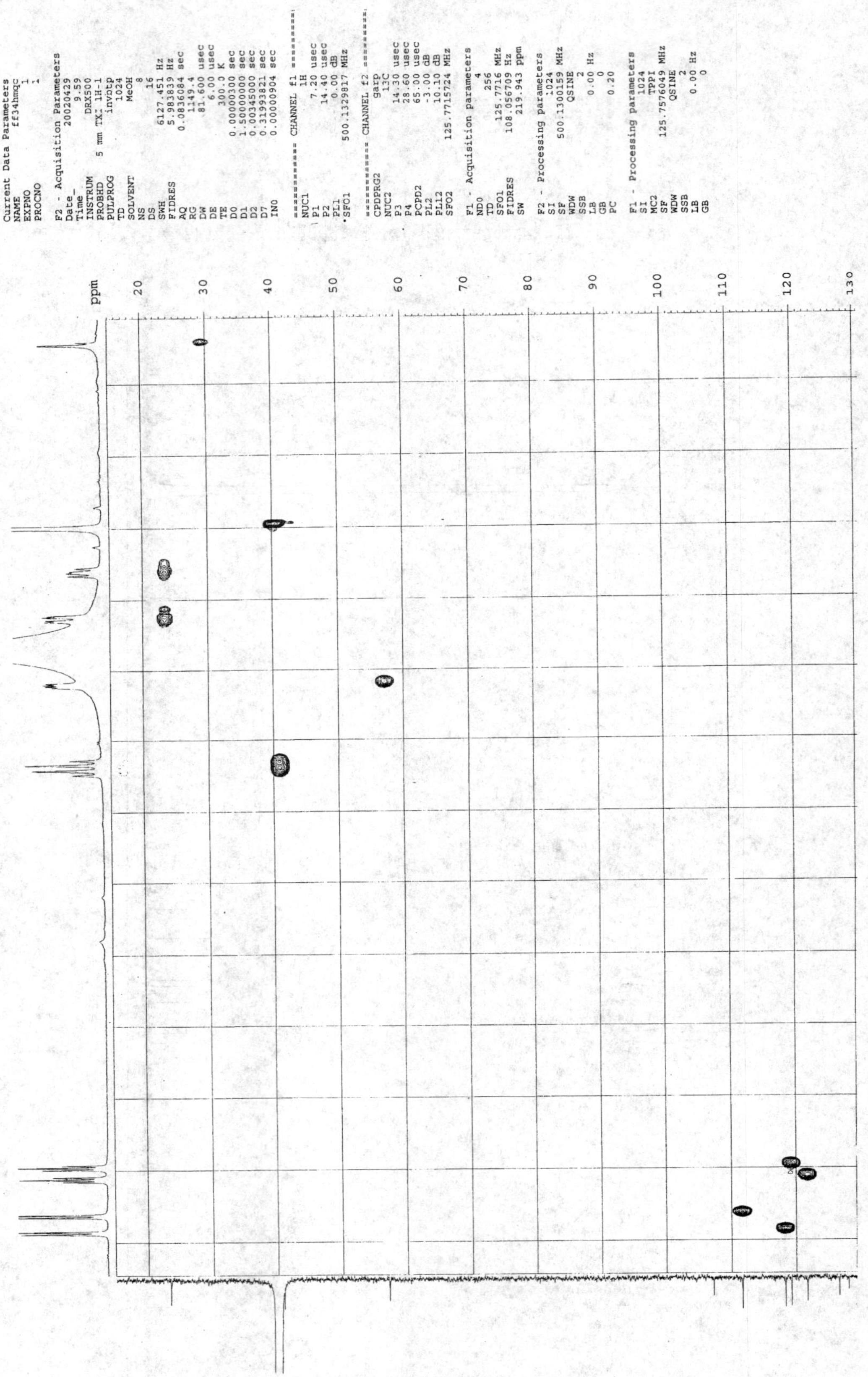

图 11-15 化合物 FF34 HMQC 谱

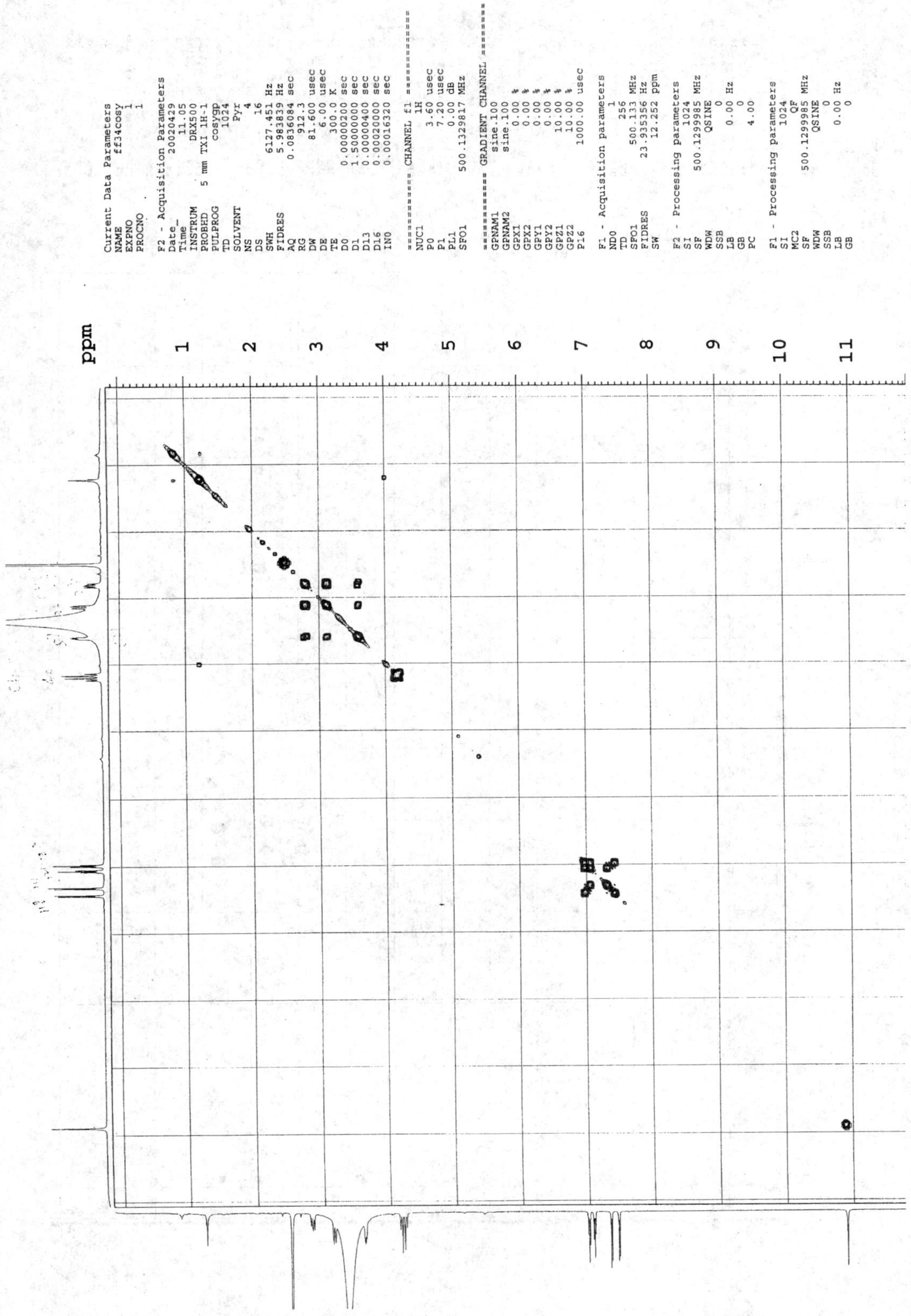

图 11-16　化合物 FF34 ^{1}H-^{1}HCOSY 谱

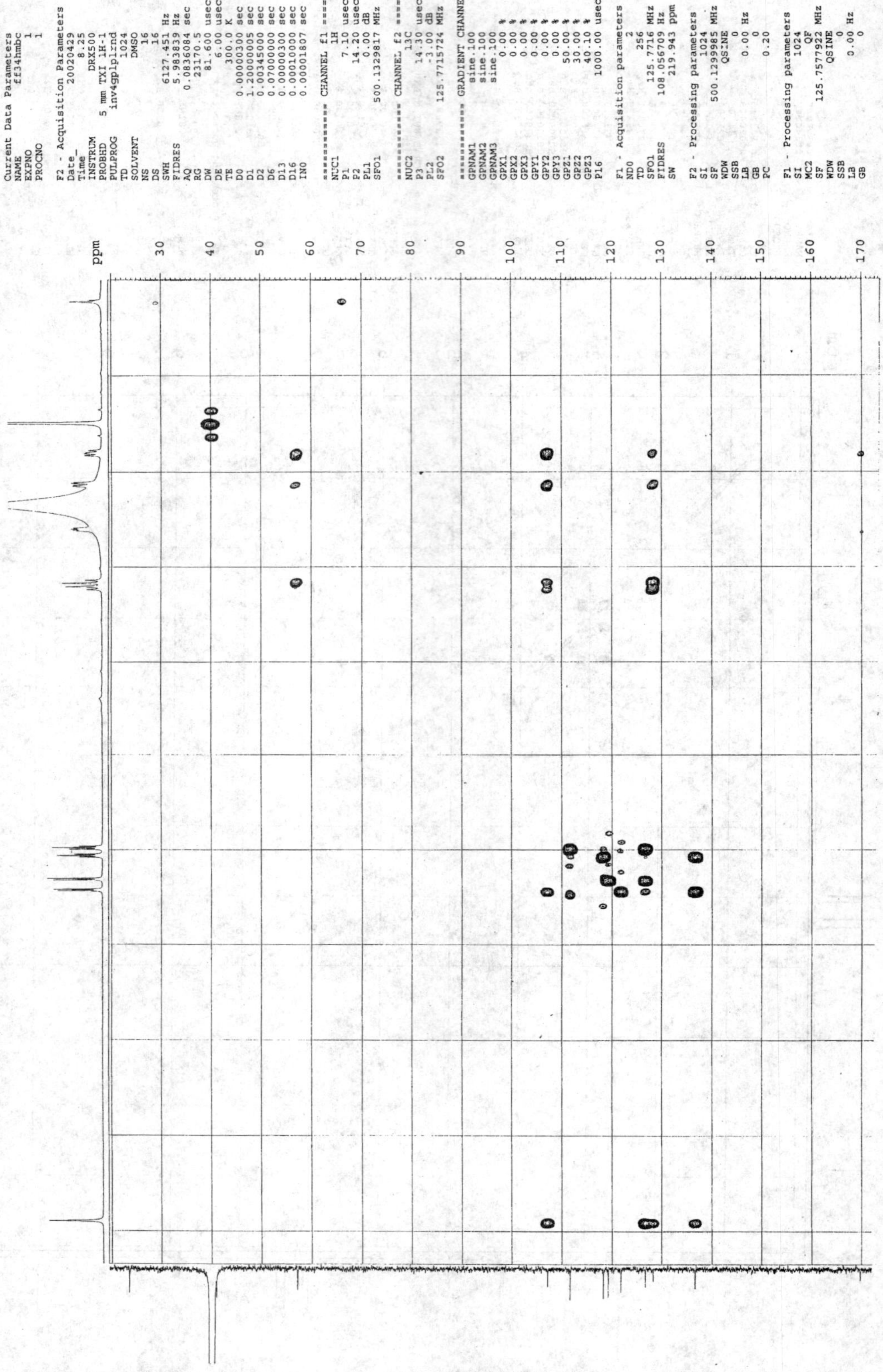

图 11-17　化合物 FF34 HMBC 谱

第六节　生物活性

生物碱是自然界中广泛存在的一大类碱性含氮有机化合物，大多具有较复杂的氮杂环结构，并具有广泛的生理活性，是许多药用植物的有效成分。目前用于临床的生物碱药品已达百种，如黄连中的小檗碱（黄连素）、麻黄中的麻黄碱、萝芙木中的利血平、喜树中的喜树碱、长春花中的长春新碱等。一些生物碱作为植物源农药有其独特的功效，并已取得良好的效果，因此对天然生物碱的研究、开发、利用引起了人们广泛的关注。生物碱的主要生物活性是具有止咳、平喘、抗疟、抗炎、镇痛作用，具有抗心血管疾病、抗糖尿病、抗癌、抗老年痴呆等功效。

一、止咳和平喘等活性

研究表明茶碱可用于支气管性哮喘，可待因和那可丁为止咳药。麻黄碱为麻黄的止咳平喘功效成分。麻黄中四甲基吡嗪类生物碱具有平喘、降压和扩张血管作用。此外，地上部分还含有苯噁唑烷类生物碱（**1～3**），该类化合物具有抗炎和抗利血平功效。

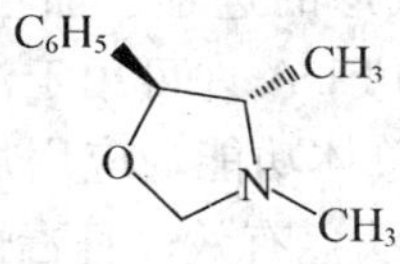

1

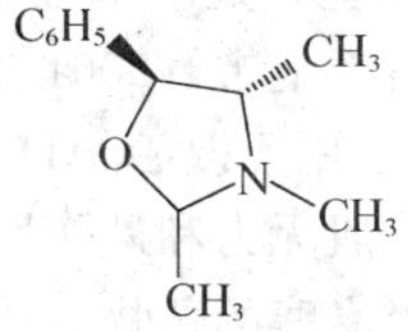

2

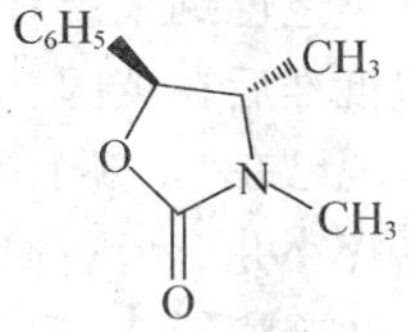

3

麻黄地下部分的生物碱主要为大环酰胺类结构，具有止汗、降压作用，为本草纲目的“麻黄发汗之气驶不能御，而根节止汗”的功效成分。（**4～7**），见图 11-18。

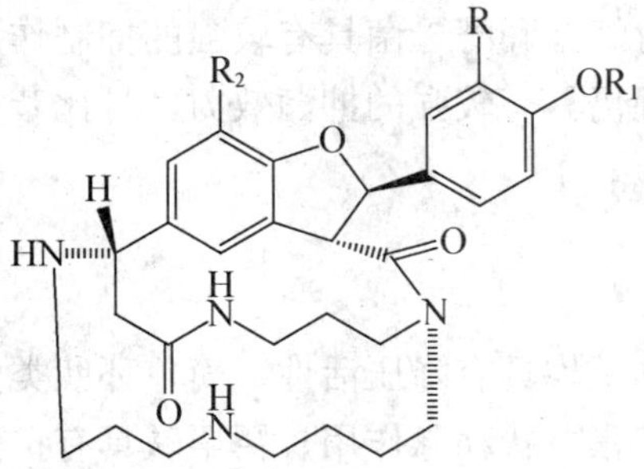

	R	R_1	R_2
4	H	H	H
5	OMe	H	H
6	OMe	CH_3	H
7	H	H	OMe

图 11-18　麻黄中大环酰胺类生物合成结构

中药百部为我国传统的镇咳定喘中药，具有润肺止咳（用于新久咳嗽，如急、慢性支气管炎、百日咳及肺结核等）的功效。迄今，百部的传统功效活性成分仍不够清楚。但是，近年研究结果表明，部分百部生物碱显示一定的抗菌活性。tuberostemonine J，tuberostemonine H，epibisdehydrotuberostemonine J，neostenine 和对叶百部新碱对豚鼠致咳模型皆有镇咳作用，尤其 tuberostemonine J 和对叶百部新碱镇咳作用显著。另外，百部有灭虱杀虫（用于头虱、体虱，浓煎灌肠治蛲虫）等功效。五环百部生物碱（stemocurtisinol）对伊蚊幼虫有显著的杀灭作用。对叶百部碱（tuberostemonine）对小龙虾神经肌肉接头的兴奋传导有抑制作用。

二、抗疟活性

喹啉类生物碱硫酸奎宁为抗疟药物。

三、作用于神经系统的活性

从石松科植物千层塔分离得到的吡啶酮类生物碱石松碱甲为治疗老年痴呆症的药物。

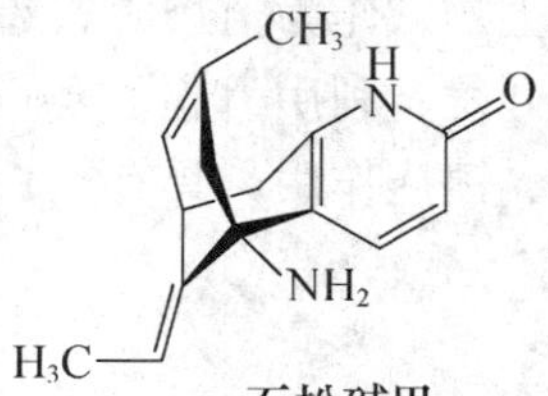

石松碱甲

石蒜科植物生物碱加兰他敏及力克拉敏为可逆性胆碱酯酶抑制剂，小剂量对大脑皮层及延脑内胆碱酯酶活性有较强抑制作用，大剂量则抑制脑内胆碱酯酶活性。加兰他敏具有双重作用机制，能较好地刺激和抑制乙酰胆碱酯酶，并且能够调节脑内的烟碱受体位点，可显著改善轻、中度早老性痴呆患者的认知功能，延缓脑细胞功能减退的进程。加兰他敏于2000年7月被欧盟批准后在英国、爱尔兰首次上市，2001年获美国FDA许可用于治疗阿尔茨海默症（AD），现已在20多个国家上市，用于改善AD患者的总体功能。应用加兰他敏、二氢加兰他敏治疗小儿麻痹后遗症、重症肌无力和外伤性截瘫等病症有效，且毒性较小。一叶萩碱是治疗小儿麻痹后遗症、面部神经麻痹的药物。

四、抗菌、抗炎活性

小檗碱具有显著的抗菌、消炎、抗肠道细菌感染等作用，吡啶类生物碱苦参碱和红豆杉碱均有治疗细菌性痢疾的作用。番茄生物碱粗提物对细菌和酵母菌具有较强的抑制作用。番茄生物碱在中性环境中抑菌作用显著，经过高温处理仍具有较强的抑菌效力，且比苯甲酸钠的抑菌作用强。

五、治疗心、脑血管疾病的活性

吲哚生物碱利血平、异喹啉生物碱及刺酮型生物碱均具有降压活性。简单环肽类生物碱具有抗心律失常活性。黄杨木中甾体生物碱有强的扩张冠状动脉作用。罂粟碱具有扩张血管活性，用于治疗动脉痉挛。奎尼丁为抗心律失常药。二聚吲哚类生物碱有抑制血小板聚集的作用。

荷叶碱、亚美罂粟碱等多种生物碱具有活血化瘀、降脂减肥、降血压和防止动脉粥样硬化等功效。魔芋生物碱通过微生物产生的衍生化作用，增加体内肉碱的含量，加速脂肪的消耗，从而达到减肥、降脂的目的。

苦参碱和氧化苦参碱具有正性肌力作用，作用于家兔心房和豚鼠乳头肌标本，促进心脏收缩力增强，振幅增加，并有剂量依赖关系。苦参碱正性肌力作用可被钙离子通道阻滞剂维拉帕米显著抑制，推测可能与激活钙离子通道有关。苦参碱有扩张血管、降低血脂的作用，能显著降低高脂血实验大鼠的血清三酰甘油（甘油三酯），升高高密度脂蛋白（HDL）水平，降低血黏度，使血液流变学各项指标有所改善，从而抑制动脉粥样硬化，具有抗心律失常作用。苦参碱注射大鼠静脉可拮抗乌头碱、氯化钡和结扎冠脉前降支诱发的心律失常，且抗心律失常作用呈剂量效应，其作用机制可能为抗β肾上腺素受体作用，是一个有开发前景的心血管类药物。汉防己甲素（tetrandine，TET）又称粉防己碱，是双苄基异喹啉类生物碱，药理试验结果表明其有明显的降压作用，能显著降低高血压患者血内脂质过氧化物、血栓素水平，显著升高超氧化物歧化酶（SOD）、前列环素水平；对缺氧性肺动脉高压犬有明显降低肺动脉压和肺血管阻力，提高CO和O_2搬运能力。汉防己甲素有抗心绞痛作用，能显著降低心肌耗氧指数，是治疗心绞痛、预防心肌梗死的有效药物。普洛托品（protopine）是一种异喹啉类生物碱，能抗血小板聚集，影响血小板生物活性物质的释放，保护血小板内部超微结构。对乌头碱等引起的心律失常有保护作用，其抗心律失常作用的基础是负性频率作用和延长有效不应期。山莨菪中的樟柳碱对偏头痛型血管性头痛、视网膜血管痉挛和脑血管意外引起的急性瘫痪都有较好疗效。

六、抗糖尿病活性

桑叶中的12-脱氧野尻霉素（DNJ）对α-葡萄糖苷酶具强烈的竞争性抑制作用，但并不抑制α-淀粉酶的活性，不会造成糖吸收障碍，故可用来治疗糖尿病。魔芋生物碱对糖尿病也有一定的治疗作用。防己诺林碱能显著降低链唑霉素糖尿病小鼠模型的血糖浓度，并且呈现剂量依赖性。小檗碱的临床和动物实验研究都证实能降低血糖、改善胰岛素抵抗，并且对2型糖尿病有较好的疗效。

七、抗癌活性

秋水仙碱、红豆杉生物碱、三尖杉酯碱、喹啉类生物碱喜树碱、山柚柑碱、二聚吲哚类生物碱长春花碱等具有显著的抗癌药效活性，所制成的药物的作用机制和药学功效不同，其构效关系也较为明确。

苦参碱和氧化苦参碱对多种肿瘤细胞有较显著的抑制活性，对K562细胞增殖抑制，细胞凋亡呈浓度和时间的依赖性，可能机制是诱导白血病细胞K562的凋亡。苦参碱对肝癌$HepG_2$细胞抑制作用的机制之一是在代谢水平上诱导了$HepG_2$细胞的分化。

长春新碱、长春碱和长春瑞宾都具有抗肿瘤活性。长春新碱抑制K562细胞增殖，其作用机制可能是降低细胞膜磷脂酰肌醇激酶活性，影响细胞核酸或蛋白质代谢。长春新碱对小鼠肉瘤S_{180}细胞有明显的抑制作用，磷脂含量升高，胆固醇/磷脂比值降低；膜磷脂的花生四烯酸的比例也明显降低。

喜树碱及其类似物为拓扑异构酶I抑制剂，其作用机制为促进DNA断裂，具有选择性抑制肝癌细胞活性。髓样白血病细胞对喜树碱的细胞毒作用异常敏感，易发生凋亡。羟基喜树碱对结肠癌LoVo细胞生长具有较强抑制作用，可诱导结肠癌细胞凋亡，凋亡作用呈浓度及时间依赖性，其机制与调节Bcl2和p53基因表达有关。

紫杉醇为广谱抗癌药。人实体癌细胞株与紫杉醇一起培养，可观察到细胞的自然死亡，且死亡率呈药物浓度呈依赖关系。紫杉醇抗胆管癌细胞增殖，呈浓度与时间的依赖关系，其作用机制为通过诱导细胞凋亡，发挥抗肿瘤作用。

海南粗榧、三尖杉、篦子三尖杉的多种生物碱，特别是三尖杉酯碱和高三尖杉酯碱对急性淋巴性白血病有较好疗效。大环生物碱美登素、美登普林和美登布丁也具有较好的抗癌活性。野百合碱对动物肿瘤也有一定的抑制作用。掌叶半夏在民间用于治疗宫颈癌，其中的葫芦巴碱对动物肿瘤有一定疗效。从豆科植物苦豆子根茎中提出的槐果碱也有抗癌作用。

八、镇静和镇痛活性

异喹啉类生物碱如吗啡是镇痛药，异喹啉类生物碱粉防己碱和从马钱科得到的单萜吲哚类生物碱均具有消炎、镇痛的活性，二萜类生物碱乌头碱也具有镇痛作用。延胡索乙素有镇静和止痛作用。胡椒中的胡椒碱有明显的镇静作用，能减少小鼠的自发性活动，对硫喷妥钠有协同作用，剂量依赖性地延长苯巴比妥钠的催眠时间，能使苯巴比妥钠的血药浓度维持在高水平。从胡椒中分得的胡椒碱，临床称为抗痛灵。

从蝙蝠葛中获得的蝙蝠葛苏林碱具有肌肉松弛作用；从八角枫中分得肌肉松弛有效成分八角枫碱。乌头属植物中的多种二萜生物碱具有止痛作用。从延胡索中分出多种止痛生物碱。

参考文献

[1] Ding L，*et al*. Zhongguo Zhongyao Zazhi，2006，31（20），1661-1664.
[2] Andraws R，*et al*. Progress in Cardiovascular Diseases，2005，47（4），217-225.
[3] Popovic M，*et al*. Hemijski Pregled，1993，34（3-4），50-3.
[4] Li Q，*et al*. Xiandai Zhongyiyao，2008，28（1）66-67.
[5] Khosroshahi Y，*et al*. Faslnamah-i Giyahan-i Daruyi，2006，5（18），1-9，71.
[6] Ruan J，*et al*. Zhongcaoyao，2003，34（11），S15-S19.
[7] Liddell JR. Natural Product Reports，2000，17（5），455-462.
[8] O' Hagan D. Natural Product Reports，2000，17（5），435-446.
[9] Michael JP. Natural Product Reports，2000，17（6），579-602.
[10] Greger H，Planta medica，2006，72（2），99-113.
[11] Egan TJ. Expert Opinion on Therapeutic Patents，2001，11（2），185-209.
[12] Bentley KW，Natural Product Reports，2006，23（3），444-463.
[13] Dvorak Z，*et al*. Heterocycles，2006，68（11），2403-2422.
[14] Tsuda Y，*et al*. Alkaloids（Academic Press），1996，48 249-337.
[15] Baussanne I，*et al*. ARKIVOC（Gainesville，FL，United States），2006，（7），57-66.
[16] Kuo R，*et al*. Chinese Pharmaceutical Journal（Taipei，Taiwan），2002，54（3），155-173.
[17] Lewis，John R. Natural Product Reports，2000，17（1），57-84.
[18] Kunesch N，*et al*. Tetrahedron Letters，1985，26（40），4937-40.
[19] Adjibade Y，*et al*. Planta medica，1990，56（2），212-5.
[20] Tang J，*et al*. Yaoxue Jinzhan，2006，30（5），206-212.
[21] Xu D，*et al*. Zhongcaoyao，1991，22（3），132-9.
[22] 肖重原等. 中药化学. 北京：科学出版社，2002，110.
[23] 丛浦珠等. 分析化学手册 第九分册 质谱分析. 北京：化学工业出版社，2000：678-725.
[24] 黄量等. 紫外光谱在有机化学中的应用. 北京：科学出版社，1988：5-183.
[25] 于德全等. 分析化学手册 第七分册 核磁共振波谱分析. 北京：化学工业出版社，1999：208，661.
[26] 于德全等. 分析化学手册 第七分册 核磁共振波谱分析. 北京：化学工业出版社，1999：701.

（林文翰　徐岷涓）

第十二章　动物药化学

第一节　概　　述

一、动物药应用及化学成分研究概况

动物药系指来源于动物的生药及其制成品，如鹿茸、牛黄、阿胶等。动物药在我国的应用有着悠久的历史。早在四千多年前的甲骨文就记载了四十余种药用动物，如麝、犀牛、蛇等。我国最早的本草著作《神农本草经》记载了365种中药，其中有67种动物药，如犀角、僵蚕、地龙等，并对其功效、应用、产地等进行了较详细的记载。我国最伟大的本草著作《本草纲目》共收载动物药440种，而后《本草纲目拾遗》又增加了160种。1985—1989年的全国中药材资源普查统计，我国有药用动物414科879属，共计1574种[1]。至今，在全球范围内药用动物已超过2000种。

中医历来重视动物药，称之为“血肉有情”之品。其疗效确切，作用显著，如麝香、牛黄、鹿茸、蟾酥、水蛭等均为常用中药，具有独特的疗效，在中医临床配方和中成药处方中广泛应用。

对动物药的化学成分研究，据记载，最早起源于我国。早在九百多年前，沈括所著的《沈氏良方》中就记载从人尿中提取性激素的方法，而国外从孕妇尿中分离出雌酮结晶也有一个多世纪的历史。就其制备方法而言，沈氏的方法与1929年获得诺贝尔奖的Butenandt法基本一致[2]。

长期以来，人们对动物的生理活性成分研究一直孜孜不倦。20世纪80年代以前，主要集中在动物的各种内源性激素的研究，取得了很大成果，特别是对脑下垂体和胰腺激素的研究较为深入。近二十多年来，人们又致力于体内各种因子和活性肽的研究，取得了很大的进展，如大脑、肠管、肺、心脏等组织、器官中的各种活性因子的发现。随着生物学的一些重要的基础研究如生长发育、细胞分化、大脑活动、睡眠苏醒、肿瘤病变、免疫防御、生殖控制、抗衰老、生物钟规律、分子进化等方面的进展，对动物药活性成分的研究，特别在活性肽的研究方面起到了很大的促进作用。如发现高血压、糖尿病、胃肠道病、免疫功能低下症、骨质疏松症、精神病、癌症、不育症等均与活性肽有关。新的动物活性成分不断被发现，对已知的活性成分的各种功能又有了新的认识，如水蛭素、蛇毒、蚯蚓纤溶酶等的发现和功能的认识，为临床提供了疗效独特的药物，因此以动物活性成分为来源的新药开发已成为当今新药研发的重要方向。

由于动物药活性成分大部分为动物本身的生理活性成分，在动物体内一般含量很低，作为药物，其提取率很低，生产成本很高，严重限制了动物药活性成分的开发与应用。随着现代转基因技术和多肽合成技术的发展，很多动物药活性成分可以通过转基因后的微生物或人工合成，从而实现工业化，有效地促进了动物药活性成分的开发与应用。

由于陆地资源的不断耗竭和严重破坏，以及能源的短缺，人们对占地球面积71%的海

洋的资源开发产生了极大的兴趣。从20世纪80年代开始，很多发达国家都提出了从海洋要药物的口号，美国、日本、德国、英国等国家都开始了有组织的海洋生物资源调查和活性成分研究，我国也专门设立了“海洋863”专项基金，资助海洋生物的研究。近20年来的海洋生物活性成分研究发现，海洋生物种类繁多，其所含的成分结构新颖且复杂，一般生物活性都很强，具有很高的新药开发或作为先导化合物的价值，目前来源于海洋生物的进入临床试验的药物已超过10个。海洋动物资源非常丰富，具有广阔的开发前景。由于海洋动物药的化学成分与陆地动物药有明显的差别，本章重点介绍陆地动物药的化学成分，海洋动物药的化学成分在海洋天然产物一章中介绍。

我国对动物药化学成分的研究开展较晚，但我国充分利用中药资源的优势，也取得了一些突破性的进展。如对著名中药牛黄、麝香的活性成分的系统研究，阐明了其大部分化学成分及其含量，并合成了各种成分，组成人工合成牛黄和人工麝香，实现了工业化，有效地解决了中药牛黄和麝香的资源问题，引起了国际上的普遍关注。另外，在蟾蜍、熊胆、鹿茸、灵猫香、斑蝥、水蛭、蚯蚓、蛇毒、河豚毒素、蜂王浆等动物药活性成分的研究方面也取得了一定的成果。至今从动物药中分离鉴定的化学成分主要有氨基酸、蛋白质、脂质和甾体化合物等。

二、动物药活性成分的特点

动物药活性成分用途广泛，具有活性强、疗效确切、副作用小等特点。

（一）疗效确切

动物药活性成分大部分为动物本身的生理活性成分，一般都有明显的生理作用，其疗效比较确切，如熊去氧胆酸和鹅去氧胆酸（chenodeoxycholic acid）具有溶解胆结石的作用；蟾蜍中的脂蟾毒配基具有明显的强心和抗肿瘤作用；水蛭素具有明显的抗血栓作用；尿激酶可直接激活纤溶酶原使其转变为纤溶酶，具有很强的溶解纤维蛋白的作用。

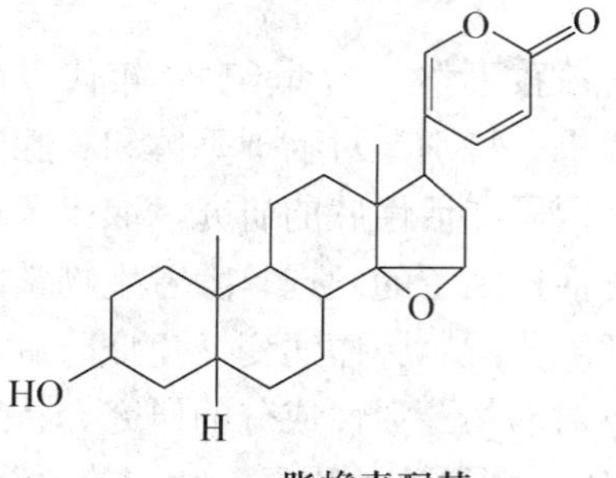

脂蟾毒配基

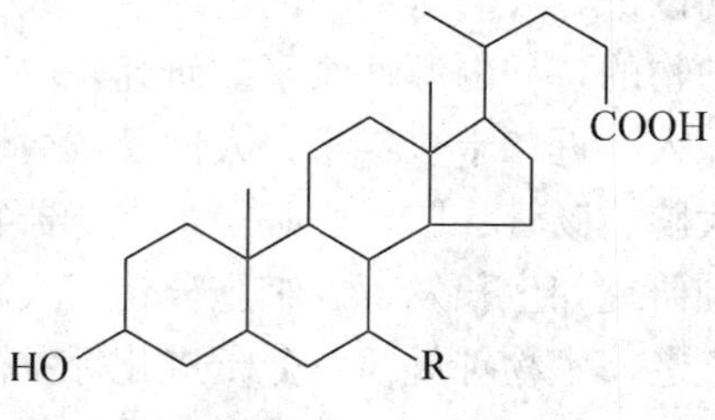

鹅去氧胆酸 R=α-OH

熊去氧胆酸 R=β-OH

（二）活性强，作用专一

动物药活性成分包括生理活性物质和防御物质，一般具有活性强、作用专一的特点。如沙海葵毒素是至今已知的最强的冠脉收缩剂，其强心作用是强心苷类成分的100倍以上，细胞毒作用的IC_{50}一般在ng/ml级，其毒性比氰化钠高1250多倍；河豚毒素阻断神经轴突传导的效果相当于古柯碱的16万倍；箭毒蛙碱是最强的心脏毒素之一，它能使各种起电膜有选择性地增加对钠离子的通透性。

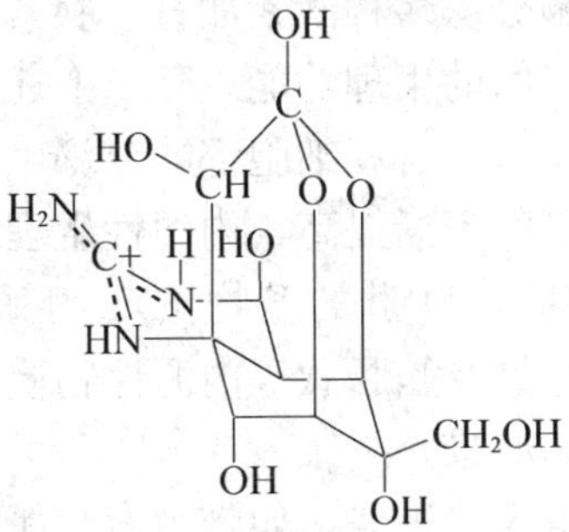

河豚毒素(TTX)

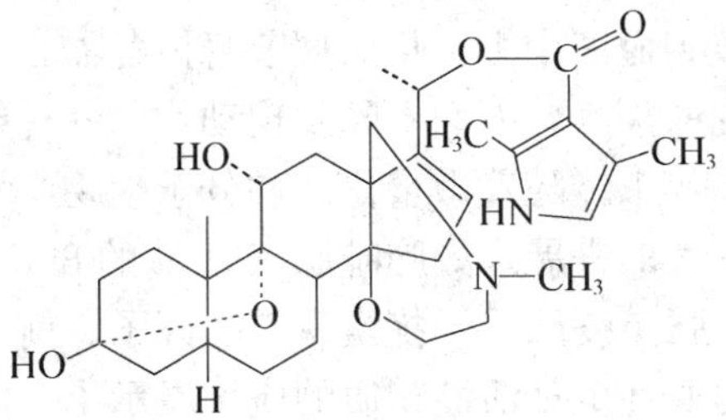

箭毒蛙碱(BTX)

(三)副作用小

动物药活性成分大多为动物的内源性物质，作用靶点专一，在有效剂量内副作用较小。

(四)用途广泛

动物药活性成分除了在医药领域的应用外，还有其他广泛的用途，如可用作检测、生化试剂等。

检验试剂：海洋动物鲎，其血液中所含血蓝蛋白与细菌内毒素发生凝胶化反应，即可用于药品中的热原和临床内毒素的检查；多管水母含生物发光蛋白，即水母素，在 Ca^{2+} 或 Sr^{2+} 的存在下即能发光，可用于测定血液中 Ca^{2+} 变化，诊断心律失常和癌转移。

昆虫诱杀剂：昆虫信息素可以在远距离引诱昆虫，可以作为昆虫诱杀剂。

生理、生化研究试剂：如蝰蛇毒的研究导致凝血原理中瀑布学说的发现。

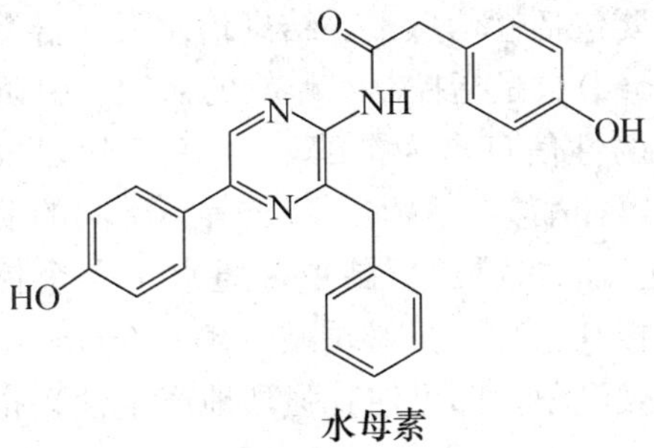

水母素

(五)潜力大

动物种类繁多、资源丰富，据统计，全球动物种类达 150 万种，而植物仅有 50 万种。但目前对植物研究较深入，而对动物研究很少，绝大部分动物的活性成分研究都是空白，因此，动物的活性成分研究对于新药或先导化合物的发现具有很大的潜力。另外，还有大量水产及畜禽副产品资源也未得到充分的利用。

三、动物药化学成分研究现状

近年来由于研究技术的不断发展，越来越多的动物活性成分，特别是肽类、信息素等被发现。

(一)内源性生理活性物质

内源性生理活性物质是指动物分泌于体内，对自身产生生理作用的物质，如激素等。长期以来，人们一直认为动物体内主要存在着两套生理活性物质分泌系统，即神经系统和内分泌系统。神经系统主要分泌各种神经递质如乙酰胆碱、各种单胺类物质等，从而达到调节身体各部分的生理功能。内分泌系统主要由各种腺细胞分泌多种激素如肾上腺素、性激素、降压素等，释放到血液中去，从而调节身体各器官、组织的生理功能。除了上述两套分泌体系外，随着研究的深入，人们不断发现动物的各种组织、器官和细胞都能分泌生理活性物质。

近二十多年来，随着微量化学和分子生物学水平的不断提高，内源性生理活性物质的研究也取得了重大的进展，如脑啡肽（31 肽的 β-内啡肽，11 肽的 P 物质）、睡眠肽、抗炎肽、心脏营养肽、强免疫肽、干扰素、转移因子、前列腺素及脑肠肽等内源性物质的发现和功能的阐明，为内源性生理活性物质的应用展示了广阔的前景。

另外，在昆虫的内源性激素研究方面也取得了重大的进展，如脑激素、保幼激素、蜕皮激素等的发现及其功能的阐明，为人类有效地控制昆虫的繁育和生长提供了有力的武器。

（二）外源性生理活性物质

外源性生理活性物质是指分泌于体外，对其他个体产生生理活性的物质，包括人类在内，构成生物的生态体系间及各种生物的个体间，均存在着影响生理的活性物质。因此外源性生理活性物质中研究较深入的是信息素，其次为异种信息素、利他激素、攻击及防御物质等。

1. 信息素（外激素，pheromone） 是指动物释放到体外的一种或数种生物活性物质，同种的其他个体接收后，产生一种特定的生理或行为反应。正如激素维持动物体内生理功能一样，信息素具有维持动物群体的协调和完整性的作用。

（1）昆虫信息素 早在 19 世纪，人们就发现昆虫之间具有两性引诱的现象。1959 年 Butenandt 从 50 万只未交尾的雌蚕蛾中分离出 12mg 诱引雄蚕蛾的物质[3]，Karlson 将其命名为信息素。昆虫信息素主要包括性信息素、结聚信息素、告警信息素、追踪信息素等。

性信息素（sex pheromone）：是指控制对雌雄的认识、引诱、兴奋、配偶、交尾等行为有关的化学物质。最早阐明的性信息素为蚕醇，至 1975 年已发现的性信息素达 400 余个。性信息素一般为挥发性物质，如酯类、醇类、醛类等，不同的动物其成分或组成不同。性信息素在动物体内一般含量极低，如鳞翅目昆虫，通常 1 个个体的含量仅在 $1\times10^{-4}\sim1\times10^{-2}\mu g$。但昆虫对其敏感度极高，如一只雌蚕蛾分泌 $0.005\sim1.0\mu g$ 性信息素可诱集百万只雄蛾，仅需数个分子接触雄蛾触角，即可使其强烈地产生性兴奋，诱起配偶行为，距离 800 多米不受异种干扰。

结聚信息素（aggregation pheromone）：影响及维持群体形成，传递个体间信息的化学物质称为结聚信息素。如小蠹虫属昆虫的结聚信息素有小蠹烯醇（ipsenol）、顺马鞭烯醇（cis-verbenol）和小蠹二烯醇（ips-dienol）等[4]。

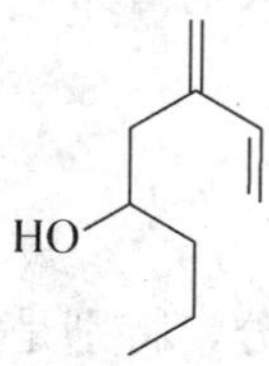

小蠹烯醇

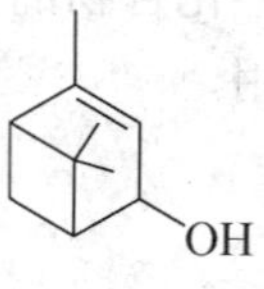

顺马鞭烯醇

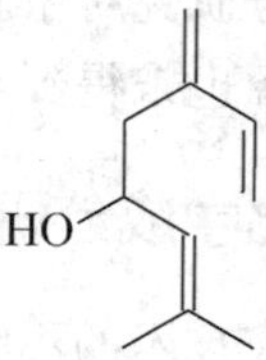

小蠹二烯醇

告警信息素（alarm pheromone）：系指结聚组成成员的某一个体受到攻击时释放化学物质给同种其他个体提供报警的信息素。如蚜虫的反-β-金合欢烯（*trans*-β-farnesene）。

追踪信息素（trail pheromone）：群体生活的很多昆虫如蜜蜂、蚂蚁等，释放某种化学物质，使同伴循此前进、觅食、采蜜、归途成列等。如 *Trigona* 属昆虫的橙花醛（neral）。

其他昆虫信息素：随着研究的不断深入，很多新的功能的信息素不断被阐明，如蜜蜂，在其群体中，个体群分化等级明显，维持其等级的为诱导信息素，诱导其他个体发生生理变化。如蜂王分泌 9-氧代-反-癸烯-2-酸（9-oxodec-*trans*-2-enoic acid），使其他雌蜂失去生殖能力，而使蜂王专门从事产卵。

昆虫信息素的应用：利用性信息素和追踪信息素可以诱捕昆虫，信息素诱捕器即是例子。同时采用信息素也可以造成昆虫的性定位紊乱，影响其正常交尾。信息素的发现与利用，对于昆虫的生物防治和环境保护具有重要的意义。

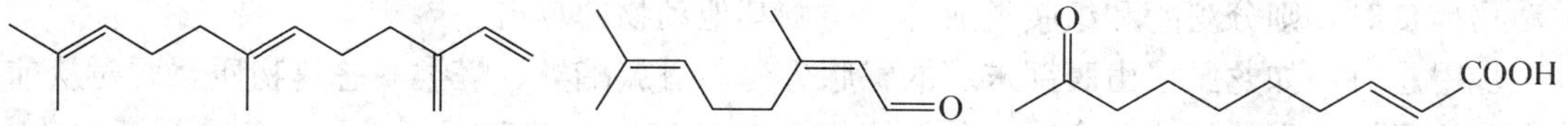

反-β-金合欢烯　　橙花醛　　9-氧代-反-癸烯-2-酸

（2）哺乳动物信息素　对于哺乳动物外分泌腺释放的气味物质，人类很早以前就有认识和利用，如麝香，早在 3000 年前就已作为中药使用。但对其进行化学成分的分析还是近几十年的事。随着微量分析技术的发展，很多哺乳动物分泌的气味物质得到阐明，对这些气味物质的进一步认识和应用起到了积极的作用。现有研究表明，哺乳动物分泌的信息素来源较多，除分泌腺外，尿、粪便、唾液中均存在信息素样物质。

外分泌腺释放物：麝、灵猫等动物的雄性个体在其腹部存在着外分泌腺——香囊，分泌多种特异香气物质，吸引雌性个体进行交配。1906 首次从麝香中分离出麝香酮，发现其为大分子环状酮类，以后又相继发现了灵猫香酮、去甲麝香酮、二氢灵猫香酮等系列化合物。深入的研究表明，这些动物的香囊分泌物均为大分子酮或其相应的醇、酯、醛及其他物质的混合物。雄猪的颌下腺和皮肤腺分泌诱使雌猪发情的物质，经研究，从其分泌物中分离出 3α-羟基-5α-雄甾-16-烯（3α-hydroxy-5α-androst-16-ene）和 5α-雄甾-16-烯-3-酮（5α-androst-16-ene-3-one），具有性信息素功能。

尿及粪便中的信息素：很多哺乳动物的尿和粪便中含有信息素，如孕鼠与不同品系雄鼠尿的气味接触后，会终断妊娠。

一般来说，陆生动物分泌的信息素都是挥发性物质，海生动物都是氨基酸、肽类物质[5]。

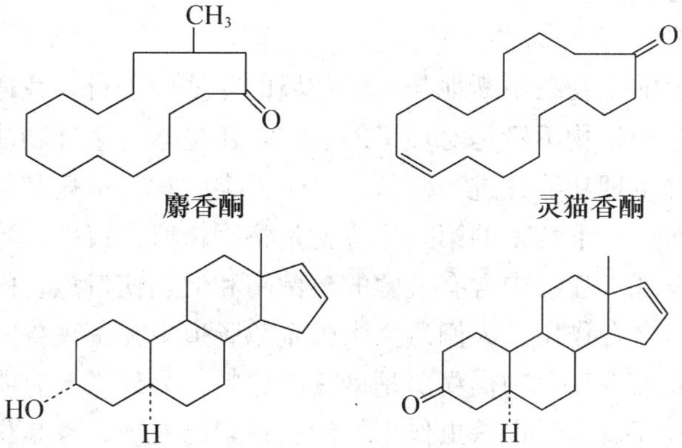

麝香酮　　灵猫香酮

3α-羟基-5a-雄甾-16-烯　　5α-雄甾-16-烯-3-酮

2. 攻击和防御物质　攻击物质是指动物用于攻击他种动物的化学物质；防御物质是指动物用于防御他种动物的侵袭、保卫自己的物质。它们是动物的化学武器，动物毒素大多属于这类物质。

蛇毒：大部分蛇类在其牙齿基部分布着毒腺，当蛇类攻击其他动物时，分泌毒液，以毒杀其他动物。研究表明蛇类的攻击物质为蛋白质（酶）类物质。

蟾毒：蟾蜍在其皮肤表面分布着大量毒腺，当蟾蜍被其他动物攻击时，其毒腺分泌毒素，以防御其他动物的攻击。研究表明蟾蜍毒素主要为强心甾类化合物。

峰毒：在蜂的尾针中存在着毒素，该类毒素主要为蛋白质（酶）、肽类、胺类。

蚁类：在蚁的大颚中存在着大颚腺，其腺体主要分泌接触毒和呼吸毒的甲酸。

蛱蝶科：蛱蝶科昆虫皮肤演变出很多刺毛，这些刺毛均为分泌腺，当其受到鸟类和两栖类动物捕食时，则分泌酶和组胺类成分，防御其他动物的攻击。

步甲总科：如龙虱，由腹部末端的臀腺分泌芳香族酯类、醛类等恶臭物质，同时从前胸腺中分泌毒性极强的甾体化合物。其甾体化合物在10ppm浓度即可杀死小鱼、两栖类动物。

3. 利他激素（kairomone）　是指动物分泌的有利于他种动物的一类信息素。如呼气中的CO_2，血液中的赖氨酸、丙氨酸、性激素，皮肤中的乳酸、蛋氨酸及其代谢产物等，都是蚊虫的引诱物质，女性月经期、皮肤上乳酸多的人都易被蚊子叮咬。由于伊蚊对高浓度CO_2有反应，而牛、马呼气中排出大量CO_2，所以它常吸吮牛、马等大牲畜的血；热带蚊对低浓度CO_2有反应，所以它常吸鸟、鼠等小动物的血。

4. 异种信息素　是指对异种生物所释放的引起对方生理反应和行为而有利于自己的一类物质，寄生动物与宿主关系维持的相关信息物质即属此类。如线虫能被人的分泌物，特别是细菌的分解产物烷胺类、油酸及亚麻酸类所引诱。

四、动物药活性成分研究趋势

（一）由静态进入动态的研究方法势在必行

由于地球上的生物是一个有机的整体，是千百万年相互适应的过程，生物之间相互促进、相互制约，保持一个相对平衡。另外，许多动物药都是动物体内的内源性物质，在动物体内存在着一系列自我调控系统，因此我们研究动物药的活性成分，应该按保持生态平衡、保持人体健康的规律，采用与生理功能、生态环境相互联系的动态、综合研究的方法进行，才能揭示动物生理活性物质。

（二）仿生学的应用

亿万年来，地球上的生物在不断地与自然环境的斗争中进行自我适应、自我完善、自我进化，因此地球上的各种生物不管是对环境的适应，还是本身生理功能的调节，都是完美的设计。了解生物的各种生理功能并进行模仿，对于人类防病、治病和养生保健均具有重要的作用。如小孩手指受伤后，下意识的第一反应就是将手指塞入口中，狗受伤后常用舌头舔伤口，究其原因，研究发现人唾液中含有抗菌的溶菌酶和促进伤口愈合的神经生长因子，具有抗菌、消炎和促进伤口愈合作用。人们研究南极企鹅肠道中无菌现象时发现了广谱抗菌作用的丙烯酸，进一步研究发现其食物褐囊藻是良好的原料。另外，具有明显杀虫作用的保幼激素的利用和具有广谱、高效、低毒杀虫作用的沙蚕毒素的发现，也是仿生学的应用实例。

（三）对动物次生代谢产物的研究

近年来大量的研究表明，动物中也存在着大量的次生代谢产物。这些次生代谢产物与蛋白质等初生产物一样，具有明显的生理活性。如牛磺酸、生物碱类动物毒等都具有明显的生物活性。对动物的次生代谢产物的研究，对于新药的发现同样具有重要意义。

（四）现代生物技术的应用

动物中的生理活性物质一般含量都很低，在研究动物中的多种活性物质，如酶类和细胞因子等的发现及其功能的阐明过程中多需要采用现代生物技术。同样，在活性成分的大量生产中也需要采用现代生物技术，如水蛭素，由于在水蛭中含量很低，直接从水蛭中提取，生产成本很高，采用转基因技术，通过微生物发酵生产水蛭素，则可以大大降低生产成本，实现工业化生产。

第二节　氨　基　酸

分子中同时含有氨基和羧基的一类化合物称为氨基酸。氨基酸为蛋白质的结构单元。在生物体内，蛋白质与氨基酸之间不断分解与合成，形成一个动态平衡体系，维系着生命活动。氨基酸是维持生命的基本物质，同时也是生物合成激素和酶的原料。氨基酸的缺少或平衡失调，常引起机体代谢紊乱，人类的很多疾病与氨基酸有直接的关系。氨基酸以及氨基酸类药物的研究一直得到人们的普遍重视。生物体内的氨基酸主要以肽键结合存在于蛋白质分子中，构成各种功能和结构不同的蛋白质。但也有部分游离的氨基酸。至今已发现的氨基酸有 400 个以上，其中组成蛋白质的氨基酸有 20 余个，用作药物的氨基酸有 100 余个。氨基酸是动物药的一类重要活性成分。

氨基酸有着广阔的用途。在医药保健中，氨基酸可作为营养输液、营养补充剂和某些疾病治疗药物；在食品工业中，氨基酸可用作添加剂、调味剂、甜味剂、香料及抗氧化剂等；在饲料工业中，氨基酸可作为强化营养剂；在农业中，氨基酸可用作除莠剂、杀菌剂、促生长剂等。此外，氨基酸还可用作化妆品添加剂、马达原料添加剂，也用于塑料添加剂、洗涤剂、表面活性剂等。

一、结构分类及分布

（一）氨基酸的结构及分类

组成动物蛋白质的氨基酸均是 α-氨基酸，属 L-构型（部分海洋动物除外），约 20 余种。根据氨基酸的结构，可分为脂肪族氨基酸、芳香族氨基酸和杂环氨基酸。在脂肪族氨基酸中，根据所含氨基、羧基的多少以及是否含有硫或羟基，又可分为中性、酸性、碱性、含硫及含羟基氨基酸。组成蛋白质的氨基酸及其结构、分类见表 12-1。严格地说，脯氨酸和羟脯氨酸是亚氨基酸，但因其为蛋白质的组成单元之一，习惯上将其列入天然氨基酸中。有些氨基酸可以归入几个类别中，如羟脯氨酸，既可列入杂环氨基酸，也可列入羟基氨基酸；胱氨酸既可列入含硫氨基酸，也可列入中性氨基酸。

表 12-1　天然氨基酸的名称、结构式及其分类

类别		中文名	英文名	缩写	结构式
脂肪族氨基酸	中性氨基酸	甘氨酸 （α-氨基乙酸）	Glycine	Gly	$\overset{NH_2}{\overset{\vert}{CH_2}}-COOH$
		丙氨酸 （α-氨基丙酸）	Alanine	Ala	$H_3C-\underset{H}{\underset{\vert}{\overset{NH_2}{\overset{\vert}{C}}}}-COOH$

类别		中文名	英文名	缩写	结构式
脂肪族氨基酸	中性氨基酸	缬氨酸（α-氨基异戊酸）	Valine	Val	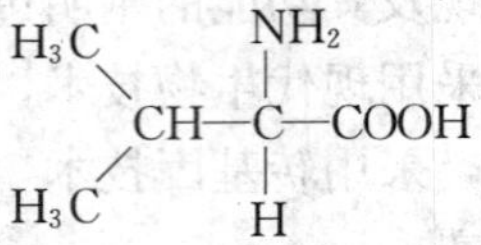
		亮氨酸（α-氨基异己酸）	Leucine	Leu	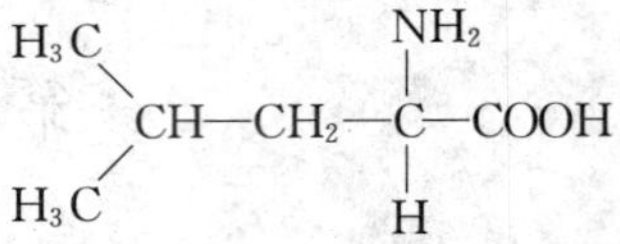
		异亮氨酸（β-甲基-α-氨基戊酸）	Isoleucine	Ileu	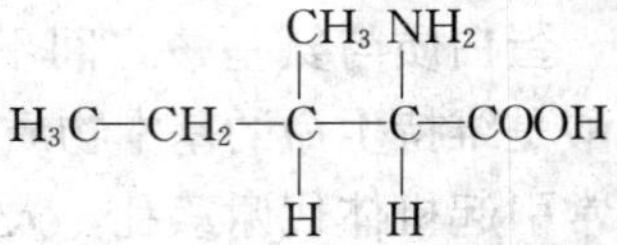
	酸性氨基酸	天门冬氨酸（α-氨基丁二酸）	Asparagine	Asp	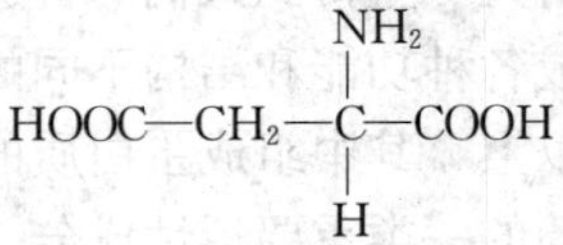
		天门冬酰胺	Asparagine	Asn	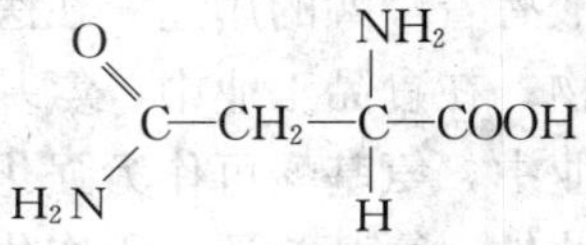
		谷氨酸（α-氨基戊二酸）	Glutamic acid	Glu	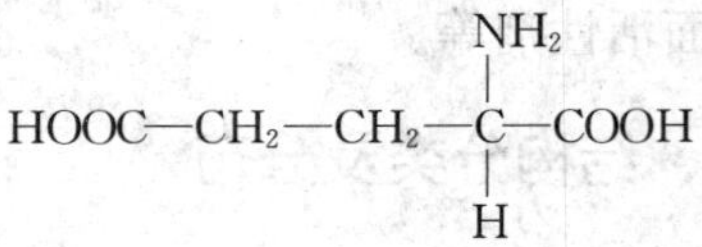
		谷氨酰胺	Glutamine	Gln	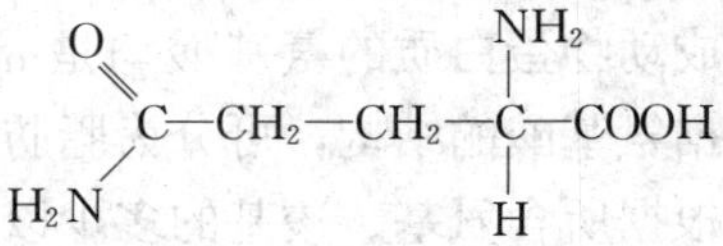
	碱性氨基酸	精氨酸（δ-胍基-α-氨基戊酸）	Arginine	Arg	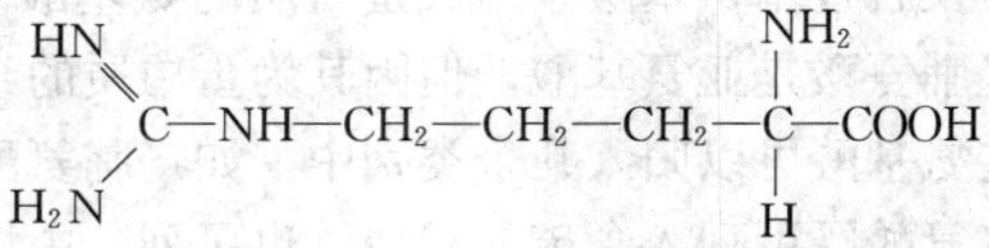
		赖氨酸（α，ε-二氨基己酸）	Lysine	Lys	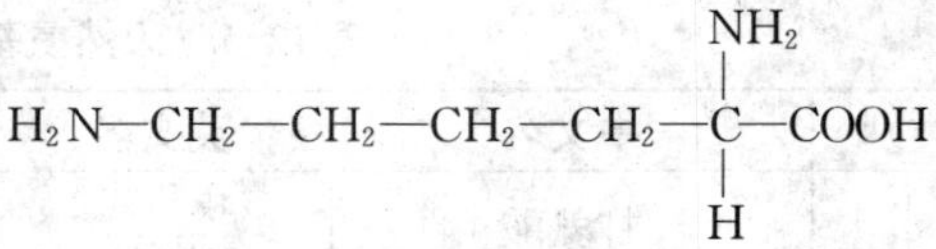
		羟赖氨酸	Hydroxylysine	Hyl	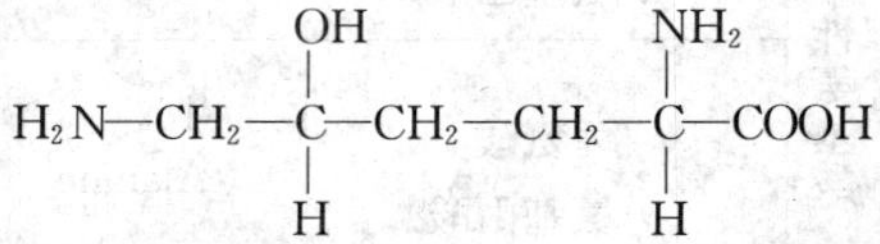

续表

类别		中文名	英文名	缩写	结构式
脂肪族氨基酸	羟氨基酸	丝氨酸（β-羟基-α-氨基丙酸）	Serine	Ser	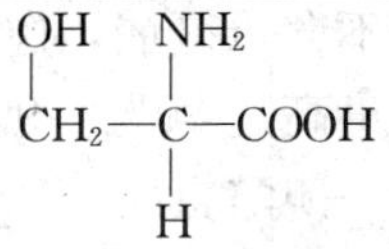
		苏氨酸（β-羟基-α-氨基丁酸）	Threonine	Thr	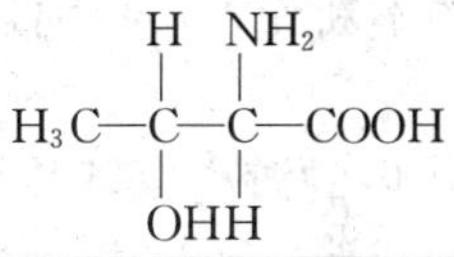
	含硫氨基酸	半胱氨酸（β-巯基-α-氨基丙酸）	Cysteine	CySH	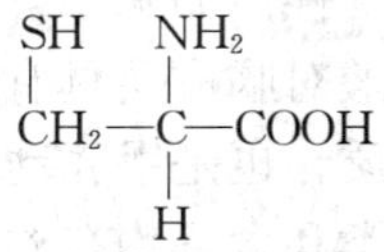
		胱氨酸（双β-硫-α-氨基丙酸）	Cystine	Cys	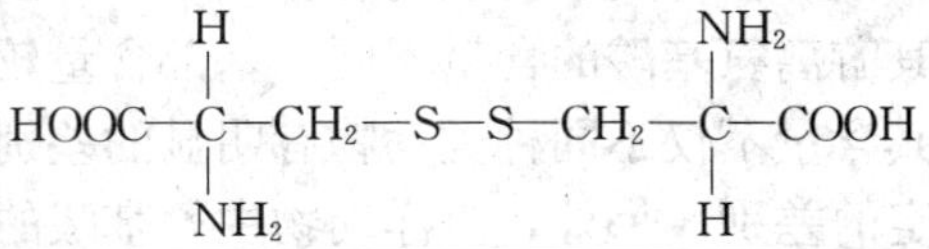
		蛋氨酸（γ-甲硫基-α-氨基丁酸，甲硫氨酸）	Methionine	Met	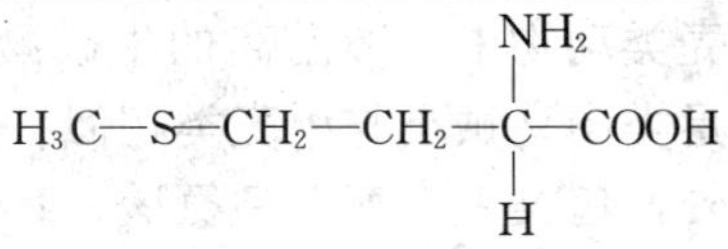
芳香族氨基酸		苯丙氨酸（β-苯基-α-氨基丙酸）	Phenylalanine	Phe	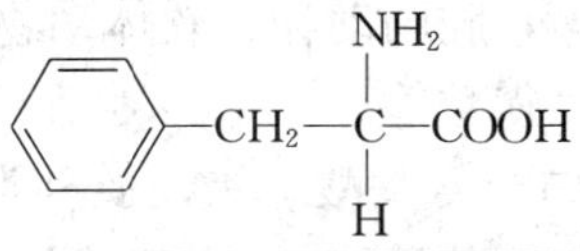
		酪氨酸（β-对羟苯基-α-氨基丙酸）	Tyrosine	Tyr	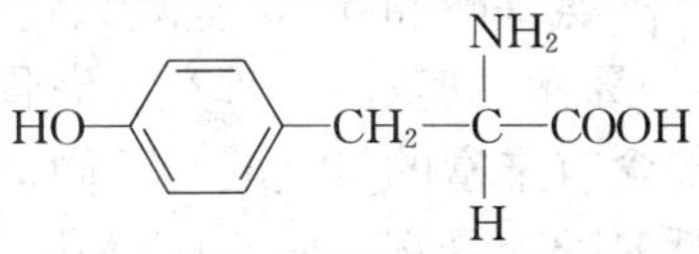
杂环氨基酸		色氨酸（β-吲哚-α-氨基丙酸）	Tryptophan	Try (Trp)	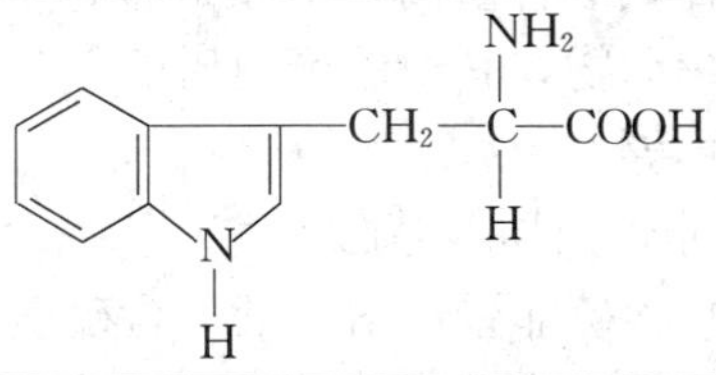
		组氨酸（β-咪唑-α-氨基丙酸）	Histidine	His	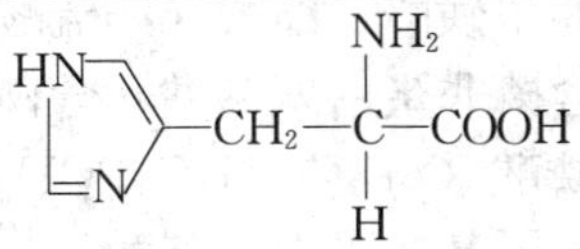
		脯氨酸（β-吡咯啶-α-羧酸或氮戊环α-羧酸）	Praline	Pro	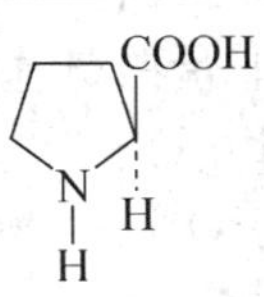
		羟脯氨酸（γ-羟基-β-吡咯啶-α-羧酸）	Hydroxyproline	Hyp	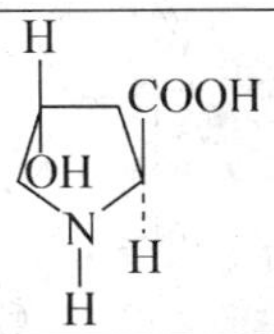

（二）氨基酸的分布

动物蛋白质中一般均含有上述各种氨基酸，但也有一些蛋白质缺乏某种氨基酸或含量极微。如胰岛素不含蛋氨酸，白明胶不含色氨酸。有些蛋白质则某种氨基酸含量很高，如精蛋白中精氨酸含量高达80%～90%。也有少数蛋白含有一般蛋白质中没有的氨基酸，如甲状腺球蛋白中含一碘酪氨酸、3,5-二碘酪氨酸、β-4′-羟基苯-3′,5′,3,5-四碘酪氨酸等。随着氨基酸研究的不断深入，特别是近年来海洋生物活性成分研究的深入，不断发现一些特殊的氨基酸。

1. 生物体内的游离氨基酸　生物体内的游离氨基酸含量虽少，但种类较多，且往往具有显著的生理活性。如脑中含谷氨酸、γ-氨基丁酸、天门冬氨酸、*N*-乙酰天门冬氨酸、胱硫醚等。谷氨酸对脑皮层具有兴奋作用，γ-氨基丁酸是哺乳动物中枢神经系统的抑制性突触化学传导递质，也是甲壳动物神经肌肉接头传导递质。游离氨基酸在不同动物或同一动物的不同部位种类和含量均有差异，如牛磺酸一般在哺乳动物的脑中含量较高；鹿茸的不同部位其游离氨基酸的含量不同，基部含量较低，向上含量逐渐增加；海洋动物中的游离氨基酸及其含量不仅不同种类动物有明显的差别，而且同一种动物在不同生长期、季节、海域都有一定的差别。另外，海洋动物中氨基酸的芳环被溴及氯置换的也较多。

甲壳类动物中一般游离的牛磺酸、脯氨酸、甘氨酸、丙氨酸、精氨酸含量较高，如虾等。头足类中乌贼类与甲壳类相似。贝类一般牛磺酸、甘氨酸含量较高，而脯氨酸较低。

此外，鱼类中尚存在鸟氨酸、1-甲基组氨酸、3-甲基组氨酸、β-丙氨酸、肌氨酸、磷酸乙醇胺等，腔肠动物、软体动物、棘皮动物等海洋生物中尚含有β-氨基丁酸、六氢吡啶羧酸、亚牛磺酸等。

2. 蛋白质氨基酸　蛋白质种类尽管千差万别，但均由氨基酸组成。其中α-氨基酸占绝大多数，β-氨基酸和γ-氨基酸只占少数。动物药如胶类（阿胶、龟板胶、鱼鳔胶）、角类（羚羊角、犀角、鹿茸）、骨类（虎骨、狗骨）、贝壳类（石决明、牡蛎、珍珠贝）、蛇类、昆虫类等都含有丰富的氨基酸。不同动物组成蛋白质的氨基酸的种类、含量都有一定的差别，如虾类甘氨酸含量高，哈士蟆油中苏氨酸、亮氨酸、异亮氨酸、缬氨酸、丝氨酸等含量较高。近缘动物，其组成蛋白质的氨基酸种类、含量相似，如马鹿茸与梅花鹿茸、白唇鹿茸、杂交鹿茸等。

3. 非蛋白质氨基酸

（1）含硫非蛋白氨基酸　含硫氨基酸中有一些分子中的羧基被磺酸根或亚磺酸根取代的氨基酸，如牛磺酸、酪酸-*O*-硫酸酯、亚牛磺酸、半胱亚磺酸等。

（2）含磷非蛋白氨基酸　含磷氨基酸中有一些分子中的羧基被磷酸根取代的氨基酸，如2-胺乙基膦酸（海葵）$H_2O_3PCH_2CH_2NH_2$、二甲基氨基乙基磷酸等。

（3）含胍基非蛋白氨基酸　如胍乙酸（珊瑚）$H_2NHNCNHCH_2COOH$。

（4）含杂环非蛋白氨基酸　如5,6-二羟基吲哚-2-羧酸低聚物（海鲇 *Arius felis* 鱼类眼上皮层的反射物质）。

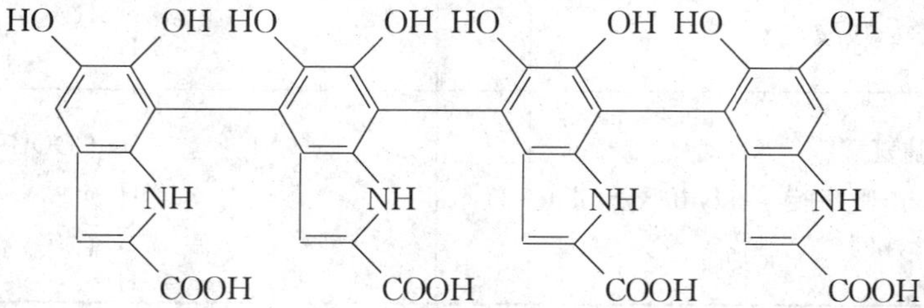

（5）含芳香环非蛋白氨基酸　如甲状腺素。

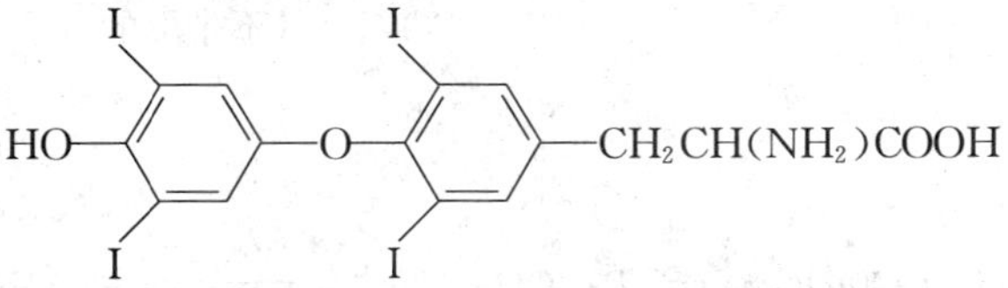

4. D-氨基酸　一般认为地球上的生物界为L-氨基酸的世界。但陆续发现不论是微生物或动植物均有D-氨基酸存在。如章鱼中发现D-丙氨酸，桑蚕血液中含D-丝氨酸，萤火虫含D-半胱氨酸。

二、理化性质

（一）物理性质

1. 晶形　天然氨基酸一般为无色结晶，如L-丙氨酸、L-谷氨酸、L-天冬氨酸等为无色斜方晶体，L-胱氨酸为六方板状晶体，α和β型甘氨酸为单斜晶体，而γ型甘氨酸为六方晶体。

2. 气味　多数氨基酸没有明显的气味，但当加热时能够产生各自独特的香气。如米饭的香气主要来源于胱氨酸。但一般的氨基酸都有独特的味，人的舌蕾对其具有高度的立体选择性。如L-丙氨酸为甜味，谷氨酸钠即味精具有明显的鲜味。大部分食物的味与游离氨基酸种类、含量有着直接的关系，蘑菇等食用菌类的鲜味也来源于其所含的丰富的氨基酸。一般D-氨基酸除脯氨酸外均显甜味，仅程度不同，其甜味较L-氨基酸强。

3. 熔点　大多数氨基酸具有较高的熔点，一般在200℃以上，并伴随着分解。由于其熔点较接近，难以采用熔点进行鉴别。

4. 溶解度　氨基酸分子中具有氨基和羧基，极性较大，因此易溶于极性溶剂如水、含水乙醇、甲醇、丙酮等，难溶或微溶于低极性的有机溶剂如三氯甲烷、乙醚、苯等。胱氨酸和酪氨酸难溶于水，谷氨酸和天冬氨酸在水中的溶解度也较小。而脯氨酸易溶于乙醇。所有氨基酸均溶于酸碱溶液。温度对氨基酸的溶解度影响较大。

5. 立体结构与旋光性　除甘氨酸外，所有α-氨基酸的α-碳均为不对称碳，故有D型和L型两种构型。D型和L型是以L-甘油醛或L-乳酸为参照物，凡α-碳的构型与L-甘油醛或L-乳酸一致的氨基酸为L-型，反之则为D-型。

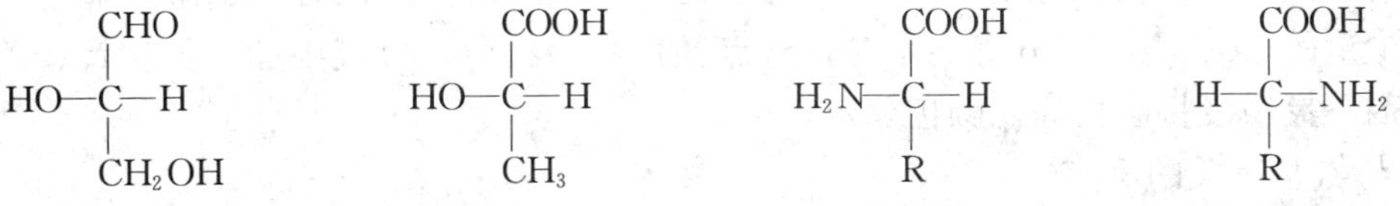

L-甘油醛　　　L-乳酸　　　L-氨基酸　　　D-氨基酸

D-或L-表示氨基酸的构型，不表示其旋光性。旋光性则在D-或L-与氨基酸名称之间加（+）或（-）。大多数氨基酸的水溶液呈弱右旋，少数呈弱左旋，如蛋氨酸、丝氨酸和半胱氨酸等，而脯氨酸和胱氨酸则呈强左旋。

（二）化学性质

1. 与氨基和羧基均有关的性质

（1）两性解离和等电点　氨基酸结构中既有氨基又有羧基，在水溶液中解离为两性离子，为典型的两性电解质。由于其羧基和氨基可形成分子内盐，故挥发性低、熔点高，在有机溶剂中难以溶解。氨基酸在水溶液中存在着以下电离平衡：

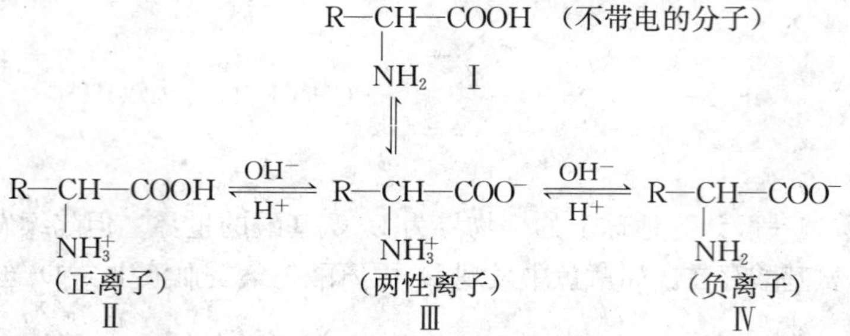

氨基酸的解离和带电情况取决于溶液的 pH。当溶液的 pH 升高时，平衡从Ⅱ向Ⅲ、Ⅳ方向移动；反之，则由Ⅳ向Ⅲ、Ⅱ方向移动。当在一定的 pH 下，氨基酸呈电中性，即离子所带的正电荷与负电荷相等，溶液中的正离子与负离子浓度相等，此时介质的 pH 即为该氨基酸的等电点（pI）。等电点时的氨基酸溶解度最小，在电场中不向正极或负极移动。

当溶液的 pH 小于 pI 值时，氨基酸带正电荷，pH 越小，带正电荷越多。反之，pH 大于 pI 值时，氨基酸带负电荷，pH 越大，带负电荷越多。在 pH 为 7 的纯水溶液中或晶体状态下，氨基酸均以两性离子状态存在。但其羧基的解离度（$K_1=10^{-5}$）大于氨基的解离度（$K_2=10^{-8}$），所以对于中性氨基酸必须加适量的酸才能将溶液的 pH 调至等电点。一般中性氨基酸的等电点为 pH 5.0～6.5，酸性氨基酸的等电点为 2.7～3.2，碱性氨基酸的等电点为 9.5～10.7。

由于氨基酸在等电点溶解度最小，不同的氨基酸其等电点不同，利用这一性质可以通过调节溶液的 pH 分离各种氨基酸。

（2）形成肽键　一个氨基酸的氨基和另一个氨基酸的羧基在一定的条件下可以缩合成肽，其结合键称为肽键或酰胺键。肽键也是蛋白质分子中氨基酸相互连接的基本方式。但生物体内利用氨基酸合成蛋白质的方式并不如此简单。

γ 或 δ-氨基酸加热至熔点时，发生分子内脱水生成相应的 γ 或 δ-内酰胺，加酸或碱水解时又可得到原来的氨基酸。

（3）茚三酮反应　茚三酮反应为鉴别氨基酸的最常用的反应，在酸性条件下，茚三酮与氨基酸反应，将氨基酸分解成为醛，放出 NH_3 和 CO_2。水合茚三酮则变成还原型水合茚三酮。后者与 NH_3 及另一分子水合茚三酮缩合生成蓝紫色（Ruhemann's purple）产物，其最大吸收为 570nm，既可用于鉴别，也可用于定量分析。该反应也可用于薄层显色，当试剂中含有少量的 Co、Cu 或 Cd 等离子时，斑点颜色转为红色。反应中加入氰化钾、乙二醇甲醚等试剂，灵敏度将会提高，颜色稳定。

2. 与氨基有关的反应

（1）与亚硝酸反应　氨基酸与亚硝酸反应，其氨基被羟基取代，定量地释放出氮气，通过测定氮气的体积，间接地测定氨基酸的含量。α-氨基酸在室温下 3～4min 即可完成反应，ε-氨基酸如赖氨酸反应较慢，而脯氨酸、羟脯氨酸、精氨酸、组氨酸和色氨酸等均不与亚硝酸反应。

（2）成盐反应　氨基酸中的氨基与酸作用生成盐，易于结晶，常用于氨基酸的纯化和制备。

（3）与卤代烃反应　氨基酸中的氨基与卤代烃反应，其氨基中的 1 个氢被烃基取代，常用于保护氨基，该反应一般在弱碱性溶液中进行。

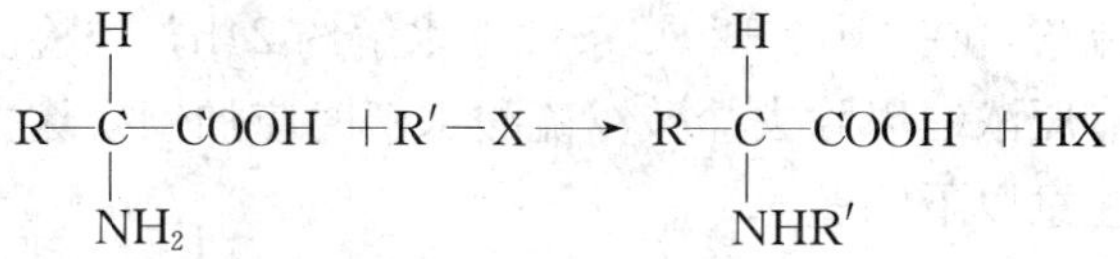

氨基酸与2,4-二硝基氟苯的反应常作用于肽键N-端（自由氨基酸的一端）。

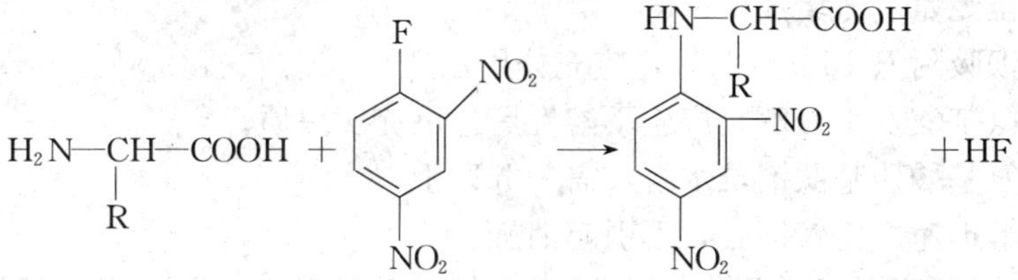

（4）酰基化反应　氨基酸的氨基可与酰基反应，一般在弱碱性溶液中进行。氨基酸与苄氧酰氯的反应常用于肽键的人工合成中。

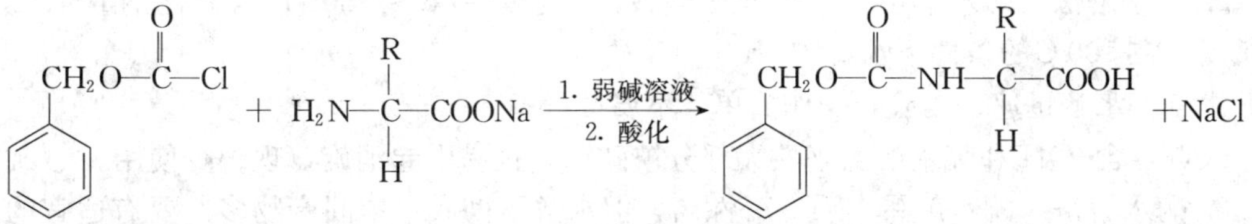

（5）脱氨基反应　氨基酸经氧化剂氧化或在氨基酸氧化酶的作用下脱氨生成酮酸。这是生物体内氨基酸分解代谢的重要途径。

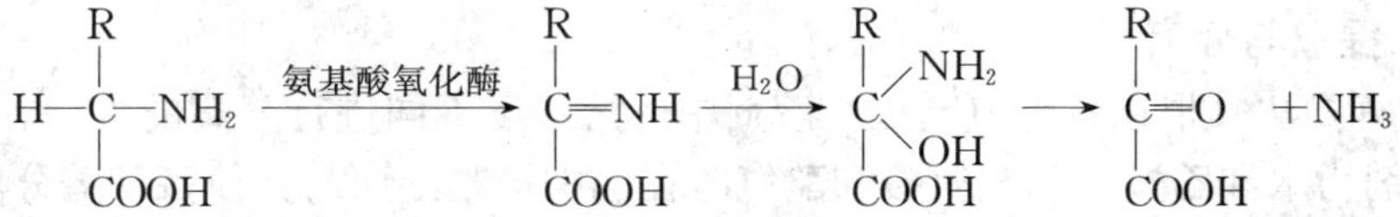

3. 与羧基有关的反应

（1）成酯反应　氨基酸在干燥氯化氢气体存在下，可与无水甲醇或乙醇产生氨基酸甲酯或乙酯。

（2）酰氯化反应　氨基酰化保护的氨基酸与五氯化磷或三氯化磷在低温下作用，生成酰氯。该反应常用于人工合成肽键。

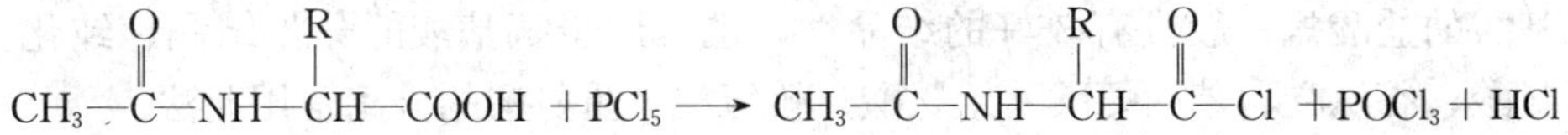

三、提取与制备

氨基酸的生产有4种方法，即经典的提取法、化学合成法、微生物发酵法和酶法。在国际上氨基酸的生产，发酵法和合成法占主导地位，但部分氨基酸如半胱氨酸、酪氨酸、精氨酸、组氨酸、亮氨酸、羟脯氨酸等仍主要靠提取方法生产。在我国，仍有大量的天然资源有待于充分利用，如动物的角、骨、血、蹄、皮、毛发、羽毛及鱼鳞等。目前已综合利用的有人发、猪血、猪毛、羊毛、丝素丝胶、皮革边料、蚕蛹缫丝、水产品下脚料等。

提取法生产氨基酸一般经过3个步骤，即蛋白质水解、氨基酸提取分离及结晶精制。

（一）蛋白质水解

1. 酸水解法　酸水解蛋白质生产氨基酸，一般采用2～10倍量的6～10mol/L盐酸或

5～6倍量的8mol/L硫酸，在110～120℃条件下水解约24h，经检测无氨基氮增加即止。盐酸水解后应将水解液减压浓缩以除去盐酸；硫酸水解时应加钡盐除去硫酸。

酸水解氨基酸应注意以下问题：

（1）酪蛋白需水解48h。

（2）水解至无氨基氮增加。

（3）硫酸钡吸附氮15%～20%，应充分用水洗。

（4）有些氨基酸发生分解，产生不溶性黑色沉淀腐黑质。

（5）有的氨基酸残基肽键难水解，需72h以上。

优点：水解迅速、比较彻底、不引起消旋。

缺点：部分氨基酸如色氨酸、丝氨酸、酪氨酸等被破坏；需处理大量废酸，腐蚀设备，劳动条件差。

2. 碱水解法　碱水解蛋白质生产氨基酸，一般采用5～6mol/L氢氧化钠或4mol/L氢氧化钡，在100℃的条件下水解约6h。

优点：水解迅速、彻底，操作简单，不腐蚀设备。

缺点：含-OH和巯基的氨基酸大部分被破坏，且易引起消旋，现很少使用。

3. 酶水解法　酶水解蛋白质专一性高，但水解不彻底，中间产物多。要有适宜的温度、pH，酶与底物的比例要适当，需要使蛋白质变性，如加热、加三氯醋酸、乙醇等。常用的酶有胰蛋白酶和胃蛋白酶等。

（二）提取与分离

1. 溶解度法　根据各种氨基酸在溶剂中的溶解度不同进行分离的方法，称为溶解度法。常用的溶剂为水和乙醇。如胱氨酸和酪氨酸在水中极难溶而与其他氨基酸分离；酪氨酸在热水中溶解度较大，胱氨酸则无明显差别，据此将两者分离。

氨基酸一般在等电点时溶解度最小，也最易析出沉淀。利用溶解度制备氨基酸时可与等电点沉淀法相结合，即采用不同的pH溶液进行溶解，使一些等电点的氨基酸溶解度降低而析出沉淀。也可将混合氨基酸溶液，调节pH，使各种氨基酸在其等电点下沉淀出来。

在利用溶解度法分离氨基酸时，也可与盐析法合用。如天然的亮氨酸利用重结晶法很难与蛋氨酸、异亮氨酸等进行分离，但采用盐析法可得到含量较高的亮氨酸。

氨基酸的盐酸盐一般具有较好的结晶性，也常用于氨基酸的分步结晶、纯化。如胱氨酸、精氨酸、谷氨酸、苯丙氨酸、组氨酸、赖氨酸及蛋氨酸的分离常用此法。

2. 沉淀法　沉淀法是指根据某些氨基酸能够与一些有机物或无机物结合，生成具有特殊性质的结晶性衍生物，而与其他相似的氨基酸进行分离的方法，为最早采用的方法之一。该方法操作简单，针对性强，至今仍是生产某些氨基酸的常用方法。

（1）磺酸盐法　如邻二甲苯-4-磺酸、2-溴甲苯-5-磺酸、萘-β-磺酸、3,4-二氯苯磺酸盐等与亮氨酸形成结晶性化合物，常用于制备亮氨酸。

（2）铜盐法　蛋白质水解液经过铜盐处理，使氨基酸成为铜盐，在不同pH下进行结晶，从而达到分离的目的。常用于天冬氨酸、胱氨酸、甘氨酸、异亮氨酸及赖氨酸等分离。

3. 离子交换树脂法　利用离子交换法分离纯化氨基酸具有效率高、操作简便、生产周期短等特点，目前已成为氨基酸生产最常用的技术。氨基酸既具有氨基又具有羧基，在不同的pH条件下既可用阳离子交换树脂，也可用阴离子交换树脂交换和分离。当溶液的pH低于等电点时，氨基酸的氨基解离而成为阳离子，能与阳离子交换树脂交换阳离子；反之，当溶液的 pH 高于等电点时，氨基酸的羧基解离而成为阴离子，能与阴离子交换树脂交换阴离子。利用氨基酸的这种性质，可以达到纯化与分离的目的。

（1）除去非氨基酸类杂质　氨基酸水解液含有大量的中性、酸性和碱性杂质，可先将氨基酸水解液调节到酸性，用阳离子交换树脂除去中性和酸性杂质；再将溶液的 pH 调节到碱性，经阴离子交换树脂除去碱性杂质，从而得到具有两性性质的混合氨基酸。

（2）中性氨基酸与酸性氨基酸的分离　将氨基酸混合液调节到中性或微酸性，经阴离子交换树脂，酸性氨基酸发生交换或优先交换，而与中性氨基酸分离。

（3）中性氨基酸与碱性氨基酸的分离　将氨基酸的混合液调节到中性或微碱性，经阳离子交换树脂，碱性氨基酸发生交换或优先交换，而与中性氨基酸分离。

（4）不同氨基酸的分离　由于不同的氨基酸等电点不同，在离子交换树脂上的交换能力也不同，利用此性质，通过调节不同的 pH，对不同的氨基酸进行分离。

下面是利用树脂法从蚕蛹水解液中分离氨基酸的实例[6]。

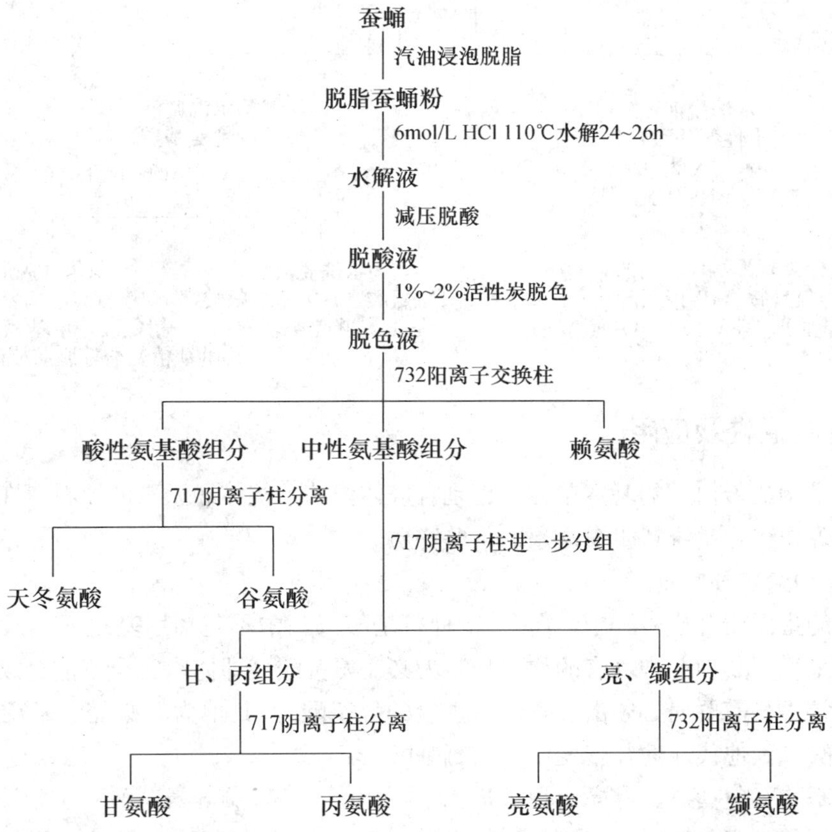

4. 富含蛋白动物中游离氨基酸的提取　动物机体组织中的主要成分是蛋白质和脂质，提取游离的氨基酸需将提取液中的上述成分除去。除蛋白质的方法常用的有高氯酸法、三氯醋酸法、乙醇法、苦味酸法和磺基水杨酸法等。

（1）高氯酸法　将组织用 5～10 倍量的高氯酸匀浆化，离心取上清液，沉淀可再用高氯酸洗涤，离心，取上清液，合并上清液，用 KOH 溶液中和，冰室放置 2h，离心除去高氯酸钾，取上清液备用。若分析氨基酸，则用盐酸调 pH 至 2。由于上述溶液的蒸干物中含有一定量的高氯酸钾，故不适合于纸色谱和高压电泳色谱。

（2）三氯醋酸法　取组织或血清，加 5～10 倍量的三氯醋酸，使最后浓度为 5%，匀浆，离心，取上清液，沉淀可再用三氯醋酸洗涤，离心，取上清液，合并上清液，用2倍量的乙醚提取3次，除去三氯醋酸，水溶液用于氨基酸分析。也可直接过离子交换树脂柱纯化。

一般组织、体液的提取液及尿液中游离氨基酸的提取分离如下图所示[7,8]。

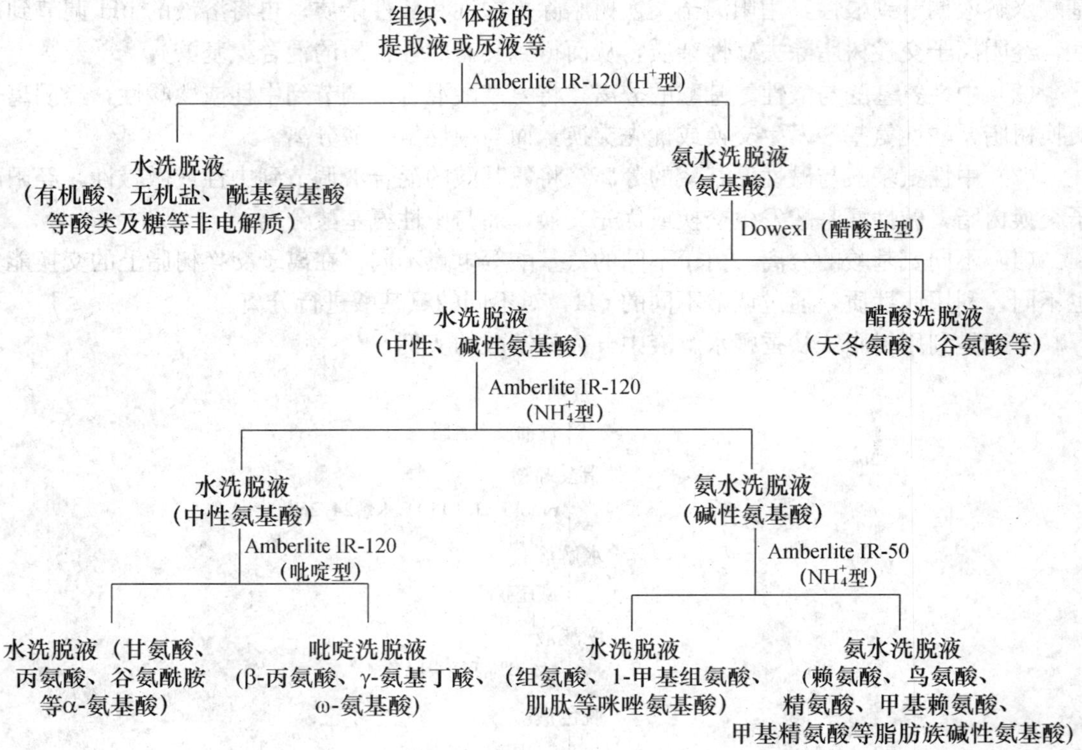

四、生物活性及应用

氨基酸是构成蛋白质的基本单元，也是合成体内酶、抗体和激素的原料，在生物体内有着特殊的生理作用，是维持生命现象的重要物质。

（一）作为营养补充剂

在人体的蛋白质合成过程中，需要21种氨基酸（其中不包括甲基组氨酸及羟脯氨酸）。就人类营养来说，其中8种（有的称9种）为必需氨基酸（即体内完全不能合成或合成速率不能满足正常生长需要而必须由食物蛋白供给的氨基酸），其他为非必需氨基酸（即体内可从必需氨基酸或其他代谢途径转变而成的氨基酸）。

必需氨基酸：包括亮、异亮、赖、蛋、苯丙、苏、色、缬等氨基酸。

非必需氨基酸：包括精、组（有列入必需氨基酸）、胱（有列入半必需氨基酸）、半胱、酪（有列入半必需氨基酸）、丙、谷、脯、甘、门冬、丝等氨基酸。

氨基酸不平衡：摄入的食物蛋白或氨基酸混合物的氨基酸组成比例不平衡，可以造成食欲减退或生长率降低，影响人体正常发育和生长。在经肠营养时，应摄入混合蛋白质减轻氨基酸的不平衡。在肠外营养时，应注意氨基酸的摩尔比。

氨基酸拮抗：产生拮抗后的生长停滞不能因加入限制氨基酸而得到改善，但可以加入一种非限制的、化学结构与引起拮抗的氨基酸近似的氨基酸而得到补偿。

氨基酸的毒性：摄入过量的某种氨基酸而产生的不良反应，称为氨基酸毒性。多种氨基酸过分摄入，都可引起毒性。如膳食中蛋氨酸过多，可引起多种器官发生病理改变。过量的胱氨酸对肝有毒性。静脉氨基酸制剂如含大量的甘氨酸，输后可引起高氨血症。经口或肠外摄入谷氨酸过多，也可引起恶心、呕吐与头痛等一系列症状，即所谓中国餐馆综合征。

（二）氨基酸输液

肠外营养的发展有着悠久的历史，可追溯到17世纪末期，直到20世纪60年代才趋于完善。从20世纪40年代的第一代蛋白质水解液发展到50年代以必需氨基酸为主体的第二代L-型结晶氨基酸输液，以及70年代发展起来的含必需和非必需氨基酸的第三代平衡氨基酸输液，近年又出现了第三代支链氨基酸的输液。

1. 营养用氨基酸输液　肠外营养用的结晶氨基酸输液一般根据固定的配方或企业自拟的配方配制。医疗上主要用于不能经口进食、消化吸收障碍、长期消耗性疾病及急需补充营养以增强体质等病人；改善术前病人营养状态，使大型手术成为可能，以及补充创伤、烧伤、骨折、化脓及术后等病人的蛋白质损失。营养用氨基酸根据不同需要，常见以下四类输液。

（1）蛋白质水解液　以酪蛋白、纤维蛋白或大豆蛋白等为原料经酸或酶水解制成的蛋白质水解液。由于杂质含量高、质量不稳定、副作用大等原因，目前逐渐被结晶氨基酸输液所代替。

（2）必需氨基酸输液　以8种必需氨基酸为主，再加精、组、甘等3种氨基酸。

（3）平衡氨基酸输液　在必需氨基酸输液的11种氨基酸基础上，再加丙、脯、丝等3种氨基酸。

（4）高支链氨基酸输液　根据3种支链氨基酸（亮、异亮、缬）的代谢特点和生理功能而配制，主要用于支持严重创伤、烧伤及应激病人的营养。

2. 特殊用途的氨基酸输液

（1）肝病用氨基酸输液　临床与实验证实，严重肝病患者或肝功能衰竭病人，其血浆的氨基酸谱有明显的改变，氨基酸平衡失调，血浆中苯丙氨酸和蛋氨酸升高，而支链氨基酸下降。所以治疗肝功能衰竭的主要措施是调节血浆氨基酸谱，使其恢复正常，故肝病用的氨基酸输液一般支链氨基酸比例增高，其中亮、异亮、缬3种氨基酸的比例为1∶0.82∶0.76。

（2）肾病用氨基酸输液　肾衰竭病人血浆中必需氨基酸和组氨酸浓度普遍下降，非必需的氨基酸和血尿素氮量增加。肾衰竭的治疗原则是供给足够的能量和较需要量稍高的必需氨基酸，以使内源性尿素可用于合成非必需的氨基酸，从而阻止体蛋白的分解并减轻氮血症。所以肾病用氨基酸输液一般必需氨基酸含量提高。

（3）婴幼儿用氨基酸输液　婴幼儿营养蓄积量少，机体代谢旺盛，对营养的摄取量大，但其体内的酶系统尚未成熟，所以配方有一定的特殊要求。一般婴幼儿氨基酸输液具有较高的组氨酸及酪氨酸，其他与正常血浆氨基酸模式相同。

（4）癌症病人氨基酸　根据癌症病人的特点，由亮、缬、异亮、赖、苯丙、苏、色、精、组、甘等组成的氨基酸，降低血液pH。

（三）合成肽类和其他药物的原料

1. 合成肽类　氨基酸作为谷胱甘肽、促胃液素、催产素、抗利尿素、ACTH、降钙素等合成原料。

2. 合成其他药物　合成阿司匹林赖氨酸或精氨酸、茶碱赖氨酸、硫霉素甘氨酸、甲硝唑氨基酸酯及非甾体抗炎药物（如吲哚美辛、布洛芬、酮洛芬、萘普生、双氯灭酸、吡罗昔康等）的赖氨酸或精氨酸盐等。

（四）其他用途

1. 治疗肝性脑病　谷氨酸、精氨酸、L-精氨酸酸性琥珀酸盐可降低血氨。左旋多巴也用于治疗肝性脑病，改善中枢神经系统的正常功能，而使病人神志清醒。

2. 蛋氨酸　具有胆碱的趋脂作用，可预防脂肪肝和肝硬化。

3. 组氨酸　作用于间脑抑制副交感神经，具有制酸、促进黏膜再生及抑制胃肠蠕动等功能，用于治疗消化道溃疡及妊娠呕吐等。

4. γ-氨基丁酸　激活大脑中葡萄糖代谢所必需的己糖酶-葡萄糖磷酸酯化酶，促进葡萄糖代谢，增加能量供应，改善大脑功能，临床用于癫痫、婴儿瘫及难产引起的精神幼稚病、大脑软化或动脉硬化所致的记忆障碍、语言障碍及偏瘫等病。

第三节　蛋白质

蛋白质是重要的生命物质，一切生命活动都是通过蛋白质来实现的。蛋白质广布于各种生物组织中，是细胞的重要成分。蛋白质在生物体内的形成和作用是多样化的，构成生物体的结构物质（如肌肉蛋白），促进体内化学反应的催化剂（如酶），调节生理功能的多肽类激素，运输氧和二氧化碳以及传递铁离子的载体（如血红蛋白和铁载体蛋白），抵抗病菌的抗体，对生物有害的病毒等，其本质均为蛋白质。近年来研究发现在机体脑内、垂体、胃肠道、外周各部位有许多微量多肽物质，产生各种不同的重要生理作用，调节机体生长发育、生殖、代谢、血压及胃液分泌。另外，生物体内还同时存在着大量不具明显生物活性的蛋白质，如毛发、骨骼、皮肤、指甲，以及构成血管的弹性蛋白等也主要由蛋白质组成。蛋白质为药物的重要来源，目前上市的生物技术药物大多属于蛋白质，如胰岛素、水蛭素、蛇毒类、蚯蚓纤溶酶、人白蛋白等。

一、蛋白质的分类

蛋白质虽然仅由二十多种氨基酸组成，但由于组成蛋白质的氨基酸的数量、排列、比例不同，特别是二维、三维结构的不同，使自然界中的蛋白质千差万别。自然界中究竟有多少蛋白质尚不清楚，至今已发现的有数百种，随着近年来国际蛋白组学研究的启动，今后将有大量的蛋白质被发现并阐明功能。为了更好地认识蛋白质，根据已知蛋白质的性状、组成、性质、溶解度及功能等，对蛋白质进行分类。

（一）根据组成分类

1. 简单蛋白　分子中只含 α-氨基酸及其衍生物。根据其溶解度的不同，又可分为以下几类：

（1）白蛋白（albumins）　又称清蛋白，溶于水及稀盐、稀酸、稀碱溶液。硫酸铵盐析时，50％以上的饱和度开始析出。加热凝固。普遍存在于生物体中，如血清白蛋白、卵白蛋白、乳白蛋白等。

（2）球蛋白（globulins）　一般在等电点时不溶于水，溶于中性盐溶液中，加硫酸铵至50％饱和度时可以析出。加热凝固。这类球蛋白又名优球蛋白。另有一类球蛋白，盐析的性质相同，但可溶于水，称为拟球蛋白。普遍存在于生物体中，如血清球蛋白、肌球蛋白、乳球蛋白、甲状腺球蛋白等。

（3）精蛋白（protamines） 溶于水及稀酸，在稀氨水中沉淀。分子中碱性氨基酸较多，呈强碱性，加热不凝固，分子量很小，没有特定的空间结构。一般多从鱼精中提取，如鲑精蛋白和鲱精蛋白等。

（4）组蛋白（histones） 溶于水及稀酸，在稀氨水中沉淀。分子中赖氨酸和精氨酸较多，呈弱碱性。一般存在于动物体中，常与酸性物质或核酸等结合，如珠蛋白、胸腺组蛋白及鲭组蛋白等。

（5）硬蛋白（albuminoid，scleroproteine） 动物结缔组织及具有保护功能的蛋白质。不溶于水、盐、稀酸及稀碱溶液。如胶原、弹性硬蛋白及角蛋白等。

（6）胶原（collagen） 皮肤、韧带及骨骼中起支持作用的主要蛋白质。不被胃蛋白酶和胰蛋白酶所消化。在水、稀酸或稀碱中煮沸，可变为易被消化的可溶性蛋白质。

（7）弹性硬蛋白（elastin，elasticin） 存在于弹性组织（韧带及血管）中。弹性组织由弹性硬蛋白、胶原及弹性黏蛋白所组成。

（8）角蛋白（keratin） 不为胃蛋白酶和胰蛋白酶所消化，也不溶于稀酸、稀碱、水及有机溶剂中。

2. 结合蛋白 由简单蛋白质与非蛋白质结合而成。酶蛋白中的非蛋白质部分称为辅基或辅酶。结合蛋白又可分为以下几类：

（1）色蛋白类（chromoproteins） 为简单蛋白质与其他色素物质（主要为含铁或镁的卟啉）结合而成。如血红蛋白、血蓝蛋白、黄素蛋白等。

（2）磷蛋白类（phosphoproteins） 为蛋白质与磷酸结合而成。易与丝氨酸等羟基氨基酸的羟基结合成酯型。如酪蛋白、卵黄磷蛋白等。

（3）糖蛋白类（glycoproteins） 由蛋白质与糖结合而成。如黏蛋白、卵类黏蛋白、硫酸软骨素蛋白等。

（4）脂蛋白类（lipoproteins） 由蛋白质与脂质结合而成。如血清 α-脂蛋白和血清 β-脂蛋白。

（5）核蛋白类（nucleproteins） 由蛋白质与核酸结合而成。为细胞质、细胞膜成分及细胞核中染色体的成分，直接与发育、繁殖有关。

（二）根据蛋白质分子的形状分类

1. 球蛋白 分子似球形，较易溶解，能结晶，如血液中的血红蛋白、血清球蛋白等。

2. 纤维蛋白 形状似纤维，分为可溶性纤维状蛋白（如许多肌肉的结构蛋白、血纤蛋白原等）及不溶性纤维蛋白质（包括胶原、弹性蛋白、角蛋白、丝心蛋白等），不溶于水。

（三）根据生物活性分类

随着蛋白质研究的不断深入，特别是近年来蛋白组学研究的实施，使蛋白质的功能不断地得以阐明，因此，根据生物活性进行分类越来越重要。

1. 活性蛋白 是生命过程中一切具有活性的蛋白质及其前体的总称，绝大部分蛋白质属于此类。

（1）酶 生物体内起催化作用的一类蛋白质。

（2）激素蛋白 生物体内调节机体各种代谢过程的蛋白质及其相应的前体。

（3）运输及贮存蛋白质 生物体内一类专一运输各种小分子、离子及电子的蛋白质。也有专一与激素和小分子结合的蛋白质。

（4）运动蛋白 承担生物体或有机体运动的蛋白质。

(5) 防御蛋白　具有防御异体侵入体内功能的蛋白质，如免疫球蛋白、干扰素等。

(6) 受体蛋白　生物体内接受和传递调节信息的蛋白质。

(7) 控制生长与分化的蛋白　参与生长及分化调节的各种蛋白质，如组蛋白及阻遏蛋白等，各种生长因子也属此类。

(8) 毒蛋白　对异体具有毒性、侵入异体体内引起异体中毒甚至死亡的一类蛋白质。

(9) 膜蛋白　存在于生物膜上的各种生物活性蛋白质。这类蛋白质大多为脂溶性，结构上具有自己的特点。

2. 非活性蛋白　主要是指生物体内承担保护和支持作用的一类蛋白质，没有明显的其他生物活性，如胶原、角蛋白、弹性蛋白、丝心蛋白等。

二、蛋白质的理化性质

(一) 蛋白质作为高分子有机物具有的性质

1. 沉降常数　沉降常数（沉降系数）系指每单位引力场的沉降分子下降速度，用 S 表示，一般在 $1\times10^{-13}\sim200\times10^{-13}$S，可从沉降速率求得。其 1 个基本单位称为 1 个斯韦伯（Svedberg）单位（S）。沉降常数决定于分子大小和性状。在一定的离心力作用下，颗粒越大，沉降越快，其沉降常数也越大。如溶菌酶的沉降常数约为 2S，而过氧化物酶约为 11S。

$S=\nu/\omega^2\chi$，其中：ν 为沉降速率；ω 为离心机转子的角速度；χ 为蛋白质界面中点与转子的中心距离。

2. 摩擦系数　颗粒沉降时所受阻力与沉降速度呈正比。其比例系数即沉降速度为 1 时的阻力，即为摩擦系数，以 f 表示。一般的，分子越紧密，在溶剂中的摩擦阻力就越小，沉降越快。反之，分子越不规则，摩擦阻力就越大，沉降速度就越慢。

3. 扩散常数　系指单位浓度梯度、单位时间和单位扩散面积时扩散的量，以 D 表示。当温度和溶剂一定时，D 值决定于分子种类。一般的，分子越小，越容易扩散，D 值就越大。

4. 微分比容　1g 溶质加到一个大体积的溶液中所占的体积，与颗粒密度呈反比，以 $\overline{V}$ 表示。大多数蛋白质的 $\overline{V}$ 值为 0.70～0.75。

5. 溶液黏度　在一定的溶质浓度下，黏度取决于溶质的分子量和性状。对一定分子量的蛋白质，分子的对称性越差，其黏度越大。典型的例子是当蛋白质发生变性，由于肽链展开，分子不对称性增加，其溶液的黏度比同浓度的天然蛋白质增加数倍。

(二) 蛋白质的两性解离

1. 两性解离　蛋白质由大量的氨基酸通过酰胺键缩合而成，因此，蛋白质分子中至少存在着一个自由氨基和一个自由羧基。实际上，组成蛋白质的氨基酸非常复杂，如有碱性氨基酸和酸性氨基酸，加上蛋白质常有众多的支链，所以蛋白质的解离远比氨基酸复杂。蛋白质分子的总解离可用下式表示：

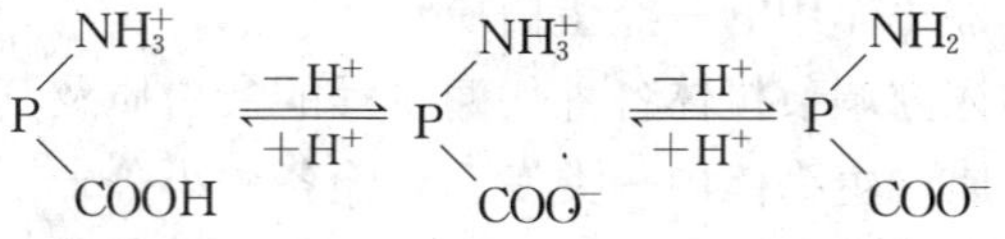

正离子　　两性离子　　负离子

等电点

当溶液 pH 较低，呈酸性时，蛋白质为正离子；当溶液 pH 较高，呈碱性时，蛋白质为负离子。蛋白质的两性解离性质使其成为人体和动物体内的重要缓冲剂。人体内的正常 pH 主要靠血液中的蛋白质来调节。

2. 等电点　与氨基酸相同，当溶液的 pH 调到一定值时，蛋白质呈现两性离子，即正离子与负离子相等，此时的 pH 即为该蛋白质的等电点。等电点的蛋白质较稳定，其物理性质如导电性、溶解度、黏度、渗透压等也较小。可利用蛋白质在等电点的性质来沉淀蛋白质或测定蛋白质的等电点。

在水溶液中，蛋白质的等电点一般偏酸性，因为蛋白质的羧基解离度大于氨基的解离度，同时蛋白质中含较多的酸性氨基酸。

3. 电泳　由于蛋白质具有两性性质，在溶液中通电时，带电荷的蛋白质粒子向带相反电荷的电极移动，这种现象称为蛋白质电泳。所带电荷不同、电荷强度不同的蛋白质，在溶液中的移动方向和速率不同，即使电荷强度相同，由于分子量不同，其移动速率也不相同，利用该性质可以分离蛋白质。在等电点溶液中，蛋白质不呈现电泳现象。

（三）蛋白质的变性与凝固

天然蛋白质受环境因素的作用时，若共价结构不变，而构象发生显著改变，称为蛋白质的变性作用。变性的蛋白质分子互相凝聚为固体的现象称为蛋白质的凝固。如生鸡蛋煮熟变为固体的过程即包含了蛋白质的变性和凝固两个过程。蛋白质的变性作用是天然蛋白质分子组织的松解，即从有规则的紧密结构变为开链的不规则和松散的排列方式。蛋白质的变性并非其化学结构的改变，而是立体结构的破坏，如氢键的破坏。

1. 变性因素及变性机制　促使蛋白质变性的因素很多，热（60～70℃）、酸、碱、有机溶剂、辐射、水杨酸负离子、表面活性剂、酰胺等，以及机械力（如高压、剧烈振荡、冰冻、超声等）均可使蛋白质发生变性。

蛋白质变性的机制很多，与变性因素有关，如热变性主要是肽键受过分的热振荡而引起氢键的破坏。酸碱主要是破坏盐键。有机溶剂主要是降低蛋白质溶液的介电常数，使蛋白质粒子的静电引力提高。因为与邻近分子的吸引力提高，使分子内的弱键分裂。醇的作用是由于醇分子进入肽键的空隙，使其中的次级键破坏所致。尿素的作用是由于形成新的氢键，破坏蛋白质原有的氢键，使蛋白质分子解聚。

2. 变性蛋白质的特征　变性蛋白质的溶解度显著减小，结晶性及生物活性皆消失，易被酶消化，亲水性减小或失去，黏度和旋光性负值及分子的不对称性有所增加，等电点有所提高。

3. 抗变性手段　蛋白质的变性有很多作用，如利用蛋白质对变性因素的敏感度不同，除去一些杂蛋白；利用变性蛋白易于酶解制备氨基酸。但有时变性是不希望的，如某些酶变性后失去活性，因此研究抗变性的方法非常重要。抗变性的方法很多，如调节 pH 至等电点；添加某些物质，如蛋白质（包括明胶）、树胶、底物、抑制剂、辅基、必需金属离子及某些盐等；某些抗原加入一定量的抗体可起稳定作用。

4. 变性的可逆性　某些蛋白质的变性作用如不超过一定的限度，其变性是可逆的，将变性的条件除去，即可恢复原来的状态，如血红蛋白经酸变性后，加碱中和，可恢复其原有性质的 2/3；加水杨酸钠变性后，如浓度不高，除去水杨酸离子后，血红蛋白的天然性质可全部恢复。核糖核酸酶被 8mol 尿素和 β-巯基乙醇还原，即变性而失去活性，如果用透析法将尿素和 β-巯基乙醇除去，也可恢复构象和活性。但变性可逆的蛋白质很少。

（四）蛋白质的变构

系指蛋白质分子立体结构即三维构象的改变作用。含亚单位的蛋白质由于一个亚单位的构象改变而引起其余亚单位和整个分子构象、性质与功能发生改变的作用。有些蛋白质因变构而作用加强，称为正变构；有些蛋白质因变构而作用减弱，称为负变构。蛋白质分子中亚基的缔合不是简单的加合，而是新的功能的需要，复杂的功能要求有更高级的结构（四级结构）。在生物体内，蛋白质行使生物功能时，往往组成蛋白质分子的数个亚基之一发生变构作用，由此影响其他亚基的变构，各亚基间相互作用、彼此协调，最后实现理想的生物功能，即所谓"变构效应"。如血红蛋白由 2 个 α 亚基和 2 个 β 亚基组成，每个亚基都能与一分子氧可逆结合。血红蛋白与氧的亲和力受其已结合氧的状态影响，一旦结合了一分子氧后，其亲和力大大提高，第四个亚基与氧的亲和力比第一个亚基大 280 倍。

近年来的大量研究表明，变构效应对生物功能的调控起非常重要的作用，特别是一些代谢中起重要作用的酶都有变构现象，表现在其反应曲线呈"S"形。研究蛋白质的变构效应及其变构因子，对于发挥蛋白质和酶的生物功能具有重要的作用。

（五）蛋白质的沉淀

很多试剂如酸、有机溶剂、中性盐、重金属盐、生物碱沉淀剂等都能使蛋白质发生沉淀，对于蛋白质的纯化和制备具有重要的作用。

1. 中性盐　蛋白质溶液是一种高分子胶体，加入高浓度的中性盐可使蛋白质发生沉淀。其机制主要是高浓度的中性盐吸取了蛋白质胶体表面的水，降低了蛋白质与水的亲和力而使蛋白质发生沉淀，即盐析作用。常用的盐有硫酸铵、硫酸钠、氯化钠等。

2. 有机溶剂　有机溶剂如乙醇、丙酮等，能够吸取蛋白质表面的水，破坏蛋白质胶体的水化层而使蛋白质沉淀。低温时用丙酮脱水还可以保存蛋白质的生物活性。乙醇脱水时间较长，往往使蛋白质变性，70%乙醇消毒即利用该原理。

3. 酸　加酸改变溶液的 pH 从而达到蛋白质的等电点，蛋白质的溶解度降低而发生沉淀。浓酸可使蛋白质发生不溶性变性而沉淀，加酸又加热，则沉淀更快。

4. 重金属盐　在碱性溶液中，蛋白质带负电荷，可与多种重金属离子如 Zn^{2+}、Cu^{2+}、Hg^{2+}、Pb^{2+}、Fe^{3+} 等结合，形成不溶性的蛋白质重金属盐而沉淀。基于此原理，临床上可用蛋白质溶液解除胃肠道中重金属盐的中毒。

5. 生物碱沉淀剂　生物碱沉淀剂如苦味酸、鞣酸、磷钼酸、硅钨酸、磷钨酸等都能沉淀蛋白质。其机制为蛋白质在酸性溶液中带正电荷，生物碱沉淀剂带负电荷，两者结合成为不溶性盐。研究中常用生物碱沉淀剂如三氯醋酸、三氟醋酸等沉淀血液样品中的蛋白质。

（六）蛋白质的水解

酸、碱和蛋白酶均可使蛋白质水解，蛋白质的水解经过一系列的中间产物，最后成为氨基酸。一般蛋白质的水解过程如下：

蛋白质→朊→变性蛋白质→蛋白脲→蛋白胨→多肽→二肽→氨基酸

"朊"为蛋白质水解的初产物，不溶于水；变性蛋白质又称"朊"，系蛋白质经酸或碱水解所得的产物，不溶于水，溶于稀酸或稀碱，包括酸变性的蛋白和碱变性的蛋白两种；"蛋白脲"溶于水，加热不凝固，加硫酸铵饱和溶液沉淀；蛋白胨溶于水，加热不凝固，不被饱和硫酸铵溶液沉淀。

三、蛋白质的制备及分离纯化

蛋白质的制备和分离纯化方法很多，根据原料性质、蛋白质的种类选择合适的制备和分离纯化方法，以动物体及其脏器为原料制备蛋白质，一般经过以下5个阶段：①材料的选择和预处理；②细胞的破碎；③提取；④纯化；⑤浓缩、干燥。

（一）原料的选择

根据研究目的，一般选择目标蛋白质含量高、来源丰富、成本低、新鲜的原料，对于有些蛋白质必须注意生物的种属、采收期和产地等。

（二）前处理

动物蛋白质存在于动物某些组织、脏器的细胞内，为了提高提取效率，必须除去其他混杂组织，同时破碎细胞，有时还要对细胞器进行分离。

1. 细胞破碎　在材料选定后，首先必须剔除结缔组织和脂肪组织等混杂组织。除提取体液及细胞外成分外，一般提取细胞内及多细胞生物组织中的蛋白质需先将细胞破碎，使目标成分充分释放到溶液中。不同生物体或同一生物体不同组织，其细胞的破碎难易程度不同，使用的方法也不同，如动物的肝、胰、肺、脑等组织，一般较柔软，普通匀浆器即可研磨，而肌肉、心脏等组织较韧，应先绞碎再匀浆。细胞破碎的方法包括以下几种：

（1）机械方法　主要通过机械剪切作用使组织细胞破碎。常用的有高速组织捣碎机、玻璃匀浆器、乳钵等。

（2）物理方法　主要通过物理因素的作用，使组织细胞破碎的方法。包括：①反复冻融法：将样品于−20～−15℃冻固，再缓慢融解，如此反复，使大部分细胞及细胞内颗粒破坏。②冷热交替法：将材料于90℃水中维持数分钟，立即移置冰浴中迅速冷却，绝大部分细胞被破坏。③超声波法：将样品置超声波中（10～500kHz）振荡，大部分细胞能被破坏，但需注意有些蛋白酶对超声波敏感。④加压破碎法：加一定的气压或水压使细胞破坏。

（3）化学及生化方法　系采用化学溶剂或生化的方法，使组织细胞破碎。包括：①有机溶媒法：在低温下，加入一定量的有机溶剂如丙酮，迅速搅拌，可破坏细胞膜以及蛋白质和脂质的结合。②自溶法：将新鲜的材料调至适当的pH，并置于一定的温度下，利用自身的蛋白酶将细胞破坏，使细胞内含物释放出来。③酶法：在新鲜的材料中加入适量的蛋白酶如胰蛋白酶，可破坏细胞。④表面活性剂处理：表面活性剂如十二烷基磺酸钠、氯化十二烷基吡啶、去氧胆酸钠等也可破坏细胞。

2. 细胞器的分离　由于某些蛋白质或生物大分子分布于不同的细胞器中，对于分离某些纯度较高的蛋白质或生物大分子，有时需要对细胞器进行分离。细胞器的分离一般采用差速离心法，即将细胞破碎后，置于适当的介质中进行差速离心，利用细胞各组分的质量不同，沉降于离心管的不同区域，分离后即得所需的组分。

（三）提取

1. 各种蛋白质的溶解性　不同的蛋白质，其溶解性有很大的差别，蛋白质的提取应根据其溶解性，选择合适的提取溶剂，常见蛋白质的溶解性如下：

（1）白蛋白　易溶于水、稀盐、稀酸、稀碱，可被50%饱和度硫酸铵析出。

（2）球蛋白　包括真球蛋白和拟球蛋白。真球蛋白在等电点时不溶于水，加入少量的盐、酸、碱则可溶解；拟球蛋白溶于水，可被50%饱和度硫酸铵析出。

（3）醇溶蛋白　溶于70～80℃乙醇中，不溶于水及无水乙醇。

（4）壳蛋白　易溶于稀酸、稀碱溶液，但等电点析出。

（5）精蛋白　溶于水和稀酸，易在稀氨水中沉淀。

（6）组蛋白　溶于水和稀酸，易在稀氨水中沉淀。

（7）硬蛋白　不溶于水、盐、稀酸及稀碱。

2. 提取

（1）水溶液提取　大部分蛋白质溶于水、稀盐、稀酸、稀碱溶液，因此蛋白质的提取一般以水提取，稀盐、缓冲溶液对蛋白质有较好的溶解性和稳定性，也常作为提取溶剂。以盐溶液和缓冲液提取蛋白质，须注意盐浓度、溶液的 pH 和温度。等渗盐溶液以 0.02～0.05mol/L 磷酸盐缓冲溶液和碳酸盐缓冲溶液较常用，也可用 0.15mol/L 氯化钠溶液。提取液的 pH 在保证蛋白质稳定的范围内，选择偏离等电点两侧。如碱性蛋白质选择偏酸一侧，酸性蛋白质选择偏碱一侧，以增大蛋白质的溶解度，提高提取效率。为确保蛋白质的生物活性，提取温度一般在 5℃以下，对于热稳定的蛋白质，提取温度可以适当提高。

（2）有机溶剂提取　有机溶剂很少用于提取蛋白质，但对于脂蛋白或分子中非极性侧链较多的蛋白质，难溶于水、稀盐、稀酸或稀碱，可考虑采用有机溶剂提取，如采用丙酮水溶液或丁醇水溶液提取，一方面可以提取出目标成分，另一方面也可以沉淀其他蛋白质，利于进一步分离。

（3）表面活性剂的利用　对于一些与脂质结合的蛋白质和酶，常采用表面活性剂如十二烷基磺酸钠和胆酸钠等进行处理，提高提取效果。

（4）提取物的保护　在各种组织和细胞中一般同时存在蛋白酶，提取时应注意防止蛋白质水解而失去活性。保护的方法包括低温、低 pH、加入蛋白酶抑制剂等。少数蛋白质含巯基，这些巯基可能是活性所必需的，在提取时要防止带入金属离子和氧化剂。前者可加入适量的金属螯合剂如 EDTA 等，后者可加入适量的抗氧化剂如维生素 C 等。

（四）分离纯化

从组织或细胞中提取的蛋白质往往含有大量的杂蛋白和非蛋白物质如多糖、脂肪、氨基酸等，因此尚须进行进一步的纯化。如果需得到某一较纯的蛋白质，需进行进一步的分离，除去其他蛋白质。

1. 除去杂质

（1）核酸沉淀法　核酸是蛋白质提取液中的主要杂质之一，可采用核酸沉淀剂如氯化锰、链霉素、硫酸鱼精蛋白等进行沉淀。也可采用脱氧核糖核酸酶（DNase）除去核酸。

（2）醋酸铅沉淀法　利用醋酸铅溶液沉淀除去杂蛋白。因这类沉淀剂也常使目标蛋白质缓慢变性而失去活性，因此在实验中应迅速进行盐析，使样品与这类试剂脱离接触。

（3）调节 pH　根据蛋白质酸碱变性性质的差异除去杂蛋白。

（4）加热沉淀法　根据不同的蛋白质对热稳定性的不同，在一定的 pH 条件下对溶液进行加热，除去一些热不稳定性杂蛋白。

（5）选择性变性法　利用各种蛋白质稳定性的不同，选择一些变性试剂，除去杂蛋白。

（6）透析法　采用透析方法除去小分子杂质。

2. 利用溶解度不同的纯化方法

（1）盐析法　蛋白质和酶一般在低盐浓度下，随着盐浓度的增加其溶解度也增加，但当盐浓度增加到一定的程度，其溶解度又随盐浓度的升高而降低，此即前面所述的盐析法。不同的蛋白质盐析作用不同，据此可以粗分部分蛋白质。常用的盐有硫酸铵、硫酸钠、硫酸镁、氯化钠、磷酸钠等，其中最常用的为硫酸铵，因其温度系数小而溶解度大（25℃时的饱和溶解度为 4.1mol，即 767g/L；0℃时的饱和溶解度为 3.9mol，即 676g/L），在这一溶解度内，很多蛋白质均可盐析出来，且硫酸铵价格低廉，分段效果好，不易引起蛋白质变性。

(2) 有机溶剂法　有机溶剂能降低溶液的介电常数，从而增加蛋白质分子上不同电荷的引力，导致溶解度降低。有机溶剂与水作用能破坏蛋白质的水化膜，使其在一定浓度的有机溶剂中沉淀析出。常用的有机溶剂有乙醇和丙酮。由于有机溶剂的加入易引起蛋白质的变性失活，特别是乙醇和水混合释放热量，操作一般应在低温下进行，且加入有机溶剂时应不断搅拌，避免局部过热。分离得到的蛋白质应立即用水或缓冲溶液溶解，降低有机溶剂的浓度。操作时 pH 一般控制在等电点附近。有机溶剂沉淀蛋白质分辨力比盐析法好，溶剂易除去。缺点是易使蛋白质变性，故操作条件比盐析法严格。

3. 利用分子形状和大小不同的分离方法　蛋白质的分子形状从球形到纤维状、不规则形，千差万别。其分子量从 6000 左右到几万、几十万，甚至几百万。利用这些差别，可以分离蛋白质。

(1) 凝胶色谱　凝胶色谱是分离高分子物质常用的分离方法，同样适用于蛋白质的分离，是目前蛋白质分离最常用的方法之一。凝胶色谱是分子筛的一种，按分子量大小对物质进行分离，分子量大的蛋白质先洗脱下来，分子量小的蛋白质后洗脱下来。目前常用于蛋白质分离的凝胶有葡聚糖凝胶 Sephadex 系列和琼脂糖凝胶 Sepharose 系列，根据蛋白质的分子量不同选择合适的凝胶。

(2) 超滤法　采用超滤膜对大分子物质进行分离的方法。近年来超滤技术发展很快，超滤膜从有机膜到无机膜，选择范围很广，为蛋白质的分离提供了有效的方法。根据蛋白质的分子量，选择适当孔径的膜，能够较好地分离蛋白质，特别适用于工业化生产。

4. 利用电离性质不同的分离方法　蛋白质分子中含有氨基、羧基、咪唑基、酚羟基、吲哚基等基团，在不同的 pH 下所带电荷不同，利用此性质可对蛋白质进行分离。

(1) 离子交换色谱法　利用蛋白质所带的电荷不同，选择合适的离子交换树脂，对蛋白质进行分离的一种方法。目前常用的离子交换树脂分为阳离子交换树脂和阴离子交换树脂。由于蛋白质的两性性质，在酸性溶液中，蛋白质带正电荷，可选用阳离子交换树脂交换蛋白质，洗脱除去其他带负电荷和中性杂质；在碱性溶液中，蛋白质带负电荷，可选用阴离子交换树脂交换蛋白质，洗脱除去溶液中的其他带正电荷和中性杂质。也可利用在一定的 pH 下，不同蛋白质的交换能力不同，分离不同的蛋白质。

(2) 电泳　蛋白质分子在不同的 pH 溶液中，带不同的电荷；不同的蛋白质在同一 pH 溶液中所带电荷强度不同。利用该性质，可采用电泳方法对不同的蛋白质进行分离。目前常用的电泳为聚丙烯酰胺凝胶电泳。

转移电泳[9]：聚丙烯酰胺凝胶电泳虽应用广泛，但在生物活性检测等方面仍存在着较大的问题，如确定凝胶上某一斑点的生物活性、采用大分子探针与多肽作用等都存在着很大的困难。转移电泳能够很好地解决这些问题。转移电泳首先由 Southern 提出，他将限制性内切酶作用后的 DNA 片段进行琼脂糖凝胶电泳，凝胶中已分离的 DNA 片段再转移到硝酸纤维素纸上，在此纸片上进行 DNA-RNA 杂交试验，如同将墨水吸到吸水纸上一样，故命名为 Southern blot。而后 Alwine 等将该方法应用到 RNA 的研究上，取名为 Northern blot。Towbin 等又扩展到蛋白质研究中，再取名为 Western blot。Reinhart 等将等电点聚焦电泳后的蛋白质转移到硝酸纤维素纸上，称其为 Eastern blot。由于名称的混乱，有人建议称为 DNA 转移电泳、RNA 转移电泳和蛋白质转移电泳。

等电点聚焦电泳[10]：普通的电泳难以避免斑点的扩散现象，导致分离度差。等电点聚焦电泳是在电泳槽中加入载体两性电解质，当通以直流电时，两性电解质形成一个由阳极到阴极逐步增加的 pH 梯度。当蛋白质在此系统中进行电泳时，各种蛋白质移动到与其等电点相当的 pH 位置，即不再移动，而且色带越聚越窄。等电点聚焦电泳的优点在于：具有很高的分辨率，可将等电点相差 0.01～0.02pH 单位的蛋白质分开；克服一般电泳的扩散现象，使区带越走越窄；不论样品加在什么部位，都可聚焦到其等电点，很稀的样品也可进行分离；可直接测出蛋白质的等电点，其精确度可达 0.01pH 单位。其缺点为：要求采用无盐溶液，而在无盐溶液中某些蛋白质可能会沉淀析出；不适用于在等电点不溶或发生变性的蛋白质。

（3）等电点沉淀　大部分蛋白质在等电点时溶解度很小，在溶液中沉淀析出，称为等电点沉淀。采用等电点沉淀可以析出目标蛋白质，也可以除去杂蛋白。但大部分蛋白质在等电点邻近的范围内都能沉淀，所以该方法只能用于粗分。

5. 利用生物功能专一性的纯化方法　生物体内的许多大分子化合物具有与其结构相对应的专一分子可逆性结合的特性，如酶与辅酶、抗原与抗体、激素与受体、脱氧核糖核酸与其相应的核糖核酸、靶酶与其相应的小分子化合物等，这种结合具有专属性强、可逆等特点。利用此性质，可以把其中的一方连接到色谱填料上，专属性地分离纯化另一方，此色谱方法称为“亲和色谱”。亲和色谱技术最早出现于 1910 年，但由于技术的限制，一直未得到很好的发展，随着现代生物技术和色谱技术的发展，大量的酶、抗原、抗体、靶酶被发现和纯化，同时色谱填料和交联技术也有了很大的发展，使得亲和色谱技术得到了快速发展。目前该技术已广泛地应用于酶、抗原、抗体等分离，近年来也有人采用该方法，将靶酶交联于色谱填料上，筛选天然产物中的活性成分。常用的填料有琼脂糖凝胶和葡聚糖凝胶。

6. 高效液相色谱　高效液相色谱（HPLC）因其分离度高、速度快，广泛地用于化合物的分离、分析，近年来随着填料的不断发展，HPLC 也广泛地用于高分子化合物的分离、分析和分子量的测定。

（1）凝胶过滤色谱　凝胶过滤色谱较早地用于高效液相，但由于普通的凝胶强度很差，不耐压，应用受到了很大的限制，近年来随着合成高分子多孔微球、糖基烷键合硅胶等填料的发展，凝胶过滤色谱已普遍地应用于高分子如蛋白质、核酸和多糖等的分离、分析和分子量的测定，有效地促进了高分子的研究。部分蛋白质在 TSK-2000SW 色谱柱上的保留体积及 K_d 值见表 12-2，常用于蛋白质分析的高效液相凝胶色谱填料见表 12-3。

表 12-2　部分蛋白质在 TSK-2000SW 色谱柱上的保留体积及 K_d 值[11]

蛋白质名称	分子量	保留体积（ml）	K_d
甲状腺球蛋白	660000	8.8	0
卵清蛋白	43000	9.8	0.12
羧基水解酶	29000	11.8	0.35
肌球蛋白	17000	12.8	0.47
细胞色素 C	12000	14.0	0.61
胰蛋白酶抑制因（肺）	6500	15.0	0.73
胰岛素 B 链	3400	16.6	0.92
苯丙氨酸	117	17.3	1.0

色谱条件：色谱柱：Micropak TSK 2000SW，60cm×7.5mm；

流动相：0.1mol/L NH_4OAc 于 2%的醋酸中，pH 4.1；

流速：1.0ml/min。

（2）离子交换色谱　离子交换色谱的分离原理如前所述。用于 HPLC 的离子交换填料主要是在凝胶色谱填料的基础上引入离子交换基团，也可以通过吸附一层低分子量的聚乙烯亚胺到填料表面，再交联相邻的氨基而得到具有阴离子交换功能的填料，其性能与 DEAE 纤维素相似。常用于蛋白质分析的高效液相离子交换色谱填料见表 12-3。

表 12-3　用于蛋白质分析的高效液相色谱填料

分离原理	填料名称	孔隙度（nm）	粒径（μm）	生产厂家
凝胶过滤	TSK200SW	250	10	Toyo Soda
	TSK300SW	250	10	Toyo Soda
	TSK400SW	250	10	Toyo Soda
	Glycophase CPG	250	5～10	Synchrom Inc
	Synchropak GPC100	100	10	Synchrom Inc
	Synchropak GPC100	500	10	Synchrom Inc
	Protein Column 1-125			Waters
	Spheron			
离子交换	DEAE-Glycophase	250	5～10	Synchrom Inc
	Synchropak AX	300	10	Synchrom Inc
	Mono Q（阴离子交换）		10	Pharmacia
	Mono S（阳离子交换）		10	Pharmacia
	ISK545DEAE		10	Toyo Soda
	TSK535CM		10	Toyo Soda
聚焦色谱	Mono P		10	Pharmacia

（3）反相硅胶色谱　反相硅胶色谱填料包括 RP-2、RP-7、RP-8、RP-18 等，近年来也广泛用于蛋白质和多肽的分离和分析，其分离原理相当于液液分配色谱，极性越大的成分，保留时间越短；反之，极性越小，保留时间越长。一般来说，反相填料较适用于分离分子量不太大的肽类。

（五）浓缩

1. 蒸发法　蒸发法是蛋白质和各种酶类生产常用的浓缩方法，因蛋白质和各种酶类对温度较敏感，蒸发一般在较低温度下进行，通常在 50℃以下，因此常用减压浓缩，包括减压薄膜浓缩和普通减压浓缩。

2. 冰冻法　冰冻法是生物大分子浓缩的有效方法，对于蛋白质和酶类等活性生物大分子尤为适用。生物大分子在冰冻时，水分子结成冰，生物大分子不进入冰内而留在液相中。操作时先将溶液冷却变成固体，然后缓缓溶解，利用溶剂与溶质融解点的差别而达到除去部分溶剂的目的。如蛋白质和酶的溶液，用该法浓缩时，不含蛋白质和酶的纯冰结晶浮于液面，蛋白质和酶则留在下层溶液中，除去上层冰块，可得到蛋白质和酶的浓缩液。

3. 吸收法　采用吸收剂吸收溶液中的溶剂使溶液浓缩的方法。吸收剂必须化学性质稳定，不与溶液和溶质起化学反应，对生物大分子不吸收，易与溶液分开，吸收剂除去溶剂后可重复使用。常用的吸收剂包括聚乙二醇、聚乙烯吡咯酮、蔗糖和凝胶。以凝胶为吸收剂，所选择的凝胶的孔隙应使溶剂和小分子物质能够进入，而大分子物质不能进入。当凝胶加入溶液中，凝胶吸水膨胀，水和小分子物质进入凝胶内，而大分子物质仍留在剩余的溶液中，过滤除去凝胶，溶液即得到浓缩。凝胶作为吸收剂，既能达到浓缩，又能达到大分子与小分子的分离作用，在研究中得到广泛采用。

（六）结晶

蛋白质为生物大分子，结晶的难度较大，但结晶又是蛋白质结构研究所必需的，所以蛋白质的结晶是蛋白质研究的一项重要技术。

1. 蛋白质和酶结晶的条件

（1）纯度　各种物质在溶液中结晶均需要一定的纯度，蛋白质和酶也不例外。蛋白质和酶结晶的纯度一般不低于50%，纯度越高越利于结晶。对于一些纯度较低的蛋白质往往需要多次重结晶才能达到较高的纯度。

（2）浓度　一般来说，浓度越高越容易结晶，但浓度太高、结晶速度太快，容易带入较多的杂质，同时晶形也不好，所以结晶时一定要控制溶液的浓度。通常是将蛋白质溶液浓缩至一定的浓度后或将蛋白质沉淀溶解至一定的浓度，缓缓加入盐溶液或有机溶剂，使溶液呈现微弱的混浊或一定的饱和度时，然后放置在一定的温度下，让其慢慢析出结晶。滤出结晶后，还可适当浓缩溶液或加入少量的盐溶液或有机溶剂，促使结晶完全。

（3）pH　结晶溶液的pH一般选择在蛋白质或酶的等电点附近有利于结晶。

（4）温度　低温条件不仅有利于结晶，而且也有利于蛋白质或酶类的稳定。

（5）晶种　加入晶种有利于结晶，对于难以结晶的蛋白质或酶类往往需要加入少量的晶种。用玻棒摩擦容器壁有时也能达到此目的。

（6）金属离子　有些蛋白质或酶结晶时还需加入金属离子。

2. 结晶的方法　结晶的方法包括盐析法、有机溶剂法、等电点法、脱盐结晶法、加入金属离子法和温度差法，应根据蛋白质或酶的性质，选择合适的方法。

（七）干燥

蛋白质和酶类对温度敏感，因此干燥必须在低温条件下进行。常用的干燥方法包括真空干燥、冷冻真空干燥、喷雾干燥等。冷冻真空干燥在较低温度下进行，适用于对热敏感的生物活性蛋白质或酶的干燥，是目前酶类制剂干燥的最常用的方法。

（八）生物活性酶的提取、纯化实例

1. 尿激酶的提取与纯化[13]　尿激酶（urokinase，UK）是一种由肾细胞产生的纤维蛋白溶酶原激活剂。有分子量为31 300的低分子尿激酶（LUK）和分子量为54 700的高分子尿激酶（HUK）。UK是作用专一性很强的蛋白水解酶，血纤维蛋白溶酶原是其唯一的天然蛋白底物，它作用于精氨酸-缬氨酸（Arg-Val）键使纤溶酶原转为纤溶酶。临床用于治疗各种新血栓的形成或血栓栓塞性疾病，尿激酶的提取与纯化方法如下：

男性尿 —加5mol/L NaOH调pH至9.0，使尿中的碱性物质沉淀→ 静置1h → 上清液 —加5mol/L HCl，调pH至5.3～5.5→

加入尿液量3%（*W*/*V*）732树脂 —搅拌1.5h→ 收集树脂 —先用0.1mol/L pH 5.5磷酸盐缓冲液洗涤，再用0.1mol/L pH 6.4磷酸盐缓冲液洗涤→

树脂 —2%氨水洗脱→ 洗脱液 —加 $(NH_4)_2SO_4$ 达65%饱和度，调pH为8.6，0～2℃放置→ 棕色UK沉淀

2. 超氧化物歧化酶的提取与纯化[14]　超氧化物歧化酶（superoxide dismutase，SOD）是一种重要的氧自由基清除剂，能够催化超氧阴离子发生歧化反应，其相对分子量为 30 000～80 000，SOD 的提取与纯化方法如下：

牛血 $\xrightarrow[\text{离心}]{\text{清洗}}$ 血细胞 $\xrightarrow[\text{溶血}]{\text{加去离子水}}$ 溶血液 $\xrightarrow[\text{去血红蛋白}]{\text{加乙醇、三氯甲烷}}$ 淡黄色清液

$\xrightarrow[\text{分层}]{\text{加磷酸氢二钾}}$ 黄色清液 $\xrightarrow[\text{离心}]{\text{丙酮沉淀}}$ 淡蓝绿色沉淀 $\xrightarrow{\text{动态透析}}$ 透析液

$\xrightarrow[\text{DEAE-纤维素}]{\text{柱色谱分离}}$ 收集洗脱液 $\xrightarrow{\text{浓缩}}$ 浓缩液 $\xrightarrow{\text{冷冻干燥}}$ 产品（Cu・Zn-SOD）

第四节　脂　　质

从植物种子或动物体所得到的脂肪物质常被称为“油脂”，液体状态的称为“油”，固体状态的称为“脂”。油脂或油和脂都是一个概念模糊的名称，不是油脂内涵本质的反映。自从法国化学家 Chevreul 发现脂肪是由 1 分子甘油和 3 分子脂肪酸组成的物质，这才接触到油脂的本质，即脂肪几乎是一切油脂的共有成分。而后又发现很多类似于脂肪的成分，统称为类脂体（lipoid）。在英国召开的国际应用化学会议上将脂肪和类脂体总称为脂质或脂类（lipids）。所谓脂质，就是生物体内合成含有脂肪烃长链分子的物质，一般不溶于水而溶于乙醚、己烷、苯、三氯甲烷等低极性有机溶剂。根据脂质的定义，很多碳氢化合物如烃、醛、酮、酸以及鞘氨醇、甾醇、脂溶性维生素、甘油磷脂质、甘油糖脂质、鞘氨醇磷脂质、鞘氨醇糖脂质等都是脂质。脂类一般主要由脂肪酸（C_4 以上）和醇（包括甘油醇、神经氨基醇、高级一元醇和甾醇）等所组成的酯类及其衍生物。动物体内脂肪组织、肝组织、神经组织的脂质含量都很高，在生物体内作为构造、组织修补或能量供给之用。脂质在正常的生物体内往往处于合成与分解的平衡状态。

一、醇类

（一）一元醇

脂质的组成成分多为长链脂肪醇，分布最广。也有游离存在的，多与长链脂肪酸形成酯，即以蜡的形式存在。但也有与甘油醇形成醚脂形式存在。一元醇广泛分布于昆虫、脊椎动物和海洋生物中。

1. 昆虫中的一元醇类　在昆虫类中，游离的一元醇主要作为信息素。从雌蚕蛾中分离得到的蚕蛾醇（bombykol）即为一元醇。从海南蜂蜡中得到的蜂花醇为三十烷醇-1，为无毒、高效、快速的植物生长促进剂，1mg 可使 1000m^2 作物增产 10%～40%。至今已从昆虫中分离到大量的作为信息素的一元醇。

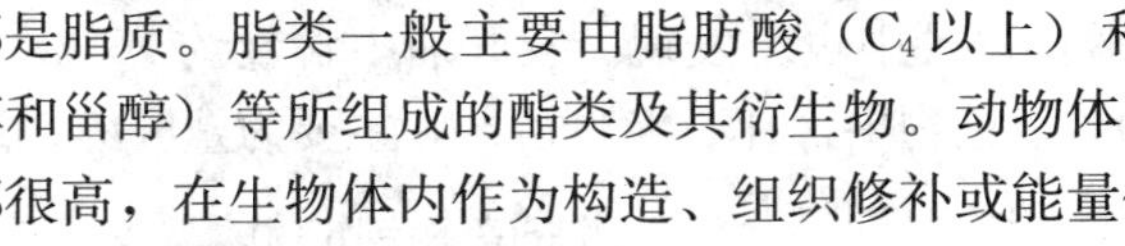

蚕蛾醇

2. 脊椎动物中的一元醇　鹿茸中含有脂肪醇 $C_{28}H_{57}OH$、$C_{29}H_{59}OH$ 的棕榈酸及硬脂酸的酯。雄山羊在繁殖期其颈部皮脂腺分泌物有性引诱作用，其中含有 4-乙基脂肪醇类。麝香中也含有一元醇，如 C_{20}～C_{40} 支链脂肪醇。齿鲸类油中含有的鲸蜡醇（cetyl alcohol）和

油醇（oleyl alcohol）也为一元醇。

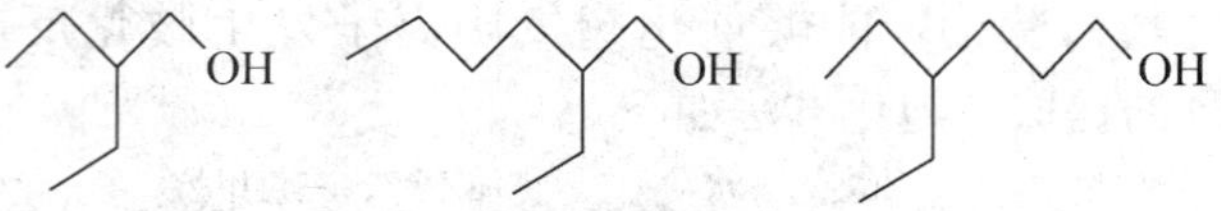

山羊颈脂中的醇类

近年来也发现脊椎动物的某些一元醇似有信息素样作用，如叉羚羊（*Antilocarpa-americana*）耳壳下腺分泌12-甲基-1-十四醇、13-甲基-1-十四醇及十四醇等的酯可能具有信息素作用。

（二）二元醇

研究较多的是1,2-二元醇、2,3-二元醇及α,ω-二元醇。前两者是蜡的组成成分，存在于皂化后非皂化组分中。后者为角质层蜡的氢化分解产物。广布于动物蜡及角质层，鸟尾腺脂质中也普遍含有。

昆虫信息素中，除前述的一元醇外，少数为二元醇。如蝶类雄虫分泌的胶样物质含反，反-3,7-二甲基-十碳-2,6-二烯-1,10-二醇。*Portheria dispar* 分泌1,2-十六碳二醇。

（三）甘油醚类

甘油醚类成分广泛地分布于海洋生物中，至今已报道鲨鱼、鳕鱼、鲽鱼等鱼类的肝以及蟹类、鲍鱼、珊瑚中均含有。该类成分具有升高白细胞、抗放射线作用，临床用于预防白细胞减少及血小板减少。此外，还能促进乳酸杆菌的生长及促进抗体的形成。

鲨肝醇和鲨油醇为一类海洋板鳃类动物肝油中的重要活性成分，除鲨、鲛的肝油中大量含有外，在头足类、甲壳类动物的肝油中也已发现。鲛肝油中含量约10%，九星银鲛肝油中含量达30%。软体动物如鲍的非皂化物中含甘油醚22.7%，主要为鲨肝醇、鲛肝醇及鲨油醇。

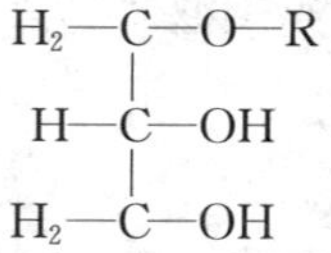

鲛肝醇 R=16：0
鲨肝醇 R=18：0
鲨油醇 R=18：1

甲氧基甘油醚（MGE）类首先从格陵兰鲨肝脂中得到，在各种海洋生物及哺乳动物中均含有，具有抗菌、抑制小白鼠实验性癌的生成和扩散等活性。

二、醛类

广泛分布于动物中，有的为信息素的组成部分。多为短链或分子量较低的化合物。长链醛存在于脂质中，多为十碳以上的脂肪族醛。通常以缩醛磷脂的甘油α位与乙烯基结合而存在于自然界。此外，也微量存在于其他中性脂质中。

（一）昆虫中醛类

报道较多的为信息素。小蜡蛾（*Achroia grisella*）性信息素由十一碳烷醛及顺-11-十八碳烯-1-醛组成，前者100μg与后者1μg混合物可引诱未交配的雌虫。*Aspongonpus janus* 香腺贮器中含有防御作用物质：反-己-2-烯醛及痕量的反-壬-2-烯醛。未交配的雌蛾腹端分泌性信息素为反-11-十四碳烯醛及顺-11-十四碳烯醛。*Iridodia* 属的工蚁分泌出硫蚁二醛（iridodial）、甲基庚烯酮。硫蚁二醛为芳香性液体，具有杀虫作用。

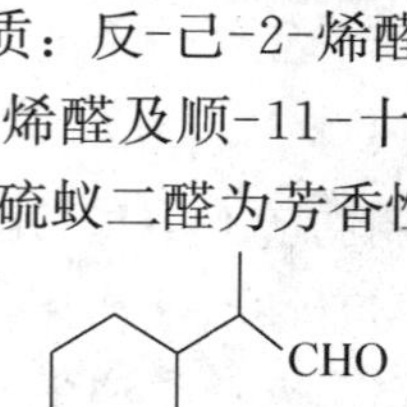

硫蚁二醛

（二）脊椎动物中的醛类

龙涎香含龙涎醛（ambra-aldehyde）。在雄山羊繁殖季节，其颈脂腺分泌物引诱雌性物质，经分析鉴定了3种醛类。驯鹿的眼睑腺含饱和醛。

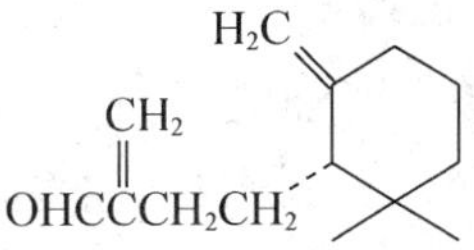

龙涎醛

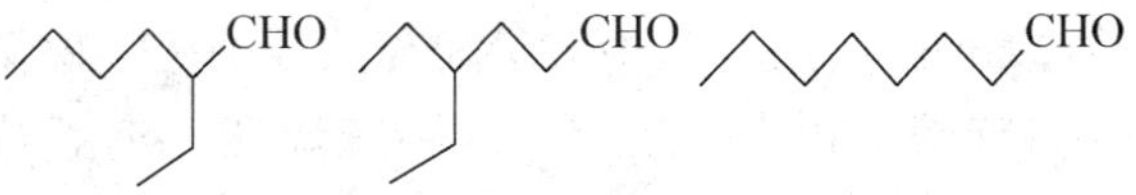

雄山羊颈脂中的醛类

（三）芳香醛类

多种昆虫分泌苯甲醛、水杨醛。龙虱类腹部防御腺分泌恶臭成分对羟基苯甲醛。赤狐尿中也含有苯甲醛，可能作为一种信息素。

三、脂肪酸

动植物体内的脂肪酸一般以甘油酯形式存在，少数以游离状态存在。脂肪酸为油脂的主要成分，含于复脂质中，为一切脂质的共同成分。天然脂肪酸除部分外，均为直链的偶数饱和及不饱和酸。不饱和酸根据双键数目又分为一、二、三、四烯酸。二烯以上的双键多为非共轭排列。双键多为顺式。特殊脂肪酸有奇数酸、支链酸、羟基酸、环式酸、三键酸及酮基酸等。

天然脂肪酸多采用传统的惯用名，如18碳的支链饱和酸、一烯酸、二烯酸和三烯酸分别称为硬脂酸、油酸、亚油酸、亚麻酸；按国际命名法命名则分别为十八烷酸、顺式-9-十八碳烯酸、顺式-9，顺式-12-十八碳二烯酸、顺式-9，顺式-12，顺式-15-十八碳三烯酸或简写为18∶0、18∶1（ω9）、18∶2（ω6）、18∶3（ω3）。

（一）分布

1. 脊椎动物

（1）鱼类　鱼油脂肪酸组成与陆生动、植物的脂肪酸组成差异较大。陆生动、植物油脂的脂肪酸组成中，饱和脂肪酸及单不饱和脂肪酸含量较大，碳链一般以C_{16}、C_{18}为主，不饱和脂肪酸多为ω-6酸，成分较单纯。鱼类油脂具有较长的碳链和多不饱和脂肪酸，饱和脂肪酸占20%～30%，不饱和脂肪酸占70%～80%。

饱和脂肪酸：鱼肝油一般主要含C_{14}～C_{24}酸，不含低级酸。天然油脂中均含棕榈酸、硬脂酸。鱼油中广布有肉豆蔻酸，鱼肝油中含花生酸、山萮酸、鲨蜡酸和n-二十四烷酸等。

不饱和脂肪酸：鱼油不饱和脂肪酸的碳链以C_{16}～C_{22}为主，以C_{18}、C_{20}为多，C_{16}、C_{22}次之，并具有1～6个双键的高度不饱和脂肪酸。一般将1～3个双键的称为不饱和脂肪酸，4个以上双键的称为多不饱和脂肪酸。

（2）哺乳动物类

鹿茸：含游离脂肪酸如油酸、亚油酸、棕榈酸、硬脂酸及棕榈油酸。

灵猫香、麝鼠香：含十四碳酸、十六碳酸、十六碳烯酸、十八碳烯酸、Δ^{9}-十八碳烯酸、$\Delta^{9,12}$-十八碳烯酸、廿碳烯酸等。麝香含C_{14}～C_{40}支链脂肪酸的胆固醇酯。

虎脂：含肉豆蔻酸、棕榈酸、硬脂酸、十四碳烯酸、十六碳烯酸、十六碳二烯酸、十六碳三烯酸、十八碳三烯酸等。

健康年轻妇女阴道分泌物：含乙酸、甲基丙酸、丁酸、甲基戊酸等挥发性酸，具有性刺激和引诱作用。

(3) 两栖爬行类　脂肪酸组成与哺乳动物类似。

玳瑁：含月桂酸、肉豆蔻酸、棕榈酸、硬脂酸、花生不饱和酸、山萮酸、C_{14}～C_{24}的不饱和酸。

蟒蛇：含14种脂肪酸，其中含量较高的为油酸、棕榈酸、亚油酸等。

蛤蚧：含月桂酸、正十三酸、十八碳三烯酸、肉豆蔻酸、十五碳酸、棕榈酸、棕榈油酸、十七碳酸、亚油酸、油酸、硬脂酸、亚麻油酸、十九碳酸等。

(4) 鸟类　鸟类尾腺脂肪及脂蜡含甲基取代酸。如小嘴乌鸦尾脂腺含4-或6-甲基，4,6-、4,8-或4,10-二甲基，4,6,10-或4,6,12-三甲基取代脂肪酸。黑水鸡、红嘴鸥、白鹳尾脂腺均含有甲基取代酸。疣鼻天鹅羽腺分泌羽蜡，含2,4,6-三甲基辛酸、2,4,6-三甲基壬酸、2,4,6,8-四甲基癸酸及2,4,6,8-四甲基十一烷酸等。鸡卵脂肪酸中含油酸46.7%、亚油酸19%、亚麻酸2.9%。

2. 无脊椎动物

(1) 海绵动物　近年来从海绵中发现了很多不饱和脂肪酸。如 *Halichondria paniced* 含有顺-5、顺-9、顺-17、顺-19、顺-20、顺-23-三烯廿六碳酸。*Xestospongia mucta* 含抗癌活性物质，为（7*E*，13ξ，15*Z*）-14,16-二溴-7,13,15-廿六碳-三烯-5-炔酸。海绵中也含有短链脂肪酸，如十二烷酸、十四烷酸等。

(2) 软体动物　贝类脂肪酸组成由于食物不同，有较大的差异。多数含多烯酸，尤其18∶1、16∶1、20∶1等一烯酸含量高。大量的研究表明，贝类的脂肪酸组成与其所食浮游生物有直接的关联性。

(3) 昆虫　昆虫体脂一般含棕榈酸、硬脂酸、棕榈油酸、油酸、亚油酸等。如黑翅红娘子（*Huechys sanguinea*）醚提取物中含油酸（70%）、棕榈酸、硬脂酸、肉豆蔻酸、月桂酸、花生酸及其甲酯、乙酯等。蜂蜡含反-咖啡酸、反-*p*-香豆酸及阿魏酸等，有抗菌作用。蜂王浆含10-羟基-癸烯-2-酸（10-HDA），具有抗菌、抗辐射、抗癌作用，已作为蜂王浆的质量标志。

（二）脂肪酸类的活性及应用

1. 不饱和脂肪酸　不饱和脂肪酸为人体必需的重要营养，如果食物中缺乏，特别是婴儿期与幼儿期反应尤为明显，主要症状为发育迟缓、皮肤失去水分、体温失常、肾功能失调。多不饱和脂肪酸具有降低血浆中的胆固醇和三酰甘油（甘油三酯）水平的作用。

2. 琥珀酸　琥珀酸为动物体内广泛分布的有机酸，具有多方面的生物活性，主要活性包括：

(1) 镇静作用　腹腔给药10mmol/kg，能够对抗多种动物的惊厥模型。

(2) 降低体温作用　小鼠腹腔给药10mmol/kg后30min，体温平均降低4℃。

(3) 镇痛作用　热板法和扭体法试验表明，琥珀酸具有镇痛作用，临床对三叉神经痛等慢性钝痛具有较好的疗效。

3. 鱼肝油酸钠　对下肢静脉曲张、内痔出血、鼻前庭囊肿、晚期宫颈癌、上消化道出血、食管静脉曲张性出血等具有较好的疗效。

四、前列腺素[12]

前列腺素（prostaglandins，简称PG）是一族属于不饱和脂肪酸的生物活性物质。PG具有多种生理功能，同时又可作为信息调节分子通过调节遗传信息（RNA、DNA）、神经递质和激素的水平影响有机体的发育、生长、繁殖和一系列的神经内分泌效应，因而受到生物医学家越来越广泛的重视。

1913 年发现人前列腺提取物具有降低狗血压的作用。1930 年美国的两位医生观察到，将人的新鲜精液涂敷于取自病妇子宫肌条上，能引起强烈收缩或松弛的双重反应。1933—1935 年，美国和瑞典的两个实验室分别用人精液和绵羊储精囊的提取物进行实验，发现其中含有能使肌肉组织收缩和使血压降低的活性物质。由于最初认为此类物质存在于羊前列腺的酸性脂类提取物中，故命名为前列腺素。实际上，这类活性物质并非来自羊前列腺，而是来自羊储精囊，并且广泛地存在于机体的其他体液和组织中。

1957 年首次从羊的前列腺中分离出第一个前列腺素结晶 PGF_{α}，并于 1964 年实现生物合成。1965 年从肾的髓质中分离出第 3 种前列腺素——PGA，并发现其具有很强的舒张血管作用和利尿作用。此后，人们又逐步发现以前未得到验证的脂肪性化合物，如精囊素、肠素、虹膜素、月经刺激素、肾髓素等，都是各种前列腺素的混合物，从而使科学家们开始了前列腺素的广泛研究。近二十多年来的大量研究表明，PG 分布广、含量低、代谢迅速，具有多种生物活性，具有广阔的临床应用前景。1968—1970 年将 PG 用于临床催产和流产获得成功，引起了医药界的普遍重视。1972 年以来，我国也开始了从海洋生物中寻找前列腺素的工作，至今已发现了二十多种天然前列腺素，并合成了二百多种衍生物。天然 PG 中，PGE_2 和 $PGF_{2\alpha}$ 已用于避孕、催产、终止妊娠。PGE_1、PGE_2、PGA_1 抑制由组胺、五肽促胃液素、食物刺激所产生的胃酸分泌，静滴已用于治疗胃及十二指肠溃疡。PGE_1 喷雾剂对喘息性支气管炎及支气管哮喘有效。PGA_1 及 PGA_2 可治疗高血压。PGD_2 有抗血栓功效。

（一）结构与分类

PG 是一族具有五元环的二十碳的多不饱和脂肪酸，含有一个被称为前列酸（prostanoic acid）的基本结构。根据环外侧链上双键数目的多少分为 PG_1、PG_2 和 PG_3 类，分别有 1、2 和 3 个双键。根据环上取代基和双键位置的不同又分为 A、B、C、D、E、F、G、H、I 等型。现已发现 20 多种前列腺素。

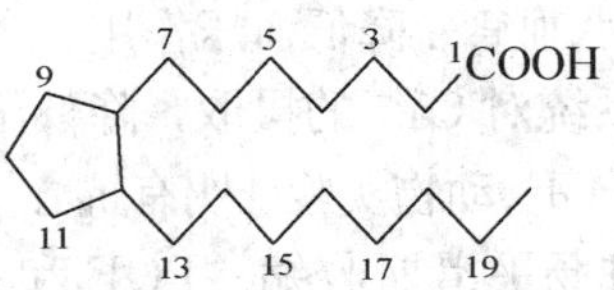

前列酸

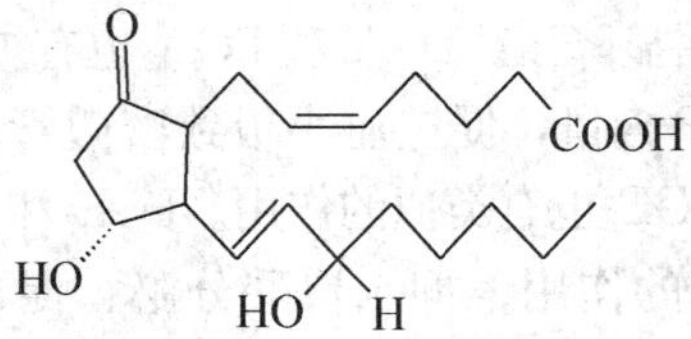

11α,15(*S*)-双羟基-9-羰基-5-顺-13-反前列双烯酸

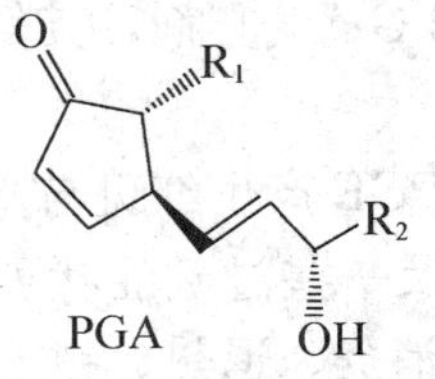

PGA

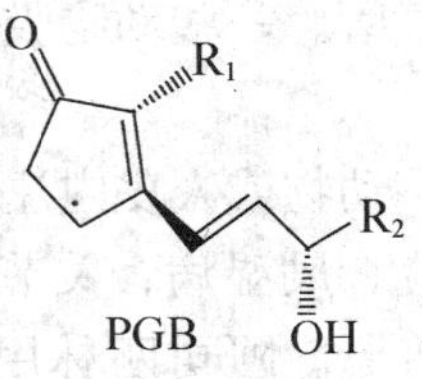

PGB

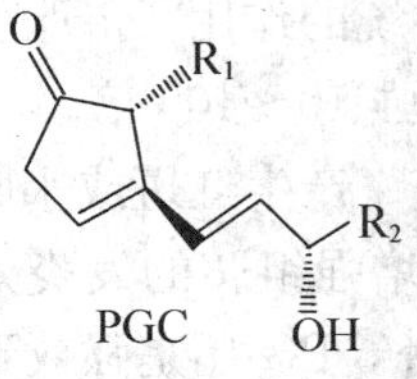

PGC

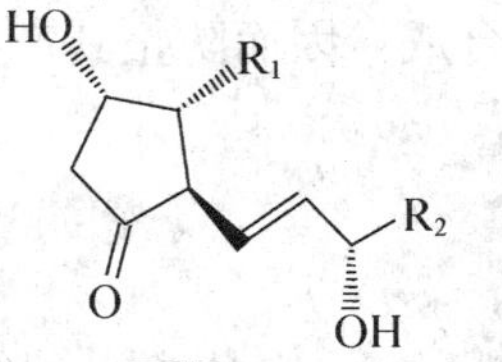

PGD

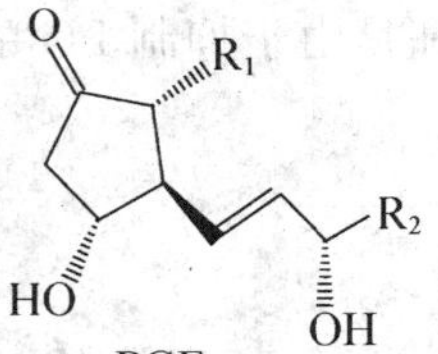

PGE

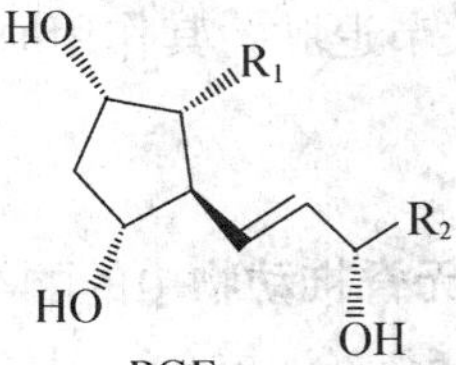

PGF_{α}

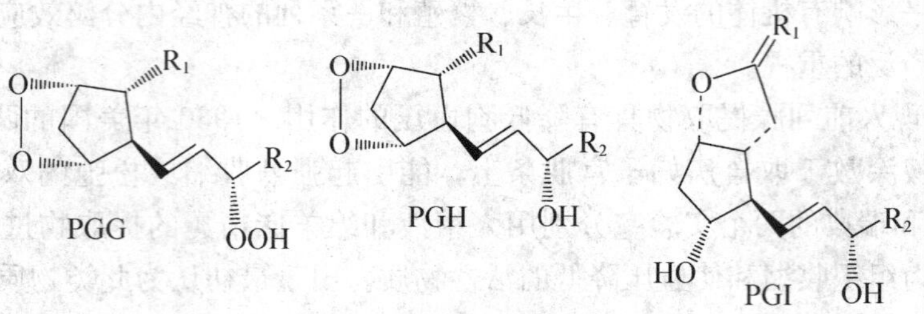

前列腺素A~I型的结构母核

（二）分布

PG几乎存在于哺乳动物的所有重要组织与体液之中。已发现人的精液、雄性副性腺、子宫内膜、卵巢、脐带、胎盘、羊水、脑、肺、支气管、胸腺、甲状腺、肾上腺、脊髓、迷走神经、交感神经、心肌、脾、胃黏膜、肠、肾、虹膜、血浆、血小板、脂肪及脑脊液等组织和体液中均含有，其中以精液中含量最高，总浓度可达100～300μg/ml，其他组织中浓度一般不超过1μg/g湿组织。绵羊精液的PG含量仅次于人精液，但马、牛、狗、兔的精液中含量极微。鱼类的PG一般存在于消化管、鳃、心、鳔等，其他组织浓度极低。除动物外，蓝绿藻和一些高等植物中已报道含有PG。

哺乳动物体内只有精囊中有PG贮存，其他组织均随时合成并释放，其前体为不饱和脂肪酸，在细胞膜合成。

（三）活性及应用

1. 调节细胞功能　对细胞内的生理、生化过程起调节作用。

2. 对生殖系统的影响　诱导月经、终止妊娠、收缩子宫、诱发分娩等。

3. 对神经系统的作用　PGE具有镇静、安定、抗惊厥、抑制动物防御反射及抑制食物摄取等作用。另外，PG可作用于心血管运动中枢而影响心跳、血压和呼吸。

4. 对循环系统的作用　PG具有降血压、抑制血小板聚集、抗心律失常作用。PGE_1和PGE_2具有降低动脉血压，减少外周血管阻力的作用。静脉注射50μg PGE_1，对血压正常的人并不降压，但对高血压患者却明显降压。PGA_1和PGA_2也有扩张血管、降低血压作用。PGI_2刺激环化酶，显著增加血小板cAMP含量，促进血小板致密微管系统对Ca^{2+}的摄取，降低细胞质内Ca^{2+}浓度，抑制血小板聚集。PGE_1也有类似的作用。PGE_2和$PGF_{2\alpha}$动物实验证明有抗心律失常作用。

5. 对消化系统的作用　抑制胃酸分泌、促进肠平滑肌收缩。PGE和PGA可抑制食物、组胺、五肽促胃液素所引起的胃液分泌。PG可预防大鼠胃、十二指肠溃疡发生。但$PGF_{2\alpha}$却可引起麻醉狗的唾液分泌。另外，PG在体内和体外均能使肠平滑肌收缩。

6. 对呼吸系统的作用　舒张支气管。一些动物吸入PGE气雾剂，其舒张支气管的作用比异丙肾上腺素强10～100倍。

7. 炎症效应　产生红斑或水肿。动物或人皮内注射PGE产生红斑与水肿，并使皮肤产生灼烧感，还可增强组胺的发炎效应。风湿病、关节炎及一些过敏症状可能部分由于释放PG所引起。另外，PG还是强效致热原。阿司匹林用于消炎、退热、镇痛，并使损伤的组织与风湿病的关节退肿，其作用原理是由于抑制PG的合成，因而防止其产生炎症效应。

五、酮类

（一）海洋无脊椎动物中的酮类

海绵*Verongia fistularis*、*V. cauliformis*及*V. aerophoba*中分离得到结构如**1**所示的

酮。腔肠动物 *Reniera fulva* 得到 renierin-1。软体动物鲍鱼非皂化组分含 1.9%甲基酮。后鳃类 *Navanax inermis* 分泌的告警信息素黏液物质中含有 navenones B 和 C。

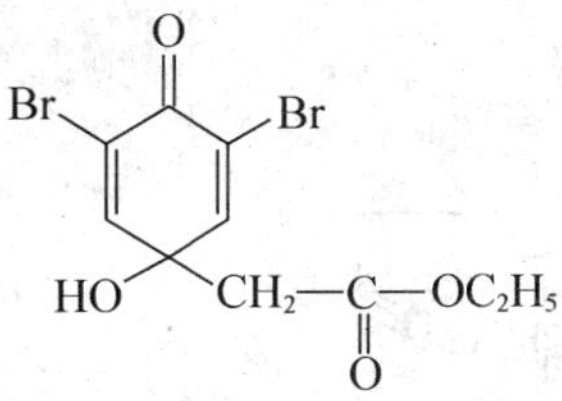

1

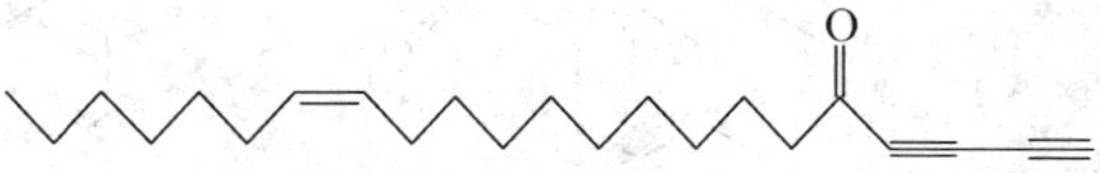

renierin-1

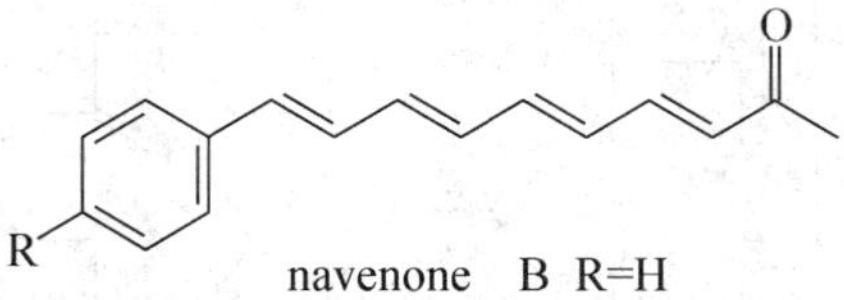

navenone　B　R=H
C　R=OH

（二）昆虫中的酮类

蚁 *Acanthomyops claviger* 分泌成分为 $CH_3(CH_2)_{10}COCH_3$ 和 $CH_3(CH_2)_{12}COCH_3$ 的酮，均为告警信息素的组成成分。蜜蜂大颚腺分泌 2-庚酮。毒蛾 *Orgyia pseudotsugata* 分泌的两种酮，其结构见 **2**、**3**。

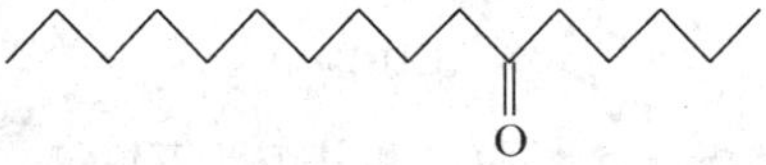

2

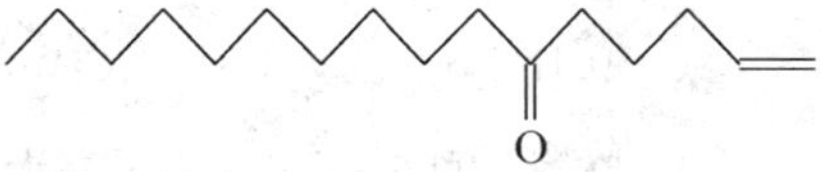

3

（三）脊椎动物中的酮类

龙涎香含二氢-γ-芷香酮（dihydro-γ-ionone）。海狸香含乙酰苯。鹿的 tarasal 腺分泌甲基酮类成分，结构见 **4**～**8**。狐类尿中含 6-甲基-Δ^5-庚烯-2-酮、苯乙酮及 4-庚酮，可能具有信息素作用。

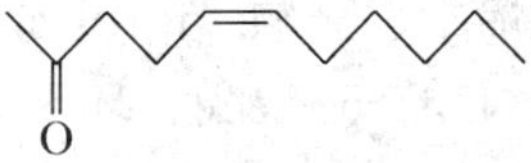

4

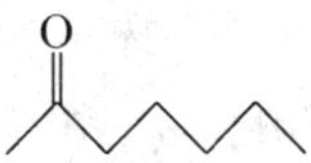

5

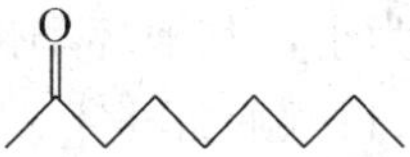

6

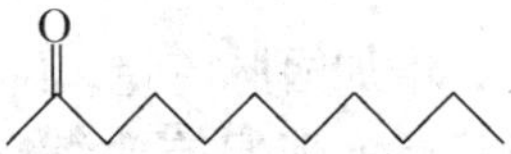

7

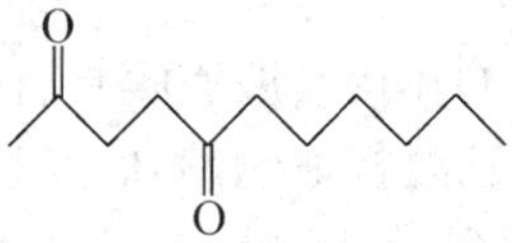

8

（四）大分子环酮

麝香和灵猫香均为著名中药，同时也是著名的香料。对麝香的研究开展得很早，1906 年 Walbonum 即从喜马拉雅产的麝香中分离得到具有浓郁麝香香气的油状液体，命名为麝香酮（muscone）。Sack 又于 1912 年从埃塞俄比亚产的灵猫香中分得灵猫酮。而后从哺乳动物如麝、灵猫、麝鼠等香腺中发现了大量大分子环酮。

1. 分布　麝香、灵猫香、麝鼠香等哺乳动物分泌腺中的分泌物均含有大分子环酮及其相应的醇或酯。

（1）麝香　为林麝、马麝和原麝等雄麝香囊中的分泌物，至今已分离得到 16 种大分子环酮及其衍生物，如麝香酮、降麝香酮、麝香吡啶、羟基麝香吡啶等。麝香酮是麝香中主要的香气和活性成分，在麝香中的含量为 3%～5%。

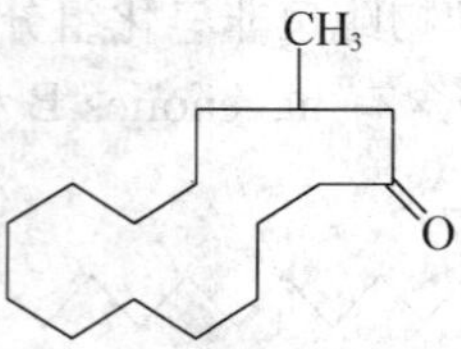

麝香酮

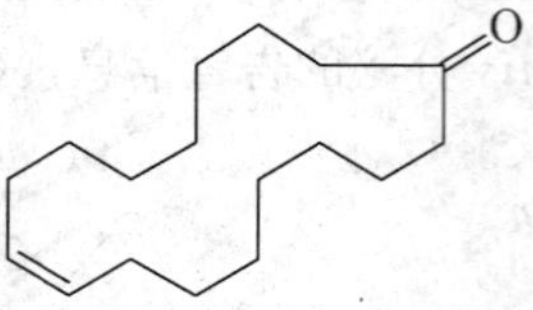

灵猫香酮

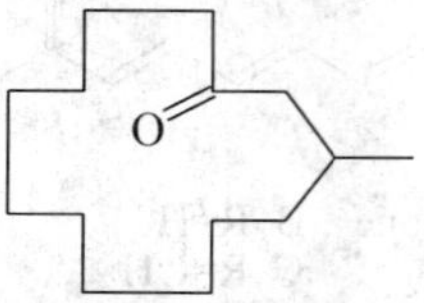

3-甲基环十三酮

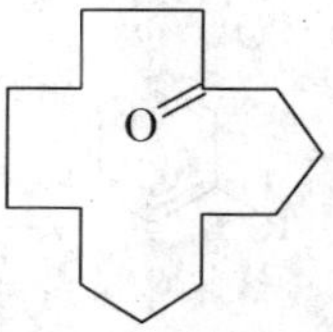

环十四烷酮

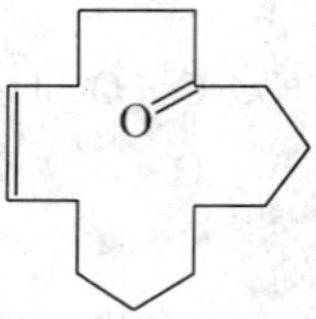

5-顺式环十四烯酮

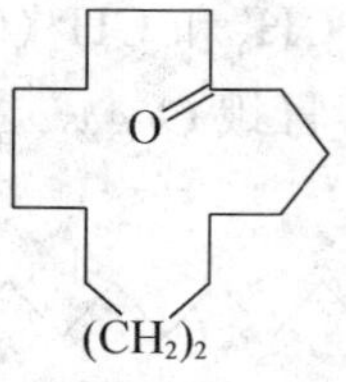

降麝香酮

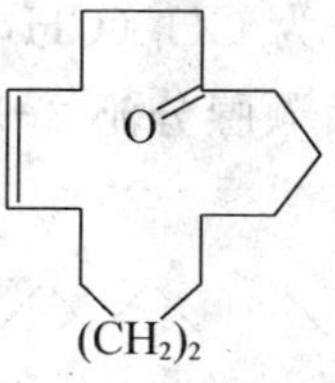

5-顺式环十五烯酮

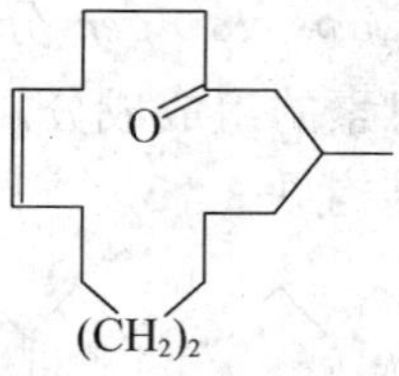

5-顺式(14-甲基)环十五烯酮

（2）灵猫香　为灵猫会阴部香囊的分泌物，浓时腥臭难闻，稀释后有类似麝香型香气。含大分子环酮2%～3%，主要为灵猫酮，占80%。尚含环十七烷酮、9-顺-环十九烯酮、环十六烷酮、环十九碳酮、5-顺-环十五碳烯酮、5-顺-环十七碳烯酮、降麝香酮、6-顺-环十七碳烯酮等。

（3）麝鼠香　为麝鼠包皮腺的分泌物。大分子环酮类主要以环十七烷酮（41%）和环十五烷酮（21%）为主，其他环酮包括5-顺-环十五碳烯酮、5-顺-环十七碳烯酮、7-顺-环十七碳烯酮、5-顺,11-顺-环十七碳二烯酮、7-顺-环十七烯-5-炔酮、环十九烷酮、环十五炔酮等。

2. 生物活性与应用

（1）对心血管系统的作用　麝香酮具有强心、增加冠脉流量、降血压等作用。天然麝香酮、合成麝香酮和麝香乙醚提取物静脉注射，对蟾蜍心脏具有收缩兴奋作用。麝香酮吐温-80乳剂以100mg/kg剂量给小鼠腹腔注射，能显著增加心肌的抗缺氧能力。麝香酮乳剂3mg/kg剂量静注，可使狗的冠脉流量增加34.8%～56.1%，持续时间达0.5h，血压可下降37.8%～42.7%，维持30min以上。

（2）对子宫的作用　麝香酮能够兴奋在位的子宫，增加子宫的收缩频率和强度，且持续时间较长。

（3）临床应用　治疗冠心病、偏头痛。

六、醌类

（一）辅酶 Q_{10}

辅酶 Q_{10} 又名癸烯醌，化学名为2,3-二甲氧基-5-甲基-6[十聚2甲基丁烯(2)基]-苯醌，英文名包括 Coenzyme Q_{10}、CoQ_{10}、Q_{10}、Ubiquinone-10、Ubiquinon-50，商品名为 Neuquinon、Ubidecarenone。辅酶Q广泛地存在于动植物及酵母等微生物中，是一类脂溶性苯醌的总称，目前已发现的包括CoQ_1、CoQ_5、CoQ_6、CoQ_7、CoQ_8、CoQ_9、CoQ_{10}、CoQ_{11}、CoQ_{12}等。存在于大部分好气性生物中，特别是其线粒体中。在人类及高等动物中仅发现CoQ_{10}。在人体中主要存在于肝、肾、肾上腺、心、脾及横纹肌等组织。

1974年日本将CoQ_{10}作为新药上市，用于充血性心力衰竭的辅助治疗。我国于1977年成功地从猪心中分离出CoQ_{10}，并应用于临床。近年来，国内外对CoQ_{10}的研究非常活跃，并发现其具有抗肿瘤作用，临床用于治疗晚期转移性癌症有一定的疗效。

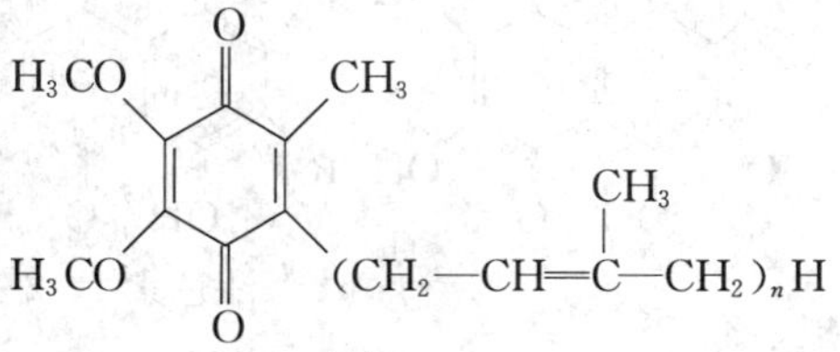

结构中的n=1～14，如n=10即为辅酶Q_{10}。自然界存在的辅酶Q，n一般为5～10。CoQ_{10}为黄色或淡橙黄色、无臭、无味、结晶性粉末，易溶于三氯甲烷、四氯化碳、苯等溶剂，能溶于丙酮、乙醚、石油醚，微溶于乙醇，不溶于水、甲醇，见光易分解。对温度及水较稳定，mp 49℃。

1. 生理、生化作用　辅酶Q参与呼吸链及电子传递，在氧化还原系统中作为可逆的受氢体行使着催化功能。它直接参与5种酶系统，包括：①琥珀酸-辅酶Q-氧化还原酶；②辅酶I-辅酶Q-氧化还原酶；③辅酶Q-细胞色素C氧化还原酶；④Fe^{2+}-辅酶Q-氧化还原酶；⑤Fe^{2+}-辅酶Q-还原酶。其作用是将琥珀酸脱氢酶及辅酶I脱氢酶的黄素蛋白与细胞色素系统连接起来。

2. 药理作用

（1）细胞代谢和细胞呼吸激活剂　CoQ能通过激活细胞代谢，促进线粒体产生足够的ATP，使细胞膜的“钠泵”作用恢复正常，达到减轻细胞内水肿。给家兔静脉注射CoQ_9 20mg/kg，能使脑血管障碍所致的脑细胞呼吸障碍及脑组织呼吸系数的病理性变化恢复正常。

（2）对免疫功能的影响　CoQ_{10}能使大鼠、小鼠吞噬细胞的吞噬率增加1倍以上；CoQ的各种水溶性衍生物都有刺激体液免疫的作用，体液免疫反应与对照组相比，提高3～8倍。

（3）对心脏的作用　麻醉犬冠脉结扎试验表明，静脉注射CoQ_{10} 15mg/kg，可降低血浆乳酸（LA）浓度，抑制血清肌酸磷酸激酶（CPK）及乳酸脱氢酶（LDH）活性升高，同时可减轻心肌CPK-LDH及心肌磷酸（CP）的耗竭和LA的堆积，显著增加心肌CoQ_{10}含量，缩小心肌梗死范围，改善心外膜电图ST段增高程度和范围。

3. 临床应用

（1）心脏病　辅酶Q_{10}可以治疗轻度和中度充血性心脏病所致的水肿、肺充血、肝大及心绞痛。

（2）高血压　辅酶Q_{10}可降低周围血管的阻力，可作为高血压的辅助治疗药物。

（3）肿瘤　辅酶Q_{10}可提高人体的免疫功能，并能减轻放、化疗引起的副作用，对肿瘤具有辅助治疗作用。

（4）病毒性肝炎　辅酶Q_{10}对降低慢性肝炎患者GPT有一定的效果。

（二）苯醌类

昆虫、马陆、蜘蛛等节肢动物所分泌的毒素物质均含有苯醌类成分，如对苯醌、2-乙基-1,4-苯醌、2,3-二甲基-1,4-苯醌、2,5-二甲基-1,4-苯醌等。

（三）萘醌

萘醌色素广泛地存在于海洋生物中，棘皮动物普遍含有萘醌类色素，如 Echinochrome A。长棘海星含萘醌色素 1、2，石笔海胆含海胆棘素 A、B、C。

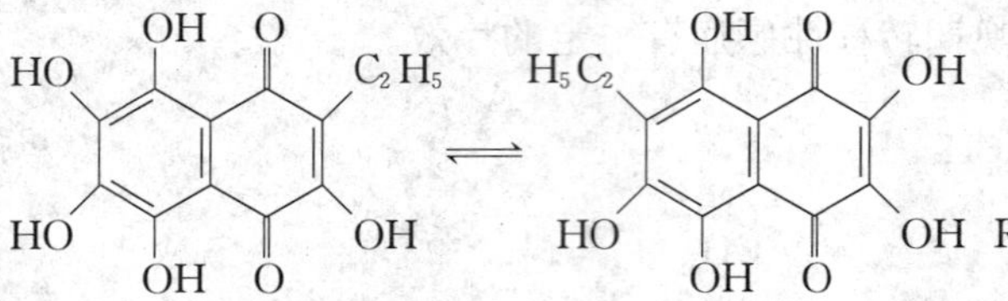

Echinochrome A

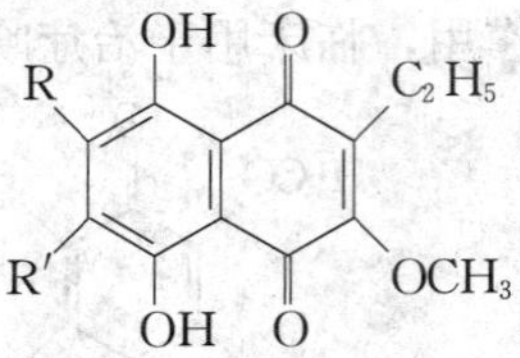

[1] R=OCH_3　R′=OH

[2] R=OH　R′=OCH_3

萘醌色素 1、2

（四）蒽醌

蒽醌类成分存在于一些昆虫和海洋生物中。紫胶虫 *Laccifer lacca* 的分泌物中含有红色或紫红色色素，包括去氧虫胶红素、异虫胶红素、虫胶红酸 A_1 和虫胶红酸 B 等，这类成分毒性低，可作为食品和药品的着色剂。胭脂虫 *Kermococcus ilicis* 的干燥雌虫含有约 1%的胭脂酮酸，也为蒽醌类化合物，自古以来作为染料。

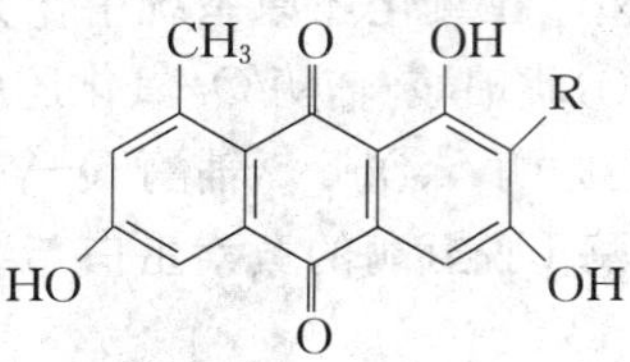

去氧虫胶红素　R=H

异虫胶红素　R=OH

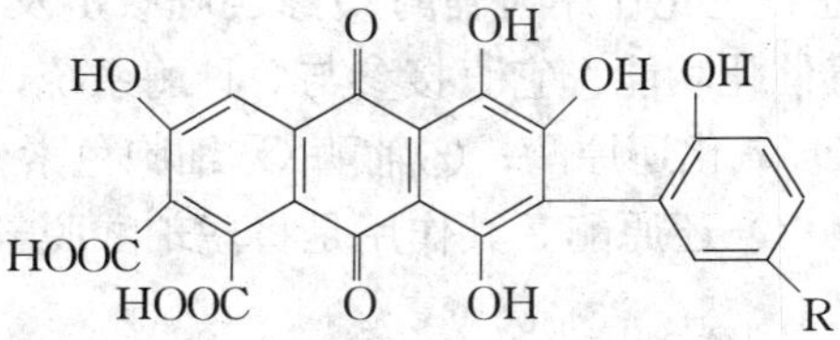

虫胶红酸 A_1　R=$(CH_2)_2NHAc$

虫胶红酸 B　R=$(CH_2)_2OH$

海星 *Echinaster echinophorus* 提取物中分离得到的黄色素也是一类蒽醌类化合物，包括 3-(3′-羟丙基)-1,6,8-三羟基-9,10-蒽醌和 3-羟丙基-1,6,8-三羟基-9,10-蒽醌等。

七、其他脂质类成分

（一）甘油酯类

甘油酯类为天然存在的一类脂肪酸和甘油形成的酯，在各种动物中普遍存在，包括甘油三酯、甘油二酯和甘油一酯。自然界中以甘油三酯存在最多，由相同脂肪酸构成的甘油三酯称为甘油三单酯，由不同脂肪酸构成的甘油三酯称为甘油三杂酯，其结构通式见下图。海产鱼油含有大量的甘油酯，其脂肪酸包括饱和脂肪酸和不饱和脂肪酸，其中不饱和脂肪酸所占比例很大，大多是高不饱和脂肪酸，药用和保健价值很高。

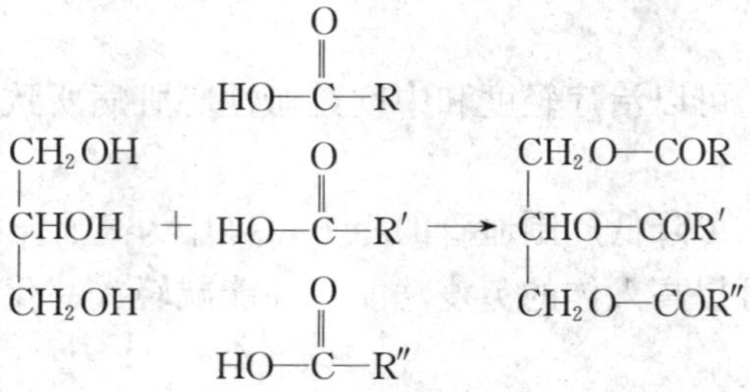

甘油　　脂肪酸　　甘油三酯

油脂是构成生物体的三大要素之一，是生物体的能源、营养源及机体的组成成分，在各种生物体代谢过程中起着重要的作用。随着流行病学、病因学和药理学研究的不断深入，人们发现油脂具有很多方面的药理作用，如含高不饱和脂肪酸甘油酯的鱼油具有降低胆固醇、磷脂、甘油三酯的作用。油脂也是重要的静脉用脂肪乳剂的原料。

（二）磷脂

磷脂为含磷的单脂衍生物，分为甘油醇磷脂和神经氨基醇磷脂两类。磷脂是细胞膜的组成成分，也是神经组织的重要组成成分。动物实验证明，磷脂对神经细胞的形态、细胞核、线粒体、高尔基体、尼氏体、神经纤维等均有增强作用。

甘油醇磷脂由甘油、脂肪酸、磷酸以及其他成分与基团如胆碱、氨基乙醇、丝氨酸、脂性醛基、脂酰基或肌醇等组成，属磷脂酸的衍生物。重要的磷脂类如二酰基甘油醇磷脂、卵磷脂、溶血卵磷脂、磷脂酰肌醇等。其通式如下：

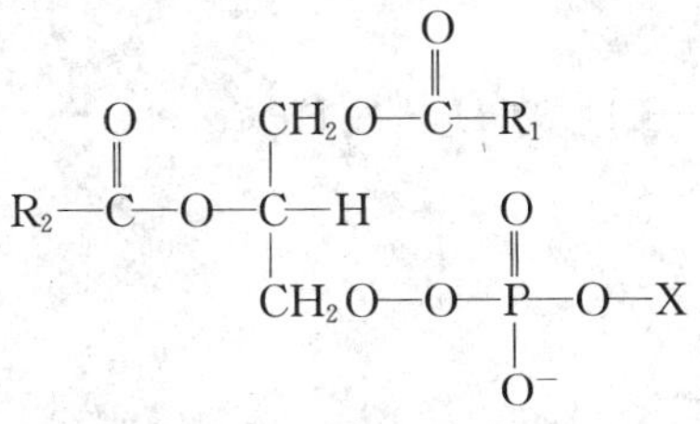

甘油醇磷脂的通式

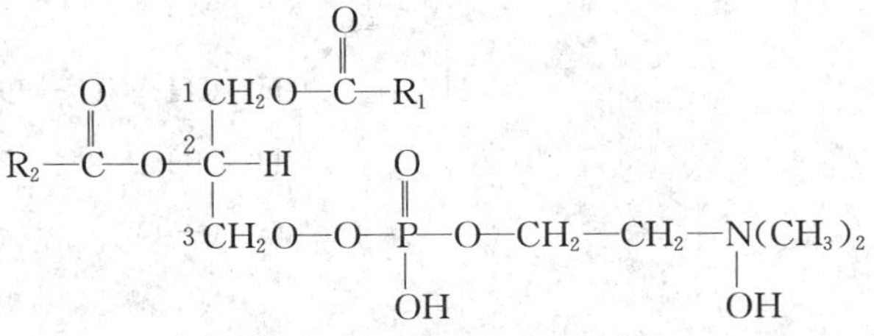

L-α-卵磷脂的通式

（三）鞘脂类

鞘脂类是鞘氨醇（神经氨基醇，简称神经醇，sphingosine，sphingol）、脂肪酸、磷酸与氮碱组成的脂质。鞘脂广义地说是以神经醇或同系物为骨架的磷脂总称，包括磷酸衍生物和膦酸衍生物。其通式如下：

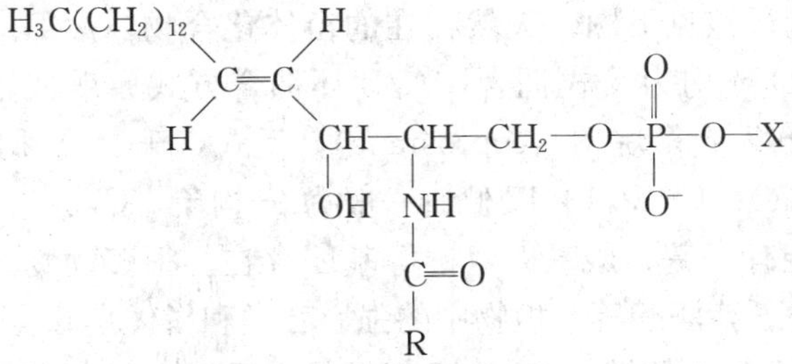

鞘脂类通式

鞘磷脂包括鞘髓磷脂、神经酰胺磷酰基乙醇胺、神经酰胺磷酰基甘油及神经酰胺磷酰基甘油磷酸酯、神经醇磷酸甘油酯等，广泛存在于动物体内。鞘髓磷脂多存在于脑和神经组织中。

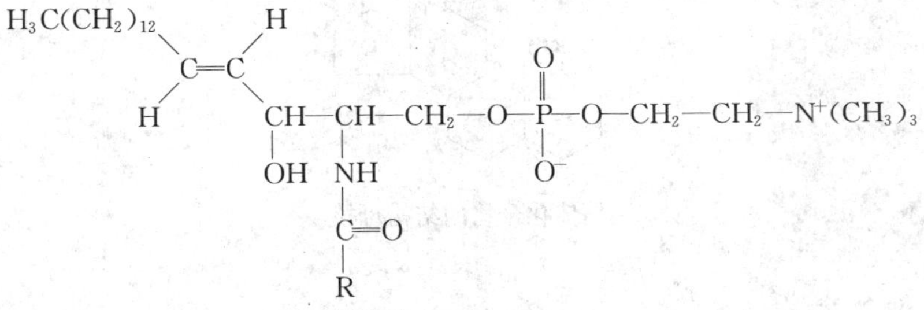

鞘髓磷脂结构式

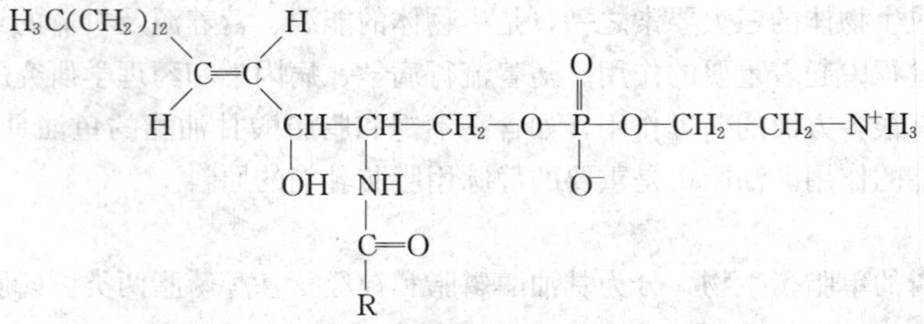

神经酰胺磷酰基乙醇胺

鞘磷脂包括神经酰胺氨乙基膦酸酯、神经酰胺甲基氨乙基膦酸酯、神经酰胺三甲基氨乙基膦酸酯、神经酰胺 *N*-酰基氨乙基膦酸酯、神经醇膦酸甘油酯等，存在于动物，特别是海洋动物中。

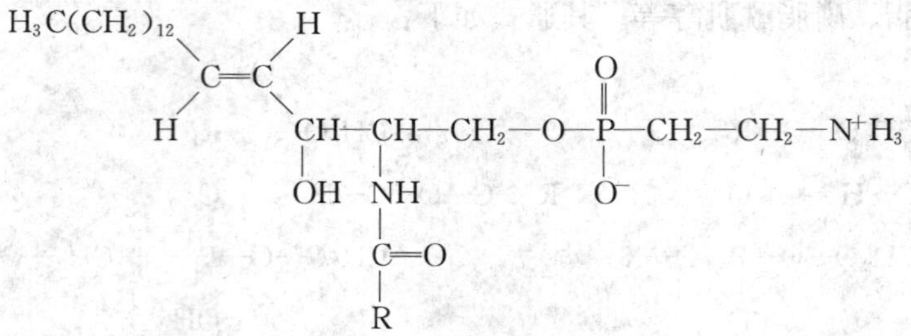

神经酰胺氨乙基膦酸酯

第五节　甾体化合物

甾体化合物广布于生物界，为生物膜的重要组成部分和部分激素的前体，是一类重要的生理活性物质。其结构母核见下图。天然存在的甾体化合物，A/B、B/C 和 C/D 环均为椅式构象，B/C 环和 C/D 环均为反式稠合。A/B 环稠合方式有顺式，也有反式，顺式（5-βH）稠合的称为正系，为粪甾烷型（coprostane），反式（5-αH）稠合的称为别系（allo），为胆甾烷型（cholestane）。C-10,13,17 侧链一般为 β-构象，C-3 上一般有羟基，α 或 β-构象，其他位置上也可能有羟基、羰基、双键等基团存在。很多动物药含有该类成分，如蟾酥、牛黄、熊胆、麝香、猪胆酸等，植物中的强心苷类和甾体皂苷类也属于该类成分。此类成分的主要区别在 C-17 位的侧链，如 C-17 侧链是六元不饱和内酯环的蟾毒配基、C-17 侧链是戊酸的胆甾酸等。根据来源和功能不同，本节将动物来源的甾体化合物分为蟾毒类、胆汁酸类、甾体激素类、蜕皮激素类分别进行介绍。

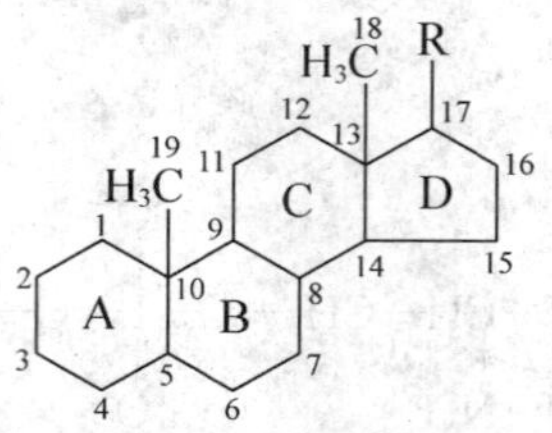

甾体化合物的结构母核

一、蟾毒类甾体化合物

蟾蜍属（*Bufo*）动物为两栖纲无尾目动物，广布于世界各地。蟾毒类甾体化合物广泛存在于蟾蜍属动物的体内。1902 年 Faust 首先分离出无晶形的强心甾类化合物，命名为蟾毒它灵（bufotalin），人们从此开始了蟾毒类化合物的研究，至今已从该属动物体表腺体分泌的浆液、外皮、血浆、卵巢、胆汁、大脑及其他组织中分离得到此类化合物，其中以浆液及外皮中含量最高。中药蟾酥为中华大蟾蜍（*Bufo bufo gargarizans* Cantor）、黑眶蟾蜍（*B. melanostictus* Schneider）等的耳下腺及皮肤腺的白色分泌物经加工干燥而成，蟾毒类甾体化合物为其主要活性成分。

（一）结构类型

蟾毒类甾体化合物包括蟾蜍甾二烯类和强心甾烯蟾毒类两类，具有强心作用。

1. 蟾蜍甾二烯类　蟾蜍甾二烯又分为游离型和结合型两种。游离型称蟾毒配基，结合型又可分为蟾毒类、蟾毒配基脂肪酸酯和蟾毒配基硫酸酯 3 种类型。

（1）蟾毒配基（bufogenins）　蟾毒配基以环戊烷骈全氢菲为基本骨架，具有 24 个碳原子。天然的蟾毒配基其 A/B 环为顺式或反式稠合，B/C 环均为反式，但与一般甾体不同的是，其 C/D 环为顺式稠合。除了在 C-3 上有 β-OH 外，常有 5β、6β、11α、12α/β、14β、16β 及 C19 含氧取代，有的则在 14β 和 15β 形成三元氧环。至今报道的蟾毒配基已达四十多种，中药蟾酥中分离的蟾毒配基则达二十多种。

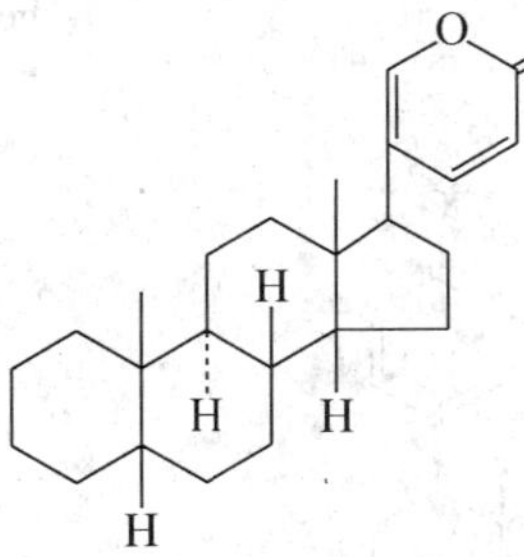

蟾蜍甾二烯

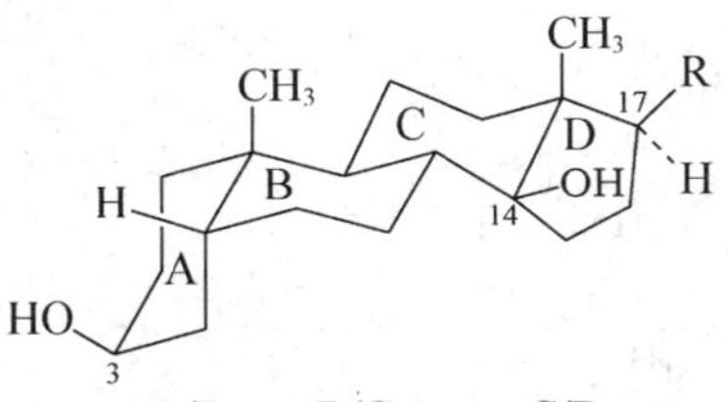

A/B:*cis*; B/C:*trans*; C/D:*cis*

蟾毒配基的构型

部分蟾毒配基的结构如下：

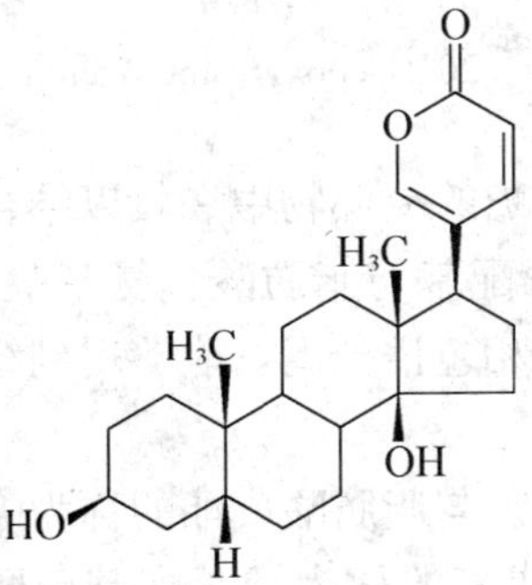

蟾毒灵 (bufalin)

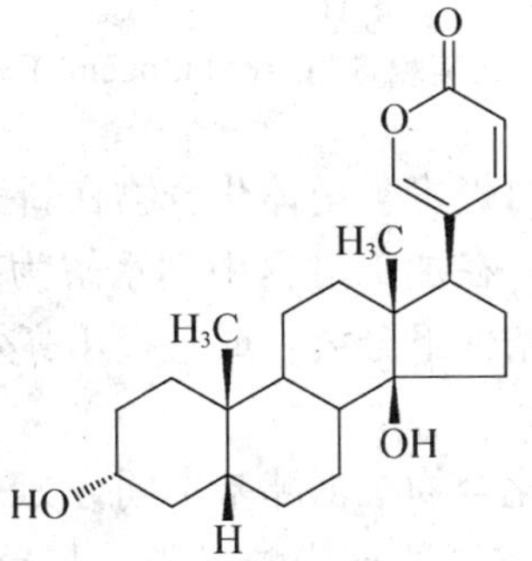

3-表-蟾毒灵 (3-epi-bufalin)

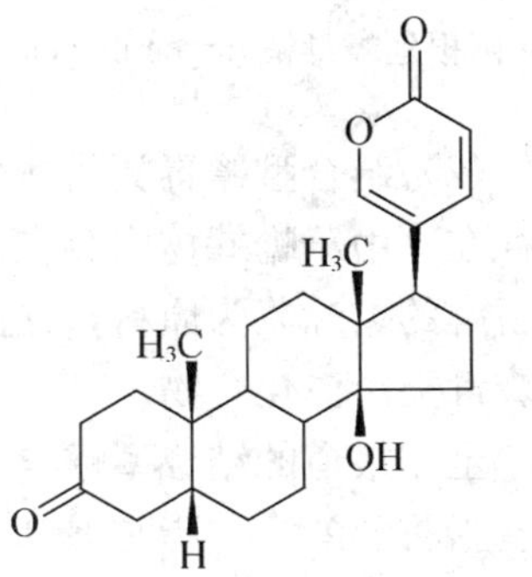

3-羰基蟾毒灵 (3-oxo-bufalin)

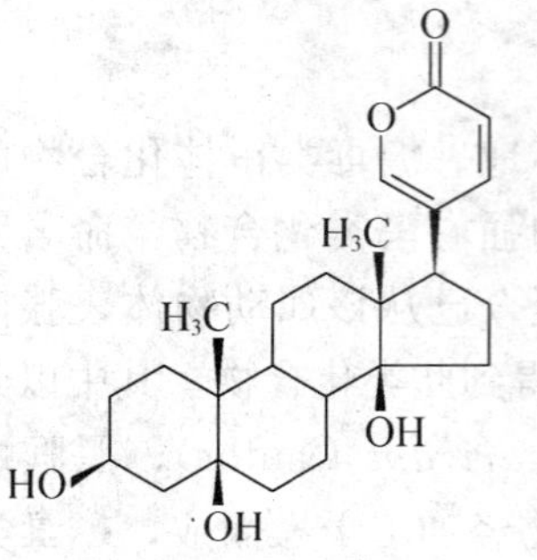

远华蟾毒精 (telelocinobufagin)

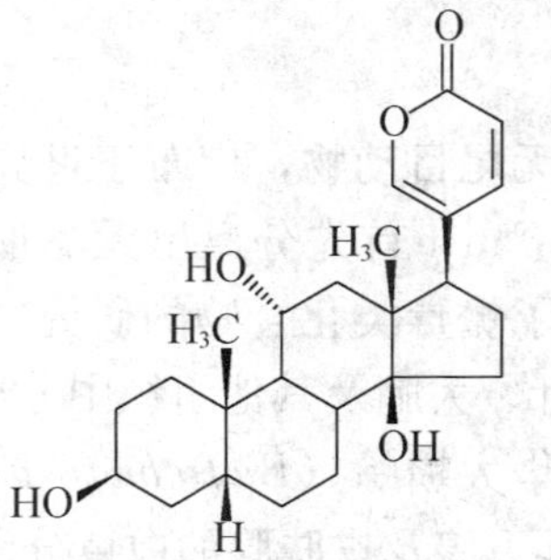

日蟾毒它灵 (gamabfotalin)

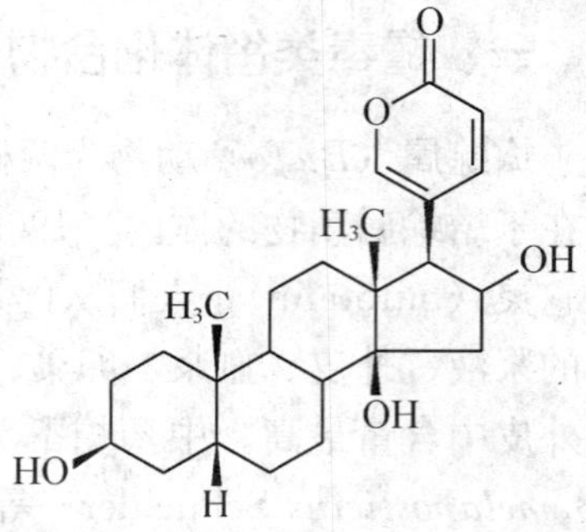

去乙酰蟾毒它灵 (desacetyl bufotalin)

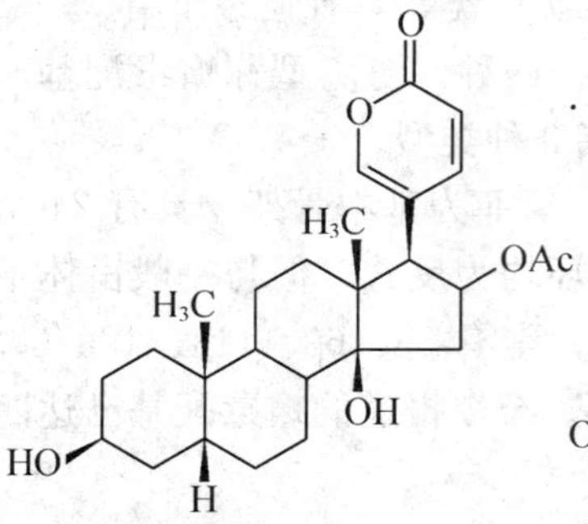

蟾毒它灵 (bufotalin)

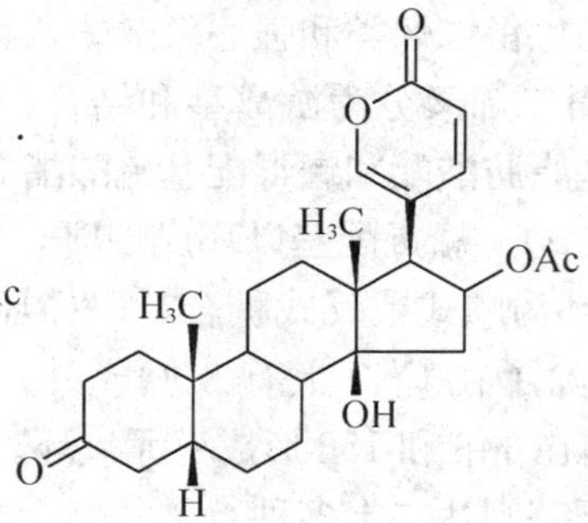

bufotalone

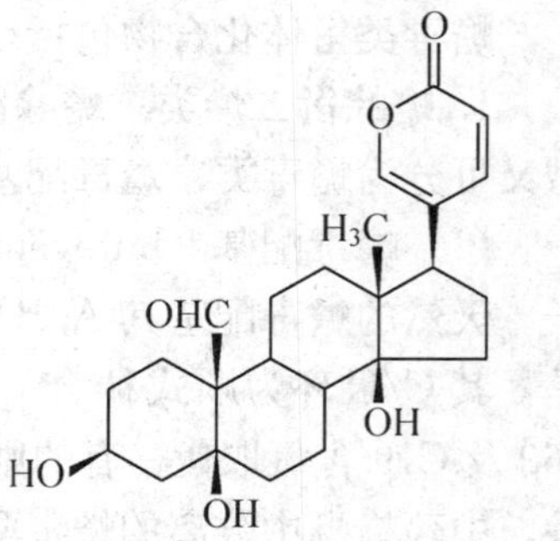

hellebrigenin

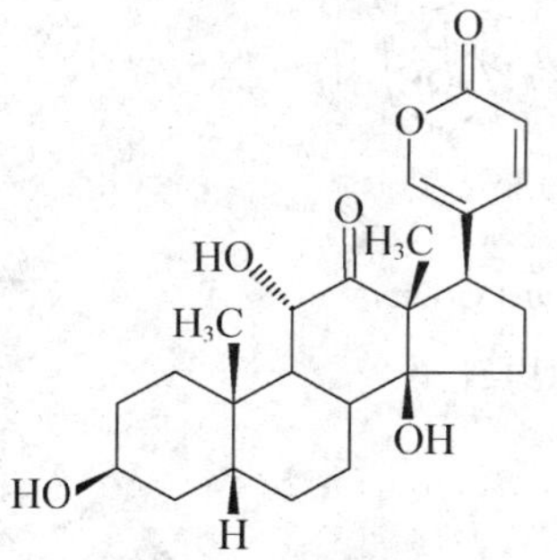

阿根廷蟾毒精 (argentinogenin)

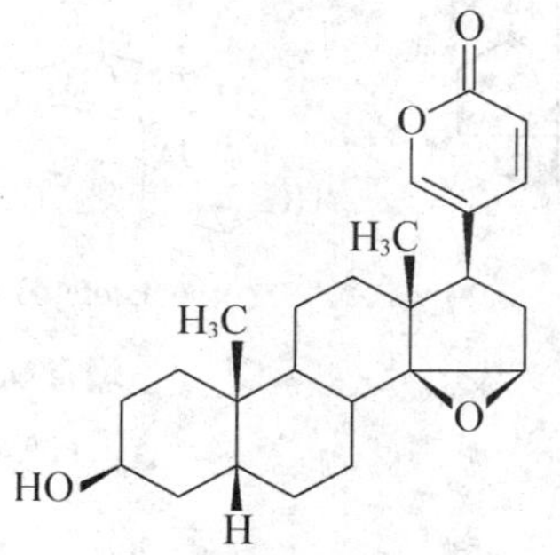

南美蟾毒精 (resibufogenin)

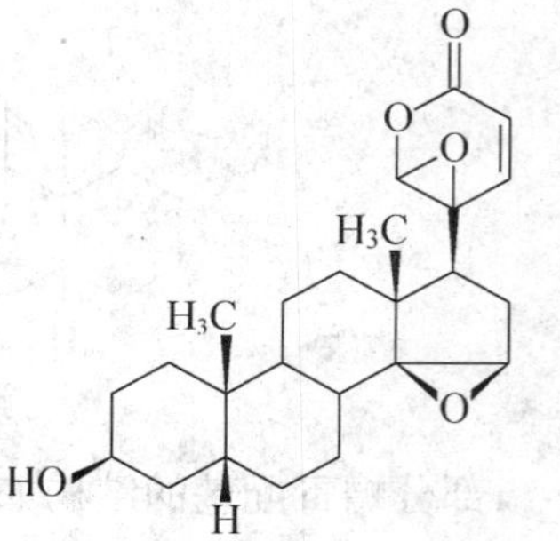

20,21-epoxyresibufogenin

（2）结合型蟾毒类甾体化合物　蟾毒类甾体化合物在新鲜的蟾蜍分泌物中一般以结合形式存在，由于蟾蜍体内存在水解酶，在加工过程中则水解为蟾毒配基与脂肪酸、氨基酸等。以新鲜的蟾蜍浆为原料，在温和的条件下分离，或直接用高效液相色谱分离，能够得到结合的蟾毒类甾体化合物。

至今报道的结合型蟾毒类甾体化合物根据酯基不同分为三类。与脂肪酸成酯的称为蟾毒配基脂肪酸酯；与脂肪酸和氨基酸成酯的称为蟾毒类；与硫酸成酯的称为蟾毒配基硫酸酯类。部分化合物的结构如下：

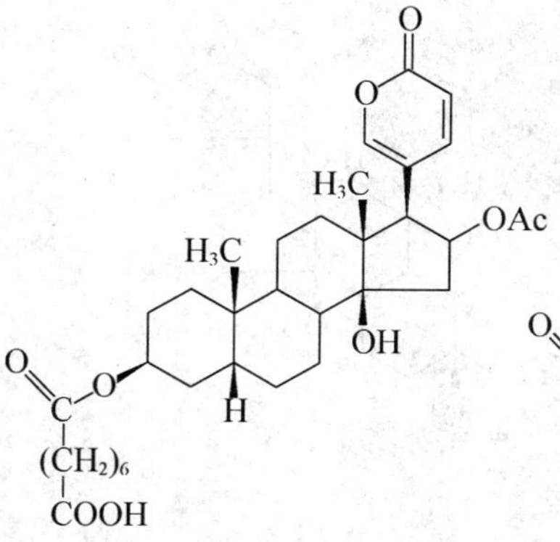

蟾毒它灵-3-辛二酸酯

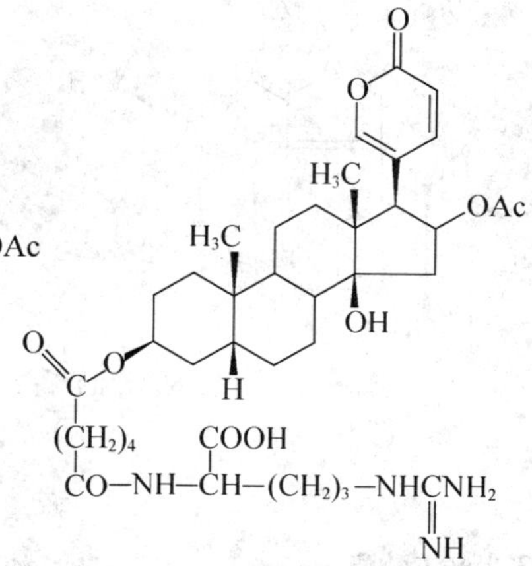

蟾毒它灵-3-辛二酰精氨酸酯

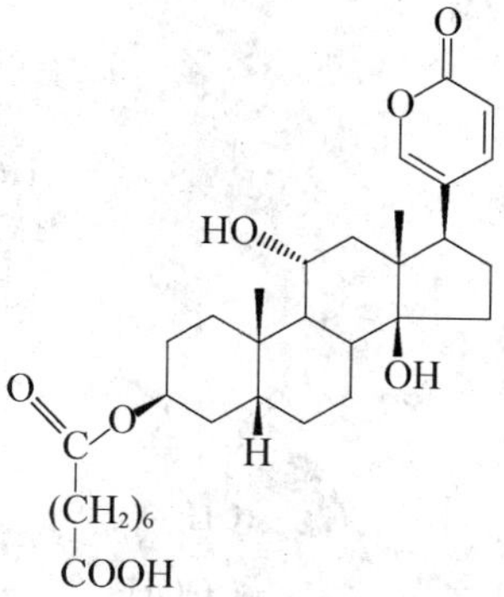

日蟾毒它灵-3-半辛二酸酯

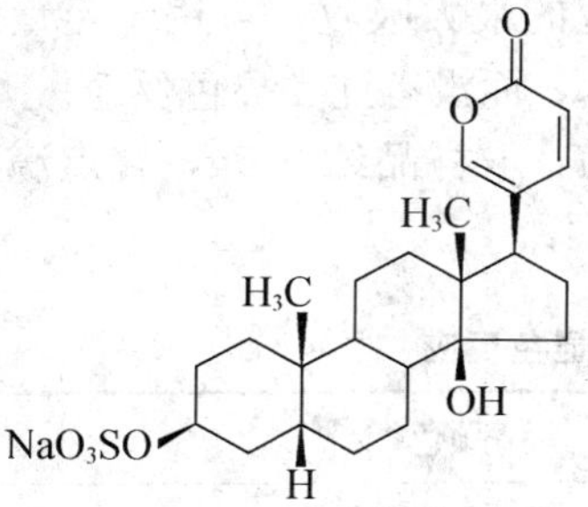

蟾毒灵-3-硫酸酯

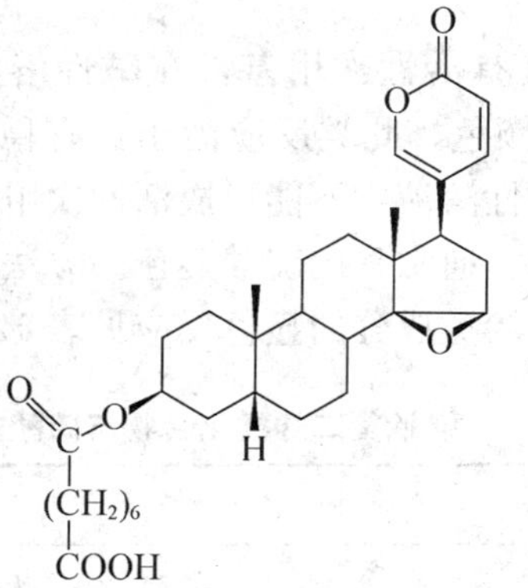

脂蟾毒配基-3-半辛二酸酯

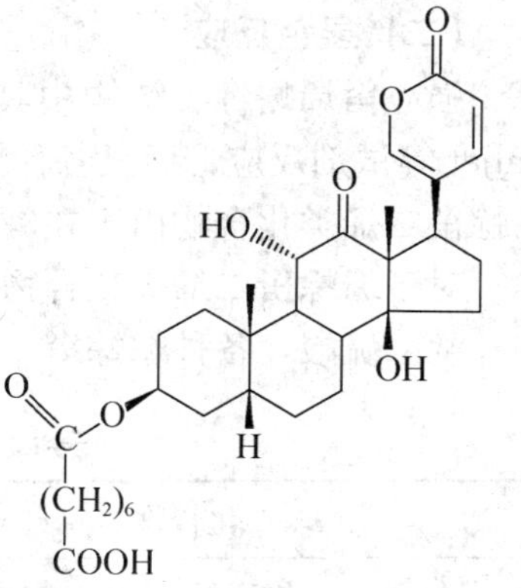

沙蟾毒精-3-半辛二酸酯

2. 强心甾烯蟾毒类　从新鲜蟾蜍浆中分离出的沙门苷元-3-辛二酰精氨酸酯、沙门苷元-3-庚二酰精氨酸酯和沙门苷元-3-硫酸酯，以及从蟾酥中分离的沙门苷元-3-半辛二酰酯等均属于该类化合物。

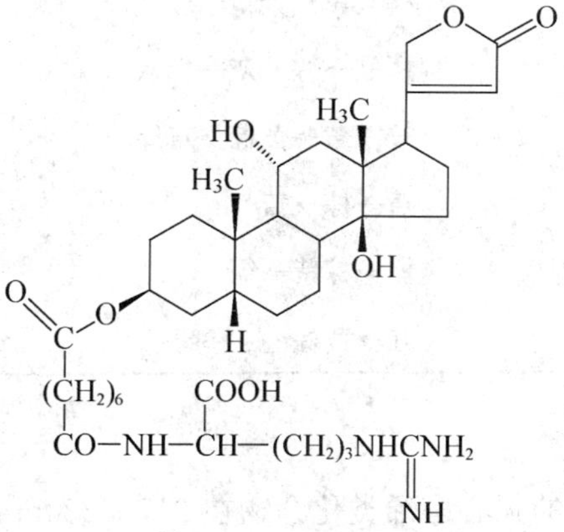

沙门苷元-3-辛二酰精氨酸酯

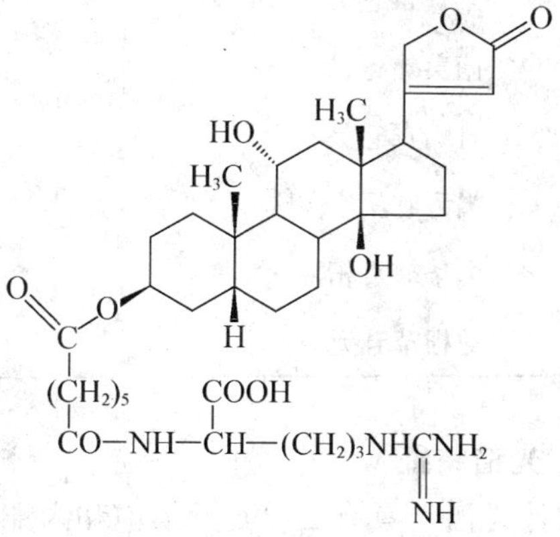

沙门苷元-3-庚二酰精氨酸酯

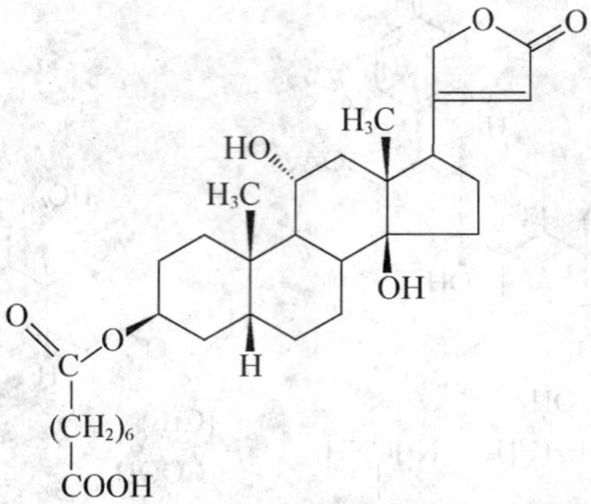

沙门苷元-3-半辛二酸酯

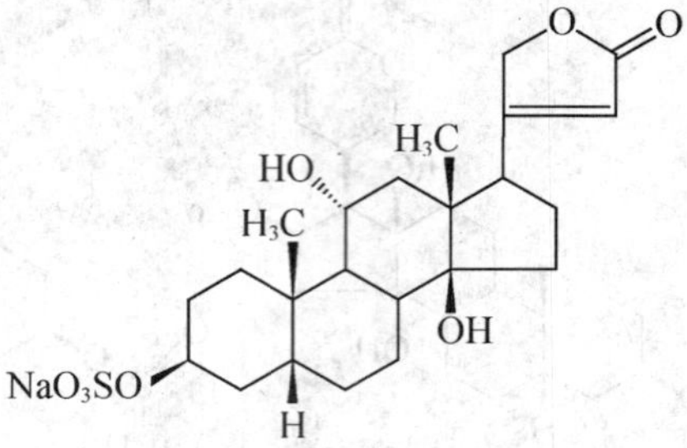

沙门苷元-3-硫酸酯

（二）显色反应

强心甾烯蟾毒类结构中具有活性次甲基，在碱性溶液中与 Legal、Raymond、Kedde、Baljet 等试剂反应，而显各种颜色。此类反应由于具有稳定的最大吸收，可用于定量分析。蟾蜍甾二烯类化合物由于在碱性溶液中不能形成活性次甲基，而没有此类显色反应。

对于蟾蜍甾二烯类化合物，通常采用硫酸显色。方法为：取样品约 0.5g，置点滴板上，加 3 滴浓硫酸，各种蟾蜍甾二烯类成分的显色反应见表 12-4。

表 12-4　蟾蜍甾二烯类化合物与硫酸的显色反应

化合物	颜色
蟾毒灵	灰棕→棕→灰→灰绿
脂蟾毒配基	柠檬黄→绿→黄绿
华蟾毒精	黄→橘红→紫红→蓝
蟾毒它灵	橘黄→黄棕→灰棕→灰
华蟾毒它灵	橘红→浅紫
南美蟾毒精	橘红→棕→灰→棕灰
日蟾毒它灵	柠檬黄→黄棕→草绿
蟾毒它里宁	黄→棕→黄
远华蟾毒精	橙→棕紫→绿
嚏根草苷元	红→黄棕

（三）光谱特征

1. 紫外光谱　具有 $\Delta^{\alpha,\beta}$ 五元不饱和内酯环的强心甾烯类化合物在 217～220nm 有最大吸收，而蟾蜍甾二烯类的最大吸收在 300nm 左右（295～300nm）。蟾毒它灵及其衍生物均在 300nm 处有最大吸收，但其 ε 值则不同。

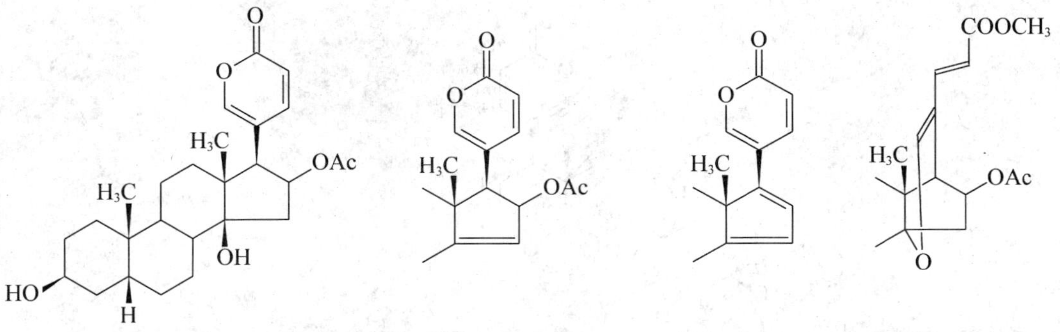

蟾毒它灵	Δ¹⁴-单脱水蟾毒它灵	Δ¹⁴,¹⁶-二脱水蟾毒它灵	蟾毒它灵异构体
λ_{max} 300nm	λ_{max} 296nm	λ_{max} 300nm	λ_{max} 300nm
ε 5500	ε 5140	ε 16600	ε 23900

2. 红外光谱　蟾蜍甾二烯的 α-吡喃酮环 $\nu_{C=O}$ 的吸收一般为 1740～1720cm^{-1}，其吸收带常出现分支，一般在非极性溶剂（如 CCl_4、CS_2）中可见到高波数侧吸收强，在极性溶剂（如 $CHCl_3$、CH_3CN）中低波数侧吸收强。$\nu_{C=C}$ 的吸收一般为 1640～1630cm^{-1} 和 1540～1530cm^{-1} 两个吸收带。

3. 核磁共振氢谱　在蟾蜍甾二烯的核磁共振氢谱中，高场区一般有两个甲基的单峰信号，19-CH_3 的吸收峰出现在 δ 0.91～1.11 处，18-CH_3 吸收峰，特别是受 C、D 环上取代基的影响时，出现在 δ 0.70～1.80 处。14β-羟基或 14β，15β 环氧化合物，其 H-21 出现在 δ 7.2 左右，H-22 出现在 δ 7.8 附近，H-23 出现在 δ 6.2 附近。但 C-14 脱水、14α，15α-环氧化合物的 H-21 和 H-22 的吸收峰几乎重叠。C-3、C-11、C-16 等碳上氧代的化合物，其质子的化学位移和偶合常数对化合物的鉴定特别是羟基构型的确定具有重要意义。

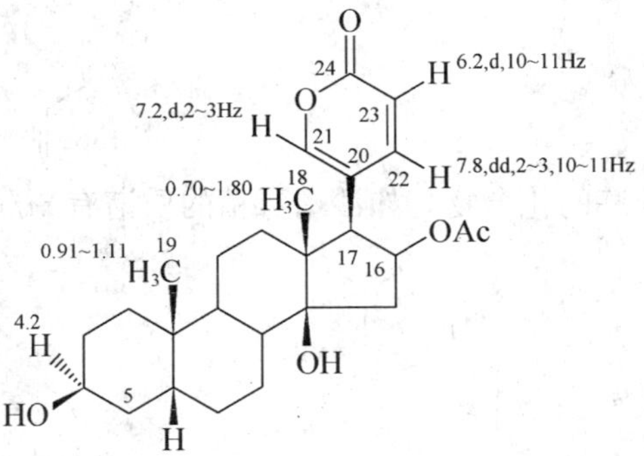

4. 核磁共振碳谱　蟾毒甾二烯类化合物的核磁共振碳谱中，在高场区可见 C-18、C-19 的两个甲基碳信号，分别位于 δ 14.0～17.5 和 δ 23.0～24.5 处。在低场区（δ 110～165）出现 α-吡喃酮环的 5 个碳信号，其中 C-24 的羰基碳由于处于共扼体系中，其化学位移位于 δ 160～165，C-21 由于氧的吸电子作用，而处于 δ 150 左右。母核上的氧取代碳，根据位置不同而有差别，一般在 δ 60～85。化合物脂蟾毒配基-3-丁二酰精氨酸酯的碳谱数据如下：

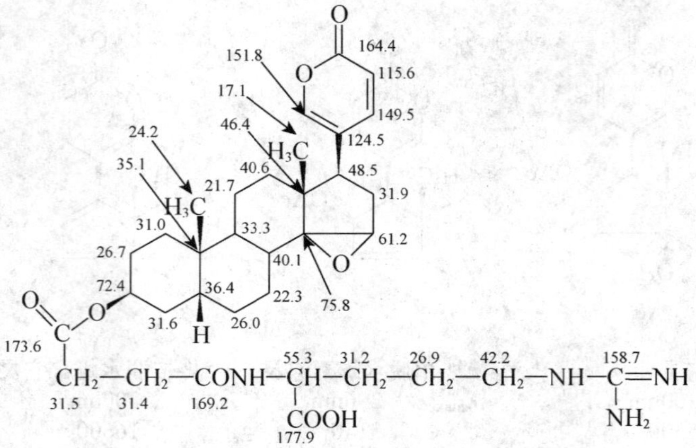

5. 质谱

（1）含有六元环内酯的离子　在蟾蜍甾二烯类化合物中，C-16位没有取代基时，一般出现 m/z 123和136的离子，如蟾毒灵，其裂解方式如下：

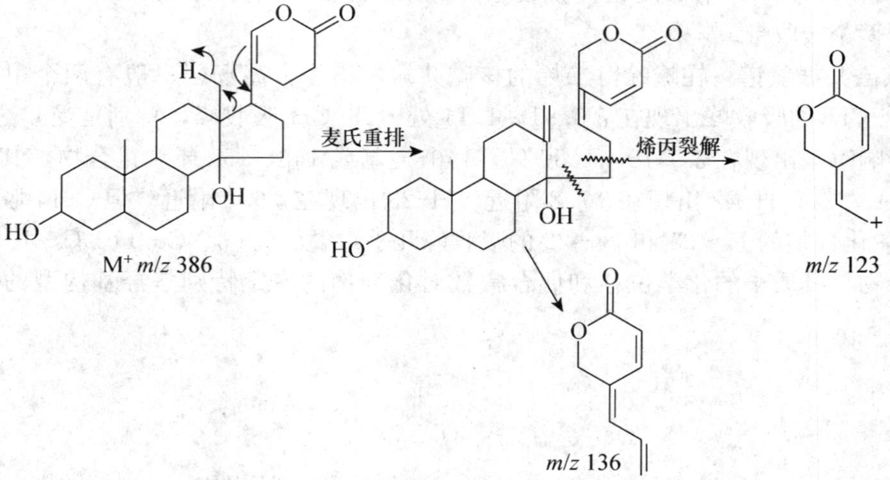

具有11-羟基和12-羰基的化合物，如沙蟾毒精的质谱有 m/z 204的特征离子。

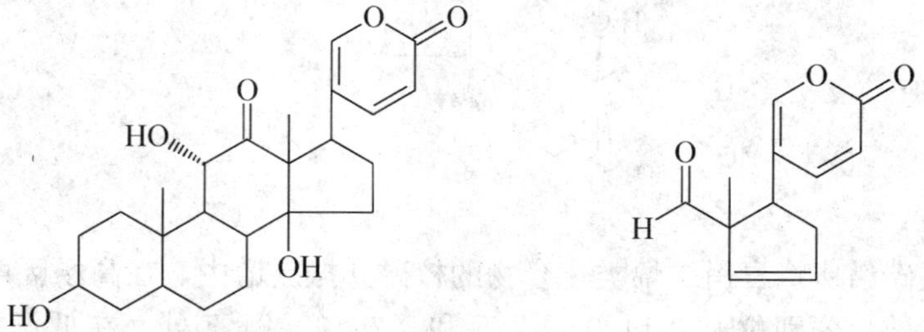

（2）含有A、B环的离子　母核除有14-羟基外，在A、B、C环中再多1个羟基者，则出现 m/z 203离子，如蟾毒灵、蟾毒它灵等，再多2个羟基者，则出现 m/z 201离子，如远华蟾毒精。

（3）含A、B、C环的离子　蟾毒灵、远华蟾毒精和蟾毒它灵等都能出现一系列含有A、B、C环的离子，这些离子都是由于失去内酯环和C-15、C-16及C-17，然后连续失水而成。

（四）提取与分离

中药蟾酥中所含蟾毒类化合物一般在加工和贮存过程中都已水解成为蟾毒配基，该类化合物极性较小，一般采用中、低极性的有机溶剂如乙醚、乙酸乙酯、三氯甲烷等即能较好的提取。其分离也较容易，一般采用硅胶柱色谱即能分离。

提取结合型蟾毒配基必须以新鲜蟾皮或新鲜蟾蜍浆作为原料在低温下采用较强极性的溶剂如乙醇、甲醇等进行提取，提取物采用溶剂法将蟾毒配基和结合型蟾毒配基进行分离，其常用的分离方法见下图。结合型蟾毒配基的分离难度较大，一般采用多种色谱方法配合使用，通常采用硅胶柱色谱进行粗分，再采用制备高效液相进行进一步的分离，得到单体化合物。

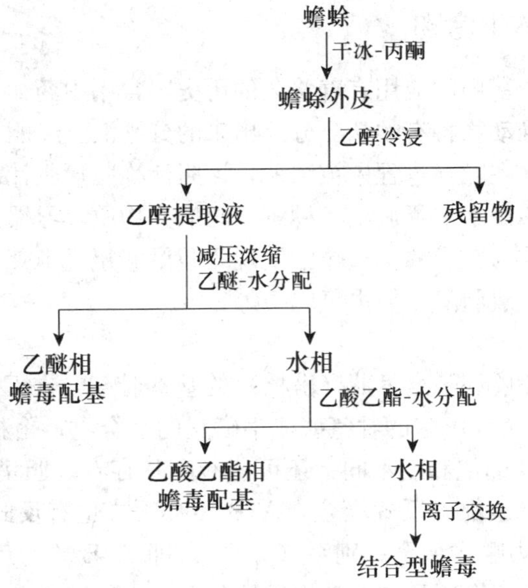

游离型蟾毒与结合型蟾毒分离流程图

（五）生物活性

1. 对 Na^+、K^+-ATP 酶的作用　脂蟾毒配基、华蟾毒精、蟾毒灵对人红细胞膜 Na^+、K^+-ATP 酶均有强烈的抑制作用。华蟾毒精、蟾毒灵的 IC_{50} 值分别为 1.3×10^{-7} mol/L 和 1.0×10^{-7} mol/L。

2. 对心脏及血液的作用　蟾毒配基类和蟾蜍毒素类化合物均有强心作用，但蟾毒配基的作用更为明显。强心作用主要表现在增强心肌收缩力，增加心搏出量，减低心率，消除水肿与呼吸困难。在日本作为呼吸兴奋剂用于临床，在我国以兴奋呼吸、升压药物用于临床。

3. 兴奋呼吸中枢作用　蟾毒内酯较强心甾类的中枢神经兴奋作用强。其呼吸兴奋作用主要是直接兴奋皮层下中枢的延髓呼吸中枢的结果。

4. 抗炎及抗菌作用　蟾酥和蟾毒灵能抑制小鼠毛细血管的通透性。同时对金葡菌和甲型溶血性链球菌具有较好的抑制作用。

5. 麻醉作用　蟾毒灵、华蟾毒精、华蟾毒它灵及日蟾毒它灵等均有局部麻醉作用。蟾毒灵的局麻作用较可卡因大 30～60 倍，较普鲁卡因强 300～600 倍，且无刺激作用。蟾毒灵对神经纤维的作用很弱，其局麻的作用点可能为感觉神经的末梢感受器。蟾毒配基则无局麻作用。

6. 抗肿瘤作用　蟾毒配基对小鼠 S180、兔 BP 瘤、子宫颈癌 14、腹水型肝癌等均有不同程度的抑制作用，其 IC_{50} 值多在 1～100nmol/L，以蟾毒灵的活性最为显著。

7. 对平滑肌的作用　脂蟾毒配基可引起肠管收缩，阿托品和吗啡对它有抑制作用，浓度增高，继收缩之后，出现松弛作用。

8. 利尿作用　直接作用于肾，抑制 Na^+、K^+-ATP 酶、抑制 Na^+ 的重吸收而引起利尿。

9. 对自主神经的作用　可增强由刺激迷走神经而引起的缓脉，并有促进神经节传递的作用。

10. 对糖及脂质代谢的作用　促进糖原产生和类似胰岛素抑制乳酸产生的作用。

二、胆汁酸类甾体化合物

含胆汁酸类药物在中药中的应用有着悠久的历史。常用中药如熊胆、牛黄、麝香等均含有该类成分。胆汁是脊椎动物特有的从肝分泌出来的分泌液，经胆道流入十二指肠，并在胆道中途胆囊中滞留贮存，在贮存过程中被浓缩，该胆汁称胆囊胆汁。胆汁酸是结合的各种胆酸类物质的总称。胆汁酸经水解释放出各种游离胆酸类物质，习惯上称为胆酸类，因易与胆酸这个化合物混淆，故称为胆甾酸。迄今已发现的胆甾酸超过 100 个，常见的如胆酸、去氧胆酸、猪去氧胆酸、鹅去氧胆酸、熊去氧胆酸等。

（一）结构特征

胆汁酸均含有 1 个环戊烷骈全氢菲（甾核）的基本骨架，在 C-10 及 C-13 位上有角甲基。在 C-17 位上连有 1 个异戊酸的甘氨酸或牛磺酸的结合物。甾核不同位置连结羟基，羟基多在 C-3 上。骨架中环的饱和度不同，还可能有酮基存在。胆甾酸类化合物一般 B/C 环以反式稠合，C/D 环也几乎都以反式稠合，A/B 环有顺式也有反式稠合，据此，胆甾酸类可分为正系，即 A/B 环为顺式稠合；别系（异系），即 A/B 环为反式稠合。部分胆甾酸的结构如下。动物界的主要胆甾酸及其在动物界的分布见表12-5。

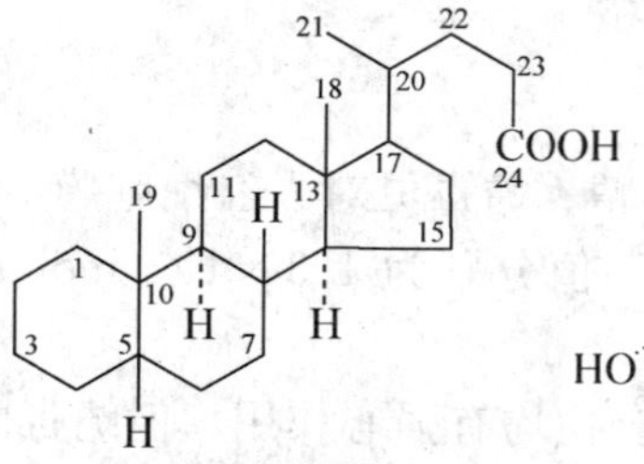
胆烷酸

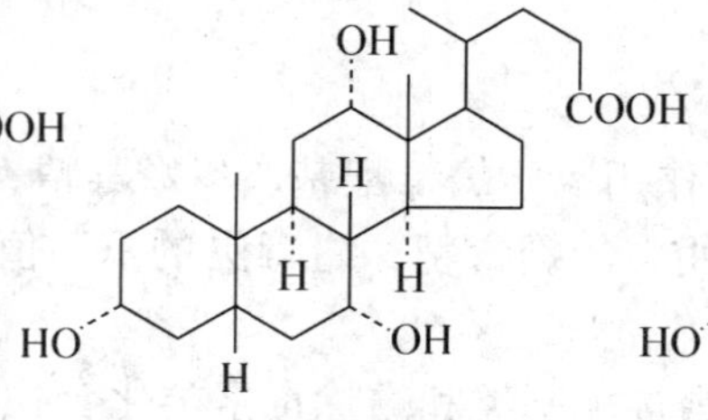
胆酸

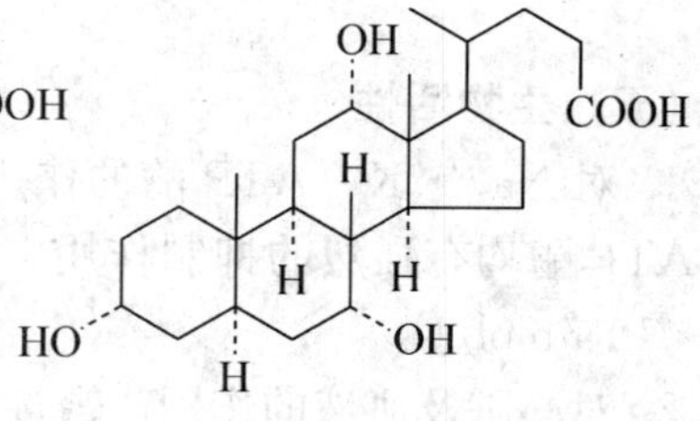
别胆酸

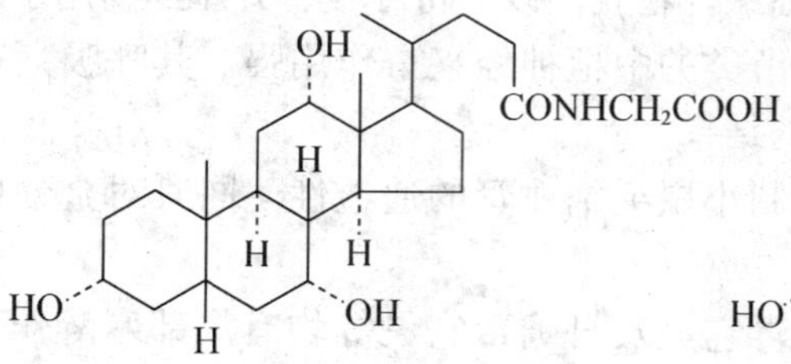
甘氨胆酸

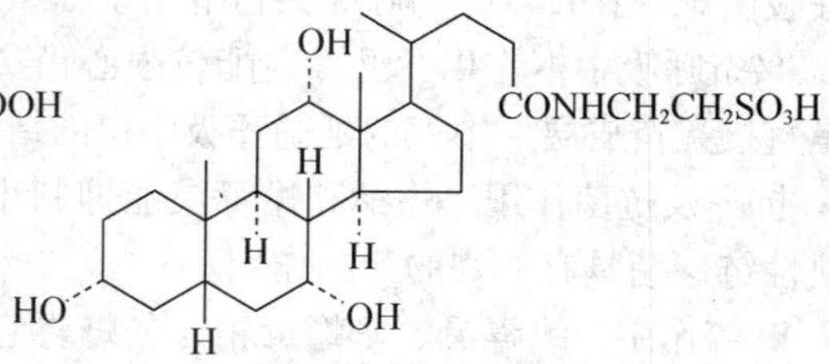
牛磺胆酸

表 12-5　主要胆甾酸及其在动物界的分布

名称	取代基位置	熔点（℃）	$[\alpha]_D$	分布
石胆酸（lithocholic acid）	3α-OH	186	+35°	牛、家兔、猪、胆结石
α-猪去氧胆酸（α-hydroxycholic acid）	3α,6α-OH	197	+5°	猪
β-猪去氧胆酸（β-hydroxycholic acid）	3β,6α-OH	190	+5°	猪，特别是结石
	3α,6β-OH	210	+37°	猪
鹅去氧胆酸（chenodeoxycholic acid）	3α,7α-OH	140	+11°	鹅、牛、熊、鸡、猪
去氧胆酸（deoxycholic acid）	3α,12α-OH	177	+53°	牛、兔、羊、猪
熊去氧胆酸（ursodeoxycholic acid）	3α,7β-OH	203	+57°	熊
胆酸（cholic acid）	3α,7α,12α-OH	198	+37°	牛、羊、狗、蛇、熊、鸟类
α-猪胆酸（α-hyocholic acid）	3α,6α,7α-OH	189	+5°	猪
3α-羟-12-酮胆烷酸 （3α-hydroxy-12-oxo-cholanic acid）	3α-OH， 12C=O	160	+112°	牛
3α-羟-6-酮胆烷酸 （3α-hydroxy-6-oxo-cholanic acid）	3α-OH， 6C=O	194		猪
3α,12α-二羟-7-酮胆烷酸 （3α,12α-dihydroxy-7-oxo-cholanic acid）	3α,12α-OH， 7C=O	170～172	+1°	无毒大蟒蛇、牛
7α,12α-二羟-3-酮胆烷酸 （7α,12α-dihydroxy-3-oxo-cholanic acid）	7α,12α-OH， 3C=O	181	+37°	牛
3α-羟-7,12-二酮胆烷酸 （3α-hydroxy-7,12-diketocholanic acid）	3α-OH， 7,12C=O			牛
3α-羟-6-酮别胆烷酸 （3α-hydroxy-6-oxo-allocholanic acid）	3α-OH， 6C=O	190	−9°	猪
3α,7α,12α-三羟基-Δ^{23}-粪甾烯酸 （3α,7α,12α-trihydroxy-Δ^{23}-coprostenic acid）	3α,7α,12α-OH	176～179	+29°	蟾蜍
3α,7α,12α-三羟基蟾蜍甾族胆烷酸 （3α,7α,12α-trihydroxy-bufosterocholanic acid）	3α,7α,12α-OH	200～202		蟾蜍
3α,7α,12α-三羟基蟾蜍甾族胆烯酸 （3α,7α,12α-trihydroxy-bufosterocholenic acid）	3α,7α,12α-OH	160	−13.6°	蟾蜍
3α,7α,12α-三羟基异甾族胆烯酸 （3α,7α,12α-trihydroxy-isosterocholenic acid）	3α,7α,12α-OH	227	+47°	

（二）系统命名

胆甾酸的命名方法有普通命名法和系统命名法两种。普通命名法一般采用最先分离的动物来源进行命名，如猪去氧胆酸，最先是从猪的胆汁中分离出来的；鹅去氧胆酸，最先是从鹅的胆汁中分离的；以此类推。系统命名法一般采用胆烷酸为母核，加上取代基进行命名，如胆酸命名为3α,7α,12α-三羟基-5-β-胆烷酸；别胆酸命名为3α,7α,12α-三羟基-5α-胆烷酸；甘氨胆酸命名为3α,7α,12α-三羟基-5β-胆烷酸-*N*-（羧甲基）-酰胺；牛磺胆酸命名为3α,7α,12α-三羟基-5β-胆烷酸-*N*-（磺酸乙基）-酰胺。

系统命名法应注意以下几点：

（1）甾核上的取代基必须指明所在碳原子的位数和构型。

（2）字首冠以“别”（*allo*）字，则表示C-5上的氢原子和C-10上的角甲基不在同一边。

（3）一个胆汁酸如果仅仅只有甾核上的一个羟基的定向不同，则可在名称上冠以“表”（*epi*）字；一个胆汁酸如果仅仅只有甾核上的一个羟基位置不同，则可在名称上冠以“异”（*iso*）字。

（4）不饱和胆汁酸，如涉及的第一个不饱和碳原子数上标以“Δ”记号，就不再称胆烷酸，而称胆烯酸。

（三）颜色反应

1. Perrenkofer反应　取小试管，加未稀释胆汁1滴、蒸馏水4滴和10%蔗糖溶液1滴，摇匀，倾斜试管，沿管壁徐徐加入浓硫酸5滴，置冷水中冷却，则在两液分界处出现紫色环。其原理是蔗糖在浓硫酸存在下水解、脱水生成羟甲基糠醛，后者与胆汁酸反应生成紫色物质。

2. Gregory-Pascoe反应　取小试管，加1ml胆汁，再加6ml 45%硫酸和1ml 0.3%糠醛，塞紧振摇后，在65℃水浴中放置30min，溶液显蓝色。该反应可用于胆酸的定量分析。

3. Hammarsten反应　取少量样品，用20%铬酸溶液（20g CrO_3在少量水中，加乙酸至100ml）溶解，温热，胆酸为紫色，鹅去氧胆酸不显色。

改良的Hammarsten反应：取胆酸少量，用醋酸溶解，温热并加几滴浓盐酸，水浴加热片刻直至变混浊和黄色后，室温放置1～2h则变为紫色。该反应对胆酸、阿朴胆酸及3α,12α-二羟基-Δ^{14}-胆烯酸呈阳性；对去氧胆酸和鹅去氧胆酸呈阴性；对3α,12α-二羟基-3-酮基-胆烷酸呈黄→绿→紫色反应；对3α,12α-二羟基-7-酮基-胆烷酸呈黄色反应；对3α,7α-二羟基-12-酮基-胆烷酸呈阴性。

（四）提取与分离

1. 提取　胆甾酸类在动物的多个组织、脏器中含有，胆汁、肝、血液、肠内容物、肠黏膜、粪便等均可作为提取胆甾酸的原料，其中胆汁比较集中，易于提取。天然胆甾酸类一般以结合型、游离型以及钠盐形式存在。体内的部分胆甾酸还可能与蛋白质等高分子化合物结合，所以提取时应注意。

一般采用乙醇、三氯甲烷-甲醇（1∶1）、乙醇-丙酮（1∶1）等溶剂或混合溶剂提取，这些溶剂提取的同时可以沉淀除去蛋白质、色素等杂质。如从胆汁中提取胆甾酸，可加10～20倍乙醇，搅拌，沉淀，滤除蛋白质、色素等沉淀，滤液浓缩，即得总胆甾酸。血液等样品含胆甾酸浓度很低，一般需采用离子交换树脂进行富集。

提取后的提取物一般采用溶剂进行粗分，如采用正己烷、石油醚等脱脂，再用中等极性溶剂如三氯甲烷、丙酮、乙酸乙酯等溶解胆甾酸类。也可采用酸碱法粗分，如将提取物先用

95%乙醇溶解，回收部分乙醇后，加入稀盐酸，使pH达3左右，放置，胆甾酸类即沉淀出来，沉淀再加95%乙醇加热溶解，用碱调pH至8.0～8.5，加活性炭脱色，回收乙醇，即得纯度较高的总胆汁酸。

2. 分离与纯化　传统分离、纯化胆汁酸类成分多采用溶剂法结合结晶法，但一般只能得到含量较高的成分。由于胆汁酸类成分复杂，系统分离纯化必须采用色谱法。

(1) 溶剂法分离胆酸与去氧胆酸　动物胆汁是提取胆汁酸的主要原料。在牛、羊胆汁中主要含胆酸，还含少量的去氧胆酸和石胆酸。胆酸和去氧胆酸用途不同，因此，分离、纯化这两种成分有较重要的意义。

胆酸和去氧胆酸的理化性质相似，但其酸性有一定的差别，利用此性质可将两者分离。将粗胆汁酸水浆或其盐溶液调pH在6.0～6.2，胆酸、脂肪酸和色素等成分溶解于水中，而去氧胆酸则沉淀出来。

胆酸和去氧胆酸在不同的溶剂中的溶解度也有明显的差别，胆酸在冰醋酸中溶解度很大，去氧胆酸则很小；去氧胆酸在乙醇中的溶解度明显大于胆酸。利用这种溶解度的差别也可进行分离。

(2) 色谱法　色谱法是系统分离胆酸类成分的最有效的方法，常用的填料包括硅胶、氧化铝、离子交换树脂和Sephadex LH-20等。高效液相色谱对复杂的成分具有很好的分离效果，近年来也大量用于胆甾酸类成分的分离。部分胆甾酸类成分分离的色谱条件见表12-6。

表12-6　胆甾酸类成分分离的柱色谱条件

样品	色谱填料	流动相（洗脱物）
甲基胆汁酸	硅胶	石油醚→石油醚-乙醚（7∶3）（胆甾醇）→石油醚-乙醚（4∶6）（甲基石胆酸）→乙醚（甲基鹅去氧胆酸）→乙醚-丙酮（甲基胆酸）
粪便提取物	硅酸	苯→苯-醋酸（99∶1）→苯-醋酸（75∶25）（一、二取代胆汁酸）→三氯甲烷-甲醇（1∶1）（三取代胆汁酸）
血清提取物的甲基化物	氧化铝，活性度V	己烷-苯（9∶1）（胆汁酸以外的脂质）→苯（低极性甲基胆汁酸）→丙酮-甲醇（9∶1）（甲基胆汁酸）
胆汁酸	离子交换树脂 Dowex	25%乙醇→0.05mol/L盐酸-25%乙醇（甘氨酸结合胆汁酸）→0.5mol/L盐酸-25%乙醇（牛磺酸结合胆汁酸）
胆汁酸	离子交换树脂 Amberlite IRA400	1mol/L甲酸-50%乙醇（胆甾酸及甘氨胆汁酸）→氯化钠-水-乙醇（23g∶100ml∶100ml）（牛磺胆汁酸）
尿提取物	Sephadex LH-20	三氯甲烷-0.01mol/L氯化钠-甲醇（1∶1）（牛磺及甘氨胆汁酸）→（硫酸结合胆汁酸）
胆汁酸	Sephadex LH-20	三氯甲烷-甲醇（1∶1）（胆汁酸）

（五）生物活性及应用

1. 促进脂质类消化及吸收　胆汁酸盐类的母核为脂溶性部分，结构上的羟基、SO_3^-等基团为水溶性部分，因此为良好的表面活性剂，具有很强的乳化力，能降低表面张力，使脂肪暴露于胰脂酶的表面积大大增加，从而促进脂肪的消化。

胆汁酸与脂肪结合生成络胆酸，在碱性或弱酸性溶液中溶解、扩散，被肠绒毛吸收，吸收后的络胆酸在肠绒毛上皮细胞内又分解成为胆汁酸和脂肪酸，胆汁酸通过脂肪循环又回到胆囊中，如此不断地循环，使少量的胆汁酸能吸收大量的脂肪酸。胆汁酸还能激活胰液脂肪酶活性。

2. 利胆作用　胆汁酸是促进肝细胞生成胆汁的自然刺激物。静脉注射或口服牛磺胆酸盐，均能促进肝内胆酸盐量增加，胆汁分泌量也随之增加，且呈剂量依赖性关系。

3. 溶解胆石作用　鹅去氧胆酸和熊去氧胆酸等均能抑制肝细胞合成胆固醇，可治疗胆固醇结石。

4. 对神经系统及肌肉的作用　胆汁酸类具有镇静、镇痛及解痉作用。去氧胆酸和胆酸均有增强戊巴比妥对小鼠的催眠作用。牛黄对中枢神经兴奋的拮抗及对中枢抑制药物的协同作用的有效成分为去氧胆酸及胆酸，去氧胆酸的作用强，胆酸只有协同作用。其解痉作用是去氧胆酸、胆酸等成分的综合作用。胆酸类解痉作用强弱顺序为：去氧胆酸盐＞熊去氧胆酸盐＞鹅去氧胆酸盐＞胆酸盐。

5. 镇咳及祛痰作用　麻醉猫试验表明，胆酸钠具有镇咳作用，去氧胆酸钠作用较胆酸弱，牛磺胆酸钠则无作用。胆酸钠还具有舒张支气管平滑肌和中枢镇咳作用。

鹅去氧胆酸、猪去氧胆酸及胆酸均有祛痰作用。

6. 解热作用　家兔注射胆酸具有降温作用。胆酸钙对正常大鼠无降温作用，但对 2，4-二硝基苯模型大鼠具有降温作用。

7. 抑菌及抗炎作用　胆酸、牛磺胆酸、甘氨胆酸及去氧胆酸对多种致病菌具有抗菌作用。牛黄中的胆汁酸也具有抑菌作用。

胆酸钠和去氧胆酸盐均具有抑制血管通透性和抗炎作用。

8. 对循环系统的作用　去氧胆酸可减慢心脏的搏动次数；去氢胆酸有强心作用；α-猪去氧胆酸有降低血胆固醇和甘油三酯的作用。

9. 溶血作用　胆汁酸盐类具有表面活性作用，因此具有溶血作用。其作用强弱为：牛磺胆酸＞去氧胆酸＞甘氨胆酸＞胆酸＞去氢胆酸。

三、甾体激素

甾体激素广泛分布于动物体内，是动物体内一类重要的内因性生理活性物质，重要的动物药如麝香、鹿茸、鹿鞭、哈氏蟆油等均含有多种甾体激素，昆虫所含的蜕皮激素也属于甾体激素。

（一）结构特征

与胆烷酸类化合物相同，甾体激素也具有环戊烷骈全氢菲母核结构，其 B/C 环和 C/D 环均为反式稠合，A/B 环有反式和顺式两种。与胆烷酸类不同的是甾体激素的 C-17 侧链变化较大，有些无侧链；在 C-10 和 C-13 有或无角甲基。重要的甾体激素和蜕皮激素类化合物及其结构见下图。

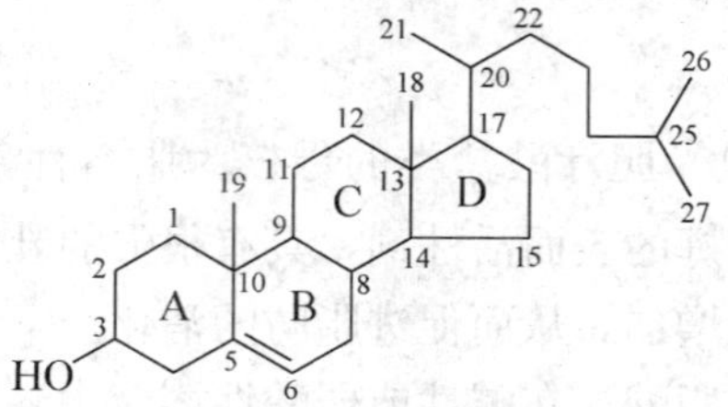

胆甾醇的结构及其碳原子编号

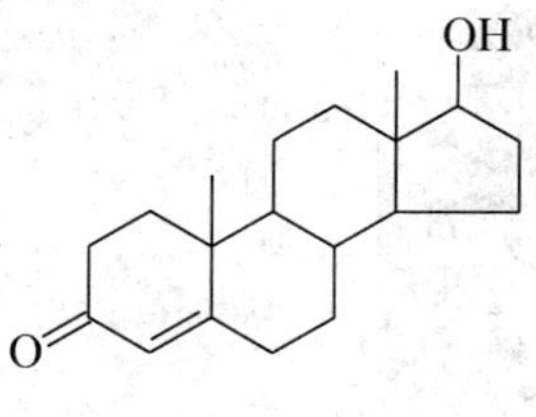

睾丸酮 (testosterone)

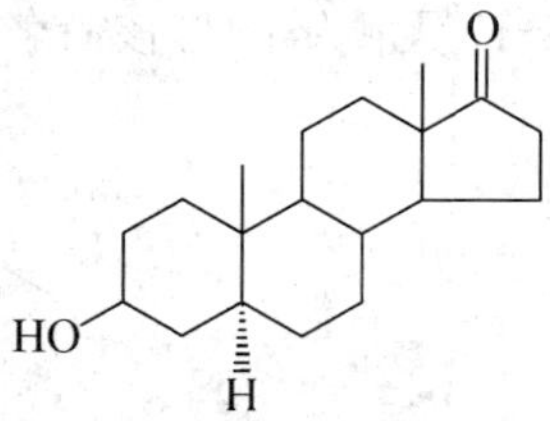

雄酮 (androsterone)

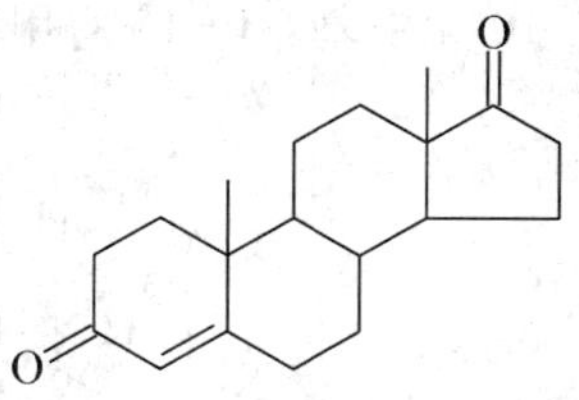

雄烯二酮 (androsteredione)

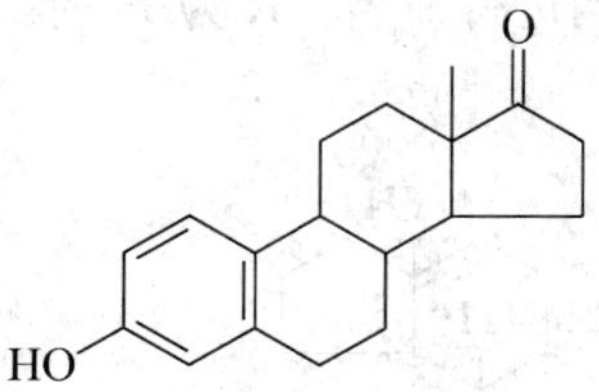

雌酮 (estrone)

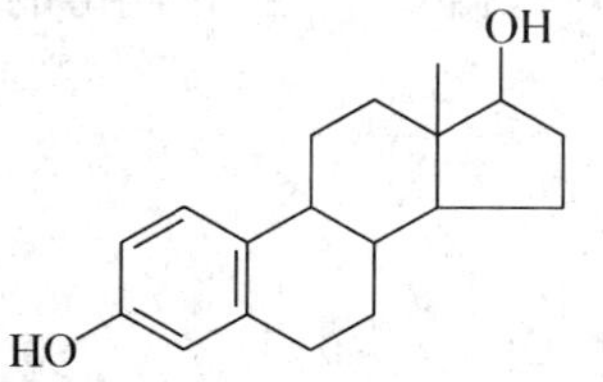

雌二醇 (estradiol)

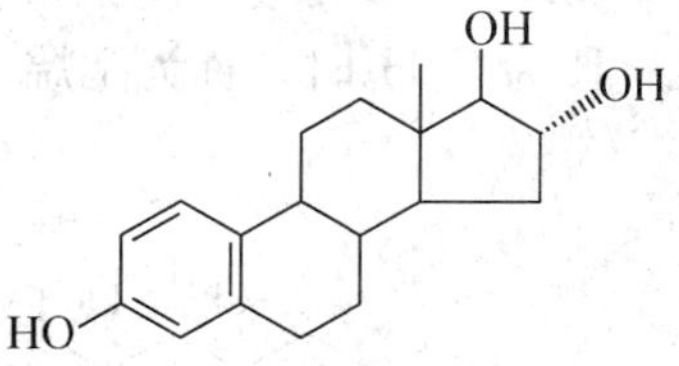

雌三醇 (estriol)

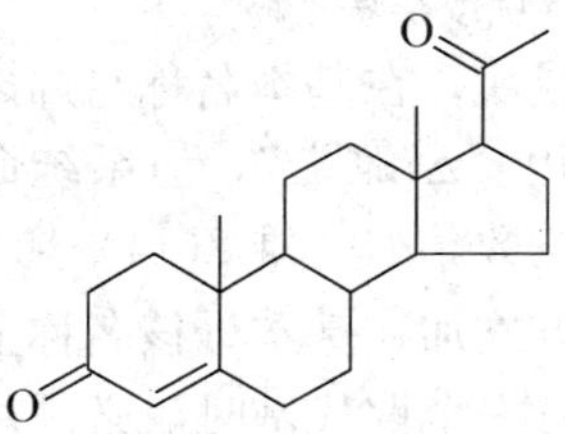

孕酮 (progesterone)

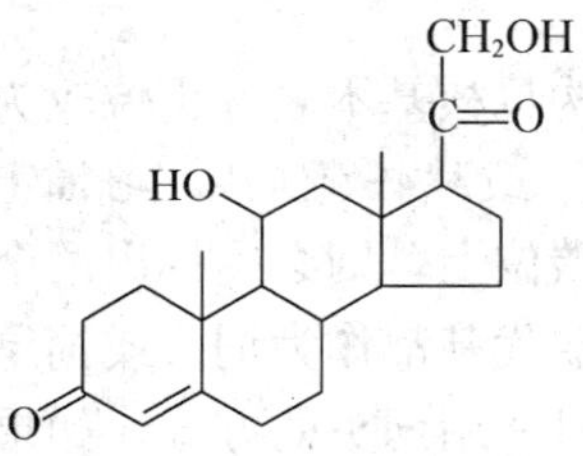

皮质酮 (corticosterone)

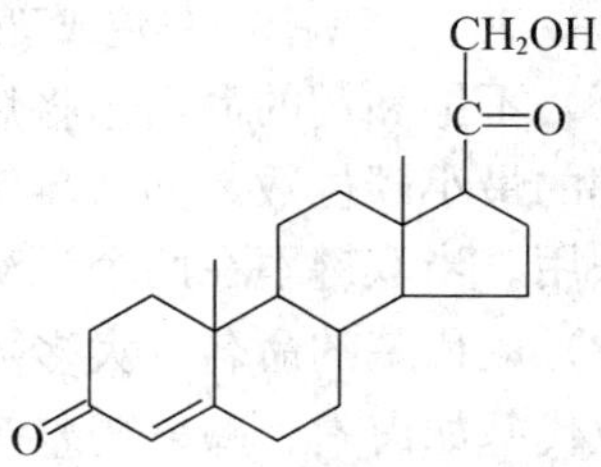

脱氧皮质酮 (deoxycorticosterone)

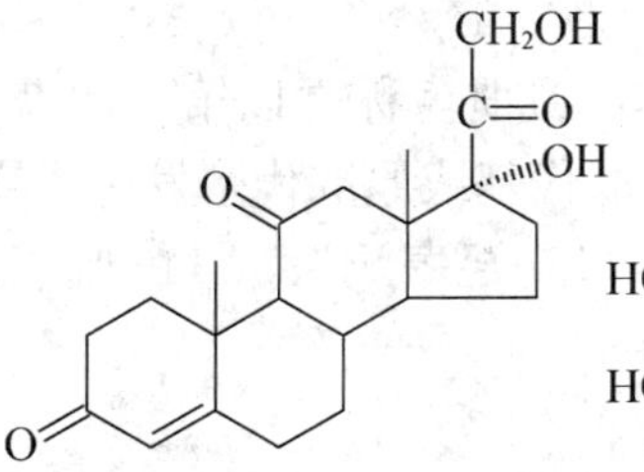

皮质素 (cotisone)

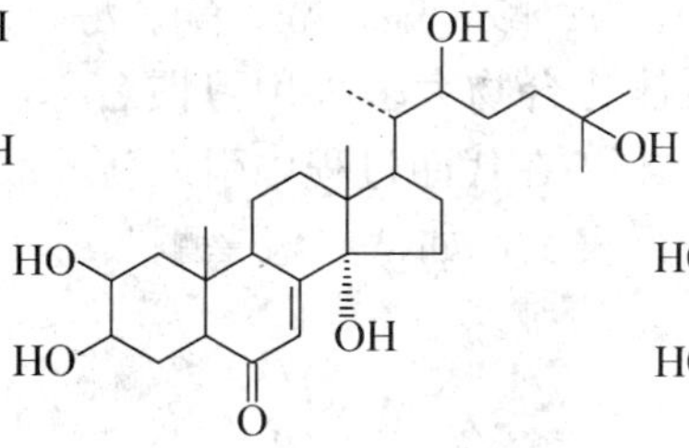

α-蜕皮激素 (α-ecdysone)

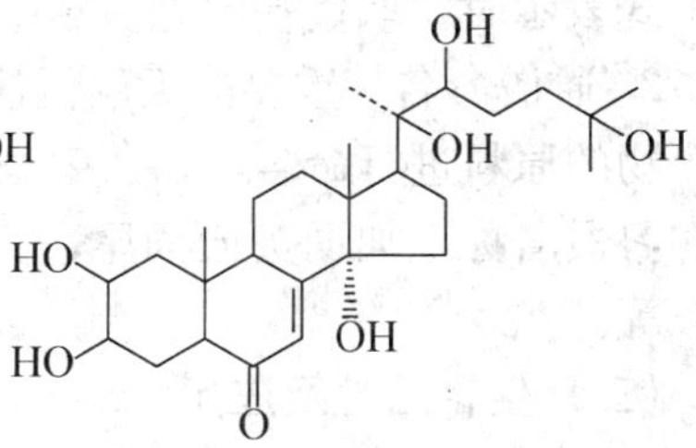

β-蜕皮激素 (β-ecdysone)

（二）命名原则

1. 系统命名

(1) 甾体母核的命名　甾体激素的命名以饱和烃结构为母核名称，常见母核及其命名如下：C-10 和 C-13 无甲基，C-17 无侧链的母核命名为甾烷。

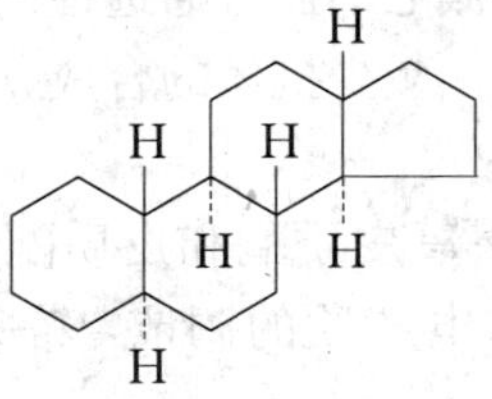

5α-甾烷

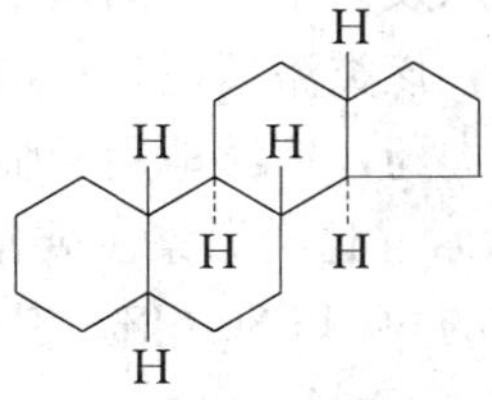

5β-甾烷

C-10 无甲基，C-13 有甲基，C-17 无侧链的母核命名为雌烷。

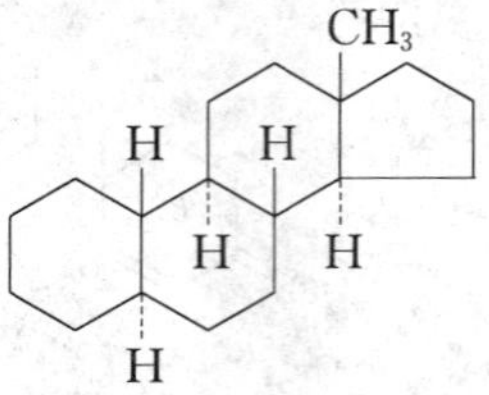

5α-雌烷

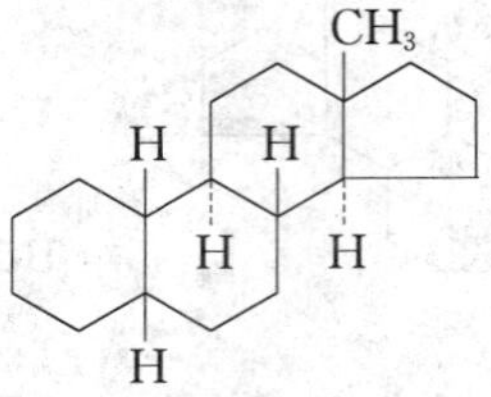

5β-雌烷

C-10、C-13 都有甲基的母核，根据 C-17 上 R 侧链的结构进行命名，R 为 H 时，称为雄烷；R 为 C_2H_5时，称为孕烷。

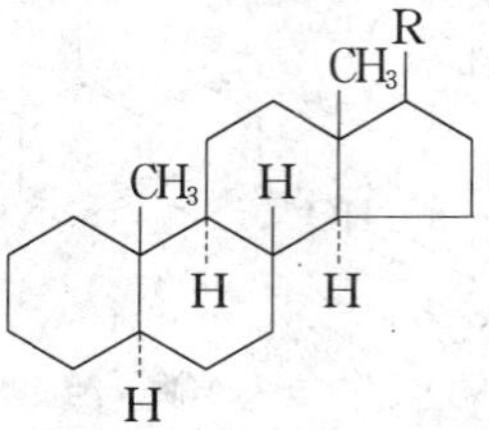

5α-雄烷或孕烷

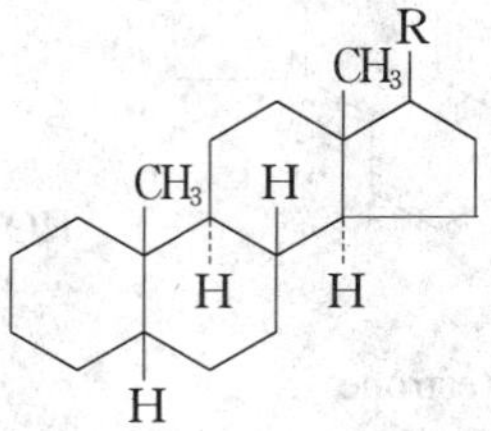

5β-雄烷或孕烷

(2) 不饱和键的命名　将烃结构母核基本名称由烷改为烯或炔，在基本名称与烯之间标出双键的最小碳位数。如“雌-4 烯”或“4-雌烯”，习惯上还用“Δ^4 雌烯”，但系统命名一般不采用。当双键不在两个顺次的碳位上，则必须标出两个碳位数，如“雄 8(14)-烯”。

(3) 取代基的命名　大多数的取代基都作为词头或词尾的方式加在基本母核名称上。但有些取代基如卤素、碱、硝基等，只能用词头的方式。如果只有一个取代基时，必须用词尾的方式表示。当有多种取代基时，除一个用词尾的方式表示外，其余用词头的方式表示，且标出取代基的位置和构型，如“3α-羟-5α-雄烷-17-酮”。当有一个以上的取代基可用以词尾方式表示时，取代基的先后顺序为：酸、酯、醛、酮、醇、胺、醚。

2. 通俗命名　重要的天然甾体化合物大多采用习惯名称，习惯名称常以第一次获得该化合物的原料进行命名，如“睾酮”。在代谢过程中引入新的取代基或原取代基发生了变化，则在习惯名称上加词头或词尾进行表示，如“二氢睾酮”、“11β-羟睾酮”、“11-脱氧皮质醇”等。

(三) 生物活性及应用

1. 糖皮质甾体激素　糖皮质甾体激素是维持生命的必需激素。人体每日分泌 15～30mg 皮质醇，其中皮质酮 2～5mg。这类激素对机体的糖、蛋白质、核酸和脂肪代谢均有广泛的调节作用。在肝，糖皮质激素增加糖原的沉积、葡萄糖的生成、氨基酸的摄取以及 RNA 和蛋白质的合成；在肌肉和淋巴组织，抑制蛋白质的合成和释放游离氨基酸；在脂肪组织，具有促脂肪分解作用，释放游离脂肪酸和甘油。

糖皮质激素以及人工合成的衍生物具有抗组胺和降低毛细血管通透性的作用，因而具有抗炎作用。此外，该类激素还具有抑制淋巴组织的功能，减少抗体的合成，从而显示抗排斥作用。其作为抗炎药，广泛地用于临床。

2. 盐皮质激素　这类激素主要指醛甾酮，其次是去氧皮质酮和皮质酮，前者的作用强度分别是后两者的 30 和 300 倍。其主要作用是对机体电解质的调节，表现在保存体内的 Na^+，排出 K^+。

3. 雄激素　雄激素是维持性器官和第二性征的激素，具有促进男性生殖器官的发育及促使男性特征形成的作用。雄激素能够增加阴茎的大小，促进阴囊的生长、色素沉积、前列腺和贮精囊发育，刺激皮脂腺分泌、阴毛生长以及声音变低沉。雄激素还具有广泛的合成代谢作用，如增加肌肉、骨骼的蛋白质合成和增加体重。在未成年动物中，雄激素可增加机体的生长速度，促进氮、磷、钾的潴留，减低呼吸商，影响水电解质平衡、酶浓度及行为等。

4. 雌激素　雌激素是促进雌性生殖器官的发育和维持第二性征的激素，与其他卵巢激素——孕激素和松弛激素一起控制月经周期及妊娠期的生理功能。雌激素增加生殖器官的有丝分裂并促进生长和发育，增加乳腺和髋部脂肪的沉积，从而出现典型的女性体型，并影响雌性的性行为。另外，对皮肤、声带和毛发的生长均有作用。

雌激素最主要的作用是维持子宫的生长和功能，其作用主要通过调节糖、蛋白质和脂类的代谢。雌激素对孕激素和松弛激素具有引发作用，后两者对子宫内膜的作用必须先通过雌激素的引发后才能产生。

雌激素还具有以下作用：影响黄体功能；刺激阴道上皮细胞增生和分化；刺激输卵管蠕动，有利于卵子的输送；促进胚泡着床；调节垂体促性腺激素的分泌；促进骨骼钙的沉积，加速骨骺的闭合，增加骨骼中总脂量和甘油三酯的含量，降低胆固醇和磷脂含量，提高钙、磷比例；降低血液胆固醇等。

5. 孕激素　孕激素是受孕和维持妊娠的最重要激素。具有调节促性腺激素分泌，激发卵细胞的成熟分裂并诱发排卵，促进子宫内膜增厚、调节子宫内环境、抑制妊娠后子宫的收缩、有利于受精卵的着床和维持妊娠等作用。另外，孕激素还具有提高体温和抗炎等作用。

6. 蜕皮激素　蜕皮激素为昆虫的重要激素，在植物体中也大量存在。蜕皮激素是昆虫由幼虫发育成为成虫的必需激素，其作用主要是促进细胞生长，刺激真皮细胞分裂，产生表皮并使其蜕皮。蜕皮激素可以促进昆虫和甲壳类动物的变态和生长，目前已用于家蚕、虾、蟹等养殖。

参考文献

[1] 中国药材公司编著. 中国中药资源. 北京：科学出版社，1995：6.
[2] Lu GD，*et al*. J Med Hist，1964，8：101.
[3] Butenandt A，*et al*. Z Naturforsch，1959，B14：283.
[4] Birch MC，Pheromones（Birch M. C. ed.），North-Holl.，Pub. Co.，Amsterdam，1974：135-160，161-189.
[5] 张豁中，温玉麟编著. 动物活性成分化学. 天津科学技术出版社，1995：12.
[6] 杨慧云等. 氨基酸通讯. 1983，(1)：8.
[7] Kakimoto Y，*et al*. J Biol Chem，1970，245，5751；1969，244，6003.
[8] Kakimoto Y，*et al*. J Neurochem，1975，24，893.
[9] 朱运松. 生命化学. 1984，(3)：18.
[10] Medernat JR. Chromatogr，1981，222：371.
[11] 张豁中，温玉麟编著. 动物活性成分化学. 天津科学技术出版社，1995：227.
[12] 张豁中，温玉麟编著. 动物活性成分化学. 天津科学技术出版社，1995：1336.
[13] 张豁中，温玉麟编著. 动物活性成分化学. 天津科学技术出版社，1995：335.
[14] 张豁中，温玉麟编著. 动物活性成分化学. 天津科学技术出版社，1995：373.

（屠鹏飞　姜　勇）

第十三章 海洋天然产物

第一节 概 述

海洋生态环境的特殊性和生物链之间的密切相关性，导致海洋生物具有陆地生物所无法比拟的结构奇特、新颖的化合物，并产生许多具有特异的高活性、高药效的药物先导化合物，为新药研究与开发提供了大量模式结构和药物前体[1~5]。与来源于陆生植物的十五万余个天然产物相比，海洋天然产物至今才发现一万多个，目前用于研究的仅几千个，这表明海洋生物研究、开发潜力巨大。

一、海洋生物的研究方向和内容

海洋生物活性物质的发现是海洋生物研究的主导方向。海洋生物活性物质主要包括各类活性成分、海洋毒素、生物信息物质、生物功能材料等[1]。以生物活性筛选为导向，从海洋生物中寻找活性成分已成为筛选海洋药物的常规方法，现在许多实验室已具备一些简单的生物筛选模型，如海虾致死模型（brine shrimp）、细胞毒模型等，利用它们可加速活性成分的筛选。以药物作用靶点，如酶和受体，作为筛选模型，使海洋药物筛选有了更高的特异性；以基因作为靶点的筛选模型已大量出现，这种模型可提供药物作用机制等信息。辅以计算机工具，利用计算化学、分子图形学等知识进行受体、酶或其他药物作用靶点的结构模拟，配体-受体复合物结构模拟等方法的重要性将会凸现。高通量药物筛选（HTS）为从大量海洋生物中寻找活性物质提供了快捷方法。医药材料和生物工具药等方面表现出强大的市场潜力。目前处于临床试验阶段的具有抗肿瘤、抗病毒、消炎功能的海洋药物都显示了活性好、选择性高的特点。利用海洋天然产物制成的生物工具药、探针、保健品及化妆品等也已进入市场[2,3]。

（一）抗肿瘤药物研究与开发

抗癌活性物质研究与开发是海洋天然产物研究的热点，如从东太平洋苔藓虫（*Bugula neritina*）中分离的苔藓虫素（bryostatin l）对白血病、乳腺癌、皮肤癌、肺癌、结肠癌等皆有明显疗效，目前已进入Ⅱ期临床研究。Bryostatin l 是一种特殊抗肿瘤药物，对白血病患者血液中分离的急性白血病细胞、慢性淋巴细胞等均有明显的诱导分化作用，并抑制其生长。Ecteinascidin 743 是另一种进入Ⅱ期临床试验的药物，该化合物源自加勒比红树（*Ecteinascidia turbinata*），可用于治疗肺癌、皮肤癌，综合治疗乳腺癌和淋巴系统肿瘤，该化合物已被成功全合成，经组织培养亦获得成功。从海兔（*Dolabella auricularia*）中分离的化合物 dolastatin 10 及其同系物 LU 103793 具有抑制 L1210 小鼠白血病细胞生长，抑制肿瘤细胞微管聚合的作用，是一类新型、高效的微管蛋白结合化合物。它作为抗胰腺癌、前列腺癌、肺癌、淋巴系统肿瘤等的用药，已进入Ⅱ期临床研究。Didemnin B 是从被囊动物 *Trididemnum solidum* 中分离出来的具有抗病毒和细胞毒活性的环肽化合物，体内筛选结果表明，它具有强烈的抗 P388 白血病和 B16 黑素瘤活性，美国 NCI 正进行其抗肿瘤Ⅱ期临床研究。Didemnin B 可连接 36kD 糖蛋白，它的编码基因与棕榈酰蛋白硫酯酶（PPT）相似，提示 Didemnin B 可作为治疗基因突变引起的婴儿性神经脂褐素症的潜在药物。

其他进入临床及临床前研究的海洋抗肿瘤药物有：aplidine、dehydrodidemnin B、curacin A、discoclermolide、eleutherobin 和 halichondrin B 等。

（二）抗病毒活性成分研究与开发

虽然从海洋生物次生代谢产物中已筛选出一批抗病毒活性成分，但能进入临床或临床前研究的先导化合物仍为数不多。第一个抗病毒海洋药物是 Ara-A（arabinoside），它于 1955 年被 FDA 批准用于治疗人眼疱疹感染。抗病毒活性物质主要存在于海绵、珊瑚、海鞘、海藻等海洋生物中，活性成分主要有萜类、核苷类、生物碱和其他含氮杂环类化合物。从贪婪倔海绵（*Dysidea avara*）中分离出的 avarol 和 avarone 是一类新型倍半萜氢醌化合物，在体外对 L_{5178} Y 老鼠的淋巴系统具有很强的抑制活性。该物质在体外 0.1μg/L 浓度下可抑制 HIV 复制，抑制 HIVgag 基因产物 P17、P34 的表达，而对正常细胞无细胞毒活性，并有细胞保护作用；在人体外周血淋巴细胞中产生 γ-干扰素诱导作用，具有显著的免疫增强作用。Toximsol 系从红海海绵（*Toxiclona toxius*）中分离的化合物，已证明对多种病毒逆转录酶有抑制作用，并影响 DNA 聚合酶的活性。Peyssonols A，B 系海藻 *Peyssondia* sp. 的代谢产物，具有抑制艾滋病病毒 HIV1，2 型逆转录酶的作用，对 DNA 聚合酶也有一定抑制作用，但并不干扰机体正常细胞的代谢，有望成为新的抗 HIV 药物。Kelletinin A 是从海洋腹足动物（*Buccinulum corneum*）中分离的产物，对人体细胞白血病病毒 I 型（HTLV - 1）有抑制作用，能抑制细胞 DNA 和 RNA 的合成，降低病毒转录水平，但不影响蛋白合成。

另外，对大量海洋动物提取物进行抗细菌和抗病毒试验，结果表明鲍鱼（*Haliotis nifescens*）、牡蛎（*Crassostrea virginica*）及硬壳蛤（*Mercenaria mercenaria*）中的大分子化合物在体内、体外均显示出抗细菌和抗病毒活性。

经过多年努力，一些项目已取得可喜成果，新型抗艾滋病海洋药物 911 的研究开发，已完成临床前的药代学、药效学和毒理学研究，获准进入Ⅱ期临床试验，成为我国第一个具有自主知识产权的、进入临床试验的抗艾滋病药物。抗肿瘤新药 K-001 也已完成全部临床前研究，并建立了专门的原料养殖基地。甲壳质衍生物 916 抗动脉粥样硬化新药也申报了临床研究。

（三）海洋生物毒素的生物活性研究

在海洋生物中，存在一类高活性特殊代谢成分，即海洋生物毒素。海洋生物毒素是海洋天然产物的重要组成部分，也是海洋生物活性物质中研究进展最迅速的领域。海洋生物毒素具有结构奇特、活性广泛且活性强等特点。许多高毒性海洋生物毒素对生物神经系统或心血管系统具有高特异性作用，可发展成神经系统或心血管系统药物的重要先导化合物。聚醚类毒素是海洋天然产物特有的一类化学结构，如岩沙海葵毒素（PTX）、西加毒素（CTX）、刺尾鱼毒素（MTX）等。其药理和毒理作用机制特殊，常作用于控制生命过程的关键靶位，如神经受体、离子通道、生物膜等，已成为新药开发的特殊模式结构。其中岩沙海葵毒素以特殊的作用方式作用于细胞膜，具有强抑癌活性；西加毒素具有高强心活性；海葵毒素已作为强心药物的重要先导化合物。多数海洋生物毒素均有较强的神经毒性，而且作用于神经离子通道，因而对神经系统起重要作用。河豚毒素（TTX）是从河豚中分离出来，治疗麻风患者神经痛的强镇痛剂，具有高度专一性。它作用缓慢而且持久，曾代替吗啡、哌替啶等治疗神经痛，无成瘾性，比常用麻醉药药效强万倍以上。作为“分子探针”，TTX 等因其高选择性、高亲和性地阻断神经兴奋膜上 Na^+ 通道而成为鉴定、分离和研究 Na^+ 通道的重要工具药。

（四）海洋碱性蛋白酶和溶菌酶的研究

目前产酶水平已突破 200 万单位/升，获得产酶菌最佳培养条件、液体浓缩酶制备工艺和最佳稳定剂配方，构建了基因库。用该方法已研制出优质甲壳质、壳聚糖工业化生产新技术，建立了深加工产品——生态农药“农乐一号”浸种剂的中试车间，完成中试试验并已批量生产。

（五）扩大海洋药物资源研究

虽然海洋为我们提供了大量有新药开发潜力的特殊天然产物，但由于多数活性成分含量低微和生物不定域性，一旦新药应用于临床，除一些丰富海生资源能满足需求外，多数将受到资源采集的限制。由于海洋动植物中 80%以上活性成分源于海洋微生物，绝大多数生物毒素源于低级海洋生物（如藻类），所以国际上许多大药业公司纷纷投巨资建立海洋真菌与细菌实验室，甚至进行工业化大规模培养。目前，Scripps 研究所已收集到 3800 多种微生物，从中提取了 35 000 多种物质，通过对培养条件的优化，高产率地培养出一批生物活性成分。海洋活性成分的合成、半合成、化学修饰和生物转化，是海洋药物产业化发展的一条重要途径。

海洋药物基因工程利用分离自海洋、有价值的药物基因或以产业化海养生物作为表达受体进行遗传操作，可大量获得高产值的目标药物。根据基因和表达受体的不同，主要有 3 种类型：①来自陆地的药物基因转入海洋生物中表达；②将海洋药物基因转入陆地微生物、植物或动物中表达；③将海洋药物基因转入海水养殖生物中表达。

（六）海洋生物功能基因组的研究与开发

主要包括海洋生物功能基因组研究、基因工程药物研究、病毒分子生物学研究以及转基因技术研究。现已成功构建了 13 个海洋动物 cDNA 表达文库，通过大规模测序获得了 316 个新基因序列，其中包括多个潜在的药用基因、工业用酶基因和抗逆性基因。在重组海蛇毒素抗癌作用研究、芋螺毒素的基因工程和药物研究中取得了重要进展，有望开发成为我国具有自主知识产权的抗肿瘤及镇痛新药。

二、目前我国重点发展的海洋生物研究技术

根据国际发展趋势、市场需求及我国海洋药物研究开发现状，目前及今后较长一段时间，我国重点发展如下六大技术领域。

（一）海洋生物重要功能基因的研究与利用

功能基因研究包括：①克隆出一系列药用海洋生物特有的药用蛋白功能基因或药物合成相关功能基因，研制出一类新药；②从海洋生物尤其是极端环境海洋微生物中克隆出一系列特殊酶功能基因；③筛选出重要养殖海洋生物病原微生物（如 WSBV、弧菌等）关键致病基因，并进行定位和克隆；④建立规模化筛选技术平台；⑤建立科学的海洋生物功能基因和蛋白数据库等。

（二）海洋药物的基础研究与开发

基础研究包括从海洋微生物（通常环境和极端环境）、海洋微藻及其他海洋动植物中寻找新结构或新作用机制的生物碱、萜类、大环内酯类、肽类、多糖及其组合物等具有生物活性的先导化合物，通过分子生物学和分子药理学、计算机辅助药物设计、结构生物学以及组

合化学等多学科的深入研究，不断修饰、优化先导结构，直至确立具有开发前景的新药候选化合物。

（三）针对人类重大疾病的海洋药物研制

重大疾病药物研究包括抗肿瘤药物、抗病毒药物（特别是抗艾滋病和抗肝炎的药物）、神经系统药物（特别是针对脑退行性病变、镇痛的药物）及糖尿病治疗药物、抗真菌药物等。

（四）海洋生物基因工程药物的研制开发

利用从药用海洋生物体克隆的药用蛋白功能基因或药物合成相关基因，推动海洋药物的大规模工业化生产，研制开发具有自主知识产权的一类海洋生物基因工程药物。

（五）重要海洋药源生物的养殖工程

药源生物的养殖工程包括：①针对海洋生物天然活性成分的酶、受体水平分子药靶的建立；②高通量筛选技术、基因芯片技术的研究开发；③海洋微生物特别是极端环境微生物的繁殖与扩增；④海洋活性天然产物的提取、分离、纯化技术及其结构确定；⑤计算机辅助药物设计技术开发；⑥利用组合化学技术，对海洋天然活性物质进行结构改造；⑦海洋生物功能基因的分离和鉴定；⑧海洋生物多糖的代谢动力学测定技术研究；⑨海洋药源生物的养殖驯化技术开发；⑩海洋生物资源的高值化利用与生物制品的研制开发等。

（六）天然活性物质生物信息库的构建与应用

建立如蛋白质、活性肽、多糖、毒素和各类高分子化合物的生物信息库，并开发成各类应用软件，为海洋药物和海洋信息产业的发展奠定基础。

三、海洋生物的分类[6]

海洋生物主要有水生植物、海洋动物和海洋微生物三类。

（一）海洋水生植物类

海洋药用水生植物种类繁多，其中药用植物近七十个品种。中国海洋药用水生植物有绿藻类、褐藻类、红藻类、蓝藻类。

绿藻类的藻体草绿色，已知南海药用绿藻有8种，属于绿藻纲的石莼科，归于两个属。

褐藻类的藻体棕褐色，红藻类的藻体红色；蓝藻类藻体呈丝状，深绿色，产于浙江南鹿列岛。

（二）海洋动物类

海洋动物类主要有水母、珊瑚等十多类。

1. 水母类　药用水母个别属于水螅类，一些属于钵水母类动物。在水母类中，已发现有些水母含有对心血管、神经和肌肉的药用物质，有的种类有抗癌药理作用，如刺丝毒素引起的效应，是由水母中肽类等物质所造成的。

2. 珊瑚类　珊瑚属于腔肠动物门（Coelenterata），有九千余种，通常分为水螅虫纲、钵水母纲和珊瑚虫纲。珊瑚在腔肠动物是个统称，人们发现有生理活性的天然化合物的珊瑚类，称为药用珊瑚，已知有软珊瑚（*alcyonarian*）、柳珊瑚（*gorgonian*）和石珊瑚（*scleractinian*）。我国的珊瑚药用历史悠久，唐朝《唐本草》就记载有："珊瑚有明目、镇心、止惊等功用"，明朝李时珍著《本草纲目》金石部、玉类部分已载珊瑚的药用为"珊瑚气味甘，平，无毒，主治去目中翳，消宿血，为末吹鼻，止鼻衄，明目镇心，止惊痫。点眼，去丝"，并附方治眼疾。

我国海疆辽阔，珊瑚资源十分丰富，可以为人类提供具有显著药理作用的海洋药物资源。

3. 星虫类　星虫类动物属星虫动物门（Sipuncula）星虫纲（Sipunculida）星虫科（Sipunculiidae）。星虫类动物一般为长管状，大致如蚯蚓，分躯干和陷入吻两部分，生活在潮间带泥沙底质海域，全虫可作药用。

4. 腹足类　腹足类动物属软体动物门（Mollusca）腹虫纲（Gastropoda），又称单壳类。体形不对称，一般具有一个螺旋形的贝壳。腹足类有不少药用种类，药用贝壳、肉和厣等。有些种类毒腺产生毒素，应慎用，有些种类可作抗生素和抗毒素的提取、利用。

5. 双壳类　双壳类贝体左右相称，有贝壳两枚，不少瓣鳃类可供药用，其提取物有抗菌、抗病毒、抗癌药理的作用，有的已制成药供临床应用。

6. 头足类　头足类动物属头足纲（Cepeiaeopoda），身体两侧对称。通常有一个石灰质内壳，可供药用，其内脏墨囊可作治疗出血药物。

7. 甲壳类　甲壳类动物属节肢动物门的甲壳纲（Crustacea），有利用甲壳类动物提取毒素作药用。

8. 肢口类　肢口类动物属肢口纲（Merostomata），均为海产动物，用囊鳃呼吸，是节肢动物中体形最大的种类，中国鲎是本纲中唯一存在的常见种，是药用海洋生物品种。

中国鲎［*Tachypleus tridentatus*（Leach）］，药用肉、壳、胆、尾。肉用于清热解毒，治脓疱疮、白内障。壳用于跌打损伤、创伤出血、烫火伤、带状疱疹。尾用于肺结核咯血、疮疥。胆治大风癞疾、驱虫。珠粉用于咽喉肿痛。

9. 海参类　海参类属于棘皮动物门海参纲（Holothuroidea），现有药用种类是多肉质的，有不少种类有毒性。

10. 海星类　海星类动物属棘皮动物门海星纲（Asteroidea），已知海星毒素对生殖细胞有药理作用。

11. 海胆类　海胆类动物属棘皮动物门海胆纲（Echinoidea）。已知从海胆中提取毒素和从生殖腺提取活性物质，用于研制成某些心肌药或神经阻断新药。

12. 鱼类　鱼类是水生脊椎动物，属于鱼纲（Pisces），我国海洋鱼类已发现有1500多种。我国医药工业利用鱼类作为原料制造药品已有较长的历史，如用鲨鱼或其他鱼类的肝提取鱼肝油，用鱼制取鱼蛋白，鱼肉制取水解蛋白，鱼软骨、骨髓韧带制取软骨素，还可从鱼类中提取细胞色素丙、卵磷脂、脑磷脂等药品。近年来，我国对鱼类用作药用的研究有了进一步的发展并取得了很大成绩。如从河豚肝中提取物作抗癌药物；从太平洋鲱鱼的精巢中提取脱氧核苷酸，对患者白细胞增生有明显作用；从带鱼鳞提取鸟嘌呤，作为治疗白血病新药6-硫代鸟嘌呤（6-TG）的原料。

毒鱼类含有毒素及毒液，已知有毒性鱼类五百余种。鱼类的毒性物质有一定的药理作用，如从司氏黏盲鳗（*Eptatretus stoutii*）鳃中提取的芳香胺（eptatretin，低分子量），对蛙、狗心脏有起搏作用，对心肌缺血引起心力衰竭的狗有增强心室活动的作用。如河豚毒素（tetrodotoxin）已知普遍存在于豚科（Tetraodontidae），有40种，刺豚科（Diodontidae）有10种，翻车鱼科（Molidae）有2种。它是一种氨基过氢喹唑啉化合物，能阻断神经传导，麻痹心肌，抑制呼吸以致死亡，小剂量河豚毒素在临床用于松弛肌肉痉挛和减轻晚期癌痛。

分泌毒液的鱼类有二百多种，它们具有分泌毒液的毒腺，其毒液含有氨基酸和多肽类蛋白质，对中枢神经系统和心脏有一定作用。

已知从鱼类分离出许多新的激素，这些新的激素对机体有活跃的生理作用，有的已经开发应用做药物或生殖促进剂。

鱼类在医药上的研究和利用有着广阔的前景，可以从鱼类提取有效物质，为研究开发成新药作出贡献。

13. 爬行类　爬行动物属于脊椎动物爬行纲（Reptilia），我国医药学很早就有关于海生爬行动物药防治疾病的记载。广东省生产的海蛇酒舒筋活血，祛风湿疗效很好。

14. 哺乳类　哺乳动物是以母体的乳汁哺育幼儿的动物，属于脊椎动物最高级的一纲哺乳纲（Mammalia）。我国古代就应用此类动物作药用。我国已有单位将鲸类肝制成抗贫血剂，或做成维生素 A、P 制剂，脑垂体制成激素制剂等。近年来，已发现抹香鲸油能抑制肿瘤生长。

（三）海洋微生物[4]

海洋微生物为了适应特殊的生存环境，往往能产生不同结构和功能的天然活性物质。另外，越来越多的实验证明，来自海洋动植物活性物质的真正生物源是海洋微生物。可见，海洋微生物活性物质的开发利用大有前途，这方面的研究进展迅速，人们已从放线菌、真菌、细菌、微藻等海洋微生物中分离出具有抗肿瘤、抗病毒、抗细菌、免疫调节功能以及其他用途的生物活性物质。这些物质是开发海洋药物的重要资源，并在化工、食品以及生命科学基础研究等领域都有着重要的应用价值。

四、海洋中药[5,6]

海洋中药（marine traditional Chinese drugs）是海洋药物的重要组成部分，分载于各种本草著作中。现存最早的中药学专著《神农本草经》中，记载了牡蛎、海藻、乌贼骨、海蛤、文蛤、大盐、卤碱、马刀、蟹、贝子、瓦楞等来自海洋的动物、植物和矿物药名。以后历代有发展，至明清时代《本草纲目》和《本草纲目拾遗》记载约 100 味海洋中药的名称。1989 年始，由国家中医药管理局组织编写的一部划时代的大型巨著《中华本草》，共载药 8000～10 000 种，其中海洋药物七百余种，已经编写完成。我国海洋药物（marine drugs）应用、发展的历史就是海洋中药的历史。海洋中药种类众多，从中开发研制新药大有前景。

海洋中药是产于海洋的传统中药，与一般海洋药物比较，海洋中药具有鲜明的中国传统医药特点，在中医药理论体系的范畴内，赋予此类药物以性能、功效的概念，其临床应用在中医药理论指导下进行，多配伍成复方形式。与其他中药比较，由于海洋中药均来自海洋，药材的品种、采集、加工等具有“海产品”的特点，由于生态环境的影响，造就了海洋中药性能、功效及应用等方面的特色。

（一）海洋中药的特点

1. 海洋中药材的品种特点　中药材品种以植物药占多数，动物药占少数。但海洋中药材（marine traditional Chinese medicinal materials）品种则相反，动物性药材显著多于植物性药材。

《神农本草经》收载海洋中药 11 个，其中仅海藻为植物性药材，大盐、卤碱为矿物药，其他 8 个均为动物药。《本草纲目》收载的海洋药物中藻类 14 种，动物类有 67 种。

1977 年出版的《中药大辞典》收载中药 5767 味，其中植物药 4773 味，动物药 740 味，矿物药 82 味，加工品 172 味。有人统计，其中收载海洋中药有 134 种，包括海洋植物药 25 种、海洋动物药 101 种、其他 8 种。1994 年出版的《中国海洋药物辞典》收载海洋药物

1600 条，其中海洋动物药 1430 条，海洋藻类药 125 条，矿物药 6 条，其他特殊活性化学成分药 38 条。

以上数字表明，自古至今，海洋中药中动物药种类远多于植物药。海洋动物药具有种类繁多、资源丰富、生理活性强、临床疗效较好的特点。之所以如此，可能因为海洋生物中动物种类远多于植物。从门类看，海洋植物几乎仅限于藻类，海洋动物不仅有众多鱼类，而且无脊椎动物所有门类都在海洋动物中体现，有些科属甚至门、纲、目仅在海洋中存在。在流动性大的海洋环境中，营游泳或浮游生活的低等动物的生物多样性表现更为活跃，为体内活性物质的产生创造了条件。

2. 海洋中药采集加工的特点　海洋中药材的原植（动）物生长于海水、滩涂或礁石上，采集方法与陆生药材不同，大多与海洋渔业或养殖业有关。海洋生物（marine organism）含有大量水分，为便于贮存、运输，需经干燥处理；海洋生物体内或体表含有较多盐分，需经去盐处理；动物性药材占多数，要求充分干燥，或捕获鲜品立即加工成药，或冷冻保存。

3. 海洋中药的性味特点　一般说来，中药的寒热性质在数量上基本平均，五味则以苦辛居多。海洋中药则性偏寒凉，味偏咸、甘（表 13-1，表 13-2）。其原因固然与海洋中药材生长于海水环境，体内及体表盐分较高，口尝味觉有关。更重要的是由于海洋中药以动物性药材居多。

表 13-1　《神农本草经》收载中药（357 味）五味和四气药比例

四气药（数量平均）		五味药（苦辛居多）	
寒性	126 种	苦	131 种
温热性	100 种	辛	99 种
平性	131 种	甘	78 种
		酸	14 种
		咸	35 种

表 13-2　《中药大辞典》收载海洋中药五味和四气药比例

咸味中药中四气药（偏寒凉）		五味药（偏咸、甘）	
寒性	30%	甘	52%
温热性	8%	咸	72%
平性	26%		

4. 海洋中药的功效特点　海洋中药的性味偏向与生长环境盐分较高和动物性来源居多有关，其意义主要涉及药物的功效。咸能入血，“血肉有情”；咸能入肾，补益肾阴肾阳；咸能软坚散结，可治疗痰浊、瘀血等坚积之证。甘能补益，调和五脏。因此，补益、软坚是海洋中药的功效特点。

5. 海洋中药的应用特点　配伍组方（compatibility of medicines and formula）是中药临床应用的主要形式，海洋中药亦是如此。“四乌贼骨一虑茹丸”是《黄帝内经》中的名方，方中 4 味药，有 2 味（乌贼骨、鲍鱼汁）是海洋药，配伍虑茹、雀卵，用以治疗血枯病。

《内经》以后的两千年间，海洋中药复方代有发展，数量日渐增多。海洋中药以动物药材居多，味美可食；即使是植物性药材，也常入蔬菜，具有较高的营养价值。因此，海洋中药在食疗、药膳中的应用十分广泛。

（二）海洋中药的功效分类

中药的功效（efficacy），或称功能、作用，是药物对机体起治疗、保健作用的综合概括，是处方用药的主要依据。根据长期临床经验所积累的对药物治疗、保健作用的认识，对海洋中药按其功效进行概括、分类，使之系统、规范，有利于临床处方选药，也有助于海洋中药的开发研究。

1. 补益类（tonic） 补益药根据其功效特点可分为补气药、补血药、补阳药和补阴药四类。补益类海洋中药大多药食兼用，其补益功效与所含营养物质有一定关系，又滋味鲜美，故为食疗和药膳所常用。海产动物食用过多易致消化呆滞，脾胃虚弱者宜慎用，或配伍健脾消食理气药同用，以防“虚不受补”。

（1）补气药 补气药物以鱼类为主，如黄鱼、鲳鱼、鳓鱼、鲟鱼、鲈鱼、带鱼、鲻鱼、鲐鱼、马鲛、海鳗、锯鳐、鲨鱼翅、鲸鱼等，其他有海参、禾虫（沙蚕）、章鱼、海牛、海兔等。

（2）补血药 补血药以贝类的肉质部为主，如淡菜（贻贝）、吐铁（泥螺）、海螺、毛蚶、泥蚶、魁蚶、干贝、竹蛏、缢蛏、牡蛎、鲍鱼、乌贼肉等，以及海黄鳝、星虫等。

（3）补阴药 补阴药有海龟、墨鱼蛋、牡蛎肉、西施舌、海粉、海燕、鳆鱼、蠓鱼、滩涂鱼、鱼鳔胶等。

（4）补阳药 多种海洋动物具有温肾壮阳功效，常用的如海马、海龙、海蛆、海狗肾等，其他有对虾、龙虾、黑乳参、刺参、梅花参、鲵鱼、黄姑鱼、虾虎鱼、海星、海胆、海燕、海盘车、海葵、金钱鱼等。

2. 调理气血药（retification of qi and blood）

（1）理气药 理气药有甲香、辣螺、椎实螺、鱼怪、馒头蟹、海胆、海盘车、海蜇、银鱼、文鳐鱼、鲻鱼、刺虾虎鱼、绿鳍马面纯、鲼等。

（2）活血药 活血药以节肢动物为多，如寄居蟹、鲎、梭子蟹、蟛蜞、锯缘青蟹、馒头蟹等。其他有海龙、海马、锯鳐、蝠鲼、海黄鳝等。

（3）止血药 乌贼墨、乌贼骨为最常用的止血药，内服、外用均可。其他有玳瑁、海龟肉及龟胶、海浮石、海蛤粉、鱼鳔胶、珍珠及珍珠母（珍珠层粉）、珊瑚、淡菜、马面纯、刺纯、带鱼鳞等。

3. 调理脏腑功能药（retification of viscera function） 脏腑功能失常可引起各种疾病。调理脏腑功能药通过各自不同的功效调节脏腑功能，使之恢复正常，具有该功能的药有安神、平肝药等。

（1）安神药 安神药以贝类为主，有珍珠或珍珠母、紫贝、牡蛎，以及珊瑚、龙虾、马鲛、鲐鱼、金钱鱼、海龟、玳瑁等。贝类中，贝壳多能镇静安神，用于狂躁不安之证，贝肉（软体部分）多能养血安神，用于虚烦不安之证。

（2）平肝药 平肝药以软体动物的贝壳为主，有牡蛎、石决明、珍珠母（珍珠层粉）、贝子、紫贝、瓦楞子、海螺、马蹄螺、江珧、榧螺、椎实螺以及玳瑁、海龟等。

（3）明目药 明目药多属贝类，如石决明、珍珠、紫贝、贝子、马刀、珂、红螺、吐铁，还有石蟹、海龟板、珊瑚、鳆鱼等。珍珠、珊瑚、石蟹、珂等研极细粉，可点眼以明目。

（4）化痰止咳药 化痰止咳药以藻类、贝类为主。藻类如海带、昆布、海藻、海蕴、鹿角菜、海萝、麒麟菜、紫菜、蛎菜、江蓠、石花菜、裙带菜、琼枝等，贝类如文蛤、青蛤、石鳖、海粉、马刀、瓦楞子、辣螺、蛤蜊、牡蛎等，其他有海蜇、浮海石、海胆、海参、海马、珊瑚等。

(5) 消导药　消导药有海蜇、海月、蛸蜂、甲香、乌贼骨、鲛鱼皮、虾虎鱼、刀鲚、鲻鱼、鲳鱼、鲞鱼、银鱼、鱼、马面纯、黄斑鲳、鳗鲡鱼、鹧鸪菜等。

(6) 制酸药　制酸药主要为软体动物或棘皮动物，富含钙质，可中和胃酸，有些兼有消食、行气、清热等作用，有乌贼骨、瓦楞子、海蛤壳、牡蛎壳、东风螺壳、红螺壳、瓜螺卵、蛤蜊壳、海盘车、海燕、海星、海参肠等。

(7) 收涩药　最常用的收涩药是乌贼骨、牡蛎，其他有紫梢花、海葵、蛤仔、蛤蜊、海蛸、紫贝齿、贻贝、珍珠母、海燕、尖海龙、河豚、带鱼等。

(8) 催吐药　催吐药有食盐、海水、马来斑鲆。

4. 清热药 (drug leafing heat)　海洋生物久居海水或泥沙之中，海水苦咸，环境阴寒，海洋中药性偏寒凉，多具清热泻火功效。主要用于热毒痈疽疮疡，或外感高热等证。

清热药有玳瑁、海龟壳、珍珠、海蜇、海胆、海蚯蚓、星虫、石鳖、海兔等。此外，多种海生藻类、海生贝类的软体部分、海生鱼类和蛇类的胆汁均具有清热功效。

5. 温里药 (drugs warming up the interior)　海洋中药的温里功效，主要是温暖肠胃，恢复中焦运化功能。温里药有鲈鱼、鲸、鲦鱼、鱼、赤眼鳟、大马哈鱼。

6. 祛湿药 (drugs eliminating dampness through diuresis)　祛湿药主要有利水渗湿药和祛风湿药。

利水渗湿药味多甘淡，以藻类为主，如海藻、昆布、海带、紫菜、裙带菜、刺松藻、铜藻、龙须菜，其他有沙蚕、海蚯蚓、银鱼、石鳖、文蛤、蝾螺、鱼脑石等。祛风湿药以多种海蛇作用最强，还有海鳗、海黄鳝、海马、海龙、海燕、河豚等。

7. 软坚散结药 (drugs softening and resolving the hard-masses)　软坚散结指软化和消散坚硬的结块，或痰气凝聚的结核。据研究，软坚散结药往往具有抗肿瘤、抗结核或抗纤维化作用。有些药具有清除血脂、软化血管、消除动脉粥样化病变的作用，可治疗高脂血症和心脑血管疾病。

软坚散结药以海洋藻类、贝类为多，如海带、海藻、紫菜、龙须菜、牡蛎、荔枝螺、红螺、辣螺等，其他还有海浮石、海胆、海狗油等。

8. 其他药　某些海洋药的功效特殊，但数量较少，或只在特殊情况下使用，不列入上述各类。主要有驱虫药蜈蚣藻、刺松藻等；开窍药龙涎香；止消渴药 (diabetes-arresting drugs) 文蛤、刺参；外用药，有解毒、消肿、生肌、敛疮、排脓、止痛等功效。如珍珠层粉、蛤粉、海螵蛸能生肌敛疮，海狗油、海鳗油能润肤养颜，寄居蟹、梭子蟹、鲎壳能解毒排脓等。

(三) 海洋中成药

海洋中成药 (marine Chinese patent medicines)，或称海洋中药制剂 (marine Chinese materia medica preparation)，是按照海洋中药的处方 (方剂)，将药材制备成一定的形态 (剂型)。因此，处方、制备、剂型是海洋中成药的三个重要环节。

1. 海洋中成药的处方　处方即方剂 (formula)，是制剂的基础。近年张金鼎等编著的《海洋中药与效方》收载海洋效方计有 1197 首。海洋中成药的处方应当按照方剂学的要求，在处方形式和内容上力求规范。完整的海洋中成药处方应当包括下述内容：

(1) 中成药名称　一般说来，中成药处方系古代方剂，可沿用古方名，不宜随便改动；处方系现代自拟方、经验方、临床方、实验方等，需要重新命名，应力求规范。单方可用药材名＋剂型，复方可用主药名或复方＋主药＋剂型或主药＋功效＋剂型等。

(2) 处方组成　处方组成（components formula）包括组成药物及用量。药材采用法定名称或通用名，有时采用原动（植）物名称及入药部位。需经炮制入药者，应采用炮制名。每味药物均需标明用量，应注意反映处方组成药物之间的剂量配比。可采用制备成1000个制剂单位所需每味药材量，以公制重量单位标示。

(3) 配制方法、剂型、规格、数量。

(4) 用法、用量、必要的注意事项或疗程。

(5) 功效、主治　应反映治法，采用中医药术语，必要时附加现代药理作用。主治应明确，采用中医病证名称为主，必要时附以现代医学病症名称。功效、主治应相对应。

(6) 方解　方解（explanation of the formula）或称方论，是研究者对处方的论述，形式多样，包括下述内容：以中医理论阐述适应症的病因病机，根据病机提出治则治法，按照方剂学理论论述处方来源、配伍意义、功效应用和特色。方解应注意理、法、方、药的完整性，重点在于配伍原理的阐述。

阐述方剂的配伍原理，主要运用“君臣佐使”法则解释方剂的结构关系和作用机制。处方中每一味药物的地位都应明确，从药物作用的讨论综合、归纳到全方的功效、主治。药物之间的配伍关系，主要运用配伍“七情”理论，以表达其相互作用。以君臣佐使法则和七情理论相结合，则能清晰完整地阐述组方配伍的原理。

2. 海洋中成药的制备　海洋中成药的制备，有其自身的特点，一般经过以下4个过程。

(1) 药材采集　由于生长环境特殊，海洋中药材的药材采集与陆生药材全然不同，需要在沿海地区或海上结合海水、滩涂养殖业或渔业的捕捞作业进行。例如珍珠母的采集，多在珍珠养殖场收获时剖取珍珠，去肉取壳；鱼首石的采集，可在汛期捕获黄鱼后加工时取出头骨中最大的一块耳石。

(2) 药材加工或炮制　产地初步加工，主要为去除杂质，便于贮藏、运输。包括拣去杂物，冲去泥沙，淡水冲去盐分，晾干、晒干或烘干。鲜品入药者需采用冰冻或其他防腐措施。炮制方法和要求因药而异，随治疗目的不同而选择使用。如海蛤壳，可生用，或煅用，或捣末用，或水飞用。

(3) 提取　中成药处方药味较多，体积庞大，每味药材均含多种成分，一般需经提取（extraction）过程，以减少服用量，增加有效成分浓度，加快吸收速度，增强治疗作用。提取过程是中成药制备的关键，提取工艺和流程的确定应经过筛选研究，其中包括以下几个重要环节。①提取前粉碎：确定处方中哪些药物需要粉碎，用什么方法粉碎，粉碎到什么程度。②提取溶剂的选择：根据已知有效部位或成分的性质，选择适当的溶剂和用量，多用水、乙醇或其他有机溶剂以及酸、碱、盐等。③提取方法和条件：提取方法主要有浸泡、回流、渗漉、水解后再提取等。提取的时间、温度、次数等条件需经考察。④提取液的处理：经过溶媒的回收，杂质的分离、去除，提取液的浓缩、干燥等，获得半成品。

(4) 剂型　根据提取物（半成品）的理化性质和治疗需要，确定采用的剂型以及相应的造型工艺路线和条件。其中，辅料的选择和使用至关重要。包括为提供造型条件而使用的赋形剂，如溶剂、分散剂、增溶剂、助溶剂、乳化剂、助悬剂、增稠剂、稀释剂、黏合剂、润湿剂等，为稳定产品质量而使用的附加剂，如防腐剂、抗氧剂、pH调节剂等，以及根据临床需要而添加的崩解剂、阻滞剂、止痛剂、等渗调节剂等。

中成药成型后，内、外包装设计和标签、说明书的制订，对药品的保护、方便使用和宣传介绍有重要意义。

第二节　海洋天然产物结构及其分类

海洋天然产物来自海藻、海绵、腔肠动物、苔藓动物、棘皮动物、被囊动物、海兔、鱼贝类等海洋动、植物和海洋微生物。研究得最多的海洋生物是海藻、海绵，其次是珊瑚。按照其化学结构类型主要分为多糖、聚醚、大环内酯、萜、生物碱、多肽、甾醇、苷和不饱和脂肪酸等类化合物。新化合物以甾醇最多，其次是萜类，生物碱也占有一定的比例。

一、多糖类（polysaccharides）[7]

由于从海洋生物中得到的具有生物活性的多糖，往往是比较复杂、分子量变化很大，又因糖类有多个羟基，而且在还原末端连接时又有 α 和 β 两种构型，使糖在连接时出现多种异构体，所以在研究其结构与功能关系时遇到很大的困难，同时这也给科学工作者带来了许多机遇。

海藻等多糖类的化学结构是极其复杂的，经过近百年人们对琼胶组分的研究，特别是荒木等在 20 世纪 40～50 年代经过细致系统的研究，发现琼胶主要是由琼胶糖分子构成。琼胶糖的化学结构，是由 1，3 连接的 β-D-吡喃半乳糖与 1，4 连接的 3，6-内醚-α-L-吡喃半乳糖反复交替连接的链形分子中性糖。此时假设其还原末端糖为 D-半乳糖，非还原末端糖为 3，6-内醚-L-半乳糖。来自海藻的琼脂（agar）、角叉藻聚糖（卡拉胶，car-rageenan）、褐藻胶（海带多糖，algin）等多糖在生化、医学上作为培养基、悬浮剂和乳化剂等应用。琼脂多糖硫酸酯、角叉藻多糖硫酸酯和海带多糖硫酸酯等具有抗凝血、降血脂和止血等作用，已在临床上获得应用，我国已开发出藻酸双酯钠（PSS）和褐藻多糖硫酸酯（FPS）等药物。

现在人们还发现多糖类及其缀合物（糖蛋白、糖脂等）参与了细胞各种生命现象的调节，是一种免疫调节剂。它能激活免疫细胞，提高机体的免疫功能，而对正常细胞没有副作用。因此，硫酸多糖作为抗肿瘤药、治疗艾滋病等抗病毒药和抗衰老药，在临床上已显示出越来越多的应用前景。例如，Nakashima 等从红藻 *Schizymenia pacirica* 中提取的多糖硫酸盐（SAE），能显著地抑制 HIV 感染的人 MT-4 细胞内 HIV 的复制；辛现良等研制出的一种海洋硫酸多糖 911 具有抗艾滋病病毒作用；来自棘皮动物的黏多糖（mucopolysaccharide）具有抗凝血、降血脂、抗病毒、抗肿瘤等作用；从虾蟹等外壳中提取出的甲壳质（chitin）、甲壳胺（chitosan，可溶性甲壳质）及其衍生物，除在工业和医药上作为絮凝剂、功能膜、凝血剂和药物的缓释剂等方面的应用外，目前还作为抗肿瘤、抗衰老、抗动脉粥样硬化和心血管疾病等药物的研究开发。

二、聚醚类[8]

来自海洋生物的聚醚类（polyethers）化合物多数是毒素，并具有强烈的生理活性。最有代表性的聚醚类化合物是沙群海葵毒素，这是非蛋白毒素中最毒的毒素，有显著的抗肿瘤作用，并能促使血管强烈收缩和冠状动脉痉挛。Yasumoto 等从扇贝 *Patinopecten vessoensis* 中分离到 4 种扇贝毒素的同系物（pectenotoxms），这是一类具有新颖碳骨架的聚醚类，并具有强的肝毒性。Tachibana 等从日本海绵 *Halichondria okadai* 中分离出的大田酸（okadaic acid）对 P388 和 L1210 白血病细胞的 IC_{50} 值分别为 $1.7\times10^{-3}\mu g/ml$ 和 $1.7\times10^{-2}\mu g/ml$。后来，上村等从同一种海绵中分离出的 norhalichondrin-A 和 halichondrin-B 对 B16 黑色肿瘤细胞作用的 IC_{50} 值分别为 $5.2\mu g/ml$ 和 $0.093\mu g/ml$，对接种了 B16 黑色肿瘤细胞和 P388 白色肿瘤细胞的小鼠，当给予 haliehondrin-B 的剂量为 $5\mu g/kg$ 时，其延长生命效率分别为 244%和 236%，这是一类很有希望的抗肿瘤化合物。

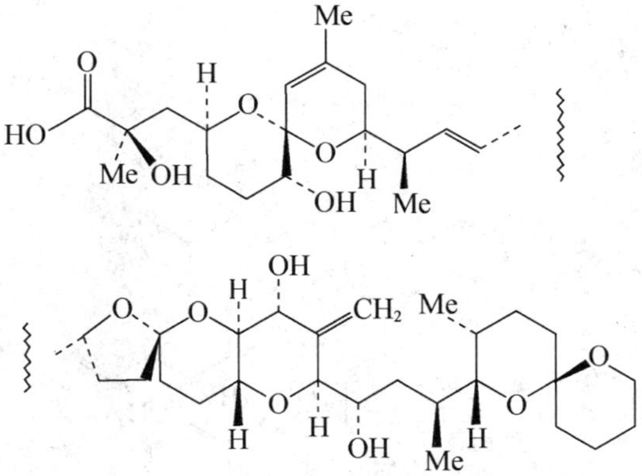

okadaic acid

三、大环内酯类[9]

大环内酯（macrocyclic lactones）化合物是海洋生物体内的一类特征性成分[1~3]，具有特殊结构和强烈的生理活性，因而引起人们的广泛注意。例如，Moore 等于 1988 年从海鞘 *Lissoclinum patella* 中得到一种含有噻唑基团的大环内酯 patellazole-B，该化合物对 KB 细胞具有较强的抗肿瘤活性，其 IC_{50} 值为 $0.3\mu g/ml$。同年，Moore 等还从海绵 Hyattelesp 中分离出对 KB 细胞有剧毒（$IC_{50}=15ng/ml$）的两种大环内酯 lausimalide 和 isolaulimalide，同时又从一种正在捕食这种海绵的裸鳃 Chromodrorislochi 中分离出这两种化合物，由此认为这些化合物的真正生产者是该海绵。Ishibashi 等从伪枝藻 *Scytonema pseudohofmanni* 中分离出的 scytophycin-A 是强烈的细胞毒素和杀菌剂[10]，对 KB 癌细胞最低抑制浓度为 1ng/ml，在浓度为 $10\mu g/ml$ 时，具有广谱的抗真菌作用。Pettit 等从苔藓虫 *Bugula nerttzna* 中分离出一系列具有抗肿瘤活性的大环内酯类苔藓虫素（bryostatinx），其中 bryostatin-1 对白血病细胞 P388 的 ED_{50} 值为 $0.89\mu g/ml$，当剂量为 $10\sim70\mu g/kg$ 时，可使患有 P388 的小鼠的 T/C 值为 52%～96%，由美国国立癌症研究所（NCI）进行生物试验，目前已进入临床试验。而 bryostatin-4 对 PS 淋巴细胞的 ED_{50} 值为 $1.8\times10^{-5}\mu g/ml$，是继 bryostatin-1 之后另一种正处于临床试验中的化合物。林厚文等从广东省大亚湾产总合草苔虫 *Bugula nerltlna* 中分离出新的苔藓虫素 bryostatin-19，对 U937 单核白血病细胞株有极强的杀灭作用（$ED_{50}=2.8\times10^{-3}\mu g/ml$）。小林淳一等从珊瑚和海绵等生物中分离出共生的双鞭毛藻 Amphidinium sp，在实验室里成功地大量繁殖培养，并分离出抗肿瘤活性成分 amphidinolide-A、amphidinolide-B、amphidinolide-C，这 3 种化合物对小白鼠白血病 L1210 细胞显示出强的活性，IC_{50} 值分别为 $2.4\mu g/ml$、$0.000\,14\mu g/ml$ 和 $0.0058\mu g/ml$。其中，amphidinolide-B 的活性最强，它比目前广泛使用的抗癌药丝裂霉素强 1400 倍。

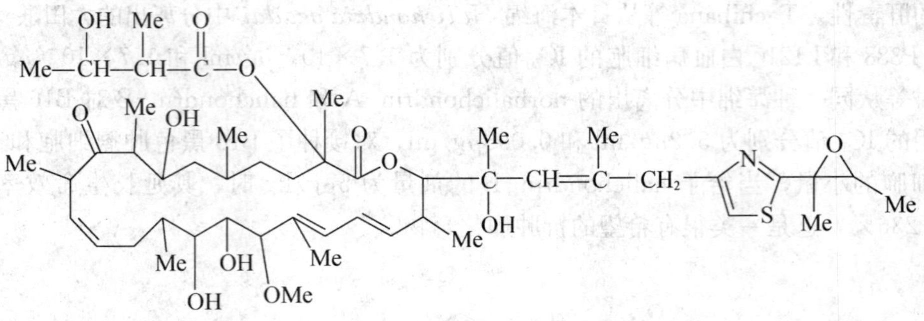

patellazole B

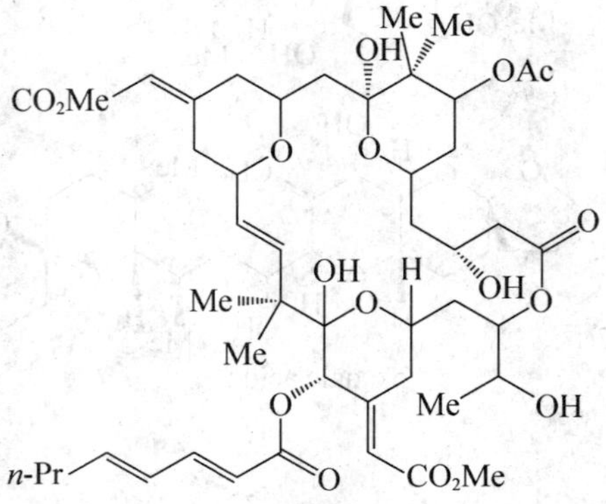

bryostatin-1

四、萜类

分离鉴定的海洋萜类化合物的数目增长速度最快，许多具有独特的新型碳骨架的萜类化合物不断地在海洋生物中被发现，其中在海藻和海绵中蕴藏的海洋萜类化合物最为丰富。海洋萜类是海洋天然产物中为数较多的化合物，以倍半萜、二萜、二倍半萜居多，三萜化合物极少，还有四萜被发现；有链状、单环、双环、三环及内酯等类型。碳环有小至三元环，大至十四元环，许多具有三元至八元氧环，另有稠环和桥环结构。除常见取代基外，还有氯和硝基酯基等取代，另有过氧化物及萜苷类化合物等。

萜类成分是软珊瑚中含量丰富的成分之一，主要为倍半萜（sesquiterpenes）和二萜类（diterpenoids）成分，这些化合物结构新颖，多数具有细胞毒性和抗肿瘤活性。本章主要介绍软珊瑚中的萜类成分，其他参见文献[1~3]。

（一）倍半萜化合物（sesquiterpenes）[11]

从海洋生物分离鉴定的倍半萜结构新颖多样。

从软珊瑚 *Parerythropodium fulvum* 中得到了一个 aromadendron-type（香木兰型）倍半萜 3-acetoxyspathulenol（**1**）。倍半萜（**2**）分离自短指软珊瑚 *Sinularia dissecta*。

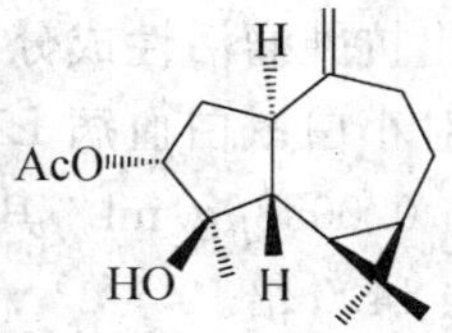

1

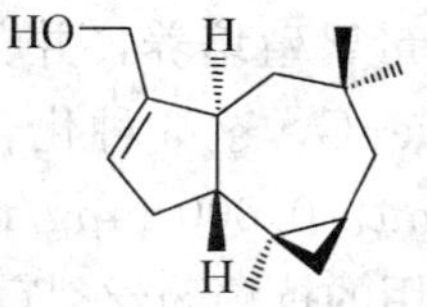

2

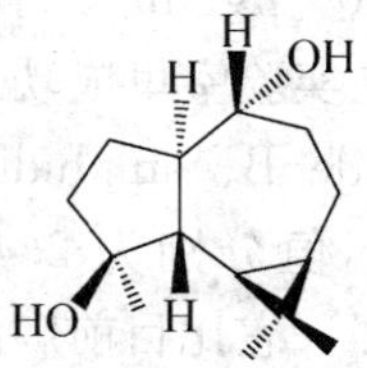

3

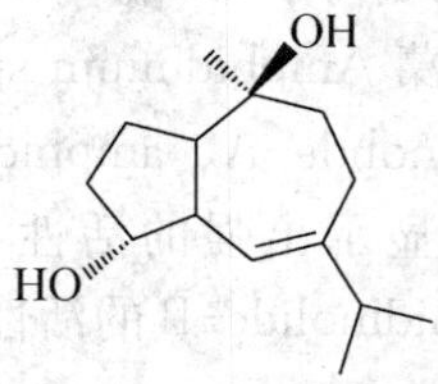

4

从中国南海短指软珊瑚 *Sinularia* sp. 中得到了 3 个倍半萜：4β,10α-香木兰二醇（4β,10α-aromadendronediol，**3**），6-愈创木烯 4α,10β-二醇（6-guaiene-4α,10β-diol，**4**）和一个呋喃环倍半萜（**5** 链状倍半萜）。从柔荑软珊瑚 *Nephthea brassica* 中分离得到化合物（—）-4α-o-acetyl-selin-11-en（**6**）和（—）selin-11-en-4α-ol（**7**），其中（**6**）具有体外抑制 A549 细胞生长的活性。

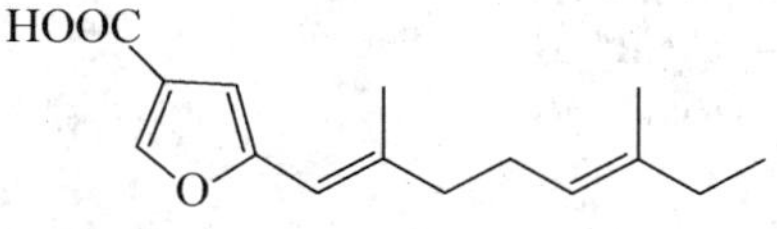

5

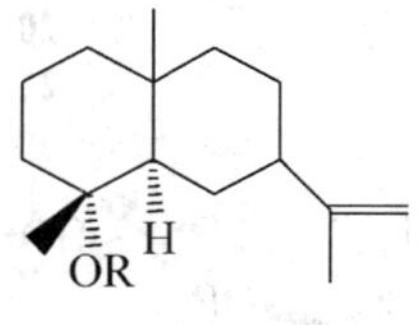

6: R=Ac
7: R=H

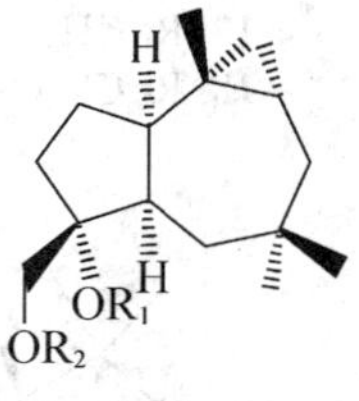

8: $R_1=R_2=H$
9: $R_1=Me,R_2=H$
10: $R_1=H,R_2=Ac$

从采自印度洋的短指软珊瑚中得到了 3 个 africanol 型倍半萜（**8**～**10**）。从采自 South Georgia Islands 100～200m 深海域的软珊瑚 *Alcyonium Paessleri* 中首次得到了 14 个 illudalane 型倍半萜类成分。其中 8 个化合物含有奇特的硝酸酯基，为首次发现于天然界。化合物（**11**）对 Hep2（人体 larynx carcinoma）人体肿瘤细胞株表现出中等强度的细胞毒活性，IC_{50}值为 13.5μg/ml，化合物（**12**）和（**13**）对 HT29（人体 colon carcinoma）细胞株表现出显著的细胞毒活性，其 IC_{50} 值为 10μg/ml。

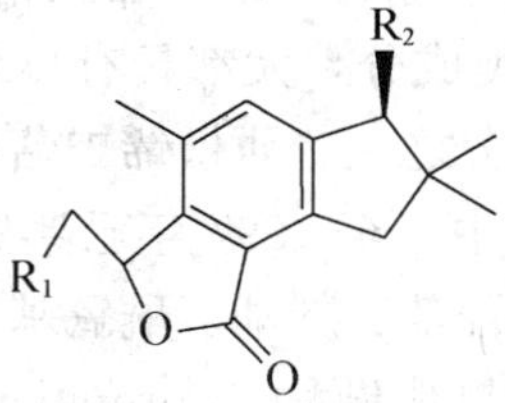

11: $R_1=ONO_2$
$R_2=H$

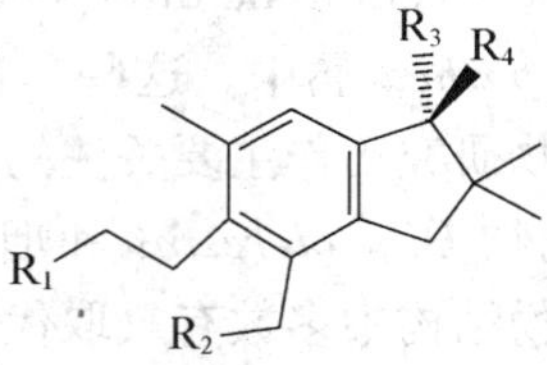

12: $R_1=ONO_2$
$R_2=H$
$R_3=R_4=O$

13: $R_1=ONO_2$
$R_2=R_4=H$
$R_3=OH$

从 Formosan 软珊瑚 *Xenia puertogalerae* 中发现了 7 个 cardinene 型倍半萜，其中两个化合物（**14**，**15**）分别对 A549 和 P388 表现出细胞毒活性。从印度的 Andaman Island 软珊瑚 *Cladiella* sp. 中分离得了一个含有氮杂环的新骨架倍半萜 cladioxazole（**16**）。

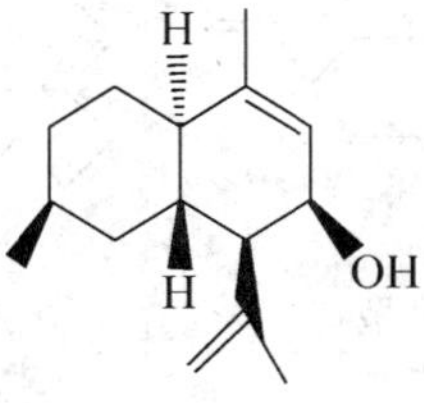

14

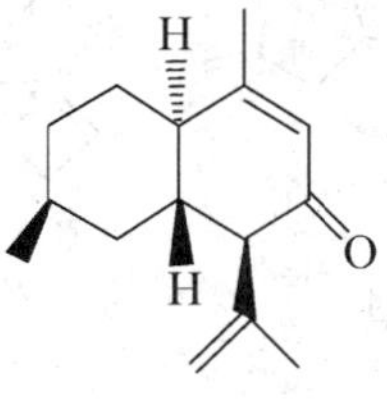

15

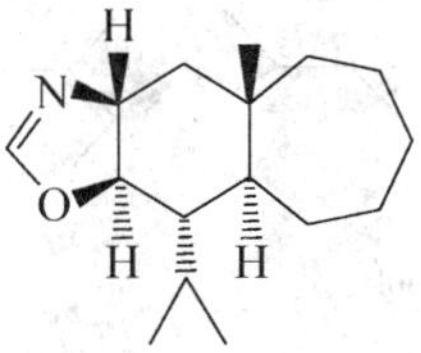

16

从 South Georgia 岛两百多米深海底采集的软珊瑚 *Alcyonium paessleri* 得到了 2 个新骨架倍半萜（**17**，**18**），对人体肿瘤细胞株表现出中等强度的细胞毒活性。从南非软珊瑚 *Alcyonium fauri* 中得到了 3 个氢醌型倍半萜（单环倍半萜，**19**～**21**），表现出中等抗 HIV 活性。

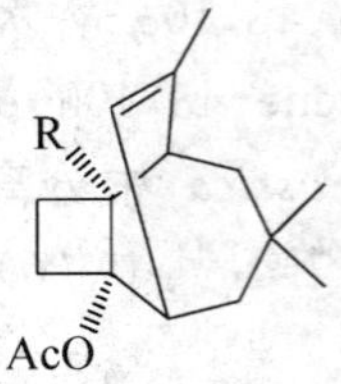

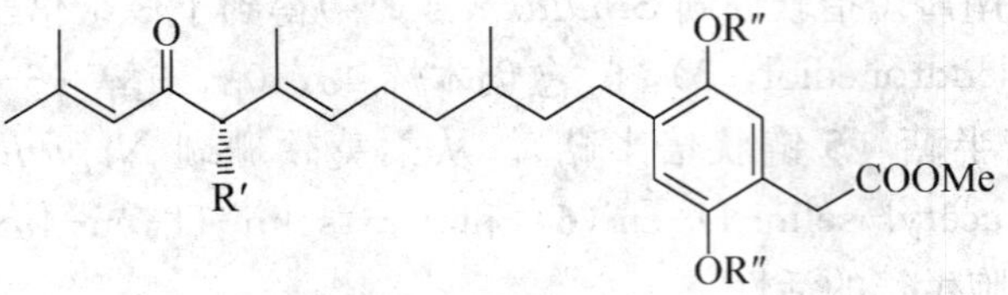

17: R=CH_3
18: R=CH_2OAc

19: R′=OH,R″=H
20: R′=OAc,R″=H
21: R′=OAc,R″=Ac

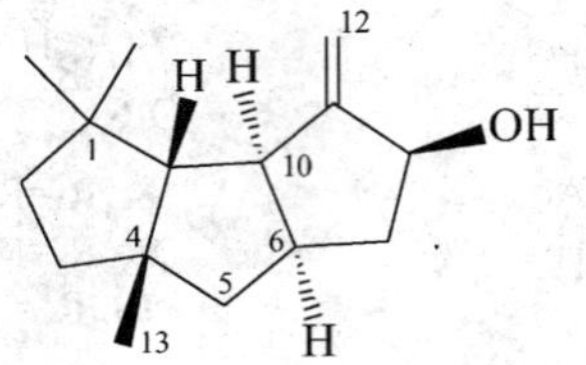

22

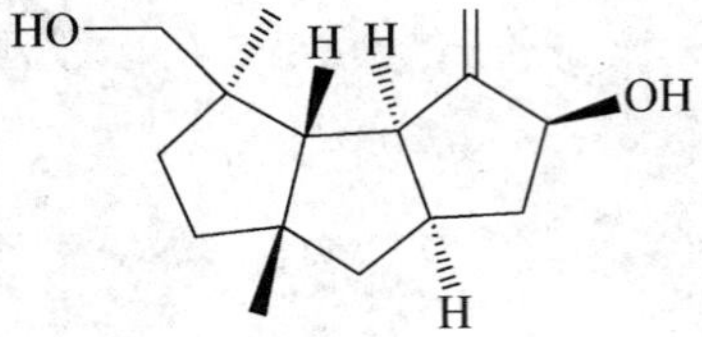

23

从印度尼西亚的软珊瑚 *Capnella imbricota* 中得到了 2 个新的 capnellanes 型（三个五元环稠合）倍半萜（**22**，**23**），这类化合物共得到了 11 个。

（二）二萜类化合物（diterpenoids）

1. 西松烯二萜类成分（cembrene diterpenes）[12]　软珊瑚中的二萜成分是类型最多的成分之一，主要为西松烯二萜型（cembrene diterpenes），也有非西松烯二萜和降二萜类成分，主要分布于 *Sinularia* 和 *Nephthea* 属中。这些二萜类成分，大都具有显著的细胞毒活性和抗肿瘤活性，是海洋天然产物研究工作主要关注的成分之一。西松烯二萜属于十四元大环二萜，最早于 1951 年分离自植物 *Pine oleresins* 和烟草中，至 1997 年已鉴定的这类结构化合物为三百个左右。这类化合物结构中多数有氧取代（羟基、羰基、酰氧基、环氧、过氧桥），结构变化多样，在动物中主要存在于腔肠动物珊瑚的柳珊瑚科（gorgonians，海扇）和软珊瑚科（alcyonaceans，soft coral，海鸡头）珊瑚中。据林翠悟报道仅从 *Sinularia* 属 42 个种的软珊瑚中已经发现西松烯二萜类化合物 89 个。在已经得到的软珊瑚西松烯二萜中，大多数都具有内酯环结构，结构类型主要分为Ⅰ和Ⅱ（五元内酯环）、Ⅲ（六元内酯环）和Ⅳ（七元内酯环）4 种类型。

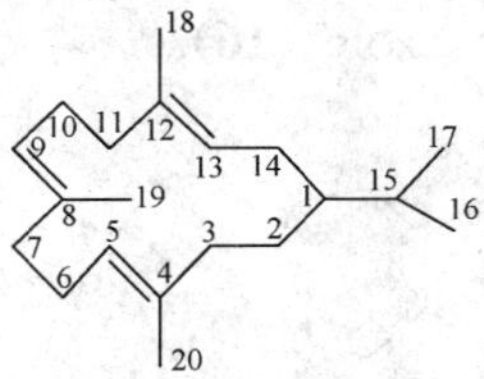

Ⅰ型

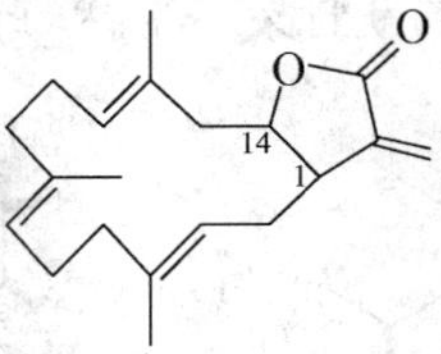

Ⅱ型

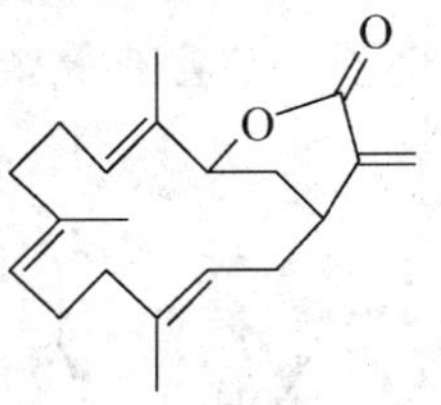

Ⅲ型

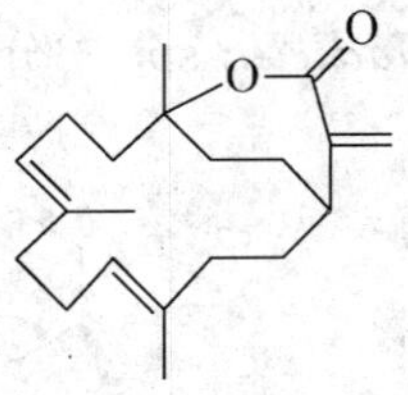

Ⅳ型

从印度洋软珊瑚 *Sinularia fexibilis* 得到了 2 个新的西松烷七元环内酯化合物 sandensolide monvacetate（**24**）和 flexibolide（**25**），以及另外 4 个已知七元环内酯西松烷型成分。这类化合物在软珊瑚中相对较少，七元内酯环的不稳定性可能是主要原因之一。

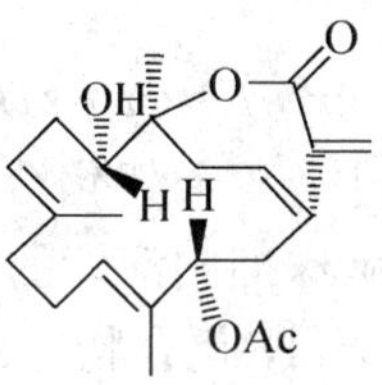

24

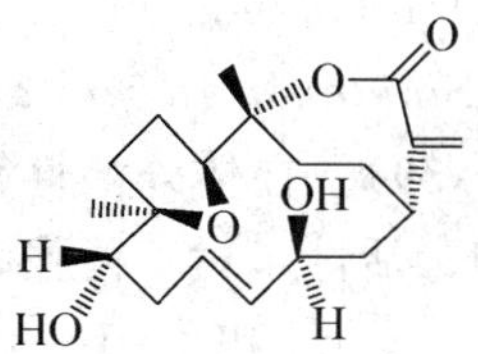

25

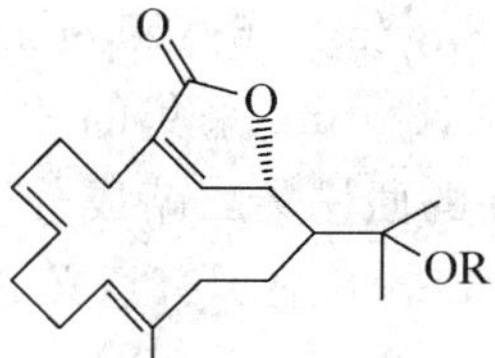

26: R=H
27: R=Ac

从 Formosan 软珊瑚 *Nephthea brassica* 中发现了 2 个新的具细胞毒活性的西松烷成分（**26**）和（**27**），以及 4 个已知化合物，也具有细胞毒活性。从 Formosan 软珊瑚 *Lobophytum crassum* 中得到了一个有细胞毒活性新西松烷二萜成分 lobocrassolide（**28**），对 A549（人肺腺癌细胞）、HT29（人结肠癌细胞）、KB（人口腔表皮样癌细胞）和 P388（小鼠淋巴白血病肿瘤细胞）肿瘤细胞株 ED_{50} 值分别为 2.99μg/ml，2.70μg/ml，2.91μg/ml 和 0.012μg/ml。

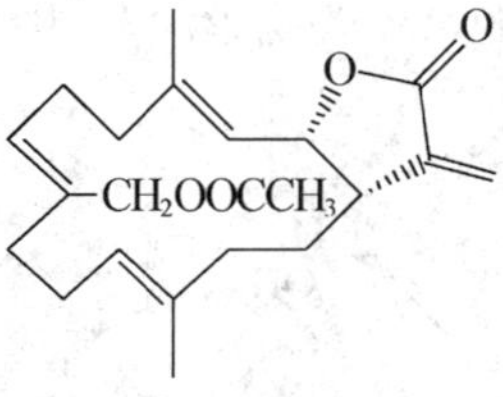

28

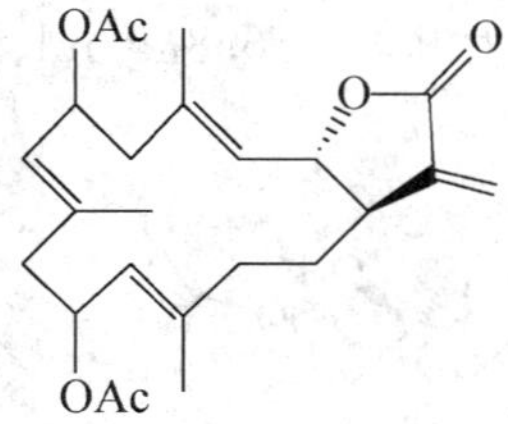

29

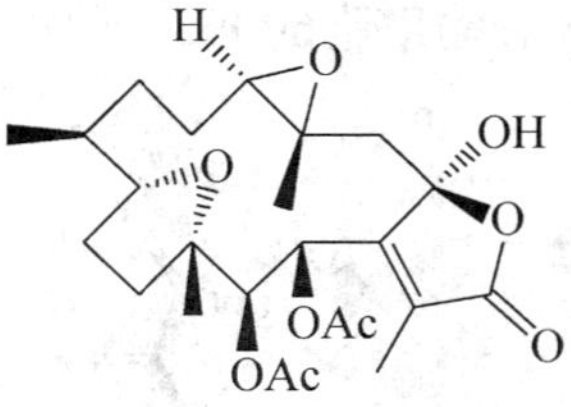

30

从另一种 Formosan 软珊瑚 *Clavularia violacea* 也得到了一个西松烯型二萜成分（**29**），该成分对 A549、HT29 和 P388 肿瘤细胞株的 ED_{50} 值分别为 4.91μg/ml、0.84μg/ml 和 0.38μg/ml。

从台湾软珊瑚 *Pachyclavularia violacea* 中也得到了 6 个新的五元内酯环西松烯二萜，如化合物（**30**）显示了抗肿瘤活性，其 ED_{50} 值为 3.2μg/ml。

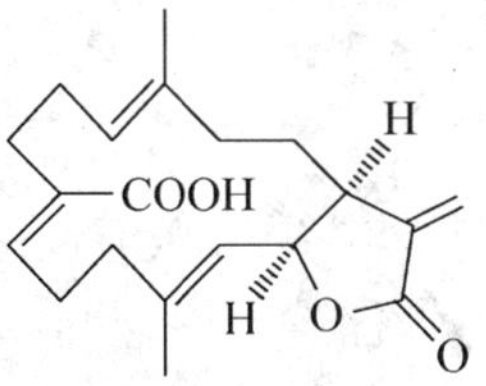

31

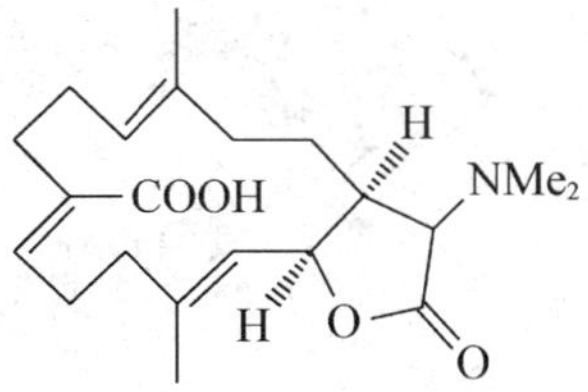

32

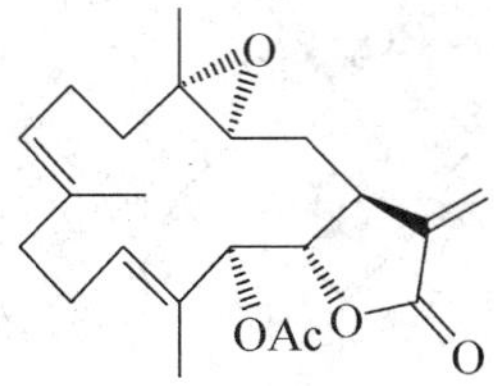

33

从菲律宾产软珊瑚 *Lobophytum* sp. 中得到了 2 个抗 HIV 活性的西松烯二萜化合物（**31**～**32**），其 ED_{50} 值在 3～5μg/ml，IC_{50} 值在 7～11μg/ml。

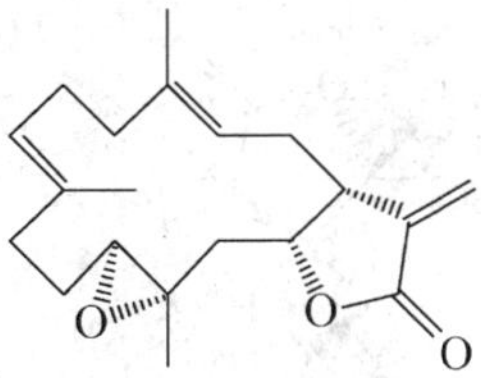

34

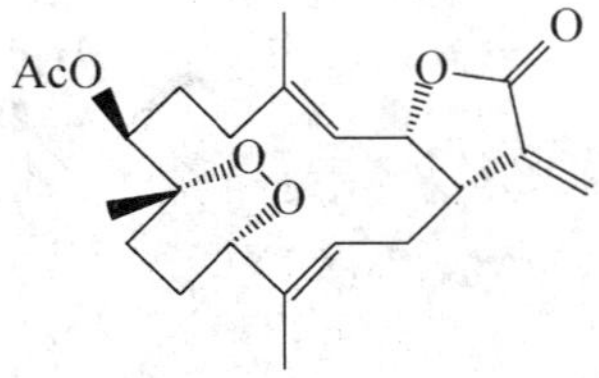

35

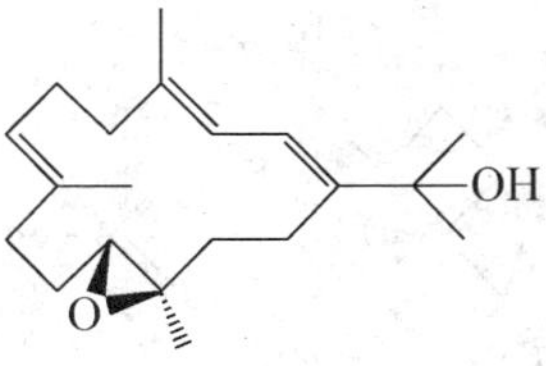

36

从 Formosan 软珊瑚 *Sarcophyton crassocaule* 中也发现了 4 个西松烯类二萜（**33**～**36**），对 A549、HT29、KB、P388 肿瘤细胞株均显示出中等强度的活性，其 ED_{50} 值分别在4～

9μg/ml、4～8μg/ml、6～10μg/ml 和 0.1～0.4μg/ml。

从台湾的 Kenting 采集的软珊瑚 *Sinularia gibberosa* 和 *Sarcopyton trocheliphorum* 中发现了 3 个新的西松烯二萜成分（**37～39**）。在体外活性筛选中，3 个新化合物均对 A549、HT29、KB 和 P388 显示有意义的细胞毒活性，对 4 种肿瘤细胞株抑制活性的 ED_{50} 值分别为 1～21μg/ml、0.2～1.9μg/ml、0.1～18μg/ml 和 0.01～3.3μg/ml，化合物（**37**）活性最强。

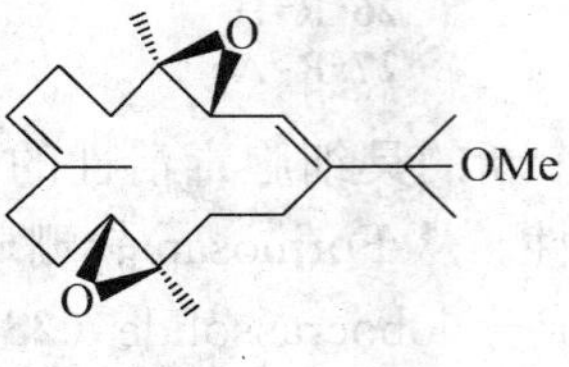

37

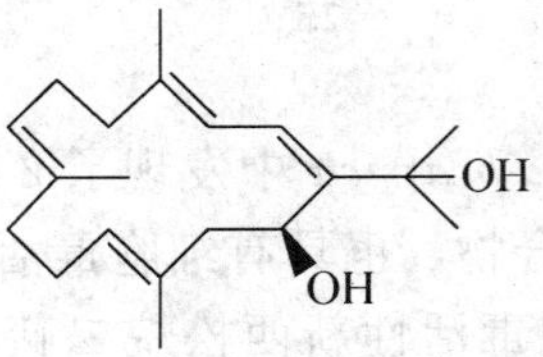

38

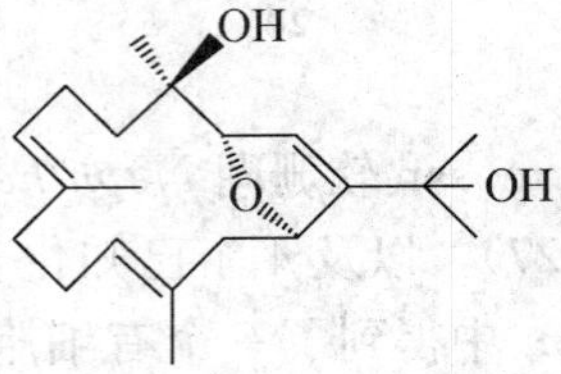

39

从台湾同一水域 Kenting 采集的软珊瑚 *Sinularia flexbilis* 中得到了 3 个六元内酯环或其开环的西松烯二萜（**40～42**），体外活性实验显示较好的抗肿瘤活性，对 A549、HT29、KB 和 P388 肿瘤细胞的 ED_{50} 值分别为 0.6～16.8μg/ml、0.2～32.4μg/ml、0.4～50μg/ml 和 0.1～4.0μg/ml。

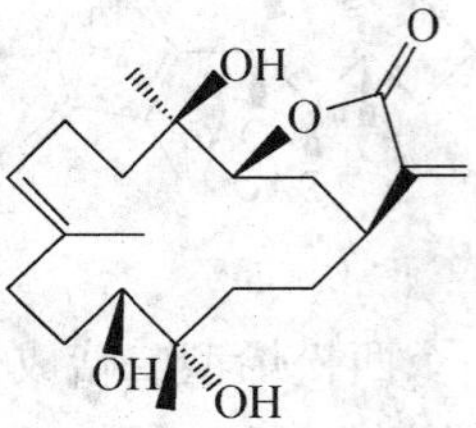

40

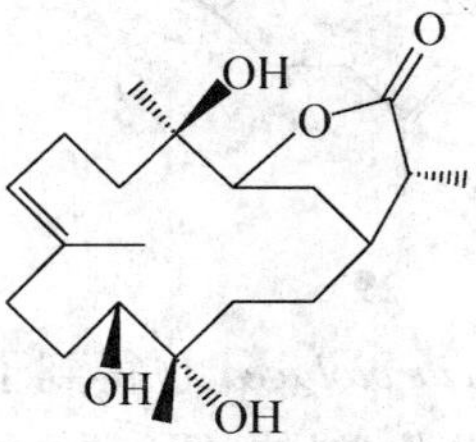

41

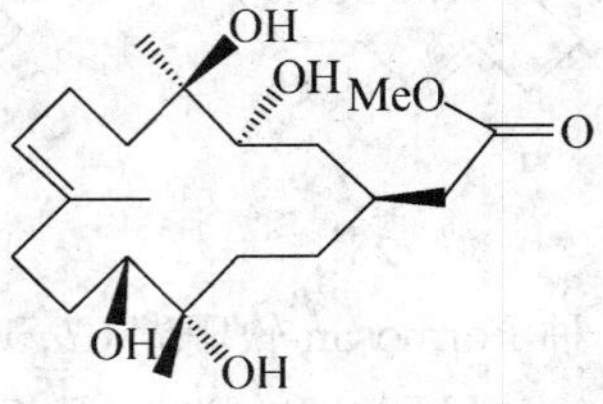

42

从澳大利亚的软珊瑚 *Sarcophyton ehrenbergi* 中发现了 3 个新的异丙基西松烷二萜（**43～45**）和 2 个已知该类化合物。

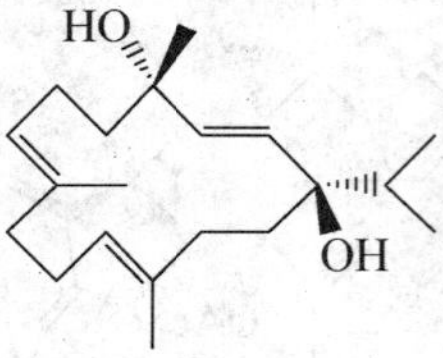

43

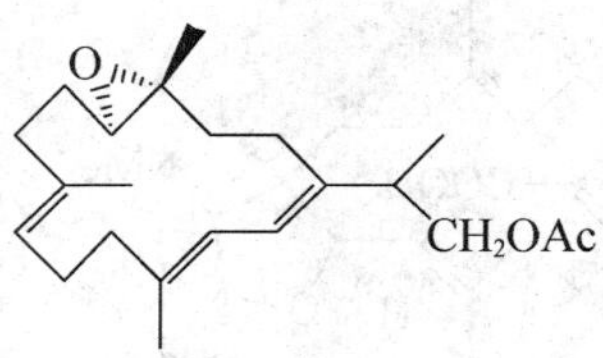

44

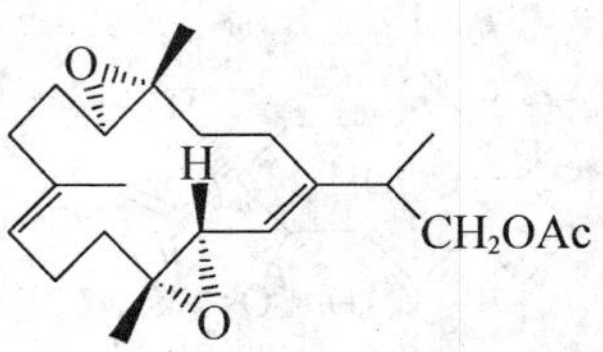

45

从另一种澳大利亚软珊瑚 *Lobophytum crassum* 中得到一个新的环外异丙基型西松烯二萜（**46**），体外活性试验显示抗 HIV 活性。

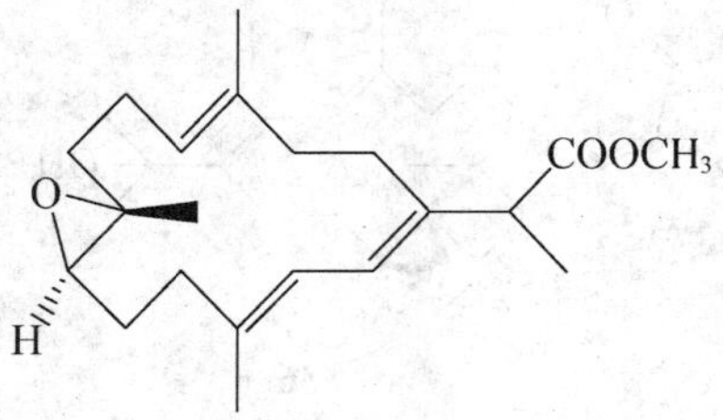

46

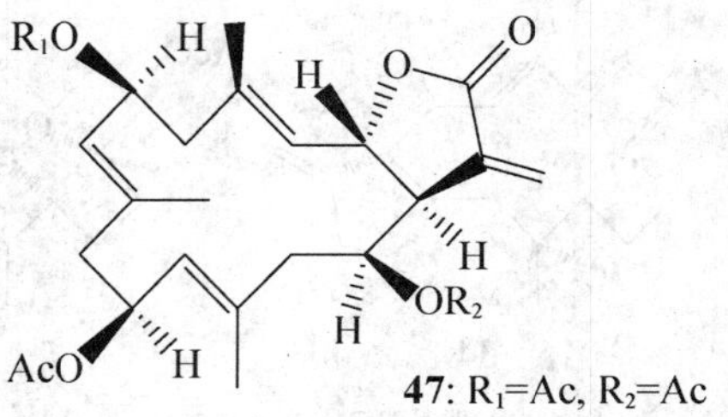

47: R_1=Ac, R_2=Ac
48: R_1=Ac, R_2=H
49: R_1=H, R_2=Ac

在日本软珊瑚 *Clavularia koellikeri* 中分离得到了 7 个五元内酯环型氧取代西松烯二萜类化合物（**47～53**）。化合物（**46**）显示强的细胞毒活性，对人体 Colorectal odenocarcinoma 细胞（DLD-1）和人体 T-lymphocyte leukemia 细胞（MOL-4）的完全抑制活性显著，IC_{50} 值分别为 4.2μg/ml 和 0.9μg/ml。

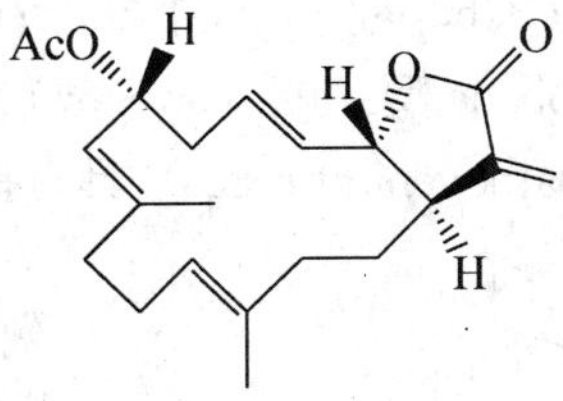

50

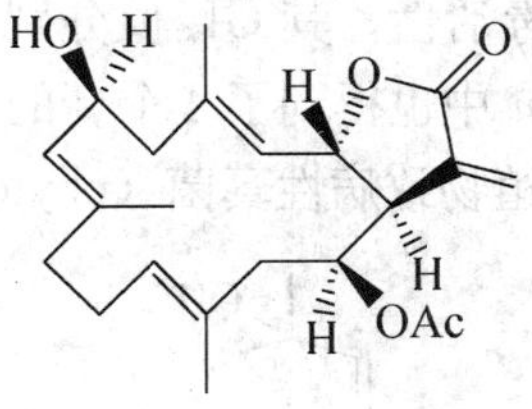

51

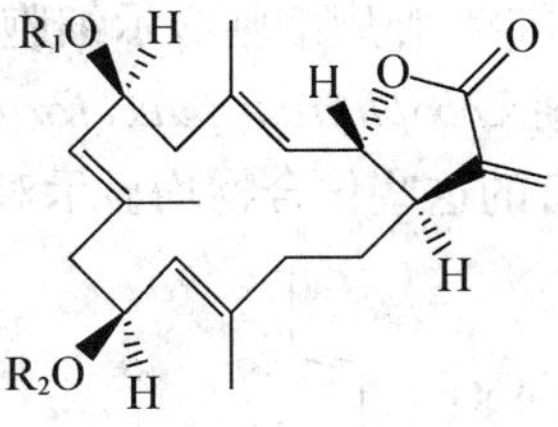

52: R1=Ac, R_2=H
53: R1=H, R_2=Ac

生物活性导向分离导致从日本软珊瑚 *Lobophytum Schoedei* 中发现了 3 个对蚊鱼模型具有毒鱼活性（ichthyotoxicity）和对海虾（brine shrimps）模型具有致死活性的西松烯二萜类化合物（**54～56**）。很多西松烯二萜都显示具有明显的细胞毒活性和抗吞食作用，化合物（**54～56**）也被认为在软珊瑚中可能担当同样的角色，是软珊瑚体内产生的防侵害的化学成分。

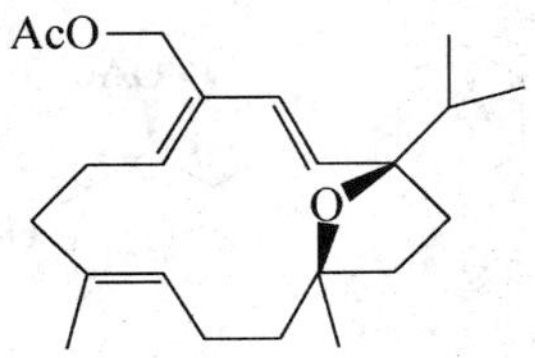

54

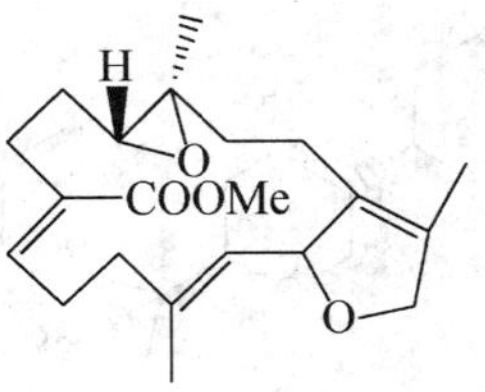

55

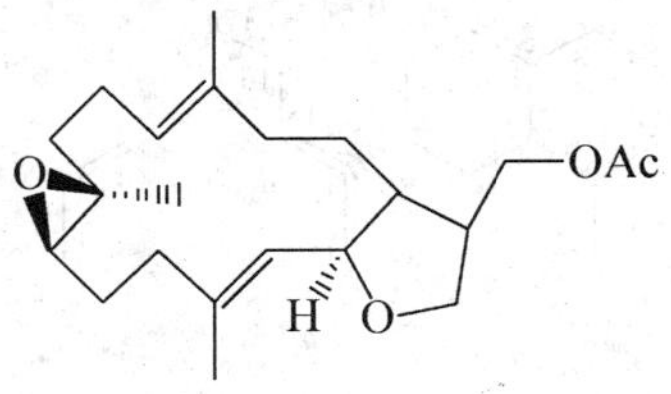

56

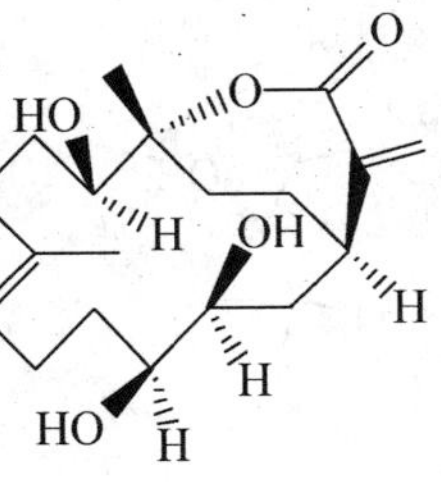

57

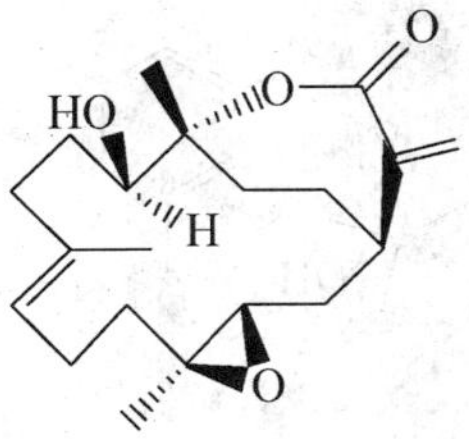

58

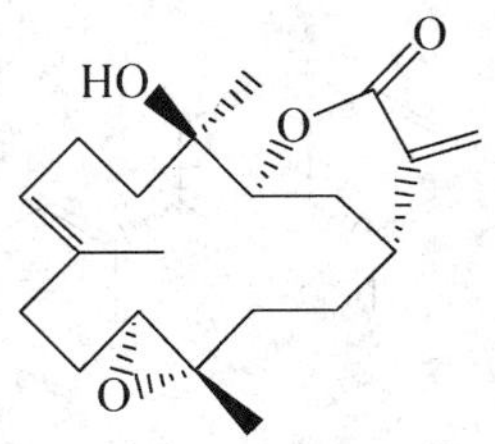

59

从中国南海软珊瑚 *Sinularia capillosa* 发现了一个新的七元内酯环（**57**）和 2 个已知七元内酯环、1 个六元内酯环西松烯二萜成分（**58～60**）。化合物（**57**）表现出中等细胞毒活性，对 P388 和 L1210（耐阿霉素的人体肿瘤细胞）肿瘤细胞株的 ED_{50} 值分别为 15.0μg/ml 和 18.5μg/ml。从印度南部 Mandapam 海岸附近的软珊瑚 *Sinularia dissecta* 中分离得到了一个罕见的开环西松烯二萜成分（**61**）。

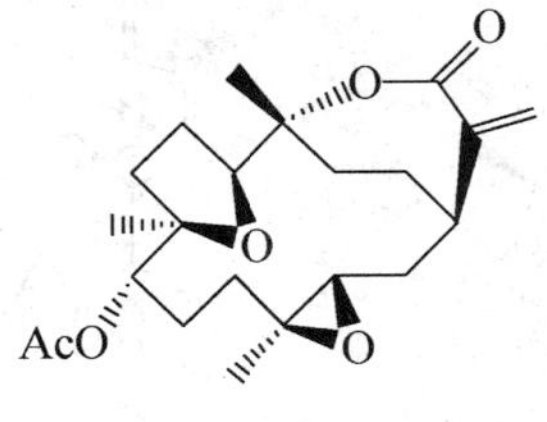

60

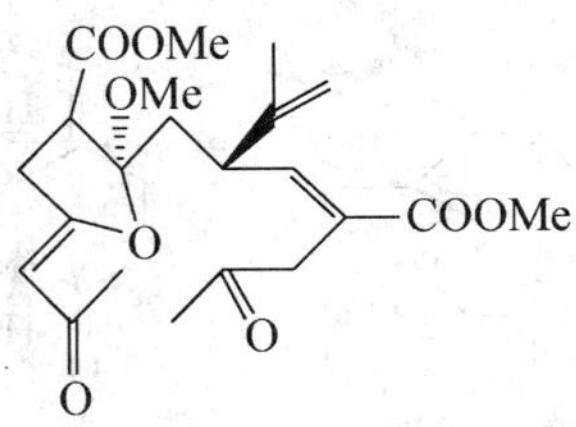

61

2. 其他的二萜类成分[13] 从南非 Kenya（Kitungamwe）的一个软珊瑚新种中发现了 3 个全新骨架的含有内酯的二萜成分（**62～64**）（kitungolide A，B and C），这一类化合物骨架是首次被发现。

从中国台湾 Formosan 软珊瑚 *Sinularia inelegans* 中发现了 1 个 lobane 型二萜成分（**65**），对A549和 P388 肿瘤细胞显示细胞毒活性，其 GI_{50} 值分别为 3.63μg/ml 和 0.20μg/ml。从菲律宾产软珊瑚 *Lobophytum pauciforum* 中也得到了 4 个新的 lobane 型二萜（**66～69**）和 6 个已知成分，所有的这些化合物均显示对植物致病性真菌（phytopathogenic fungus）具有抑制活性。

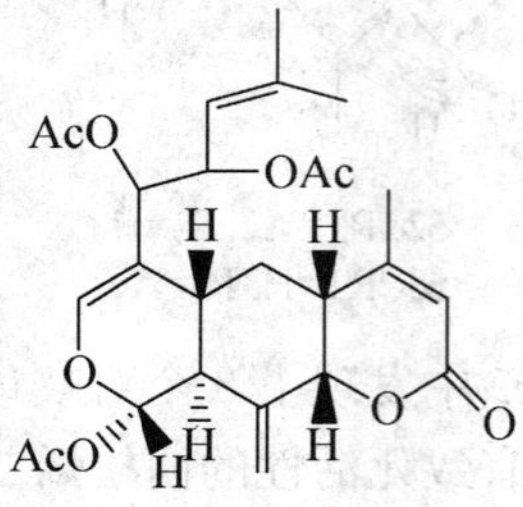

62

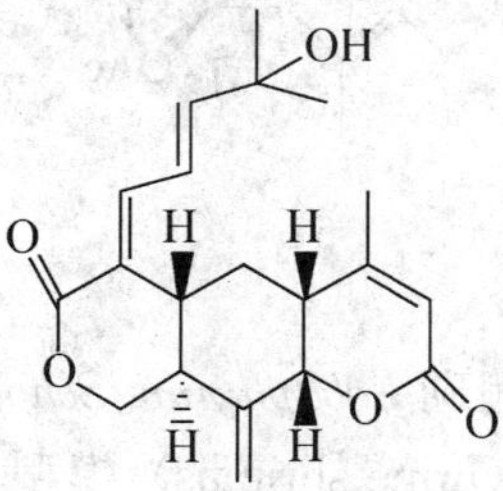

63

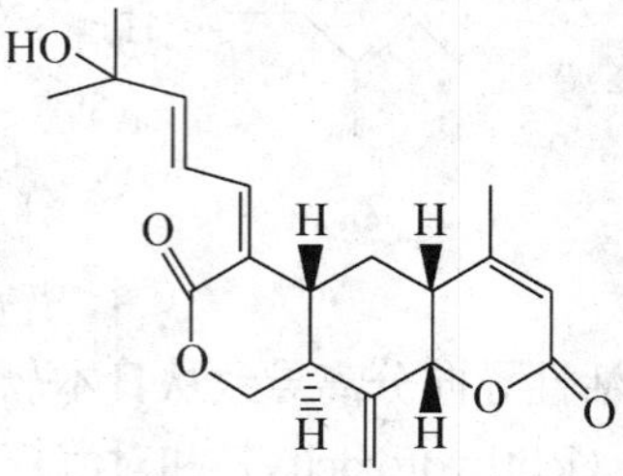

64

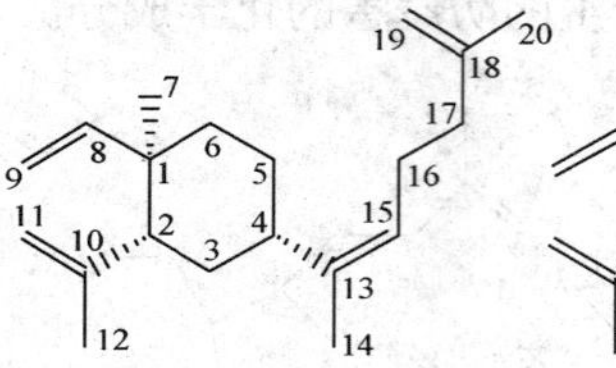

65

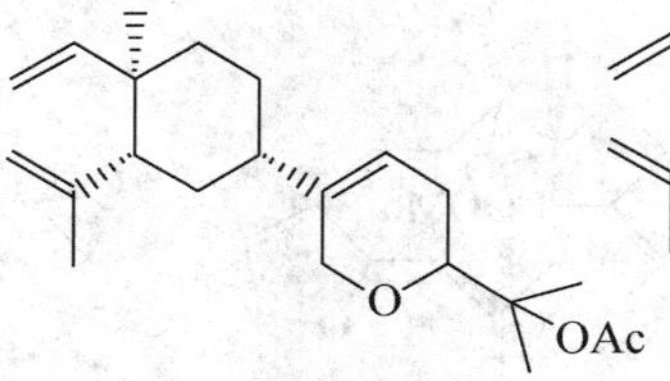

66

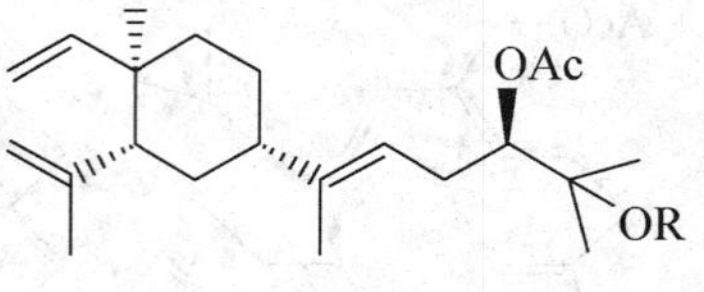

67

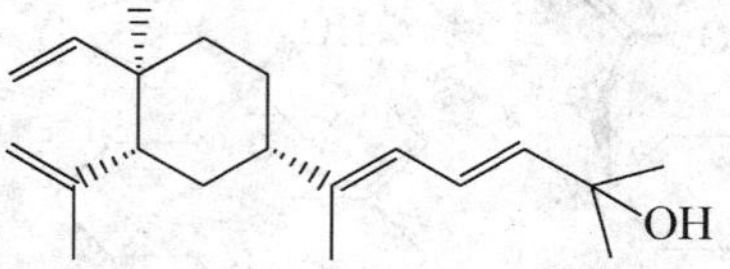

68

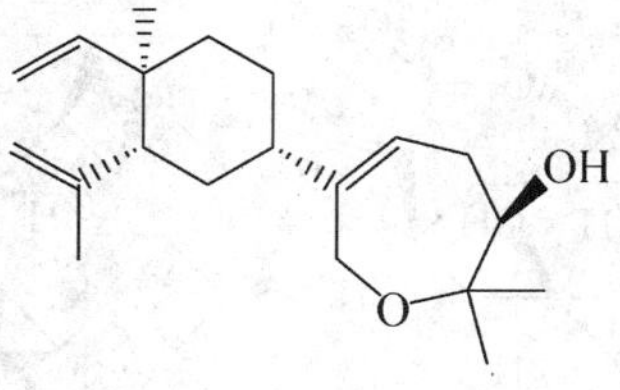

69

xenicane 型二萜是软珊瑚中种类较多的成分之一。从台湾绿岛的软珊瑚 *Xenia umbellata* 中得到了 7 个新的 xenicane 型 cyclononane 骨架二萜（**70～76**），体外活性实验表明，对 A549、HT29 和 P388 肿瘤细胞株均显示细胞毒活性，化合物（**72**）表现出更强的细胞毒活性，其抗 P388 细胞株的 ED_{50} 值为 0.04μg/ml，可能是由于过氧羟基取代的原因。

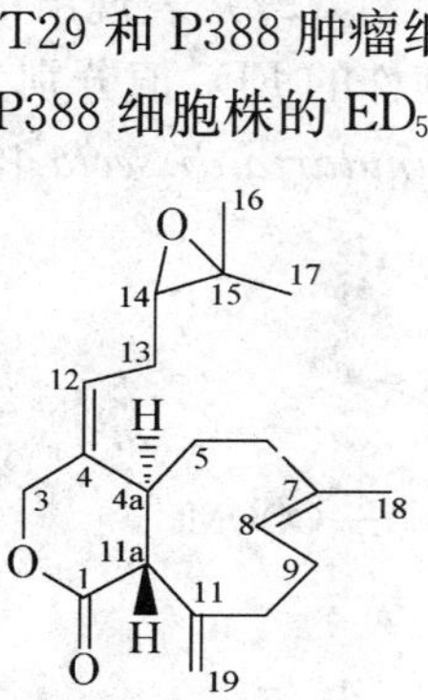

70

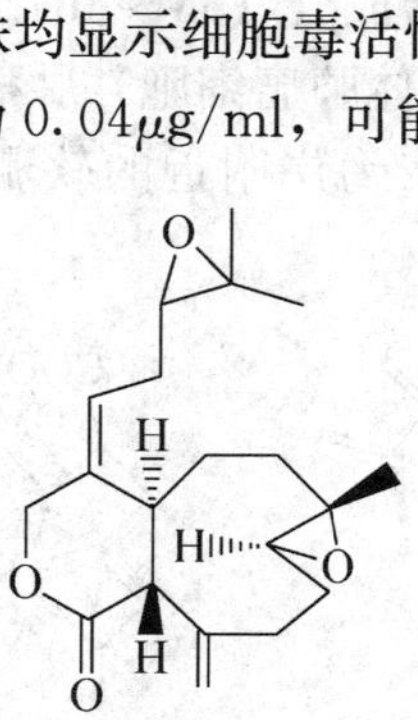

71

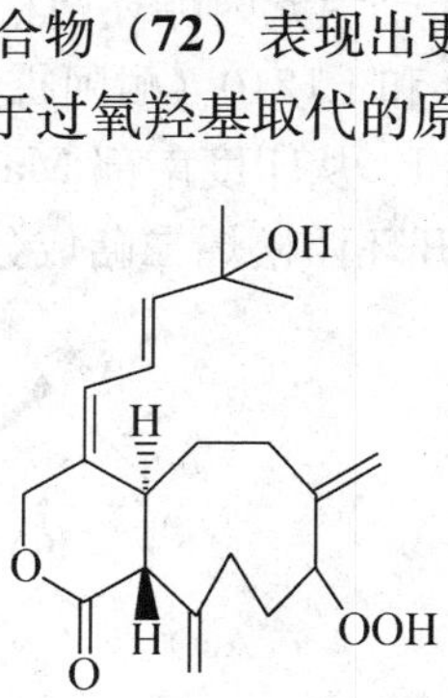

72

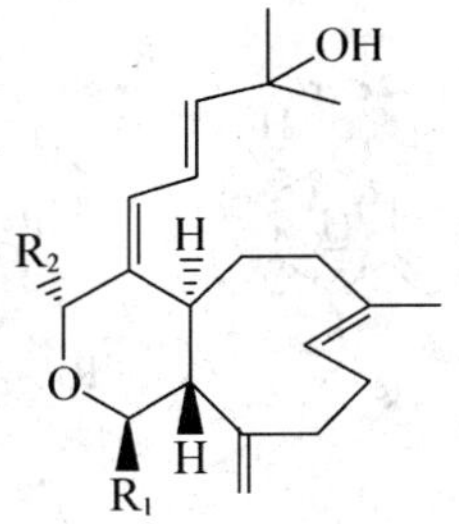

73: R_1=OH, R_2=H
74: R_1=R_2=OMe

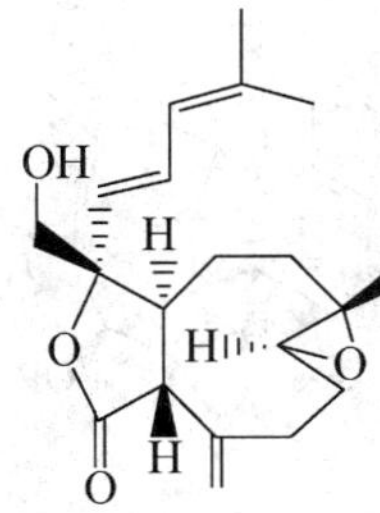

75

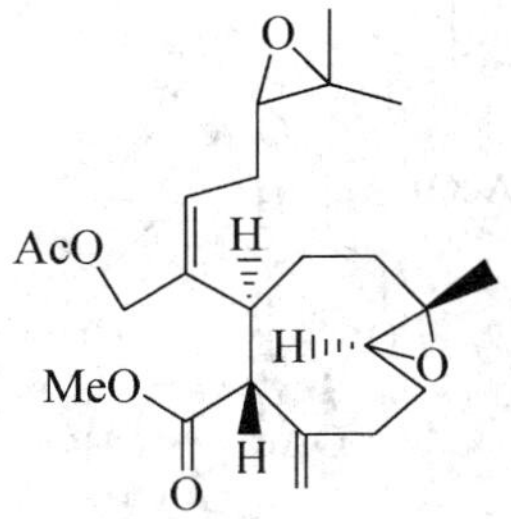

76

同样类型的化合物也从印度尼西亚的软珊瑚 *Xenia* sp. 中得到，2 个为新化合物（**77**～**78**），2 个为已知的 xenicane 型二萜成分。

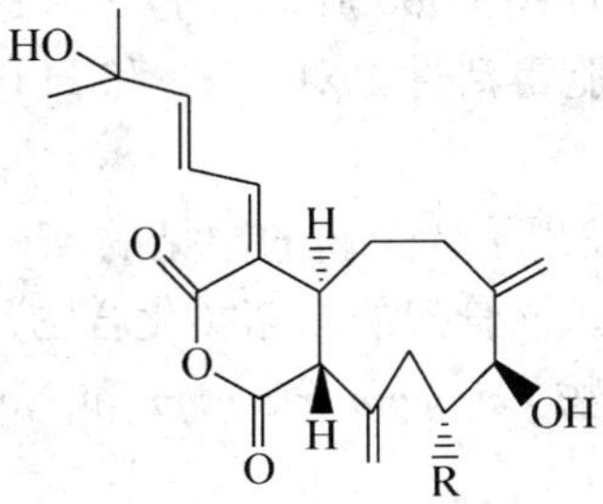

77: R=H
78: R=OH

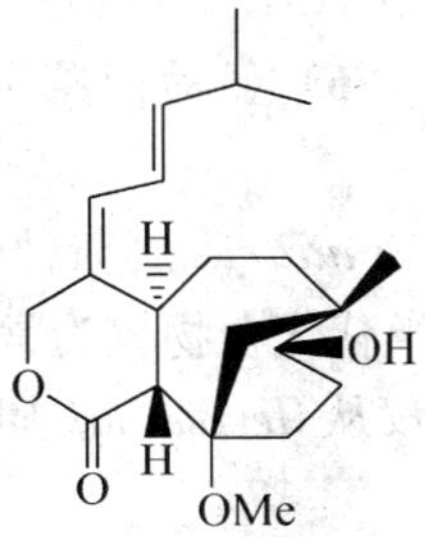

79

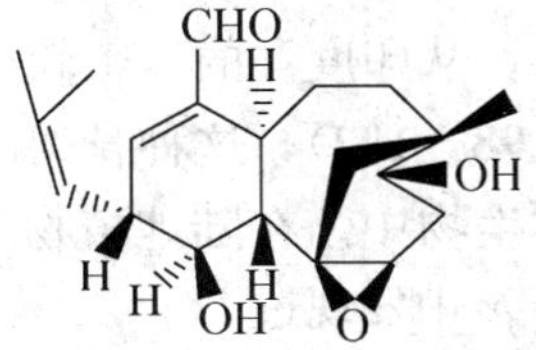

80

从日本的 Kagosihma 软珊瑚 *Xenia florida* 中也得到了 17 个新的 xenicane 型二萜，其中 12 个具有新颖的碳桥结构［双环（4，3，1）骨架］（**79**～**86**）。另外，从另外一个 *Xenia* sp. 中也得到了 6 个 xenicane 型 cyclononane 骨架二萜，目前具有碳桥结构的 xenicane 型二萜仅发现于日本的这两个软珊瑚种中，环九烷骨架的 xenicane 型二萜结构变化呈现多样性。

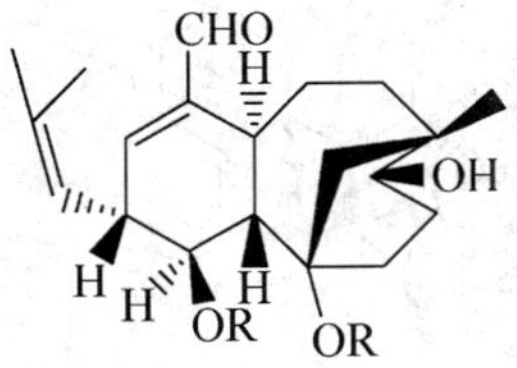

81: R=H
82: R=Me

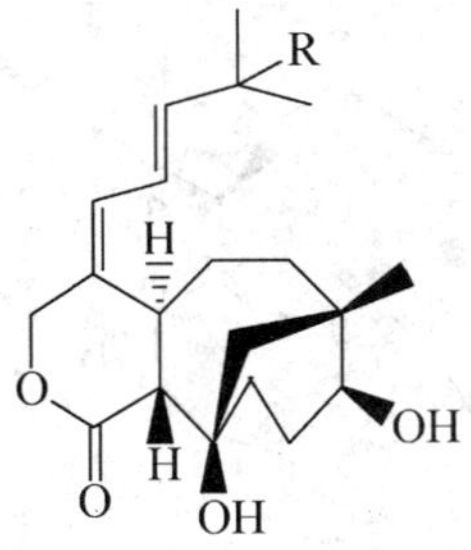

83: R=OH
84: R=H

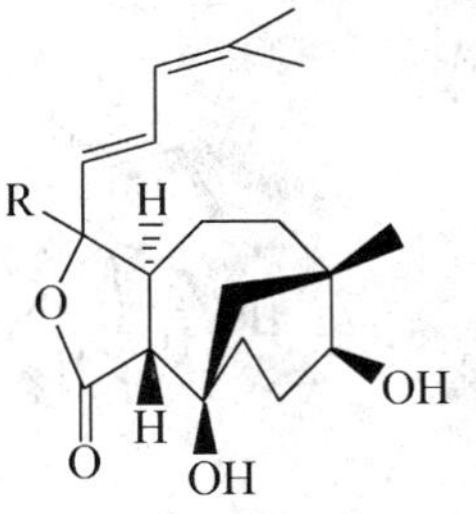

85: R=β-CH_2OH
86: R=α-CH_2OH
87: R=$CH_2OCOC_{17}H_{35}$
88: R=$CH_2OCOC_{15}H_{31}$
89: R=$CH_2OCOC_{18}H_{17}$

在这两种软珊瑚中，还发现了 5 个带有内酯环结构的化合物（**85**～**89**）、A 环开环结构 9 个、B 环开环结构仅 1 个（**90**），十分罕见。这些化合物中，带有醛基（如 **80**～**82**）的一般具有更好的生物活性，xenicane 型二萜一般都有抗菌活性。

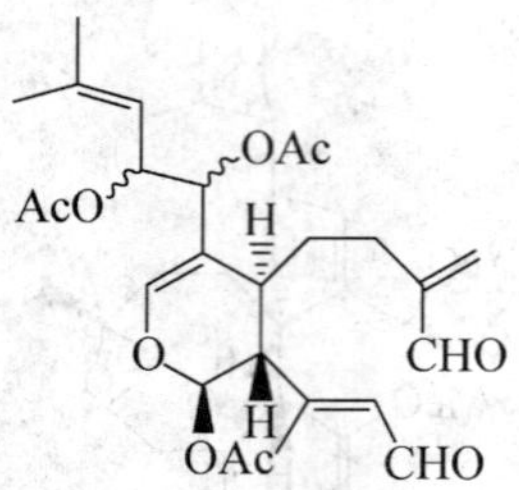

90

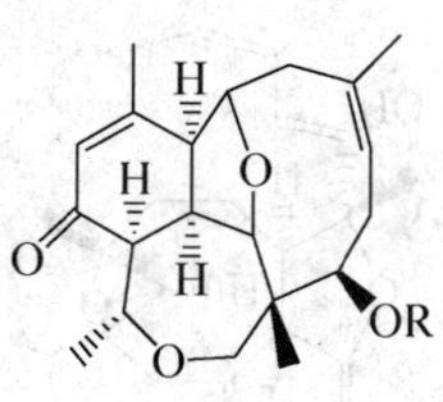

91: R=H
92: R=$COCH_2CH_2CH_3$
93: R=Ac

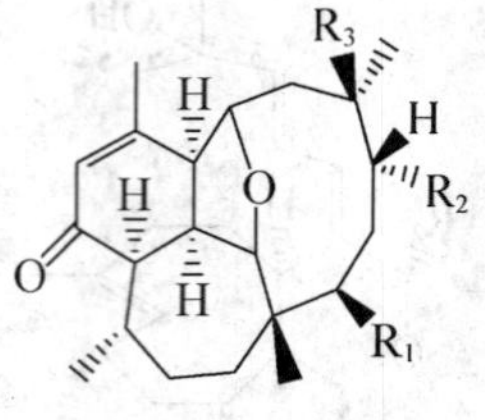

94: R_1=R_2=OAc, R_3=OH
95: R_1=R_3=OH, R_3=OAc
96: R_1=R_2=R_3=OH
97: R_1=OAc, R_2=R_3=OH

以生物活性为导向，从台湾软珊瑚 *Pachyclavularia violacea* 中分离得到了 7 个 briarellin（briarane）型二萜（**91**～**97**）。对 A549、HT29、KB 和 P388 肿瘤细胞株，这些化合物大都显示细胞毒活性，其中化合物（**96**）显示较强的细胞毒活性，对 P388 和 HT29 的 ED_{50} 值分别为 0.2μg/ml 和 3.2μg/ml。

另外，从印度洋的一个软珊瑚 *Sinularia* 属新种中发现了 4 个新的罕见的 aromadendran 型二萜（**98**～**107**），这种骨架的倍半萜化合物较为常见。该骨架的二萜类化合物是首次被发现于海洋生物中。在陆地植物中也仅从 *Terrestrial* 属植物 *Cneorum tricoccon* 和 *Neochamaelea pulverulenta* 中发现过。

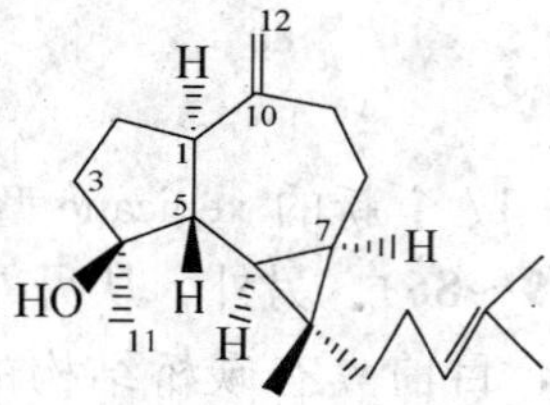

98

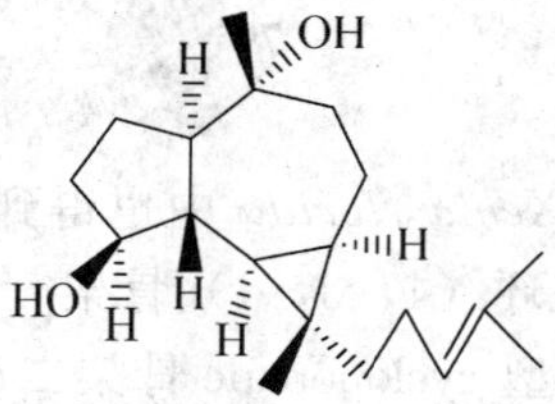

99

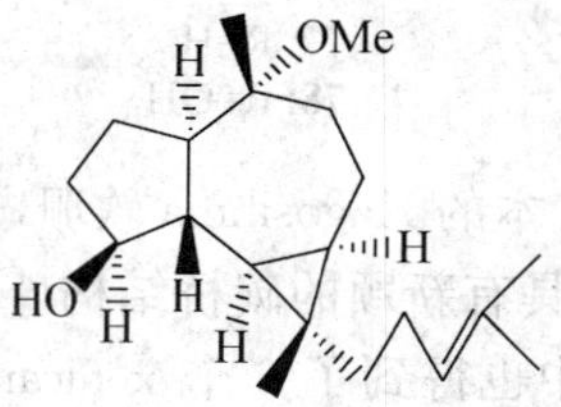

100

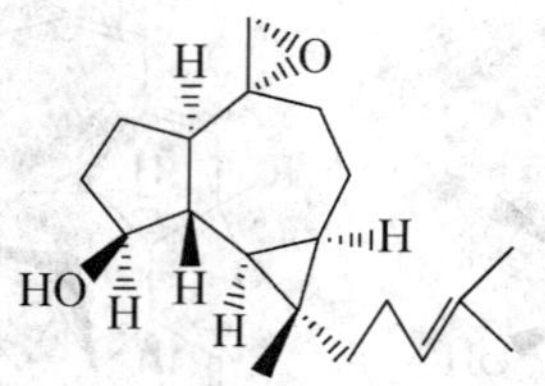

101

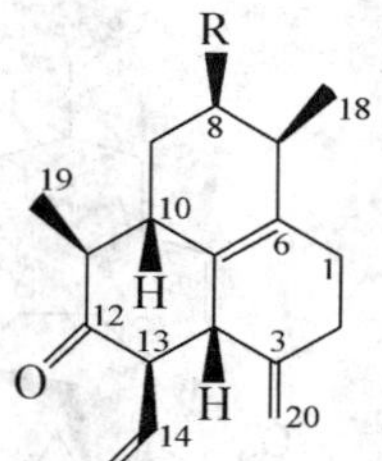

102: R=OAc
103: R=H

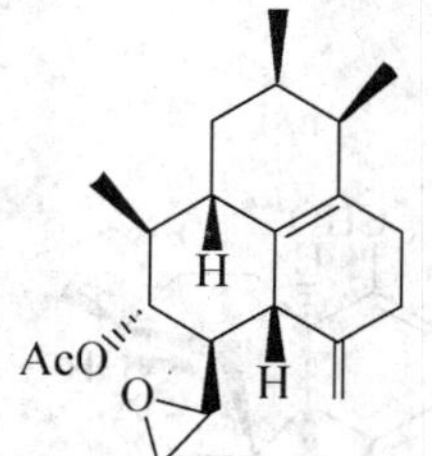

104

生物活性导向的分离导致从日本软珊瑚 *Sinularia nanolobata* 中得到了 4 个新的 amphilectane 型二萜（**102**～**105**）。细胞毒活性试验显示，化合物（**101**）、（**102**）、（**103**）对 L1210 细胞株的 IC_{50} 值分别为 3.0μg/ml、4.8μg/ml、3.2μg/ml，对 KB 细胞株的 IC_{50} 值分别为 5.1μg/ml、7.7μg/ml、4.5μg/ml。amphilectane 型二萜从蓝珊瑚、柳珊瑚和海绵中曾经发现过，是首次从软珊瑚中得到了这一类型二萜成分。

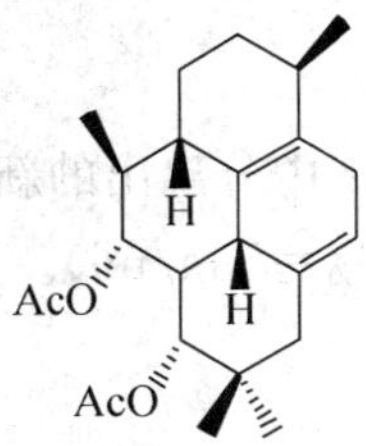

105

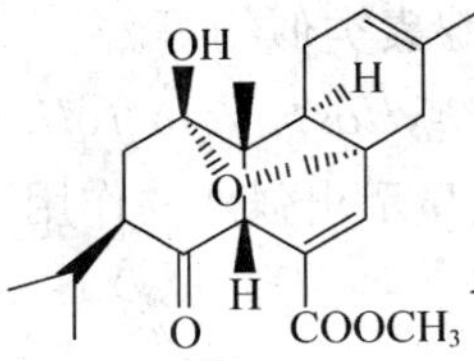

106

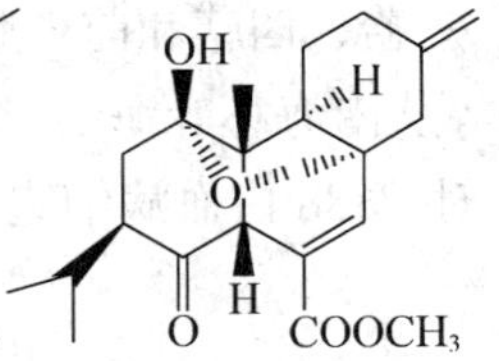

107

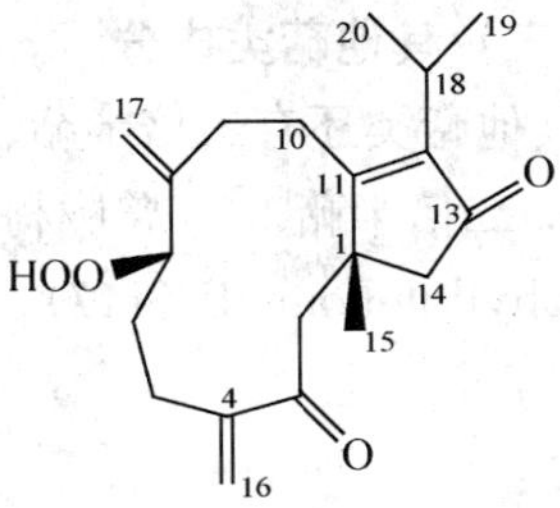

108

从印度洋软珊瑚 *Sarcophyton* sp. 得到了 2 个新的三环［4，4，2］型二萜（**106**～**107**）(sarcophytins)，这类骨架环系由 14 个碳组成，环外带一个异丙基基团，可能是由西松烷二萜衍生而成。

双环［9，3，0］和 C-12 位异丙基取代是 dolabellane 型二萜的特征，6 个新的该类二萜成分（**108** 骨架）被分离自台湾软珊瑚 *Clavularia inflate*，对 P388 肿瘤细胞株显示中等细胞毒活性，含有过氧羟基的化合物（**108**）显示较强的细胞毒活性，对 A549、HT29 和 P388 肿瘤细胞株的 ED_{50} 值分别为 0.56μg/ml、0.31μg/ml 和 0.052μg/ml。

从澳大利亚软珊瑚 *Lobophytum crassum* 中得到了 3 个 endesmane 型双环［4，4，0］二萜（**109**～**111**）。从中国南海软珊瑚 *Lemnalia bournei* 中分离得到了 2 个新的二萜糖苷（**112**～**113**），其结构通过波谱分析和化学水解得到了确定。这 2 个化合物对 HepA、S_{180} A 和 EAC 细胞表现出强的细胞毒活性。

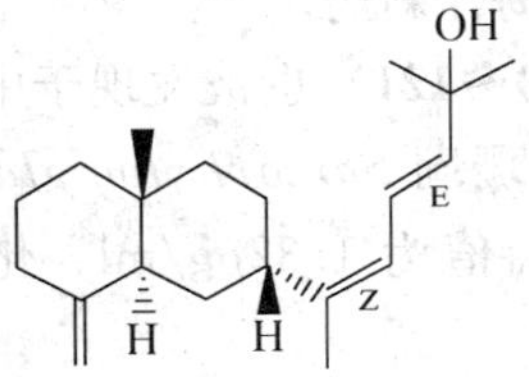

109

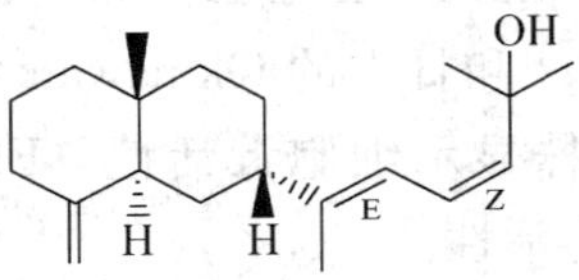

110

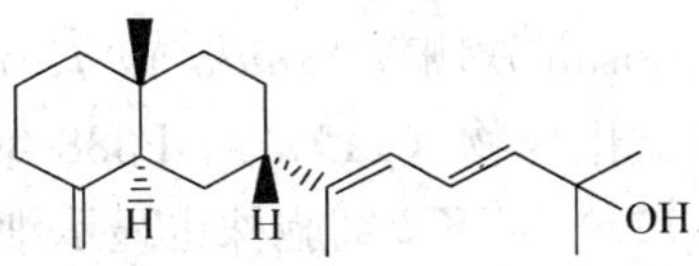

111

从南非软珊瑚 *Eleutherobia aurea* 中得到了 2 个新的含有杂环的二萜糖苷（**114**～**115**）。这一类化合物也发现于日本软珊瑚 *Bellonella albiflora* 中。从印度洋软珊瑚 *Lemnalia flava* 中也得到了一个新的糖苷（**116**）。

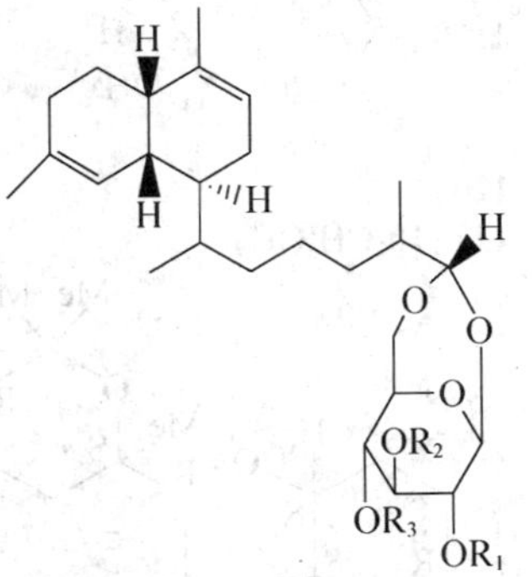

112: $R_1=R_3=H$ $R_2=CH_3CO$

113: $R_1=R_2=H$ $R_3=CH_3CO$

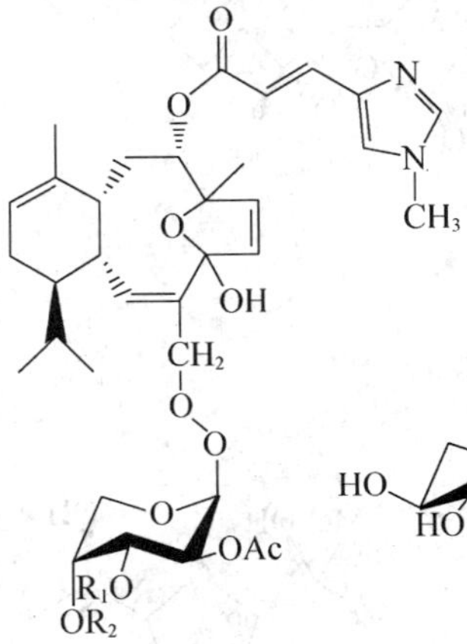

114: $R_1=Ac, R_2=H$

115: $R_1=H, R_2=Ac$

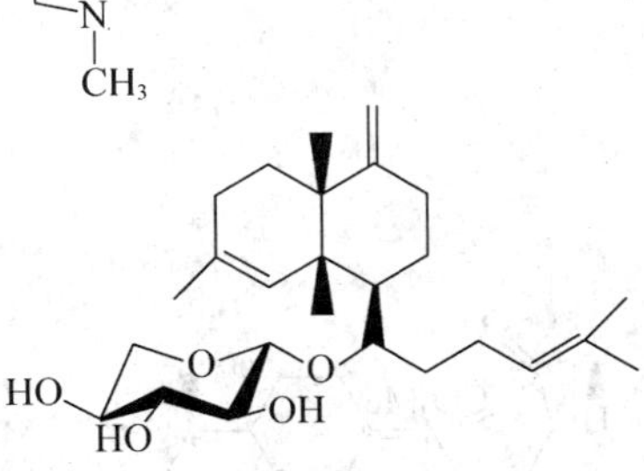

116

（三）其他萜类成分

其他萜类还有二倍半萜、三萜、四萜和前列腺素类似物等。

1. 二倍半萜[14]　曾陇梅等从南海杯叶海绵 *Phyllospongia foliascens* 中分离出的新二倍半萜 phyllofenone-B（**117**），对 P388 白血病细胞显示出强烈的作用（$IC_{50}=5\mu g/ml$）。

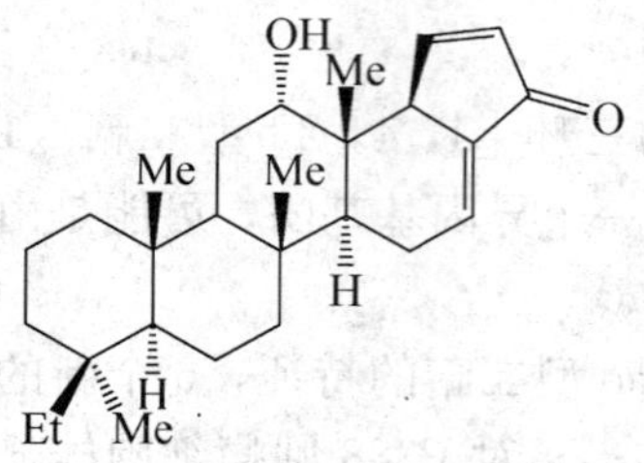

117

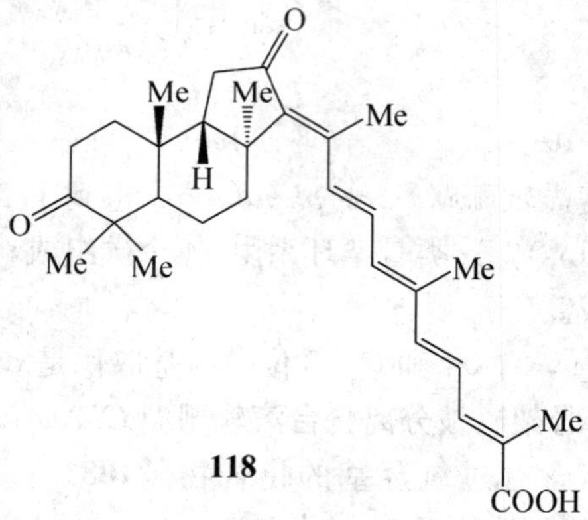

118

2. 三萜[2,15]　饶志刚等在我国南海海绵 *Rhabdastrella globostellata* 中发现的异臭椿三萜（isomalabaricane triterpene）rhabdastrellic acid-A（**118**）对 A549 人肺腺癌细胞的抑制率为 60%（10^{-7} mol/L 浓度）；BALB/c-nu/nu 裸鼠，腹腔注射 50mg/kg、35mg/kg、20mg/kg 时，对人肺巨细胞（PG）癌的抑制率分别为 59.5%、58.3%、50.5%（环磷酰胺为阳性对照，其抑制率为 50.5%），可望开发成为一种高效低毒的抗肿瘤海洋新药。

3. 四萜[16]　罕见的双西松烷二萜 sinuflexlin（**119**）和（**120～121**）也被发现于中国台湾 Formosan 软珊瑚 *Sinularia flexibilis* 和日本的 Okinawan 软珊瑚 *Sarcophyton glaucum* 两个种。化合物（**119**）对 P388 细胞株显示细胞毒活性，ED_{50} 值为 1.32μg/ml。化合物（**120～121**）对 KB 细胞株也显示细胞毒活性。

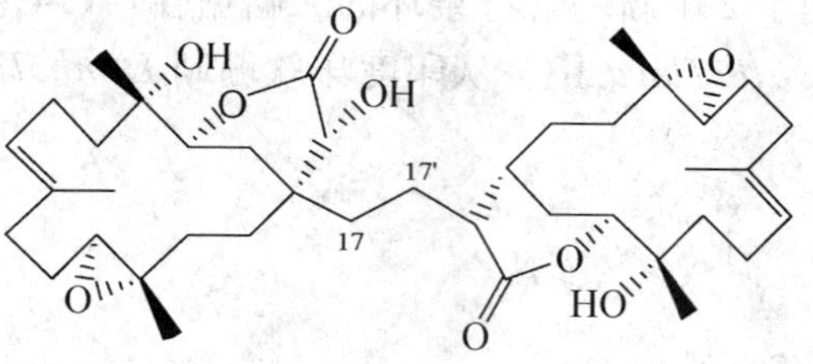

119

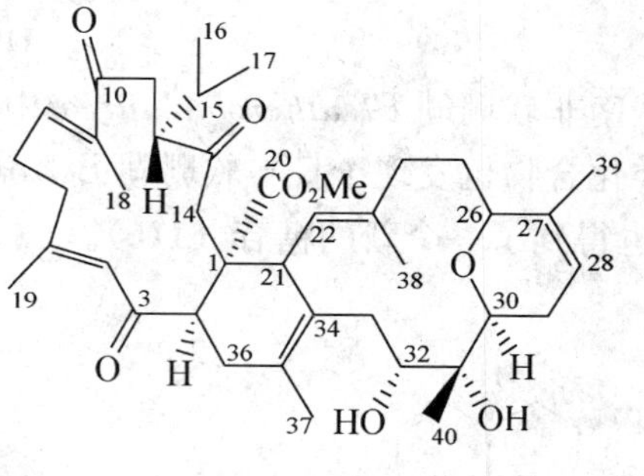

120

121 (10-CH_2OH)

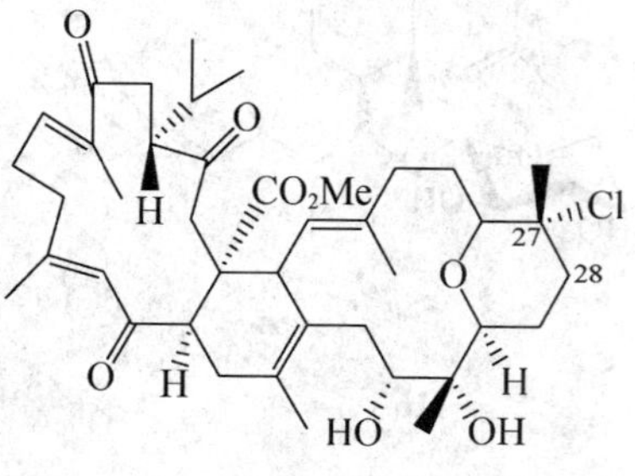

122

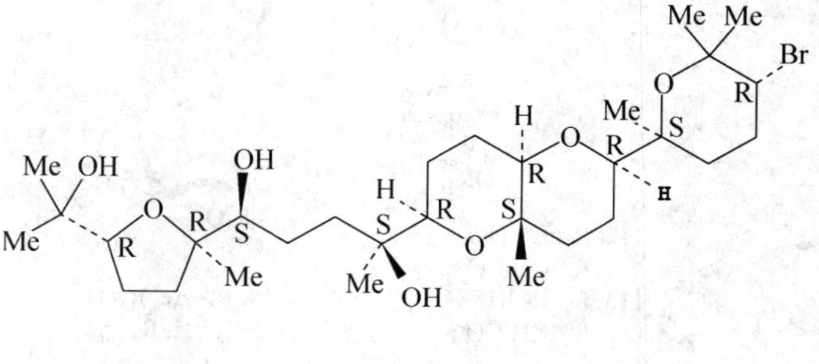

123

苏镜娱等也从南海软珊瑚 *Sarcophyton tortuosum* 中分离得到新型四萜化合物扭曲肉芝甲酯（**122**），具有强烈的使子宫收缩作用，其效价相当于目前临床用的缩宫素的一半。同时，它对小鼠体内的 S180 具有显著抗癌活性。

20 世纪 80 年代，Suzuki 等和 Sakemi 等分别从海藻 *Laurencia obtusa* 和 *L. venusta* 中发现新的萜类化合物 thyrsiferol（**123**）、thyrsiferyl 23-acetate 和 venustatriol（**124**），它们都显示出强烈的细胞毒性。

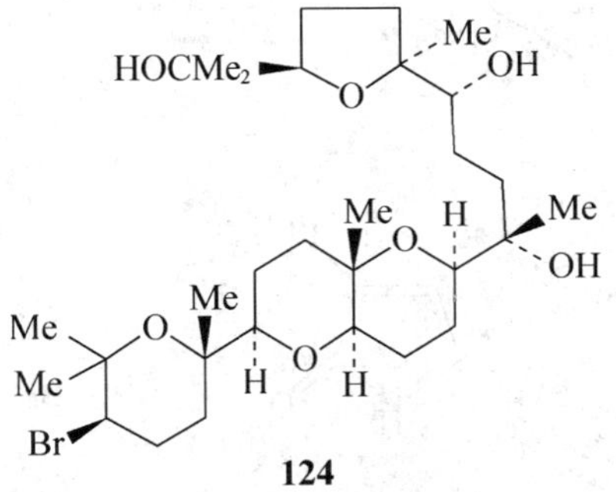

124

五、前列腺素类似物[1,2,17]

Weiheimer 等从加勒比海柳珊瑚 *Plexaura homomalla* 中发现含有大量前列腺素前体 15R-PGA2（**125**）及其衍生物，是海洋天然产物最重大的成果之一，它不但推动了前列腺素研究的发展，也促进了海洋生物活性物质的研究。

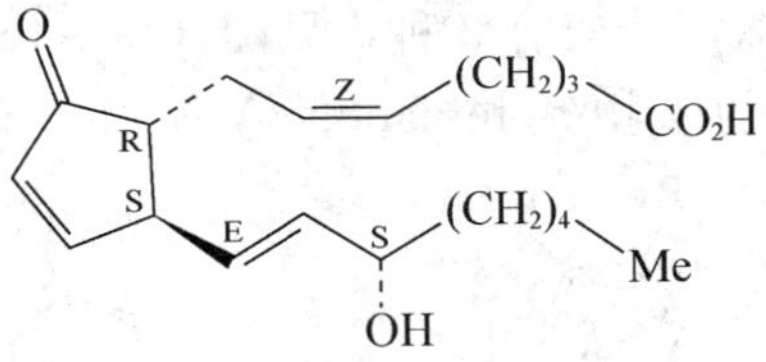

125

六、生物碱类

自 1983 年 Kirkup 等首次从红藻 *Martensia fragilis* 中分离出吲哚生物碱 fragilamide 后，越来越多的生物碱从海洋生物中被发现[1~3]，本章中介绍的生物碱多数来源于海绵，并且都有特异化学结构和生理活性，现已从海绵中分得多种结构类型的生物碱，包括吡啶、吡咯、吲哚、酰胺、脲、胍、大环和肽类等结构特异的生物碱，有的生物碱还含有溴、碘和硫原子及腈基等。

（一）吡啶、吡咯类生物碱

化合物（**126**）和（**132**）为吡啶类生物碱；（**127～131**）为吡咯类生物碱。

日本学者 Sachiko Tsukamoto 等从 *Xestospongia* 和 *Amphimedon* 两种海绵中获得一组 3-烷基吡啶生物碱，如 Hachijodines A（**126**）[18]。它们都具有细胞毒性，抗 P388 肿瘤细胞株的 IC_{50} 值在 1.0～2.3μg/ml。从 *Spongia* 属的一种海绵中得到 4 个吡啶生物碱，spongidines A～D，它们在 10μmol/L 时均能显著抑制人滑膜磷脂酶 PLA_2，其中 spongidine D（**127**）的活性最强。Sachiko Tsukamoto 等还从 *Axinella brevistyla* 中得到 4 种具有抗真菌活性的生物碱（**128～131**），为含溴的结构特别的吡咯类生物碱。它们分别在 100，30，＜1.0μg/disk时就已显示抗 Saccharomyces cerevisiae 酵母活性。另外，化合物（**128～130**）

还具有抗 L1210 肿瘤细胞的细胞毒性，其 IC_{50} 值分别为 2.5μg/ml、1.1μg/ml、0.66μg/ml。从中国南海棕色扁海绵 *Phakellia fusca* Schimidt 中分离并鉴定了一个新的吡咯生物碱 4,5-二溴-3-氰-1*H*-吡咯-2-甲酸甲酯（**132**）。

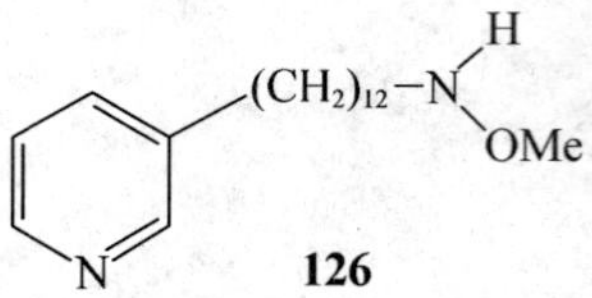
126

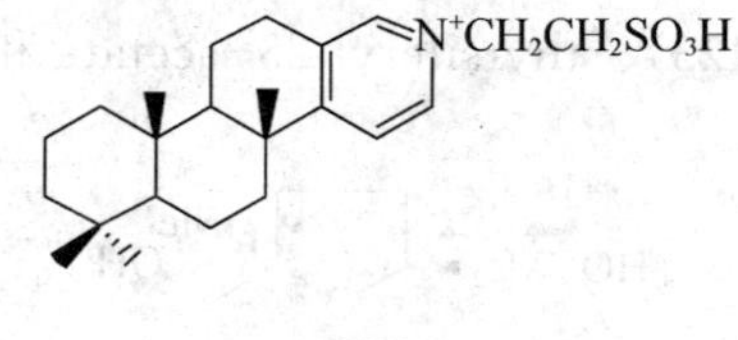
127

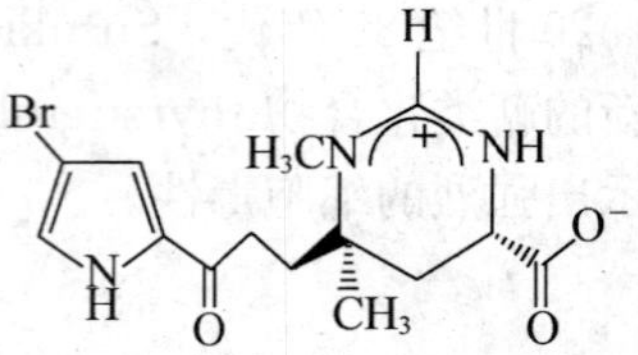
128

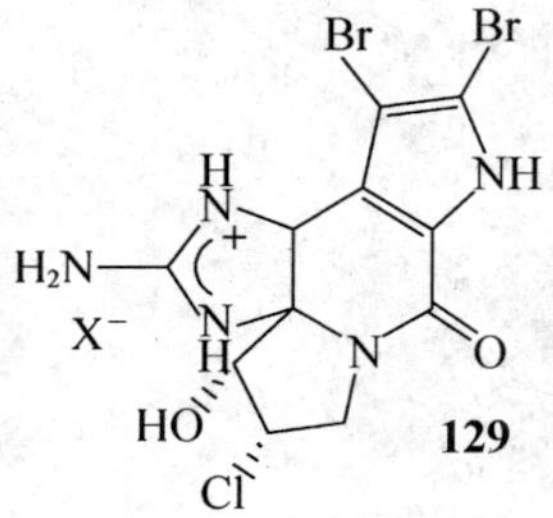
129

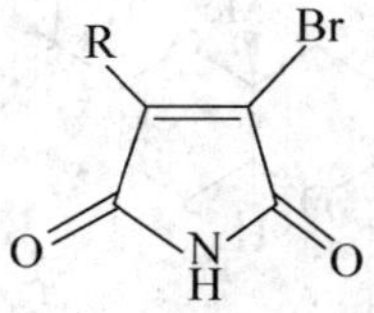
130: R=H
131: R=Br

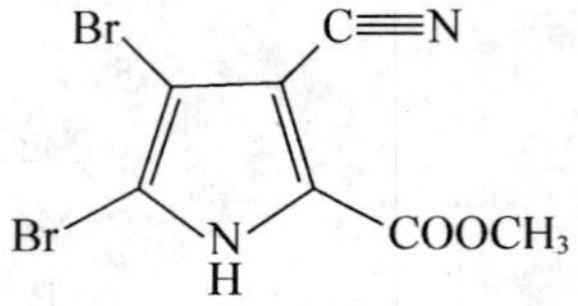
132

1985 年 Faulkner 等从前腮亚纲软体动物 *Lamellaria* sp. 中提取了 4 个结构新颖的系列多芳香吡咯生物碱，此类化合物因此被命名为 lamellarins A～D 等，迄今为止已发现了 36 个。人们将该类化合物译为片螺素（lamellarin）[19]。

迄今为止发现的片螺素的基本碳架有 3 种，见图Ⅰ(1a～1c)，如 lamellarin O～R（**133**～**136**）；另外，还有其结构类似的生物碱 lukianols A 和 B（**137**～**138**）、polycitone A 和 B

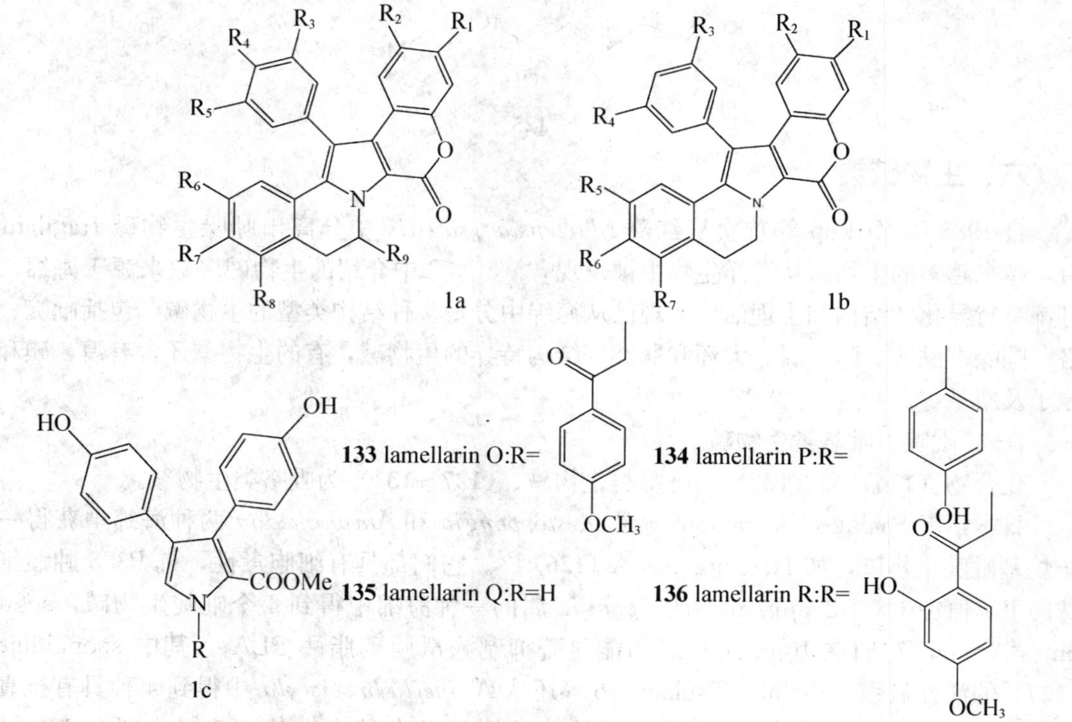

图Ⅰ　片螺素系列化合物 1a～1c 的结构

（**139**～**140**）、polycitrins A 和 B（**141**～**142**）、storniamides A～D（**143**～**146**）、niingalins A～D（**147**～**150**）、purpurone（**151**）。片螺素的不同取代基的变化表现出不同的生物活性，在预防人类肿瘤和抗人类免疫缺陷病毒（HIV-1）方面有良好的医用前景，对它的分离、鉴定与合成受到科学家们的高度重视。

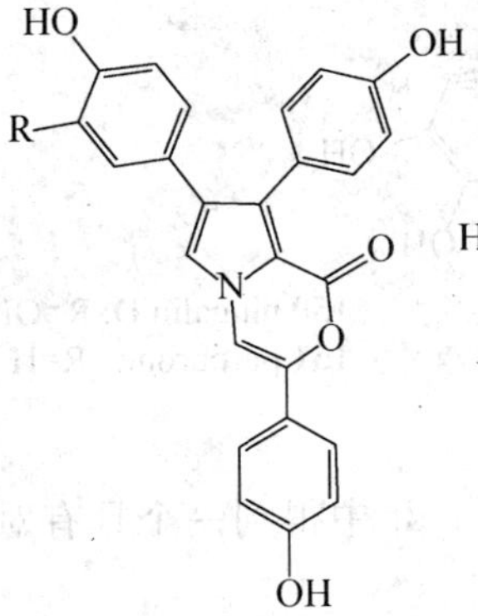

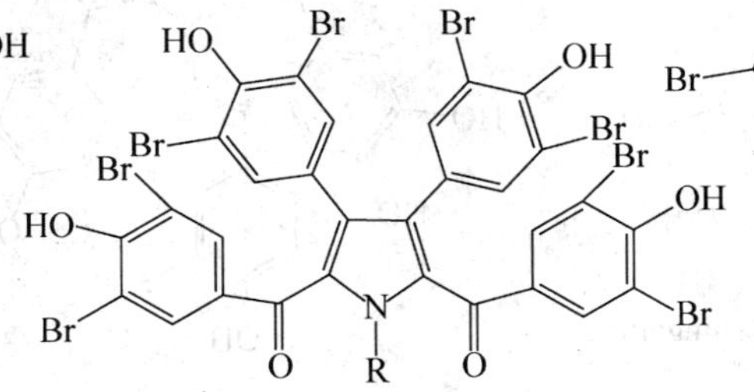

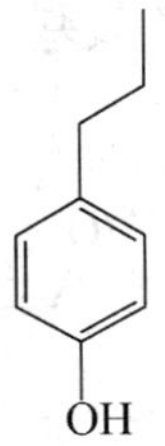

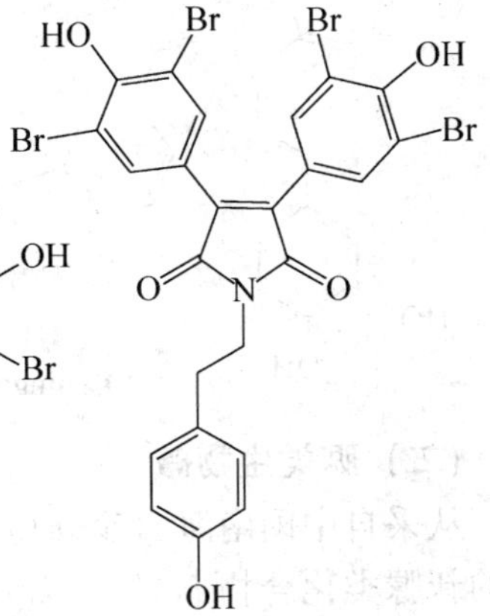

137 lukianol A: R=H

138 lukianol B: R=I

139 polycitone A: R=

140 polycitoneB: R=H

141 polycitrin A: R=H

142 polycitrinB: R=OMe

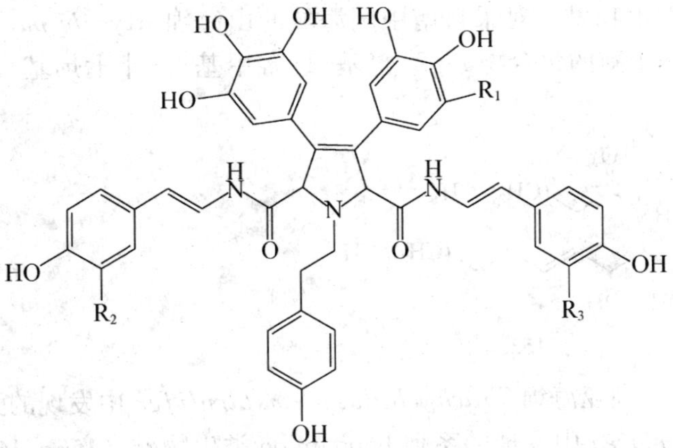

	R_1	R_2	R_3
143 storniamide A:	OH	H	H
144 storniamide B:	OH	H	OH
145 storniamide C:	H	OH	OH
146 storniamide D:	OH	OH	OH

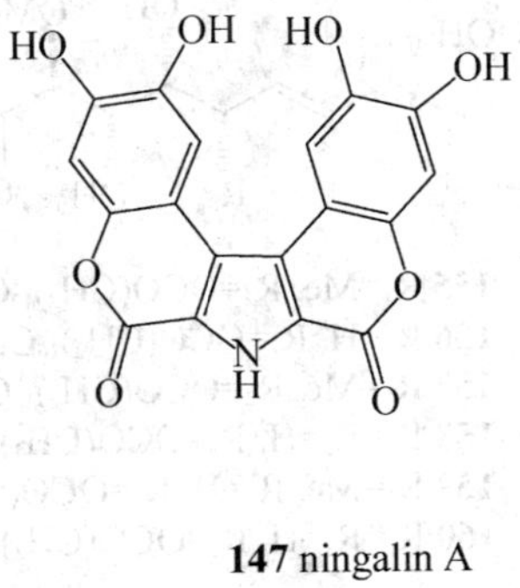

147 ningalin A

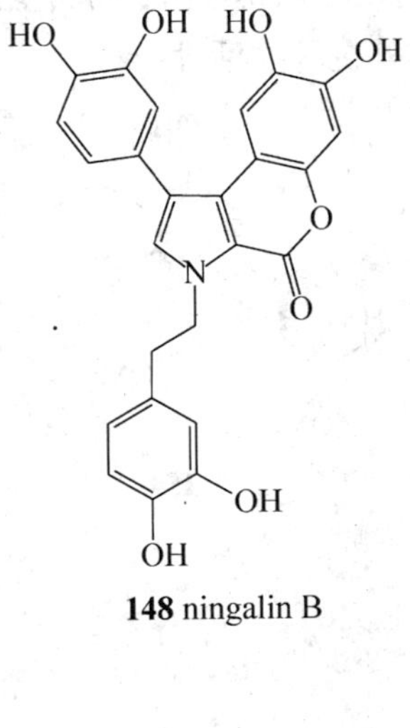

148 ningalin B

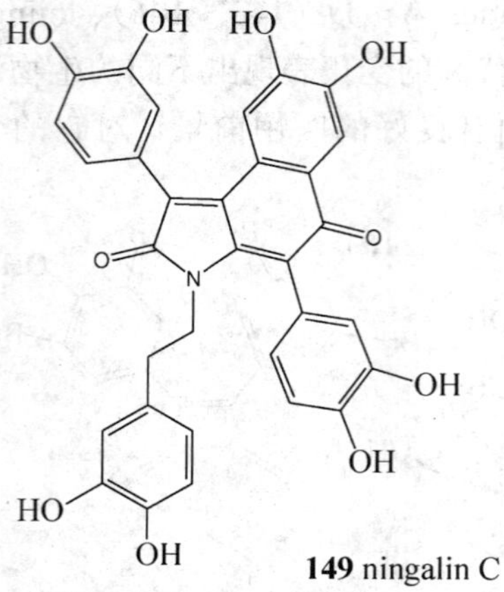

149 ningalin C

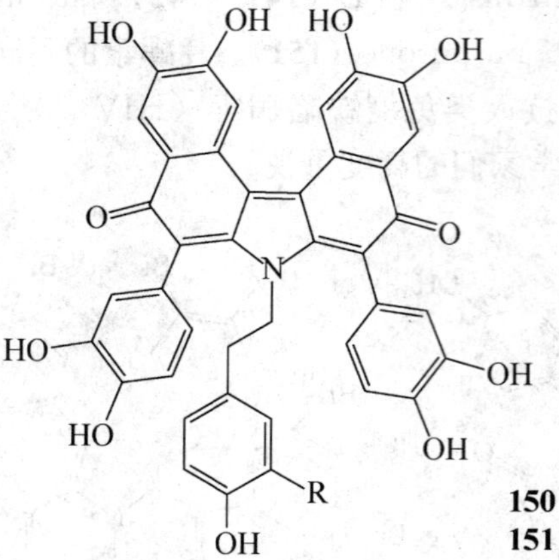

150 ningalin D: R=OH
151 purpurone : R=H

（二）脲类生物碱[20]

从采自中国南海西沙群岛海域的海绵 *Phacellia fusca* Schmidt 中得到一个具有对称结构的新脲类化合物 *N*,*N*′-二[2-乙氧基-1(z)-乙烯基]脲（**152**）。

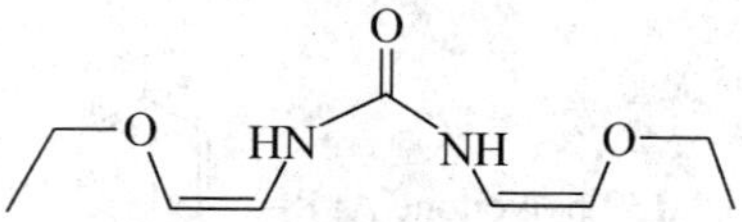

152

（三）酰胺类生物碱[21]

化合物（**153**～**160**）为酰胺类生物碱。对采自南中国海域的山海绵 *Mycale parishi* 化学成分进行研究，从中分离鉴定一个新的化合物 *N*-2-羟基-1-羟甲基-3-十七烯基-二十五脂肪酸酰胺（**153**）。

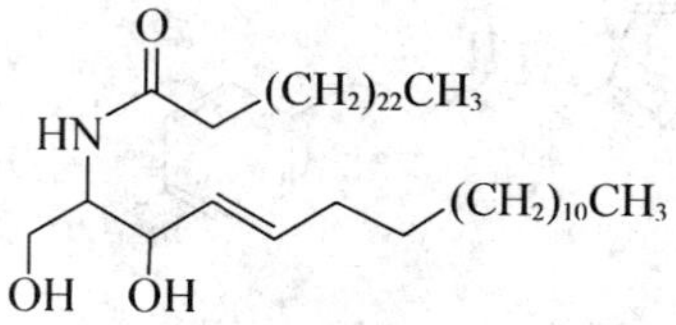

153

Onnamide F（**154**）是从南澳大利亚海绵 *Trachycladus laevispirulifer* 中发现的强杀线虫剂。而从福建海绵 *Japsis cf. coriacea* 中发现的系列 bengamide 类生物碱（**155**～**160**）证明具有显著的体外抗肿瘤活性。

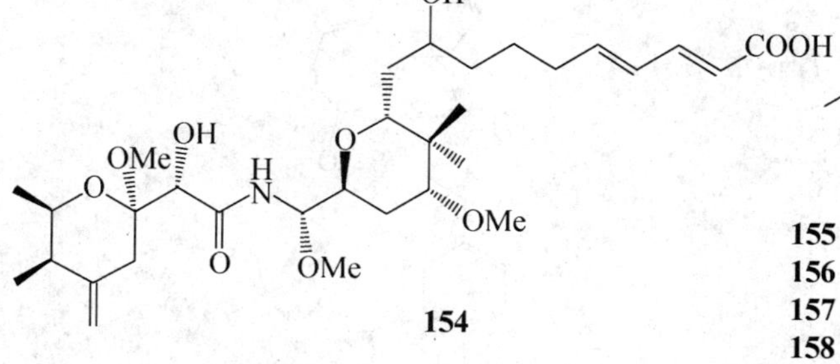

154

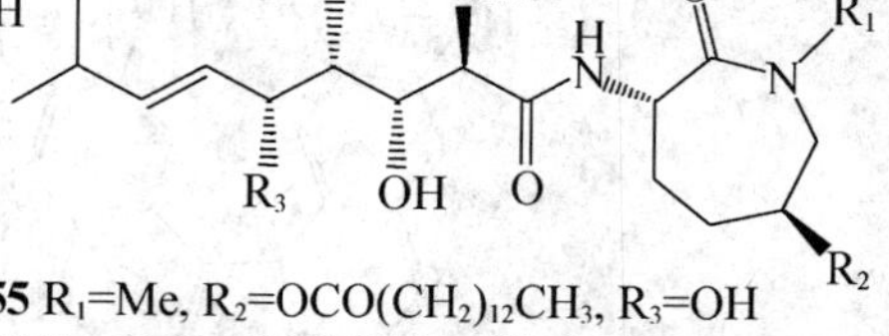

155 R_1=Me, R_2=OCO$(CH_2)_{12}CH_3$, R_3=OH
156 R_1=H, R_2=OCO$(CH_2)_{10}CH(CH_3)_2$, R_3=OH
157 R_1=Me, R_2=OCO$(CH_2)_{10}CH(CH_3)_2$, R_3=OH
158 R_1=R_2=H, R_3=OCO$(CH_2)_{12}CH_3$
159 R_1=Me, R_2=H, R_3=OCO$(CH_2)_{12}CH_3$
160 R_1=R_2=H, R_3=OCO$(CH_2)_{12}CH_3$

（四）胍类类生物碱[22]

胍类类生物碱主要分布于亚热带和热带海域的海绵中。红海海绵 *Hemimycale* sp. 中的生物碱 ptilomycalin A（**161**）是第一个该家族的成员。该化合物的立体结构经全合成得以证实。

从红色包壳海绵 *Crambe crambe* 中也获得该生物碱（**161**）的同系物 crambescidin 800（**162**），816（**163**），844（**164**），它们对肿瘤细胞 L1210 的抑制率在 0.1μg/ml 时，皆高于 98%。（**163**）还对单纯性疱疹病毒 HSV－1 有一定的抑制活性，并且是一个很强的 Ca^{2+} 通道阻滞剂。

从加勒比海海绵 *Batzella* sp. 中获得的胍类生物碱 batzelladine A（**165**）[31]具有抗艾滋病病毒 HIV 的活性。其作用机制是阻止 HIV-1 病毒的糖蛋白 GP120 与人 T4 细胞的 CD4 抗原分子选择性的结合，从而避免了 T4 细胞的感染。而 T4 细胞的不断感染会导致免疫功能的丧失，从而导致各种机会的感染，即 AIDS 病的前兆。batzelladine A～D（**165～168**）的抑制 HIV-1 GP120 与 CD4 结合的活性 IC_{50} 值分别为 29μmol/L，31μmol/L，100μmol/L，72μmol/L。

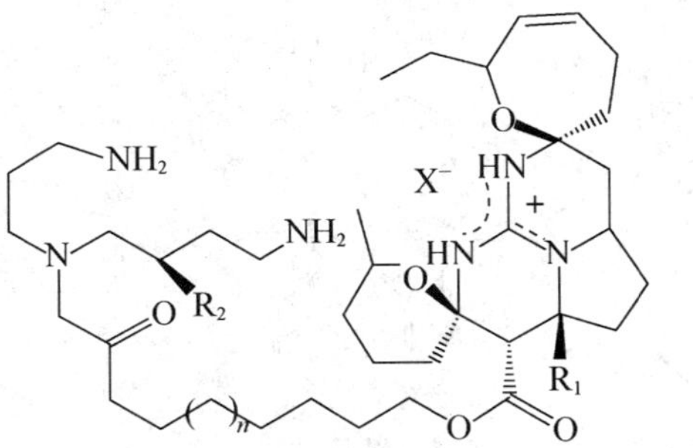

161 $R_1=R_2=H$; $n=4$
162 $R_1=H$; $R_2=OH$; $n=4$
163 $R_1=R_2=OH$; $n=4$
164 $R_1=R_2=OH$; $n=7$

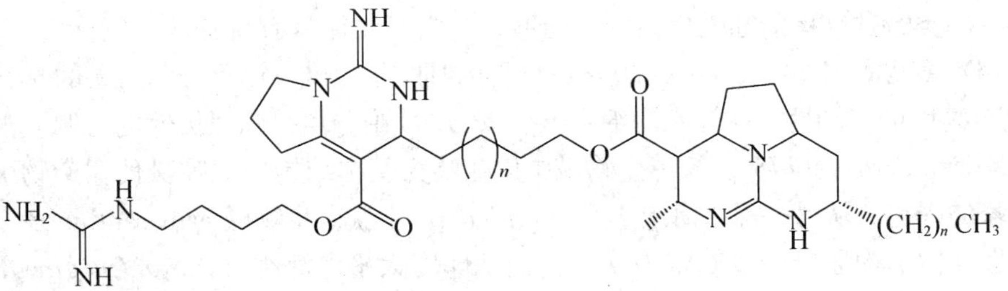

165 $n=8$
166 $n=9$
167 $n=10$
168 $n=11$

（五）吲哚类生物碱[23]

从 *Halicortex* sp. 中得到一种新的溴吲哚生物碱 dragmacidin F（**169**），具有体外抗病毒活性，其抗 HSV-1 和 HIV-1 的 EC_{50} 值分别为 95.8μmol/L 和 0.91μmol/L。

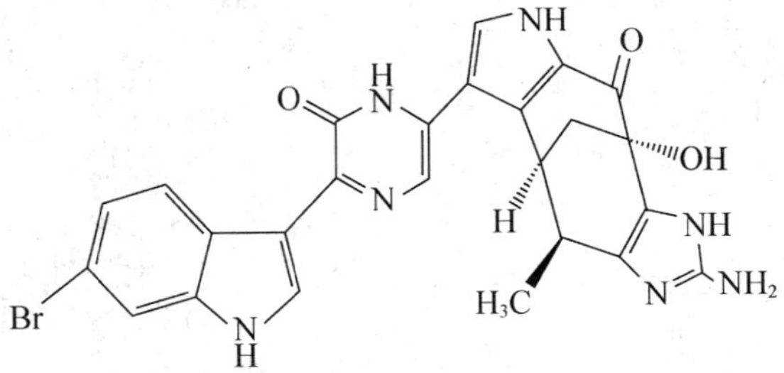

169

Mamzamine 类生物碱是从海绵中获得的具有独特结构的吲哚类生物碱 β-咔啉化合物，分子中具有独特的多环体系。该类生物碱具有广泛的生物活性，其中以抗肿瘤活性最为显著。日本学者 Kobayashi 等从海绵 *Amphimedon* sp. 获得的两个 mamzamine 生物碱，6-hydroxymamzamine A（**170**）和 3,4-dihydromamzamine A，对革兰阳性菌具有较强的抑制活性（MIC值分别为1.24μg/ml和4.0μg/ml），体外测定结果表明对L1210和KB细胞具有强抑制活性。从同属海绵中还获得另一生物碱keramaphidin B（**171**），该化合物的结构与mamzamine具有亲源相关性，可能是源于相同的前体经不同的生物合成途径代谢的结果。（**171**）对小鼠白血病细胞P388和人表皮癌细胞KB皆显示强抑制活性。从该属海绵中获得的生物碱ircinol（**172**）的结构系mamzamine类生物碱除去β-咔啉结构单元后的产物，该生物碱也显示对L1210和KB细胞具有强抑制活性，推断β-咔啉结构单元可能不是抗肿瘤的官能团。（**172**）还具有抑制内皮转变酶（endothelin converting enzyme）的活性。而从海绵*Xestospongia ingensy*中获得的生物碱ingenamine（**173**）的结构与mamzamine类生物碱也有一定的相关性。上述生物碱的生物合成前体可能是由非环类化合物如胺、丙烯醛、长链烯二醛等经过多步生物合成而成，但合成的中间体具有明显的不同。

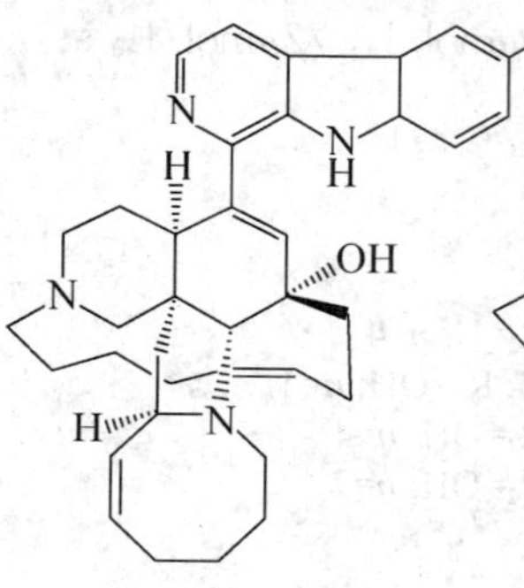

170

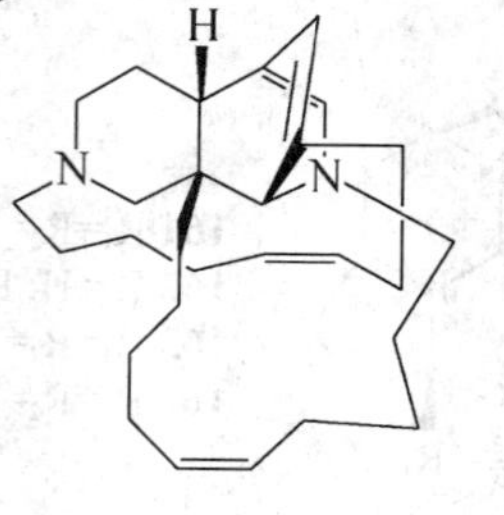

171

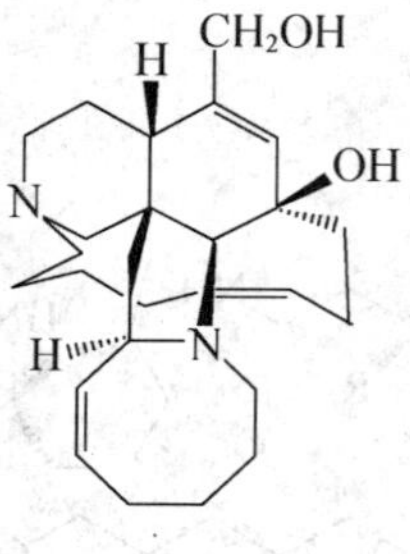

172

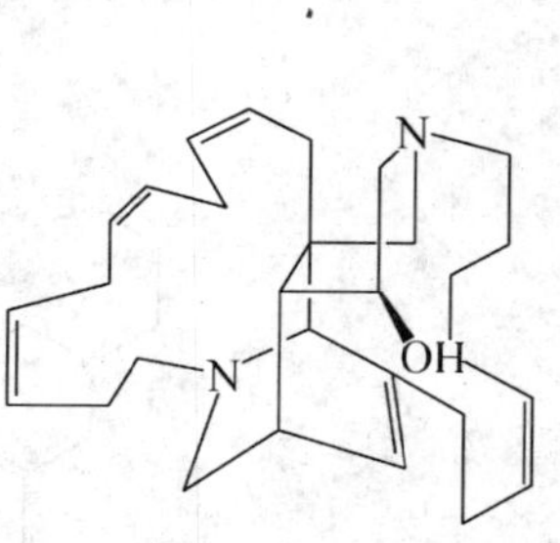

173

海绵中存在一类特殊结构的吲哚生物碱的同系物，它们往往具有特殊的生物活性。ethyaplysinopsin（**174**）系从海绵*Smenospongia aurea*分得的吲哚生物碱，该化合物对人的5-羟色胺5-HT_2受体具有高度的亲和性。从深水海绵*Geodia barretti*中分离得到强极性的含胍基的特殊吲哚生物碱diketopiperazine（**175**）。海绵生物碱中以哌嗪为基本结构的双吲哚代谢产物引起了有机合成化学家的兴趣。从另一深水海绵*Hamacantha* sp.中获得生物碱hamacanthin B（**176**），该化合物的手性立体结构通过合成确定为（*S*）。而从印度太平洋海绵*Zyzzya fuliginosa*中获得的生物碱batzeline D（**177**）和isobatzelline E（**178**）对HIV-1具有细胞聚合作用。

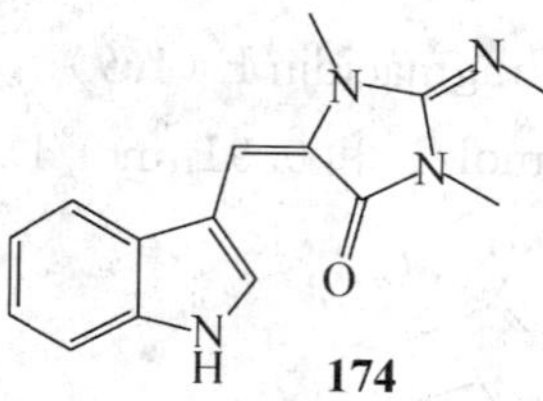

174

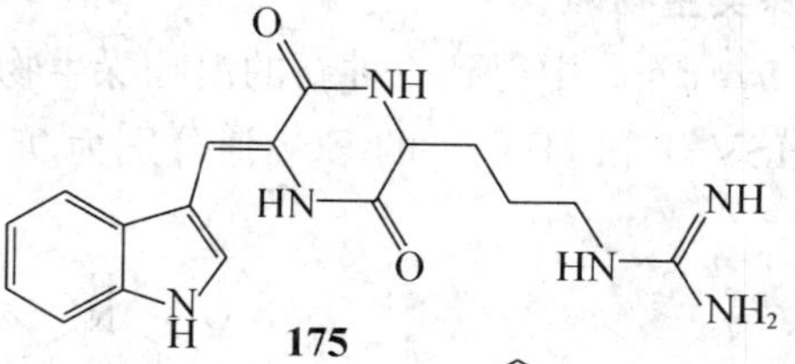

175

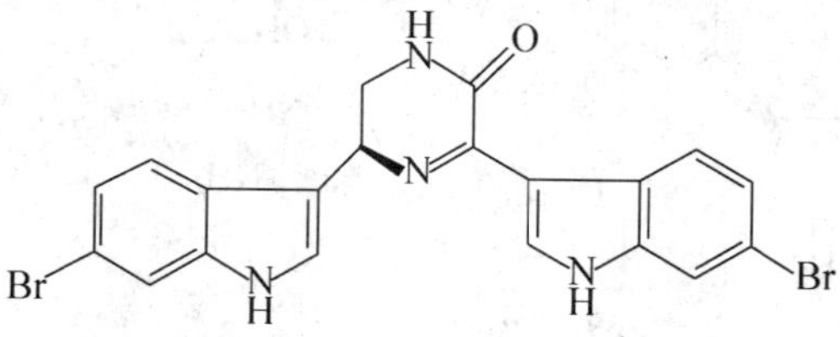

176

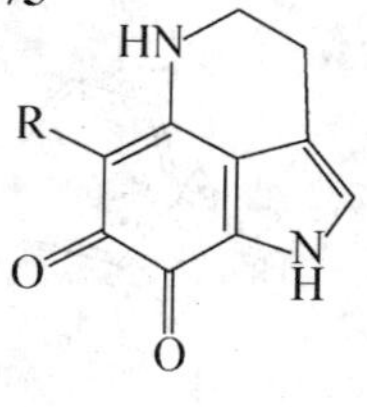

177 R=Br
178 R=Cl

（六）吖啶、oroidin、异噁唑啉和quanidine类生物碱[24]

从深水海绵*Stelletta* sp.中已获得系列吡啶并吖啶类生物碱dercitamide（**179**），该生物碱的结构后来证实与同属的另一海绵分离到的生物碱结构kuanoniamide C相同，并被修正为（**179**）。从同一海绵中还分离到一微量生物碱同系物（**180**）。与其他海绵天然产物不同，该类生物碱在海绵中极为少见，推断该类生物碱的生物合成途径与其他生物碱不同。对于该类生物碱的来源，有两种不同观点：其一认为该类化合物是从共生微生物产生，另一看法是海绵自己通过特殊生物合成途径产生。

生物碱 stevensine（**181**）是从多种海绵中分离得到的，属于 oroidin 类结构，由于该生物碱具有广泛的生物活性，引起人们对它全合成的兴趣。目前该生物碱的全合成已经成功。Kerr 通过细胞培养方法，对海绵 *Teichaxinella morchella* 的细胞进行培养，成功地获得该生物碱，Kerr 又进一步推测了该生物碱的生物合成途径。

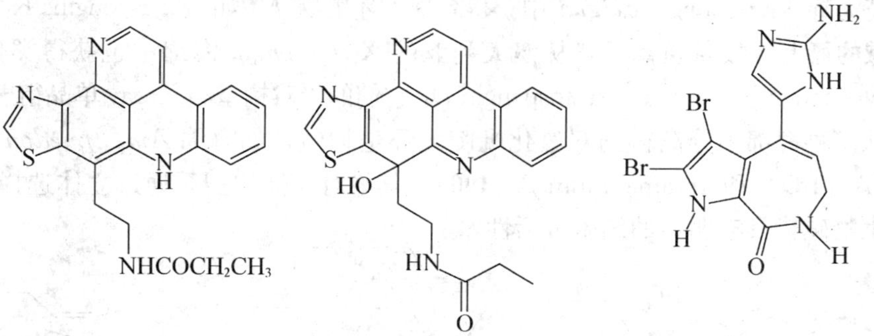

179 **180** **181**

Verongidae 科海绵含有丰富的溴代异噁唑啉生物碱，如 isofistularin-3（**182**）和 aerophoin-2（**183**）。该类生物碱被认为是二溴代酪氨酸的生物合成产物。（**182**）和（**183**）本身的生物活性并不强。当海绵在生长过程中受到损伤时，海绵的体内酶将（**182**）和（**183**）转化成生物碱 aerophoin-1（**184**）和 dienone（**185**）以抵御环境微生物对海绵的腐蚀。而（**184**）和（**185**）具有显著的抗多种微生物活性，特别是对革兰阳性菌和革兰阴性菌，如对细菌 *Prorocentrum minimum* 的抑制活性分别是 EC_{50} 值 3.45μmol/L 和 1.37μmol/L。该两种生物碱还对海洋微藻的生长有抑制活性，如对微藻 *Coscinodiscus wailesii* 的生长抑制活性分别为 EC_{50} 值 5.6μmol/L 和 27.9μmol/L。

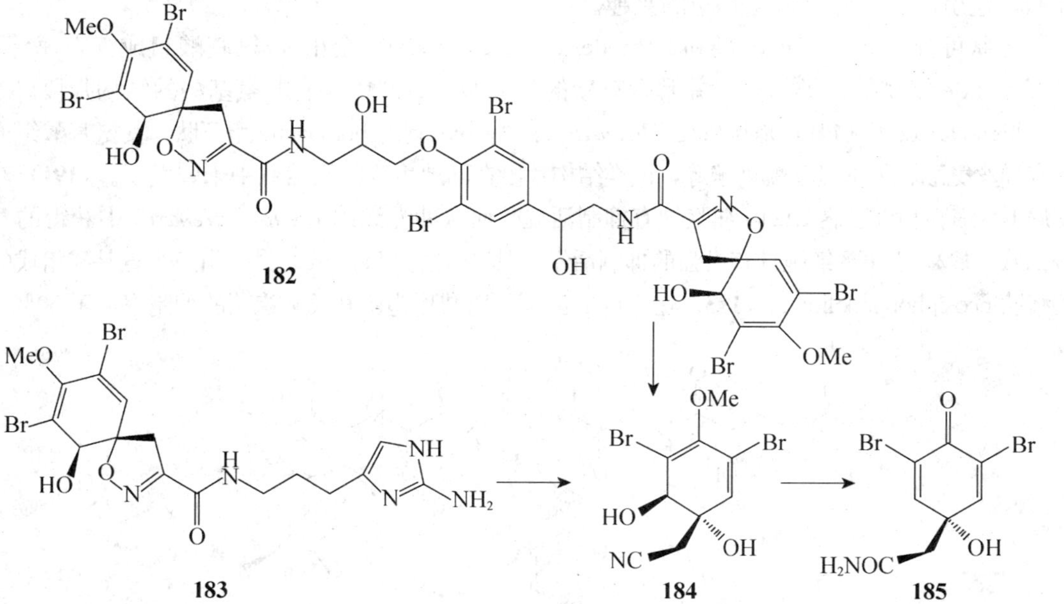

海绵受损伤后体内的182和183生物转化过程

王艳红等从广西南海豆荚软珊瑚 *Lobophytum* sp. 中首次分离得到了 2 个生物碱类成分（**186** ～**187**）（guanidine 类）。

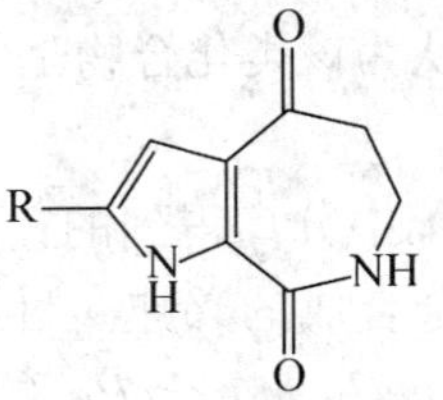

186 R=H
187 R=Br

（七）大环类生物碱[25]

从沙特海绵 *Xestospongia exigua* 中获得系列大环生物碱，如 araguspongine K（**188**）和 L，该类生物碱的氮上连接氧负离子，从澳大利亚的 *Xestospongia* 海绵中也获得类似物（7*S*)-hydroxyxestospongin A 和（+)-xestospongin D，它们的绝对构型经 X-ray 单晶衍射确定。

近年从多种海绵中分离得到双氢化吡啶大环生物碱，如海绵 *Amphimedon* sp. 的 halicyclamine A（**189**）和 keramaphidin B（**190**）。其绝对立体构型系通过立体选择性全合成确定。该类生物碱皆具有明显的细胞毒活性。

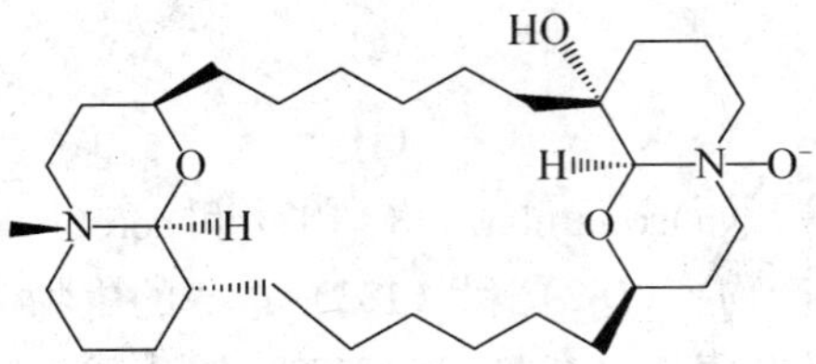

188

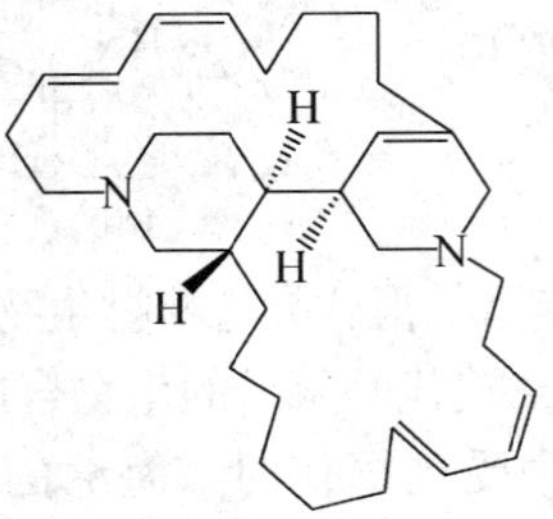

189

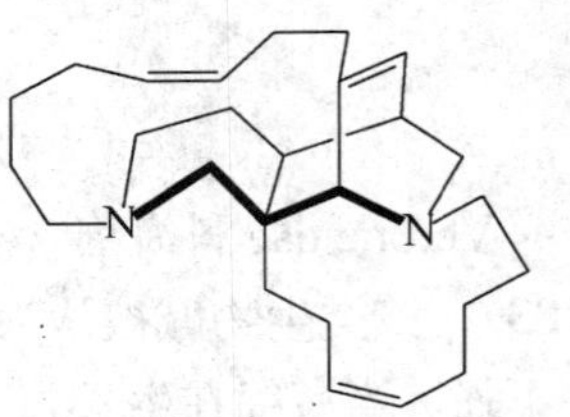

190

（八）肽类生物碱[26]

肽类化合物是海洋生物中又一大类活性成分[1～3]，在此主要介绍海绵中的肽类成分。近二十多年来，从海绵中陆续发现了一些结构新颖且具有较强生物活性的肽类化合物，多数为环肽，这引起了天然有机化学家的兴趣。

环肽可分为 heterodetic 型和 homodetic 型。homodetic 全由 α-氨基酸组成。在海绵中，以 heterodetic 型的肽类为多，并常含有新的氨基酸，或肽中含有非氨基酸的结构片段。

keramamide F（**191**）是从海绵 *Theonella* sp. 中分离到的 homodetic 型环肽。其氨基酸组成中含有异丝氨酸、甲基氨基酰噻唑等，该类结构片段在陆地生物的天然肽中未曾发现。（**191**）对表皮癌 KB 细胞和淋巴癌 L1210 细胞均有抑制活性。而从冲绳海绵 *Dysidea arenaria* 中获得的一缩酸二肽（**192**）对 KB 细胞具有极强的抑制活性，其 IC_{50} 值为 5pg/ml。另一由三个氨基酸组成的环缩酸肽 neosiphoniamolide A（**193**）在 5 ppm 浓度下对梨形袍菌和长蠕袍菌的抑制率大于 50%。

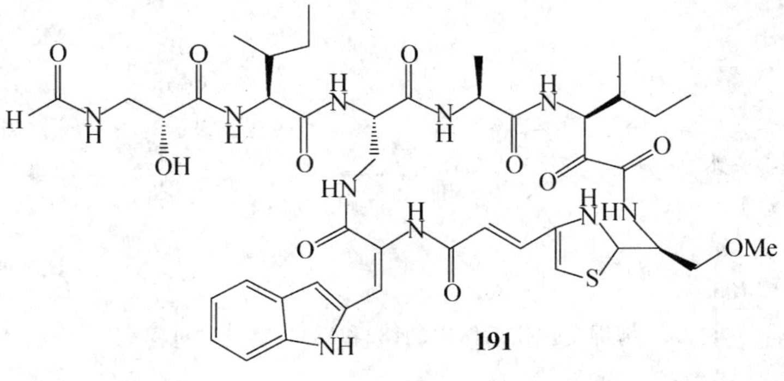

191

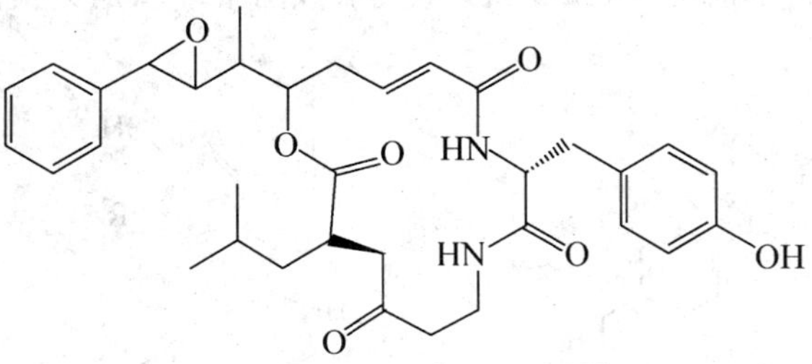

192

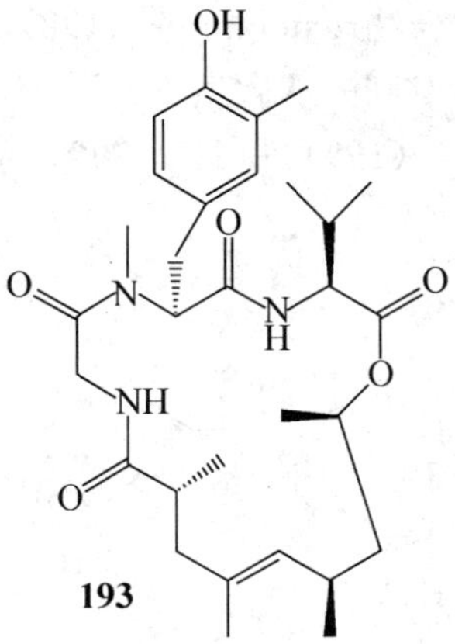

193

从太平洋婆罗洲海绵 *Pseudaxinyssa* sp. 中分得的环肽化合物 malaysiatin (**194**)，其氨基酸皆由 α-型组成，为第一个 homodetic 型环肽，并具有一定的抗菌和抗肿瘤活性。另一 homodetic 型环肽 (**195**) 为从南太平洋 *Stylotella* 属海绵中分离得到，其对淋巴 P388 的 ED_{50} 值为 0.8μg/ml。Faulkner 等从菲律宾海绵 *Theonella swinhoei* 中得到一个抗菌的糖肽 theonegramide (**196**)，它由一个阿拉伯糖与一个双环十二肽连接而成，并含有一些特殊氨基酸。其中 4′-溴-3-甲基苯丙氨酸系首次在天然产物中发现，化合物 (**196**) 能抑制白色念珠菌的生长。

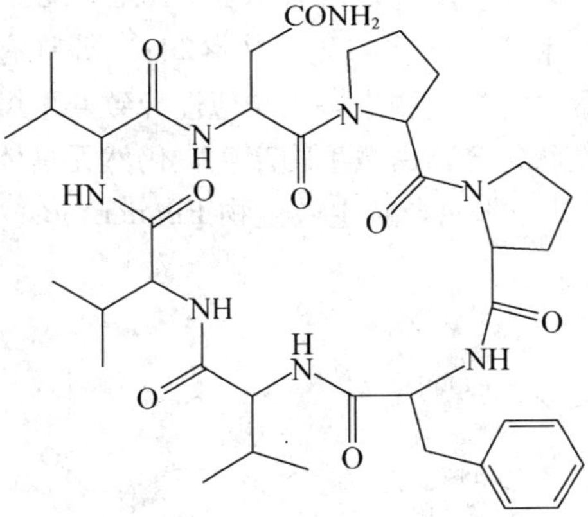

194

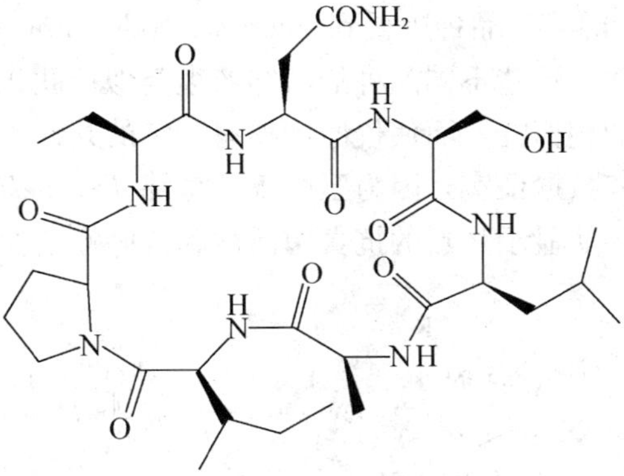

195

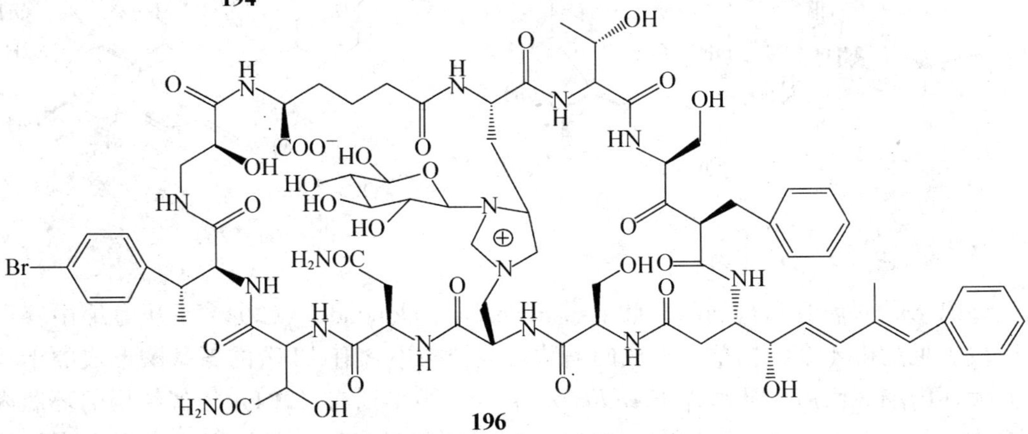

196

从澳大利亚的海绵科 Dysideidae 的一新属获得一活性肽 dysinosin A (**197**)，其为非环肽类生物碱，该化合物是Ⅶa 因子和凝血酶的抑制剂。从海绵 *Reniera* 属的一新物种中获得一环三肽化合物renieramide（**198**），该化合物具有免疫调节活性。有趣的是，（**198**）的结构与已经申请专利的从微生物 OF4949 产生的产物的合成同系物一致。新环肽化合物 cycotheonamides E4（**199**）和 E5（**200**）系从日本海绵 *Ircinia* sp. 获得，该两个环肽是类胰蛋白酶的强抑制剂。

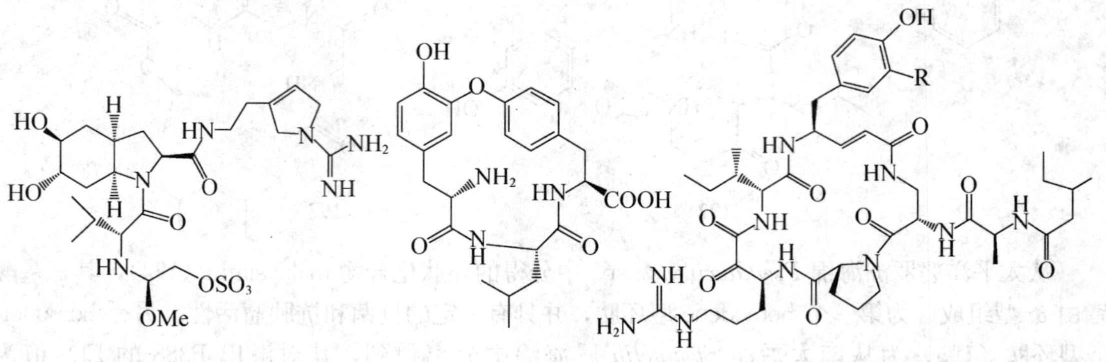

197　**198**　**199** R=H; **200** R=OH

从菲律宾海域采集的海绵中富含特殊结构的环肽类化合物。如从海绵 *Theonella* sp. 中分离得到 microsclerodermine C（**201**）和 D（**202**），而从海绵 *Microscleroderma* sp. 中获得类似或相同结构的环肽 microsclerodermine D（**203**）和 E。此外，从海绵 *Microscleroderma* sp. 的另一品种中得到 microsclerodermine A，F，G 和 B，结构与化合物（**201**）等具有相似性。这些不同品种的海绵产生类似环肽化合物提示，海洋生物生态的类似性导致共生微生物的相似性，而使代谢产物有一定的共性。是否该类肽化合物由微生物产生，仍然无具体的研究数据证实，因为至今仅从海绵 *Theonella* sp. 获得一非光合共生微生物 Filanentous。该类环肽显示强烈的抗真菌活性和抗肿瘤活性。

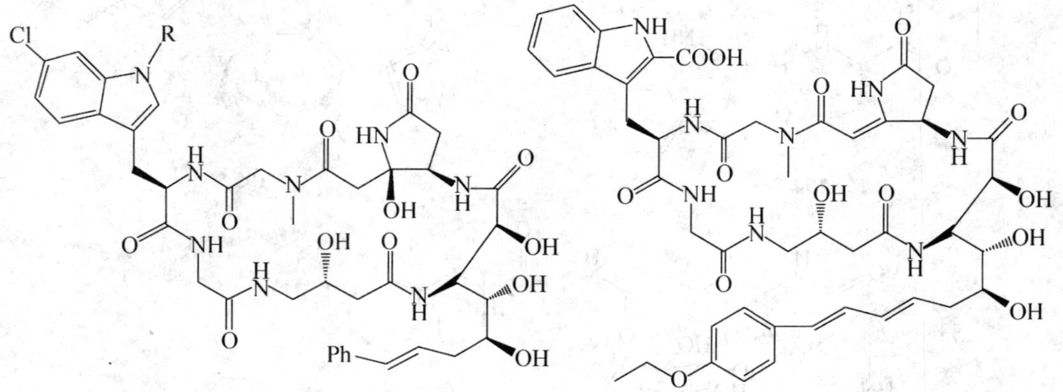

201 R=OH
202 R=H　**203**

从海绵 *Jaspis* 属分离得到的环肽 jaspamide（jasplakinolide）（**204**）是从海绵中获得的第一个较少见的由 4 个结构单元组成的缩肽，该结构中含有 12 碳的氨基酸形成的十八或十九元大环内酯。而后，从海绵 *Pseudaxinyssa* sp. 中得到与（**204**）相似结构的环肽内酯类化合物 geodiamolides A～F（**205**～**210**）。该类环肽对多种人肿瘤细胞表现出明显的细胞毒活性。从结构上看，该类环肽的结构中成环部分由 3 个氨基酸组成，并且在环上有脂肪酸成酯。

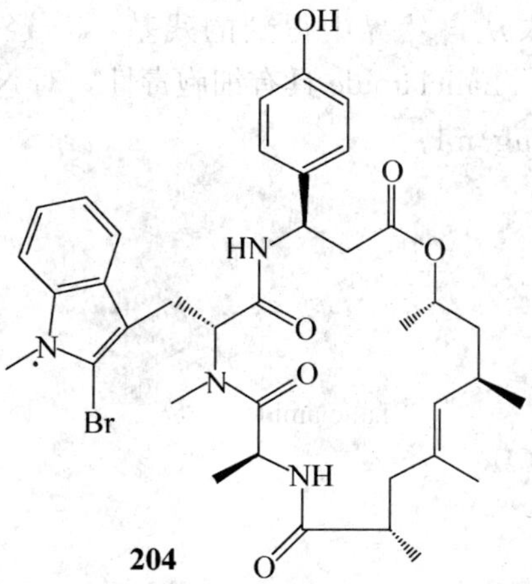

204

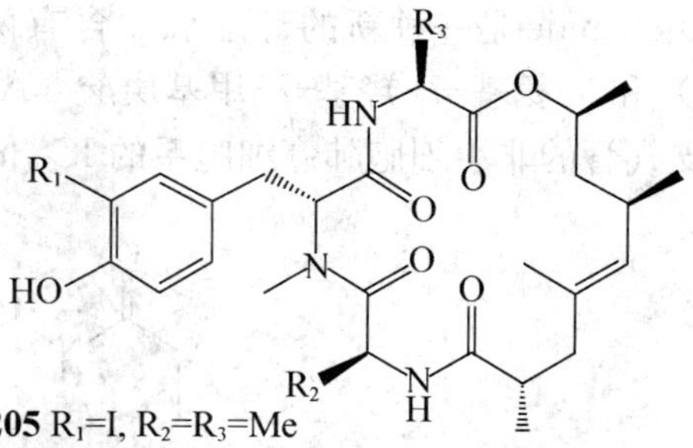

205 R_1=I, R_2=R_3=Me
206 R_1=Br, R_2=R_3=Me
207 R_1=Cl, R_2=R_3=Me
208 R_1=I, R_2=H, R_3=Me
209 R_1=Br, R_2=H, R_3=Me
210 R_1=Cl, R_2=H, R_3=Me

callipeltin A（**211**）是从海绵中分离得到的由 6 个氨基酸组成的大环内酯类化合物。该化合物对 HIV-1_{RF}感染的人 T-淋巴母细胞有显著的抑制活性，并且对多种人肿瘤细胞有抑制活性。其化学结构通过 2D-NMR，CD 和化学合成方法得以确定。

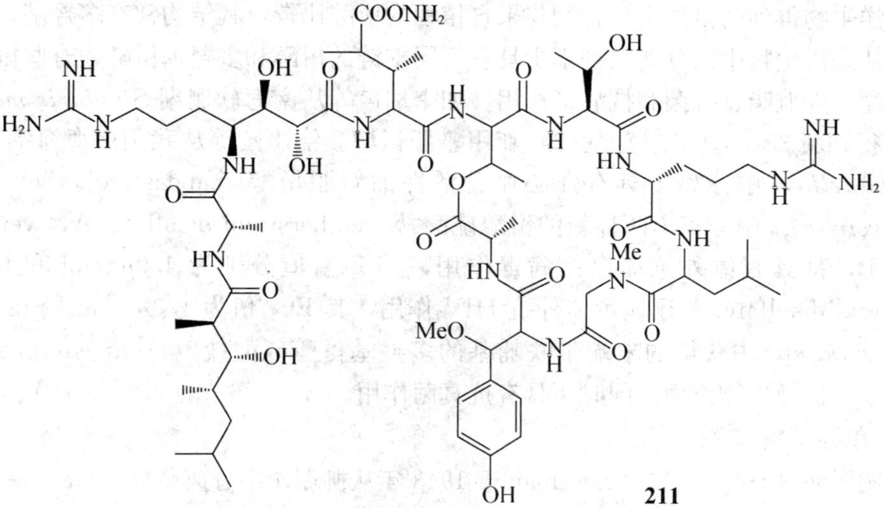

211

Lik Tong Tan 等从海绵 *Ceratodictyon spongiosum* 和 *Sigmadocia symbiotica* 的共生体中获得 2 个环五肽异构体：*trans*，*trans*-ceratospongamide（**212**）和 *cis*，*cis*-ceratospongamide（**213**）。*trans*，*trans*-异构体在以细胞为基础的抗炎模型中表现出潜在的抑制 $sPLA_2$表达的活性（ED_{50}值 32nmol/L），而 *cis*，*cis*-异构体则无此活性。*trans*，*trans*-异构体还能抑制 90%的以人-$sPLA_2$激发器为基础的指针的表达。

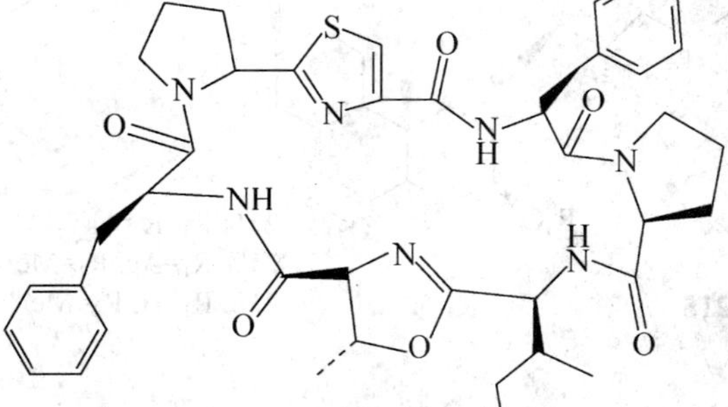

212

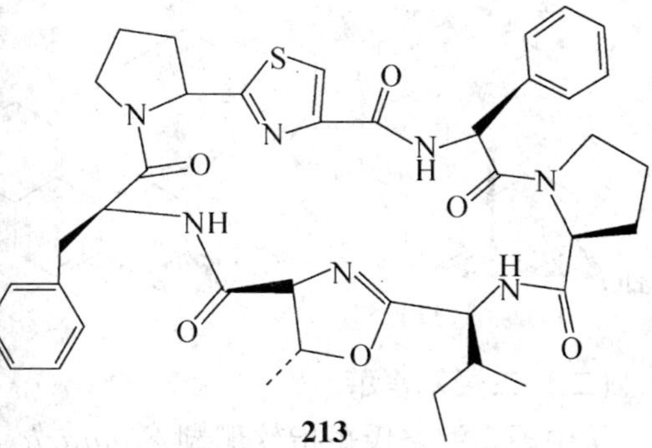

213

haliclamide 是一种新的环缩肽，含有两个从未从自然界中得到的残基：5-羟基辛酸（HOA）和 6-氨基-7-羟基-2-甲基庚酸（AHMA）。haliclamide 具有细胞毒性，对 NSCLS-N6 人支气管的非小细胞肺癌细胞系的 IC_{50} 值为 4.0μg/ml。

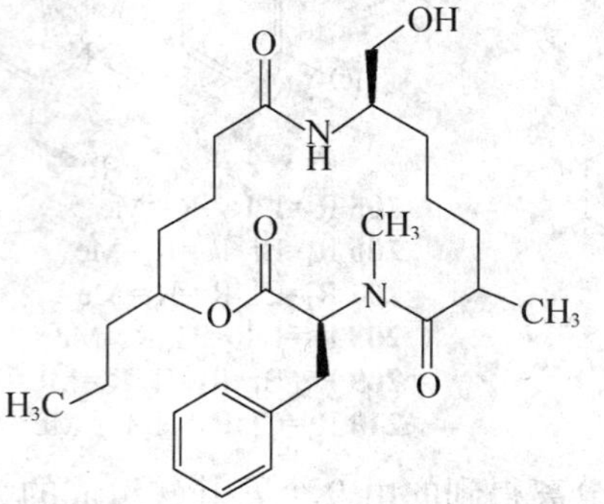

haliclamide

七、甾醇类[27]

从海洋生物得到的甾醇类化合物与来自植物的甾醇比较，其结构常有多羟基，且有的结构独特。从海洋生物中已分离得到不少具有不同支链的甾醇和多羟基甾醇，有些甾醇具有明显的抗肿瘤、降血脂、抗菌和抗病毒作用。如李瑞声等从南海软珊瑚 *Sinularia mlcroclavata* 中分离得到新 3β,5α,6β-三羟基-24-亚甲基胆甾醇。饶志刚等从我国南海海绵 *Rhabdastrella globostellata* 中分离出具有强心血管活性的新胆甾醇 rhabdasterol。Sun 等从海绵 *Petrosia weinbergi* 中分离出两种新的甾醇硫酸盐 weinbersterol disulfate-A，weinbersterol disulfate-B，都具有体外抗猫白血病毒作用，其 EC_{50} 值分别为 4.0μg/ml 和 5.2μg/ml，weinbersterol disulfate-A 还显示体外抗 HIV 作用，其 EC_{50} 值为 1.0μg/ml。Fusetani 等从海绵 *Topsentia* sp. 中获得的末端带呋喃基的多羟基甾醇硫酸盐 topsentiasterol sulfate D，不仅具有广谱抗微生物作用，同时还具有抗真菌作用。

（一）单羟基甾醇[28]

柳珊瑚甾醇（**214**）最初由 Bergman 于 1943 年从柳珊瑚中分离得到，Hale 等在 1970 年鉴定其结构，并通过 X-ray 确定了它的绝对构型，从中国南海软珊瑚 *Sinularia simpsoni* Tix.-Dur.（辛氏短指软珊瑚）、*S. grayi* Tix.-Dur（格氏短指软珊瑚）、*S.* sp. *S. depressa*（扁豆形短指软珊瑚）、*Cladiella densa*、*Lobophytam* sp.（豆荚软珊瑚）中都得到了该化合物。

从印度洋软珊瑚 *Sinularia Maxima* 中得到了 4 个结构新颖的单羟基甾体（**215～218**）。

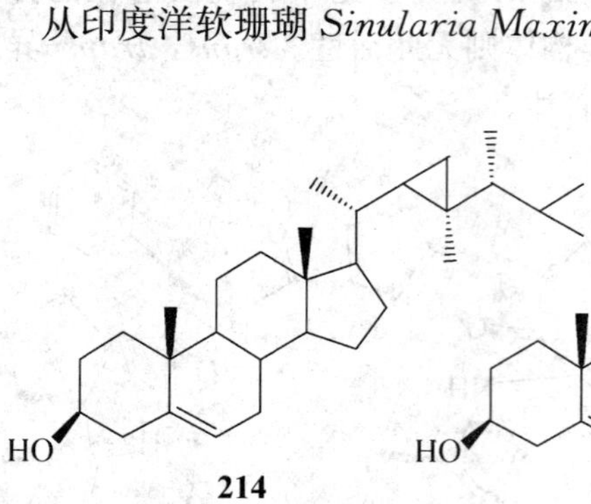

214

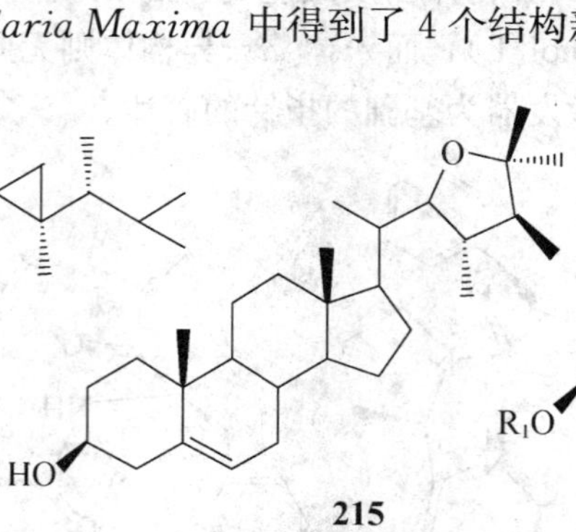

215

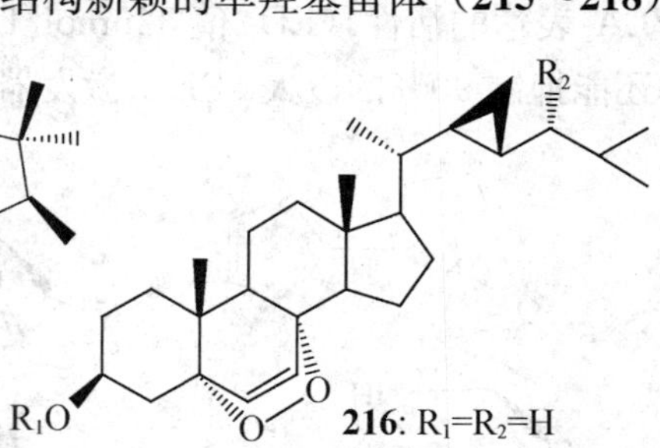

216: $R_1=R_2=H$
217: $R_1=Ac, R_2=Me$
218: $R_1=H, R_2=Me$

（二）二羟基甾醇[29]

从中国南海格氏短指软珊瑚 *Sinularia grayi* Tix.-Dur.，*Sinularia* sp. 及扁豆短指软

珊瑚中得到了 4 个 3，7-diol 类甾醇成分（**219**～**222**）。从印度洋软珊瑚 *Sarcophyton crassocaule* 中得到了 9 个结构新颖的二羟基甾醇和其乙酰化物（**223**～**231**）。化合物（**226**～**229**）属于 C-22 位螺缩酮（sproketone）结构甾醇，化合物（**231**）为碳环 C_9～C_{11} 开环类结构，这在甾醇类化合物中是十分罕见的。*Nephthea* 属软珊瑚以含 C-19 羟甲基骨架甾醇为特征，从台湾软珊瑚 *Nephthea erecta* 中得到了 2 个 C-19 羟甲基二羟基甾醇成分（**232**，**233**）。化合物（**232**）体外活性实验对 A549、HT29、KB 和 P388 显示中等细胞毒活性，ED_{50} 值分别为 1.76μg/ml、1.31μg/ml、1.10μg/ml 和 0.45μg/ml。化合物（**233**）分别为 0.81μg/ml、0.87μg/ml、0.38μg/ml 和 0.42μg/ml。

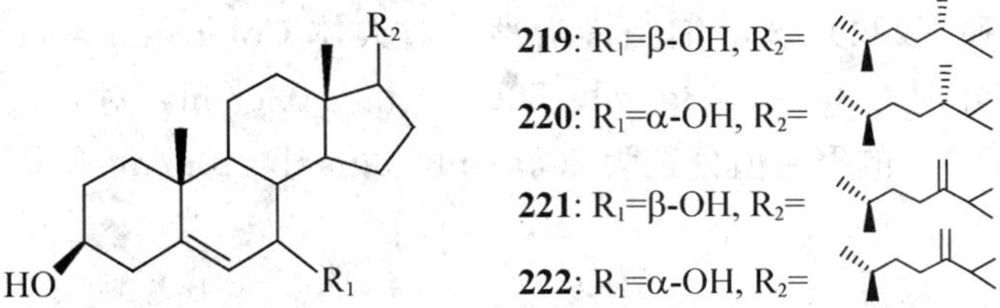

219: R_1=β-OH, R_2=
220: R_1=α-OH, R_2=
221: R_1=β-OH, R_2=
222: R_1=α-OH, R_2=

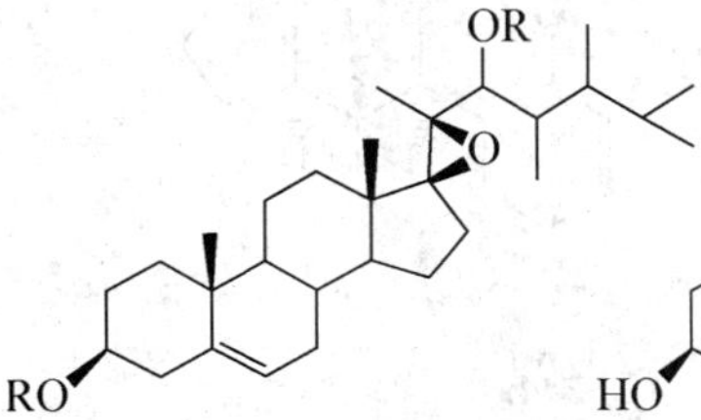

223: R=Ac
224: R=H

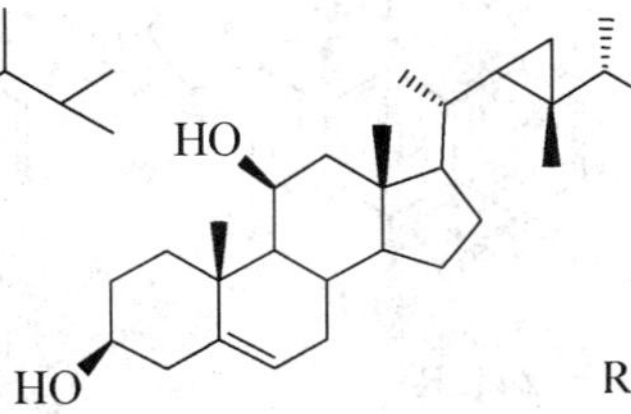

225

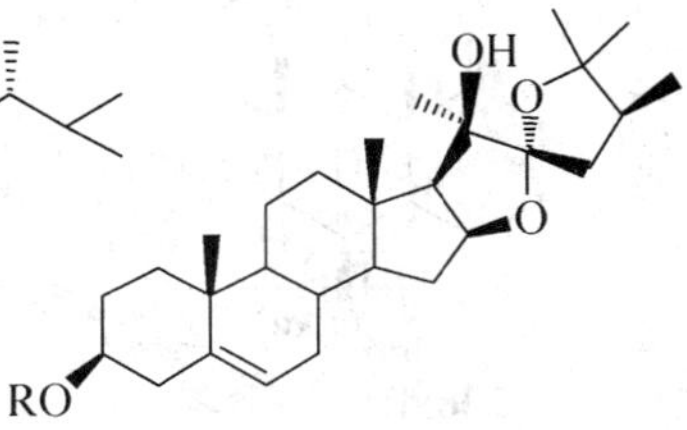

226: R=Ac
227: R=H

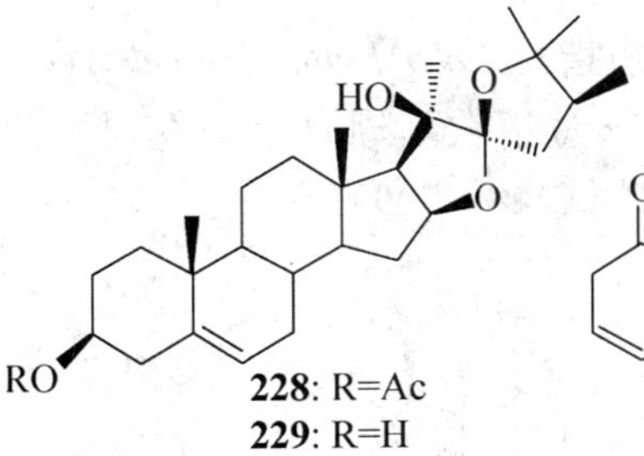

228: R=Ac
229: R=H

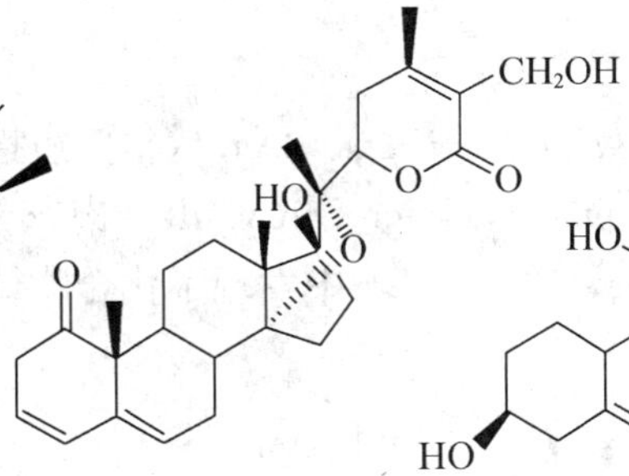

230

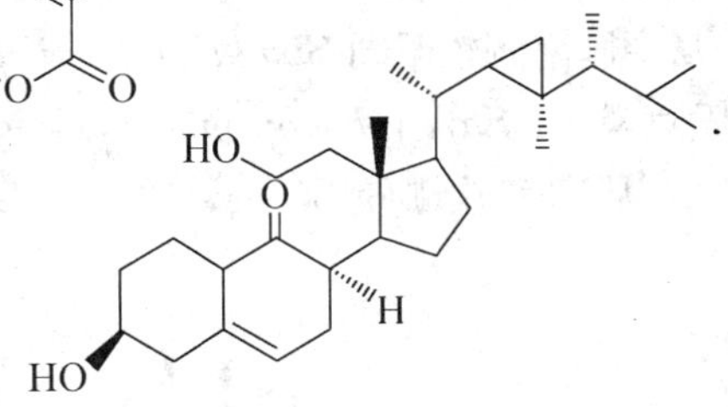

231

从印度的 Mandapam 海域软珊瑚 *Lobophytum crassum* 中得到了 2 个 C-29 二羟基甾醇（**234**，**235**），其 7-OH 的相对立体构型由 6 位烯氢的化学位移确定，从软珊瑚 *Sinularia mayi* 中也发现了 2 个 C-25 羟基取代化合物（**236**，**237**）。

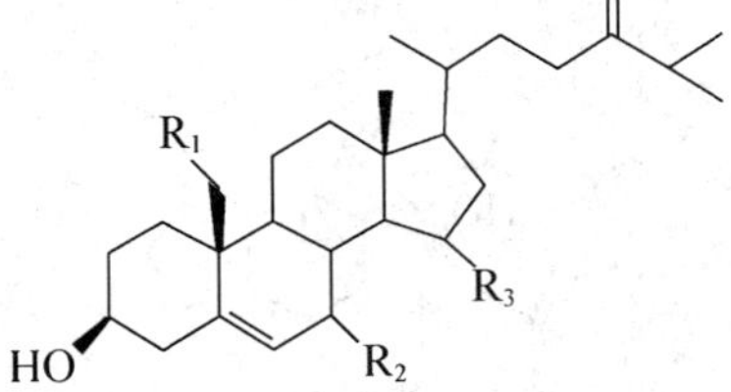

232: R_1=OH, R_2=H, R_3=H
233: R_1=OH, R_2=OAc, R_3=H

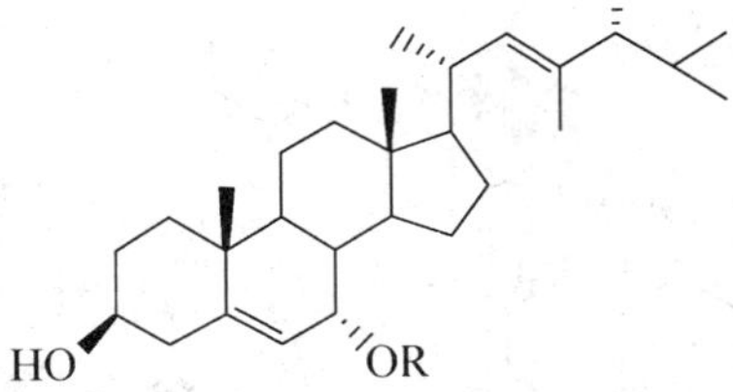

234: R=H
235: R=Ac

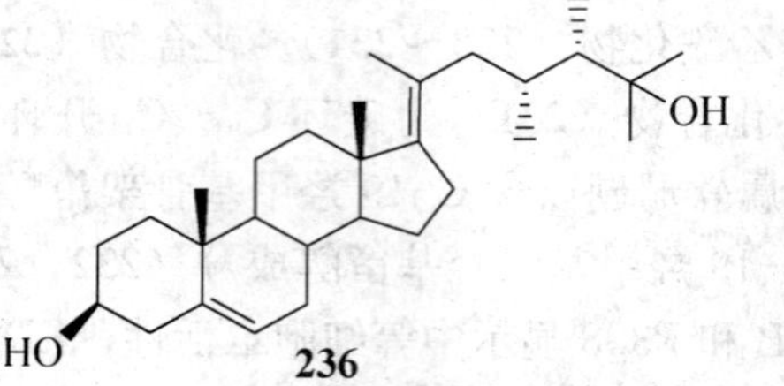

236

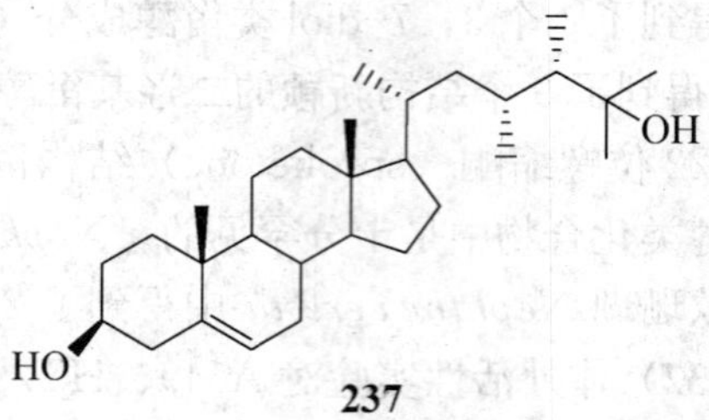

237

从日本的 Okinawa 软珊瑚 *Clavularia viridis* 也发现了 9 个新双羟基甾醇成分（**238**～**246**），其中 3 个 6 位氯取代甾醇，这是首次从软珊瑚中分离到的氯取代的甾醇类化合物。化合物（**238**～**240**）和（**242**）显示细胞毒活性，对人体 Colorectal adenocarcinoma 细胞株（DLD-1）的 IC_{50} 值分别为 3g/ml，3g/ml，50g/ml 和 0.02g/ml，对人体 T lymphocyte leukemia 细胞（MOLT-4）的 IC_{50} 值分别为 2.5g/ml，3g/ml，10g/ml 和 0.01g/ml。

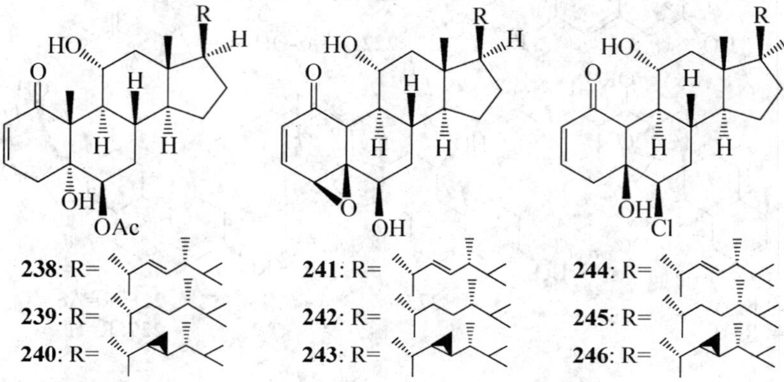

（三）三羟基甾醇[30]

从中国南海软珊瑚 *Sinularia grayi* Tix. -Dur.（格氏短指）、*Lobophytum jueckel* Tix. -Dur.（杰氏豆荚）、*Sarcophyton molle* Tixier Durivault（肉芝短指软珊瑚）中均发现了化合物（**247**），从印度软珊瑚 *Sinularia dissecta* 中发现了化合物（**248**，**249**）。

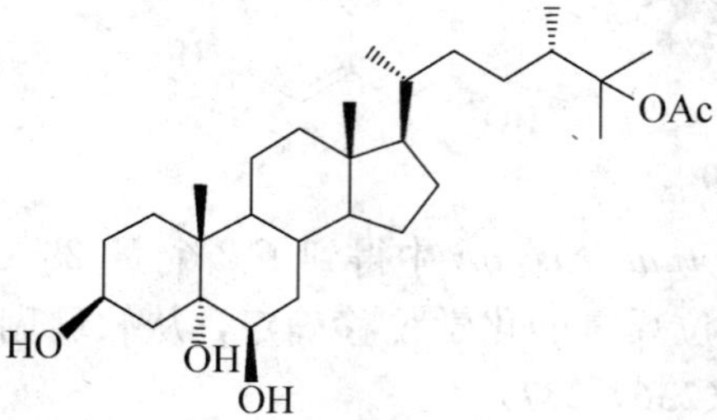

247

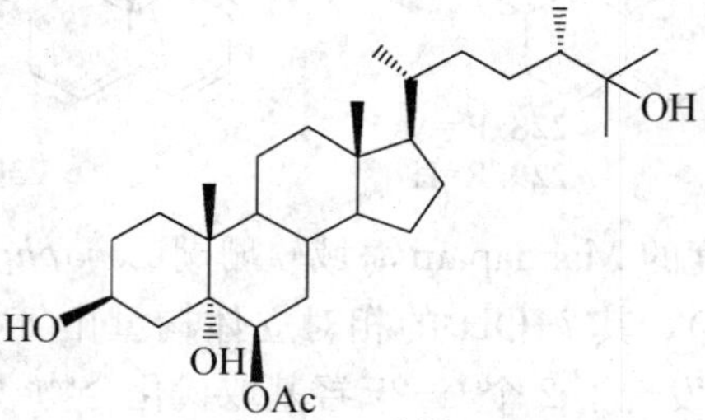

248

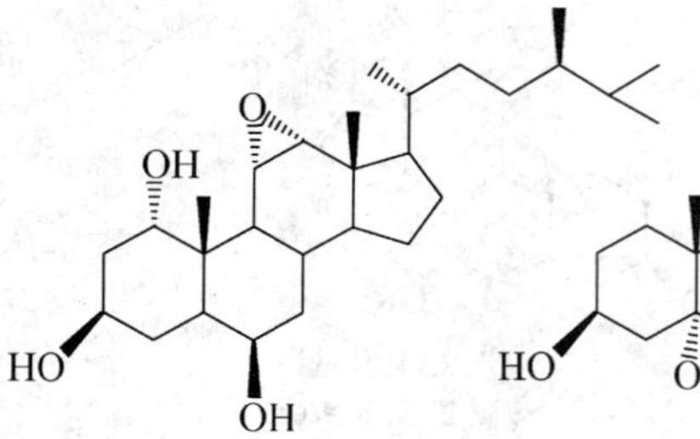

249

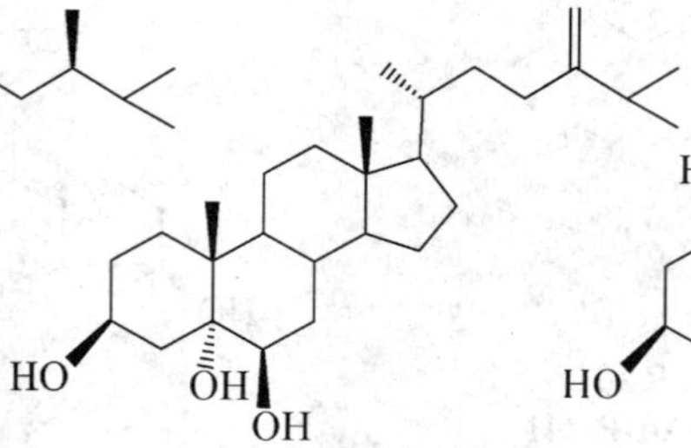

250

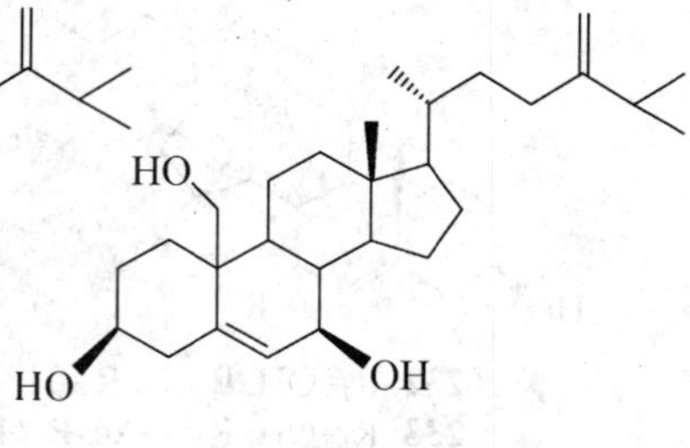

251

从南海扁豆形短指软珊瑚 *Sinularia depressa Tixier Durivault* 中得到了麦角甾-24(28)-烯-3β,5α,6α-三醇（**250**），从软珊瑚 *Nephthea albida*、*N. tiexieral vrseveldt*、*N. brassica* 和 *N. erecta* 中发现了 C-19 羟甲基化的三羟基甾醇（**251**，**252**）。体外活性实验表明，该类化合物对肿瘤细胞 A549、HT29、KB 和 P388 有显著的细胞毒活性，化合物（**251**）的 ED_{50} 值分别为 0.69g/ml、0.72g/ml、0.58g/ml 和 0.24g/ml，化合物（**252**）的 ED_{50} 值分别为 0.41g/ml、0.17g/ml、0.60g/ml 和 0.07g/ml。

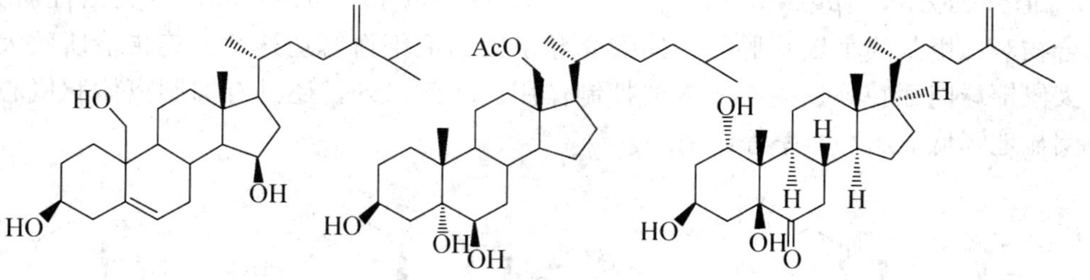

252　　**253**　　**254**

从日本软珊瑚 *Dendronephthya gigantea* 中发现了一个 C-18 乙酰氧取代的新成分（**253**）（dendronesterols A），其相对立体构型由 NOESY 所确定。

从台湾软珊瑚 *Sinularia gibberosa* 得到了一个新三羟基甾醇（**254**），该成分对 Hepa59T/VGH 肿瘤细胞株显示中等强度的细胞毒活性，ED_{50} 值为 10.0μg/ml。

另一个相似的成分（**255**）分离自同一个属的软珊瑚 *S. microclavata* 中，是化合物（**254**）的C-5异构体。从 *S. glibberosa* 中得到了化合物（**256**），从 *S. numerosa* 得到了化合物（**257**）。从 *S. hirta* 得到了化合物（**258**）。从日本 Mandapam 软珊瑚 *Nephthea chabroli* 中也得到了一个C-19羟基取代的三羟基甾醇成分（**259**）。

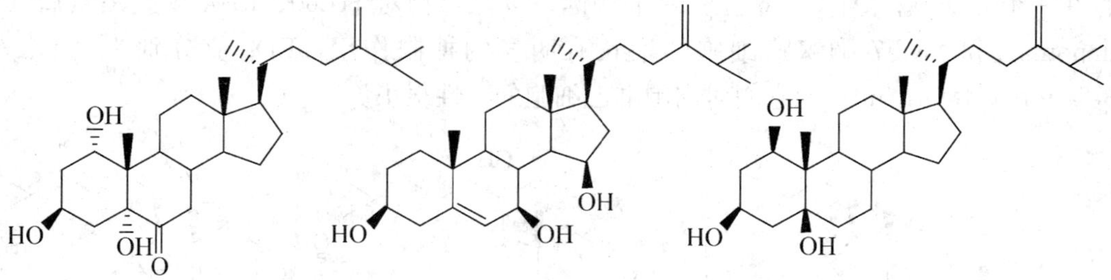

255　　**256**　　**257**

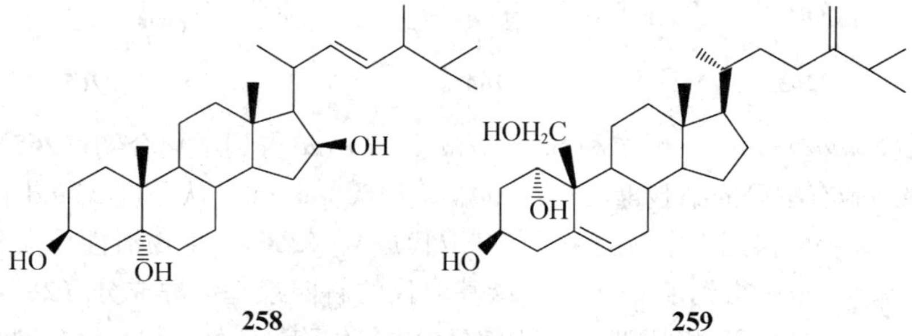

258　　**259**

（四）四羟基甾醇[31]

从软珊瑚中发现的四羟基以上的多羟基甾醇化合物相对数目较少，但活性一般较强，多数具有显著的细胞毒活性。由于分子中较多（氧）羟基取代，化合物的分离难度相对较大，一般将多羟基甾体混合物先进行乙酰化转化后，再进行分离，得到其乙酰化程度不同的逐级产物，再进行结构确定工作。

从中国南海软珊瑚 *Nephthea brassica*、*N. albida*、*N. tiexieral verseveldt*、*N. capnelliformis* 和台湾软珊瑚 *N. ereta*、*N. chabroli* 中均得到了一个 19-羟基取代的四羟基甾醇（**260**）。体外活性实验对 A549、HT29、KB 和 P388 肿瘤细胞显示中等强度的细胞毒活性，其 ED_{50} 值分别为 0.81μg/ml、0.93μg/ml、0.39μg/ml 和 0.34μg/ml。抗炎活性研究发现，该化合物对二甲苯致小鼠耳肿胀、醋酸介导小鼠的毛细血管通透性、鸡蛋清所致大鼠足肿胀、大鼠棉球肉芽肿等炎症有显著的抑制作用。除此以外，还具有抑制离体豚鼠心房肌收缩、明显地降低血压和心率等作用。

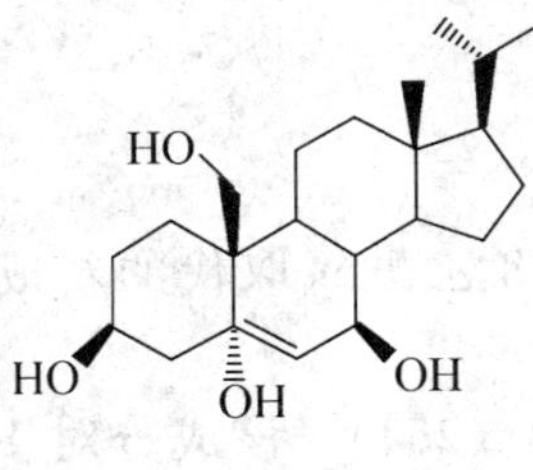

260

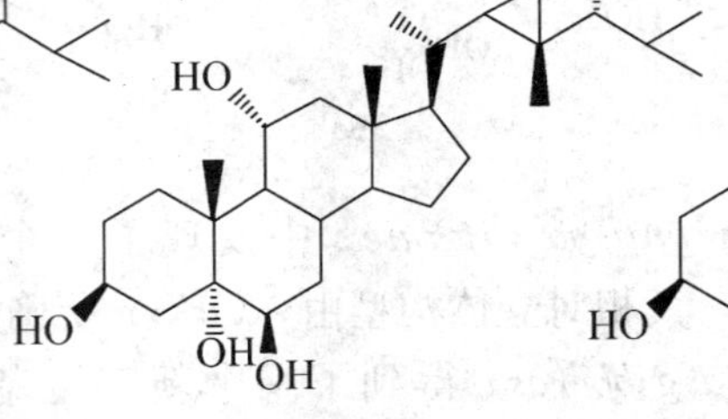

261

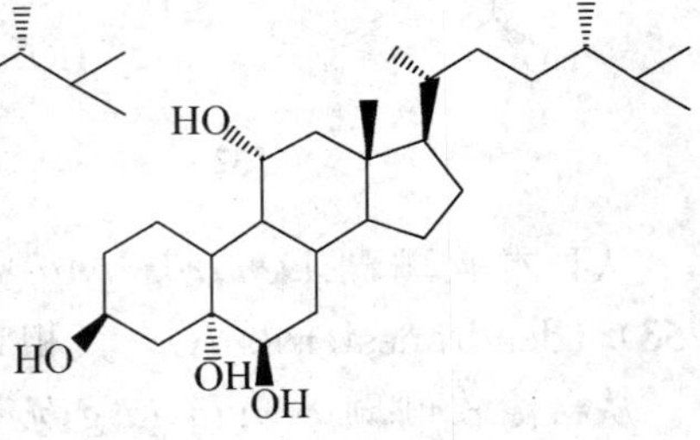

262

从日本 Okinawa 岛采集的软珊瑚 *Sarcophyton* sp. 中得到了化合物（**261**）和（**262**），从中国南海软珊瑚 *Lobophytum* sp. 中也得到了一个四羟基甾醇成分（**263**），它最早是从软珊瑚 *Sclerophytum* sp. 中得到的，后来从 *Sinularia dessecta* 中也得到过。

从软珊瑚 *Sarcophytum tocheliophorum* 得到了一个新成分（**264**），其结构特点是 C-20 位存在一个 α-羟基，且 C-16 位有一个双键，该化合物对 HL60、M14 皮肤黑素瘤（skin melanoma）和 MCF7 胸腺瘤细胞的增长有明显的抑制作用，ED_{50} 值分别为 2.8μg/ml、4.3μg/ml 和 4.9μg/ml。但它们对周围淋巴细胞的毒性很小。

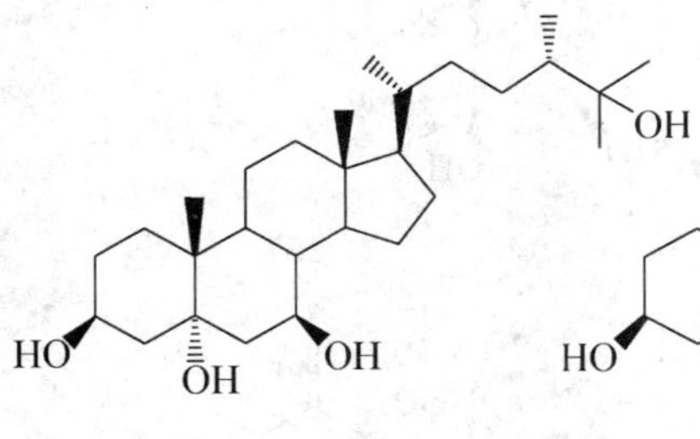

263

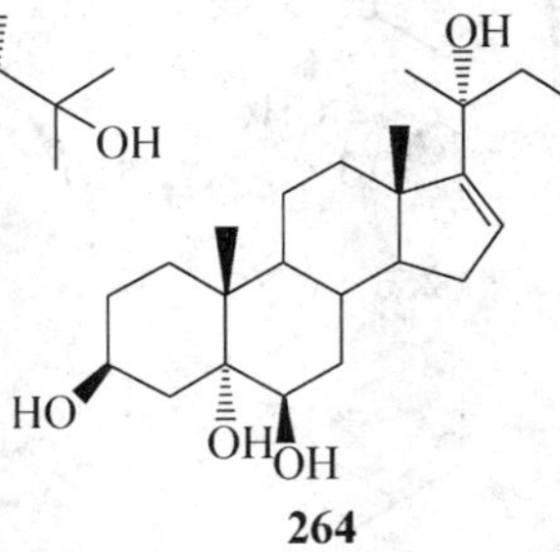

264

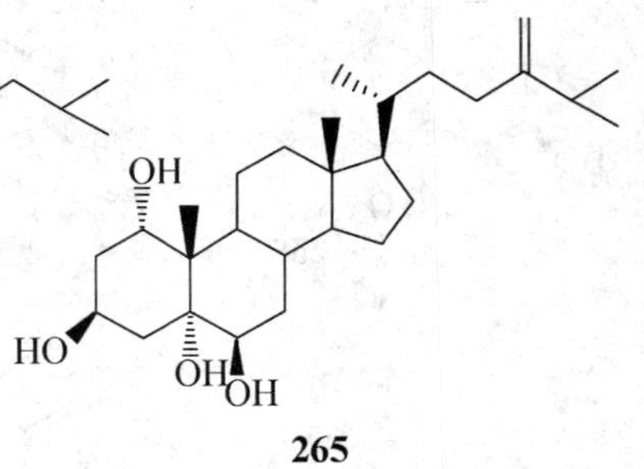

265

从软珊瑚 *Sinularia numerosa* 和 *Sinularia gibberosa* 得到了化合物（**265**），其对 Hepa 59T/VGH 癌细胞有中等的细胞毒活性，ED_{50} 值为 6.8μg/ml。从印度 Mandapam 海岸软珊瑚 *Nephthea chabroll* 得到一个新的 19-羟基取代成分（**266**）。生物活性导向分离从台湾软珊瑚 *Clavularia viridis* 得到了 2 个 A 环羰基取代的新四羟基甾醇成分（**267**，**268**）。化合物（**267**）对 A549、HT29 和 P388 肿瘤细胞显示中等细胞毒活性，ED_{50} 值分别为 3.58μg/ml、5.86μg/ml 和 2.12μg/ml。化合物（**268**）的 ED_{50} 值分别为 3.69μg/ml、6.48μg/ml 和 2.36μg/ml。

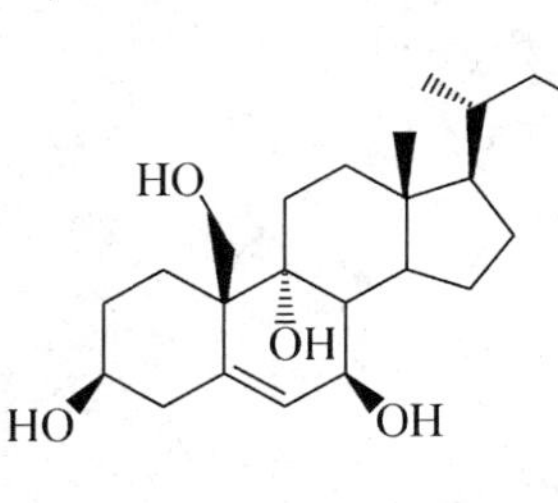

266

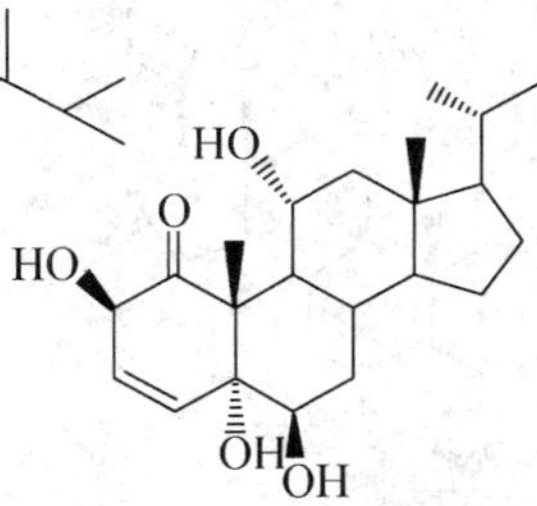

267

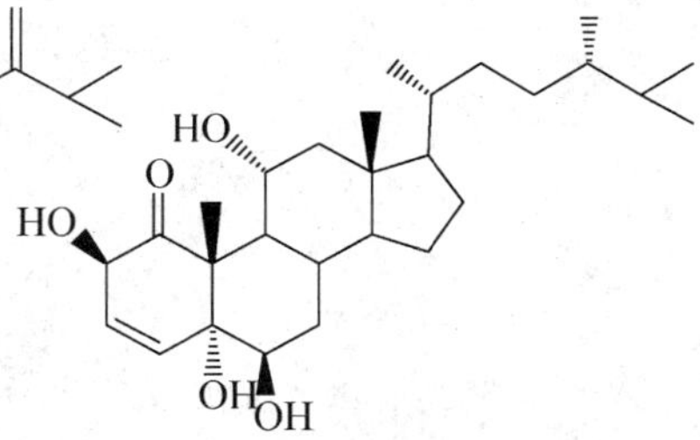

268

从软珊瑚 *Dendronephthya gigantean* 中得到了一个 18 位乙酰氧基取代的新成分（**269**），该化合物对 L1210 淋巴细胞性白血病（lymphocytic leukemia）细胞显示弱的细胞毒活性，其 IC_{50} 值为 5.2μg/ml。

（五）五羟基和六羟基甾醇[32,33]

李瑞声等从中国南海软珊瑚 *Nephthea bayeri* 中得到了一个类脱皮激素的五羟基甾醇（**270**），从印度软珊瑚 *Sinularia dissecta* 中分离得到了 3 个新五羟基甾醇成分（**271**～**273**）。

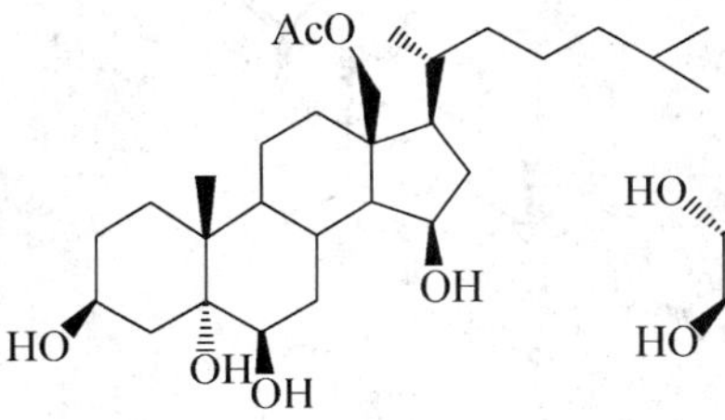

269

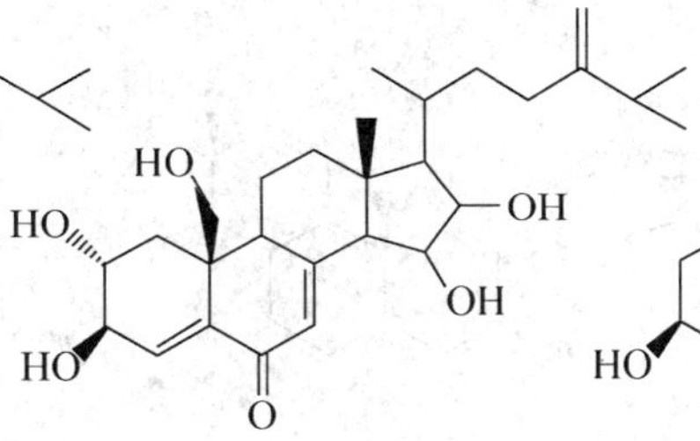

270

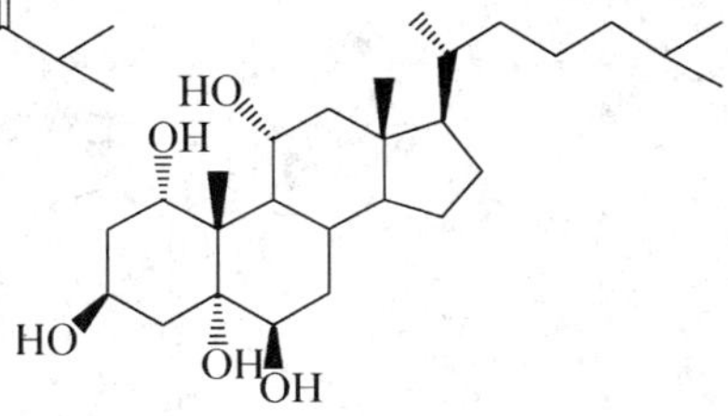

271

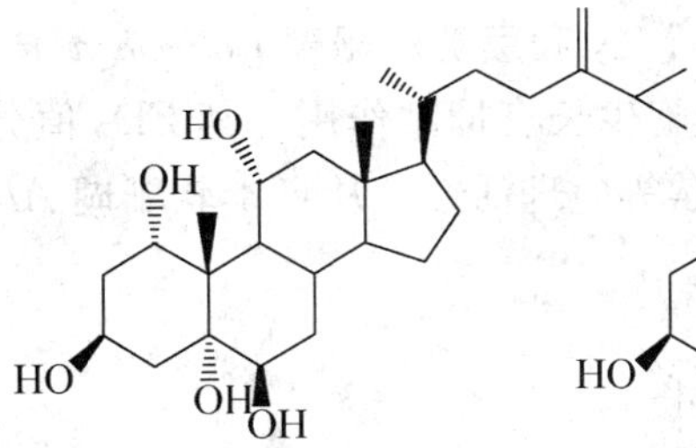

272

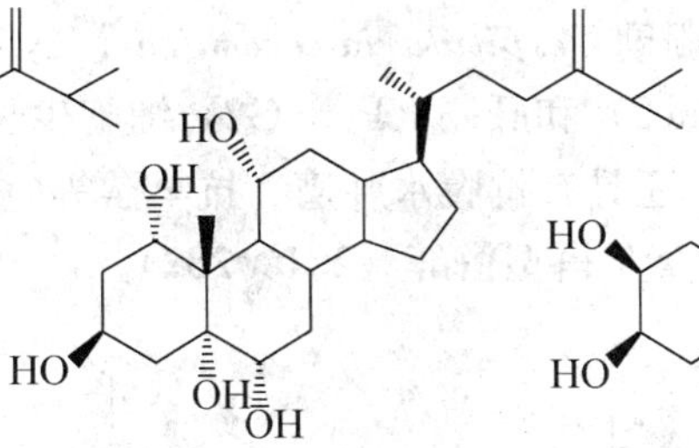

273

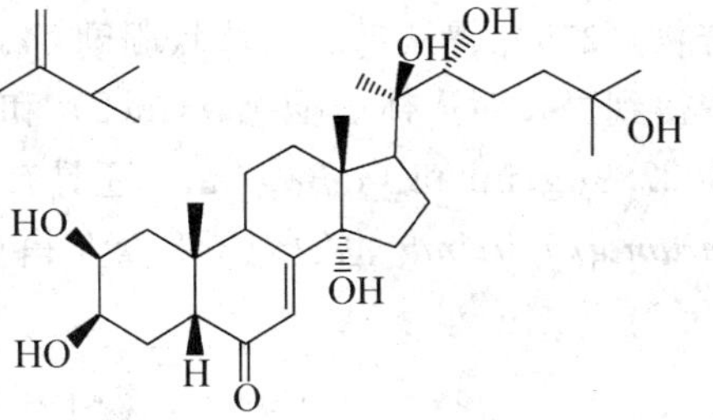

274

张文从 *Sinularia depressa* Tixier-Durivault 中得到了一个六羟基甾醇（**274**），该化合物属于昆虫蜕皮激素，俗称蜕皮甾酮（ecdysterone），对桑蚕有催促发育生长的作用，同时有降低血糖和胆固醇的作用。蜕皮激素广泛分布于高等植物和动物，这是目前为止在软珊瑚中发现的唯一一个六羟基甾醇类成分。

（六）其他结构新颖的甾醇类成分

软珊瑚中的甾醇成分除上述多羟基取代类型外，还有一些结构奇特的化合物。

1. C_{21} 孕甾烷结构的甾醇[34]　从圆形短指软珊瑚 *Sinularia gyrosa* 中得到了一个孕甾烷型成分（**275**），对人体结肠癌细胞株 HT29 具有较强的细胞毒活性，ED_{50} 值为 0.7μg/ml，对小鼠淋巴增多性白血病细胞株 P388 和人体腺癌细胞株 A549 有中等强度的细胞毒作用，其 ED_{50} 值分别为 7.8μg/ml 和 8.6μg/ml。

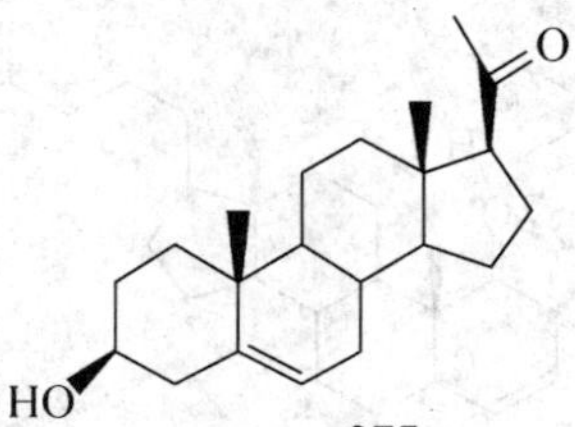

275

甾醇类成分大都是3β-羟基类型，从软珊瑚中也发现了许多αβ-不饱和的3β-羟基氧化为羰基的一系列结构新颖的甾醇类成分。从中国南海短足软珊瑚 *Cladiella* sp. 中得到了2个孕甾烷骨架的化合物（**276**～**277**）。化合物（**276**）也存在于软珊瑚 *Alcyonium gracillimum*。从短指软珊瑚 *Sinularia gyrosa* 中得到了化合物孕甾烯醇酮（**278**），其对人体结肠癌细胞株HT29有较强的细胞毒作用，ED_{50} 值为0.7μg/ml，对人体腺癌细胞株A549和小鼠淋巴增多性白血病细胞株P388有中等强度的细胞毒活性，ED_{50} 值分别为8.6μg/ml和7.8μg/ml。

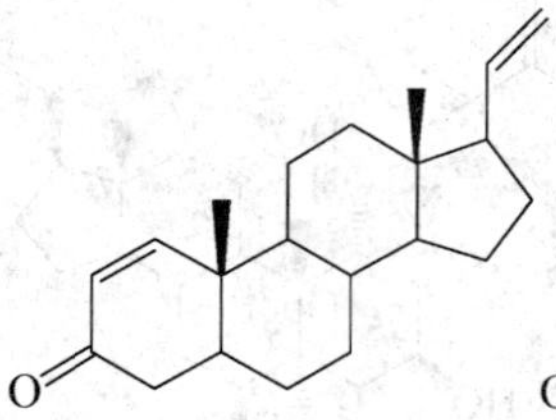

276

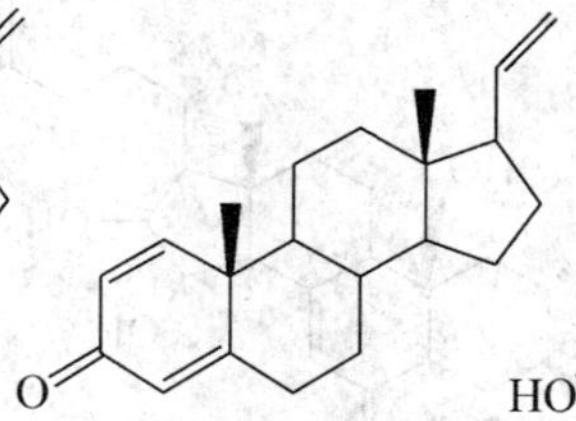

277

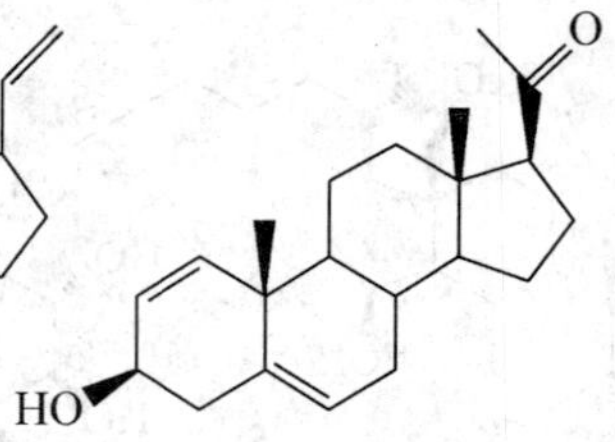

278

从圆裂短足软珊瑚 *Cladiella krempfi* 中得到了2个孕甾醇苷类化合物（**279**，**280**）。化合物（**279**）曾从乌绿虫草软珊瑚 *Cespitularia cocerulea* May 和豆荚软珊瑚 *Lobophyton* sp. 中得到过，对人体鼻咽癌（Cne2）和肝癌（Pep-G2）细胞生长有抑制作用，其 ED_{50} 值分别为27.9μg/ml和14.3μg/ml，还具有抗腹水肿瘤、抗早孕等生理活性。从日本软珊瑚 *Alcyonium gracillimu* 也发现了2个孕甾型甾醇（**281**，**282**）。

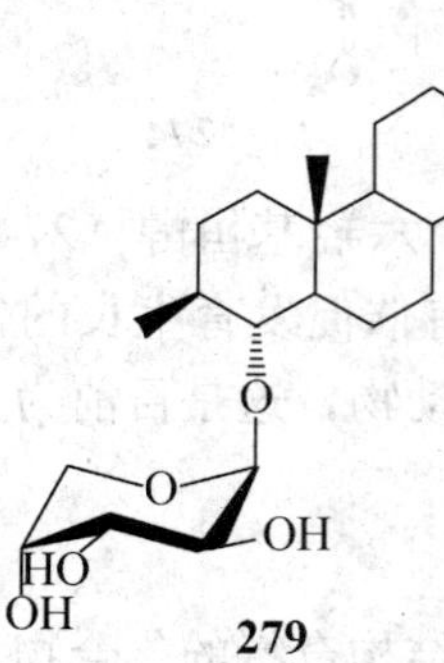

279

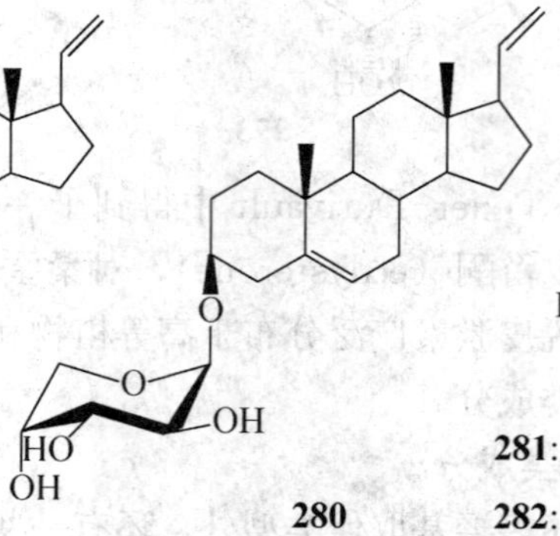

280

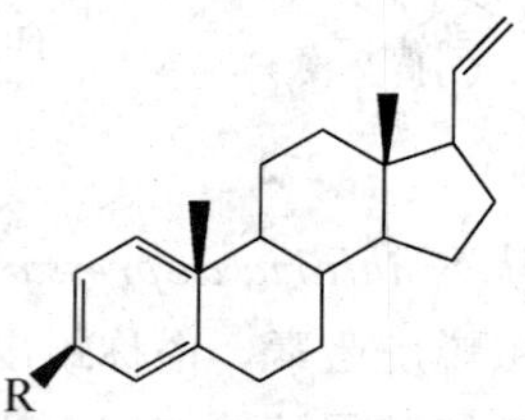

281: R=Me

282: R=

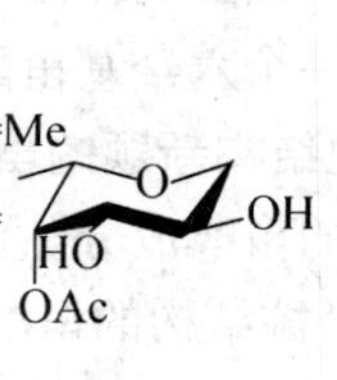

2. A环α，β-不饱和酮类甾体化合物[35,36]　从中国（浙江省南极岛）软珊瑚 *Nephthea bayeri* 中得到了4个化合物（**283**～**286**），其中3个A环α，β-不饱和酮类成分（**283**～**285**）为新化合物，相对构型由NOESY实验所证实。化合物（**283**，**284**）对HL60人体 promyelocytic leukemic 细胞显示中等强度的细胞毒活性，其 IC_{50} 值为5μg/ml。

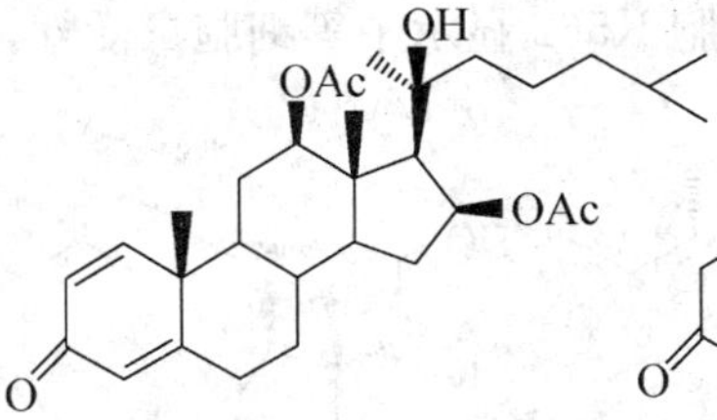

283

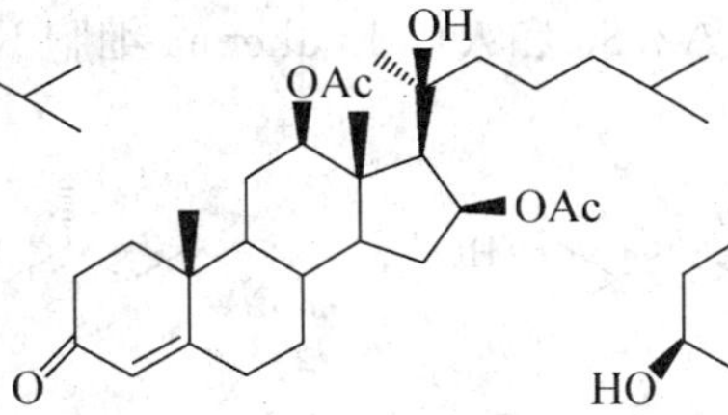

284

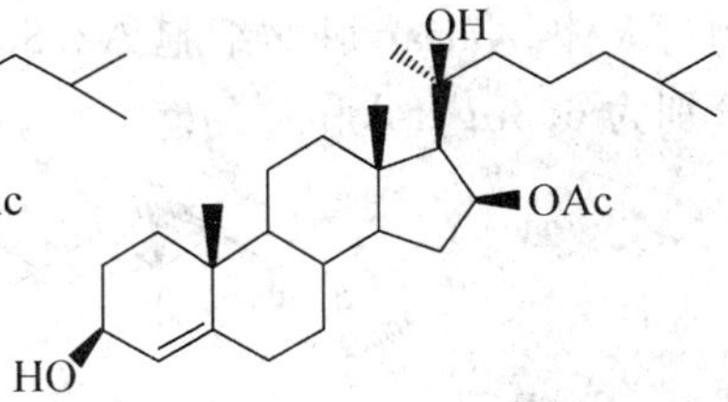

285

生物活性导向分离导致从日本软珊瑚 *Dendronehthya* sp. 中得到了 4 个抗污活性的新螺环结构甾醇成分（**287**～**290**），能有效地抑制纹藤壶幼虫的附着，ED_{50}值为 2.2μg/ml，化合物结构中的 D 环螺环部分对于它们的抗污活性可能是非常重要的。

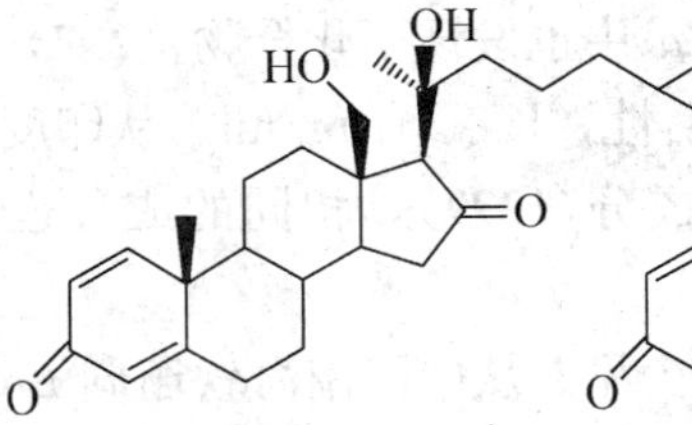

286

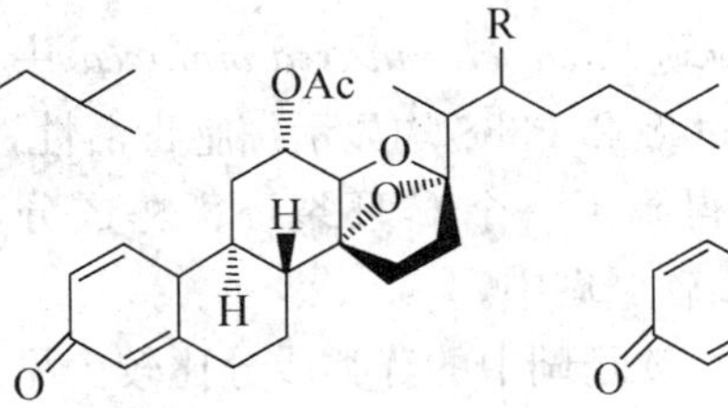

287: R=OH
288: R=OAc

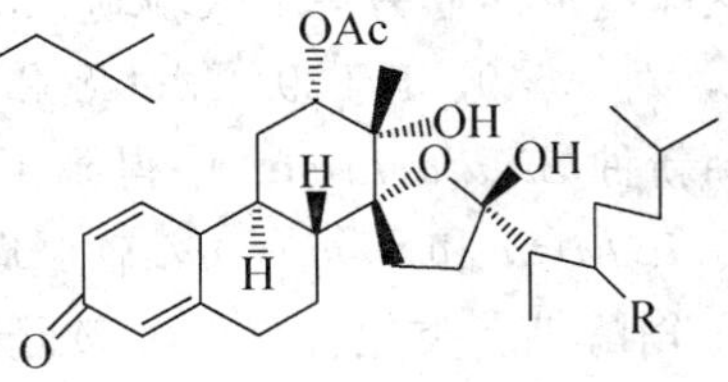

289: R=OAc
290: R=OH

从韩国软珊瑚 *Aloyonium gracillimum* 中得到 5 个 α，β-不饱和酮类结构奇特的缩酮或半缩酮类成分（**291**～**295**），化合物（**292**）对 P388 细胞株显示中等细胞毒活性，IC_{50}值为 7.8μg/ml，化合物（**292**）和（**293**）对人体 cytomegalovirus 显示中等强度的抗病毒活性，IC_{50}值分别为 3.7μg/ml 和 7.2μg/ml。

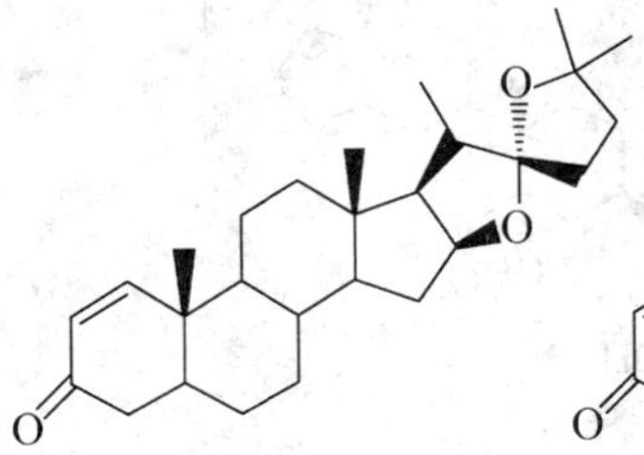

291

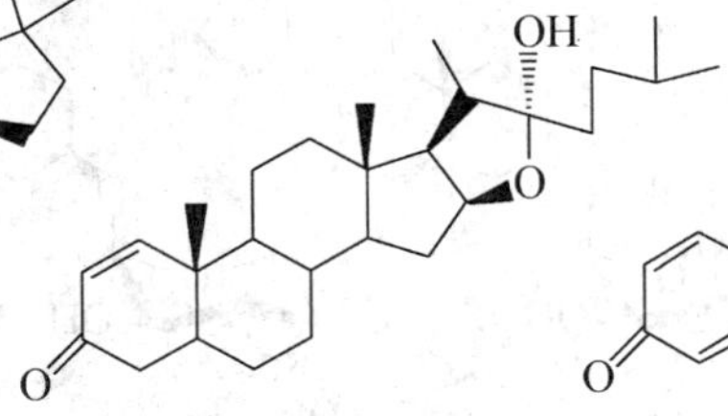

292

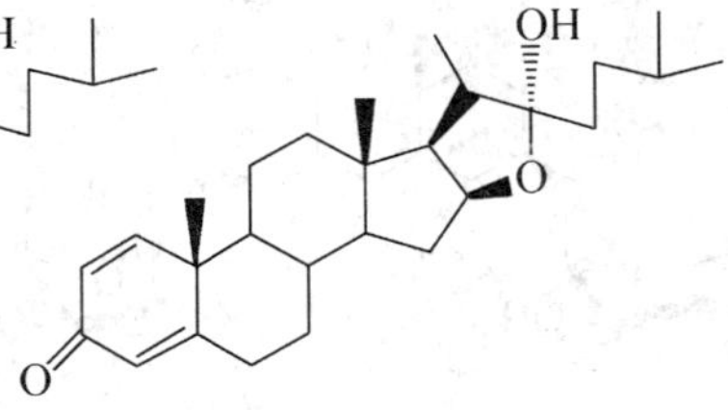

293

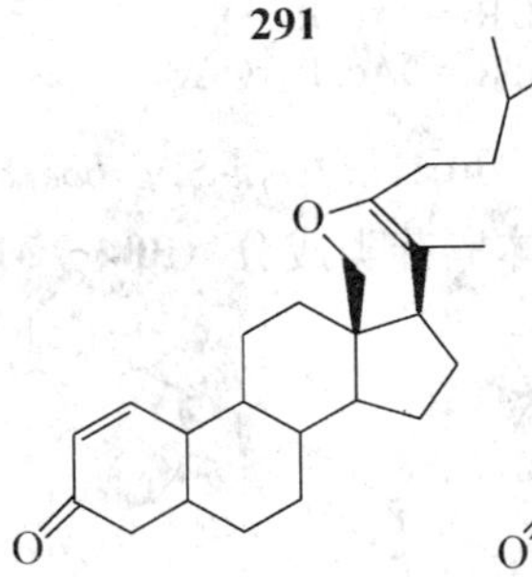

294

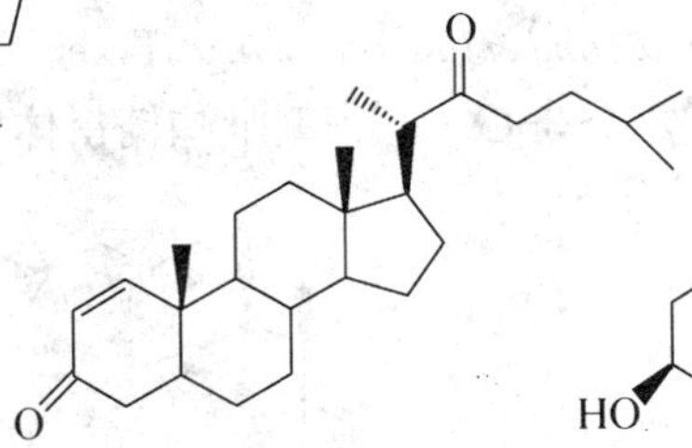

295

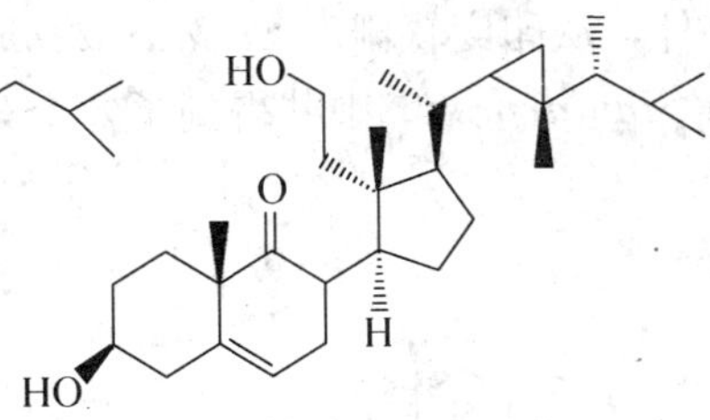

296

3. C 环 9,11 开环（seco-）甾醇化合物[37] 从印度洋软珊瑚 *Sarcophytomn crassocaule* 中发现了一个罕见的 C 环开环的甾醇成分（**296**），这类开环甾醇在 *Gorgonian* 属软珊瑚中曾经发现过。第一个这类结构化合物发现于软珊瑚 *Pseudopterogogia americana* 中，它的结构直到 1995 年通过 X-ray 衍射才确定下来。

从印度尼西亚软珊瑚 *Lobophytum* sp. 中也发现了 1 个类似结构的化合物（**297**），该化合物对人体 ovarian 肿瘤细胞 A2780 和人体 Leukemia 细胞 K562 显示中等细胞毒活性，IC_{50} 值分别为 6.3μg/ml 和 7.1μg/ml。

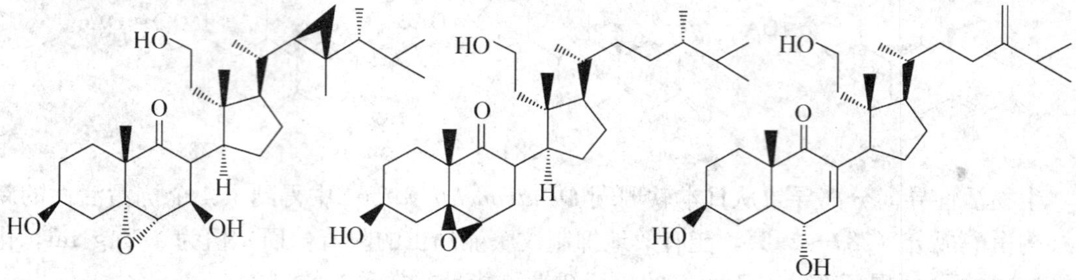

297 **298** **299**

从印度尼西亚另一个软珊瑚 *Pachyclavularia violacea* 中也发现了化合物（**297**）和成分（**298**），对 A549、HT29、Mel28 和 P388 均显示细胞毒活性，IC_{50}>1μg/ml。从印度洋一个软珊瑚新种 *Sinularia* sp. 中得到了一个 C 环裂环甾醇成分（**299**），相同的成分也发现于 *Sinularia hirta* 和 *S. maxima* 软珊瑚中。

4. 甾醇糖苷类化合物[38] 软珊瑚中的苷类成分比较少见。从中国南海软珊瑚 *Lobophytum* sp. 得到了一个甾醇苷（*O*-β-D-吡喃阿拉伯糖苷）成分（**300**）。从 *Sinularia depressa* 也发现了一个甾醇苷（*O*-β-D-吡喃葡萄糖苷）成分（**301**）。Maia 等从软珊瑚 *Carijoa* (Telesto) *riisei* 分离得到了 2 个新的甾体皂苷（**302**～**303**），体外活性实验发现它们对 HCT116 细胞（人体 colon adenocarcinoma）具有细胞毒性，IC_{50} 值为 2.0μg/ml。

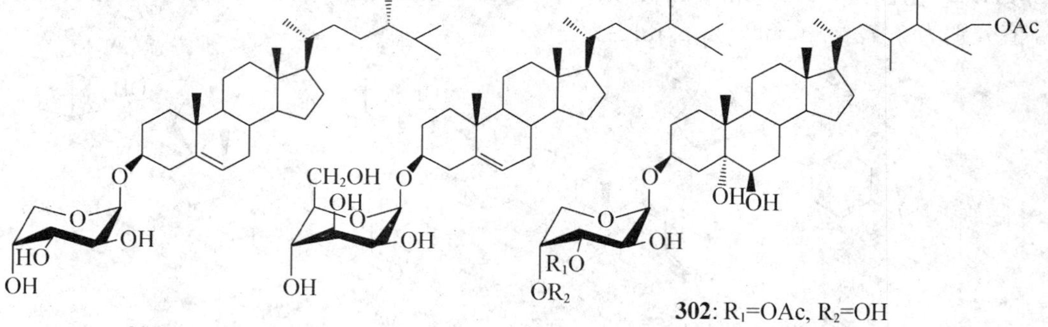

302: R_1=OAc, R_2=OH
303: R_1=OAc, R_2=OAc

300 **301**

另外，从印度软珊瑚 *Sinularia confertadana sensu* Tixer-durivault 和 *S. gibberosa* 和一个新种 *Sinularia* sp. 中共得到了 8 个 3-*O*-α-L-型吡喃糖甾体皂苷类成分（**304**～**311**）。

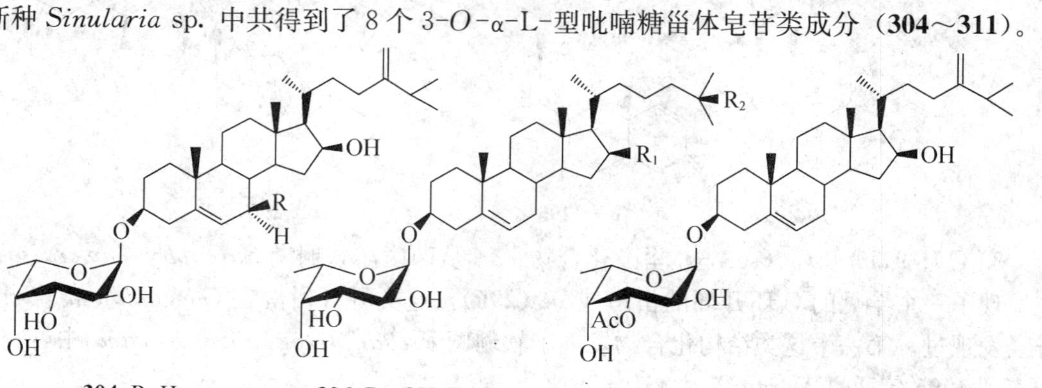

304: R=H
305: R=OH

306: R_1=OH, R_2=H
307: R_1=H, R_2=H

308

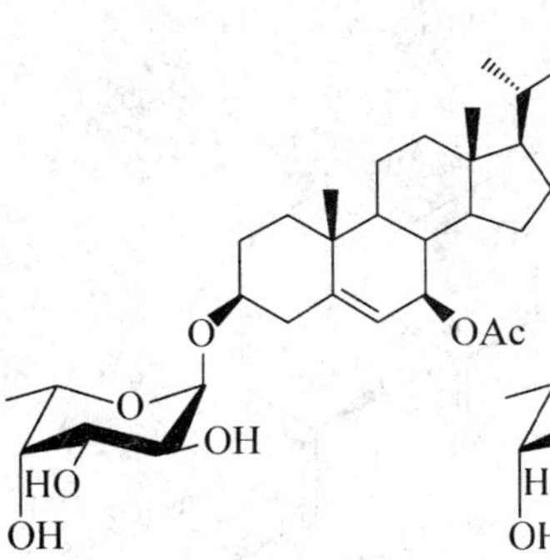

309

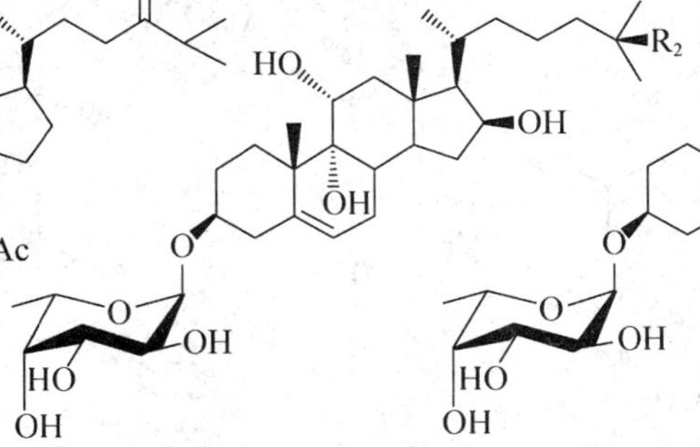

310

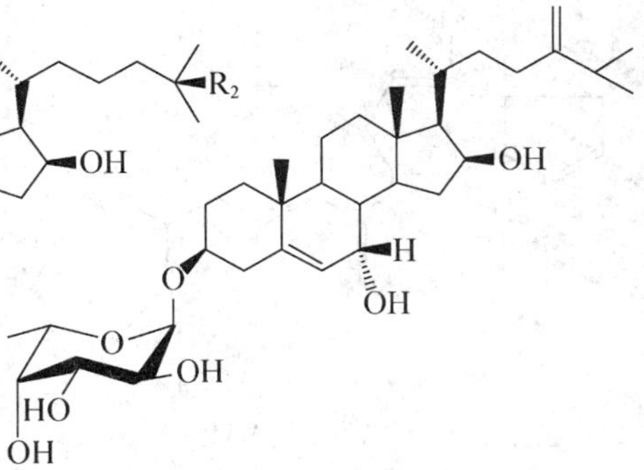

311

八、苷类[39]

海洋苷类绝大多数来自海星、海参和海绵，其他海洋生物中很少发现苷类。大多数苷类化合物具有抗肿瘤、抗菌、抗病毒、强心和溶血作用，因此人们十分重视海洋苷类化合物的研究。由于它们的化学结构比较复杂，所以化学结构的确定比较困难。海参素（holothurin）早在1955年Yamanouchi等已从蕩皮海参 *Holothuria vagabunda* 的体壁中分离出来，直到1978年Kitagawa等才确定海参素-B的完整化学结构（**312**）。此后，大量结构新颖、具有强生理活性的苷类从海洋生物中分离鉴定出来。例如，Riccio等从海星 *Marthasterias glacialis* 中分离出多羟基甾醇苷 glacialosides-A（**313**）。龙康侯等从南海软珊瑚 *Lemnalia bournei* 中分离到一种具有一定心血管活性的新二萜苷类化合物 lemnabourside（**314**）。邓松之等从南海海绵 *Iotrochota ridley* 中分离出具有强细胞毒的新鞘类酯糖苷 iotroridoside-A（**315**），对小鼠L1210白血病细胞有抑制作用，EC_{50}＝80ng/ml。何细新从鹿角短指软珊瑚 *Sinularia cervicornis* Tix.-Dur. 中得到了一个罕见的三糖苷类成分**316**，该化合物对人脑神经胶质癌细胞SKM-G4、肝癌细胞Hep-G2和低分化鼻咽上皮癌细胞CNE2等具有抑制作用，其IC_{50}值分别为19μg/ml、29μg/ml和17μg/ml。

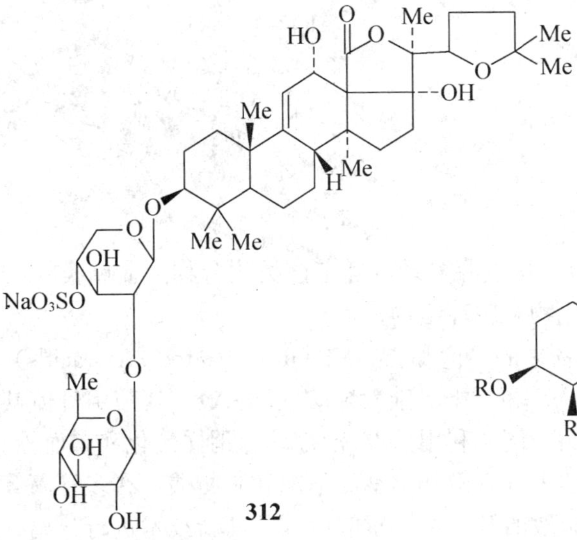

312

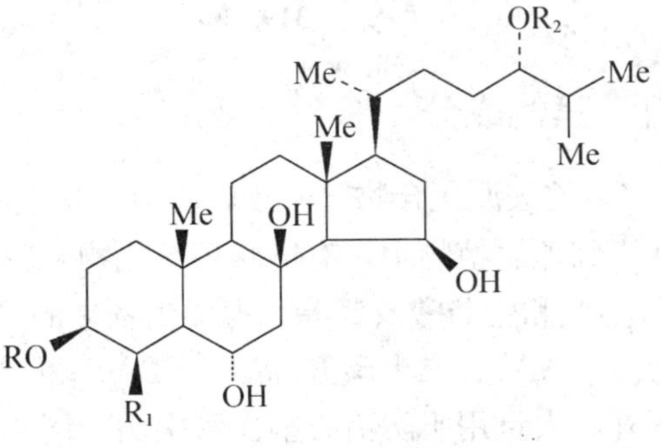

313 R=b-xylopyranosyl, R_1=H, R_2=SO_3Na

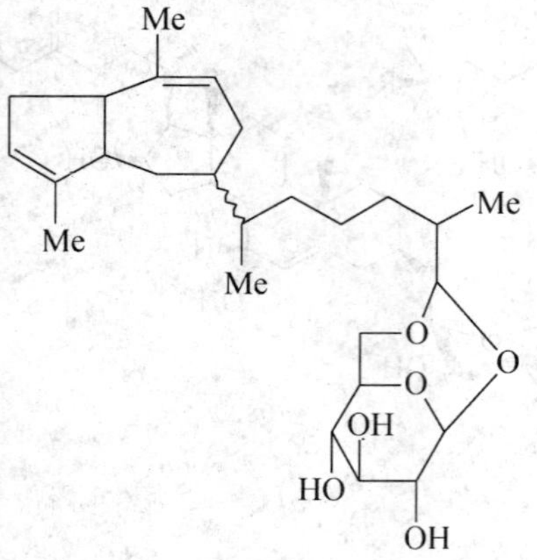

314

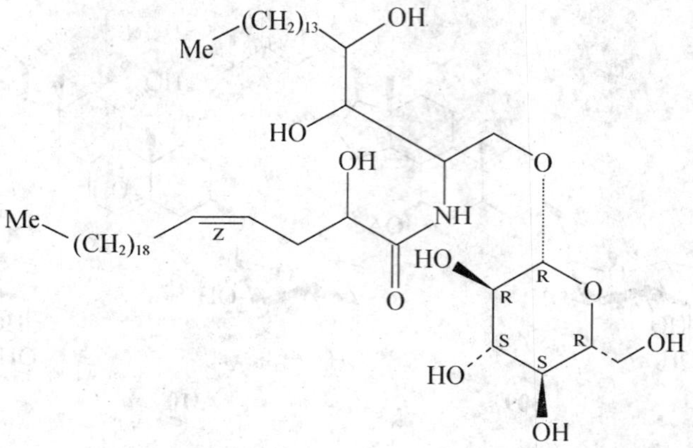

315

软珊瑚中普遍含有胸腺嘧啶（**317**）、尿嘧啶（**318**）、胸腺嘧啶-2-脱氧核苷（**319**）和尿嘧啶-2-脱氧核苷（**320**），也富含甘油醇酯类成分鲨肝醇（**321**）和鲛苷醇（**322**）成分。鲨肝醇具有抗放射和升高白细胞的作用，临床上已用于治疗白细胞减少疾病。

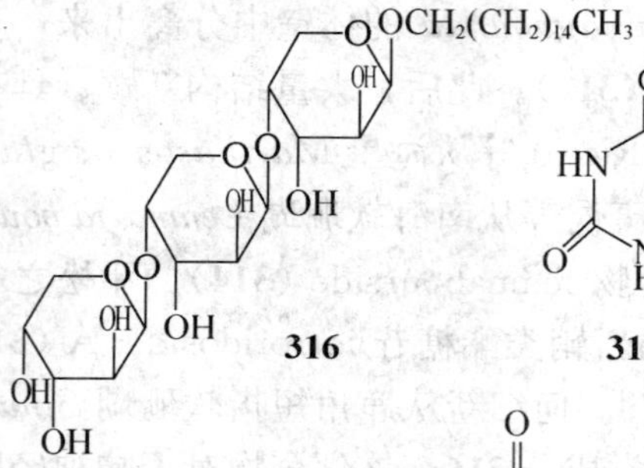

316

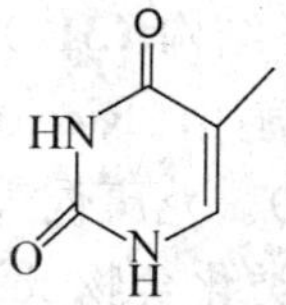

317

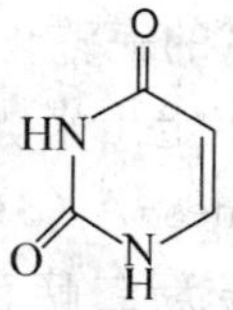

318

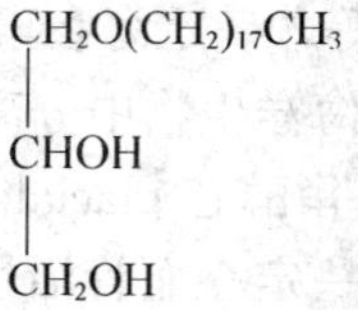

321

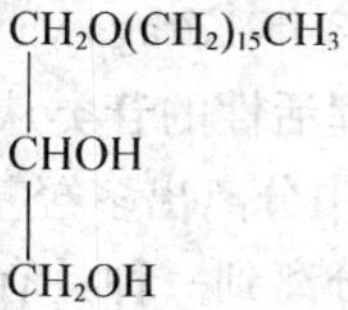

322

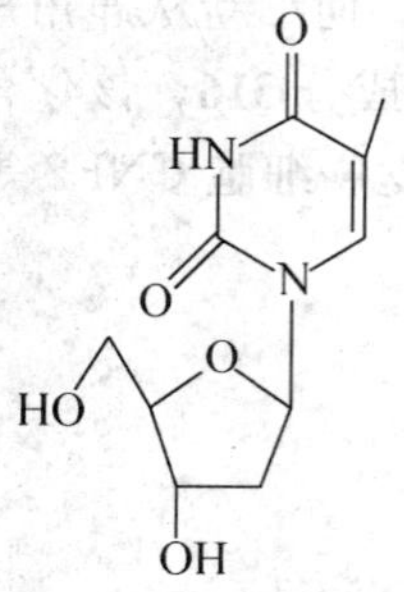

319

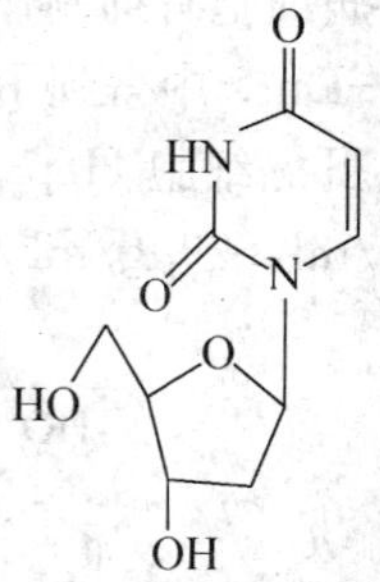

320

九、其他成分[1,2]

1. C_{15}乙酸原化合物（acetogenin） 从生源关系可确定该类化合物为非萜类化合物，主要存在于红藻属植物中，有链状环氧化物和碳环结构。

2. 不饱和脂肪酸及其酯 海洋生物中的不饱和脂肪酸（unsaturated fatty acids）有二十碳四烯酸（AA）、二十碳五烯酸（EPA）和二十二碳六烯酸（DHA），其药用价值甚高。最近，国外已大量用于防治心脑血管疾病。例如利用EPA治疗动脉粥样硬化和脑血栓。此外，还有增强免疫功能和抗癌作用。在鱼油中含有极其丰富的不饱和脂肪酸，在多管藻等红藻中含量也相当高。目前，海洋不饱和脂肪酸的开发可探索应用一些高新技术进行分离、纯化的研究，为工业化提供一种操作简便、工艺条件稳定的方法。例如，利用超临界CO_2萃取技术等方法进行大量处理，可以提高产品的质量，降低成本。

以生物工程手段培养海洋微生物（主要是海洋细菌、海洋真菌），从中获得 AA、EPA 和 DHA 等不饱和脂肪酸，以满足人类日益增长的需求，已成为世界各国研究的新课题。目前，利用海洋微生物生产不饱和脂肪酸的工作，大多数仍处于实验室的研究阶段。国外已有数家公司进行工业化生产，如美国的 Martek 公司利用 Cryplthecodinium 异养培养的方法生产 DHA。国内仍未见到有工业化生产的报道，但在实验室的研究工作已取得了不少成就。

珊瑚中的脂肪族化合物可能涉及其自身防御体系，使之避免被捕食并有昆虫拒食作用。从采自加勒比海的 Gorgoniidae 科柳珊瑚 *Pterogorgia anceps* Pallas 中分离得到了 3 个新的脂肪酸内酯类化合物（**323**～**325**）。

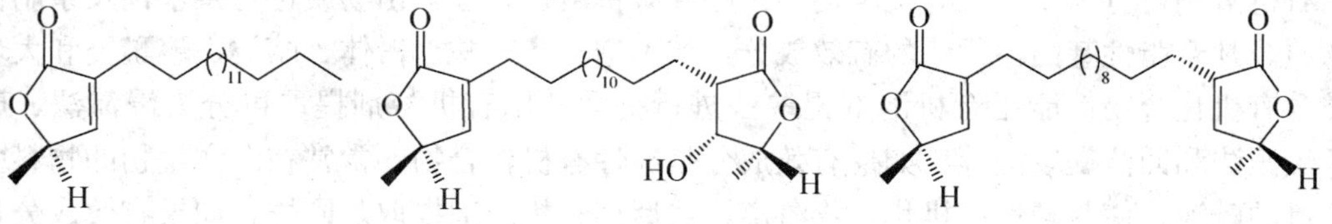

323 **324** **325**

第三节 海洋天然产物的研究方法

一、样品的采集

海洋生物样品的采集与保存比陆地生物困难得多，花费的经费也比较多。从潮汐地带到水深数千米的世界各大海均有海洋生物的存在，由于海洋生物活性物质的含量比较低，海洋生物样品经人工采集、晒干或工业乙醇浸泡保存、直至使用的过程中也损失了部分有效成分。近些年来，由于深水采集技术、干冰冷冻、冷冻干燥样品贮存技术、活性离体测定技术、有效成分的分离技术以及先进的化学分析仪器等技术的广泛使用，现在已经能够分析测试数量极少的海洋生物的提取物。有些国家已建立海上生物实验室，进行大规模样品的采集，使得海洋生物活性物质的大量初筛工作在现场条件完成，这就大大提高了海洋生物活性物质的研究效率。

二、提取

海洋生物体内的成分比较复杂，有生物活性成分的含量比较少，有些成分的含量只有百万分之几，甚至更少。如何从海洋生物中提取、分离有生物活性的成分是研究海洋生物活性物质的主要任务。

早期经典的提取、分离、纯化方法有水蒸气蒸馏法、溶剂法、沉淀法和结晶法等。这些方法的特点是无需特殊的设备，操作比较简单，在很大程度上是凭经验进行，得到的往往是低分子量化合物和容易获得的简单成分或含量较高的成分。随着科学技术的发展，先进的纯化、分离方法不断出现，人们针对经典的提取、分离方法的不足，已开发出许多精密、准确和快速的分离、纯化方法。目前柱色谱法已成为分离、纯化的常规手段，由此衍生出各种色谱法，如低压快速色谱法、高效制备薄层色谱法、离心色谱法、气相色谱法和高效液相色谱法等。色谱法中所使用的填料也丰富多彩，如正相和反相硅胶、氧化铝、活性炭、各种类型凝胶、各种类型离子交换树脂和大孔树脂等。使用这些先进的分离、纯化手段，科学工作者可以获得含量极低的成分和结构极其相似的有效成分，如海生毒素等。

因为海洋生物的分布和生态环境等诸因素是未知的，所以进行海洋生物活性物质的提取、分离的过程与陆地生物有些不同。海洋生物有效化学成分的性质一般是未知的，所以在提取、分离活性成分的过程中，最好采用生物活性试验来追踪，以确保其有效成分的部位所在，最后获得有效单一化合物；如果有效成分是已知的，一般是先查阅有关资料，特别是工业生产的方法。现归纳有关海洋生物活性成分的各种提取、分离、纯化的方法，但实际工作中要根据具体情况进行选择，才能获得较满意的结果。

（一）有机溶剂提取法

有机溶剂可分为亲水性有机溶剂和亲脂性有机溶剂，被溶出物质也有亲水性及亲脂性两类物质。凡亲脂性基团占优势的有效成分，如不饱和脂肪酸、甾体、萜类、聚醚类和大环内酯类等有机化合物都能用有机溶剂提取法进行提取。用有机溶剂提取可分为浸渍法、煎煮法、渗漉法和回流提取法等。如果有效成分是碱性有机化合物，常常在海洋生物的物料中加入适量的碱液，使其碱性有机化合物游离，然后用有机溶剂提取。同样，如果有效成分是酸性有机化合物，可加适量的酸液使其游离，然后用有机溶剂提取。有些有机化合物虽然能溶解于水，但为了减少杂质，也常常用有机溶剂提取。

提取时通常先将海洋生物体粉碎，然后由低极性到高极性的几种有机溶剂进行分步提取，而且使用每种有机溶剂时，需要多次加入新的有机溶剂进行提取。

选择有机溶剂时要注意：①有机溶剂不能与海洋生物有效成分起化学反应；②有机溶剂对活性物质的溶解度大，对杂质溶解度小；③有机溶剂要经济、安全、毒性小等。

（二）水提取法

海洋生物中亲水性的物质，如无机盐、糖类、氨基酸、蛋白质、有机酸盐、生物碱盐、苷类和分子不太大的多糖类都能用水提取。水提取法可分为水浸法、水煎法和水渗漉法等，也可用酸水或碱水提取。水是取之不尽、用之不竭的溶剂。但是用水提取时，提取液中杂质较多（如无机盐、蛋白质、糖等），水提取液要及时处理，要注意防腐问题；水提取液减压浓缩时往往会产生大量泡沫，如在水提取液中加入适量正丁醇可以克服此现象，同时也可以降低溶剂的蒸馏温度。

（三）超临界 CO_2 萃取法

超临界 CO_2 萃取法（supercritical CO_2 fluid extraction，SFE-CO_2）的优点是用无毒、不残留的 CO_2 代替有机溶剂或水作为萃取介质并在接近室温的条件下萃取；超临界 CO_2 溶剂的性质，在很宽广的范围内可以调控，只要简单地改变温度或压力就可使溶质在 CO_2 中的溶解度发生很大变化，这为高选择性提取和分离提供了可能性。其最大优点是将萃取、分离、纯化和除去溶剂等过程合而为一，从而简化工艺流程、提高效率，不存在有机溶剂会污染环境、水的提取物会腐烂等问题。

近些年来，超临界 CO_2 萃取技术在海洋生物活性物质的提取、分离中已得到应用，例如，在分离、纯化鱼油和多管藻等红藻中不饱和脂肪酸的研究开发方面已获得成功。

三、纯化与分离

按照上述提取法得到的海洋生物粗提物通常是一种混合物，需要进一步分离、纯化，才能获得单一化合物，具体方法随着海洋生物物种及其活性物质性质的不同而异，主要方法如下：

（一）溶剂分离法

通常总提取物是一种浸膏（溶于水、乙醇或CO_2），这些浸膏常常是胶状物，难以均匀地分散在低极性溶剂中，而影响分离效果。此时，可拌入适量硅藻土或纤维粉等惰性填料，然后低温或自然干燥，经粉碎后，选用三四种不同极性的溶剂，由低极性到高极性分步地进行分离。此种溶剂分离法，可使其活性物质在不同极性溶剂中，由于溶解度的差异而得到分离。

如果是水浓缩液，可以依次选择几种与水不相混溶的有机溶剂，分成若干部位，或者析出某杂质，而达到分离纯化目的。目前，海藻多糖和甲壳质多糖等的提取分离，多数是采用水溶解、浓缩、加入乙醇或丙酮析出的办法。此外，也可以利用某些成分能在酸或碱中溶解，又通过加碱或加酸改变溶液的 pH，成为不溶物而析出，达到分离、纯化的目的。

（二）沉淀法

在海洋生物的水提取物中加入某些无机盐（铅盐、氯化钠、硫酸钠、硫酸铵、氯化钙等）或某些试剂（氢氧化钡、氢氧化铝、明矾、乙醇等），可以使有机酸、氨基酸、蛋白质、酸性苷类和部分黄酮或生物碱产生沉淀，这种沉淀法可得到有效成分或除去杂质。乙醇是使用最广泛的沉淀剂，乙醇沉淀法既可以定量回收多糖，又是一种简便的分级分离方法。如果使用铅盐，要注意彻底脱除铅。脱铅的试剂有硫化氢、硫酸、磷酸、硫酸钠、磷酸钠等。硫化氢脱铅比较彻底，但要设法除去溶液中过量的硫化氢。从海人草中获得海人草酸是使用了铅盐沉淀法。

（三）透析法

利用无机盐、单糖、双糖等小分子物质在溶液中可通过膜（透析、超滤、反渗透等），而大分子物质不能通过膜的性质，而达到分离、纯化的方法为透析法。膜分离过程是在常温、无相变的条件下实现物质分离，可利用低成本原料并且具有不造成环境污染等特点，是一项高效、节能的新技术。常常使用此方法分离、纯化海洋生物中的多糖、多肽、苷类和蛋白质等。膜的分离效率与透析膜、超滤膜、反渗透膜的类型和质量有关。

透析膜有天然的蛋白胶膜、动物膜、火棉胶膜和高分子合成材料的超滤膜和反渗透膜（纤维素膜、硅橡胶膜等）。在透析过程中要经常更换溶剂，使膜内外溶液的浓度差加大，必要时可通过加热或搅拌来提高透过效率。有时还可以采用电透析法，即在渗透膜等两边的溶剂上放置两个电极，接通电路，膜内带正电荷的无机阳离子、生物碱等向阴极移动，而带负电荷的无机阴离子、有机酸等向阳极移动，中性化合物及高分子化合物仍留在渗透膜内。透析法已广泛应用于制备多糖时的脱盐、浓缩工作，已成功地从海蛤等海洋动物中提取、分离具有抗肿瘤作用的黏多糖和从海带中制取甘露醇等。

（四）重结晶法

多数海洋生物活性物质在常温下是固体物质，可以根据溶解度的不同，使用结晶法来达到分离、纯化的目的。一般被结晶出来的晶体，大部分是比较纯的化合物，但并不一定是单一化合物，有时结晶体也有混合物，此时可考虑通过多次重结晶的办法使其达到比较纯的单一化合物。如果还没有达到比较纯的化合物，就必须改用其他办法。另外，有些化合物即使达到很纯的程度，也不能被结晶，只是呈无定形粉末状固体。例如海洋生物中的苷类、蛋白质、多糖类等物质。

海洋生物中的活性产物通常用重结晶法进行纯化。要做好这两个过程，必须选择合适的条件：①一般来说，活性物质在被结晶的混合物中含量越高越容易结晶，所以海洋生物的总提取物需要进行必要的除去杂质的过程，才能进行结晶。②要注意选择合适的溶剂和适当量的溶剂，合适的溶剂最好是在热时对所需要成分的溶解度大，而冷时溶解度小，溶剂的沸点亦不宜太高。③有些化合物不易结晶，可制备成盐类（有机酸盐等）或乙酰衍生物（含羟基化合物等）后容易结晶。

一般是使用适量的溶剂，在加热的情况下将混合物溶解，放置室温，即达到过饱和溶液状态，让其结晶。如果在室温还不能析出结晶体，可放置冰箱中。有时结晶体的形成常常需要 2～3 天，甚至更长时间才能结晶。制备结晶溶液，可以选用单一溶剂，也可以选用混合溶剂。通常是先将混合物溶于易溶的溶剂中，再在室温下滴加适量的难溶溶剂，直到溶液呈浑浊状态，并将此溶液微微加热，使溶液完全澄清后放置，让其结晶。

（五）色谱法

1. 薄层色谱法　薄层色谱法可用来判断化合物的纯度或确定柱色谱分离条件或分离效果。

2. 柱色谱法　柱色谱分离方法是一种广泛用于海洋生物活性物质的实验室分离纯化的方法。由于填充剂的不同，可分为吸附柱色谱、离子交换柱色谱、凝胶柱色谱等。填充剂是决定柱效的重要因素，要根据被分离化合物的类型决定选用何种类型的柱色谱法。

（1）吸附柱色谱　常用吸附剂有硅胶、氧化铝和活性炭等。洗脱剂与溶剂分离法中常用的溶剂相同，多采用混合溶剂。吸附剂的颗粒直径越小，直径范围越窄，其分离效果越好。如果吸附剂的颗粒太小，冲洗剂的流速太慢，可以采用加压或减压的方法，提高冲洗剂的流速。

（2）离子交换柱色谱　离子交换柱层析可用于适合氨基酸、氨基、蛋白质、多糖等化合物的分离纯化。

（3）大孔树脂色谱　大孔吸附树脂柱适用于水溶性的低极性和非极性化合物的分离纯化，其脱盐效果比其他树脂都好。流动相多数是使用水，有时也使用水/甲醇混合溶剂，甚至有时还在溶液中加入醋酸、氨水等缓冲剂。

（4）凝胶柱色谱

①葡聚糖凝胶 G　通常是以葡聚糖凝胶 G 和聚丙烯酰胺凝胶作为固定相，这种凝胶柱色谱（gel filtration chomatography）均在水溶液中进行，凝胶颗粒在适当的水溶液中浸泡，待充分膨胀后装入色谱柱，加样后用相同的溶液进行冲洗。由于被分离物质分子不同，所以流出液的各种组分是按照分子的大小顺序排列，从而达到分离纯化的目的。

②葡聚糖凝胶 LH 20　Sephadex LH 20 不仅具有亲水性又有亲脂性，可以在多种有机溶剂中膨胀，可适用于一些难溶于水、亲脂性的有机物的分离纯化。流动相使用的是甲醇、三氯甲烷等有机溶剂。

3. 高效液相色谱法　高效液相色谱法与气相色谱法和经典液相色谱法比较，具有分析速度快、分离效率高、检测灵敏度高和应用范围广泛等优点，特别适合于大分子、高沸点、极性大和热稳定性较差的海洋生物活性物质的分析和制备工作。通常是在室温下操作，有时为了提高柱效或改善分离效果，可以在不超过流动相的温度下操作。

应用 HPLC 对海洋生物活性物质的样品进行分析、制备时，特别要注意两点：①色谱柱是高效液相色谱的心脏，因为样品的分析、分离过程是在这里进行的，直接关系到柱效或分离效果，所以要特别注意色谱柱的选择，即选择适宜的固定相。固定相的类型有很多，可按照化学组分、结构和形状、填料表面极性和液相色谱冲洗模式等4种方式分类。例如，按照液相色谱冲洗模式来分类，可分为正相（硅胶、氰基、氨基或硝基等极性键合相等填料）、反相（烷基、苯基键合相、多孔炭等填料）、离子交换剂（磺酸基、羧基、季铵基、氨基等交换基的树脂填料）和多孔的凝胶物质（交联聚苯乙烯、多孔玻璃、多孔硅胶等填料）等固定相。②流动相在HPLC中也是起着关键性作用，能否获得满意的分离效果，必须选择合适的溶剂体系。流动相通常是一些有机溶剂、水溶液和缓冲剂等。

对流动相的选择应考虑分离、检测、分析、制备的目的、输液系统的承受能力和色谱柱承受能力等因素。

(六) 提取分离实例

1. 刺参多糖的提取、分离和精制　取绞碎的刺参体壁，加0.15倍体积水和适量甲苯（防腐），于5012下不断搅拌，维持数小时直到参体逐渐由稠变稀。用盐酸调pH 2.0～2.5，加入0.4%胃蛋白酶，在保温和pH下搅拌，酶解14h后终止反应，反应物呈粥状。用5mol/L氢氧化钠调pH 8.0～9.0，加入胰匀浆（1∶1），用量为刺参量的0.15倍，搅匀，在pH 8.5和50℃下继续酶解，8h后终止反应，趁热过滤，滤液应呈红棕色清液。待滤液冷至室温后，以稀盐酸调pH 6.8～7.2，缓缓加入乙醇至浓度为40%，在4～8℃放置过夜。离心收集沉淀，以乙醇和丙酮依次洗涤沉淀，脱水，干燥，获得刺参多糖粗品。

将刺参多糖粗品配成5%水溶液，以氢氧化钠溶液调pH 9.5，加热至50℃后滴加30%过氧化氢（用量为糖液体积的15%），保持pH 8.0～9.0，4h后终止反应，冷至室温。调pH 7.0，加入氯化钠，使质量浓度为0.04kg/L，缓缓加入乙醇至浓度为35%～40%，在冰箱中放置过夜，离心收集沉淀，以乙醇、丙酮洗涤脱水，经五氧化二磷干燥，获得白色刺参多糖。

将上述脱色制品溶于0.1mol/L醋酸缓冲液，配成1∶50（pH6.0）的液体，加至二乙胺乙基纤维素柱中（预先以0.1mol/L醋酸缓冲液平衡），先用0.4mol/L氯化钠缓冲液洗脱，再用0.8mol/L氯化钠缓冲液洗脱。以天青Ⅰ的混合液的异染作用（用蓝-红紫色）示踪，并将经琼脂糖电泳显示单一区带的洗脱液合并，加入2倍体积乙醇，收取沉淀，经乙醇和丙酮洗涤，脱水，经五氧化二磷干燥，得刺参多糖纯品。

2. 南海海绵globostellata中有效成分的分离　将晒干的海绵（3kg）切碎后用95%的工业乙醇浸泡3次，乙醇浓缩物分散于水中，依次用等量的乙酸乙酯和正丁醇各萃取3次，分别获得浓缩物71.0g和35.0g。乙酸乙酯萃取物经硅胶柱色谱，以乙酸乙酯/石油醚（10%，15%，20%，30%）和30%丙酮/石油醚进行梯度洗脱，获得组A（30.0g），B（2.8g），C（6.0g），D（10.0g）和E（10.08）。B组经硅胶柱色谱和重结晶法，获得无色针状晶体Ⅰ（化合物1）350mg。将D组再经硅胶柱层析和葡聚糖凝胶LH 20柱色谱及重结晶法获得金黄色晶体Ⅱ（化合物2）200mg。

正丁醇萃取物经硅胶柱层析，以甲醇/三氯甲烷（2%，5%，10%，20%）进行梯度洗脱获得组F（2.88），G（3.08），H（2.58）和I（4.08）。组G和H分别经反复硅胶柱色谱和重结晶法分别获得化合物Ⅲ（β-吲哚酸）40mg和化合物Ⅳ（尿嘧啶）35mg。

3. 抗癌活性成分苔藓虫素bryostatin 19的分离　将从我国南海采集到的新鲜总合草苔虫*Bugula nerztzna*样品洗净，置阴凉通风处阴干，用CH_2Cl_2冷浸提取，提取物混悬于CH_3OH∶H_2O（9∶1）溶液中，用正己烷萃取，含水甲醇层再加水至CH_3OH∶H_2O（4∶1），用CCl_4萃取，得CCl_4萃取部分。经多次Sephadex LH 20凝胶柱色谱和硅胶柱色谱，最后再经高效液相色谱制备，色谱条件为：Waters 510 高效液相色谱仪，Bondapak C18 色谱柱（9mm×500mm），洗脱剂为 80%CH_3OH/H_2O，流速 2ml/min，检测波长为 228nm，获得新化合物 bryostatin-19。

四、结构鉴定

海洋天然产物的结构鉴定是研究海洋生物活性物质的另一重要任务。20 世纪 50 年代以前，海洋天然产物的结构鉴定主要是用化学方法来确定，消耗样品量较多，操作较繁，时间也较长。近几十年来由于现代科学分析仪器的飞速发展，特别是有机化学工作者通常使用的“四谱”的性能和使用方法的进步，加上圆二色光谱和单晶-X 射线衍射等光谱法的发展和成熟，确定一个未知化合物结构的主要方法为波谱法，这些方法具有选择性强、灵敏度高、用样品量较少和快速简便等优点。

（一）结构鉴定过程

鉴定海洋天然产物的程序大致如下：首先经过薄层色谱或熔点或高效液色谱法证实被分离的化合物是单一化合物后，经高分辨质谱或元素分析测定，确定其分子式，再测定其红外光谱、紫外光谱、1D，2D-核磁共振谱和旋光光谱，分析各类数据，确定结构。

一般结构鉴定先从红外光谱开始，分析有关红外光谱图是否为已知化合物。再分析氢谱，从氢谱中可以了解该化合物的复杂程度，又从红外数据中可以知道该化合物属于何种类型的化合物。如果氢谱共振信号不多，暗示该化合物的结构比较简单，通过质谱数据库检索出它的对应结构，同时对其氢谱和碳谱的数据进行归属。再与红外、紫外、旋光光谱数据对照，如果均吻合，就可以确定该化合物是已知结构的化合物。如果从碳谱等数据找不出相应的已知化合物结构时，证明该化合物可能是一个未知化合物，再经核磁共振谱的 DEPT 和 2D-NMR 等方法，结合质谱的碎片峰分析，推测未知化合物的各个片段，并确定该未知化合物的相对构型。如果通过 2D-NMR 不能确定该化合物的绝对构型，可以通过 CD 光谱确定其绝对构型。当未知物的分子质量较大，结构极其复杂时，使用上述的波谱法还不能确定其结构时，可以将该化合物制备成单晶，通过单晶-X 射线衍射法来确定该化合物的结构及立体构型。如果该化合物不能制备成单晶时，使用适当的化学反应将未知化合物降解成多个较小的分子，分别鉴定出每个小分子的结构，再组合该未知物的完整结构。

总之，海洋天然有机化合物的结构鉴定是一项比较复杂的工作，涉及面较广，很难有一个统一的研究步骤。通常，单靠一种波谱法来确定一个未知化合物的结构是困难的，有时需要两三种方法进行互补，并结合有关文献资料，综合分析才能获得正确的结论。

（二）结构鉴定实例

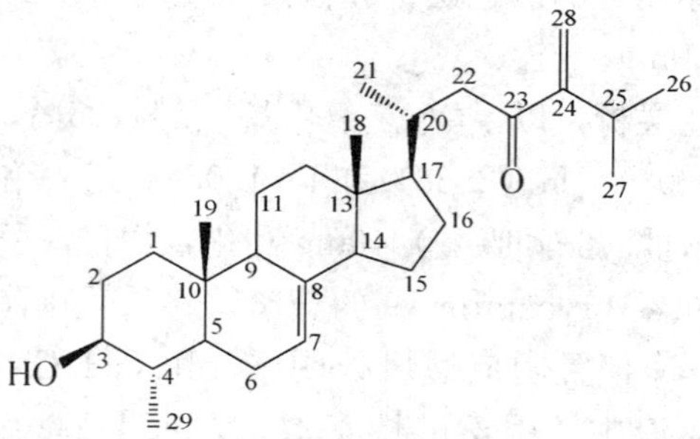

4α-甲基-麦角甾-7,24(28)-二烯-3β-醇-23-酮(1)

化合物**1**为白色无定型粉末，$[\alpha]_D^{25}$ −2.6°（c 0.1，$CHCl_3$）；HRFAB-MS 给出准分子离子峰 m/z 449.3391 $[M+Na]^+$（计算值为 $C_{29}H_{46}O_2Na$，449.3396），确定其分子式为 $C_{29}H_{46}O_2$，含有 7 个不饱和度。IR 谱中，3428cm^{-1}（br）为羟基的吸收峰，1740cm^{-1}为羰基的吸收峰，1652cm^{-1}为烯双键的吸收峰。化合物**1**的^{1}H-NMR 谱（$CDCl_3$）显示结构中存在 3 个烯质子，化学位移值为 δ_H 5.66（1H，s）和 5.92（1H，s），5.19（1H，dd，J=4.2，1.8Hz）；1 个氧取代的叔碳质子，化学位移值为 δ_H 3.12（1H，ddd，J=4.6，10.7，10.6Hz，H-3）；6 个甲基的化学位移值分别为 δ_H 0.98（3H，d，J=6.7Hz，H-29），0.58（3H，s，H-18），0.83（3H，s，H-19），0.92（3H，d，J=6.7 Hz，H-21），1.02（3H，d，J=6.9 Hz，H-26）和 1.03（3H，d，J=6.9 Hz，H-27）。^{13}C-NMR 和 DEPT 显示结构中有 29 个碳，其中 1 个羰基信号 δ 202.8；δ 110～160 区域显示 4 个双键碳信号，化学位移值为 120.7，156.1，117.8 和 138.9；在 δ 60～80 的区域分布着 1 个连氧叔碳信号，化学位移值为 76.2；在 δ 10～25 的高场区则显示 6 个甲基碳信号，化学位移值分别为 15.2，11.9，14.2，19.8，21.9 和 22.0。根据上述的 NMR 特征，推测该化合物为甾醇类化合物。与普通甾醇相比，化合物**1**多了一个甲基信号［δ_H 0.98（3H，d，J=6.7Hz）和 δ_C 15.2］，而且H-3（δ_H 3.12ppm）向高场位移了约 0.4，这些信号与 4α 甲基甾醇类化合物的波谱特征相符。HMBC 谱中（图 13-1），末端烯双键上的两个质子 δ_H 5.66（1H，s），5.92（1H，s）与 δ_C 156.1（s，C-24），202.8（s，C-23），27.8（d，C-25）有相关信号（图 13-1）提示化合物**1**中存在一个 α，β-不饱和酮结构，且羰基位于侧链的 C-23 位，末端双键则位于 C-27。^{13}C-NMR中 δ117.8（C-7）和 δ138.9（C-8）为三取代烯双键的信号，由^{1}H-^{1}H COSY 谱中H-6/H-7 的相关信号，确定该三取代双键位于 C-7 和 C-8 位。结合^{1}H-^{1}H COSY，HMQC 和 HMBC 谱，确定了化合物**1**的平面结构。

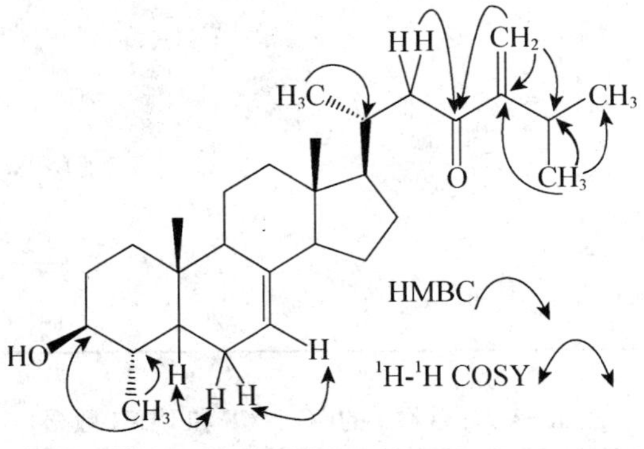

图 13-1　化合物 1 的主要 HMBC 和^{1}H-^{1}H COSY 相关

化合物**1**的立体构型根据偶合常数和 NOESY 谱确定（图 13-2）。由 H-3［δ_H 3.12（1H，ddd，J=4.6，10.7，10.7Hz，H-3）］的偶合常数 10.7Hz 可判断 H-3 处于六元环的直立键，而 C-3 位的羟基处于平伏键。$J_{H-3/H-4}$=10.7Hz 提示 H-4 处于六元环的直立键，而 C-4 位的甲基位于平伏键。NOESY 谱进一步验证了此推断，由 H-3/H_3-29，H_3-29/H-5，H-3/H-5 和 H-4/H-19 之间的 NOE 相关信号确定了化合物 A 环的取代基团为 3β-羟基，4α-甲基，波谱数据与文献对照一致[40,41]。由 H-5/H-9，H-9/H-14，H-14/H-17 和 H_3-18/H-20 的 NOE 相关信号，确定了化合物**1**各环的相对构型和骈合方式（见图 13-2）。故鉴定化合物**1**为4α-甲基-麦角甾-7，24（28）-二烯-3β-醇-23-酮。^{1}H-NMR 和^{13}C-NMR

数据归属见表 13－3，表 13－4。

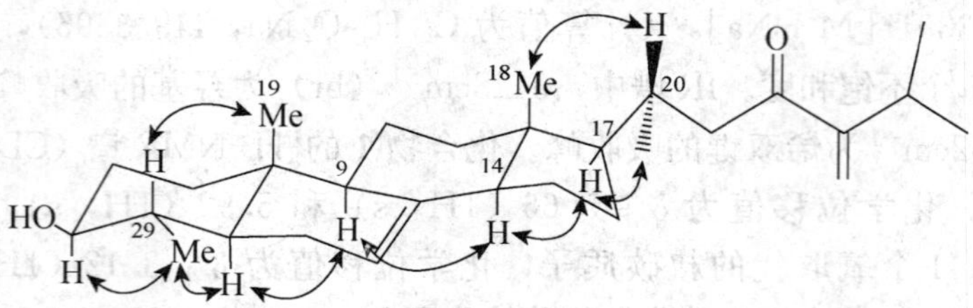

图 13-2　化合物 1 的主要 NOE 相关

表 13-3　化合物 1 的 ^{1}H NMR 数据

位置	化合物 1	位置	化合物 1
1	1.12m	16	1.30m
	1.84m		1.89m
2	1.80m	17	1.28m
	1.44m		
3	3.12 ddd (4.5，10.7，10.7)	18	0.58 s
4	1.31m	19	0.83s
5	1.01m	20	2.02m
6	1.60m	21	0.92d (6.7)
	2.11m		
7	5.19dd (1.8，4.2)	22	2.43dd (10.1，15.7)
			2.69dd (3.2，15.7)
8		23	
9	1.63m	25	2.92 septet (6.9)
11	1.45m	26	1.02d (6.9)
	1.55m		
12	1.24m	27	1.03d (6.9)
	2.02m		
14	1.82m	28	5.66s 5.92s
15	1.57m 1.57m	29	0.98d (6.7)

表 13-4　化合物 1 的 ^{13}C-NMR 和 DEPT 数据

位置	化合物 1	位置	化合物 1
1	37.0 (CH_2)	11	22.9 (CH_2)
2	31.0 (CH_2)	12	39.5 (CH_2)
3	76.2 (CH)	13	43.5 (C)
4	40.3 (CH)	14	54.9 (CH)
5	46.7 (CH)	15	21.4 (CH_2)
6	26.9 (CH_2)	16	28.1 (CH_2)
7	117.8 (CH)	17	56.4 (CH)
8	138.9 (C)	18	11.9 (CH_3)
9	49.6 (CH)	19	14.2 (CH_3)
10	34.9 (C)	20	33.8 (CH)

续表

位置	化合物 1	位置	化合物 1
21	19.8 (CH_3)	26	21.9 (CH_3)
22	45.2 (CH_2)	27	22.0 (CH_3)
23	202.8 (C)	28	120.7 (CH_2)
24	156.1 (C)	29	15.2 (CH_3)
25	27.8 (CH)		

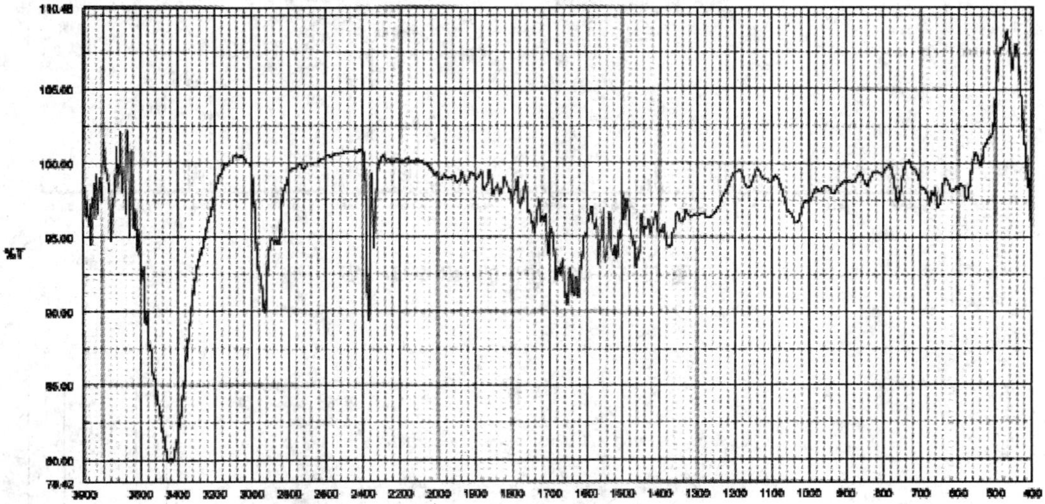

图 13-3　化合物 1 的 IR 谱

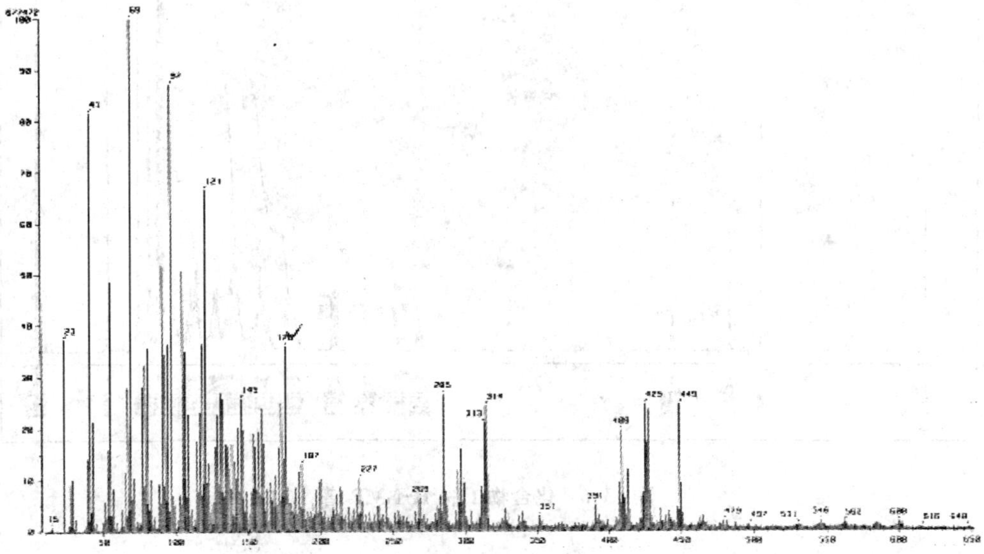

图 13-4　化合物 1 的 FAB-MS

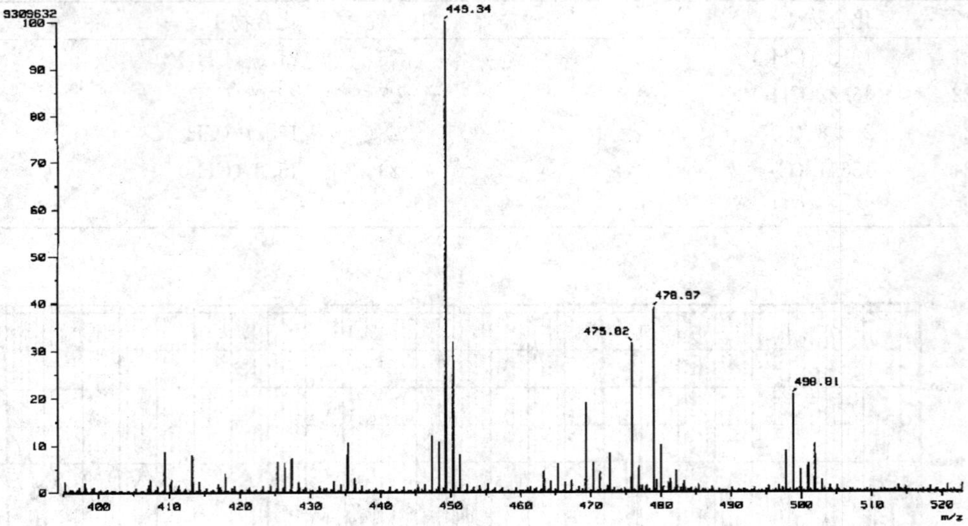

图 13-5 化合物 1 的 HR-FAB-MS

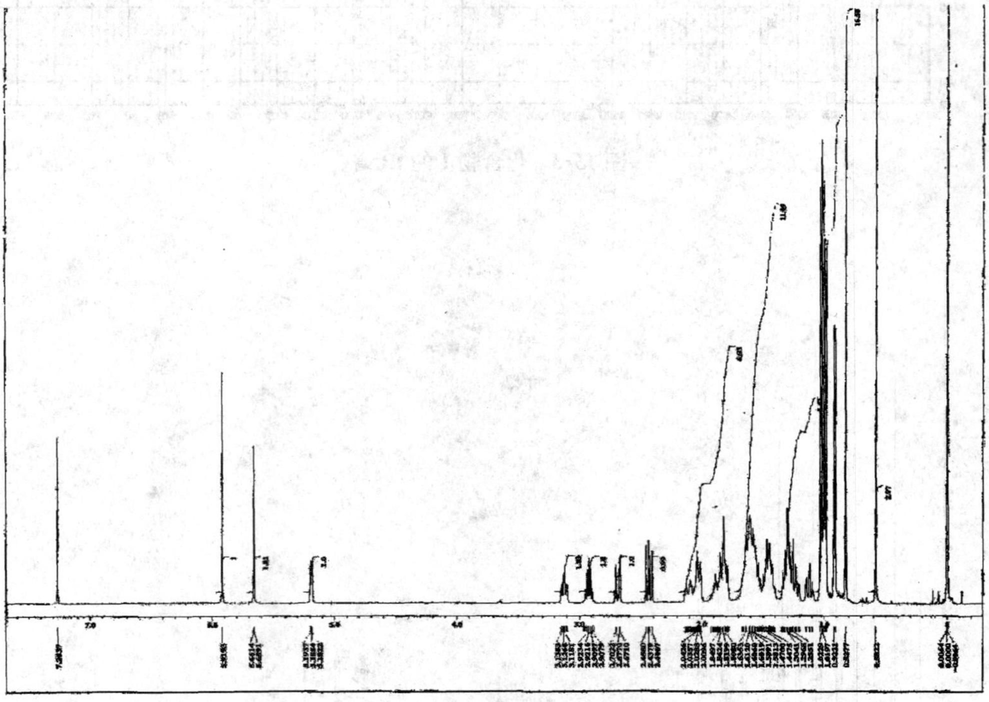

图 13-6 化合物 1 的[1]H-NMR 谱

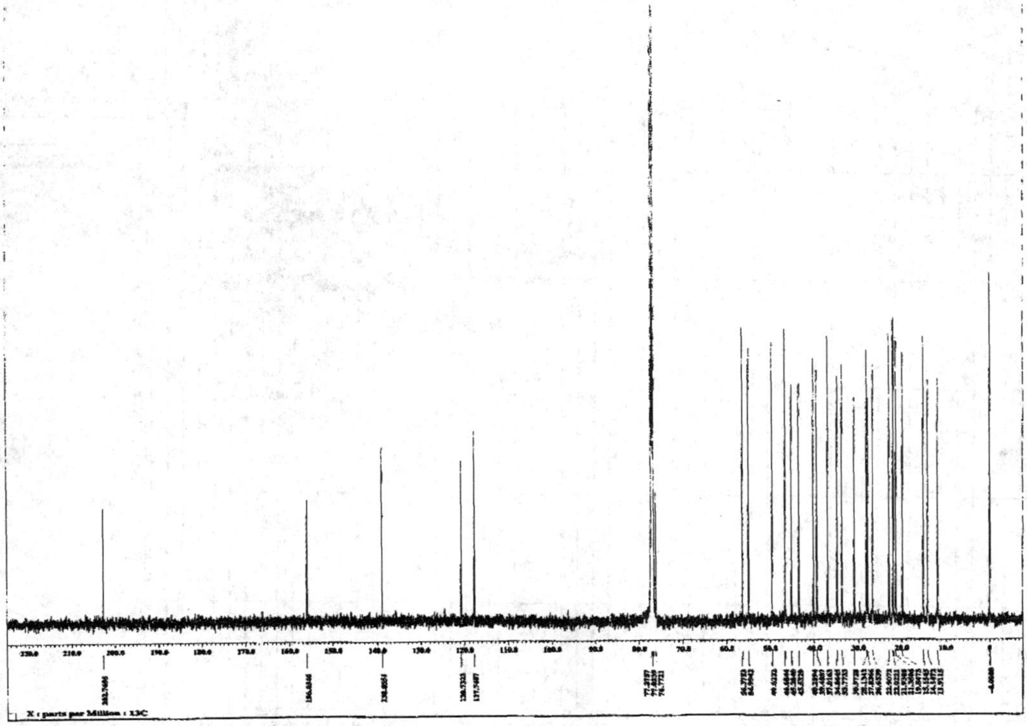

图 13-7　化合物 1 的^{13}C-NMR 谱

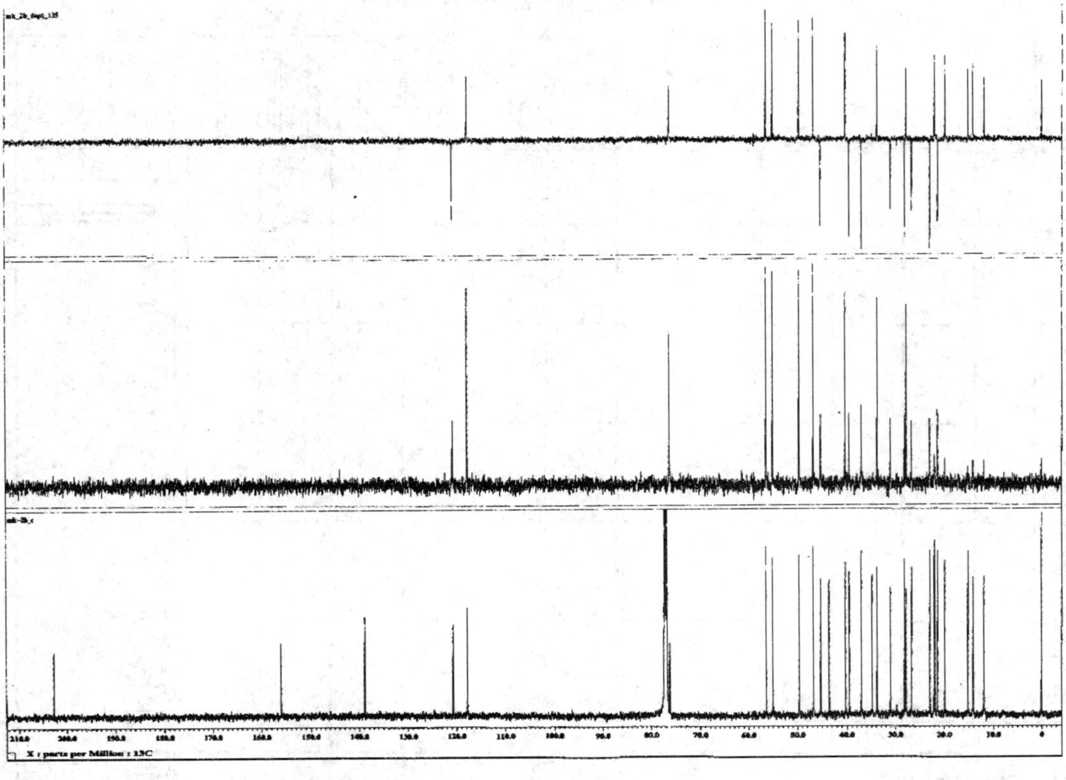

图 13-8　化合物 1 的 DEPT 谱

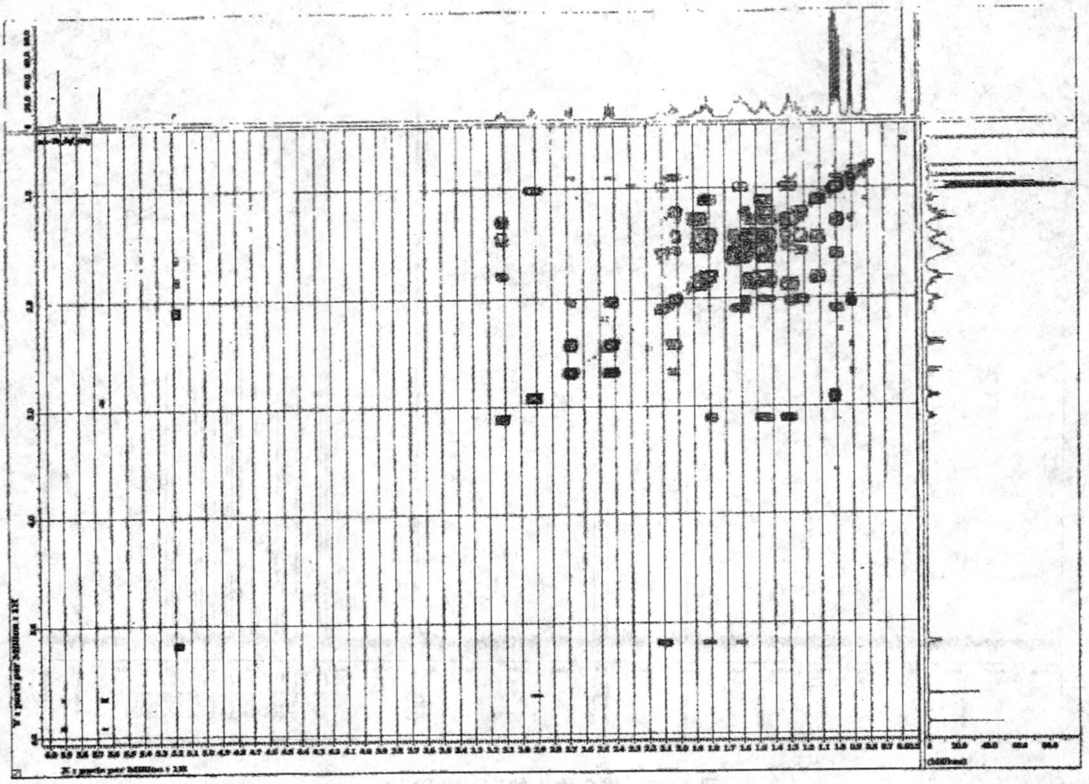

图 13-9 化合物 1 的 $^1H-^1H$ COSY 谱

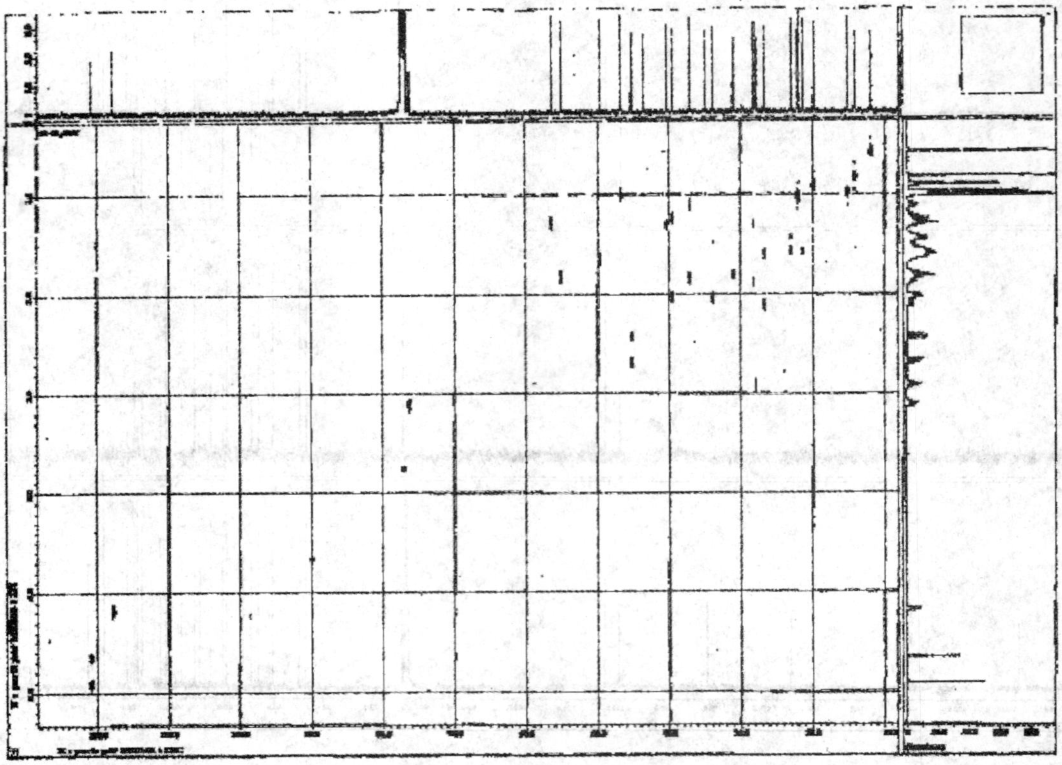

图 13-10 化合物 1 的 HMQC 谱

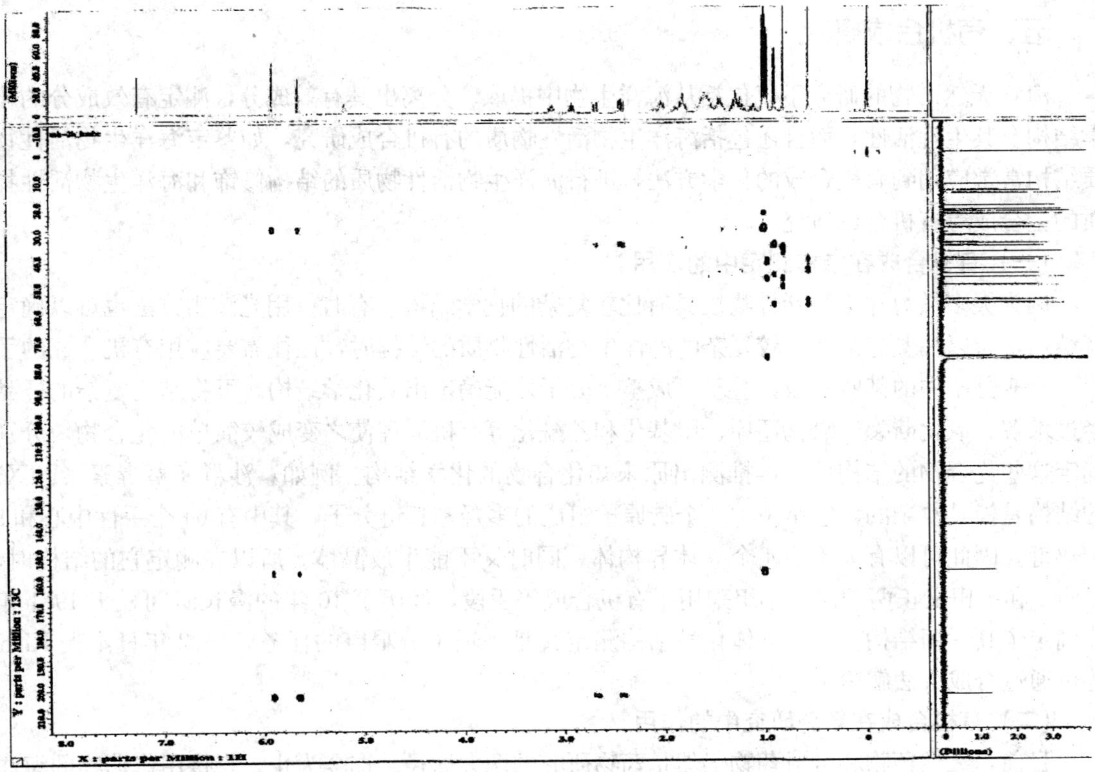

图 13-11　化合物 1 的 HMBC 谱

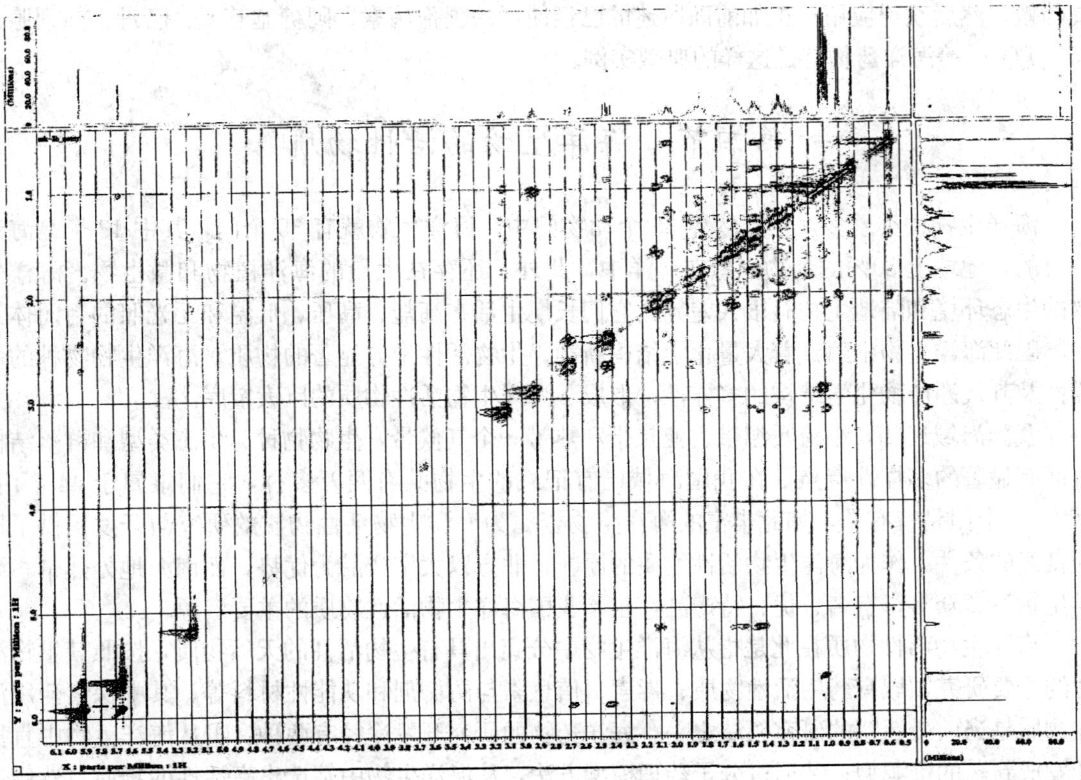

图 13-12　化合物 1 的 NOESY 谱

五、有机合成研究

海洋天然产物的研究不仅包括从海洋生物中提取、分离出其有效成分，测定有效成分的化学结构及其生理活性，而且还包括海洋生物活性物质的有机合成研究，如鉴定海洋生物活性物质结构常常应用到有机合成的化学方法，进行海洋生物活性物质的结构修饰和海洋生物活性物质的全合成等有机合成研究。

（一）有机合成在结构测定中的应用

因为大多数海洋生物活性物质具有比较复杂的化学结构，有时仅用光波谱方法也难以确定其结构，所以在鉴定某些比较复杂的海洋生物活性物质的结构时，往往需要应用有机合成的手段，合成分子中的某些片段，甚至合成整个分子才能确定出其化学结构。可将结构复杂的样品经过水解、氧化断裂、氧化还原、甲基化和乙酰化等有机原理使之变成较简单的化合物，分别确定这些化合物的结构后，再推测出原未知化合物的化学结构。例如，沙群海葵毒素（PTX）的结构是极其复杂的，它是由 129 个碳原子组成的多羟基长链分子，其中有 64 个手性中心和 8 个双键，因此可以有大于 264 个立体异构体，同时又不能生成晶体，所以在测定它的结构时，Moore 和平田义正两个研究小组采用了有机合成等手段，经历了 10 年的漫长时间，于 1981 年才确定了其平面结构。它的立体化学结构测定又是一项十分艰巨的任务，1982 年日本人 Kishi 等也通过合成方法解决了。

（二）有机合成在新药研究中的作用

目前，天然药物和合成药物仍然是药物研究的两大途径。迄今为止，直接用作药物的海洋生物活性物质极少，多数是以海洋生物活性物质作为先导物，经过结构修饰，降低其毒性，提高药效，然后获得应用。正如前面所述的已经使用的噻孢菌素、阿糖胞苷 C、巴丹、前列腺素 15S-PGA_2 等海洋药物就是这样的典型实例。

第四节　海洋生物的活性物质

海洋生物种类繁多，在自然界 36 个动物门中，海洋生物就有 35 个门，其中 13 个是海洋特有的，地球上 80％的动物栖息在海洋中，此外，还存在大量的海洋植物和微生物。海洋生物的生态环境和陆地生物有很大差异，它们长期生活在高盐、高压、低温和无光照的封闭体系中，因此海洋生物中蕴藏着大量化学结构新颖、生物活性十分显著的物质。海洋生物物种的多样性及其代谢产物化学结构的多样性，形成了海洋生物活性物质的巨大宝库。

我国海域辽阔，纵跨暖温带、亚热带和热带 3 个气候带，生物物种、生态类型和群落结构方面有显著的多样性特点。在我国海域已有记载的生物共有两万多种，它们隶属于 44 个门，其中 12 个门是特有的，如此丰富的海洋生物资源为海洋生物活性物质的研究与开发提供了极为良好的条件。作为海洋生物活性物质的原料，北方以大宗产品为优势，而南海地处热带，海洋生物种类众多，有名、优、特产品，正是我国海洋生物活性物质的重要资源。

海洋生物活性物质在此是指从海洋生物中分离出具有生物活性的天然物质，按照其生物活性的主要研究领域有药用活性物质、毒素、信息素与防御剂和功能性材料等。其中探索药用活性物质是当前最活跃的研究领域之一。海洋药物的研究开发途径有两种：①从海洋生物中直接开发成新药的资源型；②通过分子药理模型方法，从海洋生物中筛选出高活性的物质，然后通过人工合成或利用生物工程技术，在实验室中大量培养药用海洋生物的非资源型。

当前，癌症、心血管病、艾滋病和老年痴呆症等疾病极大地威胁着人类的生命。而目前所用的一些化学药物，其毒副作用很大，特别是恶性肿瘤的治疗至今尚未找到一种理想的药物。寻找治疗这些严重疾病的新天然药物，其意义特别重大。随着人类以往所依赖的陆生资源日益减少，丰富多彩的海洋生物资源有着特异的药用活性物质，已成为人类开发利用的新目标。毫无疑问，寻找海洋生物新药是海洋生物活性物质的研究重点。

一、药用活性物质

(一) 目前已经开发应用的海洋药物种类

1. 海人草酸（kainic acid）[42] 1955 年日本人 Murakami 等从红藻海人草 *Digenea simplex* 中分离出海人草酸的 8 种异构体。海人草酸是谷氨酸的衍生物，有驱虫作用，并曾直接作为药物广泛使用。后来，发现海人草酸对脊椎动物中枢神经系统的神经元有兴奋作用，并能在脊椎动物中枢神经系统的某些区域内破坏神经细胞，因此，用于建立癫痫模型。

2. 阿糖胞苷-C（arabinoside cytosine，AraC）[43] 其先导物 spongouridine 是 1957 年 Bergmann 等从加勒比海海绵 *Cryptothya crypta* 中分离出来的，经过 20 多年的结构修饰，1980 年才正式获得应用，这是一类广泛用于抗病毒、抗肿瘤的药物。现已合成了海绵尿苷的其他衍生物 3′-叠氮基-3′-脱氧海绵尿苷以及氯与溴代 3′-脱氧-3′-卤素海绵尿苷。据报道，这些化合物的抗病毒和抗肿瘤活性更强。我国南海佳丽鹿角珊瑚 *Acropora pulchra* 和南海多刺网结海绵 *Gelliodes spinosella* 中也提取出胸腺（尿）嘧啶脱氧核苷类化合物。

3. 噻孢菌素（cephalothin）[44] 1952 年 Crawford 等从意大利撒丁岛附近的海洋污泥中分离到的真菌 *Cephalosporium acromonium* 经培养后分离出头孢菌素 C。头孢菌素 C 的抑菌作用并不强，但它可以分解为 7-氨基头孢霉烷酸（7-amino-cephalosporanic acid），从而制取一系列半合成的头孢菌素类抗生素，如噻孢菌素（cephalothin）等。头孢菌素类抗生素与青霉素类抗生素同为 β-内酰胺类抗生素，不同的是头孢菌素类抗生素中含有一个噻嗪环，而青霉素类抗生素中含有一个噻唑环。与陆地相比，从海洋中分离出的细菌所产生的抗生素迄今仍然极少。但是，海洋微生物生存与陆地的环境条件不同，能使它们在代谢过程中产生与陆地微生物结构不同的抗生素或其他活性物质，是 21 世纪开发海洋药物的重要资源。所以近些年来，关于海洋微生物活性物质的研究报告急剧增加，我国在这方面的研究也已取得了较大的成就。

4. 巴丹（cartap）[45] 日本人 Iline 等于 1934 年从异足索沙蚕及马陆中分离出含有硫碱基、具有杀虫作用的沙蚕毒素（nereitoxin），1960 年 Hashimoto 等才确定其化学结构。1968 年又经 Sakai 等对它进行结构修饰和生物试验最后才开发出巴丹。目前，巴丹作为农药在农业上已广泛应用。

5. 前列腺素（prostalandins，PGs） 前列腺素是人体一类重要激素，具有显著的生理活性和高度专一作用，与机体生长、发育、繁殖等均有密切关系。

1969 年 Weiheimer 等从加勒比海柳珊瑚 *Plexaura homomalla* 中发现了丰富的前列腺素前体 15*R*-PGA_2 及其衍生物，这一研究成果掀起了从海洋生物中寻找前列腺素的高潮。后来，人们将其进行结构修饰，制备成具有显著生理活性的前列腺素 15*S*-PGA_2 及其衍生物。20 世纪 70 年代中期 Miyares 等在 *Flabellum linneo*，*Muriceopsis flavida* 等珊瑚中也发现了前列腺素。20 世纪 80 年代后期 Guerriro 等从南印度洋珊瑚 *Leiopathes* sp. 中分离出前列腺素，日本人 Iguchi 等从日本产珊瑚 *Clavularia virides* 中分离出新型带环氧基的前列腺素。珊瑚仍是目前人们获得大量前列腺素的唯一可利用的动物源。

6. 藻酸双酯钠（polysaccharide sulfate，PSS）[46] 其是在褐藻酸钠分子的羟基及羧基上分别引入磺酰基和丙二醇基所形成的双酯钠盐。它是由青岛海洋大学等单位联合研制成功的我国首创的防治缺血性心、脑血管病的海洋药物。PSS的研制成功使我国在海洋药物的研究领域达到国际先进水平。

此外，我国已开发出鲎试剂、珍珠精母注射液、刺参多糖钾注射液、海星胶代血浆、褐藻淀粉硫酸酯、甘露醇烟酸酯等十几种海洋药物。

（二）目前正在研制中的海洋药物

1. 海兔素（dolastatin）[47] 是Pettit等于1976年从腹足类软体动物*Dolabella auricularia*中首先发现的抗肿瘤活性物质，目前已经发现了十多个海兔素化合物。这是一类具有抗肿瘤活性的物质，是迄今发现活性最强的，其对P388白血病细胞的IC_{50}值为0.04ng/ml。此外，还具有强烈的抗真菌作用，海兔素-10已经进入Ⅱ期临床试验阶段。

2. 膜海鞘素（didemnin）[48] 是Rinehart等于1981年从被囊动物膜海鞘*Trididemnum soltidum*中发现的抗肿瘤活性物质，目前已发现了十多个膜海鞘素化合物。该类化合物有很强的抗肿瘤作用，对L1210白血病细胞的IC_{50}值为2μg/ml，并对几种淋巴细胞有较强的免疫作用。didemnin-B于1984年进行Ⅰ期临床试验，是第一个进入临床试验的海洋药物，目前已完成Ⅱ期临床试验。

3. 苔藓虫素（bryostatin）[49] 是Pettit等于1982年从苔藓动物总合草苔虫*Bugula neritina*中发现的抗肿瘤活性物质，目前已经发现的苔藓素有19个有机化合物，bryostatin-1已经进入Ⅱ期临床试验阶段。试验表明，它能抑制RNA合成，对蛋白激酶有很强的结合力，能够刺激蛋白质磷酸化及激活完整的多核形白细胞，对P388白血病细胞的IC_{50}值为0.89μg/ml。

4. discodrmolide[50] 是Pomponi等于1987年从海绵*Discodermia dissoluta*中发现的抗肿瘤活性物质，目前，已经由Novartis公司进行临床试验。药理研究表明，该化合物的抗肿瘤作用机制与紫杉醇类似。

5. 褐藻多糖硫酸酯（FPS） 中国科学院海洋研究所从海带中开发出纯天然海洋新药FPS。该药物对治疗心、脑、肾血管病效果好，无毒副作用，特别对改善肾功能、提高肾对肌酐清除率效果显著。

以上所列举的只是比较典型的使用中和研制中的海洋药物，有些还没有被列入，如在美国国立癌症研究所已经进入临床试验阶段的，除了dolastatin-10、didemnin-B、bryostatin-1、discodrmolide以外，还对近十种活性物质进行了临床试验。有些海洋生物活性物质在日本、欧洲以及中国等国家也正在进行临床试验，但是从数量上与陆生药物相比仍有很大差距。人们对海洋药物的研制仅有四十多年的历史，现代新药的研究开发是一项费时间、高投入的项目，需要多学科、多方位的协作配合。据美国有关资料表明，新药从筛选到上市的成功率仅为1/10000～1/8000，研究周期为8～12年，投资达1亿～1.5亿美元。现在大量的研究成果仍均处于研究开发阶段，目前在全世界范围内，从海洋动、植物和微生物中已发现了一万多个新化合物，我国已报道约三百个新化合物。它们中许多是具有较强抗肿瘤、抗病毒、抗艾滋病和心脑血管活性的有机化合物。相信不久的将来，这些活性物质有不少可以研究开发成为海洋生物新药或新药的先导物。

二、海洋生物毒素

海洋生物毒素（marinetoxins）是指从海洋生物中分离出的具有强烈生理活性，特别是致命毒性的化学物质。由于麻痹性中毒、西加中毒和赤潮中毒等三大海洋生物公害严重，威胁人类海上生产和生活，所以人们对海洋有毒成分的研究有悠久历史。由于海洋生物毒素的含量极微，结构极其复杂，所以对其的研究进展一直非常缓慢。近年来，由于提取分离技术和分析测试技术的进步，使得海洋生物毒素的研究有了飞跃的发展，成为海洋生物活性物质研究中进展最快的研究领域之一。下面扼要介绍几种重要的海洋生物毒素。

1. 河豚毒素　河豚毒素（TTX，tetrodotoxin）是人们最熟悉的一种天然毒素。20 世纪 50 年代初，Yokoo 和 Tsuda 等分别从红鳍东方豚（*Fugu rubripes*）的卵巢中得到这种毒素的结晶体，1964 年才确定其化学结构，1971 年由 Goto 等和 Keana 等分别通过不同的方法完成了全合成的工作，从而河豚毒素的结构也得到了最后的证实。现在，又发现了近十个河豚毒素的同系物。河豚毒素是一种具有剧毒的弱碱性的无色结晶物质，$LD_{50}=10\mu g/kg$。TTX 在细胞膜上能阻碍 Na^+ 透过钠通道，阻碍兴奋传导，可作为药物研究的工具药。TTX 具有抗癌作用，如对肝癌的抑制率为 37%以上，对其他癌症也有一定的效果。同时，TTX 的局部麻醉作用甚强，可作麻醉剂。我国解放军药物化学研究所和河北省水产研究所于 1979 年成功分离出河豚毒素，其产品不仅在国内几十个单位使用，而且远销西欧、北美等五国的十几个实验室使用，质量达到国际水平。

2. 石房蛤毒素　石房蛤毒素是 Schantz 等于 1957 年从阿拉斯加白塔蛤（butterclam）中的一种 *Saxidomus giganteus* 中发现的剧毒麻痹性甲壳类毒素，其毒性与河豚毒素差不多。石房蛤毒素（STX，saxitoxin）LD_{50} 值为 $8\mu g/kg$。Clardy 等于 1975 年通过 X 射线衍射的方法确定其结构。现在又发现十多个石房蛤毒素的同系物。STX 与 TTX 同样有胍胺基，同样有选择性阻碍 Na^+ 流入，也可考虑作为工具药使用。它们同属麻痹性神经毒素，具有局部麻醉作用，其作用强度比正常的局麻剂高千倍。目前，已将 STX 或 TTX 与常用的局部麻药配伍使用。近来研究发现 STX 和 TTX 不仅存在于鱼、贝类中，而且广泛存在于藻类、软体生物和某些海洋细菌中。现在已确认这种毒素的真正生产者是涡鞭毛藻 Protogonyaulax（Gonyaulax），然后通过食物链在二枚贝中积累，造成高死亡率的麻痹性贝中毒。

3. 西加毒素　20 世纪 60 年代夏威夷大学 Scheuer 等人首次从中毒的鱼中分离出西加毒素（CTX，ciguatoxin），并推测其分子内有多个醚结构的化合物。后来又从西加鱼类、岗比甲藻等生物中分离出 CTX 及其同系物，直到 20 世纪 80 年代末才确定其结构。CTX 是一种剧毒的聚醚类化合物，LD_{50} 值为 $0.45\mu g/kg$。它是自然界分布最广的一种毒素，每年都有许多人受害，主要症状是泻痢、呕吐、血压下降、脉搏减缓、知觉异常等。虽然由此引起的死亡率较低，但较为重要的鱼类因有毒化，从而危及食品卫生和经济。CTX 已从海藻附着物涡鞭毛藻 *Gambierdiscus toxicus* 的培养物中分离出来，因而这种毒素的生产者可能也是涡鞭毛藻。

4. 沙群海葵毒素　20 世纪 70 年代初，沙群海葵毒素（palytoxin，PTX）已经从腔肠动物海葵 *Palythoa* sp. 中分离出来，直到 1981 年正田义正等和 Moore 等才确定其化学结构，是迄今所报道的最毒的非蛋白物质，其 LD_{50} 值为 $0.15\mu g/kg$。1985 年日本人上村大浦等又从冲绳的海葵 *Palythoa tuberculosa* 中分离出 4 个 PTX 的同系物。海葵毒素具有多种生理活性，是一种溶血剂，能使红细胞的细胞膜产生小孔，使 Na^+、K^+ 等离子在膜上的通透性增加，这可以发展成为研究膜的工具药。它是一种非常强的心血管收缩剂，只要 1.6×10^{-17} mol/L 就能引起豚鼠冠状动脉完全收缩，还能使冠状动脉痉挛，可以作为一种药理研究的工具药。它还具有极强的抗肿瘤活性，能在致死量的 1/10 的情况下完全治愈小鼠 Ehrlich 的腹水癌。

5. 赤潮毒素　涡鞭毛藻、硅藻和蓝藻等海洋生物季节性大量繁殖时，能使海水变红，称为赤潮。由于赤潮的发生，这些浮游生物产生的赤潮毒素（BTX，brevetoxin）引起鱼贝类大量死亡。自 1981 年从藻类 Cymnodiniumbreve 中分离出 brevetoxin-A，至今已获得 7 种以上此类化合物，brevetoxin-A 的 LD_{100} 值为 4ng/kg，其结构直到 1986 年才被确定。赤潮毒素也是一类神经毒素，能与细胞离子通道有选择性地结合。

此外，膝沟毒素（tonyautoxin）、刺尾鱼毒素（maitotoxin）、海参毒素（holotoxin）、鱼腥藻毒素（antoxin）、海兔毒素（aplysiatoxin）、扇贝毒素（pectenotoxin）和冠柳珊瑚毒素（1ophotoxin）也是重要的海洋生物毒素。近年来，肽类毒素的研究取得了较大的成就，已经分离出芋螺毒素（conotoxin）、海葵毒素（anthoplerin toxin）、章鱼毒素（cephalotoxin）等数十个肽类毒素。它们都具有独特的离子通道作用、强烈的细胞毒和神经毒作用。按化学结构可分为含氮化合物、聚醚类和肽类化合物等，其中聚醚类毒素是最为引人注目的。海洋生物毒素不仅在分子生物学和生物医药的研究和应用方面有广阔的前景，而且有可能作为神经系统和心血管系统药物的先导物。

三、信息素与防御剂

由于海洋生物物种之间的生态作用远比陆地生物复杂和广泛，其作用多数是通过物种间的信息与防御剂（pheromones and allomones），如信息素（外激素，pheromone）、防御剂（异种信息素，allomone）、逃避原因物质（利他激素，kairomone）和拒食剂（feeding deterrent）等来实现。Mackie 等研究了光滑笠贝 Acmaealimatula 对海盘车 Piasterochraceus 管的分泌物质呈逃避行为的原因是甾体葡萄糖苷的硫酸盐所引起的。这种活性物质经水解后生成的主要活性成分为海盘车甾酮（marthasterone）。海参 *Holothuria difficilis* 在受到鱼类等外敌攻击时，放出居维管（Cuviers duct），其中含有强烈毒性的毒素海参皂苷-A（holothurin-A）用来攻击外敌，令鲨鱼等也感到恐惧，不敢接近。食草性卷贝黑彩螺 *Melagraphia aethiops* 与食肉性卷贝曳螺 *Haustrum haustrum* 接触时呈现逃避行为，其原因是鳃下腺分泌的胆碱衍生物 urocany1 choline 所造成的。当秀丽黄海葵 *Anthopleura elegantissima* 在附近的个体受损伤时对体液所含的一种信息产生反应，呈现显著的收缩行为，其原因物质是氯化（3-羧基-2，3-二羟基-*N*,*N*,*N*-三甲基）-1-丙胺，这是一种海洋无脊椎动物的信息素。从海洋蓝藻 *Lyngbya majusculla* 中分离出 δ-内酯化合物，具有抗白色念珠菌和新型隐球菌作用，是一种昆虫信息素。海绵和海藻中广泛存在西松烯类化合物，西松烯醇也是一种昆虫留迹信息素。此外，还从发光鱼等海洋生物中分离出许多信息素类的发光剂。海洋生物的这些特殊功能物质对研究开发信息素、杀虫剂、除草剂、灭菌剂和拒食剂等方面都有重要意义。

四、功能性材料

从海藻中分离出的多糖硫酸酯类卡拉胶和琼胶，在医药上可作为微生物培养基、乳化剂、稳定剂、凝固剂等功能性材料（functional materials）应用。卡拉胶和琼胶可用于果冻、奶冻、凉粉、软糖、果酱等多种食品中。卡拉胶还可以用于牙膏、润肤霜和洗发香波等化妆品。

来自于虾、蟹等甲壳类动物的多糖甲壳质（chitin）/甲壳胺（chitosan）在医药上可作为药物的缓释剂、控制剂和外科缝合手术线，手术线具有促进伤口愈合及被人体吸收作用，术后不必拆线等优点。甲壳质是制造人造皮的最佳材料，在农业方面可作为抗病促生长剂、农药缓释剂及种子的包衣剂等；在纺织印染工业上作为织物防缩、防皱整理剂、硫化染料的固色剂、涂料印花的固着剂；在工业上可作为处理污水和捕集重金属的沉降剂等。

目前，海洋生物来源的民间药物与陆地来源的相比，为数甚少。过去从海洋生物寻找生物活性物质的工作以随机筛选为主。关于海洋生物活性物质的筛选，在20世纪50年代以抗菌为多；到20世纪60年代，美国国立癌症研究所开始筛选抗肿瘤活性物质；20世纪70年代以来，开始大规模的筛选，主要是侧重在抗肿瘤、抗病毒、抗炎、强心等作用，并发现了多种生物活性物质；20世纪90年代有多个海洋生物活性物质进入临床试验阶段。当前，海洋生物活性物质的大量筛选工作仍然侧重在抗肿瘤和抗真菌等方面。

由于在海洋生物中发现了许多具有重要生物活性和药用前景的有机化合物，使得沿海国家，尤其是美、日及欧洲各国先后制订了研究、开发海洋生物活性物质的计划，并取得了许多重要成果。我国卫生部于1979年7月在青岛主持召开首次海洋药物座谈会，这标志着我国现代海洋药物科学研究进入蓬勃发展的新时期。1982年8月召开了“全国第一次海洋药物学术会议”，迄今已经举行了近十次这样的全国性海洋药物学术报告会。同时，自1982年以来在全国高等学校、中国科学院等部门先后成立了多个研究所、研究小组专门从事海洋生物活性物质的研究。我国科学工作者经过近二十年的不懈努力，在应用开发和基础科学研究方面，都取得了重大的成果，相信海洋生物研究在未来将会取得更多丰硕的成果。

参考文献

[1] 吴立军. 天然药物化学. 北京：人民卫生出版社，2008：389.
[2] 徐任生. 天然产物化学. 北京：科学出版社，1993：755.
[3] 徐任生. 天然产物化学. 北京：科学出版社，2004：710.
[4] 刘晶晶等. 海洋微生物活性物质的研究进展. 海洋学研究，2007，1，55-65.
[5] 林文翰. 中国海洋药物研究新进展（上）. 世界科学技术—中药现代化，2001，3（2）：1.
[6] 林文翰. 中国海洋药物研究新进展（下）. 世界科学技术—中药现代化，2001，3（3）：1.
[7] Nakashima H，*et al*. Antimicrobial Agents and Chemotherapy，1987，31（10），1524-8.
[8] Tachibana K，*et al*. Journal of the American Chemical Society，1981，103（9），2469-71.
[9] Richardson AD，*et al*. Anti-Cancer Drugs，2005，16（5），533-541.
[10] Ishibashi M，*et al*. Journal of Organic Chemistry，1986，51（26），5300-6.
[11] Wessels M，*et al*. Journal of Natural Products，2001，64，370-372.
[12] Uchio Y，*et al*. Tetrahedron Letters，1981，22（18），1689-90.
[13] Chill L，*et al*. Organic Letters，2004，6（5），755-758.
[14] Zeng L，*et al*. Journal of Natural Products，1991，54（2），421-7.
[15] Rao Z，*et al*. Journal of Natural Products，1997，60（11），1163-1164.
[16] Wang C，*et al*. Shengtai Xuebao，2008，28（5），2320-2328.
[17] Bundy GL，*et al*. Journal of the American Chemical Society，1972，94（6），2123-4.
[18] Tsukamoto S，*et al*. Journal of Natural Products，2000，63（5），682-684.
[19] Pla D，*et al*. Anti-Cancer Agents in Medicinal Chemistry，2008，8（7），746-760.
[20] Xu X，*et al*. Gaodeng Xuexiao Huaxue Xuebao，2001，22（10，Suppl.），116-119.
[21] Zeng X，*et al*. Journal of Chinese medicinal materials，2003，26（10），715-8.
[22] Hua H，*et al*. Tetrahedron，2007，63（45），11179-11188.
[23] Cutignano A，*et al*. Tetrahedron，2000，56（23），3743-3748 .
[24] Gunawardana GP，*et al*. Journal of Organic Chemistry，1992，57（5），1523-6.
[25] Orabi KY，*et al*. Journal of Natural Products，2002，65（12），1782-1785.
[26] Itagaki F，*et al*. Journal of Organic Chemistry，1992，57（20），5540-2.

[27] Rao Z, *et al*. Gaodeng Xuexiao Huaxue Xuebao, 1998, 19 (3), 406-407.
[28] He X, *et al*. Tianran Chanwu Yanjiu Yu Kaifa, 2001, 13 (2), 14-15, 10.
[29] Ma X, *et al*. Zhongshan Daxue Xuebao, Ziran Kexueban, 2002, 41 (6), 38-41.
[30] Jin P, *et al*. Steroids, 2005, 70 (8), 487-493.
[31] Liu Q, *et al*. Zhongguo Haiyang Yaowu, 1999, 18 (1), 13-15, 10.
[32] Yan X, *et al*. Chinese Chemical Letters, 2005, 16 (3), 356-358.
[33] Zhang G, *et al*. Zhongshan Daxue Xuebao, Ziran Kexueban, 2003, 42 (5), 51-53.
[34] Gebreyesus T, *et al*. Steroids, 1985, 45 (5), 447-52.
[35] Yan X, *et al*. Chinese Chemical Letters, 2005, 16 (3), 356-358.
[36] Shao Z, *et al*. Journal of Natural Products, 2002, 65 (11), 1675-1677.
[37] Morris LA, *et al*. Journal of natural products, 1998, 61 (4), 538-41.
[38] Zhang G, *et al*. Zhongshan Daxue Xuebao, Ziran Kexueban, 2003, 42 (5), 51-53.
[39] Kalyani GA, *et al*. Indian Journal of Natural Products, 1988, 4 (2), 3-8.
[40] Anjaneyulu V, *et al Indian J Chem B Org*. 2001, 40, (5), 405-409.
[41] Zhang WH, *et al Chem. Pharm. Bul.* 2003, 51, (8), 1009-1011.
[42] Morgan IG, Progress in Retinal Research, 1983, 2 249-66.
[43] Li W, *et al*. Zhongguo Xiaoer Xueye Yu Zhongliu Zazhi, 2007, 12 (4), 185-188.
[44] Welles JS, Cephalosporins Penicillins: Chem., Biol. 1972, 583-608.
[45] Shih Yu-Liang. Shengwu Huaxue Yu Shengwu Wuli Jinzhan, 1980, 32 31-7.
[46] Lin CF, Food Colloids, 1977, 320-46.
[47] Pettit GR, Progress in the Chemistry of Organic Natural Products, 1997, 70, 1-79.
[48] Li WR, *et al*. Studies in Natural Products Chemistry, 1992, 10 (Stereosel. Synth., Pt. F), 241-302.
[49] Kortmansky J, *et al*. Cancer Investigation, 2003, 21 (6), 924-936.
[50] Barbieri L, *et al*. Journal of Natural Products, 2005, 68 (10), 1527-1530.

（林文翰　徐岷涓）

第十四章　天然产物生物转化

第一节　概　　述

将天然或合成的有机化合物加入到生长状态的生物体系或酶制剂中，在适宜的条件下进行一段时间的共培养之后，外加的化合物会与生物体系的酶发生相互作用，从而产生结构改变，如羟基化或脱水等，这一过程就是生物转化（biotransformation），亦称生物催化（biocatalysis）。简而言之，生物转化是利用生物体系或酶制剂对外源性化合物（底物，substrate）进行结构修饰的生物化学过程，其本质为酶催化反应。

用于转化研究的生物体系主要有真菌、细菌、植物离体培养的细胞、组织或器官以及动物细胞等，其中应用最多的是植物细胞悬浮培养（plant cell suspension cultures）和微生物转化（microbial transformation）。

生物转化的研究过程一般是先将植物细胞或微生物等接种于摇瓶中进行液体预培养，大多在其处于生长旺盛期时加入底物。底物可以固体粉末的形式加入，亦可以适量的溶剂溶解后加入。若底物水溶性差，则可以用尽量小体积的乙醇、丙酮、二甲基亚砜等有机溶剂溶解，但有机溶剂在培养液中的终浓度不宜超过1%，以免影响酶的活性。底物加入量对转化率有一定的影响，一般为每升培养液中加入30～100mg即可。转化时间一般为2～8天，有的则需持续十余天。培养物经乙酸乙酯、正丁醇等有机溶剂提取后，采用色谱法分离纯化转化产物。产物在细胞及培养液中均有可能分布。

有的生物转化采用固定化细胞进行催化。将细胞通过化学反应、氢键缔合或包埋等方法处理，固定在其他材料上，可反复使用且能维持活力达数月之久。

一、生物转化的特点

与有机合成相比较，生物转化反应具有明显的特点[1]。

（一）反应类型多

生物体系酶的多样性使得生物转化的反应类型也具有多样性。常见的有羟化（hydroxylation）、糖苷化（glycosylation）、氧化还原（oxido-reduction）、异构化（isomerization）、甲基化（methylation）、酯化（esterification）、水解（hydrolysis）、环氧化（epoxidation）以及重排反应（rearrangement）等。转化产物的生成可能经过一步或多步催化反应，因此，一个生物转化试验有时会产生一系列结构类似的化合物。

此外，生物转化还能催化有机合成方法难以完成的化学反应，易于得到结构新颖的化合物，如 *Cunninghamella* sp. 可使 palinurin 的呋喃环转化为内酰胺环[2]（图 14-1）。

（二）选择性强

生物转化反应表现出显著的位置选择性（regioselectivity）和立体选择性（stereoselectivity）。例如，真菌 *Absidia coerulea* 可选择性地催化紫杉烷类化合物 sinenxan A 的7β-位羟化反应，而银杏 *Ginkgo biloba* L. 细胞悬浮培养体系则选择性地催化 sinenxan A 的9α-位羟化反应，不同的催化体系表现出明显的位置选择性和立体选择性（图 14-2）。底物的化学结构或立体构型对转化反应也有明显的影响，即为底物选择性（substrate specificity）。仍以银杏细胞对 sinenxan A 的 9α-位羟化为例，若 sinenxan A 的 C-14 位侧链变为丙酰基或异戊酰基时，则转化率明显降低[3]（图 14-2）。

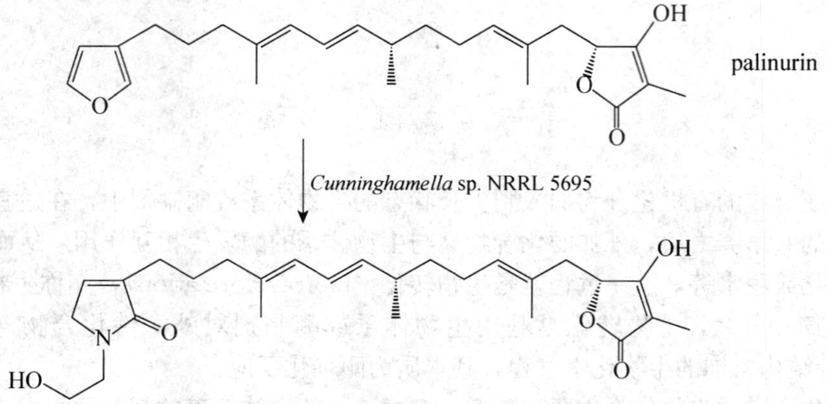

图 14-1 palinurin 的微生物转化

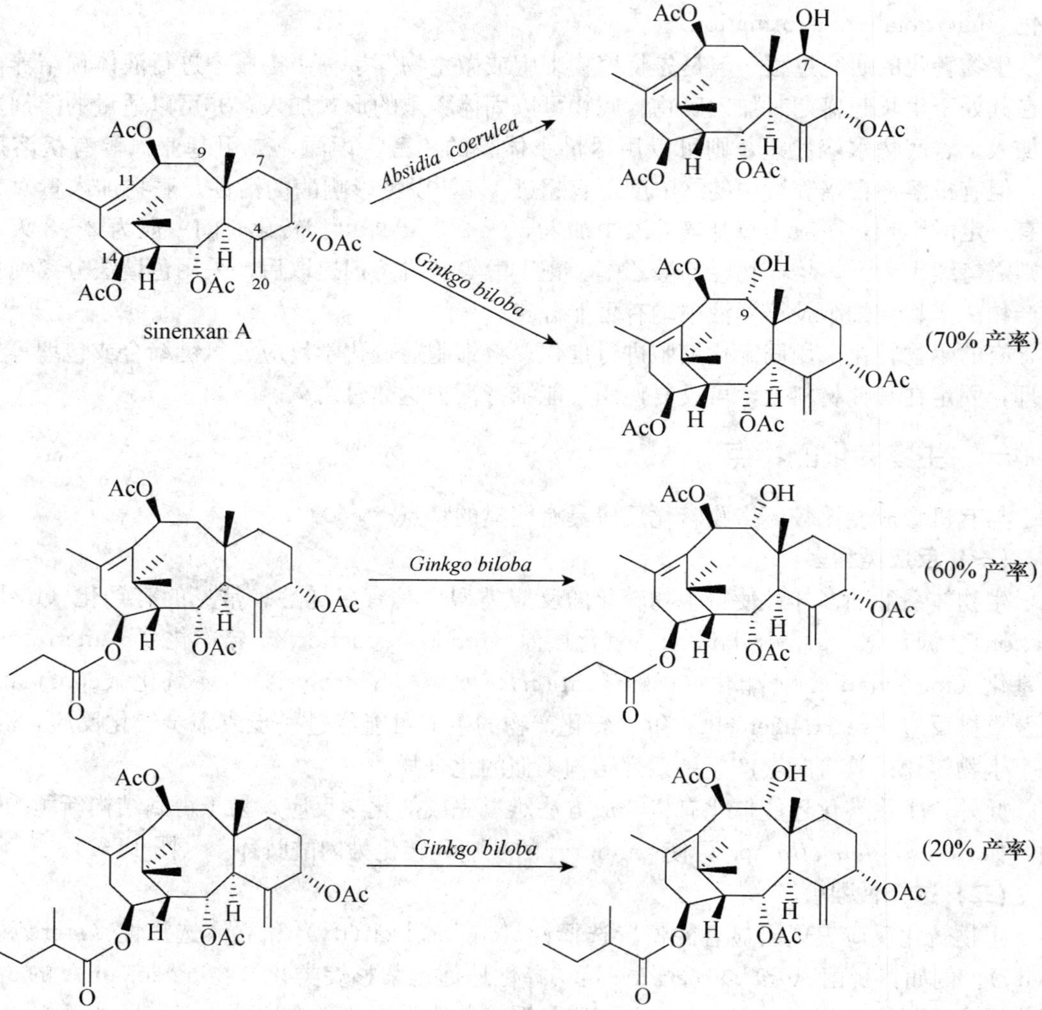

图 14-2 sinenxan A 及其类似物的选择性生物转化

生物转化反应由于具有高度的选择性，避免了有机合成反应中对其他基团的保护和去保护，从而简化了合成步骤并提高产物的得率。这一优势对于结构复杂的天然产物而言显得尤为突出。

（三）催化效率高

生物转化是由酶介导的反应，催化效率高。在最适条件下，酶能在一秒钟内使 10^2～10^6 个底物分子转变为产物。

（四）反应条件温和，环境污染小

生物转化反应一般在适合于生物体系生长的温和状态下进行，避免了高温、高压以及有毒试剂、重金属催化剂的使用，对环境污染少，且设备简单，生产成本低。

由于以上优点，生物转化技术作为有机合成方法的有力补充，已成为有机化合物结构修饰的重要手段。

二、研究生物转化的意义

（一）有机化合物半合成及结构修饰的重要手段

有机化学方法用于化合物的合成有时会遇到一定的困难，或是因反应步骤多而导致产物得率低。生物转化作为有机合成方法的补充，具有高度的选择性，而且往往能催化有机合成方法难以完成的化学反应，因此在化学合成领域得到了越来越多的应用。天然产物的结构比较复杂，手性中心多，生物转化用于天然产物的结构修饰及半合成更具有独特的优势。目前采用生物转化技术已获得了大量结构新颖的天然产物衍生物，有的表现出显著的药理活性，从而为新药研制与开发提供了极有价值的先导化合物。一些生物转化反应还达到了工业化生产的规模，创造了巨大的经济效益。例如，甾体类药物最初主要是靠化学方法合成，从 576kg 牛胆汁内提取的脱氧胆酸经三十多步化学反应，仅可合成 1g 左右的醋酸可的松。在一系列合成步骤中，最大的困难是在甾核的 11-位引入氧原子。由于步骤多、得率低，需要寻找经济简便的合成方法。1952 年 Murray 和 Peterson 发现黑根霉 *Rhizopus nigricans* 可选择性地催化孕甾酮（progesterone）的 11α-羟基化反应，这样由孕甾酮合成皮质酮仅需三步反应，且收率高达 90%以上，从而成功地解决了皮质激素类药物合成过程中的难题，使可的松得以在临床广泛应用（图 14-3）。

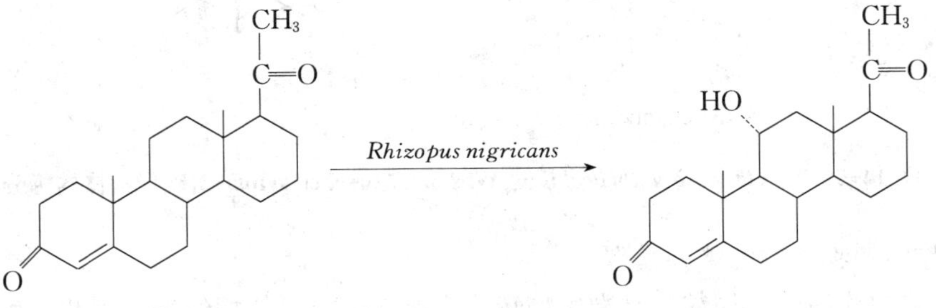

孕甾酮

图 14-3 孕甾酮的 11α-羟基化反应

紫杉醇（paclitaxel，商品名 Taxol®）是从红豆杉属植物中分离提到的一种抗癌药物，对于卵巢癌和转移性乳腺癌均有显著疗效，临床需求量大。目前从红豆杉植物中直接提取是生产紫杉醇的主要手段。但红豆杉属植物资源有限，生长缓慢，且紫杉醇含量低，难以满足临床需求。紫杉醇的化学全合成虽已完成，但因步骤多、得率低而未能应用于工业生产。近年来，生物转化技术用于紫杉醇的半合成取得了重大突破。美国施贵宝公司（Bristol-Myers Squibb）发现从 *Nocardioides albus* SC 13911、*Nocardioides luteus* SC 13912 和 *Moraxella* sp. SC 13963 等微生物中分离出的C－13 taxolase、C－10 deacetylase和C－7 xylosidase等酶，能分别将红豆杉植物中的多种紫杉烷类化合物的13－位侧链、10－位乙酰基和7－位木糖基水解下来，得到单一的10－deacetylbaccatin Ⅲ，使得该产物产量提高5.5～24倍。10-deacetylbaccatin Ⅲ经进一步的化学反应可合成紫杉醇，从而为解决紫杉醇来源问题提供了一个很好的途径和思路[4]（图14-4）。

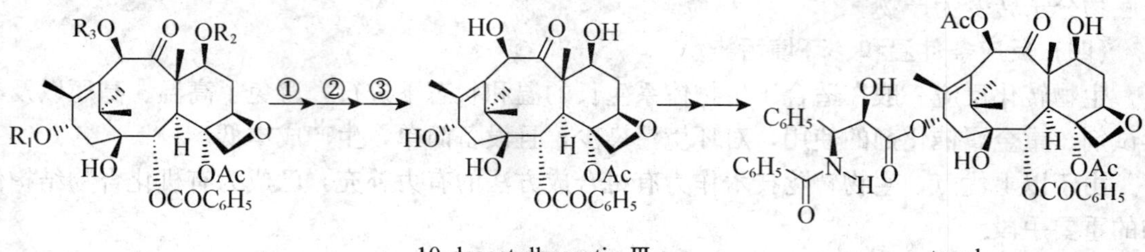

图 14-4　生物催化用于紫杉醇（Taxol）的半合成

①C-12 taxolase（*Nocardioides albus* SC 13911）；②C-10 deacetylase（*Nocardiodes luteus* SC 13912）；③C-7 xylosidase（*Moraxella* sp. SC 13963）；R_1，R_2，R_3表示不同的取代基团

除一般的有机合成反应以及天然产物结构修饰以外，生物转化还在有机化合物的不对称合成（asymmetric synthesis）以及对映异构体的拆分等方面显示出巨大的应用潜力，已成为有机化学家重要的研究手段。如*Torulaspora delbrueckii*可选择性地还原（*S*）-Wieland-Miescher ketone，对（*R*）-型对映体则无催化作用，从而成功地将*R*、*S*型对映体拆分开[5]（图14-5）。

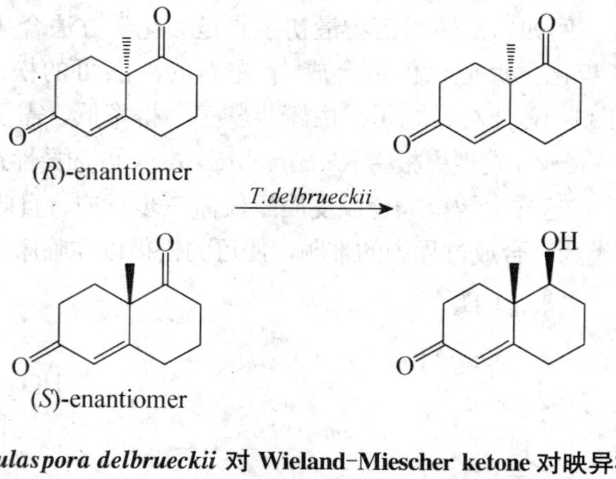

图 14-5　*Torulaspora delbrueckii* 对 Wieland-Miescher ketone 对映异构体的拆分

（二）作为药物代谢的体外模型

药物的体内代谢产物往往与其微生物转化产物具有一定的相似性。因此，生物转化可以作为药物代谢的模型，辅助鉴定其代谢产物。生物转化在此方面具有较大的应用潜力。

药物的体内代谢产物在血、尿、粪及组织等生物样品中大多含量很低，且杂质干扰严重，产物的分离、纯化与结构鉴定均较困难；而微生物转化产物的分离过程则相对简单，且可实现较大量的产物制备，因此可用于辅助鉴定药物代谢的微量乃至痕量产物，并可大量制备以作深入的研究。

Hufford等曾研究了青蒿素衍生物蒿乙醚（arteether）的微生物转化。蒿乙醚经*Cunninghamella elegans* ATCC 9245和*Streptomyces lavendulae* L-105两株菌进行转化，共得到7个转化产物。经比较，发现其中5种产物亦是蒿乙醚在小鼠肝细胞中的代谢产物（图

14-6）。这种相似性是由于微生物与人体或哺乳动物 P_{450} 等酶体系的同源性。但应注意的是，不能完全依赖微生物转化来预测药物代谢产物，否则容易产生误导[6]。

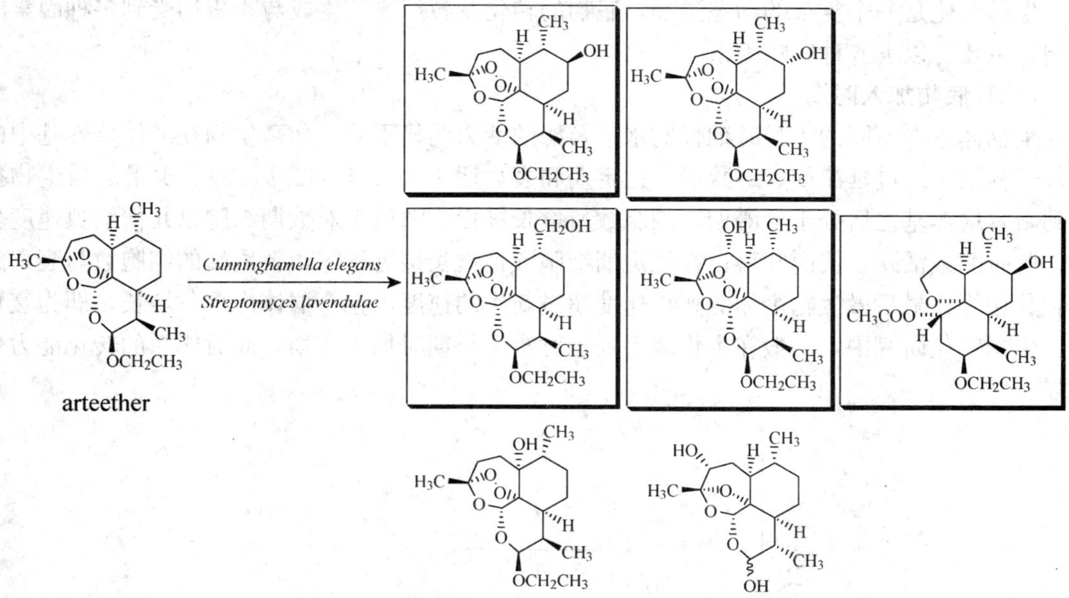

图 14-6　蒿乙醚（arteether）的微生物转化

方框标记的产物亦为其在小鼠肝细胞中的代谢产物

（三）阐明抑真菌药物的耐药机制

最近发现生物转化是微生物耐受抑真菌药物的重要脱毒机制。Aleu 等发现 *Botrytis cinerea* 可使具有抑真菌活性的天然化合物 ginsenol 和 isoprobotryan-9α-ol 的结构发生改变，主要是生成羟化产物，从而失去抗真菌作用。该研究结果为抑真菌药物的研制以及真菌耐药性机制的阐明提供了新的思路。

植物对病原性真菌的耐受亦存在着类似于生物转化的机制。*Alternaria brassicae* 是植物的致病真菌，而植物 *Sinapis alba* 可使该菌产生的有害成分 destruxin B 发生羟化、糖苷化反应，从而失去毒害作用。这就是 *S. alba* 产生耐受性的机制所在[7]（图 14-7）。

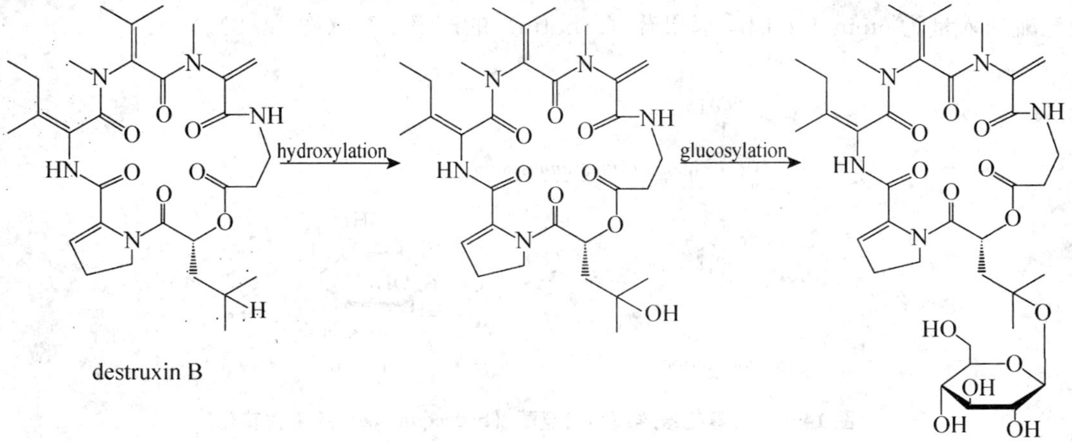

图 14-7　*Sinapis alba* 对 destruxin B 的脱毒转化途径

三、生物转化的影响因素

生物转化是一个复杂的动态过程，底物的转化及各产物的生成与积累均受到多种因素的影响，主要有以下 6 种影响因素。

（一）底物加入时期

生物体系在不同的生长时期代谢水平及酶的活力明显不同。如微生物在液体培养基中的生长过程依次经过延滞期、对数期、稳定期和衰亡期 4 个阶段（图 14-8）。少量的微生物接种到新鲜培养基之后处于延滞期，细胞数目增长极慢；随后在对数期细胞以几何级数速度分裂，此时酶系活跃、代谢旺盛；在稳定期细胞数目增长接近于零，新繁殖的细胞数与衰亡的细胞数相等；最后微生物个体的死亡速度超过新生的速度，整个群体出现负增长，即为衰亡期。生物转化研究中，一般在生物体系处于对数生长期时加入底物，此时体系的转化能力也最强。

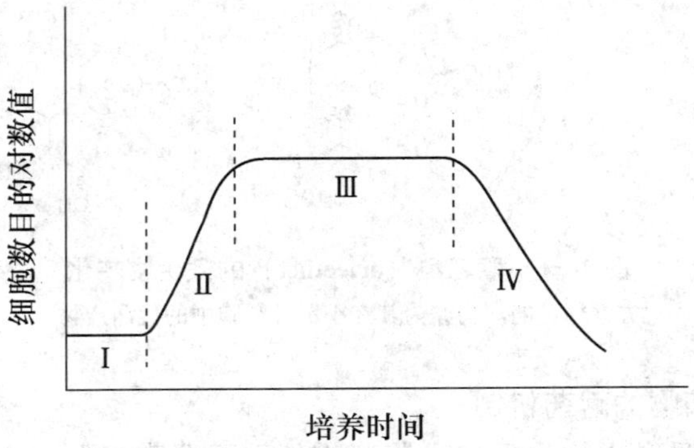

图 14-8　微生物的典型生长曲线

Ⅰ. 延滞期；Ⅱ. 对数期；Ⅲ. 稳定期；Ⅳ. 衰亡期

（二）底物加入方式及加入量

许多外源性底物对微生物或植物细胞的生长有损害，因此底物的加入方式及加入量对转化反应有一定的影响。如在长春花 *Catharanthus roseus*（L.）G. Don 培养细胞对氢醌（hydroquinone）的催化反应中，当底物加入量为 10mmol/L 时，对细胞损伤大，转化率低；而当氢醌加入量为 6mmol/L 时，熊果苷（arbutin）的产率最高（图 14-9）。

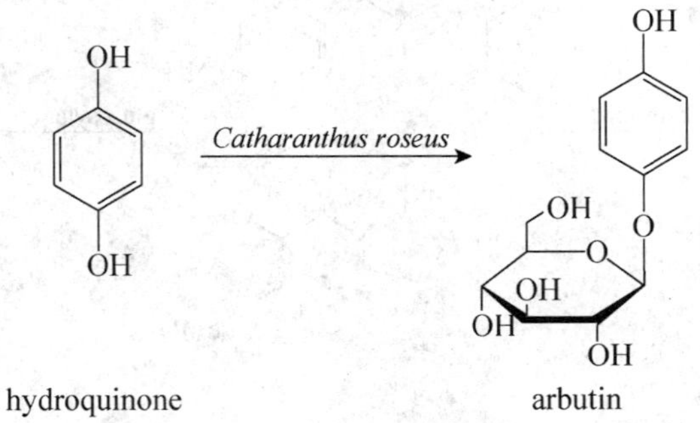

图 14-9　长春花悬浮细胞对氢醌（hydroquinone）的生物转化

（三）转化时间

在生物转化过程中，随着转化时间的延长，产物在培养液中的浓度也在不断地发生变化。因此，有必要对转化过程进行动态（time-course）考察，以确定制备目标产物的最佳转化时间。如 *Solanum aviculare* 细胞悬浮培养体系对（*S*）-limonene 的生物转化过程中，底物及各产物在植物细胞中的含量随培养时间呈现出十分特征的变化[8]（图 14-10，图 14-11）。

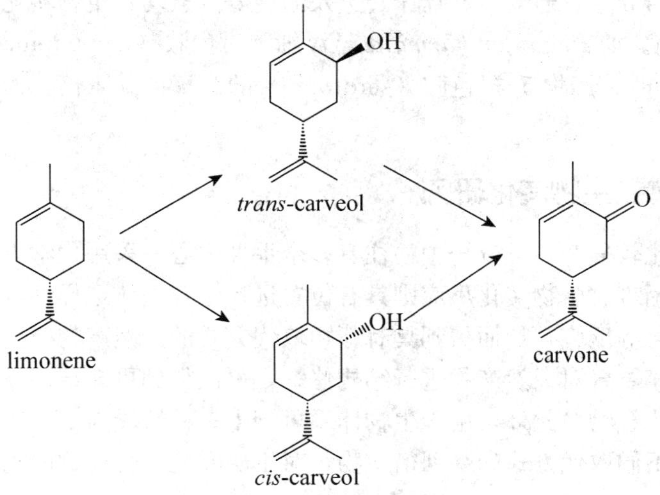

图 14-10　*Solanum aviculare* 细胞悬浮培养体系对 limonene 的生物转化

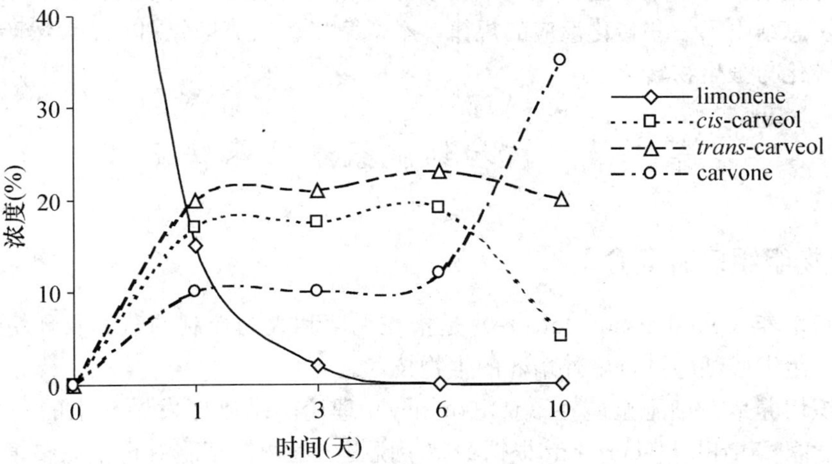

图 14-11　*Solanum aviculare* 转化 limonene 的时间动态过程

（四）酶诱导剂或酶抑制剂

向生物体系中加入酶诱导剂可增强酶的活力。此外，许多酶属于诱导酶，在没有诱导物存在时测不出它的存在量。这类酶在微生物的对数生长期易被诱导物诱导而产生，此时是添加诱导物的最佳时期。苯巴比妥（phenobarbital）是 P_{450} 羟基化酶的诱导剂，在生物转化研究中应用较多。有的底物本身即是酶的诱导剂，加入体系后亦可诱导某些酶的产生。

另一方面，向生物体系中加入特异性的酶抑制剂可抑制转化过程的副反应，从而促进目标产物的生成。

（五）β-环糊精

对于水溶性差的底物，可以与 β-环糊精（β-cyclodextrin）形成包合物，以增强其水溶性。此外，加入 β-环糊精对转化反应也会产生明显的影响，如提高产率，或是产生新的转化产物等。

（六）培养基及培养条件

培养基种类、培养量、通气量、摇床转速及温度等因素均对生物转化产生影响。体系的 pH 也有一定的影响。如 *Peganum harmala* 悬浮细胞对色胺（tryptamine）的转化反应，当 pH 由 4.6 升至 6.6 时，产物 5-羟色胺（serotonin）的产率提高 1 倍，而 pH 超过 7.2 则会导致细胞死亡。

四、天然产物的生物转化研究

天然产物结构比较复杂，且分子中往往有多个手性中心，采用化学方法对其进行结构修饰有时会遇到各种困难。生物转化反应则具有位置选择性及立体选择性等优点，尤其是易于发生特异性的羟基化等反应，从而得到具有新颖取代方式的天然产物衍生物。将有机合成方法与生物转化方法相结合对天然产物进行结构修饰，可以得到更多结构新颖的衍生物，为新药的发现提供先导化合物。此外，由于生物体系可产生多种性质与功能各异的酶，从而催化天然产物生成具有不同取代方式的系列衍生物，对于研究此类化合物的构效关系也具有重要意义。

20 世纪 50 年代以来，天然产物的生物转化研究得到了快速的发展。甾体、萜类、黄酮、蒽醌、香豆素、有机酸、生物碱、木脂素等均有大量报道，其中以甾体和萜类的报道最多，并已初步总结出了一些转化反应的规律。本章第二、三节将分别介绍天然产物的植物细胞组织培养转化与微生物转化。

第二节　植物细胞组织培养转化

一、植物组织培养简介

植物组织培养（plant tissue culture）是指在无菌和人为控制的营养及环境条件下，对植物的器官、组织或细胞进行体外培养的生物技术。

植物组织培养是在细胞全能性（totipotency）理论的基础上发展起来的。1902 年，德国著名植物学家 Gottlib Haberlandt 根据细胞学说提出植物体细胞有再生完整植株的潜在全能性，认为细胞是生物有机体的基本结构单元，高等植物的器官和组织可以不断分割直至单个细胞。五十多年后，Steward 等于 1958 年用胡萝卜细胞进行悬浮培养，成功地获得了完整小植株，并开花结果，从而用实验科学地证实了植物细胞的“全能性”学说。迄今为止，大量植物物种已经建立了稳定的培养系，包括愈伤组织培养（callus tissue culture）、细胞悬浮培养（cell suspension culture）、毛状根培养（hairy root culture）等。组织培养技术在植物育种、生理代谢、解剖学、遗传学、分类学等研究中发挥了重要的作用，已成为植物学研究的一门基本技术。植物组织培养的广泛应用是因为它具有以下特点：①培养条件可以人为控制和调节：植物组织培养物完全在人工条件下生长，不受季节、昼夜的影响，不受恶劣气候及病虫的危害，生长条件均一。②生长周期短、繁殖率高：一般的生长周期为 1～2 个月。

由于能提供规格一致的优质、无病毒种苗，因此有利于工业化生产。③节省人力和物力：植物细胞组织培养是在温度、光照、湿度、营养、激素等严格控制的条件下进行的科学培养生产，可以大大节省人力、物力及土地，而且有利于实现自动化生产。下面介绍植物组织培养的主要技术及其在药学领域的应用。

（一）无菌培养技术

植物组织培养必须在严格的无菌条件下进行。一旦被细菌或真菌污染，这些微生物的生长速度一般比植物组织快得多，最终将耗尽体系的营养成分并把组织全部杀死。因此，组织培养使用的培养基、器皿、外植体（explant）等均需严格灭菌，各种操作一般都在超净工作台中进行以减少污染机会。

培养基一般采用湿热法灭菌。在分装于培养瓶之后，用合适的防菌棉塞等塞严，置高压灭菌锅（autoclave）中在1.06kg/cm^{2}的压力下于121℃消毒15～40分钟。某些培养基组分遇热易分解，应单独配制成溶液，通过0.2μm或更小孔径的细菌滤膜过滤除菌，然后再加入高压灭菌过的培养基中。

无菌操作所用的各种器械，如镊子、解剖刀、解剖针等，一般的消毒方法是先在95%或70%乙醇中浸泡，然后置火焰上灼烧，待冷却后使用。这些器械不但在每次操作开始前需消毒，在操作过程中也要消毒几次。

植物材料（外植体）表面携带着各种微生物，在接种到培养基之前必须进行彻底的表面消毒。内部受到真菌或细菌侵染的组织一般淘汰不用。有多种灭菌剂可用于植物组织的消毒（表14-1）。但应注意表面消毒剂对植物组织也是有害的，因此应当正确选择消毒剂的浓度和处理时间。另外，在用灭菌剂之前常先把植物材料置70%乙醇中浸泡30秒，或在消毒溶液中加入几滴表面活性剂，提高杀菌效果。在表面消毒处理之后，必须在无菌蒸馏水中把材料漂洗3～4次，以除掉所有残留的杀菌剂。

表14-1　一些表面消毒剂的消毒效果

消毒剂	使用浓度	消毒时间（min）	消毒效果
次氯酸钙	9%～10%	5～30	+++
次氯酸钠	2%	5～30	+++
过氧化氢	10%～12%	5～15	++
溴水	1%～2%	2～10	+++
硝酸银	1%	5～30	++
氯化汞	0.1%～1%	2～10	+
抗生素	4～50mg/L	30～60	+++

（二）培养基

在离体培养条件下，植物组织的营养全部由培养基提供。不同植物的组织对营养有不同的要求，甚至同种植物不同部位的组织也不尽相同。因此在建立新的培养体系时，首先必须找到一种能满足该组织特殊需要的培养基。在过去的几十年中已经出现了若干种经典的培养基配方（表14-2），其中应用最广的是Murashige和Skoog于1962年提出的MS培养基。

表 14-2 常用植物组织培养基

组成		浓度（mg/L）		
		MS	B_5	N_6
大量营养物				
硫酸镁	$MgSO_4 \cdot 7H_2O$	370	250	185
磷酸二氢钾	KH_2PO_4	170	—	400
磷酸二氢钠	$NaH_2PO_4 \cdot H_2O$	—	150	—
硝酸钾	KNO_3	1900	2500	2830
硝酸铵	NH_4NO_3	1650	—	—
氯化钙	$CaCl_2 \cdot 2H_2O$	440	150	166
硫酸铵	$(NH_4)_2SO_4$	—	134	463
微量营养物				
硼酸	H_3BO_3	6.2	3	1.6
硫酸锰	$MnSO_4 \cdot H_2O$	15.6	10	3.3
硫酸锌	$ZnSO_4 \cdot 7H_2O$	8.6	2	1.5
钼酸钠	$Na_2MoO_4 \cdot 2H_2O$	0.25	0.25	—
硫酸铜	$CuSO_4 \cdot 5H_2O$	0.025	0.025	—
氯化钴	$CoCl_2 \cdot 6H_2O$	0.025	0.025	—
碘化钾	KI	0.83	0.75	0.8
硫酸亚铁	$FeSO_4 \cdot 7H_2O$	27.8	—	27.8
乙二胺四乙酸二钠	Na_2EDTA	37.3	—	37.3
乙二胺四乙酸铁钠	FeNa · EDTA	—	43	—
蔗糖		30	20	50
维生素				
硫胺	thiamine	0.5	10	1
吡哆醇	pyridoxine	0.5	1	0.5
烟酸	nicotinic acid	0.05	1	0.5
肌醇	inositol	100	100	—
pH		5.8	5.5	5.8

植物组织培养基通常包括以下几部分：

1. 无机营养成分　除碳、氢、氧外，还有 12 种元素是植物生长所必需的，即氮、磷、硫、钙、钾、镁、铁、锰、铜、锌、硼、钼。其中前 6 种元素需要的量较大，称为大量元素；后 6 种需要量小，称为微量元素。由表 14-2 可以看出，各种常用培养基无机元素的组成是相当一致的，只是数量有所不同。

2. 有机营养成分　培养基中的有机营养物质主要包括碳源和氮源。

大多数培养的细胞都能合成所有必需的维生素，只是数量上难以满足植物组织培养的需求。为了能使组织很好地生长，常常需要往培养基中补加一种或一种以上的维生素和氨基酸等含氮物质。其中硫胺素（维生素 B_1）一般认为是一种必需成分，吡哆醇（维生素 B_6）、烟酸、泛酸钙和肌醇也能改善培养组织的生长状况。

最常用的碳源是蔗糖，浓度一般为 2%～5%。葡萄糖和果糖也能使组织生长得很好，其他碳源还有麦芽糖、半乳糖、甘露糖和乳糖。

3. 生长激素　除了营养物质以外，为了促进组织和器官的生长，还需往培养基中加入一种或一种以上的生长调节物质，即生长激素。生长激素的用量很少（一般为 0.1～10mg/L），但能对细胞的生长起到显著的调节作用。生长激素包括生长素和细胞分裂素等。在组织培养中，生长素被用于诱导根的分化，常用的有 IAA（indole-3-acetic acid，吲哚乙酸）、NAA（α-naphthalene acetic acid，萘乙酸）、2,4-D（2,4-dichlorophenoxyacetic acid，二氯苯氧乙酸）；细胞分裂素可促进细胞分裂和茎的分化，常用的有 6-BA（6-benzyladenine，苄基腺嘌呤）。

4. 琼脂　对于固体培养而言，需往培养基中加入琼脂（agar）使其凝胶化，经冷却后变为固体，然后将组织置于培养基表面。琼脂是一种多糖类物质，一般的使用浓度是 0.7%～1%，若浓度太高，培养基会变硬，导致营养物质难以扩散到植物组织中去。

5. pH　培养基在灭菌之前，其 pH 一般要调节到 5.0～6.0。不同植物的组织培养，对 pH 环境的要求也不同，需进行调整优化。

在建立一个新的培养体系时，一般先由广泛采用的基本培养基（如 MS 培养基）开始，调整各种营养物质以及生长激素的浓度，通过一系列实验找到适合的培养基。

（三）常用的植物组织培养方法

1. 愈伤组织培养　将植物的离体组织置于适宜的固体培养基上，受伤组织切口表面不久即长出一种由脱分化的细胞增殖而成的组织，称为愈伤组织（callus）。狭义的组织培养即是指愈伤组织培养。愈伤组织在分化培养基上给予适宜的条件，可分化成器官，发育成植株。因此，愈伤组织是研究器官、形态建成的良好的试验体系，是植株再生的重要途径之一。此外，愈伤组织培养还用于研究组织的生长和代谢以及生产植物的次生代谢产物。

诱导愈伤组织的一般过程：将经过表面消毒的植物材料（常用幼嫩的叶片或茎段）切成小块后，置于含有适当激素的培养基上培养。经一段时间后，外植体一般由切口开始长出愈伤组织，逐渐扩展到整个组织表面。把愈伤组织从外植体上剥离，转移到成分相同的新鲜培养基上继续培养，这个过程称为继代培养（subculture）。经过反复多次的继代之后，即可形成松散的愈伤组织。

2. 细胞悬浮培养　细胞悬浮培养（cell suspension culture）是指在液体培养基中保持良好分散性的单细胞或小细胞团的培养。将松散的愈伤组织转移至液体培养基中，于摇床上经一段时间的液体振荡之后，可分散成均匀悬浮的单细胞或 2～4 个细胞聚集在一起的细胞团，即是细胞悬浮培养。

用于悬浮培养的愈伤组织应该是易碎性的，在液体振荡条件下能获得分散的单细胞，而结构紧密的愈伤组织就不能达到上述目的。为了得到适合悬浮培养的愈伤组织，可调节其培养基成分或激素浓度，如有时提高培养基中 2,4-D 的浓度会使愈伤组织变得松散。适合于愈伤组织培养的培养基不一定适合悬浮细胞培养，因此必须寻找能促进悬浮培养物快速生长、有利于细胞分散的培养基，其中激素的种类和浓度往往起着重要作用。

悬浮培养常采用水平振荡，摇床的转速一般为 30～150r/min，冲程 2～3cm，温度 24～30℃为宜。培养瓶中一般盛占容积三分之一体积的液体培养基。

3. 毛状根培养　毛状根培养亦称发根培养，是指利用致病农杆菌（包括根癌农杆菌 *Agrobacterium tumefaciens* 和发根农杆菌 *A. rhizogenes*）感染植物的外植体使其产生毛状根（hairy root），并对所产生的毛状根进行无菌培养的技术。发根农杆菌是一种革兰阴性菌，所含的 Ri 质粒（root-inducing plasmid，一种环状 DNA）可诱导植物产生生长迅速、非向地性、高度分支的发根。发根能合成与原植物相同或相似的次生代谢物，且具有遗传稳定性。目前已经诱导出毛状根的植物主要集中在茄科、菊科、十字花科、旋花科、伞形科、豆科、石竹科、蓼科的草本植物，木本植物则很少有成功的。

毛状根培养在生产次生代谢物方面具有以下优点：

(1) 生长迅速　毛状根本质上是一种恶性增殖的激素自主型器官，不需要添加外源激素，生长速度很快，可用于大量培养。如天仙子的毛状根在一个培养周期鲜重增加 2500 倍；金荞麦毛状根在 25 天的培养期中，发根增殖了 1861 倍。

(2) 合成能力强且稳定　毛状根生长速度快，次生代谢物的合成与积累速度也快。另外，毛状根具有遗传稳定性，不仅染色体数目与亲本一致，而且合成能力、合成途径及生长速度也很稳定。例如，无刺曼陀罗 *Datura stramonium* 毛状根培养物合成天仙子胺和莨菪碱的能力比母体植物高两个数量级，继代培养 5 年以上的毛状根仍保持合成莨菪烷类生物碱的稳定性。

(3) 向培养基中释放代谢物　有些植物的毛状根可以把一部分次生代谢物释放到培养基中。如黄花烟草 *Nicotiana rustica* 毛状根培养物在 16 天的生长期内，质量增加 35 倍，向培养基中分泌的尼古丁高达 10mg/ml。这一特性有利于次生代谢物的提取与分离。

由于毛状根在合成次生代谢物上的特点，近年有关毛状根培养物的研究越来越多，许多有药用开发价值的次生代谢物已从毛状根中提取出来，有的化合物还通过毛状根培养法实现了工业化生产。

（四）植物组织培养在药学领域的应用

1. 生产天然活性成分　人们于 20 世纪 40 年代即开始注意植物组织培养物中代谢产物的研究。1950 年 Arreguin 和 Bonner 等应用银胶菊 *Parthenium argentatum* 培养物生产橡胶。1956 年 Routien 和 Nickeli 提出 10 种植物培养物可用于生产有用的化合物。此后，应用植物组织培养生产次生代谢物的研究取得了很大的进展，其中药用植物组织培养用于生产天然活性成分的研究尤其令人瞩目。

很多药用植物组织培养物均能生成与原植物相同或相似的次生代谢产物，为活性天然产物的来源提供了一条新的途径，对于某些自然资源匮乏或贵重的活性成分的生产尤其具有重要意义。很多重要的药用植物均已建立了成熟的组织培养系，如人参、西洋参、三七、紫草、延胡索、红豆杉、三分三等。有的植物培养物中有效成分的含量甚至高于原植物，如培养的人参细胞中人参皂苷的含量较天然植物高 5.7 倍，长春花细胞中 ajmalicine 的含量较天然植物高 2.3 倍，雷公藤培养细胞中雷公藤内酯的含量较天然植物高 49 倍。其中，应用细胞悬浮培养或毛状根生产人参皂苷及紫草宁还达到了工业化生产的规模。由此可见，药用植物组织培养生产天然活性成分具有巨大的潜力和广阔的应用前景。但由于植物细胞的增殖速度比较慢、培养周期长、培养条件苛刻、成本高等原因，多数药用植物培养目前仍不适于工业化生产。

药用植物组织培养还能产生一些原植物没有或尚未被发现的新化合物，如长春花培养物能产生 ajmaline，芸香培养物能合成并积累芸香素（rutacultin）。

2. 生物转化　植物组织培养产生含有丰富的酶体系，可对加入到培养基中的外源性化合物进行结构修饰，生成有用的化合物，这就是生物转化。

另外，还可向药用植物培养体系中添加前体，经培养将其转化为目的化合物，以此来增加有效成分的含量。如在三角叶薯蓣细胞培养中添加胆固醇，使薯蓣皂苷元的产率增加 1 倍；在雷公藤细胞培养中添加法尼醇，使雷公藤羟内酯的含量增加 3 倍以上；在紫草细胞培养中添加 L-苯丙氨酸，使紫草素的含量增加 3 倍。

二、天然产物的植物细胞组织培养转化

用于生物转化的植物组织培养体系主要有细胞悬浮培养和毛状根培养。植物细胞组织培养转化常见的反应类型有糖苷化、羟化、氧化还原、水解等[9]。很多植物培养物具有很强的糖苷化能力，而该反应在微生物转化中相对较少见到，因此是植物培养转化的特点。疏水性外源化合物的加入会对植物细胞的正常生长产生干扰或伤害，糖苷化可能是植物体系进行自身防御的一种脱毒反应（detoxification）。

华蟾毒精（cinobufagin）是中药蟾酥的主要有效成分之一，具有抗癌活性。其天然状态的结合形式均为与有机酸结合成酯，未见有以糖苷形式存在的。长春花 *Catharanthus roseus*（L.）G. Don 细胞悬浮培养物对华蟾毒精具有较强的糖苷化作用，分别生成 3-OH 及 16-OH 与葡萄糖结合成苷的新化合物，其中华蟾毒精 3-*O*-β-D-葡萄糖苷的细胞毒活性明显强于华蟾毒精[10]（图 14-12）。

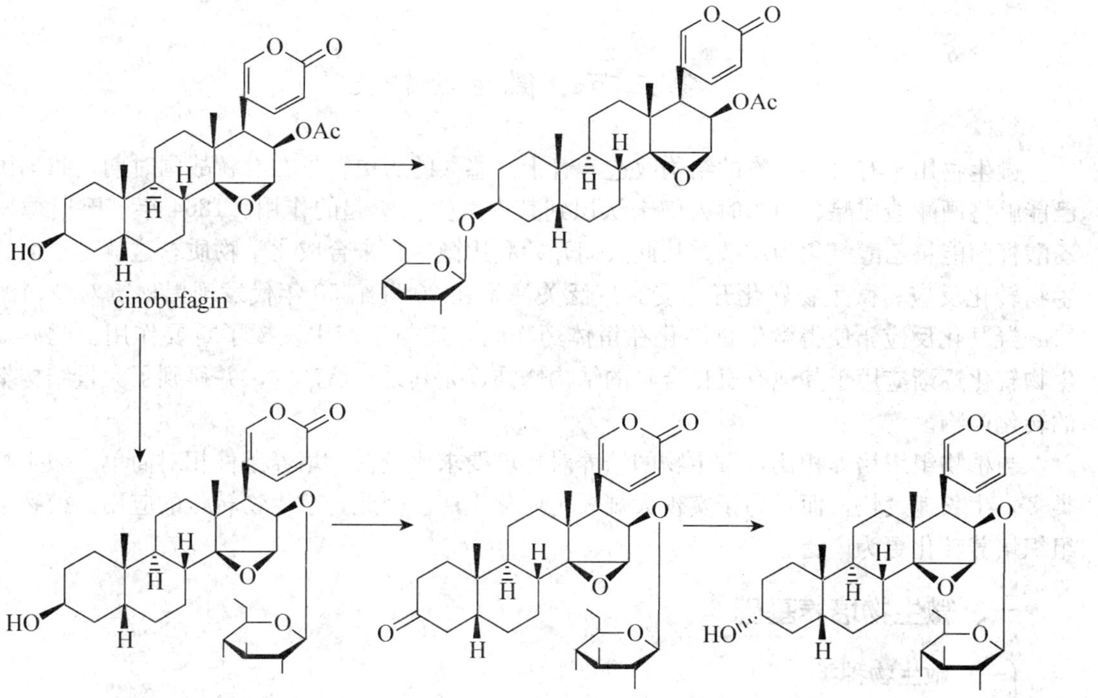

图 14-12　长春花体系对华蟾毒精的糖苷化反应

Eucalyptus perriniana 悬浮培养细胞可使 β-thujaplicin 的酚羟基糖苷化，分别形成单糖苷和二糖苷（图 14-13）。

羟化亦是植物悬浮细胞转化常见的反应类型。*Lonicera japonica* 悬浮培养细胞可催化 curdione 不同位点的羟化反应（图 14-14）。

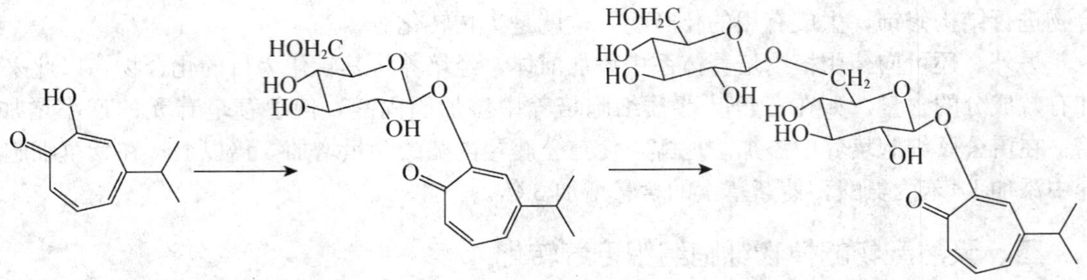

图 14-13 *Eucalyptus perriniana* 悬浮培养细胞对 β-thujaplicin 的糖苷化反应

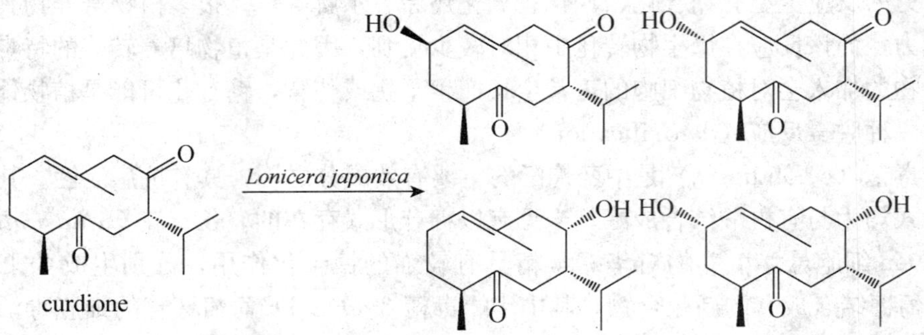

图 14-14 *Lonicera japonica* 悬浮培养细胞对 curdione 的羟化反应

第三节 微生物转化

微生物用于有机化合物的结构改造有着十分悠久的历史。早在春秋战国时期，我国民间已能够将酒酿造成醋，但当时人们未认识到其中微生物所起的作用。1864 年，巴斯德发现乙酸杆菌能将乙醇氧化为乙酸，从此人们开始利用微生物来合成化学物质，这就是早期的微生物转化反应。微生物转化开始受到广泛关注是在 20 世纪 50 年代发现黑根霉对孕甾酮的 11α-羟基化反应，使得微生物转化在甾体药物的合成与生产中发挥了重要作用。此后，微生物转化逐渐应用于其他有机化合物的结构修饰，尤其是天然产物，并得到了大量结构新颖的转化产物。

与植物组织培养相比，微生物的培养对环境要求比较低，培养条件相对简单，微生物种类多，生长速度快，而且易于实现大规模工业化生产。因此，微生物转化的应用比植物细胞组织培养转化更为广泛。

一、微生物培养基础

（一）微生物种类

用于生物转化的微生物主要是细菌（bacteria）和真菌（fungi），其中真菌包括酵母菌（yeast）和霉菌（mold），尤以霉菌应用最多。细菌在固体培养基上会形成肉眼可见、有一定形态构造的菌落，透明、黏稠，易于挑起。酵母菌是一类单细胞的真菌，菌落特征与细菌菌落相似，但大而厚，多数不透明。霉菌是丝状真菌（filamentous fungi）的统称，一般指菌丝体较发达而又不产生大型子实体的真菌。霉菌形成的菌落疏松，呈绒毛状、絮状或蜘蛛网状，其形态特征具有分类学意义。

细菌或真菌大多采用传代培养保存法，于固体斜面培养基上4℃保存，可每隔1～2个月传代一次。

（二）培养基

根据成分来源不同，微生物培养基可分为合成培养基、天然培养基和半合成培养基。

1. 合成培养基　由纯化学物质组成，其浓度和化学成分清楚明确，重复性强，但微生物生长缓慢，仅适于实验室应用。

2. 天然培养基　使用天然原材料，如蛋白胨、酵母浸膏、麦芽汁、马铃薯浸出物等。这些组分的化学成分不恒定，但配制方便，营养丰富，适合于多种微生物生长。

3. 半合成培养基　向已知成分的无机盐溶液中加入天然成分，如马铃薯等，使培养基更能满足微生物的营养需要。

生物转化大多采用后两种培养基。细菌和真菌的培养基有所不同。常用的微生物培养基的组成见表14-3。

表14-3　常用微生物培养基的组成

细菌培养		真菌培养	
营养肉汤 (nutrient broth)	LB培养基 (Luria-Bertani)	察氏培养基 (Czapek)	马铃薯培养基
蛋白胨 10g 牛肉膏 3～5g NaCl 5g 水 1000ml pH 7.6～7.8	蛋白胨 10g 酵母浸膏 5g NaCl 10g 水 1000ml pH 7.0	蔗糖 30g $NaNO_3$ 3g K_2HPO_4 1g $MgSO_4 \cdot 7H_2O$ 0.5g KCl 0.5g $FeSO_4$ 0.01g 水 1000ml 自然 pH	马铃薯浸出物（提取自200g去皮马铃薯） 葡萄糖 20g 水 1000ml 自然 pH

固定培养基需另加2%～3%琼脂。培养基多采用高压蒸气灭菌，于1.06kg/cm^{2}压力下121℃消毒20～30min即可。

二、微生物转化的一般方法

（一）菌种筛选

对于一个新的底物，应该进行大量的菌种筛选（screening），以确定对该化合物转化能力最强的微生物菌株。

在菌种筛选过程中，设立合适的对照组非常重要，有助于排除结果的假阴性和假阳性，从而对转化结果作出正确的判断。

1. 空白菌液对照（blank culture control）　按照与实验组相同的条件接种、培养微生物，但不加入底物。该对照组的设立有助于排除微生物自身产生的次生代谢物对实验结果的干扰。

2. 空白底物对照（blank substrate control）　将底物加入到未接种微生物的空白无菌培养基中，按与实验组相同的条件培养、处理。该对照组有助于确定转化反应的发生是微生物催化的结果，还是由于底物本身在培养基中不稳定所致。

（二）制备（scale-up）生物转化

微生物转化一般在摇瓶或发酵罐中进行液体培养转化。

为提高微生物的催化活力，微生物的培养一般采用“两步发酵法”（two-stage fermentation）。首先将微生物自固体斜面培养基上接种于灭菌的液体培养基中，于摇床上培养 3 天左右，成为种子液，亦称Ⅰ期培养物（stage I culture）。移取适量种子液加入到新鲜的液体培养基中，接种量一般为 5%～15%（体积比）。再经过 1～2 天的培养，使微生物处于旺盛生长期，即为Ⅱ期培养物。向该菌液中加入底物，再经一定时间的培养之后，加入乙酸乙酯终止反应，合并培养物，分离纯化其中的转化产物。培养物一般经离心或过滤分为菌体和培养清液（supernatant），两者均有可能含有产物。

（三）生物转化条件的优化

鉴定转化产物的结构之后，有时有必要对生物转化的条件进行优化（optimization），如培养条件、底物加入时间、加入浓度、转化时间等，从而提高目标产物的得率。

三、天然产物的微生物转化实例

由于微生物转化具有转化能力强、反应类型多、操作简单等优点，在天然产物的结构修饰方面得到了广泛的应用，如甾体、萜类、生物碱、酚类等均有大量报道。微生物转化以羟基化反应最为多见，尤其是 CH_2 的羟化具有明显的位置和立体选择性，这对于有机合成来说往往是比较困难的。

雷公藤甲素（triptolide）是卫矛科植物雷公藤 *Tripterygium wilfordii* Hook. f. 的主要有效成分，属松香烷型二萜，具有免疫抑制、抗炎、抗生育、抗肿瘤等多种显著的生理活性，但由于肾毒性大，其临床应用一直受到限制，因此有必要对该化合物进行结构修饰，以得到高效低毒的衍生物。采用短刺小克银汉霉 *Cunninghamella blakesleana* AS 3. 970 对雷公藤甲素进行生物转化，得到 4 个羟基化产物[11]（图 14-15）。

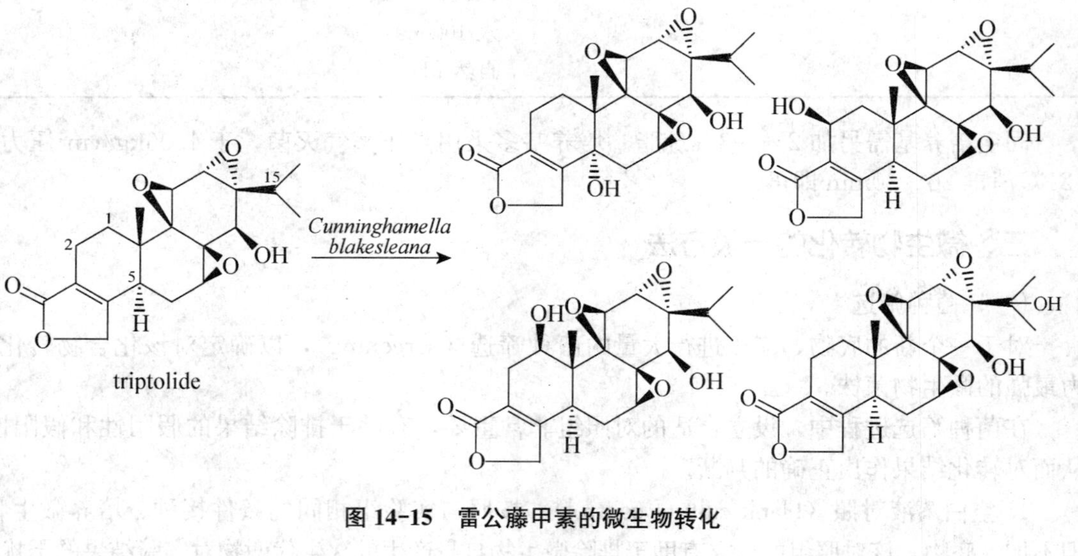

图 14-15　雷公藤甲素的微生物转化

Trimegestone（3-keto-$\Delta^{4,9(10)}$-19-norsteroid）是一种治疗骨质疏松症的药物。为研究该药物在人体内的代谢途径，Lacroix 等对五十余株真菌进行预试，发现多数菌株对该化合物均有一定的转化作用。选取 *Absidia corymbifera*，*Mucor hiemalis* 等进行制备型生物转化，共得到 9 个羟化产物，其中两个经 HPLC 对照被鉴定为 trimegestone 在人体内的代谢产物[12]（图14-16）。

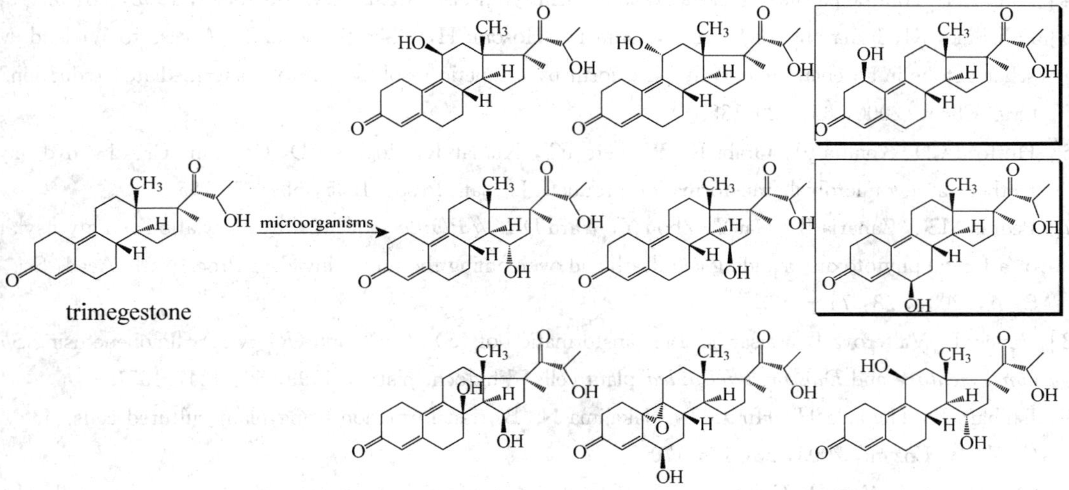

图 14-16 trimegestone 的微生物转化

方框标记的化合物为 trimegestone 在人体内的代谢产物

Chen 等从五百多株微生物中筛选出 *Streptomyces* sp. MA 7065 对紫杉醇（taxol）进行生物转化，分离得到两个新化合物，分别为侧链的苯环及甲基发生羟化反应（图 14-17）。转化产物均表现出一定的细胞毒活性，但比底物作用弱[13]。

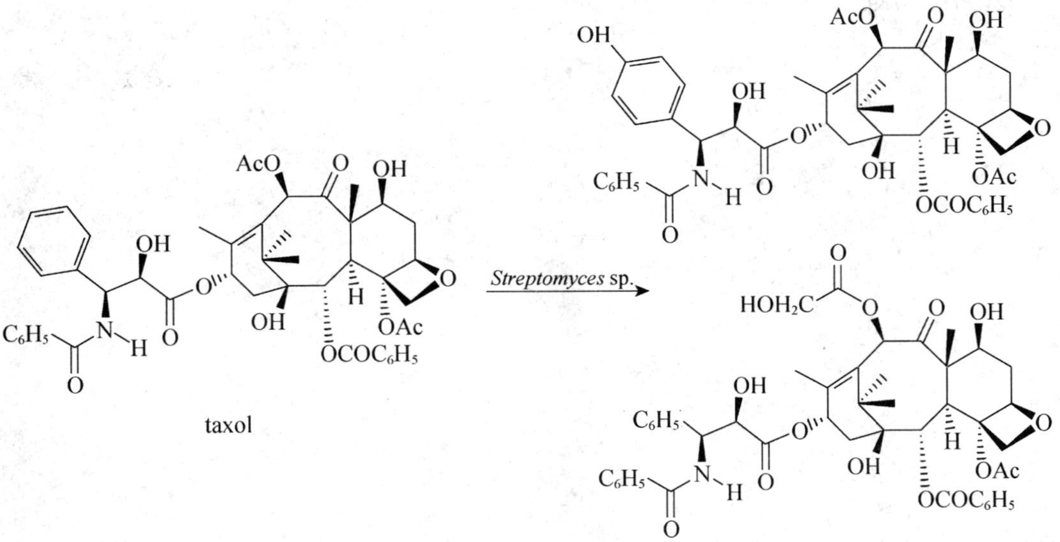

图 14-17 紫杉醇的微生物转化

参考文献

[1] Loughlin WA. Biotransformations in organic synthesis. Bioresource Technol，2000，74：49-62.

[2] Sayed KAE，Mayer AMS，Kelly M，Hamann MT. The biocatalytic transformation of furan to amide in the bioactive marine natural product palinurin. J. Org. Chem，1999，64：9258-9260.

[3] Dai JG. Chemo-enzymatic transformation of taxanes and their reversal activity towards MDR tumor cells. Curr. Topics Med. Chem，2009，9：1625-1635.

[4] Patel RN. Tour de paclitaxel: biocatalysis for semisynthesis. Annu. Rev. Microbiol, 1998, 98: 361-395.
[5] Fuhshuku KI, Funa N, Akeboshi T, Ohta H, Hosomi H, Ohba S, Sugai T. Access to Wieland-Miescher ketone in an enantiomerically pure form by a kinetic resolution with yeast-mediated reduction. J. Org. Chem, 2000, 65: 129-135.
[6] Hufford CD, Khalifa SI, Orabi K, Wiggers FT, Kumar R, Rogers RD, Campana CF. 1α-hydroxyarteether, a new microbial transformation product. J. Nat. Prod, 1995, 58: 751-755.
[7] Pedras MSC, Zaharia IL, Gai Y, Zhou Y, Ward DE. // *Planta* sequential hydroxylation and glycosylation of a fungal phytotoxin: avoiding cell death and overcoming the fungal invader. Proc. Natl. Acad. Sci. U. S. A, 2001, 98: 747-752.
[8] Vanek T, Valterova I, Vaisar T. Biotransformation of (*S*) -(—) -and (*R*) -(+) -limonene using *Solanum aviculare* and *Dioscorea deltoidea* plant cells. Phytochemistry, 1999, 50: 1347-1351.
[9] Ishihara K, Hamada H, Hirata T, Nakajima N. Biotransformation using plant cultured cells. J. Mol. Catal. B: Enzym, 2003, 23: 145-170.
[10] Ye M, Dai J, Guo H, Cui Y, Guo D. Glucosylation of cinobufagin by cultured suspension cells of *Catharanthus roseus*. Tetrahedron Lett, 2002, 43: 8535-8538.
[11] Ning LL, Zhan JX, Qu GQ, Zhong L, Guo HZ, Bi KS, Guo DA. Biotransformation of triptolide by *Cunninghamella blakesleana*. Tetrahedron, 2003, 59: 4209-4213.
[12] Lacroix I, Biton J, Azerad R. Microbial models of drug metabolism: microbial transformation of trimegestone((RU27987), a 3-keto-$\Delta^{4,9(10)}$-19-norsteroid drug. Bioorg. Med. Chem, 1999, 7: 2329-2341.
[13] Chen T. S, Li X, Bollag D, Liu YC, Chang CJ. Biotransformation of taxol. Tetrahedron Lett, 2001, 42: 3787-3789.

（果德安　叶　敏）

第十五章　天然产物的体内代谢

天然药物或中药大多是复合组分，长期以来形成了以“汤剂”为主的口服用药方式。从口服用药直到药物排出体外，一般要经过吸收（absorption）、分布（distribution）、代谢（metabolism）和排泄（excretion）四个主要过程，简称为药物的 ADME。在这些过程中，也包含药物的毒性化过程，即药物代谢也可能使有效药物转变为毒性（toxicity）物质。因此，ADME 亦称为 ADMET。由于用药的最终目的是对疾病的治疗作用，即作用或活性（activity）。ADME 是机体对药物的处置过程，而毒性和药效是药物对机体的作用。因此，药物在体内的过程包含了药物的吸收、分布、代谢、排泄、毒性以及药效，故合称为药物的 ADMET/Act。

第一节　研究药物代谢的意义

药物代谢（drug metabolism）是指药物吸收和分布之后在血液或组织中的生物转化过程。生物转化（biotransformation）是指药物在生物体内的化学反应，生物转化的产物称为代谢产物（metabolite）。药物代谢是药物化学（pharmaceutical chemistry →medicinal chemistry →pharmaco-chemistry）的重要内容之一，而药理学（pharmacology）的研究内容主要包括药效学（pharmacodynamics）和药物代谢动力学（pharmacokinetics）。因此，药物代谢已成为沟通药物化学和药理学的桥梁。体内药物代谢和/或生物转化的主要部位是消化道和肝。由于药物在体内代谢和/或生物转化过程中涉及复杂的化学和动力学反应过程，以及复杂的生物学反应过程或药物分子与生物大分子的相互作用，药物代谢也是化学生物学的重要内容之一，是学科融合和交叉研究领域，包含新学科的生长点。

随着 21 世纪基因组、蛋白质组、糖组和组合化学的纵深发展，将大大加快创新药物研究的进度，为候选化合物的生物学评价提供新的靶点。伴随其发展，诞生了许多高通量筛选（high throughput screening）技术，又加快了候选化合物生物学活性评价的速度，大量候选化合物进入新药开发领域。但是，为了避免先导化合物中出现生物利用度低、生物转化多态性等缺点，药物代谢或生物转化研究必须提前采用高通量的方法在早期阶段进行，这是当今国际上新药发现的主导趋势[1~5]。这也是从消耗巨资进行临床前研究而缺乏药物代谢或生物转化研究，导致临床研究失败的教训中总结出的经验。据统计，当前只有不到 5%的化合物通过初步的药效学筛选进入临床研究，其中不到 2%成为上市药物。常规药物发展策略失败率高的原因中，商业性占 5%，对人体副作用过大占 10%，动物试验毒性过大占 11%，药效不够占 30%，ADME 性质不佳占 39%，其他原因占 5%。因此，要在新药开发的早期阶段对候选化合物进行高通量的转运、生物转化、代谢和毒性研究，尽早作出综合评价。由此可见，药物代谢研究在新药研究与开发中占有举足轻重的地位。

一、药物生物转化和/或代谢研究与新药设计

（一）吸收不良导致新药开发失败或成本增高

口服给药是新药开发的首选剂型。许多候选化合物体外试验活性很高，但整体试验活性

很低或无活性，口服后在肠内吸收不良是原因之一。由于存在肠吸收或转运饱和现象，即使加大给药剂量也不能提高药物的生物利用度。因此，有必要对药物进行结构修饰或加入药物吸收促进剂，以增加吸收活性。同时，通过吸收活性增加的研究，了解其吸收机制，对肠吸收的生物学基础研究也有所贡献。在这些过程中，新药开发的成本大大增加。

（二）肠内细菌对药物结构的生物转化导致药物失效

人或动物消化道内栖息了许多肠内细菌，这些细菌是人或动物正常生命活动所必需的。口服药物结构受到威胁的原因首先是肠内细菌对其结构的生物转化。口服天然产物（或中药）中许多糖苷类化合物被肠内细菌转化，如甘草甜素、人参皂苷、柴胡皂苷、环烯醚萜苷、紫草素、黄酮苷等都易被肠内细菌转化。把药物结构修饰为前药或改变给药途径，是选择之一。

（三）给药方案设计

药物吸收不良或肠内细菌致使其结构转化，促使对给药方案进行合理设计和优化，以提高药物的生物利用度和保持药效。

（四）肝药物代谢酶对药物结构的修饰导致药物失效

肝的血液高流通量和富含各种类型的药物代谢酶决定了肝是人体或哺乳动物体内药物代谢的中心。许多药物可被肝药物代谢酶灭活或降低活性。把药物结构修饰为前药，或采用定点给药、靶向给药，是选择之一。

（五）不良的药代动力学参数导致药物开发失败

药物代谢速度过快导致药物作用时间过短而使其失去开发价值。如中药海风藤中的海风藤酮（kadsurenone）是有开发前景的抗血小板凝聚先导药物，其体外活性良好，但由于半衰期短[6]，原型化合物失去了开发价值。对这类候选药物结构进行修饰是选择之一。

（六）生物转化或代谢产物产生毒性导致新药开发失败

在药物代谢反应的第Ⅰ相，氧化和还原反应占有重要地位。某些药物肝氧化代谢产物的氧化态可与肝蛋白质进行共价交联产生毒性反应。在药物代谢反应的第Ⅱ相，药物与葡萄糖醛酸、硫酸、谷胱甘肽等结合后，可随胆汁进入肠道，在细菌β-葡萄糖醛酸苷酶等水解酶作用下释放出毒性物质等。肝药物代谢酶的诱导会加速活性代谢物的生成而增加药物的毒性，如某药物可诱导细胞色素药物代谢酶（cytochrome，CYP）1A，后者可催化苯骈芘产生强致癌物质。同时，对药物代谢诱导酶的抑制也会造成药物的毒性作用。如酮康唑（ketoconazole）是CYP3A的强抑制剂，CYP3A代谢特非那定（terfenadine）。因此，当酮康唑和特非那定配伍合用时，特非那定的血药浓度升高，造成严重的心脏毒性。

近年来，药物的立体选择性作用、光学活性体的两面性作用等得到了应有的重视。有益的作用是人们所希望的，毒性作用也是新药研究必须清楚和避免的。一个典型的例子是化学药物沙利度胺（thalidomide，反应停）的毒性作用。20世纪60年代上市的反应停是消旋体，对大鼠和小鼠来说，(*R*)-体无致畸活性，(*S*)-体有致畸活性；对家兔来说，无论是(*R*)-体或(*S*)-体都有致畸活性，而且消旋体的致畸活性更强。这说明某些药物的立体选择性毒性，也说明了某些化合物的立体选择性毒性有种属差异。消旋体在天然化合物中也存在，如人参中含有20(*R*)-人参皂苷-Rg_2和20(*S*)-人参皂苷-Rg_2等，遗憾的是目前对这些天然化合物还缺乏系统而深入的生物活性研究和毒理学研究。

（七）药物代谢酶基因多态性导致药物效果的个体偏差和应用受限

不同人群中可能存在药物代谢酶的基因多态性（polymorphism）。因此，如果某药物代谢与此相关会表现出同一药物在不同患者代谢速率差异较大，导致药效有明显的不同，甚至某些患者忌用。同时，目前已发现了一系列对底物有特异性的CYP（表15-1）。应用这些底物可以研究不同种属或个体这些酶的含量多寡或差异，有些已成为研究肝药物代谢酶的工具药。

表15-1 适宜于研究人肝特异性CYP活性的底物

人CYP	基质	主要代谢产物
1A2	咖啡因（caffeine） 7-乙氧基试卤灵（7-ethoxyresorufin）	1,7-二甲基黄嘌呤（paraxanthine） 试卤灵（resorufin）
2A6	香豆素（coumarin）	7-羟基香豆素（7-hydroxycoumarin）
2B6	*S*-美芬妥英（*S*-mephenytoin）	尼凡诺（nirvanol）
2C9	双氯芬酸（diclofenac）	4-羟基双氯芬酸（4-hydroxydiclofenac）
2C19	*S*-美芬妥英（*S*-mephenytoin）	4-羟基美芬妥英（4-hydroxymephenytoin）
2D6	丁呋洛尔（bufuralol） 异喹胍（debrisoquine）	1-羟基丁呋洛尔（1-hydroxybufuralol） 4-羟基异喹胍（4-hydroxydebrisoquine）
2E1	氯唑沙宗（chlorzoxazone）	1-羟基氯唑沙宗（6-hydroxychlorzoxazone）
3A4	睾酮（testosterone） 咪达唑仑（midazolam）	6β-羟基睾酮（6β-hydroxytestosterone） 1-羟基咪达唑仑（1-hydroxymidazolam）

综上所述，合理的药物设计应该充分考虑到药物代谢途径及相关代谢特征，通过对药物生物转化或代谢的有益发现，达到对先导药物进行化学结构改造、改善药理作用、降低毒性或增加代谢稳定性的目的。因此，在体内不代谢或仅经水解酶代谢的新药设计、对药物分子进行结构修饰以防止其失活的新药设计、合成有效代谢物或模拟有效代谢物结构的新药设计、仿生药物转化的新药设计、根据肝CYP特点的新药设计等目前已不同程度地展开。

二、药物生物转化和/或代谢研究促进了新种细菌的发现

人或哺乳动物消化道栖息的肠内细菌种类繁多，目前从形态分类学或血清学角度把这些肠内细菌分类鉴定或研究其生物学作用，难度是很大的。从20世纪80年代对肠内细菌与中药成分作用关系的研究开展以来，以肠内细菌对中药成分的生物转化为导向，从肠内菌丛中分离并鉴定了一些新种细菌，并揭示了这些新种细菌对中药成分结构的修饰作用[7~11]。如以代谢番泻苷（sennoside）为活性指标，分离出活性厌氧细菌番泻双歧杆菌sp.（*Bifidobacterium* sp. Strain SEN）；以转化甘草酸为甘草次酸3-*O*-β-D-葡萄糖醛酸苷和甘草次酸为导向，分离出新菌种甘草酸真杆菌 *Eubacterium* sp. GLH；以转化柴胡皂苷-a为导向，从人新鲜粪便中分离得到2株有转化活性的细菌，分别命名为柴胡双歧杆菌（*Bifidobacterium*）sp. Saiko-1和柴胡双歧杆菌sp. Saiko-2，其为新种细菌等。详见本章第二节。

三、药物生物转化和/或代谢研究促进了新酶的发现

人或哺乳动物肠内细菌对中药成分的生物转化实际上是相关细菌所含酶催化的转化反应。对催化机制的研究，引导新酶的发现[12~22]。如水解番泻叶苷的酶为番泻双歧杆菌含有的新型β-葡萄糖苷酶（β-glucosidase）[12,13]、水解京尼平苷的酶是真杆菌sp. A-44含有的新型β-葡萄糖苷酶[14]、转化甘草酸的酶是瘤胃球菌sp. PO1-3含有的3β-羟基甾体脱氢酶（3β-hydroxysteroid dehydrogenase）[15]。以还原3α-羟基甘草次酸为导向，从无害芽孢梭菌ES 24-06细菌纯化出3α-羟基甘草次酸脱氢酶（3α-hydroxyglycyrrhetinate dehydrogenase)，该酶对 18α-或 18β-甘草次酸的 3α-羟基或 3-酮基的转化是特异的[16]。转化甘草酸为甘草次酸-3-*O*-β-D-葡萄糖醛酸苷和甘草次酸的酶是甘草酸真杆菌含有的新酶，即甘草酸-β-D-葡萄糖醛酸苷酶和甘草次酸-3-*O*-β-D-葡萄糖醛酸苷酶[17~21]。通常状态下甘草酸属难水解性天然产物，但在肠内细菌水解酶作用下可以水解。真杆菌 sp. A-44 也能水解柴胡皂苷-a 并具有 β-D-葡萄糖苷酶活性，且能水解柴胡次皂苷 F 和具有 β-D-岩藻糖苷酶（β-D-fucosidase）活性。详见本章第二节。

四、药物生物转化和/或代谢新酶的发现促进了器官或组织生化特性的研究

酶对底物的要求是特异的，反之，以药物为工具可以探察药物生物转化或代谢酶的分布。明确这些酶的分布不仅对合理用药有十分重要的意义，对器官或组织生化特性的认识也有重要意义。如对甘草酸及其衍生物的研究[23, 24]。给大鼠饲食过夜，消化 2h 后分别摘出胃、十二指肠、小肠上段、小肠下段、盲肠和结肠，探讨其对甘草酸水解活性和对 3β-羟基甘草次酸、3α-羟基甘草次酸的氧化活性，结果如表 15-2 和表 15-3 所示。

表 15-2　胃肠道不同部位的甘草酸水解活性、3β-羟基和 3α-羟基甘草次酸的氧化活性*

胃肠道部位	pH	甘草酸水解活性	3β-羟基甘草次酸的氧化活性	3α-羟基甘草次酸的氧化活性
胃	4.2	3.7	N.D.	N.D.
十二指肠	6.2	28.9	N.D.	N.D.
小肠上段	6.6	18.3	N.D.	N.D.
小肠下段	6.6	18.8	N.D.	N.D.
盲肠	6.2	86.9	9.0	2.0
结肠	6.6	69.8	N.D.	N.D.

* 活性单位：nmol/(min·mg 内容物)

表 15-3　大鼠不同组织、器官酶的代谢活性

器官	酶活性［nmol/(min·mg 蛋白质)］					
	GL→GA	GL→GAMG	GAMA→GA	GL→3-oxo-GA	3α-(OH)-GA→3-oxo-GA	蛋白质(mg/μL)
胃	N.D.	0.17	0.03	N.D.	N.D.	81.3
十二指肠	N.D.	0.23	0.04	N.D.	N.D.	113.6
小肠上段	N.D.	0.26	0.03	0.03	N.D.	101.0
小肠下段	N.D.	0.27	0.03	0.02	N.D.	81.3
盲肠	0.06	0.35	0.19	N.D.	N.D.	99.0
结肠	0.02	0.42	0.05	N.D.	N.D.	96.2
脑	0.25	N.D.	0.04	0.08	N.D.	113.6
心	0.04	0.07	0.04	0.05	N.D.	133.3
肺	0.11	0.33	0.06	0.04	N.D.	158.7
脾	0.10	0.79	0.12	N.D.	N.D.	90.1
肝	0.04	0.69	0.09	0.18	0.02	59.5
肾	0.03	0.18	0.04	N.D.	N.D.	54.3

注：GL：甘草酸；GA：甘草次酸；GAMA：甘草次酸 3-*O*-β-D-葡萄糖醛酸苷

肠内细菌转化研究表明：甘草酸-β-D-葡萄糖醛酸苷酶水解甘草酸为甘草次酸-3β-β-D-葡萄糖醛酸苷，甘草次酸-3β-β-D-葡萄糖醛酸苷-β-D-葡萄糖醛酸苷酶水解甘草次酸-

3β-β-D-葡萄糖醛酸苷为甘草次酸，3α-羟基甘草次酸脱氢酶氧化 3α-羟基甘草次酸为 3-去氢甘草次酸。从表 15-2 和表 15-3 中的结果可见：不同组织器官分布有不同的代谢甘草酸的酶，其活性差异较大，提示其生化特性和分布区域的区别。

五、药物生物转化和/或代谢研究促进了对肝细胞色素药物代谢酶的认识

早期发现苯巴比妥（phenobarbital）和 3-甲基坦蒽（3-methylcholanthrene）能够诱导动物肝药物代谢活性，促进了科学家对肝细胞色素药物代谢酶（CYP）是外源异物代谢诱导酶的认识。人和哺乳动物肝 CYP 可能是对摄入体内异物适应的结果，这一结果经历了漫长的进化过程。也就是说，中药或天然药物以及食物等为人类储备了无法计数的化学物质，且结构多样，为 CYP 的进化做了诱导剂准备。CYP 进化的结果，是人体对这些物质具有识别性，体现出“环境友好”。因此，天然化合物是研究肝 CYP 较好的工具。如黄曲霉素 B_1（aflatoxin B_1）的代谢除与 CYP 有关外，还与细胞色素 P_{448} 有关；紫杉醇的人肝代谢产物有 3 种[25]：紫杉醇代谢产物 A（TM-A）、紫杉醇代谢产物 B（TM-B）和 6α-羟基紫杉醇（6α-hydroxytaxol）。TM-B 和 6α-羟基紫杉醇的产生表现出高度的 CYP 区域专一性（region-selection），而TM-A无此专一性。TM-B 的产生与 CYP3A 密切相关（$r^2=0.91\sim0.94$），几种 CYP 的 6α-羟基紫杉醇的代谢产率都很低。化学抑制剂醋竹桃霉素（troleandomycin）和环孢菌素（cyclosporine）可选择性抑制 TM-B 的形成；柚皮素（naringenin）和槲皮素（quercetin）可选择性抑制 6α-羟基紫杉醇的形成；非洛地平（felodipine）和酮康唑对 TM-B 和 6α-羟基紫杉醇呈现出非选择性抑制作用。抗 CYP 3A4 抗体可选择性降低 TM-B 的形成。表达的人 CYP 3A4 制备物有效地催化紫杉醇产生 TM-B，非表达的人 CYP 制备物可催化紫杉醇产生 6α-羟基紫杉醇。由此推断，人 CYP 3A4 主要催化紫杉醇产生 TM-B。因此，通过天然化合物的肝 CYP 代谢研究，对肝 CYP 种类、性质和功能会有更全面、更深入的认识，并伴随基因重组和克隆技术的进展，各种类型的肝 CYP 将用于大规模高通量药物研究和筛选。

六、中药成分的肠内细菌转化研究加深了对中医“证”的认识[26]

肠内菌群的和谐相处构成了一个体系内稳定的生态环境，定植在人或动物的肠内，与人或动物共生。肠内细菌在其生命活动的过程中分泌的各种酶类和代谢产物以及抵抗外源物质（如食物、药物等）侵扰而发生的各种反应（包括化学上的和生物学上的）会对宿主（人或动物）施以影响。因此，肠内微生态的变化，哪怕是微小的变化，都对“证”的形成产生深远的影响。

中医所谓“证”的概念与肠内菌丛和其酶的活性有良好的相关性。换言之，中医所谓“证”的概念有可能用肠内微生态的变化来描述，某些“证”是“表观现象”，实质是肠内微生态变化的继发效果。

七、中药成分的肠内细菌生物转化研究是中医药现代化研究的切入点之一

中医用药的特色之一是以汤剂的形式口服用药，在发挥药效作用之前，除了在炮制、煎煮过程中会发生动态变化而外，进入机体后亦要发生动态变化。这种变化的第一个过程就是在消化道内被消化液和人肠内细菌生物转化和/或代谢。前者包括胃液、十二指肠液等。假定“证”或“症”是人肠内细菌微生态变化产生的某些继发反应而导致的“表观现象”，通过药物调理

肠内细菌群的平衡，对“证”施以影响，“对证下药”，达到治疗疾病的目的。利用这一特点，可知不同菌群或人肠内细菌群个体对于前体药物代谢的差异。根据这些或某个代谢产物是否作用于“靶”来确定是否是有效成分，即可寻找到不同活性成分或“活性分子群”。这样，可以将单味中药或复方中药“复杂化学体系”转变为“简单化学体系”，从对这种“简单化学体系”的认知，演绎中药或复方中药“复杂化学体系”。因此，这种方法是以人种药物学筛选为基础、以人体为载体，通过代谢和/或生物转化产物来评价中药的药效和作用。

现代科学技术的成就为开展此项研究工作提供了理论基础。已知人和动物的肠内菌丛99%是厌氧性细菌。亚种和血清型水平以下的细菌达100种以上。不同个体肠内菌丛构成不同，同一个体在同一环境条件下则相当稳定。在人的胃内，链球菌和乳杆菌为优势菌群；在十二指肠，韦荣球菌、乳杆菌和链球菌为优势菌群；在回肠，韦荣球菌、乳杆菌、链球菌、双歧杆菌和消化链球菌为优势菌群；在盲肠和直肠，拟杆菌科细菌、链条杆菌、双歧杆菌和消化链球菌为优势菌群。根据肠内细菌与宿主之间的关系，可将其分为共生菌和病原菌以及介于两者之间的细菌。这些细菌产生各种各样的酶，可将诸如食物、中药等中的化学物质转换为变异原性物质或致癌物质等，使药物失活。同时，它们亦可使无活性型药物转换为活性型药物，即所谓“药物活化”，使有害物质无毒化。在维持人体健康、增强机体免疫力、预防医药学等方面起着十分重要的作用。

某些中药化学成分，尤其是萜烯糖苷类化合物和蒽醌糖苷类化合物是前药，它们有时通过肠内细菌转化或代谢为实际的“活性分子种或分子群”而体现中药的药理作用。中药成分中的环烯醚萜类成分本身在自然界就不稳定，在植物体内通过糖苷形式存在而保持其稳定性。以药物形式进入体内的生物转化是一个极易发生的“事件”。过去中药有效成分研究的“老三段”：提取、分离、结构鉴定和近些年开展的活性跟踪提取、分离、结构鉴定，都忽略了中药成分体内转化或代谢这一重要环节。它恰恰又是有别于西药的中药系统工程研究中最富有吸引力的研究领域。

不妨假定中药化学成分进入消化道有7种情况：一是原型化合物被机体吸收发挥作用；二是原形化合物经肠内细菌转化和/或代谢产生的代谢产物被机体吸收发挥作用；三是进入消化道的中药成分对机体肠内微生态的平衡有调理作用；四是刺激肠道细胞或肠壁产生免疫应答而发挥药理学作用；五是随粪便排出体外；六是破坏肠内微生态平衡而促进新的平衡系统建立；七是中药成分诱导或促进肠内细菌产生对机体有益物质（如双歧杆菌因子）或有毒物质（如细菌内毒素）。第一点在传统中药药理学研究方面已取得相当大的进展，体内、体外实验结果基本吻合；第二点应当说是刚刚开始；第三点将会在预防中医药学方面和中医“证”与人体微生态相关性研究方面形成一定的势头。

因此，在理论上，通过人肠内细菌对中药化学物质的转化和/或代谢的研究，能够部分阐明某些“证”↔人肠内细菌微生态↔中药成分的转化↔“证”的变化的相关性。探索寻找与某些“证”相适应的中药“有效分子群”，这是一种符合中医药理论体系的、寻找中药活性成分的模型，它的内涵可成为沟通“西医药理论体系”和“中医药理论体系”的“桥梁”，使人文科学和自然科学交融而成的中医药理论体系得到现代科学意义上的阐明。在技术手段上，通过人肠内细菌对中药化学物质转化和/或代谢的研究，依托于模拟肠内细菌环境，可建立寻找中药单味药或复方活性成分的模型，为中药单味药或复方活性成分研究提供新的方法学。同时，通过人肠内细菌对中药化学物质转化和/或代谢的研究，可以开辟通过肠内细菌生物途径优化先导化合物结构、创制新药的新途径。

因此，中药成分的肠内细菌生物转化研究在客观上有评价的指标，在科学上有道理，沟通了中医药理论和现代医药学理论。因此，中药成分的肠内细菌生物转化研究是实现中药现代化研究战略的一个良好的切入点。

八、药物生物转化和/或代谢研究促进形成新的交叉学科增长点

近几年来，血清药理学（serum pharmacology）研究也已开展。生物转化和/或代谢产物的载体是血液，血清中原型药物及其代谢产物的存在状况、结构特性及与活性的关系，由血清药物化学（serum pharmacochemistry）来描述，血清药物化学成分的药效学和动力学行为由血清药理学来描述。因此，血清药物化学和血清药理学交叉学科形成的基础和推动力是药物代谢和/或药物生物转化。

血清药理学最初是由日本学者田代真一先生提出来的。复方中药化学成分十分复杂，它们进入到体内、血液和组织中又不可避免地加进生物性的作用（如体内代谢产物等），就变得更加复杂。采用现代药理学方法研究中药生物学作用时，虽然易找到衡量药效的客观性指标，但重现性差。如果从化学成分（多数不清）方面来讲，更难阐明。因此，用复方药中已知成分来解释复方的实验生物学效应，矛盾之处较多。但有一点是肯定的，即口服药物的一部分可能随粪便排出体外，进入血液的成分可能会产生生物学效应。因此，用含药血清来进行生物学效应评价，其结果就相对可靠得多。在这样的背景下，朴素的血清药理学诞生了。虽然在思路上有了进步，方法学上有了革新，但原本物质基础就不稳定的复方药物（批与批间差异较大）进入血液的成分随药物批次不同而不恒定，药效的重现性仍差。这样，同样一张处方，由于原生药或处方药产地不一、收获季节不同等客观性原因会造成生物学效应实验结果不同。又由于受到给药剂量的限制，进入血液中的中药化学成分绝大多数情况下是微量的，而血清中内源性活性物质（如血浆白蛋白等）相对量较大，血液中的中药化学成分与内源性活性物质又可能存在着相互作用，所以，对血清药理学的实验结果仍存在一定的质疑。经过近十几年的发展，血清药物化学诞生了，将血清化学区分为血清生物化学和血清药物化学。伴随血清药物化学的发展，新的问题之一是如何辨别血清中出现的新的色谱峰或“指纹峰”是原药的代谢产物，也就是血清药物化学色谱指纹图谱如何表征。尽管现代分析技术已有相当大的发展，但要收集到足够量的含药血清，并进而从中分离和鉴定化学成分、找到若干活性成分或“活性分子群”还是存在一定的难度。根据药物代谢一般性原理，除肝代谢外，其代谢产物也可能来自于肠内转化产物。由于肠内代谢可以在体外模拟，并能进行规模化转化，这就为研究代谢产物结构和寻找有效成分创造了条件。其结果既对于中药的现代药学研究有益，也对创新药物研究有益，因为通过药物生物转化和/或代谢途径、机制的研究可仿生设计有效成分的合成路线，包括生物合成路线和化学合成路线。

中药血清化学（traditional Chinese medicine serum pharmacochemistry，TCM-SPC）和中药血清药理学（traditional Chinese medicine serum pharmacology，TCM-SP）为中药药代动力学（traditional Chinese medicine pharmacokinetics，TCM-PC）的发展奠定了基础。后者泛指生物体对中药成分的处置和生物转化。反之，中药药代动力学的发展也为中药血清化学和中药血清药理学的研究内容提出了更高的要求，三者相辅相成，将会对中药作用物质基础复杂性和作用机制复杂性的阐明提供科学依据和方法、手段。总之，通过综合评价 TCM-SPC 和 TCM-SP 及 TCM-PC 特性来分析中药有效成分，为中药现代化研究提供了开拓性思维和方法。由于可以排除一些不进入血液的药物成分，使问题简化；样品活性与机体环境

相似，真实生物活性可以再现；以活性成分谱或毒性成分谱表征的活性分子群或毒性分子群，可以探讨复方作用机制和形成新的复方，拉动“中药代谢产物组合化学库”、“中药活性成分组合化学库”、“中药毒性成分组合化学库”、“中药组合化学成分组合生物活性库”和“中药质量智能统一指纹谱-中药生物效价智能统一指纹谱一体化平台标准规范体系”建设。

以中药复方中“标志性成分”或“指标性成分”或“有效成分”的药动学或体内代谢产物来表征复方的药动学或体内代谢产物的研究已不同程度地展开[27~30]。

九、中药成分生物转化和/或代谢研究与药物原始创新

据统计，目前临床上使用的绝大部分药物是从天然产物（包括中药、抗生素、内源性物质）或以其为先导经结构改造和修饰或仿生合成而得到的。合成药物多以已知物为先导而合成，欲达到始创性很难。中药是几千年人种药理学（ethnopharmacology）的结果，是创新药物源头创新的好材料。人种药理学的经验是宝贵的，最大的缺憾如同“黑箱”，进（即药物）出（即效果）可见、可知，而 ADM（吸收、分布和代谢）环节知之甚少或不知。从天然产物研究与开发新药利于源头创新，从天然药物生物转化和/或代谢产物中筛选新药更利于新药的源头性创新。从天然产物中开发源头性创新药物的理想程序如图 15-1 所示。

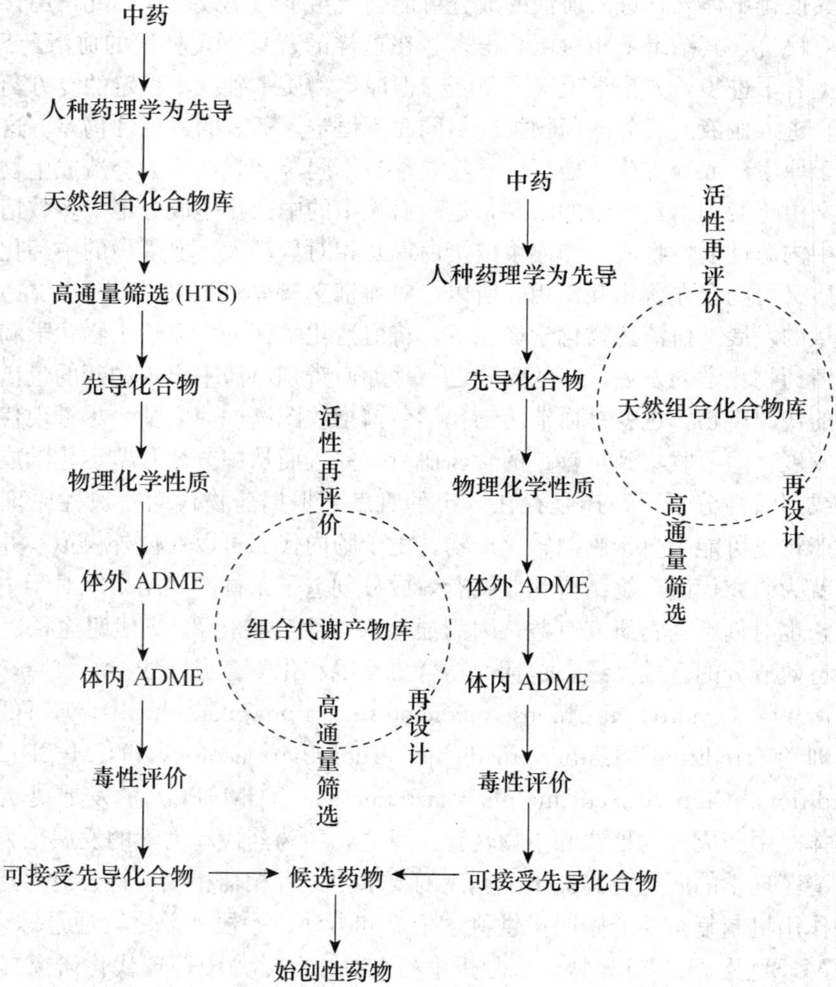

图 15-1　从中药开发始创性药物

在这些模式中，通过对先导化合物结构进行改造，可使获得的新药候选物按照已知的代谢途径失活或不代谢而由原型排出体外，提高药物的安全性；也可防止药物失活，增加药效。再设计候选药物包括：①对先导药物进行结构改造或修饰得到在体内不代谢或仅经水解酶代谢的候选药物；②对药物分子进行结构修饰，防止其失活；③合成有效代谢物或模拟有效代谢物结构，获得新的候选药物。

十、药物代谢研究与药效结构优化

获得始创性药物固然重要，临床上正在应用的药物的药效优化往往也与药物代谢研究密切相关。但由于需要进行代谢研究的新药一般都是已明确有一定生物活性的化合物，因此，通过代谢物研究发现的新药大多不是完全新类型的化合物，多是通过对先导化合物进行结构改造以增加疗效或改善、克服不良反应的新药，这在新药开发工作中也是一个不可忽视的途径。有时新药存在的某些缺点是否克服是决定该药是否有实用价值的重要因素。

十一、新药开发

研究药物或药物研究的最终目的是开发出安全、高效或长效、无毒副作用或毒副作用较低、质量可控、无环境污染的新药。上述各方面的综合分析和评价，是新药研究与开发中应考虑的重点内容。

第二节　中药成分肠内细菌生物转化和/或代谢

前文已叙述了存在于消化道的典型肠内细菌和其存在部位。已有研究证明：以干粉形式吞服的中药，这些干粉细胞在消化液和肠内细菌作用下破壁后向消化道释放出内含化学物质；而以汤剂形式口服的中药，化学物质直接进入消化道。这些化学物质包括分子态或离子态、大分子或小分子、结合型或游离型。由于中药基源复杂→成分复杂→性质复杂→作用复杂（多系统、多途径、多成分、多靶点→整体效应）→生物效应复杂；有肠内发生的，有体液和组织中发生的；有物理性相互作用，有化学性相互作用，更有生物性相互作用。因此，以化学物质为基础、以生物效应为现象，组成了庞大而复杂的体系。这种庞大、复杂体系的“进口”是消化道。这种外来异物性化学物质在消化道内的行为包括：①以原型化合物形式吸收入血；②以消化道生物转化和/或代谢物形式吸收入血；③以原型或生物转化物和/或代谢物形式直接随粪便排出体外；④刺激消化道壁引发免疫激活产生生物效应；⑤刺激肠内微生态引发生物活性物质分泌（如双歧杆菌因子）产生生物效应；⑥破坏肠内微生态平衡而促进新的平衡系统建立；⑦中药成分诱导或促进肠内细菌产生对机体有害的物质，如细菌内毒素。其中，肠内细菌对中药成分结构的生物转化和/或代谢在中药药效上有举足轻重的地位。

一、中药成分肠内细菌生物转化和/或代谢的生物学基础

（一）健康人肠内细菌丛的作用

一个人的肠内栖息约有 100 兆个细菌，构成了肠内细菌丛。健康人小肠细菌丛细菌数目较少，种类单一，盲肠内的细菌数增至 10^{11} 个/毫升。健康成人粪便内的最优势细菌有：拟杆菌属（*Bacteroides*）、真杆菌属（*Eubacterium*）、消化球菌科（Peptococcaceae）、梭菌属（*Clostridium*）和双歧杆菌属（*Bifidobacterium*）等细菌。肠杆菌科（Enterobacteriaceae）

和链球菌属（*Streptoccoccus*）细菌等亦常常检出，但其菌数不超过 10^8 个/毫升。

健康人肠内菌丛的平衡在一定年龄段是相当稳定的。如食饵急剧变化、感染、胃功能紊乱、肠蠕动紊乱、癌症、外科手术、免疫功能低下、精神应激、抗生素的使用、老化以及温度等内因或外因的急剧变化等都会影响肠内菌丛的平衡，但其变动是非特异的。肠内细菌丛影响着宿主的健康和疾病，即营养、生理功能、药效、癌症、免疫反应、抗感染性、老化等。

所谓肠内细菌丛与宿主的健康和疾病的密切相关性，亦即肠内细菌丛中有益菌对于宿主的健康长寿来说是相当重要的，亦即肠内有害细菌成为优势细菌会导致肝和肾功能紊乱、动脉硬化、高血压、癌症、老化等各种疾病。因此，通过摄取对于肠内细菌丛平衡有益的食饵、维生素C和E、食物纤维、发酵乳等会促进有益菌的发育；或者摄取能够抑制肠内有害细菌增殖的食饵等都能够达到维持宿主健康的目的。

（二）肠内细菌丛的生态学意义

人和动物肠内栖息的细菌相互间保持着共生或拮抗关系，把宿主摄取的食物或消化道分泌的生物体成分作为营养物质来源而增殖，最后又随粪便排出体外。过去曾认为这些细菌的大部分是死菌。近年来，随着厌氧培养技术的飞跃发展和进步，存在于粪便中的70%或有时达90%以上的细菌都能够进行培养，明确了其生态与宿主的健康和疾病有着十分密切的关系。

1. 构成消化道细菌丛的主要菌群　了解消化道不同部位的菌群构成，亦即了解这些部位存在的酶，对于研究其对天然化合物的生物转化有重要的意义，可探知不同结构类型化合物生物转化的部位。

（1）消化系统　人的消化系统由空肠脏器（口腔、食管、胃、小肠、大肠、胆）和实质性脏器（肝、胰）两部分组成。小肠上接胃的幽门部，下至回盲瓣与盲肠相连，是一段长而曲折、具有伸缩性的管道，小肠可分为十二指肠、空肠和回肠三个部分。大肠可分为盲肠、结肠和直肠三个部分。

（2）口腔中的菌丛　在成人口腔内栖息的细菌总数约为 10^7 个/克。在口腔各个部位，如软组织黏膜表面、牙齿表面以及唾液中，各种链球菌占优势地位，乳杆菌才不到1%。此外，还有韦荣菌、放线菌、肠球菌、链球菌、酵母菌等。

（3）食管、胃肠道中的细菌　食管、胃肠道（胃、十二指肠、空肠、回肠、盲肠和结肠）和粪便中的细菌，随各部位结构不同，构成了不同的内生态环境，也导致了各部位的微生物种群和数量各不相同。人消化道的细菌总数大约为 10^{14} 个/克，有400～500个种和亚种，主要在结肠部分，为 10^{10}～10^{11} 个/克。

食管由于所处位置原因——位于口腔和胃之间，导致了其上部的微生物与口腔接近，下部的与胃接近，其中的乳酸菌为过路菌。

在胃中，胃酸明显影响微生物的类型和数量，正常的胃液pH为3.0（2.2～4.4），来自食物和唾液里的大部分微生物被胃液中的盐酸杀死，仅剩下大约 10^3 个/毫升的细菌。除胃酸以外，微生物还受到蠕动和抗体等影响。在胃的内容物中，可以分离到乳杆菌、链球菌、双歧杆菌、梭菌、韦荣菌、大肠杆菌、念珠菌和酵母菌等，但大多数是过路菌。乳杆菌和酵母菌的数量较多，它们可能是土著菌，酵母菌在分泌区定植，乳酸菌在非分泌区定植。一个人在餐后1～2h，胃内的细菌从 10^5 个/克内容物降至 10～10^3 个/克内容物。一般来说，即使胃内的生理状况有微小的变化，如pH的升高，都可引起细菌数量的增加。细菌数量的增加可能会导致许多外源性异物在到达小肠之前即被生物转化。与人和家兔相比，小鼠和大鼠胃内的主要菌群包括乳酸菌、拟杆菌和双歧杆菌，这可能与不同动物种属胃内 pH 不同有很大关系。

从十二指肠开始，细菌数量逐渐增加，但绝对数量仍然较少，占优势地位的是一些口腔革兰阳性球菌，一般只作短暂的定植。空肠中的总菌数为 $10^2 \sim 10^5$ 个/克内容物，其中乳酸菌（主要是乳杆菌和肠球菌）占总菌数（最高 10^5 个/克内容物）的 90%；此外，还有草绿链球菌群（*Viridian streptococci*）。回肠下部菌群类似于结肠，细菌数达到 $10^6 \sim 10^9$ 个/克内容物，乳酸菌通常只有 10^5 个/克内容物。许多人的肠内细菌丛失调与十二指肠和回肠的细菌分布变化相关。以回盲瓣为界，以上的回肠内革兰阳性菌占优势，以下的结肠内革兰阴性厌氧杆菌占优势。这种选择性可能反映了各部位抗细菌因素的不同；也可能随着从小肠过渡到大肠，微生物表面黏附因子与肠黏膜表面的互补作用发生了变化。一旦穿越回盲"屏障"，盲肠和结肠中细菌数量发生了很大变化，高达 10^{11} 个/克内容物以上；种类也显著增加，超过 60 种。但其中乳酸菌只有 $10^6 \sim 10^{10}$ 个/克内容物。这里厌氧菌较需氧菌占优势，数量比可达 $10^2 \sim 10^4$ 个/克内容物。总之，从小肠开始细菌数逐渐增加。小肠上部细菌数仍较少（$10^2 \sim 10^4$ 个/克内容物），主要是乳杆菌属、链球菌属和韦荣球菌属等细菌。在回肠下部延至大肠，细菌总数增加，其菌丛主要由构成大肠菌丛的肠杆菌科、真杆菌属、拟杆菌科、消化球菌科等细菌和小肠上部的菌丛构成。以回盲瓣为界，大肠内的菌丛发生了显著的变化，细菌数急剧增加，达到 10^{11} 个/克内容物以上。拟杆菌科、真杆菌属、消化球菌科、梭菌属和双歧杆菌属等厌氧性细菌成为最优势菌群。肠菌科、肠球菌（*Enterococcus*）、乳杆菌属、韦荣球菌属和葡萄球菌属等细菌达到 $10^5 \sim 10^7$ 个/克内容物，与粪便菌丛大体相同。

2. 健康成人粪便的菌丛构成　对 10 例健康成人粪便分析结果表明，其细菌隶属 27 属 101 种。检出的偏性厌氧菌有 13 属 71 种。即拟杆菌属、梭杆菌属（*Fusobacterium*）、*Mitsuokella*、巨单孢菌属（*Megamonas*）、月形单孢菌属（*Selenomonas*）、双歧杆菌属、消化链球菌属（*Peptostreptococcus*）、瘤胃球菌属（*Ruminococcus*）、粪球菌属（*Coprococcus*）、韦荣球菌属、巨球形菌属、氨基酸球菌属（*Acidaminococcus*）和梭菌属细菌等。检出的通性厌氧菌、喜氧菌和酵母有 14 属 30 种，即乳杆菌属、埃希菌属（*Escherichia*）、柠檬酸细杆菌属（*Citrobacter*）、克雷伯菌属（*Klebsiella*）、假单胞菌属、葡萄球菌属、亚利桑那菌属（*Arizona*）、肠杆菌属（*Enterobacter*）、棒杆菌属、肠球菌属（*Enterococcus*）、链球菌属、微球菌属（*Micrococcus*）、芽孢杆菌属和假丝酵母属（*Candida*）。*B. vulgatus*、青春双歧杆菌、*B. distasonis*、长双歧杆菌、*E. aerofaciens*、大肠埃希菌（*E. coli*）、粪肠球菌（*Enterococcus faecalis*）等的检出率相当高，检出率在 20%以上。

一般来说，粪便中的细菌量占粪便重量的 1/3，每克干重含 $2 \times 10^{11} \sim 4 \times 10^{11}$ 个细菌，厌氧菌和需氧菌的数量之比为 $10^4:1$。在不同人群中，粪便的菌群组成因饮食等生活习惯不同，差异较大；就某一个体而言，其组成是基本固定的，即使饮食有较大改变也只有微小的变化。粪便中分离到的乳酸菌有 $10^4 \sim 10^9$ 个/克，其中的乳杆菌如嗜酸乳杆菌、发酵乳杆菌和唾液乳杆菌（*L. salivarius*）为常驻菌，偶见的德氏乳杆菌乳酸亚种（*L. delbrueckii* subsp. *lactis*）、干酪乳杆菌（*L. casei*）、植物乳杆菌（*L. plantarum*）、布氏乳杆菌（*L. buchneri*）是过路菌，不能在肠内定植。

粪便中的乳酸菌是一群重要的菌群，其中的双歧杆菌属（*Bifidobacterium*）细菌也是肠道正常菌群中很重要的成员，占健康儿童和成人总菌落的 5%～10%。小肠上部几乎检测不到双歧杆菌，而其在小肠下部的数量可达 $10^3 \sim 10^6$ 个/克内容物，盲肠中数量较少，粪便

中可达 10^{8}～10^{12} 个/克内容物。在人肠道中已知的双歧杆菌主要有 5 种：两歧双歧杆菌（*B. bifidum*）、长双歧杆菌（*B. longum*）、婴儿双歧杆菌（*B. infantis*）、短双歧杆菌（*B. breve*）、青春双歧杆菌（*B. adolescentis*）。此外，还有角双歧杆菌（*B. angulatum*）、小链双歧杆菌（*B. catenula-tum*）、假小链双歧杆菌（*B. pseudocatenulatum*）、伪长双歧杆菌（*B. pseudolongum*）、大双歧杆菌（*B. magnum*）、高卢双歧杆菌（*B. gallicum*）等。它们在维持肠道菌群平衡、治疗肠道功能紊乱、抑制肿瘤细胞的增殖和致癌物质的产生、增强免疫系统功能、合成维生素和促进维生素的吸收以及抑制内毒素的产生、延缓机体衰老过程等方面起着重要作用，对人体的健康十分有益。

实验动物与人的肠内菌群无论在数量上还是在质量上都有显著的差别，家兔的盲肠和结肠缺乏乳酸菌，含有较少量的肠杆菌（*Enterobacteria*）；大鼠和小鼠的肠内菌群与整个胃肠道的黏膜密切相关；人的肠内菌群与大肠壁密切相关。

3. 新生儿肠内菌丛的形成　人消化道内的双歧杆菌在种群和数量上随年龄、营养、健康等变化而发生变化。新生儿肠道本是无菌的，但出生后很快就可检出链球菌、肠道杆菌、细球菌等。一天后大肠杆菌就占优势，这些兼性厌氧菌的生长，消耗了肠道中的氧而造成厌氧环境，为双歧杆菌和其他厌氧菌的生长创造了条件。一般在哺乳期间，通常婴儿在生后第 3 天左右开始出现双歧杆菌，菌群开始增加；在第 4～7 天双歧杆菌成为优势菌，可达 10^{10}～10^{11}个/毫升。大肠杆菌、葡萄球菌属、链球菌属、拟杆菌属、梭菌属等细菌大约是双歧杆菌属细菌的 1%，亦即出生后 1 周的哺母乳婴儿粪便中的双歧杆菌占细菌总数的 99%，肠内菌丛中几乎都是双歧杆菌。第 7 天左右肠内菌丛的平衡基本稳定。断奶后，双歧杆菌的主导地位逐渐丧失。

在不同人群中，肠道中的双歧杆菌在数量上有较大差别。母乳喂养儿最高，人工营养喂养儿大约是母乳喂养儿的 1/10。一般认为，双歧杆菌最初是由母亲的产道、乳房、皮肤及接生人员传递给婴儿的。母乳喂养儿肠道中双歧杆菌数量如此之高，其原因有：①双歧杆菌细胞的磷壁酸对哺乳动物细胞具有亲和力、与肠黏膜上皮细胞结合、与其他厌氧细菌形成一道生物屏障而阻止了致病菌的定植；②产生乳酸和醋酸、降低肠道 pH、抑制腐败细菌的生长；③有些双歧杆菌还可产生抗生物质，对一些细菌有抑制作用。除了这些原因之外，还在于初乳中含有免疫球蛋白，可以抑制肠道杆菌生长，促进双歧杆菌生长；母乳中含有 *N*-乙酰-D-葡萄糖胺及某些低聚糖［这些称之为双歧因子（bifidus factor）］等双歧杆菌促生长因子；母乳中的白细胞及乳铁蛋白对大肠杆菌有抑制作用。随着年龄增长，双歧杆菌数量逐渐下降。在成年人肠道中，双歧杆菌已不占优势，老年人肠道中的数量更少，体弱多病的老年人粪便中几乎检测不到。但在某些长寿的老年人人群中，其肠道双歧杆菌分离率高达 90%以上，数量为 10^{7}～10^{8}个/克内容物。这些结果显示健康长寿与双歧杆菌之间存在着显著的相关性。

4. 肠内菌丛从幼儿到成人的变化　人们一直认为双歧杆菌是乳儿肠内最重要的菌群。离乳后，乳杆菌属细菌和大肠杆菌显著高于双歧杆菌。现已明确，双歧杆菌是健康幼儿和成年人大肠内菌丛的主要菌群之一。乳儿离乳后开始摄取食物，其肠内菌丛的革兰阴性杆菌优势模式与成年人的相近，即粪便中总菌数的对数平均值为 11.2/g 内容物，双歧杆菌减少的数目大约是乳儿的 1/10。而拟杆菌科、真杆菌属、消化球菌科、梭菌属等的细菌数量大大高于双歧杆菌属细菌。

5. 老年人的肠内菌丛　随着老年期的到来，肠内菌丛开始发生变化。总菌数稍稍减少，双歧杆菌亦减少，亦有完全检不出双歧杆菌的个体。与此相反，产气荚膜梭菌的检出率、菌数等显著增加。乳杆菌属、肠杆菌科、链球菌属等细菌亦增加。这种现象是由于宿主生理功能的衰老影响了肠内菌丛。同时，伴随着肠内菌丛的变化，又进一步促进了宿主的衰老。双歧杆菌占全部菌丛的5%～10%。肠杆菌科和链球菌属细菌减少至10^8个/克内容物。乳杆菌和巨球形菌以及韦荣球菌亦在成年人粪便中检出，菌数通常在10^7个/克内容物以下。此外，双歧杆菌菌种、菌型的模式，婴儿型：主要由婴儿双歧杆菌（*B. infantis*）和短双歧杆菌（*B. breve*）构成；成年人型：主要由长双歧杆菌（*B. longum*）和青春双歧杆菌（*B. adolescentis*）构成。

总之，现已在肠内菌丛中检出的菌群主要包括：双歧杆菌属、乳杆菌属、肠球菌属的链球菌等乳酸菌群，拟杆菌科（Bacteroidaceae）、真杆菌属、消化球菌科、韦荣球菌属（*Veillonella*）、巨球形菌属（*Megasphaera*）、吉米菌属（*Gemmiger*）、梭菌属、密螺旋体属（*Treponema*）等厌氧性菌群；肠杆菌科、葡萄球菌属（*Staphylococcus*）、芽孢杆菌属（*Bacillus*）、棒杆菌属（*Corynebacterium*）、假单胞菌属（*Pseudomonas*）、酵母等喜氧性菌群，即肠内菌丛可大致区分为厌氧性菌群和喜氧（好氧）性菌群。而且还可将这些菌群进一步分类为种（species）和生物变种（biovar）。

6. 肠内菌丛变动的原因　一个健康个体的肠内菌丛是相当稳定的。宿主的生理、病理、药物、食物、应激、肠内细菌的相互作用、细菌代谢产物等都会影响着肠内菌丛的稳定，肠蠕动紊乱、癌症、外科手术、胃肠功能紊乱、肝和肾功能紊乱、恶性贫血、放射线治疗、免疫功能低下、精神应激、抗生素的应用、衰老等情况下均可发现肠内菌丛异常。

肠内菌丛平衡异常是非特异的。小肠内总菌数显著增加，特别是各种厌氧性细菌以及肠杆菌科或链球菌属细菌显著增加。大肠内双歧杆菌减少或消失，喜氧菌特别是肠杆菌科和链球菌属细菌显著增加。在所有的肠内菌丛异常的场合，产气荚膜梭菌均增加。克雷伯菌属以及肠杆菌属细菌的增加也是肠内菌丛异常的原因之一。

（三）肠内细菌丛的代谢特征

构成肠内细菌丛的细菌数量和种类是相当多的，它们具有各种各样的酶，且多于存在于肝的酶的种类，活性也相当高。因此，肠内菌丛代谢的途径相当多。一般来说，在生物体组织，特别是在肝的代谢以氧化和生物合成为主。正如像葡萄糖醛酸和硫酸共价结合物形成那样，生成种种极性强的水溶性物质。而与此相反，肠内菌丛的代谢以还原和水解为主，除合成亚硝胺和烷基金属以外，合成作用极少发生，以生成非极性脂溶性物质的倾向较强为特征。因此，伴随着这样的过程，在肠内可产生致癌和加速衰老的物质。

（四）肠内细菌丛与宿主的关系

肠内细菌丛的构成反映了肠内代谢状况，影响着宿主。即将每天摄取的食饵成分以及肠内分泌的生物体成分转换为各种各样的物质，由此在很大程度上影响着宿主的营养、药效、生理功能、衰老、癌症、免疫和感染等。

在肠内细菌丛对宿主的有益影响之中，细菌合成维生素和蛋白质是相当重要的，可被宿主利用。此外，食物消化和吸收都与肠内细菌丛有关。肠内常驻细菌（共生菌）作为外来病原菌的天敌，可防止肠道感染。像双歧杆菌那样的肠内有益菌，能够抑制腐败菌等有害菌的增殖，起到净化肠内环境的作用。同时，某些有益菌的菌体成分能够刺激宿主的免疫功能，在维持宿主的健康上起到了相当重要的作用。但是，肠内常驻菌中也有病原性细菌，在宿主衰老或应用抗生素、免疫抑制剂、抗癌药物、副肾皮质激素、应激、放射线治疗等使宿主抵抗力降低时，肠内病原菌从肠管向体内脏器侵入，发挥病原性作用，引起所谓的自发性感染，成为败血症、心肌炎、脑和肝及肺脓肿、膀胱炎、膣炎等的病因，如图15-2所示。

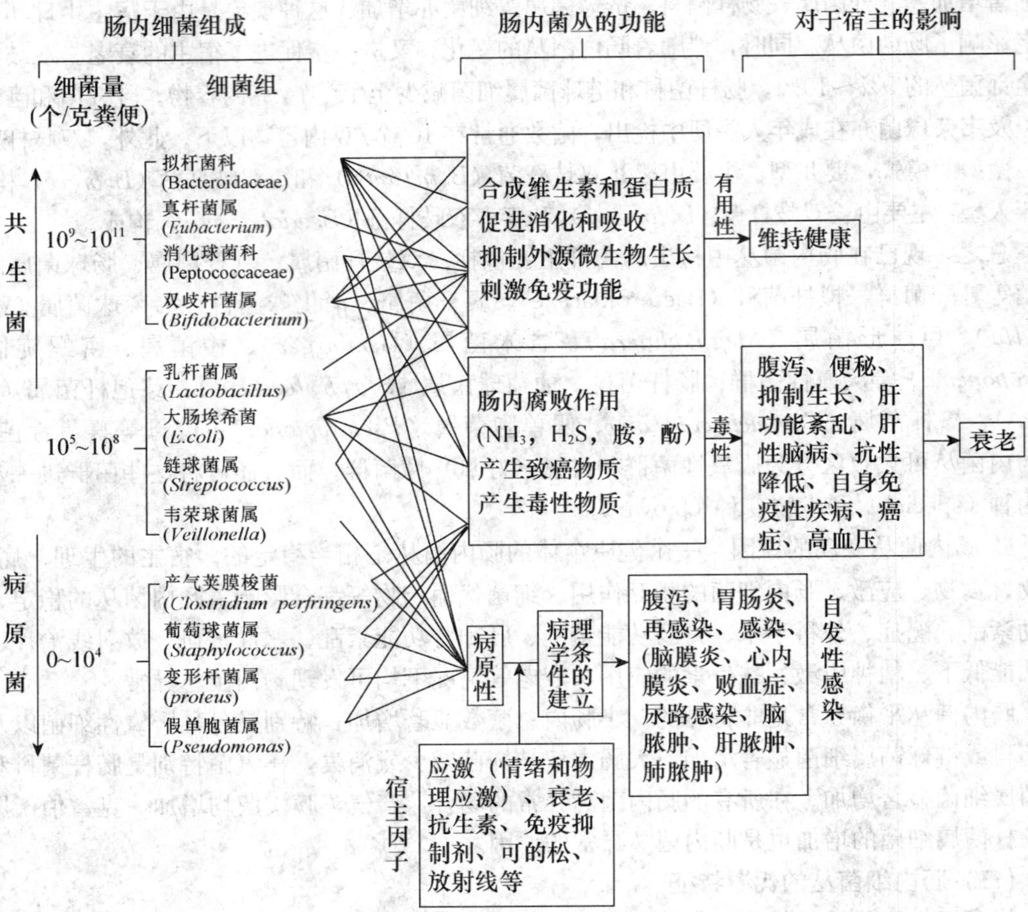

图 15-2　肠内细菌与宿主之间的关系

肠内有害菌生成腐败产物（氨、硫化氢、胺、酚性和吲哚类化合物）、细菌毒素、致癌物质（亚硝基化合物和环氧化合物等）、次级胆汁酸等有害物质。除了对肠管本身有直接的损伤作用外，部分物质被宿主吸收后长时间滞留在肝、胰、心、肾、脑、生殖器等脏器内造成其损伤以及诱发癌症、动脉硬化、高血压、肝病、自身免疫性疾病、免疫功能低下症等，可能成为老年病的病因。

因此，肠内细菌丛对于维持宿主的健康，既有有利的一面，也有不利的一面。在人的一生中，成为各种疾病的重要病因之一。

（五）肠内细菌丛的药物代谢和毒性

药物可通过口腔、呼吸器官、皮肤等进入体内，吸收后随血流到达脂质比较丰富的脏器，转化成极性化合物后再进入血液循环。其中的一部分经肾从尿中排出体外，一部分借助胆汁进入十二指肠。从肝进入胆汁中的代谢产物几乎都是多肽结合体。葡萄糖醛酸和硫酸共价结合物经某些肠内细菌的β-葡萄糖醛酸苷酶和硫酸酯酶的作用分别水解为相应的脂溶性活性物质，经肠黏膜吸收后再次随血流进入到肝。这就是所谓的“肠肝循环”。由于肠肝循环使药物长时间滞留体内，对于某些药物来说可能延长了药物的作用时间，对于另一些药物来说可能加剧了药物对机体的毒性。

一般来说，口服药物是比较安全的。但像环己氨基磺酸、偶氮色素、氯霉素那样的药物口服后经肠内细菌代谢而活性化，能够生成毒性物质、致癌物质或变异原性物质。

此外，大黄和番泻叶等含有的主要泻下成分番泻苷类、甘草的主要成分甘草甜素、芍药的主要成分芍药苷等都可由肠内细菌作用产生真正的生理活性物质。因此，动物物种差异、系统差异、个体差异等原因也会带来肠内细菌丛的差异，使药效不尽相同。不同的肠内细菌使药物无活性化的程度也不会相同。肠内菌丛代谢的差异会导致药物的吸收和排泄、药物的药理作用、解毒作用等的差异。

二、肠内细菌与中药成分结构的生物转化

肠内细菌种类多，且含丰富的酶。肠内细菌转化中药成分（或天然化合物）是利用肠内细菌本身特定的酶将中药成分（或天然化合物）进行生物转化，属单酶或多酶的高密度转化。利用肠内细菌可进行多种生物转化反应，具有高度选择性，尤其是立体选择性，可进行一般化学方法难以实现的反应。萜类、甾类、生物碱类等中药成分结构中的非活泼氢可通过微生物进行羟基化反应。肠内细菌生物转化还有反应条件温和的特点，特别适合于不稳定化合物的制备。此外，肠内细菌多为厌氧性细菌，在有氧条件下不能生存。因此，肠内细菌生物转化对环境友好。

肠内细菌对中药成分结构的生物转化在中药作用机制和中药现代科学问题研究上占有举足轻重的地位。肠内细菌对中药成分结构的生物转化以水解作用为主，也见氧化和还原反应，尤其在结肠。从已有的大量研究成果来看，中药中含有的苷类化合物是“前药”。口服给药，苷键水解主要发生在消化道，但也不是所有糖苷都能在消化道水解，也有报道某些苷类化合物可经肠内吸收进入血液中，如 *O*-糖苷中的单糖苷和 *C*-糖苷等。

某些糖苷类化合物在肠内水解后生成的苷元在肠内不稳定，很容易继续被肠内细菌氧化或还原转化，如环烯醚萜苷元等。

从肠内细菌对中药成分结构进行生物转化的现有研究成果进行归纳总结，可将肠内进行的生物转化反应的主要类型叙述如下：

（一）水解反应

水解反应是在肠内细菌的β-葡萄糖苷酶、β-鼠李糖苷酶、β-葡萄糖醛酸苷酶和硫酸酯酶等催化下完成的。不同种属动物和人肠内细菌组成不同，虽然都含有β-葡萄糖苷酶、β-葡萄糖醛酸苷酶，但在某些种属这些酶的亚型不同，甚至具有很强的底物专一性。如人肠内细菌瘤胃球菌 sp. PO1 - 3（*Ruminococcus* sp. PO1 - 3）和甘草真杆菌（*Eubacterium* sp. GLH）含有的甘草酸β-D-葡萄糖醛酸酶具有特异性水解甘草酸为甘草次酸的性质，而甘草真杆菌含有的甘草次酸单葡萄糖醛酸β-D-葡萄糖醛酸酶具有特异性水解甘草次酸单葡萄糖醛酸苷为甘草次酸的性质[31]，如图 15-3 所示。

（二）氧化反应

肠内细菌对中药成分结构的氧化生物转化最典型的例子是黄酮类化合物，所产生的苯乙酸、安息香酸等均为氧化生物转化产物。

自然界存在大量的黄酮类化合物，如从中药黄芩分离出的黄芩苷（baicalin）、黄芩苷元（baicalein）、汉黄芩素（wogonin），从中药葛根和大豆等分离出的大豆黄酮（daidzein）、大豆黄酮苷（daidzin），从槐花分离出的芦丁（rutin），从杨梅皮分离出的杨梅素（myricetin）、杨梅苷（myricitrin）等，它们由肠内细菌氧化转化引起的骨架开裂依其转化起始部位可分为 4 种类型[31]：

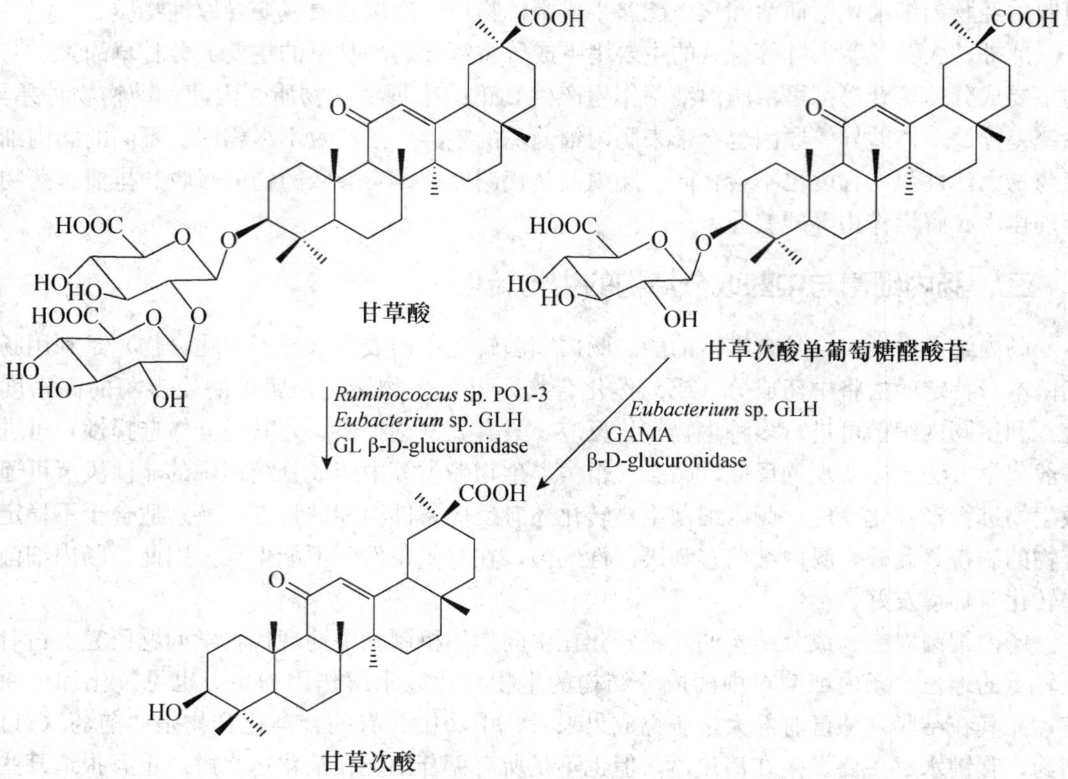

图 15-3　肠内细菌所致甘草酸和甘草次酸单葡萄糖醛酸苷的水解

A 类型：黄酮（flavone）和二氢黄酮（flavanone），生成 C_6-C_3 型的酚酸。

B 类型：黄酮醇（flavonol），生成 C_6-C_2 型的酚酸。

C 类型：黄烷醇（flavanol），经过苯基-γ-戊酸内酯中间体生成 C_6-C_3 型的酚酸。

D 类型：异黄酮（isoflavone），生成乙基酚衍生物。

1. 黄酮类（类型 A 开裂）　把芹菜素（apigenin，5,7,4′-三羟基黄酮）灌胃给予大鼠，尿中排泄出对-羟基苯丙酸、对-羟基桂皮酸和对-羟基苯甲酸。对-羟基桂皮酸和对-羟基苯甲酸是对-羟基苯丙酸在组织中脱氢或者进一步经 β-氧化产生的。把芹菜素与大鼠盲肠内细菌丛温孵培养，仅有对-羟基苯丙酸被检出这一事实支持这一结论。把芹菜素的糖苷化物——芹菜苷（apiin，芹菜素-7-洋芫妥糖基葡萄糖苷）灌胃给予大鼠，在尿中亦检出上述 3 种转化产物。B 环取代基进一步增加的 3′,4′,5′,5,7-五羟基黄酮（tricetin）以及 5,7-二羟基- 3′,4′,5′- 三甲氧基黄酮在本质上转化途径相同，但给大鼠灌胃后尿中排泄的转化产物有脱甲基和羟基的 2，4-二羟基苯丙酸以及间-羟基丙酸。将 3′,4′,5′,5,7-五羟基黄酮与大鼠肠内细菌丛培养，也检出了这些 C_6-C_3 型酚酸转化产物，而 5,7-二羟基-3′,4′,5′-三甲氧基黄酮不被代谢。此外，把白杨素（5,7-二羟基黄酮）、柚木柯因（tectochrysin，5-羟基-7-甲氧基黄酮）和刺槐素（acacetin，5,7 二羟基-4′-甲氧基黄酮）等灌胃给予大鼠或与肠内细菌丛一起温孵培养，都没有产生丙酸或丙酸衍生物。说明 B 环 C-4′位羟基的有无对黄酮类环的开裂反应是必要的。7,4′-二羟基黄酮无论是在体内和体外都没有发生转化开裂，说明 A 环 C-5 位的羟基对环开裂反应来说也是必要的。这些转化产物全都是由 B 环而来的衍生物。黄酮类化合物的 A 型开裂如图 15-4 所示。

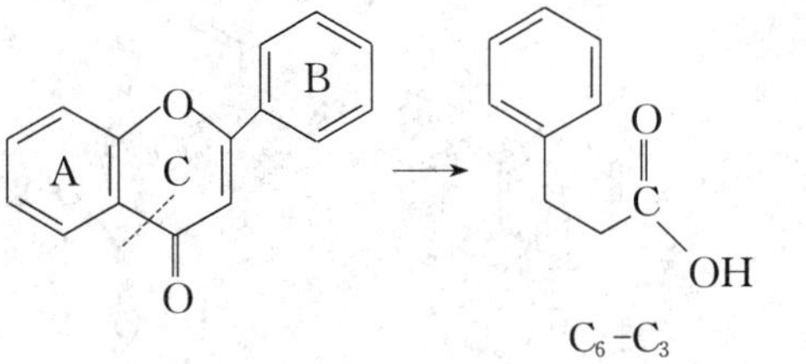

图 15-4　黄酮类化合物结构的 A 型开裂

2. 二氢黄酮类（类型 A 开裂）　陈皮、枳实、枳壳等柑桔类中药含有橙皮苷（hesperidin）、柚皮苷（naringin）、新橙皮苷（neohesperidin）、枳属苷（poncirin）等二氢黄酮苷。这些二氢黄酮苷及其苷元通过肠内细菌转化发生类型 A 开裂。将橙皮苷、橙皮素（hesperetin）、圣草酚（eriodictyol，5,6,3′,4′-四羟基二氢黄酮）灌胃给予大鼠，由肠内细菌引起环的开裂，主要转化产物系间-羟基苯甲酸。而人口服橙皮素和橙皮苷，从尿中排泄的代谢产物系 3-羟基-4-甲氧苯基羟基苯酸（3-hydroxy-4-methoxyphenylhydracrylic acid）。柚皮苷和柚皮苷苷元（naringenin）在大鼠和人肠内转化亦不同。给大鼠灌胃后，尿中的主要排泄物为对-羟基苯丙酸，而人口服后可得到柚皮苷苷元和其葡萄糖醛酸结合物。这种尿中排泄的代谢产物在种间的特异性原因不明，很可能是由于大鼠和人的肠内细菌丛的差异所致。从大鼠肠内细菌丛转化的离体实验，证明橙皮苷、橙皮素、柚皮苷等均产生 C_6-C_3 型的酚酸。

3. 黄酮醇（类型 B 开裂）　把槲皮素（quercetin）及其苷芦丁（rutin）给家兔口服后分析其尿中排泄物，检出了 3,4-二羟基苯乙酸、3-羟基苯乙酸、3-甲氧基-4-羟基苯乙酸。由 B 环衍生出 3,4-二羟基苯乙酸，继后在对位脱去羟基或在间位的羟基甲基化。这些代谢产物与将 ^{14}C-槲皮素灌胃给予大鼠在其尿中的排泄物一致。当把新霉素（neomycin）预先灌胃给予大鼠再给予槲皮素，在尿中检出肠内细菌转化产生。山柰酚（kaempferol）及其苷——洋槐苷（robinin，山柰酚-7-鼠李糖基-3-半乳糖基鼠李糖苷）由大鼠肠内细菌丛转化产生的 4-羟基苯乙酸可由尿中排泄。把杨梅树皮素（myricetin）及其苷杨梅树皮苷（myricitrin，杨梅树皮素-3-鼠李糖苷）灌胃给予大鼠，在尿中没有检出由 B 环衍生的 3,4,5-三羟基苯乙酸，而检出了脱羟基的 3,5-二羟基苯乙酸以及 3-羟基苯乙酸。这些代谢产物的产生可由于预先给予大鼠新霉素而被抑制。由离体实验，杨梅树皮素可由盲肠内细菌丛转化产生 3,4,5-三羟基苯乙酸和上述的两种苯乙酸衍生物。用牛的肠内容物实验证明，能够使芦丁转化的厌氧性细菌有：溶纤维丁酸弧菌（*Butyrivibrio fibrisolvens* D1）、丁酸弧菌 sp 15（*Butyrivibrio* sp. 15）、反刍月形单胞菌 GA192（*Selenomonas ruminantium* GA 192），它们能将芦丁水解为其苷元槲皮素。而丁酸弧菌 sp 3 可将芦丁转化为可溶性物质。该菌株能够在牛肠内容物和含有芦丁、槲皮苷的培养基中生长，把这些黄酮醇糖苷转化为：间苯三酚（phloroglucinol）、3,4-二羟基苯乙酸、3,4-二羟基苯甲醛和 CO_2。用芦丁-4-^{14}C 实验证明，CO_2 来自 C 环。此外，用黄曲霉（*Aspergillus flavus*）在好氧培养的条件下培养芦丁可产生的转化产物有：间苯三酚羧酸（phloroglucinolcarboxylic acid）、原儿茶酸（protocatechulic acid）、2-(3′,4′-二羟基苯甲酸基)-4,6-二羟基苯甲酸［2-(3′,4′-dihydroxybenzoyloxy)-4,6-dihydroxybenzoic acid］，与厌氧性细菌转化产物有显著差异。在糖苷水解为苷元的同时引起黄酮醇骨架开裂，由 A 环衍生出间苯三酚，由 B 环衍生出 3,4-二羟基苯乙酸，再还原产生 3,4-二羟基苯甲醛，如图 15-5 所示。

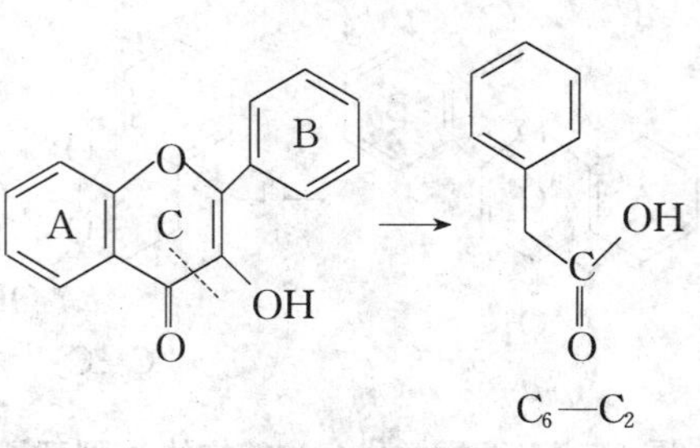

图 15-5　黄酮醇化合物结构的 B 型开裂

4. 黄烷醇类（类型 C 开裂）　把（+）-儿茶素［(+)-catechin］灌胃给予豚鼠，尿中排泄的主要代谢产物是间-羟基苯甲酸和 δ-(3-羟苯基)-γ-戊内酯［δ-(3-hydroxyphenyl)-γ-valerolactone］。其后，又有报道分离出：间-羟基马尿酸（*m*-hydroxyhippuric acid）、间-羟基苯丙酸（*m*-hydroxyphenyl propionic acid）、δ-(3,4-二羟苯基)-γ-戊内酯［δ-(3,4-dihydroxyphenyl)-γ-valerolactone］、δ-(4-羟基-3-甲氧苯基)-γ-戊内酯［δ-(4-hydroxy-3-methoxyphenyl)-γ-valerolactone］以及其葡萄糖醛酸和硫酸共价结合物。把（+）-儿茶素灌胃给予大鼠亦从尿中检出同样的内酯体。用［U-^{14}C］-(+)-儿茶素以及［环 A-^{14}C］-(+)-儿茶素进行的示踪实验表明，内酯体碳原子来自 A 环。间-羟基苯甲酸、间-羟基苯丙酸等酚酸无放射活性，因此，代谢产物来自 B 环。把［^{14}C］-δ-(3-羟苯基)-γ-戊内酯灌胃给予豚鼠，在尿中发现有放射活性的间-羟基苯丙酸、间-羟基苯甲酸、间-羟基马尿酸。由此证明内酯体是（+）-儿茶素的代谢中间体。在给豚鼠灌胃（+）-儿茶素前先给予邻苯二甲酰基磺胺噻唑（phthaloylsulphatiazole）和金霉素（aureomycin）以抑制肠内细菌，从尿中则检不出这些代谢产物。证明上述的儿茶素代谢是由肠内细菌作用的结果。把（+）-儿茶素灌胃给予 Wistar 系无菌大鼠，在尿中检不出这些黄烷醇骨架开裂的代谢产物，仅检出(+)-儿茶素的结合物。从这些实验可总结出豚鼠和大鼠所致（+）-儿茶素的代谢途径。黄烷醇骨架开裂经历了 δ-(3,4-二羟苯基)-γ-戊内酯的形成、对位羟基的离去、内酯环的开裂和侧链的断裂等一串的反应，这些都是由肠内细菌作用的结果，如图 15-6 所示。

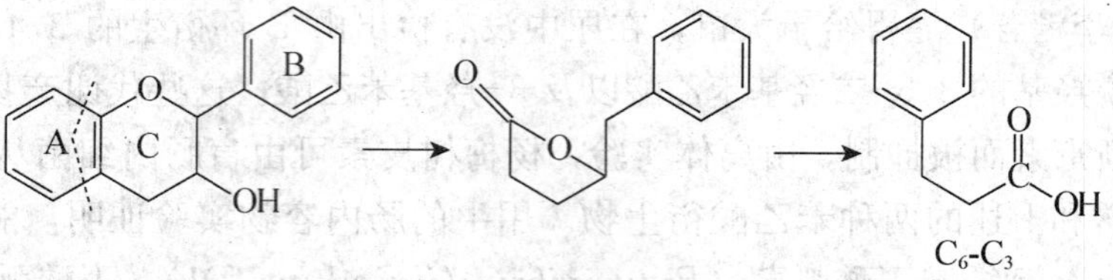

图 15-6　黄烷醇类化合物结构的 C 型开裂

5. 异黄酮类（类型 D 开裂）　葛根、葛花、槐花、山豆根等豆科植物中药含有染料木黄酮（genistein）、大豆苷元（daidzein）或芒柄花素（formononetin）等异黄酮类化合物。这些异黄酮类化合物以及鹰嘴豆芽素 A（biochanin A）等有弱的雌激素样作用。在澳大利亚，摄取多量的地下车轴草（*Trifolium subteraneum* L.）和红车轴草（*T. pratense* L.）等牧草会引起羊的不孕症。把［4-^{14}C］-鹰嘴豆芽素 A 经口给予家鸡，发现 C-4′位脱甲基化的染料木黄酮、C-5 位羟基脱离和氧杂环还原的雌马酚（equol）排泄物。把［4-^{14}C］-芒柄花素经口给予的情况下，检出脱甲基化的大豆苷元和雌马酚、进一步氧杂环开裂的 2,4-二羟苯基-对-羟基苯甲酮等代谢物。主要代谢产物是雌马酚，约占总酚性排泄物的 65%。把［4-^{14}C］-2,4-大豆苷元经口给予，可检出大豆苷元、2,4-二羟苯基-对-羟基苯甲酮、雌马酚

(70%)。把鹰嘴豆芽素 A 给予雌性羊，可检出作为染料木黄酮代谢产物的 B 环衍生的对-乙基酚和作为芒柄花素代谢产物的 *O*-去甲基安哥拉紫檀素（*O*-desmethylangolensin，2,4-二羟基-对-羟基-α-甲基苯甲酮）。把芒柄花素给予豚鼠，亦检出 *O*-甲基安哥拉紫檀素。把羊的肠内容物与这些异黄酮一起温孵培养，芒柄花素转换为大豆苷元和雌马酚，鹰嘴豆芽素 A 转换为染料木黄酮。其他的研究结果表明，大鼠肠内细菌丛在体外能使染料木黄酮转换为对-乙基酚；大豆苷元转换为雌马酚；芒柄花素转换为雌马酚等。这些事实说明，肠内细菌丛有代谢异黄酮的能力，其开裂机制如图 15-7 所示。

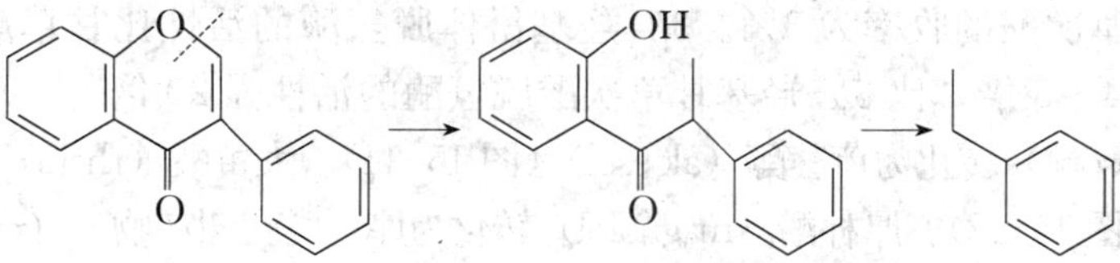

图 15-7　异黄酮类化合物结构的 D 型开裂

（三）还原反应

肠内细菌也可进行多种还原反应，产生专一性手性化合物。如类腐败梭菌（*Clostridium paraputrificum*）可将 11-去氧皮质酮（11-deoxycorticosterone）还原转化为 3α-羟基-4,5-二氢-11-去氧皮质酮（3α-hydroxy-4,5-dihydro-11-deoxycorticosterone），转化率可达 80%，如图 15-8 所示。酵母可将 4-雄甾烯-3,17-双酮（4-androstene-3,17-dione）还原转化为睾丸素（testosterone），如图 15-9 所示。

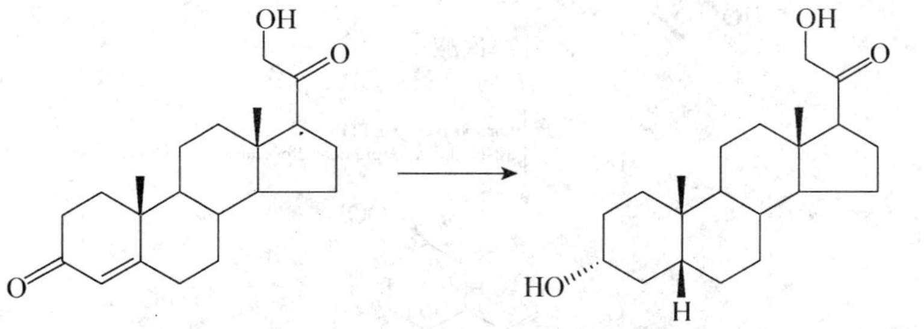

图 15-8　类腐败梭菌还原转化皮质酮

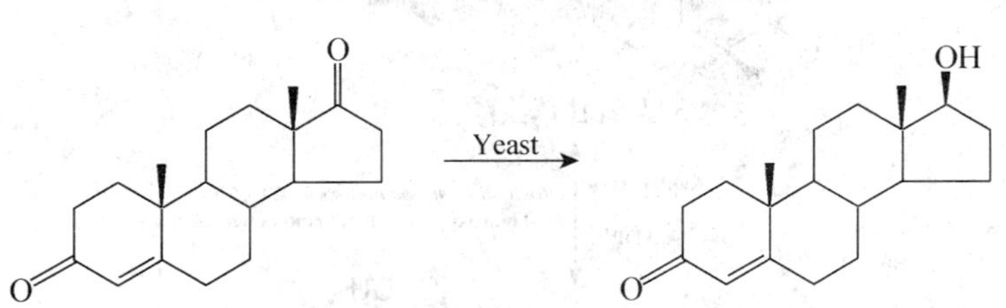

图 15-9　4-雄甾烯-3,17-双酮结构由酵母还原转化为睾丸素

肠内细菌含有丰富的硝基还原酶和亚硝基还原酶，而肝不含有这些酶。因此，进入体内的含有硝基或亚硝基的药物的硝基或亚硝基的生物转化都是在肠内细菌作用下完成的。此外，肠内细菌也含有其他的还原酶。肠内细菌中的瘤胃球菌 sp. PO1-3 含有的 3β-羟基甾体脱氢酶（3β-hydroxysteroid dehydrogenase），对于 C-3 羟基、A/B 环无双键的同类化合物具有专一性，可将甘草次酸转化为 3-去氢甘草次酸（3-dehydroglycyrrhetic acid）。随后，肠内细菌中的无害芽孢梭菌 ES 24-06（*C. innocum* ES 24-06）含有的 3α-羟基甘草次酸脱氢酶（3α-hydroxyglycyrrhetinate dehydrogenase）将 3-去氢甘草次酸还原为 3α-羟基甘草次酸（3α-hydroxyglycyrrhetic acid），如图 15-10 所示。如果将从甘草真杆菌 sp. GLH 纯化出的甘草酸-β-D-葡萄糖醛酸苷酶［200μl，5.1nmol/(min·ml)］、从瘤胃球菌 sp. PO1-3 纯化出的 3β-羟基甾体脱氢酶［200μl，24.2nmol/(min·ml)］、从无害芽孢梭菌 ES 24-06 纯化出的 3α-羟基甘草次酸脱氢酶［40μl，6.3nmol/(min·ml)］等混合在一起与甘草酸（1.0mmol/L）在 37℃温孵培养 10min，甘草次酸收率为 50%、3-去氢-甘草次酸的收率为 6%、3α-羟基甘草次酸的收率为 3%。3β-羟基甾体脱氢酶的活性比甘草酸-β-D-葡萄糖醛酸苷酶的活性强 4～5 倍，比 3α-羟基甘草次酸脱氢酶的活性强 20 倍[31]。

芦荟酮（aloesone）转化为芦荟醇（aloesol）（图 15-11）、大黄酸（rhein）转化为大黄酸蒽酮（rheinanthrone）（图 15-12）、厚朴酚（magnolol）转化为厚朴酚代谢产物-3（magnololmeta-bolin-3）（图 15-13）、哈巴苷代谢素-Ⅱ（harpagometabolin-Ⅱ）转化为珊瑚碱 B（aucubinine B）（图 15-14）、马兜铃酸（aristolochic acid Ⅰ）转化为马兜铃内酰胺（aristolactam Ⅰ）（图 15-15）、马钱子碱

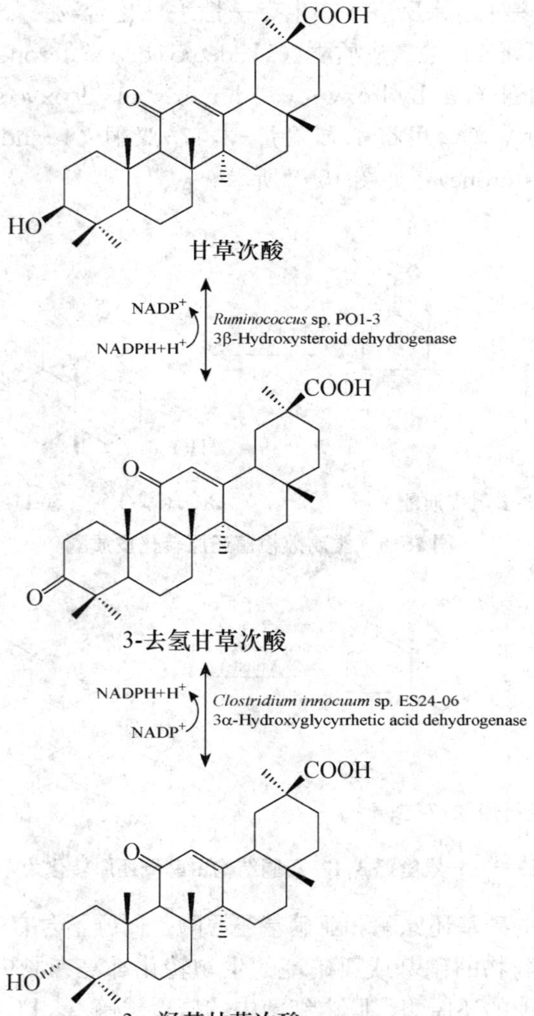

图 15-10　人肠内细菌还原转化甘草次酸

N-氧化物（brucine N-oxide）转化为马钱子碱（brucine）和士的宁 N-氧化物（strychnine N-oxide）转化为（strychnine）（图 15-16）等都是肠内细菌作用下的还原反应[31]。

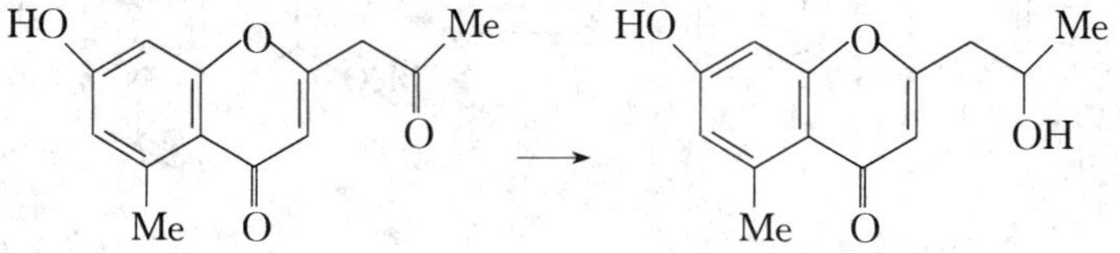

芦荟酮　　芦荟醇

图 15-11　人肠内细菌还原转化芦荟酮

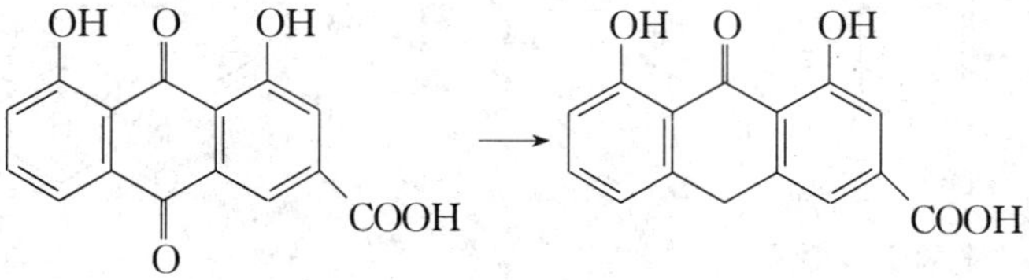

大黄酸　　大黄酸蒽酮

图 15-12　人肠内细菌还原转化大黄酸

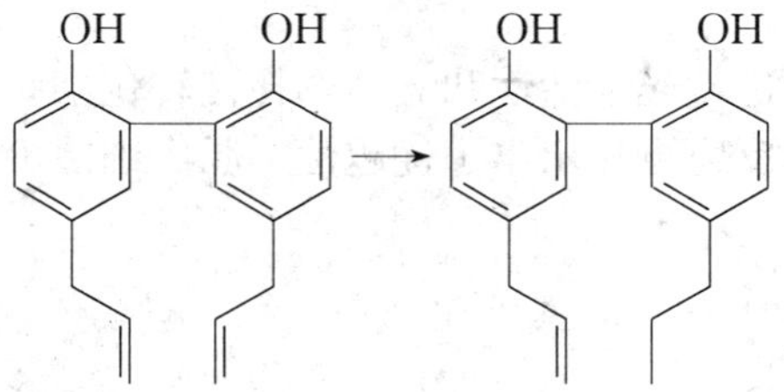

厚朴酚　　厚朴酚代谢产物-3

图 15-13　人肠内细菌还原转化厚朴酚

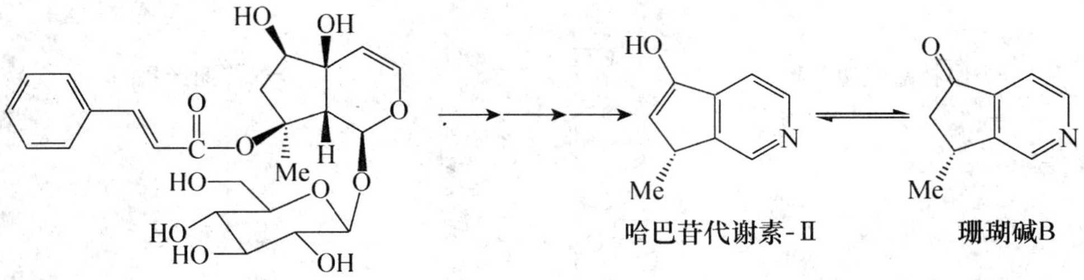

哈巴苷代谢素-Ⅱ　　珊瑚碱B

哈巴苷

图 15-14　人肠内细菌还原转化珊瑚碱 B

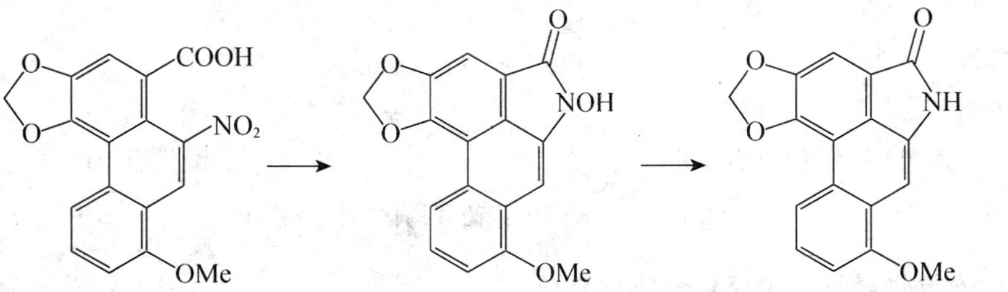

马兜铃酸-Ⅰ　　马兜铃内酰胺-Ⅰ

图 15-15　人肠内细菌还原转化马兜铃酸Ⅰ

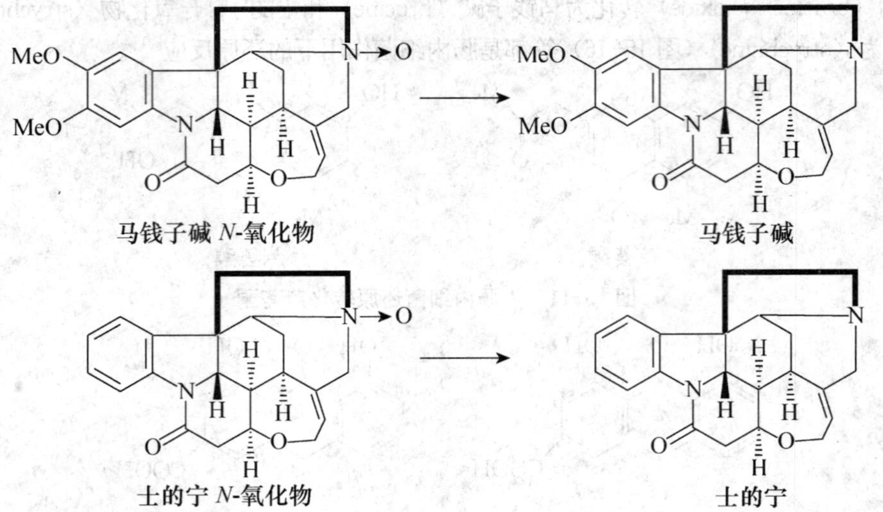

图 15-16　人肠内细菌还原转化马钱子碱 N-氧化物和士的宁 N-氧化物

（四）异构化反应

某些细菌能够选择性地进行光学活性和立体选择性转化某些化合物，特别是对一些有机合成不能进行或难以进行的反应更显示出了优越性。肠内细菌可转化厚朴酚产生一系列异构体化合物[31]，如图 15-17 所示。

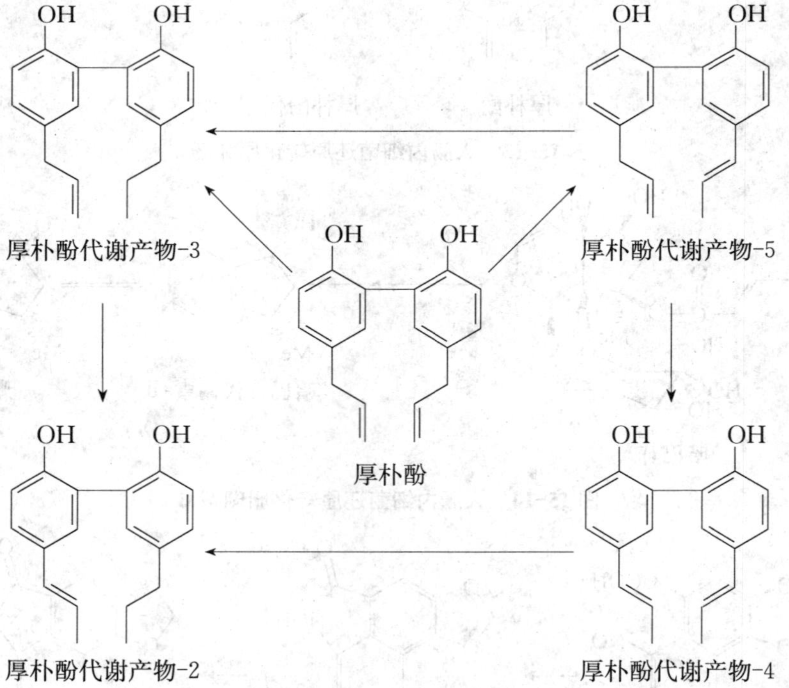

图 15-17　人肠内细菌异构化转化厚朴酚

（五）含氧化合物向含氮化合物的转化

肠内细菌可使某些含氧化合物转化为含氮化合物，转化产物分子中的氮元素来源于肠内细菌的氮代谢产生的氨。一些中药成分的这种转化[31, 32]如图 15-18 所示。

中药玄参所含主要成分哈巴苷向含氮化合物的转化如图 15-14 所示。

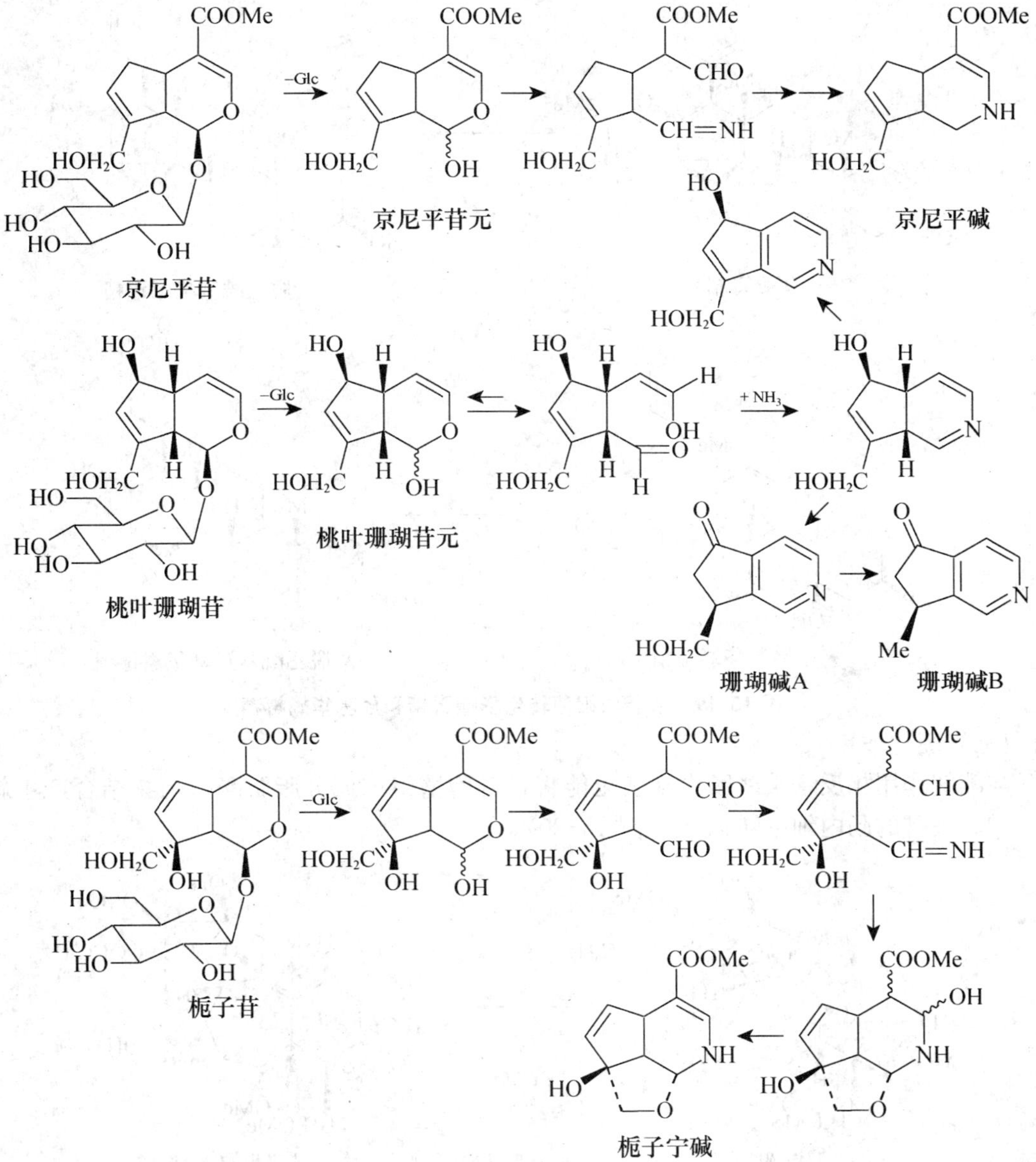

图 15-18 含氧中药成分由人肠内细菌转化为含氮化合物

（六）脱酰基化（酯解）作用

肠内细菌中含有酯酶，可进行脱酰基化作用。含有酯基的中药成分进入消化道后可能被降解，转化产物的生物活性减弱或丧失；也可能是毒性降低或升高。此由化合物结构类型和固有的生物活性所决定。传统中药华蟾毒精（cinobufagin）和羟基华蟾毒精（cinobufotalin）可被人肠内细菌转化为脱乙酰基化合物，即分别为脱乙酰基华蟾毒精（deacetylcinobufagin）和脱乙酰基羟基华蟾毒精（deacetylcinobufotalin）[33]（图 15-19）。原型化合物对肿瘤细胞的生长有很强的抑制作用，而转化产物无活性。

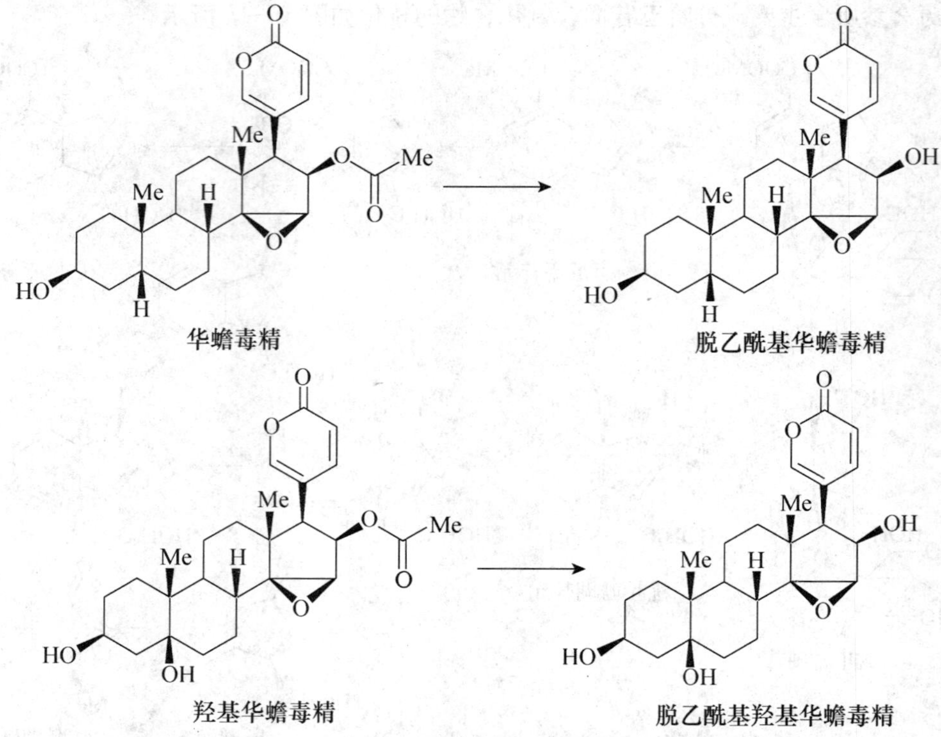

图 15-19　人肠内细菌转化华蟾毒精和羟基华蟾毒精

（七）酯化作用

与酯解作用相反，某些肠内细菌也能将自身胞壁组成成分脂肪酸与药物结合产生新的酯，如乌头碱的肠内细菌转化[34]（图 15-20）。

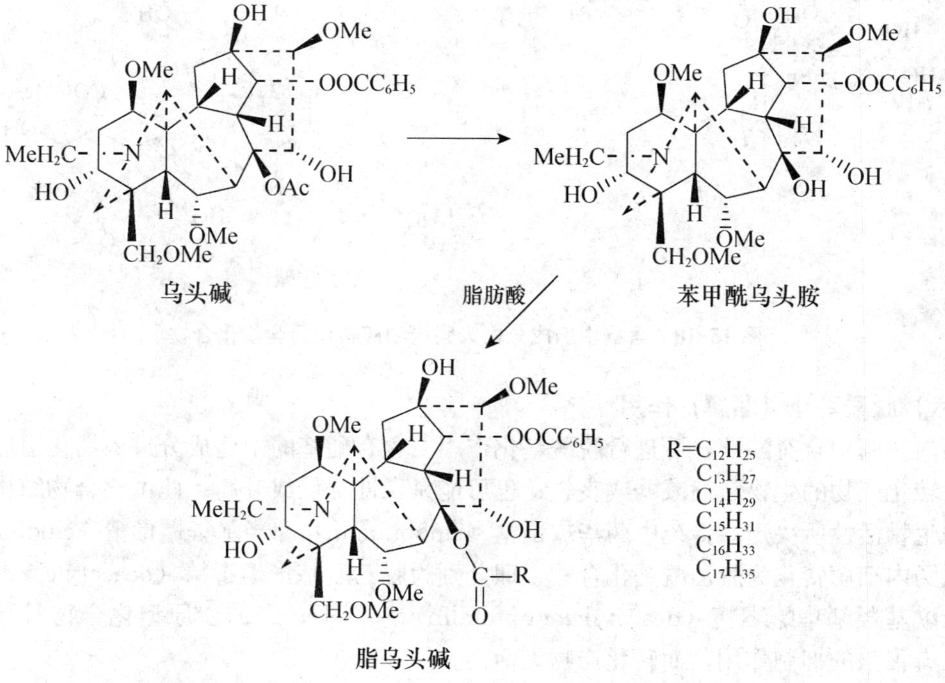

图 15-20　乌头碱结构的人肠内细菌转化

(八) 聚合作用

当某些中药成分生物转化中间体反应活性较高时，它们之间也可以相互聚合，形成稳定的终产物。如紫草素（shikonin）的人肠内细菌转化[35-37]（图 15-21）。

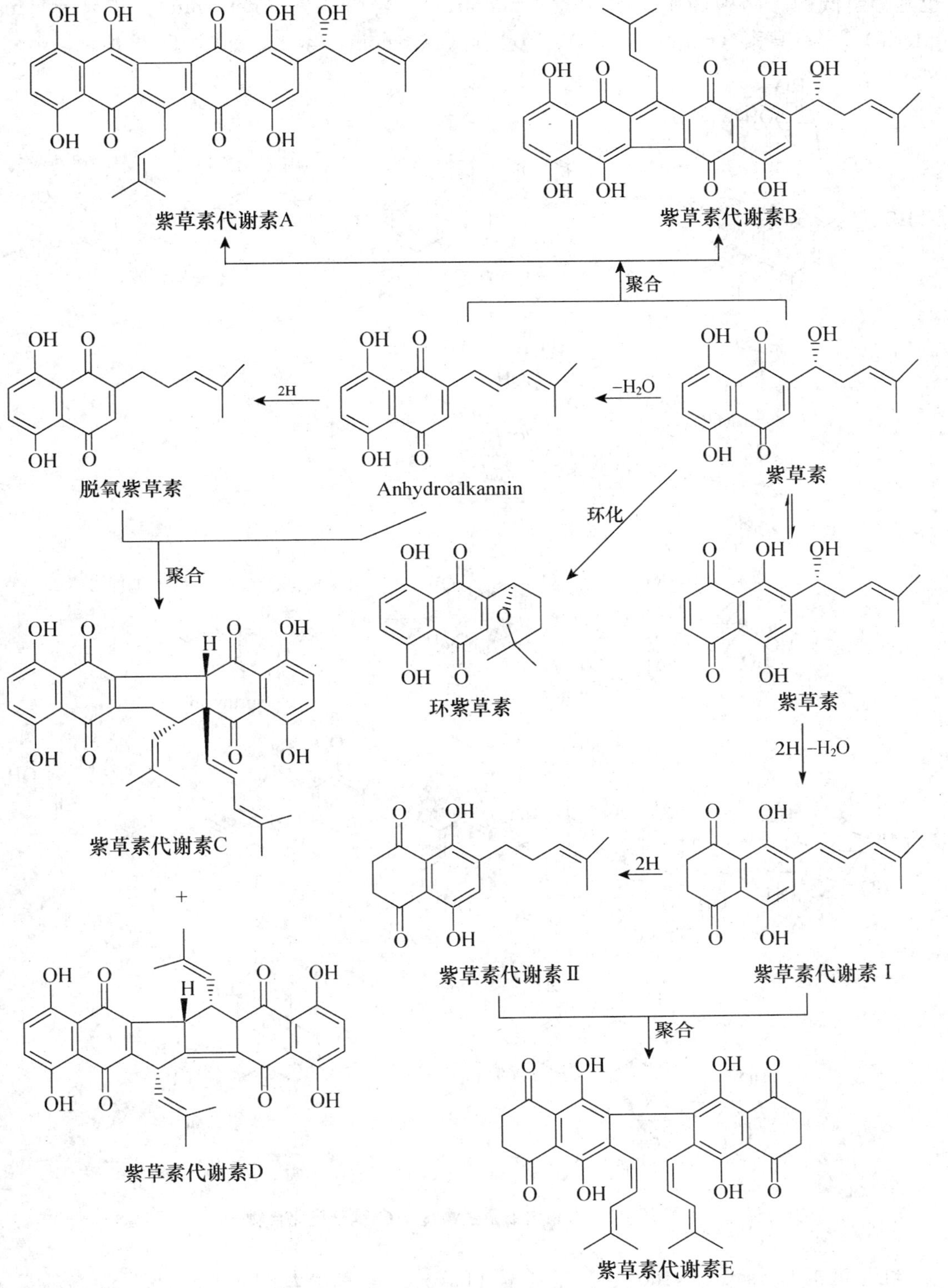

图 15-21　紫草素在人肠内细菌作用下的聚合反应

（九）碳苷的水解

碳苷（C-glycoside）是中药成分中一类特殊的成分。这类成分的糖以碳-碳键形式与苷元结合，是一类很难被酸水解的糖苷。尽管某些细菌可以水解碳苷类化合物，其生物转化率也是相当低的。如中药中的葛根素（puerarin）、岩白菜素（bergenin）、芒果苷（mangiferin）、异荭草素（homoorientin）、芦荟苷（barbaloin）等[31]，如图 15-22 所示。

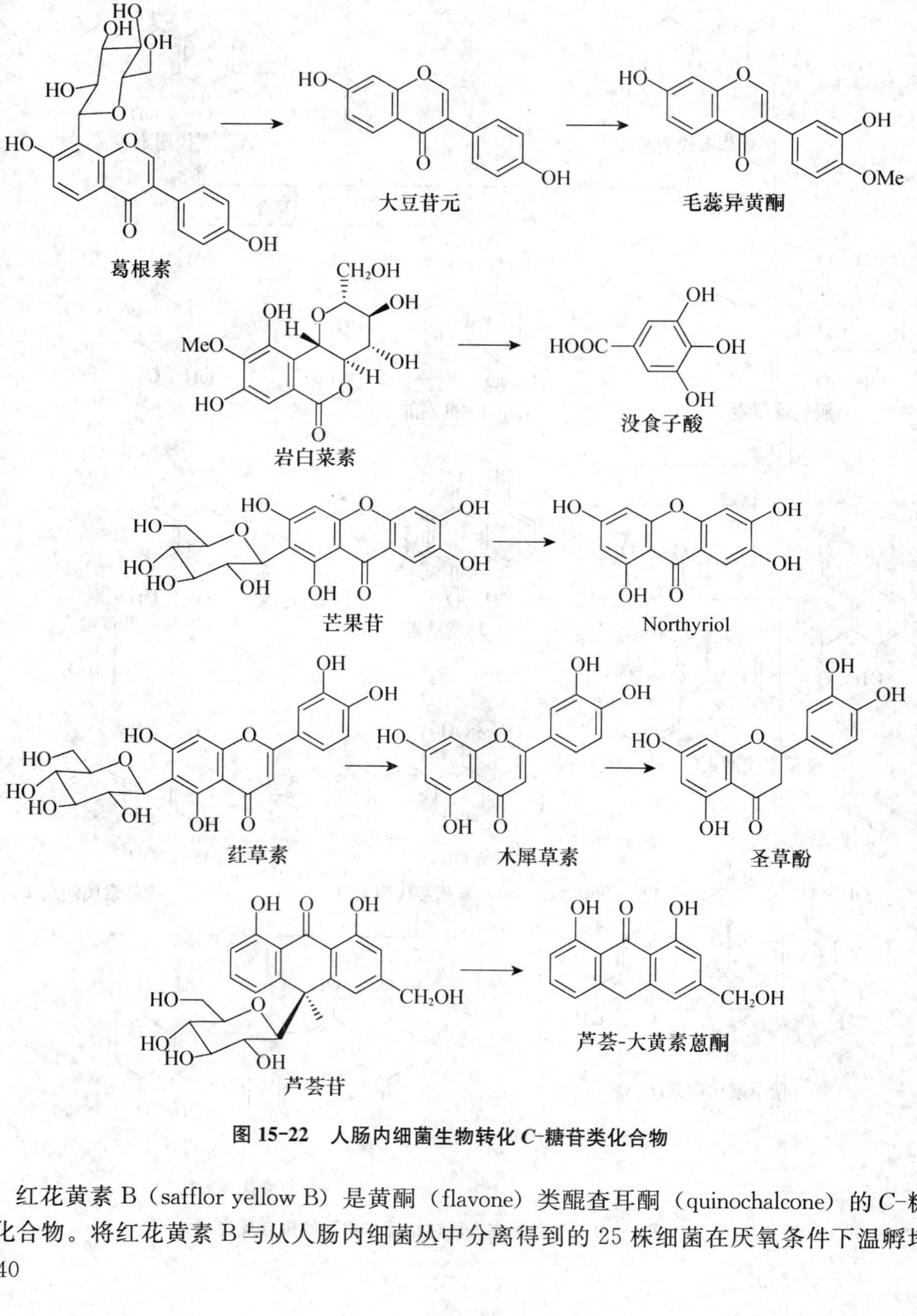

图 15-22　人肠内细菌生物转化 C-糖苷类化合物

红花黄素 B（safflor yellow B）是黄酮（flavone）类醌查耳酮（quinochalcone）的 C-糖苷化合物。将红花黄素 B 与从人肠内细菌丛中分离得到的 25 株细菌在厌氧条件下温孵培养（37℃，4天），发现这些细菌都能代谢红花黄素B。其中，长双歧杆菌、伪长双歧杆菌、嫌气加夫基氏菌、厌氧消化链球菌和粪链球菌可代谢红花黄素B产生3种代谢产物，分别鉴定为红花苷（carthamin）、羟基红花黄素A（hydroxy safflor yellow A）和红花代谢素（safflor-metabolin）。厌氧消化链球菌、脆弱拟杆菌多形亚种、无害芽孢梭菌ES 24-06、伪长双歧杆菌、无害芽孢梭菌KZ 633、产气荚膜梭菌、大肠埃希菌O-127和肺炎克雷伯菌的羟基红花黄素A产率分别为原型药物的72.34%、53.19%、48.94%、30.85%、27.66%、27.66%、26.60%和24.47%；无害芽孢梭菌ES 24-06的羟基红花黄素A的产率比无害芽孢梭菌KZ 633的高1.8倍。长双歧杆菌、瘤胃球菌PO1-3、嫌气加夫基氏菌、伪长双歧杆菌、具核梭杆菌和无害芽孢梭菌ES 24-06的红花代谢素产率分别为原型药物的52.17%、38.30%、34.04%、28.72%、24.47%和20.21%。这25株细菌的红花黄素B代谢率均在50%以上，其中，伪长双歧杆菌、无害芽孢梭菌ES 24-06和长双歧杆菌的红花黄素B代谢率分别为43.62%、40.43%和38.30%。两歧双歧杆菌、丁酸梭菌、具核梭杆菌、嗜酸乳杆菌、短乳杆菌和瘤胃球菌等的红花黄素B代谢率均为100%[38]，如图15-23所示。

人肠内混合菌丛代谢红花黄素B产生羟基红花黄素A和红花代谢素，但代谢产率都很低，提示可能有继发代谢现象。

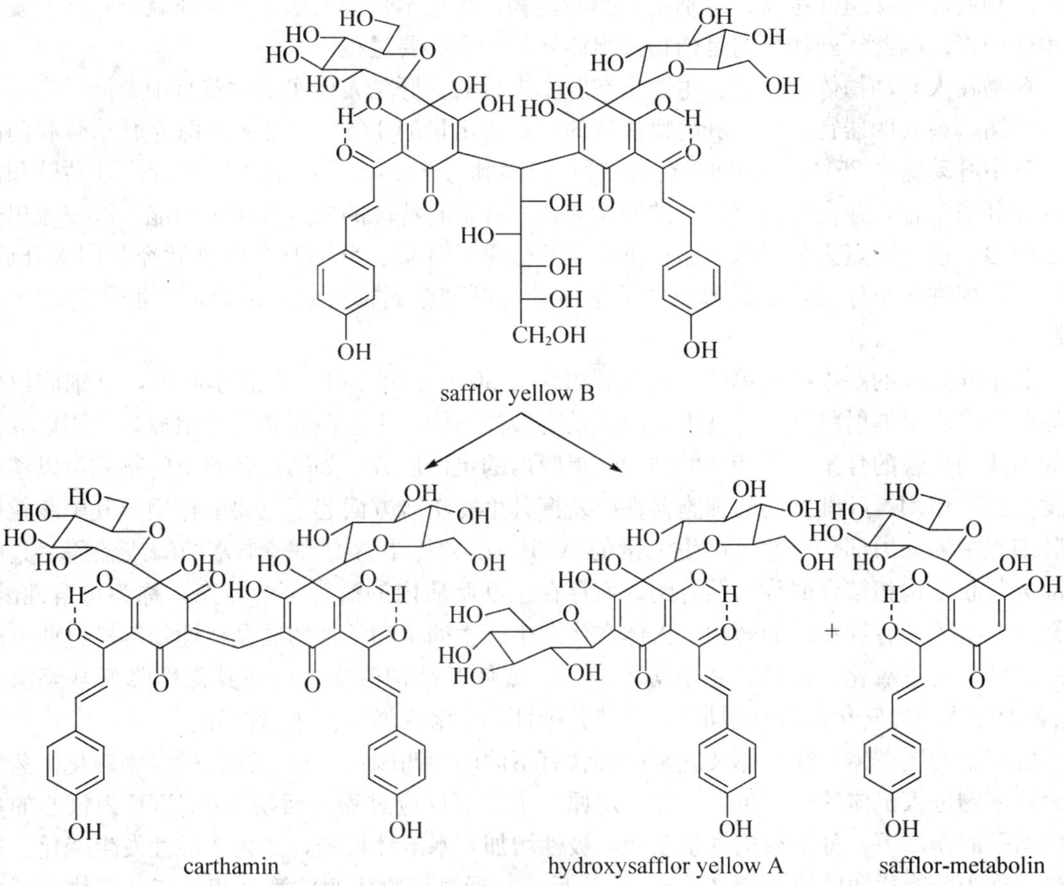

图15-23 红花黄素B的人肠内细菌代谢机制

第三节　中药成分的肝生物转化和/或代谢

肝是人体最大的腺体，约占成人体重的2.5%。它接受来自门静脉和肝动脉的双重血液供应，而且肝含有大部分代谢活性酶。肝丰富的血液供应和独特的形态结构使肝的代谢功能极为活跃，它不仅在蛋白质、糖、脂肪、维生素和激素等物质代谢过程中起重要的作用，而且是药物代谢的重要器官，可将进入体内的药物转化为代谢产物而最终排出体外，即具有生物转化的功能。药物代谢或药物的生物转化比一般条件下的化学反应更有特殊性，其反应途径和反应产物多数涉及生物化学反应机制和化学生物学的内容。

一、肝药物代谢的生化基础

1829年，Liebig从马尿中分离出苯甲酸的代谢产物苯甲酰甘氨酸（hippuric acid，马尿酸）。1842年，德国化学家Keller口服苯甲酸后从尿中检出马尿酸。这些事实说明动物和人均有排泄苯甲酸的能力。进入19世纪，人们开始对药物代谢进行研究，沟通了药物与生物体的联系。药物对于生物体来说是外源异物（xenobiotics），进入生物体后经多种途径排出体外。其中，除以原型药物经尿排出生物体外，大部分药物在生物体内经代谢后转变为水溶性高的物质经尿和胆汁排泄。特别是亲脂性药物，如果不转变为水溶性物质就会在体内发生蓄积性中毒。因此，药物代谢是药物排出体外的一个必要过程。

药物在人和动物体内的代谢主要是在肝中进行的。肝是人体实质性器官中血液供应最丰富、代谢率最高的器官。流入肝的血液量约占心排出量的1/4。肝血流来源为肝动脉和门静脉，其中肝动脉占25%，为肝的营养血管；门静脉占75%，为肝的功能血管。肝动脉和门静脉在肝窦汇合，并在肝内有广泛的网状吻合。肝窦有特殊的构造和调节功能，肝窦流出道缺乏阻力，这一特点为肝细胞代谢提供稳定的微循环环境。肝动脉和门静脉经肝门入肝后，在肝内分成许多小分支，最后形成的毛细血管与肝细胞紧密接触，然后汇入肝小叶的中央静脉。

肝小叶是肝的基本结构单位，人类肝约含有50万个肝小叶。在肝小叶中，肝细胞以中央静脉为中心呈放射状排列。肝细胞膜是动态液体结构，由蛋白质和类脂组成，类脂以双分子的形式构成膜的骨架。膜特殊的结构使得膜内的蛋白质分子如酶以及膜上的物质可以移动而发生相互作用。肝细胞内的细胞器在肝发挥其生物功能方面起了重要的作用，其中线粒体是肝细胞中的动力部分，它可产生大量的ATP。线粒体中含有许多丰富的酶或辅酶，其中一部分与膜结构相结合的称为结合酶，而存在于细胞质内的酶为可溶状态，称为可溶性酶。外界进入机体的各种物质如药物、人体在代谢中产生的生物活性物质及代谢物等经这些酶的作用在肝内通过氧化、还原、水解等反应后，或使其结构改变，或使其毒性降低甚至消失（也有少数物质经转化后毒性增加），或使其极性和水溶性增加而排出体外。

肝细胞的微粒体、线粒体及胞浆中都含有不同的代谢酶系，参与药物的生物转化。药物作为外来物进入机体的代谢包括氧化、还原、水解等反应过程。药物在以CYP为核心的单加氧酶系的作用下，分子结构发生改变，极性增加，水溶性增强，药物的活性发生变化。这个过程称为药物代谢的第一相（phase Ⅰ）反应。通过药物代谢的第一相反应，药物分子的活性发生改变，生成的初级代谢产物在尿苷二磷酸葡萄糖醛酸基转移酶等催化作用下，经与葡萄糖醛酸、活化硫酸酯等结合，转化为水溶性更高的化合物，使其易于从尿中排泄。这个阶段称为药物代谢的第二相（phase Ⅱ）反应。但亲脂性药物容易通透细胞膜，不易从肾排泄，易于堆积体内。肝通过一系列代谢反应将其转化为水溶性高的化合物，使之易于排出体外。药物经过第二相反应后几乎丧失了活性（图 15-24）。

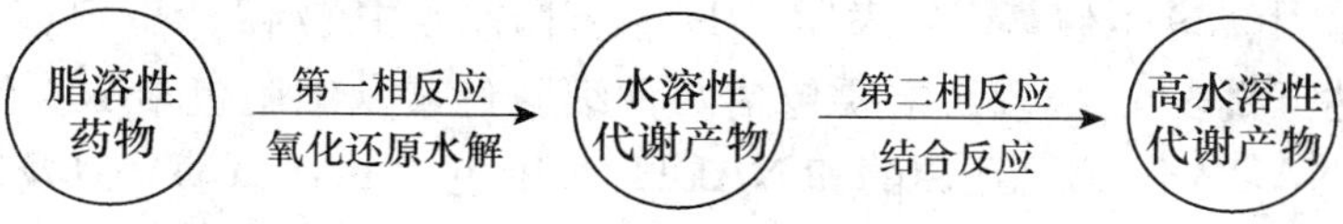

图 15-24　药物的第一相反应和第二相反应

药物代谢产物富集在内质网膜的空腔中，然后转移到高尔基体，再由胆汁或是向血流排出。药物代谢反应的第一相反应主要是在细胞内微粒体单加氧酶（monooxygenase）作用下进行氧化反应完成的。单加氧酶是复合酶，其中最重要的核心组分是 CYP。自从发现 CYP 以后，药物代谢研究得到了迅速的发展。

二、肝药物代谢酶系统

从微生物、动物到植物，其本身具有的代谢活性是在二十多亿年生物进化历程中为适应自然界各种环境的变化而自然选择的结果，其遗传信息储存于基因组中。近代研究发现，苯巴比妥和 3-甲基胆蒽能够诱导动物肝药物代谢活性。因此，动物似乎具有对苯巴比妥等药物的有效应答。动物对于在生物进化过程中从没有遇到过的药物能够进行代谢，说明生物为了生存，获得了药物代谢的能力。但其为了代谢异物而产生的酶对于底物特异性的要求并不十分严格，这有助于生物对化学合成的各种各样药物进行代谢。动物代谢的异物包括作为食物摄取的微生物及植物成分，如萜类、生物碱等。动物能够对微生物、植物等具有的复杂结构的化合物进行代谢及将它们排出体外，说明动物也能够代谢合成化合物。所谓药物代谢活性是指动物为了生存而将摄取的微生物、植物成分等外来的化合物排出体外的异物代谢活性。人和动物肠内微生物产生的、被人和动物吸收的异物也是代谢、排泄的对象。

肝的药物代谢酶存在于肝细胞不同的细胞器内，内质网膜、线粒体内膜及细胞核膜都含有与药物代谢有关的酶类，核膜上的酶对总反应速度影响不大。如前所述，药物的生物转化主要有氧化、还原、水解和结合等化学反应，且不同的反应所涉及的酶也不同。

氧化反应是肝最重要的生物转化反应，是由单加氧酶系催化的。生物体多数外来物在肝细胞内经氧化后，结构改变而失去毒性。

（一）氧化酶

氧化酶（oxidase）主要存在于肝细胞的微粒体、线粒体及胞液中，参与药物的氧化反应。它包括许多酶。

1. CYP　CYP 是一个酶系，其化学本质是蛋白质，但它不是分子量单一的一种蛋白质，而是由分子量为 46～60kDa 的一组结构和性质类似而又有差别的蛋白质组成，是附在细胞膜上的血红蛋白。1958 年 Klingenberg 首先从大鼠肝微粒体中发现可结合 CO 的 b 型细胞色素[39]。因其还原型（以 $Na_2S_2O_4$ 为还原剂）与 CO 结合后在 450nm 处有最大吸收峰，因而命名为 CYP（细胞色素 P_{450}）。研究还发现，CYP 这种结构和功能的多样性是其基因结构的多样性所决定。来源于不同种属或同种不同品系，甚至不同组织的 CYP，其结构、性质和功能都不尽相同。Nelson 等人[40]于 1993 年报道，已发现不同的 CYP 是由其不同的基因表达所致，至 1993 年已描述的基因包括来自于 31 种真核生物、11 种原核生物的 36 个基因家族的221个基因。随着生物技术的飞速发展，CYP家族中又发现了不少新的基因，其数量已超过一千多种。1996年公布已发现74个CYP基因家族，包括481个CYP基因和22个假基因，近年又在不断增加。随着人类基因组计划的完成，人类编码CYP的基因已基本明确，有55个基因、29个假基因，隶属于17个基因家族中的42个亚家族。目前已成功克隆的CYP基因达五百多个。CYP主要包括两种细胞色素（细胞色素 P_{450} 和细胞色素 b_5）、两种黄素蛋白（NADPH-CYP还原酶和NADH-细胞色素 b_5 还原酶）以及磷脂等，而起氧化作用的主要是CYP酶或它的同工酶。此外，参与向底物传递氢的还有NADPH-CYP还原酶和NADPH（烟酰胺腺膘呤二核苷酸磷酸），它们起提供电子的作用。氧化反应进行时，血红素的中心铁离子的化合价从 Fe^{3+} 变为 Fe^{2+}，再变回 Fe^{3+}。分子态氧被转变为氧化物状态，然后，一个氧原子被转移到底物上，另一个氧原子则通过接受质子还原为水。主要催化如下反应：

$$H^{+} + NADPH + R + O_2 \longrightarrow NADP^{+} + H_2O + RO$$

现已在动物、植物、酵母和细菌中都发现了CYP。在哺乳动物体内，CYP主要是在肝细胞微粒体中富集，属末端氧化酶。它是CYP系的核心组分，是由紧密相关的同工酶组成的酶家族。迄今为止，在人体内已经发现四十多种CYP同工酶。CYP调节和催化活性存在种属差异。某些CYP涉及甾体化合物的生物合成途径，而并不代谢异体物质。然而，CYP的绝大部分属于异体物质代谢酶，其唯一作用是氧化那些非体内正常组分的化学物质，这些CYP酶分为第1、2和3族。CYP第4族使长链脂肪酸羟基化。氧化反应包括*N*-、*O*-和*S*-脱烷基化、*C*-羟化、环氧化、硫的氧化、氮的羟化和氧化、氧化脱硫及脱氨基。

2. 黄素加单氧酶（flavin-containing monooxygenases，FMOs） FMOs也是可以氧化外来物质的微粒体酶，主要催化含亲核杂原子N、S和P化合物的氧化反应。其所催化的反应与一部分由CYP介导的氧化反应相同，且大部分为解毒反应。FMO在大量含N和S异生素的氧化中起重要作用。

氧化代谢反应的产物一般为过氧化物。黄素腺嘌呤二核苷酸（FAD）可被NADPH还原，然后又被 $NADP^{+}$ 氧化，从而保证其可及时地与酶结合。研究表明[41~43]，已有5种不同的FMOs的cDNA（*FMO1*、*FMO2*、*FMO3*、*FMO4* 和 *FMO5*）被克隆并被测序，存在于1号染色体的长臂上。由 *FMO1*、*2* 和 *5* 的DNA序列推断得知，其开放阅读框架（ORF）位于第532和535氨基酸残基之间，并估算其分子量约为60 kDa。而 *FMO4* 却编码一个长度大于25个氨基酸的蛋白质。

3. 单胺氧化酶（MAO） 根据杂合型的胺氧化酶所含基团的不同，将其分为两种：一种是依赖黄素腺嘌呤二核苷酸（FAD）的胺氧化酶，包括单胺氧化酶（monoamine oxidase，MAO）和多胺氧化酶（polyamine oxidase）；另一种是不包含FAD的胺氧化酶，如氨基脲敏感的胺氧化酶[44]。单胺氧化酶是线粒体酶，位于线粒体的外膜，主要富集于肝、肾、肠和神经组织中，催化胺的氧化代谢反应，生成相应的醛和酮衍生物。

$$RCH_2NH_2 + O_2 + H_2O \longrightarrow RCHO + NH_3 + H_2O_2$$

MAO不仅可氧化生物内源性胺，且可氧化诸如脂肪族、芳香族、伯胺、仲胺和叔胺等多种胺类化合物。MAO包括两种形式，分别为MAO-A和MAO-B。MAO-A主要氧化生物体产生的胺类，如肾上腺素、去甲肾上腺素及5-羟色胺等化合物；MAO-B则主要氧化代谢非儿茶酚胺类化合物，如苯乙胺、苄胺等。

Johnston和Knoll等[45,46]的研究首次发现，丙炔苯丙胺（deprenyl）和氯吉兰可分别选择性抑制 MAO-A 和 MAO-B。MAO-A 和 MAO-B 两种酶不论在底物的选择性上、组织细胞的分布上，还是免疫特性以及其 cDNA 核苷酸序列上都有明显差异。辅助因子 FAD 可与 MAO-A 和 MAO-B 两种酶上相同的五肽序列中半胱氨酸共价结合。基因结构分析表明，MAO-A 和 MAO-B 可能来自同一基因家族[47]。在一个特定的细胞中，MAO 的氧化速率依赖于线粒体外膜 MAO-A 和 MAO-B 的表达水平及胺和氧的浓度。底物与酶的结合可改变酶的性质并影响其催化活性[48]。MAO 的抑制剂如苯乙肼、反苯环丙胺、帕吉林（pargyline)、丙炔苯丙胺、吗氯贝胺和溴法罗明可影响酶与其底物的作用[49]。帕吉林和丙炔苯丙胺是 MAO-B 不可逆性抑制剂。

此外，在肝中还有黄嘌呤氧化酶、前列腺素环氧化合成酶及醇、醛脱氢酶等，都参与内源性和外源性物质的氧化。其中，黄嘌呤氧化酶主要催化结构中含有黄嘌呤的药物，如咖啡因、茶碱及嘌呤类似物等，将它们氧化代谢为相应的尿酸而排出体外。前列腺素环氧化合成酶通过环二氧化和过氧化反应，催化花生四烯酸的氧化。而醇、醛脱氢酶属于肝中可溶性的酶，专一性较差，即底物范围较广。

（二）还原酶

CYP 系除含有具氧化作用的酶组分外，还含有具还原作用的黄素蛋白 NADPH-CYP 还原酶和 NADH-细胞色素 b_5 还原酶。与细胞中大量的 CYP 相比，NADPH-CYP 还原酶的数量显得较少。研究表明[50]，每摩尔黄素蛋白 NADPH-CYP 还原酶含有 1 摩尔的 FAD 和 1 摩尔黄素单核苷酸，而且发现此酶在内质网与 CYP 密切相连。微粒体 NADPH-CYP 还原酶将 FMN 还原，以氢醌和半醌的形式相互转换，从而在每个循环中将一个电子传递给血红素蛋白即细胞色素 b_5。由于微粒体 NADPH-CYP 还原酶是 CYP 系的一个组分，这一特点允许它可以通过与不同 CYP 的亲和力及与细胞色素 b_5 等酶的相互作用来调节 CYP 的各步反应。NADH-细胞色素 b_5 还原酶是膜束缚的黄素蛋白，含有 1 分子 FAD 的单聚肽，分子内含有一个亲水的催化结构和一个 36 氨基酸片段的膜疏水性结构区域，起到亲脂溶性作用。还原酶可以将羰基、醌、偶氮和硝基还原，并可催化脱卤素反应。

除此之外，在体内药物代谢中，还有不少的酶参与水解及结合反应，如酯酶、环氧化物水解酶等酶参与药物的水解反应。酯酶可以水解酯、有机磷酸酯、酰胺、酸酐；而环氧化物水解酶可将环氧化物水解成邻二醇。在药物代谢的第二相反应中，葡萄糖醛酸和谷胱甘肽参与的结合反应是其主要的途径，是由转移酶类催化的。经过第一相代谢后，药物的活性和极性都发生较大的改变。而经过第二相的结合反应后，药物转化为水溶性更高的化合物而易于排出体外，并且使其活性几乎丧失。

三、肝呼吸链-电子传递系统

在肝中，参与药物代谢的氧化酶系统所催化的典型化学反应过程是通过电子传递系统介导的，从 NAD(P)H 经过一系列反应将电子转移到 CYP，将分子氧还原，并使其中的一个氧原子加入到底物中。CYP 与底物的总反应式可表示为：

$$RH + O_2 \xrightarrow[CYP]{2e^-,\ 2H^+} ROH + H_2O$$

RH 为底物，一分子氧裂解形成羟基化的代谢产物和水。由上述反应式可以看出，反应需要两个电子和两个质子。这两个电子分别来自 NADPH 和 NADH，从而形成两种不同类型的电子转移链（图 15-25)：类型Ⅰ发生在真核细胞的内质网膜上。在类型Ⅱ中，还原型的吡啶核苷酸先将还原酶的 FAD 还原，然后通过以 2Fe、2S 铁硫蛋白为中介，使一个电子转移到 CYP。Takemori 等[51]报道了有关 CYP 系统的电子传递途径。

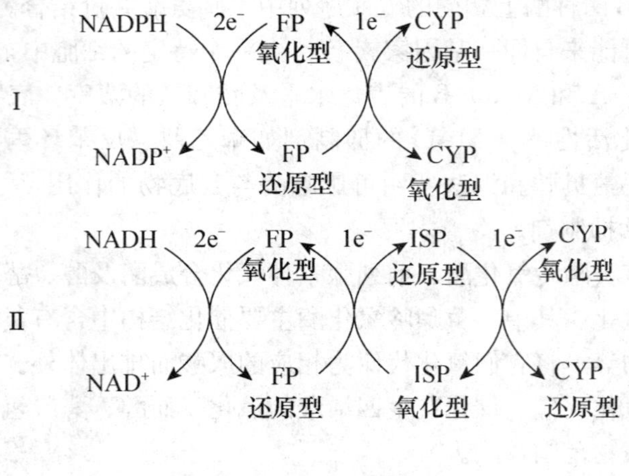

图 15-25　电子传递途径

FP：黄素蛋白；ISP 铁硫蛋白

已有的研究已揭示了 CYP 的作用机制：CYP 与底物（RH）结合后，从 NADPH-CYP 还原酶的电子供体上得到一个电子（e^-），使酶中的铁原子（Fe）还原，由三价铁（Fe^{3+}）变成二价铁（Fe^{2+}）。还原后的铁原子可与分子氧（O_2）结合，形成 $(RH)Fe^{2+}(O_2)$，此复合物可变构为 $(RH)Fe^{3+}(O_2^- \cdot)$，当再获得一个电子后生成 $(RH)Fe^{3+}(O_2^{2-})$ 复合物。此复合物失去一分子的水后形成 RH $(Fe\ O)^{3+}$，并将一个氧原子传递到底物 RH 上，生成 $(ROH)Fe^{3+}$，然后将被氧化的底物 ROH 释放，游离的 CYP 可进入下一个氧化循环中。在 CYP 对其底物的氧化循环反应中，其与底物的结合是反应的第一步。当底物结合到 CYP 上时，可使酶的构象发生改变，并伴有光谱变化。细菌脂肪酸加单氧酶 CYPBM-3 由 α-螺旋和 β-折叠组成，且沿着由 β 区域和部分 α-螺旋形成的一个较长的疏水通道，可到达酶的活性位点血红素部位。酶活性部位的构象随着底物分子的增加可多次打开，从而调控铁的自旋态平衡、氧化还原电位、氧的结合和活化以及底物的结合等[52]。在对樟脑的研究中发现：樟脑与含铁的 CYPcam（樟脑）的结合是分两步进行的[53]。首先，樟脑分子扩散进入到酶的底物结合部位血红素口袋中，然后可观察到血红素铁呈一种过渡态的形式。在此过程中，静电作用是主要的调控因素，它控制着酶的活性部位是否打开而让底物进入并包埋于酶的活性中心。在酶的活性部位处连接有带电的或含有极性的束缚水分子的残基易于质子的传递[54]。此外，因为底物的结合而降低了 CYP 的氧化还原电位，使得相对稳定的酶复合物易被还原，酶中所含的铁由 Fe^{3+} 变为 Fe^{2+}，而使电子从 NAD(P)H-CYP 还原酶及铁硫氧化还原蛋白中传递。底物与 CYP 的结合使氧化还原电位降低表明，此结合与电子传递有协同作用。CYPcam 至少有 4 个碱性基团和血红素相邻，它们与假单孢氧还蛋白上的酸性基团通过静电而相互作用。这种静电作用调控着酶的活性部位是否打开，而让底物进入到其结合口袋中[55]。

酶与底物结合后，NAD(P)H-CYP 还原酶或铁硫蛋白可提供一个电子给酶所含的铁，这一过程是快反应。其传递的方向是电子从 NAD(P)H 到还原酶，然后从还原酶到铁硫蛋白，最后从铁硫蛋白到 CYP，完成对 CYP 酶中铁的第一次还原，由 Fe^{3+} 变为 Fe^{2+}。但在微粒体系统中，由于没有中间的铁硫蛋白，而由含 FAD 和 FMN 的还原酶直接将电子传递给 CYP。发生还原作用后，氧分子迅速与高自旋铁（Fe^{2+}）CYP-底物复合物结合。有研究表明，CYP 氧化亚铁复合物转变为高铁超氧化物时，可导致电子有铁传递到氧分子。当第二个电子加到氧化 CYP 复合物时，形成了 RH-$Fe^{2+}O_2^-$ 或 RH-$Fe^{3+}O_2^{2-}$。由于连续加入两个电子，而使分子氧活化生成过氧化物。在此过程中，分子氧中的 O—O 键变弱，键长由原来的 0.121nm 拉长为 0.149nm，键能也由 O_2 的 497kJ/mol 减小为 O_2^- 的 276kJ/mol 以及 O_2^{2-} 的 146kJ/mol。双氧键变弱裂解后，一个氧原子进入底物，而另一个氧原子在重排过程中得到两个质子，形成一分子水，从而将 CYP 释放，进入下一个循环反应中。

四、药物代谢与细胞色素药物代谢酶

给予人和实验动物的多数药物在动物体内要经过各种各样的代谢后从尿中排出体外。肝是药物代谢的主要器官，这一观点的阐明带动了与药物代谢各反应有关的酶的研究。与乙酰基转移酶、硫酸转移酶等可溶性酶的研究相比，对存在于微粒体膜的酶的研究是十分困难的。20 世纪 50 年代的研究显示，在脂溶性药物代谢的第一相反应中，最重要的氧化反应在 NADPH 和 O_2 以及肝细胞组分存在下，可在试管内能够再现。自从 1958 年 Klingenberg 首先从大鼠肝微粒体中发现可结合 CO 的 b 型细胞色素以来，以及后来的研究揭示通过利用 CO 的光解离性证明了 CYP 是肝主要的药物代谢酶，从而迎来了药物代谢研究的崭新时期。如果 CO 致使活性受抑制，通过研究其抑制光照射所致回复，可知微粒体中对多种多样药物的氧化活性几乎都是由 CYP 酶催化完成的。20 世纪 60 年代末期，CYP 成为药物代谢研究的中心课题，确认 CYP 是生物体异物代谢酶。现已知 CYP 广泛分布于生物界，在哺乳动物主要存在于微粒体和线粒体中。目前已知肝微粒体 CYP 的底物有 250 000 种之多，似乎任何外来化合物均可为其底物。CYP 按其氨基酸序列同源性进行分类。氨基酸序列 40%以上相同者分为一个家族，50%以上者为一个亚家族，分别以阿拉伯数字和大写字母表示，最后一个数字表示个别的 CYP。

但是，在肾上腺、睾丸等甾体激素产生器官，不仅在微粒体，而且在线粒体也存在大量的 CYP。不论微粒体的 CYP，还是线粒体的 CYP，它们都具有器官特异的甾体激素合成反应特性，这是在研究 CYP 的初期已经确定的。此外，植物以及酵母的微粒体中也存在 CYP。植物中的 CYP 与木质素的生物合成有关，酵母中的 CYP 与甾体化合物生物合成有关。它们不是针对外来性异物，而是与重要的生物体内物质的合成和分解有关。

CYP 在生物有机体的广泛存在以及其在外来物质的代谢，特别是在药物代谢方面有非常重要的作用，使 CYP 的结构研究得到了广泛的重视。CYP 蛋白是含有高铁血红素的末端氧化酶[56]。CYP cam 的晶体结构[57,58]显示，它是由许多 α-螺旋结构和反平行的 β-折叠组成。而且大部分的螺旋结构位于 CYP cam 分子的右半部，而反平行的 β-折叠则在酶分子的左侧。随后大量的晶体学结构研究表明，即使 CYP 氨基酸序列的同源性很低，甚至低于 20%，而且仅有 3 个氨基酸完全保守，但是酶分子的空间折叠结构却非常保守，因而在某种程度上使其作用的底物范围较广。一般来说，CYP 分子包含有 4 个 β-折叠（β1～β4），约 13 个 α-螺旋（A～L），其中 β5 是可变的。其保守的结构核心是由 α-螺旋 D、E、I、L 组成的螺旋束和 α-螺旋 J 和 K 构成的。其中螺旋 I 含有高度保守的苏氨酸，而螺旋 L 构成血红素结合区的一部分。酶的 β-折叠中，β1 和 β2 是保守结构的必需部分，β1 由 5 股组成，β2 包含 2 个股，这些折叠有助于形成疏水性的底物进入通道。此外，所有的 CYP 在近血红素表面有一保守的共有序列，内含有完全保守的半胱氨酸，它是血红素铁的第5个配体，也是其可结合CO在450nm处有特征吸收的原因。然而对于所有已进行了结构测定的CYP，虽然其结构折叠类似，但它们的一级、二级甚至三级仍然呈现出结构多样性，从而可容纳特定的作用底物以及不同的辅助因子。由此可见，CYP的功能与其结构密切相关。

每个肝微粒体CYP分子内含有一个血红素分子（铁-卟啉Ⅸ）。尽管其血红素部分是相同的，但CYP的功能却有很大的不同[59]。一般来讲，CYP的催化氧化作用依赖于NADPH-CYP还原酶、细胞色素b_5、氧分子和NADPH。但是如果没有这些辅助因子参与反应，CYP也可催化过氧化反应，在此反应中，有机过氧化物如t-BuOOH作为氧的供体，氢过氧化物的裂解不仅有均裂，并有异裂，而且异裂的产物与正常情况下氧化所产生的羟基化合物相似。很显然，CYP近表面的半胱氨酸提供了足够的电子势，使得氢过氧化物在没有远端的有效催化作用时，仍可发生异裂[60]。但是，在CYP所催化的O—O键断裂作用中，为什么有时可发生明显的均裂？是否有别的因子参与，对氧键的断裂有协助作用。已有的研究表明[61,62]，目前已知的CYP结构中，在近血红素结合区域都有一个半胱氨酸配体，而且在近血红素和远离血红素处分别有一肽段如螺旋L和I，这些结构是完全保守的。由此可以推测，不同的酶可以催化类型相似的过氧化键的断裂。然而，对于一些功能独特的CYP，螺旋L和I可能不是其仅有的脱辅基蛋白活性区域，一定还有别的活性区域存在，不仅可使CYP具有底物特异性和反应区域特异性，而且可以影响其活性中心血红素-铁的氧化化学特性。Yao等[63]的研究证实了这一推测，当氢过氧化物与大鼠肝微粒体中可诱导的不同CYP或与底物特异的CYP纯酶（如CYP2B1和3A）一起孵育时，其所产生的均裂和异裂比例大不相同。如苯巴比妥诱导型的大鼠肝微粒体酶CYP 2B1所催化的反应中，t-BuOOH的均裂和异裂的比例接近1.0，而大鼠CYP3A1（人肝中为CYP3A1，是肝中含量最多，并可代谢大部分药物、具有药理活性的CYP）却使t-BuOOH主要以异裂的方式进行，其均裂和异裂的比例为3∶1。由于CYP3A1在远端结合氧的苏氨酸核心保守区，含有一个脯氨酸残基，这一突变结构有助于氢过氧化物的异裂，而正常的大鼠肝微粒体CYP 3A1仍保留此苏氨酸残基。人肝中的CYP3A5与CYP3A1一样，也显示了很强的裂解选择性，使得异裂与均裂的比例为4∶0。由此可见，CYP3A5与CYP2B1不同。CYP2B1仍保留此保守的苏氨酸残基，对t-BuOOH的裂解方式无选择性，异裂和均裂的比例相当。CYP 3A5对t-BuOOH的裂解作用与CYP3A1类似，表明t-BuOOH中O—O键的断裂既不依赖第310位的苏氨酸，也不依赖于这一位置的脯氨酸残基。

此外，Correia等还认为，CYP2B1和CYP3A唯一的不同之处可能是它们的活性位点处能容纳底物的相对空间大小不同。CYP3A不仅可与较大的底物（如cyclosporin，FK-506）结合，而且可同时容纳两个底物分子；但是，CYP2B1只能容纳相当小的底物分子，如一个t-BuOOH分子则可以完全充满其活性部位的空间，而CYP3A在结合t-BuOOH后，还可容许相当多的水分子残基进入它的活性位点，因而可以促进t-BuOOH的异裂发生。用化学合成的t-BuOOH结构类似物进行实验观察，其分子体积和空间位阻都比t-BuOOH小。t-BuOOH小分子结构类似物呈现出相当高的异裂选择性，表明当底物与酶的活性位点空间构象匹配时，两者的结合可使相当数量的水分子随后也进入酶的活性部位，这一点是氢过氧化物裂解方式的决定因素，而酶分子中特定的活性位点处的残基对此影响甚小。这些实验结果清楚地表明，CYP的空间构象可极大地影响氢过氧化物键的断裂，而且CYP-过氧化铁复合物的溶剂化作用也可能是影响O—O键断裂方式的重要因素。

在很长的一段时间内，肝微粒体 CYP 的药物代谢活性是该领域的研究热点。研究采用的方法几乎都是给予动物苯巴比妥和 3-甲基胆蒽来提高肝微粒体 CYP 的药物代谢活性。但是，进入 20 世纪 70 年代中期以后，随着从微粒体中精制可溶性 CYP 方法的改进，得到了单一组分的 CYP，从而逐渐明确肝微粒体 CYP 酶有不同的类型。因此，给予受试药物，不但大幅度诱导动物肝异物代谢活性强的分子类型，而且诱导出数种对生物体内源性物质如甾醇、脂肪酸、甾体激素等具有代谢活性而对异物有较弱的代谢活性的 CYP。最初预想动物的 CYP 可能由数种酶组成，在哺乳动物，一个个体至少有数十种 CYP，它们的存在具有组织特异性。已有的研究结果表明，动物体内所发现的多数 CYP 分子类型与其各种各样的体内代谢有关，仅有少数与外来异物的代谢活性有关。后者称为“异物代谢型”。但是，在代谢生物体内源性物质的 CYP 酶中，也有对外来异物呈强代谢活性的分子类型。

就动物性 CYP 的功能而论，可调控生物体内的胆甾醇的合成、分解（胆汁酸、甾体激素的合成），脂肪酸和其衍生物（前列腺素等）的 ω 氧化。具有这种功能的多数 CYP，在动物适应外来性异物的过程中，可能派生出对异物代谢活性具有高度特异性的分子类型。对于真核生物来说，甾醇是其细胞膜脂质成分的必要物质，其生物合成与 CYP 有关。因此，CYP 在真核生物出现时即已存在，至少有 10 亿年以上的历史。

CYP 的催化反应主要是单加氧酶型的氧化反应。实际上对于药物代谢来说，几乎全部是氧化反应。而 CYP 随着条件的不同，也进行还原反应以及产生活性氧（超氧阴离子）。CYP 是氧化还原电位非常低的血红素类蛋白，在厌氧条件的试管内，具有还原硝基化合物、偶氮化合物的能力，这种反应性质在生物体内有十分重要的意义。

大量的实验研究结果表明[64~68]，CYP 是可被诱导的，而且其催化氧化的活性取决于 CYP 含量的高低。CYP 的含量受多种因子、多环节的调控，如天然激素和外源性化合物，它们可以直接或间接地作用于 CYP 基因的转录及翻译等环节，从而影响酶的含量。不同组织、器官、不同性别及在发育的不同阶段，CYP 的表达都可能不同。即使是相同基因家族或亚家族的 CYP 基因，其调控序列也有所不同，而使其基因的表达和调控方式各异，如 CYP1A1 和 CYP1A2 以及 CYP2B1 和 CYP2B2。人和鼠的 CYP1A1 是 CYP 基因家族中研究比较深入且清楚的基因。因 CYP1A1 的酶活性可能与肺癌有关，故其基因的表达调控成为目前该领域研究最为深入的一种。CYP1A1 属于可被多环芳烃（PAH）诱导的基因家族成员，在其基因的 5′端有几个短的核苷酸序列，为异生物质响应元件（xenobiotic responsive element，XRE）。体外实验研究显示，当在培养的细胞中加入芳烃受体（Ah 受体）的底物，如 TCDD（2,3,7,8-四氯二苯-对-二噁英）时，TCDD 与 Ah 受体结合后，释放出热休克蛋白 Hsp90，使得受体-TCDD 复合物与芳烃受体核转移酶结合进入细胞核[69,70]，作用于 CYP1A1 基因上的反应元件 XRE，影响 DNA 的转录活性[69]。而 CYP1A2 最早由 Disterlath 等[71]纯化得到，作为乙酰氧乙苯胺 *O*-脱乙基酶，后来发现其在成年人的肝中表达，可被 PAH 类化合物显著诱导，但在其基因的 5′-侧翼并没有反应元件 XRE 的序列。当用不同的 PAH 化合物处理后，CYP 1A2 的 mRNA 含量可增加 20～40 倍。实验研究发现[69]，mRNA 含量的增加是转录后的机制调节所为，通过增加 mRNA 的稳定性以及对 mRNA 前体加工的调控，且在此过程中，Ah 受体可能参与了这一诱导调节。目前虽然对 CYP 在各组织器官的调控方式知之甚少，但已有的实验研究结果表明细胞中 CYP 的诱导机制是多样的，且与其本身的基因调控元件密切相关。

CYP 基因中存在不同的调控元件，这些元件在不同来源的 CYP 中，其排列顺序可能有一些差别，而且在基因表达过程中，转录启动子和阻遏调控蛋白的结合也受许多因素的影响。调控因子与DNA的结合，可以改变DNA链中某一特定部位如反应元件的空间构象，使DNA链在空间发生适当的弯曲，而与调控蛋白相互作用。一般情况下，调控元件位于转录启始点的上游。研究表明[72]，产生甾醇的CYP基因CYP 1A1、11B1、17、19和21的5′-侧翼区都有TATA盒，位于转录启始点上游20～40bp。在TATA盒的上游还有一个基础转录元件BTE，此区域常常含有CAAT和一个GC盒。这些响应元件与特异性的蛋白结合，通过cAMP介导的调节，影响CYP的表达。但是，不同的CYP基因，其调控区也不尽相同。如CYP2B1和2B2可被苯巴比妥类化合物诱导，在它们的BTE调控区却存在一个特异性的17bp的序列，即Barbie盒。Hines等[73]的研究发现，在CYP 1A1基因的第一外显子处，可能存在有糖皮质激素反应元件GREs。由此可见，远距离的调控也可能对CYP有诱导作用。此外，当调控因子与反应元件相互作用时，不仅可以产生活化作用，而且还会发生对基因表达的阻遏效应。如Hankinson等[74]报道，TCDD与细胞质中的Ah受体结合后，可导致CYP 1A1基因的转录活化。

多数能够代谢外源性物质如药物的CYP基因可被外源化合物所调节，从而影响其转录活化及CYP的表达。目前，对药物代谢酶的诱导机制主要有5种不同的作用方式。乙醇类的诱导作用是通过配体稳定酶的方式进行，而其他的化合物是通过细胞内的受体介导的，如芳香烃受体（Ah）、过氧化物酶体增殖因子活化受体（PPAR）、组成型雄甾酮受体（CAR）和孕烷受体（PXR）[75]。

Ah受体是底物活化的核转录因子，与底物结合后，再与Ah受体的核转移因子Arnt蛋白形成杂二聚体。此二聚体可与CYP基因上的异生素响应元件结合，影响基因的转录及酶蛋白的表达。CYP 1A1基因所编码的微粒体酶可催化多环芳烃的氧化反应。CYP 1A1的诱导可增加此类反应的活性。当Ah受体与其激动剂作用后，Ah被活化，与Ah受体核转移因子Arnt形成杂二聚体后，进入细胞核内，与二噁英反应元件（DREs）结合，调节基因的转录，并可影响酶对TCDD类化合物的代谢作用。Ah受体所介导的这一转录调节过程至少包括两种反应机制：①胞质中的Ah受体与90kD的热休克蛋白Hsp90和分子伴侣AIP相互作用，并形成适当折叠的构象结构；②激动剂可将受体激活，置换并释放与Ah受体上的Hsp90，通过广泛存在的26S蛋白酶作用，调节蛋白的构象变化，从而影响酶的活性[76, 77]。当Ah/Arnt杂二聚复合体与DNA结合后，导致DNA构象发生变化，从而使得DNA双螺旋部分解链，为DNA的转录创造条件。与此同时，这一构象变化可被传递到下游的基础转录元件BTE处[78]。Fujii-Kuriyama等[79]的研究显示，BTE中与DNA结合的特征序列可能是一个“锌指”结构。与大多数的DNA结合蛋白一样，为“螺旋-转角-螺旋”（helix-turn-helix）结构，其中螺旋结构可进入DNA双螺旋的大沟区中。然而，Delescluse等[80]提出：尽管CYP1A1可代谢大多数的外源性物质，且是通过Ah受体介导的，但Ah受体途径并非是CYP1A1代谢的唯一机制。事实上，有一些外源性化合物并不具备与TCDD去竞争Ah受体的能力，但它们确实可以活化CYP 1A1基因的表达，由此推测还有其他的信号传导途径存在。首先，CYP 1A1的诱导剂是很弱的Ah配体，与Ah受体的亲和力很低，或者是可以被代谢成具有很强结合能力的结构形式后再与Ah受体结合。其次，这些化合物分子可能通过其他的信号传导途径，如酪氨酸蛋白激酶的活化，实现对CYP 1A1基因表达的影响。但这一观点还需要进一步的实验证实。

除Ah受体参与CYP的表达调控外，还有一些受体（如CAR受体、PXR及PPAR受体），也涉及诱导 CYP 基因。这些受体被称作孤儿受体（orphan receptors），属于核受体/甾醇受体超家族。它们在肝中高表达，并对内源性配体产生应答，从而调节 CYP 在肝中的表达。此外，核受体 LXR 和 FXR 可分别被氧甾醇类和胆汁酸类化合物活化，对肝中 CYP 的表达也起着非常重要的调控作用。

外源性化合物对 CYP 的诱导是通过不同受体的介导，作用于 CYP 基因上的不同响应元件而发挥作用。其结果是不仅调节 CYP 的表达，同时影响此酶对外源性化合物的代谢。Chun 等[81]报道，维生素 K_3类似物 EA4 [6-(4-diethylamino) phenyl-7-chloro-5,8-quinolinedione] 可诱导 CYP 1A1 在小鼠肝癌细胞 Hepa-lclc7 中的表达。其实验表明，EA4 可显著诱导 CYP 1A1 介导的 9-乙氧基试卤灵-*O*-脱乙基酶（9-ethoxyresorufin *O*-deethylase）活性，既有时-效关系，也呈现浓度依赖性。EA4 对酶活性诱导的同时还伴有基因 CYP1A1 的 mRNA 转录的增加。在瞬时表达体系中，将 Cyp1a1-CAT 转化到肝癌细胞后，发现 EA4 可诱导 CAT 的活性。然而，EA4 并不影响 Ah 受体及其核辅助因子 Arnt 的 mRNA 的转录。在 1.0nmol/L 的 TCDD 存在下，将 EA4 与细胞一起孵育，EA4 可显著抑制 TCDD 对 9-乙氧基试卤灵-*O*-脱乙基酶的诱导作用。环乙酰亚胺对蛋白质合成的抑制作用可大大地加强 EA4 依赖的 CYP1A1 基因 mRNA 的表达。而与佛波醇-12-肉豆蔻酸酯-13-乙酰化物（phorbol 12-myristate 13-acetate，中药巴豆中的成分之一）预孵育 2h 导致蛋白激酶 C 的上调，此可增加 CYP 1A1 基因在人细胞中的表达。如在人肝癌细胞株 HepG2、人乳腺癌细胞株 MCF-7 和白血病细胞株 HL-60 中，EA4 可诱导 CYP 1A1 mRNA 的表达。此外，EA4 还可增加 CYP 1B1 mRNA 在 MCF-7 的转录。这些实验结果显示，EA4 通过转录活化，可调节 CYP 1A1 和 CYP 1B1 基因的表达；而且蛋白激酶 C 也可能参与了 EA4 对 CYP 1A1 的诱导作用。

外源化合物对 CYP 的诱导确实可增加酶蛋白质的表达水平，而且很多诱导剂是它们所作用酶的抑制剂，对于单一药物，其诱导的作用机制可能有多种[82]。通过不同受体介导影响酶的表达。Murray 等[64]的研究表明，尽管一些药物通过诱导新的 CYP 的合成等途径可使药物的氧化性生物转化增加，但当药物被竞争性氧化时，就可能会出现对酶的抑制作用。甲二氧基苯（methylenedioxyphenyl）类化合物是市场上广泛使用且很重要的杀虫增效剂，在各种油和不同的物种中发现有大量的甲二氧基苯衍生物存在。由于此类化合物对 CYP 有诱导作用，且可抑制哺乳动物体内 CYP 的活性，从而引起很明显的毒性作用，如一些衍生物可产生神经毒性和肝毒性。虽然目前具有此类结构的药物在临床上还没有很重要的治疗作用，但是，这类化合物的合成和临床前试验却越来越受到人们的关注。已有的文献表明，甲二氧基苯类化合物对大鼠和人肝中的 CYP 活性显示出很明显的调节作用，这一现象同样引起了研究者们的重视，提示甲二氧基苯类化合物与 CYP 相互作用的化学机制的重要性。

虽然目前对药物代谢的主要机制所知甚少，还不足以预测药物对酶的诱导程度及其在体内的作用时间，但其在临床用药及其潜在的危险方面有很重要的作用。酶被诱导后可能的药代动力学结果依赖于酶所处的局部微环境，包括口服给药生物利用度降低、肝清除率以及活性代谢物的转化速率，而后者往往是与局部的毒性密切相关的。虽然酶的诱导可以引起一些很严重的药物-药物相互作用，但是大多数的诱导效应在非特异性的情况下是检测不到的。酶的诱导作用在人体内所产生的毒性作用，目前比较明确的主要集中表现在乙醇类型的诱导所带来的肝毒性[82]。但是，当服用另外一种药物而使原来药物治疗的有效性和毒性发生改变时，就会发生药物的相互作用。而且若一个药物的代谢机制发生改变，其药代动力学也会发生相应的变化[83]。CYP 3A4 在很多的代谢过程中参与反应，可使许多药物发生氧化作用。CYP 3A4 在小肠和肝中的富集，使其可对药物进行全身循环时的代谢。此外，与 CYP 3A4 抑制剂的相互作用可能涉及 P-糖蛋白的抑制作用。临床上重要的 CYP 3A4 抑制剂有伊曲康唑（itraconazole）、酮康唑、克红霉素（clarithromycin）、硫氰酸红霉素（erythromycin）、奈法唑酮（nefazodone）、利陶那利（ritonavir）和葡萄果汁（grapefruit juice）。当这些抑制剂与特非那定、阿司咪唑（astemizole）、西沙必利（cisapride）或匹莫齐特（pimozide）配伍服用时，可导致室性心律不齐并伴有 QT 间期延长，威胁生命。横纹肌溶解被认为是由于共服用了 CYP 3A4 抑制剂和 3-羟-3-甲戊二酰辅酶 A 还原酶抑制剂 statins 而引起的。而当 CYP 3A4 抑制剂与一些二氢吡啶类钙拮抗剂以及磷酸二酯酶抑制剂西地那非（sildenafil）一起服用时，可引起症状性低血压。当 CYP 3A4 与苯并二氮䓬类（benzodiazepine）化合物如咪达唑仑（midazolam）、三唑仑（triazolam）、阿普唑仑（alprazolam）或地西泮（diazepam），非苯并二氮䓬类化合物佐匹克隆（zopiclone）和丁螺环酮（buspirone）以及巴比妥类镇静剂衍生物一起服用时，常常会引起过度的镇静作用。当然，药物的相互作用有时对机体也是有益的。CYP 3A4 抑制剂与环孢素的相互作用可以减少药物的剂量；一些 HIV 蛋白酶抑制剂如沙奎那非（saquinavir），其口服的生物利用度很低。但当与利陶那利（ritonavir）联合用药时，可大大增加其口服的生物利用度。任何药物的相互作用在临床上的重要性都依赖于不同因素，如用药、患者以及与治疗相关的各种因素。一般来讲，当血浆中的药物浓度为两倍或更高时，就很有可能出现药物的副作用或对机体有利的药物应答。对于浓度-效应关系曲线很陡或治疗指数很窄的药物，不太明显的药代动力学相互作用仍然是临床用药时需十分重视的问题。在大多数情况下，不同个体之间药物相互作用的程度有很大的差异，这可能与 CYP 3A4 的组织中含量、患者的用药情况，甚至年龄在个体之间的差异密切相关。此外，在服用单一药物或在机体稳态时，也可发生药物的相互作用，且药代动力学的改变不一定会引起药效学的变化。研究发现，当患者对有疗效的药物达到稳态后，再给予患者 CYP 3A4 抑制剂时，药物的相互作用是最明显的。

酶的自杀性底物在药物代谢中也引起了重视。底物与 CYP 的相互作用不仅可诱导酶的构象变化、影响酶的活性，而且可使酶自杀灭活。Correia 等人的研究表明，司可巴比妥（secobarbital，SB）可选择性地抑制大鼠肝 CYP 2B1 酶的活性，它不仅通过血红素的 *N*-烷基化破坏 CYP 2B1 酶的结构，而且还将脱辅基的细胞色素酶烷基化，这一反应可能是在酶的活性位点处。实验将外源性的亲核试剂如 BSA、GSH 与功能性的重构酶 CYP 2B1、NADPH 和 14C-SB 共同孵育后，并没有发现 SB 介导的脱辅基酶的烷基化程度有任何的减少。为了探讨确切的 SB 烷基化位点，采用内源性的赖氨酸蛋白酶降解和自动微测序的方法，得到 N 端特定的氨基酸序列 SNH(H)TEFH(H)ENLMISLL，相当于 CYP 2B1 的 277～293 氨基酸残基片段。

CYP 对药物的代谢不总是有利于机体的，除代谢可产生对机体有害的物质外，还有可能会致癌，甚至细胞突变。动物组织的药物代谢可以理解为把异物无害化向体外排泄，有这种作用的药物代谢酶系也称为解毒酶或解毒酶系。药物在生物体内受到代谢既可转化为生理活性强的物质，也可转化为对生物体毒性高的物质。肝毒性反应有两种：一种是当它们在机体内发挥作用时所产生的内源性反应，并且是剂量依赖性的方式；另一种是体质特异性的，是由易感机体异常的药物代谢（体质特异性代谢）或免疫介导的肝细胞损伤（变态性肝炎）所致。一些异生物质是亲电性的，而另一些是由肝转化成具有较高反应活性的代谢物，它们往往比母体化合物具有更大的毒性。这一活化过程是许多肝毒性现象的关键所在。线粒体经常是具有肝毒性药物作用的靶点，其功能的改变可立即导致细胞能量平衡的破坏，如 ATP 的耗竭。脂质过氧化、氧化抑制、Ca^{2+} 内环境稳定的改变和细胞大分子的共价结合常常是涉及异生物质毒性的分子机制。为了应付这些潜在的危险，细胞有其自身的防御机制，如谷胱甘肽、DNA 修复及自杀灭活等，最终的毒性是生物活化和解毒的平衡[84]。

Garcia 等[85]研究了氟他胺（flutamide）所诱导的肝毒性。试验结果表明，185 个病例中有 9 例被确定具有肝毒性，发生率为 4.9%。其中 8 例为男性，平均年龄为 75 岁（65～83 岁）。给予氟他胺用于治疗扩散性前列腺癌；1 例为 14 岁的年轻女性，用于治疗面部多毛症，氟他胺治疗用药的平均时间为 151 天（4～443 天）。所观察的患者都有明显的肝损伤，最常见的特征有乏力、厌食、体重下降、恶心、呕吐及黄疸，但无过敏现象。有 2 例患者的肝损坏恶化成为突发性肝衰竭，一名进行了肝移植手术，而另一名死亡。该实验结果表明，氟他胺可诱导严重的急性肝炎，可能是由于体质特异性的代谢机制所致。

进入生物体内的化学物质通过 CYP 催化氧化反应，而使活性增高的现象，近年主要集中在致癌化学物质的代谢活化上。苯骈［a］芘和 3-甲基胆蒽等致癌性化学物质一般对动物细胞具有较强的致突变性。这些化学物质与细胞核内的 DNA 结合，搅乱遗传信息。苯骈［a］芘芳香族化合物其自身与 DNA 无反应性，在细胞内通过 CYP 氧化生成具有很强反应性的环氧化合物不但能与细胞质中的蛋白质结合，而且还能与 DNA 反应，是其致癌的重要机制之一。考虑到动物细胞微粒体中 CYP 引起代谢活化，现已考察化学物质的致突变性，如在化学物质安全性检查上广泛应用的 Ames 试验，即用代谢活化的、含有微粒体的大鼠肝匀浆液在 $9000\times g$ 离心的上清液（S-9 组分）进行试验。

生物体抵御外来低分子量异物的异物代谢酶系可增高外来异物的毒性，有时会成为致癌的要因。如前所述，生物体现在具有的代谢活性是在漫长的进化过程中经过自然选择和淘汰而获得的，生物对于本身从没有遇到过的化学合成物质所产生的应答可能对生物体本身是不利的。如广泛应用的氯酸盐除草剂，在植物细胞内被还原为具有很强细胞毒性的亚氯酸而使植物枯死。还原氯酸的是硝酸还原酶。硝酸还原酶可把硝酸转化为氨，是植物合成氨基酸等必需的酶。如果植物偶尔大量摄取了自然界不存在的氯酸盐进入体内，与硝酸离子极其酷似的氯酸离子也被还原，就会催化“自杀”反应机制。动物对于多种多样的有机合成化合物的反应与植物对除草剂的反应具有相似性。

化学物质致癌与微粒体的 CYP 是相关的。对于没有 CYP 的细胞，尽管是苯骈[a]芘也不会引起突变，也不会产生细胞毒性。但是，如果诱导 CYP 而引起氧化反应，苯骈[a]芘那样的化合物就会在体内蓄积，不能排出体外。

在我们所处的环境中，大多数化学致癌物的活化主要是由少数几种 CYP 介导的[86]，如 CYP 1A1、1A2、2E1 和 3A。前体致癌物的活化是机体对环境基本应答反应的重要组成部分，因为大多数的化学致癌物本身并不显示任何的致癌活性。个体之间的差异是影响代谢活性的关键因素，不同的个体对化学致癌物的敏感性不同。

因此，通过对药物代谢的研究大大增强了我们对生物体异物代谢的了解，这不但在药物开发上，而且对于制订环境保护对策都有十分重要的意义。

五、天然化合物肝代谢反应类型和特点

据不完全统计，我们日常生活中接触到的化合物可达七万（包括合成药物和天然药物）

余种。这些化合物中的一部分作为食品添加剂或药物被人类利用，另一部分在污染着人类生存环境。它们在人体内既不能氧化供能也不能构成人体正常组分的内源性物质，而属于异源性物质或外来物质。极性强的化合物不易被消化道吸收，如果进入体内易从肾或肝排出体外。虽然亲脂性化合物易于透过细胞膜被消化道吸收，但不易从肾排出，长时间堆积在体内会造成毒害作用，而需经肝等器官的氧化、还原、水解、结合等一系列代谢反应转为极性化合物使之易于排出体外。这是生物对外来异物的正常处置方式。

氧化、还原、水解反应称为药物代谢的第一相反应，结合反应称为药物代谢的第二相反应。药物的结合反应是指具有羟基、羧基、氨基等功能基的药物与作为生物体成分的糖、硫酸酯、氨基酸等结合；而不具有这些功能基的药物需经氧化、还原、水解等转化产生这些功能基，随后与生物体成分结合排出体外，如葡萄糖醛酸苷和硫酸酯共价结合物等。但是，药物在肝等代谢器官的极性化反应并不限于解毒作用，也常常见到代谢产物的药效以及毒性比母体化合物更强的实例，亦即生物体本身也能产生有害的代谢产物。因为药物药效和毒性的强度由到达作用位点的浓度和在作用位点药物的反应性来决定。药物分子由于极性化代谢降低了它在作用位点的浓度，与作用位点的反应性由于代谢产物分子中产生了新的功能基而使其作用强于母体化合物。如有机磷杀虫剂对硫磷（parathion）在昆虫体内氧化而成的对氧磷（paraoxon）有抗胆碱酯酶作用而显强杀虫活性。药物本身无药理活性而其代谢产物有药理活性、药物本身有药理活性而其代谢产物仍保持母体药物药理活性的实例也是相当多的。因此，氧化反应不是决定药效强弱或有无的唯一因素。镇痛药吗啡（morphine）经极性化代谢产生的主要代谢产物吗啡 3-葡萄糖醛酸苷一般认为是解毒产物，但把微量代谢产物吗啡 6-葡萄糖醛酸苷给小鼠皮下注射，其活性比吗啡强 4 倍左右，脑室内给药的活性比吗啡强 45 倍左右（图 15-26）。

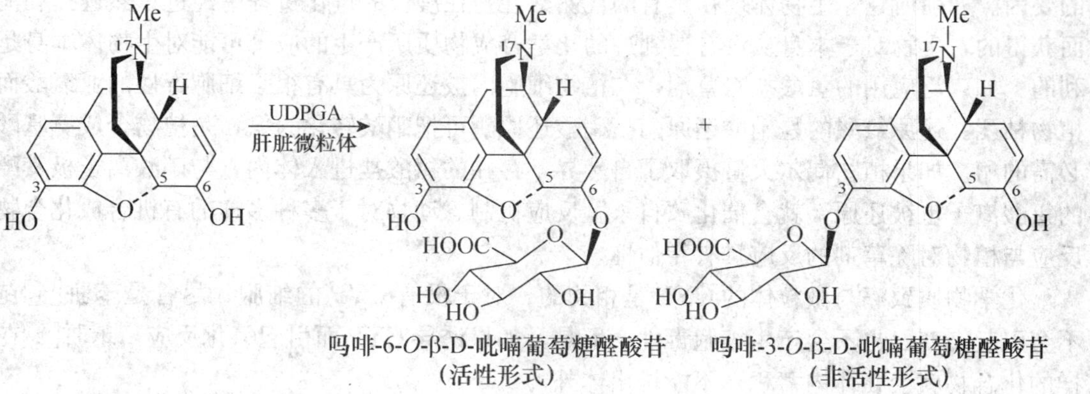

图 15-26　吗啡在肝微粒体的代谢

由上述可见，生物体对药物的代谢影响着药物的药效和毒性。因此，对于药效评价来说就必须更多地了解药物代谢情况，借以正确预测进入体内的药物会发生哪些代谢反应。随着医学、遗传学、基因组学、蛋白质组学、糖组学等分子生物学基础科学研究的进展，对于预测已知结构药物的代谢还是有可能的。尤其是 CYP 的大量发现和克隆，某些药物代谢的预测已成为现实。

（一）肝药物代谢的氧化反应

氧化反应是肝药物代谢中最常见、最重要的反应之一。某些氧化反应由线粒体和细胞质中的脱氢酶或氧化酶催化，而大部分氧化反应是由肝微粒体单加氧酶末端酶系 CYP 催化。CYP 系统是电子传递系统，该系统的核心是 CYP。参与向底物传递氢的还有 NADPH-CYP 还原酶和 NADPH，它们起提供电子的作用。NADPH - CYP 还原酶是含 FAD 和 FMN 的黄素酶[一个黄素腺嘌呤二核苷酸（flavin adenine dinucleotide，FAD）和一个黄素单苷酸（flavin mononucleotide，FMN）的黄素酶]，在该还原酶的催化下，辅基 FAD 和 FMN 依次接受从 NADPH 释放的一对电子，并逐一地传递给 CYP。CYP 还可以通过细胞色素 b_5 从还原型烟酰胺腺嘌呤二核苷酸（reduced nicotiamide adenine dinucleotide，NADH）获得电子，如图 15-27 所示。NADH-细胞色素 b_5 还原酶也是黄素酶。

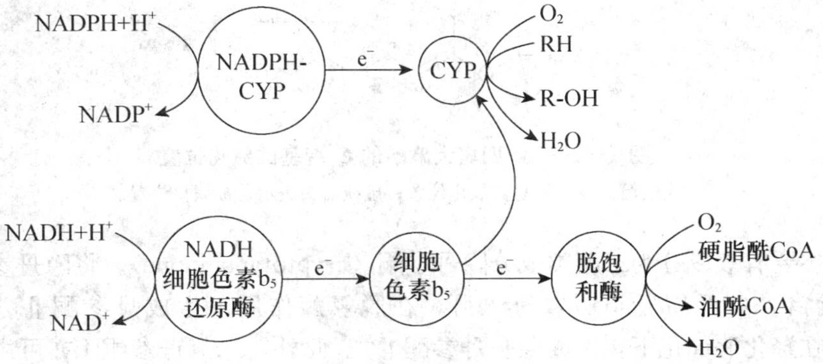

图 15-27　内质网 CYP 电子传递系统

在肝药物代谢的氧化反应中，可归纳如下几种类型反应：

1. 链状烷基的氧化

(1) *C*-烷基的氧化　大多数药物具有烷基结构，单加氧酶将末端甲基（ω-位）和其邻位亚甲基[(ω-1)-位]氧化，生成相应的醇，最后排出体外。但多数情况下是醇被脱氢酶氧化，转化为相应的 ω-羧酸或（ω-1）-酮，再与葡萄糖醛酸结合生成葡萄糖醛酸苷而排出体外。短链甲基和乙基烷烃直接结合到双键和芳香环上时，结合部位（α 位）易被氧化。一般来说，甲基、亚甲基和次甲基的氧化性依次降低。但由于这些基团所处的化学环境不同，实际上也很难预测其氧化性的难易（图 15-28）。

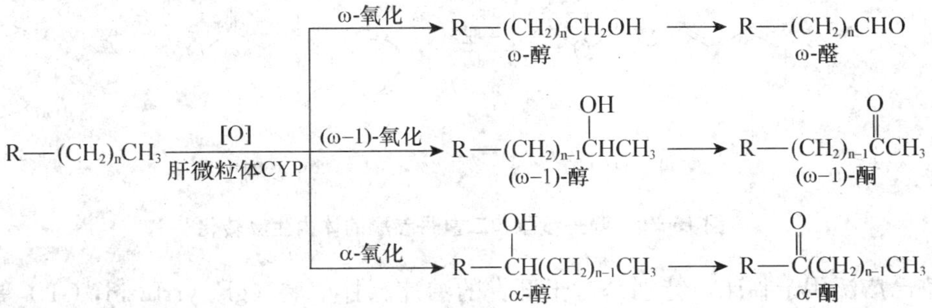

图 15-28　*C*-烷基的氧化

天然药物中 α-氧化代谢的例子也很多，如大麻中的有效成分四氢大麻醇（tetrahydrocannabinol，THC）的氧化，如图 15-29 所示。四氢大麻醇有两种异构体，C-1 和 C-2 为双键结合的称为 Δ^1-四氢大麻醇（Δ^1-THC），C-1 和 C-6 为双键结合的称为 Δ^6-四氢大麻醇

(Δ^6-THC)。Δ^1-THC 和 Δ^6-THC 都有致幻作用。C-7 甲基、C-6 亚甲基、C-5′戊基、C-1 和 C-2 双键都可能被氧化，特别是与双键直接结合的 C-7 甲基（α-氧化）更易被氧化。在氧化代谢物中，C-7 羟基代谢产物在小鼠的药理活性比母体化合物强 15～20 倍，Δ^1-THC 的作用可能是该代谢产物体现的。Δ^6-THC 的氧化代谢产物 C-7 醛基化物也是活性代谢产物。由于 C-5′戊基直接与芳香环结合，在 α-、(ω-1)-、ω-位也能够发生氧化反应。

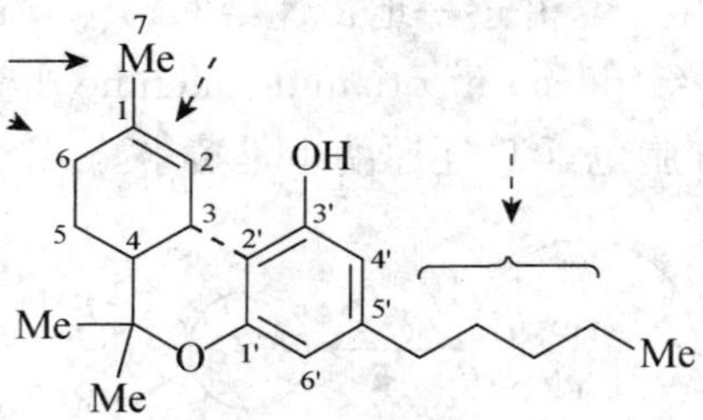

图 15-29 Δ^1-四氢大麻醇的 *C*-烷基的氧化位置

实线箭头表示最易被氧化位置；虚线箭头表示易被氧化位置

丹参中主要有效成分为二萜类成分隐丹参酮（cryptotanshinone）。将隐丹参酮口服给予大鼠[87, 88]或猪[89]，经胃肠道吸收进入肝，在脱氢酶作用下生成丹参酮 Ⅱ$_A$（tanshinone Ⅱ$_A$）。后者在羟化酶催化下，生成羟基丹参酮 Ⅱ$_A$。此外，二氢丹参酮 Ⅰ 亦可由肝微粒体药物代谢酶催化生物转化为丹参酮 Ⅰ，如图 15-30 所示。但生物活性最强的仍为原型药物。因此，隐丹参酮在体内的生物转化是一个减效或灭活的过程。

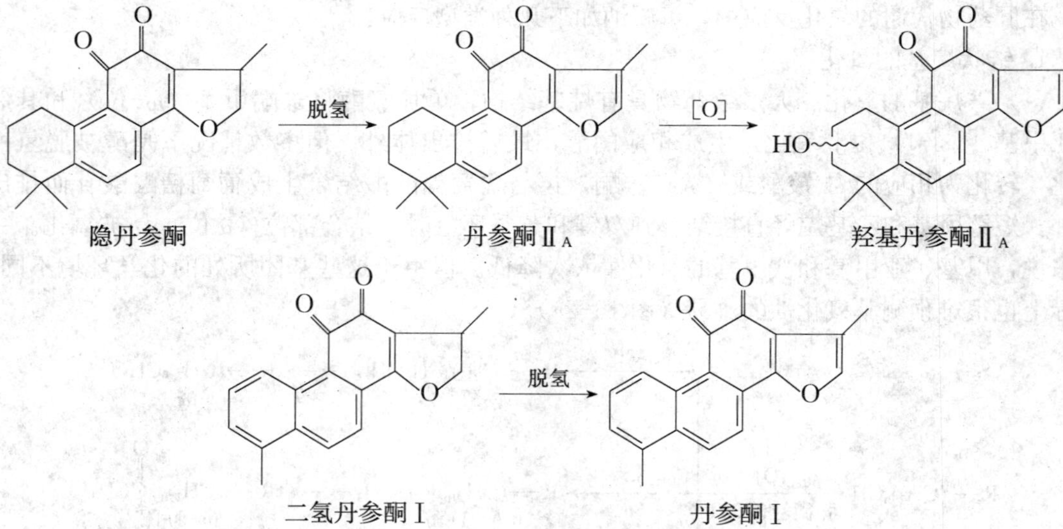

图 15-30 隐丹参酮和二氢丹参酮的体内生物转化

甘草已广泛用于临床，特别是对于肝炎的治疗。甘草酸（glycyrrhizin，GL）是甘草的主要有效成分。GL 是亲水性化合物，分子量大于 820，在小肠不易被吸收，仅有少量通过主动转运的方式进入血液。GL 在肝经葡萄糖醛酸苷酶催化水解为甘草次酸（glycyrrhetic acid，GA），继续经肝微粒体内羟化酶催化代谢。此羟化反应需氧、NADPH 作为辅因子。CO 能够抑制此羟化反应进行。因此，GA 的这种羟化反应由肝微粒体氧化系统包括 CYP 参与下完成[90, 91]，如图 15-31 所示。

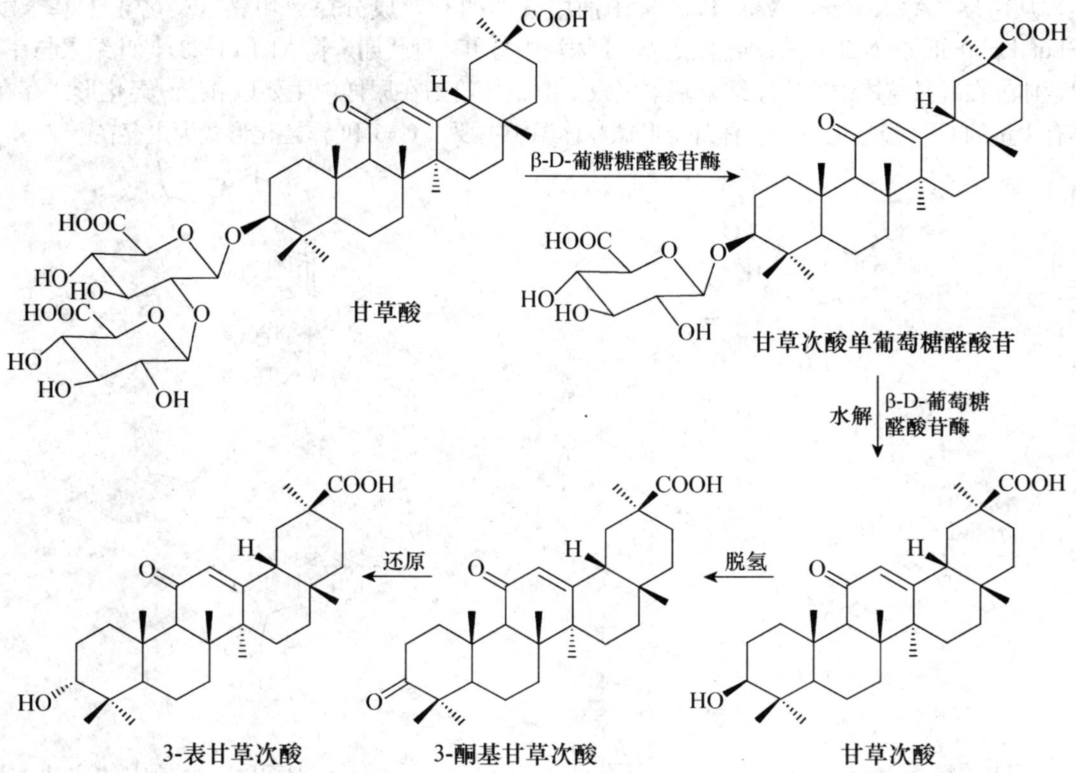

图 15-31　甘草酸的体内生物转化

静脉给予 GL 后在肝被葡萄糖醛酸苷酶水解为 GA。GL 和 GA 经胆汁排至肠道，被肠内细菌作用后再以 GA 或 3-表-GA 形式吸收入血，形成肝肠循环。GA 最后几乎在体内完全被代谢。口服给予 GL 后，一部分经胃酸水解为 GA。GA 在肠内细菌菌丛作用下，部分生成 3-表-GA 和 3-酮基-GA。未被胃酸水解的 GL 在肠内细菌菌丛作用下生成 GA。GA、3-表-GA 和 3-酮基-GA 吸收入血，进入肝肠循环，如图 15-32 所示。

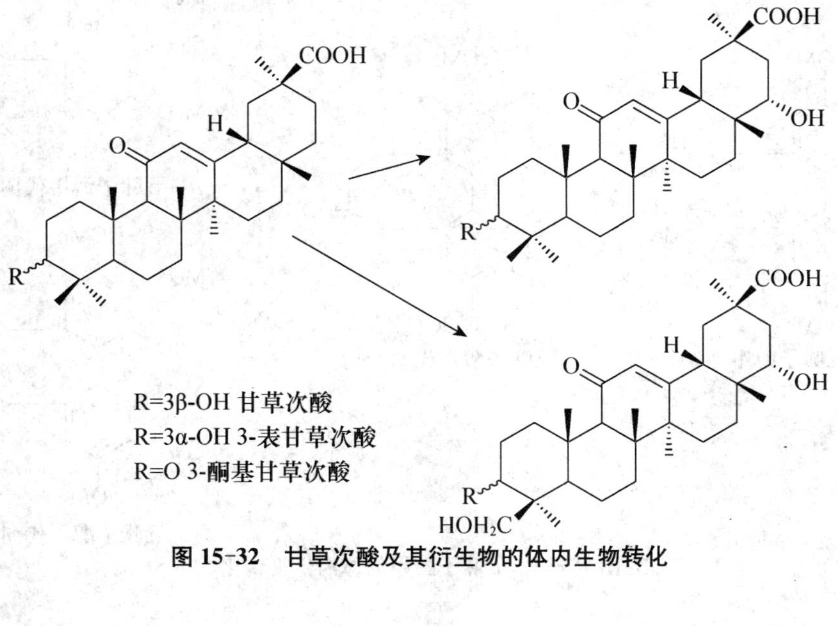

图 15-32　甘草次酸及其衍生物的体内生物转化

从芹菜（*Apium graveolens* L.）种子油中分离的有效成分芹菜甲素（又名正丁基苯酞，*n*-butyl phthalide，NBP）灌胃给予大鼠，在尿液中检出 4 种代谢产物（图 15-33），此结果与芹菜甲素体外在肝微粒体中的代谢结果基本一致。但整体给药在尿样中主要以 β、γ-羟化形式存在，亦有少量的 C-3 羟基化物[92]；体外与肝微粒体温孵主要以 C-3 和 γ-羟化形式为主存在[93]。

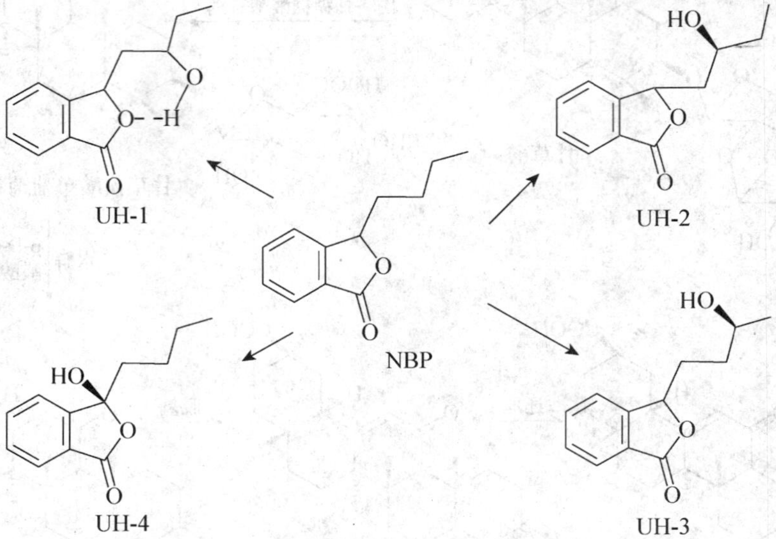

图 15-33　芹菜甲素的体内生物转化

五味子醇甲（schizandrin）是五味子（*Schizandra chinensis* Baill.）种子中的主要木脂素类成分之一，具有明显的中枢安定作用。五味子醇甲在体内各组织、器官中分布较广，代谢及排泄很快，但尿中排泄的原型药物极少。将五味子醇甲腹腔给予大鼠，尿液中可检出 3 个代谢产物，如图 15-34 所示。此结果与体外肝微粒体代谢法对五味子醇甲的代谢转化结果相同，需要 NADPH 作为辅因子[94]。

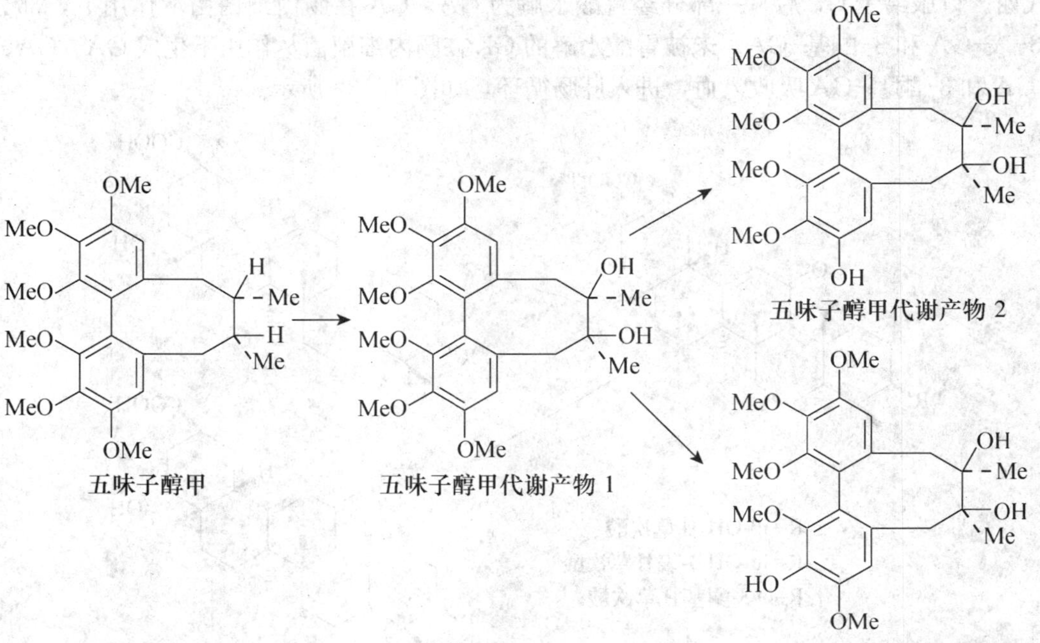

图 15-34　五味子醇甲的体内生物转化

大黄素（emodin）是中药大黄所含蒽醌衍生物的主要成分之一。灌胃给予大鼠或小鼠大黄素，在尿液中除检出原型药物外，还检出代谢产物，其结果与在体外用大鼠肝匀浆液温孵培养大黄素的代谢产物基本相同[95]，如图 15-35 所示。

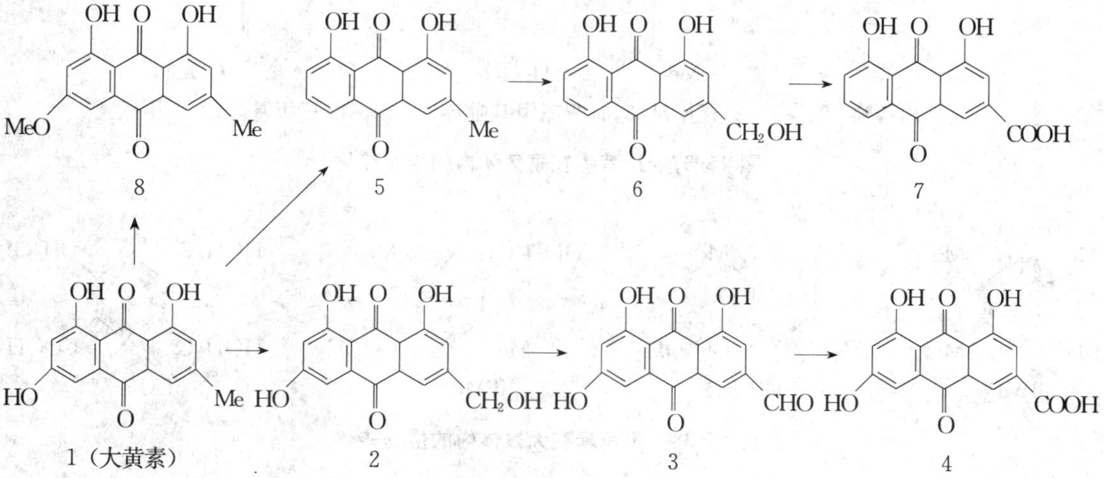

图 15-35　大黄素的体内生物转化

以大黄素甲醚（physcion）为研究对象，得到了类似的研究结果[96]，如图 15-36 所示。

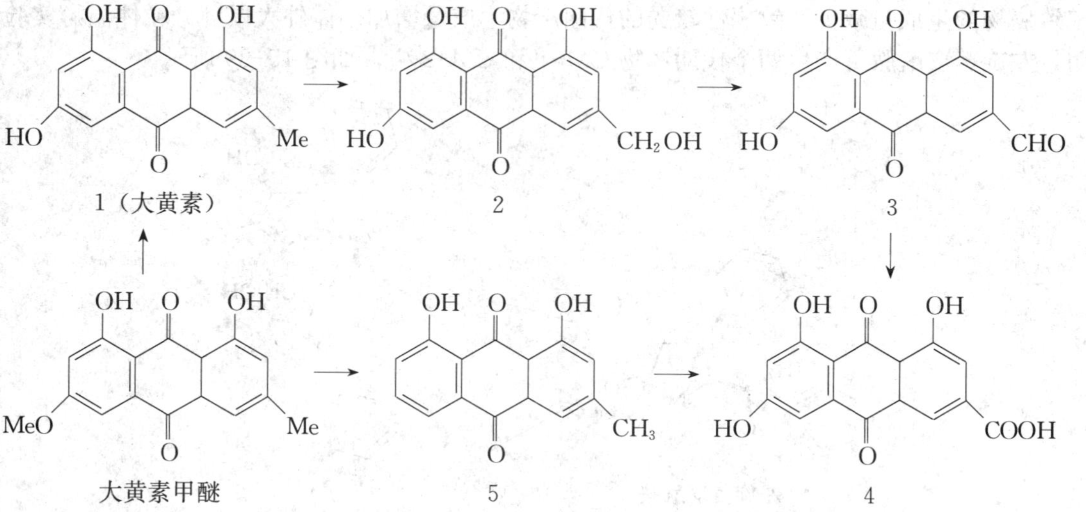

图 15-36　大黄素甲醚的体内生物转化

大黄素和大黄素甲醚都能被苯巴比妥诱导的大鼠肝细胞酶系催化转化为不同的氧化产物，提示大黄素和大黄素甲醚的体内生物转化也是由肝微粒体 CYP 催化的。

川芎嗪（tetramethylpyrazine，TMP）是中药川芎（*Ligusticum wallichii* Franch.）扩张血管、增加冠脉血流及脑血流、抑制血小板聚集、降低血小板活性的有效成分。给家兔腹腔注射磷酸川芎嗪后，从血清中检出代谢产物 2-羟甲基-3,5,6-三甲基吡嗪和 3,5,6-三甲基吡嗪-2-甲酸[97]。推测川芎嗪在体内生物转化的主要途径是氧化反应。川芎嗪分子结构中的一个甲基首先被氧化，生成 2-羟甲基-3,5,6-三甲基吡嗪。后者的 2-羟甲基继续被氧化，生成 3,5,6-三甲基吡嗪-2-甲酸。灌胃给予大鼠川芎嗪可在尿液中检出三个代谢产物和原型化合物[98]。因此，川芎嗪在体内的生物代谢部位主要发生在与吡嗪环结合的四个甲基上，且以 2-羟甲基-3,5,6-三甲基吡嗪代谢产物为主，如图 15-37 和图 15-38 所示。

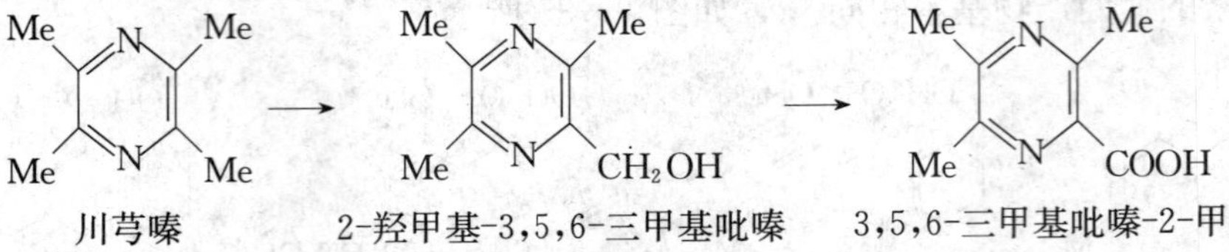

图 15-37　川芎嗪在家兔体内的生物转化

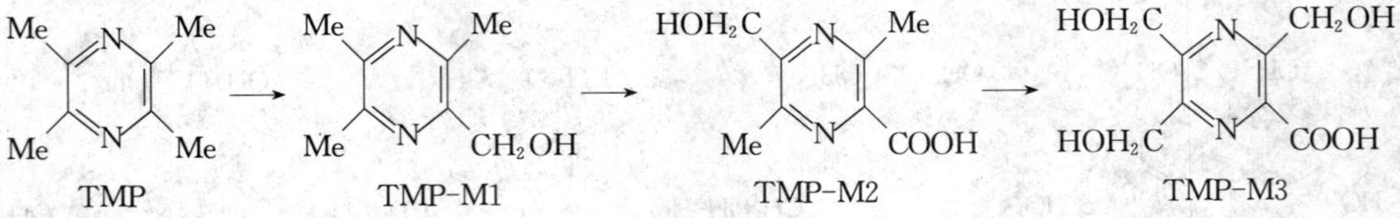

图 15-38　川芎嗪在大鼠体内的生物转化

左旋黄皮酰胺［(−)-clausenamide］是黄皮［*Clausena lansium*（Lour.）Skeels］叶中促智作用的有效成分，可诱导肝 CYP、葡萄糖醛酸转移酶和谷胱甘肽-*S*-转移酶的活性，升高谷胱甘肽的含量，且对致癌物苯骈［a］芘和黄曲霉素 B_1 的代谢活性有调整作用，可使终末致癌物的生成量减少，致癌性较弱的代谢产物生成量增加。体外大鼠肝微粒体温孵实验证明，左旋黄皮酰胺可产生两个代谢产物 CM-1 和 CM-2[99]，如图 15-39 所示。

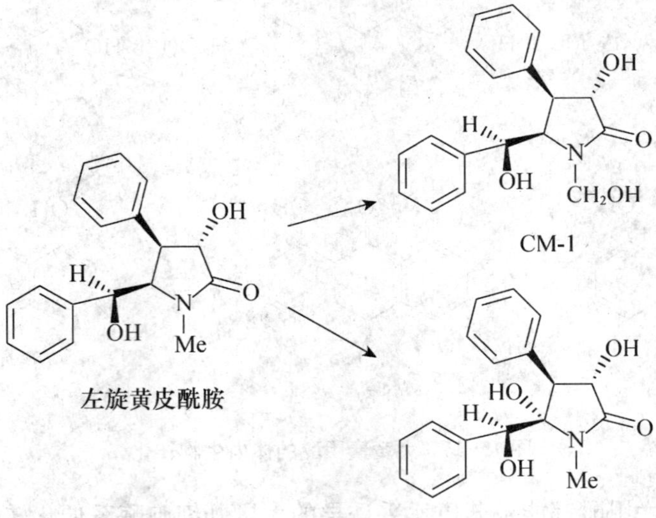

图 15-39　左旋黄皮酰胺在肝微粒体的生物转化

HH07A 是以从海南粗榧（*Cephalotaxus hainanensis* Li）中分离得到的海南粗榧新碱(hainanensine）为先导，经结构修饰得到的新一代抗肿瘤新药。给大鼠灌胃 HH07A，在尿中可检出 4 个 *O*-烷烃类型氧化代谢产物，如图 15-40 所示。但这些代谢产物的氧化位置与体外通过肝微粒体温孵培养得到的代谢产物的氧化位置不同[100, 101]，如图 15-41 所示。

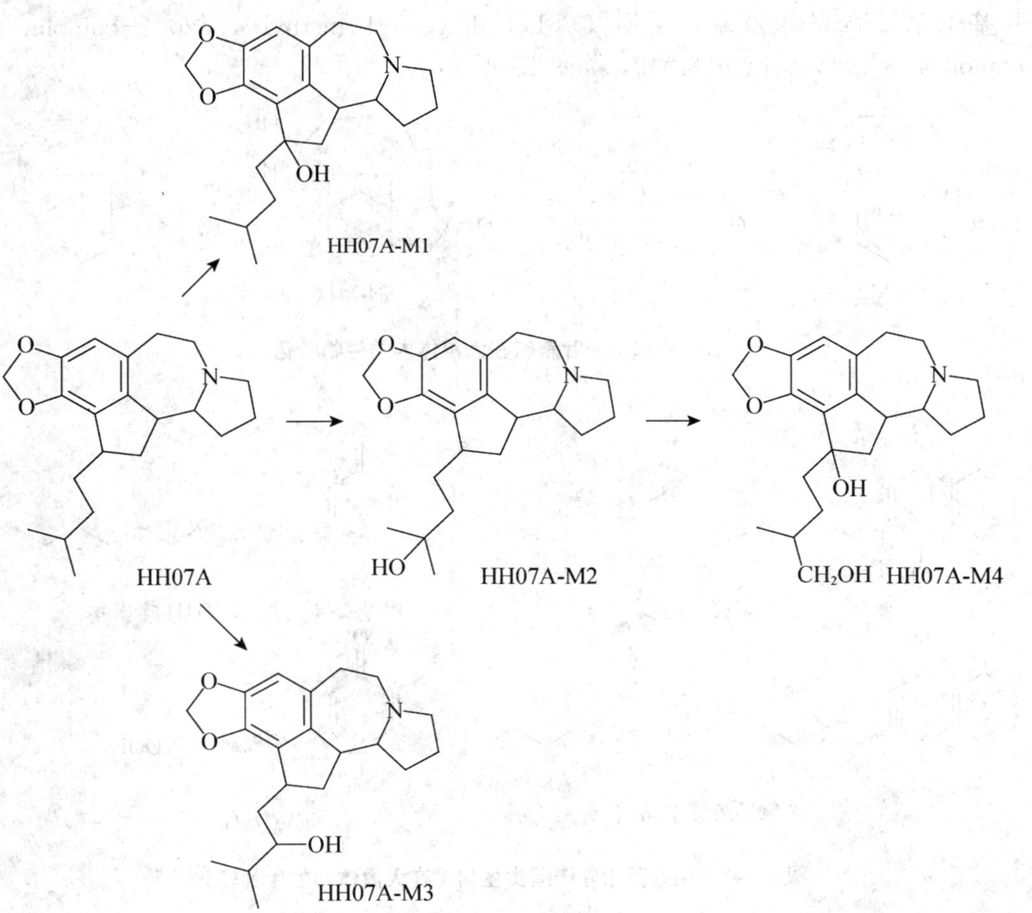

图 15-40　HH07A 在大鼠体内的生物转化

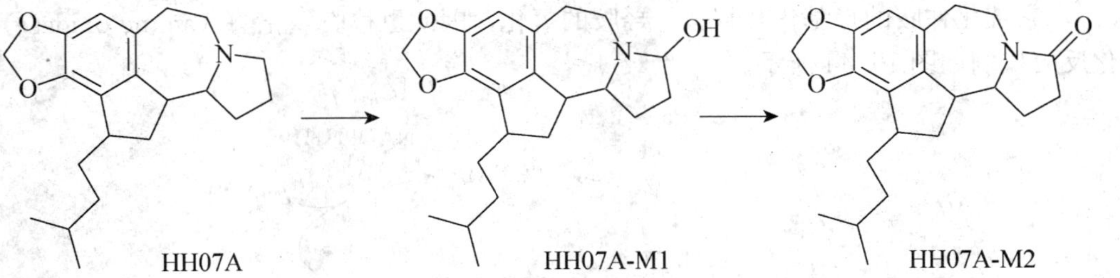

图 15-41　HH07A 在大鼠体外肝微粒体的生物转化

将从中药一叶萩［*Securinega suffruticosa*（Pall.）Rehd.］分离得到的一叶萩碱（securinine，SN）经腹腔给予大鼠，可从尿液中检出两个代谢产物（SN-M1 和 SN-M2），为一叶萩碱的氧化代谢产物[102]，如图 15-42 所示。

中药吴茱萸［*Evodia rutaecarpa*（Juss.）Benth. var. *officinalis*（Dode）Huang］中的喹诺酮类生物碱——吴茱萸卡品碱（evocarpine）、1-甲基-2-十一烷基-4(1H)-喹诺酮(1-methyl-2-undecanyl-4(1H)-quinolone）和二氢吴茱萸卡品碱（dihydroevocarpine）经静脉或口服给予大鼠，在尿液中检出原型化合物和体内转化产物——EVC-M1［5-(1,4-二氢-

1-甲基-4-氧-2-喹诺啉-2-基)-戊酸 [5-(1,4-dihydro-1-methyl-4-oxo-2-quinolin-2-yl) pentanoic acid][103]，将脂肪链缩短，如图 15-43 所示。

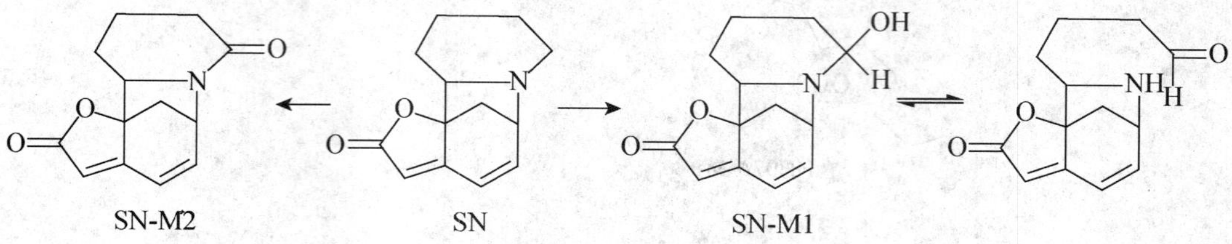

图 15-42 一叶萩碱在大鼠体内的生物转化

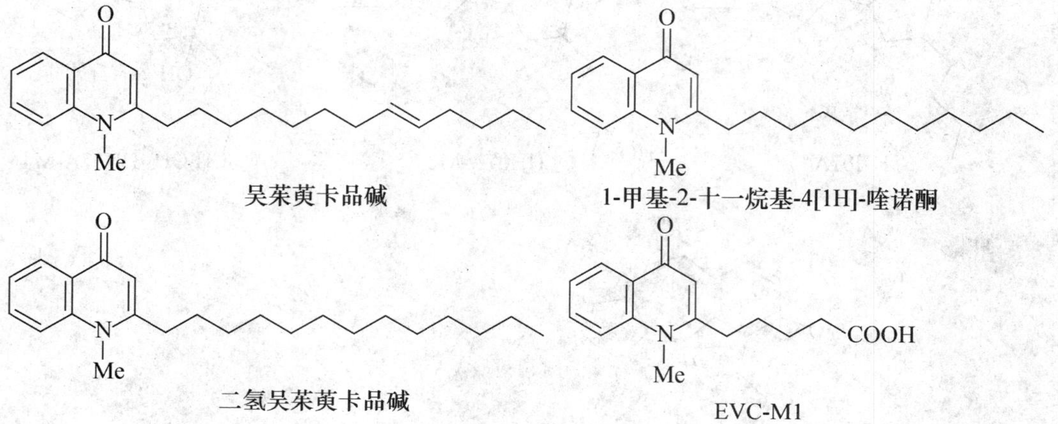

图 15-43 吴茱萸中喹诺酮类生物碱在大鼠体内的生物转化

(2) *N*-烷基的氧化 微粒体 FAD-单加氧酶（FAD-monooxygenase）催化许多化合物中 N 的氧化。FAD-单加氧酶是肝含量最丰富的黄酶之一，约占肝细胞总蛋白质量的 0.5%，它催化仲胺的羟基化和叔胺、羟胺的氧化，因此也称胺氧化酶（amine oxidase）。其催化反应机制如图 15-44 所示。

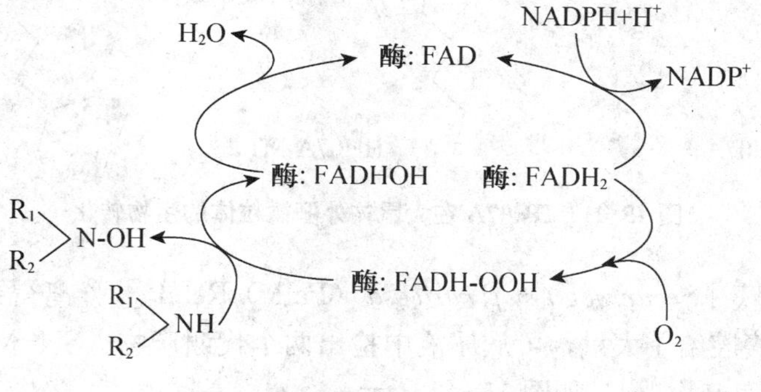

图 15-44 FAD-单加氧酶催化的 *N*-烷基氧化的作用机制

仲胺在 FAD-单加氧酶催化下先氧化成羟胺，再进一步生成不稳定的氮羰化合物（nitrone），然后水解生成醛和一元羟胺。醛大多由醛脱氢酶继续氧化为羧酸，醛脱氢酶也依赖于 NAD$^+$。*N*-氧化代谢特别受到重视，其原因之一是经此途径可能生成具有强烈反应性和毒性的分解产物。由伯胺首先生成羟胺，再继续氧化生成亚硝基和硝基化合物；叔胺可生成 N-氧化物。仲胺和叔胺的 N-氧化物反应是由不依赖于 CYP 的 N-氧化酶催化的。实际上，含氮药物的氧化受到多种酶系的催化，在 N-氧化反应中涉及黄素蛋白酶系或 CYP。具体催化的酶系还与被催化的药物的 pK_a 值有关。碱性胺类（pK_a 8～11）被黄素蛋白酶系氧化，非碱性含 N-化合物（$pK_a<1$）受 CYP 酶系氧化。像芳香胺等 pK_a 1～7 的化合物受上述两种酶系氧化。

中药吴茱萸中的吲哚类生物碱吴茱萸碱（evodiamine）经静脉或口服给予大鼠，在尿液中可检出原型化合物和体内转化产物吴茱萸次碱（rutaecarpine）和去氢吴茱萸碱（dehydroevodiamine）[104，105]，如图 15-45 所示。

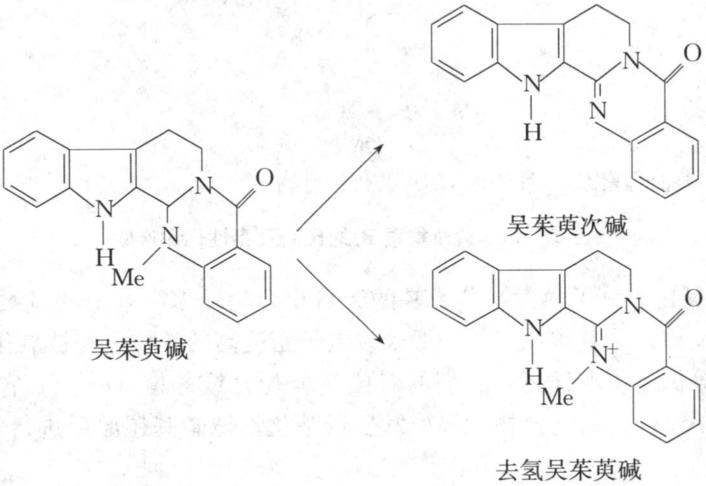

图 15-45　吴茱萸碱在大鼠体内的生物转化

(3) O-和 S-烷基的氧化　与 N-烷基的氧化相似，O-和 S-烷基的氧化也易在 α-、(ω-1)-、ω-位进行。S-氧化也是微粒体 FAD-单加氧酶催化的。S-烷基的生物转化主要有 S-脱烷基、脱硫和 S-氧化三种类型。

2. 脂肪环的羟基化　脂肪环化合物由于具有亚甲基结构，同直链状烷烃一样易于氧化代谢。如将环己烷给予家兔，有 38%左右的环己烷被氧化为环己醇，后者继续被氧化为反式环己二醇，最后以葡萄糖醛酸形式排出体外。环己醇也可以葡萄糖醛酸形式排出体外。

3. 双键的氧化　双键邻位的亚甲基易于被氧化代谢，但双键本身也能够被氧化代谢生成环氧化物。此环氧化物在化学上比芳香环环氧化物稳定得多。在生物体中形成的该类环氧化物可迅速被存在于肝微粒体或肝细胞可溶部分的环氧化物水解酶分解。在体外实验中，如果在生物样品的温孵体系中加入环氧化物水解酶抑制剂 1,1,1-三氯丙烯 2,3-环氧物（1,1,1-trichloropropene 2,3-oxide），可检出双键氧化形成的环氧化物。

一般来说，环氧化物在化学上是不稳定的，反应性丰富，常常与生物体内源性大分子蛋白质以及核酸等共价结合，导致组织坏死和致癌等。如黄曲霉素（aflatoxin）有很强的肝毒性和致癌性，是因为双呋喃环的双键由肝微粒体单加氧酶氧化为环氧化物所致（图 15-46），而黄曲霉素本身并无肝毒性和致癌性。

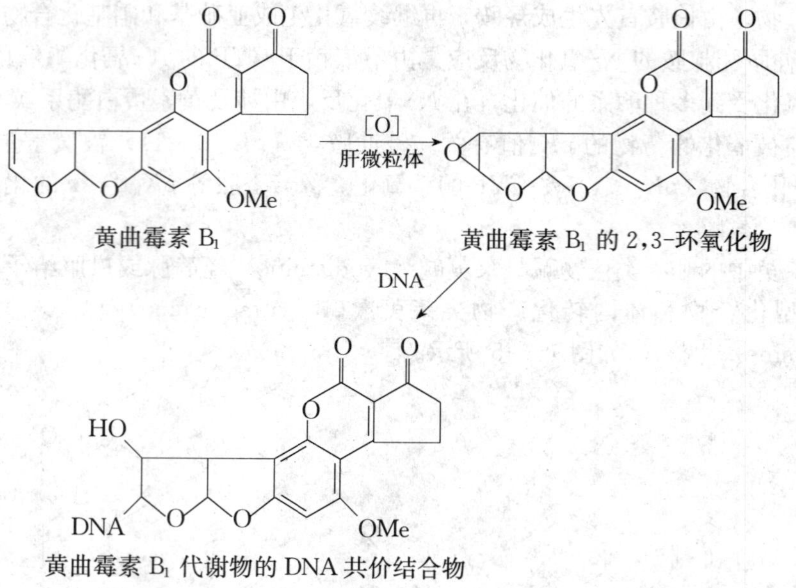

图 15-46　黄曲霉素 B_1 的代谢及毒性代谢产物

4. 芳香环的氧化　分子中含有芳香基的天然化合物较多，其上的氢被羟基取代是芳香基氧化的特征，又称为羟基化反应。一般来说电子密度高的部位优先被氧化。例如，芳环上已有羟基或氨基等供电子取代基，它们的对位（*p*-位）或邻位（*o*-位）容易被氧化。而像硝基苯具有吸电子取代基的化合物就很难发生羟基化，把硝基还原后进行氧化可得到 *p*-氨基酚主要代谢产物。

羟基引入苯环的机制可能有两种方式。其一，与烷烃的羟基化相同，氧原子直接引入C—H 键，无需酶的参与。其二，氧原子攻击芳香环的双键而形成 1,2-环氧化物中间体，其后的进一步转化产物取决于结构的稳定性和其他条件。既可以重排成相应的芳香醇或水合成反式二醇，也可与谷胱甘肽或生物大分子结合而生成加成物。

芳香环氧化物在某些情况下可发生 NIH 迁移反应。以茴香醚为例说明之。茴香醚从 CYP 引入一个氧原子，形成芳烃环氧化物。这个环氧化物与前述的烷烃环氧化物相比在化学上极不稳定，一般来说要立刻转化为酚性化合物。在生理条件下，此环氧化物开环，生成的离子型化合物脱去氘直接产生 4-羟基茴香醚，或经 1,2-氘转移重排成环己二烯酮，最后互变异构为 3-氘-4-羟基茴香醚。实际上，这种转位不限于氘，即使是卤素以及甲基也会引起转位。上述氘的转位程度与对位取代基（茴香醚是甲氧基）有关。对位取代基离子化没有氢（茴香醚、甲苯）时，氘的转移率高；反之，对位取代基离子化有氢（苯胺、乙酰替苯胺）时，氘的转移率低。这种羟基化的碳的取代基向邻位碳发生 1,2-迁移的现象是由美国卫生研究院（National Institutes of Health，NIH）最先报告的而被命名为 NIH 迁移，如图 15-47 所示。

中药藏茴香（*Carum carvi* L.）的果实和郁金（*Curcuma aromatica* Salisb.）的块根含有较高量的藏茴香酮（carone），是著名的祛风药。藏茴香酮为单萜类化合物，在人体内代谢发生“非芳香性”NIH 迁移，产生代谢产物二氢藏茴香酸（dihydrocarvonic acid；α,4-dimethyl-5-oxo-3-cyclohexene-1-acetic acid，M1）、藏茴香酸（carvonic acid；α-methylene-4-methyl-5-oxo-3-cyclohexene-1-acetic acid，M2）和熊萜酮［uroterpenolone；5-(1,2-dihydroxy-1-methylethyl)-2-methyl-2-cyclohexen-1-one，M3］[106, 107]。

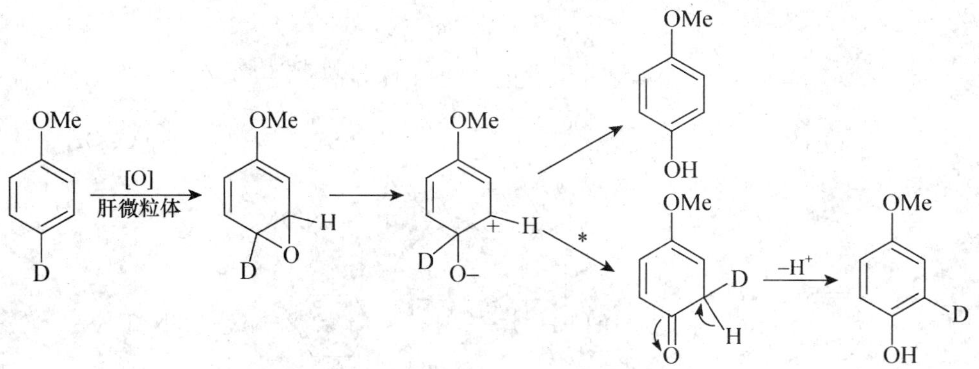

图 15-47　NIH 迁移（*）反应（1,2-氘迁移反应）

（二）肝药物代谢的还原反应

与氧化代谢反应相比，生物体内进行发生的还原反应相对较少，但对于药物的生物转化也有重要意义。硝基化合物还原为羟胺是生物体常见的还原代谢反应，从启动高铁血红蛋白（methaemoglobin）形成开始；有时也产生细胞毒、致突变、致癌等活性代谢产物，这些反应在毒理学研究上有重要意义。能够进行还原反应的功能基有：硝基、偶氮基、*N*-和*S*-氧化物、环氧化物、过氧化合物、羰基（醛、酮）、烯基、二硫化物、C-卤素等。

1. 醛-酮还原酶催化的还原反应　酮还原酶（ketone reductase）是 NADPH 依赖性胞液酶，催化生物体药物代谢生成的酮基为比酮水溶性高的醇（图 15-48）。酮基还原有立体选择性。酮还原酶还可将一些醛脱氢酶（aldehyde dehydrogenase，ALDH）不能氧化的醛催化为酮，如甘油醛、*p*-硝基苯甲醛等。此外，肝还有还原醛的醛还原酶（aldehyde reductase），此酶对底物有专一性，对酮无还原性。

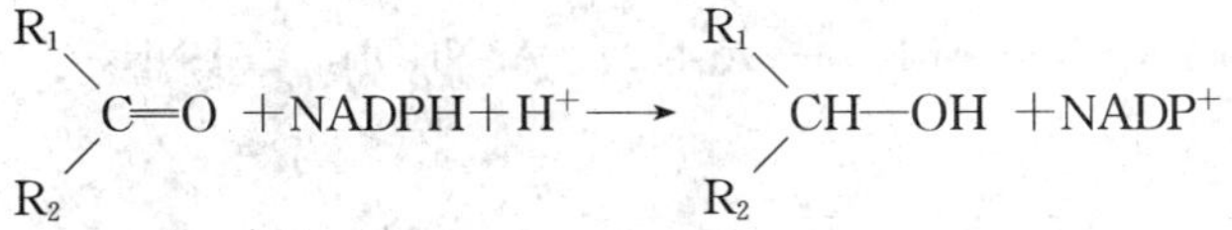

图 15-48　酮还原酶催化酮的还原

2. 硝基还原酶和偶氮还原酶催化的还原反应　芳香硝基化合物和偶氮化合物的生物还原系是分别通过 NADPH 依赖的微粒体硝基还原酶（nitroreductase）和偶氮还原酶（azoreductase）催化进行的。硝基生成相应的芳胺，共同经历亚硝基和羟胺衍生物的中间体过程。生物将硝基转化为亚硝基是整个还原反应速度的限速步骤。如前所述，还原反应主要由肝组织微粒体和胞液中的多种酶催化完成。如微粒体 CYP 和 NADPH-CYP 还原酶以及肝细胞胞液中的黄嘌呤氧化酶（xanthine oxidase）、醛氧化酶、DT-硫辛酰胺脱氢酶（diaphorase）。已有研究证明，硝基和偶氮化合物在生物体内被还原为氨基化合物的过程中会产生反应性很强的有害代谢产物或前致癌物（procarcinogens）。如 DT-硫辛酰胺脱氢酶只能将4-硝基喹啉 N-氧化物还原为前致癌物 4-羟胺化合物。偶氮还原酶可将偶氮化合物分解为胺，从而去除致癌作用，如图 15-49 所示。

十分有趣的是，在体外实验，偶氮还原酶和硝基还原酶的活性主要与 CYP 电子传递系统有关，可催化各种偶氮化合物和硝基化合物还原；在体内实验，很难测出其还原活性。深入研究发现，O_2可抑制体外偶氮还原酶和硝基还原酶的还原作用，如图 15-50 所示，通过

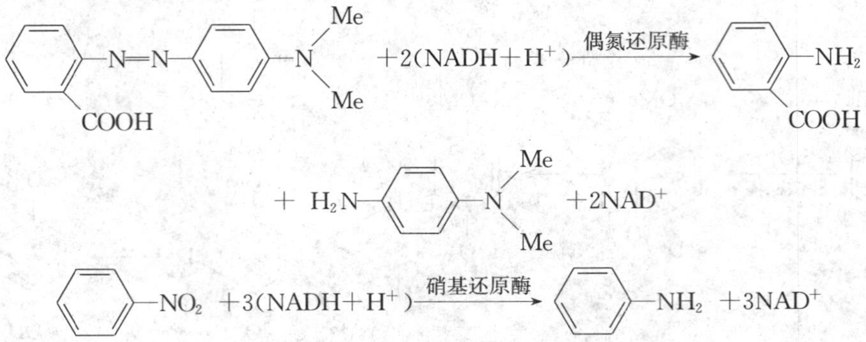

图 15-49　偶氮还原酶和硝基还原酶催化的还原反应

单电子还原生成的阴离子自由基把 O_2 转化为超氧阴离子自由基的同时，还能将还原态硝基化合物转化为母体硝基化合物。因此，在厌氧条件下肠内细菌对于这样的化合物所进行的还原转化是相当重要的，特别是极性高的水溶性基质，如 p-硝基苯甲酸以及含有磺酸基的偶氮化合物。口服这类化合物在消化道吸收差，但易于受到肠内细菌的还原代谢。像硝西泮（nitrazepam）和偶氮磺胺（protonsil）那样脂溶性强的药物的肠内细菌所致还原代谢随着动物种属的不同差异较大。因为，人和家兔消化道下部栖息大量的细菌，当药物还没有接触到肠内细菌就已在消化道上部吸收，当然被还原的几率就减少。大鼠和小鼠消化道上部栖息大量的细菌，药物与肠内细菌接触的机会多，被还原代谢的几率就增大。最好的例子是含有硝基的抗生素氯霉素的还原代谢。给大鼠和土拨鼠（marmot）口服氯霉素后，在尿中可检出大量含有氨基的结合体代谢物，这是肠内细菌作用的结果。人口服氯霉素后，这种还原作用不能进行，其主要的代谢产物是其葡萄糖醛酸苷和脱酰基代谢产物。

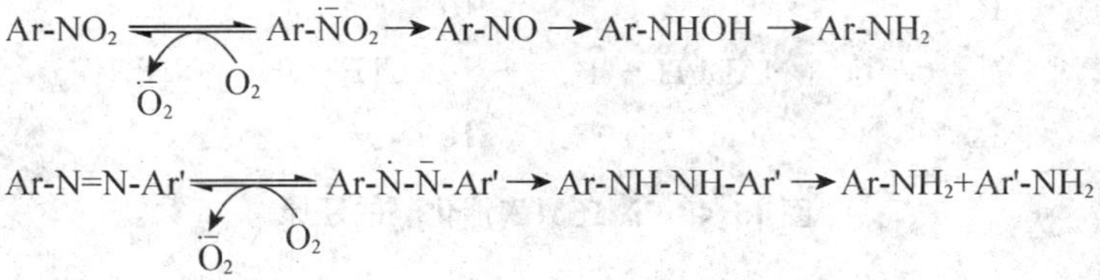

图 15-50　O_2 抑制偶氮还原酶和硝基还原酶还原作用的机制

中药厚朴（*Magnolia officinalis* Rehd. et Wils.）中含有的主要成分厚朴酚（magnolol）在大鼠体内的生物转化为还原反应。将厚朴酚连续给大鼠口服，最初在粪便中检出的主要为原型药物。其后，代谢产物异厚朴酚（isomagnolol，M_4）、四氢厚朴酚（M_1）逐渐增多，在第五日 M_1 达最高[108~111]（见本章第二节图 15-17）。而当将厚朴酚与肠内细菌共孵，没有产生这些代谢产物。由此推测，厚朴酚被吸收后，在肝药物代谢酶的作用下其侧链被还原代谢。^{14}C 示踪实验表明，给动物口服 ^{14}C 标记的厚朴酚主要分布在胃肠道和肝，其次为肾、胰腺和肺。

（三）肝药物代谢的水解反应

1. 环氧化物的水解　具有芳基和烯基的脂肪族碳氢化合物容易被氧化，生成环氧化物。环氧三元环应力大，反应性强。与多种生物体成分发生亲电反应而使细胞坏死、突变、致癌等。生物体防御这种有害反应发生的酶类有环氧化物水解酶，将环氧化物催化为反式邻二醇。但是，未必环氧化物水解酶都能发挥解毒机制。如苯骈［a］芘起致癌活性的是其代谢产物7,8-二氢二醇-9,10-环氧化物，而不是其前体7,8-二氢二醇。据此，Jerina提出了“湾区”（bay region）的假说：饱和角苯骈环上的苄基正碳离子的稳定性与致癌有关。这对于预测化合物结构的致癌性和设计安全有效的药物有理论和实用价值。

与芳香族环氧化物相比，烯烃环氧化物比较稳定，在生物体内也可检出其存在，多数情况下是随后由环氧化物水解酶催化为乙二醇排出体外。但Δ¹-THC（图15-29）的C-1和C-2位双键在生物体外可被氧化为1α,2α-环氧化物，此环氧键不能被环氧化物水解酶催化水解。

环氧化物水解酶也是诱导酶，其存在部位和种类随基质不同而异。如水解苯乙烯环氧化物的水解酶存在于肝微粒体中，水解反式乙基苯乙烯的水解酶存在于肝细胞胞液中。不但在肝，就是在睾丸、卵巢等激素代谢旺盛的器官也存在不同种类的环氧化物水解酶，可被不同的药物所诱导。

青蒿素（artemisinin，qinghaosu，AT）是黄花蒿（*Artemisia annua* L.）的主要成分，属新型倍半萜内酯，是我国首创的抗疟新药，但存在近期复发率高和在油或水中溶解度小、不宜做成适当剂型、肠内吸收差、多以原型药物形式随粪便排出等缺点。青蒿素衍生物双氢青蒿素（dihydroartemisinin）的活性比青蒿素强约5倍[112]，青蒿素的另一衍生物蒿甲醚（artemether）比青蒿素有高效、速效、复发率低等优点，可做成油剂，使用方便。青蒿素、蒿甲醚和双氢青蒿素都能诱导肝内质网微粒体CYP的含量，它们在体内的生物转化都与肝药物代谢酶有关[112~114]。

人口服青蒿素，在尿液中可检出4个代谢产物：氢化青蒿素（AT-M1）、还原氢化青蒿素（AT-M2）、9,10-二羟基氢化青蒿素（AT-M3）、五元环内酯甲酮化合物（AT-M4），如图15-51所示。

这些代谢产物对小鼠伯氏疟（*Plasmodium berghei*）试验无效，说明青蒿素体内代谢转化是一个失活过程。这些代谢产物结构特征均是失去过氧桥，由此推断过氧桥是抗疟活性的重要基团。将青蒿素制成青蒿酯钠，具有高效、速效、低毒、水溶性好等优点。青蒿酯钠可被大鼠和犬肝及血流中的水解酶催化为双氢青蒿素[115]，是青蒿酯钠在生物体内的有效代谢

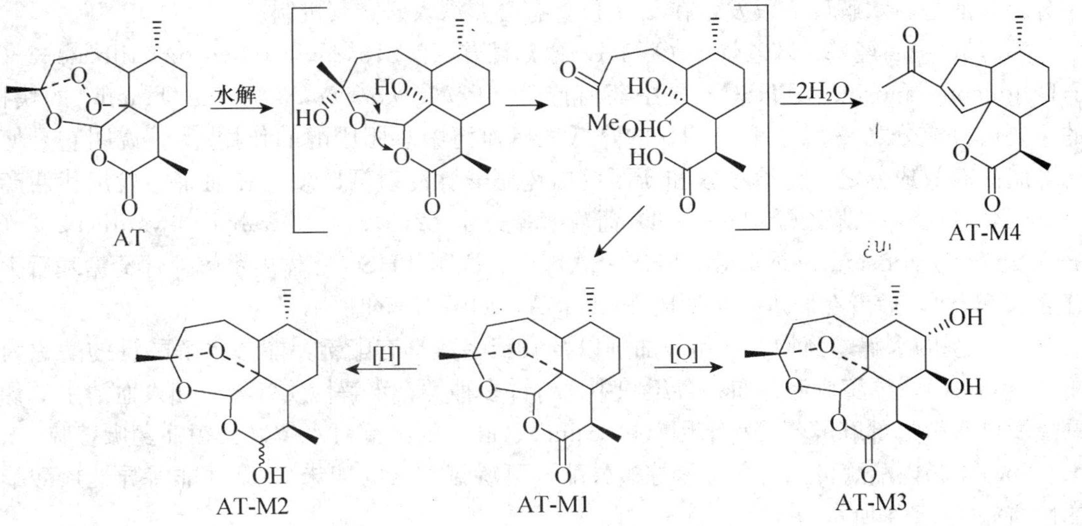

图15-51　青蒿素在人体内的生物转化

物[112]，有 α-和 β-双氢青蒿素（dihydroartemisinin）两种形式存在[115~118]。经门静脉给犬注射青蒿酯钠，药物一经肝就发现肝静脉血中有 30%左右转化为双氢青蒿素，10min 后颈动脉取样发现几乎全部代谢为双氢青蒿素，已检测不出青蒿酯钠的存在。双氢青蒿素在体内停留时间短，经尿和胆汁以原型排出体外的少，提示双氢青蒿素在体内可进一步被代谢破坏。

给小鼠和大鼠静脉注射蒿甲醚，广泛分布于肝、肾、脾、肺、小肠、心、股骨、胃、大肠、睾丸和脑，其中以肝和肾中的含量最高，而且在尿中检测不到原型药物，说明肝和肾是蒿甲醚代谢和排泄的主要脏器。示踪实验表明，蒿甲醚在体内存在脱醚甲基代谢，随肝药物代谢酶活性的增加，脱醚甲基代谢也明显增加。由于蒿甲醚在体内脱醚甲基代谢后还原为青蒿素，说明蒿甲醚在体内代谢是药物失活过程（蒿甲醚抗伯氏疟活性是青蒿素的 3 倍）[119]。同时，青蒿素可能继续被水解代谢（图 15-52）。

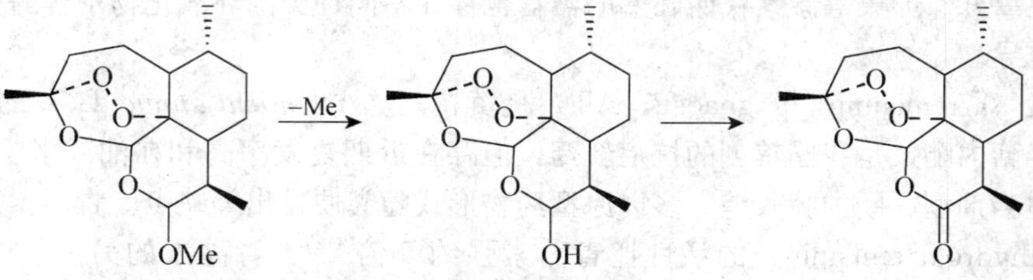

图 15-52 蒿甲醚的体内生物转化

2. 糖苷键的水解 糖苷键水解是天然药物中糖苷化合物进入生物体后最普遍的反应。口服给药水解反应主要发生在胃肠道内，静脉给药水解反应主要发生在肝内和肠肝循环过程中。例如淫羊藿苷（icariin）是中药朝鲜淫羊藿（*Epimedium koreanum* Nakai）和巫山淫羊藿（*Epimedium wushanense* T. S. Ying）的主要成分，给大鼠灌胃淫羊藿苷，在尿液中检出两个代谢产物：淫羊藿次苷Ⅱ（icariside Ⅱ，BU-1）和淫羊藿素（icaritin，BU-2）。在胆汁中也检出两个代谢产物：7-*O*-β-D-吡喃葡萄糖醛酸基淫羊藿次苷Ⅱ（7-*O*-β-D-glucopyranuronosylicariside Ⅱ，B-1）和淫羊藿次苷Ⅱ（B-2＝BU-1）[120, 121]，如图 15-53 所示。十分有趣的是，水解反应仅发生在 C-7 位，有必要深入研究其机制。

2,3,5,4′-四羟基二苯乙烯-2-*O*-β-D-葡萄糖苷（2,3,5,4′-tetrahydroxystilbene-2-*O*-β-D-glucopyranoside，THSG）是中药何首乌（*Polygonum multiflorum* Thunb. 的块根）的主要成分成分之一[122]，具有明显的降低大鼠血清中总胆固醇的作用[123]，说明它是何首乌降脂的有效成分之一。给小鼠和新西兰白兔尾静脉注射 THSG，在血浆中检出代谢产物 2,3,5,4′-四羟基二苯乙烯-2-*O*-β-D-葡萄糖醛酸苷（2,3,5,4′-tetrahydroxystilbene-2-*O*-β-D-glucopyranosiduronic acid，THSGSA）[124]。说明 THSG 在体内水解掉葡萄糖基后生成苷元（THS），后者在肝进一步形成 THSGSA，如图 15-54 所示。

3. 酯基的水解 药物、食品添加剂以及农药多数具有酯键，能够水解酯键的酶称为酯酶（esterase）。酯酶广泛分布在各组织中，有许多种类，水解性质各异。如人血清中的伪胆碱酯酶可水解局部麻醉药普鲁卡因（procaine）、肝中的酯酶可水解麻醉镇痛药哌替啶（meperidine）、肠内酯酶可水解氯霉素棕榈酸酯（可矫氯霉素的苦味）。某些非特异性羧酸酯酶的性质如表 15-4 所示。

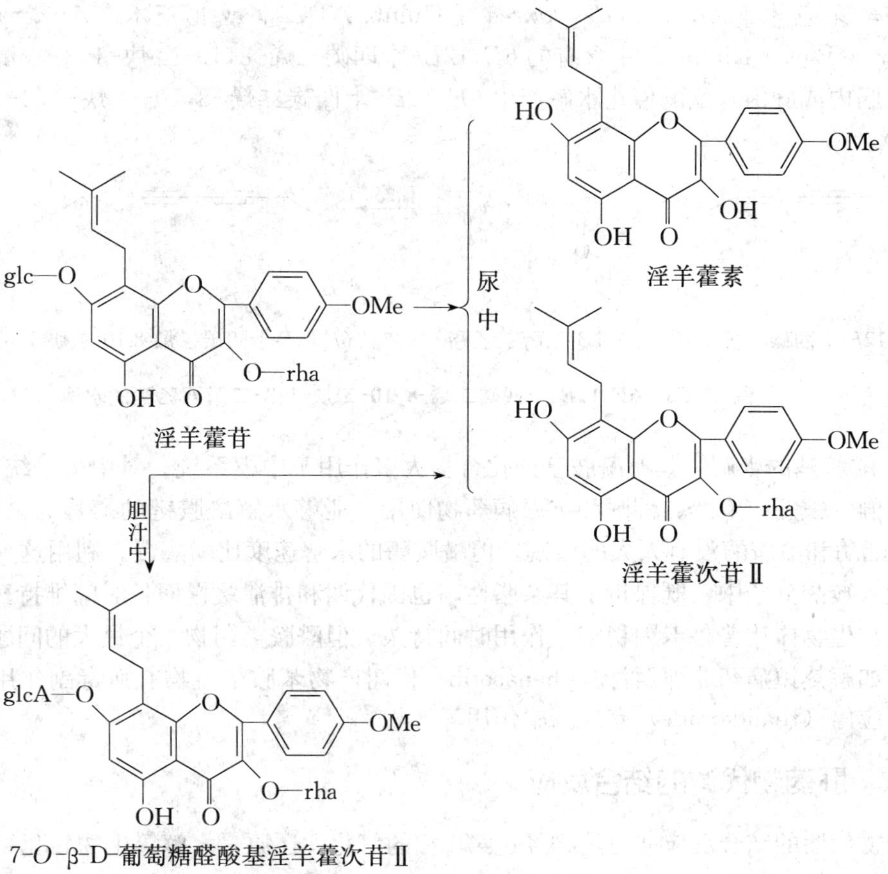

图 15-53　淫羊藿苷在人体内的代谢

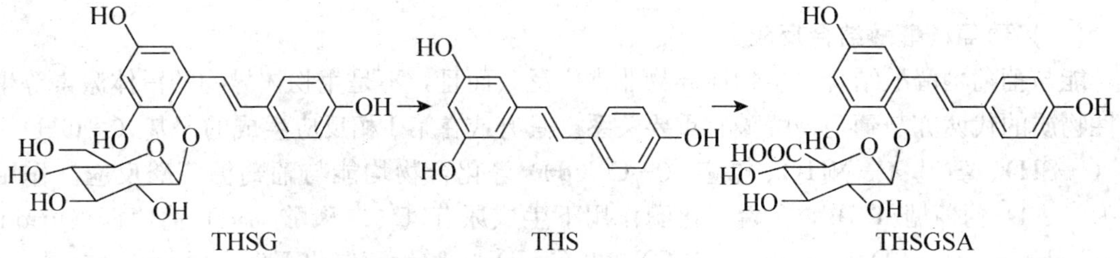

图 15-54　THSG 在小鼠和新西兰白兔体内的代谢

表 15-4　非特异性羧酸酯酶的性质

酯酶	对氧磷	PCMB Hg^{2+}	主要基质
A-酯酶	基质	抑制剂	芳香酸酯
B-酯酶	抑制剂	无影响	脂肪酸酯
C-酯酶	无影响	活性化	乙酸酯

PCMB：对氯（高）汞苯甲酸（*p*-chloromercuribenzoate）

中药茅苍术［*Atractylodes lancea*（Thunb.）DC.］或北苍术［*Atractylodes lancea* DC. var.（Bge.）Kitam.］中含有的 6*E*,12*E*-十四碳二烯-8,10-二炔-1,3-二醇双乙酯可由体内（肠内或肝内）酯酶催化水解产生 6*E*,12*E*-十四碳二烯-8,10-二炔-1,3-二醇[125]（图 15-55）。

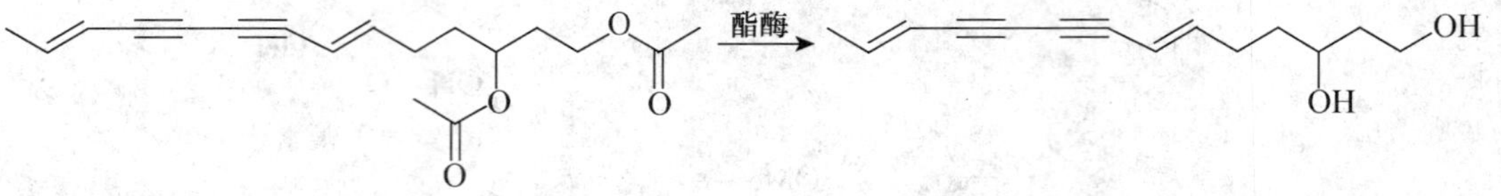

6*E*,12*E*-十四碳二烯-8,10-二炔-1,3-二醇二乙酯　　6*E*,12*E*-十四碳二烯-8,10-二炔-1,3-二醇二乙酯

图 15-55　6*E*,12*E*-十四碳二烯-8,10-二炔-1,3-二醇双乙酯的水解

4. 酰胺基的水解　具有酰胺基的化合物大多作用于中枢系统，对中枢系统有抑制作用，用作镇静、镇痛、麻醉、催眠和抗癫痫药物使用。能够水解酰胺键的酶称为酰胺酶（amidase）。酯酶和酰胺酶没有太大的区别，但酰胺酶的水解速度比酯酶慢。利用这一特性，将酰胺基导入羧酸分子中，既保持了其亲脂性，也因代谢和排泄缓慢而长时间维持药效。如普鲁卡因胺在生物体比普鲁卡因稳定，作用时间持久。但酰胺类药物一个最大的问题是大都有副作用，如解热镇痛药非那西汀（phenacetin）代谢产物苯胺衍生物有血毒副作用，镇痛、催眠药反应停（thalidomide）有致畸副作用等。

六、肝药物代谢的结合反应

药物代谢的结合反应就是药物经过第Ⅰ相的氧化、还原、水解等生物转化，代谢物进入第Ⅱ相与生物内源性分子如葡萄糖醛酸、硫酸酯、磷酸酯、甘氨酸或其他氨基酸、硫氰酸酯结合或乙酰化、甲基化等，生成水溶性的无药理作用（一般来说）的产物，从尿液或胆汁排泄。

（一）葡萄糖醛酸结合反应

能与葡萄糖醛酸结合的生物体异物非常广泛，而且，不是生物体异物的甾体激素等生理活性物质的代谢亦与葡萄糖醛酸有重要关系。具有或在第Ⅰ相反应生成的羟基（—OH）、巯基（—SH）、氨基（—NH_2）、羧基（—COOH）等化合物均能与葡萄糖醛酸反应。作用机制为：α-D-葡萄糖-1-磷酸在磷酸化酶作用下生成尿苷-5′-二磷酸-α-D-葡萄糖（uridine-5′-di-phosphate-α-D-glucose，UDPG），再在 UDPG 脱氢酶催化下生成尿苷-5′-二磷酸-α-D-葡萄糖醛酸（uridine-5′-diphosphate-α-D-glucuronic acid，UDPGA），它是葡萄糖醛酸的活化形式。UDPGA 与苷元上的羟基或羧基结合生成 β-D-葡萄糖醛酸苷。葡萄糖醛酸苷有 *O*-型、*S*-型、*N*-型、*C*-型等。催化该反应的酶是 UDP-葡萄糖醛酸基转移酶（UDP-glucuronyl transferase，UGT）。UGT 是膜结合的微粒体酶，其作用是把 UDPGA 中的葡萄糖醛酸基转移到受体物质分子上，如图 15-56。UGT 主要存在于肝细胞的内质网上，肾、肠黏膜、皮肤、肾上腺、肺、脾、胸腺、脑等也有分布。因此，许多组织都能与药物或其代谢产物进行葡萄糖醛酸结合反应。已有研究证明：苯巴比妥和 3-甲基胆蒽可诱导 UGT。苯巴比妥和 3-甲基胆蒽诱导的，以及对甾体激素有高度特异性的 UGT 已被提纯并在探讨其与遗传基因的关系。UDP-*N*-乙酰葡萄糖胺是 UGT 的别构激活剂，增加 UGT 对 UDPGA 的亲和力和降低产物对 UGT 的抑制作用。肝葡萄糖醛酸结合的容量取决于肝细胞内 UDPGA

的含量。人肝 UDPGA 的含量约 0.3μmol/g，若给予 1g（7000μmol）乙酰氨基酚时，UDPGA 增高 6 倍也只能结合 38%的乙酰氨基酚。由于 UDPGA 来自 UDPG，肝的营养状态和 ATP、NAD^+ 含量变化都能影响 UDPGA 的含量，亦就影响肝葡萄糖醛酸的结合容量。

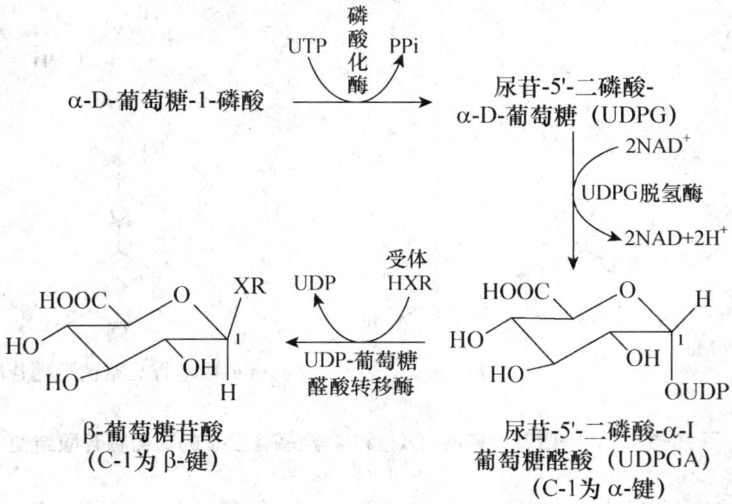

图 15-56　葡萄糖醛酸苷的形成

根据功能基的不同，将葡萄糖醛酸结合反应总结在表 15-5。下面分别叙述各葡萄糖醛酸苷的特征。

表 15-5　葡萄糖醛酸结合反应类型及苷元

结合类型	结合形式	苷元
O-葡萄糖苷酸		
芳香类	Ar-O-GA	酚
烯醇类	—CH═CH-O-GA	4-羟基香豆素
烷烃类	—CH_2-O-GA	氯霉素
酰基类	—COO-GA	水杨酸
S-葡萄糖苷酸		
硫醇类	—S-GA	苯硫酚
二巯基羧酸类	—CSS-GA	四乙秋兰姆化二硫（戒酒硫）
N-葡萄糖苷酸		
氨基类	—NH-GA	苯胺
脲基类	—NHCONH-GA	对乙氧基苯脲
氨基甲酸类	—OCONH-GA	氨甲丙二酯（眠尔通）
硫酰亚胺类	—SO_2NR-GA	磺胺噻唑
C-葡萄糖苷酸	$R_1R_2R_3$-C-GA	四氢大麻醇

1. *O*-葡萄糖醛酸苷　*O*-葡萄糖醛酸苷是葡萄糖醛酸 C-1 羟基与苷元羟基脱水形成的，是发生频度最高、最简单的一种苷类。含有酚羟基的药物几乎都以这种形式代谢。*O*-葡萄

糖醛酸苷的苷键具有醚键的性质，相当稳定。如果要使苷元游离，在化学上采用酸水解法。但尽管用 1mol/L HCl 在 100℃水解 30min，也不能使之完全水解。如雌三醇的 C-3 羟基或 $\Delta^{1(6)}$-四氢大麻醇的葡萄糖醛酸苷在此种条件下仅有 50%左右的苷元游离出（图 15-57）。

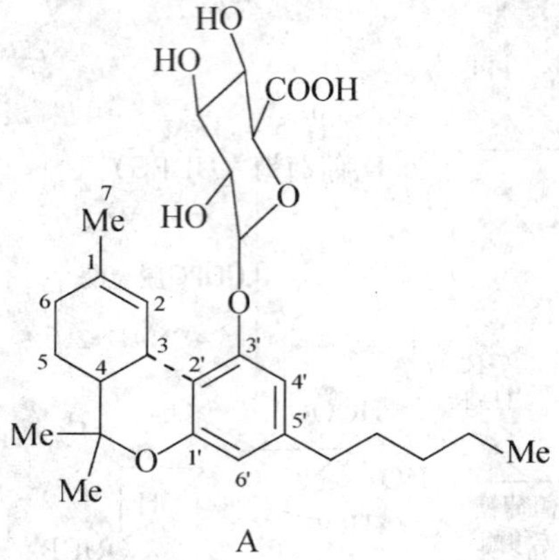

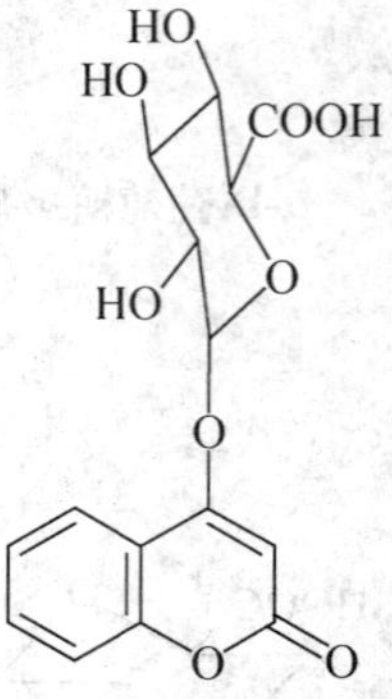

4-羟基香豆素葡萄糖苷酸

图 15-57　$\Delta^{1(6)}$-四氢大麻醇（A）和 4-羟基香豆素的葡萄糖苷酸结构

烯醇式葡萄糖醛酸苷，如 4-羟基香豆素及 Δ^5-雄甾烯-3,17-二醇的葡萄糖醛酸苷的苷键稍不稳定，后者在 pH 4、37℃即可被迅速水解。

烷烃 *O*-葡萄糖醛酸苷，如吗啡的 C-6 羟基葡萄糖醛酸苷是吗啡的活性代谢产物，其镇痛作用比吗啡强，而 C-3 羟基葡萄糖醛酸苷无活性（图 15-26）。这是天然药物中代谢为烷烃 *O*-葡萄糖醛酸苷排出体外的典型例子。乙醇也以一部分 *O*-葡萄糖醛酸苷形式排出体外。

酰基化葡萄糖醛酸苷，如水杨酸与葡萄糖醛酸结合成酯键，易被碱水解。

天然药物中的黄酮类化合物分布广泛，大多具有酚羟基。成苷存在的黄酮苷类成分在口服的情况下首先经胃肠道水解，苷元或次苷吸收入血转运至肝被氧化代谢或与葡萄糖醛酸结合，在尿中排泄或经肝肠循环后随粪便排泄或在尿中排泄。

大鼠口服葛根素［中药野葛 *Pueraria lobata*（Willd.）Ohwi 或甘葛 *P. thomsonii* Benth. 的主要有效成分］，在尿液中除检出原型药物外，尚检出 4 种代谢产物：大豆黄素、大豆黄素-4′,7-二-*O*-硫酸酯、大豆黄素-7-*O*-β-D-葡萄糖醛酸苷、大豆黄素-4′-*O*-硫酸酯。而在胆汁中仅检出葛根素-7-*O*-β-D-葡萄糖醛酸苷和葛根素-4′-O-硫酸酯[126]（图 15-58）。

在大鼠实验中，淫羊藿苷在大鼠体内经水解产生淫羊藿次苷Ⅱ，后者与葡萄糖醛酸结合产生 7-*O*-β-D-吡喃葡萄糖醛酸基淫羊藿次苷Ⅱ[120, 121]而在胆汁中检出，参见本节图15-53。

以五味子丙素为先导，经结构改造合成的 BDD 有降低 CCl_4 和硫代乙酰胺引起的小鼠高血清谷丙转氨酶的作用，已用于迁延性、慢性肝炎的治疗。给小鼠灌胃 BDD，尿中主要代谢产物为葡萄糖醛酸结合物（BDD-M-Ⅰ），并有原型药物和少量代谢产物 BDD-M-Ⅱ存在[127]，如图 15-59 所示。

2. *S*-葡萄糖醛酸苷　典型的 *S*-葡萄糖醛酸苷是苯硫酚以类似于醚键或酯键与葡萄糖醛酸结合而排出生物体外。二硫代羧酸的葡萄糖醛酸苷仅在中性条件下稳定。

3. *N*-葡萄糖醛酸苷　*N*-葡萄糖醛酸苷由于 N 所处的化学环境不同而各有其特性，像苯胺那样的芳胺 *N*-葡萄糖醛酸苷很不稳定。在水溶液中，苷元、葡萄糖醛酸、*N*-葡萄糖醛酸苷处于一个平衡体系中。但芳香环如有吸电子基取代可使 N 的碱性降低，稳定性随之增强。*O*-葡萄糖醛酸苷的苷键可被 β-葡萄糖醛酸苷酶水解，*N*-葡萄糖醛酸苷的苷键不能

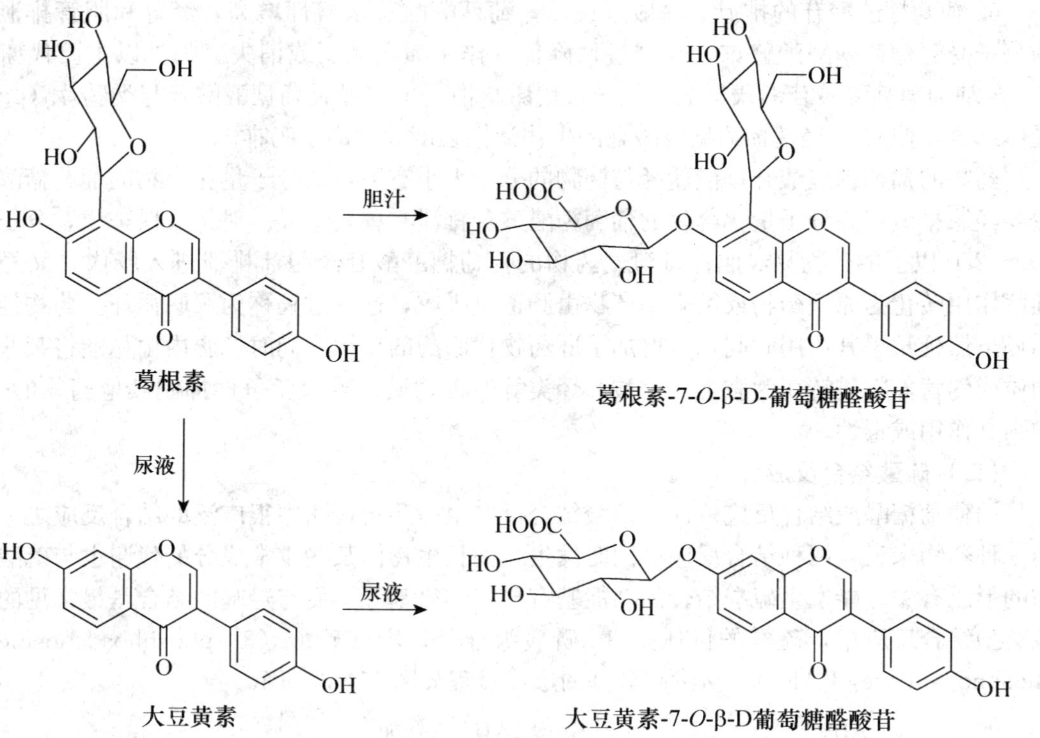

图 15-58　葛根素在大鼠胆汁和尿液中的排泄

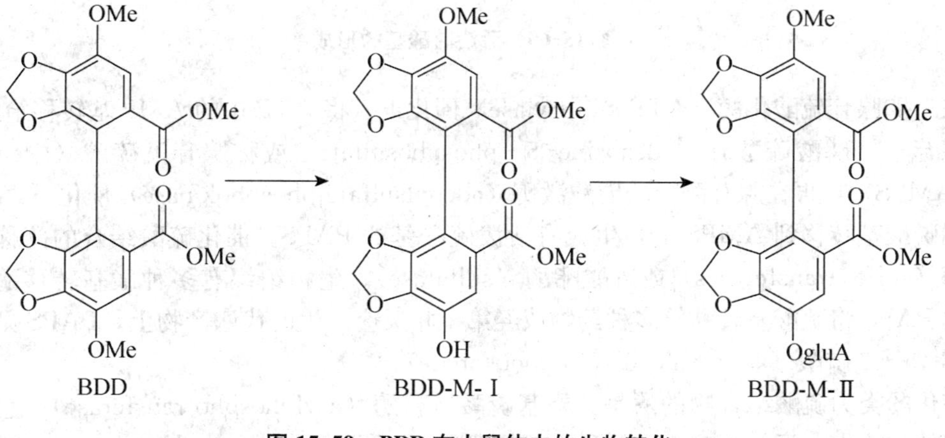

图 15-59　BDD 在小鼠体内的生物转化

被 β-葡萄糖醛酸苷酶水解，但某些羟胺的 *N*-葡萄糖醛酸苷的苷键可被 β-葡萄糖醛酸苷酶水解。

芳胺氧化中间体羟胺的 *N*-葡萄糖醛酸苷，如 2-萘羟胺的 *N*-葡萄糖醛酸苷比相应的 *O*-葡萄糖醛酸苷稳定，可从肾进入膀胱。新鲜的尿液呈弱酸性，可使羟胺游离，是引发膀胱癌的重要原因之一。

4. *C*-葡萄糖醛酸苷　成 *C*-葡萄糖醛酸苷代谢的药物较少，它是葡萄糖醛酸 C-1 直接与苷元以碳键形式结合。*C*-葡萄糖醛酸苷既不能被弱酸水解，也不能被 β-葡萄糖醛酸苷酶催化。天然药物四氢大麻醇也能以 *C*-葡萄糖醛酸苷形式排出体外。

5. 葡萄糖醛酸苷的排泄　一般来说，葡萄糖醛酸苷水溶性增高，经肾和胆管排泄。药物分子受到葡萄糖醛酸修饰，膜透过性降低，作用随之减弱或消失。吗啡以主要代谢产物C-3羟基葡萄糖醛酸苷形式排泄，但微量代谢产物 C-6 羟基葡萄糖醛酸苷与类鸦片（opioid）受体结合，使 C-6 羟基葡萄糖醛酸苷的生物活性强度大大高于吗啡。

药物的葡萄糖醛酸苷排泄途径与药物的分子大小有关，低分子量化合物的葡萄糖醛酸苷主要经尿排泄，高分子量化合物的葡萄糖醛酸苷排泄有种属差异。对于大鼠来说，分子量在200～250 以上的药物易经胆汁排泄。药物的葡萄糖醛酸苷经胆汁排泄进入肠内，又经肠内细菌作用转化为原型药物或第Ⅰ相产物由肠道重吸收，这一过程称为肝肠循环。药物经肝肠循环虽然延长了其作用时间，也增加了肝药物代谢酶的负担。同时，肠内菌丛能将某些营养物质或伪营养物质转变为胺类、羧酸、烃类等有毒物质，导致竞争性抑制其他药物的代谢，增强其作用或毒性。

（二）硫酸结合反应

同葡萄糖醛酸结合反应一样，硫酸结合反应也是药物代谢中很广泛的结合反应之一。就同一种药物来说，两种结合反应可同时发生，而且生物体某些正常成分的代谢也与硫酸结合物的形成有关。能发生硫酸结合的功能基有羟基、氨基等，而与羟基的结合是最常见的。在该类型结合反应中，硫酸的供体是 3′-磷酸腺苷-5′-磷酸硫酸（3′-phosphoadenosine-5′-phospho-sulfate，PAPS）。活泼硫酸基的形成过程如图 15-60 所示。

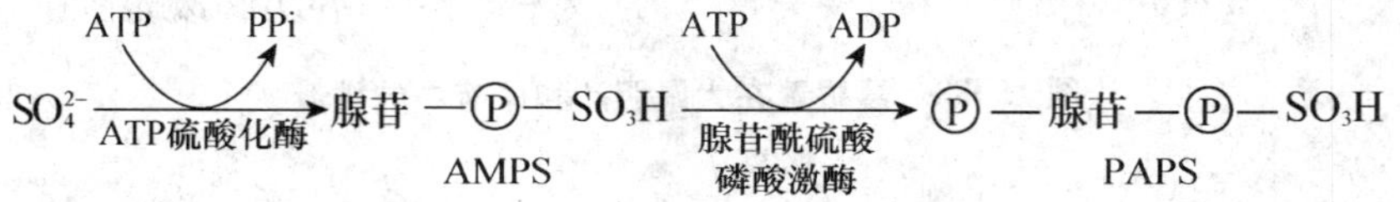

图 15-60　活泼硫酸基的形成

在三磷腺苷硫酸化酶（ATP sulfurylase）催化下，将 ATP 中的 AMP 基转移给硫酸基，生成腺苷-5′-磷酸硫酸苷［adenosine-5′-phosphosulfate，或称腺苷酰硫酸（adenylylsulfate，AMPS）］，再在腺苷酰硫酸磷酸激酶（adenylsulfate phosphokinase）催化下，将 ATP 的末端磷酸基转移到 AMPS 上，生成有活泼硫酸基的 PAPS。催化硫酸结合的酶称为磺基转移酶（sulfo-transferases）或硫酸酯酶（sulfatase）。生物组织有多种磺基转移酶，它们可催化 PAPS 将硫酸基转移给多种药物或经第Ⅰ相反应产生的代谢产物上，PAPS 则转变为腺苷-3′,5′-二磷酸（adenosine-3′,5′-biphosphate）。

转化酚类为硫酸结合物的酶是芳香基磷酸转移酶（arylphosphotransferase），它存在于肝细胞的胞液中，不能被苯巴比妥和 3-甲基胆蒽所诱导。

如前所述，大鼠口服葛根素，除在尿液中检出原型药物外，尚检出 4 种代谢产物：大豆黄素、大豆黄素-4′,7-二-*O*-硫酸酯、大豆黄素-7-*O*-β-D-葡萄糖醛酸苷、大豆黄素-4′-*O*-硫酸酯。而在胆汁中仅检出葛根素-7-*O*-β-D-葡萄糖醛酸苷和葛根素-4′-*O*-硫酸酯[126]。硫酸酯的形成途径可能如图 15-61 所示。

生物体内源性 17-酮基甾体化合物多以硫酸酯形式存在于生物体内，随尿液排出体外。此种形式存在的硫酸酯有时起到解毒的作用，但更多的情况下往往是许多合成过程的中间体。

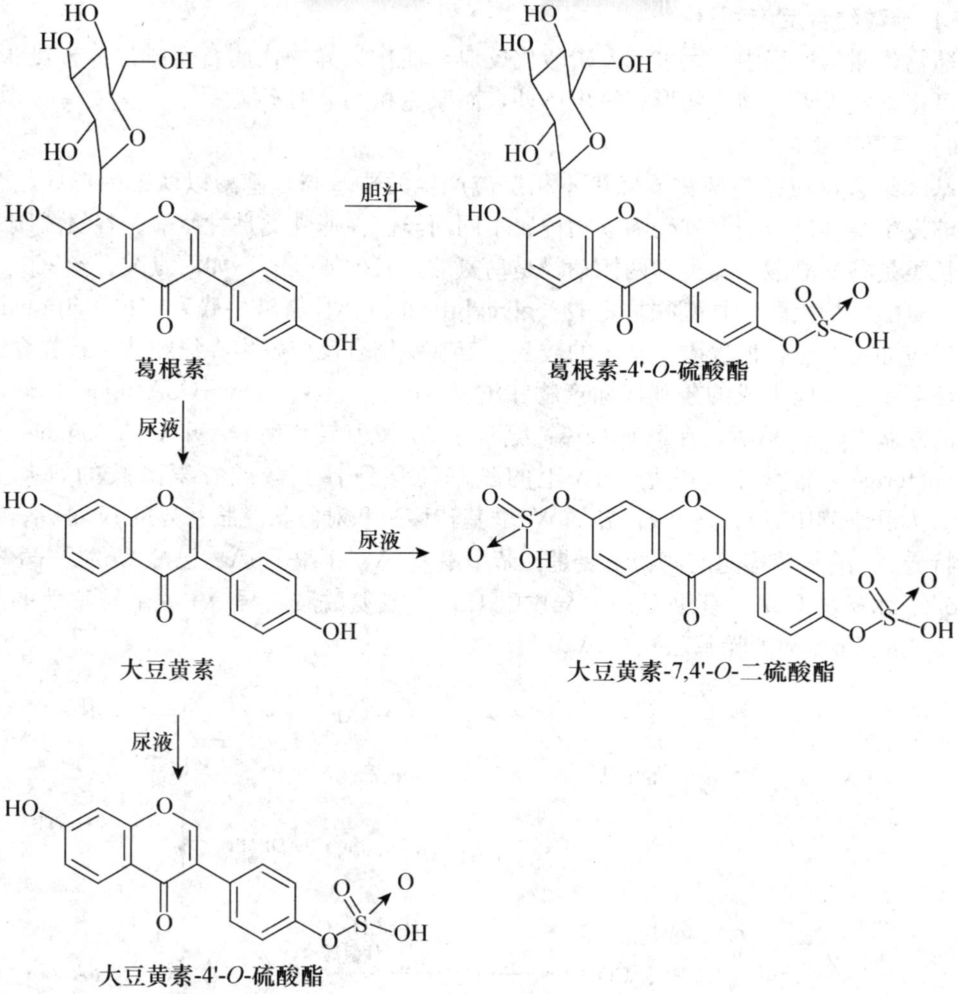

图 15-61　葛根素在大鼠体内的生物转化

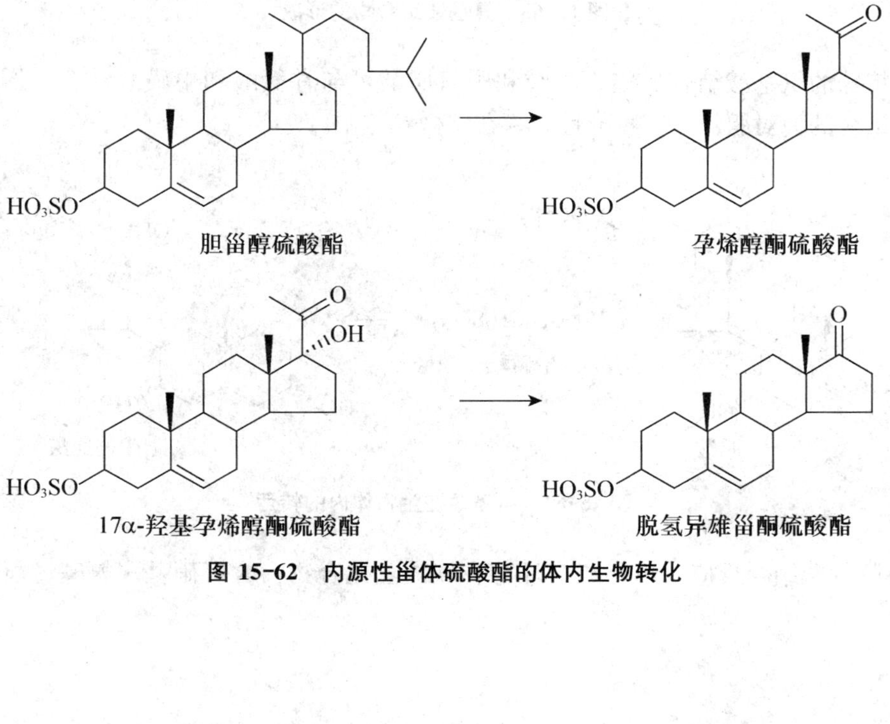

图 15-62　内源性甾体硫酸酯的体内生物转化

（三）磷酸结合反应

在药物代谢的过程中，大多涉及磷酸化反应，而作为异物代谢直至排出体外则很少见。人和狗可将萘胺以磷酸结合物形式排出体外，而家兔和大鼠则不能。

（四）氨基酸结合反应

氨基酸结合反应是指药物或经第Ⅰ相反应产生的羧基与氨基酸以肽键的形式结合的反应。能够发生结合反应的氨基酸随动物种属不同而异。在哺乳类是甘氨酸、谷氨酰胺、牛磺酸，灵长类是谷氨酰酸，鸟类和两栖动物是鸟氨酸。其他氨基酸，如丙氨酸、丝氨酸、谷氨酸、天冬氨酸、赖氨酸、甘氨酰甘氨酸（glycylglycine）、甘氨酰牛磺酸（glycyltaurine）等的结合反应亦有报道，但仅限于特定的羧酸。氨基酸结合反应发生在线粒体。首先含羧基的药物或经第Ⅰ相反应生成的羧基代谢产物在酰基 CoA 连接酶（acyl-CoA ligase）催化下生成活泼的酰基 CoA。然后，在酰基 CoA：氨基酸 *N*-酰基转移酶（acyl-CoA：amino acid *N*-acyl-transferase）催化下，酰基 CoA 上的酰基转移到甘氨酸或谷氨酰胺的氨基上（图 15-63）。人肝细胞中有对甘氨酸特异的 *N*-酰基转移酶和对谷氨酰胺特异的 *N*-酰基转移酶。甘氨酸特异 *N*-酰基转移酶的底物主要是：苯甲酰 CoA、丁酰 CoA、己酰 CoA、辛酰 CoA、葵酰 CoA、水杨酸 CoA、菸酰 CoA、异戊酰 CoA。谷氨酰胺特异 *N*-酰基转移酶的底物主要是：苯乙酰 CoA 和吲哚基乙酰 CoA。

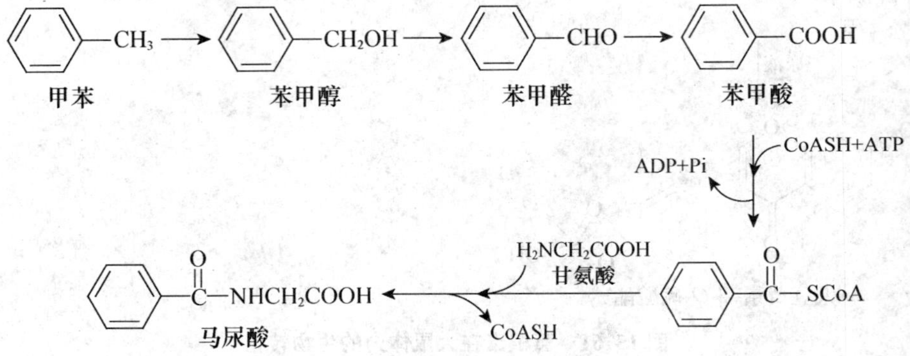

图 15-63　氨基酸结合物的形成

作为特殊的氨基酸结合反应，胆酸和脱氧胆酸可与甘氨酸和牛磺酸结合（图 15-64）。催化这种结合的酶对胆汁酸有特异性，存在于微粒体中。

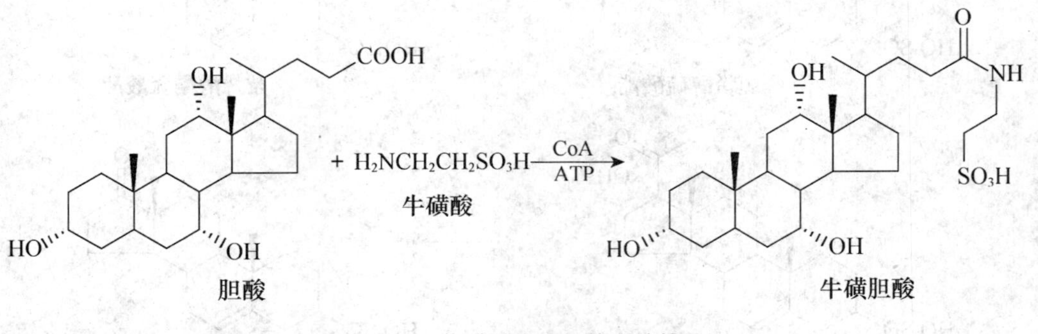

图 15-64　牛磺酸在生物体内的转运

1. 谷胱甘肽结合反应　单环或多环芳香族碳氢化合物，含有硝基、氨基、卤素的单环或多环芳香族或链状、环状脂环族饱和及不饱和碳氢化合物，α,β-不饱和羰基化合物等均可直接或通过氧化代谢产生环氧化物与谷胱甘肽结合，在排出过程中受到修饰，最终成为乙酰半胱氨酸结合物（mercapturic acid，硫醚氨酸）排出体外。能够与谷胱甘肽结合的这些化合物的共同特点是均具有容易受到谷胱甘肽亲核攻击的亲电子中心。存在于肝细胞胞液中的谷胱甘肽 *S*-转移酶（glutathione *S*-transferase）催化亲电子化合物迅速与谷胱甘肽结合，防止它们在体内非酶促地与蛋白质赖氨酸残基的 ε-NH_2 或半胱氨酸残基的-SH 基结合，造成蛋白质或酶失活以及与核酸碱基结合引发细胞死亡和癌变。

2. 谷胱甘肽结合物的排泄　谷胱甘肽结合物主要随胆汁排出体外，而不能从肾排泄。肾和肝胆小管上皮含有的 γ-谷氨酰转肽酶可分解谷胱甘肽和谷胱甘肽结合物，释放出 γ-谷氨酰氨基酸和甘氨酸，余下的半胱氨酸结合物可随尿排出。半胱氨酸结合物也可在 *N*-乙酰转移酶催化下进一步乙酰化，生成相应的硫醚氨酸随尿排出，也有少量进入胆汁。此反应可发生在肝和肾。临床上，给高血氨患者服用苯甲酸可降低血氨，氨以马尿酸形式排泄。苯乙酸降低血氨效果优于苯甲酸，苯乙酸与谷氨酰胺结合排出体外，如图 15-65 所示。

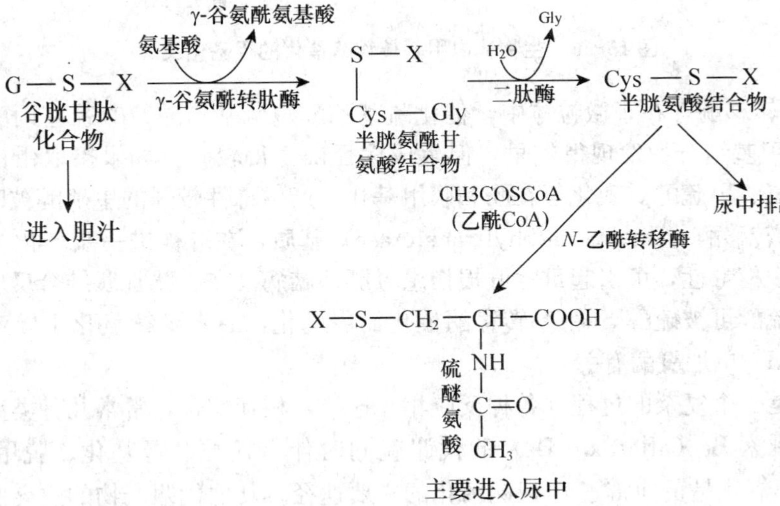

图 15-65　谷胱甘肽结合物的排泄

（五）乙酰基结合反应

胆碱的 *O*-乙酰化、葡萄糖胺和半乳糖胺的 *N*-乙酰化、5-羟色胺和组胺的 *N*-乙酰化以及从 CoA 到乙酰 CoA 的 *S*-乙酰化等都是重要的代谢反应。生物体能够进行乙酰化的功能基有氨基、芳香氨基、肼基或氨磺酰基等。在 *N*-乙酰基转移酶（*N*-acetyltransferase）催化下，含有上述功能基的化合物从乙酰 CoA 获得乙酰基，生成乙酰基化合物。肝、乳腺、胃肠道、红细胞、白细胞等都有 *N*-乙酰基转移酶的存在，而以肝细胞胞液中含量最为丰富。乙酰化作用使化合物的水溶性降低，化合物的活性和毒性也常随之降低或丧失。

（六）甲基结合反应

生物体的甲基化反应有 *O*-、*N*-、*S*-甲基化反应，分别由 *O*-、*N*-、*S*-甲基转移酶（methyltransferase）催化完成。

肝 *O*-甲基转移酶主要存在于胞液中，催化某些药物，如咖啡酸等的甲基化。儿茶酚-*O*-甲基转移酶（catechol-*O*-methyltransferase）是生理上重要的酶，催化儿茶酚胺和儿茶酚的甲基化（图 15-66）。内源性多巴胺和去甲肾上腺素通过甲基化灭活（图 15-66）。这也是机体防御外源性类神经传递递质进入机体扰乱正常神经传导机制之一。

肝 *N*-甲基转移酶也存在于胞液中，催化烷基胺、杂环胺、芳香胺以及如去甲吗啡等药物的甲基化。

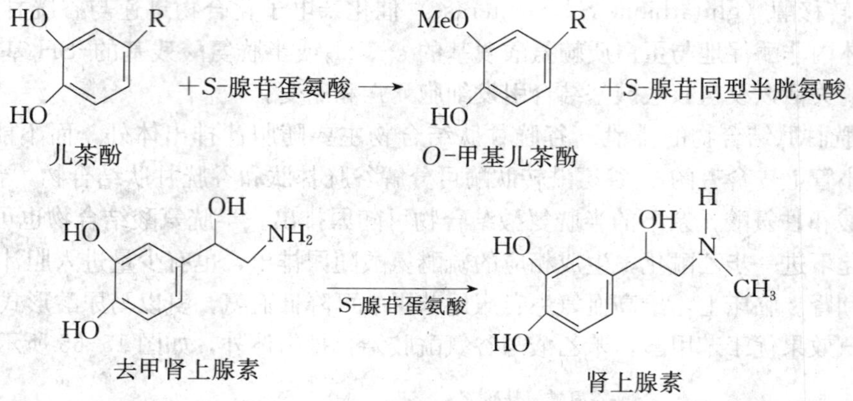

图 15-66　生物体内甲基转移酶催化的甲基化反应

肝 *S*-甲基转移酶存在于微粒体中，催化巯基乙醇、巯基乙酸、β-巯基丙酸、烷基硫醇等甲基化。*S*-甲基结合物发现得较早，但生成途径确立得较晚。如果摄取蛋白质食品，在肠内生成硫化氢、甲硫醇。硫化氢在肠黏膜甲基化，产生毒性较强的甲硫醇被吸收。甲硫醇是硫醇 *S*-甲基转移酶（thiol *S*-methyltransferase）基质，在肝被进一步转化为二甲基硫化物。甲硫醇有中枢毒性，可引起重症肝损伤患者肝性脑病。在谷胱甘肽结合反应项经半胱氨酸结合生成的硫醇可被硫醇 *S*-甲基转移酶催化而甲基化，后者继续氧化生成亚砜和砜。此氧化反应与 FAD-单加氧酶有关。

药物代谢是一个复杂的过程，各种反应相互连接，相互配合，常常几种类型的反应同时发生。如黄曲霉素 B_1（aflatoxin B_1）的代谢就同时伴有还原、羟基化、脱甲基和环氧化（图 15-67）。环氧化是黄曲霉素 B_1 代谢活化的主要途径。其他代谢产物的致突变和致癌性降低了 1/10～1/3 以下。黄曲霉素 B_1 的代谢主要由肝 CYP 介导，同时也有肝 CYP_{448} 介导。分别用苯巴比妥诱导的大鼠肝 CYP［CYP(PB)］和聚氯联苯（polychlorinated biphenyl，PCB）诱导的大鼠肝 CYP_{448}［CYP_{448}(PCB)］与 ^3H-黄曲霉素 B_1、小牛 DNA 一起温孵培养，CYP(PB) 的代谢活性是 CYP_{448}（PCB）的 2 倍。

由此可见，药物代谢过程由两方面的因素决定：一方面是生物体所具有的结构特征，包括酶体系，使其能够对药物进行吸收、分布、代谢、消除；另一方面药物分子具有的结构特征与理化性质，直接影响到它在生物系统中被处置的方式。药物分子通过构象的改变与酶在空间结构上相互匹配，或诱导酶的构象变化而与它契合。

综上所述，药物代谢作为特殊条件下的有机化学反应有一定的特点，归纳如下：

1. 氧化反应为主　机体内药物代谢酶如 CYP 等对药物的作用以氧化反应为主。如前所述，酶氧化非体内正常组分的化学物质，氧化反应包括 *N*-、*O*-和 *S*-脱烷基化，*C*-羟化，环氧化，硫的氧化，氮的羟化和氧化，氧化脱硫及脱氨基等。也就是说，在药物代谢反应中，氧化过程占据了主导地位。

CYP 是药物代谢酶中最具活性的一组，它们也在前致癌剂和前致突变剂的活化中起主

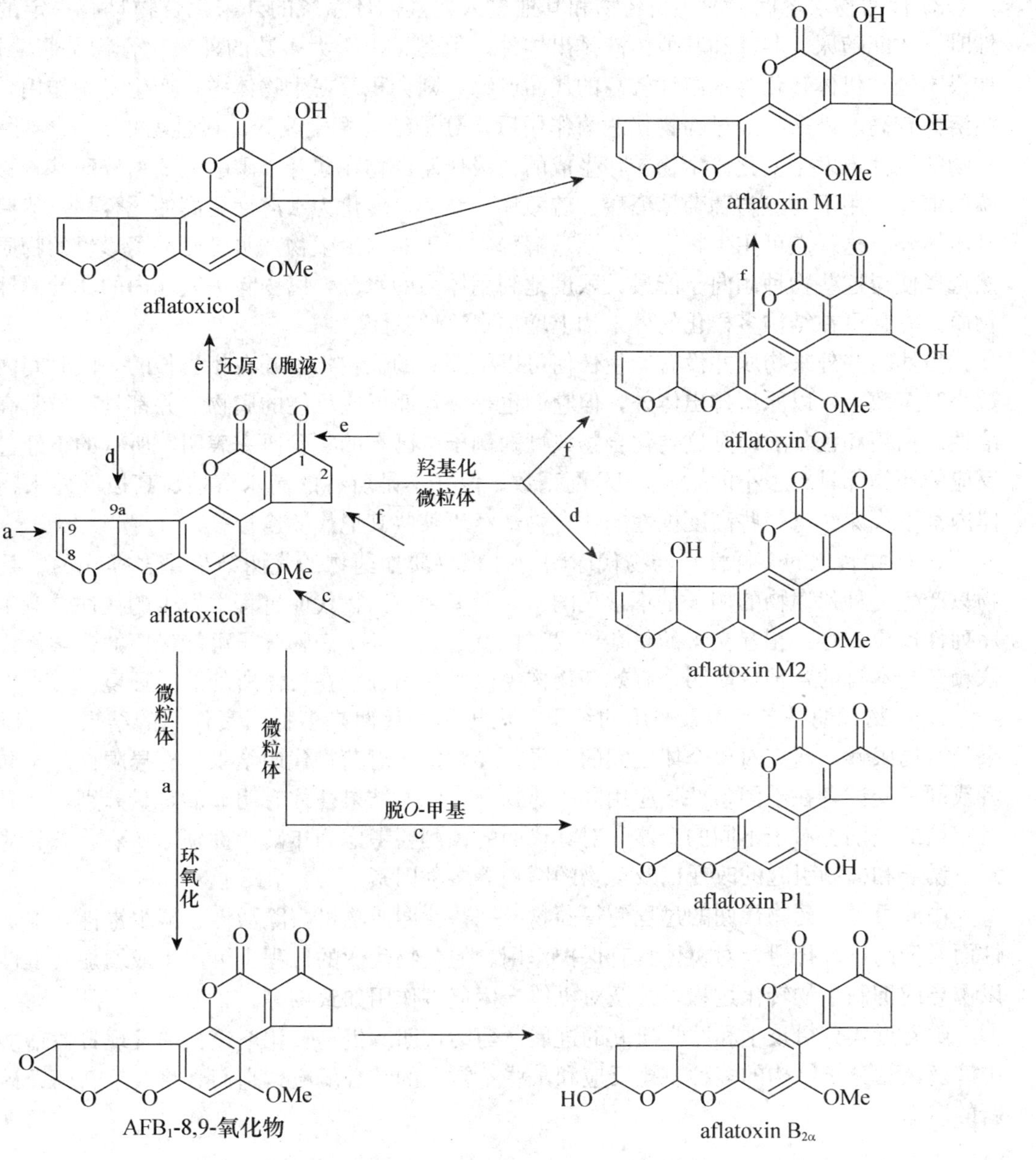

图 15-67　黄曲霉素 B_1（Aflatoxin B_1）的代谢途径

要作用。临床上使用的大部分药物都可被 CYP 代谢，产生具有一定结构的代谢物。CYP 酶存在于动物、植物、酵母和细菌中，其调节和催化活性存在种属差异。主要参与药物代谢的 CYP 酶有：CYP1A2、2C8、2C9、2C18、2D6、2E1、3A3、3A4、3A5、3A7 和 4A11。

2. 反应底物多样性　药物代谢酶系可以对结构多样化的外来物进行处置，属底物非专一性的反应。体内药物代谢的酶系对底物失去了专一性反应，对于全面保护机体不受外界毒素的侵害是非常有利的。但是，药物代谢酶对外来物质的处置速度要远远低于对体内生物活性物质（如营养物质）的“正常”代谢途径的速度，而这又恰好给大多数药物发挥作用提供了所需的时间。实验研究显示，药物在机体内的代谢程度要比其在体外更彻底。

3. 代谢物水溶性增加　当药物和其他进入血液循环系统的外来化合物具有一定的水溶性时，才能随尿、胆汁和其他体液排出体外。但是，由于大多数的外来化合物是脂溶性的，如果不经过机体转化为水溶性较高的代谢产物，则会积蓄在生物体内，产生毒副作用。这些脂溶性较高的外来物经过药物代谢酶作用后，分子结构发生改变，极性增加，水溶性增强，药物的活性也发生变化。生物转化生成的初级代谢产物在尿苷二磷酸葡萄糖醛酸基转移酶等酶的催化作用下，经与葡萄糖醛酸、硫酸酯等结合，转化为水溶性更高的化合物，然后将其排出体外。这一点可用生物进化的原理解释，对于非水生生物，水已变成了珍贵的物质。自然选择使得这些物种倾向于能最大限度地利用体内的水分，以去除进入体内的非营养性异体物质，并且可在结构多样化的外来物上增加水溶性基团。

虽然一些外来物质并没有产生任何可以检测到的代谢物，并在相当长的一段时间内（如数小时至数天）以原型排出体外，但它们也是酶代谢反应可能的底物，并都具有异常高的水溶性。糖精和色甘酸即是这类化合物典型的例子。已有的实验研究表明，所有的不经过代谢反应的药物都具有很小的脂-水相分配系数。但并不是所有的高水溶性、高极性外来物在机体内都不代谢。有一些高度极性的化合物却经历某些其他代谢途径。

4. 药物转化的多样性　药物代谢酶对外来物质如药物的代谢结果是多样化的。某一药物只产生一种代谢物的例子是不常见的。一般说来，药物代谢过程中发生的往往是竞争性与序列性反应并存、相互交叉的复杂模式。也就是说，一个药物分子可能经历的化学修饰主要依赖于它本身的各种功能团、有效药物构象以及药物分子在机体所处的微环境。

5. 药物代谢是多种因素作用的结果　由于药物代谢是多种因素作用的结果，所以其结果具有局限性。研究对象个体之间的差异，导致机体对药物代谢结果具有局限性。不同受试者或同一受试者在不同条件下应用同一药物，其代谢结果往往有明显的定量差别，有时甚至是定性的差别。对于不同的个体，对其代谢的预测要考虑到年龄、性别、疾病状态、遗传因素、诱导和抑制引起的改变以及食物的影响等多种因素。

由此可见，药物代谢的过程使得药物或一些代谢产物可去除活性、减少毒性，增加水溶性而易于向体外排泄，对机体具有保护作用。但药物代谢的过程也可产生或增加其毒性，可以诱导或抑制生物转化过程，甚至对机体产生危害作用如致癌等。

随着近代分析技术和医学研究的进展，药物代谢或生物转化新途径的发现日益增加，其中涉及药物分子结构的多种重排反应和某些不常见的结合反应，它们必将会给新药设计带来新的启迪。

七、影响肝药物代谢的因素

药物代谢是多种因素作用的结果。大多数的药理活性分子是亲脂性的，它们在生理 pH 条件下，保持非离子化或仅仅是部分离子化。生物转化意味着将外源性或内源性的亲脂物质经酶的作用变成极性的、可溶于水的代谢物排出体外。肝是药物代谢的主要部位，代谢产物的活性大大降低甚至失活。但是，一些代谢产物却有较强的活性，甚至对机体有毒性。这样，生物转化既包括解毒化过程也包括毒性化过程。这些反应是由 CYP 单氧化酶介导的。现有的证据表明，CYP 酶有不同的类型或同工酶，它们不论在光谱学、化学、免疫学性质上，还是其与底物的亲和性上，都有很大差异。这些同工酶所表现的调节作用和组织分布特性也不尽相同。重组 DNA 研究显示，在一个生物体内，40～60 个基因可编码不同类型的 CYP 同工酶。环境和遗传因素可影响个体之间的药物代谢，并改变解毒和中毒的平衡反应。

基因多态性使部分患者的药物代谢酶减少、缺失，甚至增加一些反应的活性，如 CYP2D6、CYP2C19 和 N-乙酰化酶的多态性。环境因素如用药、甾体激素、饮食、喝酒以及抽烟等都可诱导或抑制药物代谢酶的活性，引起个体差异[128, 129]。

(一) 药物代谢的种属差异和个体差异

1. 种属差异　新药的研究往往需要用实验动物模型来筛选化合物。但是，不同的动物对同一化合物可能出现不同的反应，因而存在很大的差异。这种差异在药物代谢中表现为：①代谢速率的差异。例如保泰松在人体代谢很慢，半衰期约为 3 天，而在狗、兔、大鼠或豚鼠体内代谢却很快，半衰期为 3～6h。②代谢途径的差异。例如人体代谢双香豆素酯的途径是羟基化，兔则是酯解；对于一种物质，由于可能在药效和毒性方面存在很大的种属差异，所以如何将动物实验的数据外推到人体，是一个极难解决的问题。认识不同物种间药物代谢过程的异同，有助于克服上述困难。

在对 CYP 的研究中，发现大鼠、狗、人体内部存在多种同工酶。每一种同工酶都具有特殊的催化选择性。一般来说，不同物种的某些同工酶在蛋白质结构和催化能力上高度一致，其底物在不同物种中的药代动力学表现出相似性；而对于蛋白结构和功能一致性较差的酶，其底物代谢则更多地表现出种属的差异性。

CYP 3A 是重要的药物代谢酶，具有可调节的活性部位，主要通过疏水基团相互作用与底物键合，其底物包括几乎所有的亲脂性药物，并在不同的种属间有明显类似性。一般情况下，该酶底物的动力学性质在人和狗具有相似的特征；但大鼠的 CYP 3A 酶表现出明显的性别差异，雌性的活性高于雄性。CYP 2D 在不同种属间也有相当的一致性。CYP 2D 酶主要限于代谢清除芳香性烷基胺，其特征是固有清除率高，但易饱和。酶与底物的离子型键合使羟基化代谢有部位选择性。大鼠的 CYP 2D 酶在底物的需求上更灵活。所以，许多胺类药物的芳环羟基化代谢反应在大鼠体内进行的速度远大于豚鼠、兔、狗、猴、人等，如苯丙胺衍生物和 β-受体阻滞药的代谢。而 CYP 2C 在种属间的差异较大。狗体内缺乏相关的酶，所以对诸如甲苯磺酰脲及其他许多酸性药物（如非甾体抗炎药物等），不能进行羟基化代谢反应。

2. 个体差异　药物代谢的个体差异是不同个体对药物反应不同的重要原因之一[129]。个体差异可受以下因素影响：

(1) 年龄的影响　药物反应在年龄方面的个体差异原因很多，其中最重要的原因是机体生理功能改变而造成药物代谢动力学的不同，在初生婴儿和老年人身上表现最为突出。对于新生儿来说，尤其是早产儿，参与药物代谢的几种酶的配置尚不完备，故对药物反应敏感。新生儿羟基化代谢能力低，出生时体内 CYP 和 NADPH-CYP 还原酶的活性约为成年人的 50%。葡萄糖醛酸转移酶只是在出生后才形成，约 3 岁时达到正常水平。因此，新生儿体内药物结合反应能力低。当婴儿口服氯霉素时，可发生“灰婴综合征”，表现为腹胀、发绀、呼吸困难等和对氯霉素等药物的缓慢葡萄糖醛酸化，这就是药物代谢功能低下的一种反应。但新生儿有些代谢情况与成人接近，如去烷基、与甘氨酸和硫酸的结合以及酯酶、乙酰化酶的活性等。此外，新生儿的肝药物代谢酶更易被诱导，导致代谢的个体差异更大。与新生儿的情形不同，1～8 岁儿童体内药物的生物转化速率较成年人为高，与儿童的肝重与体重之比呈高度的相关性。

老年人肾与肾外清除药物的能力降低，这与肾衰老有一定关系；老年人血浆蛋白含量较年轻人低，因此药物与血浆蛋白结合率亦降低；年龄不同，药物在体内的代谢率亦不同，一般老年人代谢缓慢，与肝代谢药物功能低下有关。在老年人中，CYP催化的反应通常减慢，而还原代谢反应和第Ⅱ相代谢反应的速度并没有改变。在高龄老人，由于还可出现肝血流量降低，而使药物代谢速度降低。另外，老年人体内通常由于血浆白蛋白浓度降低，使药物与蛋白质的结合有所减少，由此导致游离的药物增加，使生物转化率提高。

（2）性别的影响　某些药物的代谢速率常常是雄性高于雌性，且代谢酶的含量也有所区别。大鼠体内的CYP 3A就表现出明显的性别差异，雌性的酶活性高于雄性。CYP 3A4是人体药物代谢中最为重要的酶之一，由它介导的药物代谢表现出明显的性别差异。

（3）病理状态（特别是肝、肾疾病）　肝是药物代谢的重要器官，肝如有疾病会直接影响药物的代谢反应。肝血流量的改变，间接地使药物代谢发生异常。肝的病变显然会导致生物转化能力下降，表现为肝病患者体内药物的血浆消除半衰期显著延长。肝病时药物半衰期延长的原因很多，主要是微粒体酶系统活性降低、血浆蛋白合成减少、体液分布改变等。肝病变时，一些药物的首过肝代谢被解除，血药浓度异常升高；多剂量给药后药物在体内蓄积，稳态血药浓度有超过中毒量的危险。故在肝病时用药必须特别谨慎，必要时给药剂量要适当减少。阻塞性黄疸或急性肝炎患者肝代谢能力的损害程度比肝硬化或慢性肝炎活动期患者小得多。此外，肝功能损害可能改变药物代谢的立体选择性。镇痛药、β-受体阻滞药等的代谢明显受肝功能影响。其可能的机制包括：肝血流量下降、药物的肝摄取程度下降、肝药酶活性降低、肝组织对药物的结合能力改变、血浆蛋白结合率下降、分布容积增加等。此外，肝病患者往往同时服用几种药物，会产生不同形式的代谢相互作用，主要是药物代谢酶的诱导作用。

肾是药物代谢物排泄的主要脏器。进入体内的药物经第Ⅰ相的生物转化和第Ⅱ相的结合反应后，极性和水溶性大大增加，经肾排出体外。许多药物消除的主要方式是形成葡萄糖醛酸结合物。肾功能受损后，药物代谢产物不能及时排泄，会导致葡萄糖醛酸结合物分解、形成肝肠循环或葡萄糖醛酸化过程被抑制。但也并不是所有主要经葡萄糖醛酸化消除的药物均在体内蓄积。肾疾病使原型药物或其代谢产物的排泄变慢、血浆蛋白结合率降低及药物代谢的速率等都发生改变，从而增加药物的不良反应。肾功能受损时，对主要以原型药物经肾消除的药物应该减少剂量，以避免药物在体内蓄积。当生物转化在药物消除中起重要作用时，情形较难预测。尽管大多数药物的代谢物是没有药理活性的，但它们在体内的过量蓄积可能干扰母体游离药物分子与血浆蛋白的可逆结合反应，导致药物在体内的分布特性改变；代谢物还可竞争主动转运系统或抑制药物的进一步代谢。所以，肾功能失常对不同药物生物转化速率有不同的影响，可使之减慢、不变或加速。具有活性的代谢物在体内的蓄积，则将导致药物药理作用的增强。

此外，感染也可影响药物代谢的基本速度，并引起副作用和药物的相互作用[130]。

（二）遗传因素

体内参与药物代谢的各种酶活性是由遗传因素和环境因素共同决定的，常常存在很大的个体差异，导致相应的药物代谢有很大的不同[131]。受遗传因素的影响，一些药物代谢酶的活性在人群中的频率分布呈不连续的多峰曲线，这种现象称为遗传多态性（genetic polymorphism），而且遗传多态性常常表现出种族差异。中国人和日本人中，有近半数的人即使饮用少量的酒，也会醉；而这种现象在欧洲的白人中则很少见。实验研究表明，前者体内由遗传获得了突变的醇脱氢酶（ADHs）和醛脱氢酶（ALDHs）基因，导致这两种酶的活性降低，对乙醇的代谢不良。多态性作为一种遗传特点，其基因型（genotype）通常多于人口的1%。由它编码所表达的产物，如药物代谢酶，不是机体在正常环境下生长、繁殖和维持重要的生理功能所需的，但它们却使个体对药物治疗的应答表现出明显差异。药物代谢酶的遗传多态性大多发生在氧化、乙酰化代谢途径上。对于其他途径，如某些有机磷酸酯酶、芳香羧酸酯酶的多态性也有报道。

实验研究发现，人体内两种CYP，即CYP 2C8/10和CYP 2D6存在遗传多态性。研究得比较深入的例子是CYP 2D6对异喹胍（debrisoquine）/金雀花碱（sparteine）类代谢的多态性[132]。CYP 2D6有两种表现型（phenotype），其区别在于代谢氧化这两种化合物的能力不同。对于这些药物的代谢，具有缺陷的个体被称为慢代谢者（poor metabolizer），或PM表现型；相反的是快代谢者（extensive metabolizer），或称EM表现型。在白人中，5%～10%的人为PM表现型，已证实这种有缺陷的代谢是由于CYP 2D6异常，为常染色体隐性遗传。

由于存在遗传多态性，有时观察到药物的代谢消除在表现型之间有10～100倍的差异。编码合成CYP2D6酶的基因起决定性作用，并由此导致遗传性代谢个体差异，而环境因素并不决定代谢能力。已知的药物代谢诱导剂如苯巴比妥和利福平对CYP 2D6的活性没有影响。然而，那些可作为CYP 2D6底物的药物能将其完全抑制，并使个体由EM变为PM，这一现象称为表现型复制。

异烟肼在人体内主要通过*N*-乙酰化代谢失活，这一代谢反应进行的速度有较大的个体差异。中国人、日本人中80%～90%为快速乙酰化者，其余为慢速乙酰化者；欧洲人中则两者各约占50%。

出于用药安全的考虑，对于那些主要代谢途径具有多态性的药物，多剂量应用前应对用药者进行表现型检验。如近年来，通过测量特定模型药物在体内的动力学来评价个体的药物代谢能力。但许多事实表明，仅仅使用一种药物来评价个体的药物氧化酶代谢活性几乎是不可能的。这是由于在CYP中存在多种同工酶，不同的物质被不同的同工酶所氧化；也可从一种物质出发，经不同的同工酶产生不同的代谢物。广泛应用的模型药物安替比林属于后一种情形，然而它对目前发现的由遗传决定的药物氧化酶缺陷不能提供有用的信息。为更全面地认识个体的氧化代谢能力，需要一些分子中仅有一个或少数几个功能团的药物，它们产生的体内代谢物应是已知的。为此，人们提出了一个实验策略，同时应用几种模型药物，以研究不同药物代谢途径的相关性。

（三）给药途径和首关效应

某些药物在被吸收时，第一次通过胃肠道黏膜时即部分被代谢，还有部分被肝摄取并进行生物转化，使进入体循环的药量减少，称为首关效应（first pass effect）。整个胃肠道的静脉血液及其中所含的全部物质均经门静脉进入肝。也就是说，经胃肠黏膜吸收的药物，在由心脏输往肺和体循环之前，必须经过肝。显然，口服药物首关效应的强弱，对其药理作用具有决定性意义。硝酸甘油经舌下给药，不仅因为这种给药方式起效快，而且也是为了避开首关效应。这是一个典型的例子。肠内富含结合代谢酶，主要经第Ⅱ相代谢反应消除的药物如吗啡等有明显的肠首关效应。造成首关效应个体差异的主要因素有食物的影响、药物代谢酶的诱导和抑制以及遗传因素的影响。

有些药物的首关效应表现出底物的立体异构选择性。此外，对于肝硬化患者，由于首关效应明显降低，药效学应答比肝功能正常者要高，因此，高度代谢的药物一般在其体内的药效会表现为大大加强，生物利用度明显提高。

除肝外，小肠的首关效应也是不容忽视的问题。Mihara 等[133]研究了大鼠小肠对乙哌立松（eperisone）的代谢作用，分别采用不同的给药方式如十二指肠、门静脉和股静脉给药，探究大鼠对乙哌立松的生物利用度。将大鼠小肠原位灌注，以确定其对乙哌立松的首关代谢作用。同时用大鼠小肠微粒体在体外研究乙哌立松代谢的第一步反应，即将乙哌立松代谢成 ω-1-羟基化产物（HMO)。实验结果显示，当分别给予乙哌立松 100mg/(kg·h) 和 25mg/(kg·h) 时，大鼠小肠的生物利用度分别为 0.176 和 0.0879，而其肝的生物利用度分别为 0.532 和 0.486。乙哌立松被大鼠肠微粒体转化成 HMO，而且这种反应被 α-萘酚黄酮（α-naphthoflavone）和抗大鼠 CYP1A 抗体所抑制。由此提示，乙哌立松在大鼠小肠中经过上皮时，存在明显的首关效应，并被大鼠肠微粒体 CYP1A 代谢成 HMO。

因此，给药方法、剂量以及给药途径都可直接影响药物的代谢。特别是在合并用药时，可表现出明显的个体差异。合并用药中一个药物可以改变另一个药物的体内代谢，导致药物代谢的个体差异。

（四）药物诱导

许多非内源性活性物质（xenobiotics），特别是某些脂溶性好、在肝中滞留期长的化合物，能够诱导参与其生物转化的酶，使之过量生成，这种现象称为酶诱导作用。根据其所诱导的酶，可将酶诱导剂分为两类，即苯巴比妥类型和甲基胆蒽类型。实验研究发现，给予动物 3-甲基胆蒽和苯巴比妥类药物可诱导肝药物代谢活性改变。给予药物能够诱导肝药物代谢活性升高，是由于酶活性的升高或酶合成能力的加强，这一点可通过蛋白质合成抑制剂的应用来证实。

药物对代谢酶的诱导研究经历了不同时期。20 世纪 60 年代期间，明确了 CYP 在药物代谢上的作用，从而证实了药物代谢活性的诱导是由于诱导了微粒体 CYP 的结果。但是，在明确肝微粒体 CYP 是由数种分子组成之前，应用分光光度法所得到的 CYP 的增加和药物代谢活性的增加在强度上有不一致的结果，疑或是 3-甲基胆蒽和苯巴比妥所诱导的 CYP 类型的不同，用当时所得到的实验结果是不足以解释这些现象的，甚至导致解释混乱。直到 20 世纪 70 年代中期，才揭示了 3-甲基胆蒽和苯巴比妥所诱导的 CYP 的类型不同，并有各自的特性。而且这些“药物诱导型”CYP，在药物给予前就已在动物肝微粒体中非常少量地存在。这样，实验结果才得到了正确的解释。同时，也发现了其他药物也可诱导的 CYP。

CYP 催化药物代谢过程中初级阶段的氧化反应。给予药物后，也诱导催化第Ⅱ相结合反应的谷胱甘肽 *S*-转移酶（glutathion *S*-transferase)、葡萄糖醛酸转移酶（glucuronyl transferase）的活性。CYP 催化芳香环或脂肪链羟基化反应，生成的最初产物环氧化物经进一步水解生成的邻二醇，还可诱导环氧化物水解酶（epoxidehydrolase）的活性。此外，可溶性的硫辛酰胺脱氢酶（diaphorase）等与 CYP 共同作用时，也可被药物所诱导，且有多种类型。

3-甲基胆蒽和苯巴比妥所诱导的 CYP 是“异物代谢型”。对于大鼠、小鼠等实验动物来说，正常时在肝微粒体中有少量存在。因此，这些酶不是代谢生物体普遍存在内源性物质的酶。利用 CYP 可诱导的性质，能够推断特定的异物代谢型 CYP 是代谢哪种物质而存在的。现已发现某种植物的萜类成分可诱导出与苯巴比妥诱导的相同类型的 CYP；用 3-甲基胆蒽可诱导出 2 种 CYP，其中之一可被某种植物萜类成分选择性诱导。现存生物体成分代谢型 CYP 的变异，使异物代谢型 CYP 不断诞生，与作为食物被动物摄取的植物成分和对环境的适应等不无关系。

因此，将药物给予动物后，不仅可以使肝内的药物代谢酶活性增加，还可以使其活性降低。最近的研究发现，将苯巴比妥和3-甲基胆蒽等给予动物时，在肝异物代谢型CYP量大幅度增加的同时，在相同肝微粒体给予药物前存在的CYP的某些种类也有显著减少的现象。正常状态存在的CYP与稳定存在的生物体内源性成分的代谢有关，对于肝微粒体的CYP而言，性激素、肾上腺皮质激素等甾体激素的代谢也是CYP重要的功能之一。

苯巴比妥类型诱导剂使内质网增生加强，故肝重显著增加。诱导首先作用于CYP，也使葡萄糖醛酸转移酶、谷胱甘肽转移酶和环氧化物水合酶等过量生成。诱导作用可在数天内较为迅速地发生。酶诱导的结果使代谢能力及相应的生物转化率提高，受影响的不仅是作为酶诱导剂的物质本身，而且还包括其他药物、内源性物质（如甾体激素类）或体内必需的外源性物质（如维生素D）。因此，所有这些化合物的生物半衰期均缩短。若停用诱导剂，则代谢能力在数天到数周内恢复到原有水平。对于3-甲基胆蒽类型诱导剂来说，特别是其中的芳香烃类以及几种除草剂，主要增加CYP与葡萄糖醛酸转移酶的合成。内质网的增生以及由此导致的肝重增加并不显著。β-萘黄酮（BNF）和异黄樟醚（ISF）也可诱导CYP药物代谢酶。

CYP2D6酶异常快速的代谢表现型被认为是引起抗抑郁药物治疗失败的原因之一。给予这样的患者很高剂量的抗抑郁药物，可导致高浓度的毒性代谢物及产生副作用。对这种异常快速代谢患者，通过抑制其CYP2D6酶的活性，可为临床治疗用药提供可行的方案，从而有效地对抑郁病患者进行治疗。Laine等[134]用帕罗西汀抑制CYP2D6酶的活性，通过测定去甲替林药代动力学参数和异喹胍试验，观察帕罗西汀对异常快速代谢表现型者代谢的影响。对具有二倍型或三倍型CYP2D6酶基因的5名异常快速代谢表现型者给予25mg去甲替林，一天2次，连续给药3周。但从第2周开始还服用CYP2D6酶抑制剂帕罗西汀（10mg，每天2次）；到第3周时，帕罗西汀的剂量增加为20mg，同样是每天给药2次；第3周之后，停服去甲替林，而继续服用帕罗西汀，剂量仍为20mg，每天2次，连续7天。在每一周疗程后，都对去甲替林或帕罗西汀稳态时的药代动力学参数进行测定。此外，用异喹胍试验测定了用药前及在每一周疗程后CYP2D6的表现型。在用药期间及停药一周后分别记录了与治疗相关的副作用。结果表明，在只服用去甲替林的第1周内，所有5位患者体内的去甲替林浓度很低；从第2周开始同时服用帕罗西汀10mg，每天2次时，所有的患者都表现为正常的强异喹胍代谢表现型，其中4位受试者的血浆去甲替林浓度与其凹值相比平均增加3倍时（$P=0.0011$），可达到治疗效果的血药浓度；而当帕罗西汀的剂量为20mg时，可使帕罗西汀的血药浓度比其凹值时增加15倍（$P<0.001$），表明帕罗西汀可强烈地抑制其自身的代谢。高浓度的帕罗西汀使2名受试者表现为弱异喹胍代谢表现型，并导致血浆中去甲替林浓度进一步增高（$P=0.0099$）。实验结果提示帕罗西汀和血浆去甲替林浓度有很强的相关性（$r=0.89$，$P<0.0001$），而且帕罗西汀还可显著地减小用药期间血浆去甲替林浓度的波动。此实验研究结果表明，每天20～40mg的帕罗西汀可有效地影响CYP 2D6酶的强代谢表现型。

（五）药物的相互作用

药物治疗中酶诱导会产生不良后果。长期应用具有酶诱导作用的药物时，若剂量保持不变，则该药的血药浓度会随着治疗进程而下降，体内一些物质的血浓度也会降到异常低的水平。若一种药物与酶诱导剂同时使用，有时会出现药物相互作用，严重者可能会出现危险；使用酶诱导剂期间，该药物的血药浓度下降，这时若增加该药剂量以抵消诱导剂的影响，则在诱导剂停用后，该药血药浓度会升高乃至超过中毒临界值。也有许多药物由于抑制生物转化过程，能够引起其他药物作用延长或增强。抑制酶活性的方式有：药物导致内质网酶合成减少或分解增多，两种或多种药物竞争酶（特别是CYP）上的结合位置并由此导致代谢的竞争性抑制等，这些都可使代谢变慢。药物在体内产生的代谢物也可能与其他物质发生相互作用。

代谢相互作用中的立体选择性也是值得注意的问题。例如，保泰松与抗凝药华法林（消旋体）合用后，尽管华法林的总血药浓度降低了，但其减少凝血酶原的药效却被增强。进一步研究证明，服用保泰松可使（*R*）-华法林的血浆清除率大幅度提高，而同时（*S*）-华法林的清除率则显著降低。由于对映体中（*S*）-华法林具有较强的活性，故抑制它的代谢使药物作用增强，然而加强（*R*）-华法林代谢的结果又使华法林的总血药浓度降低。这说明保泰松立体选择性地影响华法林的代谢。

药物相互作用的具体方式有：

1. 置换　药物与血浆蛋白结合，两药在结合部位上互相置换，改变有效药物浓度。例如阿司匹林可以置换已与血浆蛋白结合的华法林，使抗凝血作用增强，又可使阿司匹林所致的胃肠道出血加重，故两药并用是不安全的。

2. 代谢　某些药物对肝微粒体酶有“酶促作用”；另一些则有“酶抑作用”，故可以出现复杂的影响。

3. 排泄　药物相互作用可发生在肾，例如水杨酸钠干扰降血糖药氯磺丙脲从肾小管的排泄，故可增强降糖作用。

4. 吸收　如对氨基水杨酸钠减少利福平的胃肠道吸收，铁剂或钙剂影响四环素的胃肠道吸收等。

利用药物的相互作用达到治疗疾病的目的是中医药的一大特色。药有个性之特长，方有合群之妙用。“君、臣、佐、使”的组方原则，“相须、相使、相恶”的作用规律，是祖国医学整体观和辨证论治的集中体现。从微观的、现代科学意义角度讲，也就是多种化学成分构成不同的配伍组合，或是单靶作用或是多靶作用，达到最佳药效。在中医临床上常用的配伍方法有：①伍用药物，产生协同作用，提高疗效。例如，芍药甘草汤中的甘草有肠管解痉作用，配上具有镇静作用和维持肠管自动运动的芍药，可使其更好地发挥效能。②用一种药物抑制或制约另一种药物的性能，以改变其部分性能，以达到减少副作用与毒性的目的。③药物的配伍方剂外加单味药物，以发挥其专一的作用。

第四节　中药成分体内代谢研究与有效成分的发现

近年来，中医药现代化研究得到了国内外的广泛共识。但由于中药基源复杂、成分复杂、性质复杂、生物效应复杂、作用复杂（多系统、多途径、多成分、多靶点，产生整体效应）；有体外发生的，有体内发生的；有物理性相互作用，有化学性相互作用，有生物性相互作用，有生物因素与外源异物因素的相互作用。因此，如何从庞大而复杂的体系中抽出基本科学问题来进行研究，然后演绎到复杂体系中进行关联，或者说中药现代化研究的切入点究竟在哪里，是一个颇为棘手的问题，也是中医药研究的前沿问题。随着中西医药研究的普及和发展，出现了中西药联合组方的制剂。镇咳平喘药中此类制剂尤多，其次是抗感冒药、抗酸药及治疗溃疡病的药物、祛脂及抗高血压药、抗风湿药及止痢药等。另外，无论是单味药还是复方，其化学物质在类型和数量等方面都各异。正是它们的多样性和复杂性构成了单味中药或复方中药化学成分的复杂体系，尤其是现有方法所能检出的成分不一定代表所产生药效的物质。因此，如何来研究中药及其复方的治病物质基础——化学成分，一直是困扰中药学界的主要难题，是限制中药现代研究的“瓶颈”问题。因此，“重”中药化学成分研究而不“唯”中药化学成分研究、摆脱旧的研究模式、尝试建立新的方法和手段已在尝试。

中医对疾病的治疗是个体化治疗，应考虑到年龄、性别、疾病状态、遗传因素、诱导和抑制引起的酶改变、食物的影响等多种因素。因此，从中药ADME/Tox.入手可能会对解决上述问题有所启迪。但是，绝大部分药物（包括中药）的代谢产物存在于尿液中，且往往是最终产物，为确定药物的代谢途径只能据此进行逆向推测；对血浆中代谢物的动力学分析可追踪代谢的时间进程，但血浆中代谢物的浓度往往比尿中低几个数量级，并且取样量小，技术处理难度高。同时，能够通过肾小球滤过进入尿液的药物或代谢物的分子大小有一定限度。对人体来说，其临界值估计平均相当于分子量400左右。分子量大于此值的药物及其代谢物一般只能经胆汁排泄，随粪便排出体外。此外，呼吸也是某些药物或代谢物消除的途径之一（如乙醇）。因此，中药成分代谢的研究方法对于其结果来说无疑是一个决定性因素。由于中药成分复杂，多数药物的剂量又很低，其代谢途径错综复杂，产物性质各异、含量极微，故在体液中分离、鉴定代谢物并对其进行定量研究构成了对现代分析技术的挑战。对于药物的大部分代谢物来说，很难通过分离获得其纯品，其化学结构往往通过合成与分析相结合的方法推断。对于药物代谢机制在分子水平上的研究，以及对于代谢过程中不稳定的中间体的研究，问题还相当多。从这些分析，我们可以从中抽出药物相互作用这一基本问题。它的解决对于中医药现代化将产生巨大的推动作用。

本节列举五例，试图论证中药成分体内代谢与有效成分确定的关系和一般性研究过程。

一、芍药的研究

传统中药芍药（芍药 *Paeonia lactiflora* Pall. 或川赤芍 *Paeonia veitchii* Lynch 的干燥根）具有镇痛、镇静、解痉作用，主要成分为单萜类芍药苷（paeoniflorin），含量为3.3%～5.7%；另含有其他单萜类化合物。芍药苷经人肠内厌氧性细菌代谢可产生两个主要的代谢产物，7(*S*)-芍药苷代谢素-I［7(*S*)-paeonimetabolin-I］和7(*R*)-芍药苷代谢素-I[135～137]，其代谢途径如图15-68。来源于肝的β-葡萄糖苷酶不能启动芍药苷代谢，肠壁和肺也不能代谢转化芍药苷，而只有肠内细菌细胞膜上的β-葡萄糖苷酶才能引起芍药苷的代谢；其后是羧基酯酶的作用使转化反应继续下去。应用酶联免疫测定法[138,139]证明：按20mg/kg剂量口服给予芍药苷后30min，血浆中芍药苷浓度达95ng/ml的最大值，240min衰减至0.2ng/ml。而芍药苷代谢素-I在140min达400ng/ml的最大值，480min衰减至0.5ng/ml，如图15-69[140]。按2mg/kg剂量分别给无菌大鼠和普通大鼠灌胃芍药苷，普通大鼠血药浓度在给药后10min达最大C_{max}＝32.7ng/ml，其后逐渐减少，至240min仅为0.7ng/ml（表15-6）。

表15-6　无菌和普通大鼠灌胃芍药苷后的体内动力学参数

大鼠	剂量（mg/kg）	动物数	C_{max}（ng/ml）	t_{max}（min）	$AUC_{0\sim240}$（ng·min/ml）	$t_{1/2}$（min）
普通	2	6	32.7±4.1	10±1.8	2799.7±376.6	40.2±6.1
无菌	2	3	42.3±11.5	130±60.8*	5528.2±1461.8*	—

—：未计算出；* $p<0.05$ vs 普通动物

给无菌大鼠灌胃芍药苷亦被迅速吸收进入血液，至240min后维持在25ng/ml。无菌大鼠和普通大鼠的AUC和t_{max}有明显的差异，而C_{max}没有明显的差异。无菌大鼠的AUC比普通大鼠的AUC大2倍以上。这些结果证明：给动物灌胃芍药苷，自上消化道迅速吸收；吸

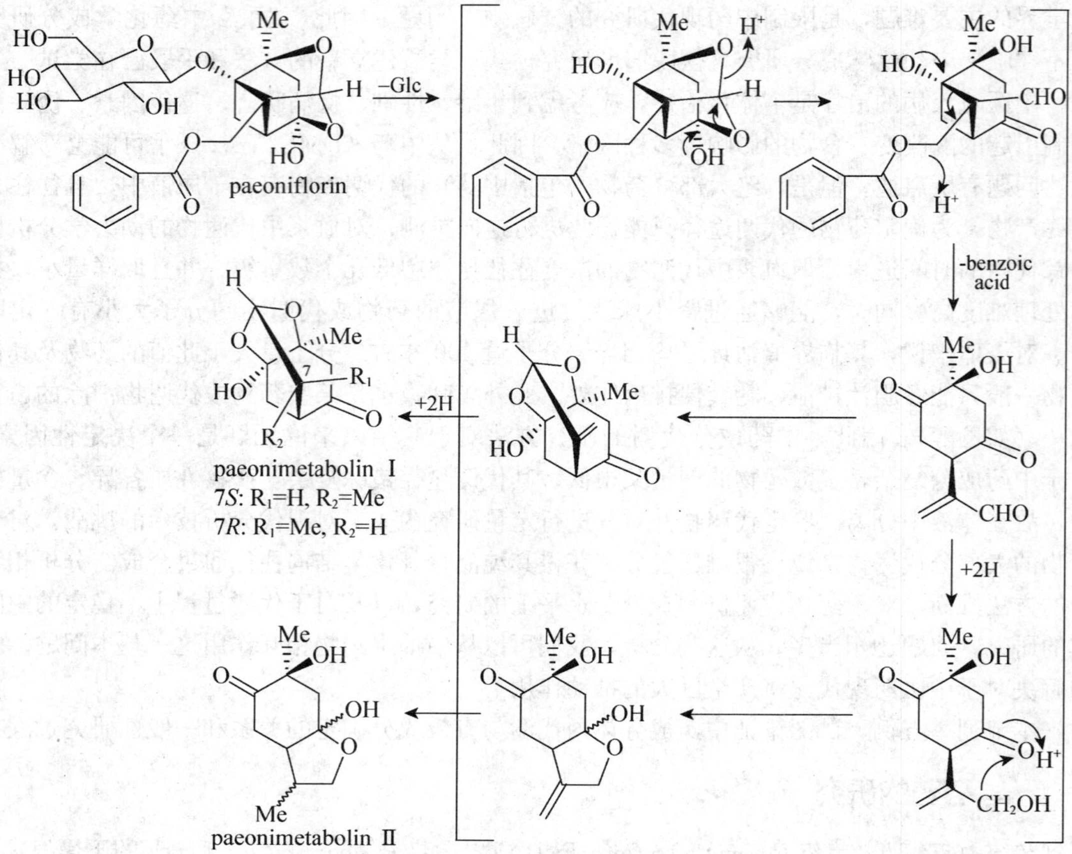

图 15-68　人肠内厌氧性细菌转化芍药苷的途径

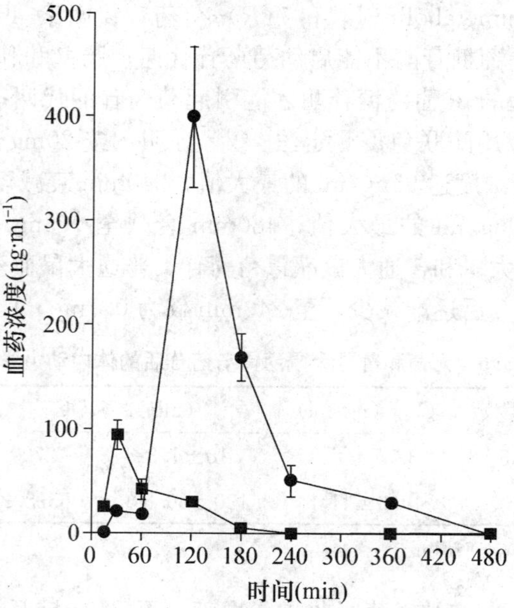

图 15-69　口服给予芍药苷后芍药苷（■）和芍药苷代谢素-Ⅰ（●）的血浆浓度

收的芍药苷约有一半以上由肠内细菌代谢转化。

药理学实验证明，芍药苷代谢素-Ⅰ是芍药苷发挥其生物学效应的主要形式[141,142]。芍药苷代谢素-Ⅰ对由戊四唑（pentylenetetrazol）造成的遗传癫痫（E1）小鼠痉挛性强直有很强的抑制作用，并呈现剂量依赖效应，ED_{50}值为41.3mg/kg。而芍药苷的ED_{50}值为100mg/kg以上。将芍药苷代谢素-Ⅰ以100μg剂量经脑室给予大鼠，对由戊四唑造成的痉挛性强直亦有很强的抑制，十二指肠内给药亦显示相同的作用。以芍药苷的人肠内厌氧性细菌代谢为先导，合成了一系列衍生物进行生物学活性和毒性评价，亦证明芍药苷代谢素-Ⅰ有较好的生物学活性。这些作用与芍药的功能吻合，而原型药物芍药苷不能反映芍药的功能。因此，芍药苷代谢素-Ⅰ是芍药苷真正产生生物学活性的表现形式，可以用芍药苷来标示中药芍药的质量。

同时，通过对人肠内厌氧性细菌转化芍药苷的研究，发现了一个新型的具有镇静、抗惊厥生物活性的先导化合物，有望发展为创新药物。芍药苷代谢素-Ⅰ现可以规模化人工合成[143]（图15-70）。该合成路线以藏茴香酮［*R*-(−)-carvone］为起始原料，通过对映异构体选择性合成，经8步主要反应分别得到7(*S*)-芍药苷代谢素-Ⅰ和7(*R*)-芍药苷代谢素-Ⅰ，总收率在70%以上。藏茴香酮是十分丰富而廉价的天然化合物，以此为原料合成有生物活性的7(*S*)-芍药苷代谢素-Ⅰ和7(*R*)-芍药苷代谢素-Ⅰ，从而为天然化合物的新药开发解决了关键性问题，即原料问题。由于合成收率很高，预示工业化生产的可能，为其新药开发创造了条件。

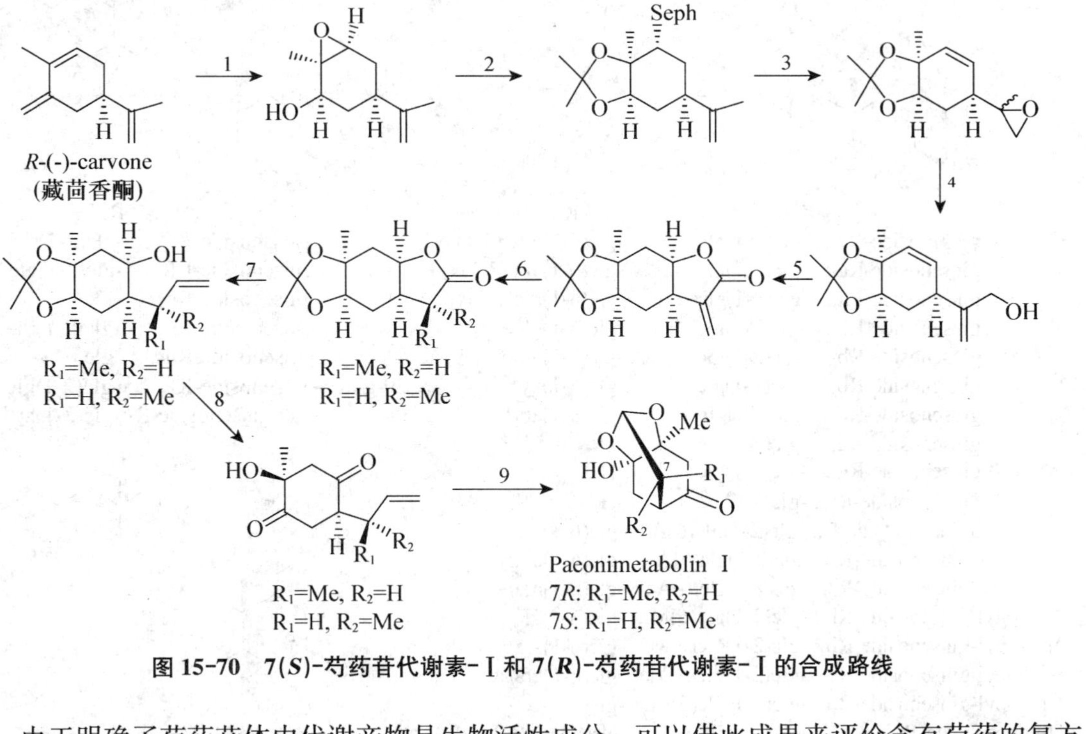

图15-70　7(*S*)-芍药苷代谢素-Ⅰ和7(*R*)-芍药苷代谢素-Ⅰ的合成路线

由于明确了芍药苷体内代谢产物是生物活性成分，可以借此成果来评价含有芍药的复方制剂。按文献[138,139]方法对《芍药甘草汤》和《当归芍药散》组方中的芍药苷的体内代谢产物进行了研究，得到了较好的结果[140,144,145]，为复方中药现代科学化研究提供了方法学。

（一）芍药甘草汤

方由芍药和甘草两味中药组成。将芍药甘草汤冻干粉溶解在水中，按100mg/kg、500mg/kg剂量给大鼠灌胃，血中芍药苷峰值出现时间（t_{max}）分别为5min、5min，相应的血药浓度（C_{max}）分别为128.5ng/ml、153.5ng/ml，半衰期（$t_{1/2}$）分别为921.2min、

69. 1min，$AUC_{0\sim24h}$分别为 48 857（ng·min)/ml、32 518（ng·min)/ml。血中芍药苷代谢素-Ⅰ峰值出现时间（t_{max}）分别为 360min、480min，相应的血药浓度（C_{max}）分别为 141. 7ng/ml、726. 5ng/ml，半衰期（$t_{1/2}$）分别为 508. 7min、325. 8min，$AUC_{0\sim24h}$分别为 102 136（ng·min)/ml、469 305（ng·min)/ml。

（二）当归芍药散

方由当归、芍药、茯苓、川芎、白术、泽泻六味中药组成。将当归芍药散溶解在水中，按 100mg/kg、500mg/kg 剂量给大鼠灌胃，血中芍药苷峰值出现时间（t_{max}）分别为 60min、45min，相应的血药浓度（C_{max}）分别为 146. 3ng/ml、165. 1ng/ml，半衰期（$t_{1/2}$）分别为 140. 3min、970. 0min，$AUC_{0\sim24h}$分别为 14 305（ng·min)/ml、19 385（ng·min)/ml。血中芍药苷代谢素-Ⅰ峰值出现时间（t_{max}）分别为 120min、180min，相应的血药浓度（C_{max}）分别为 184. 0ng/ml、400. 3ng/ml，半衰期（$t_{1/2}$）分别为 426. 7min、569. 1min，$AUC_{0\sim24h}$分别为 98 497（ng·min)/ml、182 188（ng·min)/ml。

二、人参的研究

人参（*Panax ginseng* C. A. Mey. 的根）是驰名古今中外的大补要药，主要含有人参皂苷（ginsenosides）类化合物（图 15-71）。人种药物学筛选证明其药物作用的可靠性。目前

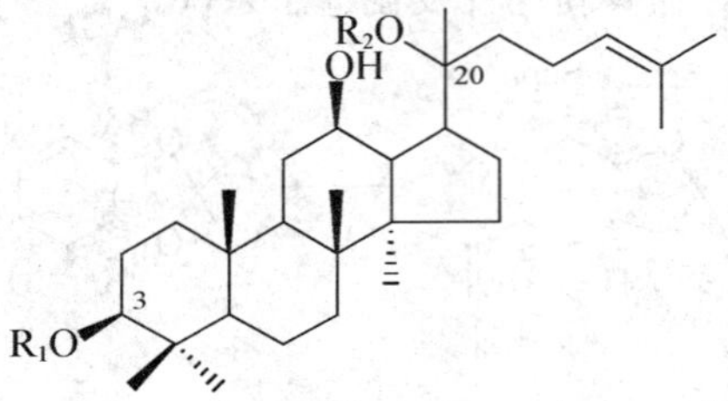

	R_1	R_2
ginsenoside-Ra_1:	-glc(2-1)glc	-glc(6-1)ara*p*(4-1)xyl
ginsenoside-Ra_2:	-glc(2-1)glc	-glc(6-1)ara*f*(2-1)xyl
ginsenoside-Ra_3:	-glc(2-1)glc	-glc(6-1)glc(3-1)xyl
ginsenoside-Rb_1:	-glc(2-1)glc	-glc(6-1)glc
ginsenoside-Rb_2:	-glc(2-1)glc	-glc(6-1)ara*p*
ginsenoside-Rb_3:	-glc(2-1)glc	-glc(6-1)xyl
ginsenoside-Rc:	-glc(2-1)glc	-glc(6-1)ara*f*
ginsenoside-Rd:	-glc(2-1)glc	-glc
*20(*S*)-ginsenoside-Rg_3:	-glc(2-1)glc	-H
*ginsenoside-Rh_2:	-glc	-H
quinquenoside-R_1:	-glc(2-1)glc(6)Ac	-glc(6-1)glc
*ginsenoside-Rs_1:	-glc(2-1)glc(6)Ac	-glc(6-1)ara*p*
*ginsenoside-Rs_2:	-glc(2-1)glc(6)Ac	-glc(6-1)ara*f*
**malonyl-ginsenoside-Rb_1:	-glc(2-1)glc(6)Ma	-glc(6-1)glc
**malonyl-ginsenoside-Rb_2:	-glc(2-1)glc(6)Ma	-glc(6-1)ara*p*
**malonyl-ginsenoside-Rc:	-glc(2-1)glc(6)Ma	-glc(6-1)ara*f*
**malonyl-ginsenoside-Rd:	-glc(2-1)glc(6)Ma	-glc
notoginsenoside-R_4:	-glc(2-1)glc	-glc(6-1)glc(6-1)xyl

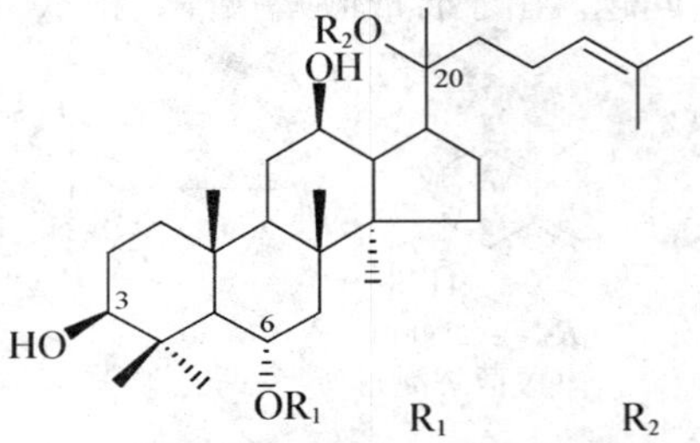

	R_1	R_2
ginsenoside-Re:	-glc(2-1)rha	-glc
ginsenoside-Rf:	-glc(2-1)glc	-H
ginsenoside-Rg_1:	-glc	-glc
ginsenoside-Rg_2:	-glc(2-1)rha	-H
ginsenoside-Rh_1:	-glc	-H
20-gluco-ginsenoside-Rf:	-glc(2-1)glc	-glc
notoginsenoside-R_1:	-glc(2-1)xyl	-glc

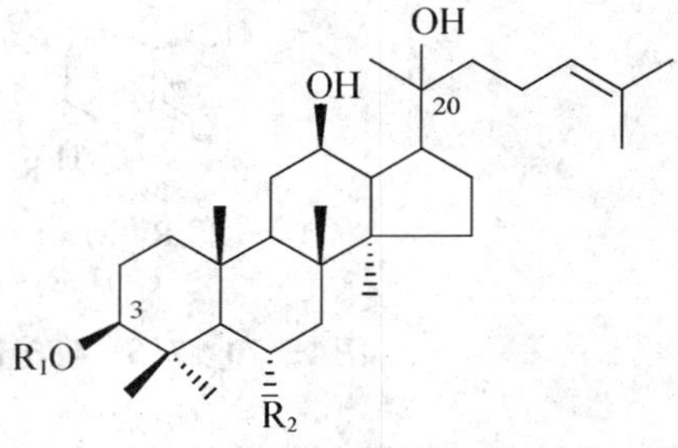

	R_1	R_2
*20(*R*)-ginsenoside-Rg_2:	-H	-*O*-glc(2-1)rha
*ginsenoside-Rg_3:	-glc(2-1)glc	-H
*20(*S*)-ginsenoside-Rh_1:	-H	-*O*-glc

图 15-71　人参皂苷的结构

glc：β-D-glucopyranosyl　xyl：β-D-xylopyranosyl　ara*p*：α-L-arabinopyranosyl

ara*f*：α-L-arabinofuranosyl　rha：α-L-rhamnopyranosyl　Ac：acetyl　Ma：malonyl

* 红参特有成分，** 生晒参特有成分

已从人参分离出30余种皂苷类成分[146]。但是，近代药理学和药物动力学研究证明人参皂苷的生物利用度极低，如人参皂苷-Rb_1（ginsenoside-Rb_1）。由于口服给药在血液中检测不出人参皂苷-Rb_1等原型皂苷，所以有些人对人参的作用产生了质疑。近年来改变观念和思路，对人参有效成分的阐明取得了重大成绩。

上述人参皂苷按其苷元类型可分为20(*S*)-原人参二醇［20(*S*)-protopanaxadiol］型皂苷和20(*S*)-原人参三醇［20(*S*)-protopanaxatriol］型皂苷。以原人参二醇为苷元的人参皂苷-Rb_1、-Rb_2、-Rc、-Rd等可经肠内细菌转化产生人参皂苷化合物K（compound K，M1，C-K）和原人参二醇（图15-72）。M1一部分随粪便排出体外，一部分经肠系膜吸收进入体循环[147～149]。

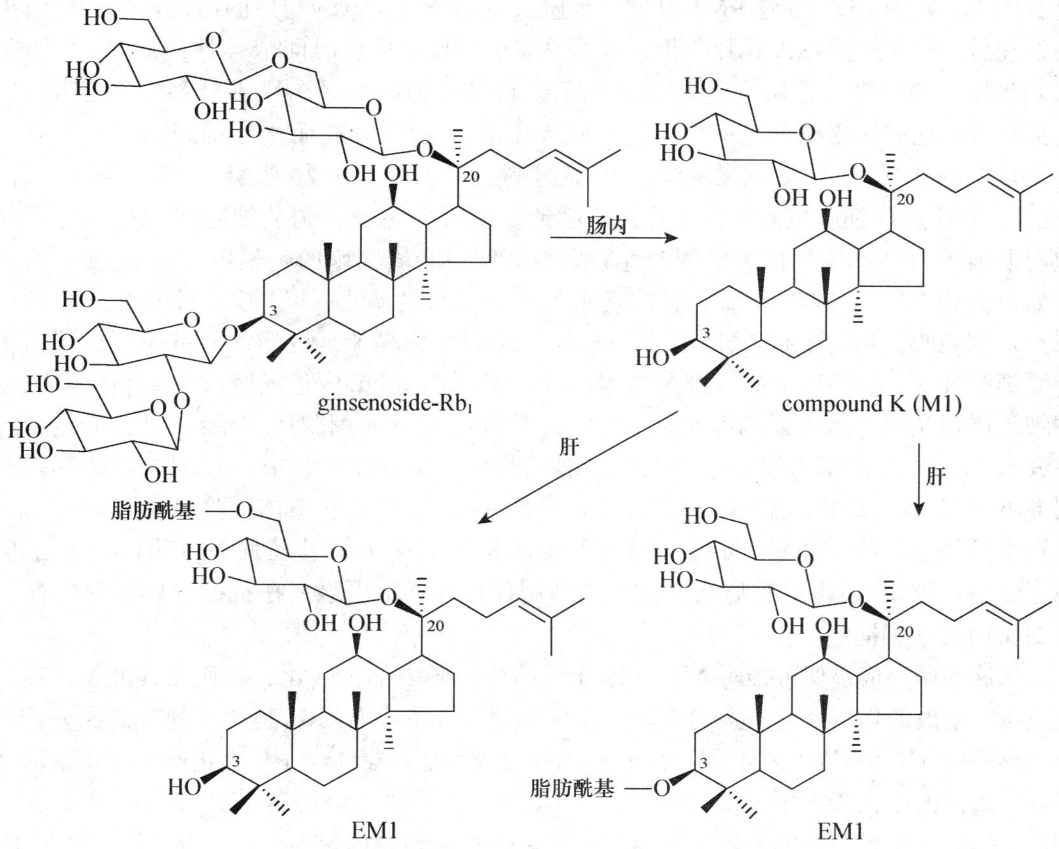

图15-72　M1肝代谢的可能途径

如果将M1直接灌胃或静脉给予小鼠，在肝内均可检出M1和它的代谢产物脂肪酸酯(EM1)；静脉给药在小肠内除检出M1外，没有检出EM1，也没有检出其他的代谢产物。给大鼠尾静脉注射M1，EM1在肝的产率为给予剂量的24mol%，M1的回收率为给予剂量的30mol%。从而证明EM1对肝具有选择性滞留作用。EM1可能是在肝中合成的。M1有亲脂性的功能团——达玛烷二醇基，这类似于胆甾醇；有亲水性的功能团——葡萄糖基。已有研究证明，肝细胞通过受体（除半乳糖受体）识别葡萄糖。肝细胞的这种特异性功能决定了M1选择性在肝蓄积。M1通过肝从血液转运至胆汁，实际上是M1在肝细胞的内流和外流反应。EM1的产生证明了M1的再代谢或转化。酯化反应可能类似于胆固醇与脂肪酸的酯化反应，由乙酰辅酶 A 催化完成。M1 从肝被排入胆汁而进入肠道，可能存在肝肠循环。采用物理和化学分析方法证明 1 分子 EM1 结合 1 分子脂肪酸；脂肪酸的种类主要为油酸和硬脂酸，少量为棕榈酸；脂肪酸残基结合的位点可能是 C-3 羟基，也可能是 C-20 葡萄糖残基的 C-6 羟基。与 M1 相比，EM1 在肝中的滞留时间很长；M1 可通过胆汁分泌进入小肠，而 EM1 则不能进入小肠。

给 C57BL/6 小鼠灌胃人参皂苷-Rb_1，对移植性 Lewis 肺癌（LLC）有抗转移作用，系通过人参皂苷-Rb_1的人肠内细菌转化产物 M1 来实现。M1 对原发性肿瘤生长没有抑制作用，证明 M1 有特异性抗转移作用。M1 明显抑制肺移植性 Lewis 肺癌细胞生长和抑制其转移至纵隔淋巴结，且有明显的量效关系，在 30μmol/L 浓度时呈现典型的形态学变化。用 M1 处理 LLC 细胞，M1 可增加半胱天冬酶-3（caspase-3）的活性，最大峰值出现在处理后 2h。通过 DNA 碎片分析，证明在 3～24h 内呈现时间依赖性细胞凋亡。M1 对 LLC 细胞增殖的抑制作用可由半胱天冬酶-3 特异性抑制剂 Z-DEVD-FMK 完全阻断。由此推断 M1 抗癌作用机制之一是通过半胱天冬酶-3 活性升高而诱导细胞凋亡。在对白血病 HL-60 和B16-BL6 黑色素瘤等肿瘤细胞凋亡的研究中，发现 M1 不影响抗凋亡蛋白 Bcl-2，但通过使细胞色素 c 进入胞浆、激活半胱天冬酶-3、调节细胞周期相关分子如细胞周期因子 D 或细胞周期因子依赖性激酶抑制剂使肿瘤细胞的生长停止在 G_1 期，从而诱导如白血病 HL-60 和B16-BL6 黑色素瘤等肿瘤细胞的凋亡。M1 攻击肿瘤细胞的第一个靶点是细胞膜。M1 与血浆细胞膜相互作用，引起葡萄糖流入肿瘤细胞减少，抑制药物从肿瘤细胞外流。将 M1 与肿瘤细胞温孵培养，M1 在 15min 内进入胞液和细胞核，通过上调细胞周期蛋白依赖性激酶抑制剂 $p27^{Kipl}$、下调 c-Myc 和细胞周期蛋白 D1、活化半胱天冬酶-3 活性，最终阻断细胞周期而引起细胞凋亡。在体外试验中，M1 和 EM1 都能够抑制 B16-F10 黑色素瘤细胞生长，但 EM1 的毒性比 M1 低。在整体试验中，将 EM1 和 M1 分别直接注入（静脉注射可能会导致血浆酯酶水解 EM1）肝移植性 B16-F10 黑色素瘤细胞癌灶内，发现 EM1 对肿瘤细胞生长的抑制作用比 M1 更强；在抗癌细胞转移方面，两者的作用几乎相同。

从这些研究成果似可推断人参皂苷-Rb_1结构经肠内细菌转化、肝代谢等处置过程，产生减毒、增效的作用。对于上述生物学作用来说，人参皂苷-Rb_1是人参的有效成分，它的作用形式由 M1 和 EM1 来体现。因此，M1 和 EM1 是人参皂苷-Rb_1真正产生生物学活性的表现形式。由于人参皂苷-Rb_1、-Rb_2、-Rc、-Rd 等都可经肠内细菌和肝处置为 M1 和 EM1，因此，可以用它们来解释人参的某些生物学活性，标示人参的质量。M1 和 EM1 是有发展前途的候选药物。

三、柴胡的研究

传统中药柴胡（*Bupleurum scorzonerafolium* Willd. 和 *B. chinensis* DC. 的干燥根）富含 β-香树脂醇型五环三萜皂苷，总皂苷含量为 1.6%～3.8%，从柴胡中分离得到的皂苷类化合物有柴胡皂苷（saikosaponins）-a、-b_1、-b_2、-b_3、-b_4、-c、-d、-e 等。柴胡皂苷-b_1、-b_2、-b_3、-b_4是在提取过程中形成的，柴胡皂苷-b_1和-b_3来源于柴胡皂苷-a；柴胡皂苷-b_2和-b_4来源于柴胡皂苷-d。已证明柴胡皂苷具有镇静、止痛、解热、镇咳和抗炎活性，抗炎作用是其主要作用。

柴胡皂苷-a[11, 22, 150～152]（图 15-73 和图 15-74）、-b_1[11, 22, 151～153]（图 15-75）、-b_2[11, 22]

（图 15-76）、-c[11, 22, 151, 152]（图 15-77）和-d[11, 22]（图 15-82）等口服易被肠内细菌生物转化。

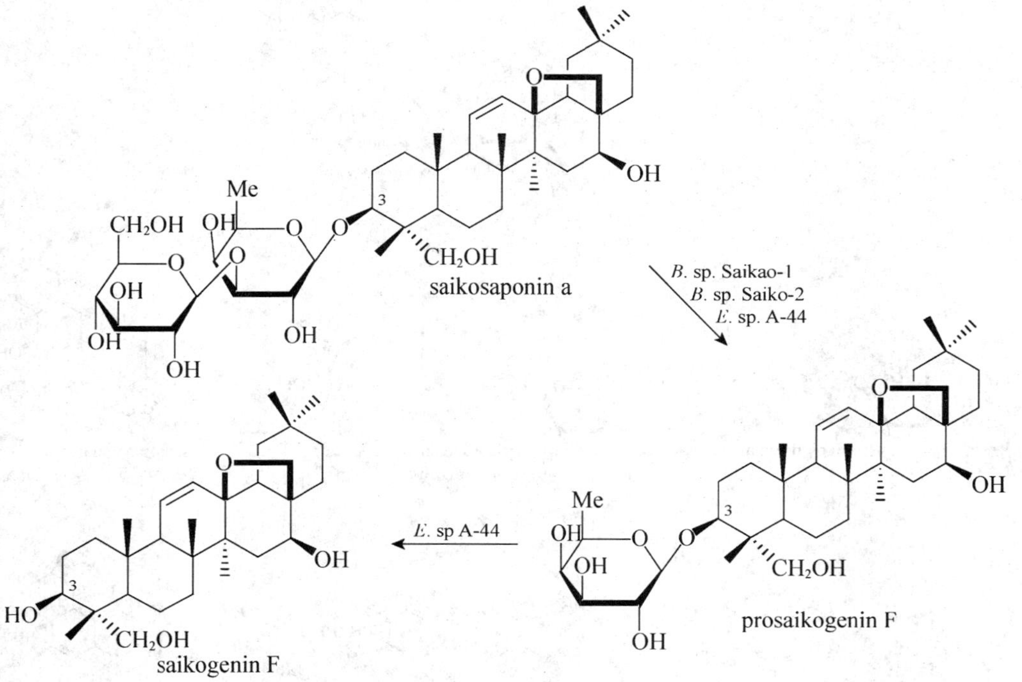

图 15-73　柴胡皂苷-a 的人肠内细菌转化途径

以转化活性为指标，从人新鲜粪便分离得到双歧杆菌（*Bifidobacterium*）sp. Saiko-1 和双歧杆菌 sp. Saiko-2 有转化活性，这两株细菌是新的菌株，都能将柴胡皂苷-a 转化为柴胡次皂苷 F，而不是柴胡皂苷元 F。这是人肠内菌丛中存量较少的细菌，分别类似于短双歧杆菌（*Bifidobacterium breve ss breve*）和青春双歧杆菌（*Bifidobacterium adolescentis*）。

在大鼠胃酸的条件下，温孵培养 3h，柴胡皂苷-a 完全被转化，产生柴胡皂苷-b_1和-g，两者的比例为 3∶1。在小鼠肠内细菌的条件下，体外温孵培养 15min，柴胡皂苷-a 可首先转化为柴胡次皂苷 F，然后转化为柴胡皂苷元 F；至温孵培养的 1h，柴胡皂苷元 F 的产率最高，转化率为 80%。在同样的条件下，柴胡皂苷-b_1继续转化为柴胡次皂苷 A，后者再转化为柴胡皂苷元 A。柴胡皂苷-g 也发生同样的脱糖基化反应，依次转化为柴胡次皂苷 H 和柴胡皂苷元 H。这些转化反应如图 15-74。

给禁食大鼠按 20mg/kg 剂量灌胃柴胡皂苷-a，在粪便中可检出 8 种代谢产物，分别为柴胡次皂苷 F 和柴胡皂苷元 F，柴胡皂苷-b_1和-g，柴胡次皂苷 A 和柴胡皂苷元 A，柴胡次皂苷 H 和柴胡皂苷元 H。给药后 4～12h 内，粪便中原型柴胡皂苷-a 的回收率为 36%，柴胡皂苷-b_1和-g 的产率低于 1%，柴胡次皂苷 F 和柴胡皂苷元 F 的产率分别为 13%和 6%，柴胡次皂苷 H、柴胡皂苷元 H、柴胡次皂苷 A 和柴胡皂苷元 A 的总产率不足 1%。

生物活性试验表明，腹腔注射柴胡皂苷-a 和其肠内菌转化产物，在 0.1mmol/kg 剂量时柴胡皂苷-a 和柴胡次皂苷 F 有诱导皮质酮分泌的作用，在 0.4mmol/kg 剂量时其分泌活性达最大。而柴胡皂苷元 F、柴胡皂苷-b_1、柴胡皂苷-g、柴胡次皂苷 A、柴胡皂苷元 A、柴胡次皂苷 H 和柴胡皂苷元 H 等无活性。口服给药的活性类似于腹腔给药。

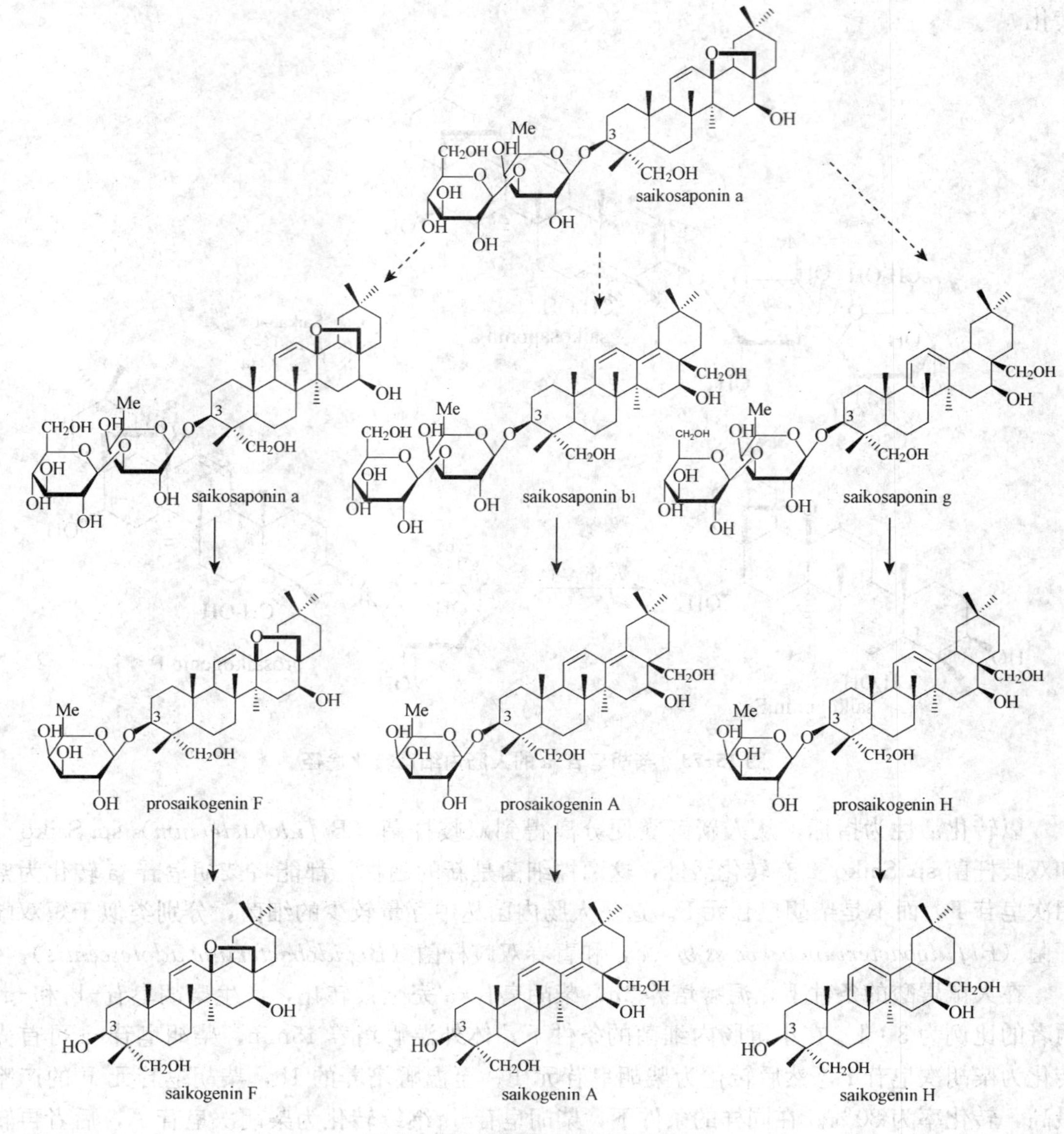

图 15-74 柴胡皂苷-a 的转化反应

----大鼠胃酸内转化反应；——小鼠肠内菌丛转化反应

将柴胡皂苷-b_1与人肠内细菌丛温孵（37℃）培养，可产生柴胡次皂苷 A 和柴胡皂苷元 A。从温孵培养开始，柴胡皂苷-b_1被转化，转化速度较柴胡皂苷-a 快，至 4h 已被转化 2/3 左右；此时柴胡次皂苷 A 的产量已达最大，约维持至 10h 开始迅速下降。至温孵培养 24h，柴胡皂苷- b_1消耗殆尽，柴胡次皂苷 A 也不再产生，柴胡皂苷元 A 产量达最大，以后几乎趋于恒定。真杆菌（*Eubacterium*）sp. A-44 对柴胡皂苷-b_1有代谢活性，首先转化柴胡皂苷-b_1为柴胡次皂苷 A，后者继续被转化为柴胡皂苷元 A。同柴胡皂苷-a 一样，双歧杆菌（*Bifidobacterium*）sp. Saiko-1 和双歧杆菌 sp. Saiko-2 转化柴胡皂苷-b_1至柴胡次皂苷 A，不能转化至柴胡皂苷元 A。

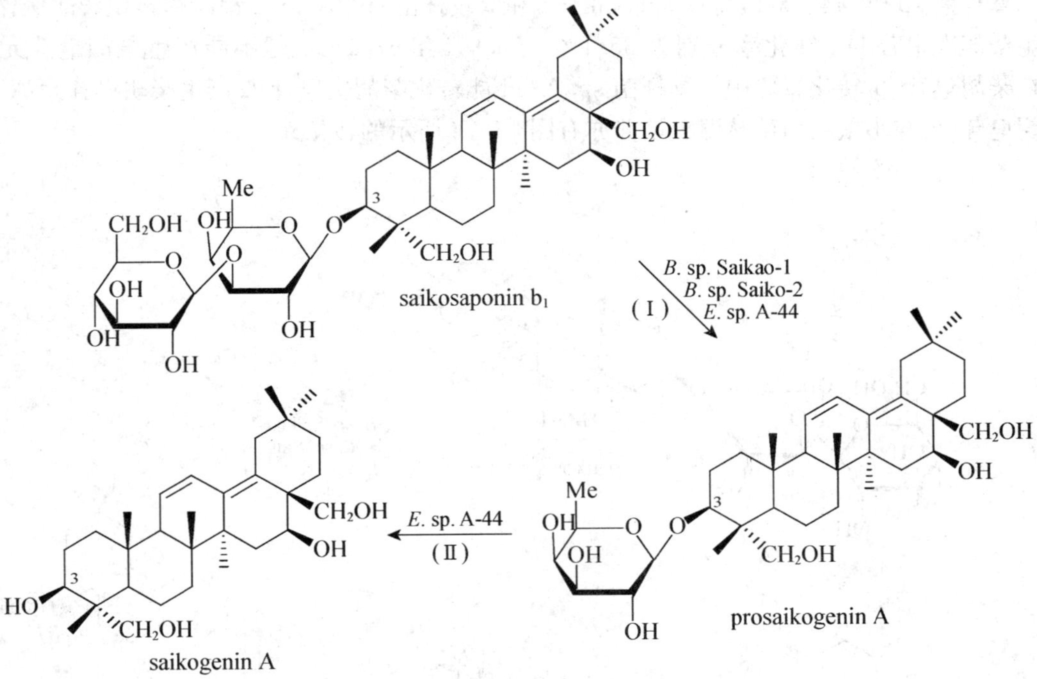

图 15-75　柴胡皂苷-b_1的人肠内细菌代谢途径

将柴胡皂苷-b_1按 50mg/kg 体重剂量给无菌大鼠灌胃，在血液、盲肠内容物和粪便中仅检出原型药物，而没有检出柴胡次皂苷 A 和柴胡皂苷元 A。柴胡皂苷-b_1大部分从盲肠内容物和粪便中回收。因此，口服柴胡皂苷-b_1在消化道很难吸收，以原型药物形式随粪便排泄。如果将真杆菌 sp. A-44 定植于无菌大鼠而获得悉生大鼠，再按同样剂量口服给予悉生大鼠和普通大鼠。悉生大鼠和普通大鼠血中的柴胡皂苷-b_1在给药后 30min 达到最大血药浓度，其后迅速消失；转化产物在血中出现的时间较迟。普通大鼠血中柴胡皂苷-b_1、柴胡次皂苷 A 和柴胡皂苷元 A 的血药浓度几乎相同；而在悉生大鼠，柴胡次皂苷 A 和柴胡皂苷元 A 的血药浓度是柴胡皂苷-b_1的 2 倍以上。在悉生大鼠和普通大鼠的盲肠内容物和粪便中，可检出柴胡皂苷-b_1和柴胡次皂苷 A 的水解活性，而在无菌大鼠盲肠内容物和粪便中则没有检出这些活性。与普通大鼠盲肠内容物中这些水解酶活性相比，悉生大鼠盲肠内容物中的活性高，柴胡次皂苷 A 和柴胡皂苷元 A 的血药浓度也高。因此，酶活性与转化产物量呈正比。用小鼠的肠内菌丛与柴胡皂苷-b_1温孵试验亦证明柴胡皂苷-b_1可转化为柴胡次皂苷 A 和柴胡皂苷元 A。采用离体囊外翻方法测定柴胡皂苷-b_1及其代谢产物透过能力的试验结果证明，受试化合物进入浆膜的量几乎与温孵培养时间呈正比，透过能力的大小顺序依次为柴胡皂苷元 A、柴胡次皂苷 A 和柴胡皂苷-b_1。柴胡皂苷元 A 几乎完全透过。

将柴胡皂苷-b_2与人肠内细菌丛温孵（37℃）培养，可检测出柴胡次皂苷（prosaikogenin）D 和柴胡皂苷元（saikogenin）D。从温孵培养开始到 4h，柴胡皂苷-b_2已被转化 70%左右，转化速度较快，以后缓慢转化。在 4～10h 一直缓慢下降，这与柴胡皂苷- b_1完全不同，至温孵培养 24h 已几乎检测不到柴胡皂苷-b_2和柴胡次皂苷 D，但此后柴胡皂苷元 D 的量基本维持不变。柴胡次皂苷 D 的产量在温孵培养 4h 最高，此后缓慢下降，但下降的速度明显慢于柴胡皂苷-b_2。

真杆菌 sp. A-44、双歧杆菌 sp. Saiko-1 和双歧杆菌 sp. Saiko-2 都能够转化柴胡皂苷-b_2产生柴胡次皂苷 D，转化率分别为 35.1%、60.9%和 67.1%，但不能产生柴胡皂苷元 D。而在柴胡皂苷-b_1转化试验中，真杆菌 sp. A-44 能转化柴胡次皂苷 A 产生柴胡皂苷元 A。将柴胡皂苷-b_2与小鼠肠内菌丛温孵培养亦有图 15-76 所示的转化途径。

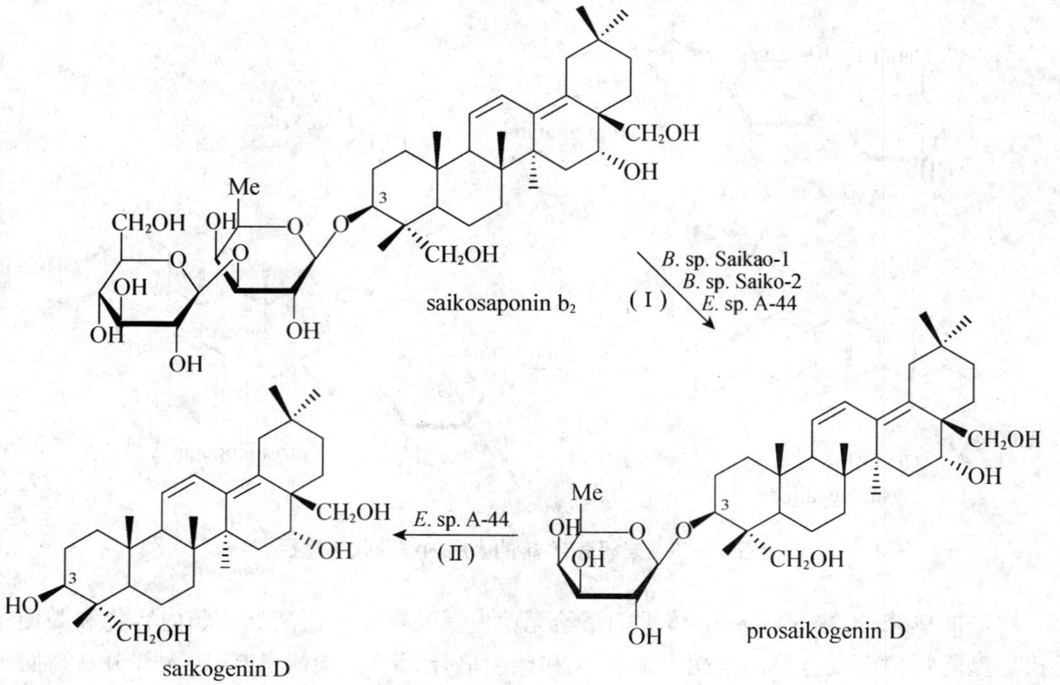

图 15-76　柴胡皂苷-b_2的人肠内细菌转化途径

将柴胡皂苷-c 与人肠内细菌丛温孵（37℃）培养，仅产生柴胡皂苷元（saikogenin）E（图 15-77）。在 24h 内，约有 90%的柴胡皂苷-c 被转化；在 48h 内，柴胡皂苷-c 转化殆尽。但柴胡皂苷-c 在大鼠胃酸的条件下可转化为柴胡皂苷-h 和-i，如图 15-78。

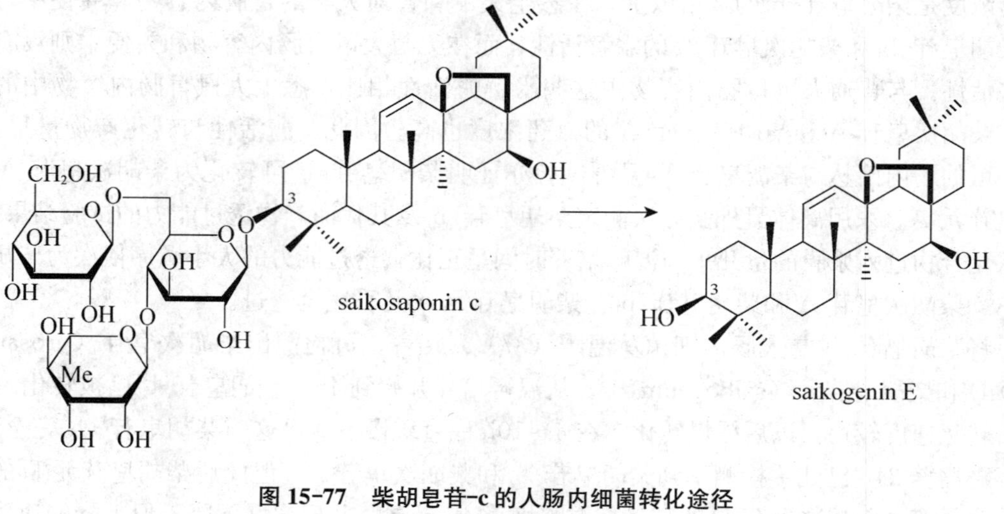

图 15-77　柴胡皂苷-c 的人肠内细菌转化途径

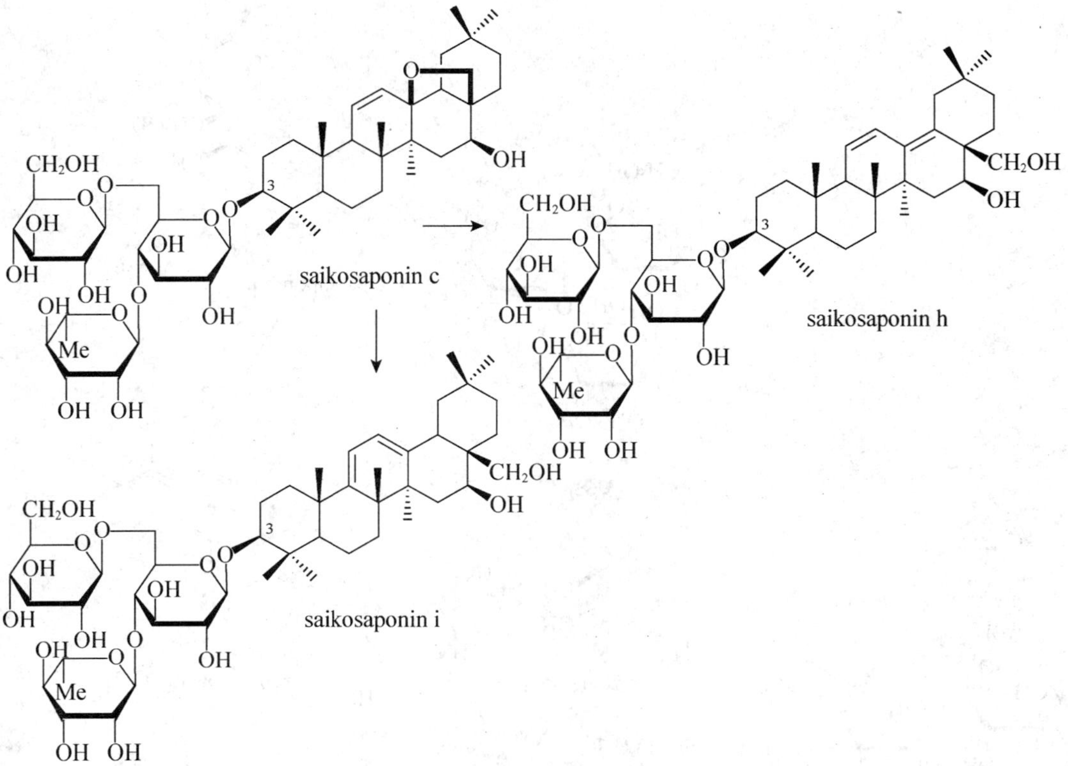

图 15-78　柴胡皂苷-c 结构在大鼠胃酸条件下的转化

柴胡皂苷-h 和-i 进入肠道被肠内细菌转化。柴胡皂苷-h 转化为柴胡次皂苷 C-1 和柴胡次皂苷 C-2，它们继续转化为柴胡次皂苷 C-3，再转化为柴胡皂苷元 C，如图 15-79。

柴胡皂苷-i 在小鼠肠内细菌作用下也与柴胡皂苷-h 一样连续脱糖基，分别转化为柴胡次皂苷 B-1 和 B-2，它们继续转化为柴胡次皂苷 B-3，再转化为柴胡皂苷元 B，如图 15-80。这些反应都比较容易在肠内细菌糖苷酶作用下发生，这是三萜糖苷类化合物生物利用度低的重要原因。

同柴胡皂苷-h 和-i 一样，柴胡皂苷-c 的结构在小鼠肠内细菌的作用下也要经过连续的脱糖基化转化产生苷元，如图 15-81。

生物活性试验证明，分别按 0.04mmol/kg、0.1mmol/kg、0.2mmol/kg 和 0.4mmol/kg 剂量给小鼠腹腔注射柴胡皂苷- c 及其转化产物，柴胡皂苷- c、- h、- I，柴胡皂苷元 B、柴胡皂苷元 C 和柴胡次皂苷E-3无诱导皮质酮分泌的作用；柴胡次皂苷 C-1、柴胡次皂苷 C-2、柴胡次皂苷 C-3、柴胡次皂苷 B-1、柴胡次皂苷 B-2 和柴胡次皂苷 B-3 稍有诱导皮质酮分泌的活性；柴胡次皂苷E-1、柴胡次皂苷 E-2 和柴胡皂苷元 E 有诱导皮质酮分泌的作用，尤其是柴胡次皂苷 E-2，其诱导皮质酮分泌的活性几乎与柴胡皂苷-a 相同。给小鼠灌胃柴胡皂苷-c 及其转化产物，柴胡皂苷-c 和柴胡次皂苷 E-2 也有诱导皮质酮分泌的作用。

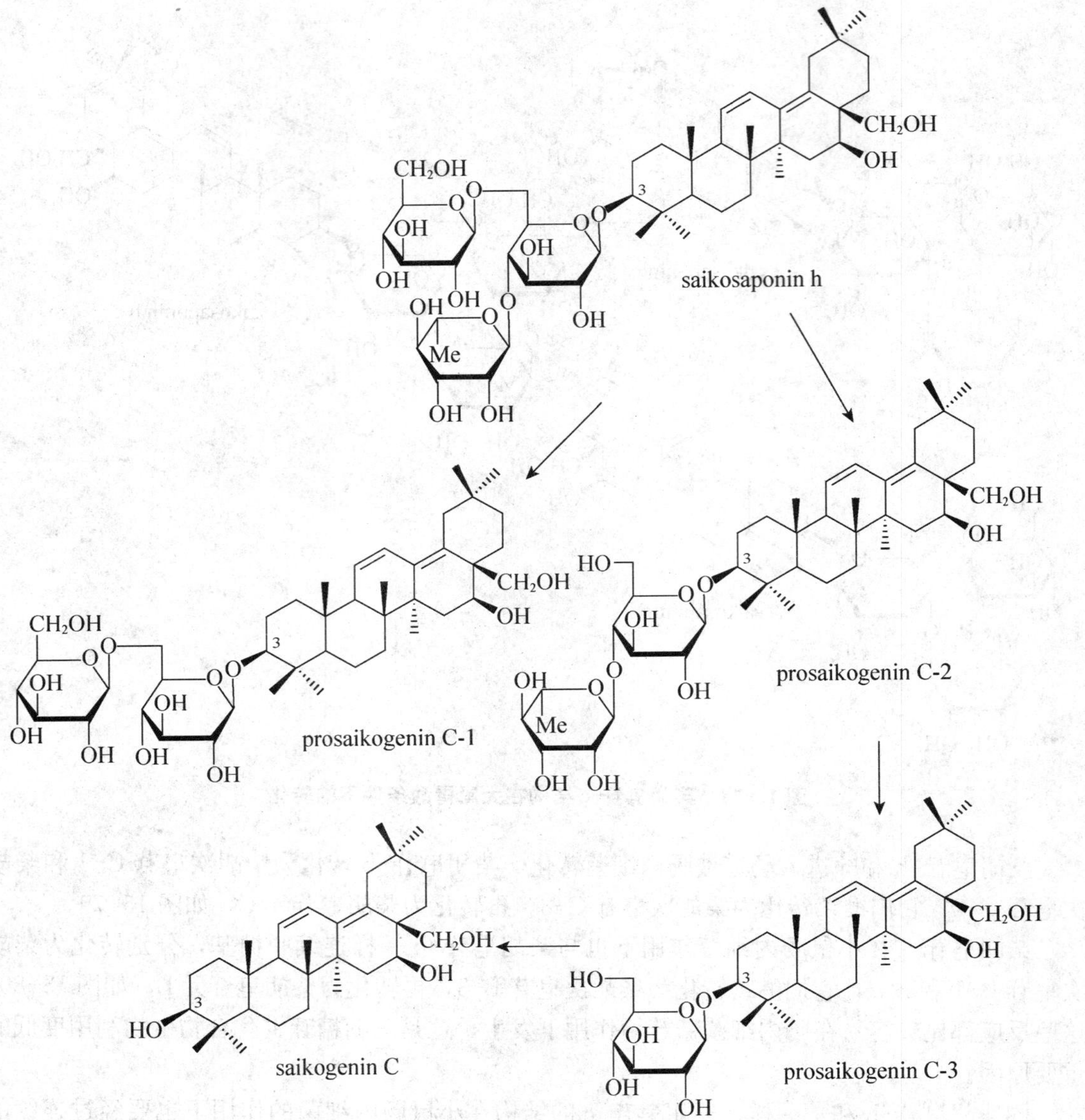

图 15-79　柴胡皂苷 h 结构的小鼠肠内细菌转化

将柴胡皂苷-d 与人肠内细菌丛温孵（37℃）培养，可检出柴胡次皂苷（prosaikogenin）G 和柴胡皂苷元（saikogenin）G，如图 15-82 所示。真杆菌 sp. A-44、双歧杆菌 sp. Saiko-1 和双歧杆菌 sp. Saiko－2 都能够转化柴胡皂苷－d 产生柴胡次皂苷 G，转化率分别为 24.5%、30.8%和 48.9%，但不能产生柴胡皂苷元 G。

在大鼠胃酸条件下，温孵培养 30min，柴胡皂苷-d 完全被转化，仅产生柴胡皂苷-b_2。在小鼠肠内细菌条件下，柴胡皂苷-d 可首先转化为柴胡次皂苷 G，然后转化为柴胡皂苷元 G。这个过程与人肠内细菌转化柴胡皂苷-d 的过程相同。在同样的条件下，柴胡皂苷-b_2 转化为柴胡次皂苷 D，后者再转化为柴胡皂苷元 D，如图 15-83。

生物活性试验证明：分别按 0.04mmol/kg、0.1mmol/kg、0.2mmol/kg 和 0.4mmol/kg

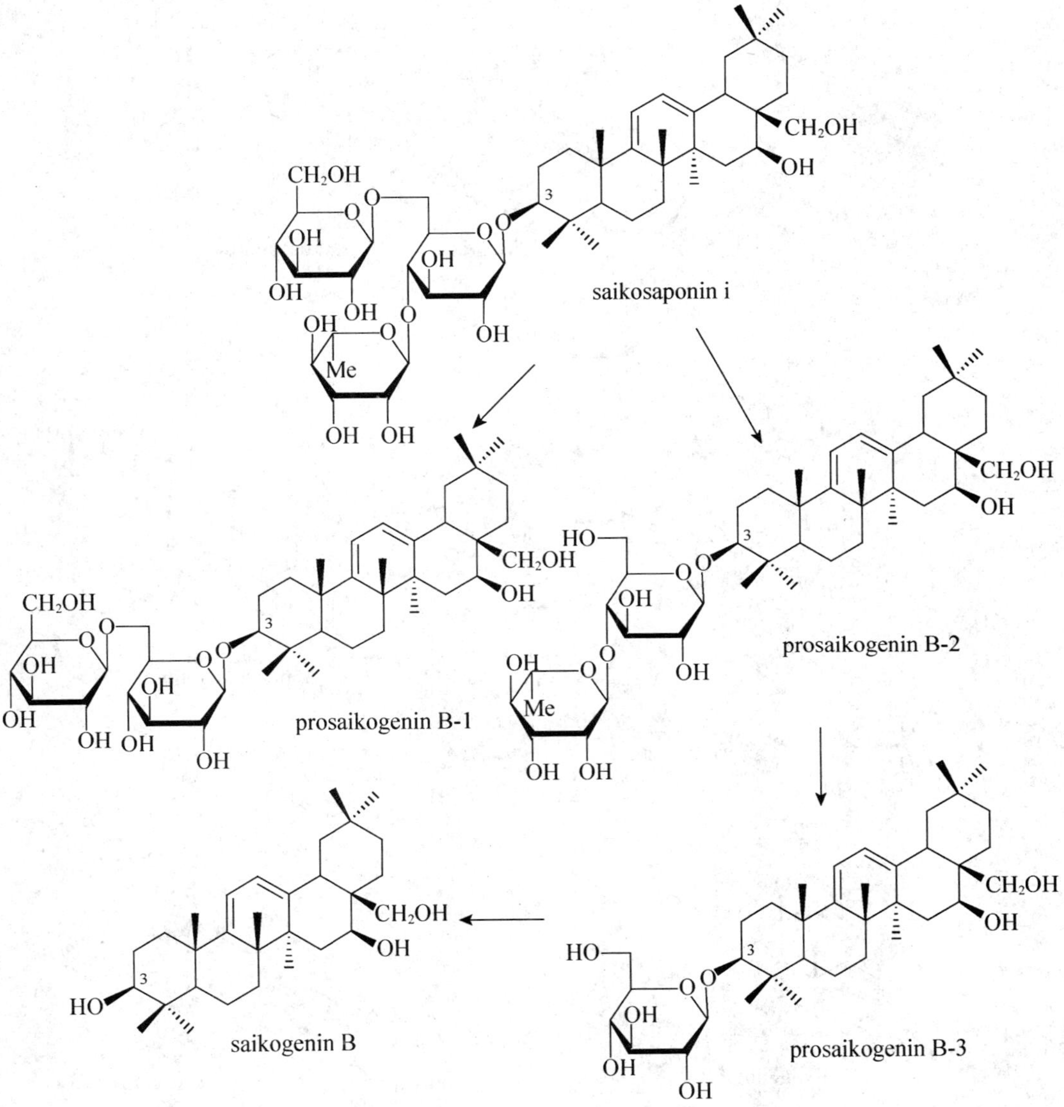

图 15-80　柴胡皂苷-i 结构的小鼠肠内细菌转化

剂量给小鼠腹腔注射柴胡皂苷- d 及其代谢产物，柴胡皂苷- d 和柴胡次皂苷 G 有明显增加血清皮质酮含量的作用，而且其作用明显强于柴胡皂苷-a。柴胡皂苷元 G 在高于 0.2mmol/kg 剂量下有诱导皮质酮分泌的作用。柴胡皂苷-d 的大鼠胃酸转化产物柴胡皂苷-b_2 和柴胡皂苷 b_2 的肠内细菌转化产物柴胡次皂苷 G、柴胡皂苷元 G 无增加血清皮质酮含量的作用，但柴胡次皂苷 G 和柴胡皂苷元 G 在 1.2～2.0mmol/kg 剂量下稍有活性。在高于腹腔给药 20 倍剂量下口服给予小鼠柴胡皂苷-d，有诱导皮质酮分泌的作用，柴胡次皂苷 G 的作用强度远低于柴胡皂苷-d。

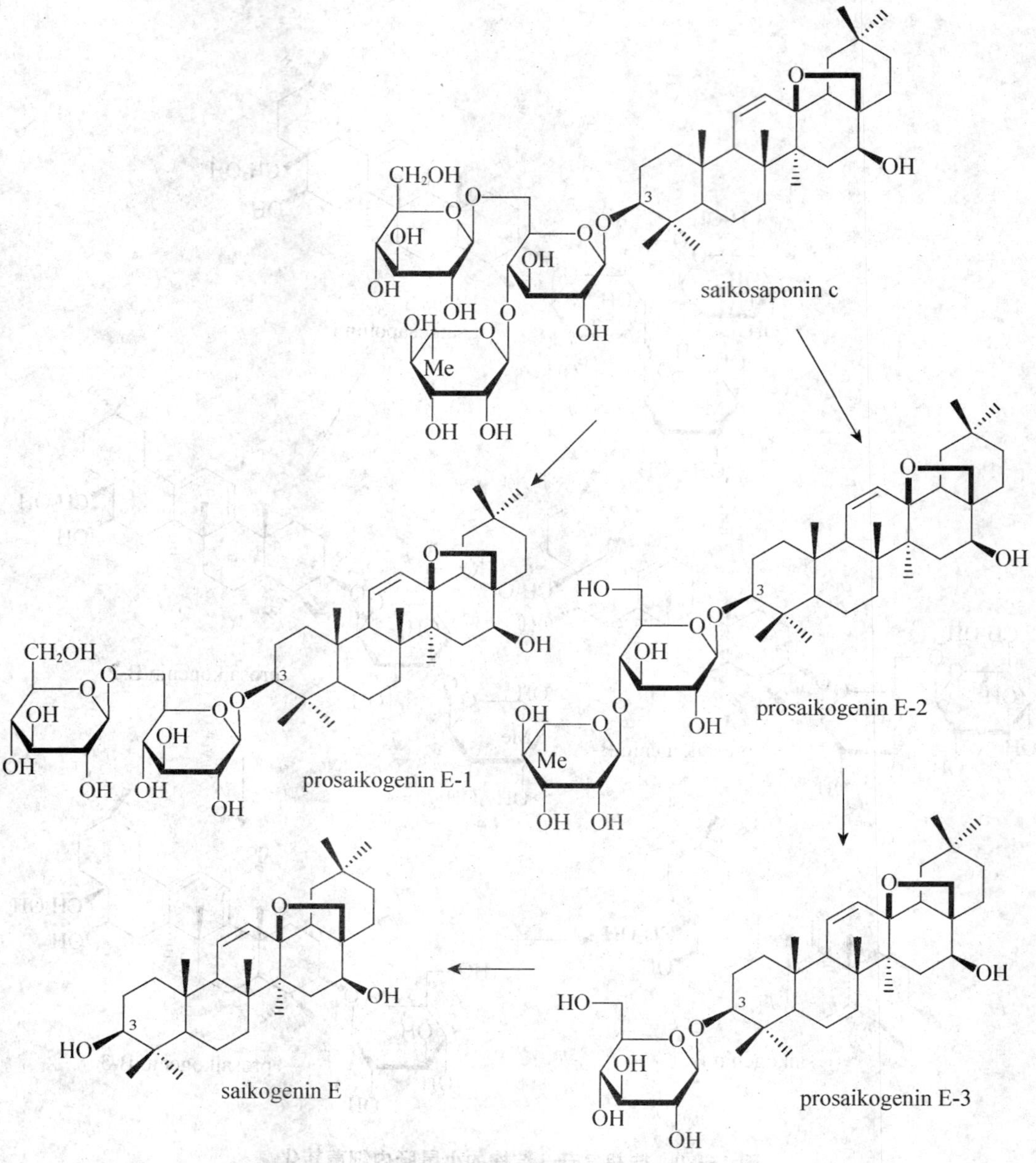

图 15-81 柴胡皂苷-c 结构的小鼠肠内细菌转化

四、刺楸的研究

中药刺楸［*Kalopanax septemlobus*（Thunb.）Koidz. 茎皮］的主要成分为刺楸皂苷(kalopanaxsaponin) B 和 H。将刺楸皂苷 B 与人新鲜粪便中的肠内菌丛在厌氧条件下温孵(37℃）培养 20h，可检出两个主要转化产物刺楸皂苷 A（kalopanaxsaponin A)、常春藤皂苷元和一个微量转化产物常春藤皂苷元-3-*O*-α-L-阿拉伯糖苷（hederagenin 3-*O*-α-L-arabinopyranoside)[154]（图 15-84）。以转化活性为导向，从人肠内菌丛中分离得到活性菌株，分别命名为拟杆菌 JY-6（*Bacteroides* JY-6）和双歧杆菌 K-Ⅲ（*Bifidobacterium* K-Ⅲ）。

刺楸皂苷 H 也是齐墩果烷（oleanane）型五环三萜类化合物，苷元为常春藤皂苷元

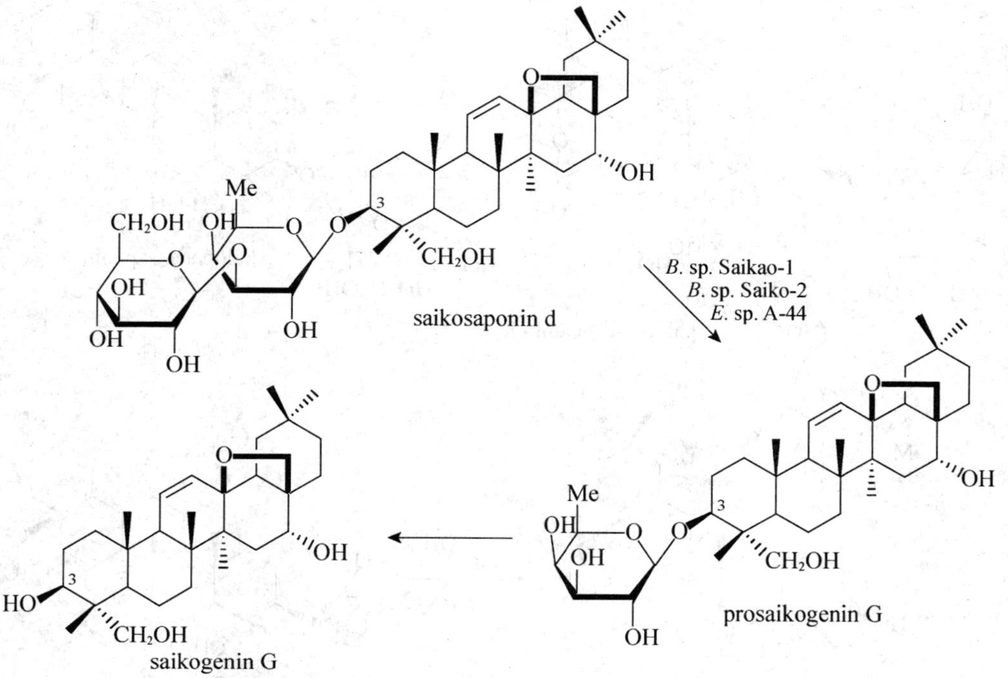

图 15-82　柴胡皂苷-d 的人肠内细菌代谢途径

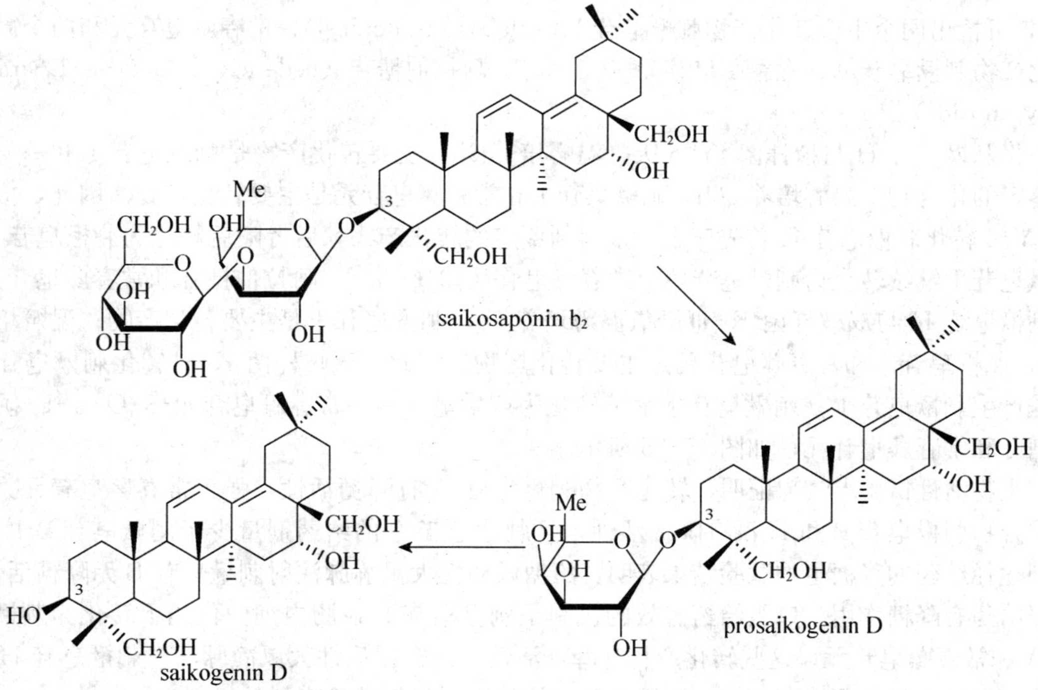

图 15-83　柴胡皂苷-b_2 结构的小鼠肠内细菌转化

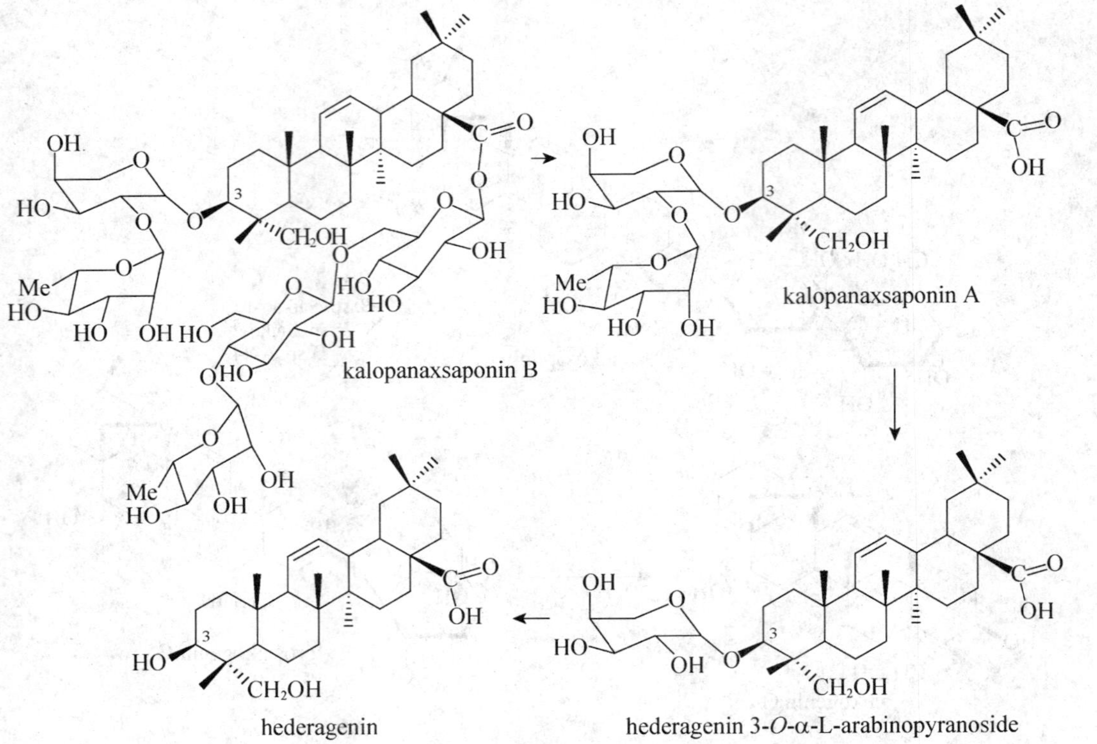

图 15-84 刺楸皂苷 B 的人肠内细菌转化机制

(hederagenin)。将刺楸皂苷 H 与人新鲜粪便中的肠内菌丛在厌氧条件下温孵（37℃）培养 20h，可检出两个主要转化产物刺楸皂苷Ⅰ(kalopanaxsaponin Ⅰ)、常春藤皂苷元和两个微量转化产物刺楸皂苷 A、常春藤皂苷元-3-*O*-α-L-阿拉伯糖苷（hederagenin 3-*O*-α-L-arabinopyranoside）[154]。

将刺楸皂苷 H 与拟杆菌 JY-6 厌氧温孵培养 6h，主要转化产物是刺楸皂苷Ⅰ和一未得到鉴定的化合物；温孵培养 36h，刺楸皂苷Ⅰ和常春藤皂苷元是主要转化产物。因此，拟杆菌 JY-6 转化刺楸皂苷 H 首先产生一未得到鉴定的转化产物，后者随后转化为刺楸皂苷Ⅰ；刺楸皂苷Ⅰ继续转化为刺楸皂苷 A、常春藤皂苷元-3-*O*-α-L-阿拉伯糖苷和常春藤皂苷元。将刺楸皂苷 H 与双歧杆菌 K-Ⅲ厌氧温孵培养 6h，刺楸皂苷Ⅰ是主要转化产物；温孵培养 36h，刺楸皂苷Ⅰ和常春藤皂苷元是主要转化产物。因此，双歧杆菌 K-Ⅲ转化刺楸皂苷 H 首先产生刺楸皂苷Ⅰ；刺楸皂苷Ⅰ继续转化为刺楸皂苷 A、常春藤皂苷元-3-*O*-α-L-阿拉伯糖苷和常春藤皂苷元，如图 15-85 所示。

生物活性试验[154~156]证明，转化产物刺楸皂苷 A 有降糖活性，强于常春藤皂苷元，原型化合物刺楸皂苷 B 和 H 没有降糖活性，且刺楸皂苷 A 的给药剂量少于刺楸皂苷 B 1 倍。不同途径给药的降糖生物试验结果表明，给糖尿病性大鼠静脉注射刺楸皂苷 B 无降糖活性，口服给药有降糖作用。口服给药有效的机制是刺楸皂苷 B 在肠内细菌作用下转化为刺楸皂苷 A 和常春藤皂苷元，这些转化产物有降糖活性。给糖尿病性大鼠静脉注射刺楸皂苷 H 也无降糖活性，但口服给药有效。口服给药有效的机制与刺楸皂苷 B 的机制相同。

此外，刺楸皂苷 A、刺楸皂苷Ⅰ和常春藤皂苷元对黄曲霉素 B_1 致突变活性具有很强的抑制作用，但对 *N*-甲基-*N'*-硝基-*N*-亚硝基胍（*N*-methyl-*N'*-nitro-*N*-nitrosoguani-

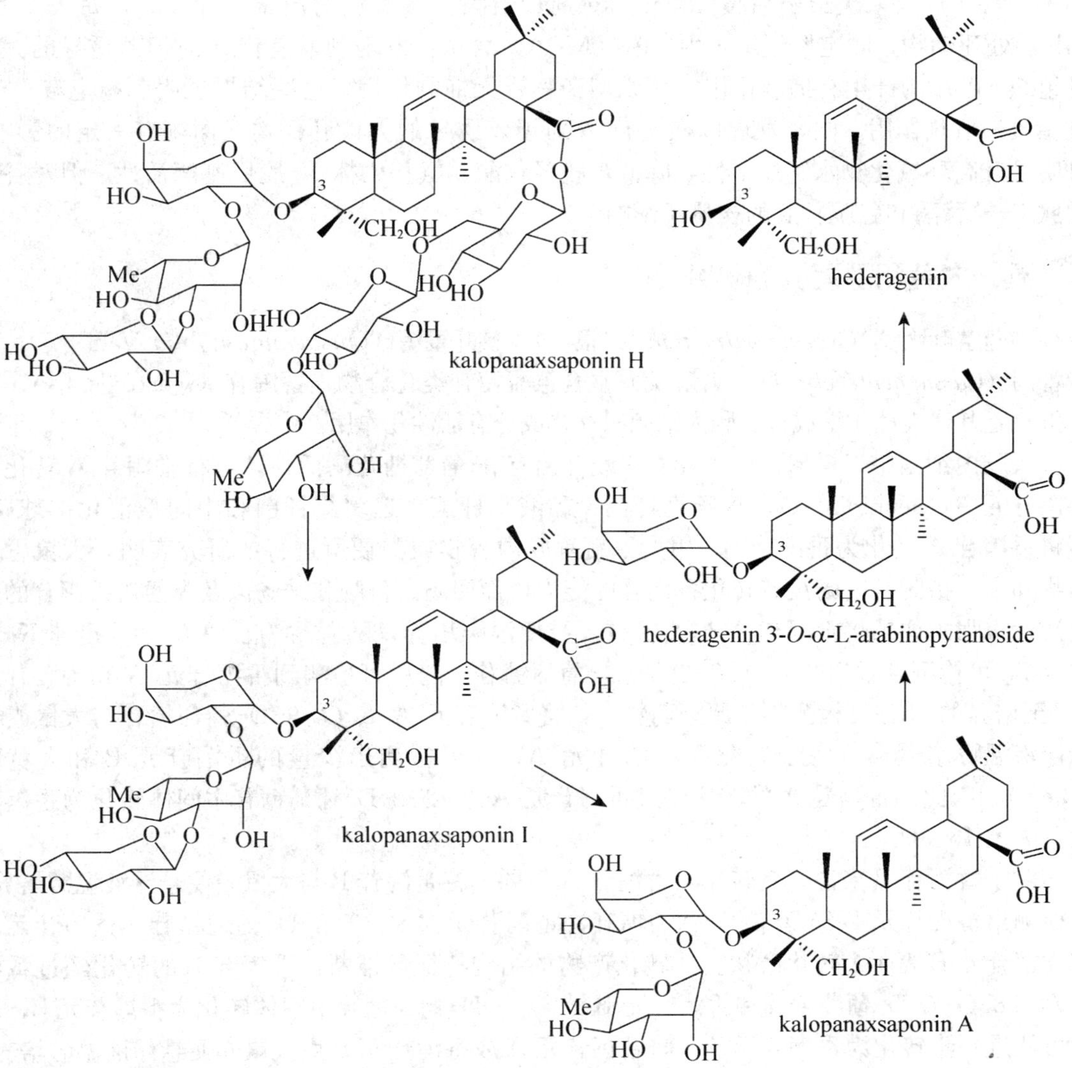

图 15-85　刺楸皂苷 H 的人肠内细菌转化机制

dine）直接诱导的突变无抑制作用，原型药物刺楸皂苷 B 和 H 没有活性。此结果证明刺楸皂苷 A、刺楸皂苷Ⅰ和常春藤皂苷元等转化产物能够有效地预防黄曲霉素 B_1 的代谢或捕捉诱变剂的亲电介导能力。刺楸皂苷 A 和刺楸皂苷Ⅰ是常春藤皂苷元的 3-*O*-糖苷，分子中仅有一单糖链；刺楸皂苷 B 和 H 是常春藤皂苷元的 3-*O*-，28-*O*-双糖苷，分子中有两个单糖链。因此，常春藤皂苷元是刺楸皂苷抗突变活性所必需的部分；其 3-*O*-单糖链代谢产物有效，其 3-*O*-和 28-*O*-双糖苷刺楸皂苷无效，因此，3-*O*-单糖链是重要的。刺楸皂苷 A、刺楸皂苷Ⅰ和常春藤皂苷元对不同肿瘤细胞系 P388、L1210、U937、HL-60、SNU-5 和 HepG2 有细胞毒活性，而原型药物刺楸皂苷 B 和 H 对上述肿瘤细胞系没有细胞毒活性。因此，常春藤皂苷元是刺楸皂苷细胞毒活性所必需的部分，其 3-*O*-单糖链转化产物有效，其 3-*O*-和 28-*O*-双糖苷刺楸皂苷无效。这也显示 3-*O*-单糖链是重要的。

每天按 10μmol/kg、20μmol/kg 和 30μmol/kg 剂量分别给大鼠腹腔注射刺楸皂苷 A、B

和 H，计 1 周；末次给药后按 480mg/kg 剂量给大鼠腹腔注射溴苯，计 2 天，每天 2 次。24h 后处死动物，测定肝组织中丙二醛（MDA）含量。发现刺楸皂苷 A 对溴苯诱导的大鼠肝组织 MDA 的产生有抑制作用，而原型药物皆无抑制作用。这些结果证明刺楸皂苷 A 有抗脂质过氧化作用。同时发现刺楸皂苷 A 对溴苯诱导的大鼠肝药物代谢酶有一定的影响，可明显升高环氧化物水解酶活性，降低苯胺羟化酶、氨基比林 *N*-脱甲基酶活性。但对谷胱甘肽 *S*-转移酶和谷胱甘肽的含量无影响。

五、大黄和番泻叶的研究

中药掌叶大黄（*Rheum palmatum* L. 根茎）、狭叶番泻（*Cassia angustifolia* Vahl. 荚）、尖叶番泻（*Cassia acutifolia* Del. 叶和荚）富含蒽醌糖苷类化合物，番泻苷（sennosides）A、B、C 和 D 是其代表性化学成分。肠内细菌对这些成分有活性化作用[7, 12, 13, 157～165]。

人肠内细菌中，楔形梭菌和青春双歧杆菌有 β-葡萄糖苷酶活性，可将番泻苷 A 转化为番泻苷元 A（sennidin A）。直肠真杆菌、黏液真杆菌、迟缓真杆菌和中间型消化链球菌，可将番泻苷 A 转化为番泻苷 B。用大鼠新鲜肠内容物或粪便所进行的研究表明，大鼠胃内容物和十二指肠、空肠没有转化番泻苷的能力，而回肠、盲肠和结肠以及粪便对番泻苷的转化活性很强。如果将番泻苷 A 与大鼠或人粪便温孵培养，随着番泻苷 A 浓度的迅速下降，在 5min 可检测到番泻苷元 A-8-*O*-β-D-葡萄糖苷，随后可检测到番泻苷元 A 和番泻苷元 B。至培养的 2h，已检测不到原型药物。如将番泻苷元 A-8-*O*-β-D-葡萄糖苷与大鼠粪便悬浮液温孵培养，可完全转化为番泻苷元 A，并可检测出少量的番泻苷元 B 和大黄酸（rhein）。因此，番泻苷 A 的转化经过番泻苷元 A-8-*O*-β-D-葡萄糖苷中间体转化为番泻苷元，见图 15-86。

对于番泻苷 B 来说，其转化与番泻苷 A 不同。将番泻苷 B 与大鼠粪便悬浮液温孵培养，可检测出番泻苷元 B 8-*O*-β-D-葡萄糖苷、番泻苷元 B 8′-*O*-β-D-葡萄糖苷、番泻苷元 A 和番泻苷元 B 等 4 个转化产物。从转化产物的结构特征可推断：番泻苷 B 的转化经过番泻苷元 B 8-*O*-β-D-葡萄糖苷和番泻苷元 B 8′-*O*-β-D-葡萄糖苷中间体转化为番泻苷元 B，后者可能进一步转化为番泻苷元 A。将番泻苷元 A 或番泻苷元 B 用大鼠粪便悬浮液温孵培养，可检测出相互转化产物并在动力学上存在平衡，且同时伴有大黄酸的产生。

与番泻苷元 A 和番泻苷元 B 的转化相似，番泻苷元在大鼠粪便悬浮液中可转化为大黄酸蒽酮（rheinanthrone），并知番泻苷元向大黄酸蒽酮的转化有还原酶参与。为使还原反应效率达到最大，需要在严格厌氧的条件下在反应体系中加入适量的 NADPH 和 FAD 等辅因子。许多肠内细菌能够转化番泻苷元和番泻苷为大黄酸蒽酮 8-*O*-β-D-葡萄糖苷和大黄酸蒽酮，说明这些细菌具有还原 FDA 还原酶系统。无菌大鼠盲肠内容物不能转化番泻苷元为大黄酸蒽酮。酶催化番泻苷 A 转化的可能途径见图 15-87。

药理学试验证明，给无菌大鼠口服番泻苷 A，无泻下作用，粪便中也未发现转化产物。给药后 48h 内粪便中番泻苷 A 的累积排泄量是给药剂量的 10%。此时普通大鼠粪便中可检测出转化产物番泻苷元 A、番泻苷元 B、大黄酸-9-蒽酮、少量的大黄酸及原型药物。给普通小鼠灌胃番泻苷 A（40.0mg/kg）的泻下活性是 100%，而静脉或腹腔注射无泻下活性。与 40mg/kg 剂量番泻苷 A 等摩尔量的代谢产物大黄酸蒽酮葡萄糖苷如同番泻苷 A 一样有泻下作用，但作用强度较弱，大黄酸无泻下活性。

灌胃、静脉和腹腔给予番泻苷 A 泻下作用的 ED_{50} 值分别为 11.1mg/kg、83.2mg/kg、

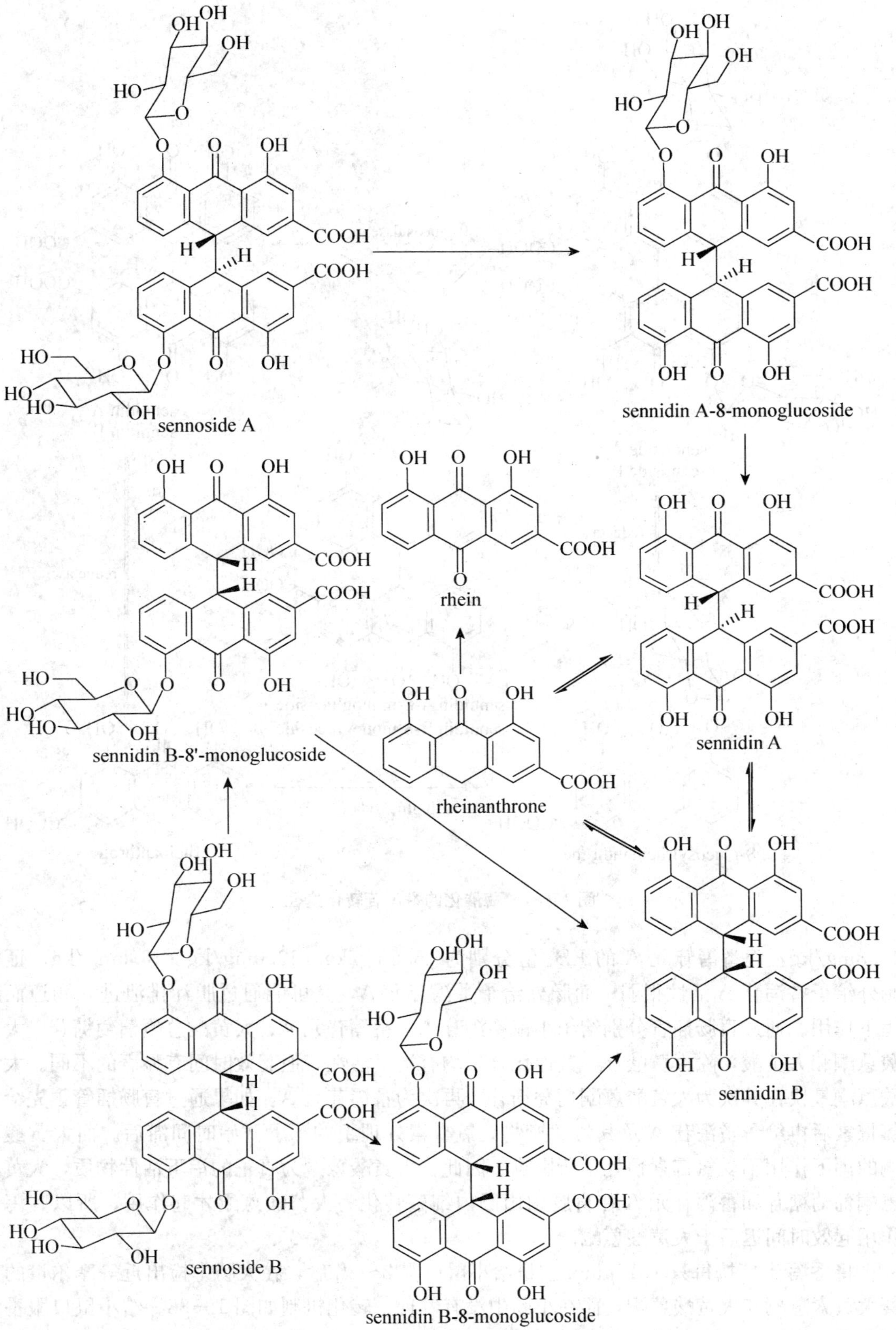

图 15-86 肠内细菌转化番泻苷 A 和 B 的可能途径

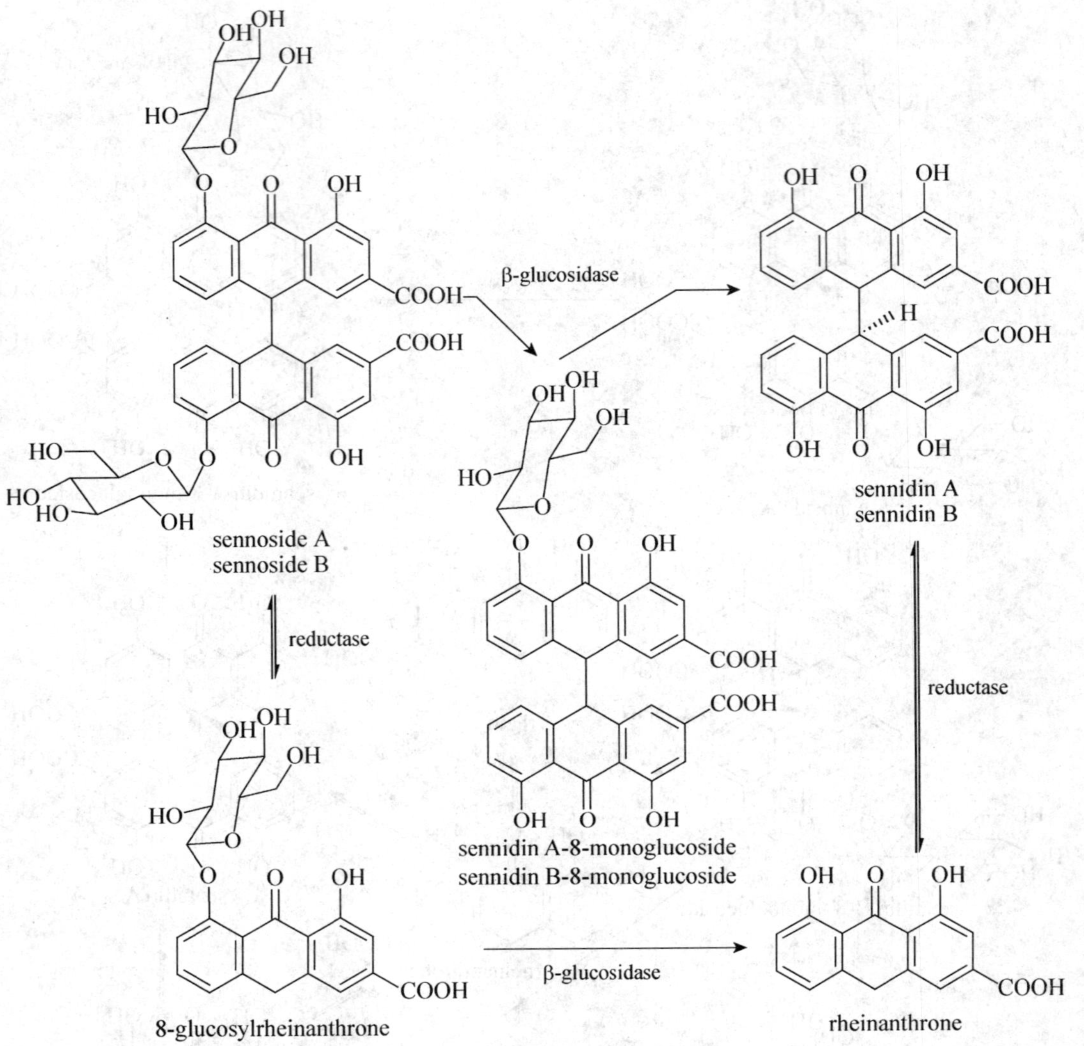

图 15-87 酶催化的番泻苷转化途径

49.8mg/kg，而番泻苷元 A 的 ED_{50} 值分别为 16.6mg/kg、19.0mg/kg、13.5mg/kg。证明肠外给予番泻苷 A 活性很弱；而肠外给予番泻苷元 A，其可能通过胆汁排泄进入肠道而起泻下作用。通过盲肠插管分别给予小鼠番泻苷 A、番泻苷元 A、大黄酸蒽酮葡萄糖苷、大黄酸蒽酮和大黄酸，除大黄酸外，其他化合物均有泻下活性，但起效时间有显著的不同。大黄酸蒽酮最快，其次为大黄酸蒽酮葡萄糖苷，再次为番泻苷元 A。如果通过盲肠插管预先给予氯霉素后再给予番泻苷 A 及其代谢产物，氯霉素处理组的泻下开始时间滞后。而大黄酸蒽酮的泻下作用不受氯霉素预处理所影响。因此，大黄酸蒽酮为真正的泻下活性物质，大黄酸蒽酮葡萄糖苷和番泻苷元 A 在盲肠内由肠内细菌转化为大黄酸蒽酮才起作用，所以其泻下作用起效时间迟后于大黄酸蒽酮。

将番泻苷 C 按每只 1.16μmol 剂量给小鼠口服 2～3h 后，在大肠中检出近等摩尔量的芦荟大黄素蒽酮和大黄酸蒽酮，而在小肠中没有发现，转化机制如图 15-88。给小鼠口服番泻苷 C 前先给予氯霉素，可降低大肠中总蒽酮含量。给药 2.5h 后，处理组的总蒽酮含量约是正常对照组的 1/3；氯霉素预处理组泻下活性的 ED_{50} 值（42.2μmol/kg）是未处理组（13.1μmol/kg）的 3 倍左右。将番泻苷 C 通过盲肠内插管给予小鼠，与灌胃给药显示等效性，给药后 3h 显效；但灌胃给药 24h 才显效。因此，盲肠内直接给药大大缩短了显效时间。在盲肠内也存在转化番泻苷 C 的 C—C 键的肠内细菌，将番泻苷 C 转化为芦荟大黄素蒽酮和大黄酸蒽酮。因此，给小鼠灌胃番泻苷 C 由肠内细菌将其转化为芦荟大黄素蒽酮和大黄酸蒽酮，它们是番泻苷 C 泻下作用的活性结构。

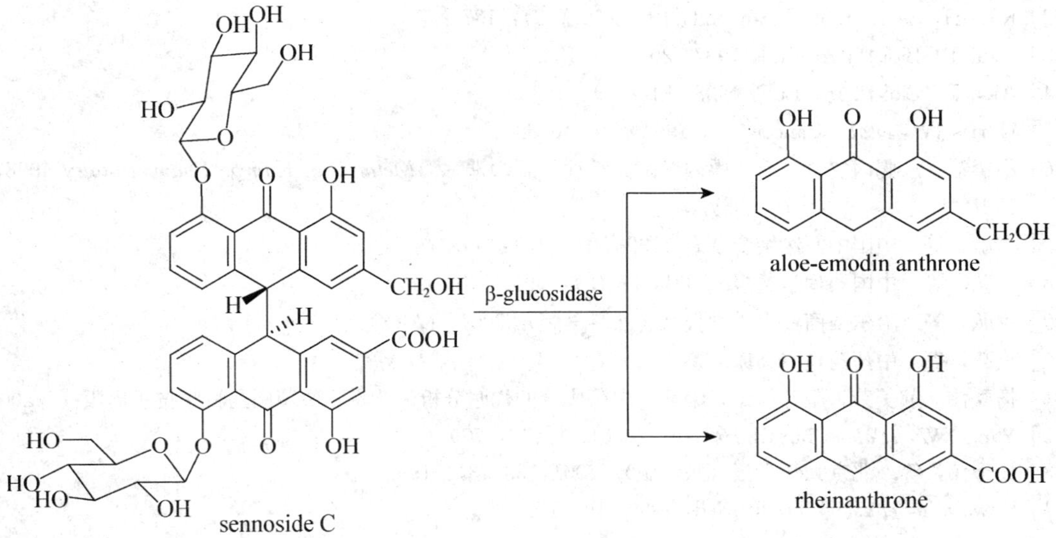

图 15-88　番泻苷 C 的肠内细菌转化途径

上述芍药苷、人参皂苷、柴胡皂苷、刺楸皂苷以及本章前面所述甘草皂苷和番泻苷 A、B、C、D 等苷类成分的肠内细菌转化研究工作表明天然苷类化合物是“前药”，次苷或少数苷元可能是生物活性物质，肠内细菌对苷类天然化合物有活性化作用。以此为先导或逆向推导，可筛选或发现优秀的先导化合物或确定中药的有效成分和效应成分。

参考文献

[1] 曾衍霖. 中国新药杂志. 1999，8（4）：217.

[2] 曾衍霖. 中国新药杂志. 2001，10（1）：4.

[3] Albert PL. Drug Discovery Today，2001，6（7）：357.

[4] Coleman RA，*et al*. Drug Discovery Today，2001，6（21）：1116.

[5] Beresford AP，*et al*. Drug Discovery Today，7（2）：109.

[6] 韩桂秋. 自然科学进展. 1995，5（2）：161.

[7] Akao T，*et al*. Applied and Environmental Microbiology. 1994，p1041-1043.

[8] Akao T，*et al*. Biol Pharm Bull，1994，17：1573.

[9] Hattori M，*et al*. Chem Pharm Bull，1985，33（1）：210.

[10] Akao T，*et al*. Chem Pharm Bull，1987，35（2）：705.

[11] Kida H，*et al*. J. Tradit Med，1997，14：34.

[12] Yang L，*et al*. Biol Pharm Bull，1996，19（5）：701.

[13] Yang L，*et al*. Biol Pharm Bull，1996，19（5）：705.

[14] Yang L，*et al*. Biol Pharm Bull，1995，18：1175.

[15] Akao T, *et al*. J Biochem, 1986, 99: 1425.
[16] Akao T, *et al*. J Biochem, 1988, 103: 504.
[17] Akao T. Biol Pharm Bull, 1997, 20 (12): 1245.
[18] Akao T. Biol Pharm Bull, 1999, 22 (1): 80.
[19] Akao T. Biol Pharm Bull, 2000, 23 (1): 104.
[20] Akao T. Biol Pharm Bull, 2000, 23 (1): 6.
[21] Akai T. Biol Pharm Bull, 1997, 20 (2): 122.
[22] Kida H, *et al*. Biol Pharm Bull, 1997, 20 (12): 1274.
[23] Akai T. Biol Pharm Bull, 1997, 20 (2): 122.
[24] Akai T. Biol Pharm Bull, 1998, 21 (10): 1036.
[25] Harris JW, *et al*. Cancer Res, 1994, 54: 4026.
[26] 小橋恭一. 腸内フローラ，腸内菌酵素活性と証の關係. *Methods in Kampo Pharmacology* 1998, 3: 75-78.
[27] 李敏，等. 中国中西医结合杂志. 1998, 18 (10): 637.
[28] 卢弘，等. 中国药理学通报. 2001, 17 (5): 591.
[29] 卢弘，等. 哈尔滨商业大学学报（自然科学版）. 2001, 17 (3): 4.
[30] 王莉，等. 中药药理与临床. 2001, 17 (3): 4.
[31] 杨秀伟，郝美荣，服部征雄，编著. 中药成分的代谢分析. 北京：中国医药科学技术出版社，2003.
[32] Yang XW, *et al*. Chin Chem Lett, 2000, 11 (9): 779.
[33] 杨秀伟，等. 北京大学学报（医学版）. 2001, 33 (3): 199.
[34] Kawata Y, *et al*. J Tradit Med, 1999, 16: 15.
[35] Meselhy RM, *et al*. Tetrahedron Lett, 1994, 35 (4): 583.
[36] Meselhy RM, *et al*. Tetrahedron, 1994, 50 (10): 3081.
[37] Kyogoku K, *et al*. Shoyakugaku Zasshi, 1973, 27 (1): 24.
[38] Meselhy MR, *et al*. J Nat Prod, 1993, 56 (1): 39.
[39] Klingenberg M. Arch Biochem Biophy, 1958, 75: 376.
[40] Nelson DR, *et al*. Dna Cell Biol, 1993, 12 (1): 1.
[41] Dolphin C, *et al*. J Biol Chem, 1991, 266: 12379.
[42] Parkinson A. Biotransformation of Xenobiotics, in *Casarett and Doull's Toxicology: The Basic Science of Poisons* (Klaasen CD ed), McGraw-Hill, New York, 1996: 113-186.
[43] Phillips IR, *et al*. Chem Biol Interact, 1995, 96: 17.
[44] Strolin Benedetti M, *et al*. J Neural Transm Suppl, 1998, 52: 149.
[45] Johnston JP. Biochem Pharmacol, 1968, 17: 1285.
[46] Knoll J, Magyar K. Some Puzzling Pharmacological Effects of Monoamine Oxidase Inhibitors, in *Advances in Biochemical Psychopharmaceuticals* (Costa E and Sandler M eds), Raven Press, New York, 1972: 393-408.
[47] Shih JC, *et al*. Annu Rev Neurosci, 1999, 22: 197.
[48] Ramsay RR. J Neural Transm Suppl, 1998, 52: 139.
[49] Baker GB, *et al*. Cell Mol Neurobiol, 1999, 19 (3): 411.
[50] O'Leary KA, *et al*. Arch Biochem Biophys, 1996, 330: 271.
[51] Takemori S, *et al*. Cytochrome P_{450}-liked Electron Transport System in Monoxygenase Reaction, In: Cytochrome P_{450}. Omura T, Tshimura Y, (eds) Tokyo: Kodansha. 1993: 44-46.
[52] Ravichandran KG, *et al*. Science, 1993, 261 (5122): 731.
[53] Deprez E, *et al*. Biochem, 1994, 33 (48): 14464.

[54] Gerber NC, *et al*. J Biol Chem, 1994, 269 (6): 4260.
[55] Stayton PS, *et al*. Biochem, 1989, 28 (20): 8201.
[56] Maines MD, *et al*. Arch Biochem Biophys, 1973, 59 (1): 201.
[57] Poulos TL, *et al*. J Biol Chem, 1985, 260: 16122.
[58] Poulos TL, *et al*. J Mol Biol, 1987, 192: 687.
[59] Anzenbacher P, *et al*. Cell Mol Life Sci, 2001, 58 (5-6): 737.
[60] Correia MA, *et al*. Arch Biochem Biophys, 1995, 317 (2): 471.
[61] Graham SE, *et al*. Arch Biochem Biophys, 1999, 369: 24.
[62] Von Wachenfeldt C, *et al*. Arch Biochem Biophys, 1997, 339 (1): 107.
[63] Yao K, *et al*. J Biol Chem, 1993, 268 (1): 59.
[64] Murray M, *et al*. Curr Drug Metab, 2000, 1 (1): 67.
[65] Aminimanizani A, *et al*. Clin Pharmacokinet, 2001, 40 (3): 169.
[66] Venkatakrishnan K, *et al*. Clin Pharmacokinet, 2000, 38 (2): 111.
[67] Glue P, *et al*. Cell Mol Neurobiol, 1999, 19 (3): 309.
[68] Ivanov IV, *et al*. Biochem (Mosc), 1999, 64 (7): 725.
[69] Poter TD, *et al*. J Biol Chem, 1991, 266: 13469.
[70] 冷欣夫主编. 杀虫药剂分子毒理学及昆虫抗药性. 北京：中国农业出版社，1996：171.
[71] Disterlath LM, *et al*. J Biol Chem, 1985, 260: 9057.
[72] Padmanahan G, *et al*. Frontiers in Biotransformation, 1994, 9: 60.
[73] Hines RN, *et al*. Frontiers in Biotransformation, 1994, 9: 85.
[74] Hankinson O. Annu Rev Pharmacol Toxicol, 1995, 35: 307.
[75] Fuhr U. Clin Pharmacokinet, 2000, 38 (6): 493.
[76] Safe S. Toxicol Lett, 2001, 120 (1-3): 1.
[77] Ma Q. Curr Drug Metab, 2001, 2 (2): 149.
[78] Richard-Foy H. Nature, 1994, 370: 417.
[79] Fujii-Kuriyama Y, *et al*. FASEB J, 1992, 6 (2): 706.
[80] Delescluse C, *et al*. Toxicology, 2000, 153 (1-3): 73.
[81] Chun YJ, *et al*. Mol Cells, 2001, 12 (2): 190.
[82] Fuhr U. Clin Pharmacokinet, 2000, 38 (6): 493.
[83] Dresser GK, *et al*. Clin Pharmacokinet, 2000, 38 (1): 41.
[84] Gomez-Lechon MJ, *et al*. Altern Lab Anim, 2001, 29 (3): 225.
[85] Garcia CM, *et al*. Rev Esp Enferm Dig, 2001, 93 (7): 423.
[86] Kawajiri K, *et al*. Jpn J Cancer Res, 1991, 82 (12): 1325.
[87] 谢明智，等. 药学学报. 1983，18：90.
[88] 罗厚蔚，等. 药学学报. 1983，18 (1)：1.
[89] 薛明，等. 药学学报. 1999，34 (2)：81.
[90] Akao T, *et al*. Biochem Pharmacol, 1990, 40 (2): 291.
[91] Akao T, *et al*. Biochem Pharmacol, 1991, 41 (6/7): 1025.
[92] 彭仕华，等. 药学学报. 1996，31 (10)：780.
[93] Peng SH, *et al*. Chin Chem Lett, 1995, 6: 55.
[94] 崔燕岩，等. 药学学报. 1992，27 (1)：57.
[95] 孙阳，等. 生物化学与生物物理学报. 1987，19 (6)：447.
[96] 孙阳，等. 药学学报. 1986，21 (10)：748.
[97] 陈欣，等. 药学学报. 1996，31 (8)：617.

[98] 江骥，等. 中国医学科学院学报. 1993，15 (2)：79.
[99] 姚庆江，等. 药学学报. 1998，33 (4)：296.
[100] 张文江，等. 药学学报. 1998，33 (3)：212.
[101] 张文江，等. 药学学报. 1997，32 (2)：116.
[102] 姚佩佩，等. 中华医学杂志. 1973，53：229.
[103] Kano Y，*et al*. Chem Pharm Bull，1991，39 (11)：3064.
[104] 小松健一. 吴茱萸的药剂药理学研究. 日本富山医科药科大学博士论文，1994.
[105] Komatsu K，*et al*. Biol Pharm Bull，1993，16 (9)：935.
[106] Engel W. J Agric Food Chem，2001，49：4069.
[107] Engel W. J Agric Food Chem，2002，50：1686.
[108] Hattori M，*et al*. Chem Pharm Bull，1984，32 (2)：5010.
[109] Hattori M，*et al*. Chem Pharm Bull，1986，34 (1) 158.
[110] Ma YH，*et al*. J Med Pharm Soc for Wakan-yaku，1986，3：129.
[111] Ma YH，*et al*. Shoyakugaku Zasshi，1988，42 (2)：130.
[112] 李锐. 广东医学，1980，7：36.
[113] 朱大元，等. 药学学报. 1980，15 (8)：509.
[114] 朱大元，等. 中国药理学报. 1983，4 (3)：194.
[115] 李锐，等. 药学学报. 1985，20 (7)：485.
[116] 王仲山，等. 药学学报. 1981，16：466.
[117] 张仁斌，等. 药学学报. 1981，16 (6)：460.
[118] Daniel WN. Ann Rev Pharm Toxicol，1981，21：431.
[119] 姜纪荣，等. 中国药理学报. 1983，4 (3)：197.
[120] 邱峰，等. 药学学报. 1999，34 (3)：222.
[121] Qiu F，*et al*. Chin Chem Lett，1998，9 (4)：393.
[122] 杨秀伟，等. 中草药. 1998，29 (1)：5.
[123] Arichi H，*et al*. Chem Pharm Bull，1982，30 (5)：1766.
[124] 王春英，等. 药学学报. 2002，37 (12)：955.
[125] 叶祖光译. 国外医学中医中药分册. 1990，12 (4)：44.
[126] 杨秀伟，等编著. 中药成分的代谢分析：葛根素的代谢. 北京：中国医药科学技术出版社，2003.
[127] 王晓良，等. 药学学报. 1984，19 (2)：90.
[128] Meyer UA. J Pharmacokinet Biopharm，1996，24 (5)：449.
[129] Glue P，Clement RP. Cell Mol Neurobiol，1999，19 (3)：309.
[130] Renton KW. Clin Biochem，1986，19 (2)：72.
[131] Meyer UA. J Pharmacokinet Biopharm，1996，24 (5)：449.
[132] Lohmann PL，*et al*. Eur J Clin Pharmacol，2001，57 (4)：289.
[133] Mihara K，*et al*. Pharm Res，2001，18 (8)：1131.
[134] Laine K，*et al*. Clin Pharmacol Ther，2001，70 (4)：327.
[135] Hattori M，*et al*. Chem Pharm Bull，1985，33 (9)：3838.
[136] Shu YZ，*et al*. Chem Pharm Bull，1987，35 (9)：3726.
[137] Shu YZ，*et al*. J Med Pharm Soc Wakan-yaku，1987，4 (2)：82.
[138] Hattori M，*et al*. J Tradit Med，1996，13 (1)：73.
[139] 杨秀伟，等. 长白山中医药研究与开发. 1994；3 (2)：31.
[140] Heikal OA，*et al*. J Tradit Med，1997，14 (1)：15.
[141] Shu YZ，*et al*. J Pharmacobio-Dyn，1987，10：s-58.

[142] Abdel-Hafez AA, *et al*. Biol Pharm Bull, 1999, 22 (5): 491.
[143] Hatakeyama S, *et al*. Tetrahedron Lett, 33 (3): 333.
[144] Heikal OA, *et al*. Biol Pharm Bull, 1997, 20: 517.
[145] Meselhy MR, *et al*. Nat Med, 1998, 52: 265.
[146] 杨秀伟，等. 中药复杂体系科学问题研究——中药现代化研究的切入点初探，药学前沿（2001 年卷）. 北京：中国医药科技出版社，2002：314-332.
[147] Hasegawa H, *et al*. Biol Pharm Bull, 2000, 23 (3): 298.
[148] Hasegawa H, *et al*. J Tradit Med, 2000, 17 (5): 186.
[149] Hasegawa H, *et al*. Biol Pharm Bull, 1998, 21 (5): 513.
[150] Kida H, *et al*. J Tradit Med, 1996, 13: 394.
[151] Shimizu K, *et al*. J Pharmacobio-Dyn, 1985, 8: 718.
[152] Nose M, *et al*. Chem Pharm Bull, 1989, 37 (10): 2736.
[153] Kida H, *et al*. Biol Pharm Bull, 1998, 21 (6): 588.
[154] Kim DH, *et al*. Biol Pharm Bull, 1998, 21 (4): 360.
[155] Lee KT, *et al*. Planta Med, 2000, 66 (4): 329.
[156] Choi JW, *et al*. Arch Pharm Res, 2001, 24 (6): 536.
[157] Kobashi K, *et al*. Planta Med, 1980, 40 (3): 225.
[158] Hattori M, *et al*. Chem Pharm Bull, 1982, 30 (4): 1338.
[159] Akao T, *et al*. J Pharmacobio-Dyn, 1985, 8: 800.
[160] Dreessen M, *et al*. J Pharm Pharmacol, 1981, 33: 679.
[161] Hattori M, *et al*. Pharmacol, 1988, 36 (suppl. 1): 172.
[162] Akao T, *et al*. Chem Pharm Bull, 1987, 35 (5): 1998.
[163] Sasaki K, *et al*. Planta Med, 1979, 37: 370.
[164] Sasaki K, *et al*. Planta Med, 1979, 37: 370.
[165] Yamauchi K, *et al*. J Pharm Pharmacol, 1992, 44: 973.

（杨秀伟）

第十六章　天然创新药物的发现与研发

药物是人类防治疾病的主要物质，药物研究的最终目标是为人类提供安全、有效、稳定、可控的药品。因此，天然药物新药的研制也是天然药物学科研究的最终目标。根据《药品注册管理办法》的定义，新药是指我国未上市的药品。已生产的药品改变剂型、改变给药途径、增加新的适应症或制成新的复方制剂，亦按新药管理[1]。在我国，天然药物主要包括中药和狭义的天然药物。根据《药品注册管理办法》附件一的定义，中药是指在我国传统医药理论指导下使用的药用物质及其制剂；天然药物是指在现代医药理论指导下使用的天然药用物质及其制剂[1]。由于我国有两千多年的中医药文化与历史，中药仍是我国天然药物的主流。

为了加强药品的注册管理，我国将中药、天然药物分为九类，即第一类，未在国内上市销售的从植物、动物、矿物等物质中提取的有效成分及其制剂；第二类，新发现的药材及其制剂；第三类，新的中药材代用品；第四类，药材新的药用部位及其制剂；第五类，未在国内上市销售的从植物、动物、矿物等物质中提取的有效部位及其制剂；第六类，未在国内上市销售的中药、天然药物复方制剂；第七类，改变国内已上市销售中药、天然药物给药途径的制剂；第八类，改变国内已上市销售中药、天然药物剂型的制剂；第九类，仿制药[1]。本章所述的天然创新药物是指首次上市的从中药和天然药物中提取的有效物质，包括有效成分和有效部位及其组成的复方制剂，即第一类、第五类新药和第六类新药中的有效成分、有效部位组成的复方制剂。

天然创新药物的研究包括天然创新药物的发现和研发两大部分，本章重点介绍天然创新药物发现与研发的思路和程序。

第一节　天然创新药物的发现

“安全、有效、稳定、可控”是药品的四大要素，药品的研发首先必须针对某种疾病，从大量的化学物质、中药、天然药物中筛选出具备上述四大要素的物质，才能进入新药研发。中药尽管有两千多年的临床使用历史，但临床上基本都是以复方配伍使用，各种中药的疗效包括复方的疗效如何，没有确切的数据，作为药品进行研发，仍需要进行大量的筛选。因此，新药的发现是天然创新药物研发的必需过程。

一、新药发现的过程

根据国内外新药发现过程，结合我国中药、天然药物新药研发的特点，总结新药发现过程见图 16-1。

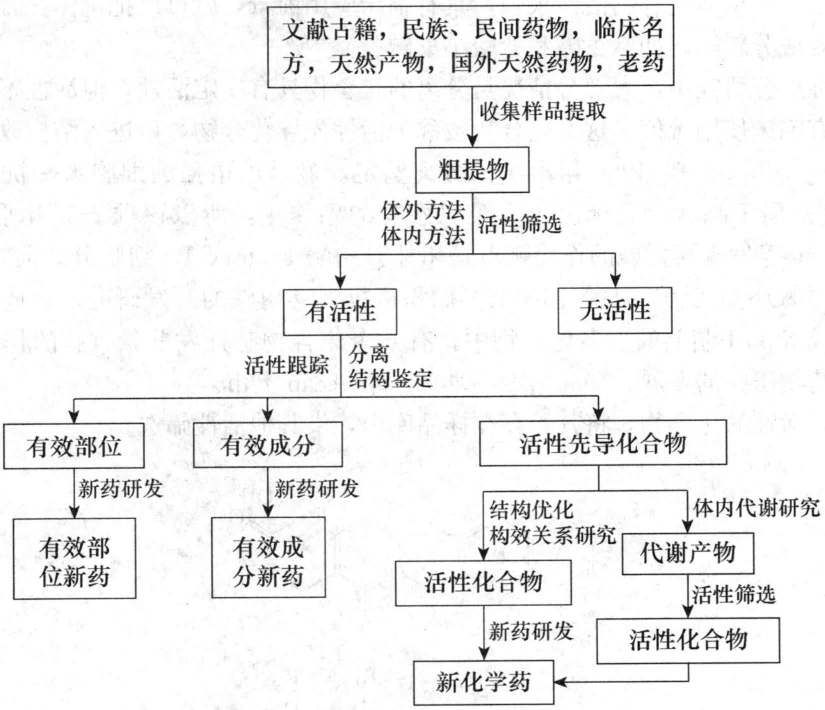

图 16-1　新药发现过程示意图

新药发现过程详细介绍如下：

（一）样品的选择与制备

新药的发现从样品的收集开始。为了提高目标的命中率，可根据调研文献古籍，民族、民间药物，临床名方，老药和国外天然药物中选择筛选样品，收集样品，进行基原鉴定，也可选择天然产物进行大规模筛选。样品收集后进行提取，或采用溶剂等方法分成几个部分，得到提取物或几个部分。

（二）活性筛选

根据拟开发的药物的适应证，采用体外或体内的方法对提取物进行活性筛选，如果提取物有明显的活性，即进入下一程序；如果提取物没有明显的活性，先贮存在样品库中，供其他活性筛选。

（三）活性跟踪的化合物分离、结构鉴定以及有效部位、有效成分、活性先导化合物的发现

采用溶剂方法或色谱方法对提取物进行进一步分离，最好能够按化合物类型进行分离，有利于有效部位新药的发现；对分离后的各个部分进行进一步的活性筛选，发现活性部位；采用色谱方法对活性部位进行化合物的分离和结构鉴定；对分离的化合物进行活性筛选。在此筛选过程中，如果发现某一部位活性很强，但进一步分离成单体化合物后活性没有提高，甚至降低，中药中的成分由于存在着协同作用，往往会出现这种现象，那么就可以把活性部位研发成为新药，即有效部位新药，如治疗冠心病的地奥心血康是从薯蓣科植物提取的皂苷的胶囊制剂，其主要成分为 8 个甾体皂苷，3 个为含量较高的呋甾烷的双糖链皂苷，5 个为异螺旋甾烷的单糖链皂苷。

如果发现某一单体化合物活性很强，具有临床应用前景，就可以把单体化合物研发成为新药，即有效成分新药，如麻黄碱和盐酸小檗碱。

但在活性成分研究中，大部分情况是分离的化合物具有一定活性，但活性不太强，或毒性很大，没有临床使用价值，这类化合物被称为活性先导化合物，可进入结构改造程序。如喜树碱（camptothecine），1966 年由美国分离鉴定，显示出很强的细胞水平抗癌活性，20 世纪 70 年代初用于临床，表现出令人难以忍受的副作用，所以该项研究几乎陷于停顿。1985 年 Hisang 等发现喜树碱的作用靶点是拓扑异构酶 I（topo I，细胞分裂前，可使 DNA 超螺旋松弛的酶），之后美、日等国家又开始积极投入喜树碱的开发研究，合成了上百个化合物。在合成 topo I 制剂的众多化合物中，有 6 个化合物有开发前景。新的作用机制的发现，促进了药物研究的发展。1996 年美国批准 topotecan 上市。

对于没有活性的化合物，将其贮存在样品库中，供其他活性筛选。

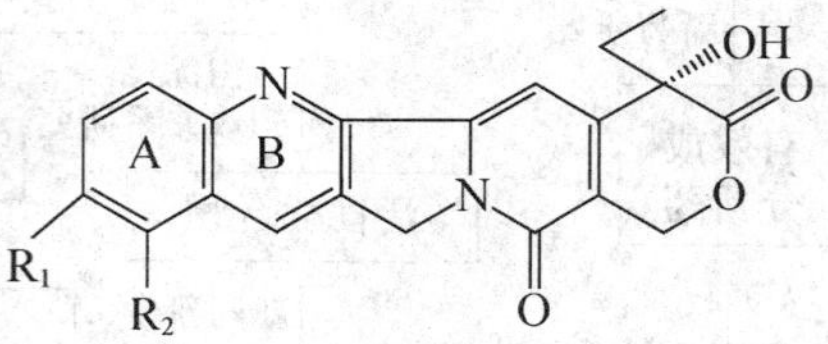

	R_1	R_2
喜树碱	H	H
topotecan	OH	CH_2NMe_2

（四）先导化合物的结构改造、构效关系研究与新化学药的发现

如前所述，天然产物中发现的大部分化合物没有直接临床应用价值，但却是创新药物发现先导化合物的主要来源。对于活性筛选发现的活性先导化合物，必须进行结构改造和构效关系研究，通过构效关系研究，设计并优化活性化合物，再通过活性筛选，发现具有临床应用价值的化合物，从而进入新药研发，即化学药的一类新药，目前国际上多数创新药物都是通过这一途径发现的。从国际上申请的专利也可以看出，一般一个活性化合物，其合成的衍生物都在数十个，甚至上百个。

另外，近年来的大量研究表明，中药或天然药物的成分在体内极易发生代谢，从其代谢产物中发现活性成分，也是创新药物发现的一个重要途径。

二、天然创新药物发现的途径

（一）传统中药

传统中药是中华民族防治疾病的重要物质，以疗效确切、安全性高闻名于世。对传统中药进行系统的活性成分研究，不仅对阐明中药药效物质基础具有重要意义，同时也是发现天然创新药物的重要途径，是我国最具优势和特色的天然创新药物发现的捷径。近百年的研究已发现了不少具有临床应用价值的化合物，为现代药物的发展作出了巨大贡献，如青蒿素等。青蒿治疗疟疾已有一千多年的历史，在东晋葛洪著《肘备后急方》中已有记载，《本草纲目》中也记载青蒿用于治疗疟疾。1972 年中国学者从青蒿中分离得到了青蒿素。青蒿素是一种倍半萜内酯过氧化物，对疟疾具有显著的疗效。它对间日疟原虫和对氯喹敏感，对氯喹耐药的恶性疟原虫品系有效果，已成为国际公认的迄今最好的抗疟药。

今后从传统中药中发现天然创新药物或活性先导化合物，仍是我国创新药物发现的重要方向。

（二）民族、民间药物

我国为多民族国家，大部分少数民族生活在偏远地区或山区，交通不便，缺医少药，这些民族的繁衍昌盛，其民族药物起到不可磨灭的作用。有些民族药物在其长期的使用中已形成独特的理论体系，如藏药、蒙药和维吾尔药，有些尽管没有形成自己独特的医药体系，但其药物具有独特的疗效，如傣药、苗药、壮药等。一般来说，民族药物作用峻烈，疗效确切，且处方较小（藏药、蒙药除外），对这些药物进行研究，发现活性成分或活性部位的几率很高，是天然创新药物发现的重要途径。

另外，由于受中医药文化的影响，我国各地均有使用民间草药的习惯，特别是山区和边远地区，形成了各地独特的民间药物。调查发现，民间药物大部分没有文字记载，靠代代口述相传，所以这些药物一般方子很小，大部分为单方，少数为2～3味药的小方，而且作用明显。从民间药物中发现活性成分或活性部位的几率很高，也是天然创新药物发现的有效途径。如石杉碱甲，中国部分地区的老年人用石杉的叶子制成茶叶来改善记忆力。20世纪80年代初，我国科学家从这种中草药中分离到石杉碱甲（huperzin A），它是一种有效、可逆、有选择性的乙酰胆碱酯酶抑制剂。由于天然含量低，人们对其进行了全合成。

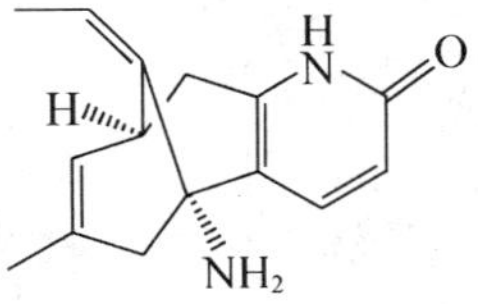

石杉碱甲

（三）天然产物

我国幅员辽阔，地理环境复杂，动植物资源非常丰富，拥有世界上少有的天然产物宝库。采用现代高通量活性筛选技术，对天然产物进行大规模筛选，发现活性成分或活性部位，也是天然创新药物发现的途径之一，而且是目前发达国家药物筛选的重要途径。如紫杉醇是从短叶红豆杉（*Taxus brevifolia*）树皮中分离得到的一种二萜类化合物。实际早在1856年Lucas就从浆果红豆杉（*Txaus baccalata*）分离得到了碱性物质taxine，但直到20世纪60年代由于分离和波谱技术的发展，该方面的工作才得以全面开展。1977年被确定为候选药物开始做临床前实验，由于发现其抗癌机制与其他抗癌药不同，才引起人们的极大兴趣和重视。1980—1990年开始进行紫杉醇制剂、毒理、Ⅰ～Ⅲ期临床研究，1992年底美国食品药品管理局（FDA）终于批准紫杉醇上市，商品名为Taxol。Taxol已在欧美、南非等四十多个国家销售，我国也有生产。

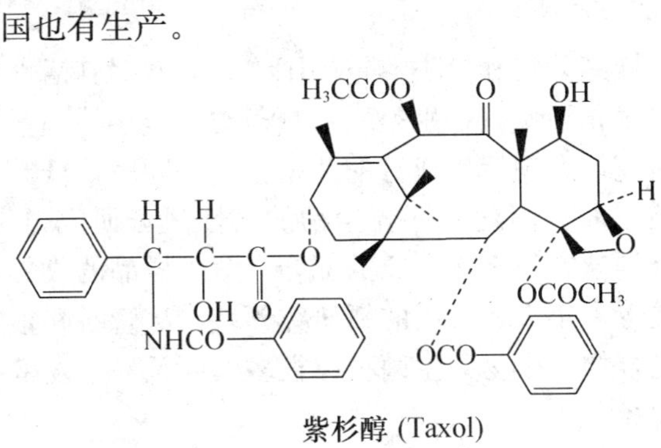

紫杉醇 (Taxol)

但该途径工作量大，费用高，一般研究单位难以开展。随着我国政府对新药研发投入的不断增加，该项工作也正在逐步开展。

（四）海洋生物

海洋面积约占地球表面积的71%，海洋生物资源非常丰富，但由于受样品采集、提取、分离和结构鉴定等技术的限制，对海洋生物进行有组织的研究和开发开展较晚。20世纪60年代以来，随着科学技术的发展，新的分离技术和分析仪器的采用，使海洋生物的研究成为可能。近二十年来的研究表明，海洋生物中所含化学成分结构新颖、复杂，常具有很强的生物活性，具有很好的新药开发前景。海洋生物的研究目前仍可以说是一片处女地，对海洋生物进行系统的活性成分研究，将为新药的发现提供一个全新的领域。

如Pettit等从苔藓虫（*Bugula nerttzna*）中分离出一系列具有抗肿瘤活性的大环内酯类苔藓虫素（bryostatin），其中bryostatin-1对白血病细胞P388的ED_{50}值为0.89μg/ml，当剂量为10～70μg/kg时，对P388模型小鼠的T/C值为52%～96%。

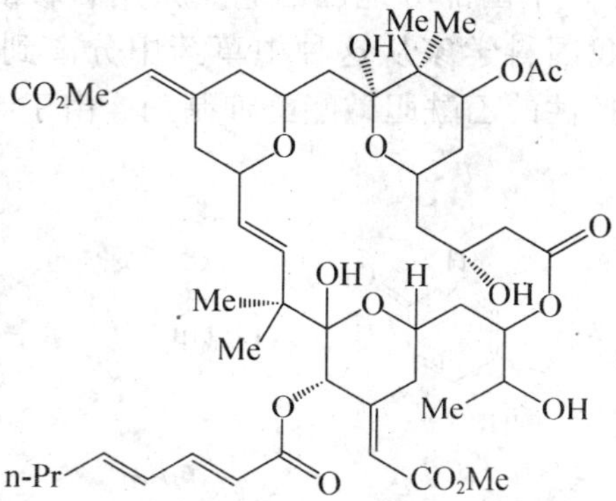

bryostatin-1

从台湾软珊瑚（*Pachyclavularia violacea*）中也得到了几个新的五元内酯环西松烯二萜，其中化合物7显示了抗肿瘤活性，其ED_{50}值为3.2μg/ml。

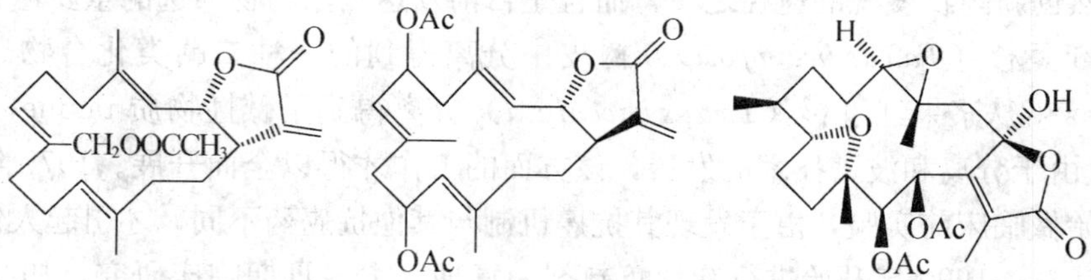

5　　6　　7

（五）低等生物和植物共生菌

低等生物同样存在着样品采集和分类鉴定的困难，因此对其活性成分研究也很少。但大部分低等生物具有很强的生物活性，特别是一些真菌类，很小的剂量就能够产生很强的生理作用。对低等生物进行研究，发现活性成分的几率很高。同时，低等生物还具有易于通过发酵生产的优势，产业化前景好。因此，低等生物的活性成分研究也是新药发现的一个新领域。当务之急是要加强分类学家与药物学家的配合，解决样品的收集与分类鉴定问题。

植物共生菌的研究是近十年来才开始的新研究领域，尽管时间很短，但已发现了大量新化合物骨架和新的活性化合物。植物共生菌种类很多，而且易于发酵和调控，也是天然创新药物发现的一个很好的途径。

（六）鲜活动物的内源性物质

动物药作为中药使用有着悠久的历史，《神农本草经》收载动物药67种。对动物药进行系统的活性成分研究开展较晚。近二十年的研究表明，动物药特别是鲜活动物含有大量的活性物质，其活性成分具有生理活性强、疗效确切、副作用小等特点，如蛇毒、蚯蚓纤溶酶、水蛭素、斑蝥素、蜂毒等都是活性很强的天然产物。我国有动物药两千多种，目前已进行过较系统研究的不到1%，因此对动物药，特别是鲜活动物进行系统的活性成分研究，有望发现疗效显著、作用专一、副作用小的天然创新药物。

（七）中药复方

中药复方为中医临床用药的主要形式。由于分离技术的限制，中药复方的活性成分研究以前开展较少。近年来，随着分离技术的快速发展，各种高性能色谱填料和高效色谱分离技术已逐渐在我国普及，使中药复方的活性成分研究成为可能。近年来的研究表明，中药复方的化学成分确实有别于单味中药，这并非中药复方共煎产生新的成分，多是通过成分之间的增溶作用，使一些在单味中药研究中没有发现的成分在复方研究中被发现，为创新药物的发现提供了新结构化合物。另外，中药复方的活性成分研究是发现具有临床使用价值的中药成分组合或有效部位组合的最有效的途径。

（八）天然活性成分的体内代谢产物

从代谢产物中发现新药一直是国际上非常重视的领域，特别是近十年来随着新药研发成本的快速增长，国际上一些较小的制药企业和新药研发公司难以承受新药发现的巨大成本，纷纷将研究重点转向代谢产物的研究，一旦大公司发现新药，小公司马上研究其代谢产物，这样可以大大提高新药发现的几率，降低研发成本。

中药和天然药物中的成分，由于其具有比化学药更好的生物顺应性，在体内更易发生代谢，其代谢产物往往是其真正的活性成分，如番泻苷等。因此，对体内代谢产物进行生物活性研究，从代谢产物中发现新药也是一个很好的途径。

如中药掌叶大黄（*Rheum palmatum* L. 根茎）、狭叶番泻（*Cassia angustifolia* Vahl. 荚）、尖叶番泻（*Cassia acutifolia* Del. 叶和荚）富含蒽醌糖苷类化合物，番泻苷（sennosides）A、B、C和D是其代表性化学成分。研究发现番泻苷元A和番泻苷元B可被人肠内细菌转化为番泻苷元，并进一步转化为大黄酸蒽酮（rheinanthrone），大黄酸蒽酮为真正的

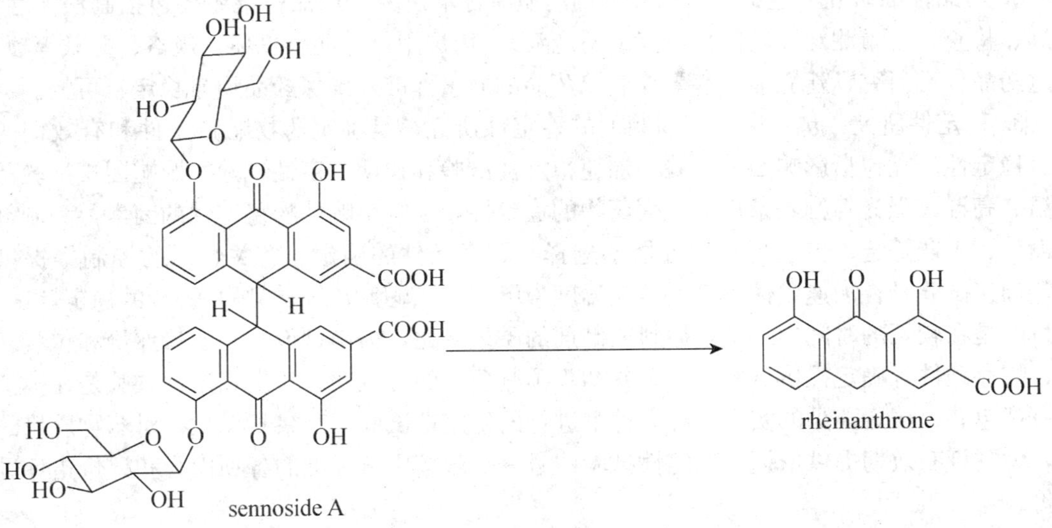

泻下活性物质。

第二节　天然创新药物的研发

药品是一类特殊的商品，直接影响着人类的身体健康，因此它有自己一整套特殊的研究和管理方法，研制、开发新药必须按照它的“特殊性”进行。为了加强药品研发和注册的管理，促进我国创新药物的发展，国家食品药品监督管理局专门颁发了《药品注册管理办法》，对各类药品注册需要提供的研究资料及其技术要求进行了规定，同时制订了相应的技术指导原则，指导药品的研发。因此，天然创新药物的研发也必须按照相应的规定进行研究和申报。

一、天然创新药物研发的一般程序与主要研究内容

天然药物有效成分或有效部位在经过新药发现过程，评估具有新药开发价值后，进入新药研发阶段。新药研发是一项程序性的研究工作，其主要研究内容包括制备工艺、质量标准、稳定性、主要药效学、一般药理学、急性毒性、长期毒性、特殊毒性、药代动力学、临床试验等研究。针对不同类别的新药，研究项目及其技术要求有一定的差别。下面以一类新药（有效成分新药）为例，介绍天然创新药物研发的一般程序和主要研究内容。

（一）天然创新药物研发的一般程序

新药研发是一个多学科综合研究的系统组合，包括药学研究、药理和毒理研究和临床研究三大部分，其研发的一般程序见图 16-2。

（二）天然创新药物研发的主要研究内容

1. 制备工艺研究　包括原料药的提取、纯化、浓缩、干燥工艺、制剂处方和成型工艺等研究。通过制备工艺研究，确定原料药和制剂生产过程中各个环节采用的方法、工艺条件和工艺参数，建立适合于工业化生产、经济、稳定、安全的生产工艺。制备工艺研究是新药研究的第一个环节，也是最重要的环节，只有稳定的工艺，才能生产出质量稳定、合格的产品，才能为药品标准、药效学、毒理学、临床研究等提供质量保障的样品，确保后续研究的顺利开展。

2. 药品标准研究　包括原料药和制剂的质量标准研究。药品标准主要包括制法、性状、鉴别、检查、含量测定、功能主治（或适应症）、用法用量、注意事项、规格、贮藏等项目。通过药品标准研究，建立能够有效控制该药品的质量标准，确保药品质量稳定、可控。

3. 稳定性研究　包括原料药和制剂的稳定性研究，是确定药物贮藏条件和有效期的依据。稳定性研究包括影响因素试验、加速稳定性试验和长期稳定性试验。影响因素试验是在高温、高湿、强光等剧烈条件下观察药物的稳定性，了解影响药物稳定性的因素，为制剂处方设计、工艺筛选、包装材料和容器的选择、贮存条件的确定、有关物质的控制等提供依据。加速试验是在加速条件下（一般在温度 40±2℃、湿度 75%±5%）进行的稳定性试验，其目的是在较短的时间内，了解原料或制剂的质量变化，为制剂设计、质量评价和包装、运输、贮存条件等确定提供试验依据，并初步预测药物的有效期。长期稳定性试验是在模拟药品市售包装、接近药品的实际贮存条件下进行的稳定性试验，观察长期贮存对药物质量的影响，为制订有效期提供依据。稳定性试验的考察一般按质量标准的各项内容和评价指标进行评价。

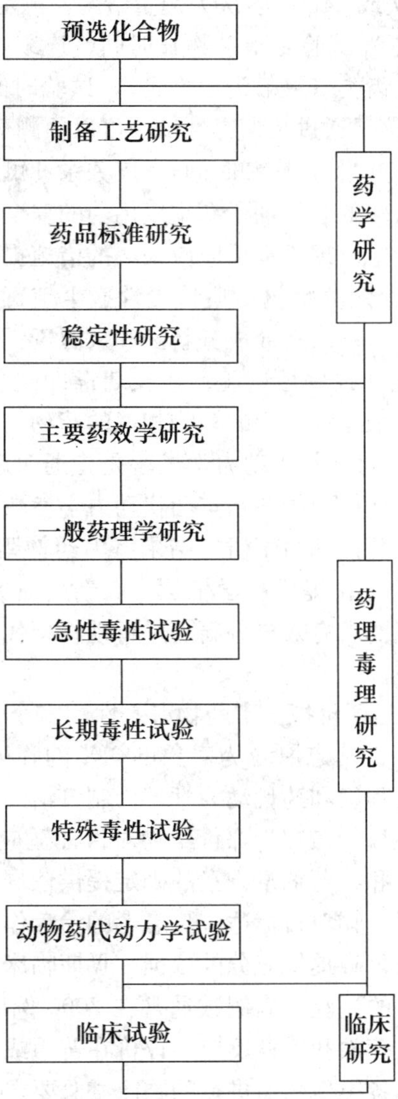

图 16-2　一类新药研发的一般程序

4. 主要药效学研究　主要药效学研究是指在动物、细胞等水平上观察候选药物的主要药效作用和初步作用机制，为新药的临床试验提供科学依据，是新药有效评价的重要环节之一。一般应根据新药的功能主治或适应症，选择多种实验方法和动物模型进行主要药效学试验，必要时进行作用机制的探讨。

5. 一般药理学研究　一般药理学研究是指对候选药物进行的主要药效作用以外的广泛药理作用的研究，包括对精神神经系统、心血管系统、呼吸系统等的作用；根据药物的化学结构和药理作用特点，还可以适当观察其他系统的作用。一般药理学研究主要了解候选药物除了药效作用以外，还可能产生的其他生理作用或副作用，为临床安全用药提供参考。

6. 急性毒性试验　急性毒性试验是指动物一次或 24h 内多次接受一定剂量的受试物，在一定时间内出现的毒性反应，为临床安全用药提供参考。如果药物一次大剂量给药能够出现死亡，一般测定其半数致死量（LD_{50}），以 LD_{50} 值表示药物的急性毒性；如果药物毒性较低，测不出 LD_{50} 值，可以一次或 24h 内多次大剂量给药，测定其最大耐受量。

7. 长期毒性试验　长期毒性试验是指动物长时间、连续重复给药的毒性反应，一般采用两种动物进行试验，包括啮齿类（一般为比格犬），试验时间根据药物拟推荐临床疗程确定，一般为临床疗程的 2～3 倍。通过长期毒性试验可以预测药物可能引起的临床不良反应，包括不良反应的性质、程度、剂量-反应和时间-反应关系、可逆性等；推测药物毒副作用的靶器官或靶组织；预测临床试验的起始剂量和重复用药的安全剂量范围；提示临床试验中需重点监测的指标；为临床试验中出现不良反应应采取的措施提供参考。

8. 特殊毒性试验　特殊毒性试验包括遗传毒性、生殖毒性、致癌性、依赖性等试验，根据药物的具体情况选择进行。一般有效成分新药和来源于无法定标准中药材的有效部位新药需进行遗传毒性、生殖毒性和致癌性试验；在长期毒性试验中发现具有依赖性倾向的药物，或其化学结构与现有具有依赖性作用的药物相似的药物，需进行依赖性试验。

9. 动物药代动力学试验　动物药代动力学试验是指通过动物体内、外研究方法，揭示药物在体内的动态变化规律，获得药物的基本药代动力学参数，阐明药物的吸收、分布、代谢和排泄的过程和特点。动物药代动力学研究结果将为药物靶器官（药效或毒理）的确定、制剂学研究和临床给药方案的优化提供科学依据，在新药研究中起着重要作用。目前在中药、天然药物新药研发中，仅要求有效成分新药进行动物药代动力学研究，中药注射剂需进行动物药代动力学探索性研究。

10. 临床试验　临床试验是评价拟上市药物有效性和安全性的直接依据，分为Ⅰ～Ⅳ期临床试验。Ⅰ期临床试验是以正常志愿者为对象的初步的临床药理学及人体安全性评价试验，观察人体对于新药的耐受程度和药代动力学，为制订给药方案提供依据。Ⅱ期临床试验为治疗作用初步评价阶段，其目的是初步评价药物对目标适应症患者的治疗作用和安全性，也包括为Ⅲ期临床试验的设计和给药剂量方案的确定提供依据。Ⅲ期临床试验为治疗作用确证阶段，其目的是进一步验证药物对目标适应症患者的治疗作用和安全性，评价利益与风险关系，最终为药物注册申请的审查提供充分的依据。Ⅳ期临床试验为新药上市后应用研究阶段，一般进行开放式、大样本的试验，病例数通常在 2000 例以上。通过Ⅳ期临床试验，考察在广泛使用条件下的药物的疗效和不良反应，评价在普通或者特殊人群中使用的利益与风险关系以及改进给药剂量等。各类新药需进行的临床试验要求不同，有效成分和有效部位新药必须进行Ⅰ～Ⅳ期的临床试验。

二、新药申报与审批

新药申报与审批流程见图 16-3。

我国新药的申报与审批分为两个阶段，即批准临床试验和批准生产。

（一）新药临床试验的申报与审批

新药研究单位完成临床前研究资料后，填写《药品注册申请表》，向所在地省级药品监督管理部门报送有关资料。省级药品监督管理部门对申报资料进行审查，符合要求的，出具药品注册申请受理通知书；不符合要求的，出具药品注册申请不予受理通知书。药品注册申请受理后，省级药监部门在 5 日内组织有关人员对药物研制情况及原始资料进行现场核查，对申报资料进行初步审查，提出审查意见。将审查意见、核查报告以及申报资料送国家食品药品监督管理局药品审评中心，并通知申请人。

药品审评中心收到申报资料后，组织药学、医学及其他技术人员对申报资料进行技术审

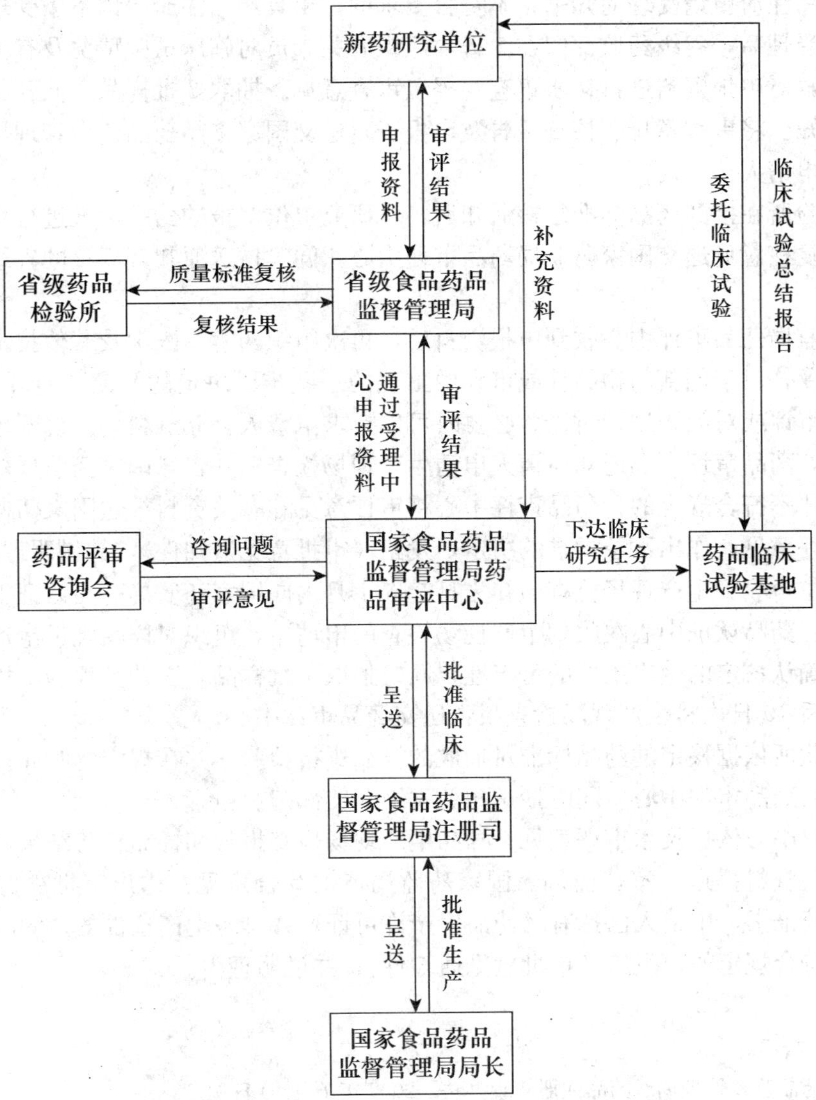

图 16-3 新药申报与审批流程图

评。对于创新药物品种或审评中出现的一些难以决定的问题，召开专家咨询会，对资料进行审评或对问题进行讨论。必要时可以要求申请人补充资料，并说明理由。完成技术审评后，提出技术审评意见，连同有关资料报送国家食品药品监督管理局注册司。

国家食品药品监督管理局注册司依据技术审评意见作出审评决定。符合规定的，发给《药物临床试验批件》；不符合规定的，发给《审批意见通知件》，并说明理由。

新药研究单位在取得《药物临床试验批件》后，即可选择临床试验基地，组织进行临床试验。

（二）新药生产的申报与审批

新药研究单位完成药物临床试验并进行总结后，再次填写《药品注册申请表》，向所在地省级药监部门报送申请生产的申报资料，并同时向中国药品生物制品检定所报送制备标准品的原材料及有关标准物质的研究资料。省级药监部门对申报资料进行形式审查，符合要求的，出具药品注册申请受理通知书；不符合要求的，出具药品注册申请不予受理通知书。药品注册申请受理后，省级药监部门在5日内组织有关人员对临床试验情况及有关原始资料进行现场核查，对申报资料进行初步审查，提出审查意见。抽取3批样品，向药品检验所发出标准复核通知。将审查意见、核查报告及申报资料送交国家食品药品监督管理局药品审评中心，并通知申请人。

药品检验所在接到药品标准复核通知后，对研究单位申报的药品标准进行复核，并在规定时间内将复核意见送交国家药监局药品审评中心，同时抄送通知其复核的省级药监部门和申请人。

国家药监局药品审评中心收到申报资料后，再次组织药学、医学及其他技术人员对申报资料进行审评，对于创新药物品种或审评中出现的一些难以决定的问题，召开专家咨询会，对资料进行审评或对问题进行讨论。必要时可以要求申请人补充资料，并说明理由。经审评符合规定的，药品审评中心通知申请人申请生产现场检查，并告知国家药监局药品认证管理中心；经审评不符合规定的，药品审评中心将审评意见和有关资料报送国家药监局，药监局依据技术审评意见，作出不予批准的决定，发给《审批意见通知件》，并说明理由。

研究单位自收到生产现场检查通知之日起6个月内向国家药监局药品认证中心提出现场检查的申请。药品认证中心在收到生产现场检查的申请后，组织对样品批量生产过程等进行现场检查，确认核定的生产工艺的可行性，同时抽取1批样品，送药品检验所检验，并在完成现场检查后10日内将生产现场检查报告送交药品审评中心。

药品检验所依据核定的药品标准对抽取的样品进行检验，并在规定的时间内将药品注册检验报告送交药品审评中心，同时抄送相关省级药监部门和申请人。

药品审评中心依据技术审评意见、样品生产现场检查报告和样品检验结果，形成综合意见，连同有关资料报送国家药监局。国家药监局依据综合意见，作出审批决定。符合规定的，发给新药证书，申请人已持有《药品生产许可证》并具备生产条件的，同时发给药品批准文号；不符合规定的，发给《审批意见通知件》，并说明理由。

参考文献

[1] 国家食品药品监督管理局. 药品注册管理办法. 2007年7月10日颁发.

（屠鹏飞　姜　勇）

主要参考书目

1. 吴立军主编. 天然药物化学. 第5版. 北京：人民卫生出版社，2008.
2. 肖崇厚主编. 中药化学. 上海：上海科学技术出版社，2002.
3. 徐任生，陈仲良主编. 中草药有效成分提取与分离. 上海：上海科学技术出版社，1989.
4. 张豁中，温玉麟编著. 动物活性成分化学. 天津：天津科学技术出版社，1995.

索　引

E

F

J

K

M

N

O

P

Q

R

S

T

W

X

Y